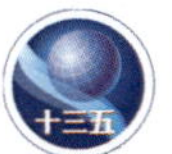

国家卫生健康委员会“十三五”规划教材
专科医师核心能力提升导引丛书
供专业学位研究生及专科医师用

神经外科学

Neurosurgery

第 4 版

主　编　赵继宗
副主编　王　硕　张建宁　毛　颖

人民卫生出版社

图书在版编目（CIP）数据

神经外科学 / 赵继宗主编. —4 版 . —北京：人民卫生出版社，2019

ISBN 978-7-117-29023-4

Ⅰ. ①神… Ⅱ. ①赵… Ⅲ. ①神经外科学- 教材
Ⅳ. ①R651

中国版本图书馆 CIP 数据核字（2019）第 215760 号

神经外科学

第 4 版

主　　编：赵继宗
出版发行：人民卫生出版社（中继线 010-59780011）
地　　址：北京市朝阳区潘家园南里 19 号
邮　　编：100021
E - mail：pmph @ pmph.com
购书热线：010-59787592　010-59787584　010-65264830
印　　刷：北京盛通数码印刷有限公司
经　　销：新华书店
开　　本：850 × 1168　1/16　**印张：**43　**插页：**16
字　　数：1214 千字
版　　次：2008 年 5 月第 1 版　2019 年 11 月第 4 版
2024年 7 月第 4 版第 4 次印刷（总第 11 次印刷）
标准书号：ISBN 978-7-117-29023-4
定　　价：165.00 元

编　　者（按姓氏笔画排序）

于　洮　首都医科大学附属北京天坛医院
于书卿　首都医科大学附属北京天坛医院
马　杰　上海交通大学医学院附属新华医院
马　辉　宁夏医科大学总医院
王　东　天津医科大学总医院
王　宁　首都医科大学宣武医院
王　峰　宁夏医科大学总医院
王　硕　首都医科大学附属北京天坛医院
王　嵘　首都医科大学附属北京天坛医院
王　磊　首都医科大学附属北京天坛医院
王大明　北京医院
王飞跃　华中科技大学同济医学院附属协和医院
王永志　首都医科大学附属北京天坛医院
王亚明　首都医科大学宣武医院
王伊龙　首都医科大学附属北京天坛医院
王江飞　首都医科大学附属北京天坛医院
王利军　北京医院
王茂德　西安交通大学第一附属医院
王科大　北京积水潭医院
王保成　上海交通大学医学院附属新华医院
王振宇　北京大学第三医院
王慧玲　北京大学第三医院
毛　颖　复旦大学附属华山医院
仇汉诚　首都医科大学附属北京天坛医院
石广志　首都医科大学附属北京天坛医院
卢　洁　首都医科大学宣武医院
田永吉　首都医科大学附属北京天坛医院
田增民　中国人民解放军总医院第六医学中心
冯　华　中国人民解放军陆军军医大学第一附属医院
吉训明　首都医科大学宣武医院
乔　慧　首都医科大学附属北京天坛医院
刘　诤　宁夏医科大学总医院
刘　健　贵州医科大学附属医院
刘　藏　首都医科大学附属北京友谊医院
刘伟国　浙江大学医学院附属第二医院
刘伟明　首都医科大学附属北京天坛医院
刘兴炬　首都医科大学附属北京天坛医院
刘如恩　北京大学人民医院
刘建民　上海长海医院
刘献增　北京大学人民医院
江　涛　首都医科大学附属北京天坛医院
汤　劼　首都医科大学宣武医院
许民辉　中国人民解放军陆军军医大学大坪医院
孙　炜　中国康复研究中心北京博爱医院
孙　莉　北京大学人民医院
孙　涛　宁夏医科大学总医院
花　玮　复旦大学附属华山医院
苏亦兵　北京积水潭医院
李　飞　中国人民解放军陆军军医大学第一附属医院
李　达　首都医科大学附属北京天坛医院
李　昊　复旦大学附属儿科医院
李　敏　中国人民解放军空军军医大学唐都医院
李　博　首都医科大学附属北京天坛医院
李文斌　首都医科大学附属北京天坛医院
李世亭　上海交通大学医学院附属新华医院
李东海　南昌大学第一附属医院
李奇峰　上海交通大学医学院附属新华医院
李泽阳　复旦大学附属华山医院
李洪振　北京大学第一医院

李勇杰 首都医科大学宣武医院
李储忠 首都医科大学附属北京天坛医院
李路明 清华大学航天航空学院
李新钢 山东大学齐鲁医院
杨 光 哈尔滨医科大学附属第一医院
杨 军 北京大学第三医院
杨学军 天津医科大学总医院
肖新如 首都医科大学宣武医院
吴 浩 首都医科大学宣武医院
吴劲松 复旦大学附属华山医院
邱晓光 首都医科大学附属北京天坛医院
余新光 中国人民解放军总医院
张 伟 首都医科大学附属北京天坛医院
张 宇 温州医科大学附属第一医院
张 忠 首都医科大学附属北京天坛医院
张 岩 首都医科大学附属北京天坛医院
张力伟 首都医科大学附属北京天坛医院
张亚卓 首都医科大学附属北京天坛医院
张建宁 天津医科大学总医院
张建民 浙江大学医学院附属第二医院
张建国 首都医科大学附属北京天坛医院
张鸿祺 首都医科大学宣武医院
陈 凌 中国人民解放军总医院
陈宝师 首都医科大学附属北京天坛医院
陈春美 福建医科大学附属协和医院
陈胜云 首都医科大学附属北京天坛医院
陈谦学 武汉大学人民医院
陈瑞玲 首都医科大学附属北京天坛医院
武广永 北京大学人民医院
林 松 首都医科大学附属北京天坛医院
易 伟 武汉大学人民医院
岳树源 天津医科大学总医院
周定标 中国人民解放军总医院
周建新 首都医科大学附属北京天坛医院
泮长存 首都医科大学附属北京天坛医院
屈 延 中国人民解放军空军军医大学唐都医院
赵世光 哈尔滨医科大学附属第一医院
赵志刚 首都医科大学附属北京天坛医院
赵国光 首都医科大学宣武医院
赵洪洋 华中科技大学同济医学院附属协和医院
赵继宗 首都医科大学附属北京天坛医院
钟 平 复旦大学附属华山医院
洪 涛 南昌大学第一附属医院
姚东晓 华中科技大学同济医学院附属协和医院
姚红新 北京大学第一医院
桂松柏 首都医科大学附属北京天坛医院
贾 旺 首都医科大学附属北京天坛医院
贾桂军 首都医科大学附属北京天坛医院
倪 伟 复旦大学附属华山医院
徐跃峤 首都医科大学宣武医院
郭向阳 北京大学第三医院
郭德玉 首都医科大学宣武医院
诸葛启钏 温州医科大学附属第一医院
陶 蔚 首都医科大学宣武医院
陶荣杰 山东省肿瘤医院
菅凤增 首都医科大学宣武医院
曹 勇 首都医科大学附属北京天坛医院
曹相军 宜宾市第一人民医院
戚其超 山东大学齐鲁医院
崔向丽 首都医科大学附属北京友谊医院
崔丽英 北京协和医院
康 勋 首都医科大学附属北京天坛医院
康德智 福建医科大学附属第一医院
蒋宇钢 中南大学湘雅二医院
韩小弟 首都医科大学附属北京天坛医院
韩如泉 首都医科大学附属北京天坛医院
韩利江 首都医科大学附属北京天坛医院
傅先明 安徽省立医院
焦玉明 首都医科大学附属北京天坛医院
舒 凯 华中科技大学同济医学院附属同济医院
游 赣 首都医科大学附属北京天坛医院
雷 霆 华中科技大学同济医学院附属同济医院
路俊锋 复旦大学附属华山医院
裴国献 中国人民解放军空军军医大学西京医院
漆松涛 南方医科大学南方医院
缪中荣 首都医科大学附属北京天坛医院
滕 雷 哈尔滨医科大学附属第一医院

编写秘书 于书卿

主 编 简 介

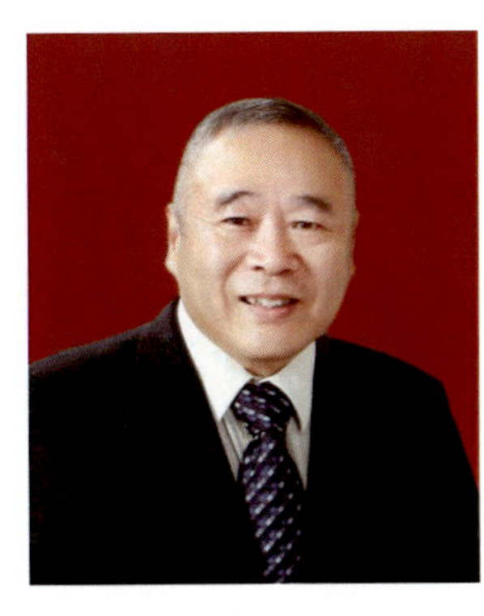

赵继宗　中国科学院院士，香港外科医学院荣誉院士，神经外科学专家。现任国家神经系统疾病临床医学研究中心主任，北京脑科学与类脑研究中心专家委员会副主任委员，首都医科大学神经外科学院院长，北京天坛医院神经外科教授、主任医师、博士生导师。中国卒中学会会长，世界神经外科联盟执委，Dandy 神经外科学会中国主任委员，《中华医学杂志英文版》副主编，《中华神经外科杂志（英文）》主编，*J Clinical Neurosci* 等国际神经外科杂志编委。中华医学会神经外科学分会第四、五届主任委员。

赵继宗教授长期从事神经外科学临床和基础研究，在微创神经外科、脑血管外科和脑认知转化研究方面做了许多开拓性工作。国内率先建立具有国际先进水平的微创神经外科技术平台，将神经外科手术从脑结构性保护推向脑功能保护新高，使我国神经外科进入国际先进行列。发表论文 536 篇，其中 SCI 收录 195 篇。主编出版《颅脑肿瘤外科学》《血管神经外科学》《微创神经外科学》等专著 13 部。2018 年获吴阶平医学奖，获国家和省部级科技进步奖 11 项，其中国家科技进步二等奖 3 项，北京市科技进步一等奖和中华医学会科学进步一等奖各 1 项。被评为全国和北京市先进工作者，北京市优秀科普工作者。

副主编简介

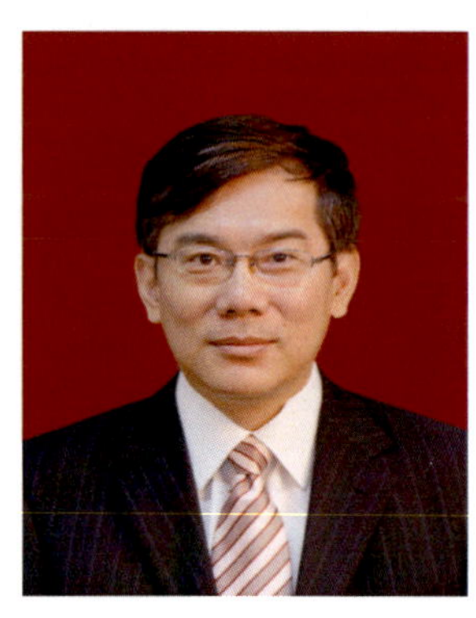

王硕 主任医师，教授，博士生导师，首都医科大学附属北京天坛医院神经外科主任，首都医科大学神经外科学院副院长、一系主任。中华医学会神经外科学分会主任委员，中国卒中学会脑血管外科分会主任委员，国家卫生计生委脑卒中防治专家委员会出血性卒中外科专业委员会副主任委员，英国皇家外科学院会员。

从事神经外科临床工作近35年，每年完成神经外科手术近500台，治疗效果达国际先进水平。承担国家科技支撑计划、国家自然科学基金等多项课题。获国家科技进步二等奖3次，北京市科技进步奖5次，中华医学会科技奖3次，获北京市跨世纪人才和2005—2006年度卫生部有突出贡献中青年专家。2011年获国务院颁发的特殊津贴，发表SCI文章40余篇。担任《中华医学杂志》编委，《中华神经外科杂志》副总编辑等。

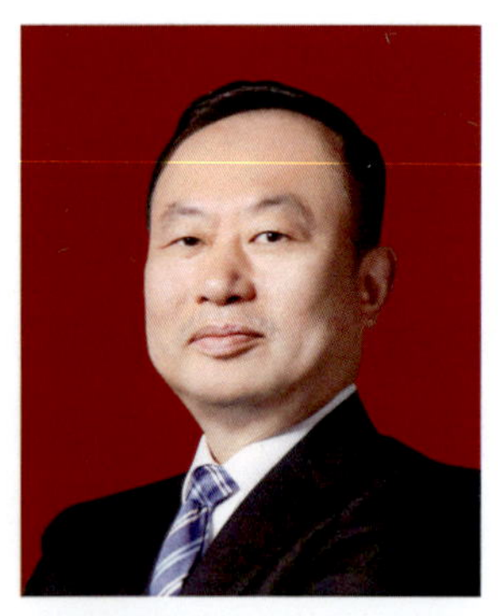

张建宁 医学博士，教授，博士生导师，天津医科大学总医院党委书记，天津市神经病学研究所所长。国家级重点学科神经外科学科带头人，天津医科大学双一流建设临床医学首席专家，天津医师协会会长，中华医学会神经外科学分会第七届主任委员，中国医师协会第四届理事会副会长。国务院特殊津贴专家，国家卫生计生突出贡献中青年专家，天津市杰出人才，津门学者，海河医学学者。

完成各类神经外科手术4000余例，先后主持国家自然科学基金重点项目、重点国际合作项目等多项课题。在*JAMA Neurology*、*Blood*等期刊上发表论文230余篇，其中SCI收录100余篇，专利5项。先后指导博士、硕士研究生124名。

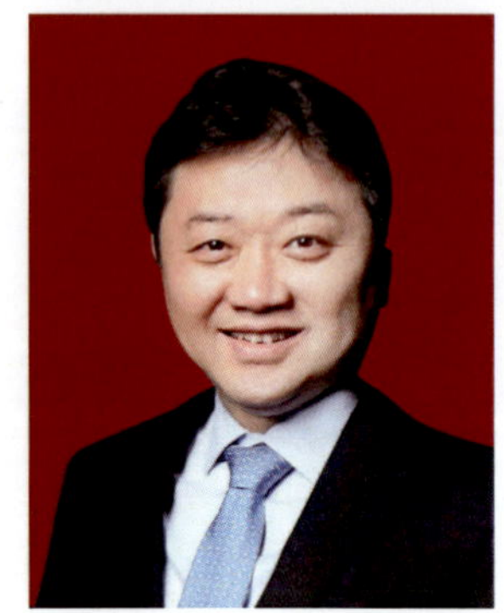

毛颖 复旦大学附属华山医院神经外科教授，教育部“长江特聘教授”，国家杰出青年基金获得者。中华医学会神经外科学分会候任主任委员，中国医师协会神经外科分会副会长。

长期从事神经外科临床和研究工作，特别在脑血管病和脑肿瘤工作中取得突出成绩。以第一、第二和第三完成人获国家科技进步二等奖3项。以第一完成人获上海市科技进步一等奖2项，教育部科技进步一等奖2项。先后获得“卫生部有突出贡献中青年专家”、上海市“领军人才”和“医学领军人才”等称号。入选教育部直属高校“国家百千万人才工程”国家级人选和国家“万人计划”。被评为“上海市十大科技精英”。获“上海市青年科技杰出贡献奖”和“上海医学发展杰出贡献奖”。获吴阶平“医学创新奖”。

全国高等学校医学研究生“国家级”规划教材第三轮修订说明

进入新世纪，为了推动研究生教育的改革与发展，加强研究型创新人才培养，人民卫生出版社启动了医学研究生规划教材的组织编写工作，在多次大规模调研、论证的基础上，先后于 2002 年和 2008 年分两批完成了第一轮 50 余种医学研究生规划教材的编写与出版工作。

2014 年，全国高等学校第二轮医学研究生规划教材评审委员会及编写委员会在全面、系统分析第一轮研究生教材的基础上，对这套教材进行了系统规划，进一步确立了以“解决研究生科研和临床中实际遇到的问题”为立足点，以“回顾、现状、展望”为线索，以“培养和启发读者创新思维”为中心的教材编写原则，并成功推出了第二轮（共 70 种）研究生规划教材。

本套教材第三轮修订是在党的十九大精神引领下，对《国家中长期教育改革和发展规划纲要（2010—2020 年）》《国务院办公厅关于深化医教协同进一步推进医学教育改革与发展的意见》，以及《教育部办公厅关于进一步规范和加强研究生培养管理的通知》等文件精神的进一步贯彻与落实，也是在总结前两轮教材经验与教训的基础上，再次大规模调研、论证后的继承与发展。修订过程仍坚持以“培养和启发读者创新思维”为中心的编写原则，通过“整合”和“新增”对教材体系做了进一步完善，对编写思路的贯彻与落实采取了进一步的强化措施。

全国高等学校第三轮医学研究生“国家级”规划教材包括五个系列。①科研公共学科：主要围绕研究生科研中所需要的基本理论知识，以及从最初的科研设计到最终的论文发表的各个环节可能遇到的问题展开；②常用统计软件与技术：介绍了 SAS 统计软件、SPSS 统计软件、分子生物学实验技术、免疫学实验技术等常用的统计软件以及实验技术；③基础前沿与进展：主要包括了基础学科中进展相对活跃的学科；④临床基础与辅助学科：包括了专业学位研究生所需要进一步加强的相关学科内容；⑤临床学科：通过对疾病诊疗历史变迁的点评、当前诊疗中困惑、局限与不足的剖析，以及研究热点与发展趋势探讨，启发和培养临床诊疗中的创新思维。

该套教材中的科研公共学科、常用统计软件与技术学科适用于医学院校各专业的研究生及相应的科研工作者；基础前沿与进展学科主要适用于基础医学和临床医学的研究生及相应的科研工作者；临床基础与辅助学科和临床学科主要适用于专业学位研究生及相应学科的专科医师。

全国高等学校第三轮医学研究生“国家级”规划教材目录

1	医学哲学（第 2 版）	主　编	柯　杨　张大庆
		副主编	赵明杰　段志光　边　林　唐文佩
2	医学科研方法学（第 3 版）	主　审	梁万年
		主　编	刘　民　胡志斌
		副主编	刘晓清　杨土保
3	医学统计学（第 5 版）	主　审	孙振球　徐勇勇
		主　编	颜　艳　王　彤
		副主编	刘红波　马　骏
4	医学实验动物学（第 3 版）	主　编	秦　川　谭　毅
		副主编	孔　琪　郑志红　蔡卫斌　李洪涛　王靖宇
5	实验室生物安全（第 3 版）	主　编	叶冬青
		副主编	孔　英　温旺荣
6	医学科研课题设计、申报与实施（第 3 版）	主　审	龚非力　李卓娅
		主　编	李宗芳　郑　芳
		副主编	吕志跃　李煌元　张爱华
7	医学实验技术原理与选择（第 3 版）	主　审	魏于全
		主　编	向　荣
		副主编	袁正宏　罗云萍
8	统计方法在医学科研中的应用（第 2 版）	主　编	李晓松
		副主编	李　康　潘发明
9	医学科研论文撰写与发表（第 3 版）	主　审	张学军
		主　编	吴忠均
		副主编	马　伟　张晓明　杨家印
10	IBM SPSS 统计软件应用	主　编	陈平雁　安胜利
		副主编	欧春泉　陈莉雅　王建明

11	SAS 统计软件应用（第 4 版）	主　编	贺　佳
		副主编	尹　平　石武祥
12	医学分子生物学实验技术（第 4 版）	主　审	药立波
		主　编	韩　骅　高国全
		副主编	李冬民　喻　红
13	医学免疫学实验技术（第 3 版）	主　编	柳忠辉　吴雄文
		副主编	王全兴　吴玉章　储以微　崔雪玲
14	组织病理技术（第 2 版）	主　编	步　宏
		副主编	吴焕文
15	组织和细胞培养技术（第 4 版）	主　审	章静波
		主　编	刘玉琴
16	组织化学与细胞化学技术（第 3 版）	主　编	李　和　周德山
		副主编	周国民　肖　岚　刘佳梅　孔　力
17	医学分子生物学（第 3 版）	主　审	周春燕　冯作化
		主　编	张晓伟　史岸冰
		副主编	何凤田　刘　戟
18	医学免疫学（第 2 版）	主　编	曹雪涛
		副主编	于益芝　熊思东
19	遗传和基因组医学	主　编	张　学
		副主编	管敏鑫
20	基础与临床药理学（第 3 版）	主　编	杨宝峰
		副主编	李　俊　董　志　杨宝学　郭秀丽
21	医学微生物学（第 2 版）	主　编	徐志凯　郭晓奎
		副主编	江丽芳　范雄林
22	病理学（第 2 版）	主　编	来茂德　梁智勇
		副主编	李一雷　田新霞　周　桥
23	医学细胞生物学（第 4 版）	主　审	杨　恬
		主　编	安　威　周天华
		副主编	李　丰　杨　霞　王杨淦
24	分子毒理学（第 2 版）	主　编	蒋义国　尹立红
		副主编	骆文静　张正东　夏大静　姚　平
25	医学微生态学（第 2 版）	主　编	李兰娟
26	临床流行病学（第 5 版）	主　编	黄悦勤
		副主编	刘爱忠　孙业桓
27	循证医学（第 2 版）	主　审	李幼平
		主　编	孙　鑫　杨克虎

28	断层影像解剖学	主　编	刘树伟　张绍祥
		副主编	赵　斌　徐　飞
29	临床应用解剖学（第2版）	主　编	王海杰
		副主编	臧卫东　陈　尧
30	临床心理学（第2版）	主　审	张亚林
		主　编	李占江
		副主编	王建平　仇剑崟　王　伟　章军建
31	心身医学	主　审	Kurt Fritzsche　吴文源
		主　编	赵旭东
		副主编	孙新宇　林贤浩　魏　镜
32	医患沟通（第2版）	主　编	尹　梅　王锦帆
33	实验诊断学（第2版）	主　审	王兰兰
		主　编	尚　红
		副主编	王传新　徐英春　王　琳　郭晓临
34	核医学（第3版）	主　审	张永学
		主　编	李　方　兰晓莉
		副主编	李亚明　石洪成　张　宏
35	放射诊断学（第2版）	主　审	郭启勇
		主　编	金征宇　王振常
		副主编	王晓明　刘士远　卢光明　宋　彬　李宏军　梁长虹
36	疾病学基础	主　编	陈国强　宋尔卫
		副主编	董　晨　王　韵　易　静　赵世民　周天华
37	临床营养学	主　编	于健春
		副主编	李增宁　吴国豪　王新颖　陈　伟
38	临床药物治疗学	主　编	孙国平
		副主编	吴德沛　蔡广研　赵荣生　高　建　孙秀兰
39	医学3D打印原理与技术	主　编	戴尅戎　卢秉恒
		副主编	王成焘　徐　弢　郝永强　范先群　沈国芳　王金武
40	互联网+医疗健康	主　审	张来武
		主　编	范先群
		副主编	李校堃　郑加麟　胡建中　颜　华
41	呼吸病学（第3版）	主　审	钟南山
		主　编	王　辰　陈荣昌
		副主编	代华平　陈宝元　宋元林

42	消化内科学（第3版）	主　审	樊代明　李兆申
		主　编	钱家鸣　张澍田
		副主编	田德安　房静远　李延青　杨　丽
43	心血管内科学（第3版）	主　审	胡大一
		主　编	韩雅玲　马长生
		副主编	王建安　方　全　华　伟　张抒扬
44	血液内科学（第3版）	主　编	黄晓军　黄　河　胡　豫
		副主编	邵宗鸿　吴德沛　周道斌
45	肾内科学（第3版）	主　审	谌贻璞
		主　编	余学清　赵明辉
		副主编	陈江华　李雪梅　蔡广研　刘章锁
46	内分泌内科学（第3版）	主　编	宁　光　邢小平
		副主编	王卫庆　童南伟　陈　刚
47	风湿免疫内科学（第3版）	主　审	陈顺乐
		主　编	曾小峰　邹和建
		副主编	古洁若　黄慈波
48	急诊医学（第3版）	主　审	黄子通
		主　编	于学忠　吕传柱
		副主编	陈玉国　刘　志　曹　钰
49	神经内科学（第3版）	主　编	刘　鸣　崔丽英　谢　鹏
		副主编	王拥军　张杰文　王玉平　陈晓春　吴　波
50	精神病学（第3版）	主　编	陆　林　马　辛
		副主编	施慎逊　许　毅　李　涛
51	感染病学（第3版）	主　编	李兰娟　李　刚
		副主编	王贵强　宁　琴　李用国
52	肿瘤学（第5版）	主　编	徐瑞华　陈国强
		副主编	林东昕　吕有勇　龚建平
53	老年医学（第3版）	主　审	张　建　范　利　华　琦
		主　编	刘晓红　陈　彪
		副主编	齐海梅　胡亦新　岳冀蓉
54	临床变态反应学	主　编	尹　佳
		副主编	洪建国　何韶衡　李　楠
55	危重症医学（第3版）	主　审	王　辰　席修明
		主　编	杜　斌　隆　云
		副主编	陈德昌　于凯江　詹庆元　许　媛

56 普通外科学（第3版）
主　编　赵玉沛
副主编　吴文铭　陈规划　刘颖斌　胡三元

57 骨科学（第2版）
主　编　陈安民
副主编　张英泽　郭　卫　高忠礼　贺西京

58 泌尿外科学（第3版）
主　审　郭应禄
主　编　金　杰　魏　强
副主编　王行环　刘继红　王　忠

59 胸心外科学（第2版）
主　编　胡盛寿
副主编　王　俊　庄　建　刘伦旭　董念国

60 神经外科学（第4版）
主　编　赵继宗
副主编　王　硕　张建宁　毛　颖

61 血管淋巴管外科学（第3版）
主　编　汪忠镐
副主编　王深明　陈　忠　谷涌泉　辛世杰

62 整形外科学
主　编　李青峰

63 小儿外科学（第3版）
主　审　王　果
主　编　冯杰雄　郑　珊
副主编　张潍平　夏慧敏

64 器官移植学（第2版）
主　审　陈　实
主　编　刘永锋　郑树森
副主编　陈忠华　朱继业　郭文治

65 临床肿瘤学（第2版）
主　编　赫　捷
副主编　毛友生　于金明　吴一龙　沈　铿
　　　　马　骏

66 麻醉学（第2版）
主　编　刘　进　熊利泽
副主编　黄宇光　邓小明　李文志

67 妇产科学（第3版）
主　审　曹泽毅
主　编　乔　杰　马　丁
副主编　朱　兰　王建六　杨慧霞　漆洪波
　　　　曹云霞

68 生殖医学
主　编　黄荷凤　陈子江
副主编　刘嘉茵　王雁玲　孙　斐　李　蓉

69 儿科学（第2版）
主　编　桂永浩　申昆玲
副主编　杜立中　罗小平

70 耳鼻咽喉头颈外科学（第3版）
主　审　韩德民
主　编　孔维佳　吴　皓
副主编　韩东一　倪　鑫　龚树生　李华伟

71	眼科学（第3版）	主　审　崔　浩　黎晓新 主　编　王宁利　杨培增 副主编　徐国兴　孙兴怀　王雨生　蒋　沁　刘　平　马建民
72	灾难医学（第2版）	主　审　王一镗 主　编　刘中民 副主编　田军章　周荣斌　王立祥
73	康复医学（第2版）	主　编　岳寿伟　黄晓琳 副主编　毕　胜　杜　青
74	皮肤性病学（第2版）	主　编　张建中　晋红中 副主编　高兴华　陆前进　陶　娟
75	创伤、烧伤与再生医学（第2版）	主　审　王正国　盛志勇 主　编　付小兵 副主编　黄跃生　蒋建新　程　飚　陈振兵
76	运动创伤学	主　编　敖英芳 副主编　姜春岩　蒋　青　雷光华　唐康来
77	全科医学	主　审　祝墡珠 主　编　王永晨　方力争 副主编　方宁远　王留义
78	罕见病学	主　编　张抒扬　赵玉沛 副主编　黄尚志　崔丽英　陈丽萌
79	临床医学示范案例分析	主　编　胡翊群　李海潮 副主编　沈国芳　罗小平　余保平　吴国豪

全国高等学校第三轮医学研究生“国家级”规划教材评审委员会名单

吴忠均 吴雄文 邹和建 宋尔卫 张大庆 张永学 张亚林
张抒扬 张建中 张绍祥 张晓伟 张澍田 陈 实 陈 彪
陈平雁 陈荣昌 陈顺乐 范 利 范先群 岳寿伟 金 杰
金征宇 周天华 周春燕 周德山 郑 芳 郑 珊 赵旭东
赵明辉 胡 豫 胡大一 胡翊群 药立波 柳忠辉 祝墡珠
贺 佳 秦 川 敖英芳 晋红中 钱家鸣 徐志凯 徐勇勇
徐瑞华 高国全 郭启勇 郭晓奎 席修明 黄 河 黄子通
黄晓军 黄晓琳 黄悦勤 曹泽毅 龚非力 崔 浩 崔丽英
章静波 梁智勇 谌贻璞 隆 云 蒋义国 韩 骅 曾小峰
谢 鹏 谭 毅 熊利泽 黎晓新 颜 艳 魏 强

前　言

进入 21 世纪，医学的发展是以自然科学研究发现为基础，不断涌现的新技术发明为助推器。国内外脑科学研究计划、2016 年 WHO 神经系统肿瘤分类、肿瘤的免疫治疗等基础研究，复合手术室和神经内镜等技术，以及在心脑血管共患疾病提出的学科交叉“脑心同治”，新的形势对研究生和专科医师的科学素质提出新的要求，培训教材需要除旧布新。

此次再版，从第 3 版 46 章增到 56 章，将第 3 版“颈、腰椎退行性疾病”一章，扩增为“颈椎病”“腰椎管狭窄”和“脊柱侧凸”三章，展示近几年我国神经外科开展脊髓脊柱外科工作的成果，将颅内动脉瘤、脑海绵状血管畸形、脊髓血管畸形、儿童颅脑肿瘤、神经外科手术后感染及抗生素应用、面肌痉挛与痉挛性斜颈单列一章。另外，增加第 52 章“脑与神经损伤康复”，将第 46 章“科学研究的选题与设计”变更为第 56 章“脑科学研究与神经外科学”，本章增加了脑科学研究内容。

本教材是为神经外科临床研究生编写的，目的是培养临床型研究生的临床技能、临床创新思维，肩负起医治患者的重任。研究生毕业后通过考核，成为神经外科临床专科医师。因此本教材着重强调了神经外科学的基本知识、基本操作和基本理论，让同学在临床工作中能有据可依。同时，希望本教材对攻读神经科学科研型研究生也有所裨益。

第 4 版《神经外科学》的 136 名编者，均是来自全国医学院校及其附属医院外科、神经内外科、麻醉科、神经重症科等学科有较高造诣的专家。编者中增加了近年在各领域的后起之秀，他们参编为本书增色不少。为了保持编写风格的统一，编写前召开了编委会，统一作者编写指导思想。最后主编对全书进行统稿修改。

本书后附“中英文名词对照索引”，可作关键词查找文献时之用。

尽管各位编者竭尽全力，本教材还存在不少缺点和错误，如在使用过程中发现问题，恳请各院校的师生不胜赐教，以便再版时纠正，力图使本书逐步成为神经外科学临床研究生和专科医师的基础教材。

赵继宗

2019 年 9 月

目　录

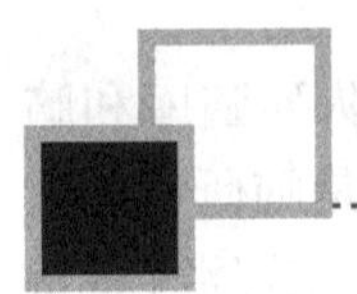

绪论

进入21世纪，脑科学研究、人工智能和神经影像技术等，将神经外科带入新境界。新的世纪将是脑的世纪，聚焦攻克脑重大疾病是未来医学和生命科学领域最重要的前沿领域，临床神经科学应以人脑重大疾病防治为切入点，还原临床医学和脑科学研究本质关系。

在21世纪，掌握了现代生物科学技术的跨世纪医务人员可尽情展示自己的才华，努力跨越基础研究与临床应用的鸿沟，逐渐淡化神经内科、神经外科、精神科等医学专业之间的界限，使不同专业领域关注焦点相互连接，创新驱动临床神经科学的学科发展。

第一节　脑科学研究

2017年，我国"科技创新2030—重大项目"中的"脑科学与类脑研究"，也称为中国脑科学计划，将跨越基础研究与临床应用的鸿沟，开启临床神经科学研究的新征程。

一、当代科技战略制高点

社会老龄化进程的加快，使得阿尔茨海默病（AD）、帕金森病（PD）等神经退变性疾病的危害日益严重；社会生存竞争压力的日益加重使得焦虑症、抑郁症等精神疾患的发病率不断攀升，亟须研究发病机制和有效的防治技术。

世界卫生组织（WHO）2001年公布的统计数据显示，人类疾病超过20 000余种，其中脑疾病22种，在这22种脑疾病中，精神性疾病有9种，神经性疾病有13种。虽然脑疾病只占人类疾病总量的约1.5%，但脑疾病的总负担却高达23%，脑疾病至今仍然是对危害人类健康的重大疾病之一。

多年来，国际医学界、产业界等开展了大量的脑疾病诊断和治疗研究，投入了巨额资金研发多项脑疾病新药，付出巨大努力。但遗憾的是，脑认知疾病药物研发临床试验屡遭失败，2013年前，包括帕金森病和抑郁症治疗研究在内的十大临床试验均告失败，损失13.2亿美元。2018年1月，辉瑞宣布关闭阿尔茨海默病和帕金森病新药开发研究，主要症结是，对认知相关的脑疾病发病机制不完全清楚。

深入研究各类脑疾病，尤其是认知相关的脑疾病发病机制，并寻找有效的诊断和治疗方法，成为近10年来全球各个国家脑科学研究的热点和方向。欧美多国、日本、澳大利亚和中国都相继开展脑科学研究，并不断取得研究进展和技术突破。尤其值得注意的是，以光遗传学控制神经元活性、以多模态脑成像手段，实时检测脑内神经活动等高新技术的引入，正在深刻改变着人类对大脑活动规律及其本质的认识。

脑科学问题是人类社会面临的基础科学问题之一，是人类理解自然和人类本身的"终极疆域"。国家"科技创新2030—重大项目"中的"脑科学与类脑研究"面向国家重大需求，用以研究脑认知功能的网络结构和工作原理，围绕高发病率脑重大疾病的机制，揭示相关的遗传基础和治疗新靶点，实现脑重大疾病的早期诊治和干预。

国家脑科学与类脑计划是"一体两翼"的战略部署，"一体"就是脑环路研究，"两翼"一个是健康脑研究，另一个是类脑研究或智能脑研究。脑科学与类脑计划将聚焦攻克与认知障碍相关的脑重大疾病，通过探索大脑奥秘和脑认知障碍相关脑疾病发病机制，以及人工智能技术为向导的类脑研究，开拓神经性疾病临床基础研究新局面。

我国在脑细微结构解析技术、脑网络分析技术、单细胞基因操作技术、认知抉择机制等方面也已经取得突破。我国人口众多，有包括众多家系患者的广大脑疾患者群，脑手术患者资源丰富，有利于获得大规模患者组织样本库，对建立脑影像数据库、大规模筛选致病基因和生物标记物非常有利。脑科学与类脑计划将依托我国以往在这一领域的良好研究基础、揭示脑认知的神经环路结构、功能和机制等，将有可能实现与国际同行的错位竞争。

脑科学与类脑计划是未来医学和生命科学最重要的前沿领域，将显著提升我国临床神经科学的整体发展水平，也为神经外科学发展带来新的机遇与挑战。

二、临床神经科学与脑疾病特点

脑认知障碍相关脑疾病临床研究，需要临床神经科学的参与，实现脑研究的最终目的：攻克人类脑认知障碍相关脑疾病的诊断治疗技术，造福于人类。

临床神经科学包括神经内科、神经外科、精神科和神经放射科，是诊治人脑疾患和脑损伤的临床学科，属于神经科学之一。脑疾病种类繁多，婴幼儿因脑发育障碍所致癫痫、自闭症；青壮年人群中精神性疾病，如抑郁症、精神分裂症、焦虑症、药物依赖；老年人神经退行性疾病，如阿尔茨海默病、帕金森病、脑卒中；颅脑损伤后创伤后应激综合征、植物人状态、神经损伤修复以及脑胶质瘤等，都属于临床神经科学的诊治范畴。

脑疾病的共同特点：繁——病种多；惑——病因欠清；难——治愈困难；缠——后遗症经久难愈。脑重大疾病的患者普遍存在认知、运动、社会交往多方面功能障碍，影响人类健康，给家庭和社会带来严重的负担。

三、临床神经科学是研发脑疾病转化的研究基地

临床神经病学是发现和凝练脑重大疾病科学问题的起点、验证和实践科学发现的终点、研发生物工程产品的归宿。

阿尔茨海默病患者脑中发现β-淀粉样蛋白（Aβ）沉积，病理学改变与淀粉样血管病脑出血有无相关性？如何经神经影像早期诊断AD、胶质瘤恶性程度分级？如何同时记录成千上百万个的神经元活动，满足脑机接口技术需要，以及如何解决长期植入脑部感应电极的生物相关性，免于人体排斥反应？凡此种种临床神经科学的问题，有待于基础研究解决。

建立中国大规模、标准化研究队列脑库和脑重大疾病遗传信息以及脑成像图谱是脑研究的重要基础。中国拥有丰富的脑疾病临床资源，具备得天独厚获取人体生物学标本（血、脑脊液、脑疾病标本）的条件，是中国脑库建设的保障。我国多个地区仍存在遗传成分比较纯的群体，人口遗传背景多样化为脑疾病临床样本提供了丰富的资源，非常适合于遗传家系、大样本临床研究和疾病流行病学研究。

临床神经科学同时也是脑重大疾病研究的落脚点和归宿，是成果转化、推广的临床基地。脑网络和脑功能的环路新发现，应用在临床开颅手术中可以保护患者的神经功能免于受损，同时也可在实施脑部手术的过程中得以验证。神经外科的脑部手术直接面对人类病患大脑，可以为脑科学研究提供强有力支撑。神经调制技术在脑疾病治疗，如深部脑电刺激（deep brain stimulation，DBS），在治疗精神疾病（抑郁症）和神经退行性疾病（癫痫和PD）等多种脑重大疾病中都表现出有效性，经颅磁刺激（TMS）、经颅直流电刺激（TDCS）在脑疾病治疗上也处于活跃探索期。研发脑疾病机制与脑疾病生物标志物诊断试剂，活体脑成像新技术和重大脑疾病影像标志物，也需要在临床开展试验研究，获得循证医学证据，然后在临床落地应用，并在临床神经科推广，也必然推动国内生物高科技发展。

四、脑卒中认知障碍研究

脑卒中已成为我国居民第一死亡原因。根据《2016年脑卒中流行病学报告》，我国现有脑卒中患者7 000万人，每年新发脑卒中200万人，每年脑卒中死亡人数165万人，因脑卒中死亡占所有死亡人数的22.45%。很多脑卒中患者伴有严重的神经功能缺损和认知功能障碍，给社会和家庭带来巨大的经济和精神负担。如何降低脑卒中的发病率，减少脑卒中后患者的神经功能缺损和认知功能障碍是脑卒中防治工作的重要课题。

认知有三个层面，一是对外界的认识，包括感觉、直觉、注意、抉择、概念、分类等，多种物种都

具备,可用多种模式动物研究;二是对自我与非我的认识,如自我意识,同情心、理解他人能力,这种认知可能只有灵长类具备,需要使用灵长类模型;三是对语言的认识,这种认知只有人类具备,句法、文法、无限开放式的语言交流。研究人类语言的神经机制和演化起源,非人灵长类转基因动物是最可用的模型。脑科学与类脑计划认为,认知障碍脑疾病研究的发展趋势是,老年痴呆与糖尿病、癫痫、脑血管病等疾病的“共病现象”,为老年痴呆的治疗提供了新的思路。脑科学与类脑研究,以研究脑认知的神经机制、研发脑重大疾病诊治新手段和脑智能新技术的战略部署,为脑卒中临床基础研究开辟了一条新路。

无论是血管阻塞造成脑梗死,还是血管破裂造成脑出血或蛛网膜下腔出血,都可能造成不同程度的脑认知功能障碍。从脑卒中与痴呆的关系研究、人源性 Aβ 蛋白对大脑环路影响研究、卒中后半侧空间忽视(unilateral spatial neglect,USN)研究、脑卒中意识障碍评价指标研究和大脑功能区重塑性研究等 5 个方面,展开脑卒中认知障碍研究。

1. 血管性痴呆一直是临床关注热点研究领域。血管性痴呆病因较多,与脑卒中直接相关的有单纯阿尔茨海默病(AD),脑白质缺血与腔隙性脑梗死,微出血与脑出血,脑淀粉样变脑出血等。有研究发现,脑部的微出血、微梗死都可能造成认知障碍或痴呆的早期表现,中老年人微出血与痴呆和认知功能下降相关,MRI 微出血灶数超过 4 个,随访中发现患者的认知功能下降(包括 AD)。此前由于受到技术条件的限制,磁共振无法发现微出血或微梗死。7.0T 磁共振已经可以发现微出血或微梗死灶,为痴呆的早期诊断提供更好的研究手段。

2. 目前的细胞和动物模型难以满足探索 AD 早期诊断标志物和神经退行性变和疾病发展之间关系的研究。通过分析手术获得的脑淀粉样血管病变脑出血患者的脑组织和脑血管标本发现,其病理性改变与 AD 相似,正在采用脑淀粉样血管病变脑出血手术获得的标本可提取发现一些相关标志物,利用淀粉样血管变性脑出血手术获得的生物学标本,建立人源性 Aβ 蛋白 AD 动物模型,开展人源性 Aβ 蛋白对大脑环路影响的研究。

3. 半侧空间忽视是在感觉性输入和运动性输出的密切关系中产生的,患者不能注意到从对侧来的视觉、听觉、触觉刺激。通过复习文献发现,右侧半球损伤会导致左侧半球的空间忽视,这种现象大部分发生在右侧脑梗死,而左侧脑梗死这种现象就少见。虽然临床常见,但这种认知障碍的环路是怎么回事,尚未搞清楚。利用功能磁共振(fMRI)对卒中后半侧空间忽视(USN)患者开展脑环路研究,有望获得新的脑环路知识。

无论是脑出血还是脑缺血,病情严重者都会出现植物人状态。植物状态的患者是否还能清醒,还是终身植物状态,脑卒中意识障碍评价指标研究是神经科学研究的一个重要课题。

4. “多层次汉语语言检测任务脑电研究”,判断脑卒中和脑损伤后昏迷患者是否可能清醒。初步结果显示,给部分意识障碍患者展示亲属照片,亲属简单的汉语声音,患者表现出显著的 4Hz 脑电振荡,提示可以听见语言。有反应的这部分患者,短期有望清醒。

5. 外科切除大脑功能区的动静脉畸形和海绵状血管畸形等,手术后部分患者出现偏瘫、失语,但经过一段时间常规康复后偏瘫、失语可以恢复,这一发现为深入研究大脑功能区重塑性研究的机制,传导束在哪里等提供了佐证。

五、智能医学

人工智能(AI)已应用到医学影像识别、疾病辅助诊断、手术机器人、可穿戴设备、基因测序,以及医疗大数据等许多方面。脑科学与类脑计划提出,通过脑科学与智能技术深度融合,开发系列前沿的调控神经活动新技术,包括精细定位深部脑刺激(DBS)、深部经颅磁刺激(TMS)、经颅直流电刺激(tDCS),用于揭示脑认知功能的原理,以及对相关疾病的精准干预。

神经系统疾病相关联智能医学,三个领域需要神经外科医师参与。

一是神经影像学辅助诊断,人机对话,诊断效率更高更准确。神经影像人工智能将成为辅助基层医师,特别是偏远地区基层医师进行阅读、诊断、预测影像学资料的学习和培训工具,方便脑病患者在“家门口”就能获得高品质、个性化的诊疗方案。此外,还可帮助医师完成初筛和评定,提高工作效率，避免漏诊误诊。AI 技术的真正“落地”和实现转化，还需要更多的临床医师参与。

二是神经调控技术临床转化研究。利用深部脑刺激（DBS）、经颅磁刺激（TMS）、经颅直流电刺激（TDCS），在促进脑卒中康复治疗过程中探索脑认知环路。DBS 已用于临床治疗，如帕金森病治疗、疼痛治疗、膀胱功能调控和呼吸控制等，待开发的治疗领域有抑郁症、AD、强迫症等。研发成功的同步记录 + MRI 相容 DBS，为建立获取人脑数据平台，揭示脑认知功能原理提供了一个很好的工具。

迷走神经连接着人脑与身体的许多其他部位，包括肠道，迷走神经对保持清醒、警觉性和许多其他基本功能具有重要作用。迷走神经刺激器是一种微型可植入式器件，此前已被用来辅助治疗药物难治性癫痫和抑郁症。使用迷走神经刺激器唤醒植物人，为脑卒中后意识恢复提供了一条主要途径。

三是脑机接口在神经系统疾病或损伤，包括脑卒中、脑肿瘤、脑损伤以及颅脑手术后、脊髓损伤等患者康复中的应用研究。脑机接口的工作原理是解码人思维活动、脑神经活动信息，构建大脑与外部世界直接信息传输通路，实现神经假体、神经反馈训练、脑状态监测等。脑卒中患者偏瘫很多，传统的治疗方法是针灸和按摩，如果机器手、脑机接口能够成功的话，用可穿戴设备来替代脑脊髓损伤患者的偏瘫肢体，将从根本上颠覆神经科学的康复理念。

第二节 立新学科，脑心同治

心脑血管疾病在国人疾病死亡构成比中占 40% 以上，高于肿瘤和其他疾病。心脑血管疾病的防治一直是我国医疗卫生保障事业的重点。心血管和脑血管疾病发病原因具有同质性，均包括高血压、糖尿病、高血脂等高危因素；治疗原则也有共性，都需要抗血小板抗凝或手术搭桥与介入干预治疗等。因此，提出“破楚汉界”，学科融合立新学科，脑心共患疾病同治。

但是，现代医学专业过度细化，脑心血管疾病分别由不同的专科或专家诊治，以及医疗管理体系模式的限制，在心、脑血管疾病诊断、治疗以及临床研究等方面，科室和医师之间缺少应有的联系，给脑心血管疾病的防治带来新的诟病，造成医疗资源浪费。其中最为患者所诟病的是“为了确诊疾病，往往需要在多个临床和医技科室之间‘辗转反侧’，而谈到治疗方案，则是各科医生各有各的说法”。随着生活方式的改变和疾病谱的变化，现代医学催生的微创理念技术、各种支架介入治疗、抗凝血和抗血小板以及降血脂疗法，患者却显得无所适从。健康体检中，无创影像检查普及，使脑心血管狭窄检出率逐年增高，动脉瘤合并血管狭窄 25%，复杂动脉瘤占比 15.0%，未破裂动脉瘤检出比率 10.0%。这些病该不该治，由哪个专科治疗，哪个病先治，哪个病后治？临床现行的分科治疗模式，脑血管病的患者一般在神经内科、外科治疗，心血管疾病患者在心血管内科、外科治疗，专业科室局限于本学科的疾病，忽略了患者可能有心、脑血管疾病共患的情况。例如患者冠脉狭窄且合并脑血管狭窄，治疗措施都是相同的，如果能对患者进行全身的评估和治疗，也就避免了患者反复治疗以及分科治疗可能出现的问题。

当患者的心、脑血管疾病治疗矛盾时，例如冠脉狭窄合并动脉瘤的患者，存在抗血小板抗凝治疗和止血治疗相悖，如果相关科室的医师联合探讨治疗的顺序，可避免因治疗带来的问题，这对患者来说无疑是获益很大的。脑心血管疾病并发时，病情往往更严重，治疗更棘手，均需多个相关专业联合制定方案。冠心病尤其是急性心肌梗死合并急性缺血性卒中时如何选择介入手术、溶栓或药物治疗策略？冠脉和脑血管介入治疗的先后顺序如何决定？抗血小板抗凝药物如何应用？更为棘手的是冠心病合并出血性卒中，冠脉支架术后患者发生出血性卒中，抗血小板药物如何调整？出血性卒中患者发生了冠脉狭窄如何选择治疗策略？卒中患者如何筛查房颤或卵圆孔未闭等心源性因素以及如何处理？目前脑心同治相关研究较少，尚缺乏临床诊治指南和路径。脑心同治新学科的建立将为患者节省诊治时间，避免因延误时间而错失最佳治疗时机，将对脑心病患者带来巨大获益。

因为脑、心疾病有共同的危险因素，无论是一级预防还是二级预防，建立脑心同治新学科可以采取相同的预防措施，更为高效。

脑心血管病新形势迫切性需要脑心共患疾病同治（脑心同治）。“脑心同治”的理念是以脑心两个重要器官的血管疾病为核心，整体评估患者全身血管状态，确定个体化治疗方案。建立“脑心同治、脑心同研、脑心同防、脑心同康、中西医同用”（“五同”）的工作体系。制定脑心共患疾病临床诊疗指南和技术规范，推广临床路径。

设立门诊中心，联合神经内、外科，介入科，心血管内、外科的医师联动共同为患者诊疗。避免反复检查和治疗对患者造成伤害。规避治疗引起的问题。

与脑心共患疾病有关的临床科室，打破学科界限，建立脑心同治新学科。创新性学科的建立及科室的融合对科研非常有利。经过一段时间临床学科的整合及磨合期，实现临床学科的创新发展。

复合手术室（hybrid operating room）为脑心同治提供现代化的诊治设施，可以完成脑心血管联合造影；同期或分期脑心血管介入治疗；实施开胸或开颅手术的功能。在心源性或隐源性卒中筛查，TCD增强试验、经食管超声、心脏电生理等检查，房颤的射频消融治疗、先天性心脏病卵圆孔未闭封堵术以及左心耳封堵预防脑卒中等治疗。

以“脑心同患，同因同治”为总原则，建立一支高素质、专业性强调、善于求索的临床及科研技术力量，有机整合在相关领域中临床与科研工作。同时需要加强脑心同治复合型合型人才培养，推动学科发展，挖掘学科增长点。

以“治未病”为突破口，通过“早期筛查及综合干预”这一体系化手段，实现潜在风险人群的趋势诊断、日常干预，切实提升脑心血管共患疾病的统筹诊治能力，提升这一领域诊疗效果和效率，降低病死率，降低医疗成本，减轻群众就医负担。开拓跨学科临床实践和科研探索的新道路。

第三节　新型神经外科医师培养

脑科学研究工作不仅仅只是基础研究科学家的任务，也是每个临床医师的职责。作为一名神经科学临床医师要先谋先做，主动与基础研究科学家合作，共同为国家脑计划作出贡献。

脑科学研究研究需要学科交叉和复合型人才。研发脑重大疾病诊治新手段，需要理工学科专家涉足医学，脑研究需要与计算机科学、临床神经科学、光电子学、材料学、智能控制、数学和药学等学科多方位、多层次的合作。学科交叉和外部技术的吸收融合对临床神经科学至关重要。当前我国掌握以临床资源的医师科研群体，以基础科研为主的科研院所研究员群体，以工程技术研发、新药创制等为主的研发群体，需要根据学科发展的需求，构建开放、共享、有效协作攻关，在科研成果、神经系疾病药物和医疗器材开发方面加强转化推广。加强培养医（学）工（科）结合、医（学）理（科）结合的复合型人才，探索青年临床神经科学人才培养的新机制，需要在学科交叉、学术交流和激励机制上进行尝试。

国家“科技创新2030—重大项目”的“脑科学与类脑研究”，聚焦攻克脑重大疾病，是未来医学和生命科学领域最重要前沿领域，以人脑重大疾病防治为切入点，还原临床医学和脑科学研究本质关系。努力跨越基础研究与临床应用的鸿沟，逐渐淡化神经内科、神经外科、精神科等医学专业之间的界限，不同专业领域关注焦点相互连接，以创新驱动脑卒中临床基础研究。

第四节　关于脑死亡

我国医学界面临着另一个亟待解决的严肃课题，即制定我国的脑死亡法规。这项工作中，神经外科医师担负着重要角色。随着现代医学的飞速发展，临床死亡的概念由50年前的呼吸心跳停止为标准，演变为当今以脑死亡作为判断死亡的根本依据。脑死亡观念的提出，既是对传统死亡概念的极大挑战，标志着社会的发展、人类的进步，同时从医学伦理学来讲，也表现着对死者的尊重。研究表明，患者呼吸停止、出现不可逆性深昏迷、脑电图呈直线和脑干反射消失后，患者即已处于脑死亡状态，和外界的一切交流已不复存在。尽管在一些机器和药物的支持下，没有任何意识的患者可以被装上各种管道，使用大量昂贵的药物，继续维持呼吸和心跳，但从社会学意义上，这样的人无疑已经失去了“生命”。

另一方面，如果能够确定脑死亡的标准，在患者生前表明意愿的前提下，脑死亡患者的健康器官，可以及时用于器官移植工作，挽救众多患者的生命。因此，脑死亡法规的制定是一项有利于全社会的工作。在制定脑死亡标准，界定脑死亡时间，确认脑死亡程序方面，都将开拓神经外科学科新的学术领域。

（赵继宗）

参考文献

1. 中国科学院生物物理研究所．脑与认知科学国家重点实验室[J]．中国科学院院刊，2016，31(7)：839-840.
2. 赵继宗．神经病学临床：脑科学研究转化基地[J]．科技导报，2016，11：1.
3. 赵继宗．临床神经科学是脑疾病研究的源泉与归宿[J]．科技导报，2017，4：1.
4. 熊志奇，徐林，周江宁．脑重大疾病的机理和诊治[J]．中国科学院院刊，2016，31(7)：765-772.

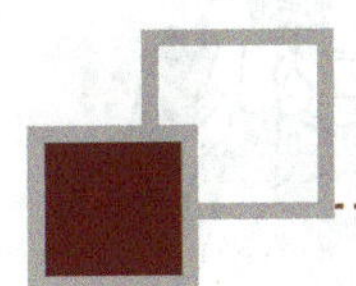

第一章　病史采集与神经系统查体

第一节　病 史 采 集

疾病诊断的第一步是获取患病信息，病史采集的可靠性对疾病的正确诊断至关重要。

一、采集方法

病史采集始于患者就诊开始。观察患者进入诊室的方式，由此判断意识状态与运动系统功能是否异常；但被轮椅或担架床推进诊室并非都是不能行走。聆听患者或知情者陈述病情是采集病史的关键，尤其患者的自我陈述能够提供思维、记忆与语言等信息，据此判断大脑高级功能。此外，对不确切的表述，如“肢体活动不灵或不听使唤”可能涉及损害锥体系统的无力或损害小脑系统的共济失调，应详细询问以便明确神经系统病变的部位，即定位诊断，对定性诊断是不可或缺的环节。

二、采集内容

病史记录主要源自采集内容，包括：①主诉，患者就诊的主要原因（多为首发症状出现时间，一般少于20个汉字）。②现病史，主要症状出现时间，伴随症状，起病特点，发展过程，以及曾经就医的诊治情况。依照症状出现顺序记录，有助于定位原发病灶和可能累及的范围；起病特征和进展过程可提供疾病性质的线索。③既往史，按照系统记录既往罹患疾病，并重点询问与本病症相关的病史也会具有事半功倍的效果。④个人史，了解患者出生地点，居住地域，生活方式（各类嗜好等），职业环境（有否毒物接触），以及左右利手等；儿童还应注意出生状态（窒息与产伤），以及发育和成长的过程。⑤婚育与月经史，女性患者还应了解结婚年龄与生育状况，月经初潮年龄，月经周期，出血量及末次月经时间；有性生活史者还应了解妊娠、分娩与流产等信息。⑥家族史，了解家族成员的相关患病及遗传疾病的情况。

第二节　神经系统查体

神经科患者的查体包括全身各系统的常规检查与神经系统的专科检查。前者还包括评估患者意识状态（见意识障碍相关章节），发育与营养，头颅与脊柱等（同内科系统检查）；后者是针对脑与脊髓等神经结构的专项检查，包括十二对脑神经、感觉系统和运动系统等。

一、脑神经

检查十二对脑神经（cranial nerves）是神经科医师必须掌握的临床基本功。为防止遗漏，检查顺序依照脑神经排列“一嗅二视三动眼，四滑五叉六外展，七面八听九舌咽，迷走和副舌下全”。

（一）嗅神经

嗅神经（olfactory nerve）是第一对脑神经（Ⅰ），属辨认气味的感觉神经。检查时患者闭目，堵住一侧鼻孔，将柔和气味的物品（香皂或食醋）放在一侧鼻下分辨，逐侧检查。避免使用氨水或洋葱等挥发性物品刺激三叉神经。嗅神经病变分为损毁与刺激两类，前者表现嗅觉减退或消失，后者出现幻嗅，单侧异常更有意义。

（二）视神经

视神经（optic nerve）是第二对脑神经（Ⅱ），属感觉神经。视神经与嗅神经是两条均不经过脑干直接与大脑皮质联络的神经。

1. 视神经（Ⅱ）检查　包括视敏度、视野和眼底。①视敏度，检查是在一定距离内阅读标准视力表；有视力障碍者，可用眼前数指或有无光感描述。②视野，检查分为周边视野和中心视野。周边视野指固定视点30°范围外的视野，临床采用手指晃动法：即检查者与患者面对面，患者用手遮挡一侧眼球，另一眼向前平视盯着固定视点；检查者从不同方向，自外向内移动手指，至患者发现为止，记录每侧眼球的可视范围（图 1-2-1）。正常人周边视野范围，额部 55°、鼻侧 60°、颧骨 70°、颞侧 90°（生理性视野变化与眼周器官高度有关）。中心视野指固定视点 30°范围内的视野，用专业平面视野计检测。中心视野内有一生理盲点，正常人不易察觉，系视神经乳头内无视细胞分布造成的生理盲区，位于注视点外侧约 15°，竖椭圆形，平均垂直径约 7°~10°，横径约 5°~7°。视神经乳头水肿时生理盲区扩大。③眼底，检查使用专业检眼镜（眼底镜）在暗室进行。正常视神经乳头为橙色圆形，边缘清晰，中央颜色略淡为生理凹陷；从视神经乳头的视网膜中央动脉（系颈内动脉系统的眼动脉分支）向外发出的血管分别为颞上动脉、颞下动脉和鼻上动脉、鼻下动脉；动脉与静脉并行排列，动脉细而色淡，静脉粗而色暗，动脉与静脉管径比为 2∶3（图 1-2-2）。眼底血管的动、静脉比例改变可见于动脉硬化的动脉变细，或视神经乳头水肿的静脉增粗。

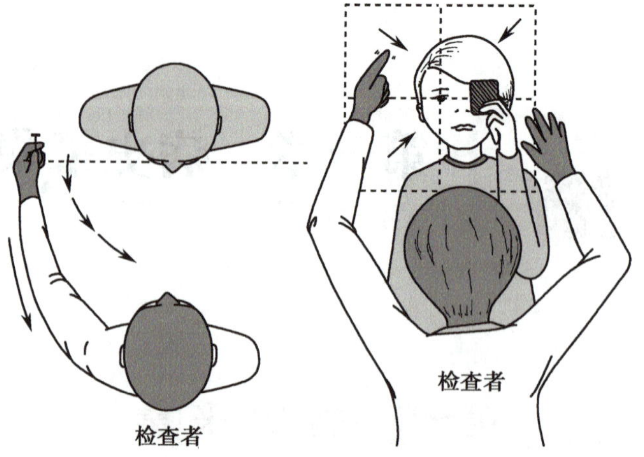

图 1-2-1 视野检查

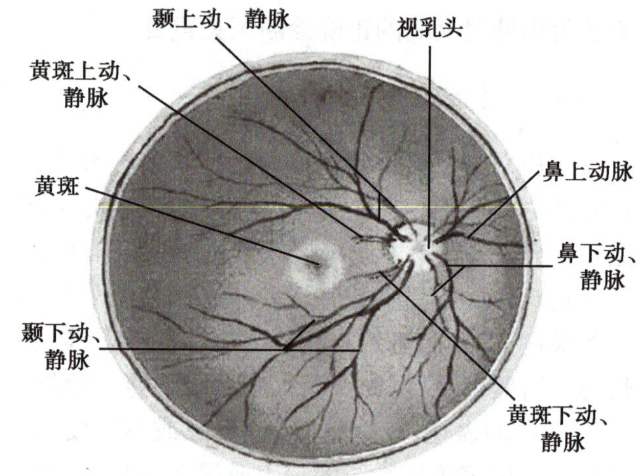

图 1-2-2 正常眼底

2. 视神经病变 主要表现：①视力减退（视敏度下降）；②视野缺损与病变部位有关（图 1-2-3）；③眼底异常，可见视神经乳头水肿和视

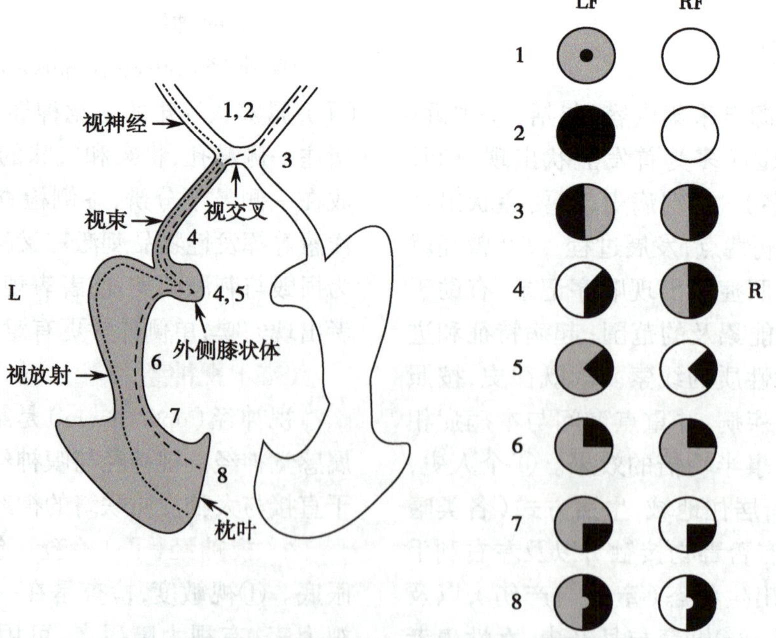

图 1-2-3 视通路病变部位与视野缺损

1. 视神经（黄斑纤维）；2. 视神经（完全）；3. 视交叉；4. 视束；5. 外侧膝状体；6. 视放射（下部）；7. 视放射（上部）；8. 枕叶视觉皮质

神经萎缩。视神经乳头水肿早期表现为视神经乳头充血、颜色发红、静脉增粗，随后静脉搏动消失；晚期视神经乳头边界模糊，生理凹陷消失，严重时可见血管破裂的火焰状出血。调节检眼镜分别观察位于视神经乳头及视网膜位置的血管清晰度之差，可获得视神经乳头突起的高度，通常三个折光度相当于1mm高度。视神经萎缩的眼底表现为视神经乳头颜色变淡，边界清晰（宛如中秋之月）为原发性，边界模糊为继发性。

（三）动眼神经、滑车神经、展神经

眼球运动是由第三对动眼神经（oculomotor nerve，Ⅲ）、第四对滑车神经（trochlear nerve，Ⅳ）和第六对展神经（abducens nerve，Ⅵ）共同协调完成，均属运动神经，统称为“眼动神经”。

1. 眼动神经（Ⅲ，Ⅳ，Ⅵ）检查　三对脑神经同时进行，检查内容包括瞳孔，睑裂，以及眼球运动等。

（1）瞳孔：观察形状、大小，以及光照射和双眼球内聚时的变化，两侧比较。正常成人两侧瞳孔呈等大圆形，室内光线下直径约3~4mm，两侧直径差小于1mm。瞳孔直径小于2mm为瞳孔缩小（miosis）；直径大于5mm为瞳孔散大（mydriasis）。瞳孔反射包括①对光反射，检查者用手电筒从侧面照射患者的一侧瞳孔，分别观察光照侧与对侧的瞳孔变化。光照侧瞳孔迅速缩小称为直接对光反射，光照对侧的瞳孔缩小称为间接对光反射。检查中应避免手电筒放在患者眼前，因注视近物可诱发瞳孔的调节反射。②调节反射，令患者注视从远方（30cm之外）逐渐向眼前移动的物体，同时观察患者瞳孔变化。注视逐渐近移物体时的瞳孔随之缩小为调节反射。

（2）眼睑与眼球运动：观察患者平视时两侧眼睑位置是否一致，睑裂大小是否对称，眼球有无突出或内陷；测试眼球沿“米”字方向运动时，两眼球运动是否协调，各方向运动是否充分，注意眼球运动中有无复视或眼球震颤。

（3）辐辏反应：检查者伸出示指，并由远处逐渐向患者眼前移动，观察患者注视物体移动时双眼球是否内收汇聚，该现象称为辐辏反应。

（4）眼球震颤（nystagmus）：眼球出现节律性不自主的往返运动称为眼球震颤。令患者左右侧视或上下注视某方向时，观察是否出现眼球震颤（水平、垂直或旋转）。

2. 眼动神经（Ⅲ、Ⅳ、Ⅵ）病变　第Ⅲ、Ⅳ、Ⅵ对脑神经损伤均可导致复视，但各神经的复视位置不同。第Ⅲ对脑神经损伤，患侧眼球固定在外展位，复视出现在上、下与内收运动时，并伴有患侧上睑下垂、瞳孔散大、直接对光反射消失。第Ⅳ对脑神经损伤，下视出现复视（下楼明显）。第Ⅵ对脑神经损伤，患侧眼球处在内收位，眼球外展时出现复视。

（四）三叉神经

三叉神经（trigeminal nerve）是第五对脑神经（Ⅴ），司面部感觉，并支配咀嚼肌运动，属混合神经。

1. 三叉神经（Ⅴ）检查　包括感觉，运动及反射三部分。①感觉检查，选用钝针，棉絮丝或盛有冷水（3℃）或热水（50℃）的试管，分别在三叉神经三个感觉分支区（图1-2-4），进行痛觉、轻触觉和温度觉测试（三种方法也可择一）；检查应先两侧对比，随后从面颊外侧（耳前）逐渐向中心（鼻）方向移动测试，鉴别神经干性与核性损伤。②运动检查，观察患者张口时下颌有无偏斜；检查者将双手放在患者颞部或腮部，比较咀嚼动作时两侧颞肌或咬肌的肌力；也可让患者单侧咬住压舌板后试着拔出，检查咬肌。③反射检查，包括角膜反射，令患者注视侧上方，充分暴露角膜，检查者用棉絮丝从侧面轻触角膜边缘（避免直对瞳孔的碰触动作引发惊吓性瞬目反应），观察两侧眨眼速度；下颌反射，令患者口唇微张，检查者将左手拇指置于其下颏，并叩击左手拇指，或用压舌板盖在患者下齿上，并从上向下叩击压舌板（图1-2-5），观察下颌上提动作。

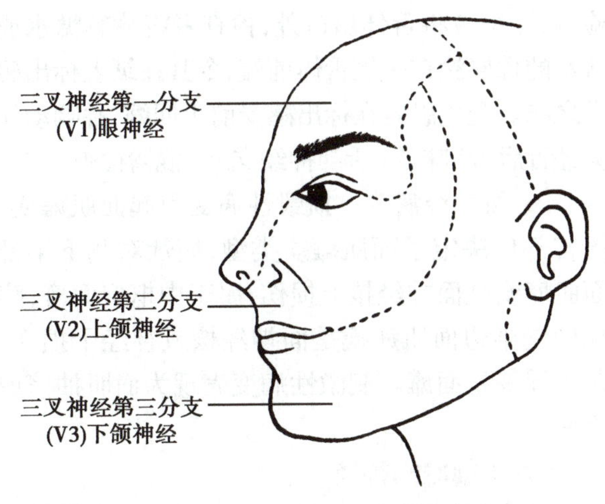

图1-2-4　三叉神经感觉支分布区

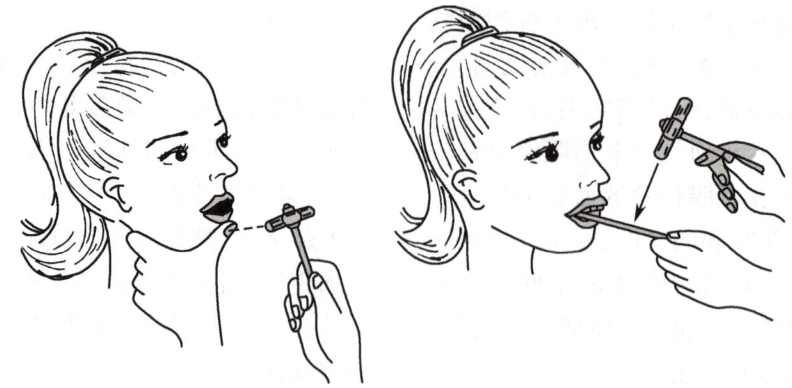

图 1-2-5 下颌反射检查方法

2. 三叉神经病变 临床表现与损害结构和病变性质有关。感觉支的刺激病变表现为患侧面部疼痛（如三叉神经痛）；损毁病变表现为支配区感觉减退或缺失，神经干性损害的面部异常区按分支分布，核性损害时呈洋葱皮样分布。运动支受累时，单侧病变的患侧咀嚼无力，张口下颌偏向患侧，患侧角膜反射减弱或消失。由于三叉神经运动核受双侧皮质延髓束支配，故单侧核上损害时三叉神经支配的咀嚼肌不发生瘫痪，双侧核上病变时下颌反射亢进。

（五）面神经

面神经（facial nerve）是第七对脑神经（Ⅶ），属运动与感觉的混合神经。躯体运动纤维支配面部各表情肌；内脏运动纤维支配泪腺、颌下腺和舌下腺分泌；内脏感觉纤维司舌前 2/3 味觉。

1. 面神经检查 包括面部表情肌运动与味觉。①表情肌运动检查，让患者扬眉、闭目、龇牙、鼓腮或吹口哨等，观察两侧运动是否对称。持续用力挤眼动作会使患侧睫毛最先暴露称为“睫毛征”，这是发现轻度眼轮匝肌瘫痪的敏感方法。②味觉检查，让患者将舌伸出口外，检查者将沾有糖水或盐水的棉棒涂在一侧舌体前端，令其在纸上标出感受之味。避免患者在标出感受前舌回缩，吞咽动作会经舌后 1/3 味觉（舌咽神经支配）混淆检查。

2. 面神经病变 损毁性病变引起面肌瘫痪，损害部位决定了面肌瘫痪类型，病灶对侧下半部面肌瘫痪是面神经核上损伤，属于中枢型面瘫；病灶同侧半边面肌瘫痪是面神经核或神经干损伤，属于周围型面瘫。刺激性病变表现为面肌抽搐或痉挛。

（六）前庭蜗神经

前庭蜗神经（vestibulocochlear nerve）是第八对脑神经（Ⅷ），由司听觉的蜗神经与控制平衡的前庭神经共同组成。检查包括听力与前庭功能两部分。

1. 蜗神经检查 主要检测听力。检查方法可选用专业的纯音电测听进行定量测定；也可采用语音测试，即检查者在患者背后（保持一定距离）耳语，并令患者重复。神经科医生还应使用音叉检测，鉴别听力障碍的性质。音叉检查方法：①Rinne 试验（骨气导比较），将振动音叉柄放在患者一侧乳突至不能听到声音后，再置于该侧耳前分辨声音。气导大于骨导为 Rinne 试验阳性（见于正常人），骨导大于气导为 Rinne 试验阴性。②Weber 试验（双侧骨导比较），将振动音叉柄置于患者前额或头顶中央，令其说出听到声音的位置。③Schwabach 试验（骨导敏感比较），将振动音叉柄置于患者乳突至声音消失后迅速移至检查者乳突，比较两者骨导持续时间是否相同（检查者须听力正常）。

2. 前庭神经检查 包括平衡测试与观察眼球震颤。①运动偏离试验，令患者将示指放在检查者示指上，随后抬高上臂往返点击检查者示指（图 1-2-6A）。②闭目难立正试验（Romberg 征），令患者两脚并拢、双臂向前平举，随后闭目保持该姿势（图 1-2-6B）。闭目后身体摇摆，不能维持平衡为 Romberg 征阳性。③眼球震颤，令患者注视检查者手指，并沿水平和垂直方向移动，观察眼球固定注视时有无眼球震颤。具有位置性眩晕的患者，还应进行位置性眼震诱发试验（Dix Hallpike maneuver），患者坐在检查台上，头部和眼睛朝前，然后迅速降低至仰卧位，并将头部在台面上向一侧转动 45°；观察有无眼震至少持续 30s（图 1-2-7）。

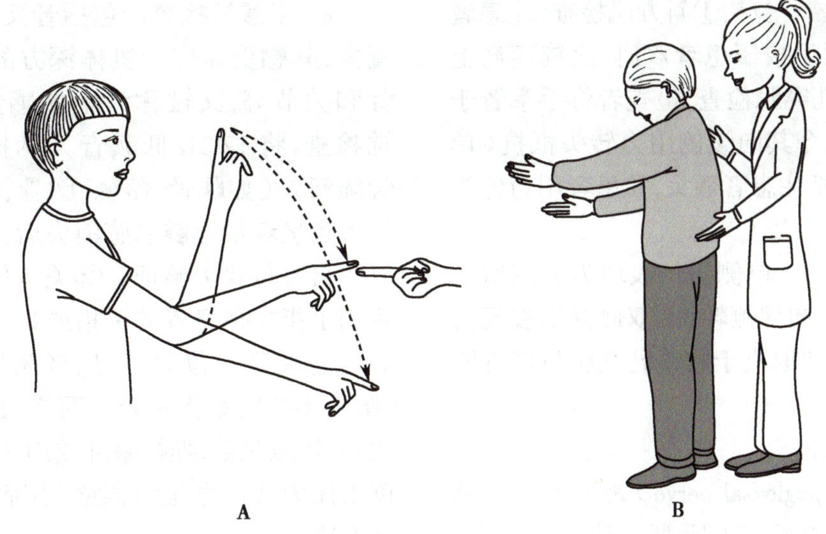

图 1-2-6 平衡试验

A. 运动偏离试验；B. Romberg 试验

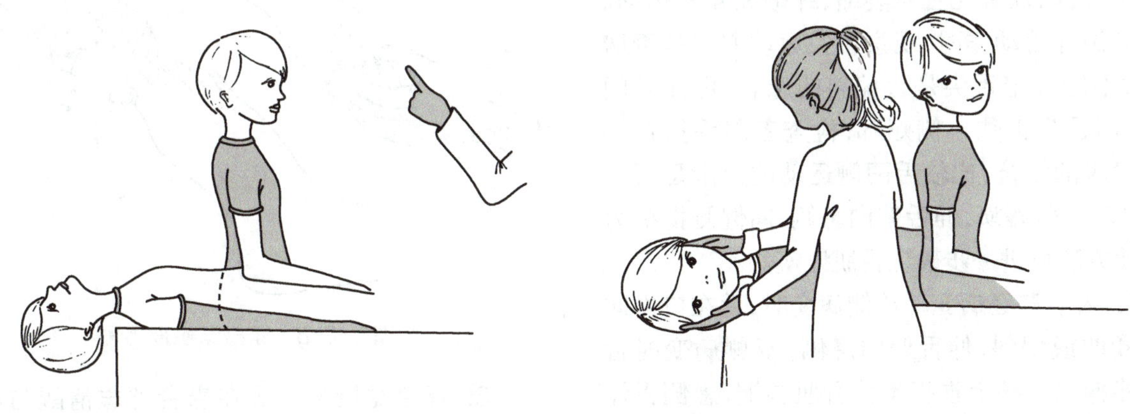

图 1-2-7 位置性眼震诱发试验

3. 前庭蜗神经病变 单纯蜗神经受累表现为耳鸣和听力障碍。传导性耳聋的骨导大于气导（Rinne 试验阴性）；感音性耳聋的 Weber 试验声音偏向健侧。前庭神经受累表现为眩晕（即视物旋转或自身颠簸感），眼球震颤和 Romberg 征阳性也是病变的重要提示。

（七）舌咽神经、迷走神经

舌咽神经（glossopharyngeal nerve）是第九对脑神经（Ⅸ），迷走神经（vagus nerve）是第十对脑神经（Ⅹ），两者均含运动与感觉纤维，属混合神经；分布于咽、腭部黏膜，司一般感觉，并支配咽喉、软腭肌运动。舌咽神经尚有内脏感觉支，司舌后 1/3 味觉。迷走神经是分布最广、在脑内行程最长的脑神经。

1. 舌咽神经与迷走神经检查 两者同时进行。①检查软腭与咽喉肌运动，让患者发“啊”音，注意双侧软腭上抬是否对称，腭垂（悬雍垂）是否居中，有无声音嘶哑，有无饮水呛咳现象。②舌后 1/3 味觉检查，与面神经的味觉检查相似，但测试部位在舌体后 1/3。③反射检查，刺激咽后部出现呕吐样反应统称为咽反射或呕吐反射（gag reflex），刺激软腭弓的软腭反射。

2. 舌咽神经与迷走神经病变 表现为声音嘶哑，饮水呛咳，吞咽困难和构音障碍。单侧受累的患侧软腭上举困难，悬雍垂偏向健侧；双侧病变时悬雍垂无偏斜，但不能发“哥、科、喝”的声音。此外，咽反射和软腭反射异常。舌咽神经损害还会影响患侧舌后 1/3 味觉及咽腭部一般感觉。

（八）副神经

副神经（accessory nerve）是第十一对脑神经（Ⅺ），属运动神经，支配胸锁乳突肌和斜方肌收缩，共同完成转颈与耸肩等动作。

1. 副神经检查 包括①斜方肌检查,让患者做耸肩,检查者两手按压患者双肩,比较两肩上抬力量。②胸锁乳突肌检查,检查者将手掌置于患者一侧下颌,并令其向该侧用力转头抵抗(单侧);检查者用手抵住患者额头,让患者用力低头屈颈对抗(双侧)。

2. 副神经病变 单侧损伤表现为患侧肩下垂、耸肩无力,不能向健侧转头;双侧损伤表现为转颈不能,头垂方向取决于胸锁乳突肌与斜方肌的损害程度。

(九)舌下神经

舌下神经(hypoglossal nerve)是第十二对脑神经(Ⅻ),属运动神经,支配舌肌运动。

1. 舌下神经检查 患者张口,观察舌在口腔内的位置,以及有无舌肌萎缩、纤颤和异常运动。当患者做伸舌动作时,观察舌尖运动方向是否居中;对不能确定舌尖是否偏斜的患者,可让其闭嘴,并用舌尖抵住一侧颊部,检查者用手指在颊外做对应的抵抗,比较舌两侧运动的力量是否一致(单侧舌肌瘫痪,伸舌偏向患侧,向健侧抵抗力弱),此方法可进一步确认舌肌瘫痪。

2. 舌下神经病变 单侧病变时,舌在口内向健侧卷曲或偏斜,伸舌偏向患侧;双侧病变时舌体不能伸出。核上损害不伴舌肌萎缩,患侧舌体轻度隆起,略显肥大;核性或核下损害时舌肌萎缩,患侧舌体较小,镰状弯向患侧。

二、感觉系统

感觉系统(sensory system)是人体与外界联络的信使。根据感受信号性质分为视、听、嗅、味的特殊感觉与痛、温、触觉的一般感觉;并按感受器位置分为浅感觉和深感觉;多种信号经大脑皮质综合分析后获得的感觉称为复合觉。感觉系统检查包括浅感觉,深感觉和复合觉。

1. 浅感觉检查 是对痛觉、温度觉和轻触觉进行检测:①痛觉,可用大头针尖和针柄变换刺激,患者闭目辨认"尖"或"钝";②温度觉,用冷水(5~10℃)和热水(30~40℃)交替接触患者,令其说出感受;③轻触觉,用棉絮轻触皮肤,令患者闭目计数感受到的次数(避免节律刺激导致患者推测)。检查应在两侧对应部位比较,并从感觉低敏区向高敏区过渡。

2. 深感觉检查 包括音叉振动觉和关节位置觉,其感受器位于机体深方的肌、肌腱、韧带、骨和关节等,又被称为本体感觉。①音叉振动觉检查,将128Hz低频音叉柄振动后放在患者骨隆起处(如踝骨、髂棘、胸骨、锁骨或手指关节等),当患者示意震动感消失后,检查者将音叉柄放在自身位置上验证。②关节位置觉检查,检查者用手指捏住患者的手指或足趾两侧,上下晃动后停止在某一位置,令患者闭目说出所处位置(图1-2-8)(插图注释应写为关节位置觉检查)。此外,挤压肌腱,捏握睾丸或用压力计按压皮肤后读出压力数值也是深感觉(深痛觉或压觉)的检查方法。

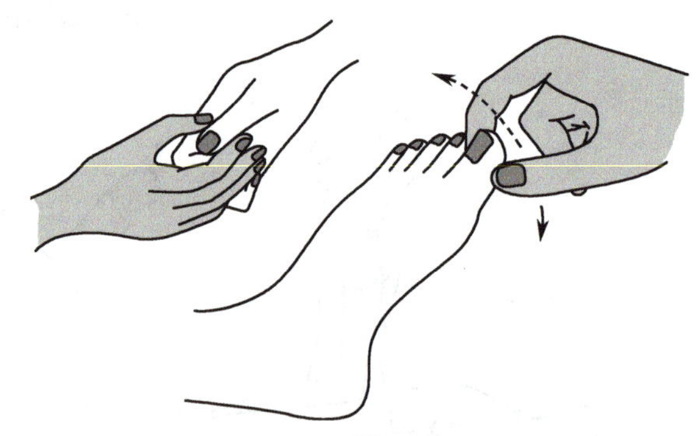

图1-2-8 深感觉检查手法

3. 复合觉检查 应在患者神志清醒与浅感觉正常的条件下进行。①两点辨别觉检查,用双脚规的单脚或双脚交替接触患者,令其分辨单脚或双脚接触;调整两脚宽度至患者能分辨两点接触的最小距离。正常两点辨别的最小距离:舌尖1mm,指尖2~4mm,手指背4~6mm,手掌心8~12mm,手背20~30mm,四肢与躯干距离较宽。②图形觉检查,在患者身上书写数字、字母或简单图形,让其辨认;不能识别者为图形觉缺失。③实体觉检查,患者闭目,触摸手中物品后描述其形状与材质;不能辨认者为实体觉缺失或触觉失认。该项检查临床从不应用,建议取消,而且中文的表达也不够精准。

三、运动系统

运动系统(motor system)检查是判断锥体系统、锥体外系统、小脑、周围神经和骨骼肌等结构是否完整及功能是否正常。检查内容包括肌力、肌张力和肌容积,共济运动与异常运动,以及生理反射与病理反射等。

（一）肌力

肌力（muscle strength）是指骨骼肌的收缩强度，由于存在个体差异，判断仅在同一个体的两侧进行对比，并按近端与远端关节或功能相同肌群检测。

肌力分级标准（六级）：完全瘫痪，肌肉无收缩（0级）；触摸或见到肌肉收缩但不能使关节移动（Ⅰ级）；肢体关节可水平移动，但不能对抗地心引力（Ⅱ级）；肢体关节可做抵抗地心引力运动，但不能对抗阻力（Ⅲ级）；肢体可做对抗阻力运动，但力量弱于正常（Ⅳ级）；正常肌力（Ⅴ级）。常见部位肌力检查方法（图1-2-9）。

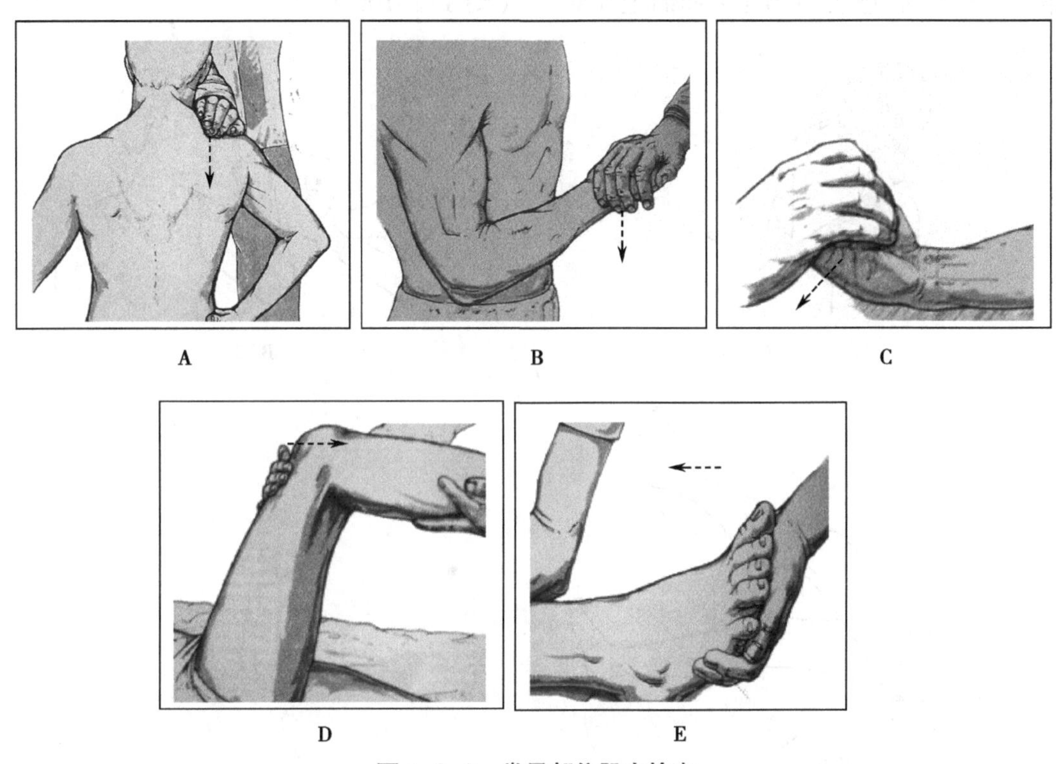

图1-2-9　常见部位肌力检查

A. 肩关节；B. 肘关节；C. 腕关节；D. 髋关节；E. 踝关节

（箭头指示检查者推力方向）

（二）肌张力

肌张力（muscle tone）是指安静状态下肌肉的紧张度。正常肌肉具有一定的张力，被动运动关节所遇到的阻力。肌张力检查应在温暖、舒适体位下进行，并注意被动关节运动时的抵抗力与关节活动度。正常情况下无明显的阻力。肌张力分级临床很少使用（略），主要根据检查者的经验判断肌张力增高或减低以及肌张力障碍。

肌张力检查：①头颈部，患者仰卧，检查者右手在左手之上托住患者枕部，并突然向侧方撤离右手；观察头是否垂落。②肩关节，患者坐位或立位，检查者双手握住患者双肩前后或左右晃动；观察其上肢摆动幅度。③肘与腕关节，检查者握住患者手，做连续屈伸肘、腕，及内旋或外旋手腕动作。④髋与膝关节，患者仰卧，检查者握住患者踝部，连续进行屈伸髋关节与膝关节的运动。

（三）肌容积

肌容积（muscle bulk）是一定体积内的肌细胞含量。肌容积检查包括：①观察肌外形，②触摸肌硬度，③测量肌围（适用于肢体肌，并以骨性标志作为测量点）；检查应注意在两侧相同部位进行比较。正常人两侧肌围差在1~2cm以内，优势侧略粗。肌容积变化可提供肌萎缩（外形和硬度一致减少），肌强直（外形无变化但硬度增加），假性肌肥大（外形增大而硬度减少）等信息。

（四）共济运动

共济运动（coordination）是由主动肌、协同肌与拮抗肌、固定肌共同协调，准确完成有目的动作，受小脑及其联络纤维控制。协调运动障碍表现为“共济失调”。共济运动检查包括肢体与躯干。

1. **肢体共济运动检查** ①指鼻试验，观察患者连续屈伸肘关节，用示指点击自己鼻尖的准确性（图 1-2-10A）。②指鼻指试验，观察患者用示指点击自己鼻尖，再触及检查者手指的连续动作的准确性。③反击征试验，检查者一手护住患者肩部，另一手握住患者腕部与之屈曲上肢对抗中突然松手，患者无法停止屈臂，并反弹击中自己肩部为反击征阳性（图 1-2-10B）。④轮替试验，令患者双手连续快速地翻转手腕，观察其速度与灵活性（图 1-2-10D）。⑤跟膝胫试验，患者抬高下肢，随后用足跟点击对侧髌骨之后，沿对侧小腿胫骨下滑至足背，观察动作的准确性（图 1-2-10C）。

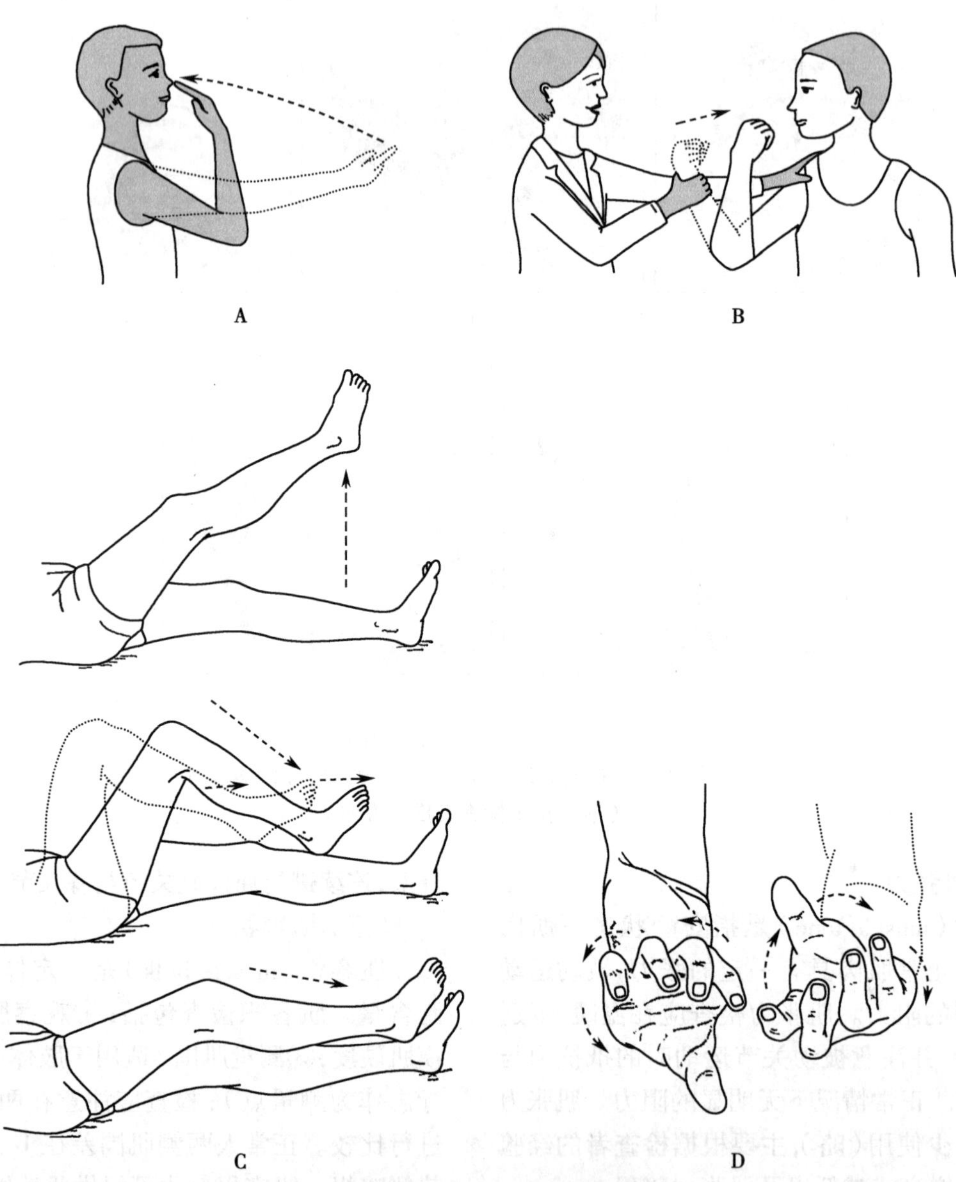

图 1-2-10 共济运动检查方法

A. 指鼻试验；B. 反击征试验；C. 跟膝胫试验；D. 轮替试验

2. **躯干共济运动检查** 令患者坐在无周围护栏的床或凳子上，注意其身体是否侧方倾斜。闭目难立征（Romberg 征）阳性。

（五）步态与姿势

步态（gait）异常可提供运动系统病变信息。①小脑共济失调步态（小脑结构受累），走路时步基宽，跟跄如醉汉。②感觉性共济失调步态（深感觉受累），患者眼睛盯着脚，步基宽，落脚重。③偏瘫步态（单侧锥体束受累），患腿外展内旋，足跖曲，腿以臀为中心自外向内划圈移动。④截瘫步态（双侧锥体束受累），双腿僵硬，在前方交叉如“剪刀”般缓慢移动。⑤跨域步态（腓神经受累），因足下垂而使行走时髋关节和膝关节过度抬高，足底落地如“跨栏”。⑥肌营养不良步态（腰部和骨盆带肌肉受累），行走脊柱前凸，髋部左右摆动如“鸭步”。⑦帕金森步态（锥体外系受累），身体前倾前屈，起步慢，小碎步随后加速呈前冲状，手臂摆动少。⑧舞蹈步态，行走时脚步蹒跚而笨拙，并伴上肢不自主无目的挥舞，但罕见跌跤。⑨失用症步态（额叶病变），患者起步难，如粘在地板上，一旦开始行走，步态缓慢且随意改变；但卧位无承重时，相同的腿部运动并无困难。

姿势（stance）异常：①高娃（Gower）征，从仰卧转为站立过程中，借助双手撑住大腿才能完成站立动作的姿势（图 1-2-11A）；②去皮质强直（广泛大脑皮质受累），表现为双上肢屈曲，双下肢伸直（图 1-2-11B）；③去脑强直（中脑受累），表现为四肢伸直，双臂轻度内旋（图 1-2-11C）。

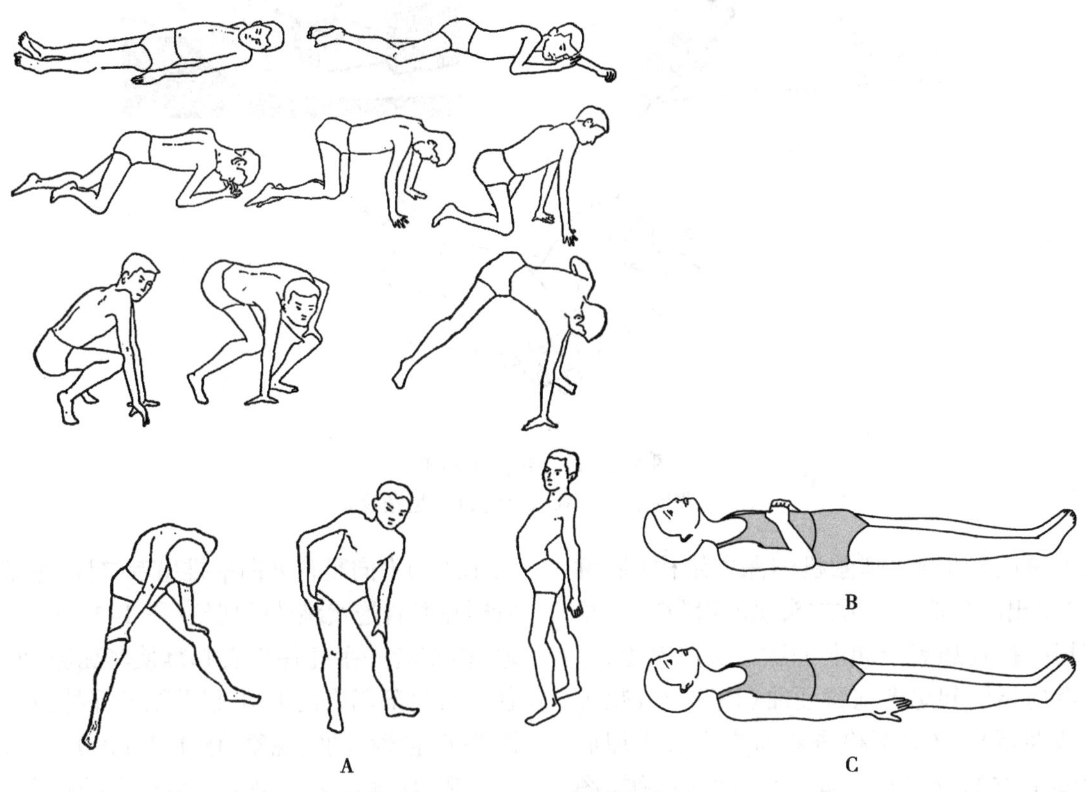

图 1-2-11　特殊姿势

A. Gower 征；B. 去皮质强直；C. 去脑强直

（六）异常运动

异常运动是不受主观意志控制的运动。正确判断异常运动类型有助于临床诊断。常见的异常运动类型：①震颤（tremor）是互为拮抗的肌群交替收缩，表现为节律性颤抖。安静时出现，运动后减弱属于静止性震颤，见于帕金森病等；运动时出现，或在接近目标时加重属于运动性震颤（意向性震颤），见于小脑损害；维持某种特定姿势出现的震颤称为姿势性震颤。②舞蹈样运动（choreic movement）是突然出现的不自主、无目的、不规则、无节律的非对称性过度运动，发生在肢体、躯干表现为甩臂、抛腿或晃腰，发生在面部、唇舌，咽喉时，表现为挤眉弄眼，努嘴或不自主伸舌，说话顿挫似吟诗。③手足徐动（athetosis）是不自主、无规律的缓慢、过度扭曲或蠕动样运动，可发生在身体各部位，常见于肢体远端的腕指或足趾。④偏身投掷（hemiballismus）是一侧肢体连续的抡臂，投掷动作，但面部与躯干多无受累。⑤扭转痉挛（torsion spasm）是以躯干为轴，向一侧缓慢而强烈的不随意扭转；若在颈部出现，则表现为头部持续侧转，称为痉挛性斜颈。

（七）反射

反射（reflex）是机体对外界刺激的特定反应，分为生理性与病理性。

1. 生理反射 是指机体对外来刺激的正常反应，根据刺激部位分为浅反射与深反射。

（1）浅反射检查：刺激机体表浅部位（皮肤或黏膜）出现的反应。①角膜反射（见三叉神经检查）。②腹壁反射，轻划一侧腹壁皮肤，同侧腹肌收缩。③提睾反射，轻划一侧大腿内侧皮肤，同侧睾丸收缩上提（图 1-2-12A）。④肛门反射，刺激肛门周围皮肤，肛门收缩（图 1-2-12B）。⑤足跖反射，由后向前划足底外侧缘皮肤，足趾跖屈（图 1-2-12C）。

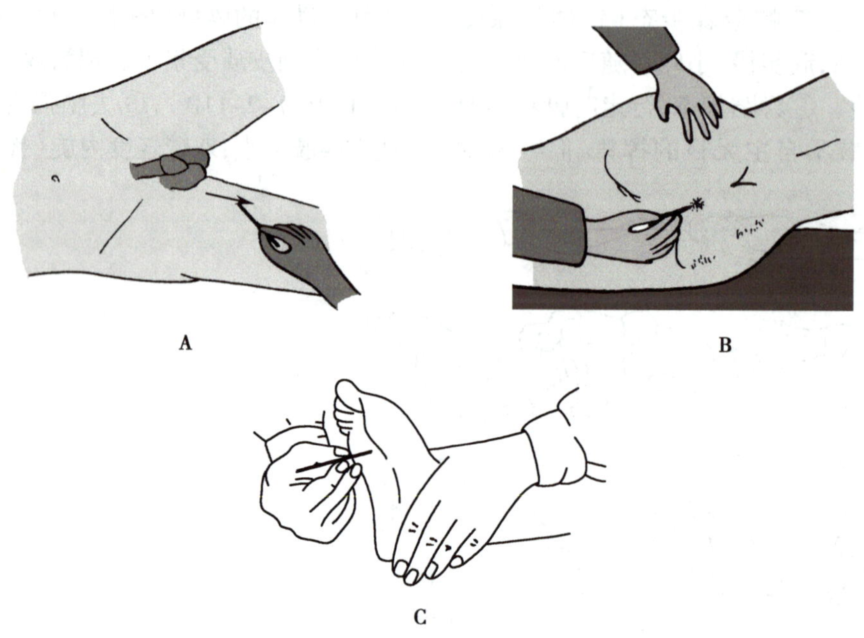

图 1-2-12 浅反射检查

A. 提睾反射；B. 肛门反射；C. 足跖反射

（2）深反射检查：刺激机体深方结构（肌腱或骨膜）引出的反应。①肱二头肌反射（$C_{5\sim6}$），检查者用拇指按在患者半屈肘的肱二头肌腱上，叩击检查者拇指引起患者前臂屈曲（图 1-2-13A）。②肱三头肌反射（$C_{7\sim8}$），检查者叩击患者半屈肘关节鹰嘴上方的肱三头肌腱，引起伸肘动作（图 1-2-13B）。③桡骨膜反射（$C_{5\sim8}$），检查者叩击患者前臂下 1/3 的桡骨茎突处，引起患者前臂和手指屈曲，前臂外旋（图 1-2-13E）。④膝反射（$L_{2\sim4}$），叩击髌下股四头肌肌腱，引起小腿前伸动作（图 1-2-13C）。⑤跟反射（$S_{1\sim2}$），叩击跟腱引起足跖屈（图 1-2-13D）。

判定深反射的标准是以反应的强弱分为五级：不能引出反应为 0 级（-）；轻跳动或仅有肌收缩不见关节动为Ⅰ级（+）；正常反应为Ⅱ级（++）；跳动幅度或叩击范围增大为Ⅲ级（+++）；反应极强或出现阵挛为Ⅳ级（++++）。

阵挛（clonus）是深反射的病理反应，表现为被动运动过程中出现关节连续跳动现象，常与深反射亢进并存。阵挛类型有：①髌阵挛，检查者用拇指与示指用力向足背方向平推患者髌骨，并保持此位置时见髌骨连续跳动的现象（图 1-2-14A）；②踝阵挛，检查者一手托住患者腘窝使其屈膝，另一手握住患者足部用力向上迫其屈踝，并保持该位置时见踝关节连续跳动的现象（图 1-2-14B）。

2. 病理反射 是锥体束损害的特定反应，可以出现在肢体和头面部。

（1）肢体病理反射：依据反应的表现分为伸组反射与屈组反射。伸组病理反射以 Babinski 征最具代表性，检查时划足底外侧缘，出现足𧿹趾背伸、四趾扇形展开（图 1-2-15B）。与 Babinski 征意义相似的等位征还有 Pussep 征、Chaddock 征、Oppenheim 征、Gordon 征、Gonda 征和 Schaeffer 征（图 1-2-15A）；其中以 Pussep 征最敏感，但有假阳性。屈组病理反射：① Hoffmann 征，弹患者中手指的指甲后出现其余四指屈曲（图 1-2-15C）；② Rossolimo 征，检查手部，让患者手指松弛呈半握拳状，检查者用四指同时弹动患者第二至四指后出现全部手指屈曲；检查足部，用叩诊锤敲击脚掌，出现足趾跖屈（图 1-2-15D）。

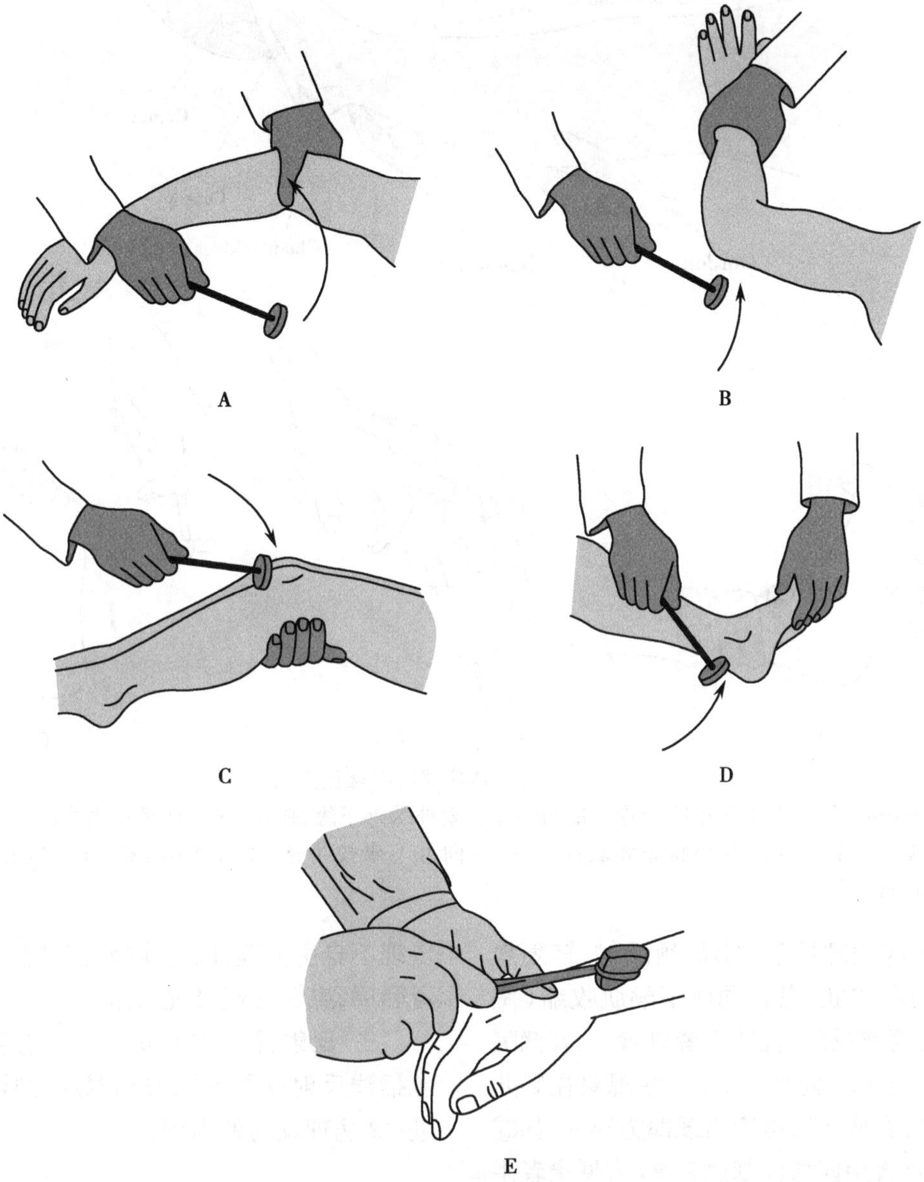

A　　B

C　　D

E

图 1-2-13　深反射检查方法

A. 肱二头肌反射（Biceps reflex）；B. 肱三头肌反射（Triceps reflex）；C. 膝反射（Patellar reflex）；D. 跟反射（Achilles reflex）；E. 桡骨膜反射（Brachioradialis reflex）

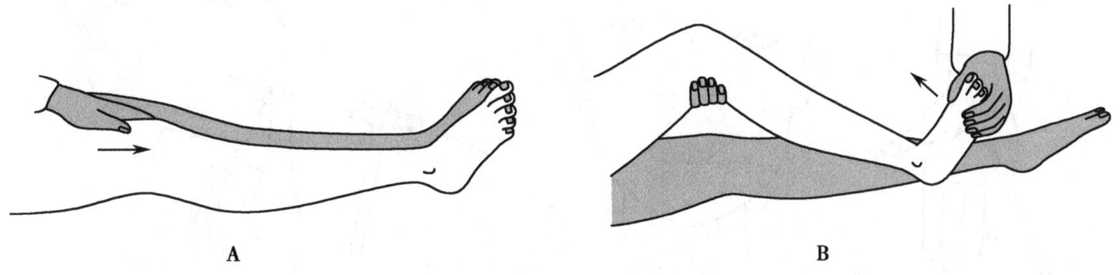

图 1-2-14　阵挛检查方法

A. 髌阵挛；B. 踝阵挛

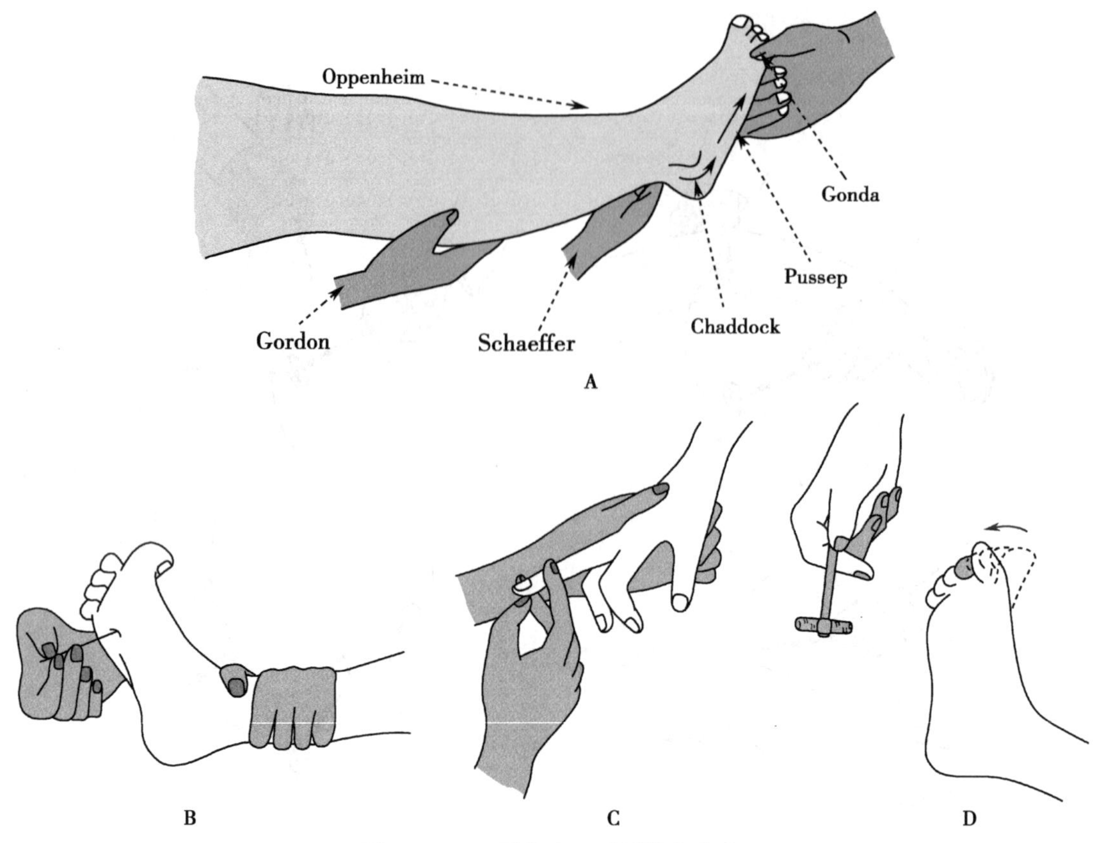

图 1-2-15 肢体病理反射检查方法

A. Oppenheim 征：向下推压小腿胫骨；Chaddock 征：划外踝外下缘；Pussep 征：划足外侧缘；Schaeffer 征：挤压跟腱；Gordon 征：捏握小腿腓肠肌；Gonda 征：向外下牵拉小趾。B. Babinski 征。C. Hoffmann 征。D. Rossolimo 征

（2）头面部病理反射：①掌颏反射，轻划患者一侧手掌鱼际皮肤，患者同侧下颏肌收缩（图 1-2-16A）；②努嘴反射，轻叩患者口唇，见其撅嘴动作（图 1-2-16B）。此外，尚有一些现象在婴儿期出现属正常，在成年后再度出现即为异常，如③强握反射，检查者用四指轻划患者掌心，见患者手出现不自主抓握，以及④吸吮反射，轻刮或叩击患者唇周，患者出现吸吮动作。

3. 反射异常的判断标准 ①生理反射异常包括浅反射减弱或消失和深反射减弱、消失或亢进；②病理反射的出现。

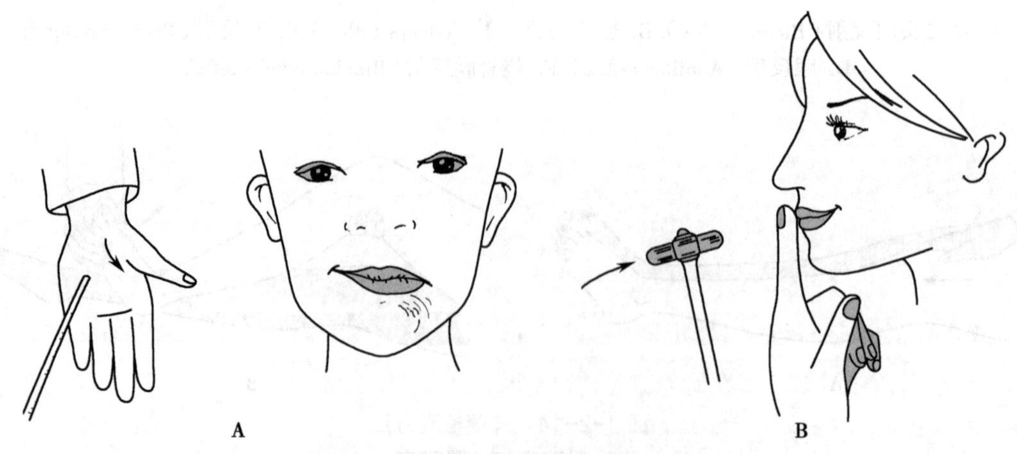

图 1-2-16 头面部病理反射检查方法

A. 掌颏反射；B 努嘴反射

四、脑膜刺激征

脑膜刺激征是由于脑膜受累，引发在被动运动时出现的一组异常体征。检查包括：①颈强直（nuchal rigidity），患者仰卧，检查者用手托住患者枕部作屈颈运动，屈颈阻力增大，甚至不能向两侧转头为异常（图 1-2-17A）；②布鲁津斯基（Brudzinski）征，患者仰卧，两腿平伸，检查者用手托住患者枕部作屈颈运动，患者双腿不自主屈曲为阳性（图 1-2-17B）；③凯尔尼格（Kernig）征，患者仰卧，检查者握住患者一侧踝部使其髋关节与膝关节均屈成直角，随后上推小腿，伸直膝关节，出现疼痛或上推阻力增加者为阳性（图 1-2-17C）。

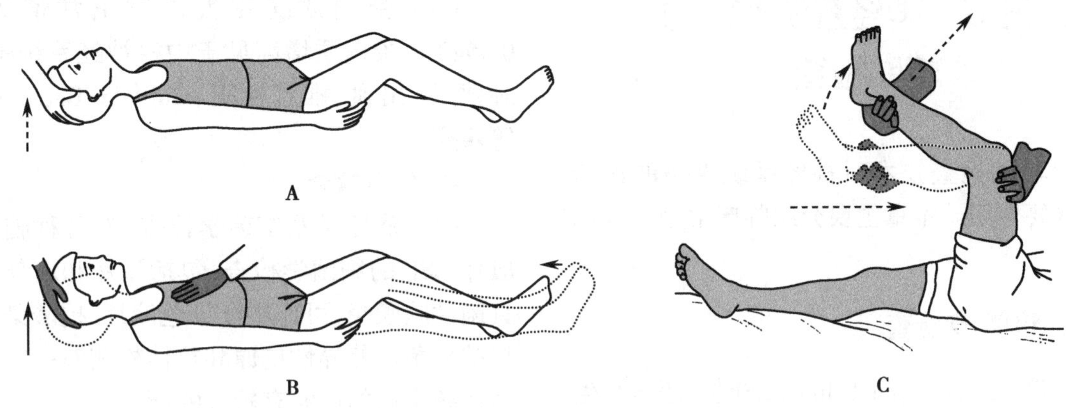

图 1-2-17　脑膜刺激征

A. 颈强直；B. 布鲁津斯基（Brudzinski）征；C. 凯尔尼格（Kernig）征

五、大脑高级功能

人类精神活动以及语言与计算等高级功能均由大脑管控，检查方法包括：①语言，通过与患者对话，令其完成某些指令（如用右手触摸左耳）来判断语言表达与理解能力。表述时用词单调或找词困难，以及呐吃是运动性失语；语句丰满，但吐词或发音不清晰属构音障碍；不能听懂或理解复杂或抽象词语为感觉性失语。令患者说出展示物品的名称（如，手表、钢笔等），不能完成者为命名性失语。令患者抄写或听写句子，或按文字指令选择物品，或选读一段文字后复述阅读内容是检查文字语言的方法。患者无运动障碍，却丧失书写能力为失写症（agraphia）；无智力障碍及失明，却丧失对视觉符号的认知能力，无法阅读文字、数字或绘画为失读症（dyslexia）。②定向力，通过询问患者就诊日期与时间，就诊地点或家庭住址，以及辨认周围亲属或众所周知人物，判断患者时间、地点和人物定向力。③计算力，令患者在一定时间内完成 100 依次连续减 7 的计算，至少观察五个计算结果。④记忆力检查，让患者记住三种熟悉的物品（如，电话、手表、手电筒等），并在一定时间后重复这些物品的名称，由此评估患者的瞬间记忆与近记忆；让患者回忆数月或数年前事件，判断其远期记忆。详细的评估需要进行各种量表的测定。

六、自主神经系统

自主神经系统包括交感神经与副交感神经，广泛分布于内脏、血管、汗腺等处，不受大脑皮质控制。临床简易的检查方法有：①皮肤划痕法，用钝器轻划皮肤后，被划处皮肤在 10s 内出现白痕并逐渐变红，约半分钟后红痕增宽。白痕持续时间过长提示交感神经兴奋性增强；红痕增宽并隆起为副交感神经兴奋性增强或交感神经功能减退。个体差异大，应在无皮肤过敏条件下进行。②卧立反射试验，分别测量患者安静平卧与站立后的血压与脉搏；站立收缩压下降 15mmHg 或心率每分钟增加 12 次以上为阳性。

（孙　莉）

参考文献

1. Roger P. Simon, Michael J. Aminoff, David A. Greenberg. Clinical neurology［M］. 10th ed. New York: McGraw Hill, 2018.

2. Frank W. Drislane, Michael Benatar, Bernard Chang, et al. Neurology[M]. 4th ed. Philadephia: Wolters Kluwer Lippincott Williams & Wilkins, 2014.
3. 余宗颐. 神经内科学[M]. 北京: 北京大学医学出版社, 2003.
4. 沈鼎列. 神经系统疾病诊断学[M]. 北京: 人民卫生出版社, 1980.

第三节 神经系统疾病的辅助检查

新的辅助检查技术对神经系统疾病的诊断发挥了重要作用。本章主要介绍临床常用的辅助检查。

一、脑脊液检查

脑脊液(cerebrospinal fluid, CSF)的生理、生化等特性对神经系统疾病的诊断、鉴别诊断、疗效和预后判断具有重要的价值。通过实施腰椎穿刺术获取。

常规检查

1. 测定颅内压力 正常成人侧卧时CSF的压力为0.785~1.766kPa(80~180mmH_2O),高于1.961kPa(200mmH_2O)为颅内压增高,低于0.686kPa(70mmH_2O)为颅内压降低。

2. 外观及细胞数

(1)外观:正常CSF外观无色透明。若CSF为血性或粉红色,提示颅内或脊髓腔内有出血。可用三管连续接取CSF判断是否为穿刺损伤出血。若CSF混浊呈云雾状,通常是由于白细胞数过高所致。蛋白质含量增加或含有大量细菌、真菌等也可使CSF混浊。

(2)细胞数:CSF白细胞数成人为(0~5)×10^6/L,儿童为(0~10)×10^6/L,超过10×10^6/L为异常。白细胞增多提示中枢神经系统炎症。急性细菌性感染早期,常出现多核白细胞增多;结核或真菌性脑膜炎时出现单核白细胞增多,但在早期也可出现多核白细胞增多。正常CSF不应有红细胞,出现红细胞提示有出血。

3. 生化检查

(1)糖:正常CSF糖含量为2.5~4.4mmol/L,为血糖水平的50%~70%,低于2.25mmol/L为降低。糖明显减少见于化脓性脑膜炎,轻至中度减少见于结核性或真菌性脑膜炎以及脑膜癌病和转移癌。

(2)氯化物:CSF氯化物正常值为120~130mmol/L,较血氯水平高。细菌性和真菌性脑膜炎时,CSF氯化物含量减低,尤以结核性脑膜炎明显。

(3)蛋白质:CSF蛋白质正常值为0.15~0.45g/L。蛋白质增高见于中枢神经系统感染、脑肿瘤、脑出血、椎管梗阻、Guillain-Barré综合征等疾病。

4. 特殊检查

(1)病原学及细菌学检查:对各种脑膜炎都应作CSF的细菌学检查,包括涂片和培养。疑有真菌性脑膜炎,可作墨汁染色涂片、抗酸染色可查找结核菌。特异性抗原和抗体检测对一些中枢神经系统疾病的诊断有较大的帮助。

(2)免疫学检查:测定CSF寡克隆区带、IgG指数和24小时IgG合成率对多发性硬化的诊断具有重要的价值。

二、神经系统影像学检查

1. 头部X线片和脊柱平片

(1)头部X线片包括正位和侧位,还可有颅底、内听道、视神经孔、舌下神经孔及蝶鞍像等。主要用于观察颅骨的厚度、密度及各部位结构。

(2)脊柱平片包括前后位、侧位和斜位。可观察脊柱的生理屈度,椎体有无发育异常,骨质、骨折、脱位、变形和骨质增生等,以及椎弓根的形态、椎间孔和椎间隙的改变,椎板和棘突有无破坏或脊柱裂,椎旁有无软组织阴影等。

2. 血管造影和数字减影血管造影

(1)脑血管造影:应用含碘显影剂如泛影葡胺注入颈动脉或椎动脉内,然后在动脉期、毛细血管期和静脉期分别摄片。数字减影血管造影(digital subtraction angiography, DSA)技术利用数字化成像方式,应用电子计算机程序将组织图像转变成数字信号输入并储存,注入造影剂后将所获得的第二次图像进行减影处理,使血管图像保留下来,而骨骼、脑组织等影像等均被减影除去,得到清晰的血管影像(图1-3-1)。

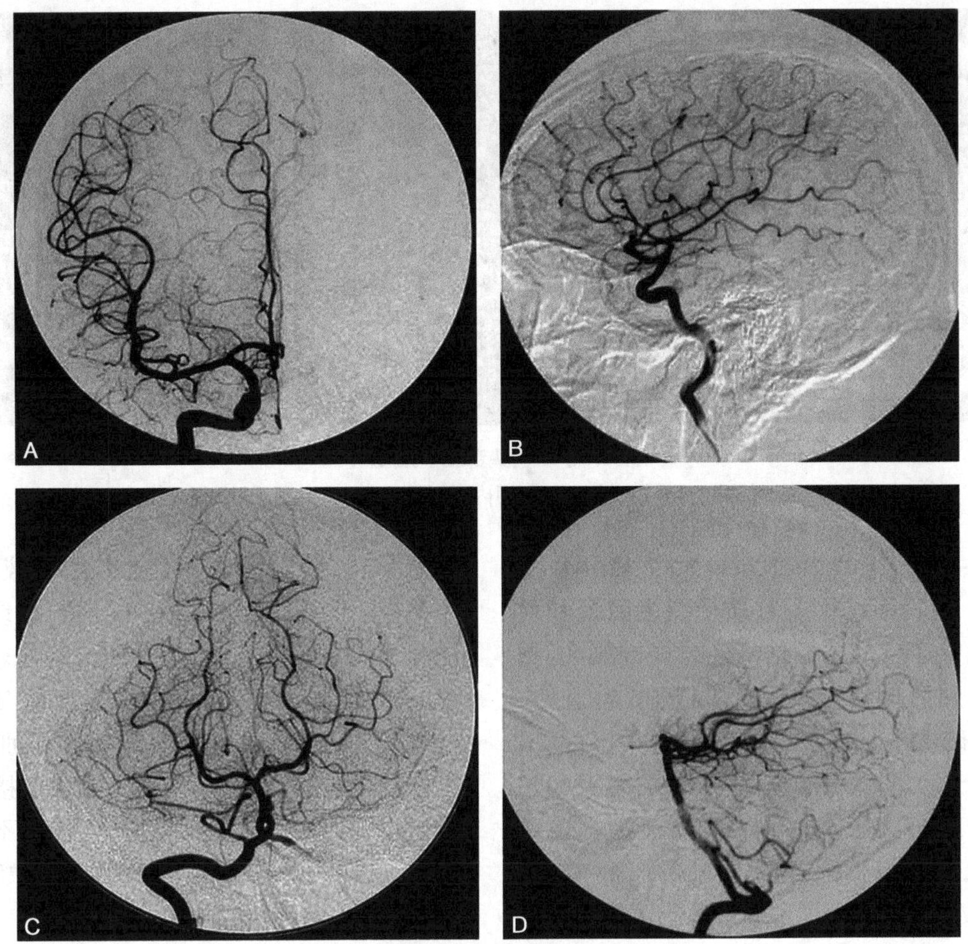

图 1-3-1　脑血管造影 动脉期图像

A. 左侧颈内正位；B. 左侧颈内动脉侧位；C. 左侧椎动脉正位；D. 椎 – 基底动脉系统侧位

脑血管造影的方法通常采用股动脉或肱动脉插管法。全脑血管造影可以观察脑血管的走行、有无移位、闭塞和有无异常血管等。用于诊断头颈部血管病变如动脉瘤、血管畸形等。DSA 是血管内介入治疗不可缺少的技术。

（2）脊髓血管造影（angiography of spinal cord）：将含碘的水溶性造影剂注入脊髓的动脉系统，显示血管分布的情况，有助于诊断脊髓血管畸形和脊髓动静脉瘘等。

3. 电子计算机体层扫描（computerized tomography，CT） CT 可清晰地显示不同平面的脑实质、脑室和脑池的形态和位置。其原理是利用各种组织对 X 线的不同吸收系数，通过电子计算机处理得到图像。

（1）CT 平扫：常规头部 CT 平扫用于颅内血肿、脑外伤、蛛网膜下腔出血、脑梗死、脑肿瘤、脑积水、脑萎缩、脑炎及脑寄生虫病（如脑囊虫）、脑发育畸形等的诊断。在急诊怀疑为脑血管病的患者，头部 CT 为最基本检查。颈椎或腰椎 CT 检查可以较 X 线更加清晰地显示骨质改变、椎管狭窄、椎间盘突出等。

（2）增强 CT：通过静脉注射造影剂（甲泛葡胺或泛影葡胺）后进行 CT 检查，如果存在血 – 脑屏障的破坏，病变组织区域呈现高信号的增强效应，可以更清晰地显示病变。

（3）CT 血管造影（computed tomography angiography，CTA）：静脉注射含碘造影剂后，经计算机对图像进行处理，可以三维显示颅内血管系统。CTA 可清楚显示颅内外各主要动脉及其主要分支，对闭塞性血管病变可提供重要的诊断依据。CTA 不需要动脉插管，操作简便，但不能显示小血管分支的病变（图 1-3-2）。

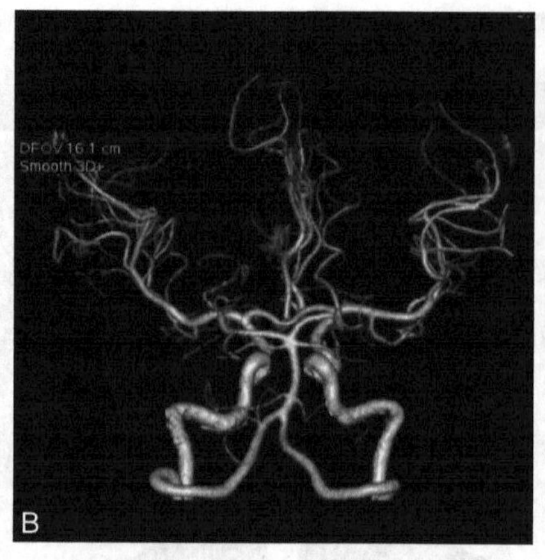
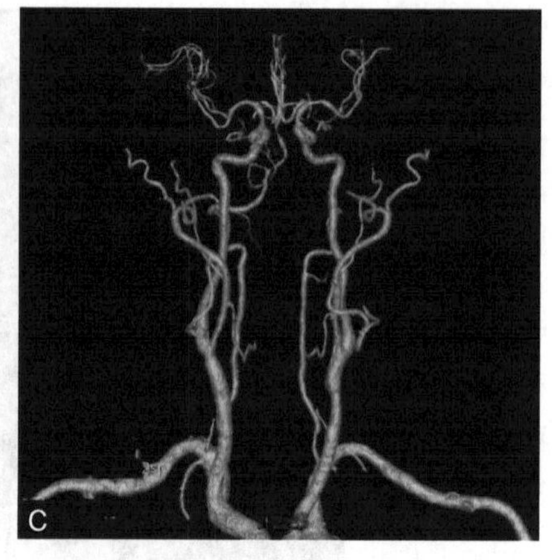

图 1-3-2 头部 CT 及 CTA

A. 头颅 CT 平扫，轴位；B. 颅内动脉 CTA；C. 头颈动脉 CTA

4. **磁共振成像（magnetic resonance imaging，MRI）** MRI 是利用人体内 H 质子在主磁场和射频场中被激发产生的共振信号经计算机放大、图像处理和重建后得到磁共振成像。MRI 检查时，患者被置于磁场中，接受一序列的脉冲后，打乱组织内的质子运动。脉冲停止后，质子的能级和相位恢复到激发前状态，这个过程称为弛豫。弛豫分为纵向弛豫（简称 T_1）和横向弛豫（简称 T_2）。以 T_1 参数成像时，T_1 短的组织（如脂肪）产生强信号呈白色，而 T_1 长的组织（如体液）为低信号呈黑色；反之，T_2 成像时，T_2 长的组织（如体液）信号强呈白色，而 T_2 短的组织信号较弱呈灰黑色。液体、肿瘤、梗死病灶和炎症在 T_1 加权像上呈低信号，在 T_2 加权像上为极易识别的高信号。大血管由于血流极快，使发出脉冲至接收信号时，被激发的血液已从原部位流走，信号不复存在，在 T_1 和 T_2 加权图像上均呈黑色，此现象称流空效应（图 1-3-3）。

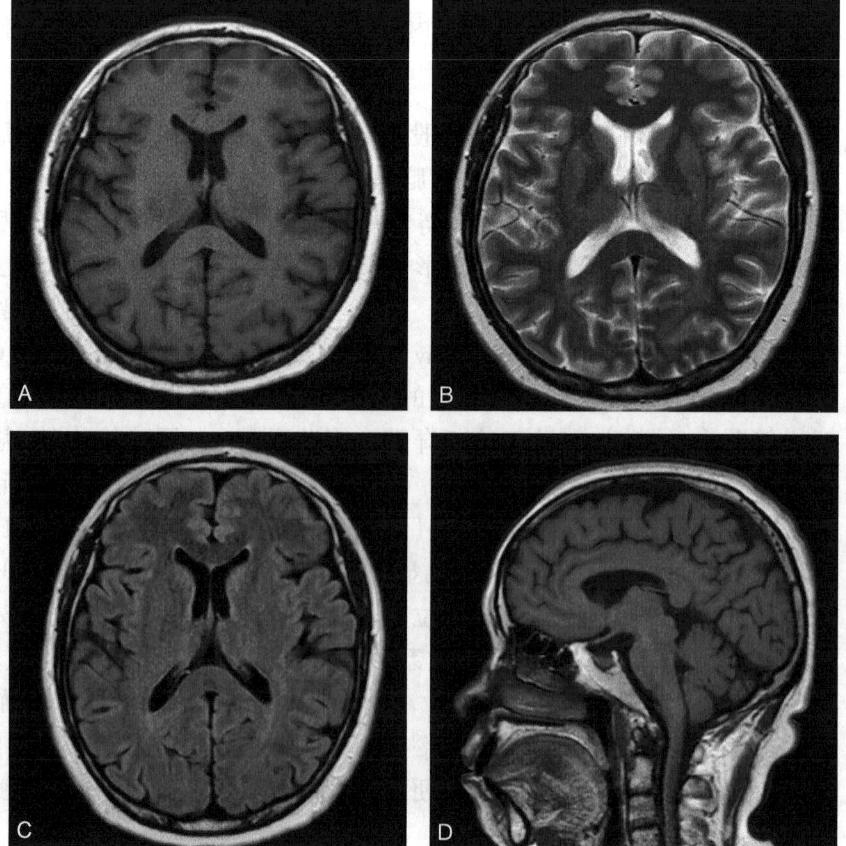

图 1-3-3 脑磁共振成像

A. T_1 序列 轴位；B. T_2 序列 轴位；C. Flair 序列 轴位；D. T_1 序列 矢状位

MRI 能提供多方位和多层面的解剖学信息，可清晰地观察到脑干及后颅窝病变及其与周围组织结构的关系，被广泛应用于脑血管疾病、脱髓鞘疾病、脑肿瘤、颅脑先天发育畸形、颅脑外伤、颅内感染及脑变性病的诊断。对脊髓病变的诊断具有明显优势。MRI 的局限性是对于急性颅脑损伤、颅骨骨折、钙化病灶及出血性病变急性期不如 CT 敏感，在危重或不能配合的患者难以进行检查。体内有金属植入物、安装心脏起搏器的患者均不能使用 MRI 检查。

其他磁共振序列包括：

（1）增强磁共振：使用顺磁性造影剂钆（gaddinium-DTPA）作为对比剂，通过改变氢质子的磁性作用，改变其弛豫时间而获得高 MRI 信号。通过增强 MRI 有助于增加对肿瘤和炎症诊断的敏感性，为肿瘤的手术和放射治疗范围的确定提供重要信息。

（2）“液体衰减反转回复”（fluid-attenuated inversion recovery，FLAIR）序列：该技术可抑制自由水（如脑脊液和水肿）的信号，脑组织的信号不受影响。脑脊液由 T_2 加权像上的亮信号变成暗信号，实质性病灶和含结合水的病灶表现为明显的高信号，含自由水的病灶如陈旧性脑梗死、囊肿则表现为低信号。目前已经作为常规测定序列。

（3）磁共振血管成像（magnetic resonance angiography，MRA）：MRA 是基于 MR 成像平面血液产生的“流空效应”，在不使用对比剂的情况下，通过抑制背景结构信号将血管分离出来，显示成像范围内所有大血管及主要的侧支血管。还可以显示大的静脉和静脉窦，称为磁共振静脉血管成像。主要用于颅内动脉瘤、脑血管畸形、大血管狭窄或闭塞以及静脉窦血栓等的诊断。在颈部血管成像时，静脉注射 Gd-DTPA 后进行检查可改善成像效果（图 1-3-4）。

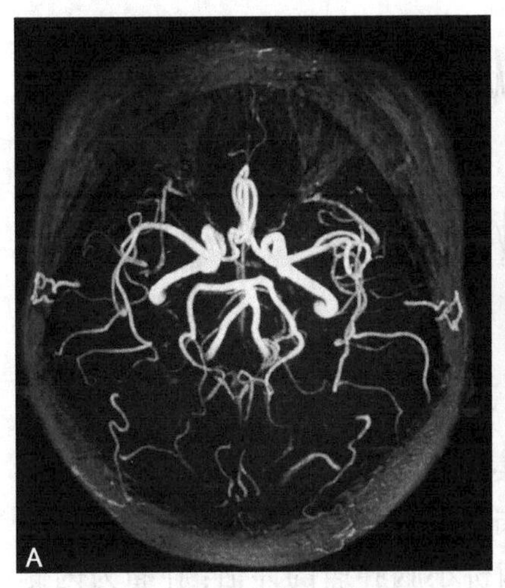

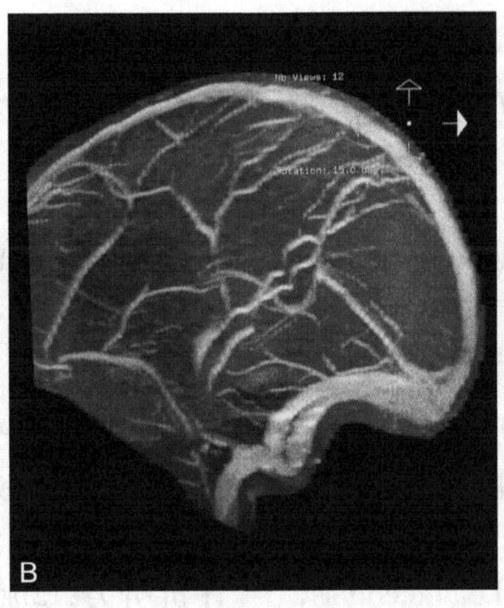

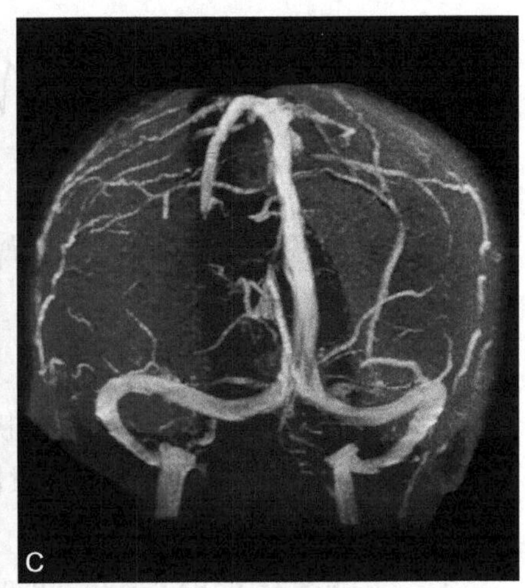

图 1-3-4　脑血管 MRA 及 MRV 成像

A. 双侧颈内动脉系统和椎 - 基底动脉系统 MRA，可显示 Willis 动脉环；B. 头 MRV 矢状位成像；C. 头 MRV 轴位成像

MRA 的优点是无放射损伤及无创性，但空间分辨率不及 CTA 和 DSA、易产生伪影、对细小血管显示差。在诊断动脉瘤、血管畸形时用于筛查。

（4）MR 弥散加权成像（diffusion weighted imaging，DWI）：采用回波平面成像技术，通过测量病理状态下水分子布朗运动的特征，可用于缺血性脑血管病的早期诊断，发病 2 小时内即可发现缺血改变，病变区域表现为高信号。弥散加权成像（DWI）可用于辅助区分新旧脑梗死病灶，MS 新旧脱髓鞘病灶、各种原因导致的细胞毒性水肿。

（5）磁共振波谱分析（magnetic resonance spectroscopy，MRS）：MRS 是利用磁共振技术和化学移位作用对体内的组织化学成分进行分析，以波谱的形式表示，可提供病变组织的代谢功能及生化方面的信息。质子 MRS（H-MRS）目前可测定 N- 乙酰天门冬氨酸（NA）、肌酸、胆碱和乳酸等脑代谢产物和神经递质的共振峰。用于中枢神经系统代谢性疾病、肿瘤和痴呆等变性疾病的研究。

三、神经电生理检查

（一）脑电图（electroencephalography，EEG）

脑电图是通过测定自发的、有节律的生物电活动以了解脑功能状态的神经电生理检查技术，是证实癫痫和进行分类的最客观的手段。加做蝶骨电极可明显提高颞叶癫痫脑电图诊断的阳性率。在进行常规 EEG 检查时，还可以通过特殊的诱发试验以提高诊断的阳性率，如过度换气、闪光刺激、睡眠 EEG 等。

正常成人在清醒、安静和闭眼放松状态下，脑电的基本节律为是 8~12Hz 的 α 节律，波幅为 20~100μV，主要分布在枕部和顶部；β 活动的频率为 13~25Hz，波幅为 5~20μV，主要分布在额叶和颞叶；部分正常人在大脑半球前部可见少量 4~7Hz 的 θ 波；频率在 4Hz 以下称为 δ 波，入睡可出现，由浅入深逐渐增多。频率为 8Hz 以下的脑电波称为慢波。儿童 EEG 以慢波为主，随着年龄的增加，慢波逐渐减少，α 波逐渐增多，14~18 岁接近于成人脑电波。

常见的异常 EEG 如下：①弥漫性慢波，可见于各种原因所致的脑病等。②局灶性慢波，是局部脑实质功能障碍所致。③三相波，通常为中至高波幅、频率为 1.3~2.6Hz 的负－正－负或正－负－正波。主要见于中毒代谢性脑病。④癫痫样放电，包括棘波、尖波、棘－慢波综合、多棘波、尖慢波综合等。多棘波和多棘－慢波综合通常伴有肌阵挛，见于全身性癫痫和光敏感性癫痫。双侧同步对称、每秒 3 次、重复出现的高波幅棘－慢波综合提示失神小发作（图 1-3-5）。

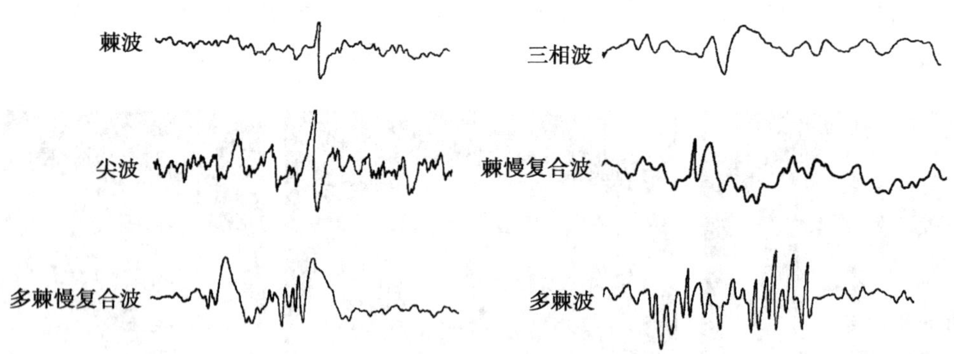

图 1-3-5 常见的异常脑电图波形

EEG 检查主要用于癫痫的诊断、分类和病灶的定位，对区别脑部弥漫性或局限性损害的诊断有辅助诊断价值。

（二）脑诱发电位（cerebral evoked potentials，EPs）

脑诱发电位是检测中枢神经系统在感受体内外各种特异性刺激所产生的生物电活动。

躯体感觉诱发电位（somatosensory evoked potentials，SEPs）主要反映周围神经、脊髓后束和有关神经核、脑干、丘脑、丘脑放射及皮层感觉区的功能。临床主要应用于吉兰－巴雷综合征、颈椎病、亚急性联合变性等感觉通路受累的诊断。还可用于脑死亡的判断和脊髓手术的监护等。

视觉诱发电位（visual evoked potential，VEP）用于评估视通路病变，MS 患者可提供早期视神经损害的客观依据。

脑干听觉诱发电位（brainstem auditory evoked potential，BAEP）指经耳机传出的声音刺激听神经传导通路在头顶记录的电位。婴幼儿和昏迷患者均可进行测定。BAEP 临床主要用于：①客观评价听力；②脑桥小脑肿瘤的评估：肿瘤为内侧型仅有Ⅰ波或Ⅰ波和Ⅱ波。脑干内肿瘤Ⅲ波和Ⅴ波消失，严重者可无任何反应；③多发性硬化（MS）发现临床下病灶；④脑死亡的判断：判断脑死亡的主要依据是 EEG 和 SEP，BAEP。⑤手术监护：如桥小脑角肿瘤手术监护 BAEP 可避免听神经不必要的损害。

（三）肌电图和神经传导速度

肌电图（electromyography，EMG）指同心圆针电极插入肌肉后，记录的肌肉安静状态下和不同程度随意收缩状态下及周围神经受刺激时的电活动的一种技术。主要用于诊断及鉴别诊断神经源性损害和肌源性损害，排除神经肌肉接头病变。结合神经传导速度的结果有助于对脊髓前角细胞、神经根和神经丛病变的定位。

四、经颅多普勒超声和颈动脉彩色多普勒超声检查

（一）经颅多普勒超声（transcranial Doppler sonography，TCD）

TCD 可以对颅内各主要血管检测及对微栓子进行监测，用于颅内外血管狭窄或闭塞、动静脉畸形和动静脉瘘供血动脉的判断及手术效果评价、判断蛛网膜下腔出血血管痉挛、脑动脉血流中微栓子的监测、颅内压增高和脑死亡的诊断。

（二）颈动脉彩色多普勒超声

是广泛应用于临床的一项无创性检测手段，可客观检测和评价颈部血管的结构、功能状态或血流动力学。对头颈部血管病变，特别是缺血性脑血管病的诊断具有重要的意义。主要用于诊断颈部血管动脉粥样硬化，计算血管狭窄的程度、判断夹层动脉瘤。

五、放射性核素检查

正电子发射计算机断层扫描（positron emission tomography，PET）是利用 β^+ 衰变核素成像的放射性核素断层显像技术。使用回旋或线型加速器产生正电子发射核素 ^{11}C、^{13}N、^{15}O、^{18}F- 脱氧葡萄糖和 ^{18}F- 多巴，通过血 - 脑屏障进入脑组织参与代谢并发出 γ 射线。用体外探测仪测定示踪剂的浓度，经显像技术处理后获得脑切面组织的图像，可计算脑血流、氧摄取、葡萄糖利用，反映脑生理和病理代谢活动。

PET 检查临床主要用于：①脑肿瘤的分级、预后判断；②手术前原发性癫痫的病灶定位；③帕金森病早期诊断；④各种痴呆的鉴别；⑤脑功能如脑内受体、递质、生化改变及临床药理学研究等。

六、脑活组织检查

脑活组织检查（biopsy of brain tissue）（脑活检）是通过脑的局部组织病理检查达到辅助诊断的目的。脑活检取材途径取决于病变的部位。较浅的、靠近皮层的病变可采用颅骨环钻钻孔后切开脑膜，锥形切取脑组织；也可先用小颅钻钻孔，穿刺采取脑标本。脑深部病变通常是开颅手术切取标本或立体定向穿刺活检。脑活检主要用于经 CT 或 MRI 检查证实的占位性病变性质不能肯定者或疑诊为亚急性硬化性全脑炎、Creutzfeld-Jakob 病等。脑活检是一种创伤性检查，特别是脑功能区更应慎重。

七、基因诊断技术

基因诊断（gene diagnosis）是利用现代分子生物学和分子遗传学的方法从 DNA/RNA 水平检测分析致病基因的存在、变异和表达状态，直接或间接判断致病基因的存在，从而对疾病进行诊断。目前基因诊断主要用于单基因病诊断，还可用于产前诊断遗传性疾病、病原微生物的检测、预测和早期发现恶性肿瘤等。

（崔丽英　陈胜云）

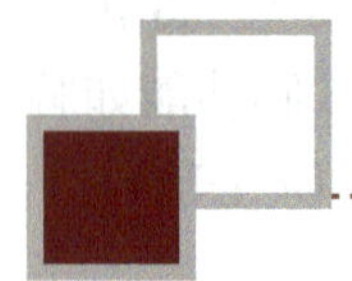

第二章　神经影像学应用

神经影像学在神经外科的应用贯穿于疾病诊断、术中监测、术后随访的整个诊疗流程，神经影像学各学科分支的蓬勃发展，为神经外科学不断注入了新的活力。自1895年伦琴（Conrad Röntgen）教授发现X线并应用于临床医学，影像学的发展便成为现代神经外科学的重要原动力之一。1918年，神经外科创始人之一丹迪（Dandy WE）教授经脑室穿刺注入空气，诊断了一例3岁脑积水儿童；1927年，莫尼茨（Egas Moniz）教授发明了动脉血管造影。这两项影像学技术开创了神经影像先河，奠定了经典神经外科学（1914—1950年）建立的基础。在20世纪下半叶，英国电气工程师亨斯菲尔德（Godfrey Hounsfield）于1972年发明了电子计算机断层扫描（computed tomography，CT）；1978年底，第一套磁共振成像（magnetic resonance imaging，MRI）系统在德国埃尔兰根诞生，并于1980年3月获得了第一张人脑MRI影像。CT、MRI等现代神经影像技术的诞生推进了神经外科学跨入显微神经外科时代。百年医学史证明，神经影像学的各项新发明在不断推动着神经外科学的发展，其中体现着转化医学的理念。近年来，数字化诊疗模式、人工智能等医学影像智能化技术的应运而生，多模态神经影像学技术将会进一步为神经外科的精准诊疗提供有力支持。

第一节　神经影像学成像技术

现代神经影像学设备主要包括CT、MRI、超声、脑磁图、分子影像学技术等，目前已被广泛应用于神经外科学领域。

一、电子计算机体层扫描

电子计算机体层扫描（computerized tomography，CT）是最早应用于临床的断层X线扫描技术，由扫描架、扫描床、控制台、计算机、资料记录存贮系统、图像显示及摄影系统等部分组成。CT扫描方式可分为不注射对比剂的平扫与注射对比剂后的增强扫描，常用的对比剂包括离子型、非离子型水溶性碘制剂。滑环技术及多排探测器技术使CT的扫描速度更快，扫描范围更长，层厚更薄、达到各向同性，这些技术进展拓宽了CT在神经系统的临床应用，如三维CT结构重建、CT血管造影（CT angiography，CTA）、CT灌注成像（CT perfusion，CTP）等无创性检查技术，已成为多种神经外科疾病诊断与治疗后评价的首选检查。

二、磁共振成像

磁共振成像（magnetic resonance imaging，MRI）是基于磁共振现象的医学成像技术，主要由扫描仪及相应的计算机软硬件构成。扫描仪由主磁体线圈（形成高强度均匀一致的主磁场）、梯度线圈（进行空间定位）和射频（对患者体内自旋产生反复激励）线圈构成。除了早期及一些低场强磁共振设备应用了永磁体，大多数的高场强设备都安装了超导磁体。近年，1.5T场强的MRI设备已逐渐被3.0T所代替，超高场强7.0T MRI设备也已取得国际认证，可进一步应用于临床。MRI拥有软组织分辨率高、多方位成像、多参数序列成像的优势，图像信噪比高、空间分辨率好，尤其适用于脑成像。随着计算机软硬件的进展，快速成像序列的临床应用使MRI结构与功能成像取得了飞速发展，如三维结构成像、高分辨血管成像、灌注成像（perfusion weighted imaging，PWI）、扩散成像（diffusion weighted imaging，DWI）、扩散张量成像（diffusion tensor imaging，DTI）、功能磁共振成像（functional MRI，fMRI）、磁共振波谱成像（MR spectroscopy，MRS）等。

三、数字减影血管造影

数字减影血管造影(digital subtraction angiography, DSA)是基于X线血管造影的有创性检查技术,目前更多地用于经血管介入治疗。但是对于一些复杂的脑和脊髓血管性病变,DSA仍对疾病的诊断与鉴别诊断发挥着不可替代的作用。DSA有相应的适应证及禁忌证,并需要常规的术前准备。

四、单光子发射断层成像

单光子发射断层成像(single positron emission computed tomography, SPECT)是利用放射性核素在体内显像的技术,可在活体状态下观察大脑功能活动时血流、代谢的关系,包括脑显像、脑脊液及脑血流的定量测定,在神经系统的主要应用价值包括灵敏反映脑组织局部缺血情况、探测短暂性脑缺血发作、定位癫痫病灶等。目前临床常规使用的脑血流灌注显像剂是^{99m}Tc-ECD。SPECT/CT由低剂量CT和SPECT共同构成,可在一次扫描中同时采集两种模态数据,为SPECT图像提供精准匹配的CT解剖图像,提高结果的精确性。

五、正电子发射断层成像

正电子发射断层成像/CT(positron emission computed tomography/CT, PET/CT)是可以在活体上显示生物分子代谢、受体及神经介质活动的影像技术,其灵敏性与特异性均高,对神经系统疾病的早期、定性诊断有重要意义。PET可采用包括^{18}F-FDG、氨基酸类、胆碱类、神经受体类等多种类型的放射性示踪剂,从不同代谢途径反映神经系统疾病的病理机制,是其独特的临床应用价值。PET/CT是将PET和CT整合于一体的影像设备,可通过全身扫描在一次检查中依次获得CT、PET两种模态图像。CT可利用X线对PET图像进行衰减矫正,在缩短数据采集时间的同时提高图像的空间分辨率,并显示病灶的精准解剖定位及形态学信息,为临床诊断及鉴别诊断提供全面、准确的客观依据。21世纪初,PET/CT进入临床应用,目前已广泛应用于脑血管病、癫痫、神经退行性疾病等神经系统重大疾病的早期诊断及临床分期评估。

六、PET/MR

PET/MR是在PET/CT的基础上发展而来的新技术。与CT比较,MRI具有无辐射、软组织对比度高、检查序列丰富、多平面采集等优势;PET与MRI技术结合,可较PET/CT提供更全面的脑结构及功能成像信息,同时降低检查的电离辐射,尤其适用于儿童、孕妇等特殊人群。更重要的是,在PET/CT中,PET与CT数据采用顺序扫描的方式获得,无法获得同步的影像学数据;一体化PET/MR可在相同机架、扫描床和控制系统的基础上,实现同步获取PET和MRI图像,获得在同一生理状态下的脑结构、功能及分子影像信息。采集得到的多模态影像学数据,可在时间、空间上实现最佳配准,对神经系统重大疾病的脑活动研究及临床应用均具有重要价值。

七、经颅多普勒超声

经颅多普勒超声(transcranial Doppler sonography, TCD)应用低频多普勒超声,通过颞、眼、枕及颈部透声窗,检测大脑前、中、后动脉及椎动脉等脑血管的血流方向和速度,评价脑血管功能,诊断脑血管疾病。TCD能够提供血流动力学资料,弥补了MRI/DSA等成像技术的不足。

八、脑磁图

脑磁图(magnetoencephalography, MEG)通过无创性探测成组锥体细胞同时兴奋时细胞内电流产生的磁场,反映脑瞬时功能变化,并对磁场发生源进行精确定位,具有极高的时间分辨率和空间分辨率。MEG可以对癫痫灶进行精确的术前定位、明确其与相邻重要功能区的位置关系,还可以对脑肿瘤的功能区进行术前定位,早期探测到脑功能损伤。

第二节 神经影像学检查在神经外科的应用

神经影像学能够对颅脑及脊髓进行从结构到功能方面的检查。下面介绍脑血管病、脑肿瘤及脊柱脊髓各种成像手段在神经外科临床应用。

一、脑血管病成像

影像学检查对脑血管病的早期诊断、鉴别诊断以及正确治疗发挥着重要、甚至决定性的作用，随着影像学设备和后处理技术的飞速发展，脑血管病的影像学检查技术正在向多种检查手段综合应用、结构和功能相结合的方向发展，以提供形态学、血流动力学、脑代谢和功能信息，在脑血管病的早期诊断、鉴别诊断、治疗方法选择、病变动态监测、疗效、预后和康复状态的判断等方面发挥越来越重要的作用。

（一）CT检查

在CT检查技术问世前，脑血管病的诊断，尤其出血性和缺血性脑血管病的鉴别诊断难度较大，误诊率高达25%左右。CT扫描能直接清楚地显示脑组织结构，准确区分脑出血与脑梗死，确定脑血管病的部位、大小、性质等，已经成为脑血管病的首选影像学检查方法。由于通常脑梗死在发病6小时之内，普通CT平扫难以发现典型的缺血性低密度病灶，因此，既往急诊患者CT诊断缺血性脑血管病的准确率约为85%。脑出血病灶在CT图像上表现为特征性高密度，CT扫描可直接显示出血的部位、大小、数量、占位效应及是否破入脑室等情况，并可观察血肿的演变过程，CT扫描是诊断脑出血的最佳诊断方式。在蛛网膜下腔出血时，普通CT平扫虽然很难显示破裂的动脉瘤，或者脑动-静脉畸形，但是可以显示有、无蛛网膜下腔出血，明确出血部位，判断是否破入脑室等，并可显示动脉瘤内的血栓及其周围情况。CT诊断出血性脑血管病的准确率几乎接近100%。

螺旋CT的容积采集及三维重建技术，实现了脑CT灌注成像（CTP）和血管成像，尤其自多排螺旋CT问世以来，CT在脑血管病的临床应用价值得到了更大提高。CTP利用对比剂团注和动态扫描技术，得到一系列对比剂首次通过脑组织的动态图像，能准确反映脑组织血管化程度和血流灌注情况，评价血流动力学改变，并同时提供多个脑灌注参数图，包括脑血流量（cerebral blood flow，CBF）、脑血容量（cerebral blood volume，CBV）、平均通过时间（mean transit time，MTT）、达峰时间（time to peak，TTP）等。CTP能早期发现脑灌注异常区域，区分可逆与不可逆缺血组织，发病6小时内显示急性脑缺血病灶的敏感性为90%，特异性达100%，可以通过CTP图像中CBF和CBV变化不一致的区域，即CBF明显下降而CBV保持正常或轻度下降的区域判断缺血半暗带（图2-2-1），提高了CT在指导急性缺血性脑卒中溶栓治疗中的价值。CTA是经周围静脉快速团注对比剂，在靶血管对比剂充盈的高峰期，用螺旋CT进行快速容积数据采集，由此获得的图像再经各种计算机后处理技术，合成三维血管图像。CTA具有创伤小，检查简便、快速，观察颅内外动脉整体情况，能同时显示血管管腔、管壁病变以及血管周围结构等优点。特别是当脑动脉瘤或动静脉畸形合并脑出血时，常掩盖动脉瘤或动静脉畸形本身的病灶，CTA则能显示动脉瘤或脑动静脉畸形的病变形态及准确部位，有效显示供血动脉、畸形血管团及引流静脉，特别是瘤样扩张的静脉和增粗的引流静脉（图2-2-2），对其与周围脑组织的关系亦可予以评价，对制定治疗方案、指导手术和预后有重要意义。

多排螺旋CT能在20min内完成急性脑血管病患者的“一站式”检查，最新的多排螺旋CT可以在5min之内完成灌注成像及图像评估：首先进行CT平扫，排除出血性疾病，然后进行CTP扫描，在对CTP图像进行后处理的同时，完成CTA检查。一次CT检查即可获得CT平扫、脑血流灌注和供血动脉情况的全面信息，为临床诊断和治疗提供及时、详细、准确的影像学依据，明显缩短了检查和诊断时间，尤其对急诊溶栓治疗具有重要意义，有助于改变以往仅根据发病时间、缺乏客观指标的溶栓指征，实现个体化治疗方案。

对短暂性脑缺血发作（transient ischemic attack，TIA）患者进行CTP检查，发现大多数都存在脑血流动力学异常改变，表现为TTP延迟，而CBF和CBV无明显异常改变，说明脑缺血引起脑血管代偿性扩张，循环阻力下降，血流速度减低，同时侧支循环建立，这些代偿机制可以使CBF、CBV保持在正常范围，但是与正常人比较，TIA患者病变脑区的供血时间延长，脑血流的有效摄取率降低，脑血管的代偿和应激能力均下降，是发生脑梗死的高危脑区。同时联合应用CTA检查，还可以显示头颈动脉的狭窄或闭塞病变，发现TIA的原因，对临床重新认识和及时治疗TIA同样具有重要价值。

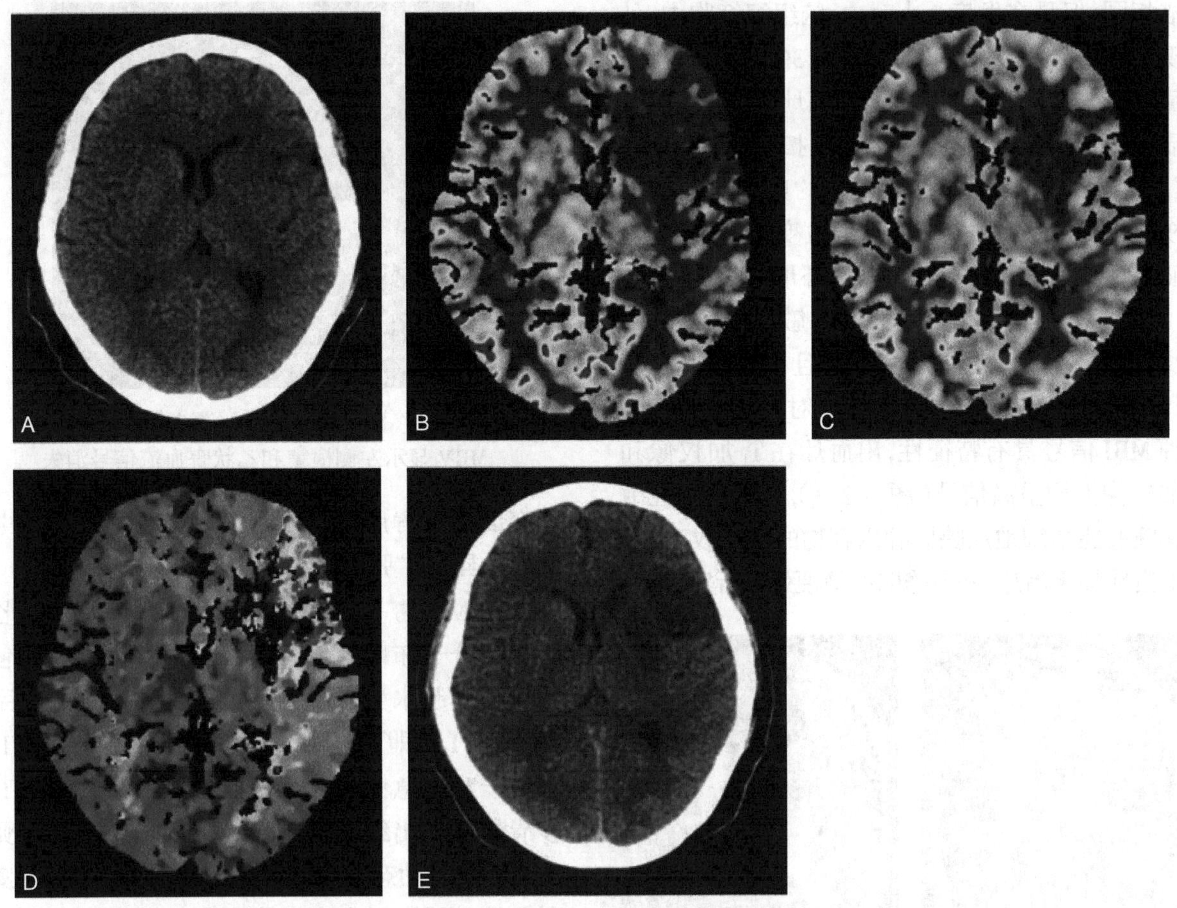

图 2-2-1　超急性期脑梗死 CT 与 CTP

A. 患者右侧肢体无力 3 小时，CT 平扫未见异常；B. CBF 显示左侧基底节区、左额颞叶皮质及白质脑血流量明显降低；C. CBV 显示左侧基底节区及左额叶白质脑血容量降低，左额颞叶皮质脑血容量正常；D. TTP 显示左侧大脑中动脉供血区 TTP 延迟；E. 3 天后复查 CT 平扫示左侧基底节区及左额叶脑梗死

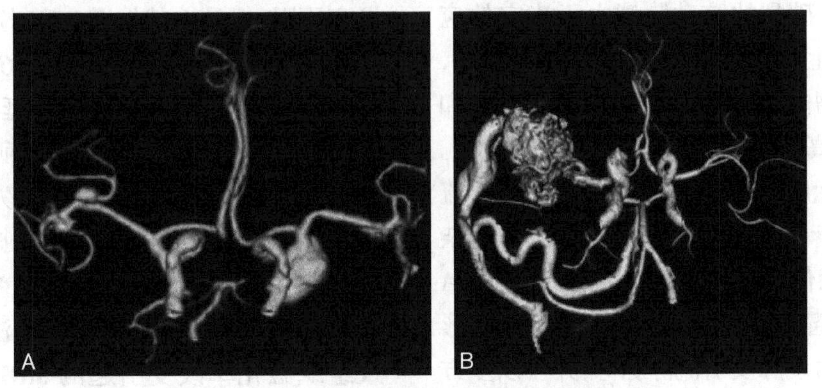

图 2-2-2　脑动脉瘤和脑动静脉畸形 CTA

A. CTA 显示脑内多发动脉瘤；B. CTA 显示右颞动静脉

（二）MRI 检查

MR 成像为脑血管病的诊断提供了更多的检查方法，除了常规的 T_1WI、T_2WI、FLAIR 序列外，近年来应用于临床的一系列先进技术，包括 DWI、PWI、DTI、MRS、BOLD、高分辨磁共振成像、黑血血栓成像等。这些技术能够反映脑血流灌注情况、显示超早期脑缺血、追踪脑白质纤维走行，显示组织代谢和生化改变，以及脑功能区的重塑等情况，其深入研究和逐渐推广，为脑血管病的诊断和治疗后随访开辟了新途径。

1. 常规 MRI 检查（T_1WI、T_2WI、FLAIR）　在 MRI 图像上，脑梗死病灶的形态及演变过程与 CT

扫描相同，但是在发病3小时内，脑组织细胞内、外出现水肿，梗死区内的水分仅增加3%~5%、血－脑屏障尚未破坏时，MRI即可显示病灶，且MRI能清楚显示脑干、小脑的梗死灶，无CT扫描的“模糊效应”和颅骨伪影的干扰。脑梗死的典型病灶呈T_1加权像低信号、T_2加权像高信号改变，增强扫描显示亚急性脑梗死病灶有脑回状或环形强化。

MRI对患者体动引起的伪影敏感，检查时间较长，不适用于急性脑出血患者，且在脑出血超急性和急性期的征象缺乏特异性，但对亚急性和陈旧血肿MRI信号具有特征性，出血灶在T_1加权像和T_2加权像上均呈高信号（图2-2-3），其显示病灶敏感、准确，能精细地反映血肿内容物的生化改变，有利于指导临床治疗，并与陈旧性脑梗死进行鉴别。

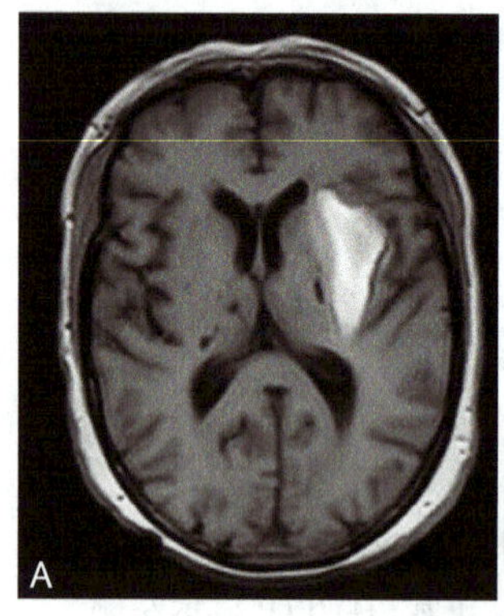

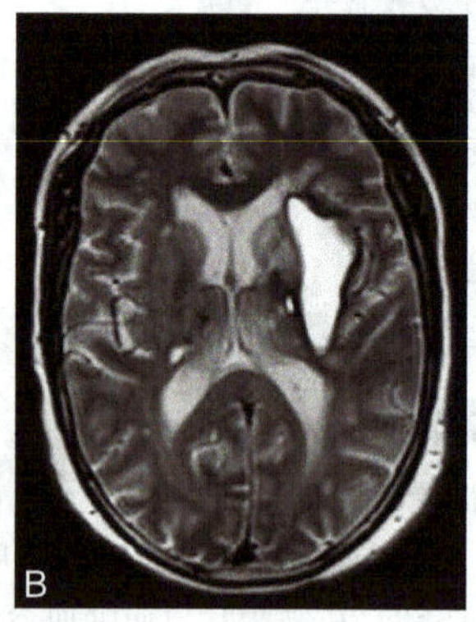

图2-2-3 亚急性期脑出血MRI表现

在MRI上，未破裂的脑动脉瘤由于流空效应在各种加权图像上均呈低－无信号，其境界清楚，边缘锐利。动脉瘤内血栓形成时，新鲜血栓在T_1和T_2加权像上均呈高信号，陈旧性血栓呈中等信号。MRI可以直接显示脑动静脉畸形的供血动脉、引流静脉及其异常血管团，表现为葡萄状或蜂窝状混杂信号区，主要为无信号的血管断面像。通常MRA能直接显示动脉瘤和畸形血管团的大小、部位、形态、载瘤动脉、供血动脉及引流静脉等，并可以多方位、多角度观察动脉瘤和畸形血管团的整体情况。

MRI除可显示静脉窦血栓引起的各种间接征象，包括脑水肿、静脉性脑梗死、梗死后出血外，又可显示静脉窦流空信号消失、静脉窦狭窄或充盈缺损等直接征象。MRV诊断脑静脉窦血栓形成的敏感性、特异度和准确性均佳，其诊断的直接征象是脑静脉窦血流高信号缺失（图2-2-4），静脉窦边缘模糊，或静脉窦形态不规则（提示再通），

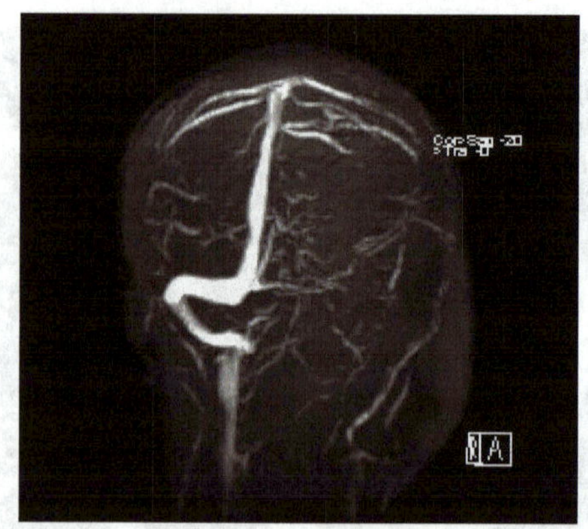

图2-2-4 静脉窦血栓

MRV显示左侧横窦和乙状窦血流信号消失

病变以远有静脉侧支形成，或出现其他途径的引流静脉异常扩张为诊断的间接征象。

2. MRI扩散加权成像 DWI的信号对比度基于水分子布朗运动，急性缺血脑组织因细胞毒性水肿引起水分子扩散下降，在发生脑缺血后数分钟DWI上即可显示异常高信号。目前，DWI广泛用于对超急性和急性期脑梗死的诊断，DWI能够清楚反映出组织的损害范围和程度，并可预测缺血结果和动态观察治疗效果。另外DWI能够鉴别急性、慢性期梗死灶，尤其是多发梗死灶，在常规T_2加权像上均表现为高信号，无法区分新、旧病灶，而DWI上慢性病灶为低信号，急性为高信号，很容易明确责任病灶。DWI也有助于探查TIA的发病原因，但是文献报道DWI检查显示，TIA患者异常改变率的差别很大（21%~67%）。大多数研究认为，随TIA症状持续时间的延长，DWI发现异常高信号的概率随之增加，DWI所示病灶的位置与TIA的症状相符合，而且症状消失后DWI异常仍然存在，并且这些患者多能发现心脏或脑血管异常。

3. MRI灌注加权成像 PWI是利用快速扫描和静脉内团注对比剂的方法，根据对比剂所致组织磁化率改变引起的MRI信号变化来评价脑组织的血流动力学情况，可计算出脑血流量（CBF）、脑血容量（CBV）、平均通过时间（MTT）、达峰时间（TTP）等参数。PWI能提供组织血流动力学的信息，对早期脑缺血有高度敏感性，其异常改变早于DWI，PWI与DWI不匹配的脑组织区域曾被认为是影像学半暗带。超急性期，通常PWI所示血流灌注异常区大于DWI异常信号区，此后DWI异常信号区逐渐扩大，与PWI所示血

流灌注异常区相吻合，最终发展为梗死灶。大多数急性期脑梗死患者PWI与DWI不匹配区域与其病理生理学改变相符合。但是，近年来的研究对上述观点提出异议，认为PWI与DWI不匹配区域除包含梗死灶周围灌注严重减低区（即真正缺血半暗带）外，还包括血流轻度减少的区域，此区并无发生梗死的危险。目前，尚无能准确区分严重脑缺血与血流量轻度减少组织的PWI重建算法。此外，DWI异常信号区（尤其早期再灌注区）也存在可逆性，因此，DWI异常区内也应该含有缺血半暗带。尽管存在这些局限性，临床仍然可以根据PWI与DWI不匹配区大致判断缺血半暗带的范围，该方法具有简单实用的特点。

对TIA患者进行PWI检查，其应用价值与CTP相似，都是通过综合分析灌注参数，了解血流改变的具体情况，发现大多数都存在脑血流动力学异常改变，表现为TTP、MTT延迟，而CBF、CBV无明显异常改变，同时联合MRA等检查，可以显示动脉狭窄或闭塞病变，发现TIA的原因。

4. MRI扩散张量成像　主要反映水分子弥散的各向异性特征，可用于追踪脑白质纤维的走行，评估组织结构完整性和连贯性。在超急性期和急性期，脑梗死病灶中心与边缘区的平均弥散系数（average diffusion coefficient，DC_{avg}）、分数各向异性（fractional anisotropy，FA）等参数存在显著性差异，提示细胞结构的破坏（即缺血程度）明显不同，认为DTI显示病灶的边缘区存在半暗带。因此，DTI扫描也有助于确定缺血半暗带。DTI不仅可以准确评价不同时期脑梗死时水分子弥散各向异性改变的特点，还可以通过重建纤维束示踪成像，显示脑梗死病灶远端神经纤维束走向的改变及其完整性，从而为神经轴突的完整性评价提供信息，是评价脑梗死患者预后的重要方法，梗死区周围白质纤维束破坏较少的患者预后较好。

5. 磁共振波谱成像　MRS能对特定原子核及其化合物的含量进行定量分析，以显示组织代谢和生化改变。目前临床主要进行质子波谱（^{1}H-MRS）检查，测定的代谢产物包括氮-乙酰天门冬氨酸（NAA）、肌酸（Cr）、胆碱（Cho）、乳酸（Lac）、肌醇（mI）、脂质（lipid）等。急性脑梗死病灶内的NAA呈进行性下降甚至消失，NAA降低越明显、其预后越差，而Cho和Cr的降低不如NAA显著。Lac是诊断早期脑梗死的敏感指标，正常脑组织不能检出Lac，但是脑缺血数分钟MRS就可发现Lac，此后，Lac迅速增加，在超急性期即达到高峰。^{1}H-MRS对区分脑梗死区和缺血半暗带有重要价值，急性脑梗死Lac出现的范围往往大于常规MRI已显示的梗死灶区域，因此当MRI正常，NAA正常或轻度降低，但出现Lac峰时，提示这一区域为缺血半暗带；也可利用Lac/NAA比值来判断梗死区，>1.0代表梗死区，<1.0为非梗死区。

虽然多种MRI技术能够从不同侧面预测和评估脑缺血半暗带，但是，由于MRI检查时间较长，不适用于躁动的急诊患者，而且有检查禁忌证，通常不将之用于急性脑血管病的首选检查。

6. 血氧水平依赖成像　脑血管病的致残率高达60%~80%，会导致患者运动、感觉以及认知功能障碍，虽然早期康复治疗在降低病残率上有一定功效，但欲达到理想的恢复还有赖于脑功能的恢复与重建，这种功能恢复与重建通常被认为是脑损伤后中枢神经系统某种形式功能重组的结果。基于BOLD的功能磁共振成像（fMRI）对探讨脑血管病患者恢复期脑组织的可塑性和功能重组有重要意义，通过显示恢复过程中脑功能区的动态变化与临床康复程度的关系，指导临床制定康复治疗计划。BOLD-fMRI能准确判断病灶特别是病灶周围区是否存在脑功能区，以及脑功能区是否发生移位。DTI和BOLD-fMRI联合应用能够明确皮质功能区与传导束的关系及其损伤程度，并进一步探索神经功能康复机制，对判断疗效和预后具有重要的指导意义。

7. 高分辨磁共振成像　近年来，随着磁共振新型线圈的应用和扫描技术的进步，高分辨磁共振成像（high resolution magnetic resonance imaging，HRMRI）在脑血管中的应用越来越广泛，对颅内外动脉管壁病变的显示更加直观，在显示大动脉粥样硬化血管管壁、管腔狭窄程度、脂质成分等方面具有很高的敏感性及灵敏度，甚至可以进行准确的定量测量及定型分析。

HRMRI能够显示动脉粥样硬化斑块位置，研究显示多数斑块好发于动脉分支开口侧的管壁，如大脑中动脉斑块多见于其腹侧壁和下壁（图2-2-5）。若大脑中动脉管壁斑块内出现T_1高信号，或者斑块增强后出现强化，提示这一斑块可

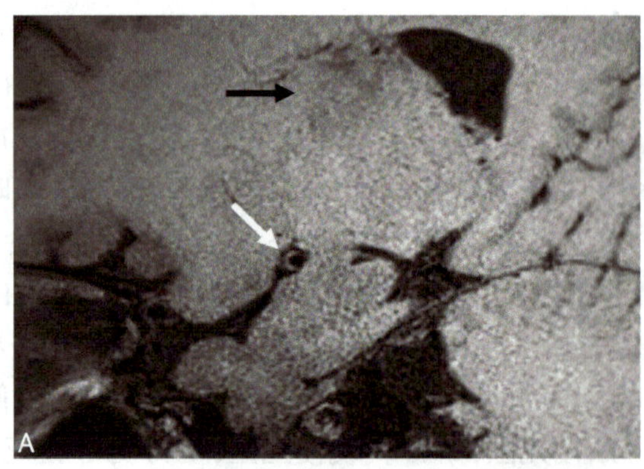

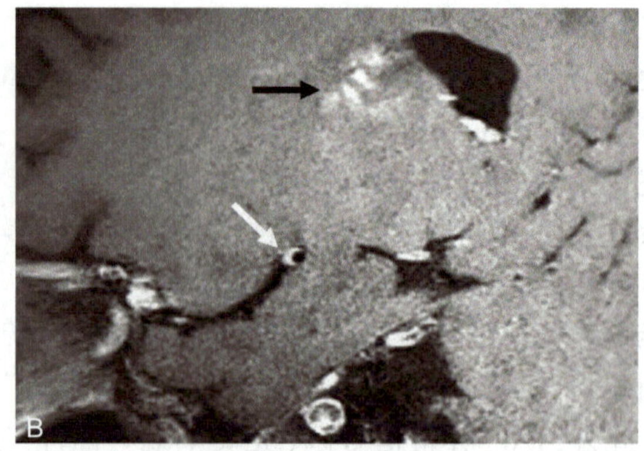

图 2-2-5 HRMRI 成像显示大脑中动脉动脉粥样硬化斑块

增强前后 HRMRI 显示大脑中动脉 M1 段偏心性斑块伴强化(白箭头),管腔轻度狭窄,同侧大脑半球侧脑室旁可见低信号梗死伴斑片样强化(黑箭头)

能为症状性斑块。HRMRI 对鉴别脑血管病的病因如颅内动脉粥样硬化、血栓栓塞、血管炎、可逆性血管收缩综合征等方面具有较高的应用价值。HRMRI 对颅内动脉夹层具有较高的检出率,其影像学表现为内膜片、壁内血肿、双腔征,同时还可以根据 HRMRI 不同序列上的信号特点对夹层性病变进行分期。作为一种新型、无创性的影像手段,HRMRI 在缺血性卒中早期病因诊断、鉴别诊断、疾病分期及预测再发卒中风险等方面发挥越来越大的作用。

8. MR 黑血血栓成像(MR black-blood thrombus imaging,MRBTI) 颅内静脉血栓形成(cerebral venous thrombosis,CVT)好发于青年,是相对少见但可出现严重并发症的血管性病变。患者临床症状缺乏特异性,易误诊、漏诊,而影像学检查可作为最终诊断工具。临床诊断 CVT 的常规影像学手段有 CT、MRI,其中 MRBTI 能够直接显示静脉窦内血栓,并对血栓进行分期,已成为诊断 CVT 的重要的手段(图 2-2-6)。

9. 展望 随着 CT 和 MRI 硬件、后处理技术、各种新序列不断发展,脑血管病的影像诊断技术会有革命性进展,尤其是功能影像诊断技术日益完善,必将在临床脑血管病的诊断和治疗中发挥着越来越重要的作用。

二、颅脑肿瘤及肿瘤样病变成像

(一) 常规 CT 和 MRI 检查

常规 CT 和 MRI 检查技术包括平扫和注射对比剂后的增强检查,主要反映脑肿瘤大体病理解剖形态的变化、继发性水肿、占位表现以及血 - 脑屏障破坏的情况,在脑肿瘤的定位、定量和定性诊断中发挥着极其重要的作用。

优点:对于常见的颅内肿瘤,如果肿瘤发生在常见部位、具有典型影像表现,大多可以作出较为准确的定位、定性诊断。

缺点:鉴别诊断仍有困难,进而影响治疗方案

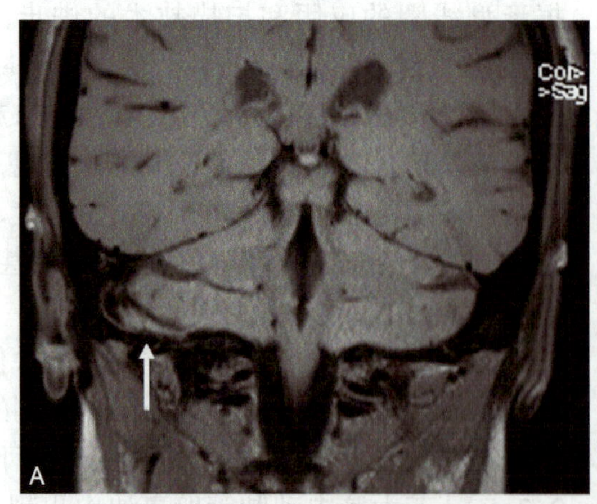

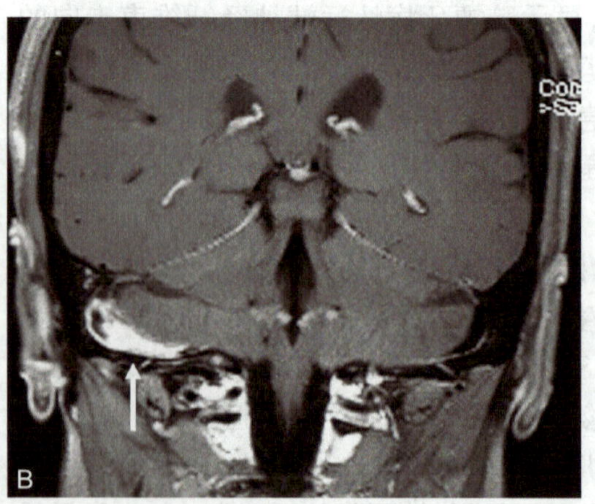

图 2-2-6 慢性期静脉窦血栓的 MRBTI 成像

MRBTI 显示右侧乙状窦等信号血栓(白箭头),增强后可见强化(白箭头)

的选择，下面列举几个临床上常见的鉴别诊断难点。颅内脑外肿瘤与表浅部位的脑内肿瘤的鉴别，单发转移瘤与原发脑实质肿瘤的鉴别，多形性胶质母细胞瘤与淋巴瘤的鉴别，肿瘤性病变与脑脓肿、炎性假瘤、脱髓鞘性假瘤等非肿瘤占位性病变的鉴别。

（二）颅内常见肿瘤的影像学诊断要点

颅内肿瘤的影像学征象包括直接征象和间接征象。直接征象指病变本身的表现，包括病变的密度和信号、内部结构（囊性、实性、囊实性等）、大小、形态（病变的形状和边缘状态）、部位（幕上或者幕下、脑室内或者脑室外、脑实质内或者脑实质外）、病灶数量（单发或者多发）、强化方式（有无强化，轻、中度或重度强化，均匀或不均匀强化，点状、片状或环形强化）。间接征象包括脑室与脑池的改变（移位或者变形）、正常结构的移位。

1. CT表现 平扫：通常脑灰质CT值30~40Hu，以脑灰质为标准，低于脑灰质者为低密度，高于灰质者为高密度，脂质呈低于水的负值。多数脑肿瘤呈等或者稍高密度，肿瘤内部可因钙化、囊变、坏死及含有脂质成分而密度不均匀，多数肿瘤边界不清，周边伴脑水肿及脑肿胀，因占位效应而导致邻近脑室、脑池变形，中线结构移位。

增强扫描：强化方式与程度较为复杂。部分肿瘤如低度恶性星形细胞瘤因血－脑屏障没有破坏或者缺乏肿瘤新生血管可没有强化；多数间变性星形细胞瘤、胶质母细胞瘤、髓母细胞瘤、转移瘤、淋巴瘤，由于血－脑屏障破坏或者肿瘤血管壁发育不完善而常有明显的强化；有些良性肿瘤，如脑膜瘤、神经鞘瘤、神经纤维瘤、实性颅咽管瘤、脉络丛乳头状瘤、松果体细胞瘤，因缺乏血－脑屏障而常有明显的强化；一些非肿瘤的占位性病变，如脑脓肿、脑囊虫病、脑炎、脑梗死等病变的某些阶段，可因血－脑屏障破坏和肉芽组织增生而呈明显强化。

脑内病变的环形强化是相对特殊的一种强化方式，对于诊断和鉴别诊断较有意义。单发占位病变的环形强化可考虑胶质母细胞瘤、间变性星形细胞瘤、脑脓肿、淋巴瘤、单发脑转移瘤、肿瘤样脱髓鞘病、囊性颅咽管瘤、放射性脑坏死等；多发占位性病变的环形强化可考虑脑囊虫、脑转移瘤、脑结核、多发性硬化、弓形虫脑病等。

2. MRI表现 MRI软组织分辨力较高，能够多方位、多参数成像，在肿瘤的定位、定性诊断方面能够提供更多的信息。不足之处在于对钙化的显示不及CT清楚可靠。

多数肿瘤T_1WI呈等或者低信号，T_2WI上呈等或者稍高信号，信号可以均匀，也可因囊变坏死而不均匀，可见脑水肿、脑肿胀、脑积水、脑疝等，增强后强化方式各异，尽管CT和MRI检查使用的对比剂不同，但对肿瘤的强化方式的显示方面差异不大。

3. PET/CT表现 对可疑颅内转移性病灶的患者行^{18}F-FDG PET/CT显像，不但可以寻找颅内转移灶，同时能帮忙寻找原发灶，评价全身情况，以帮助选择合理的治疗方案；大多数转移瘤FDG摄取增高，少数转移病灶未见FDG摄取，可能与病灶比较小，原发肿瘤的病理类型及组织类型，成像过程中的部分容积效应等因素有关。对胶质瘤多表现为FDG摄取增高，而级别越高，其葡萄糖代谢也越高；而绝大多数脑膜瘤的FDG摄取低于胶质瘤；根据不同的摄取情况可以进行肿瘤鉴别诊断。

由于^{18}F-FDG在正常脑组织中的摄取较高，导致肿瘤背景较高，减低18F-FDG PET/CT对脑肿瘤诊断的敏感性和特异性。脑肿瘤代谢的主要特点之一是氨基酸代谢合成蛋白质增强，因此氨基酸转运蛋白相应高表达，氨基酸类显像剂对脑肿瘤有较好的显示效果。目前应用研究比较多的是^{11}C-MET、^{18}F-FDOPA，以及^{18}F-FMISO、^{18}FECH等示踪剂，应用这些示踪剂进行脑肿瘤PET/CT成像，对肿瘤诊断、鉴别诊断、肿瘤残存与复发评估、疗效评估等方面均有重要意义（图2-2-7）。

（三）影像学诊断进展

常规影像诊断对颅内肿瘤诊断存在一定的局限性，对于在CT和MRI上有典型表现的肿瘤，定位和定性诊断较为准确。一些影像学表现不典型的肿瘤、少见肿瘤或者某些肿瘤样病变出现类似肿瘤的典型表现，都可以引起诊断困难。包括CTP、PWI、DWI、DTI、MRS、BOLD在内的影像学成像手段的进展逐渐丰富了影像诊断的内容，扩展了影像诊断的平台，在一定程度上弥补了常规影像学手段的不足。这些功能成像技术可以将功能指标反映到良好的解剖结构背景上，因为人体许多病理变化都是功能改变在先，解剖结构改变在后，因此功能成像可提高脑肿瘤影像诊断的敏

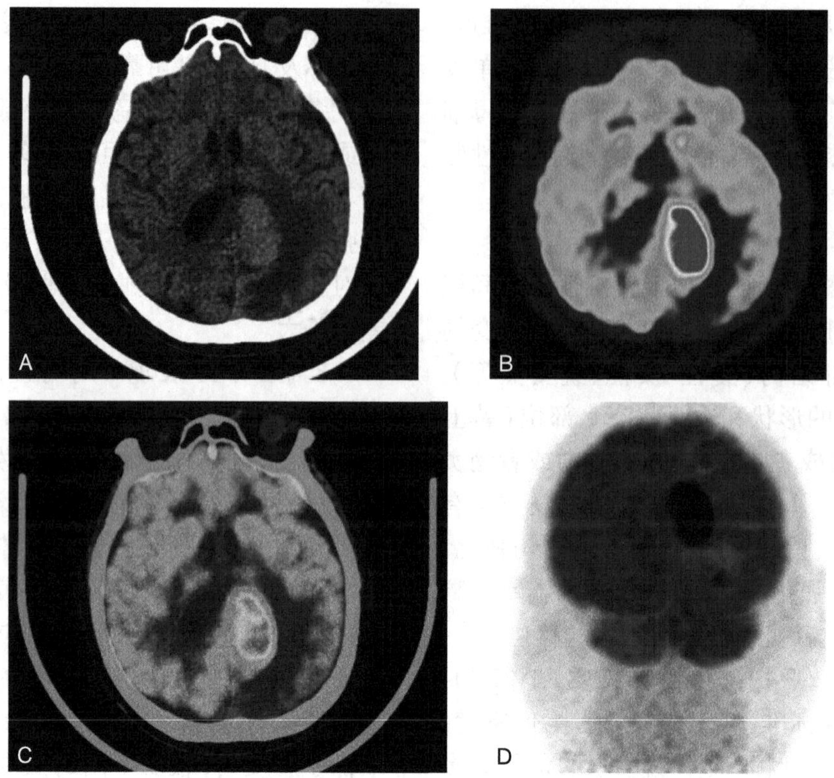

图 2-2-7 胶质母细胞瘤的 ^{18}F-FDG PET/CT 成像
肿瘤摄取 FDG 明显增加

感性，这些成像手段经过十几年的发展，在技术上日臻完备，现在已经应用于临床，成为常规影像检查的良好补充。下面简单介绍这些成像技术在脑肿瘤诊断中的应用：

1. CT 灌注 /MRI 灌注加权成像 目前 CT 和 MRI 均可行灌注成像检查，根据团注对比剂所引起的密度或信号强度的变化来反映脑组织微血管的血流灌注状态。CT 灌注对比剂浓度和组织密度成线性关系，MRI 灌注对比剂浓度和组织信号强度成指数关系，因此 CT 灌注的定量价值高于 MRI 灌注。常用的灌注检查参数包括 CBV、CBF、TTP、MTT，其中 CBV 能够反映肿瘤血管生成所引起的微血管密度变化，应用较为广泛。CT 灌注中另有表面通透性（permeability surface，PS）的概念，以此来反映脑肿瘤血管的成熟程度，对脑肿瘤的诊断更有针对性。

颅内脑外肿瘤如脑膜瘤，因无血 - 脑屏障，CT 灌注的时间 - 密度曲线表现为速升缓降，经过较长的时间才能返回到基线水平；MRI 灌注脑外肿瘤的时间 - 信号强度曲线表现为速降缓升，同样需要经过较长的时间才能返回基线。脑内肿瘤 CT 灌注的时间 - 密度曲线表现为速升速降，MRI 灌注脑内肿瘤的时间 - 信号强度曲线表现为速降速升。时间 - 密度 / 信号曲线的形态可以鉴别颅内脑外肿瘤和脑内肿瘤。血 - 脑屏障破坏严重的脑内肿瘤，也可出现脑外肿瘤的时间 - 密度 / 信号强度曲线，多为恶性肿瘤。

灌注成像可以鉴别多形性胶质母细胞瘤、单发转移瘤和淋巴瘤。胶质母细胞瘤瘤周水肿区内有肿瘤细胞浸润呈高灌注状态；转移瘤水肿区内无肿瘤细胞浸润呈低灌注；淋巴瘤虽然可以发生明显强化，但肿瘤多沿血管生长常造成血管闭塞，因此多呈低灌注。

灌注成像可以较准确地对星形细胞肿瘤进行术前分级，并揭示肿瘤分化的不均一，指导手术切除和立体定向活检。根据脑 CT 灌注的 CBV、PS 可以区分低级别（WHO Ⅰ ~ Ⅱ）和高级别肿瘤（WHO Ⅲ ~ Ⅳ）。灌注能反映脑肿瘤细胞的活性，在星形细胞肿瘤的术后、放疗后随访检查中有重要价值，一方面可以定量检测星形细胞肿瘤对放疗的反应，另一方面可检测肿瘤术后是否有复发并与放射性脑损伤相鉴别。

2. MRI 扩散加权成像 DWI 主要反映水分子扩散运动，利用表观扩散系数（apparent diffusion coefficient，ADC）和 DWI 信号强度来反映扩散运动的快慢。临床应用主要集中在超急性和急性脑缺血的研究。脑肿瘤中水分子扩散运动的快慢主要与肿瘤细胞排列的紧密程度、细胞核 / 细胞浆的比值、组织的黏滞程度、温度等因素有关，由于特异性不高，在颅内肿瘤的诊断和鉴别诊断中的意义不是很大。但 DWI 在脑脓肿和脑肿瘤囊变以及表皮样囊肿和蛛网膜囊肿的鉴别上仍显示了较高的价值。脑脓肿和表皮样囊肿因液体成分黏滞性高，扩散运动受限，ADC 值低，DWI 呈高信号；而脑肿瘤囊变和蛛网膜囊肿因液体成分黏滞性低，扩散运动快，ADC 值高，DWI 上为低信号。此外原始神经外胚层肿瘤（primitive neuroectodermal tumors，PNET），如髓母细胞瘤、神经母细胞瘤、室管膜母细胞瘤等因核 / 浆比高，而在 DWI 上呈较高信号，具有一定特征性，对鉴别诊断有一定的意义。

3. MRI 扩散张量成像　DTI 是能够在活体观察白质纤维束的唯一工具，根据扩散的各向异性在 DTI 成像的基础之上可以重建脑白质纤维束：如皮质脊髓束、胼胝体、内囊等。脑肿瘤手术的基本原则是在保留重要脑功能的同时尽可能切除肿瘤，肿瘤周围重要的脑白质纤维束常受到破坏或发生明显移位。这两种技术通过三维重建和图像融合技术显示脑肿瘤与重要白质纤维束和脑功能区的关系，从而指导手术切除范围，尽可能切除肿瘤以减少肿瘤残留，降低肿瘤复发机会，保护重要脑功能区，提高患者术后的生存质量。

4. MRI 波谱成像　MRS 对脑肿瘤和非肿瘤病变的鉴别诊断价值很高（图 2-2-8、图 2-2-9），脑肿瘤的 MRS 的特点是 Cho、Cho/Cr、Cho/NAA 均升高，以 Cho/NAA>2~2.5 为标准。但有些情况下会得到假阴性结果，如多形性胶质母细胞瘤因明显坏死造成 Cho 下降，MRS 上与脑脓肿鉴别困难，但 DWI 上脑脓肿为高信号，多形性胶质母细胞瘤实性成分为等信号，坏死成分为低信号，可鉴别两者。单发转移瘤病灶周围区域未见肿瘤侵犯，MRS 提示正常，可以与胶质母细胞瘤相鉴别，后者瘤周区域 MRS 仍明显异常。还有些情况如炎性假瘤、疱疹病毒性脑炎、脱髓鞘假瘤等可引起免疫系统细胞增殖和胶质增生，引起 Cho 增高，也可导致假阳性。MRS 还可以对脑肿瘤进行分级，一般来说，肿瘤级别越高，其 Cho、Lac 值越高，而 NAA、Cr 值越低。

MRS 还可对脑肿瘤的进展和治疗后反应作出评价。肿瘤自身对照，若 Cho 升高超过 45%，提示

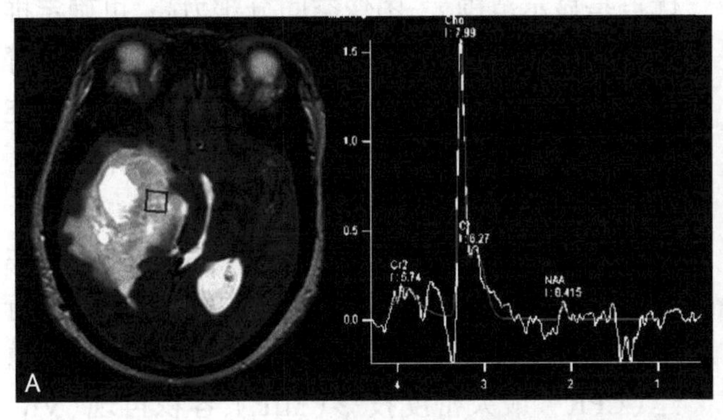

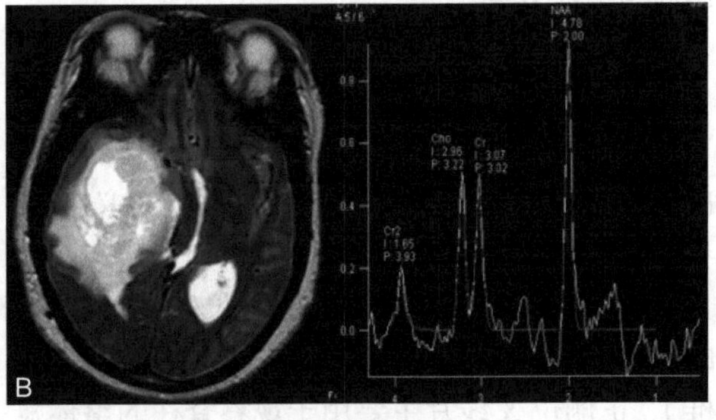

图 2-2-8　右颞叶星形细胞肿瘤波谱及星形细胞肿瘤对侧脑实质

A. 右颞叶星形细胞肿瘤波谱；B. 右颞叶星形细胞肿瘤对侧脑实质波谱

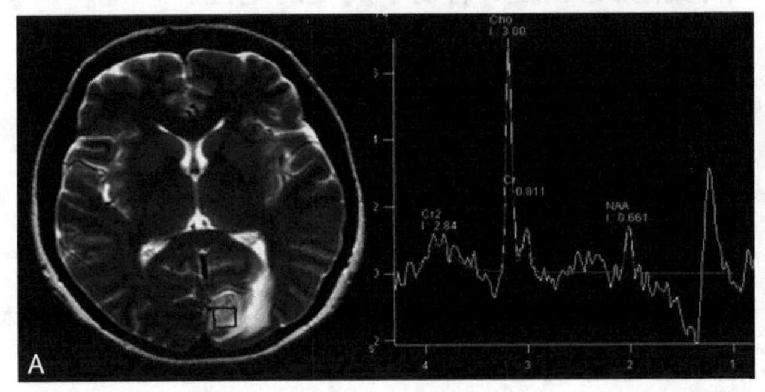

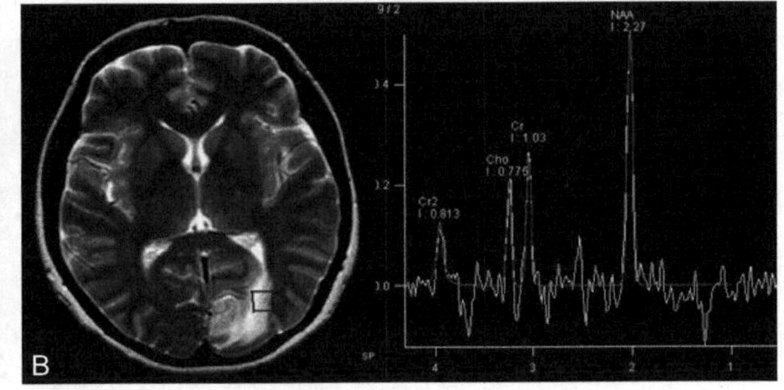

图 2-2-9　左枕转移瘤波谱及转移瘤灶旁脑实质波谱

A. 左枕转移瘤波谱；B. 左枕转移瘤灶旁脑实质波谱

肿瘤进展；Cho下降、稳定或者升高小于35%多预后较好；若Lac升高则提示预后差。脑肿瘤放疗后6个月内可出现放射脑坏死，表现为Cho下降、Lip、Lac升高或正常。肿瘤复发表现为Cho、Cho/Cr、Cho/NAA升高。

5. MRI血氧水平依赖成像 BOLD-fMRI应用于脑肿瘤在国外已较为广泛，对手术计划的制订及最大限度地减小术后功能损伤有极大帮助。BOLD-fMRI的意义在于：测定功能区皮层的准确位置，了解肿瘤与功能区皮层的解剖关系及功能联系，从而能最大限度地切除病灶而尽量避免出现新的神经功能损伤；将BOLD-fMRI信息叠加于解剖图像上，通过术中导航可以进行更为精细的手术，可以最大程度保留功能；通过术后复查，对手术效果进行评估；肿瘤组织内显示功能活动区，提示肿瘤的发展将破坏残余的功能区，对病情的发展评价有一定的帮助。

各种新兴的成像技术虽然可以在很大程度上弥补常规影像检查的不足，给疾病的诊断和鉴别诊断提供更多的信息，但是并不能取代常规影像技术，更多情况下是将二者结合起来，利用各自的优势信息，从而更加有利于个性化地制定患者的诊断与治疗方案。

三、脊柱脊髓成像

脊柱脊髓的影像学检查方法主要是CT、MRI，其次是DSA、SPECT等，X线片及造影的临床意义有限。

（一）X线片

主要包括各脊柱节段的正侧位片、部分节段的双斜位片和过伸过屈位片（主要指颈椎和腰椎）。正侧位X线片主要用于观察脊柱的整体概况，有无侧弯或滑脱、椎体和附件的形态、椎间隙有无增宽或变窄、椎小关节及椎旁软组织情况等。若怀疑高颈段病变时，应摄颅颈交界区侧位片。若怀疑寰枢椎脱位时，应拍摄颈椎开口位片。双斜位主要观察椎弓和椎间孔，常用来观察椎弓峡部裂和某些引起椎间孔扩大的椎管内外沟通性肿瘤所导致的骨改变。过伸过屈位主要用于了解某段脊柱椎体间的稳定性。目前X线片主要用于脊柱脊髓手术前的椎体定位、先天畸形（如寰枕部畸形、脊椎裂等）和脊柱外伤（骨折和脱位）的诊断，以及某些累及脊椎的肿瘤的辅助诊断。

X线片对椎管内肿瘤的诊断多见于椎管内肿瘤较大时，通过相应节段的椎骨改变征象来间接推断，包括椎体与附件骨质的变形、骨质吸收、骨质破坏等改变。某些椎管内肿瘤（如脊膜瘤、畸胎瘤等）可见椎管内钙化和骨化。当椎管内肿瘤通过椎间孔向椎管外生长时，可见椎间孔扩大、横突和肋骨骨质吸收或破坏、椎旁软组织肿块等征象，如神经根瘤（神经鞘瘤或神经纤维瘤）。随着CT、MRI临床应用，已经很少利用这些征象来诊断椎管内肿瘤。

全脊柱片可以观察全部椎体的形态、密度、椎间隙及其生理曲度的变化；负重直立位真实再现了人体生理功能、形态的位置，对脊柱侧弯等疾病的诊断、治疗、手术方案的制定有着极其重要的参考价值。尤其对脊柱侧弯的负重骨骼矫形、椎体旋转和发育程度能进行恰当的评价。X线脊柱全长片已经成为术前病情诊断评估、指导制定合理手术方案、术后评价手术效果的常规工具。

（二）X线脊髓造影

是有创性检查，将对比剂引入脊蛛网膜下腔来观察椎管内病变，可显示椎管内肿瘤的间接征象（椎管内蛛网膜下腔增宽、变窄或梗阻等），其优点是显示范围大，图像空间分辨力高，可确定椎管梗阻的部位和程度，但由于其不能直接显示脊髓本身，且有一定的并发症（如感染、蛛网膜粘连等），在CT和MRI应用临床后，已基本废弃不用。

（三）CT

随着多排螺旋CT的临床应用，CT可以在获取容积数据后可进行任意断面成像，并进行多种图像后处理，如多平面重建（MPR）、曲面重建（CPR）、最大密度投影（MIP）、容积再现（VR）等，获得多方位立体图像，因此更有利于全面显示病变范围及形态，有助于病变的定位。

CT的空间分辨力虽不及普通X线片，但其密度分辨力则较后者明显提高，且为断层图像，无组织重叠的干扰，其优势在于可清晰显示骨皮质、骨小梁细微结构的改变；对椎骨、硬脊膜外脂肪、脑脊液和脊髓轮廓亦可清晰显示，并且可通过测量CT值来判定组织成分，如钙化、出血、囊变等，从而有助于病变的定性。CT检查的不足在于其软组织分辨力欠佳，对于髓内病变的定性和鉴别诊断有时尚难明确。

脊柱脊髓疾病常用的 CT 检查方法包括 CT 平扫、增强扫描、CT 脊髓造影（CT myelography，CTM）和脊髓血管 CTA。

通常 CT 平扫 / 增强扫描即可确定脊柱脊髓病变的范围、大体形态和病变大致的组织成分、血运情况，尤其有助于判断病变是否累及椎体骨质，以及骨质的改变是受压、良性骨吸收还是恶性的侵蚀、破坏。

CTM 通常是经腰穿将少量对比剂[碘海醇注射液（欧乃派克）或碘曲仑注射液（伊索显）8~10ml，碘浓度为 200~300mg/ml]缓慢注入蛛网膜下腔后进行 CT 扫描，也可在常规 X 线脊髓造影检查后 4~6 小时进行 CT 扫描。CTM 主要用于椎管内肿瘤及肿瘤样病变、血管畸形等检查，有助于确定病变的部位、有无椎管梗阻等。由于磁共振成像在不用对比剂的情况下即可清晰显示椎管内病变及蛛网膜下腔的改变，因此 CTM 现在也基本废弃不用。

脊髓血管 CTA 主要用于脊髓血管畸形的诊断。随着多排螺旋 CT 的临床应用，特别是 64 排及以上螺旋 CT 的开发应用，扫描速度显著加快、检查范围明显扩大，可获得三维各向同性的高分辨力图像数据，并且可通过多种图像后处理方法，如多平面重建（MPR）、曲面重建（CPR）、最大密度投影（MIP）和容积再现（VR）等，全面、立体、直观地显示血管畸形的部位、范围，确定主要供血动脉和引流静脉，其诊断价值可与 DSA 媲美（图 2-2-10）。

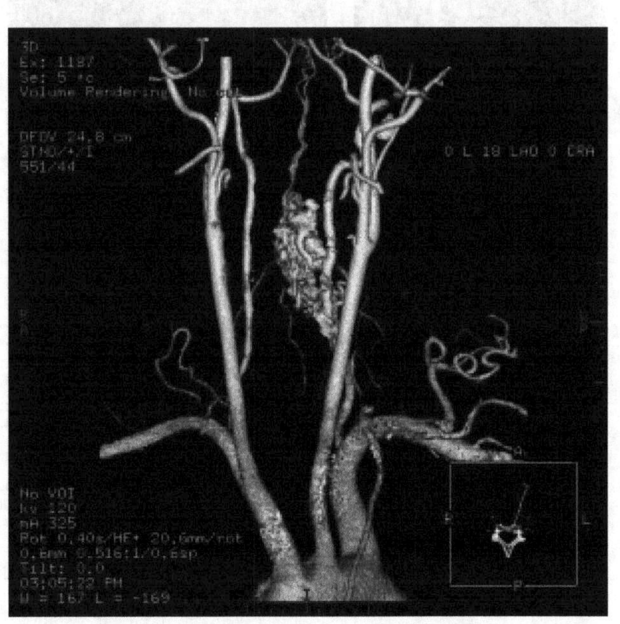

图 2-2-10　CTA 显示颈段脊髓动静脉畸形
可见畸形血管团和多支扩张的供血动脉

（四）MRI

MRI 是一种无创、无辐射的检查方法，具有多参数成像、任意方向直接切层成像、软组织分辨力高等其他检查方法无法比拟的优势，是目前对脊柱脊髓疾病诊断价值最高的影像学检查方法，也是对脊髓本身显示最好的成像方法。

常用于脊柱脊髓疾病的 MRI 成像序列除 T_1 加权像和 T_2 加权像外，还有扩散加权成像（DWI）、扩散张量成像（DTI），以及脂肪抑制技术和 MRA 等。因为脊髓的长轴与体轴一致，因此为了更好地显示脊髓全貌，将矢状面作为最基本的成像层面。

MRI 对于大多数脊柱脊髓疾病均可良好显示，包括累及椎管内外的先天畸形、脊柱脊髓外伤、脊柱骨关节病、椎管内感染性疾病、肿瘤和血管畸形等，有很高的诊断和鉴别诊断价值，下面分别叙述。

对于脊柱脊髓的先天畸形，MRI 可以显示脊柱裂的骨缺损、脊膜膨出或脊髓脊膜膨出的部位、形态，有无伴发脊髓低位、终丝脂肪瘤及背部皮毛窦等畸形。MRI 可以清晰显示脊髓形态的异常，如脊髓纵裂、脊髓空洞、Chiari 畸形及其程度等。

MRI 虽然对骨皮质及骨小梁显示欠佳，但由于其多参数成像的特点，对骨髓信号的改变非常敏感。对于 X 线和 CT 显示欠佳的微小骨折，MRI 可以清晰地显示其骨髓水肿的异常信号，因而有助于对轻微的压缩骨折等微小骨折的诊断。MRI 还可以直接显示外伤所引起的脊髓损伤，如脊髓水肿、脊髓出血、脊髓横断等病变，是发现脊髓病损、判断损伤类型和严重程度、治疗后随访和判断预后的首选影像学检查方法。

MRI 可以显示椎间盘变性所引起的信号减低、膨出、突出和脱出等改变，能显示椎管狭窄的形态和程度，并且可以清晰显示对硬脊膜囊、脊髓及神经根的压迫，以及椎管狭窄所继发的脊髓水肿、囊变等病变。因此，MRI 对显示脊柱骨关节病所引起的脊髓及神经根损害有很大优势。MRI 还对脊柱转移瘤有较高的诊断和鉴别诊断价值，可以显示转移所引起的骨质破坏范围、程度，特别是对于早期骨转移无明显骨皮质破坏时，即可显示骨髓信号的改变。近来应用 DWI 序列进行全脊柱成像，对于骨转移的检出可以取得类似 PET

检查的效果。但是,MRI 对于显示椎体骨质增生、韧带钙化等不如 CT 敏感,特别是术后有金属植入物时,常产生明显伪影干扰脊髓信号,甚至无法进行 MRI 检查,是其不足。

MRI 对于椎管内感染,如硬脊膜外脓肿、蛛网膜炎和脊髓炎的诊断有明显优势,是首选的影像学检查方法。在对此类疾病进行 MRI 检查时,应注意使用脂肪抑制技术进行增强扫描,有助于鉴别诊断,结合临床病史常可明确诊断。

由于 MRI 是唯一可以直接显示脊髓形态、信号改变的影像学检查方法,因此,MRI 对于椎管内肿瘤的诊断有绝对优势,是首选的影像学检查方法。为了明确椎管内肿瘤的起源和定位诊断,在常规矢状位、横断位扫描的基础上,可加扫冠状位。在扫描序列上,除常规平扫序列外,一般均需作增强扫描,有时还需要用脂肪抑制技术、DWI 序列等帮助定性诊断。髓内肿瘤常表现为脊髓增粗,肿瘤所在节段的相应蛛网膜下腔变窄。髓外硬脊膜下肿瘤常出现典型的硬脊膜下占位征象(图 2-2-11),即肿瘤侧蛛网膜下腔增宽、受压向对侧移位、肿瘤对侧蛛网膜下腔变窄等。脊膜瘤常以宽基底与硬脊膜相贴,并于强化后出现“硬脊膜尾征”。神经根肿瘤除表现有典型的硬脊膜下占位征外,还常沿神经根向椎管外生长,而出现相应的椎间孔扩大和骨质破坏,累及椎管内外而表现出“哑铃状”外观(图 2-2-12)。硬脊膜外肿瘤以转移瘤和淋巴瘤等恶性肿瘤多见,常有明显的椎体信号异常、破坏和椎旁软组织肿块形成。

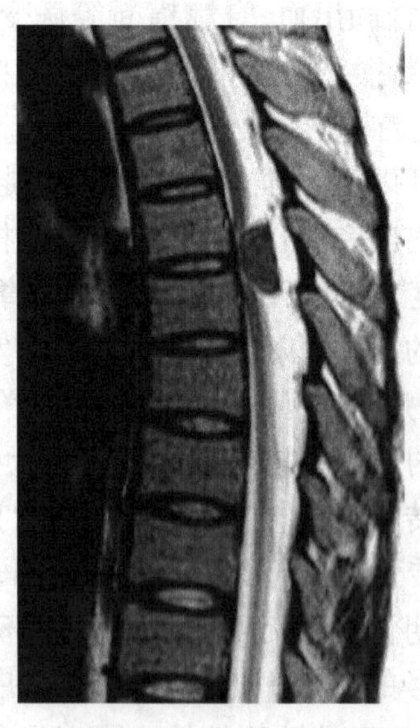

图 2-2-11　髓外硬膜下肿瘤的“硬膜下占位征”

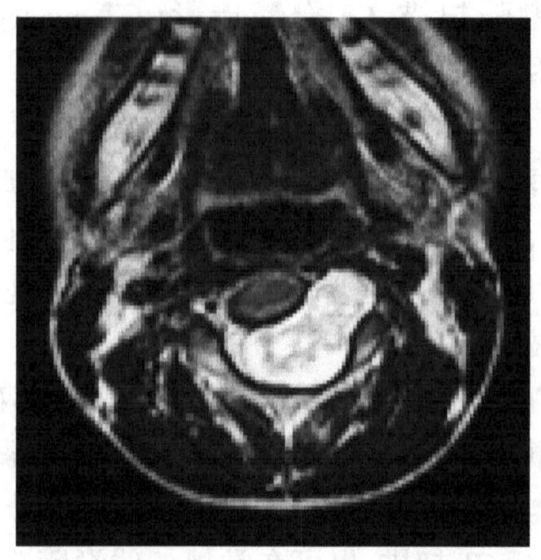

图 2-2-12　神经根肿瘤的“哑铃征”

对于椎管内动静脉畸形,MRI 平扫可见髓内或脊蛛网膜下腔有迂曲扩张的血管影,表现为丰富的流空信号,T_2WI 还可显示伴发的脊髓水肿、囊变或出血等异常信号。采用快速梯度回波序列(如 3D-FLASH)进行动态增强扫描,可获取高分辨力的三维 MRA 影像,并可进行减影和多种后处理重建,立体显示畸形血管团的形态、供血动脉和引流静脉(图 2-2-13)。与 CTA 相比,MRA 可以减少骨伪影的干扰,对于椎管内血管畸形的诊断价值可与 DSA 媲美,并且可显示 DSA 所不能显示的所谓“隐匿型血管畸形”。

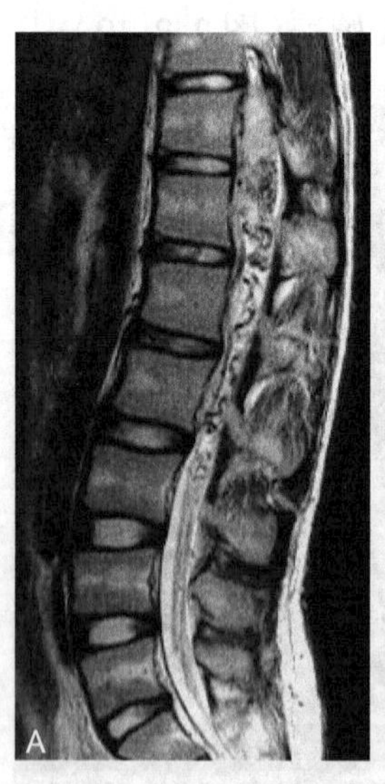

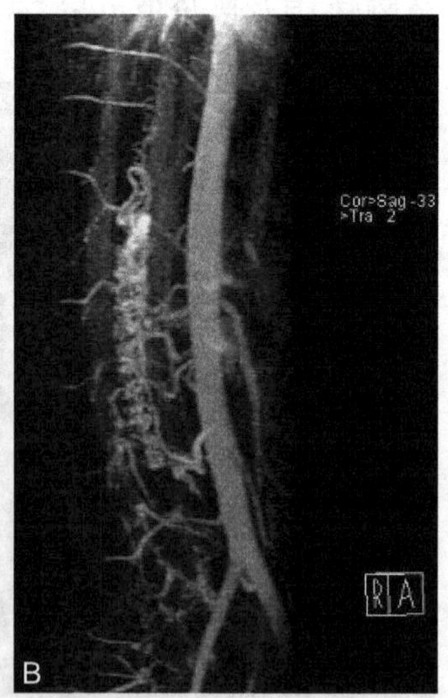

图 2-2-13　动态增强 MRA 显示颈髓动静脉畸形

A. 矢状位 T_2WI,脊髓圆锥信号增高,蛛网膜下腔内迂曲扩张的血管影;B. 增强 MRA 显示扩张的腰动脉和脊髓动脉为主要供血动脉

（五）数字减影血管造影（DSA）

除隐匿型血管畸形外，DSA 目前仍是诊断脊髓血管畸形的“金标准”。选择性脊髓血管造影可明确血管畸形的类型、畸形血管的构筑（供血动脉、畸形血管团和引流静脉）及血流动力学特征等关键信息；对于动静脉瘘可明确瘘口部位、大小和血流循环特征等，有助于选择治疗方法，并可直接进行血管内治疗。对于椎管内占位病变，可明确病变的血供，有助于肿瘤的鉴别诊断、血供情况及良恶性程度判断。DSA 的主要不足是受射线辐射量较大、使用大量含碘对比剂、有一定的创伤性和并发症。

不同影像学检查方法在脊柱脊髓疾病中的诊断价值见表 2-2-1。

表 2-2-1　不同影像学检查方法在脊柱脊髓疾病中的诊断价值

检查方法	病种						
	先天畸形	外伤	脊柱骨关节病	感染（包括结核、脓肿等）	肿瘤	脊髓空洞症	血管畸形
X 线片	+	+	++	+	+	−	+
脊髓造影	−	−	−	−	++	−	+
CT	++	++	++	++	++	+	++
MRI	+++	+++	+++	+++	+++	+++	+++
DSA	−	−	−	+	++	−	+++

四、其他颅内病变成像

（一）颅脑先天性疾病

CT 可以作为颅脑先天性病变的筛选手段，尤其是在明确脑内是否出现钙化或者合并颅骨异常的情况下。MRI 对于软组织的高分辨率使得其对于一些细微的先天性疾病，如皮层发育不良、灰质异位等有较高的敏感性；近来利用专门的高分辨检查序列，可以检查出更加细微的脑回发育异常。

（二）颅脑外伤

CT 以其检查速度快被认为是颅脑外伤的首选，尤其是对于骨性结构的观察。但是在临床高度怀疑脑损伤而 CT 检查阴性时，MRI 检查是必需的，尤其是对于颅脑剪切伤造成的脑白质损伤，MRI 检查可以客观地评估全脑的改变，对于病情以及预后的判断有较大帮助。由于 MRI 对于亚急性出血的敏感性较高，在 CT 表现阴性时，MRI 可以探测到脑沟内的少量蛛网膜下腔出血。

更多的应用包括综合多种成像手段的多模态成像如 MRI、SPECT、MEG，对于癫痫病灶的定位，结合 MEG、DTI 与语言 BOLD 对颞叶语言区占位的术前及术后评估等，我们相信，随着神经影像学的快速发展，更加快捷有效的影像学手段将在神经外科病变的诊断与治疗中发挥着越来越重要的作用。

第三节　神经影像学在神经外科科学研究中的应用

随着影像学设备硬件及软件的进展，神经影像学各种成像手段以及多模态成像在神经外科学领域的科学研究中扮演着重要的角色。

一、脑脊髓血管病

脑血管病包括缺血性及出血性脑血管病，研究工作涉及 CT、MRI、PET 的多种成像模式。缺血性脑血管病的病因较多，常见的有动脉粥样硬化、血管炎、动脉夹层以及 Moya-Moya 病。随着 CT 扫描技术的发展，注射一次对比剂即可获得头颈动脉及脑灌注成像，尤其适用于溶栓前的评估。磁共振灌注除了注射对比剂后的动态磁敏感序列成像，不需要对比剂的 ASL 技术适用于术前术后的对比评估，还可以通过设置不同灌注延迟时间来评估脑血管病变后的侧支循环形成情况。近年来在临床上应用较为广泛的高分辨率 MRI 血管壁成像，可以直观地观察动脉管壁受累的范围、程度、增强方式，从而帮助明确缺血性病变的病因；同样，这些成像手段也可以用于出血性脑血管病的评估，如脑动脉瘤的位置、形态、瘤颈、瘤内血栓等细节的评价，以及脑灌注改变情况。另外，静脉系统病变，如静脉窦血栓、皮层静脉血栓形成等可以导致脑内出血、水肿及伴随颅高压改变。静脉系统成像包括管腔成像、管壁成像，可以准确评估静脉系统病变，如静脉窦血栓形成的时期、治疗后血栓残存情况。综合这些信息对于临床治疗方案的选择以及治疗后的随访有指导作用。多模态成像对于脑血管病变的研究不仅用于临床患者，在脑血管病动物模型中的应用更有意义，利用动物线圈、动物专用MRI、动物专用PET等进行脑血管病动物模型的形态、血流动力学、脑功能研究，结合病理学改变，有助于探索各种脑血管病的发病机制。

^{15}O标记的通过测量氧摄取分数（oxygen extraction fraction，OEF）的PET检查可以直观地判断脑血管的血流动力学，是脑血流量定量的“金标准”，当血管极度扩张来应对血流量降低时，细胞也从血液增加氧交换，因此OEF上升可直接说明脑血流动力学受损。根据圣路易斯颈动脉闭塞研究，存在脑组织缺血且伴有OEF升高的患者两年卒中发生率高达26.5%，而OEF正常的患者仅有5.3%，颅内外血管搭桥术后患者的OEF恢复正常。葡萄糖作为大脑功能的最主要功能物质，^{18}F标记的葡萄糖可以用来评价人脑糖代谢水平及缺血性脑血管病导致的脑内不同区域的代谢改变。随着示踪剂的发展，^{18}F-FDG及^{18}F-fluoromisonidazole（FMISO）的示踪剂可应用于对颈动脉斑块、血栓的研究，如评价血栓是否处于炎性活动期，粥样硬化斑块的治疗是否有效等。一体化PET/MR综合PET与MRI的优势，在相同生理条件下同步采集PET与MRI信息，为脑血管病研究提供了更加全面精准的信息。

二、脑脊髓肿瘤及肿瘤样病变

神经影像学一直是脑脊髓肿瘤及肿瘤样病变诊疗工作中的重要手段。多模态影像学相结合用于脑肿瘤的术中导航，不同模态影像之间取长补短，提高手术的精确度，减少手术创伤，明显改善了患者手术后的生活质量。早期研究主要是动态fMRI结合锥体束的扩散张量成像用于中央前回区域占位的术中导航，后期应用较多的是脑干占位的术中导航，目前可以融合更多的影像模态，如PET、DSA等，提供的信息更加丰富，对于脑肿瘤的精准手术具有重要意义。导航手术结合术中磁共振系统，可以实时纠正术中脑移位导致的导航偏差，提高手术的精确度，避免损伤重要的解剖结构和功能区，减少术后并发症。术中磁共振系统不仅为医师提供精确的术中影像用于指导手术，更加重要的是可以在术中实时监测手术过程中的脑功能改变，有利于探索不同状态下的脑功能机制。除了用于手术定位，神经影像在放射神经外科中的作用也不可或缺。放射治疗已经被应用于一系列的脑内占位性病变，包括海绵状血管瘤、听神经瘤、垂体瘤以及恶性胶质瘤、生殖细胞瘤、转移瘤等，前提就是神经影像学提供的精准定位，尤其是将结构与功能成像相结合，不仅使得放射治疗的定位更加准确，而且减少和避免了对于重要功能区的照射损伤。基于磁共振的分子靶向成像，通过特异性的靶向造影剂可以对肿瘤进行早期诊断，还可以在肿瘤治疗后的监测方面具有较高的敏感性和特异性，具有良好的临床应用前景。

脑肿瘤不仅破坏脑组织结构，而且还破坏脑功能，有报道认为90%的脑肿瘤患者存在认知功能损害，这种认知功能的损害可能是基于肿瘤破坏周围脑组织导致的脑网络模式异常所致。从静息态脑网络的角度出发，人脑的各种高级功能都有相应的脑功能网络，包括记忆、执行、运动、视觉、语言、视空间等，这些静息态脑网络提示脑的高级功能一定程度上与全脑的活性相关。这些静息态脑网络在组成上都有所谓的“节点”，节点是网络的关键区域，其活性降低会导致整个网络的异常。全脑网络的拓扑属性研究表明，脑肿瘤的存在以及脑肿瘤切除手术均会使大脑在正常情况下的信息传输路径发生改变，这样就会影响原本正常的脑网络活性，可间接导致认知能力的相应变化。对于脑结构网络的研究显示，在脑肿瘤术前及术后其小世界特性均较正常组有所增强，且术后增强更为明显。对脑功能网络的研究也显示，术后经过一段时间，患者的脑网络会发生一定的功能代偿和重组机制，可以逐渐恢复到术前水平。目前虽然已经观察到脑肿瘤对于全脑网络的影响以及脑肿瘤术后出现的全脑功能连接改变，但是其神经生物学机制还不是很明确，有报道经胼胝体—穹窿间手术切除第三脑室肿瘤或经胼胝体—穹窿间手术分开双侧穹窿的部分患儿在术后出现海马相关的短暂性记忆障，术后1个月默认状态网络中的双侧额中回与其他脑区的联系增强，术后3个月恢复到术前状态，因为穹窿与海马之间存在着纤维连接，二者同为边缘系统的组成部分，手术本身对局部脑区以及周围相关脑区之间的功能联系有短暂的影响，如海马与全脑的功能连接，但是这种影响会随着术后时间的延长而逐渐消退。早期在导航手术中通过标记运动区、语言功能区等，意图通过精确定位来尽量避免手术损伤这些功能区；但是从全脑网络的角度出发，无论是肿瘤本身还是手术方式，都会影响全脑功能网络活性，所以脑肿瘤的手术治疗不仅要避免功能区的损伤，还要尽量保证脑功能网络节点的功能完整，这些都需要进一步的工作来进行验证。

与特异性的分子MRI显像相类似的是，基于特异性示踪剂的PET成像同样拓展了神经影像在脑肿瘤应用研究的深度。^{11}C-蛋氨酸（^{11}C-MET）是目前PET最常用的氨基酸类肿瘤显像剂，其在肿瘤中的摄取增加主要反映了氨基酸转运活性增加，同时也间接反映了蛋白质合成增加。^{11}C-MET PET能够清晰地描述脑胶质瘤边界、区分肿瘤与周围水肿间的关系，显示肿瘤不同部位的增殖状态，从而给肿瘤提供良好对比，与MRI影像融合后更有助于检出邻近脑皮质的低级别肿瘤和较小肿瘤，以及对肿瘤边界的描绘。肿瘤乏氧显像剂^{18}F-FMISO是对侵袭性胶质瘤具有特异性的示踪剂，它可以选择性滞留在乏氧组织或细胞中，主要反映组织器官的缺氧程度，对于肿瘤细胞而言，乏氧程度越高，恶性可能性越大，对于恶性胶质瘤的治疗，尤其是术后及放射治疗后判断肿瘤是否复发上有较高的特异性（图2-3-1）。有报道对8例儿童星形细胞瘤患者行胆碱显像剂（^{18}F-Cho）的PET/MR检查，结果显示标准化摄取值（SUV）与表观扩散系数（ADC）呈负相关，而SUVmax与肿瘤大小呈正相关，提示^{18}F-Cho PET/MR不仅是诊断儿童星形细胞肿瘤的可靠成像方法，还可以用于监测肿瘤治疗过程中的形态及代谢变化。

一体化的PET/MR综合了PET与MRI的优势，不仅可以提供较高的软组织对比，能更深入地了解脑肿瘤的异质性环境；而且可以同步采集肿瘤的代谢与功能信息，结合全脑的血流动力学，提供丰富的包括结构、功能和代谢等在内的肿瘤生物学信息，对脑肿瘤的基础研究及临床诊疗上有着深远的影响，并且能够为胶质瘤治疗药物的研

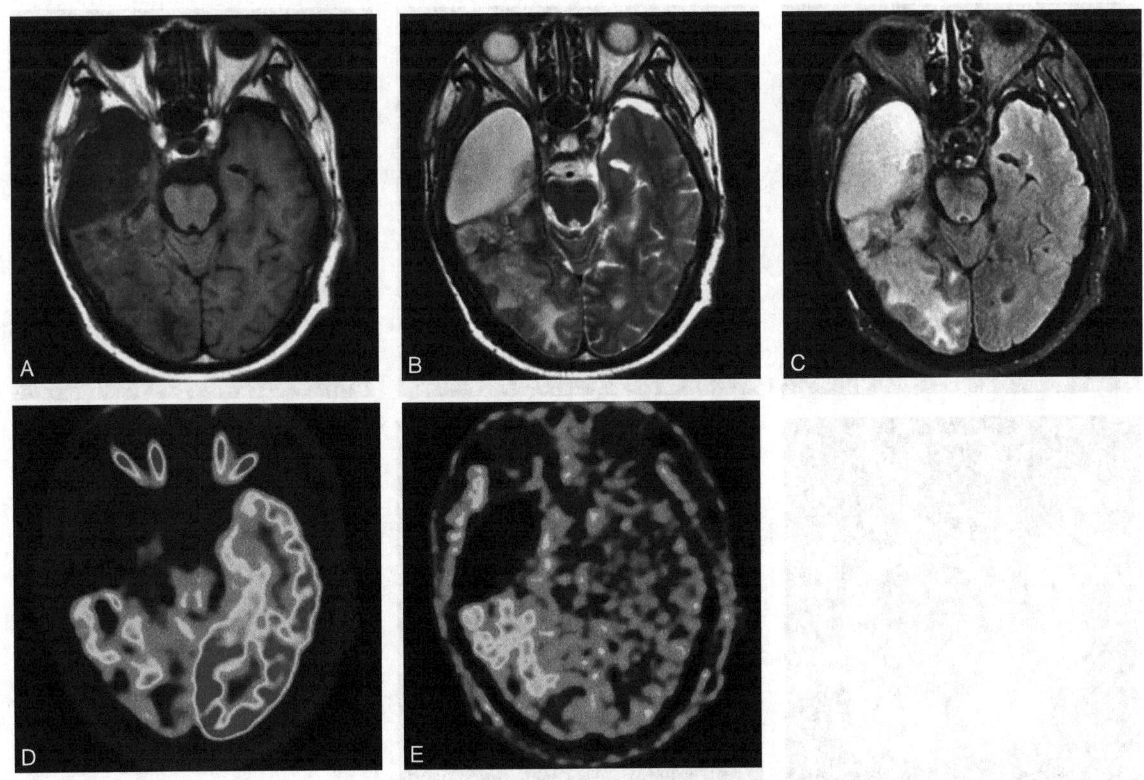

图2-3-1 右颞叶胶质母细胞瘤术后复发

A~C. 分别是T_1WI、T_2WI、FLAIR；D、E. 分别是^{18}F-FDG-PET、FMISO-PET。常规检查提示右侧颞叶术后改变，可见囊性异常信号伴周围大片实性异常信号。^{18}F-FDG-PET显示囊性异常信号未见摄取，偏后实性异常信号较对侧呈现低摄取；FMISO-PET可见偏后实性异常信号呈高摄取，提示局部复发

发提供重要依据。2016 年发布了新的 WHO 中枢神经系统肿瘤分类，该分类的最大特点是提出了更多的分子标志物，并将基因引入到诊断中，从而需要神经影像学从全新的角度来解读脑肿瘤，包括对脑肿瘤的恶性度分级、肿瘤治疗后评估等。

三、癫痫

准确的定侧和定位是顽固性癫痫手术治疗的关键步骤，随着磁共振设备的发展，高分辨率的磁共振结构成像可以通过凸显灰质的结构及信号异常来更加准确地显示皮层微小病变，如对 FCD、灰质异位以及多微脑回的诊断。但是临床上仍有部分难治性癫痫通过 MRI 检查不能发现脑的形态与信号异常。对于 MRI 检查阴性的致痫灶，如何准确定位是临床难点，多数情况下需要进行脑磁图甚至颅内电极进行定位。PET/MR 融合成像或者一体化 PET/MR 结合了 PET 与 MRI 的优势，在提高软组织分辨率的同时观察脑组织代谢改变，对于定位 MRI 检查阴性癫痫患者的致痫灶有很大帮助（图 2-3-2）。

虽然需要对致痫灶进行定位，而且手术治疗主要是针对致痫灶，但是研究显示癫痫的脑损害不仅仅局限于致痫灶本身。有报道，通过结构 MRI 获得基于皮层厚度的度量构建了癫痫患者的全脑结构网络，发现患者的全脑结构网络也表现出“小世界”属性，但是与健康者相比，患者脑结构网络的特征路径长度和集群系数均增加，提示患者脑结构网络呈现规则化倾向，表明癫痫患者脑结构网络的整合功能下降。从全脑功能网络的角度出发，癫痫虽然是局灶性神经元异常放电，静息态 fMRI 研究却显示患者的全脑功能连接变化。对海马硬化导致的颞叶癫痫患者行静息态 fMRI 检查，结果显示致痫灶侧的海马与默认状态网络的多个脑区之间的功能连接降低，同时与颞叶癫痫网络中多个脑区之间的功能连接呈现增强改变。有证据显示癫痫患者脑内存在一个与癫痫发作相关的网络，这个“癫痫网络”的解剖位置和拓扑属性可能决定着癫痫患者的癫痫发作类型及预后，所以有很多研究倾向于从脑网络的角度分析癫痫的疾病特征。这些都提示癫痫作为一种功能

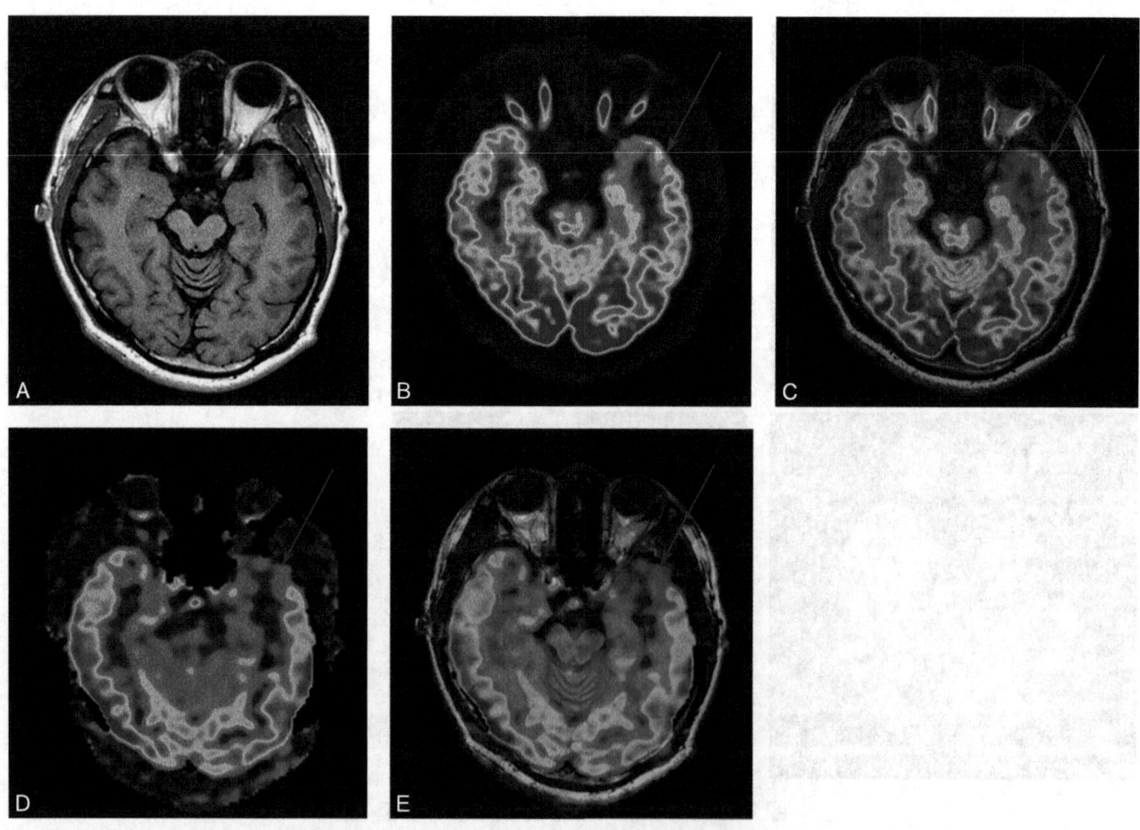

图 2-3-2 左颞叶局灶性发育不良术前定位

A. T_1WI 未见异常发现；B、C. 分别为 ^{18}F-FDG-PET 和 PET-T_1WI 融合图，显示左侧颞叶局部低代谢；D、E. 分别是 ASL 和 ASL-T_1WI 融合图，显示左侧颞叶局部低灌注。手术后随访 1 年疗效为 Engel Ⅰ级

性疾病，会导致全脑功能活性受累。基于图论分析的脑连接组学能定量分析癫痫患者脑网络拓扑属性的改变，从而为探讨癫痫的发病机制、定位致癫灶及评价脑功能改变等提供重要的研究工具；另外，图论分析结合静息态fMRI技术发现脑功能网络的拓扑属性可以预测颞叶癫痫患者术后的认知功能。

四、干细胞移植

神经干细胞移植可以用于多种神经系统疾病的治疗，包括脑脊髓损伤、脑梗死、脑肿瘤以及神经变性病。干细胞移植研究中，神经影像学主要用于示踪和功能评价两个方面。目前报道中多利用超顺磁性氧化铁（SPIO）结合MRI在体标记神经干细胞，从而对移植后的干细胞迁徙、增殖情况进行动态观察。有报道显示，移植入脑损伤动物脑内的干细胞受到病变部位各种信号的影响，可以定向地向脑损伤部位迁移，从而改善其脑功能。类似的研究用于大脑中动脉栓塞后的动物模型，该模型显示栓塞后皮质和纹状体区域梗死，通过立体定向手段将SPIO标记的间充质干细胞注射到海马区域，通过MRI示踪扫描后发现，骨髓间充质干细胞沿神经纤维束向右侧大脑皮质及纹状体移行，提示大脑皮质及纹状体缺血梗死形成的炎性环境趋化了移植的干细胞。目前分子影像在神经干细胞移植中多作为监测手段，在干细胞移植后局部增殖、分化等方面的评估上还存在很大局限性。另外，影像学作为一种客观的在体功能评价手段，在脊髓损伤、PD等干细胞移植治疗后的疗效评价中发挥重要的作用。除了MRI，基于PET的代谢显像、抗体显像、受体显像等都可以用于干细胞移植后的活体细胞标记，在体监测干细胞的活性与分化。

五、人工智能

人工智能（artificial intelligence，AI）是一门研究、开发用于模拟、延伸和扩展人的智能的理论、方法、技术及应用系统的新科学技术。在医学领域，AI技术可以通过分析大量医疗数据，辅助早期疾病诊断，被认为是推动未来智能医学新模式转化进步的核心技术，近年来已经在包括神经系统疾病在内的各系统疾病中得到深入应用研究。医学影像数字化产生的大数据是AI能够用于临床的基础，而神经影像与神经系统疾病诊疗紧密关联，使得AI在神经系统的应用研究上具有很强的可行性和很大的拓展空间。

基于学习算法的AI辅助医学影像决策诊断在脑肿瘤研究中应用最多，包括胶质瘤分级诊断、致病基因型分类、生存及疗效预测等。有研究采用影像组学分析脑胶质瘤的MRI数据，从T_2WI数据的346个量化特征中挑选了19个影像特征，即可将肿瘤分级诊断方面的准确率提升到90.7%。除了预测肿瘤分级，随着2016年WHO中枢神经系统肿瘤新分类的推出，预测基因表达也成为研究热点。有研究将影像组学与AI技术相结合，用于识别低级别胶质瘤与表皮生长因子受体（EGFR）相关的MRI影像特征，共有270例的胶质瘤患者入组，其中200例为训练队列，70例为验证队列，使用logistic回归方程选择影像特征中与EGFR表达有关的特征进行相关性分析，结果显示验证队列的曲线下面积（AUC）值为0.95，分类准确率达到90.0%。类似的一项研究纳入66例胶质瘤患者术前的MRI资料，应用影像组学及AI预测胶质瘤的恶性程度，以病理诊断作为“金标准”，AI模型预测效能的AUC值为0.94，显示了高度的可靠性及准确性。

AI与神经外科诊疗结合的另一个方面则是智能机器人的应用，在神经系统病变的穿刺活检方面应用较多。在脑卒中方面，通过对病变区域的图像分割，AI对大脑中动脉高密度点征的检出要优于人工判读，从而可以更为准确地预测卒中后出血的风险。此外，基于深度学习与支持向量机的AI技术，可以用于癫痫术后疗效的预测。

随着神经影像硬件与软件的发展，神经影像多模态数据信息更加丰富，各个模态的数据又衍生出多种影像指标，从而大大扩展了神经影像数据的维度和基于神经影像大数据的AI发展空间。中国脑计划提出的“一体两翼”架构下的3个目标（认识脑、模拟脑及保护脑）中，基于神经影像的AI占有重要地位，神经影像与AI互相促进、发展，可以成为实现脑计划3个目标的有力手段。但是不可否认的是，AI目前还存在诸多不足，在数据库样本图像的格式和标准化、AI相关的算法等方面还需要更多的研究工作。另外需要指出的是，目前这种跨学科的应用需要多个学科的密切协调与配合，加强复合型人才的培养可能在推进AI的医学应用方面更有意义。

（赵志莲　齐志刚　卢　洁）

参考文献

1. 吴亚平，刘博，顾建钦，等．基于影像组学的脑胶质瘤分级方法[J]．中华放射学杂志，2017，51(12)：902-905.
2. 朱晋，赵亚鹏，张庆辉，等．静息态功能磁共振评估经胼胝体——穹窿间入路切除儿童第三脑室内肿瘤术后海马相关脑功能的变化[J]．2018，34(5)：510-514.
3. Dieleman N，van der Kolk AG，Zwanenburg JJ，et al. Imaging intracranial vessel wall pathology with magnetic resonance imaging：current prospects and future directions[J]. Circulation，2014，130(2)：192-201.
4. Zhu XJ，Du B，Lou X，et al. Morphologic characteristics of atherosclerotic middle cerebral arteries on 3T high-resolution MRI[J]. AJNR，2013，34(9)：1717-1722.
5. Yu JH，Kwak HS，Chung GH，et al. Association of intraplaque hemorrhage and acute infarction in patients with basilar artery plaque[J]. Stroke，2015，46(10)：2768-2772.
6. Perren F，Vargas MI，Kargiotis O. Etiology of intracranial arterial stenosis ：are transcranial color-coded Duplex ultrasound and 3T black blood MR imaging complementary[J]. J Neuroimaging，2016，26(4)：426-430.
7. Park KJ，Jung SC，Kim HS，et al. Multi-contrast high-resolution magnetic resonance findings of spontaneous and unruptured intracranial vertebral artery dissection：qualitative and quantitative analysis according to stages[J]. Cerebrovasc Dis，2016，42(1/2)：23-31.
8. Long B，Koyfman A，Runyon MS. Cerebral venous thrombosis：A challenging neurologic diagnosis[J]. Emerg Med Clin North Am，2017，35(4)，：869-878.
9. Yang Q，Duan J，Fan Z，et al. Early detection and quantification of cerebral venous thrombosis by magnetic resonance black-blood thrombus imaging[J]. Stroke，2016，47(2)：404-409.
10. Zuoyu Xu，Xiao-Feng Li，Hongyan Zou，et al. ^{18}F-Fluoromisonidazole in tumor hypoxia imaging[J]. Oncotarget，2017，8(55)：94969-94979.
11. Vesey AT，Dweck MR，Fayad ZA. Utility of Combining PET and MR Imaging of Carotid Plaque[J]. Neuroimaging Clin N Am，2016，26(1)：55-68.
12. Olson RA，Chhanabhai T，Mckenzie M. Feasibility study of the montreal cognitive assessment(MoCA)in patients with brain metastases[J]. Support Care Cancer，2008，16(11)：1273-1278.
13. Bekaert L，Valable S，Lechapt-Zalcman E，et al.[18F]-FMISO PET study of hypoxia in gliomas before surgery：correlation with molecular markers of hypoxia and angiogenesis[J]. Eur J Nucl Med Mol Imaging，2017，44(8)：1383-1392
14. Sharma S. PET Radiopharmaceuticals for Personalized Medicine[J]. Curr Drug Targets，2016，17(16)：1894-1907.
15. Fraioli F，Shankar A，Hargrave D，et al. 18F-Fluoroethylcholine(18F-Cho)PET/MRI functional parameters in pediatric astrocytic brain tumors[J]. ClinNucl Med，2015，40(1)：e40-e45.
16. Puttick S，Bell C，Dowson N，et al. PET，MRI，and simultaneous PET/MRI in the development of diagnostic and therapeutic strategies for glioma[J]. Drug Discov Today，2015，20(3)：306-317.
17. Shang K，Wang J，Fan X，et al. Clinical value of hybrid TOF-PET/MR imaging-based multiparametric imaging in localizing seizure focus in patients with MRI-negative temporal lobe epilepsy[J]. AJNR Am J Neuroradiol，2018，39(10)：1791-1798.
18. Zhou M，Scott J，Chaudhury B，et al. Radiomics in brain tumor：image assessment，quantitative feature descriptors，and machine-learning approaches[J]. AJNR Am J Neuroradiol，2018，39(2)：208-216.
19. Yu J，Shi Z，Lian Y，et al. Noninvasive IDH1 mutation estimation based on a quantitative radiomics approach for grade II glioma[J]. EurRadiol，2017，27(8)：3509-3522.
20. Cui Y，Tha KK，Terasaka S，et al. Prognostic imaging biomarkers in glioblastoma：development and independent validation on the basis of multiregion and quantitative analysis of MR images[J]. Radiology，2016，278(2)：546-553.

21. Park JE, Kim HS, Goh MJ, et al. Pseudoprogression in patients with glioblastoma: assessment by using volume-weighted voxel-based multiparametric clustering of MR imaging data in an independent test set[J]. Radiology, 2015, 275(3): 792-802.

22. Li Y, Liu X, Xu K, et al. MRI features can predict EGFR expression in lower grade gliomas: a voxel-based radiomic analysis[J]. EurRadiol, 2018, 28(1): 356-362.

23. Qin JB, Liu Z, Zhang H, et al. Grading of gliomas by using radiomic features on multiple magnetic resonance imaging(MRI)sequences[J]. Med SciMonit, 2017, 23: 2168-2178.

24. Lee EJ, Kim YH, Kim N, et al. Deep into the brain: artificial intelligence in stroke imaging[J]. J Stroke, 2017, 19(3): 277-285.

第三章　颅内高压

第一节　颅内高压的病理生理

颅内压增高或颅内高压（intracranial hypertension，ICH）不是单一性疾病，而是神经外科常见临床病理综合征，也常见于许多内科、儿科与其他科的疾病，有时比原发病的危害更为严重，可令患者致残或死亡。只有对ICH的病理生理有深入的认识，才能对ICH的临床现象有更深入的理解。

一、颅内压的形成及其影响因素

颅内压（intracranial pressure，ICP）定义为颅腔内容物对颅骨所产生的压力。颅内压主要是来自心脏周期性的波动以及受呼吸运动的影响导致脑血管波动而产生的压力。颅内压监测（intracranial pressure monitoring，ICPM）时可清楚地看出颅内压的波型是由脉搏波与呼吸波所组成（图3-1-1）。受呼吸运动影响的脉搏波动产生的压力传导到脑血管与脑组织作用于无弹性的颅骨壁上而形成ICP。它可因生理活动而发生相应的变化，如咳嗽或用力等。

成人颅脊腔几乎是封闭而且没有伸缩性的，因此颅脊腔基本是不与大气压相通，并不受大气压的影响，而颅内压的测定则是在大气压之下进行的，因而所测得的颅内压是颅腔内的压力与大气压力之比较，即颅内压与大气压之差。婴儿与儿童由于囟门与骨缝的存在，颅腔稍有伸缩余地。

脑脊液（CSF）在颅脊腔可以自由流动，颅内压（ICP）在颅脊腔内得以均衡传递，所以当平卧时在腰部脊髓蛛网膜下腔、枕大池与侧脑室等三处所测得的ICP基本相同。成人平卧时，正常ICP值<2kPa（15mmHg，或<200mmH_2O）。儿童正常ICP的上限文献中报道尚有差异。国内虞佩兰等报道的儿童正常值为新生儿ICP<0.78kPa（5.9mmHg或80mmH_2O），3岁以内<0.98kPa（7.36mmHg或100mmH_2O），3岁以上<1.96kPa（14.7mmHg，或200mmH_2O），凡压力高于此值，即为ICH。

颅内压还受其他因素的影响，ICP与体位直接相关，由于颅腔内80%~90%为流体，因而受流体静力压的影响，当腰椎穿刺测压时，卧位所测的压力低于坐位所测的压力，乃因卧位与坐位流体重力（gravity）的差异所致；颅腔内脑组织、脑脊液与血液构成颅腔内的充填压（filling pressure）。充填压无论在生理或病理情况下（如咳嗽、用力或颅内占位病变等），均可发生变化，从而导致ICP的变化。

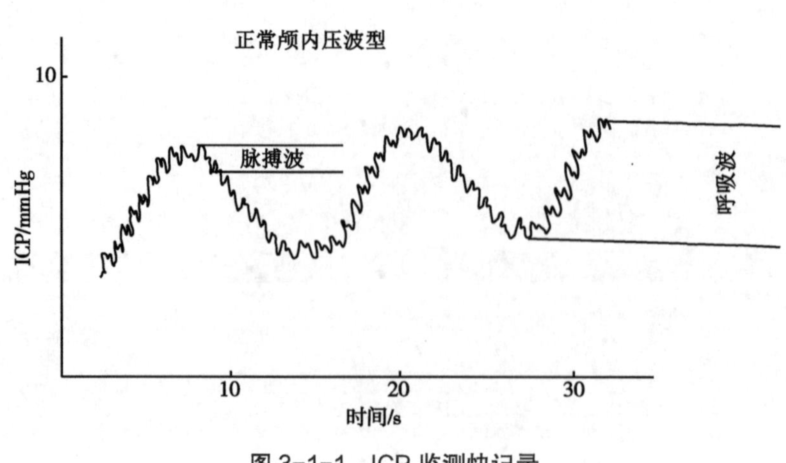

图3-1-1　ICP监测快记录

二、产生颅内压增高的原因

产生ICH的原因主要是颅腔内容物增多，主要有下列四种成分。

1. 脑水肿 脑水肿（brain edema，BE）为导致颅内高压各种因素中最常见者。弥漫性脑水肿可见于全身性疾病，颅脑损伤或颅内广泛性炎症等。局灶性病变如颅内占位性病变，周围也常有脑水肿，即灶周脑水肿（perifocal edema）。所以几乎没有哪一种神经系统的病理变化像脑水肿那样广泛存在。当脑水肿发展至颅内容积失代偿阶段，则导致颅内压增高。灶周脑水肿在原局灶性病变的基础上，导致ICP进一步增高。总之，脑水肿在颅内高压的发病机制方面，有极其重要的作用，抗脑水肿治疗也就成为治疗颅内高压的重要措施。严重的颅内高压导致脑缺血与缺氧而加重脑水肿，脑水肿加重又使ICP进一步增高，两者相互影响，互为因果。及早阻断这种恶性循环才能取得好的治疗效果。

2. 颅内占位性病变 颅脑损伤、血肿、颅内肿瘤、脓肿及肉芽肿等也是导致ICH的常见原因。

3. CSF增多 见于原发性与继发性脑积水。

4. 颅内血容量增多 见于脑血管扩张与蛛网膜下腔出血。

以上均为颅腔内容物增多的情况，可见于各类疾病，如颅脑损伤，颅内炎症，脑血管病，颅内肿瘤，先天性颅脑疾病及全身性疾病的并发症，如严重缺血缺氧而继发严重脑水肿。某一病种可能有多种成分的颅腔内容增多，如脑外伤既有脑水肿与脑血管扩张，又可能有颅内血肿。临床工作者要从以上多方面去考虑患者的诊断与治疗，才能取得最佳疗效。

因颅腔体积减少，如狭颅症等，是导致ICH的少见病因。

三、颅内容积（或空间）代偿

容积代偿系指颅腔内能适应增加的容量而ICP不变或变化很少。颅内压增高常是因为在无弹性的颅腔内，内容物体积增加。正是因为颅内容积代偿的存在，才允许颅腔内一定容量的增加，否则正如一个充满液体的铁箱内，再增加一点液体也是不可能的。但在生理（如咳嗽、用力等）或病理（如脑肿胀或脑瘤等）情况下，颅内容积的变化经常发生，容积代偿的存在对短暂或较轻的容积变化能进行调节，因此颅内容积代偿功能在生理与病理情况下都很重要，颅内压力的增高是由于颅内充填压的增加超出了容积代偿的范围所致。

（一）基本概念

颅脊腔（即颅腔与脊髓腔）是不能伸缩的容器，其总容积不变，内容物有脑组织、脑脊液与血液。三者均不能压缩，但在一定范围内可以相互替换，所以三者中任何一种体积增加，可导致其他两种内容物代偿性减少，从而使颅内压仍维持在相对平稳的状态，不致有很大波动，这是颅内容积（或空间）代偿最基本的概念。可表示为：脑V+血V+CSFV=常数（V=容积）（Monroe-Kellie原理）。

颅内容积代偿能力有一定限度。因为颅脊腔内流动的CSF与血液在颅脊腔内的流动与转移较快，在颅腔内各占约10%，而脑组织约占80%。所以对快速颅内容积代偿能力而言，从理论上讲最大颅内允许增加的容量约为10%，而实际临床上允许增加的临界体积约仅为5%。从临床观察，对1 400ml的成人颅腔来说，约50ml的急性硬脑膜外血肿或100ml的慢性硬脑膜下血肿（慢性容积代偿能较充分的发挥）均可令患者处于ICH的危险状态。由于儿童颅腔容积更小，其容积代偿范围将更小。婴幼儿由于颅骨骨缝与囟门尚未闭合，而老年人伴随有脑萎缩等因素，可在一定程度上对ICP的增高起缓冲作用。

（二）颅腔内三种内容物（CSF、血液与脑组织）在容积代偿中的不同作用

1. 正常情况下，CSF的产生与吸收保持平衡状态。成人有90~150ml的CSF分布于脑室内与蛛网膜下腔。儿童4~13岁约为65~140ml，儿童较少的CSF也在一定程度上降低了容积代偿功能。成人CSF的产生约为0.3~0.5ml/min，每小时约20ml，每日约500ml，每日更换5次，婴儿每日产生约100ml。CSF主要由蛛网膜颗粒吸收，当ICP与上矢状窦的压力差为0.66kPa（5mmHg）时，则单向瓣开放，所以当ICH时，CSF吸收加

快。CSF 的吸收量与 ICP 的高低成正比，快吸收时可高达 2ml/min，从而对 ICP 增高起到缓冲作用。一般认为 CSF 分泌速度变化很少受 ICP 变化的影响。

CSF 的转移对 ICP 突然增高起到明显的缓冲作用，此时颅腔内的 CSF 被挤压而流入脊髓蛛网膜下腔，使脊髓硬脊膜扩张，从而使硬脊膜外脂肪组织中的静脉丛被压缩，静脉血流出椎管，使颅脊腔增大。由于颅腔内的硬脑膜紧贴颅腔内面，其间没有静脉丛，所以颅腔内无缓冲作用。

2. 颅内血容量（CBV）为提高颅内容积代偿的另一重要区域。CBV 约占颅内容积的 10%，但它的容积代偿功能取决于 CBV 动力学的变化，其中以静脉系统的血液变化为主。同全身血管床一样，大量血液容纳于低压高容量的静脉系统。当颅内压开始增高时，静脉受压开始；当颅内压等于血压时，则桥静脉完全被压缩，脑血流也就停止。在儿童，脑积水有时可明显观察到颅内静脉血液转移到颅外，使头皮静脉怒张。因而在治疗 ICH 时，应特别注意保持颅内静脉回流畅通。

3. 在脑组织中，75%~80% 为细胞内液与细胞外液，前者占脑组织液体的 85%，后者为 15%。成人细胞内液约为 1 100ml，细胞外液约为 200ml。动物实验证明，颅内高压可使脑组织外液被排挤出约 50%，细胞内液也可减少一部分，有如受压的“海绵”，起到容积代偿的作用。但因其流动、转移较慢，与颅内血液、CSF 的快速流动、转移起到相辅相成的作用。

综上所述，急性颅内容积增加（如颅内出血）时，由于 CSF 转移，脊髓腔内的血液转移至腔外，CSF 可在几分钟转移至脊髓蛛网膜下腔，可达 15~20ml，而起到代偿作用。当慢性颅腔内容积增高（如颅内肿瘤），由于 CSF 吸收加快，脑组织外液的吸收与脑萎缩，颅腔内增加的容量可达 150ml，而起到代偿作用。因占位性病变而引起 ICH 时，当 ICP 达 5.3kPa（40mmHg）时，常导致脑疝发生，脑组织移位虽有少量容积代偿作用，但因阻断了 CSF 循环，降低了 CSF 容积代偿作用，而且使生命中枢受压，常危及患者生命。

（三）容积压力曲线

颅内容积增加的早期，由于机体有较强的容积代偿功能，ICP 可不增高或增高不明显，随着颅内容积的增加，代偿机制逐渐消耗，当发展到一临界点时，即使少量容积的增加，也将引起颅内压明显上升。1966 年，Langfitt 在猴的动物实验中，每小时向置于硬脑膜外的橡皮囊中注入 1ml 的水，在注入 5ml 以前，压力上升缓慢，注入 5ml 以后，压力陡峭上升，并绘出一典型的容积压力曲线（图 3-1-2）。在人体当 ICP<2kPa（15mmHg）时，一定容积的增加很少发生 ICP 的变化，此时相当于图中容积压力曲线较平坦的线段。当 ICP>2kPa（15mmHg）时，同样容积的增加，则发生明显的 ICP 增高，相当于图中容积压力曲线陡峭的线段。此时其压力容积指数（PVI）与容积压力反应（VPR）亦多异常，乃是容积代偿功能失调的结果，ICP 越高，代偿功能也越差。

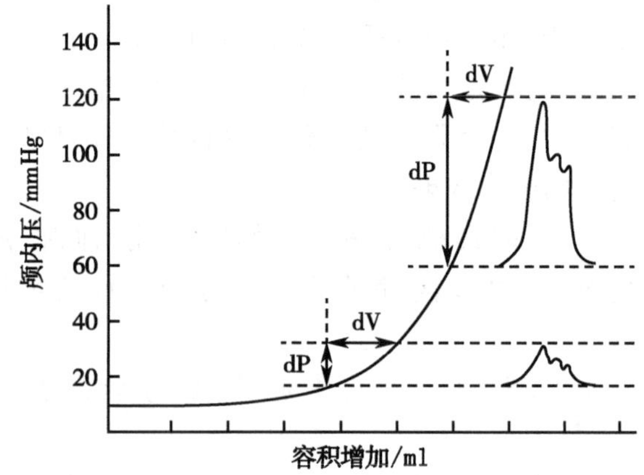

图 3-1-2 颅内内容物与颅内压代偿关系示意图
dP：压力改变；dV：容积改变

此时监测颅内压，可看出即使少量容积的增加，压力记录也会明显波动。这也说明患者有严重颅内压增高。容积代偿功能失调时，患者躁动不安或用力（如排便）均可导致脑疝的发生或猝死。反之，此时少量容量减少，如进行脱水疗法，脑室脑脊液引流或过度通气等，可迅速缓解颅内高压危象。

（四）颅内的顺应性与弹性

容积压力关系也可用颅内的弹性（elastance）与顺应性（compliance）来表示。两者是一对矛盾。颅内的弹性主要来自脑组织弹性所产生的压力，顺应性表示颅内的容积代偿功能的强弱，从而决定颅腔内所能接受的容量。当代偿功能较多地保留时，则顺应性强而弹性弱；反之，顺应性弱而弹性强，两者互为倒数。弹性是单位容积的变化所产生的压力变化，用 AP/AV 表示（即压力变化/容积变化），以 mmHg 为单位。顺应性是颅内单位压力变化所产生的容积变化，用 AV/AP 表示，以 ml 为单位。1972 年 Miller 等利用容积/压力关系的原理，在进行持续脑室内压监护时，1s 向脑室注入 1ml 生理盐水，并记录压力上升的情况，来判断患者颅内压状态。颅内压上升 <3mmHg 为正常范围，这种现象称为容积压力反应（volume pressure response，VPR）。VPR 可以粗略地估计颅内弹性。1973 年 Marmarou 提出用压力容积指数（pressure volume index，PVI）来计算颅内的顺应性。PVI 的定义为使颅内压增高 10 倍所需要的容积（ml）。成人正常值为 18~30ml。袁贤瑞等的一组临床研究材料亦表明其正常值的下限为 18ml，如 PVI<18ml，表明容积代偿功能失调。又发现 PVI 较 VPR 对预测容积代偿功能更为准确。儿童正常 PVI 值较成人为低。也说明儿童的容积代偿功能较成人差。

（五）影响颅内容积代偿的其他因素

压力容积曲线的临界点不仅取决于颅内可转移的 CSF 与血液的量，也取决于颅内容积增大的速度，颅内容积增加越快，颅内压增高也越快，即曲线的陡峭部分左移，这是因为机体的颅内容积代偿需要一定时间，这也阐明了为何颅内急性出血所引起的颅内压增高较同等容积的颅内肿瘤引起的颅内压增高临床症状要严重得多。

颅内容积代偿功能的强弱不仅取决于颅内容积的增减，而且与脑组织的硬度（弹性）有关，因为脑组织的硬度影响着容积压力的转换。当动静脉压力高，或脑组织含水量高（脑水肿）或有颅内占位性病变存在，则其硬度高（弹性强），而顺应性弱；反之，则其硬度低（弹性弱），而顺应性强（图 3-1-4）。在某些情况下类固醇的应用可令压力容积曲线陡峭部分右移，而对颅内压高低的变化影响较少。这可能是由于类固醇的应用有时仅在较轻的程度上减少了脑组织水分含量，改善了颅内的顺应性，而尚不足以降低颅内压。

另一方面颅内容积压力关系也要从颅内压的稳定状态（即平衡状态）的起点来分析，即某一稳定状态是在颅内压处于较低还是较高水平取得的平衡，但不同起点的平衡状态的颅内压力容积曲线不同（图 3-1-3）。

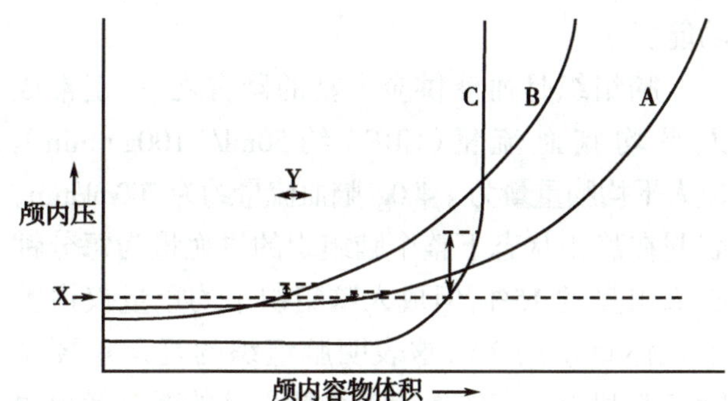

图 3-1-3 不同的颅内压平衡状态（稳定状态）所出现的不同容积压强曲线

A. 好的颅内压代偿状态，显示脑顺应性最佳；B. 较差的代偿能力，颅内压较早开始恶化；C. 脑顺应性最差，代偿能力到达极限，颅内压上升最快

颅内压是由许多因素决定的，即颅内占位性病变 CSF 的吸收阻力与生成速度、CSF 在颅腔内的含量（脑室与蛛网膜下腔）以及决定"脑组织硬度"的脑含水量与脑血管的情况（分布、容量与压力）。从图 3-1-4 可以看出，许多综合因素决定了 CSF 的容积与"脑组织的硬度"，后两者最终决定了颅内压的情况（颅内压的水平与压力容积曲线）。

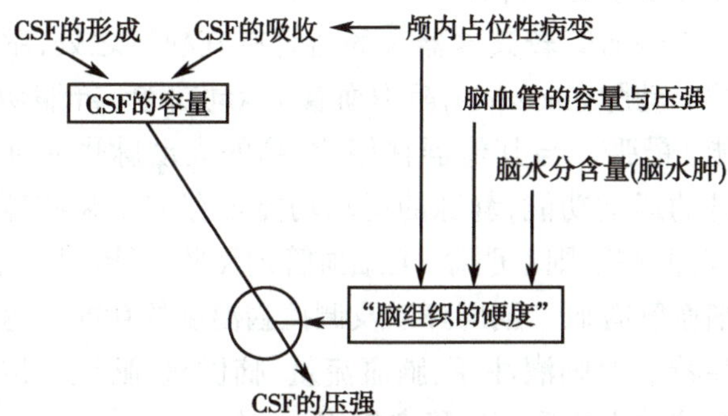

图 3-1-4 脑组织的硬度影响因素及脑脊液容量的关系

总之，颅内容积代偿的变化除取决于颅内增加容积的多少之外，也取决于容积增长的速度、脑组织的弹性、原稳定状态的颅内压水平以及脑疝存在与否。脑疝将减少容积代偿的空间（详见第二节）。抗 ICH 治疗的目的也是要求最大限度地保持颅内最大的容积代偿功能。

四、颅内压与脑血流量的自动调节

（一）脑血液循环的生理特点

脑血液循环的主要功能是向脑组织供血、氧及其他营养物质，并清除其代谢过程中的废料，同时运送激素与介质，实现脑组织对靶器官的调节功能。

脑组织是血液供应丰富的器官之一，正常成人平均脑血流量（CBF）约 50ml/（100g·min）。成人平均脑重量为 1 400g，脑血流量约为 700ml/min，表明在静止状态下整个脑组织的供血量为每分钟心输出量的 15%，但成人脑组织平均重量仅占整个人体重量的 2%，这表明脑组织的复杂重要功能需要利用较多的血液来维持。脑的耗氧量也很大，用一氧化氮法测定脑的耗氧量为 3.3~3.5ml/（100g·min），对成人整个脑来说每分钟耗氧量为 46ml，占人体每分钟全部耗氧量的 20%。虽然在正常情况下血液对脑的氧供应处于过剩状态，但在重度缺血情况下很快就发生脑供血供氧不足。

以上脑血流量、营养物质供应以及氧供应情况说明，中枢神经系统对缺血缺氧具有高度敏感性，而且易于遭受缺血缺氧的损害。由于脑灰质的血流量较白质高 4~6 倍，而脑灰质的耗氧量又较白质多 3~5 倍，所以灰质对全脑缺血缺氧的损害出现得更早也更明显。表明 ICH 的早期患者即可发生意识障碍。

脑血管较其他器官的血管有其独特之处，脑的小动脉（arteriole，阻力血管）运动功能（舒缩功能）最强。与其他器官相比，脑的大动脉也有明显的运动功能，静脉的运动功能虽存在于某些器官，但在脑则不明显，毛细血管则无此功能。脑毛细血管有血 - 脑屏障以及调控脑温度的功能。这些特点对脑灌注压、脑血流量、脑供氧、脑温度以及脑的生化环境有稳定作用。

（二）颅内高压对脑血流量自动调节的影响

脑组织的重要功能活动较其他的组织需要更多的供血与供氧，而且需要恒定的脑血流供应。成人 100g 脑组织每分钟平均需要约 50ml 脑血流量才能维持正常功能。脑血流量（CBF）与脑灌注压（CPP）成正比，与脑血管阻力（CVR）成反比，即 CBF=CPP/CVR。脑灌注压相当于平均动脉压（mSAP，即舒张压加 1/3 脉压）减静脉压，即血液通过脑组织的有效压力。但正常 ICP 为 2kPa（15mmHg），脑静脉压为 1.8kPa（14mmHg），且静脉压因 ICP 的变化而发生相应的变化，所以可将（SAP-ICP）代替（SAP- 静脉压），即 CBF=（mSAP-ICP）/CVR。从公式可以看出，血压与颅内压的升降都会影响脑灌注压的升降。当脑灌注压在 6.7~20kPa（50~150mmHg）时，血压与 ICP 的升降可伴有小动脉的扩张与收缩，从而保持脑血流量的恒定，称之为脑血流量的自动调节。若颅内压较长时间高于 6.7kPa（50mmHg），则自动调节机能受损，此时脑灌注压常低于最低的 CPP 维持量 6.7kPa（50mmHg），则脑血流量供应不足，而产生脑缺血与缺氧，导致细胞毒性脑水肿，使 ICP 进一步增高。严重脑供血不足的患者，在 20s 内进入昏迷状态，4~8min 可导致脑细胞不可逆损伤，患者可表现为植物生存或死亡。当进行颅压监测时，应力争 ICP 不超过 5.3kPa（40mmHg），则可使脑灌注压维持在 6.7kPa（50mmHg）以上，减少病残率与死亡率。因此，对颅内压的监测更重要的是要将脑灌注压控制在正常范围内 9.3~13.3kPa（70~100mmHg），以避免脑缺氧与脑的继发性损害。

脑自动调节功能正常时，CPP 的升降可通过 CVR 的增减使 CBF 在数秒钟内得到调节，使 CBF 保持恒定。当自动调节功能因缺氧、高碳酸血症或其他原因而减弱时，则调节速度变慢，而且调节的程度也不完全。这种自动调节功能在病理情况下是随着病理情况的加重而逐渐衰减。

在颅内压增高的影响下，脑血流量减少的表现之一是脑血液循环减慢，乃因颅内压增高时，脑静脉系统耐压最差，颅内静脉压也相应升高，从而使动静脉压差变小，脑血液循环减慢。只有当全身动脉压增高时，血流速度才有可能恢复。循环减慢可在脑血管造影时观察到。正常成人总循环时间为 4~8s；动脉期为 1~3s，平均 2.3s；毛细血管期为 0.5s 或更短，静脉期为 1.5~4.5s，平均 3.5s，儿童脑总循环速度与脑血流量均较青壮年为快，老年人则较青壮年为慢。颅内高压患者脑血管造影时发现多数明显减慢，最慢时可达 15s，并发现脑循环时间在 11.5s 以上者（几乎延长正常脑循环时间的 1 倍）皆有明显的意识障碍。

脑血液循环减慢在静脉期与毛细血管期最明显，动脉期较轻微。严重颅内压增高时，毛细血管期减慢程度可达 3.0~3.5s（正常 0.5s）。

严重颅内压增高昏迷的患者可由于颅内压达全身动脉压的高度，则脑血流量为零。这类患者行脑血管造影时，造影剂停止于颅底位置，而脑血管完全不显影，称之为“脑填塞”（brain tamponade）或“无充填征”（non fill syndrome）。发生较长时间的“脑填塞”后，即使颅内压已下降，由于脑小血管与毛细血管中沉凝物堆积，仍可不显影，称为“无再灌流”现象（nore-flow phenomenon）。此时患者进入“脑死亡”（brain death）阶段。

（三）其他因素对脑血流量自动调节的影响

从图 3-1-5 可看出 $PaCO_2$、PaO_2 与 BP 三者的变化与 CBF 的关系，当 PaO_2 与 BP 的压力在 8~21.3kPa（60~160mmHg）时，CBF 基本保持恒定。但当 $PaCO_2$ 升高时，CBF 则随之增大，CBV 与 ICP 也随之增高。临床上 ICH 的患者，尤其是严重的脑外伤患者，上述变化较常见，应注意将它们的变化控制在理想的范围内，尤其是 $PaCO_2$ 的变化。

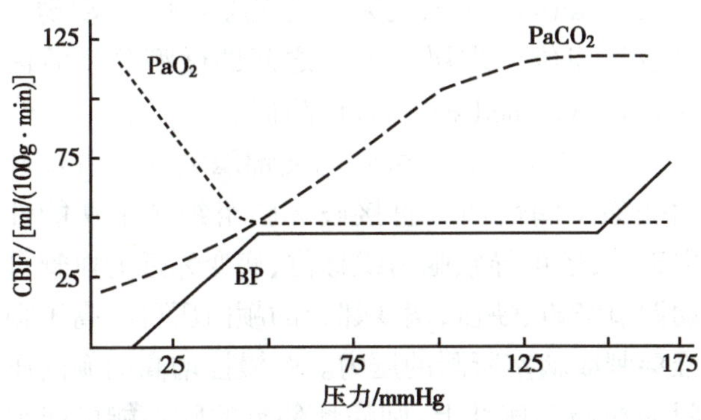

图 3-1-5　血压、氧分压与 $PaCO_2$ 对正常脑组织血流量的影响

血液 $PaCO_2$ 正常值为 5.3kPa（40mmHg），当 $PaCO_2$ 低于 2.7kPa（20mmHg）时，CBF 减少 40%，当 PaCO，增至 10.7kPa（80mmHg）时，则 CBF 几乎增加 1 倍。因此控制 $PaCO_2$，在正常或偏低的水平，对控制 ICH 至关重要。研究发现，CBF 中 $PaCO_2$ 一次性的降低，CBF 可下降并维持数小时之久。高碳酸血症时，CSF 的 pH 值也需要数小时才能恢复。在持续的高碳酸血症时，正常脑组织 CBF 与 ICP 可增高达 12 小时之久，均表明了脑血管对 $PaCO_2$ 变化的敏感性。从图 3-1-5 中可以看出，在 CBF 的调节中，$PaCO_2$ 是很重要的因素。

PaO_2 对 CBF 的影响与 $PaCO_2$ 比较相对较小。PaO_2 在 6.7~20kPa（50~150mmHg）时，CBF 基本保持恒定。仅当 PaO_2 降至 50mmHg 以下时，则 CBF 增加；当降至 4.7kPa（35mmHg）以下时，则 CBF 增加 32%，降至 2kPa（15mmHg）时，则 CBF 增加至正常的 4 倍。此时 CBV 与 ICP 亦将增加，CBF 的自动调节在受伤的脑组织常受到破坏。如脑外伤使这种调节受损，则脑血管扩张，超过了代谢的需要，形成“过度灌注”（luxury perfusion）或脑充血。如再加上脑缺血区的血管对低 O_2 与高碳酸血症的影响，更易受损而扩张，形成“血管运动麻痹”，必将增加治疗的困难。

当睡眠快速动眼阶段（REM），CBF 也会增多，可能与睡眠时蓝斑兴奋性降低，血管扩张有关。

CBF 与体温呈正相关，低温将降低 CBF 与 ICP。每降低体温 1℃，则 CBF 减少约 6%。笔者曾对一组脑瘤患者行术前低温麻醉，降温前后行腰椎穿刺测压，降温后（37℃降低至 32℃）较降温前降低约 50%。

当 ICH 时，血管加压反应（vasopressor response）或称反射性血压增高对维持正常 CPP 也有一定作用，但常出现于较严重的 ICH 患者，乃因脑干缺血致交感神经兴奋而引起。这种反应出现较晚，甚至在 CPP 小于 4~6.7kPa（30~50mmHg）的情况下才出现。

五、颅内高压与脑功能的损害

ICP 增高的本身对脑功能一般无明显损害。但在 ICP 高达 40mmHg 以上时，尤其是局灶性 ICH，主要从两个方面导致脑功能损害：一是脑移位与脑疝；另一是 CBF 明显降低，致使脑缺血缺氧引起脑功能损害（图 3-1-6）。

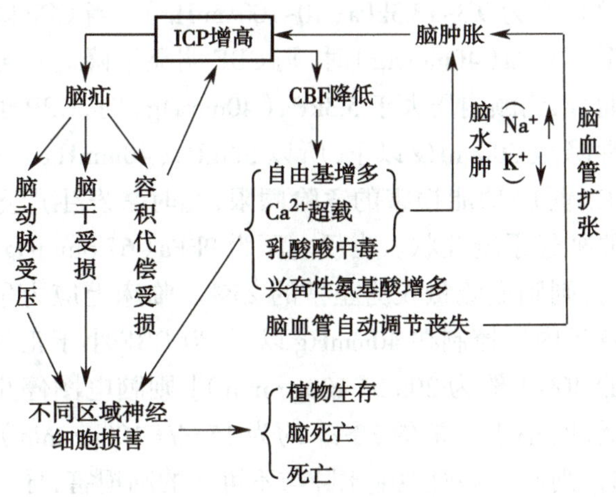

图 3-1-6　严重颅内高压与脑功能损害恶性循环示意图

（一）脑移位与脑疝对脑功能的损害

在颅内占位性病变的情况下，颅内压在颅腔内不能均匀分布，产生压力梯度，终而发生脑移位与脑疝，其中危害最大的是海马钩回疝、枕骨大孔疝、脑干轴性移位与小脑疝，它们对脑功能损害可归纳为三个方面：

1. 移位与疝出的脑组织对脑干与脑神经的压迫与牵扯使之变形、移位、扭曲，严重者引起组织软化或坏死。

2. 疝出的脑组织对血管的压迫与牵扯，如大脑后动脉因海马钩回疝的压迫引起枕叶内侧面梗死。大脑镰疝对大脑前动脉的压迫可使双下肢轻瘫，称为脑性截瘫。脑干移位对脑干穿通支的牵扯可引起脑干缺血与出血。

3. 在脑疝的情况下，颅内顺应性也会明显降低。有作者提出，无论是成人或儿童，颅腔对总的空间缓冲作用估计为68%，其余为脊髓腔的作用。当发生枕骨大孔疝时，失去脊髓腔的空间缓冲作用，总的颅内空间缓冲作用将减少约1/3。当发生海马钩回疝时，总的空间缓冲作用将减少约2/3。Miller则提出整个颅脊腔顺应性的分布情况是幕上50%，幕下20%，脊髓腔30%。这阐明了为何当出现脑疝时，除因脑干受压与扭曲令患者情况恶化外，颅内顺应性明显降低，颅内压急剧上升，进一步加重对脑干的损害，形成恶性循环，所以一旦脑疝出现，则病情急转直下，如不尽快解除，患者会很快死亡。

（二）脑缺血对脑功能的损害

如前述CBF与CPP成正比。颅内高压可引起CPP改变，CPP又是维持CBF的重要因素。正常CPP为9.3~13.3kPa（70~100mmHg），当CPP降至5.3kPa（40mmHg）时，则CBF明显下降。一般而言，当颅内压大于5.3kPa（40mmHg）时，CPP也常降至50mmHg以下，所以5.3kPa（40mmHg）的ICP是脑功能损害的危险阈限，此时常发生严重的神经系统症状。当颅内压为9kPa（67.6mmHg）时，则脑血流量仅为正常的25%。临床上应力争将颅内压控制在40mmHg以下，当CBF小于正常的40%［约为20ml/（100g·min）］，则脑电图停止活动，小于正常的30%［约为15ml/（100g·min）］时，则产生缺血性脑水肿与不可逆的脑损害，导致植物性生存或脑死亡。一般血压下降较颅内压增高引起的CBF下降更为明显。当全身血压下降而令脑灌注压下降至2.7kPa（20mmHg）时，则CBF可为零。

当CBF下降导致脑缺血时，将导致脑功能损害。脑缺血可分为全脑或局灶性脑缺血，分述如下：

1. 全脑缺血 全脑缺血可能是完全性的，见于心跳呼吸暂停或溺水等情况。脑缺血有时是不十分完全的，见于颅内压增高、血压下降或脑动脉硬化等所致的严重CPP下降。此时可有邻近脑动脉供血的分水岭区脑梗死（boundary zone infarction），倾向于发生在大脑半球凸面中线旁由前向后的弧形带部位，即大脑中动脉与大脑前动脉供应的分水岭区；或发生于大脑中动脉与后动脉位于颞叶中下部位的分水岭区。这种梗死带在脑表面表现为皮层表面小凹陷（粒状萎缩，granular atrophy），该处为小的皮层瘢痕，在动物实验也发现位于皮层穿通支之间的微型分水岭区（micro watershed zone）代谢障碍。

2. 占位性病变引起的局部脑缺血 占位性病变除浸润性病变直接破坏脑组织产生功能性损害外，还可导致脑组织移位、病变邻近的血管自动调节障碍、缺血，病变邻近的颅内压可能高于腰椎穿刺或脑室所测的压力。弥漫性增高的颅内压附加在局部病灶上，则病灶邻近的脑功能可能因局部脑血流量更低而受损，患者可能在2~3.6kPa（15~25mmHg）颅内压较低的情况下而产生局灶症状，这些症状可能当弥漫性颅内高压降低时而得到恢复，这就是临床上脑瘤患者应用激素后症状可明显改善之故。

3. 弥漫性颅内压增高与局灶性颅内压增高的脑功能损害 正常脑组织对弥漫性颅内压增高（如脑积水、良性颅内高压或全身疾病引起的脑水肿等）较局灶性病变（脑挫伤或占位性病变等）引起的颅内压增高的耐受能力要强，这是因为弥漫性颅内高压受脑移位与脑疝的影响没有局灶性颅内高压严重，因此脑组织在短期内可耐受较高的颅内压。而局灶性病变引起的颅内高压，当颅内压超过3.3kPa（25mmHg）时，可产生严重后果。因此颅内高压对脑功能产生的损害应考虑到颅内压增高的原因与颅内压水平两个因素。此外，如位于天幕附近的颞叶占位性病变可以在疾病的较早期出现海马钩回疝，而此时颅内压可以不很高。这类病变产生脑损害的机制，是以海马钩回疝导致脑干损害为主。然而，弥漫性颅内压增高或远离天幕的占位性病变，则常在颅内压增高到相当高的程度后才出现脑疝，此时颅内高压导致脑血流不足的损害则常是脑损害的主要因素。此外，颅内压增高的速度，如急性硬脑膜下血肿，当脑中线移位 10mm 时，颅内压力可高达 50mmHg；慢性硬脑膜下血肿，当脑中线移位达 20mm 时，颅内压力仍可能增高不明显。这主要是由于颅内压力增高的速度不同，颅腔内空间代偿机制得以充分发挥。

头痛、呕吐与视神经乳头水肿是颅内高压的三大主征。但三大主征与颅内高压的程度并非完全一致的相关。对此在诊断时应有所警惕。

头痛是由于颅内压增高使脑膜、血管和神经受刺激或牵扯所致。头痛多为持续性的跳痛，阵发性加剧，咳嗽、打喷嚏或用力等可加重头痛。头痛常是清晨加重，可能是因为夜间较久的平卧，呼吸抑制使 $PaCO_2$ 升高。一段时期的经常性进行性加重的头痛应考虑为颅内占位病变，而较长期的阵发性头痛多为一般性的偏头痛等。呕吐稍迟出现，常伴随头痛发生。呕吐常呈喷射性，呕吐后头痛也随之有所缓解。视神经乳头水肿是可靠的诊断颅内高压的客观指标，但它的发生最快也要在 ICH 发生后两天才出现。这是由于 ICH 的压力传至视神经鞘内，使眼底静脉回流受阻所引起，有时伴有片状眼底出血。长时期的水肿会导致视神经萎缩与视力下降，不及时纠正，将导致失明，必须高度警惕。

不同程度的意识障碍将随 ICP 的加重而出现，常用格拉斯哥分级评分。这是因为 ICH 时，脑血流减慢，对缺血最敏感的大脑皮层受累，或较重的 ICH 致脑干移位受压影响网状结构所致。

较重的 ICH 可出现血压升高脉搏缓慢及呼吸不规则，称之为库欣反应（Cushing's response），乃因脑干缺血所致，可见于三分之一的小脑幕切迹疝的患者。

急性发作的严重 ICH 患者的症状（如高血压脑出血）为突然发生头痛，并很快进入昏迷状态，常伴发脑疝。严重的 ICH 的患者，当 ICP>5.3kPa（40mmHg），不能得到较快改善时，由于 CBF 明显减少，患者有可能成为植物人或脑死亡。

儿童 ICH 患者可见到头皮静脉扩张，前囟门隆起，骨缝分离与头围增大，后者至少可持续到 12 岁。

六、颅内压增高的特殊检查方法

特殊检查的主要目的是确定有无颅内压增高及增高的程度，确定病变部位与性质。应根据每个患者的情况，首先根据临床检查结果，经过详细分析后，对病变定位定性和对 ICH 情况的要求，选用不同的特殊检查方法，才能收到既有实效而又经济的效果。这些检查方法包括腰椎穿刺测压与 CSF 检验、颅内压监测、经颅多普勒（TCD）脑血流速的监测、头部 X 线片、CT、MRI 单光子发射体层摄影（SPECT）和正电子发射体层摄影（PET）等。

七、颅内高压治疗

颅内高压的治疗主要目的是尽量控制颅内压至正常范围，保证有效的脑灌注压和脑的能量供应，防止或减轻脑移位或脑疝。在此基础上争取时间治疗原发性疾病，如争取时间进行手术治疗等。

（一）一般治疗

一般疗法的目的是力争保持平衡的生理状态，如保证脑供血供氧、减少机体对氧的消耗。患者应保持安静，躁动者尽快给予镇静剂控制，但用药前应查找产生躁动的原因，如排尿不畅、膀胱膨胀是半昏迷患者常见的现象，不解除产生躁动的原因，盲目应用镇静剂，有害无益。注意抬高上半身 20°~30°，以利静脉回流，有助于降低 ICP，一般约能降 0.8kPa（6mmHg），仅维持数小时，而后又逐渐回升至原来水平。对低血容量者，在恢复血容量后再考虑抬高床头。对昏迷患者要特别注意保证呼吸道通畅，呼吸道分泌较多者要尽早行气管切开与吸痰，以保证氧的吸入。排空胃内容物，减少腹胀，防止呕吐物吸入呼吸道。防止胸腔内压力增高及颈静脉回流受阻。注意排尿排便通畅，以利体内毒素排出。保持血压、血糖、血氧、$PaCO_2$、血 pH 和血清电解质均为正常范围，维持正常血容量与血渗透压。控制 CPP 在正常范围，保持体温正常，预防癫痫发作等。

过去认为控制患者液体的入量与钠盐是为了减轻脑水肿，对成人每日入水量的限制为正常用量 2 500ml 的 4/5 或 2/3，钠盐也限制到正常用量的一半。现已有实验证明脱水并不能减轻脑水肿，对患者限制水盐入量是对 CPP 下降和脑组织继发性缺血损害缺乏认识。急性颅内疾患的患者有发生“脑盐耗综合征”（cerebral salt wasting syndrome）的可能，此时患者出现低钠低血容量状态，液体的限制将加重脱水而导致脑缺血。也曾有作者报告蛛网膜下腔出血的患者在限制入水量后发生脑梗死，所以对所有急性脑病患者保证正常的血容量很重要。近年发现在甘露醇脱水疗法的过程中，患者大量排尿后可出现血容量不足，血压与 CPP 下降而导致脑缺血缺氧，因此当前对颅内疾患的患者不应过度限制液体与钠盐的入量。保持 ICH 患者的皮肤弹性正常，每日尿量至少有 500ml，血压正常。注意保持患者血电解质酸、碱和血糖等均在正常范围，如此最有利于 BE 和 ICH 恢复。对严重 BE 的患者，多主张将 CPP（正常为 70~100mmHg）维持在正常范围的低值，成人为 70mmHg；小儿为 50mmHg 为宜，具体 CPP 的值要根据血管自身调节功能，过高的灌注压对 BE 及 ICH 都有恶化作用，因为高血压或高 CPP 会增加毛细血管内静水压，从而加重脑水肿。这种影响对血 - 脑屏障（BBB）损伤更广泛更严重者，表现也更突出，预后也更差。而过低的 CPP 则将导致脑缺血缺氧，故在颅内压监测时应同时注意 CPP 的监测。

（二）脑疝的急救

一旦脑疝危象发生，主要是脑干受挤压，加之 CSF 循环受阻，颅内顺应性明显降低，病情将急转直下，延误急救，患者将很快死亡。反之，通过急救减少颅内容积，降低颅压，也可收到起死回生的效果。这是因为颅内顺应性很差时，颅内少量容积增加，可令颅内压显著增高，促使危象发生，以致死亡。反之，少量容积减少也将使颅内压明显下降，脑疝危象可以得到暂时解除，从而为进行进一步治疗，如清除颅内占位病变的手术等争得了时间。所以急救成功后，应尽快将原发病的治疗进行到底。否则第二次脑疝危象的发生，情况常较第一次更为紧迫（危象再发的间隔期短，危象进展更快），抢救更困难。不管哪种脑疝，急救的目的均为减少颅内的容量，短期内可以减少的颅腔内容物是 CSF 与脑水肿液，方法简单而效果良好。

减少 CSF 的方法是行快速的脑室穿刺放出 CSF，放出速度应稍慢，以免引起或加重小脑幕切迹上疝与脑室塌陷。减少脑水肿液的方法是静脉注射甘露醇或同时加用肌注呋塞米。选用的药物的种类与剂量，应根据患者当时的脱水情况而定。一般而言争取在患者双侧瞳孔扩大与呼吸停止之前采取这些措施，效果常非常明显。患者常很快清醒，瞳孔大小也常很快恢复。

（三）抗颅内高压的治疗

ICP 高于 2.7kPa（20mmHg）持续 5min 以上者，应开始进行抗 ICH 处理，高达 5.3kPa（40mmHg）者，应尽快采取更得力的措施来降低 ICP。兹将不同抗 ICH 措施介绍如下：

1. 甘露醇 疗效快，降压明显，较安全的制剂。其作用机制是当快速注入静脉后，使血浆渗透压迅速增高，在血 - 脑屏障良好的情况下，形成脑组织液与血浆之间的渗透压梯度，促使脑组织液体，包括脑细胞内外液体，转移至血管内，并通过近端肾小管形成的高渗透压产生利尿作用，同时抑制脉络膜丛分泌，减少脑脊液生成，减轻脑水肿，降低颅内压。一般常用 20% 的甘露醇溶液，成人为每次 0.25~1g/kg，静脉缓慢推注或快速滴注。每 4 小时一次，于 30min 内滴完，用药 5min 开始起作用，30min 达高峰，3~6h 作用消失，争取使血浆晶体渗透压维持在 295~320mOsm/L。达不到此水平时，可加用人血清蛋白或高渗盐水等。超过 320mOsm/L 则易发生肾衰竭。

甘露醇 182 的大分子量不易溢出血管外，很少有反跳现象，近年发现静注后 2~4h 可发生 ICP 反跳现象，血 - 脑屏障损伤广泛与严重者，则反跳发生愈快。Mc-Manus（1998）将神经胶质细胞放入高渗性甘露醇内，细胞先缩小，继之很快肿胀，可比原体积更大，可达 184%~227%，而在高渗盐水中却无反跳现象。因此认为甘露醇渗入细胞内是应用甘露醇后颅压反跳的原因。另外多次应用甘露醇后，其作用逐渐衰减。笔者在临床研究中发现，在颅内压监护的情况下，甘露醇连续应用多次后，其降压作用明显衰减。说明颅内高压患者在连续多次应用甘露醇后，应与其他降压措施交替使用，须在ICPM下进行，减少盲目性。

甘露醇的副作用：①由于甘露醇的迅速脱水与利尿作用，可导致血容量不足、电解质紊乱，如低血钠、钾或钙，甚至休克。②甘露醇用量过大或过久，血浆晶体渗透压过高（>320mOsm/L）者，可发生肾衰竭。③心功能较差或婴儿应用甘露醇后，大量组织液进入血管内，血容量骤增，加重心脏负荷，可能导致心力衰竭或肺水肿。新生儿更易发生肾衰竭，且其脑毛细血管脆弱，可引起颅内出血，应慎用。

单用甘露醇脱水有短暂的血容量增加，待利尿后血容量又减少。血容量减少后，血细胞比容增高，血细胞比容是影响全血黏度的重要因素，血黏度增高后，将影响脑组织微循环。有人提出在常规应用甘露醇的基础上，每日加用低分子右旋糖酐，每次0.5g/kg，每日1~2次，起到稀释血液的作用，有利于改善微循环，提高治疗效果。

2. 甘油 10%或20%的甘油均为高渗性脱水剂，静脉滴注后主要是通过改变组织间的渗透压而发挥降压作用。杨树源等比较10%甘油或20%甘露醇静脉滴注，发现两者在临床降低颅内压的效果相似。然而，甘油发生降颅内压开始的时间与降低颅内压高峰时间均比甘露醇稍迟，而其降压持续的时间（约6h）比甘露醇持续时间稍久。10%的甘油溶液静脉缓慢滴注，一般无溶血的副作用。

3. 高渗性盐水 高渗性盐水（HTS 3%，5%，7.5%）为当前较多作者推荐的制剂。这主要是因为HTS降ICP的效果与甘露醇相似，但其副作用较少较轻，且其扩容、升血压和改善CPP均优于后者，故对严重脑外伤合并失血性休克患者的复苏更为有利。对应用甘露醇无效者，改用HTS也常收效。近年有更多的报道将HTS用于严重脑外伤患者开始复苏与其后的维持阶段。

4. 呋塞米（速尿） 为利尿性脱水剂，其作用机制是通过增加肾小球滤过率，减少肾小管对Na^+、K^+等的重吸收而起到利尿与脱水的目的。成人每次20~40mg，口服、肌肉或静脉注射，每6~8小时一次。凡疑有心肾功能障碍的ICH患者、老人或小儿，可先用呋塞米，待尿量增加、血容量稍减后，再用甘露醇，则可避免其导致的心脏负荷过重。

5. 人血清蛋白 人血清蛋白是血浆胶体渗透压构成的主要成分，对增加血容量和维持血浆渗透压起重要作用。每5g清蛋白溶解后，在维持机体渗透压方面，约相当于100ml血浆或200ml全血。清蛋白冻干制剂可用5%葡萄糖液或灭菌注射用水溶解，使成为10%（g/ml）清蛋白溶液，用量酌情而定，采用静脉缓慢滴注，每分钟不超过2ml。

呋塞米与清蛋白联合应用：呋塞米通过利尿导致脱水，不会引起心脏负荷的增加，清蛋白则提高血浆胶体渗透压吸收水肿液进入血管，以维持血容量。两者脱水作用较甘露醇为缓和，但更持久，副作用较少，更适用于有心肾功能障碍的患者。

6. 地塞米松 抗脑水肿作用主要是调整与改善血－脑屏障功能，降低血管通透性，减少CSF生成，稳定溶酶体膜及钙通道阻滞等。具有抗炎、抗过敏、抗休克、抗氧化等作用。近年来研究发现，颅脑外伤后下丘脑垂体系统的活性反应导致细胞因子，如肿瘤坏死因子（TNF）与白细胞介素（LL）大量释放，可引起炎性综合征与毒性反应，地塞米松等糖皮质激素可抑制此反应而保护脑组织与抗脑水肿。故对血管源性脑水肿与细胞毒性脑水肿均有疗效。作用在肌肉或静脉注射后12~24小时产生，维持3天或更久。与甘露醇或甘油联合应用，则后者作用快而短暂，前者作用慢而持久，两者起到相辅相成的作用。目前常用剂量是10mg静脉滴注，每日2~3次。近年来对地塞米松治疗有人主张应用冲击剂量，每次0.5~1mg/kg，静脉注射，每6小时一次；2~4次后情况好转者，改为每次0.1~0.5mg/kg。应用大剂量激素时应与抗酸剂和胃黏膜保护剂合用，防止消化道出血。

激素对脑肿瘤周围水肿与放射性脑水肿（如γ刀术后）有明显疗效，而对严重脑外伤仍认为无效，更不主张大剂量激素治疗。

7. 脑室脑脊液引流 在行脑室、颅内压监测的情况下，进行控制性（即将ICP控制在接近正常的范围）、持续性（即每分钟均衡缓慢引流）脑室CSF引流，其降ICP的效果较任何脱水剂快而明显。每分钟引流CSF2~3滴，每日约引流240ml，常可将ICP控制在接近正常的范围。

严重脑外伤或脑缺血，缺氧常伴有脑组织与CSF中乳酸蓄积，脑室CSF引流又可清除CSF的乳酸及其他代谢产物。凡颅内出血的患者，颅内的血液与凝血酶等均可加重脑水肿，引流出血液也可避免脑水肿加重，同时可减少脑积水的发生。这种方法的应用，也必将减少其他脱水剂的应用。

8. 过度通气 过度通气使肺泡与血液中PCO_2降低，导致低碳酸血症，它直接作用于脑阻力血管使之收缩和脑血流量减少，使脑容积缩减与ICP下降。另外，过度换气增加了呼吸的负压，使中心静脉压下降，促进脑静脉血液回流至心脏，亦可减少脑血容积。此外，组织的酸中毒也可因呼吸导致的碱中毒得到缓解。由于过度通气可能直接作用于血管壁肌层，对脑阻力血管已处于麻痹状态者，有人认为仍可起到收缩血管的作用。

正负压过度通气效果最好。吸入气体中含氧40%~100%，使动脉PO_2维持在90~100mmHg；而动脉PCO_2降至25~35mmHg（若低于20mmHg可导致脑缺血）为恰当。过度通气是通过降低CBF而降低ICP，所以其主要的副作用是脑缺氧。

9. 巴比妥盐昏迷 常用药物是硫喷妥钠和戊巴比妥（pentobarbital）。大剂量巴比妥治疗作用是令全身麻醉，抑制脑代谢，从而导致CBF降低与ICP下降。适用于血流动力学较稳定的患者。治疗过程防止发生低血压并发症。

10. 去骨瓣减 对各种原因引起的严重ICH，当其他降压措施仍无效时，去骨瓣减压术有可能降低死亡率，当前尚无科学性很强的报道证明此手术能改善预后。

以上各种抗ICH的措施应根据不同的病例及同一患者的不同阶段选用不同的组合。合理的选用与组合对成功的治疗ICH至关重要。抗ICH措施用之过度或不足，都难以取得最佳疗效，甚至有害。对患者一些必要的客观监测应予以重视。如ICP与CPP的监测，脑供氧情况的多项测定及血浆晶体与胶体渗透压的测定等项目。这些测定为严重ICH患者提供了客观量化的数据，从而才有可能对治疗提出合理的决策与确定某种治疗的有效性。

（李敏 屈延）

参考文献

1. Jack Jallo，Christopher M.Loftus. 颅脑创伤和脑科危重症治疗学［M］. 高亮，译 . 上海：上海科技出版社，2012.
2. 虞佩兰，杨于嘉，曹美鸿 . 小儿脑水肿与颅内高压［M］. 北京：人民卫生出版社，1999.
3. 杨树源，岳勇，李庆彬，等 . 甘油果糖注射液降低颅内压的临床观察［J］. 中华神经外科杂志，1994，10（5）：272-274.
4. 江基尧，朱诚 . 颅脑外伤临床救治指南［M］. 上海：中国人民解放军第二军医大学出版社，2002.
5. Clifton GL，Miller ER，Choi SC，et al.Hypothermia on admission in patients with severe brain injury［J］. J Neurotrauma，2002，19（3）：293-301.
6. Markgraf CG，Clifton GL，Moody MR. Treatment window forhypothermia in brain injury［J］. J Neurosurg，2001，95（6）：979-983.

第二节 脑疝

脑疝（brain herniation）是指正常颅腔内某一分腔有占位性病变时，该分腔的压力比邻近分腔的压力高，脑组织从高压区向低压区移位，被挤到附近的生理孔道或非生理孔道，使部分脑组织、神经及血管受压，脑脊液循环发生障碍而产生相应的综合征。颅腔内部表面不平整，由突起的小脑幕及大脑镰将颅腔内部分为幕上左右及幕下三个腔室。幕上与幕下之间通过小脑幕裂孔沟通，幕上左右之间通过大脑镰下间隙沟通，颅腔底部经枕骨大孔与椎管沟通。

病理情况下，如出血、水肿、挫裂伤或肿瘤等，导致某一腔室内压力升高，超出脑组织代偿能力，该腔室内的脑组织即向压力较低的腔室移位，在通过腔室之间的孔隙时脑组织受进一步挤压，形成脑疝。由于小脑幕裂孔及枕骨大孔中分别有中脑及延髓通过，脑疝时常使二者受压，导致脑干损伤，出现严重临床症状并危及患者生命。脑疝是严重的临床危象，应采取积极措施治疗颅内压力升高，预防脑疝发生。一旦脑疝出现，应迅速纠正才可避免出现不良结局。

临床常见的脑疝根据发生部位及疝入的脑组织不同可以分为：小脑幕切迹疝（transtentorial herniation）（颞叶钩回疝）、枕骨大孔疝(transforamen magna herniation)(小脑扁桃体疝)、大脑镰疝(subtentorial herniation)(扣带回疝)和小脑幕切迹上疝(小脑蚓部疝)。不同类型的脑疝可同时存在,也可相继发生。

一、小脑幕切迹疝

(一)解剖基础

小脑幕覆盖小脑,并支撑大脑,其游离的前缘即小脑幕切迹。小脑幕切迹与鞍背共同形成小脑幕裂孔,后者是幕上与幕下间隙之间的唯一通道,内有中脑通过。

脑干与小脑幕切迹之间的间隙可以分为前、中及后三部分:①切迹前间隙位于脑干前方。间隙外侧有颞叶钩回的球状隆起。脚间池位于切迹前间隙的后部,两侧大脑脚与鞍背之间。脚间池内有动眼神经、后交通动脉、基底动脉和大脑后动脉通过。动眼神经自脚间窝发出后经大脑后动脉与小脑上动脉之间向前走行进入海绵窦。②切迹中间隙位于脑干外侧。其内侧壁为中脑及脑桥上部。外侧壁幕上部分由颞叶内侧面的海马结构构成,钩回和海马旁回位于此部最下方。环池位于切迹中间隙内中脑两侧,内有滑车神经向前及大脑后动脉向后走行。③切迹后间隙位于中脑后方。四叠体池是切迹后间隙的主要脑池,内有大脑大静脉经此池汇入直窦。

小脑幕切迹下疝可以分为前部型、后部型和完全型。前部型海马钩回疝入脚间池及周围池。后部型海马旁回的后部、舌回及扣带回的峡部经小脑幕切迹疝入四叠体池内,造成中脑背侧受压移位。完全型脑疝是前部及后部型的总和。

(二)病理生理

当幕上半球内压力持续升高超过代偿能力后,脑组织即发生移位,向对侧移位时受大脑镰限制移位受阻。半球底部邻近小脑幕裂孔的颞叶钩回及海马旁回则向下移位,进入小脑幕裂孔,导致小脑幕游离缘与脑干之间的间隙增大,从而使更多的脑组织进入裂口内。早期出现动眼神经、大脑后动脉、后交通动脉及大脑脚受牵拉或移位,进一步加重则挤压脑干至对侧,对侧神经血管受影响,直至影响整个中脑及周围结构。在此过程中,有以下典型病理生理改变。

1. 动眼神经损伤 颞叶钩回疝入脚间池内时,可直接对走行于大脑后动脉及小脑上动脉之间的动眼神经形成直接压迫,也可通过大脑后动脉形成间接压迫。支配瞳孔括约肌的神经纤维恰位于动眼神经上表面。动眼神经受压时,早期瞳孔括约肌纤维受刺激可能导致瞳孔缩小,但随着压迫的加重常导致神经麻痹,出现瞳孔散大。最后累及支配眼外肌的躯体运动纤维。

2. 脑干变化 中脑受压时,其内部的网状激活系统扭曲受压可导致意识障碍。同侧大脑脚受压可导致皮质脊髓束受损,出现对侧锥体束征。脑疝进一步加重时可将脑干推向对侧,导致对侧大脑脚受小脑幕游离缘压迫,引起同侧锥体束征。晚期,中脑功能障碍可导致去脑强直,下丘脑牵拉变形可导致心血管、呼吸及体温紊乱。中脑移位时供血血管受牵拉,可导致中脑缺血,进一步加重损伤。严重移位时也可能出现脑干出血。

3. 脑脊液循环障碍 脑脊液经中脑内部的导水管向下流动。而在中脑周围的脑池中,脑脊液向幕上方向流动。当中脑受压逐步加重时,脑脊液向上及向下循环的通路都可出现障碍,导致脑积水发生,颅内压力进一步升高,脑疝加剧。

4. 大脑后动脉梗死 小脑幕裂孔疝时,走行于颞叶和大脑脚之间的大脑后动脉可被压迫或牵拉,导致管腔变细或经过小脑幕游离缘处的管腔闭塞,出现枕叶梗死,进一步加剧颅内压力升高。

(三)临床表现

临床多出现颞叶钩回疝,即前所述前部型小脑幕切迹疝。即根据病程进展程度及临床表现不同,可以分为早、中、晚三期。

1. 早期 脑疝的早期诊断及治疗对于患者预后极其重要。早期发现并纠正脑疝,则患者有望取得良好预后,反之死亡率及致残率显著增加。脑疝早期临床表现包括:①颅内压力升高,脑疝出现前即存在,表现为头痛加剧、呕吐、躁动不安,伴有呼吸及心率减慢;②意识障碍,脑干网状上行激活系统受累及时可出现意识障碍加深,患者可由嗜睡状态加深至昏睡甚至昏迷;③瞳孔变化,早期动眼神经受刺激兴奋性升高,可出现同侧瞳孔缩小,这一过程较短不易观察到。随即动眼神经麻痹导致同侧瞳孔逐渐散大;④锥体束征,因大脑脚受压,皮质脊髓束受影响,出现对侧上下肢肌力障碍及肌张力升高,伴有病理征阳性。早期症状多较轻,需仔细检查才可发现。

2. 中期 中期出现小脑幕裂孔疝的典型临床表现,包括:①意识障碍进行性加重,随着中脑受压迫进一步加重,网状激活系统功能障碍加剧,患者意识障碍继续加深;②瞳孔散大,经历早期瞳孔缩小后,随着动眼神经受累加剧,动眼神经麻痹进行性加重,表现为同侧瞳孔进行性散大,伴有直接及间接瞳孔对光反射消失。此时,对侧瞳孔大小可正常,但多伴有对光反射减弱;③生命体征,此期可出现典型的Cushing反应,表现为呼吸深慢,心率减慢,脉搏有力,伴有血压升高;④锥体束征,同侧大脑脚受压加重,出现对侧上下肢瘫痪、肌张力增高、腱反射亢进以及病理征阳性,伴有中枢性面瘫。脑干受压向对侧移位时,由于对侧大脑脚被推向对侧小脑幕缘,可因对侧皮质脊髓束受累,导致同侧肢体瘫痪。

3. 晚期 此期出现中枢衰竭表现,由于脑干长时间受压,导致脑干继发缺血、水肿或出血,中脑功能严重受损,出现深度昏迷,对一切刺激均无反应,双侧瞳孔散大固定、对光反射消失,躯体呈去大脑强直状态。幕上压力经颅后窝传递至枕骨大孔时,可出现枕骨大孔疝,延髓受压后出现生命中枢衰竭,脉搏细数、血压下降,潮式或叹息样呼吸,后呼吸逐渐停止,最终心脏停搏。若心脏停搏后及时心肺复苏,则心脏搏动有可能恢复,并在呼吸及循环支持下维持一段时间,最终仍因心跳停搏死亡。

后部型小脑幕裂孔疝可因鞍上或松果体区肿瘤压迫引起,早期多因四叠体受压累及其深部动眼神经E-W核,出现双眼睑下垂、双眼上视困难、双侧瞳孔散大伴对光反射消失等双侧动眼神经麻痹症状。该型脑疝进展较快且凶险,多在短时间内出现昏迷、去大脑强直、呼吸心搏骤停等表现。

(四)治疗原则

小脑幕裂孔疝重在预防,应积极处理纠正颅内压力升高,预防脑疝发生。一旦出现脑疝,应早期发现并处置。脑疝时间过长,导致脑干出现严重且不可逆损害,尤其是脑疝晚期,虽经积极抢救,临床预后仍不理想。需注意,怀疑颅内压力升高患者禁做腰椎穿刺,以避免诱发或加重脑疝。

一旦发现脑疝,应争分夺秒给予处置措施。可快速静脉给予脱水利尿药物,如甘露醇、呋塞米(速尿)及高渗盐水。完善必需检查、明确病因的同时,积极准备手术治疗,尽早进行手术。术中清除血肿或切除占位,可视情况行去骨瓣减压,也可切开小脑幕边缘以促进疝入的脑组织复位。

二、小脑幕切迹上疝

出血、肿瘤等原因导致幕下压力高于幕上压力时,小脑蚓部上端及小脑前叶的一部分经小脑幕裂孔向上疝入四叠体池,形成小脑幕切迹上疝,又称小脑蚓部疝。

1. 病理生理 小脑幕切迹上疝发生时,小脑蚓部及小脑前叶疝入四叠体池中,位于小脑幕切迹下方处的小脑上动脉可受压,导致小脑梗死。受疝入小脑组织的压迫,脑桥、四叠体、被盖甚至大脑脚可出现缺血、出血或水肿。中脑导水管受压可导致梗阻性脑积水。

2. 临床表现 小脑幕切迹上疝形成早期,因四叠体池受压,可出现双侧眼睑下垂、双眼上视障碍、双侧瞳孔散大、直间接对光反射消失及听力障碍。压迫进一步加重,导致被盖内网状激活系统受影响时可出现意识障碍。中脑及脑桥严重受压时可出现去大脑强直。

3. 治疗原则 幕下占位形成梗阻性脑积水时,行侧脑室穿刺可诱发小脑扁桃体上疝。因此,侧脑室穿刺应谨慎,避免放液过多诱发或加重小脑扁桃体上疝。治疗原则主要在于积极幕下减压,可紧急脱水、利尿治疗,积极手术行幕下血肿或占位切除,也可行幕下减压。

三、枕骨大孔疝

颅后窝内压力严重升高时,小脑扁桃体受挤压向下经枕骨大孔疝入椎管,形成枕骨大孔疝,也称小脑扁桃体疝。可由颅后窝出血、水肿或病变引起,也见于小脑幕切迹疝的晚期,幕上压力经小脑幕裂孔传导至幕下,导致颅后窝压力过高形成枕骨大孔疝。

1. 解剖基础 颅后窝体积较小,对压力代偿能力十分有限。枕骨大孔位于颅后窝下方,其形态前窄后宽,内有延髓、双侧椎动脉及副神经延髓根通过。延髓内部则有维持生命最基本的呼吸及循环中枢。小脑扁桃体位于延髓两侧,延髓后方有小脑延髓池,第四脑室正中孔通向此池。

2. 病理生理　小脑扁桃体疝入枕骨大孔时，因枕骨大孔直径有限，极易造成延髓受压，导致后者内部呼吸及循环中枢受影响，出现呼吸及心搏骤停。疝出的小脑扁桃体因嵌顿受压，可出现缺血、出血或水肿，导致延髓受压加重。第Ⅳ脑室正中孔受压时，可导致梗阻性脑积水，脑疝加剧。

3. 临床表现　枕骨大孔疝早期也可有颅内压力升高的症状，可出现头痛及频繁呕吐，呼吸、脉搏减慢及血压升高。可有颈项强直或头痛。

一旦脑疝形成，可在短时间内迅速依次出现呼吸减慢、潮式呼吸、昏迷、双侧瞳孔散大、呼吸骤停、心搏骤停。此过程是枕骨大孔疝典型表现，与小脑幕裂孔疝表现不同，主要区别在于枕骨大孔疝生命体征中呼吸及循环障碍出现较早，瞳孔及意识变化出现相对晚，而小脑幕裂孔疝瞳孔改变及意识障碍出现早，呼吸及循环障碍出现晚。

4. 治疗原则　应积极降颅压治疗以预防枕骨大孔疝发生，避免因意识障碍较轻而延误了最佳治疗时机。出现呼吸骤停时，可紧急给予脱水降颅压治疗，急诊行床旁侧脑室穿刺，引流脑脊液以降低压力，为进一步手术争取时机。明确诊断后，应尽早行开颅手术治疗，处理颅后窝病变，术中打开枕骨大孔及寰椎后弓，减轻小脑扁桃体对延髓的压迫，可行颅后窝减压。

四、大脑镰下疝

幕上一侧占位或水肿导致压力高于对侧且超出代偿范围时，脑组织向对侧移位，半球内侧面的扣带回及邻近的额回经大脑镰下缘疝入对侧，形成大脑镰下疝，又称扣带回疝。

1. 解剖基础　大脑镰是颅腔内镰刀状硬脑膜中隔，前至鸡冠后至枕内粗隆，分隔并固定两侧大脑半球，防止两侧大脑半球移动。大脑前动脉走行于胼胝体上方、大脑镰两侧及扣带回内侧，走行过程中发出分支支配邻近的大脑半球内侧部分。

2. 病理生理　大脑镰的前2/3较为游离，大脑镰下疝多发生于此段。大脑前动脉及其分支胼缘及胼周动脉受压，可导致大脑半球内侧后部梗死及坏死。位于中线深部的大脑内静脉受压，可因静脉回流受阻加重脑组织水肿及颅内压力升高。

3. 临床表现　大脑半球内侧部分脑梗死时，可出现对侧下肢轻偏瘫以及排便功能障碍。一般无严重意识障碍，但大脑镰下疝常与小脑幕裂孔疝并存。单纯依靠临床表现难以诊断，需借助影像学手段，头颅CT及MRI可以明确显示脑疝情况。

4. 治疗原则　需禁忌行对侧侧脑室穿刺术，以免加重两侧压力差，导致大脑镰下疝加剧。积极行脱水降颅压以及手术治疗，降低同侧幕上压力。

（李　敏　屈　延）

第三节　脑　水　肿

脑水肿（brain edema，BE）可简单定义为液体过度积聚在脑实质内（脑组织的细胞内和/或细胞间隙中）。简单讲，脑水含量增加超过正常含量的80%左右定义为脑水肿。脑水肿见于多种神经内外科病理情况。

一、病理生理学

脑水肿的细胞分子水平病理生理机制复杂。由于损伤细胞的肿胀、受损血管的渗漏和吸收通路的阻塞迫使液体进入脑组织所致。细胞和血管损伤激活一系列级联反应过程：首先是谷氨酸盐释放进入细胞外间隙，谷氨酸刺激使细胞膜上钙和钠离子通道开放。细胞膜的腺苷三磷酸酶（ATPase）泵排出1个钙离子置换3个钠离子进入。钠在细胞内积聚产生渗透压梯度，从而使水过度进入细胞，致使细胞体积增大，从而造成细胞功能障碍，最终，缺氧耗竭细胞的能量储备，使钠-钾ATPase功能丧失和钙置换降低。

因为细胞膜能量依赖的钠泵失效，钠积聚于细胞内，而水则从细胞外流入细胞内以维持渗透压的平衡。钙在细胞内的积聚激活细胞内细胞毒性过程。该过程的炎性反应是借诸如c-foc和c-jun，即早期基因和细胞活素类（cytokine）等物质的形成而启动。小胶质细胞被激活，并释放自由基和蛋白酶等侵袭细胞膜和毛细血管物质，一旦细胞膜被破坏，细胞便无法恢复正常。

自由基对细胞有毒性作用。反应性氧自由基，如过氧化离子、过氧化氢和氢氧（羟）离子是花生四烯酸的系列反应产物。花生四烯酸释放的脂肪酸等为损害性分子的供应源泉。一氧化氮（NO）也是自由基的源泉。巨噬细胞和小胶质细胞可通过诱导或免疫NO合成酶（iNOS）作用形成NO。

中枢神经系统（CNS）外伤和脑缺血时，谷氨酸、自由脂肪酸或细胞外高钾等介质成分被释放或激活，将造成神经细胞的二级肿胀和损伤。其他物质如组织胺、花生四烯酸和自由基包括NO也可以介导脑水肿，但这些成分的作用不如缓激肽（bradykinin，BK）明确。在脑水肿级联反应过程中，上述各种介质可能相互作用。BK可能在冷冻病损、脑震荡、脊髓外伤和缺血性脑损伤情况下的脑水肿发挥更重要的作用。脑水肿造成的继发性损伤包括颅内压增高、继发脑灌注减低和脑组织缺血。因为脑组织、血液和脑脊液（CSF）三种成分构成颅内组织的总体积，三者被包裹和限制在坚硬的颅骨内，各自体积为脑1 400ml、脑脊液150ml和血液150ml，正常情况下保持不变。若三者成分之一体积增加，势必会导致其他成分体积减少和总体积增加。脑水肿时，脑内水分过度增加使脑体积增大，但颅骨容量不增，故其内所有成分都受到不同程度的压迫。此外，原发脑血流紊乱也进一步加重脑水肿。当脑组织、血液或CSF体积继续增高，调节机制失效，颅内压则会进一步增高。ICP严重增高最终将造成全脑血流降低。如发生严重广泛的脑缺血会导致脑死亡。程度较轻ICP增高和血流的降低能造成相对较轻的脑梗死，但范围仍很广泛。ICP增高和脑灌注压，即脑血管内平均的血压之间的差异及其降低的持续时间是脑损伤的主要决定因素。若ICP增高和脑灌注压不断降低，将导致预后恶劣的脑疝出现，脑疝将导致不可逆的脑损害甚至死亡。但必须认识到ICP增高是脑水肿的重要结果，但脑水肿绝不是ICP增高的同义词，因为ICP增高也可由其他多种发病机制所造成。

二、类型

脑水肿主要分为血管源性（vasogenic）脑水肿和细胞毒性（cytotoxic）脑水肿两种。另外，根据病理生理过程分类，包括间质性（interstitial）或液体静力学（hydrostatic）脑水肿、渗透性（osmotic）脑水肿和充血性（hyperemic）脑水肿等。血管源性脑水肿和细胞毒性脑水肿两种在神经科临床中有重要的意义，两者独立存在的情况很罕见，多为两种类型重叠并存或先后出现。

1. 血管源性脑水肿 最常见的脑水肿类型。血管源性脑水肿是因构成BBB毛细血管内皮细胞的紧密接头处和星形细胞突起破坏，造成血管内液体和溶解质，如蛋白等流入脑实质的血管外间隙所致。一旦血浆成分通过BBB而造成脑水肿，其将迅速广泛扩张，因为水进入脑白质，会在细胞外沿着轴突的纤维束迅速扩张，故血管源性脑水肿以白质受累最突出，但灰质也可受累。影像学上该型脑水肿低信号出现于皮层下脑白质，皮层灰质不受累，因而灰白质的交接面显现的更明显。该型脑水肿多见于出血性脑挫伤、脑肿瘤、局部炎症、脑静脉梗阻、脑缺血后期有梗死继发性出血时和高血压脑病。血管源性脑水肿是由于BBB功能障碍所致，造成BBB功能障碍的机制：①高血压造成的物理性脑毛细血管破坏，压力直接作用使液体直接从毛细血管内渗透至神经细胞外间隙；②脑外伤合并出血；③肿瘤促进释放血管活性和内皮破坏成分的释放（如花生四烯酸、兴奋性神经递质、十二烷样物质、缓释肽、组织胺和自由基，以及有减弱BBB紧密连接作用的血管内皮生长因子 -VEGFs）。脑肿瘤引发的脑水肿对类固醇治疗（如地塞米松对减低VEGF有效）和渗透压疗法有效；而其他血管源性水肿，如缺氧和水中毒所致脑水肿可能对渗透压疗法有效，对类固醇治疗无效。

2. 细胞毒性脑水肿 该型脑水肿BBB保持完整，水肿是由于ATP- 依赖的离子传导（钠和钙泵）衰竭所致，结果造成钠和水在细胞内潴留和脑细胞肿胀，多见于头颅外伤和缺氧。肿胀的脑细胞包括胶质细胞、神经元和血管内皮细胞，故细胞毒性脑水肿主要影响灰质，同时也影响白质。脑细胞肿胀始于病损后几分钟，可能是由于中性粒细胞和细菌释放的毒性因子所致。影像学可见灰质为主和白质的低密度，正常灰质和白质的界面丧失。多见于缺血性卒中早期、中毒、缺氧和头颅外伤。

3. 间质性脑水肿 间质性脑水肿见于梗阻性脑积水，当CSF流出受阻和脑室内压力增高时。该型脑水肿是由于CSF-脑屏障破溃，导致CSF通过室管膜外溢进入脑室周围白质的细胞外间隙。该型脑水肿和血管源性水肿的区别在于该型脑水肿的渗出物为CSF，几乎不含有蛋白。该型水肿对类固醇激素治疗无效，对渗透压治疗亦不佳。

4. 渗透压型脑水肿 正常CSF和脑细胞外液的渗透压（osmolality）稍低于血浆渗透度。当血浆被过度稀释时，脑渗透压将会超过血浆渗透压，从而产生异常的压力梯度，结果水从血流向脑组织造成脑水肿。常见病因有过度水饮入或低钠、抗利尿激素分泌不当综合征（SI-ADH）、高渗透压高血糖状态快速降低血糖高渗透压非酮体酸中毒。

三、常见病因

1. 神经系统疾病 颅脑创伤、脑瘤、缺血性卒中和脑实质内出血。所有病原脑膜炎和脑炎。其他脑感染如囊尾幼虫病和弓形虫病。

2. 非神经系统疾病 糖尿病酮酸中毒、乳酸酸中毒昏迷、恶性高血压、高血压脑病、爆发性病毒性肝炎、肝性脑病、Reye综合征、全身中毒（CO和铅）、低钠（如抗利尿激素分泌不当，SIADH）。鸦片药物滥用和依赖，某些爬行动物和海洋动物咬伤，高海拔性脑水肿（HACO）。

四、治疗

脑水肿治疗应针对不同病因给予病因治疗，不同类型的脑水肿和疾病不同阶段发生的其他类型的脑水肿也应给予相应的治疗。

（李 敏 屈 延）

参考文献

1. Daneman R. The Blood-Brain Barrier in Health and Disease[J]. Ann Neurol, 20,(5): 648-672.
2. Lawther BK, KumarS, KrovvidiH. Blood-brain barrier[J]. Contin Educ AnaesthCrit Care Pain, 2011, 11(4): 128-132.
3. Hawkins BT, DavisTP. The Blood-Brain Barrier/Neurovascular Unit in Health and Disease[J]. Pharmacol Rev, 2005, 57(2): 173-185.
4. Donkin JJ, VinkR. Mechanisms of cerebral edema in traumatic brain injury: therapeuticdevelopments[J]. Current Opinion in Neurology, 2010, 23(2): 293-299.
5. Abbott NJ, Adjanie AK, Patabendige A, et al. Structure andfunction of the blood-brain barrier[J]. Neurobiology of Disease, 2010, 37(1): 13-25.
6. Fukuda AM, Badaut J. Aquaporin 4: a player in cerebraledema and Neuroinflammation[J]. Journal of Neuroinflammation, 2012, 9: 279.

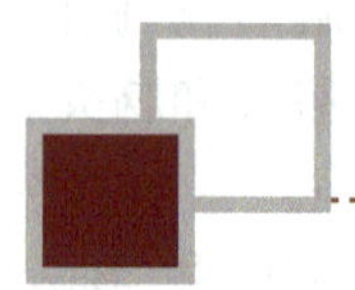

第四章 意识障碍与心肺脑复苏

第一节 意识障碍和分级

意识障碍是指意识清晰程度下降和意识范围的改变，是中枢神经系统损害的客观标志。临床上通过语言对话、疼痛刺激、声音刺激以及检查生理反射、自主神经功能等方法，观察患者思维能力、反应能力、情感表达、表情姿态和反应动作等表现，判断其意识障碍程度。

当患者出现意识障碍时，利用快速、可靠、有效的评估手段判断其意识状态，并且对其病情发展进行有效的监测和对可能出现的病情变化进行预测，不但有利于医疗人员对患者进行合理的医疗干预，同时也为与患者家属沟通提供了有效依据。为了建立一种准确、一致并可重复的意识障碍评估标准用以前后对比，判断意识状态的动态变化，学者们为之进行了大量工作。理想的评分系统应该具有简单易行、可反复测评等特点，并适用于大多数患者，能够有效评估意识状态、预判病情进展和预后。

（一）格拉斯哥昏迷量表（Glasgow coma scale，GCS）

GCS是目前使用最广泛的昏迷评分系统（表4-1-1）。该量表由于对颅脑损伤后的意识水平和损伤程度的评估客观可靠，已经被全世界神经外科医生广泛应用于临床，逐渐成为评估昏迷水平的“金标准”。

按表4-1-1内容观察患者，分别记分统计每个患者的检查结果，最低3分，最高15分，以总分多少判定意识状态。在对患者进行GCS评分前，应尽量保证生命体征、生化检查、水电解质代谢和颅内压正常。排除镇静剂、肌松剂、抗惊厥、抗癫痫、抗精神药物等对意识的影响。同时注意某些药物，如左旋多巴、唑吡坦等具有提高神经系统兴奋性、提高意识水平的作用。此外，感觉缺失、运动障碍、失语、伴发抑郁等均可能对意识障碍的评定造成影响。在运动反应计分时，左右侧可能有差异，以计分高的一侧为准。一般来说，总分在7分以下为昏迷，9分以上则可认为清醒。分数愈高，其意识状态愈佳，反之意识愈差。记录方式为E_V_M_，字母中间用数字表示，如E3V3M5=GCS11。历史上对于是否报告总分有过争论。目前认为无论是否报告总分，报告每项的分数更重要。

临床应用GCS对患者进行评分时，经常会遇到一些无法进行全面评分的情况。眼睑损伤、眶周软组织水肿或动眼神经损伤使患者无法睁眼，用C代替评分，如ECV5M6，C是闭眼（closed）的缩写。言语障碍患者无法测定言语反应，用D代替评分，如E4VDM6，D是言语障碍（dysphasia）的缩写。也有人用a代替评分，如E4VaM6，a是失

表4-1-1 格拉斯哥昏迷量表

睁眼（E）	记分	语言表现（V）	记分	运动反应（M）	记分
自动睁眼	4	对话和判断正确	5	按吩咐活动	6
呼唤睁眼	3	交谈错乱	4	对疼痛能定位	5
疼痛睁眼	2	用词错乱	3	躲避疼痛	4
不睁眼	1	语义不明	2	刺激时肢体屈曲	3
		不能语言	1	刺激时肢体过伸	2
				不能活动	1

语(aphasia)的缩写。气管切开或气管插管患者无法测定言语反应,用T代替评分,如E4VTM6,T是气切开(tracheotomy)或气管插管(tracheal intubation)的缩写。

随着院前急救培训程度的提高,在救治现场,GCS的使用也逐渐普及。有学者发现院前GCS评分和入院后GCS的评分具有一致性。但另有学者发现,这种一致性会随着患者运输时间的增加而下降。如果从受伤地点至医院之间的运输时间小于20min,患者的GCS评分不会有明显的改变,但如果运输时间超过20min,则二者存在显著差异。

GCS应用中另一个主要问题是3岁以下儿童由于受语言能力的限制,无法进行有效的评估。为了解决这一问题,一些学者提出了一种专门针对儿童进行昏迷分级评估的儿童GCS,将语言评分作如下修正:

5分——微笑,声音定位,注视物体,互动

4分——哭闹,但可以安慰;不正确的互动

3分——对安慰异常反应,呻吟

2分——无法安慰

1分——无语言反应

然而,长期以来一直缺乏针对儿童GCS评分者间一致性和变异性的相关临床研究。因此,无法从循证医学的角度证实儿童GCS在临床应用的可靠性。

(二)其他意识障碍分级方法——全面无反应量表(FOUR)

GCS昏迷评分的最主要缺陷是不能准确评估脑干功能。因此,许多新的昏迷评分量表加入了评估脑干功能的指标,用来弥补GCS的不足。全面无反应量表(full outline of unresponsiveness, FOUR)是目前临床中具有进一步推广前景的新的昏迷评分量表。

FOUR(表4-1-2)检测4个变量:眼部反应、运动反应、脑干反射和呼吸模式。每一个变量的得分为0~4分,0分代表最差,可以得到625种不同的分数组合方式并有17种最终的得分(0~16分)。与GCS相比,FOUR具有很多优势。FOUR增加了眼球运动的检测,可以反映中脑和脑桥的功能。将手部姿势加入运动评分中可以评估对语言的处理能力,可应用于气管插管、失语症和声带受损患者的评估。同时,通过瞳孔、角膜和咳嗽反射检测脑干反射功能,可以进一步帮助评估者对患者的损伤部位进行定位,并追踪脑损伤进展的程度,例如单侧瞳孔固定放大提示可能出现颞叶钩回疝。呼吸模式的评估,则包括自主规律或不规律呼吸、陈式呼吸、插管后主动通气和插管后被动通气。由此可见,FOUR优于GCS的地方在于它可以对插管的患者进行直接评分,同时辨别闭锁状态和植物状态。

作为一种新的昏迷评分系统,目前还没有太多有关FOUR的临床研究发表。虽然大量的研究证实FOUR的有效性,但都只是在首先提出FOUR的医学中心里进行的。因此,在FOUR推广应用之前,还需要更多的医院进行试验,进一步确定FOUR的可靠性。但是,就目前来看,FOUR很有可能成为今后替代GCS的新的昏迷评分体系。

表4-1-2 全面无反应性评分(FOUR)

评分项目	临床表现	得分
睁眼反应	眼球追踪/遵嘱眨眼	4
	睁眼无追踪	3
	闭眼但大声刺激睁眼	2
	闭眼但疼痛刺激睁眼	1
	疼痛刺激不睁眼	0
运动反应	遵嘱竖拇指/握拳/“V”形手势	4
	疼痛定位	3
	疼痛致肢体屈曲反应	2
	疼痛致肢体过伸姿势	1
	无运动反应或肌阵挛癫痫	0
脑干反射	瞳孔及角膜反射存在	4
	一侧瞳孔散大固定	3
	瞳孔或角膜反射消失	2
	瞳孔及角膜反射消失	1
	瞳孔、角膜、咳嗽反射消失	0
呼吸节律	无插管,规则呼吸	4
	无插管,潮式呼吸	3
	无插管,不规则呼吸	2
	呼吸机支持,自主呼吸频率大于呼吸机频率	1
	呼吸机通气,呼吸频率等于呼吸机频率或窒息	0

（三）探索中的新昏迷分级方法—全新的影像学昏迷评分

虽然可以通过不同的昏迷量表对患者的意识水平进行分级，但是昏迷量表自身的局限性限制了其在判断意识水平的准确性和客观性，特别是一些重症患者，很难通过昏迷量表来评估病情变化。随着医学影像学技术的不断发展，大量的影像学技术被应用于昏迷患者的分级评估中，如常规磁共振成像（magnetic resonance imaging，MRI）、弥散张量成像（diffusion tensor imaging，DTI）、磁共振波谱分析（magnetic resonance spectroscopy，MRS）、功能磁共振成像（functional magnetic resonance imaging，fMRI）等。这些新技术为临床判断昏迷患者的意识水平和病情变化提供了新的思路和方法。依靠客观的影像学资料，能否建立一个全新的昏迷评分系统是摆在我们面前的一项崭新课题。影像学技术的快速发展为此提供了可能，但是仍需长期的临床印证。

第二节 心搏骤停

心搏骤停（cardiac arrest，CA）是指无严重器质性病变的心脏因一过性的急性原因而丧失有效搏血，导致呼吸和循环停顿的临床死亡状态。心搏骤停是临床上最危重的病症之一。为使心跳、呼吸骤停而处于临床死亡状态的患者重新获得生命所进行的抢救措施，称为心肺复苏（cardio-pulmonary resuscitation，CPR）。应特别强调心搏骤停是指在未有预见情况下突然发生的心搏骤停。严重心脏病终末期或其他慢性病晚期发生的心跳停止均不属此范围。

一、病因

心搏骤停可能是原发，也可能是继发。大体上心搏骤停的原因可以归纳成6“H”和6“T”。其中6“H”分别为低血容量（hypovolemia）、低/高温（hypo/hyperthermia）、低/高钾血症（hypo/hyperkalemia）、低/高糖血症（hypo/hyperglycemia）、氢离子—酸中毒（hydrogen ion-acidosis）、低氧血症（hypoxia）。6“T”分别为创伤（trauma）、张力性气胸（tension penumothorax）、肺栓塞（thrombosis，pulmonary）、冠状动脉栓塞（thrombosis，coronary）、心脏压塞（tamponade，cardiac）、药物过量（tablets）。

二、类型

根据心电图（electrocardiogram，ECG）、肉眼观察或以手触摸，心搏骤停可表现为三种形式：①心搏停止（asystole，AS）或称心室停顿（ventricularstandstill），ECG呈一直线。②心室纤颤（ventricular fibrillation，VF）。凡张力弱，蠕动幅度小者为“细纤颤”，ECG表现为不规则的锯齿状小波；而张力强，幅度大者为“粗纤颤”，ECG波幅也较大。摸不到大动脉搏动的室性心动过速（ventricular tachycardia，VT）也归纳于这一类。③心电机械分离（cardiacelectromechanical dissociation，EMD），ECG仍有低幅的心室复合波，而心脏并无有效的搏血功能。EMD无确切定义，除VF和无脉性VT外，凡摸不到大动脉搏动的窦性、结性和室性心动过缓或过速均属EMD范畴。三种类型的ECG见图4-2-1。

三、诊断

对心搏骤停的诊断特别强调快和准，原有ECG和直接动脉压监测者，在其发生的瞬间即可确诊，否则只有凭以下征象在最短时间内确定诊断：

1. 清醒的患者神志突然丧失，呼之不应（10s内）。
2. 摸不到大动脉（颈动脉或股动脉）搏动，心音消失，测不到血压。
3. 自主呼吸在挣扎一两次后随即停止。
4. 死样面孔，呈青紫或苍白色（20~30s内）。
5. 瞳孔散大，对光反射消失（30~60s或更长时间出现）。

第三节 心肺复苏历史及现状

心肺复苏的理论和实践有着悠久的历史，最早的记录见于圣经。中国最早有关心肺复苏的详细描述，见于1 700多年前的东汉时期名医张仲景的《金匮要略》。

现代CPR始于20世纪50年代。1947年美国Claude Beek教授首次报道对一心室颤动患者电除颤成功；1958年Peter Safar发明口对口人工

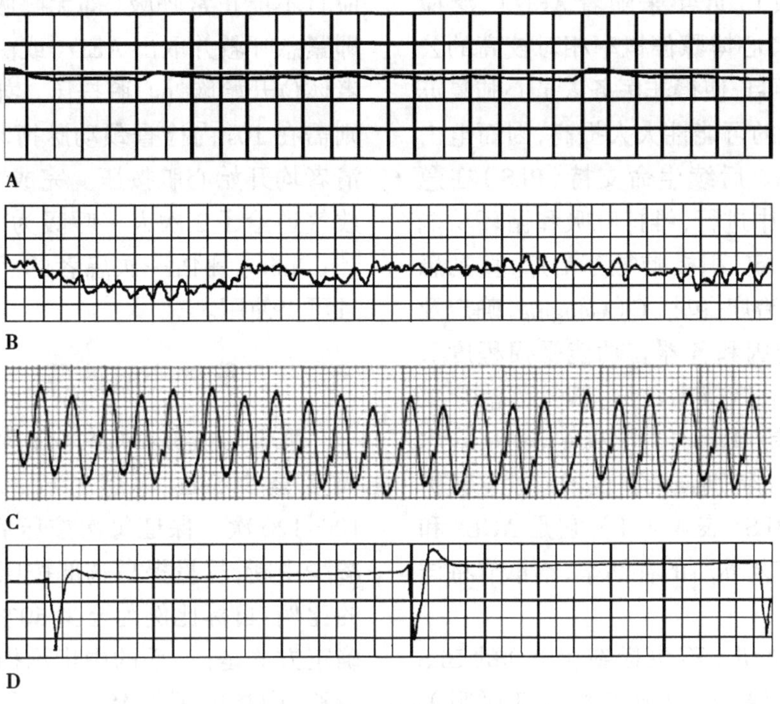

图 4-2-1 心搏骤停三种类型
A. AS；B. VF 细纤颤；C. VF 粗纤颤；D. EMD

呼吸，因为简单易行而被确定为呼吸复苏的首选方法；1960 年 William Kouwenhoven 发表了第一篇有关胸外心脏按压的文章，现代 CPR 由此诞生。从此，口对口人工呼吸、胸外心脏按压以及体外电除颤作为 CPR 的三大核心技术在临床上开始应用。1961 年 Safar 进一步将 CPR 整个过程分为三个阶段，即基础生命支持（basic life support，BLS），高级生命支持（advanced life support，ALS），后续生命支持（prolonged life support，PLS）。1963 年 Redding 和 Pearson 报道应用肾上腺素或其他缩血管药物可以提高复苏成功率，为现代 CPR 补充了最后一个重要组成部分。1985 年，第四届全美复苏会议将 CPR 全过程称之为心肺脑复苏（cardiopulmonary cerebral resuscitation，CPCR）。1992 年美国心脏协会（AHA）提出了“生存链”的概念。生存链环环相扣，任何一环的缺失都会带来生存机会的丧失，形成了急救技术和公众急救相结合的新理念，是心肺复苏的一次飞跃。20 世纪末体外自动除颤器（automated external defibrillation，AED）的应用，将 CPR 推进到一个新的高度。2000 年 AHA 与国际复苏联盟（LCOR）首次推出《心肺复苏和心血管急救国际指南》，涵盖了 CPR、AED、心血管急症、急性冠脉综合征及脑卒中等多项急救内容，指导急救人员以最有效的方法救治心血管急症。为了能将新进展及时补充，将已证明过时的内容删除，使指南始终保持先进性和实用性，AHA 与 LCOR 决定每 5 年修订一次指南。2015 年标志着 AHA 制定 CPR 与心血管急救指南的新纪元，指南更新从每 5 年定期修订，改为网络持续修订的形式。

第四节 心肺复苏的基本技术和进展

心肺复苏的基本技术主要包括三阶段，归纳起来可以用 A~I 表示。其中基础生命支持（BLS）是初期复苏，即通过徒手操作，保持心脏有一定的输出量，供应重要脏器氧合的血液，包括 A（Airway，开放气道）、B（Breathing，人工呼吸）、C（Circulation，心脏按压）。高级生命支持（ALS）是指专业人员应用器械和药物进行抢救，建立静脉通道，纠正心律失常，以尽快恢复自主心跳和呼吸，并强调要找出导致心搏骤停可逆转的原因，包括 D（Drugs，药物治疗）、E（ECG，心电监测）、

F(Fibrillation,除颤)。近年来随着AED广泛应用,在发生有目击者心搏骤停概率相对较高的公共区域推广AED项目,使得非医务人员心肺复苏时给予早期电除颤的可能性大大提高,因而电击除颤被前移至BLS。后续生命支持(PLS)在急诊抢救室或监护室中进行,维持呼吸和循环功能及全身内环境的稳定,积极脑复苏治疗,直到患者神志恢复或放弃治疗,包括G(Gauging,确定及处理心搏骤停的诱因和各器官功能受损程度)、H(Human mentation,维持灌注压,脑复苏治疗)、I(Intensivecare,维持血流动力学稳定、控制脑水肿,适当低温治疗)。特别强调在现场或紧急救护中使用最多的是BLS(表4-4-1),它是ACLS和PLS的基础,决定着复苏后的存活率,本章节将详细阐述BLS。

成人、儿童和婴儿(不包括新生儿)的BLS程序为C-A-B(胸外按压、开放气道、人工呼吸)。因为新生儿的心搏骤停的原因几乎都是窒息,新生儿的BLS为A-B-C。具体实施方法为发现患者倒地后检查患者的反应及有无正常呼吸,无反应且不能正常呼吸(即无呼吸或仅仅是喘息)立即紧急呼救并取出AED(或由他人寻找),调整患者体位开始胸外心脏按压。如施救者是医务人员则需在10s内检查颈动脉搏动,无搏动或检查不清者均开始心脏按压。完成30次心脏按压后开放气道给予2次人工呼吸为一个循环,每5个循环(2min)评估一次患者的状态,直至AED到达且可供使用。

一、胸外心脏按压

强调以足够的速率和深度进行按压,按压幅度至少5cm,不超过6cm,按压速率每分钟100~120次。保证每次按压后胸廓回弹,尽可能减少中断,尽量提高胸部按压在整个心肺复苏中的比例,目标比例为至少60%。心脏按压部位的确定方法是:一手的中指示指沿肋弓向身体中线滑移,中指触到剑突,另一手掌根部紧贴示指放在胸骨上,双手掌重叠四指交叉抬起不接触胸壁进行按压。如有多位施救者,应该每2min轮换一次。临床上心脏按压有效的标志为发绀消失,皮

表4-4-1 成人、儿童和婴儿BLS的关键步骤

内容	成人和青少年	儿童(1岁~青春期)	婴儿(<1岁,新生儿除外)
识别	无反应,不呼吸或仅仅是喘息,并确认现场安全。 在10s内未扪及动脉搏动(仅限医疗人员)		
CPR程序	C-A-B		
按压速率	100~120次/min		
按压深度	至少5cm,不超过6cm	胸部前后径的1/3(约5cm)	胸部前后径的1/3(约4cm)
胸廓回弹	保证每次压下后要完全回弹		
动脉触诊	颈动脉	颈或股动脉	肱或股动脉
按压方法	双掌根	双或单掌根	手指
按压位置	胸骨上,两乳头连线之间		胸骨乳头连线以下部位(胸骨下半部)
按压中断	中断时间控制在10s内		
气道	压额举颌法(怀疑创伤患者:下颚前推法)		
按压与通气比(未插管)	30:2(1或2名急救员)	30:2(1名急救员)15:2(2名急救员)	
通气(未受训者)	单纯胸外按压		
通气(已插管)	每6s吹气1次,胸廓有起伏即可。按压、通气独立进行,不需同步		
除颤	尽早采用AED,尽可能缩短电击前后胸外按压中断,每次电击后立即从按压开始复苏		

肤转为红润；大动脉处可扪及搏动，可测得血压：桡动脉血压 >80mmHg，股动脉血压 >70mmHg；如果瞳孔开始缩小，甚至出现自主呼吸，说明脑血流灌注已经重建。

二、开放气道

患者仰卧在坚固的平面上，头侧位，清除口腔异物。开放气道的基本方法是压额举颌法（开口、头部后仰、托下颌），下颚前推法适合于怀疑有颈椎损伤的患者。如有器械，如鼻（口）咽通气道、气管插管、喉罩等，可借助器械开放气道。

三、人工呼吸

包括口对口 / 鼻、口对面罩、球囊—面罩装置人工呼吸。单人施救者心脏按压后开放气道并进行 2 次人工呼吸，每次持续 >1s，保证胸廓有起伏。按压与通气比例为 30 : 2，避免过度通气。有高级气道的患者通气速率为每 6s 一次呼吸。

四、电击治疗

早期电击除颤可明显提高心脏复苏成功率，是患者存活的关键。在心搏骤停 1min 内电击除颤存活率达 90%，每延迟 1min 除颤的成功率下降 7%~10%。

除颤器的电流根据模式不同可分为单向波和双向波，在同样能量设定条件下双相波发放电击提供的疗效更高。双向波的另一个优点是在整个除颤脉冲期间进入患者体内的电流强度被精确地保持着，受患者胸壁电阻抗的影响较小。

成功电除颤除取决从室颤发生到行首次电除颤的时间外，还需选择适当的能量。双相波除颤剂量选择 120~200J（参考制造商建议值），儿童首剂量为 2J/kg，随后的剂量为 4J/kg（不超过 10J/kg 或成人剂量）；单相波除颤剂量为 360J。

任何施救者目睹发生院外心搏骤停且现场有 AED，施救者应从胸外按压开始心肺复苏，并尽快使用 AED。此外，单次电击除颤后应立即进行心肺复苏而不是连续电击以尝试除颤。研究表明与 3 次电击方案相比，单次电击除颤方案可显著提高存活率。

BLS 流程的核心是简明、实用、实施快捷，还特别强调以团队形式给予 CPR。例如一名施救者启动 EMS，第二名施救者开始胸外按压，第三名施救者则提供通气或找到气囊面罩以进行人工呼吸，第四名施救者找到并准备好除颤器。BLS 的流程参见图 4-4-1 和图 4-4-2。

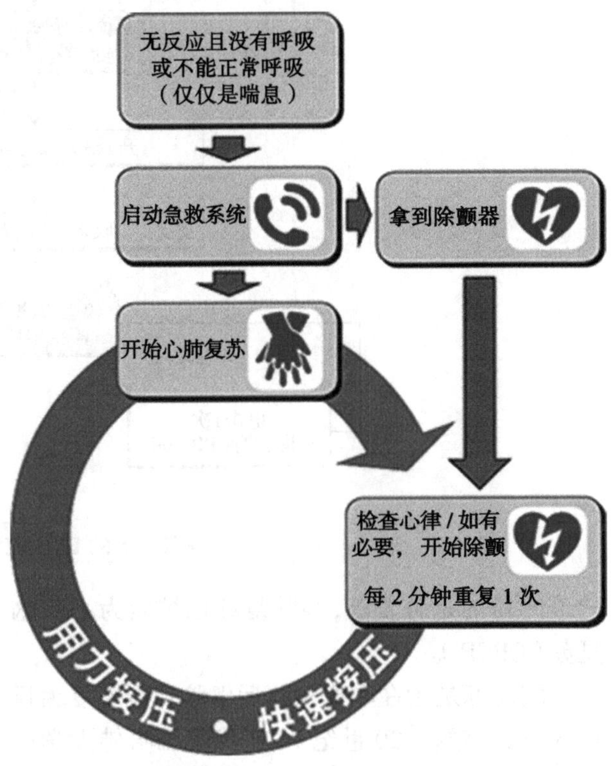

图 4-4-1 成人 BLS 的简化流程

总之，当发现有人突然丧失意识，无论目击者是谁都要立即启动 EMS 并开始胸外按压。挽救生命最关键的 BLS 步骤是立即识别及启动紧急反应系统，早期 CPR 及室颤患者迅速除颤。施救者必须协调好高质量 CPR 与除颤，以尽量减少胸外按压的中断和确保电击后立即恢复胸外按压，推荐单次电击后立即恢复 CPR，直至 5 个循环后再次评价是否需要再次电击。

第五节 脑 复 苏

心搏骤停后接受 CPR 的患者中在自主循环恢复后仍有许多患者死亡，最终出院率仅为自主循环恢复率的 2%~15%，存活患者中 40%~50% 存在永久性的认知功能障碍。复苏后期患者死亡的主要原因是大脑缺血缺氧性损伤。成功的心肺复苏不仅仅是成功地恢复自主循环，其最终目的是保护或尽可能恢复完整的脑功能。因此，复苏

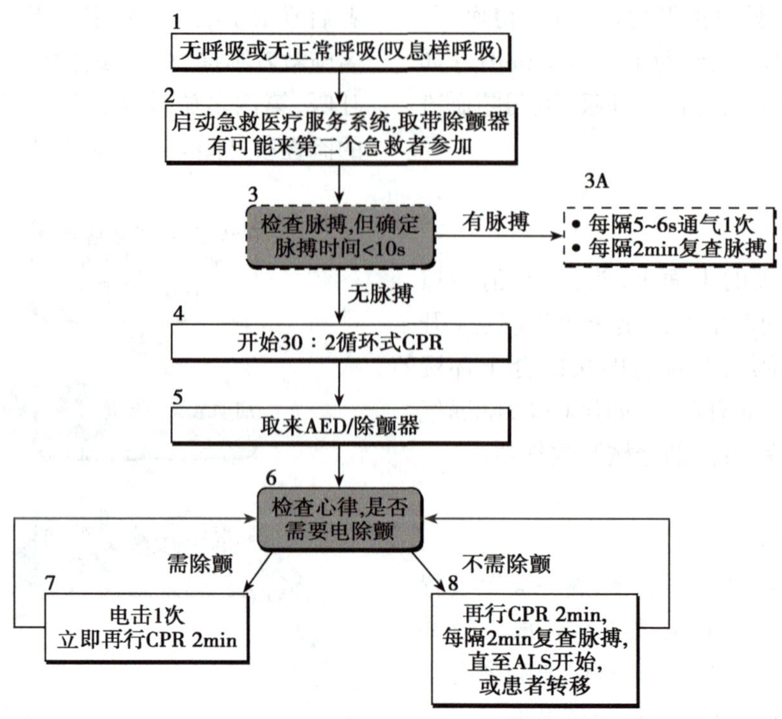

图 4-4-2 医务人员的 BLS 流程(虚线框内容仅为医务人员实施)

的最终目的是脑复苏,心肺复苏也扩展为心肺脑复苏(CPCR)。

脑复苏是指在心搏骤停后以脑功能恢复为目标的复苏措施。20 世纪 70 年代美国哈佛大学医学院首先提出了脑死亡的概念,并将其作为死亡的标志,这使得自古以来以心搏骤停为死亡标志的观念受到了严重冲击。从 80 年代开始,脑复苏的重要性才逐渐为学者们所重视。回顾近年来心肺脑复苏领域的研究进展,更多的是集中于心肺复苏,与之相比对脑复苏确定性结论很少。

目前尚无公认的脑复苏不同时期的划分标准,一般来说可分为三个时期。①脑损伤早期:心搏骤停后至自主循环恢复后 12h。此阶段为脑损伤启动环节,最重要的改变是循环和代谢异常,其中代谢异常是尤为关键的因素。因此能量代谢障碍是复苏后脑损伤最重要的启动因素,也是复苏早期最重要的干预靶点,维持细胞代谢稳态也可能是低温治疗最重要的作用机制。②脑损伤中期:自主循环恢复后 12~72h。这段时期各种损伤级联反应发展至高峰并最终导致神经细胞死亡,从而引起相应功能障碍。在这个阶段特定针对某一致病因素的干预措施很难奏效,应考虑采用对若干致病因素均有作用的干预措施。③脑损伤修复期:自主循环恢复 72h 后。这一时期的意义往往被忽视,而临床实践中可以观察到部分复苏后患者神经功能在这段时期内可自行完全或部分恢复。因此,高压氧、神经营养因子、改善缺血组织微环境等措施,在这个时期可能通过促进神经组织自身修复而取得一定的效果。

一、脑复苏一般措施

1. 复苏的核心是尽快恢复患者的自主循环 心、肺、脑复苏三者互相影响,任何环节的疏忽均可导致复苏失败。心搏骤停最初 1~2min 积极实施 C、A、B 等复苏措施是复苏成功的关键。

2. 尽快恢复与稳定血流动力学 重点是采取积极措施纠正低血压和严重心律失常,确保脑的有效灌注压。血压目标为平均动脉压≥65mmHg。此外,稳定血流动力学的同时降低血液黏稠度,解除脑血管痉挛,消除微循环中红细胞聚集,以便疏通脑的微循环。

3. 降低脑细胞代谢,控制颅内压增高,防止脑水肿 包括使用利尿剂和脱水剂,制动,镇静,防治惊厥。不需预防性使用抗癫痫药物。然而,一旦癫痫发作,就必须抗癫痫治疗。癫痫发作患者应做 EEG 检查,如果患者意识不清,还可通过 EEG 排除有无抽搐、癫痫状态。复苏后早期去皮层抽搐,更要通过充分镇静或肌松加以控制。

4. 尽快恢复内环境稳定 ①控制血糖：成年患者心肺复苏恢复自主循环后应避免高血糖，对于血糖持续 >10mmol/L 的患者应给予处理，但同时也强调避免低血糖。②维持肾功能，防止水电解质紊乱等。

二、目标体温管理 /亚低温治疗

体温管理是迄今为止唯一经证实对心搏骤停复苏成功后幸存者神经元修复有效的治疗方法。对心搏骤停恢复自主循环的昏迷成年患者，当初始心律是室颤时，TH 是将核心体温维持在 32~34℃，持续 12~24h。目标体温管理（targeted temperature management，TTM）方案是根据患者的耐受情况将核心体温控制在 32~36℃，维持 24h，经 8h 复温至 37℃维持 24h，再维持 <37.5℃至复苏后 72h，特别强调复苏后 72h 内无发热和延长体温管理时间的重要性。

关于亚低温治疗（therapeutic mild hypothermia，TH），临床应用要点如下：①降温时间点，自主循环恢复后应尽早开始，尽快达到目标温度，有条件时可在 CPR 同时给予降温；②全身亚低温还是局部亚低温，早期提出以头部降温为主，目前集中于全身降温。在降温的过程中，为避免寒战、制止抽搐，可联合应用冬眠合剂、肌松剂及镇静剂等；③亚低温的最佳温度，32~34℃为宜；④何时复温，待四肢协调活动和听觉等大脑皮层功能开始恢复后才进行复温，温度回升以 0.25~0.5℃ /h 为宜；⑤亚低温治疗方法。体外降温法，冰块外敷、冰毯、冰帽、冷空气降温等，具有简单、无创、易实施的优点，但核心温度下降速度缓慢；体内降温法，冰盐水血管内滴注、血管内热交换降温法、体外循环降温法等，可快速诱导降温，但并不能成功维持亚低温，仍需要加用额外的降温方法来维持亚低温。目前仍缺乏一种理想的心肺复苏后亚低温治疗方法。

脑复苏治疗神经保护剂的使用有争议。多项动物实验中显示有效的药物（如硫喷妥钠、钙或钠离子通道拮抗剂、NMDA 受体拮抗剂、GABA 拮抗剂、免疫抑制剂、生长因子、蛋白酶抑制剂及镁剂等），其脑保护作用在临床试验中均得不到证实。《心肺复苏和心血管急救国际指南》也提出，尚无足够证据显示糖皮质激素、硫喷妥钠、尼莫地平、地西泮、辅酶 Q10 等单独使用或作为亚低温的辅助用药可改善心肺复苏后神经功能预后。

三、脑复苏结局

根据脑的受损程度和 CPCR 的效果，心搏骤停患者脑复苏的最终转归依据 Glasgow—Pittsburg 总体情况分级（OPC）可分为 5 个等级。①OPC-1 级：脑及总体情况优良。患者清醒、健康、思维清晰，能从事工作和正常生活，可能有轻度神经及精神障碍；②OPC-2 级：轻度脑和总体残疾。患者清醒，可自理生活，能在有保护的环境下参加工作，或伴有其他系统的中度功能残疾，不能参加竞争性工作；③OPC-3 级：中度脑和总体残疾。患者清醒，但有脑功能障碍，依赖旁人料理生活，轻者可自行走动，重者痴呆或瘫痪；④OPC-4 级：植物状态（或大脑死亡）。患者昏迷、无神志，对外界无反应，可自动睁眼或发声，无大脑反应，呈角弓反张状；⑤OPC-5 级：脑死亡。患者无呼吸，无任何反射，脑电图呈平线。

（郭向阳　王慧玲）

参 考 文 献

1. Young GB. Coma[J]. Ann N Y Acad Sci, 2009, 1157: 32-47.
2. Kornbluth J, Bhardwaj A. Evaluation of coma: a critical appraisal of popular scoring systems[J]. Neurocrit Care, 2011, 14(1): 134-143.
3. Tollard E, Galanaud D, Perlbarg V, et al. Experience of diffusion tensor imaging and 1H spectros-copy for outcome prediction in severe traumatic brain injury: preliminary results[J]. Crit Care Med, 2009, 37(4): 1448-1455.
4. 付德明，郑建中，郭政，等．心肺复苏术的历史回顾[J]. 中华医史杂志，2009，39(1)：30-38.
5. Neumar RW, Shuster M, Callaway CW, et al. Part 1: Executive Summary: 2015 American Heart Association Guidelines Update for Cardiopulmonary Resuscitation and Emergency Cardiovascular Care. Circulation, 2015, 132 (Suppl 2): 315-367.
6. Geocadin RG, Wijdicks E, Armstrong MJ, et al. Practice guideline summary: reducing brain injury following cardiopulmonary resuscitation: report of the guideline development, dissemination and implementation subcommittee of the American Academy of Neurology[J]. Neurology, 2017, 88(22): 2141-2149.

第六节 脑 死 亡

一、概述

死亡,即生命的终结。死亡的发生是一种自然现象,也是一切生物个体的必然归宿。“循环和呼吸的不可逆性停止”是以往对死亡的经典定义,也是世界各国医学及法律上认可的死亡标准。然而,随着现代医学、科技和伦理的发展,传统的死亡标准日益受到挑战。

20世纪70年代,我国也开始了脑死亡判定的理论研讨与临床实践。2003年,《中华医学杂志》等主要医学杂志刊登了原卫生部脑死亡判定标准起草小组制定的《脑死亡判定标准(成人)(征求意见稿)》和《脑死亡判定技术规范(成人)(征求意见稿)》。2013年对上述两个文件进行修改与完善,推出中、英文中国《脑死亡判定标准与技术规范(成人质控版)》《脑死亡判定标准与技术规范(儿童质控版)》作为医学行业标准。

二、判定标准

脑死亡是包括脑干在内的全脑功能不可逆转的丧失。在濒死患者中,明确昏迷原因是使用脑死亡标准来判定不可逆性脑损伤的先决条件。脑死亡分为原发性脑死亡和继发性脑死亡。原发性脑死亡由原发性脑疾病或损伤引起;继发性脑死亡由心、肺等脑外器官疾病或损伤导致缺血缺氧性脑病引起。明确病因之后,还需要进一步排除可逆性昏迷原因。脑死亡患者必须满足以下三项:①深昏迷状态;②临床五项脑干反射(瞳孔对光反射、角膜反射、头眼反射、前庭眼反射、咳嗽反射)均消失;③无自主呼吸,依赖呼吸机维持通气,自主呼吸激发试验证实无自主呼吸。上述三项临床判定标准必须全部符合。脑死亡判定具体如下:

(一)判定先决条件

1. 昏迷原因明确 原发性脑损伤引起的昏迷原因包括颅脑外伤、脑血管疾病等;继发性脑损伤引起的昏迷原因主要为心搏骤停、麻醉意外、溺水和窒息等所致的缺血缺氧性脑病。对昏迷原因不明确者不能实施脑死亡判定。

2. 排除了各种原因的可逆性昏迷 可逆性昏迷原因包括急性中毒,如一氧化碳中毒、乙醇中毒、镇静催眠药、抗精神病药、全身麻醉药和肌肉松弛药的过量、作用消除时间延长和中毒等;休克;低温(膀胱、直肠、肺动脉血温度≤32℃);严重电解质及酸碱平衡紊乱;严重代谢及内分泌功能障碍,如肝性脑病、尿毒症性脑病、低血糖性脑病或高血糖性脑病等。

(二)临床判定标准

首先排除镇静催眠药、全身麻醉药和肌肉松弛药的影响。

1. 深昏迷 拇指分别强力按压受检者两侧眶上切迹或针刺面部,面部未出现任何肌肉活动。格拉斯哥昏迷量表评分(Glasgow Coma Scale, GCS)为3分(运动=1分,睁眼=1分,语言=1分)。注意:脑死亡时脊髓可能存活,因此仍可能存在脊髓反射(包括部分生理反射和病理反射)和/或脊髓自动反射,后者大多与刺激部位相关,刺激颈部可引起头部转动;刺激上肢可引起上肢屈曲、伸展、上举、旋前和旋后;刺激腹部可引起腹壁肌肉收缩;刺激下肢可引起下肢屈曲和伸展。尽管部分脊髓反射和/或脊髓自动反射存在,但是脑死亡时,由脑神经支配部位的疼痛刺激(如按压颞下颌关节或眶上切迹)不应有反应,不应有肢体自发运动,也不应有去大脑强直、去皮层强直和痉挛发作。

2. 脑干反射消失 在进展至脑死亡的期间,脑干反射消失是沿着从中脑到脑桥,最后再到延髓的顺序。具体如下:①瞳孔对光反射消失,用强光照射瞳孔,双侧直接和间接对光反射检查均无缩瞳反应;②角膜反射消失,使用棉花丝轻触双眼角膜周边部,无眼睑收缩;③头眼反射消失,需要在没有颈椎损伤的情况下,用手托起头部,撑开双侧眼睑,快速将头向左侧或向右侧转动时,观察眼球无反方向转动;④前庭眼反射消失,鼓膜完整无破损情况下,注射器抽吸0~4℃生理盐水20ml,注入一侧外耳道(两耳之间注水间隔5min),注入时间20~30s,同时撑开两侧眼睑,观察1~3min无眼球震颤;⑤咳嗽反射消失,用长度超过人工气道的吸引管刺激受检者气管或支气管黏膜时无咳嗽动作。

五项脑干反射全部消失,即可判定为脑干反

射消失。当五项脑干反射检查缺项时，应至少重复可判定项目2次（间隔5min），并增加确认试验项目。

3. 无自主呼吸 受检者无自主呼吸，依赖呼吸机维持通气，自主呼吸激发试验（apnea test，AT）证实无自主呼吸。

（1）试验先决条件：①膀胱温度或肛门直肠温度≥36.5℃。如果体温低于这一标准，应予升温。②收缩压≥90mmHg（1mmHg=0.133kPa）或平均动脉压≥60mmHg。如血压低于这一标准，应予升压药物。③动脉氧分压（PaO_2）≥200mmHg。如PaO_2低于这一标准，可吸入100%氧气10~15min。④动脉二氧化碳分压（$PaCO_2$）35~45mmHg（4.7~5.9kPa）。如$PaCO_2$低于这一标准，可减少每分钟通气量。慢性二氧化碳潴留者$PaCO_2$可大于45mmHg。AT实施前应加强生命支持与器官功能支持。

（2）试验方法与步骤：①抽取动脉血检测$PaCO_2$。②脱离呼吸机。③即刻将输氧导管通过人工气道置于隆突水平，输入100%氧气6L/min。④密切观察胸、腹部有无呼吸运动。⑤脱离呼吸机8~10min后，再次抽取动脉血检测$PaCO_2$。⑥恢复机械通气。

（3）试验结果判定：如果先决条件的$PaCO_2$为35~45mmHg，试验结果显示$PaCO_2$≥60mmHg或$PaCO_2$超过原有水平20mmHg仍无呼吸运动，即可判定无自主呼吸。如果先决条件的$PaCO_2$>45mmHg，试验结果显示$PaCO_2$超过原有20mmHg仍无呼吸运动，即可判定无自主呼吸。

（三）确认试验标准

1. 脑电图（EEG） EEG长时程（≥30min）显示电静息状态（脑电波活动≤2μV）。

2. 短潜伏期体感诱发电位（short-latency somatosensory evoked potential，SLSEP） 正中神经SLSEP显示双侧N9和/或N13存在，P14、N18和N20消失。

3. 经颅多普勒超声（transcranial Doppler，TCD） TCD显示颅内双侧前循环和后循环血流呈振荡波[脑死亡血流指数（direction of flowing index，DFI）<0.8]、尖小收缩波（持续时间小于200ms，流速低于50cm/s）或血流信号消失。如果TCD检查受限，必要时可参考CT血管造影（computed tomography angiography，CTA）或数字减影血管造影（digital subtraction angiography，DSA）检查结果。

以上三项确认试验至少两项符合。

（四）判定流程

脑死亡判定过程可分为以下三个步骤：第1步进行脑死亡临床判定，符合判定标准（深昏迷、脑干反射消失、无自主呼吸）的可进行下一步；第2步进行脑死亡确认试验，至少2项符合脑死亡判定标准的可进行下一步；第3步进行脑死亡自主呼吸激发试验，验证无自主呼吸。在满足脑死亡判定先决条件的前提下，三项临床判定和至少两项确认试验完整且均符合脑死亡判定标准，可首次明确判定为脑死亡。如果临床判定缺项，须增加确认试验项目至三项，并在首次判定6h后再次判定（至少一次自主呼吸激发试验证实无自主呼吸），复判结果仍符合脑死亡判定标准，方可最终判定为脑死亡。

三、挑战与展望

中国《脑死亡判定标准与技术规范》出台与实施以来，国内专家学者根据脑死亡判定的临床实践，在优化判定流程和改进判定技术两个方面形成初步共识，并统一脑死亡判定技术规范。

（一）临床判定实施不完整问题

在脑死亡判定流程中，部分患者不能完成临床判定的全项检查，例如部分脑干反射检查不能被完整实施，或者作为临床判定最重要部分的AT未完成。循环不稳定或低氧血症是导致AT无法实施的主要原因，因此需要改善心肺功能的支持，以及改进自主呼吸激发试验流程，如不断开呼吸机，采用呼吸道持续正压（continuous positive airway pressure，CPAP）模式等替代方法。临床判定实施不完整的情况下，仅依靠临床检查结果来判定脑死亡不够可靠，需要增加确认试验进行验证。

（二）确认试验的选择问题

尽管世界各国所选用的脑死亡确认试验技术有所不同，对确认试验项目数却并无限定。EEG、SLSEP和TCD是脑死亡确认试验的主流技术。中国的调查数据显示：EEG、SLSEP、TCD中的任何一项确认试验均不能100%的达到脑死亡判定标准。因此，建议实施多项确认试验，例如两项神经电生理评估的联合，或单项神经电生理评估与脑血流评估的联合。

（三）脑死亡判定的观察时限问题

对于脑死亡诊断的观察时限，各国尚无统一标准，一般建议观察6~24h。美国ANN指南虽然推荐2次判定并间隔6h，但各个医院执行情况并不一致。欧洲部分国家，如英国、丹麦、意大利、波兰、瑞士、德国、奥地利要求2次判定，间隔时间2~12h；法国、荷兰、比利时、卢森堡、芬兰等国家不要求2次判定。因此，世界各国对是否2次判定以及判定的间隔时间不完全相同。不同国家可以基于指南推荐，在观察期后重复评估，观察期的长短取决于破坏性脑损伤类型和患者临床特征，也可以通过合适的确认试验替代观察期。如第一次临床判定为脑死亡，全部判定过程完整可靠，确认试验也证实为脑死亡时，可以不必再行第2次判定。

（四）脑死亡判定标准统一和立法问题

脑死亡受到医学、法律、伦理不同领域的认识偏差以及社会与医疗技术等因素的影响，全世界范围内，甚至一个国家内部对脑死亡的认识和实践，包括先决条件、临床判定、确认试验的选择以及实施方法，判定观察时限和判定人员的资质要求等，均未达成一致。提高对现有标准的认识、严格按照标准化的流程实施判定，缩短各国医疗和教育差距，加强各国脑死亡判定的差异识别和沟通交流，可能是调和全球差异的关键。

由于脑死亡判定涉及医学、伦理、社会和法律等多个层面，脑死亡判定在实际操作过程中可能遇到各种问题，随着问题的陆续暴露与解决，以及中国《脑死亡判定标准与技术规范》不断更新与完善，相信中国的脑死亡判定工作将会得到持续稳定的推进。

（赵国光　陈卫碧）

参考文献

1. 国家卫生和计划生育委员会脑损伤质控评价中心. 脑死亡判定标准与技术规范（成人质控版）[J]. 中华神经科杂志，2013，46（9）：637-640.

2. 国家卫生和计划生育委员会脑损伤质控评价中心. 脑死亡判定标准与技术规范（儿童质控版）[J]. 中华儿科杂志，2014，52（10）：756-759.

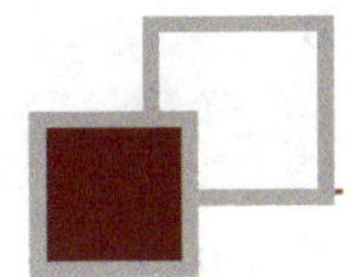

第五章　神经外科麻醉

第一节　麻醉生理学及药理学基础

临床麻醉中麻醉药的靶器官是脑和脊髓，麻醉药对于中枢神经系统正常及异常功能都具有显著的影响。

神经生理学基础

1. 脑循环解剖　脑的血液供应来自颈内动脉和椎动脉，椎动脉汇合成基底动脉，两侧颈动脉与基底动脉构成 Willis 环。如果其中的一根血管发生了阻塞，Willis 环通过颈内动脉与椎基底动脉肌左右侧之间的血管进行分流。

大脑浅表静脉和深静脉缺乏静脉瓣结构，分别从大脑皮层和深部脑组织引流，最终汇合到硬脑膜窦，硬脑膜窦的血液引流入颈内静脉。颈静脉球部约 60% 的血液来自同侧大脑半球，其余的来源于对侧大脑半球，来自于颅外静脉的血液通常少于 5%。

2. 脑血流量（cerebral blood flow，CBF）的调节　正常情况下，大脑占人体体重的 2%，血供占心输出量的 15%。脑的组织的耗氧量为 3.5ml/（100g·min），明显高于其他器官的耗氧量，高血流量足以支持高代谢率（表 5-1-1）。电活动占据大脑能量消耗的 60%，细胞自身稳定和完整性的维持占能量消耗的其余 40%。大脑的高代谢率及其对稳定血流量的依靠要求对脑血流有严格调控。CBF 通常受化学、物理、肌肉及神经的共同控制。

（1）CBF 代谢调控：局部 CBF 与局部神经元代谢活动偶联。神经元活动的增加导致血流增加，相反，神经元代谢活动减低伴随局部血流量相应减低。葡萄糖代谢为乳酸继而胶质细胞释放乳酸的过程导致局部血管扩张。

表 5-1-1　正常大脑生理学参数

参数	数值
CBF/ml·100g^{-1}·min^{-1}	50
灰质	40
白质	10
CMRO$_2$/ml·100g^{-1}·min^{-1}	3.5
CBF/CMR	15
ICP/mmHg	5~12
PvO$_2$/mmHg	>35
能量消耗	
电活动	60%
基础代谢	40%

（2）CBF 调节：PaCO$_2$ 在 25~80mmHg 范围内，PaCO$_2$ 与 CBF 之间呈线性关系（图 5-1-1），PaCO$_2$ 每增加 1mmHg，CBF 增加约 1~2ml/（100g·min）（2%~4%）。

（3）CBF 调节：PaO$_2$ 正常情况下，动脉氧分压对 CBF 的作用很小，然而 PaO$_2$ 降低至 50mmHg 以下，导致 CBF 急剧增加（图 5-1-1）。低氧血症诱发 CBF 的增加是通过低氧直接作用于血管平滑肌的扩血管作用介导。

（4）CBF 自动调节：CBF 自动调节是一种生理机制，CBF 通过自动调节维持在相对狭窄的范围内［45~55ml/（100g·min）］。通过脑血管阻力的改变，CBF 保持恒定状态（图 5-1-1）。超出自动调节范围，CBF 呈压力依赖性改变。

（5）温度作用：脑内温度对脑代谢具有显著的影响，轻到中度的低温状态导致脑代谢率（cerebral metabolic rate，CMR）减低约 5%~7%。18℃ ~20℃时脑电图呈静息状态，轻到中度的低温状态，脑血管对 PaCO$_2$ 和 PaO$_2$ 的反应性与血流量 – 代谢的偶联关系均被保留。

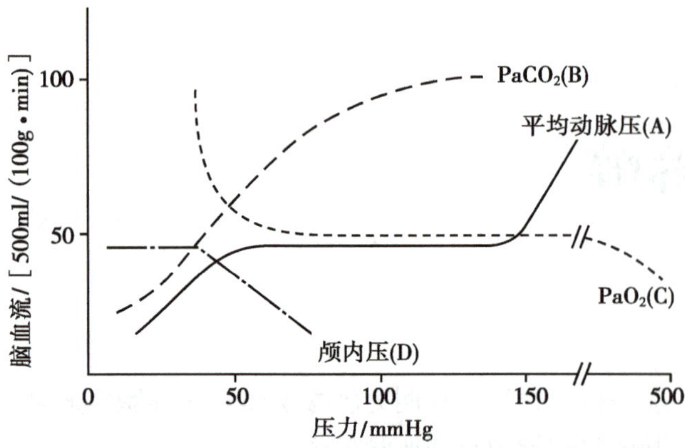

图 5-1-1 脑灌注压、$PaCO_2$ 及 PaO_2 对脑血流的影响

（6）血液黏滞度影响：血黏度是液体层流率的决定因素。红细胞比容在 35%~45% 范围时，CBF 的改变很小。红细胞比容下降，血黏度降低，CBF 增加；相反，红细胞比容的增加超出 50% 导致 CBF 明显下降。理想的红细胞比容范围是 30%~35%，使 CBF 最利于对氧的输送。

（7）血管活性药物的影响（表 5-1-2）

表 5-1-2 血管活性药对脑血流影响

药物	CPP	CMR	CBF
α_1 激动剂	↑↑↑	0	0
α_2 激动剂	↑↑↑	↓	↓↓
β_1 激动剂	↑ to 0	0	↑ to 0
β_2 激动剂	↑ to 0	0	↑ to 0
多巴胺	↑↑	0	↑ to 0
硝酸盐	↓↓↓	0	↑↑ to ↓↓
硝酸甘油	↓↓↓	0	↑↑ to ↓↓

3. 麻醉药及中枢神经系统生理学 麻醉药的 CNS 的药理学总结见表 5-1-3。

4. 见本书第三章，正常情况下 ICP 为 8~12mmHg。

颅内高压及术中急性脑肿胀的治疗方法见表 5-1-4。

表 5-1-3 麻醉药对脑生理学的影响

	EEG	CMR	CBF/$CMRO_2$	CBF	CBV	ICP	CO_2 反应性	SEP	MEP
异氟烷	↓↓↓ 爆发抑制	↓↓↓	↑	0–↑	0–↑	0–↑	0–↑	↓	↓↓↓
地氟烷	↓↓↓ 爆发抑制	↓↓↓	↑	0–↑↑	0–↑↑	0–↑↑	0–↑	↓	↓↓↓
七氟烷	↓↓↓ 爆发抑制	↓↓↓	↑	0–↑	0–↑	0–↑	0–↑	↓	↓↓↓
巴比妥类药	↓↓↓ 爆发抑制	↓↓↓	0	↓↓↓	↓↓↓	↓↓	0	0	↓↓
丙泊酚	↓↓↓ 爆发抑制	↓↓↓	0	↓↓↓	↓↓↓	↓↓	0	0	↓↓
依托咪酯	↓↓↓ 爆发抑制	↓↓↓	0	↓↓↓	↓↓↓	↓↓	0	0	0–↓
阿片镇痛药	↓	0–↓	0	0	0	0	0	0	0–↓
苯二氮䓬类	↓	0–↓	0	0–↓	0–↓	0–↓	0	0	↓↓
阿曲库铵	0	0	0	↑	↑	↑	0	0	0
维库溴铵	0	0	0	↑	↑	0–↑	0	0	0
罗库溴铵	0	0	0	0	0	0	0	0	0

表 5-1-4 脑肿胀的治疗方法

方法	原因
纠正低血压	低血压可引起脑血管扩张
纠正高血压	控制不当的高血压↑ CBV、ICP
监测 PaO_2	低氧血症↑ CBF、CBV、ICP
监测 $PaCO_2$	高碳酸血症↑ CBF、CBV、ICP。监测 ABG，不能仅依靠 Et-CO_2。过度通气使 $PaCO_2$ 维持于 25~30mmHg
抬高头位	利于促进静脉回流，↓ ICP
检查颈部位置	静脉回流受阻可以↑ CBV、ICP
肌松	咳嗽、紧张↑ ICP
检查吸气压力	排除气胸（放置 CVP）
甘露醇	渗透性利尿，↓脑体积
呋塞米	袢利尿剂，↓ CSF 形成，↓脑体积
CSF 引流	
停用挥发性麻醉剂	挥发性麻醉剂能够↑ CBF、CBV、ICP
转换成 TIVA 方法	丙泊酚↑ CBF、CBV、ICP
巴比妥药物昏迷	巴比妥药物↑ CBF、CBV、ICP
脑切除术	最后选择

5. 脑缺血和脑保护 人脑正常的 CBF 是 50ml/（100g·min）。CBF 轻度下降，即能看到脑电图的改变，当 CBF 下降到 20ml/（100g·min）时，就出现等电位的脑电图改变，15ml/（100g·min）时，诱发电位消失。低于 10ml/（100g·min）时，ATP 水平迅速下降（5min 内），神经元不能维持离子平衡，最终导致神经元死亡。

广义的脑缺血分为两种类型：全脑缺血和局部缺血。全脑缺血的特点是 CBF 完全停止（如心搏骤停），这种情况下，5min 内发生神经元去极化。局部缺血的特点是缺血核心区域周围较大半缺血区域（半暗带）。大多数在手术室发生缺血都是局部。

解决脑缺血的首要问题在于降低脑的能量消耗，因为降低 ATP 的需要，大脑才可以较长时间耐受缺氧。这种观点已被证明与心脏病有关。因此，要应用的药物首先是能够使 EEG 产生等电位（如像能使 ATP 需要量减少 60%）。

第二节 常见神经外科手术麻醉管理

一、颅脑创伤手术麻醉管理

创伤性颅脑损伤（traumatic brain injure，TBI）是指头部遭受撞击或贯穿伤，引起脑功能障碍。在所有创伤中，颅脑创伤是导致儿童和青壮年残疾和死亡的首要原因。

麻醉管理目标包括维持足够的脑灌注压，避免麻醉引起 ICP 增加，缩小脑血容量增加幅度，必要的脑松弛便于手术暴露。

颅脑创伤患者首先应注意建立和维持气道通畅、充分通气和循环支持，随后进行神经功能检查和 GCS 评分。如果患者（GCS<8 分）为重型颅脑损伤，应考虑进行手术治疗或降低 ICP，这些患者应进行气管内插管和机械通气。应注意合并脊髓外伤患者的气道管理。

颅脑创伤患者低氧血症发生可能与并发气道、肺损伤、误吸、饮酒及其他药物引起呼吸抑制等因素有关。应维持气道通畅和机械通气供氧。可给与麻醉药和肌肉松弛药进行气管内插管，所有颅脑创伤患者都应按饱胃看待。麻醉诱导药的选择应根据病情而定。

低血压是指收缩压 <90mmHg，低血压患者应视病情给与补液输血。颅脑创伤患者输入液体种类（晶体液或胶体液）依然存在争议。正常脑组织血浆渗透压的下降可引起脑水肿，因此液体复苏的首要目标是维持血浆渗透压，生理盐水是理想的复苏液体，葡萄糖可加重损伤应避免使用，患者存在贫血应予输血。

颅脑创伤患者可能因其他非神经系统损伤行手术治疗。无短暂意识丧失、神经功能检查完全正常的患者，CT 扫描亦无异常的患者可安全手术。但如有意识丧失，GCS<15 以及 CT 有脑损伤表现，手术应推迟到颅脑创伤充分评估后。损伤的脑组织可能因低氧血症和低血压引起继发损伤。一旦发现颅内高压对治疗无反应时，应立即

行 CT 检查，根据 CT 检查结果制定手术方案。

二、幕上肿瘤手术麻醉管理

幕上肿瘤切除术前评估重点包括颅内压升高程度、肿瘤大小和部位以及脑水肿的程度。颅内压升高的临床表现包括头痛、恶心呕吐、视神经乳头水肿及意识障碍。肿瘤压迫周围脑组织产生相应的症状。CT、MRI 检查颅内高压的影像学表现为脑室受压、中线移位和脑池消失。应特别重视邻近硬脑膜窦的肿瘤，因手术意外进入硬脑膜窦可引起静脉空气栓塞，邻近下丘脑肿瘤切除术（如颅咽管瘤）可引起体温调节和循环紊乱功能。

糖皮质激素可减轻脑水肿，改善颅内高压症状，颅内肿瘤瘤周水肿明显的患者应使用。麻醉应常规行直接动脉压监测。根据肿瘤的大小部位，估计术中出血量以及患者的心肺功能，选用适当有创监测。患者头部抬高 10°~20°，有利静脉回流、易于术野暴露。在严重颅内高压引起意识障碍的患者，颅内顺应性代偿能力耗竭，难以承受 ICP 的进一步升高，此时应选用静脉麻醉方法，硬膜开放后，依据颅内状况可相应调整麻醉用药，适度过度通气（PCO_2 25~30mmHg）和应用甘露醇有利于减轻脑肿胀，便于术野暴露。

三、颅内动脉瘤手术麻醉管理

动脉瘤再出血是动脉瘤破裂最严重的并发症之一，24h 内发生率最高（5%~6%），以后每天再出血的发生率稳定在 1%~2%。术前降压管理非常重要，应用降压药和镇静药减轻血压的升高，同时避免发生低血压，低血压可以加重缺血性脑损伤。平均动脉压一般维持患者基础血压的 20% 以内。

SAH 伴以突然增加的 ICP 可引起交感兴奋和血浆内儿茶酚胺水平急剧升高，血压升高导致左心和肺静脉压力增加，进一步造成肺水肿。SAH 需要注意误吸的危险，急性 SAH 患者常有意识丧失，易造成胃内容物反流误吸，发展为 ARDS。

SAH 患者常出现 EKG 异常，包括轻度非特异性 ST 段和 T 波改变、典型的 T 波倒置，这些变化并不预示心肌缺血性损伤，确实出现某种程度的心肌损伤（局灶的镜下坏死），但与 EKG 的异常不一定有很好的相关性。超声心动图可以发现室壁活动异常，多见于重度的患者，室壁活动的异常与 SAH 严重程度有较好的相关性。

SAH 患者常见低钠血症，血钠水平的降低最初认为是由于抗利尿激素分泌异常综合征（syndrome of inappropriate secretion of antidiuretic hormone，SIADH）引起。SIADH 的治疗应限制输液量，近年研究结果表明绝大多数患者低钠血症是由于脑盐消耗性综合征引起，利钠肽由脑合成和释放，这些肽类造成尿中钠丧失增加。脑盐消耗性综合征表现为脱水、低血钠极高尿钠（>50mmol/L）三联征，治疗上采取输入等渗含钠溶液扩容治疗。

动脉瘤手术麻醉管理的重点和难点动脉血压的调控。损伤的脑组织容易出现缺血性脑损害，对合并有脑血管痉挛者更是如此，因此血压应维持在正常水平高限。SAH 患者在 ICU 监护，很容易了解基础血压。但是应该认识到 MAP 的突然增高可引起再出血。动脉瘤夹闭后，应使 MAP 高于基础水平的 10%~15%，避免脑血管痉挛。

术中处理动脉瘤时可能引起突然再出血。原则上应避免低血压防止产生缺血性脑损害。为降低动脉瘤内的压力，可采用临时夹闭近端供血动脉的方法，但在临时夹闭期间也存在引起缺血性损害的危险，为降低这种危险，在临时夹闭供血动脉后，将 MAP 较基础水平升高 5%~10%。MAP 升高可改善侧支循环，一旦动脉瘤破裂应降低血压以减少出血，改善术野。

术中 $PaCO_2$ 一般维持在正常水平（35~38mmHg），不应采取过度通气，因为脑出血造成的脑损伤或者血管痉挛引起的脑缺血都会使脑血流减少，如为脑松弛，应慎重使用过度通气，一旦动脉瘤夹闭，$PaCO_2$ 应尽快恢复至正常水平。

甘露醇是一种改善脑松弛度的有效的药物，甘露醇还可改善受压脑组织的灌注并且降低 ICP，因其降低颅内压，理论上具有增加动脉瘤跨壁压（pressure gradient=MAP–ICP）的危险。为预防这种危险性的发生，甘露醇通常在打开硬膜后应用，这时 ICP 与大气压相同。

四、动静脉畸形手术麻醉管理

动静脉畸形（arteriovenous malformation，AVM）由供血动脉和引流静脉组成异常血管团。较大

AVM(大于 4cm)的引流静脉位于深部脑组织或AVM位于语言功能区，手术并发症发生率高。低级别的AVM是行显微外科手术切除的理想指征，高级别的AVM特别是巨大AVM需要采取多种手段，如栓塞和神经介入治疗减少AVM供血。另外，分阶段切除AVM可以降低神经并发症的危险。

AVM手术麻醉管理类似于动脉瘤手术，MAP应维持在正常水平，CPP在60~70mmHg。轻度过度通气($PaCO_2$ 35mmHg)用于脑松弛，应避免过分过度通气带来的脑缺血的危险。如果出现急性脑膨出，轻度低温不仅可以降低脑水肿改善术野的暴露，还可以降低脑缺血损伤的风险，渗透性利尿有助于脑松弛。

AVM切除术可能发生灌注压突破，此时可发生局部脑血容量增加、脑水肿，从而出现脑肿胀，造成脑膨出，此种情况一旦发生应迅速采取方法降低脑肿胀。外科医师轻压脑组织，渗透性利尿，过度通气、调整麻醉方法，停止使用脑血管扩张作用的挥发性麻醉药，采用丙泊酚阿片类药物静脉麻醉。

在AVM切除术中，术后血压调整是关键。高血压增加AVM内血流，将使AVM切出更困难，同时增加灌注压突破综合征和脑内出血的危险。大多数患者，维持CPP在60~70mmHg，常用的抗高血压药物包括β受体阻滞药(艾司洛尔、美托洛尔)、钙通道阻滞剂(尼卡地平和尼莫地平)、直接动脉扩张药(肼苯达嗪)。必要时用硝普钠降低难治性高血压，抗高血压治疗应持续至术后，以降低灌注压突破综合征和脑内出血的危险。

五、垂体腺瘤手术麻醉管理

垂体腺瘤大约占颅内肿瘤的8%~10%。垂体腺位于蝶鞍内，顶部是鞍膈，是硬脑膜襞、垂体柄和蛛网膜套穿入其中，视交叉位于鞍膈上方垂体柄的前面。海绵窦位于蝶鞍两侧，包含有颈动脉颅内段和第Ⅲ、Ⅳ、Ⅴ、Ⅵ脑神经，颈动脉通常伴随腺体2~7mm。解剖上垂体腺分为腺垂体和神经垂体，由下丘脑释放因子影响，腺垂体分泌催乳素、促肾上腺皮质激素(ACTH)、生长激素(GH)、促甲状腺激素(TSH)、卵泡刺激素(FSH)及黄体生成素(LH)。神经垂体贮存和释放催产素和抗利尿激素(ADH)。

较大的肿瘤或"微腺瘤"可能向蝶鞍骨质或向两侧的海绵窦浸润生长，向上压迫视交叉并可侵犯下丘脑和第三脑室。垂体腺瘤的临床表现主要是对周围脑组织的压迫及分泌不同的激素引起的生理学的改变。压迫视交叉产生视野缺损，从蝶鞍向上扩展的肿瘤产生海绵窦内脑神经损害的症状。头痛是常见症状。

垂体腺瘤术后发生尿崩症(diabetes insipidus, DI)的情况各不相同。神经垂体的损伤导致ADH分泌功能暂时丧失，此时垂体柄直接释放ADH，因此DI症状减轻。DI通常发生在术后12~24h，表现为多尿、血浆渗透压增高及高钠血症。由于肾脏聚集能力下降，尿渗透压很低(通常低于1.002)。治疗应用低渗液体，液体量大约为尿量的2/3，也可以选用0.5%的氯化钠盐水。完全尿量体积的输液治疗防止血浆体积的正常化及液体过剩。垂体加压素或DDAVP能明显减少尿量。

六、颅后窝手术麻醉管理

颅后窝手术需考虑患者手术体位以及脑干受牵拉刺激后循环和呼吸功能紊乱，目前绝大多数颅后窝手术采用侧卧位，静脉空气栓塞、四肢截瘫和巨舌的危险性明显低于坐位手术。

循环调控中枢位于延髓，手术直接牵拉或电刺激可引起循环的剧烈波动，脑神经感觉支(三叉神经、舌咽神经)牵拉可引起同样的循环波动，最为常见的是高血压和心动过缓，还可以见到低血压合并心动过缓或心动过速。术中应严密监测循环指标及心电图变化，任何变化应与神经外科医师沟通。

颅后窝手术可损伤各对脑神经，第五对脑神经损伤时角膜感觉缺失，应注意预防角膜干燥，常规使用眼贴。应重点考虑支配气道运动及感觉神经损伤，即第Ⅸ、Ⅹ、Ⅻ对脑神经。口咽和喉部感觉传入神经功能缺失以及口咽及声门运动肌肉控制失调可导致患者误吸。声带麻醉降低对气道的保护作用容易引起气道阻塞。舌下神经损伤后不能伸舌同样增加了气道管理难度。拔管时机应该根据手术损伤程度、颅后窝水肿的程度以及脑神经损伤的客观评估结果而定。血流动力紊乱表明脑干受到牵拉，麻醉苏醒后应慎重选择拔管时机。

七、脊髓损伤麻醉管理

脊髓损伤后可引起不完全性截瘫、完全截瘫、不完全偏瘫、完全偏瘫，导致脊髓损伤的常见原因有交通事故、高层坠落、暴力和运动损伤。绝大部分损伤发生于中颈段和胸、腰段，并常伴发其他损伤。脊髓损伤的外科治疗旨在制动、固定、脊柱复位、手术减压和固定。

颈椎损伤的患者气管内插管有一定难度。放置喉镜时颈椎的活动可进一步加重脊髓损伤，高颈段损伤的患者插管引起的危险性最大。如果存在脊柱损伤，采用其他方法引导喉镜进行气管内插管。颈椎损伤患者的气道管理的方法以麻醉医师采用最熟悉的方法和最熟练的技术效果最好。由于头颈部微小的活动，目前已提倡应用经鼻气管插管，颅底骨折或广泛的面部外伤禁忌经鼻气管插管。

脊髓损伤的最初几分钟内，由于神经组织和交感纤维直接压迫产生短暂而强烈的自主神经异常放电，引起高血压和心律失常，还可以发生左心力衰竭、心肌梗死及肺毛细血管渗出进一步发展为神经源性肺水肿，这一过程通常很短暂，待患者到达医院时已经不明显。脊髓休克经常发生于这一段时间。脊髓损伤对于心血管系统的影响取决于损伤的水平。脊髓损伤水平低于 T_6 时，由于静脉回流减少及血管扩张产生的低血压是最严重的后果。脊髓休克通常发生在 T_6 水平以上的横贯性损伤，临床表现为运动感觉功能完全丧失及自主神经功能不全。交感神经功能的丧失使动静脉张力减低，静脉回流减少，伴随心输出量减低，导致血压下降。心脏交感神经纤维（$T_{1\sim4}$）的中断导致心脏收缩性减低和心动过缓，心率的恢复通常需要 3~5 周的时间。脊髓休克患者的低血容量应及时恢复。对于高位脊髓损伤的患者，应注意防止过度灌注血容量引起肺水肿及心功能失代偿现象。

急性脊髓损伤患者可以出现肺水肿。损伤时神经源性肺水肿是由于强烈的交感神经冲动发放。由于心肌收缩力减低和过度输液还可以出现心源性肺水肿。70% 的颈部和上胸段脊髓损伤的患者发生肺炎，肺炎还可以发生在损伤初期由于胃内容物反流误吸。脊髓损伤患者可以出现胸外伤导致血胸、肺挫伤、气胸和肋骨骨折，这些损伤可能导致延长机械通气而撤机困难。

八、介入治疗麻醉管理

神经放射特殊设备的发展已经可以治疗神经外科领域的很多疾病，需要麻醉进行镇静或产生制动。神经放射的介入治疗有特定的要求。这些包括患者需制动、监测血压和 CO_2 分压、抗凝及并发症的治疗（表 5-2-1）。

表 5-2-1 介入神经放射治疗及主要麻醉要点

手术	麻醉要点
血管畸形栓塞治疗	
颅内 AVM	控制性降压，术后正常灌注压突破
硬脑膜 AVM	控制性高碳酸血症
颅外 AVM	控制性高碳酸血症
脑动脉瘤	动脉瘤破裂，控制血压
闭塞性脑血管病球囊扩张血管成形术	脑缺血，控制性高血压，合并冠心病
继发于动脉瘤 SAH 的脑血管痉挛的球囊血管成形术	脑缺血，控制血压
大动脉瘤及颅底肿瘤的颈动脉闭塞治疗	脑缺血，控制血压

神经放射的介入治疗镇静的最大优点是能够对患者进行神经系统检查，实施镇静的原则是要对神经系统作出快速评价。很小剂量的丙泊酚镇静效果良好，增加剂量后可维持制动作用，大多数患者停用后 15~20min 就可以对患者进行全面的神经系统评价。特定的神经放射介入治疗技术要求患者制动，如果制动不成功，就需要选择全麻诱导。手术室适用于全麻的基本要求也同样适用于神经介入治疗。

脑动脉血栓形成或远端血管栓塞是神经放射的介入治疗严重的并发症。很多医院都应用肝素抗凝治疗，一般成年患者，通常给予 5 000IU。监测肝素的效果只需监测血凝块激活时间（activated clotting time，ACT），理想的 ACT 大约是基础值的 2~3 倍。肝素过量时立即用鱼精蛋白对抗防止颅内出血。

由于 AVM 血流丰富，用 Onyx 液体栓塞胶等治疗 AVM 有一定难度，通过降低动脉血压的办法降低 AVM 的血流，这样有利于准确注射胶根除 AVM 而又不影响正常脑组织区域的血流。

多数患者静脉点滴去氧肾上腺素（新福林）可以使血压上升 10%~20%。如果患者清醒，就可以进行神经系统评估，同时调整血压。如果患者左心室功能不全，患者不能很好耐受去氧肾上腺素（新福林）引起的系统性血管收缩，这时可以选择静点多巴胺。

第三节　神经外科麻醉恢复期管理

由于各种麻醉药物的残存作用、手术创伤、失血失液及其他治疗用药的影响，患者的主要生理功能尚未完全恢复，在手术后麻醉恢复期容易发生各种术后并发症。不同的肿瘤类型、不同的手术部位，患者在麻醉恢复期会出现不同的临床表现，需要得到严密监护、及时发现问题，给予正确有效的处理，最大限度的保护患者的神经功能，改善其预后。

一、恢复期的监测

1. 常规监测　心电图、无创血压、脉搏血氧饱和度、体温、输液量、尿量、引流量。

2. 特殊监测　瞳孔、中心静脉压、有创血压监测、血常规、电解质监测、血气分析、呼气末 CO_2 监测、CT 检查、脑电双频谱指数（BIS）监测。

3. 神经系统功能监测　颅内压、神经电生理、经颅多普勒超声等监测。

二、恢复室常见并发症与处理

1. 呼吸系统并发症　神经外科患者麻醉恢复期的呼吸功能常受到不同原因和不同程度的影响。呼吸功能障碍主要有脑神经功能不全、气道保护性反射异常、气道机械性梗阻和中枢性呼吸肌无力。脑神经在吞咽和气道保护性中的作用（表 5-3-1）。

表 5-3-1　脑神经在吞咽和气道保护中的作用

脑神经	在吞咽和气道保护中的作用
三叉神经（Ⅴ）	咀嚼肌，正常下颌活动
面神经（Ⅶ）	口腔感觉
舌咽神经（Ⅸ）	触发吞咽反射
迷走神经（Ⅹ）	声带运动和感觉，声带—咽的协调，颈部食管的运动
舌下神经（Ⅻ）	舌的运动

（1）舌后坠引起上呼吸道梗阻：常见原因是全麻和 / 或神经肌肉阻滞恢复不完全，气道本身和外部肌肉张力降低和不协调引起。主要发生在麻醉较深、肢端肥大症的垂体腺瘤和寰枕畸形的患者。解决方法是托下颌、放置口咽或鼻咽通气道、给予麻醉拮抗药物，如仍不缓解可行气管插管或气管切开术。

（2）血液、分泌物或呕吐物堵塞气道：垂体腺瘤经口鼻蝶或经单鼻孔入路手术、颅底手术、额窦开放等手术术野的血液，口腔内分泌物以及术后呕吐物均可流至患者的口咽部造成气道堵塞。解决方法是掌握拔管时机，待患者吞咽、咳嗽等保护性反射消失及意识清醒后拔管。

（3）喉痉挛：发生原因多有术前长期大量吸烟、上呼吸道感染，吸痰或放置口咽通气道诱发。轻度喉痉挛通常在解除局部刺激，头后仰，去除口咽放置物，加压吸氧后会自行缓解。严重者需注射肌松剂插管。

（4）气道水肿：神经外科手术气管内插管时间长，术中输液输血多，头低位或俯卧位手术特别是小儿和肥胖患者、插管困难反复操作的患者尤易发生。解决方法是纯氧吸入，雾化吸入肾上腺素，如效果不佳应考虑再次插管。

（5）低氧血症：原因有通气和换气功能不全，通气血流比例（V/Q）失调。低氧血症的肺外因素包括，过度通气减低颅内压；低碳酸血症可减少静脉回流和回心血量，增加肺内分流；低血容量或心肌抑制导致的低心排量可造成低氧血症。神经外科颅底或脑干部位手术、脑外伤等手术，可能影响到呼吸中枢，术后呼吸变化，发生低氧血症。神经外科患者麻醉恢复期意识状态恶化时首先应想到保护好气道，甚至行经口或经鼻气管内插管，因为神志不清导致气道梗阻低氧血症和误吸风险增加。颈部手术包括颈动脉内膜剥脱术及颈椎的脊髓脊柱手术，术后要更加关注呼吸道。

2. 循环系统并发症 血压过高或过低均会影响神经功能预后。根据患者术前状况以及手术情况与神经外科医师讨论确定目标血压范围。既要避免血压过高造成术后脑出血或高灌注综合征，又要避免血压过低造成脑组织灌注不足。

术后高血压的发生主要与术前高血压病控制欠佳和颅内高压的存在，以及手术后伤口疼痛或者尿管刺激等因素有关。颈动脉内膜剥脱术后和急性颅脑损伤的患者术后可能发生高血压。前者按压颈动脉窦及应用血管活性药物治疗；后者高血压的病因可能是机体自身调节机制受损后，动脉高血压增加脑血流使颅内压升高，继而通过库欣反射（Cushing reflex）引起高血压。如患者术后高血压无颅内高压，可积极控制血压以减少脑肿胀和脑出血；如患者存在颅内高压，降血压要慎重。低血压发生的原因大多是低血容量以及颈髓或高位胸髓损伤后的神经源性休克。前者可以进行容量补充。后者可以进行谨慎的液体治疗并应用血管活性药物。

窦性心动过速的原因考虑与术中输注甘露醇、呋塞米等脱水剂导致术后血容量相对不足有关。窦性心动过缓主要与术前心脏疾病、术中阿片类药物使用剂量过大及术后拮抗肌松药使用新斯的明有关。鞍区肿瘤，特别是垂体腺瘤、颅咽管瘤术后可能出现尿崩症，因此要准确记录患者每小时尿量及入量，做好各项监测工作，指导治疗。另外脑心综合征亦可导致心律失常，在保护心脏功能的基础上，要保证脑供氧和脑灌注、治疗脑水肿，降低颅内压。对窦性心动过速患者使用短效β受体阻滞剂，如艾司洛尔。对窦性心动过缓的患者要注意神志、瞳孔及肢体活动的变化，及时发现可能的脑血肿、脑水肿。神经外科术后可以引起心血管反应，包括ICP升高、脑干损伤、$T_{1\text{-}4}$交感神经损伤、脊髓震荡以及急性颅脑外伤等，这些手术术后尤应注意。

3. 术后恶心呕吐 神经外科手术术后恶心呕吐的发生率较高。神经外科手术时间长，部分患者术前存在颅高压，手术操作脑组织会出现脑水肿及血液循环的改变使颅内压增高，脑室肿瘤手术时冲洗液或血液对脑干呕吐中枢刺激，手术牵拉脑干等情况患者术后易发生恶心呕吐。手术后为了减少拔管所致的呛咳反应，通常在麻醉较深时拔管，此时气道的保护性弱，恶心呕吐使患者误吸的风险增加。与术后恶心呕吐相关的递质和常用药物见表5-3-2。

表5-3-2 恶心呕吐相关递质及药物

递质	阻断剂	代表药物	用量	副作用
乙酰胆碱	抗胆碱能药	东莨菪碱	0.3mg	困倦、遗忘、疲乏、欣快、扩瞳
组胺（H_1）	抗组胺药	苯海拉明	25~50mg	镇静、嗜睡、乏力、口干
		茶苯海明	25~50mg	
		异丙嗪	12.5~50mg	
5-HT_3	5-HT_3受体拮抗剂	格拉斯琼	3mg	头痛、疲劳、便秘、腹泻
		恩丹斯琼	8mg	
		托烷斯琼	5mg	
多巴胺2型	D_2受体拮抗剂	氟哌利多	0.625~1mg	中枢抑制、锥体外系症状
		氯丙嗪	25~50mg	
		多潘立酮	8~10mg	
		氟哌啶醇	5mg	
		甲氧氯普胺	10~20mg	
激素		地塞米松	10mg	高血糖
机制不清		丙泊酚	20mg	循环呼吸抑制

第四节　神经外科麻醉展望

神经外科麻醉和神经重症监护临床依旧存在着诸多未解决问题。本节讨论内容包括神经外科麻醉相关基因组学、神经功能保护、相关技术和相关药理学。

神经外科麻醉监测技术展望

神经功能监测是麻醉学的热点研究领域，包括新的监护设备能否精确反映目标参数以及监测参数是否有价值。连续监测局部 CBF 和 $CMRO_2$ 是近年神经学监测的重要手段。较有发展的是基于近红外光谱学（near infrared spectroscopy，NIRS）等无创监测技术。

1. 基于近红外光谱学技术（NIRS） 基于 NIRS 的监测技术可以在床旁连续定量监测 rCBF 和脑代谢。早期监测 rCBF 是通过注射显影剂如吲哚菁绿（indocyanine green，ICG），或通过弥散相关光谱技术（diffuse correlation spectroscopy，DCS）。以 NIRS 为基础的 DCS、弥散反射光谱学（diffuse reflectance spectroscopy，DRS）和 ICG- 血流量指数（blood flow index，BFI）监测技术使得床旁监测 rCBF 和 CMRO2 具有可能。

（1）吲哚菁绿 -CBF 指数（indocyanine green-blood flow index，ICG-BFI）：监测 NIRS 可以探测其他的红外线发光团，例如吲哚菁绿，有几项特性使得它成为监测 rCBF 的理想示踪剂。ICG 在 805nm 处有一个红外吸收峰，静脉注射后，ICG 局限在静脉内。这些特性使 ICG 可以作为组织血流量的示踪剂。ICG 无毒，严重的副作用很罕见，经胆汁分泌后，从肝脏循环中迅速消除，其循环半衰期仅为 3.3min。这种动力学特性使 ICG 适合重复测量，即使研究间隔时间很短也不会在体内蓄积。动物研究表明，ICG 每日最大剂量 5mg/kg，0.1mg/kg 的研究剂量，每天可以进行 50 次 rCBF 测定。因此，尽管 ICG-BFI 监测不是真正的实时监测，但每 30min 以 rCBF 监测值按比例地评估 BFI，可以根据 rCBF 数值床旁对生理学或药理学进行优化管理。

已有报道使用 ICG NIRS 对 rCBF 进行监测或评估。Roberts 等研究 ICG-NIRS 在儿童低温心肺转流手术中的应用。对 12 名志愿者研究，Gora 等从脑 ICG 洗出曲线中评估了 BFI，用 Fick 公式和染色 - 分光光度法估算动脉血中的 ICG 浓度，证实了在人体应用两种方法的可能性。研究所得到的变异系数为 10%~12%。尽管他们没有与其他的测定 rCBF 的标准方法进行比较，但他们认为这项技术作为床旁监测 rCBF 的绝对值和趋势都是可行和可靠的。Kuebler 等对一个猪模型的颅外感染进行了评价，通过放射性微球方法，将 NIRS ICG 中得到的 BFI 和 rCBF 数值进行比较。应用带有光极的 Hamamatsu NIRS 系统，将其在前 - 后位放置，从而建立传导（而不是反射）NIRS 模型。尽管 Bland-Altman 分析没有达成广泛共识，但研究数据显示 NIRS ICG 方法与 rCBF 相关性很好，而与帽状腱膜血流相关性差。

人体研究证实，应用 NIRS ICG，根据 CBV 和平均输送时间的比值可以计算志愿者的 rCBF。CBF 会随着 CPAP 呼吸模式而改变。有研究将 NIRS ICG 局部 CBF 数据和相似条件下获得的数据相比较（不是同步测量），与单次注射造影剂的灌注磁共振成像比较，这些研究发现了很好的相关性。但这些验证实验存在以下缺陷：没有把实际 CBF 测量方法作为“金标准”；CBF 的检测范围较小；测量方法不是同步进行。

Terborg 等评价了 NIRS BFI 用于判断大脑中脑动脉梗死患者中低血流量的能力，与对照组进行了大脑半球间血流量的比较，用以评价梗死区域内低血流状态。受试者的数据分析提示，该方法探测低血流状态的特异性和敏感性相当高。

（2）弥散相关光谱（DCS）和弥散反射光谱（DRS）：通过 DCS 连续评估 rCBF 以及通过 DRS 连续评估 CMR O_2 和氧摄取指数（oxygen extraction fraction，OEF）是一种新的方法，它通过应用红外线对 rCBF 和 $rCMRO_2$ 以及 OEF 的变化提供实时连续监测的信息。这些方法在灵长类动物研究中的应用已经有报道。

近红外光谱可穿透厚的活体组织，当反射的光谱随移动的血细胞运动时，时相发生变化，导致组织表面的检测光强度出现波动。这些波动比快速移动的细胞速度更快。因此，通过测量散射光的短暂波动，能够得到远低于组织表面的组织血流信息。

在DRS中采用调节强度的光源进行光的测量(如频率范围技术)。该近红外光谱波幅符合正弦波,在介质中产生弥散波,这些弥散波称为弥散光谱密度波或者简单弥散波。正常时,不同组织中的发光团会发出可见光,并且这些光的最佳吸收或分散系数都可以被估算出来。在近红外线中,氧合血红蛋白、去氧血红蛋白的浓度和水浓度是最重要的吸收组织。它们的复合物形成总的血红蛋白浓度,可以被认为是血容量和血氧饱和度。这些生理学参数,结合DCS计算出的CBF值,可以进行实时的$CMRO_2$与OEF床旁评估。

2. 连续测定静脉麻醉药的水平 目前,临床上没有合适的方法可以直接持续监测血液中麻醉药的水平。有报道提出,呼出气体的监测可以测量丙泊酚的呼气末浓度。这种监测可以提供可靠的测量血药浓度的方法。目前还没有关于其他静脉麻醉药物测量技术的报道。可以设想,未来开发出内部带有发光团的镇静药、肌松药或镇痛药,可以通过经皮光谱技术来进行检测和持续监测。

3. 脑组织氧含量和化学物质的监测 脑组织氧分压监测(brain tissue PO_2, $PbtO_2$)已受到极大关注。有充足的证据表明,$PbtO_2$值的降低与患者的不良预后有关。尽管如此,由于缺乏合适的实验设计而不能给出高质量的循证等级。期望通过一些生理学知识找到一种合适的方法来测量$PbtO_2$,以保证它既不过高,也不过低。

本节主要总结了当前神经外科麻醉和重症监护治疗领域的研究热点,也从临床角度提出某些未来需要研究的重点问题,并寄希望将研究结果转化为临床,使未来的神经外科手术与麻醉明显优化。

(韩如泉)

参考文献

1. 赵继宗. 神经外科学[M]. 3版. 北京:人民卫生出版社,2014.
2. Cottrell&Young. 神经外科麻醉学[M]. 6版. 韩如泉,周建新,译. 北京:人民卫生出版社,2018.
3. 韩如泉,王保国,王国林. 神经外科麻醉学[M]. 3版. 北京:人民卫生出版社,2018.
4. 刘海洋,菅敏钰. 围术期神经系统监测[M]. 2版. 北京:北京大学医学出版社,2018.
5. Au K, Bharadwaj S, Venkatraghavan L, et al. Outpatient brain tumor craniotomy under general anesthesia[J]. J Neurosurg, 2016, 4: 1-6.
6. Lawrence JD, Frederickson AM, Chang YF, et al. An investigation into quality of life improvement in patients undergoing microvascular decompression for hemifacial spasm[J]. Neurosurg, 2017, 2(10): 1-9.
7. Wilkinson MF, Chowdhury T, Mutch WA, et al. Analysis of facial motor evoked potentials for assessing a central mechanism in hemifacial spasm. Neurosurg[J]. 2017, 126(2): 379-385.
8. Nastasovic T, Milakovic B, Marinkovic JE, et al. Could cardiac biomarkers predict neurogenic pulmonary edema in aneurysmal subarachnoid hemorrhage?[J]. Acta Neurochir(Wien), 2017, 159(4): 705-712.

第六章　显微神经外科手术

“工欲善其事,必先利其器”。手术器械是外科医师手的延伸,神经外科医师成功完成每例手术,离不开优良的手术器械。百年来,脑科学、神经影像和手术器械的进步,推动神经外科学经历经典神经外科时期、微神经外科时期,直到现代微创神经外科时期。作为一名神经外科医师要不断掌握新手术器械,根据手术需求与工程技术人员合作,创造出更适宜的新手术器械。

本章介绍显微神经外科手术器械正确使用、显微神经外科手术学和现代的微创技术 – 无脑牵开器技术。

第一节　显微神经外科器械

20 世纪初神经外科建立初期,手术中使用普通外科手术器械。20 世纪 50 年代,随着显微神经外科的建立,显微手术器械应运而生。半个多世纪以来,显微神经外科技术得到普及,形成显微神经外科手术程式,其原因与显微手术器械紧密相关。作为一名神经外科医师要做好显微手术,必须对这些器械性能了如指掌,学会正确使用,手术中才能运用自如,得心应手。

一、头架

显微神经外科手术中,患者头部一旦发生意外的移动极其危险。头架(head–holders)能保证患者头位稳定不变,防止头皮压疮,开颅钻孔时缓冲颅钻对头部震动(图 6–1–1)。特殊体位(如坐位),没有头架固定患者头部是无法完成显微手术的。如果术中行脑血管造影,需选用可透 X 线头架。

头架有三个头钉固定头部,适宜选择额、顶、枕部等厚骨质固定,注意避开颞肌和颞浅动脉部位。

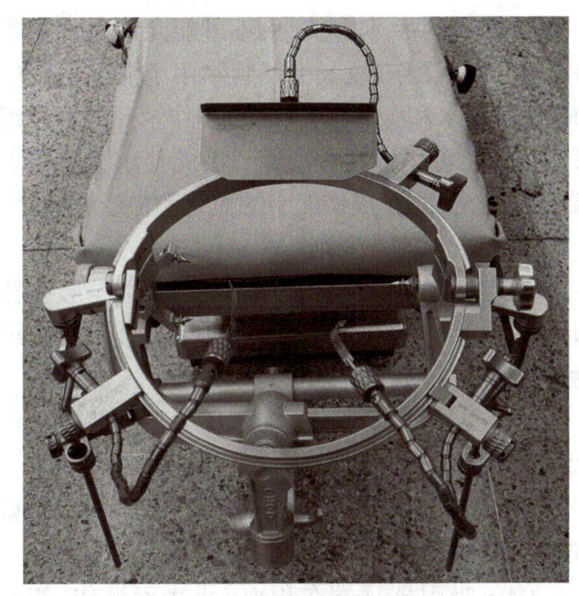

图 6-1-1　头架和头圈

装头钉时防止穿透颅骨,以免造成硬脑膜外血肿。头架安装好,应将头架各关节固定牢固,避免术中头架松动。开颅钻孔时须适度用力加压钻头。

头架配有环圈供装置自动脑牵开器、棉条板用。术者的腕部或小鱼际肌放在环圈上,起到手托作用,既稳定又减轻术者肌肉疲劳。

二、吸引器

吸引器(suction)是神经外科手术重要手术器械,神经外科手术全过程都需使用。如术者是右利手,应左手持吸引器,右手使用其他手术器械(如双极电极镊、剪刀等),以保证右手完成更精细动作。

吸引器经过胶管与真空负压系统连接。真空负压系统应有吸力控制装置,保证适当吸引力。

吸引器内径 0.5~0.7mm 不同的多种型号,长度在 8~15cm。管径粗的吸引器手柄有安全控制孔,控制孔有圆型和狭缝型,用于调节吸引器内的吸力。出血多时堵住吸引器侧孔吸力增大,保证及时吸除积血。持笔式持吸引器,拇指或示指位于吸引器侧孔处,根据需要调节侧孔开放大小。

管径粗的吸引器影响可视性,多在开、关颅时选用。显微镜下操作尽可能采用管径较细的吸引器。有的吸引器呈一定角度,方便术者手的尺侧放在手托上,保持前臂和手的松弛状态,减轻手术医师手的疲劳。

神经外科手术野狭小,不可能允许更多的手术器械同时操作,故吸引器管除用于清除术野的积血、冲洗水和脑脊液外,也可用作牵开器牵开组织;有时还可作钝性分离器。因此要求吸引器顶端必须光滑,防止损伤细小的血管和神经结构。

使用吸引器八原则:

(1)选择柔软连接吸引器的胶管并与吸引器所需方向保持一致,防止胶管扭动,造成周围组织损伤,还可减轻术者疲劳。

(2)在邻近脑组织、血管及动脉瘤部位操作时,吸引器吸力不要过大。

(3)保持吸引器尖端沿组织一侧吸引,尽量避免吸引器管垂直朝向组织。

(4)吸引器顶端在积血/水表面操作,禁忌将吸引器顶端插进积血/水深处,以免伤及液体下面看不见的组织。

(5)遇到难以寻找的出血点,应迅速吸除积血,用生理盐水快速冲洗出血处,淡血色便于找到出血点。上述情况避免在出血处填塞大量棉条。

(6)血管破口较大时,在出血点和吸引器顶端间垫一棉片,避免血管破口继续扩大。

(7)避免用吸引器顶端直接在动脉瘤顶端操作,应在吸引器顶端与动脉瘤间垫薄棉片。

(8)吸引器作为牵开器使用时应牵拉肿瘤侧。

三、双极电凝器和冲洗器

1. 双极电凝器(bipolar) 双极电凝器显微神经外科手术重要的止血基本设备。双极电凝镊的长度要求8~25cm,尖端直径0.25~1.5mm。双极电凝镊的尖端越细,电流越大。

双极电凝器的电流功率可调节,视不同组织而定。在重要的区域如脑干周围血管的止血、结扎重要动脉分支时,双极电凝器工作功率不宜过大。

双极电凝器配有脚闸开关,用于控制电凝,在脑部手术非常重要。脚闸踏板以宽大的为好,便于术中手术者利用足部寻找和控制。脚闸踏板应由术者控制,与手中的操作和足的踏板开关动作协调。

烧灼脑血管时,双极电凝的功率不宜过大。电凝血管可采用“三点式”,保证2~3mm长的血管内腔被电凝闭塞。双极电凝镊工作时,镊的尖端应保持微张保持电流可穿透血管的程度即可。另外,镊尖端不要在血管上滑动,以免撕裂血管。血管被良好的电凝后颜色变白,而并非烧成黑色。如果烧成黑色,说明双极电凝功率过大,时间过长。

使用双极电凝六原则:

(1)选用尖端完好双极电凝镊,不使用尖端粗糙的双极电凝镊。

(2)电凝时将细小生理盐水滴在镊尖端与组织间保持湿润。

(3)电凝血管时,双极电凝镊尖端轻微靠拢,不要持续夹紧。间断开启和闭合双极镊顶端,使电流可有短暂起伏波动。

(4)控制电凝功率在可工作状态最低档,根据所需电凝组织的厚度改变电凝功率。

(5)每次电凝组织后,应用湿纱布清洗双极镊尖端。不要用锐器刮双极镊尖端。

(6)拓展双极电凝镊用途,用弹性好双极电凝镊作组织分离器。

2. 显微冲洗器 在电凝血管或使用高速钻进行颅骨钻孔或磨除颅骨时,需不断用生理盐水冲洗,以防止双极镊的尖端粘连或降低钻头温度。显微冲洗器有一球囊储水,顶部连接18号的平头弯针头。这种冲洗器体积小,不妨碍视野。冲洗水柱细小、均匀,冲洗位置准确。也可用20ml注射器,前端装腰椎穿刺针,代替显微冲洗器。

3. 单极电凝和电刀 应用单极电凝和电刀时,注意避免灼伤患者或医师的皮肤。用电刀切割颞肌,移动速度应十分缓慢,可以闭塞颞肌小血管,切开同时完成止血。

四、高速颅钻

高速颅钻(high speed drills)是显微神经外科手术完成开颅不可缺少的动力系统。高速颅钻有两种动力,电力和压缩气体为动力。电钻可正反两个方向旋转,磨除前床突或内听道时,右侧病变采用顺时针方向旋转,以免钻头打滑损伤脑干或听神经等重要结构。

高速颅钻配有各种型号切割工具,根据手术需要选用。橡子状钻头用于钻孔,然后再更换铣刀开颅。直径较小的钻头用于在颅骨钻孔,穿线悬吊硬脑膜或固定骨瓣。磨除重要神经、血管周围,如蝶骨嵴、前床突、内听道、视神经管和斜坡等部位颅骨可使用金刚石钻头。

开颅器(铣刀)顶部的剥离端,可以把硬脑膜自颅骨内板分离,避免切开颅骨时损伤硬脑膜,特别是在老年患者。更换不同类型开颅器,还可切除颈段和上胸段椎板。切除腰椎或更低段的椎板,需使用较长刀头,视野更广阔。

高速颅钻配有脚踏板调节速度,施加脚踏板的压力与钻头转速成正比。使用高速钻开颅时,只要稍施压力即可完成钻孔和切割颅骨。使用 3mm × 8mm 开颅器只要钻一孔,即可完成微骨窗开颅,还可用于治疗婴幼儿颅缝早闭。

使用高速颅骨钻八原则:

(1)术者应以右手持笔式把握颅钻柄,并将腕部靠在手托上以求稳定。

(2)钻孔时应避开重要静脉窦和附鼻窦。

(3)钻头尖端与骨面应有一定成角,不应用力下压避免滑脱。

(4)不断向钻孔区滴生理盐水,避免温度不过高。

(5)使用低速旋转或钻头较钝时,如用力下压,钻头易滑脱偏离方向,应格外小心。

(6)使用高速磨钻磨除蝶骨嵴或内听道时,一旦钻头将棉条缠绕,引起甩鞭样运动会伤及棉条下脑组织。为避免发生上述情况,可用橡皮片替代棉条保护脑组织。

(7)颅后窝开颅时,铣刀切除横窦和窦汇上的颅骨时要小心。

(8)高速颅钻是神经外科医师较难驾驭的工具。在实验室内练习操作,对熟悉其性能和了解其适用范围至关重要。

五、脑自动牵开器

早期脑自动牵开器是固定在骨窗的颅骨上,使用简便,缺点是颅骨(如颞部)太薄弱不能承受其重量造成骨折;剥离硬脑膜出血;固定在骨缘的夹子占据空间,影响视野。

20 世纪 70 年代中期,脑自动牵开器(brain self-retractor)很快在神经外科普及。脑自动牵开器由一组球面关节组成,内由一钢线穿连在一起,长 30~40cm。扭紧钢线时,自动脑牵开器的臂硬挺,使前方脑板固定在所需位置。放松钢线,臂变软,可根据需求调节脑板位置。脑自动牵开器一端固脑板,另一端固定在头架或连接杆上。

自动牵开器的前端固定的脑板(叶片)呈船桨形或锥形,占空间少,适用于脑深部暴露。脑板有不同型号供选用。手术中牵开脑组织时间不要过长,以减少局部脑损伤。每 10~15min 后放松牵开器 3~5min,间断抬压脑组织。脑压板牵开力低于 20mmHg 比较安全,尤其在脑桥、视放射区更应注意。两个牵开器较单一牵开器所造成的脑损伤要小。不要将牵开器垂直插入脑内,会因脑板的移动损伤脑组织。正确方法是牵开器弯成与脑表面相符的形状(图 6-1-2)。

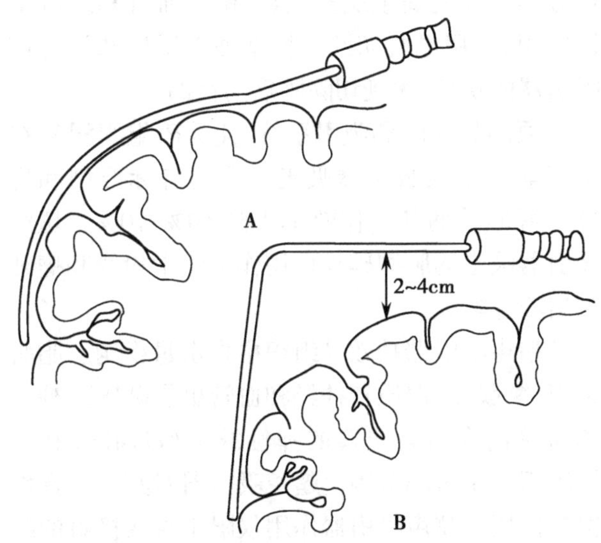

图 6-1-2 牵开器使用方法

A. 不要将牵开器垂直插入脑内,会因脑板的移动损伤脑组织;B. 牵开器正确使用方法,将牵开器弯成与脑表面相符形状

使用脑自动牵开器八原则:

(1)仅在需要时使用脑自动牵开器。

(2)牵开时间不宜过长,间断放松。

(3)牵开器可能挪位,偏离最初满意位置。

(4)脑牵开器 10~15min,放开 3~5min,减少

局部损伤及缺血。

(5)牵开脑桥和视放射区等重要部位时应十分谨慎。

(6)牵开器在脑表面移动很危险,应将脑板放松再重新固定所需位置。

(7)多叶脑板比单叶脑板所造成的压力小。僵硬脑板更易产生局部缺血及损伤,选择较柔软、不宜过窄牵开器。

(8)将牵开器弯成符合脑平面插入所需部位,牵开器水平部比脑组织高出2~4cm不利于操作。

六、超声吸引器

1. 工作原理 超声吸引器(ultrasonic aspirator,CUSA)是神经外科切除中枢系统肿瘤,尤其是切除深部重要区域肿瘤常用的理想工具。手柄顶端内装有高频震动器,可破碎肿瘤组织。超声吸引器顶端置放在肿瘤组织中产生空穴作用(cavitation),捣碎并吸除肿瘤组织。超声吸引器在瘤内吸除瘤组织,使瘤体缩小,便于在瘤外进一步分离。软的瘤组织被吸除,留下血管和纤维结缔组织,再用电凝切断。根据肿瘤质地选择超声吸引器的功率,达到切除肿瘤的目的。

顶部的冲水和吸引系统,使破碎组织浸泡在生理盐水中被吸引器吸走。手柄有标准型和弯形。弯形手柄其工作效率下降50%~70%。超声吸引器吸走的肿瘤碎片可用作组织学检查和瘤细胞培养标本。

超声吸引器功效受组织中含水量影响。脂肪组织、黏膜、脑白质较神经和血管更易破碎。神经和血管内含有较丰富的弹性纤维(elastin)和胶原组织(collegen),因此超声吸引器对其有选择性保护作用。超声吸引器作用仅限于直接接触的组织,对附近组织影响仅限在1mm之内。不直接接触周围正常组织,不会造成损伤。

尽管超声吸引器设计不损伤血管,但事实却不尽如人意。如果吸引探头穿透肿瘤,将损伤肿瘤外方的神经和血管。因此,使用超声吸引器吸除肿瘤时应牢记严格"囊内操作",不要超越瘤壁,以免损伤肿瘤周围神经组织和重要血管。

2. 临床应用 肿瘤外包膜部分分离后,使用超声吸引器瘤内吸空,在吸除富于血管的肿瘤时,应注意止血和吸除肿瘤间断地进行。

超声吸引器可迅速将脑膜瘤中间大部分吸空。随着瘤内不断减压,更有利于瘤四周分离。用超声吸引器吸除听神经瘤瘤体时要非常小心,避免吸引器顶部损伤面神经。

大部分胶质瘤质地软,很容易被普通吸引器吸除,超声吸引器用于切除质地坚韧富于血管胶质瘤。超声吸引器不易吸尽伴钙化颅咽管瘤,肿瘤内吸空后有利于分离肿瘤与视神经及视交叉粘连。

超声吸引器切除脊髓内肿瘤效果好,但是超声吸引器的探头垂直脊髓操作危险,应保持超声吸引器头端与脊髓一定角度。

第二节 显微神经外科手术学基础

手术是外科治疗的重要手段。患者对手术的期盼和满意度,是判断外科医师手术成功的最高准则。理想的神经外科手术应该消除病变,减少手术后并发症,尽量恢复神经功能。外科医师的道德修养,外科基本功训练,不断更新知识是做好外科手术必要条件。

本节介绍的显微神经外科手术技巧是长期临床实践形成的操作程式,完成规范的显微神经外科手术,需要揣摩、领会,逐步掌握这些程式。

一、显微神经外科手术操作程式

显微神经外科手术在术野2~3cm范围进行分离、暴露和止血动作,完成各类病变的操作,对脑或脊髓组织损伤小,手术后并发症低。由于术野的限制,不允许过多的手术器械同时使操作。术者必须改变传统手术操作模式和动作幅度,以适应显微手术操作。

大部分右利手医师,手术时左手持续握吸引器,持续地吸出积血或用其牵引肿瘤;灵活的右手可不间断地更换显微器械(剪、镊),准确地完成主要手术操作动作。手术医师养成有规律的操作程序,尽量减少多余动作,可有效地节省手术时间,同时也便于与手术台上器械护士有序配合。

与传统手术不同,显微手术时术者双目注视

手术显微镜，只能看到手术器械的尖端，而器械的大部分在术野外，主要靠自己手的本体感觉完成更换器械等操作。如果手术显微镜下操作，术者双眼时而注视手术显微镜目镜，时而又离开手术显微镜去寻找或调换手术器械，经常中断操作会延长手术时间。为此，初学者需要在实验室反复训练，才能熟练显微手术操作。

显微手术对病变操作包括暴露、分离、止血和处理病变。虽然脑肿瘤的部位和性质各不相同，但肿瘤切除即是上述基本操作的组合反复进行。因此，经过大量实践和经验积累，形成了神经外科显微手术操作的程式和规律，可减少手术中多余动作，降低对脑组织过多干扰，节省手术时间。

同时，掌握神经外科显微手术操作的程式，可以缩短术者右手的操作距离和手术忙乱，减少疲劳。为减少反复变更换手术器械，术者应充分了解手术器械的性能，如吸引器本身功能是吸除术野的积血和脑脊液，但也可以用它隔着棉条牵拉肿瘤，起到脑板和剥离器的作用。电凝镊是一把性能良好的分离器和普通的镊。显微手术技术娴熟的医师，还可使用平头显微剪作为分离器使用。

二、获得手术空间

获得手术空间是显微神经外科关键。具体方法如下。

（一）开颅前降低颅内压

1. 患者合并脑积水可先行侧脑室－腹腔分流手术或在开颅前行侧脑室穿刺引流脑脊液。

2. 静脉输入地塞米松减轻脑水肿，增加患者应激能力。过度换气使动脉血的二氧化碳分压下降，降低颅内压。

3. 患者麻醉后腰椎穿刺，在腰部蛛网膜下腔留置导管备用，待剪开硬脑膜时视颅内压情况缓慢放出10~20ml脑脊液，降低颅内压满意后暂时关闭导管。

（二）开放蛛网膜下池获得手术空间

开颅后开放蛛网膜下池获得手术空间，是暴露脑外病灶的最有效的基本操作。

1. 解剖蛛网膜下池操作 三种简单显微器械解剖蛛网膜下池：显微剪刀切开；双极电凝镊扩大；弯剥离子探查。

显微剪刀剪开覆盖脑池的蛛网膜。钝性探针破开脑池内的蛛网膜下腔无数纤维小梁，剩余的束带需要剪刀剪断。

使用双极电凝镊尖端并拢，经过脑沟、裂插在脑叶，然后张开镊子尖端分离。

2. 解剖侧裂池方法 经翼点入路需要解剖侧裂池。侧裂池额叶与颞叶间正常间隙约2~3mm，透过蛛网膜可以看到大脑中静脉。大脑中静脉由一根或多根静脉组成，走行在侧裂颞侧，血液回流入蝶顶窦或海绵窦，偶尔颞极的血液回流至岩上窦。分离侧裂池时，应该在侧裂静脉的额叶一侧，避免损伤脑表的大脑浅中静脉。用镰形刀切开侧裂池蛛网膜，如有额眶静脉属支横过侧裂，为完成解剖可以断掉2~3支静脉。

三、切除病灶基本方法

尽管颅内病灶部位有所不同，性质有良、恶性之分，肿瘤体积有大小之别，但颅内病灶手术切除的基本技术是暴露和切除，病灶切除可归纳为分块切除病灶和完整切除病灶。

（一）分块切除病灶

适用于边界不清的病灶，如脑胶质瘤或肿瘤虽然边界清楚，但瘤体较大、无法完整暴露肿瘤全貌者，如巨大听神经瘤和脑膜瘤。

首先，在神经导航下或超声波指引下发现病灶，确定病灶边界，肢体运动和语言重要神经功能定位，病灶与重要功能区的关系。

开始分离病灶时辨认被病灶包裹的血管，将肿瘤与血管分离开。先在肿瘤内部使用标本钳或超声吸引器切除病灶使病灶体积缩小。待病灶体积缩小后，从病灶周围正常脑组织分离，经过暴露－分块切除－再暴露－再次切除，反复交替操作直到切除满意。

分离良性肿瘤时应尽量保护肿瘤与脑表面血管之间的蛛网膜分界面。脑神经如果被肿瘤挤扁、拉长变形，使用剥离子垂直于神经的方向分离。为减少脑神经损伤，术中需应用神经电生理监测。

右利手的术者分离病灶时，左手持吸引器，借用吸引器尖端用力推离病灶；右手操双极电凝镊分离病灶，在病灶相对应的脑表面垫以棉条保护。

胶质瘤切除后止血困难时，可能残存肿瘤。根据神经导航和超声波扫描提示继续切除肿瘤。双极电凝止血是最可靠的止血方法。肿瘤切除后创面渗血可用止血纱布。

（二）完整切除病灶

适用于体积较小、边界清楚的病灶，如大脑凸面脑膜瘤、神经纤维瘤、海绵状血管畸形、脑脓肿和转移瘤。

这类病灶边界清楚，体积不大，可以沿着病灶周围分离完整切除。以大脑凸面脑膜瘤为例，肿瘤位于脑表面时可沿肿瘤四周剪开硬脑膜，并用缝线缝合硬脑膜牵引肿瘤，沿蛛网膜分离肿瘤，结扎肿瘤供应血管（图 6-2-1）。切除表浅肿瘤时不必使用牵开器。在分离脑瘤过程中，用棉条保护好脑表面，最后将肿瘤完整翻出。如肿瘤深在皮层下，剪开硬脑膜后可采用神经导航技术或超声波扫描确定肿瘤的部位，沿脑沟切开脑皮层直抵肿瘤，自动牵开器撑开，分离肿瘤最后将其完整取出。

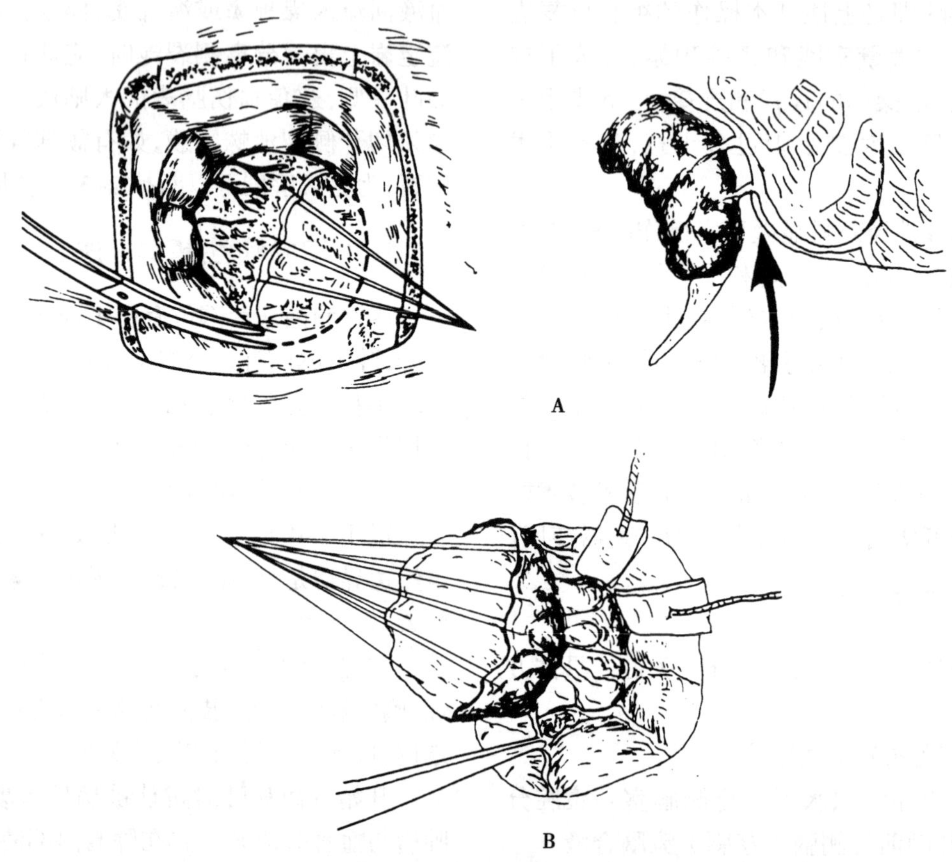

图 6-2-1 完整切除大脑凸面脑膜瘤

神经外科医师做好手术，不仅需要熟练掌握正确的手术技巧，准确判断并果断处理术中遇到问题也十分重要，需要不断学习和总结。

（赵继宗）

参考文献

1. 饶辉，宋晓斌，杨智勇 . 脑牵拉对局部脑组织代谢影响的微透析实验研究［D］. 昆明医学院，2010.
2. Spetzler RF, Sanai N. The quiet revolution: retractorless surgery for complex vascular and skull base lesions［J］. J Neurosurg, 2012, 116(2): 291–300.
3. Michael T. Lawton. Seven aneurysms: Tenets and techniques for clipping［M］. Leipzig: Thieme, 2011.
4. Greenberg IM. Self–retaining retractor and handrest system for neurosurgery［J］. Neurosurgery, 1981, 8: 205–208.
5. Yaşargil MG, Vise WM, Bader DC. Technical adjuncts in neurosurgery［J］. Surg Neurol, 1977, 8: 331–336.
6. Rosenørn J. Self–retaining brain retractor pressure during intracranial procedures［J］. Acta Neurochir (Wien), 1987, 85: 17–22.
7. Hoffman WE, Charbel FT, Portillo GG, et al. Regional tissue pO2, pCO2, pH and temperature measurement［J］. Neurol Res, 1998, 20 (Suppl 1): S81–S84.
8. Xu W, Mellergård P, Ungerstedt U, et al. Local changes in

cerebral energy metabolism due to brain retraction during routine neurosurgical procedures[J]. Acta Neurochir (Wien), 2002, 144: 679-683.

9. Kashimura H, Ogasawara K, Kubo Y, et al. Brain retraction technique using gelatin sponge in the subtemporal approach [J]. Neurol Med Chir(Tokyo), 2008, 48: 143-146.

10. Ichinose T, Morisako H, Goto T, et al. Microroll retractor for surgical resection of brainstem cavernoma[J]. World Neurosurg, 2010, 73(5): 520-522.

第三节　无牵开器暴露

无牵开器牵开(retraction without retraction)技术是近年现代微创神经外科的进步。

一、脑自动牵开器的缺点

20 世纪 70 年代中期，脑自动牵开器(brain self-retractor)开始在神经外科应用，很快得到普及。一般认为术中通过使用牵开器将脑组织牵开，减少了其对术者视野的遮挡，增加了对深部手术操作空间的暴露；使用牵开器可以提供更多操作空间，有利于更好地完成手术的关键性操作。但是自动脑牵开器对脑组织的牵拉会增加对脑组织的压力，减少局部脑血流灌注，导致脑组织水肿和损伤，增加神经外科手术后并发症发病率。文献报道，牵开器相关的脑组织损伤发生率在 5%~10%。另外，脑牵开器必然占据一定手术空间，在操作空间很狭窄的情况下也会妨碍术者的视线和操作。

在动物模型和人体手术中，采用射线自显、感觉诱发电位、激光多普勒脑血流和组织微量透析等技术，研究牵开器对诱导组织水肿和损伤细胞的影响。研究发现，脑灌注压高于 55mmHg 才能保证脑血液供应。动物实验中逐步提高牵开器对脑组织压力，当牵开器压力为 40mmHg，历时 15min，皮层 rCBF 降至 0~15ml/(100g·min)，可导致牵开器下脑皮质全层损伤；牵开器压力为 30mmHg，历时 30min，rCBF 降至 0~40ml/(100g·min)，牵开器下脑皮质各层均见损伤。人脑的 rCBF 和时间阈值分别为 10~13ml/(100g·min)和 6~8min。

牵开器顶端压力比中间部分压力要高。

脑自动牵开器引起脑细胞损伤的程度与牵开方式和牵开压力有关。持续牵开脑组织比间断牵开脑组织对脑损伤严重，在患者低颅压状态下这些效应会被放大。间断性牵开每隔数分钟脑组织能得到短暂再灌注，脑组织缺血相对较轻。

二、无牵开器牵开尝试

在多数复杂血管病变和颅底病变中，右利手医师左手持吸引器，右手持手术器械，可提供牵开的效果，获得空间手术操作，有效替代脑自动牵开器。

为了避免使用牵开器导致脑损伤，研究人员做了许多努力，唯一有效的创新是术中 5~7min 为一个周期，间歇移动固定牵开器，或当监测到局部脑灌注压降低时发出警告，术者调整固定牵开器位置。其他方法，包括以棉片作为牵开器等方法也获得一定效果，但没获得广泛应用。

2012 年，Spetzler 和 Sanai 医师分析 223 例脑血管病变和病变开颅术，包括经眶颞入路 77 例(35%)、经额入路 36 例(16%)、经乙状窦后入路 27 例(12%)、半球间入路 16 例(17%)、小脑幕上入路 15 例(7%)，90% 以上未使用固定牵开器成功完成手术。作者认为，应用手术器械动态牵开可以取代固定牵开器，降低牵开器导致脑水肿和损伤的风险。无脑自动牵开器的尝试促成神经外科手术理念的重大变化。

国内专家分析了单中心 194 例无牵开器动态牵拉脑肿瘤和脑血管病手术病例，包括翼点入路、额底外侧入路、枕下远外侧入路、枕下乙状窦后入路、颞下入路等，术中术者使用左手持吸引器，右手持双极和显微器械，使用器械利用蛛网膜自然界面牵开脑组织，可以快速有效的释放脑池的脑脊液，降低颅内压。暴露术野后，可交替使用吸引器和双极配合棉条替代牵开器，避免牵开器持续牵引导致局部脑组织损伤。利用显微镜的口控功能调节，可以避免双手反复离开术野导致的副损伤。该组手术入路周围组织挫伤 4 例(2%)，术后神经功能改变情况较对照组无明显差别。

通过分离蛛网膜间隙、采用可塑形吸引器、调节患者体位、改进显微外科手术器械和选择适当的手术入路，大多数颅内手术都可以避免使用牵开器，即使在一些复杂的血管和颅底手术中，无牵开器也可以完成。

三、无牵开器暴露技术

近年,无牵开器牵开技术已经成为一种微创神经外科新的手术理念悄然兴起。无牵开器牵开技术,需要精心设计患者体位和手术入路,完成精美的开颅。同时选择吸引器和相关手术器械,便于随时改变牵开方向和牵开程度。

1. 入路选择 选择适当体位和手术入路对无牵开器牵开具有重要作用,尤其是对脑深部肿瘤。如经蛛网膜自然解剖间隙入路,后枕和中脑病变通过小脑幕上入路,远外侧入路暴露单侧颅后窝等,利用天然解剖裂隙入路,直接到达病变部位。同时运用患者体位,以脑自身重力下垂,增加自然牵开作用。如经额大脑间入路,患者头部向病灶同侧倾斜90°,大脑半球自动下垂,可以增加纵裂暴露,治疗前交通动脉瘤。

2. 降低脑组织压力 经过脑沟裂入路,缓慢放出脑脊液,使脑自然回缩获得手术空间。常用的沟裂有侧裂、环池、桥小脑池等。

3. 拓展显微手术器械功能 使用吸引器;不易粘连双极电凝镊;各种尖部可旋转的单柄手术器械和可最大程度弯曲镍钛诺合金的显微手术器械等,可以在有限的手术野内完成操作。吸引器和双极电凝镊是非常有效的牵开器,通常吸引器隔层棉条牵拉肿瘤侧。可以利用吸引器头部和体部,轻柔的对脑组织产生牵拉,这种方式相对于自动脑板最明显的优点是动态、按需牵拉,利于暴露手术界面。双极电凝镊也可以起到类似作用,可在分离组织时不断起到牵拉作用。

传统自动牵开器的牵开方式更容易被年轻神经外科医生学习和接受。但即使传统的操作方法,也要根据手术入路、颅内压情况、脑组织张力、暴露的需要、静脉引流情况等多种因素综合考虑。既要达到暴露目的,又减少牵拉脑组织造成的损伤。无牵开器暴露是一种先进、重要、创新的手术理念,需要术者更高超的手术技巧和经验。无论何种方式,在移动脑组织的过程中,细微的操作差别可能导致迥然不同的脑组织损伤程度。其中的技巧需要术者不断体会和积累经验。综上所述,神经外科手术暴露过程中尽可能减少损伤是一直需要探索的方向,无牵开器暴露是最佳的目标。

(赵继宗 于 洮)

参考文献

1. 饶辉,宋晓斌,杨智勇.脑牵拉对局部脑组织代谢影响的微透析实验研究[J].昆明医学院,2011,3:33-37.
2. 叶迅,刘兴炬,邓晓峰,等.无牵开器动态牵拉技术在神经外科手术中的应用[J].中华医学杂志,2015,95(25):1976-1979.
3. Spetzler RF, Sanai N. The quiet revolution: retractorless surgery for complex vascular and skull base lesions[J]. J Neurosurg, 2012, 116: 291-300.

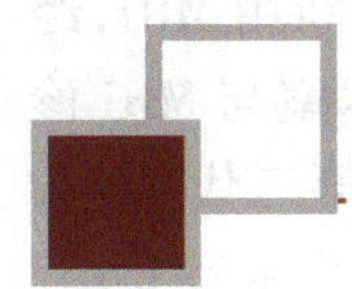

第七章　微创神经外科技术

第一节　术中磁共振颅脑手术

人脑由 1 000 亿个神经元构成，每个神经元又有成千上万的突触联系，结构与功能极其复杂。如何在手术中对脑内的病灶和重要神经结构与功能进行定位，从而实现精准手术的同时保护脑功能，一直是神经外科医师面临的最大挑战之一。到 20 世纪 80 年代，神经外科虽已拥有先进的磁共振成像（magnetic resonance imaging，MRI）和 CT 诊断手段、手术显微镜和微创外科技术，但手术方案的设计（如手术入路、皮肤切口）和手术结果的判断主要依靠外科医师主观经验，缺少实时、客观的检测指标和依据。20 世纪 80 年代后，由于神经导航外科（neurosurgical navigation），又称神经影像导向外科（image-guided surgery，IGS）的出现把现代神经影像技术、计算机三维图像处理技术、脑立体定向技术与显微神经外科技术有机地结合起来，为病灶定位、手术方案选择和手术进程引导提供了客观依据，大大提高了神经外科手术的精确性和安全性，成为现代神经外科发展史上的一个重要的里程碑。

虽然导航技术应用日益增多同时日渐成熟，但是其依靠的影像数据是在手术前所采集，其固有的缺点就是不能实时发现和纠正术中脑移位误差。据报道，在开颅手术中脑皮质可发生 4.4~20.0mm 的移位。脑移位的发生可严重影响神经导航的精度，导致手术不彻底并增加神经功能障碍的风险。因此目前最佳的解决方法是获得术中实时的脑组织影像，实时更新导航数据，确保手术定位的准确性。术中 MRI（intraoperative MRI，iMRI）可以近乎实时地获得脑影像，更新导航数据。近年来，iMRI 在国内外的多家医院或医学中心得以逐步推广。

一、神经外科导航与术中脑移位

20 世纪末至 21 世纪初的微侵袭神经外科使现代神经外科手术更趋个体化和精准化。在微侵袭神经外科领域，神经导航技术是重要代表。神经导航技术可以辅助外科医师精确定位病灶和周围结构，客观地判断手术范围，精确保存术区周围脑功能，显著地提高了神经外科手术疗效。

神经导航技术有一固有的不足，即不能实时发现和纠正术中脑移位误差。所谓脑移位，系指原密闭的颅腔在术中开放后，随脑脊液流失和脑组织受重力或手术切割牵拉等因素的影响，发生脑组织形变或空间移位。此时，神经导航技术仍基于术前采集的影像学资料来引导手术，则必然导致定位误差。

为了解决导航术中脑移位的问题，目前采用以下技术方法：

1. 微导管技术　硬脑膜剪开前，在神经导航指引下，把微硅胶管（直径 1~2mm）放置在病灶周边。当硬脑膜剪开后，在脑脊液流失或病灶切除过程中，脑移位虽然发生，但微导管也随之移动，外科医师可以微导管为标记，进一步完成手术操作。

2. 模型校正技术　有物理和数学两种模型，其通过刚体或非刚体配准技术弥补和纠正脑移位。

3. 5- 氨基乙酰丙酸（5-aminolevulinic acid，5-ALA）见后文。

4. 荧光素钠（fluoresceinsodium，FLS）见后文。

5. 术中成像技术是目前最成熟的解决术中脑移位的方案，包括超声、CT 和 MRI 等成像技术。术中超声操作简易、快速有效，近来发展很快，可 2D 和 3D 成像，但其分辨能力仍不如 CT 或

MRI，而且超声的穿透能力与分辨力成反比，即分辨力提高，穿透力则下降。CT具有较好的分辨能力，特别对骨质，但是其对软组织的分辨仍不如MRI。由于CT具有放射线，长期在此环境下工作，对人体有一定伤害。因此，术中CT和术中超声的应用受到限制。相对于CT、超声等其他影像学检测手段，在神经外科的应用领域，MRI有着高度的软组织对比、精确的空间和时间分辨力、任意平面三维成像能力、对流动及温度的敏感性、脑功能成像和无电离辐射等优势，因此MRI也成为了神经导航外科的首选，而这也为iMRI在神经外科领域的应用奠定了基础。

二、术中磁共振的发展历史

MRI是医学检查的一种常用方法，其成像基础是依赖于核子自旋运动。在正常情况下人体内的氢原子核处于无规律的进动状态。当人体进入强大均匀的磁体空间内，在外加静磁场作用下原来杂乱无章的氢原子核一起按外磁场方向排列并继续进动。当立即停止外加磁场磁力后，人体内的氢原子将在相同组织相同时间下回到原状态，原子核发生磁共振达到稳定的高能态后，从外加的射频消失开始，到恢复至发生磁共振前的磁矩状态为止，整个过程称作弛豫过程，其所需的时间称为弛豫时间。病理状态下，人体组织的弛豫时间不同，人们通过计算机系统采集这些信号经数字重建技术转换，据此绘制成物体内部的结构图像。

2003年美国化学家Lauterbur和英国物理学家Mansfield，因MRI技术的突破性成就被授予诺贝尔生理学或医学奖。这也是继1943年德国科学家Stern因发现核－磁现象而获诺贝尔物理学奖以来，磁共振（magnetic resonance，MR）研究迄今获得的第6个诺贝尔奖。目前临床应用型MRI主磁体已从最初的0.015 Tesla（T）发展到3.0T以上，实验用MRI则可达14.0T。

（一）术中磁共振的发展简史

iMRI利用滑轨移动扫描磁体，或者利用转运床移动手术病患，实现术前、术中和术后MRI扫描，采集处理图像，可实现近实时影像导航手术，它是神经导航外科向更高层次的发展，是20世纪90年代中后期神经外科领域里的一项重大技术突破。iMRI导航设备经历了下列3个发展阶段：①第一代低磁场iMRI，外科手术在MRI室进行。②第二代iMRI，高或低场强诊断用MRI，经改装后可经空中或地面轨道在手术室与MRI诊断室之间移动，从而一机两用。③第三代iMRI，将MRI搬入手术室，实现了真正的手术室专用。在iMRI数字一体化神经外科手术中心内，无需移动患者就可进行术中实时成像，引导医师从任意角度实施手术操作，将微侵袭神经外科引入一个全新的阶段。

（二）不同场强iMRI的比较

目前iMRI可以根据其场强大小分为低场强（低于0.5T）、中场强（0.5~1.0T）、高场强（1.0~1.5T）和超高场强（大于2.0T）。

高场强iMRI的技术优势还在于：①在保证信噪比的前提下，提高磁体场强可缩短MRI信号采集时间；②采集化学位移信息，实现磁共振波谱（MRS）对组织代谢物的化学定量分析；③增强磁敏感效应，应用血氧饱和水平依赖（BOLD）和弥散张量成像（DTI）技术，实现脑功能成像（fMRI）；④梯度线圈的场强和切换率高，可以实现DTI、弥散成像（DWI）、灌注成像（PWI）和血管成像（MRA和MRV）等。高场强iMRI在中枢神经系统的结构与功能成像中具有明显优势，但也存在高成本、强噪音、射频脉冲能量在人体内累积、金属伪影增加等缺点。

低场强iMRI可利用自身的性能特点与成像技术改进来提升信噪比，弥补图像质量与高场强者差距。此外，低场强iMRI的噪音轻，射频脉冲能量在人体内累积较弱，心电门控信号畸变小，患者更安全舒适，也更易合作。低场强iMRI通过配置高性能的梯度系统、射频系统及计算机系统，已经实现了多数与高场iMRI相当的脑结构成像，且相对价格低，体积小、操作简便，在一定范围内易推广。但目前市场上低场强iMRI仍无法直接用于脑功能成像、血管成像与组织代谢物定量分析。

与1.5T相比，3.0T iMRI的优势主要表现为：①图像信噪比高，成像更清晰。不同成像序列和部位的图像信噪比增加不同，其中T_2WI优于T_1WI，脑组织增加显著。②成像速度更快。在1.5T设备上欲获取等同3.0T MRI图像信噪比，必须增加重复时间（TR）、采集次数或相位编码数，这些都会延长成像时间。同时3.0T MRI的并行采集能力提高，也加快了成像速度；③增加化学位移效应。化学位移有很强的场强依赖性，它随着静磁场强度的增加而增加。3.0T MRI的化学位移效应是1.5T的2倍，使MRS对代谢产物的分辨力得到提高，同时也使脂肪饱和技术更容易实现。④磁敏感效应增强，从而增加BOLD和DTI效应，使脑功能成像的信号变化更为显著。⑤弛豫时间延长，有助于更快、更清晰的MRA脑血管成像。因此，与1.5T相比，3.0T MRI应用于中枢神经系统具有更多优势，主要表现为成像更快、层面更薄、细微神经血管结构显像更清晰、脑功能研究和组织代谢物定量分析更精确。

0T iMRI仍存在不足：①场强越高，电介质效应越明显。由于发生波的干涉作用，造成图像信号强弱不均、中心信号偏高；②射频特殊吸收率（specific absorption ratio，SAR）增加，引发的生物效应主要是组织产热，可导致局部体温升高。SAR与主磁场场强的平方成正比，3.0T是1.5T MRI设备的4倍，因此SAR的问题在3.0T MRI上表现得相对突出。新型MRI设备均有安全控温设计，极端状况下机器可自我保护终止扫描，因此临床尚未见热损伤的报告。此外，用梯度回波（GRE）序列代替自旋回波序列（SE）和快速自旋回波序列（FSE），SAR的问题也会有所改善。③与1.5T相比，运动伪影（如不自主运动、呼吸、心血管以及体液搏动）、化学位移伪影（常发生在水和脂肪交界处）及磁化率伪影（多为颅内铁磁性金属异物或含铁血黄素沉积所致）等在3.0T MRI上更为明显。上述不足虽经制造工艺改进和技术弥补，不对临床应用产生明显副影响，但应引起使用者注意。

三、术中磁共振的安全性与患者注意事项

MRI是目前对人体伤害最小的临床影像诊断方法之一。如今全球每年至少有6 000万病例利用MRI技术进行检查。但某些情况下，MRI系统也可能对人体造成伤害，主要包括以下方面：①强静磁场，在有铁磁性物质存在的情况下，不论是埋植在患者体内还是在磁场范围内，都可能是危险因素。②随时间变化的梯度场，可在受试者体内诱导产生电场而兴奋神经或肌肉。在足够强度下，可以产生外周神经兴奋（如刺痛或叩击感），甚至引起心脏兴奋或心室震颤。③射频场（RF）的致热效应，在MRI聚焦或测量过程中所用到的大角度射频场发射，其电磁能量在患者组织内转化成热能，可使组织温度升高。④噪声：MRI运行过程中产生的各种噪声，可能使某些患者的听力受到损伤。

同时对于所有接受iMRI导航手术的患者，在进入iMRI数字一体化神经外科手术中心前须接受对个人进行安全筛选，排除潜在的危险因素，确保医疗安全。对iMRI环境和伴随iMRI安全筛选表的基本原理的解释将由主诊医师给出。

对于iMRI的安全筛查，主要针对以下十四个问题询问是否有或曾经有过任何一项：

1. 心脏手术、心脏瓣膜、心脏起搏器、心脏除颤器、冠脉支架。
2. 脑手术、脑动脉瘤夹、分流管、深部刺激器（DBS）。
3. 血管搭桥、血管内支架、弹簧圈等。
4. 眼部手术、植入物。
5. 金属或金属薄片对眼部产生的伤害。
6. 整形外科金属针、螺钉、棒等。
7. 先前的脊柱外科手术（腰椎或颈部）。
8. 耳部手术、耳蜗植入物、助听器。
9. 金属网状植入物、金属缝合线、金属钉、内部电极。
10. 任何电气性、机械性或磁性植入物。
11. 植入的药物输入泵、胰岛素泵。
12. 金属文身如金属眼线、唇线等。
13. 怀孕、哺乳、金属避孕环、子宫帽等。
14. 任何造成身体内有植入物手术或造成体内有遗留物的手术（假肢、义眼、假牙等）。

四、术中磁共振在神经外科手术中的应用

（一）纠正脑移位

脑组织并非刚性结构，在绝大多数开颅手术中脑移位可达到或超过1cm。以往的神经导航图像均来自于术前MRI或CT等，而术中脑移位的发生，加上导航本身的误差使得这种导航的精确度大为降低，很多学者设计了多种方案以期纠正

脑移位误差,但至今均未找到特别有效的方法。iMRI利用术中扫描更新图像,重新注册,图像质量与术前图像几乎无差异,很好地解决了这个问题,使导航精度得到很大提高。

(二)脑胶质瘤手术

在低级别胶质瘤患者,预后因素包括年龄、组织学级别、肿瘤大小及切除范围、术前神经系统状态、手术前症状持续时间等。此外,越来越多的人同意:转变为恶性的高级别胶质瘤形式的复发是这类患者死亡的主要原因。就手术而言,肿瘤全切才意味着根本性的治愈,即使残留少量的肿瘤都终将恶变为高级别或胶质母细胞瘤而危及患者生命。在高级别胶质瘤,有研究表明大于98%的病变切除率将明显延长恶性胶质肿瘤患者术后的生存时间,尤其是对KPS评分较好的年轻患者而言;肿瘤的切除百分比与患者的生存时间成正相关。

(三)脑内病变穿刺活检术

iMRI使立体定向颅内穿刺活检操作过程从"看不见"变成"看得见",使"不可控制"变成"可以控制",由此带来了下列巨大的改变:

1. 虽然目前的活检技术已达到了高度的精确性,但iMRI可实时地监测探针在脑实质内的位置,可以纠正靶点移位造成的误差。iMRI系统几乎可以在操作过程中实时成像,而不需要移动患者或磁共振系统,通过光学示踪仪器可将成像面与穿刺轨道面融合,实时显示探针的位置及靶点可能产生移位,从而可以及时调整,保证穿刺的精确性。

2. 由于可以动态地显示穿刺针位置,从而保证了取样位置的准确性,甚至不必再通过冷冻切片来验证是否已取到感兴趣组织;或者当术中快速病理检查回报结果是阴性时,能在同台手术中再次通过iMRI勾画进一步活检的靶区。

3. iMRI能够显示穿刺道的位置,避免沿同一穿刺道进入靶区;同时,由于可以"看见"取样的位置,故可减少取样次数,从而减少出血的发生率。

4. 结合新技术提高阳性率,iMRI可将术前的PET、PWI或MRS图像与MRI图像融合以提高活检的准确性。

5. 省略了传统立体定向的头部框架安装,减少了患者痛苦,也省略了传统导航的头皮标记点及注册过程,计划和操作一次性完成。在多靶点活检中,iMRI有利于减少传统立体定向反复定位的操作。

6. iMRI可及时发现穿刺引起的出血等并发症,而不必等到术后复查CT,为及时采取措施赢得了宝贵时间。

(四)多模态磁共振辅助iMRI导航

微侵袭神经外科的理念要求胶质瘤外科手术治疗原则是以最小的神经功能影响达到肿瘤最大化切除。由于人脑功能复杂性及可塑性,使得术中识别功能区、神经传导束成为目前iMRI的研究热点。高场强iMRI已由单纯的脑结构成像扩展至脑功能研究与代谢分析新领域,主要包括:

1. BOLD由日本科学家小川诚二(Seiji Ogawa)首先提出,以血红蛋白为内源性造影剂,通过脑皮层功能区神经元激活时血氧饱和水平变化实现成像。通过计算机图像后处理技术将BOLD影像叠加于脑结构图像上,即可精确描绘运动、语言、视觉、情感、认知、记忆和学习等多种高级神经功能区在脑皮层的个体化分布图。

2. 在DWI的基础上发展起来的DTI可实现皮层下神经功能传导通路的三维示踪成像(tractography)。应用多影像融合技术将DTI与MRI结构影像融合,可清晰显示病灶与神经传导束的毗邻关系,用于功能神经导航手术。目前已有Ⅰ级循证医学证据显示基于DTI锥体束成像的功能神经导航可以显著提高运动区脑胶质瘤的全切除率,同时保护运动传导通路,降低术后致瘫率,延长患者术后生存时间。DTI、DWI、方向性弥散功能(DDF)等新技术的出现,可提供更加接近白质纤维、栩栩如生的三维立体示踪影像。

3. 磁共振波谱成像(MRSI)利用原子核因外加磁场作用而产生的微小化学位移来采集信息,是目前唯一无创性活体研究机体生理或病理代谢变化的技术。由于不同化合物或单质之间MRS信息存在差异,通过测定脑组织及病灶内某些代谢物的化学定量信息,MRS可实现对病变的定性诊断。MRS技术主要采集人体内除水和脂肪外的其他化合物中原子核的化学位移信号,最常用的是氢质子(^{1}H),即^{1}H-MRS。相比较常规MRI只能从形态学显示病变,^{1}H-MRS可从代谢方面判定病变性质及增殖活性。在许多疾病的发生过程中，其代谢变化较病理形态改变为早，而MRS对检测代谢变化的敏感性很高，因此对疾病能早期检出。国外研究发现^{1}H-MRS对脑肿瘤病理特征和治疗预后的判断准确性约为96%。^{1}H-MRS可用来确定脑胶质瘤代谢异常边界，比MRI更接近实际的病理学边界，为手术、放疗或活检提供参考。随着MRI设备与图像后处理技术的进步，MRI空间信号与MRS化学信息得以整合，称之为MRSI。MRSI不仅能用数值或频谱表达单位体素(voxel)内的化学定量信息，也能用图像形式来表达机体的代谢分布信息。为MRSI应用于神经导航手术提供了依据。术中实时MRSI有可能成为高场强iMRI的一个重要发展方向，通过对脑胶质瘤手术切缘组织性质的实时分析，引导手术切除范围更逼近实际的肿瘤组织学边界。

(五)术中全脑监测

iMRI使得外科医师可以观察到术中脑表面、皮质下及病变深部的改变，了解脑部的整体状况如颅内出血、脑水肿、脑积水等，并可据此采取进一步的外科措施如肿瘤切除、活检、囊肿引流、血肿清除，减压手术等。Bohinski等在30例经蝶大垂体腺瘤切除术中运用iMRI监测评估，1例发现颅内血肿表现，立即转为开颅手术，清除血肿并切除肿瘤，取得良好效果。

五、术中磁共振的局限性

1. 术前准备及手术时间延长 Michael等使用PoleStar N-10系统(0.12T)在112例神经外科手术中成像，平均手术前准备时间延长1.6h，某些额外时间是由于患者体位和磁共振位置的特殊要求导致，其中后颅窝肿瘤患者侧卧位所需时间最长。此外术中扫描也相应延长了手术时间，延长的程度与扫描次数、设备机型等有关，一般至少扫描两次(术前及肿瘤切除后)，发现肿瘤残余而进一步切除者至少再附加一次，次数最多的通常是低级别胶质瘤。

Martin等总结了应用超高场强(3.0T)iMRI(非磁体移动模式)3年所发生的问题，主要表现：①移动扫描床受阻；②麻醉监测系统故障；③与iMRI直接相关问题，如患者头部位置使得线圈安置困难，线圈损坏，由于空气及其他金属干扰导致成像出现伪影；④手术时间延长，非磁体移动模式iMRI需增加手术时间，平均约75min，其中由手术台转运至iMRI检查室平均耗时11min，扫描时间平均耗时31min，返回手术台时间平均耗时8min；手术患者未能优先扫描而进行等待平均耗时24min(由于iMRI检查室有非手术的诊断扫描患者)。

2. iMRI结果并不能代替病理结果 有研究表明，在MRI显示的肿瘤边界外尚可检测到肿瘤细胞。同样iMRI认为的肿瘤残余也存在假阳性。尤其在低场强iMRI，有时伪影与肿瘤残余难以鉴别，iMRI对于早期鉴别是否肿瘤残余是有极大帮助，但iMRI并非完美，术中提示的肿瘤全切并不能排除术后复发的可能性。

3. iMRI对麻醉干扰 在使用高场强磁共振的情况下，即使是专用MRI匹配的心电描记也会出现假阳性，常见表现有ST段改变，甚至表现为严重的心律失常，给麻醉监护造成一定的困难。尚无研究表明长时间暴露于磁场(尤其是活检过程中必须在磁场中操作)是否会导致人体生物学效应。

4. 设备价格 iMRI造价昂贵，加之部分机型还需要进行手术室改造、额外购买特制的磁相容手术器械、麻醉机、生理监护仪等，均大大增加了成本，这是影响iMRI大规模应用的主要障碍。

六、展望

总之，高场强iMRI以其高效实时、时空分辨力高以及脑功能与代谢成像等技术优势，为神经导航外科的发展开辟了一片崭新天地，同时也激发了人们对于技术进步的更多期待。MRI设备和技术的不断完善，包括超高场强、高梯度性能、高线圈密度、多通道信号采集和高性能计算机等，创建以iMRI为中心的数字一体化神经外科手术中心，交互融合多种微侵袭新技术，使手术创伤更小，疗效更好。应用高场强甚至超高场强iMRI，推广实施术中BOLD、DTI与MRSI等实时成像与导航手术。术中实时MRA、脑血流测定技术、PWI、DWI等联合应用。3.0T MRI系统有望应用于术中，辅助治疗脑血管病手术，通过MRA实现3D脑血管成像，PC-MRI定量测定桥血管血流速度及容量，DWI/PWI联合应用监测局部脑区血流动力学变化，超早期发现脑缺血，结构上、功能上实时判断桥血管通畅性，定量监测局部脑区血流动力学变化，提高手术疗效。与机器人结合，将神经导航与机器人或机器臂结合后，克服了人体固有的生理、精神和情绪的影响，使外科手术更精细准确，甚至可尝试在机器人控制下进行手术——遥控外科。iMRI术中实时影像导航的应用，无疑将有助于实现。

（李泽阳 路俊锋 吴劲松）

参考文献

1. 庄冬晓，吴劲松，姚成军，等．3.0T术中磁共振实时影像功能导航联合术中神经电生理监测技术在岛叶胶质瘤手术中的应用［J］．中国神经精神疾病杂志，2012，38（4）：207-211.
2. 邱天明，汤伟军，周良辅．静态血氧水平依赖成像的研究及应用进展［J］．中华神经外科杂志，2012，28（1）：101-103.
3. 姚成军，吴劲松，庄冬晓，等．3.0T术中磁共振多模式影像导航下脑内病变穿刺活检术的初步应用［J］．中国神经精神疾病杂志，2012，38（4）：182-185.
4. 姚成军，毛颖，周良辅，等．低磁场术中磁共振导航的融合弥散张量成像功能研究［J］．中国临床神经科学，2007，15（3）：235-239.
5. Wu JS, Lu JF, Gong X, et al. Neuronavigation surgery in China: reality and prospects［J］. Chin Med J（Engl），2012，125（24）：4497-4503.
6. Zhang J, Lu JF, Wu JS, et al. A unique case of Chinese language and music dissociation with tumor located in Broca's area: Multimodal mapping for tumor resection and functional preservation［J］. Clin Neurol Neurosurg, 2013，115（10）：2230-2233.
7. Qiu TM, Yao CJ, Wu JS, et al. Clinical experience of 3T intraoperative magnetic resonance imaging integrated neurosurgical suite in Shanghai Huashan Hospital［J］. Chin Med J, 2012，125（24）：4328-4333.
8. Lu JF, Zhang H, Wu JS, et al. "Awake" intraoperative functional MRI（ai-fMRI）for mapping the eloquent cortex: Is it possible in awake craniotomy［J］. Neuroimage Clin, 2012，2：132-142.
9. Lu JF, Wu JS, Yao CJ, et al. Awake language mapping and 3-Tesla intraoperative MRI guided volumetric resection for gliomas in language areas［J］. J Clin Neurosci, 2013，20（9）：1280-1287.

第二节 神经导航

20世纪90年代神经外科进入微创时代，神经导航是微创神经外科技术重要组成部分。神经导航（neuronavigation）以强大的计算机技术和图像处理软件为核心，利用卫星定位技术的理论，通过红外线遥感技术获取术中患者头部和手术进程的位置信息，对比CT、MRI等高清晰度的图像资料，计算并显示手术的实时进程、病变准确位置和周围结构的关系。神经导航系统使神经外科手术定位更准确、最大限度切除病变并避免损伤正常脑组织。神经导航定位和实时引导为微创神经外科手术提供可靠技术支持，广泛应用于脑血管病、肿瘤、活检、脑内异物取出、脊髓/脊柱病变等手术，日益得到神经外科医师重视，目前已经成为大型神经外科中心的常规手术设备。

脑内手术最困难问题是如何在不/或少损伤正常脑组织的状态下，探查到并切除脑内病灶。神经导航用途主要有以下几个方面：

1. 手术前结合多模态影像学资料，应用神经导航工作站，重建病灶与功能区、纤维束等重要结构，评估手术风险，协助筛选患者。

2. 手术前定位颅脑病灶部位和颅脑重要解剖标志，形成三维模拟图像，设计手术入路，协助准确、安全开颅。

3. 手术中发现脑内占位病灶，确定切除范围；确定动静脉畸形血管边界、供血动脉及引流静脉；协助判断巨大动脉瘤与源生动脉（parents artery）关系；利用功能磁共振导航确定重要脑功能区及纤维束。

4. 神经导航与多普勒超声技术合作，实时了解病灶切除状态。

一、神经导航发展历史

神经导航（neuronavigation），又称影像引导神经外科（Image-Guided Neurosurgery, IGS）或无框架立体定向（frameless stereotactic），是现代立体定向外科（stereotactic surgery）技术之一，其发展历经一个世纪。

1906年英国Hosley和Clarhe研制出脑立体定向仪，用于动物实验研究。1941年后Specigel

和 Wycis 发明人体脑立体定向仪，并利用脑室造影定位技术，采用前后联合线，以脑室标志为基础，获得人体三维立体定向图谱，并应用立体定向技术，通过毁损苍白球治疗帕金森病。以后，相继出现 Leksell、Reichert、Gillingham 和 Mccaul-Fairman 等脑定向仪。有框架立体定向外科（frame stereotactic surgery），又称立体定向外科，用于脑组织活检、帕金森病手术和脑内放射治疗。

早期有框架导航外科应用脑室、气脑造影和 X 线片技术，不仅定位欠准确，而且操作复杂，创伤性比较大。另外，采用带框架脑立体定向手术时，患者需配戴框架，操作较复杂且不能实时导航，长期以来带框架导航外科发展缓慢，临床应用范围比较小。

20 世纪 80 年代，临床医学向微创发展，CT 和 MRI 等数字化影像资料可输入计算机，出现无框架立体定向外科，亦称神经导航。

神经导航系统在模拟数字化影像与神经系统实际解剖结构之间建立起动态联系，使医师能够“透视”患者脑内微细结构，个体化的设计手术入路；实时了解病变与周围重要结构，如脑干、颈内动脉和脑神经的关系，目前已被广泛应用于颅内肿瘤、脑血管病、血肿清除和活检等手术。神经导航技术改变了神经外科传统的开颅手术方式。

二、神经导航的组成

以红外导航为例介绍导航系统的组成。

（一）照相机阵列

红外线发射器与照相机集成在一起，可向术野方向发射红外线，可被聚光反射标记反射至照相机。照相机捕捉并量化红外线信号，将数字信息传入计算机工作站，进一步在系统进行处理。

（二）计算机工作站

是一套功能强大的计算机。以强大的三维图像处理软件为核心，加上 DICOM 编译软件及脑、脊髓、功能神经外科导航软件共同组成。

（三）参考环

是任何导航系统的必需组成部分，可以在数据注册后根据患者的活动通过与框架立体定向相同的技术，使患者与术前扫描相匹配。

（四）导航探针

导航探针包含激活的 LED 或反应区域，由此发出或将红外光反射到摄像区。使用者可以利用导航探针术前确定肿瘤位置、肿瘤边缘、重要的解剖、切口位置和开颅切口的大小。

三、神经导航方法

（一）术前准备

1. 获得影像资料 影像学资料扫描应符合导航系统薄层轴位扫描，并将标准 DICOM 格式影像数据资料刻录入光盘，对于靠近功能区的病变，同时可行功能磁共振（fMRI）及 DTI 扫描，脑动静脉畸形患者可行 MRA 检查，脑肿瘤患者可行增强扫描。

2. 影像资料处理 将患者的 MRI 资料录入导航系统工作站；分别进行头皮、病变、血管及脑室等结构的三维建模，根据 fMRI 及 DTI 进行功能激活区及功能纤维束的三维重建，根据 MRA 的结果进行三维血管重建，设计手术入路。

3. 应用导航工作站进行术前评估 随着功能磁共振（fMRI）、脑磁图、弥散张量成像（diffusion tensor imaging，DTI）及经颅磁刺激等功能神经影像的进展，无创功能区成像成为脑血管畸形标准术前评估内容。同时脑血流成像（MRA 等）可以帮助获得脑血管畸形病灶、供血动脉、引流静脉的位置等信息。功能成像可用于术前评估体感、运动、语言、视觉和一些高级认知功能，了解畸形团与功能区的关系，判断优势语言区。因此，这些技术可用于：①通过了解病灶与功能区的位置关系，评估手术预后；②制定手术方案，确定手术入路和手术范围；同时 MRA 可辅助判断脑血管畸形供血动脉和引流静脉的位置；③选择手术中辅助脑功能保护技术，根据病灶与体感、语言和认知功能区的接近程度，决定是否应用术中功能区电生理定位或者唤醒手术。由于刺激任务或计算方法的不同可能使处理结果产生差异，fMRI 的个体化成像并非完全可靠。可结合术中皮层电刺激明确功能区位置。

（二）开颅前准备

1. 导航设备旁注册 患者全麻后装头架，将头颅参考环安装在头架上，确保头部与参考环位置相对固定。校对照相机的角度及距离，与参考环之间无屏障。利用有线探针或扫描仪对于患者进行扫描注册，扫描应主要利用眶周及鼻部进行注册。

2. 设计手术入路 手术前在神经导航工作站可以获得头皮、病灶、血管、脑功能激活区、脑白质纤维束和脑室结构三维图像，选择最理想的个体化手术入路改变了传统开颅入路模式。

实时导航下用有线探针在患者头部描出病灶投影设计手术入路。选择入路原则：①非功能区；②手术入路最短；③尽量利用脑自然沟、裂，缩小皮瓣面积或采用微骨孔入路，减少脑组织暴露。

注册成功后拆除术野内有菌设备，包括头颅参考环、探针及定位标记。

（三）术中导航

1. 头皮常规消毒铺巾，安装消毒的头颅参考环，配备消毒的有线或无线探针。

2. 翻开骨瓣前可在骨窗四周应用微钻磨四孔为精确定位点，探针依次注册。如头部、参考环移位，通过对四点再注册给以纠正。

3. 实时导航探查病灶位置及毗邻的功能区、纤维束等重要解剖结构位置，力争处理病变时脑组织损伤最小。

四、神经导航系统存在问题及对策

脑漂移影响导航效果仍是未完全解决的问题，术中应用超声波扫描提供补偿影像可纠正。作者采用以下方法减少脑漂移影响：①骨缘进行精确定位点注册后，可纠正因钻孔、体位变化、头架移位等造成的漂移；②侧卧位较仰卧体位脑漂移位轻微；③少用或不用脱水剂，缓慢释放脑脊液；④利用鞍结节、嗅神经、视神经、颈内动脉、内听道等作参考标志；⑤及早发现脑室内及其附近病灶，避免过早开放脑室；⑥脑干、第四脑室底深部脑结构相对固定，漂移影响不明显；⑦先切除功能区病灶，尽量避免切除脑组织。此外，AVM和/或伴有癫痫的血管病骨窗设计要足够大；⑧可将术中B超图像融入神经导航，进行3D超声导航实时定位。

五、神经导航应用

（一）脑血管病

1. 脑内海绵状血管畸形（CM） 脑内CM是神经导航的绝对适应证。脑CM多位于脑实质深部，甚至在脑干、丘脑等致命部位，有反复出血的病史。多数脑CM经MRI及CT扫描可清楚显示。术前可应用多模态磁共振（包括BOLD-fMRI、DTI等）对病灶及功能区、功能性白质纤维束进行三维重建，明确病灶与功能区的位置关系，对手术风险进行精确评估。既往有研究根据运动区CCM手术病例的信息，统计得出皮质脊髓束（CST）与病灶边界距离小于3mm为手术的危险距离。术中导航系统可精确的引导手术进程，结合微骨窗开路和脑沟入路能最大限度保护正常脑组织并减少神经功能的损伤。值得注意的是，一些非常微小的脑CM在出血后仅残留机化样组织，如果手术距出血时间较长，手术显微镜下很难与周围脑组织区别，因此以MRI作为导航数据时，在术前三日内应该再次为患者进行CT扫描以明确出血吸收情况。

2. 脑AVM 神经导航工作站可辅助脑AVM进行术前评估。目前，应用最广泛的脑AVM分级系统为Spetzler-Martin分级。Spetzler-Martin分级各指标均基于传统影像，对于功能区附近AVM的风险评估存在不足。该分级没有纳入皮层下功能性白质纤维束、缺少病灶与功能区关系的量化标准。首都医科大学附属北京天坛医院提出了基于功能磁共振及弥散张量成像技术的脑动静脉畸形辅助评估分级系统（HDVL分级）。将患者功能影像学信息融入分级系统（病灶与功能激活区/功能纤维束距离：0~5mm，3分；5~10mm，2分；>10mm，1分），结合病灶的出血史（有出血史，0分；无出血史，1分）、病灶弥散性（紧凑，0分；弥散，1分）及引流方式（浅静脉引流，0分；深静脉引流，1分）等血管构筑学特征，各项评分相加，评分5~6分者手术风险大。该分级系统可辅助Spetzler-Martin分级共同为BAVM的手术预后提供更为精确的评估。

对于位置较深、体积较小、位于运动区、语言区、丘脑及脑干的AVM导航辅助的作用不可或缺。神经导航的意义主要在于：制订准确的开颅计划；融合MRA或DSA提供病灶三维影像定位，引导术者准确切除病灶；判断供血动脉及引流静脉位置，引导术者夹闭供血动脉；结合fMRI及DTI等明确病灶与功能区的关系，减少术中功能性脑组织的损伤；对于伴有出血的AVM，神经导航可辅助定位血肿腔的位置，有利于手术的进行。

3. 动脉瘤 颅内动脉瘤是导航的相对适应证。多数动脉瘤的导航手术,术前计划的意义大于术中影像引导。利用导航系统重建的三维图像,将强化后CT及MRI资料转化为立体血管影像,可直观了解实际手术视野中动脉瘤与周围神经、血管的毗邻关系,分析动脉瘤在与载瘤动脉的角度,选择同侧或对侧开颅,决定翼点或眶上眉弓入路,在最安全的角度显露并夹闭动脉瘤。对位于颈内动脉近段、眼动脉、椎动脉、基底动脉的动脉瘤而言,在导航系统辅助下制订详尽的术前计划尤其必要。

一些特殊部位动脉瘤,如大脑前动脉远端、小脑后下动脉(PICA)、小脑前下(AICA)的动脉瘤,应用导航系统更有价值。可以在导航下经纵裂入路准确地夹闭前动脉远端的动脉瘤,而不必从A1段近端开始探查,减少了血管痉挛及损伤前动脉的风险。

(二)颅脑肿瘤

1. 胶质瘤 胶质瘤特别是低恶性度的星形细胞瘤是导航的绝对手术适应证。实性的I级星形细胞瘤在显微镜下很难与正常脑实质相鉴别,皮层表面也无明显异常,即使经验丰富的医师也必须在探查中多次取组织进行快速冷冻病理检查以确定切除范围,如果肿瘤位于功能区附近则很容易造成术后神经功能缺失。因这类肿瘤不易在平扫、增强CT及MRI获得肿瘤与脑组织的边界,因此以T_2像MRI数据作为导航资料,在术中根据导航提供的肿瘤位置及范围全切肿瘤,不过多损伤正常组织。对于高恶性度胶质瘤,应以增强MRI数据为导航资料,尽可能的完全切除肿瘤。对于囊性胶质瘤而言,应特别注意打开硬脑膜后要先利用导航确定肿瘤位置及范围,一旦释放囊液后出现影像漂移导航的准确性会明显降低。

2. 转移瘤 位于皮层下的脑移瘤是神经导航绝对适应证,其注意事项同恶性胶质瘤。

3. 脑膜瘤 多数脑膜瘤都是神经导航的绝对适应证。窦旁及大脑突面的脑膜瘤导航可以帮助确定手术切口位置及范围,显示受压移位的矢状窦避免开颅误伤引起大出血。脑膜瘤包绕重要血管或神经,如蝶骨嵴内侧或CPA脑膜瘤,开启导航前瞻窗口可时刻提醒手术医师肿瘤与血管、神经以及脑干的距离避免损伤。

4. 垂体腺瘤 经蝶(单鼻孔)入路切除垂体腺瘤手术中导航定位必不可少。在以往的手术学中,经蝶入路手术必须在C型X线机监测下进行,由于操作不便及放射性污染已经逐渐被安全的神经导航所取代。平扫的CT或MRI数据均可作为导航资料,术中可明确提示鞍底的位置,避免误穿斜坡骨质导致致命损伤。

5. 其他肿瘤或病变 颅内淋巴瘤、血管网织细胞瘤、神经鞘瘤、生殖细胞瘤以及炎性肉芽肿等均为神经导航选择性适应证,其中位置较深的淋巴瘤、生殖细胞瘤和肉芽肿等,神经导航系统辅助完成手术非常必要。可根据肿瘤的影像学特点选择CT或MRI。

(三)穿刺组织检查

穿刺活检是神经导航的绝对适应证,经典神经外科活检是利用有框架立体定向仪进行,患者术前需安装金属框架有一定痛苦。现代神经导航系统平均精确度在2mm以内,无需安装头颅框架,且系统可提供穿刺过程的多角度动态图像,使得穿刺过程更安全精确。

(四)功能神经外科手术

安装专用的功能神外手术导航软件及相关附件后,导航系统可完全取代传统的框架立体定向仪,完成苍白球损毁术、海马切除等手术。

(五)脊髓及脊柱手术

神经导航下定位椎体节段,颅颈交接手术时螺钉固定等。

六、机器人手术

伴随计算机、数字通信、生物工程等高技术学科的飞速发展,机器人技术正在为医疗领域带来一场深刻革命。在世界范围内,外科机器人(robotic)正在形成新的研究热点。

手术机器人在外科中具有很大的应用前景。可以有效提高外科医师的操作灵活性,进行微创操作而不会降低手术效果。手术机器人可以对手术操作进行缩放,因此外科医师可以在狭小的结构中进行精细操作。与图像引导相结合使机器人可以避开关键的解剖结构,提高手术操作的准度和精度,减少功能损伤及手术风险。目前,手术机器人应用越来越广泛,在众多医学领域,如腹部外科、妇科学、神经外科、血管外科、心胸外科手术都有机器人系统的应用。

（一）手术机器人的技术角度分型

1. 主动型（active robotic system） 控制程序允许机器人（臂）与患者交互作用。这使得机器人的活动模式更加复杂。此类机器人的自动化程度较高。控制程序限定了机器人的自主活动范围，以确保手术的安全性。但手术进程中可能出现的不确定因素（例如术野出血）仍然使得主动型机器人手术具有一定的风险。因此手术医师需在机器人工作进程中实时监控，必要时予以介入。主动型手术机器人是当前研究的主要方向。

2. 被动型（passive robotic system） 机器人（臂）接收术前计划的程序控制，按照设定的手术轨迹，将终末效应器（即各种手术设备或器械）精确送至目标结构后即锁定。然后由手术医师人工操作手术设备或器械执行手术。早期的手术机器人如机器人控制的立体定向穿刺工具、导航手术显微镜系统和神经内镜系统均属此类型。

（二）外科医师与手术机器人的3种交互方式

1. 监督控制系统（supervisory-controlled systems） 手术医师在数字化人体模型上预先设定手术方案，根据术前或术中成像编写指令程序，然后输入控制计算机。手术时，机器人严格执行程序指令，完成预定手术计划。而手术医师在机器人手术进程中实时监控，必要时予以介入。

2. 远程手术系统（telesurgical systems） 这是一种主—从操控模式，外科医师直接控制机器的每一个动作。手术时，医师操作控制手柄或其他触觉反馈装置，而机器人（臂）操作手术器械。手术医师于虚拟现实场景中，每一步动作都实时在线输入计算机，转化为控制指令。而机器人接收控制指令后，在真实人体上执行精确手术操作。手术场景的视频影像和手术器械的触觉反馈可实时传递给手术医师。典型的例子是达芬奇手术机器人。

3. 协作控制系统（shared-controlled systems） 机器人与手术医师交互协作，同时控制运动，共同完成手术。

（三）手术机器人在神经外科的应用

神经外科是手术机器人研发的先行学科。因为颅脑手术需要精准的解剖和功能定位，要求手术者执行精细的操作，同时颅脑相对固定的结构和定位标记也为手术机器人提供了丰富多样的参考坐标。但是机器人在神经外科手术的应用仍处于早期阶段。目前手术机器人主要应用于功能神经外科手术、神经内镜手术、脊柱外科手术、显微神经外科手术、放射外科等。但其仍然存在技术局限，如机构笨拙、人—机交互方式缺乏友好性、缺乏人类的手—眼协调能力和触觉反馈等感知能力、运行成本均较高等不足。随着科学技术地发展，机器人正迈向临床医学的各个领域。手术机器人将随着时代的变化而不断发展，相信机器人还会在神经外科手术中发挥更大优势。

（赵继宗 焦玉明）

参考文献

1. 赵元立，王忠诚，赵继宗，等．导航系统在神经外科显微手术中的应用（附55例报告）[J]．中华神经外科杂志，1998，14：198-201.
2. 赵继宗，曹勇，陆峥，等．无框架脑立体定向手术在微创神经外科中的应用[J]．中华医学杂志，2001，81（17）：1042-1045.
3. 王硕，赵继宗，隋大立，等．导航下手术切除脑内海绵状血管瘤[J]．北京医学，2001，23:（6）323-326.
4. 赵继宗，曹勇，陆峥，等．无框架脑立体定向手术在微创神经外科中的应用价值[J]．中国微侵袭神经外科，2001，7（1）：1-4.
5. 王硕，赵继宗，隋大立，等．导航下手术治疗脑血管疾病[J]．中国临床神经外科杂志，2001，6（4）：196-198.
6. 王嵘，赵继宗，王德江，等．导航下显微神经外科手术影像漂移的分析[J]．北京医学，2002，24（3）：155-157.
7. 王嵘，赵继宗．神经导航系统在神经外科的应用[J]．北京医学，2007，29（11）：687-690.
8. 赵继宗，康帅，赵元立，等．神经导航和术中脑皮质电图监测切除脑海绵状血管畸形[J]．中华医学杂志，2005，85（4）：224-228.
9. 隋大立，王硕，赵继宗等．神经导航技术在大脑前动脉动脉瘤手术中的应用[J]．首都医科大学学报，2006，27（3）：389-390.
10. Jizong Zhao，Yonggang Wang，Shuai Kang，et al. The benefit of neuronavigation for the treatment of patients with intracerebral cavernous malformations[J]. Neurosurg Rev，2007，30：313-319.
11. Jizong Zhao，Shuo Wang，Rong Wang，et al. Application of Frameless Stereotaxy in Craniotomy Procedures：Clinical Evaluation[J]. Neurosurgery Quarterly，2003，13（1）：51-55.

12. Fuxin Lin, Yuming Jiao, Jun Wu, et al. Effect of functional MRI-guided navigation on surgical outcomes: a prospective controlled trial in patients with arteriovenous malformations[J]. J Neurosurg, 2017, 126(6): 1863-1872.

13. Yuming Jiao, Fuxin Lin, Jun Wu, et al. A supplementary grading scale combining lesion-to-eloquence distance for predicting surgical outcomes of patients with brain arteriovenous malformations[J]. J Neurosurg, 2018, 128(2): 530-540.

14. Da Li, Yuming Jiao, Lijun Wang, et al. Surgical outcome of motor deficits and neurological status in brainstem cavernous malformations based on preoperative diffusion tensor imaging: a prospective randomized clinical trial [J]. J Neurosurg, 2018, 130(1): 286-301.

15. Yuming Jiao, Fuxin Lin, Jun Wu, et al. Risk factors for neurological deficits after surgical treatment of brain arteriovenous malformations supplied by deep perforating arteries[J]. Neurosurgical review, 2018, 41: 255-265.

16. Fuxin Lin, Jun Wu, Lijun Wang, et al. Surgical Treatment of Cavernous Malformations Involving the Posterior Limb of the Internal Capsule: Utility and Predictive Value of Preoperative Diffusion Tensor Imaging[J]. World neurosurgery, 2016, 88: 538-547.

17. Kamada K, Todo T, Masutani Y. Combined use of tractography-integrated functional neuronavigation and direct fiber stimulation[J]. J Neurosurg, 2005, 102(4): 664-672.

第三节 功能磁共振在神经外科的应用

神经功能的保护是神经外科手术中最为关键的环节之一。既往神经外科术前评估与术前计划基于传统磁共振(MRI),根据医师经验判断功能区及纤维束与病灶的关系。然而,传统磁共振并不能直观显示功能区的空间位置。对于一些神经外科疾病,病灶体积较大、水肿、病灶本身的组织形态学特征等很可能改变功能区的位置,此时,单纯依赖传统 MRI 很难准确定位功能区。同时,对于神经外科手术,除了传统神经功能(运动感觉、语言、视觉)外,神经认知功能的保护也是神经外科手术的重要环节。如何利用影像学检查提供尽可能丰富的信息,为临床治疗作出指导是目前神经外科的重要问题。20 世纪 90 年代,Ogawa 等首先描述了基于动物实验研究的血氧水平依赖(blood oxygenation level depended, BOLD)原理,自此,功能磁共振(fMRI)技术迅速发展,fMRI 发展至今已经成为心理学、神经科学、精神病学和语言学等领域中应用最为广泛的研究技术之一。目前,fMRI 技术在神经外科已得到较为广泛的应用。

一、BOLD-fMRI 在神经外科中的作用

在保护神经功能的前提下最大限度地切除病灶是神经外科重要的手术原则。因此,术前严格评估功能区与病灶之间的关系对于提高神经外科患者手术预后极为重要。fMRI 可以在术前对患者的功能区进行个性化分析,详细描绘病灶与功能区之间的空间结构关系。还可以无创地对患者的功能性优势脑半球进行判断。fMRI 已经成为神经外科手术术前评估重要的工具。

(一)基于任务态 fMRI 的术前计划

任务态 BOLD-fMRI 判断功能区的有效性已经得到了广泛证实,是目前神经外科临床工作中最为常用的 fMRI。根据病灶所累及的功能区,选择所需要进行的检测任务。病灶位于中央沟附近可能会累及运动感觉区。优势半球额叶及颞叶的病灶可能会引起语言功能障碍。枕叶病灶则可能会引起视觉皮层损伤。

1. 运动功能区的定位 运动功能的任务态检查所需任务少,功能表现也相对稳定,应用较多。主要应用目的是以不同运动任务(手运动、脚运动、面 / 舌运动)定位运动皮层。常用的运动任务包括对指运动、口唇运动以及脚趾屈伸运动,中重度手运动障碍的患者可以握拳运动代替对指运动。其他运动相关区域,包括辅助运动区、运动前区同样在运动中具有重要作用,一些特定的刺激任务可以将这些区域激活。诸多研究已经证实 fMRI 术前运动区定位的有效性。应用直接皮层电刺激技术(DES)对于 fMRI 术前运动区评估的准确性进行验证,结果表明两者具有非常高的一致性。敏感性为 71%~100%,特异性为 68%~100%。

2. 语言功能区的定位 语言功能十分复杂,需要充分评估语言的各个成分。在语言 fMRI 检查前需使用量表评估患者的语言功能状况。完成

评估后，即对患者进行语言 fMRI 检查，并选用合适的任务以提高检查的准确性。目前较常用的任务包括动词联想、图片命名、词语辨识、语言理解任务、句子产生任务等。应考虑多种因素如病灶部位、患者语言功能状态、对检查的依从性等选择语言任务。由于 fMRI 的无创性及易操作性，可以有效减少有创性的诊断操作。Dym 等人对比 fMRI 和异戊巴比妥试验（WADA 试验）判断语言优势半球。认为 fMRI 可以准确、无创地对语言的优势半球进行判断，可作为 WADA 试验的替代方法。脑直接皮层电刺激（DES）研究证实，fMRI 对语言优势半球的判断敏感性为 80%，特异性为 78%。应用 fMRI 进行语言区的敏感性尚有待提升，以 ISM 结果作为“金标准”，fMRI 对语言区定位的灵敏度为 66%。

3. BOLD-fMRI 的变异性 BOLD-fMRI 具有一定的变异性，可能会受到多种因素影响，包括成像质量、数量、数据分析后处理、病灶性质等。研究表明，术前 fMRI 功能区定位可能会随着胶质瘤级别的变化而发生改变，由于肿瘤及其周边组织微血管结构等病理生理改变导致的 BOLD 信号下降可能会引起假阴性结果。相关研究提示任务态 fMRI 功能区判断的准确率在低级别肿瘤中高于高级别肿瘤。

（二）静息态功能磁共振（rs-fMRI）在神经外科的应用

在任务态 fMRI 检查中，数据结果与患者的任务完成能力具有直接关系。而神经外科患者中很大一部分具有神经功能障碍，或者为儿童，导致任务完成不理想，使功能区定位困难。此外，神经外科医师常比较关注重要的神经功能（运动、语言、视觉）相关的脑组织。对于脑认知功能很难在任务态中进行定位。静息态技术（rs-fMRI）的产生及发展为解决这两个问题提供了新的方向。rs-fMRI 是对无任务刺激的静息态大脑自发活动的研究。所谓静息态指被试者在清醒状态下，保持闭眼、放松、静止不动，尽量保持内心平静，不做任何主动或系统性思维的状态。1995 年，Biswal 等首次发现，无明显运动任务状态下，双侧大脑半球运动皮质的 BOLD 信号具有低频振荡的特性，这种低频振荡可能反映静息态下大脑自发性的神经活动。rs-fMRI 分析方法包括：①局部脑活动分析，局部一致性（regional homogeneity，ReHo）和低频振幅算法（amplitude of low frequency fluctuation，ALFF）。②功能连接分析，感兴趣区（region of interest，ROI）分析，独立成分分析（independent component analysis，ICA）和 Granger 因果关系分析（Granger causality analysis，GCA）。③功能网络分析，图论分析（graphy theory）。rs-fMRI 成像发展迅速，广泛应用于神经系统发育、神经精神疾病及认知神经科学等领域的研究。

1. 运动、语言功能的定位 静息态功能连接作为衡量不同脑区神经活动时间同步性的指标，被广泛应用于临床和认知神经科学的研究中。近几年来，有研究将其应用于肿瘤患者术前计划，探索用静息态 fMRI 补充或者替代任务态 fMRI 的可能性。有研究对肿瘤患者的运动功能区进行术前定位，并且将结果和任务态的激活结果对比。结果显示，静息态 fMRI 能成功的定位感觉运动区、脚和嘴唇运动的区域。与任务态相比，静息态的相关活动脑区更大。该研究还用皮层电生理来验证 fMRI 的定位结果，发现无论是静息态还是任务态 fMRI，都具有较好的可信度，任务态的准确性更高。对于偏侧化的测量，静息态 fMRI 较任务态可靠性差，通常静息态得到的网络都是左右对称，因此静息态一般不用于测量功能区的偏侧化。对于语言区的探索更为复杂和困难。关于语言区的静息态功能定位，研究尚较少。Tie 等人采用 ICA 的方法，将提取的个体语言网络成分和 4 个经典的语言网络模板对比，发现其中两个模板（额叶的语言区和额叶 - 颞叶语言区）能较好地找到语言网络。提供了一种半自动化的挑语言成分的程序。

2. 协助癫痫的诊疗 最近研究发现不同类型癫痫患者特定区域 ReHo 增加，且与临床电生理条件下局部高度的同步性痫样放电一致。ALFF 已被用来区分癫痫患者和正常人群。研究发现颞叶内侧癫痫患者颞叶内侧结构与颞叶外侧结构存在更为广泛的连接。ALFF 增加的区域包括致痫灶同侧的内侧颞叶（具体包括海马、海马旁回、杏仁核、颞下回和颞中回部分）、丘脑，以及一些其他皮层（外侧颞叶、顶叶，中脑岛盖）和皮层下区域（扣带回、豆状核），这些结构与之前提出的内侧颞叶网络几乎在一致的区域。有学者对简单部分性发作癫痫患者同时进行发作期 EEG、fMRI 和 ALFF 分析，证实 ALFF 和 EEG-fMRI 取得定位一致的致痫灶。

静息态研究为神经外科疾病手术计划提供了新的视角，但这项研究方法亦存在需要解决的问题，如在应用复杂脑网络方法数据处理时对节点和边的定义没有统一标准，不同的定义产生的结果可能会有差异。此外，大多数研究样本量都较小。Rs-fMRI 仍在研究早起阶段。需要更大的样本，进一步研究明确手术室中应用的可行性与合理性。同时，需深入研究不同脑网络与神经功能及认知功能的关系。将 rs-fMRI 所得结果输入神经导航系统中，与任务态 fMRI、DTI 等一起指导神经外科的术前评估与术中定位。

二、弥散张量成像及 MRI 纤维束示踪技术

对于大脑的功能，除了脑灰质功能区，脑白质功能性纤维束同样具有极为重要的作用。白质功能纤维的损伤同样会造成神经功能减弱或丧失。目前，随着弥散张量成像（DTI）技术的发展，DTI 可以追踪大脑白质纤维束，在神经外科疾病术前评估及手术计划中起到了很好的补充作用。

（一）DTI 在手术计划中的应用

DTI 的基本原理是利用水分子弥散的各向异性来探测组织微观结构的磁共振成像方法。在与纤维束走行一致的方向弥散运动受限最小，运动最快；而在与纤维束垂直的方向弥散运动受限大，运动慢。目前，临床工作中已将 fMRI 与 DTI 相结合应用于术前手术风险评估、手术入路设计当中。无论是脑肿瘤、脑血管病、癫痫、脑出血或是脑外伤，均有相关治疗效果统计研究。关于脑功能区或纤维束的安全距离，研究提示病灶 - 功能区距离（LED）5mm 以内极易引起损伤，而大于 10mm 为较为安全距离。既往我们针对于脑动静脉畸形（arteriovenous malformation，AVM）的功能核磁影像进行研究，提出了一套基于 fMRI 及 DTI 的 AVM 手术风险评估补充分级系统（HDVL 分级）。将 LED 作为重要评分因素，结合形态学及血流动力学因素（如深静脉引流、弥散性、出血史等）对患者术后功能状态进行评估，准确性明显优于传统的 S-M 分级。在对功能区的海绵状血管瘤的研究中，手术避开功能性纤维束（锥体束、弓状束及视辐射），可以有效减少术后功能障碍发生率，提高手术预后。此外，有研究提示 DTI 可以有效预测功能区脑肿瘤术中的切除程度，若 DTI 示踪技术提示术中容易进行肿瘤全切。相反，如果纤维束被侵袭或者移位，则肿瘤较难全切。

将运动、语言及视觉最为相关的纤维束、功能激活区及传统解剖 MRI 整合到无框立体定向导航当中，可实时掌握病灶与功能区或纤维束的立体关系，从而指导术者操作。目前，较为常用的纤维束包括与运动功能相关的锥体束，与语言相关的弓状束、上纵束、下额枕束、下纵束，与视觉相关的视放射等。在术中可应用神经电生理监测及定位技术直接验证功能区的范围，从而指导术中需要保留的皮层及皮层下功能性脑组织。在切除过程中，如果动作诱发电位（MEP）在术腔壁上可以引起短暂的神经功能障碍，则已经贴近功能纤维束，应该停止切除。既往研究通过 DES 对 DTI 示踪技术对于运动及语言通路判断的可靠性进行了证实，一致性可达 82%~97%。

（二）DTI 的不足

DTI 成像也有一些不足之处。例如，在 DTI 成像中默认为每个像素中的纤维只有一个方向。大脑白质中，有 60%~90% 的像素包括大于 1 条的纤维束。因此，对于像素中出现纤维交叉、接触、弯曲等现象时，准确性会有所下降。目前，已有研究应用一些较为先进的 MRI 技术如限制球形卷积（constrained spherical deconvolution，CSD）及 Q 空间球面成像（q-ball imaging）技术试图更准确地描绘复杂的白质纤维，并取得了较为理想的效果。此外，由于纤维束追踪需要首先确定解剖感兴趣区，不同的研究者可能会略有差异，肿瘤的生长亦会影响对功能区的判断。因此，需要研究制定一个比较客观的感兴趣区选择方法。

随着 MRI 设备等硬件和软件等飞速发展，MRI 图像信噪比日益提高，数据处理方法不断发展，fMRI 技术也将日臻完善。fMRI 在运动感觉、语言、视觉及认知等方面必将有进一步突破，为神经外科疾病手术计划的制订提供更敏感、客观、准确的功能信息，提高手术治疗效果。

（曹　勇）

参考文献

1. Dym RJ, Burns J, Freeman K, et al. Is functional MR imaging assessment of hemispheric language dominance as good as the Wada test? a meta-analysis[J]. Radiology, 2011, 261(2): 446-455.
2. Bizzi A, Blasi V, Falini A, et al. Presurgical functional MR imaging of language and motor functions: validation with intraoperative electrocortical mapping[J]. Radiology, 2008, 248(2): 579-589.
3. Binder JR, Swanson SJ, Hammeke TA, et al. A comparison of five fMRI protocols for mapping speech comprehension systems[J]. Epilepsia, 2008, 49(12): 1980-1997.
4. Ojemann G, Ojemann J, Lettich E, et al. Cortical language localization in left, dominant hemisphere. An electrical stimulation mapping investigation in 117 patients. 1989 [J]. J Neurosurg, 2008, 108(2): 411-421.
5. Bizzi A. Presurgical mapping of verbal language in brain tumors with functional MR imaging and MR tractography [J]. Neuroimaging Clin N Am, 2009, 19(4): 573-596.
6. Ulmer JL, Krouwer HG, Mueller WM, et al. Pseudo-reorganization of language cortical function at fMR imaging: a consequence of tumor-induced neurovascular uncoupling[J]. AJNR Am J Neuroradiol, 2003, 24(2): 213-217.
7. Liu H, Buckner RL, Talukdar T, et al. Task-free presurgical mapping using functional magnetic resonance imaging intrinsic activity[J]. J Neurosurg, 2009, 111(4): 746-754.
8. Tie Y, Rigolo L, Norton IH, et al. Defining language networks from resting-state fMRI for surgical planning—a feasibility study[J]. Hum Brain Mapp, 2014, 35(3): 1018-1030.
9. Varotto G, Tassi L, Franceschetti S, et al. Epileptogenic networks of type II focal cortical dysplasia: a stereo-EEG study[J]. Neuroimage, 2012, 61(3): 591-598.
10. Jiao Y, Lin F, Wu J, et al. Lesion-to-Eloquent Fiber Distance Is a Crucial Risk Factor in Presurgical Evaluation of Arteriovenous Malformations in the Temporo-occipital Junction[J]. World Neurosurg, 2016, 93: 355-364.
11. Lin F, Jiao Y, Wu J, et al. Effect of functional MRI-guided navigation on surgical outcomes: a prospective controlled trial in patients with arteriovenous malformations[J]. Journal of neurosurgery, 2017, 126: 1863-1872.
12. Li D, Jiao YM, Wang L, et al. Surgical outcome of motor deficits and neurological status in brainstem cavernous malformations based on preoperative diffusion tensor imaging: a prospective randomized clinical trial[J]. Journal of neurosurgery, 2018, 130(1): 1-16.
13. Jiao Y, Lin F, Wu J, et al. A supplementary grading scale combining lesion-to-eloquence distance for predicting surgical outcomes of patients with brain arteriovenous malformations[J]. Journal of neurosurgery, 2018, 128: 530-540.

第四节 微骨窗入路

20世纪70年代初，Wilson等在显微神经外科手术的基础上首先提出微骨窗入路（keyhole approach）。20世纪末，神经影像、神经导航、神经内镜、血管内介入和立体定向放射等技术和设备迅速发展的推动下，出现了微创神经外科。1999年，德国Perneczky等对锁孔技术的概念和应用进行了较系统的论述，标志着该项技术走向成熟。

一、微骨窗入路技术支持

（一）显微手术器械

医疗设备要求。微骨窗入路具有骨窗小、手术通道狭小、需通过不断变换体位和光线角度实现对病灶的暴露和处理等特点。因此，在配备手术器械和设备时应能满足实现微骨窗开颅、建立有效手术通道和对病变安全、有效处理的要求。微骨窗入路基本配置包括：高性能手术显微镜、专科电动手术床、头架、磨钻、铣刀、显微器械（特别是枪式或杆状显微器械）、脑软轴牵开器等。高档配置包括：超声吸引器、射频刀、激光刀、神经内镜和神经导航等。

（二）术中神经影像技术和神经导航技术

术中MR（intraoperative magnetic resonance，iMR）成像已经成为现代神经外科最重要的概念之一。各种先进的成像技术，比如fMRI、MEG、MR波谱，以及新的治疗模式，比如激光高温病变毁损、聚焦超声肿瘤外科、机器人神经外科和新的先进的多模式影像引导手术室，都将以iMR为基础。iMR将来的应用还将扩展到和神经内镜融合，可比传统神经内镜更快更安全，将可能的并发症降至最小。这两项技术的结合可提供最佳的手术导航。目前已有学者在磁共振实时引导下，采用微骨窗激光热消融来治疗癫痫，开创了微骨窗入路新的适应证。

术中CT(intraoperative CT，iCT)技术近年来取得巨大的进展，可以在短时间获得时间和空间分辨率很高的图像，用于术中血管造影、术中脑灌注研究。并可在脑和脊柱手术中与导航融合，判断确定深部的关键解剖结构，定位残留的肿瘤，对避免损伤重要功能结构、降低手术致残率起着关键作用。

术中超声具有实时成像、安全、操作快速、费用便宜等优点。近年来超声图像质量有了很大的进步，而且探头体积越来越小，可以放置在微创的骨窗中，使得术中超声技术在颅脑手术中的应用进一步增多。而3D超声与神经导航技术的融合提供了一种神经外科术中影像非常有效、费用低廉的工具。

神经导航(neuronavigation)辅助下微骨孔手术是近年来发展迅速的一项技术。神经导航的出现，为颅脑病灶的精确定位和充分的微骨孔手术提供了有力工具。

(三)神经内镜

神经内镜(neuroendoscopy)与微骨窗入路显微手术的结合，实现了优势互补，推动了微创神经外科技术发展的又一高潮，是今后的一个发展方向。

(四)手术机器人(robotic)

机器人手术的优点包括高分辨率的三维立体图像、手术器械控制更精确更稳定以及在有限的空间(比如深在狭窄的手术通道内)手术器械的活动范围更大等。这些优点有助于解决微骨窗颅底手术经常遇到术野狭小及手术器械操作受限的局限性。已有学者尝试将术中机器人应用于尸体眶上锁孔手术。虽然目前这一技术尚不成熟，其可行性和安全性还有待于进一步研究，但它是今后值得关注的技术。

(五)术中神经电生理监测

术中神经电生理监测近年来在神经外科手术中的应用日益广泛，逐渐成为微创神经外科重要的组成部分。比如在脑动脉瘤微骨窗入路手术中可根据术中诱发电位的变化可以提示相应脑区的供血情况，从而指导术者及时改变手术操作，减少术后脑缺血性并发症的发生，提高了手术的安全性。随着微骨窗入路手术的广泛开展，术中神经电生理监测技术的应用将有助于降低手术的致残率，使手术更安全、疗效更好。

二、微骨窗入路适应证

对于一些解剖位置固定病灶，如鞍区、桥小脑角、脑室系统肿瘤、各种动脉瘤等，可选择相应的微骨窗入路到达病灶，最适合微骨窗入路手术。而对于大体积肿瘤，特别是颅底肿瘤来说，常规手术时因病灶周围神经、血管结构众多，通常采用分块切除病灶的方法，微骨窗入路完全可以满足此类手术的要求。微骨窗入路的微骨窗效应仅对深部病变有效，对脑表面病变仍应按其表面大小设计手术骨窗，在暴露其全貌的前提下手术。对一些颅内压较高的急诊手术患者，特别是脑疝患者，还是以大骨瓣开颅为佳。

三、术前计划

术前设计根据病灶的位置、性质、大小和生长方式等特点，病灶毗邻解剖关系和其他可供选择的手术入路进行综合分析，选择一种既能有效手术，又能避开重要结构，取得最小手术创伤入路。

微骨窗入路确定了到达靶区的手术通道，因此骨窗位置必须精准，避免造成手术困难。需要对手术靶区有精确的三维概念，术前详细研究多模式影像资料。必要时辅以神经导航或立体定向系统。还可以利用三维手术计划平台，进行影像重建与模拟手术，显示手术入路相关结构可视的三维空间，以精确设计微骨窗位置和手术通道。

四、各种微骨窗手术入路

(一)眉弓眶上额下微骨窗入路

包括经眉弓眶上额下入路、外侧变型(亦称为额外侧入路)、内侧变型、眶上－眼眶联合开颅等(图7-4-1)。各种切口及骨窗。眶上入路可达双侧Willis前环，暴露对侧眼动脉、颈内动脉内侧壁、大脑中动脉M1段、大脑前动脉A1段、后交通动脉、前交通动脉、大脑后动脉P1段和小脑上动脉，并夹闭动脉瘤。对鞍区、鞍上区的垂体腺瘤、颅咽管瘤，鞍结节、颅前窝底脑膜瘤等也均可采用该入路进行手术。

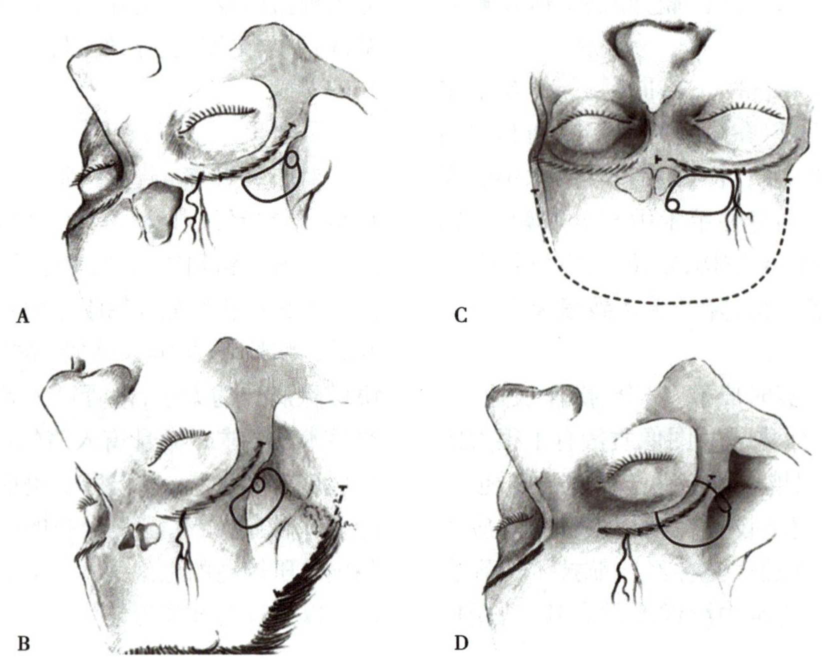

图 7-4-1 眉弓眶上额下"锁孔"入路及其变型各种切口及骨窗示意图

A. 经眉弓眶上额下入路；B. 外侧变型；C. 内侧变型；D. 眶上－眼眶联合开颅

经眉弓眶上额下微骨窗入路，包含了经翼点入路的前额部分，优点是从前方进入时，鞍上的解剖结构可不受阻挡，可较早到达侧裂内部，并能将直接倾斜于入路外半侧的侧裂轻易地由内向外分离而不需要处理颞叶。

各种不同经额下和额外侧入路暴露范围相似。骨窗范围 3.0cm×4.0cm 左右，足以到达双侧 Willis 前环，位置高于前床突的基底动脉前部，以及鞍区、鞍上区，进行动脉瘤夹闭或病变切除，可作为标准翼点入路的替代方法。该入路不适用于动脉瘤瘤颈朝向后的大脑后交通动脉动脉瘤、大型和巨大型大脑中动脉动脉瘤（尤其是瘤颈朝向外侧的蝶骨嵴），以及位置较低的基底动脉顶端动脉瘤。上述入路与经眉弓眶上额下微骨窗入路外侧变型相似，与经眉弓眶上额下微骨窗入路相比，不仅在于锁孔骨窗的位置更靠外侧，而且要部分切除蝶骨小翼，同时暴露额叶和颞叶硬脑膜。可从侧面更多暴露颞叶前内侧、额叶外侧基底大脑皮质、外侧裂以及鞍旁三角，能够安全的对海绵窦的前部和床突旁区域进行解剖。通过磨除前床突，也可以暴露颈内动脉床突旁段。但是需要牵拉视交叉及对侧视神经才能暴露对侧颈内动脉。

（二）翼点微骨窗入路

翼点微骨窗入路避免了翼点入路缺点，能提供良好视线角度。翼点微骨窗入路，只剃掉手术切口发际后宽 2cm 左右头发；直线切口，减少了肌肉萎缩的可能性；避免损伤面神经额支；大大减少了脑组织不必要的暴露；缩短手术时间，术后恢复较快。翼点微骨窗入路可极大减少头皮切口（图 7-4-2）。该入路适合于前循环动脉瘤（不包括 A2、M3 以后各段）、颅前窝底，鞍上、鞍旁、鞍后、海绵窦上壁、蝶骨嵴、额极、颞极、中颅窝底前端、脚间池等区域手术。

（三）颞下微骨窗入路

包括颞下入路以及后颞下以及后颞下－乙状窦前联合入路两种变型。后颞下变型骨窗位于颞后乙状窦前，优点是可显著减少对颞叶的牵拉。对小脑幕切迹周围结构的视线较少受到颞叶的阻挡。颞下－乙状窦前联合入路可从幕上及幕下更广泛暴露岩骨后上方周围结构。后两种入路难点在于对 Labbe 下吻合静脉的处理。多数病例通过仔细解剖将颞叶桥静脉从皮质表面和硬脑膜入口处分离可避免发生梗死。如果桥静脉必须牺牲，则应尽量减少颞叶牵拉，利于颞叶表面静脉吻合血流的开放。颞下微骨窗入路可达：岩斜区、天幕缘、海绵窦侧壁、三叉神经节、视神经后区的视神经－颈内动脉窗和颈内动脉后窗、鞍上垂体柄，鞍背、ICA 床突上段、PCoA、动眼神经、滑车神

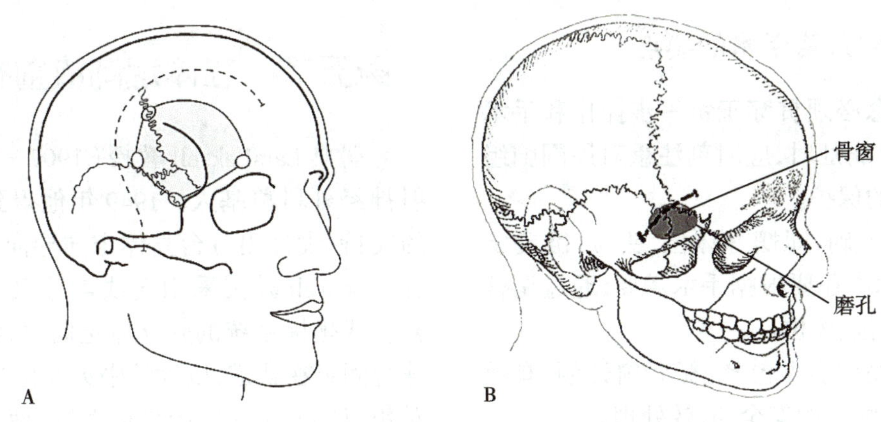

图 7-4-2　传统翼点入路与翼点锁孔入路切口及骨窗比较

A. Yasargil 翼点入路切口及骨窗；B. 翼点锁孔入路切口及骨窗

经、BA 顶部脑桥前池、PCA 的 P1 段及 P1-P2 交界处、SCA，中脑和脑桥上部的前、侧面。该入路适合于治疗颈内动脉后至内听道前方的岩斜区及鞍上区肿瘤，PCA 的 P2 段动脉瘤和基底动脉顶端动脉瘤及 BA-AICA 交界处动脉瘤。颞下微骨窗入路还可达海绵窦侧壁，进行大部分海绵窦的手术。

（四）乳突后微骨窗入路

乳突后入路可显露三叉神经、面神经、听神经、后组脑神经、脑桥外侧面、前外侧面、小脑半球外侧面、椎动脉、小脑后下动脉，可用于听神经瘤、三叉神经鞘瘤、脑膜瘤等脑桥 - 小脑角或岩斜区肿瘤、脑桥侧方肿瘤手术、三叉神经痛、面肌痉挛等血管减压手术，椎动脉及其分支小脑后下动脉瘤的夹闭手术。对于后组脑神经处病灶手术时，手术切口及骨窗位置可相应下移。

（五）枕下正中微骨窗入路

枕下正中入路可显露整个第四脑室，适用于该部位各种肿瘤手术。如将手术切口下移，可用于 Chiari 畸形手术。

（六）经半球间 - 胼胝体微骨窗入路及其变型

包括经半球间 - 胼胝体入路以及经前额胼胝体下、经枕叶胼胝体下半球间入路两种变型。可显露侧脑室体部、第三脑室、丘脑、松果体区等结构，适合于该区域的各类肿瘤手术。采用经半球间入路时，保护矢状窦及其静脉分支非常重要。尤其是在合并了大脑牵拉后，静脉的闭塞可造成广泛的静脉性脑梗死，导致术后神经功能恶化。当桥静脉闭塞后，使用脑压板可能严重压迫静脉吻合，引起随后周围区域梗死。因此，大脑的牵拉必须限制在所需的最小范围。通过适当的设计锁孔骨窗位置、仔细解剖以及限制脑牵拉才可有效降低手术损伤。

（七）幕下小脑上微骨窗入路

松果体肿瘤位于颅内正中线脑干平面以上，在解剖上对其安全的暴露和切除造成一个很大的手术挑战。早期手术为了获得足够的光线进入位置深在的松果体区域，曾采用创伤巨大的开颅暴露，甚至切除整个枕叶等，因而手术结果也不理想，死亡率可高达 58.8%~70%。20 世纪 70 年代早期引入显微技术后，将显微神经外科技术应用于 Krause 幕下小脑上入路，适宜松果体区手术暴露，松果体区的解剖结构无需手术分离，天幕与小脑之间提供一个不易侵犯到任何脆弱的颅内结构的手术通道。位于中线附近、Galen 静脉水平及以下的肿瘤最适用于该入路，可降低深部静脉损伤的风险。锁孔骨窗的最佳位置取决于病变的精准定位。胼胝体压部顶端附近骨窗位置可比较靠颅底方向；相反，四叠体板及小脑中脑裂的病变最好从靠顶部方向进入。该入路也适用于中线外侧的病变，可采用旁中线开颅从对侧暴露目标区域。

（八）经皮质微骨窗入路暴露侧脑室及第三脑室

经皮质入路最常见的并发症包括皮质扩大切除后引起的术后癫痫，牵拉半卵圆中心导致的偏瘫，尾状核牵拉或梗死引起的记忆下降，以及意识障碍、缄默症等。锁孔技术限制了大脑皮质的暴露范围，可以将对脑组织的损伤降至最低，近乎相当于脑室穿刺的损伤。另一方面，通过扇形手术切开，有限皮质切开足以窥视脑室腔的不同部位。

五、微骨窗入路手术的要点

1. 微创理念必须贯穿于每一步操作和手术全过程。在切除病灶时,应时刻注重对周围脑组织、神经和血管的保护。

2. “三位”正确,即摆好体位、头位,准确定好骨窗位。在术中还要根据手术需要,通过调整手术床以调整头位、体位。

3. 手术的关键步骤包括:微骨窗开颅、有效手术通道建立和病灶的安全、有效处理。

深部术野的照明衰减和死角是微骨窗入路主要局限性。

(康德智)

参考文献

1. 赵继宗.微创神经外科学[M].2版.北京:人民卫生出版社,2008.
2. 康德智,兰青,林元相,等.翼点锁孔入路显微手术治疗颅内前循环动脉瘤[J].中华神经医学杂志,2006,5(2):165-168.
3. Perneczky A.神经外科锁孔手术:内窥镜协助的显微外科及典型病例[J].孙为群,滕良珠,译.山东:山东科学技术出版社,2002.
4. Willson DH. Limited exposure in cerebral surgery: technical note[J]. J Neurosurg, 1971, 34(1): 102-106.
5. Fukushima T, Miyazaki S, Takussagawa Y, et al. Unilateralinterhemispheric keyhole approach for anterior cerebral artery aneurysms[J]. Acta Neurochir, 1991, 53(Supp 1): 42-47.
6. Reisch R, Stadie A, Kockro RA, et al. The keyhole concept in neurosurgery[J].World Neurosurg, 2013, 79(Suppl2): S17. e9-13.
7. Lan Q, Gong Z, Kang D, et a1. Microsurgical experience with keyhole operations on intracranial aneurysms[J]. Surg Neurol, 2006, 66(Suppl 1): 2-9.
8. Hong WC, Tsai JC, Chang SD, et al. Robotic skull base surgery via supraorbital keyhole approach: a cadaveric study[J].Neurosurgery, 201 , 72(Suppl 1): 33-38.
9. Perneczky A, Reisch R. Keyhole Approaches in Neurosurgery[M]. New York: Springer Wien, 2008.
10. Kang DZ, Wu ZY, Lan Q, et al. Combined monitoring of evoked potentials during microsurgery for lesions adjacent to the brainstem and intracranial aneurysms[J]. Chin Med J, 2007, 120(18): 1567-1573.

第五节 立体定向放射神经外科

瑞典LarsLeksell教授(1907—1986年)是放射神经外科奠基人。1949年他得到Spiegel教授的支持,设计出首台立体定向导向的放射治疗装置。Leksell教授采用直线与球极坐标结合制成复合式坐标系统的脑立体定向仪,将正电压X线球管固定在轨道,以病灶中央部位为准,寻找与核对靶点的x,y,z三维坐标系数,使X线呈聚焦状集中照射于颅内靶点,达到局灶性放射性坏死灶,奠定了立体定向放射外科发展基础。

1975年Leksell教授和Larsson教授通过改进准直器及增加钴-60放射源,又研制出新一代伽马刀治疗设备,即伽马刀-Ⅱ型,将原来以脑功能疾病为主的适应证,扩展到治疗如脑膜瘤、听神经瘤、垂体腺瘤等颅内良性肿瘤以及脑动静脉畸形(arteriovenous malformation, AVM)等疾病,拓展了伽马刀的应用范围。

1987年第3代伽马刀问世,采用201个钴-60源体,配备直径4mm、8mm、14mm、18mm四种型号的准直器,进一步提高了定位精度,操作简便,更为适用颅内病变的治疗。

一、伽马刀临床应用

脑动静脉畸形

立体定向放射治疗的手段有伽马刀、X刀、粒子刀等。位于功能区、位置深在、低血流量、无明显出血因素、血管内栓塞困难或具有手术禁忌的AVM,立体定向放射技术治疗可作为首选。不足之处,治疗后可能发生脑水肿、放射性坏死以及未闭塞前仍有再出血的风险。

鉴于伽马刀治疗的优点和特殊性,如位于大脑深部的AVM对于显微神经外科分级高,手术难度大,残疾率和死亡率高,而对于伽马刀来说其难度和预后同脑浅表的AVM近乎相同,所以,结合伽马刀的治疗特点和影像学的特征,我们将AVM划分为典型AVM和非典型AVM,二者伽马刀治疗预后不同。

典型的AVM:血管巢呈细小颗粒状或筛网状流空信号,边界清楚,其中很少夹杂正常脑组织。有明显供血动脉和引流静脉,没有明显的球状血管扩张。

非典型 AVM：血管巢不均一或没有典型集聚的颗粒状或筛网状流空信号，大小不一的血管巢散落在正常脑组织间或迂曲的多个条索状流空信号弥散在脑组织之间。有或没有明显供血动脉和引流静脉，有大小不一的球状流空信号。

1. 治疗目的 使所有畸形血管巢消失，引流静脉闭塞，根除出血源，避免脑内出血。

2. 适应证

（1）脑重要功能区及深部病灶直径 <3cm 的 AVM 均可首选伽马刀治疗，典型 AVM 尚可适当放宽适应证至直径 4cm 病灶。对于急性出血期患者，不应行伽马刀治疗，应待血肿吸收后再行伽马刀治疗。

（2）开颅手术或介入栓塞术后残留 AVM 伽马刀治疗。

3. 治疗前准备 治疗前 3~6 天给患者 $Vitk_1$ 10mg，肌注，每天 1 次；治疗前有癫痫者应用抗癫痫药物治疗。

4. 上立体定位头架 将病灶中心置于定位盒中心，对有些较偏的病灶，可将定位盒安在定位架上，再将患者头部置入盒内并尽量置病灶于盒中心。此法可避免在上了定位架后，因定位盒不能到位而必须重新取出定位架螺钉，重上定位架，造成患者不必要的痛苦。

5. MRI 扫描定位 采用 T_2WI 扫描，层厚 3mm。因脑 AVM 给予的辐射剂量高，所以，在扫描时要求邻近重要的脑组织和神经结构应包括其中，以便制定相应的临界剂量。MRI 增强则能更清晰显示 AVM 病灶。

6. 剂量规划 脑 AVM 治疗后闭塞率与周边剂量最为相关，周边剂量越大，AVM 的闭塞率越高，发生闭塞所需的时间也越短。但是周边剂量越高，邻近脑组织的辐射损伤也越大，术后脑水肿的发生率高。对于脑 AVM，目前多选择 16~25Gy 的周边剂量，45%~60% 的等剂量曲线覆盖，覆盖范围应只包括血管巢而不必包括供血动脉和引流静脉。病灶周围的重要脑组织和神经结构应设临界剂量（表 7-5-1）。

表 7-5-1 颅内重要脑组织结构和神经结构的临界剂量

脑组织及神经结构名称	临界剂量		
	一般临界剂量	较小范围接触的临界剂量	较大范围接触的临界剂量
视神经、视交叉、下丘脑	≤9Gy	≤10Gy	≤8Gy
脑桥、中脑	≤15Gy	≤18Gy	≤14Gy
延髓	≤13Gy	≤15Gy	≤12Gy
内囊	≤18Gy	≤28Gy	≤15Gy
丘脑	≤15Gy	≤20Gy	≤13Gy
面、听神经	≤14Gy		

注：本表仅供参考

7. 经典立体定向放射治疗通常是一次性治疗，但对体积较大 AVM 也可选择分期伽马刀治疗，分期治疗又分为两种：

（1）剂量分期：给整个畸形血管巢重复分次给予剂量，可以是大分割治疗，大分割治疗建议每次分割剂量 6~7Gy，以平衡闭塞率和可接受的并发症之间的关系。

（2）容积分期：将畸形血管巢划分为两个或多个部分体积，根据血液供应区域，在 2~9 个月内连续依次治疗不同体积，直到整个病灶都得到处理。

8. 术后处理 以前服用抗癫痫药者，术后应继续服用。考虑到脑 AVM 术后脑水肿发病率高，术后随访应从术后 4 月开始，包括体检及头部 MRI+MRA 检查。

9. 治疗效果

（1）脑 AVM 的类型：伽马刀治疗脑 AVM 的总体闭塞率为 80%~87%，其疗效与脑 AVM 部位、体积和照射剂量有关。典型脑 AVM 的完全闭塞率为 88.5%，而非典型脑 AVM 的闭塞率仅 65.8%，二者的脑 AVM 伽马刀治疗闭塞率差异有极显著意义（$p<0.01$）。因此，AVM 在神经影像学上的不同有不同的疗效，一般在 MRI 和 MRA 片上血管巢呈细小颗粒状，边界清楚，有明显供血动脉和引流静脉者疗效好

（2）脑动静脉畸形的体积对伽马刀效果的影响：脑 AVM 伽马刀治疗效果与其体积密切相关。脑 AVM 体积越小，伽马刀治疗效果越好，脑 AVM 体积 >10cm^3 者，效果较差。近年，通过栓塞治疗使脑 AVM 体积变小后，再行放射外科治疗，取得很好疗效。

（3）照射剂量与脑 AVM 伽马刀治疗效果关系：脑 AVM 伽马刀治疗效果与其所接受的照射剂量密切相关。照射剂量越高，闭塞率亦越高。脑 AVM 伽马刀治疗剂量常从三个方面考虑：①参考脑 AVM 伽马刀治疗的文献报道；②脑 AVM 部位；③根据 Logistic 回归方程，预测与脑 AVM 体积相对应的、照射可能诱发永久性神经并发症的危险率为 3% 的参照剂量。所以，脑 AVM 伽马刀治疗的照射剂量取决于脑 AVM 的体积和部位。AVM 类型、体积和照射剂量三者共同影响脑 AVM 伽马刀治疗效果。

（4）脑 AVM 血流速度：脑 AVM 血流速度越高，血管闭塞所需时间长，血管闭塞率低，术后再出血发生率高。

10. 并发症

（1）出血：脑 AVM 完全闭塞后，可完全杜绝出血的发生，但是在伽马刀治疗后到 AVM 闭塞前这段时间（又称闭塞前期），病灶仍有出血的可能，出血的发生率与 AVM 的年自然出血发生率相近约为 2%~4%。出血量小的病例，可采用止血、脱水等药物治疗方法，出血量较大者可考虑血管栓塞 + 血肿清除术。对于手术后 3 年仍有 AVM 残余者应考虑再次伽马刀治疗。

（2）脑水肿：系放射损伤血 - 脑屏障，血管通透性增高，血管内成分外漏，导致颅内压增高。一旦出现，一般持续时间较长，用脱水药后，临床症状会很快缓解，但影像学上的水肿影长期不见缩小，若再遇出血、癫痫，症状可反复加重。脑水肿出现的时间多在术后半年至 1 年，持续时间多在 1~3 年。极少数患者水肿在术后 2~3 年发生，其机制仍属放射性脑水肿或是 AVM 闭塞后血流重新分布所致水肿尚不清楚。有研究表明，贝伐单抗对治疗放射性脑水肿效果良好。贝伐单抗（Bevacizumab，商品名 Avastin），一种重组的人类单克隆 IgG1 抗体。地塞米松和甲泼尼龙是常用药物，后者疗效更佳。甲泼尼龙治疗后，患者症状消失的快、彻底，影像学水肿消退明显优于地塞米松。

（3）放射性脑坏死：因脑血管畸形照射剂量高，少数患者会出现病灶邻近组织变性、坏死现象。

（4）迟发性囊肿形成：多在照射中心高剂量处发生，常伴有胶质增生情况，发生率不到 5%。囊肿形成原因尚不清楚。畸形血管巢血管损伤会导致血管瘤样改变，血 - 脑屏障破坏，血管通透性增加，辐射引起炎性浸润，肉芽肿变性，从新生毛细血管开始慢性出血，最终使囊肿内脆弱的血管扩张和反复出血。蛋白质增加和渗透压上升会引起囊肿扩大、出血及持续循环往复。

二、海绵窦区海绵状血管瘤

脑外（轴外）海绵窦海绵状血管瘤是海绵状血管瘤的一种特殊类型，起源于海绵窦，常误诊为脑膜瘤。MRI 可供鉴别。

海绵窦区海绵状血管瘤在放射治疗后疗效显著，病灶可以明显缩小，对于体积较大者可采用分期治疗。对于海绵窦区的海绵状血管瘤，可将立体定向放射治疗作为治疗首选。

三、垂体腺瘤

1. 适应证 垂体腺瘤一般首选内科治疗，无效者考虑手术治疗，经鼻蝶的内镜手术应是“金标准”。但特殊情况下可考虑伽马刀治疗。

（1）若肿瘤与视神经和视交叉距离大于 2~3mm，患者要求伽马刀治疗时，可考虑选择伽马刀治疗。

（2）若肿瘤紧贴或压迫视神经，应首选手术切除。若患者因严重器质性疾病或年老体弱，或坚决拒绝行开颅手术时，可次选伽马刀治疗；前提条件是，在 MRI 扫描中能清晰辨认视神经和视交叉以便于保护。

（3）手术后残留以及复发的，或侵犯海绵窦的侵袭性垂体腺瘤。

（4）药物治疗无效的垂体小腺瘤。

（5）因严重器质性疾病或惧怕手术，可选择伽马刀。

视神经、视交叉受压严重，已有明显的视力下降、视野缺损，急需视神经减压的患者，因伽马刀治疗后肿瘤萎缩需要一定的周期，不能迅速解除肿瘤压迫，考虑先手术切除肿瘤行视神经减压，后期如有残留再行伽马刀治疗。

2. 治疗前准备 治疗前需要了解患者有无垂体腺激素水平升高，以便制订合适的周边剂量。

3. 上立体定位头架 患者头部应略仰，使视神经水平尽量与 y 轴平行，以利于剂量规划时，避开视神经。

4. MRI扫描定位 采用轴位和冠状位增强薄层扫描(2mm层厚),扫描应包括视神经和视交叉。

5. 剂量规划

(1)对垂体微腺瘤在保证视神经、视交叉辐射剂量<8~10Gy情况下,应给肿瘤边缘相应高的周边剂量,以达到有效控制异常升高的血激素水平和控制肿瘤生长的目的。对功能性腺瘤给予的有效周边剂量见表7-5-2。

表7-5-2 控制内分泌紊乱症状的相应周边剂量

功能腺瘤类别	周边剂量
GH细胞腺瘤	25~30Gy
GH细胞腺瘤合并高血糖、高血压者	>30Gy
库欣病	25~35Gy
PRL细胞腺瘤	25~35Gy

剂量规划中还应注意脑干受辐射的剂量应<15Gy,海绵窦侧壁的剂量最好<15Gy。等剂量曲线可选择45%~60%。准直器以选用4或8mm为佳。

(2)对紧贴或压迫视神经的垂体腺瘤:视神经和视交叉接受的剂量应<9Gy,在靠近视交叉处可选用直径较小的准直器,将靶区等剂量曲线的重心远离视交叉,以期肿瘤缩小后远离视交叉,必要时可再次行伽马刀治疗。位于鞍内的肿瘤部分周边剂量可达25Gy。若肿瘤为无功能腺瘤,则肿瘤的周边剂量在12~16Gy即可。

较高的周边剂量可提高肿瘤的控制率和内分泌的控制率,但是垂体功能低下等并发症的发生率也会随之提高。

6. 治疗后处理 应每月检查一次视力、视野,如有视力的突发下降应及时就诊,对于较大肿瘤和紧贴或压迫视神经的垂体腺瘤,术后早期视力下降多为肿瘤水肿造成,极少数患者可因肿瘤出血造成。前者可给予20%甘露醇脱水,糖皮质激素及$VitB_1$、$VitB_{12}$等,多能在短期恢复患者的视力;对后者出血较少可用20%甘露醇脱水,如血肿较大可考虑手术治疗。

7. 治疗效果

(1)伽马刀对肿瘤的控制率随着时间和技术的改进不断提高,已从最初的48%提高到目前接近100%。但对内分泌的控制则取决于多种因素。某些因素不仅影响伽马刀对内分泌紊乱的控制,也影响手术切除肿瘤后血内分泌水平的转归。其中最主要因素:①肿瘤的大小,肿瘤越大,术后内分泌水平越难降到正常,如PRL细胞腺瘤若肿瘤直径>10mm,获得正常血PRL水平的概率低;②治疗前血激素水平,GH水平<50ng/ml,手术治愈率高,伽马刀治愈率也高。术后血GH水平如一直不能降到5ng/ml以下,或葡萄糖负荷下,血GH仍>2ng/ml,肿瘤复发可能性大,治疗前血PRL>200ng/ml或肿瘤直径>10mm者,伽马刀治疗的成功率也降低;③辐射肿瘤的周边剂量,对于有相应内分泌症状的垂体腺瘤,建议给予尽量高周边剂量,这点尤其重要。

目前对GH细胞腺瘤的治疗成功率为70%~88%,对ACTH细胞腺瘤的治疗成功率也达80%左右,对PRL细胞腺瘤的成功率在65%~75%。

(2)当肿瘤紧贴或压迫视神经、视交叉时,首选手术切除治疗。对那些因有特殊原因未行手术者,伽马刀治疗也有取得较好疗效的报道。

8. 并发症

(1)视力下降及其他脑神经功能障碍,原因:①视神经过于敏感,即使接受的是安全辐射剂量(8~10Gy)也产生辐射损害;②视神经、视交叉接受临界剂量辐射的面过大;③若肿瘤紧贴视神经,则可能是肿瘤的早期膨胀或增长引起;④肿瘤出血。一般给予脱水,糖皮质激素、神经营养药物,多能改善,如属肿瘤增大,血肿较大应行手术。

(2)囊变、肿瘤出血:伽马刀术后肿瘤出血并不鲜见,它常引起头痛,视力下降。轻的给予止血、脱水处理常能缓解,如发生视力急剧下降甚至意识障碍,则需急诊手术治疗。

(3)垂体功能低下:多发生在伽马刀治疗远期,多因正常垂体受辐射影响所致,患者出现性欲低下、畏寒、精神不振、四肢无力症状。可给予相应激素治疗。预防方法是在定位时应明确辨明肿瘤灶,而不是将整个垂体作为靶标,尽可能使正常垂体及垂体柄少受射线照射。

四、颅咽管瘤

1. 适应证 颅咽管瘤显微手术全切除可达到近85%。死亡率在3%以下。所以,患者应首选显微或内镜手术切除颅咽管瘤,次选伽马刀治疗。

肿瘤体积直径一般 <3cm 或术后残余复发的；MRI 能明确分辨视神经、视交叉和视束，肿瘤与视神经及视交叉距离一般超过 2~3mm 者；患者颅内高压症状不重者，可行伽马刀治疗。重度脑积水者，在符合上述条件下，可先行脑室－腹腔分流，再行肿瘤伽马刀治疗。

2. 治疗前准备 有重度脑积水者先行脑室－腹腔分流。

3. 戴立体定位头架 头应略仰，使视神经与视交叉的水平面与头架的 y 轴平行。

4. MRI 扫描 MRI 增强扫描，2mm 层厚，范围应包括肿瘤及视神经、视交叉和视束。

5. 剂量规划 为保护视神经，建议用多个 4mm 和 8mm 准直器。等剂量曲线用 50%~60% 包裹肿瘤，最小有效周边剂量为 12.5Gy。视神经、视交叉临界剂量最大不超过 10Gy。下丘脑临界剂量 <9Gy。

6. 术后处理 常规同垂体腺瘤。术后每月查一次视力、视野，半年复查头部 MRI。

7. 治疗效果 颅咽管瘤有手术适应证者，大多治疗效果良好，即在治疗后肿瘤多明显缩小。可惜的是很多颅咽管瘤视神经和视交叉不能在 MRI 影像中辨识出，失去伽马刀治疗的可能性。但是，有些囊实混合性肿瘤，甚至以囊性病变为主的颅咽管瘤，伽马刀治疗后囊性病变也明显缩小，所以即使肿瘤压迫视神经、视交叉，仍可行伽马刀治疗，并有可能达到视神经减压的目的。

8. 并发症

（1）视通路损伤导致视力下降、视野缺损甚至失明是伽马刀治疗鞍区病变术后最常见并发症。视神经与视交叉受照射剂量越大，发生此并发症概率越高。

（2）垂体功能低下，尿崩症，放射性水肿，放射性坏死等亦是颅咽管瘤伽马刀术后可能出现的并发症。

五、脑膜瘤

1. 适应证

（1）手术切除后肿瘤残余或复发；

（2）肿瘤位于大脑镰旁、蝶骨嵴或颅底，患者拒绝手术切除者；

（3）肿瘤位于海绵窦、岩斜区、脑干等重要结构或与大血管关系密切者；

（4）老年患者、身体状况差或因其他疾病不能耐受手术以及拒绝手术者；

（5）无明显占位效应及颅内高压表现的小脑膜瘤。对于颅底肿瘤，伽马刀治疗可作为首选，对于大脑凸面、矢状窦旁肿瘤应首选手术治疗，对于压迫视神经的肿瘤也应首选手术治疗。

2. 治疗前准备 同脑动静脉畸形。

3. 戴立体定位头架 原则上应将肿瘤尽量置于定位盒的中心。

4. MRI 定位扫描 扫描层厚多为 3~4mm。

5. 剂量规划 依肿瘤大小和邻近结构，肿瘤周边剂量一般为 12~17Gy（详见后述），等剂量曲线为 40%~60%。

6. 治疗后处理 地塞米松 5mg，肌内注射，半年后应复查 MRI 观察疗效。

7. 治疗效果 治疗后患者治疗前症状部分可改善，部分有短暂恶化。按照肿瘤治疗前术后肿瘤体积变化来评估疗效，总有效率可达 88%~95%，肿瘤在治疗 3 年后，肿瘤的体积平均下降 30%。Pan 等在做了高剂量（周边剂量 17~20Gy）、中等剂量（周边剂量 15~16Gy）和低剂量（周边剂量 12~14Gy）对疗效的影响研究后，得出结论，高、中、低剂量三组治疗患者中，中短期疗效没有显著差异。

8. 并发症

（1）脑水肿：症状出现的时间多在 6 月后，除原有症状加重外。水肿发生率及严重程度与受照射肿瘤部位、剂量和肿瘤大小有关。除射线因素外，回流静脉栓塞可能是脑水肿原因之一。

（2）肿瘤囊变、出血：不多见，一般治疗早期出现，肿瘤出血与伽马刀治疗究竟有无关系尚难定论。颅后窝的肿瘤出血常在早期出现呼吸障碍，应及早手术。

（3）神经功能损伤：多发生颅底靠近脑神经肿瘤治疗后，受累神经为视神经、动眼神经、滑车神经、面神经等，大多为一过性功能受损，药物治疗后可恢复，少数为永久性功能缺损。

六、听神经瘤

1. 适应证

（1）中小型听神经瘤（平均直径 <3cm 者），

尤其是对面听神经保留率要求较高者可作为首选;

（2）手术后残留或复发的肿瘤;

（3）多发的小型神经纤维瘤病;

（4）年老体弱或伴有其他疾病不能耐受手术或拒绝行开颅手术者。占位效应明显,脑干及第四脑室受压,有颅内高压表现的听神经瘤应首选开颅手术。

（5）对NF-2双侧听神经瘤患者,应根据患者双侧听力情况、两侧肿瘤大小以及肿瘤对脑干压迫情况,采取以伽马刀为主的综合性治疗。原则上应首先治疗听力较差的一侧,至少间隔3个月以上再治疗对侧肿瘤,并可予以分次、分区照射,治疗前与患者及家属充分沟通,告知可能会出现的双侧失聪问题,让其有一定心理准备。

2. 治疗前准备同脑动静脉畸形。

3. 上立体定位头架 单侧肿瘤定位方法同动静脉畸形,对双侧听神经瘤,定位架中心应置于两侧肿瘤之间。

4. MRI扫描定位 采用MRI增强扫描定位,扫描层厚3~4mm。

5. 剂量规划

（1）需要特别强调的是,Ⅰ型肿瘤的周边剂量应严格控制在14Gy以下,耳蜗的受照剂量不超过4.5Gy。Ⅱ~Ⅳ型肿瘤周边剂量可在12~14Gy。等剂量曲线使用40%~60%。

（2）尽量采用清晰度高MRI强化扫描序列定位,显示肿瘤及周边重要结构。

（3）选择直径较小的准直器,使等剂量曲线更好的塑形肿瘤。

（4）周边剂量为12~14Gy时,既可达到控制肿瘤生长的目的,也可降低面神经受损概率。

（5）内听道内的肿瘤也应予以一定剂量的照射。

（6）治疗后处理:部分Ⅰ型肿瘤在治疗后早期出现面瘫,听力下降眩晕症状,可用20%甘露醇,125~250ml,1~2次/天;地塞米松5mg,肌注,1~2次/天;$VitB_1$ 100mg+$VitB_{12}$ 500μg,肌注,1次/天,用10天。对其他类型肿瘤出现的症状加重（多在术后3月）,可用20%甘露醇125~250ml,1~2次/天处理,轻者口服双氢克尿噻25mg,3次/天即可。有脑神经受累症状还可加用神经营养药。

（7）治疗效果:伽马刀治疗伴有Ⅱ型神经纤维瘤病听神经瘤能够更好保留患者听力,比手术切除更能保护听神经和面神经功能,并发症更少。肿瘤总体控制率（体积缩小或不变）在90%~98%。尽管伽马刀治疗后,肿瘤的控制率较高,但因肿瘤体积缩小有限,一般患者治疗前有的症状多难消失或改善甚或加重,所以应在治疗前向家属讲明。术后（约在6个月后）MRI增强显示肿瘤内有不强化区或SPECT技术提示肿瘤有血管减少征象,尽管肿瘤体积稍有增大,仍是治疗有效的客观指标。

（8）并发症:随伽马刀治疗结果报道的时间不同,伽马刀术后并发症发生率高低不同。当然,这些并发症的发生率均远低于开颅手术。

1）耳蜗神经并发症—听力下降。治疗前有Ⅰ~Ⅱ级听力患者,术后两年听力下降占30%~40%,开颅手术听力明显下降病例占80%~90%。

2）面神经受损。面瘫发生率从20世纪70年代的38%,20世纪90年代后期短暂面瘫发生率为2%。面瘫发生率下降主要是因降低了辐射剂量、影像定位准确性提高、剂量规划更为精确,提高等剂量曲线包裹肿瘤的符合度。

治疗后面瘫出现时间平均为6.7月（1~15个月）,一侧面部痉挛的发生率为2%,其出现时间在术后2~11个月,在出现后几个月内会自动消失。面部痉挛与面瘫并无关系。面瘫经治疗多可完全恢复或明显改善,持久性面瘫少见。

3）前庭神经受损—平衡功能障碍。眩晕和头晕发生率约为20%~25%,大部分病例均可恢复。

4）三叉神经受损—感觉减退,发生率约为2%,程度多较轻,多在治疗后1~19个月出现（平均6.8个月）,出现上述症状的肿瘤直径均超过1.5cm。

5）瘤周水肿发生率在4%,多累及小脑,有时累及小脑脚,脑桥很少受累。水肿出现时间在治疗后1~10个月（平均5.9个月）,患者可有轻-中度眩晕,多能缓解。

6）术后脑积水,其发生多因肿瘤蛋白进入脑脊液或因严重瘤周水肿阻碍CSF循环,发生率约为1.4%,多需施行V-P分流术。

7）肿瘤出血:不多见,一旦发生则病情凶险,须及时开颅手术。

七、脊索瘤

1. 适应证

（1）体积较小（直径小于3.5cm）脊索瘤；

（2）手术后残余或复发的肿瘤；

（3）肿瘤与视神经、视交叉的距离应不小于2mm；

（4）年老体弱、合并其他疾病不能耐受手术者，或拒绝行手术切除者。

2. 治疗前常规准备。

3. 戴立体定位头架 同前。

4. MRI定位扫描 选择T_1WI扫描或增强扫描。

5. 剂量规划 肿瘤周边剂量一般为12~17Gy，用35%~50%等剂量曲线包裹。

6. 术后处理 同前。

7. 治疗效果 治疗效果与肿瘤的侵袭性大小相关，一般局限于斜坡内的肿瘤疗效好，肿瘤生长超出斜坡甚至突破硬脑膜呈浸润性生长者，效果差。

8. 并发症 对局限于斜坡内的肿瘤很少会引起迟发性脑水肿，但浸润性生长的肿瘤，伽马刀治疗有引起迟发性脑水肿和受累神经损伤的可能。

近年，质子刀用于脊索瘤治疗取得很好的效果。

八、脑转移瘤

1. 治疗目的

（1）有效控制肿瘤生长；

（2）把对瘤周正常脑组织影响降到最低限度；

（3）提高患者的生存质量；

（4）延长生命。

2. 适应证

（1）病灶直径<3cm，患者生活基本能自理，没有昏迷或极度衰竭；

（2）多发转移瘤灶；

（3）转移病灶位于脑功能区或脑深部；

（4）手术切除术后残留或复发者；

（5）年老体弱或合并其他疾病不能耐受手术，以及拒绝行开颅手术者。

伽马刀治疗后瘤周水肿消失明显，所以治疗前大范围脑水肿不是手术禁忌证。

3. 治疗前准备

（1）查找原发灶：治疗前胸片、肝、肾B超可列为常规，必要时行胃肠镜及ECT或PET检查。血常规和心电图检查。

（2）脱水及糖皮质激素：因脑转移瘤常合并瘤周大范围水肿，所以治疗前给予脱水及糖皮质激素治疗对于平稳进行伽马刀手术很重要。20%甘露醇250ml，静脉滴注，3~4次/天，地塞米松5mg，肌内注射，2~4次/天。有糖尿病者用10%甘油果糖250ml，静脉滴注，2~3次/天。

（3）纠正水、电解质平衡紊乱：因颅内压增高，呕吐，患者常有水电解质失衡。治疗前纠正水盐失衡对于术后恢复及预防癫痫发生均有益处。

（4）前一晚洗头，不需剃光头。

4. 上立体定位头架 螺钉固定处局部给予普鲁卡因或利多卡因麻醉。根据治疗前MRI片，确定头架的摆放位置，对于单发病灶，多无困难，对于多发病灶，为减少患者费用和痛苦尽可能争取一次戴头架完成多个病灶的治疗。治疗前评估能否一次治疗多个病灶也很重要。一般分别位于双侧顶叶或颞叶最外侧的病灶难于一次治疗。分别位于额底最前方与小脑或枕叶最后方病灶也难一次治疗。而位于上下方向相距较远的肿瘤则有可能一次治疗，尽管两者距离可能超过定位盒上下定位水平显影线的距离。后一种情况，安放头架时应保证将靠下方的肿瘤位置高于定位盒上的低位水平显影线。

5. MRI扫描定位 MRI增强扫描可根据肿瘤大小确定扫描层厚和间距。

6. 剂量规划 最重要的是确定周边剂量，周边剂量大小直接与肿瘤控制率和复发率相关。脑转移瘤瘤周水肿伽马刀治疗后反应与脑胶质瘤水肿截然不同，前者在治疗后明显消退，后者水肿加重可能性大。因此，对直径<3cm，且周围没有重要神经或脑功能区（如视交叉、脑干等），应尽量给予25~30Gy的周边剂量，相应的等剂量曲线可在40%~60%之间，最常使用的准直器为8、14、18mm。对于任何脑干转移瘤，都不建议治疗剂量增加到21Gy。

7. 治疗后处理 伽马刀治疗完成后，需2~3周继续脱水治疗。术后2月患者行头部MRI复查，部分患者即可见肿瘤明显缩小甚至消失。伽马刀术后联合全脑放射治疗，与单纯行伽马刀治疗相比并不能显著提高平均生存期，且会对患者神经认知功能产生不利影响，因此对于脑转移瘤患者，建议单独行伽马刀治疗，后期密切随访，并不推荐治疗后再联合全脑放射治疗。

8. 治疗效果 单一开颅手术或放射治疗已被摒弃。患者行开颅手术+放射治疗的存活期平均为6~12个月，38%存活1年，13%存活2年以上。行伽马刀手术有或无术后放射治疗的存活期平均为8~14个月，特别在使用周边剂量>25Gy的患者，1年存活率可达70%~90%，2年以上存活率可达40%，已治疗肿瘤灶几乎无复发。新近多中心研究，单一和多发颅内转移灶在生存期长短上的差异无统计学意义。

9. 并发症

（1）少数患者因辐射损伤水肿加重，术后早期肿瘤的膨胀也引起原有症状加重，出现头痛、呕吐、失语甚至昏迷。经脱水、激素治疗多能在1周或1月明显改善，极少数患者遗留永久性神经功能障碍。有研究表明，贝伐单抗对于转移瘤伽马刀术后的瘤周水肿能够起到明显的改善作用。值得注意的是，颅后窝转移灶一旦发生上述情况，应及早开颅手术。

（2）术后肿瘤出血：术后肿瘤出血可增大肿瘤体积，增高颅内压，加重脑水肿，进而引起神经功能障碍。对小量出血，可在密切观察，药物治疗，较大出血或血肿应行开颅手术。

九、脑胶质瘤

1. 伽马刀治疗适应证 胶质瘤患者多有颅内压增高，应尽量选择手术治疗。下列情况者可考虑伽马刀治疗。

（1）肿瘤位于重要神经功能区域，如丘脑、脑干或深部位较小肿瘤（直径<2.5cm。如采用分次治疗，则肿瘤体积可大至4~6cm，主要适合于Ⅰ~Ⅱ级星形细胞瘤。

（2）手术后残存肿瘤或复发肿瘤。

（3）患者年老体弱或合并有严重器质性疾病者以及拒绝手术者。

高级别的胶质瘤在手术后首选传统放化疗，如果放射治疗后2年内复发，可以考虑伽马刀治疗，但局部复发的可能性仍较高。低级别胶质瘤术后如有残留也可首选伽马刀进行治疗。

2. 治疗前、后处理 明确胶质瘤诊断，且有手术指征时，应向家属解释伽马刀治疗后可能出现并发症，大部分患者不能达到根治。治疗前应行血常规、出凝血时间、胸片、肝功能等项检查。对易紧张患者治疗前晚口服地西泮。治疗前晚或术日晨让患者洗头，不须剃光头。戴头架前30min给予苯巴比妥注射液0.1g，肌内注射和地塞米松5mg，肌内注射。

戴头架等候治疗过程中，如患者出现有头痛、呕吐症状时可给予20%甘露醇250ml，静脉滴注。

伽马刀治疗结束后，取下立体定向头架，有局部渗血可按压止血，局部伤口用碘酒消毒。根据病情决定术后是否应用脱水剂。

3. 治疗方法

（1）上立体定位头架：上立体定位头架的原则是使病灶尽可能地居于头架中心，治疗前可根据CT或MRI测量粗略地估计病灶的位置，若行CT扫描定位，应使病灶避开固定螺钉的平面，以免伪影干扰图像，通过头架的旋转，俯仰，向前，向后，向左，向右，向上，向下，达到使病灶居于立体定向头架中央的目的。下列几种特殊情况应予特别注意。

1）肿瘤位置特别低时，如小脑底部、延髓肿瘤，可先将MRI定位盒置于立体定向头架上，再戴到患者头上，这样即为立体定向头架的最低位置。避免了位置不当，调整头架而给患者增加不必要的痛苦。

2）当肿瘤为多发时，应仔细测量肿瘤间距及各肿瘤共同的中心，使此中心居于立体定位架的中央，以便只戴一次头架获得全部肿瘤的治疗。

3）当肿瘤位于顶结节附近时，有时即使扫描盒与对侧头皮紧贴，病灶的x坐标仍然难以>50mm（头盔x最小坐标为50mm，小于此值将不能上机治疗）。此时，可将头架旋转，使病灶更靠近y=100的直线。

（2）MRI扫描：立体定向头架装好后，行CT或MRI扫描。多数病灶需采用增强扫描。

确定适当视野、矩阵后，选用3~5mm的层厚，连续扫描。对 MRI 扫描，因图像有不同程度扭曲，有一定误差，以轴位片为例，左、右两基准点的距离应在 190±3mm 内，上、下两基准点的距离应在 120±3mm 内。两侧移动点至同一基准点的距离相差不 >3mm。上、下与左、右基准点距离之比值应在 0.63±0.01 范围内。

（3）病变范围的确定：病变范围是指伽马刀治疗范围，不包括水肿、囊肿。MRI 增强扫描后，增强部分即为伽马刀治疗范围。在某些星形细胞瘤，肿瘤部分没有明显增强，肿瘤范围的确定应除外水肿区。局灶性囊性小脑星形细胞瘤，如有较大囊腔和偏于一侧的瘤结节，只需将瘤结节治疗即可，囊壁及囊内容物不必治疗。这样既可获得较好疗效，又可减少迟发性脑水肿可能。应标出比较重要神经结构，规划时不超出其所能耐受的临界剂量。

（4）剂量规划：剂量规划时，首先根据肿瘤大小确定矩阵大小，从 0.7~2.5 可供选择，伽马角一般可定在 90°~100°，如病变靠前，伽马角应小，如病变靠后，伽马角应大。肿瘤覆盖曲线尽量用 >45% 的等剂量曲线，最小不 <30%。对周边剂量及中心剂量的确定按肿瘤大小、病变性质及治疗方案制定。

1）一次大剂量射线治疗：对肿瘤直径小于 2cm 的肿瘤，可采用一次大剂量治疗，肿瘤周边剂量应 >18Gy，肿瘤覆盖曲线以 45%~55% 为宜。

2）分次小剂量射线治疗：分次小剂量射线治疗应用常规放射治疗依据的细胞增殖周期理论，通过多次照射达到杀伤残存肿瘤细胞的目的。伽马刀因对周围脑组织的损伤极微，多次小剂量照射极少引起常规放射治疗造成的周围脑组织损伤。在提高总的照射剂量的同时，又不致引起一次高剂量照射导致周围脑组织损伤。尤其适合于丘脑、脑干部位的胶质瘤和体积较大的胶质瘤。Hiroshi Inouue 等最先采用此种方法，5 天内连续 3 次小剂量（8~10Gy 周边剂量）治疗，MRI、CT 和 FDG、PET 术后随访检查，病灶缩小，而未见周围的放射性损伤。其长期效果尚有待进一步随访。

（5）上机治疗：规划完成后，应仔细核对各项数值是否正确，对靶坐标中偏大或偏小的数值应首先上机试一下，看能否顺利固定坐标，若不能可先调整伽马角，重新计算各靶点照射时间。通过调整伽马角也不能成功时，有时需拔掉一个钉子，才能固定坐标，拔钉子前，可先略紧一下其余三个螺钉。拔钉子处应垫略软物品作为相对钉子的反作用力。固定 x、y、z 坐标和伽马角时，至少应有两人核对无误，准直器加塞数目和部位也应有两人核对后方能开机治疗。治疗过程中如发现患者有呕吐、扭动头架等情况时，应立即暂停治疗，作相应处理后再继续治疗。

4. 疗效评价

（1）伽马刀治疗后胶质瘤多在最初 1~4 个月明显缩小，其后相当一部分肿瘤又可复发，肿瘤增大，并出现明显水肿。所以患者在伽马刀治疗后近期常会有各种症状、体征的缓解，以后逐渐又出现病情恶化。部分胶质瘤在伽马刀治疗后，肿瘤液化囊变或肿瘤体积增大，灶周水肿严重，MRI 增强有瘤壁环形强化，相当一部分患者经历了再次开颅手术，但病理所见均为坏死组织，找不到肿瘤细胞。所以建议病情允许情况下给予糖皮质激素和脱水治疗，争取度过水肿期，可望病灶再缩小甚或消失。对那些颅内压增高严重或出现严重神经功能受损的患者，则应尽快行开颅减压手术。

（2）脑胶质瘤伽马刀治疗效果评价标准 1995 年 12 月由卫生部在北京香山主持召开了伽马刀规范论证会，会议拟定了原发恶性肿瘤的疗效评价标准，内容如下：

肿瘤测量：

双径测量：①单个病变，肿块两个最大垂径的乘积。②多个病变，各肿块两个最大垂径乘积之和。

单径测量：线状肿块所测得数值。

1）完全缓解：可见的病变完全消失超过 1 个月。

2）部分缓解：双径测量或单径测量肿块缩小 50%，时间不少于 4 周。

3）无变化：肿块缩小不及 50% 或增大不超过 25%。

4）进展：一个或多个病变增大 25% 以上或出现新病变。

5. 并发症及处理

（1）放射性脑组织损伤、脑水肿。

脑水肿原因：①肿瘤发生坏死液化后引起脑组织反应性水肿；②射线本身引起的脑水肿；

③肿瘤治疗失败,继续浸润生长导致的脑水肿。

治疗后症状出现分为急性临床期、亚急性临床期、慢性临床期和晚临床期。①急性临床期。由于高剂量照射脑瘤可加重原有颅内高压,患者可有头痛加剧、嗜唾、呕吐和视神经乳头水肿。此期的反应主要由血管损伤致使血–脑屏障破坏、脑水肿发生和脱髓鞘变化。②亚急性临床期(6个月至1年)此期患者可完全恢复正常,也可出现新的神经系统症状和体征。早期坏死性损伤加重和血管慢性变性作用所致。③慢性临床期(1年后发生),脑活动能力降低、癫痫、视觉障碍等。主要由脑放射性坏死所致,坏死损伤的特点是具有局限性的中央坏死和弥漫性脱髓鞘,血管损伤显著。

(2)放射性脑损伤治疗:预防和治疗脑水肿和促进神经组织修复。可以采用糖皮质激素、脱水、脑保护剂、解除血管痉挛类药、高压氧等治疗。

(3)癫痫:原有癫痫病史患者,治疗后应继续服用抗癫痫药物,给予苯妥英钠或丙戊酸钠治疗。

(4)上消化道出血:多因使用大剂量糖皮质激素引起,在使用大剂量糖皮质激素时,给予甲氰米胍 0.8g 或雷尼替丁 0.4g 静脉滴注预防。

(5)伤口感染:头皮因血运丰富,所以立体定向头架固定螺钉引起的头皮损伤很少引起感染。但在天气炎热地区,因汗渍、手指搔抓伤口加之有头皮血肿的存在,也有发生感染的情况,采用分次治疗时,因头架需戴 5 天,也增加了感染的机会。预防方法是治疗前头部清洗干净,钉子固定处注意无菌操作。取下头架时,注意及时发现出血点和按压止血,伤口应嘱患者每日涂以碘酒或酒精消毒。预防性使用抗生素没有必要。

(6)一般性反应:患者对戴头架有恶心、头晕、头闷、胸闷的感觉,取下头架后症状可即时缓解。有的患者治疗期间及术后一周可有头皮麻木感、头晕、恶心、四肢无力、精神差、多梦、失眠等症状,应用地塞米松及对症治疗多可缓解。

(7)脱发:当肿瘤靠近大脑表面时,伽马刀治疗后可出现局部脱发,一般应用生发中药或局部按摩,毛发可重新长出。

立体定向放射外科其他治疗方法

1. X 刀　对胶质瘤的治疗效果同伽马刀,但其治疗范围可延及脊髓,大剂量照射所需治疗时间相对较长。目前治疗的病例数尚不多,尚需总结经验。

2. 质子束放射神经外科　质子束和重离子束较之 X 刀与伽马刀的优点是靶点组织中的定位性好,生物效应强,但因仪器设备庞大且造价高难以推广。

3. 借助于立体定向技术的间质照射将 ^{123}铱、^{125}碘、^{32}磷、^{198}金等植入脑瘤行短或长期照射治疗,是对立体定向神经外科技术的重要补充,并已在临床取得良好疗效。

十、松果体区肿瘤

1. 治疗适应证

(1)病灶为单发,且不伴有梗阻性脑积水者;

(2)病灶较大,有较重颅内高压症状,脑室明显扩大者先行脑室–腹腔分流术后再行伽马刀治疗;

(3)对轻 ~ 中度脑积水,颅内高压症状不明显者,可先行伽马刀治疗;

(4)手术后残留或复发者;

(5)多发有转移灶者;

(6)年老体弱或伴有其他疾病不能耐受手术者,以及拒绝手术者;

(7)松果体区的纯囊性病灶或上皮样囊肿不是手术适应证。

2. 治疗前应明确肿瘤的个数　MRI 表现不典型者,应行立体定向活检。

3. 上立体定位头架　对多个肿瘤,上立体定位头架方法见脑转移瘤部分。

4. MRI 定位扫描　采用增强 MRI 连续扫描。详细方法见脑转移瘤部分。

5. 剂量规划　胚生殖瘤最低有效剂量为 12Gy,胶质瘤及其他恶性肿瘤,周边剂量应在 12~16Gy。用 45%~60% 等剂量曲线包裹。丘脑和脑干临界剂量应 <15Gy。

6. 治疗后处理　治疗前有轻–中度脑积水者,治疗后应密切观察,早期应用 20% 甘露醇 + 呋塞米(速尿)脱水,若患者颅内高压症状进行加重者,应行脑室–腹腔分流。据本中心治疗病例观察,95% 患者不需行脑室–腹腔分流,当肿瘤术后缩小后,脑积水可自动缓解。鉴于胚生殖细胞瘤、松果体母细胞瘤、畸胎瘤、内皮窦瘤、胚胎癌以及绒毛膜上皮癌等肿瘤有易于脱落并沿脑室系统种植转移的特点，建议所有此类患者均行伽马刀术后全脑 + 脊髓放射治疗。

7. 治疗效果

（1）脑积水：对重度脑积水治疗前脑室 – 腹腔分流有利于降低颅内压，保证伽马刀的安全性。但对轻 – 中度脑积水，经过临床处理，一般很少影响伽马刀手术治疗，且由于生殖细胞瘤在分流术后易远处播散和继发颅内出血，一般不建议做脑室 – 腹腔分流。特别是直径 <3cm 的胚生殖细胞瘤，伽马刀治疗后能在一周甚至更短的时间内明显缩小或消失，所以，术后 1~2 周在临床必要观察和治疗的情况下，这种脑积水多会自动消退。如肿瘤性质为胶质瘤，脑积水缓解的可能性较小，有可能需行脑室 – 腹腔分流术。

（2）肿瘤控制：肿瘤治疗效果与肿瘤大小、病理类型和术后是否行全脑 + 脊髓预防性外照射有关。

1）肿瘤大小对松果体区肿瘤伽马刀治疗效果的影响：一般肿瘤直径大于 4cm，肿瘤治疗后尚可缩小，但患者出现脑水肿、局灶神经功能缺失的比例增大。肿瘤直径小于 3cm 时，肿瘤完全消失的比例增高，脑水肿发生率降低。

2）肿瘤的病理类型与治疗效果的关系：松果体区肿瘤中，生殖细胞瘤伽马刀治疗效果最好，所有存活病例肿瘤均消失、缩小或信号减弱。畸胎瘤效果次之，胶质瘤、松果体细胞瘤效果一般。关于松果体区肿瘤是否应行立体定向活检，各学者观点不一。治疗前难以确定诊断情况下，可在内镜、立体定向下或开颅手术活检，对疑似患有颅内生殖细胞瘤的所有患者应获取脑脊液进行细胞学检查，并检测脑脊液的甲胎蛋白和人绒毛膜促性腺激素。显然，治疗前明确的病理诊断有利于确定病灶的周边剂量，做到有的放矢，有利于以后科学资料分析和统计研究，而且，立体定向活检的病残率和死亡率已大大下降。也有学者主张，随着影像诊断技术水平的提高，可以不必行治疗前立体定向活检，理由是，①有研究表明通过影像诊断与立体定向活检和组织病理检查对比发现，前者的诊断正确率为 83%~87%，这与 MRI 定位下立体定向活检的正确率 93% 相差无几；②尽管随着立体定向技术改进和经验积累，其病残率和死亡率大大降低，但病变周围众多与生命相关的血管无论对医生或是患者都是巨大的压力，综合多中心报道，立体定向活检的病残率为 0%~8%，死亡率为 0%~2.3%；③伽马刀治疗与普通放射治疗不同，后者的疗效依赖于肿瘤对放射线的敏感程度，而前者是通过高能聚焦杀灭肿瘤，即对放射敏感的肿瘤有效，也对放射不敏感的肿瘤有效。所以，从治疗意义上讲，立体定向活检对前者的意义远不如后者；④立体定向活检会增加额外的费用。

3）松果体区肿瘤疗效与术后预防性放射治疗的关系：松果体区肿瘤特别是胚生殖细胞瘤，开颅手术肿瘤切除后，均需行全脑 + 脊髓放射治疗以预防肿瘤细胞脱落引起的种植转移。为巩固伽马刀治疗松果体区肿瘤疗效，应行全脑 + 脊髓预防性放射治疗。

8. 并发症

（1）肿瘤出血：肿瘤出血很少需行开颅手术，大多经止血、脱水等药物治疗可愈。

（2）放射性脑水肿及脑积水：瘤周放射性脑水肿常在术后 2 月至 1 年内发生。脑积水及瘤周水肿可脱水、扩血管甚至糖皮质激素治疗，短期不能消除重度脑积水，应考虑行脑室 – 腹腔分流手术。

十一、颈静脉球瘤

目前多采用手术或放射治疗，以及两者联合治疗。手术治疗的难度在于肿瘤血供丰富，术中失血量大，并常发生难以控制的出血，特别当肿瘤侵及颈内动脉时，更有术中大出血的危险，且肿瘤仍难于全切除。伽马刀治疗肿瘤控制率在 90% 以上，周边剂量为 15~25Gy，常见并发症为听力下降。颈静脉球瘤随诊时间要求长于其他肿瘤，应随访 10 年以防复发。

十二、眶内肿瘤

眶内肿瘤较多，重点涉及脉络膜黑色素瘤、视网膜母细胞瘤和脉络膜转移癌。

眼眶肿瘤与视神经关系密切，伽马刀治疗目标是否能保留视力或改善视力。一般眶内肿瘤的适应证是肿瘤未侵及眼球的前 1/2，对于视网膜母细胞瘤，肿瘤应限于眼球内，未侵及视神经。对于眼内转移癌,患者有生活自理能力。

伽马刀视网膜母细胞瘤来说有可能控制肿瘤生长,保存眼球。对脉络膜转移癌及脉络膜黑色素瘤则不仅能保存眼球,还有可能保住视力。特别是后者治疗效果特别好,安全性高,容貌损伤小,并发症少,复发率低,患者生存时间长。

十三、鼻咽癌

治疗适应证:①MRI 增强肿瘤边界可辨者;②临床Ⅰ、Ⅱ期者最适合伽马刀治疗,Ⅲ期为相对适应证,Ⅳ期患者仅少数可行伽马刀治疗;③Karnofsky 分级 >40 分;④普通放射治疗复发者或合并颅底转移者。

伽马刀治疗鼻咽癌仍需联合普通放射治疗。

目前国内采用伽马刀治疗有效率 90%~95%,一般原位肿瘤可在 2 个月至半年完全消失,对于对射线不敏感的腺癌也有很好疗效。鼻咽癌患者治疗前的各种临床症状在术后都有不同程度的缓解或消失。复发的鼻咽癌特别是侵及海绵窦或颅内的病灶,伽马刀术后也有引起脑神经受损或迟发性脑水肿的可能。

十四、原发性三叉神经痛

1. 适应证

(1)病程时间长,药物治疗无效,或出现药物不良反应者;

(2)经其他外科手段治疗后无效或再次复发者;

(3)年老体弱、伴有其他疾病不能耐受手术,或拒绝手术者;

(4)诊断为继发性三叉神经痛,肿瘤或血管畸形等原发病灶较小或已处理者,也可行伽马刀治疗。

如果治疗前通过影像学等检查明确有责任血管压迫三叉神经,应将微血管减压术作为首选治疗方案,对于因身体状况不能耐受手术或拒绝手术者才选择行伽马刀治疗。

2. 治疗前准备 神经系统的检查和原发三叉神经痛的诊断由神经内科医师完成,治疗前 MRI 排除继发性三叉神经痛。治疗前行心电图和血常规检查,治疗当日晨,照常服用卡马西平,地塞米松 5mg,肌内注射。

3. 局麻后戴立体定位头架(Leksell G) 头略俯以使三叉神经行程与 y 轴平行可在 MRI 上更好地辨识。

4. 剂量规划 剂量规划系统用 MRI T_1 或 T_2 Ciss 成像,连续扫描,层厚 1~2mm。三叉神经根伽马刀治疗的影像定位技术,目前多采用 MRI T_2 Ciss 成像,能比 T_1 像更清楚地显示三叉神经根并有利于治疗前后的对比。对于因各种原因不能行 MRI 定位,可行 CT 脑池造影。

目前三叉神经痛伽马刀治疗的规划有单靶点和双靶点两种方案,其治疗效果尚有争议。靶点分别置于三叉神经根近脑桥处和近半月节处,均采用 4mm 准直器,中心剂量 84~90Gy,周边剂量 42~45Gy,脑干临界剂量 <20Gy,加塞技术被应用使辐射容量与三叉神经根一致并尽量减少对脑干的辐射。伽马刀治疗常用靶点是三叉神经根近脑桥处。

5. 术后处理 伽马刀治疗后所有患者被要求继续服用卡马西平,但服药剂量逐渐减少,在减药过程中,若疼痛出现,应恢复原剂量。术后每 3 个月应行神经系统检查。

6. 术后疗效 按疼痛缓解评分Ⅰ~Ⅴ级评定。Ⅰ级:无痛;Ⅱ级:偶尔疼痛,不需服药;Ⅲ级:有疼痛,药物可控;Ⅳ级:有疼痛,药物难控;Ⅴ级:剧烈疼痛或疼痛不能缓解。

术后疼痛消失时间为 2 小时 ~16 个月(平均 4 个月),停药时间为 2 天 ~16 个月。

以疼痛完全消失为痊愈,疼痛缓解程度大于 90% 为有效,疼痛缓解程度大于 50% 为良好,缓解程度低于 50% 为有效,疼痛无变化为无效。一般术后疗效达到Ⅰ级和Ⅱ级的可望超过 70%。结论:伽马刀治疗原发性三叉神经痛安全有效,复发后可再次行伽马刀治疗,若治疗前 MRI 定位能清楚地显示三叉神经根部结构者疗效更好。

疗效与下列因素相关:

(1)以前行三叉神经切断术者,伽马刀疗效较差。

(2)患者服药剂量≤1 200mg/d 的复发率明显低于服药剂量 >1 200mg/d。

(3)术后疼痛缓解时间:术后早期(≤1 周)疼痛消失,疼痛复发率高。

(4)有过复发痛的患者,尽管疼痛可再次缓解，但多难达到无痛或完全停药。若复发痛的患者其前疼痛缓解发生在术后一周，则以后有可能达到完全无痛。

（5）患者出现疼痛缓解的时间，有长达16个月，所以较长随访期有较好的结果。三叉神经受照靶点变化可于术后3月在MRI T_2 片上呈高信号，增强后呈点状或条状强化。

（6）三叉神经根的辐射剂量与疗效直接相关。鉴于90Gy以上剂量有可能引起较高并发症发生率，因此选用中心剂量为84~90Gy。

7. 并发症

（1）面部感觉异常（面部麻木感、面部痒感）。面部可出现感觉减退和轻度咀嚼障碍。

（2）面瘫，听力下降。发生率相对较低，多因照射三叉神经根部的靶区时面听神经受累所致。

（3）角膜炎，角膜溃疡。多因三叉神经第一支受累所致，发生率低，一旦发生，若不及时处理甚至会出现失明等严重后果。

（4）咀嚼无力。多为三叉神经运动根受损所致。

十五、癫痫

适应证包括颞叶内侧癫痫、症状性癫痫、局灶性癫痫。伽马刀也可用于毁损胼胝体，阻断传导通路，达到类似手术胼胝体切开治疗癫痫的效果。

对于弥漫性癫痫样放电，难以准确定位致痫灶以及致痫灶范围过大的患者，不建议使用伽马刀治疗。

伽马刀治疗癫痫是逐渐起效，大部分患者通常在治疗后几个月才可观察到效果。

（赵洪洋 姚东晓 王飞跃）

参考文献

1. 赵洪洋，童萼塘，赵沃华，等．原发性三叉神经痛的伽马刀双靶点治疗［J］．中华神经外科杂志，2005（4）：12-14.
2. 赵洪洋，李美华，朱贤立．典型脑动静脉畸形的伽玛刀治疗［J］．立体定向和功能性神经外科杂志，2001，14：217-220.
3. 赵洪洋、汪毛、林洪等．伽玛刀手术的相对适应证：紧贴或压迫神经的垂体腺瘤［J］．同济医科大学学报，1998，27：196-198.
4. Vlaskou Badra E, Ermiş E, Mordasini P, Herrmann E. Radiosurgery and radiotherapy for arteriovenous malformations: outcome predictors and review of the literature[J]. J Neurosurgical Sci, 2018, 62: 490-504.
5. Pomeraniec, I, Ding, D, Starke, R. M, Liu, K. C, Mrachek, E, Lopes, M., & Sheehan, J. P. Delayed cyst formation after stereotactic radiosurgery for brain arteriovenous malformations[J]. Journal of Neurosurgery JNS, 2018, 129(4): 937-946.
6. Losa M, Pieri, V, Bailo M, et al. Single fraction and multisession Gamma Knife radiosurgery for craniopharyngioma[J]. Pituitary, 2018, 21(5): 499-506.
7. Patibandla MR, Lee CC, Tata A, et al. Stereotactic radiosurgery for WHO grade I posterior fossa meningiomas: long-term outcomes with volumetric evaluation[J]. J Neurosurg, 2018, 129(5): 1249-1259.
8. Leroy HA, Tuleasca C, Reyns N. et al. Radiosurgery and fractionated radiotherapy for cavernous sinus meningioma: a systematic review and meta-analysis[J]. Acta Neurochir, 2018, 160(12): 2367-2378.
9. Ted K Yanagihara, Tony J C Wang. Commentary: Long-Term Hearing Outcomes Following Stereotactic Radiosurgery in Vestibular Schwannoma Patients—A Retrospective Cohort Study[J]. Neurosurgery, 2018, 446.
10. Tucker DW, Gogia AS, Donoho DA, et al. Long-Term Tumor Control Rates Following Gamma Knife Radiosurgery for Acoustic Neuroma[J]. World Neurosurg, 2019, 122: 366-371.
11. Faramand AM, Kano H, Johnson S, et al. CT versus MR Imaging in Estimating Cochlear Radiation Dose during Gamma Knife Surgery for Vestibular Schwannomas[J]. AJNR Am J Neuroradiol, 2018, 39(10)1907-1911.
12. Sittenfeld SMC, Suh JH, Murphy ES, et al. Contemporary Management of 1-4 Brain Metastases[J]. Frontiers in Oncology, 2018, 8: 385.
13. Amparo Wolf, Douglas Kondziolka. Brain metastases: radiosurgery[J]. Handbook of Clinical Neurology, 2018, 149: 129-135.
14. Shapiro S, Kellermeyer B, Ramadan J, et al. Outcomes of Primary Radiosurgery Treatment of Glomus Jugulare Tumors: Systematic Review With Meta-analysis[J]. Otol Neurotol, 2018, 39(9): 1079-1087.
15. Díaz-Martínez JA, Esquenazi Y, Martir M, et al. Planned Gamma Knife Boost After Chemoradiotherapy for Selected Sinonasal and Nasopharyngeal Cancers[J]. World Neurosurgery, 2018, 119: e467-e474.
16. Spatola G, Martinez-Alvarez R, Martínez-Moreno N, et al. Results of Gamma Knife anterior capsulotomy for

refractory obsessive-compulsive disorder: results in a series of 10 consecutive patients[J]. J Neurosurg, 2018: 1-8.

第六节 立体定向脑组织活检技术

一、立体定向脑内病灶活检的意义

明确的组织病理学诊断是临床治疗颅内病灶的基础,是神经内外科医师决定是否手术以及后继如何治疗(放射治疗和化疗)的依据。例如:对于不能切除的脑内病灶微创活检,若证实为恶性肿瘤,可以行内放射治疗或化疗;对脑内多发弥散病灶、影像学上不能提供明确诊断的病灶,脑组织活检明确诊断后可以为后期治疗(放化疗、内科治疗)提供指导意见。白血病、AIDS、克雅氏病(CJD)、中枢神经系统血管炎、红斑狼疮(SLE)、风湿病等全身性疾病引起的颅内病灶,有时也需要采用活检方法明确病理学诊断。

脑深部病灶标本可以通过开颅手术切除、徒手钻孔穿刺、立体定向穿刺和脑室镜钳取等四种外科技术获得。前两种方法由于创伤大、定位不准确,临床已逐步减少应用。CT/MRI 引导立体定向活检技术较开颅或徒手穿刺手术优势明显,对体积较小(<5mm)、位于脑深部病灶能够做到精确定位取材。立体定向脑组织活检术灵敏性、精确性和安全性很高,靶点误差 <1.0mm,特别适合脑中线区、脑干、脑主要功能区病变活检。神经外科医师可以在微小创伤下,准确获得脑深部病变组织,从而完成对病灶性质或病原学诊断。微创活检术对脑内病灶的病理学诊断可以从很小块的标本中获得。

立体定向脑组织活检的优点:

(1)确定病灶的性质,从而决定后续治疗是否行开颅手术、放射治疗或化疗;

(2)帮助制订手术计划,如病灶切除范围等;

(3)对特殊感染、脱髓鞘疾病、AIDS 等,帮助决定特殊的治疗计划;

(4)决定颅内多发性肿瘤是否为多源性;

(5)活检同时可协助疾病治疗等。

随着影像技术、立体定向技术和计算机技术飞速发展,颅内病变立体定向活检术已经成为一项安全、可靠、微创的诊断技术。立体定向活检具有定位精确、损伤小的特点,对颅内诊断不明确的病灶(特别是脑深部或功能区病灶),首选立体定向活检确定病理诊断,再制定下一步治疗方案。

二、适应证和禁忌证

1. 脑内病灶立体定向活检的适应证 立体定向病理学活检的意义:能够明确肿瘤的性质和病理分级,同时对全身性疾病或神经内科疾病在脑内形成的病灶作排除诊断。

(1)颅内各部位(大脑、胼胝体、基底节、脑干、小脑等)病变性质不明确;

(2)颅内多发病灶,不能明确病理性质;

(3)开颅手术风险大而且性质不能明确的肿瘤;

(4)可疑为病毒性脑炎或者全身病变引起的脑内病灶;

(5)患者体质差、不能耐受开颅手术,欲明确肿瘤性质决定化疗或放射治疗方案,或者采取肿瘤内放射治疗;

(6)脑内病灶需要鉴别是炎性病灶、原发性肿瘤或者转移性肿瘤;

(7)怀疑是放射治疗敏感的肿瘤(生殖细胞瘤、淋巴瘤等),需要放射治疗前证实诊断;

(8)准备接受放射外科、间质内放射治疗的病变,需得到病理学证实;

(9)脑肿瘤复发与放射性坏死需作出鉴别诊断。

2. 脑内病灶立体定向活检的禁忌证

(1)年龄 <2 岁,颅骨骨板菲薄(<3mm),无法固定定向仪框架(目前无框架机器人系统可以替代);

(2)出凝血功能严重障碍者;

(3)低位脑干延髓内弥散性病灶;

(4)疑为血管性病变或血液供应丰富病灶者(动静脉畸形、动脉瘤、血管网织细胞瘤),活检易产生严重出血之虞;

(5)怀疑细菌性炎症、脓肿或寄生虫,病变可以通过活检扩散者;

(6)CT/MRI 影像学检查不能明确显示目

标者；

（7）手术头皮局部感染者。

三、手术方法和步骤

1. 术前准备

（1）血常规、血小板、凝血功能和免疫学检查；

（2）术晨禁食水、术区剃头或者灭菌溶液洗头、局部剃发；

（3）术前苯巴比妥肌内注射。

2. 麻醉与体位

（1）一般采用局麻，小儿及不配合患者可加用基础麻醉或全身麻醉；

（2）病情许可时，一般采用坐位，也可根据脑内病变活检部位决定患者体位。额叶及基底节病变活检采取仰卧位，顶叶、颞叶病变活检采取半坐位，枕叶及小脑病变活检采取侧卧或俯卧位，鞍区病变经鼻腔活检采取平卧仰头位。

3. 常规框架立体定向手术步骤

（1）安装框架：患者头部应置于立体定向仪框架（或基环）中心，局部麻醉后固定框架。安装框架时，尽量保证靶点位于框架中心原点周围，并设法将固定钉置于靶点平面的上方或下方，避免在同一个层面造成影像定位伪影。

（2）扫描定位靶点：将定位板（或定位环）置于框架（或基环），进行CT/MRI扫描定位。为使病灶显示清晰，可采用增强扫描方式。在CT/MRI定位片上确定穿刺靶点，将片上的二维数据转换成三维坐标值，并据此安装好定向仪导向装置。

（3）钻透颅骨：单纯病变活检可不用切开头皮，仅用细小颅钻（直径2mm）在钻套保护下直接钻透颅骨内板。钻颅的部位根据病变部位而定。病变在额叶、鞍区，一般采用冠状缝前、矢状缝旁开3cm处钻孔。松果体区、顶叶、颞叶、枕叶病变，多采用顶骨结节处钻孔。脑干病变，若选用前额入路，在冠状缝后1~2cm、中线旁3cm处钻孔，以保证穿刺径路与脑干纵轴平行；若选用后颅窝经小脑入路，则在枕外粗隆下3~5cm、中线旁5cm钻颅。

（4）选择活检器械：根据病变情况，可选用各种活检穿刺器械。

（5）穿刺靶点：结合影像学确定穿刺活检靶点。刺透或切开硬脑膜，将立体定向活检针或立体定向活检钳深入至靶点。

（6）留取病变组织：由于肿瘤中心可能是坏死组织，故活检时不应只选择病变中心，应穿刺病灶适当部位，留取2或3块病变组织，以提高诊断准确率。具体操作时，可将活检针经导向器深入至病变内5mm处采取组织，然后每深入3~5mm采取一块组织。穿刺及采集病变组织时，进针要缓慢、轻柔；退出活检针时若阻力明显，应缓缓放开活检组织，不可用力撕拉，以免伤及重要结构。

（7）闭合创口：取下立体定向仪，缝合、包扎头皮小切口。

4. 无框架立体定向的手术步骤

（1）扫描定标：手术当日，贴标记点（markers），行CT/MRI扫描。

（2）手术规划：图像经通讯网络或磁盘输入无框架手术系统计算机，选定靶点并做好穿刺路径规划。

（3）注册锁定：手术室内用塑形枕固定患者头部，施用机械臂注册并锁定进针方向。

（4）手术操作：术者按常规定向手术方法进行穿刺、取材等操作。

四、手术注意事项

1. 穿刺径路选择

穿刺径路的选择主要依据病变的部位和体积，此外还应注意以下几点：

（1）脑表面静脉网纵横交错，穿刺要避开主要血管走行部位，在MRI定位下选择脑回作为穿刺点，而不是脑沟（血管走行区）。

（2）避开脑皮质的主要功能区，一般入颅点应在颅骨投影的矢状缝旁2cm前后连线上或额前部、顶结节部；颅后窝入颅点应选在背正中线两外侧各2.5cm范围内。

（3）硬脑膜要用尖针芯刺破，避免用钝针头将硬膜向颅内推开造成硬膜外血肿。具体操作时，当套管针抵到硬膜后，撤出圆头针芯验证有无硬膜外出血涌出，如有可以注入凝血酶止血；如没有出血，则换入尖针芯穿透硬膜，然后再换圆头针芯继续深入。

（4）从皮质进入瘤区前，导向器要用圆头针芯分离通道，以防锐器刺破通道上血管引起出血。

（5）尽量避免穿刺通道经过脑室系统，防止脑脊液流失导致靶点移位或病灶扩散。

（6）病灶扫描增强的程度如何常能说明血管是否丰富。要掌握重要浅、深部静脉的空间结构关系，特别注意侧裂血管、大脑大静脉、大脑内静脉等。

一般而言，病变的中心部位常为坏死组织；此处取标本虽然安全，但难以作出正确的病理诊断。活检取材的标本应包括病变周边的强化部分，此处取材阳性率高，但出血概率也明显增大。外科医师应当清楚知道病变周边取材的危险性，做好局部止血准备，必要时需开颅手术清除血肿。

2. 影响病灶定位精度的因素

（1）影像学因素：靶点定位的精度通常与影像的矩阵（matrix）有关。目前常用CT机的矩阵为512×512，已能够满足立体定向活检手术精度的要求；新型CT机矩阵达1 024×1 024，靶点精度显示更佳。目前大多数立体定向仪采用直角坐标定位原则。在CT定位图像中，扫描的层厚对z坐标精度有影响；而x、y坐标的精度误差，与像素（pixel）大小有关。先进的CT、MRI设备能够保证定位精度在0.5mm之内。

（2）活检器械因素：活检器械包括活检针、活检套管、活检钳等，其加工精度直接影响穿刺靶点的精度。随着机械加工技术地提高，活检器械现已相当精致，其误差也在0.5mm以内。

（3）病变性质因素：病变体积较小、组织较为硬韧，穿刺时可能造成移位。病变突入脑室时，也会使实际穿刺活检落空；此时立体定向活检，要考虑应用特殊的活检器械，也可在内镜直视下活检。

3. 术中操作要点

（1）颅骨钻孔及进针位置选择：穿刺针进入的脑皮质点应避开重要功能区（如中央前回）。

（2）穿刺针至活检靶点的径路上，不应造成脑深部重要结构损害。

（3）穿刺针从皮质到活检靶点的距离应尽可能短。

（4）活检针取标本：Backlund活检针外径2.1mm，其针芯尖端有长10mm螺旋钢丝，用于采取病理标本。采取的病变标本应当包括三部分，CT/MRI显示增强病灶的外周组织、扫描增强的病灶、病灶的中心。

（5）防止并发症：注意观察患者意识、精神状态、语言、瞳孔、深浅反射、肌肉张力等变化，以便尽早发现神经损害症状，及时调整活检针的方向或深度。

4. 立体定向脑组织活检术后处理

（1）注意观察意识及生命体征变化；

（2）常规应用止血剂和抗生素；

（3）术后发生脑水肿时，应用甘露醇、激素对症治疗；

（4）颅内感染偶有发生，可有针对性选择抗生素控制。

五、提高活检的阳性率

立体定向活检术取样小是确定诊断的不利因素。标本 $<1mm^3$ 时，对于确定同性质肿瘤（如星形细胞瘤、少突胶质细胞瘤等）并不困难；但对于确定不同组织成分的肿瘤（如颅咽管瘤、畸胎瘤、转移癌等），则很容易误诊。为了提高脑内病变活检的阳性率，术者和病理科医师应注意下述原则。

1. 手术操作中注意原则

（1）术者与病理科医师密切合作，及时通告患者的临床情况（年龄、病程、体征）、影像学结果（包括CT、MRI、血管造影）和术中所见（肿瘤呈囊性、实性、坏死、钙化等）。

（2）根据病变体积，沿穿刺道尽量多采取组织标本。对于大脑半球的较大病变，每个病灶可采取2~10块标本（通常3~6块），每块标本长3~10mm（用螺旋活检针）或1~4mm（直径0.8~1.2mm的活检钳）。对于重要功能区的病变虽然不可能留取标本很多，但根据影像学检查能够选准靶点、有针对性的取材，可以用细针抽吸的方法。取标本时，要注意不能只取病灶中心的坏死区。

（3）活检标本取材要包括病变的外周、边缘和中心，最好能够贯通病变。术者可将取材部位标记在CT/MRI片上，供神经病理医师确定组织学诊断时参考。

（4）微型活检钳取材很小，其长处为不会造成正常解剖结构推移。对于质地较软的病变，抽吸方法留取标本效果也较好；手术将一根外径1.9mm的尖锐穿刺针插入瘤内，穿刺针的末端接2ml注射器抽吸。

（5）术中快速病理检查不能作出诊断时，应及时更换穿刺靶点。特殊病变的取材，需做相应的病理检查。

（6）囊性病变除留取囊壁外，抽出的囊液也要进行细胞学检查。

2. 病理标本处理的注意原则

（1）神经病理医师必须熟悉立体定向活检取材的微小标本检查技术，方能及时作出正确的诊断。

（2）有条件的单位，快速病理检查室可设在手术室内；至少应邻近手术室，以利及时检查和反复核实。

（3）中枢神经系统病理学分类可按照世界卫生组织（WHO）的标准。肿瘤的分级标准对于选择治疗方法，如手术、放射治疗、化疗，具有重要的意义。

（4）病理检查的常规技术包括冷冻切片、快速涂片和石蜡包埋。术中病理检查除可用冷冻切片技术外，目前也常采用快速涂片技术。将数块活检标本置于玻片上，轻轻涂布并加压，亚甲蓝染色（Loeffier 法）2min，然后在显微镜下观察，并可照相留底片。目前，石蜡包埋作为常规病理检查手段，结果最可靠。此外，根据病变情况，亦可对所取标本进行特殊包埋，供超薄切片和电镜检查。

（5）基于上述方法获得的病理诊断可分为两类。一类是快速病理检查，通过冷冻切片或涂片，使术者及时得到病理诊断，为下一个手术步骤（如脑肿瘤内放射治疗）提供依据，但此种方法有时对肿瘤的分类较困难；另一类是普通病理检查，取出的标本立即放入 10% 甲醛液中固定，留作常规石蜡切片，以便获得准确的病理诊断，指导日后临床治疗。有时术中快速病理诊断实难确定，可在靶点区置入一个小银片（用半个银夹折叠而成），待术后普通病理检查确定为肿瘤后，再依此靶点标记进行放射治疗。

六、颅内出血并发症的防治

颅内出血是立体定向手术活检的严重并发症，发生率 0.5%~3%。

1. 颅内出血种类 颅内出血的种类涉及穿刺道的各部位：硬膜外血肿、硬脑膜下血肿、脑实质内血肿、脑室内出血等。出血的原因：一是穿刺道出血，因活检穿刺本身带有一定的盲目性，即使选入颅点时尽可能避开皮层静脉走行部位，但遇有走行异常或因某因素存在静脉多分支者也难以判断，而脑深部的一些小血管则无法避开，穿刺损伤后引起出血；二是取材点出血，恶性肿瘤生长快，多含有丰富的新生毛细血管网和异常的血管结构，活检时可能损伤瘤内的血管而引起出血。

2. 定向活检出血的预防

（1）术前依据影像学检查，充分估计脑内病变的血液供应情况，根据影像学检查判断肿瘤是否易于出血；对易于出血病灶，采用侧方开口双套活检针较弹簧活检针更为适合。穿刺道选择尽量有目的避开皮层血管。活检过程中操作轻柔，遇有阻力时要反复旋转方向，慢速进退针，遇有阻力时不要用力过猛，避免损伤脑组织和撕破血管，必要时改换穿刺点或活检靶点。

（2）选择穿刺点和穿刺道，应避开颅内重要血管。由于脑组织是富有血管的组织，在脑表面有许多回流静脉网纵横交错走行，且穿入点即小又深在，无法用肉眼看到。因此，确定入颅内通道时要注意：避开脑表面主要血管的走行部位，避开脑皮质的主要功能区。一般入颅通道点应在颅骨投影的矢状缝旁 2cm 的前后连线上或在额前部、顶结节部；颅后窝入颅通道应选在枕部正中线两外侧各 2.5cm 范围内，这样造成脑表血管损伤、颅内出血的机会较少。

（3）调整好细颅钻钻骨孔的深度，防止固定架滑脱使长钻头刺入脑内过深。

（4）刺破硬脑膜要用尖头穿刺针，避免用钝器将硬膜向颅内推开造成硬膜外血肿。针尖到达硬膜外时，撤出针芯，验证是否有硬膜外出血。从皮质到病变靶区时，穿刺针要钝性分离通道，以防锐器刺破通道上的血管引起出血。

（5）应用头端圆钝的穿刺针继续通过脑组织，直至靶点。

3. 定向活检出血的处理

（1）术中发现穿刺针尾部有动脉血或静脉血涌出时，应立刻停止移动穿刺针，外套管可暂不退出，以便向外引流血液，避免形成脑内血肿；较小的出血一般可以自凝，局部可以注入止血药如凝血酶、立止血（进入蛛网膜下腔可引起癫痫发作）等，也可以将细条状明胶海绵从外套管内送至出血点压迫止血。一般经上述处理，均可在短时间内达到止血目的。活检区少量出血（3~5ml）无需特殊治疗，一般术后 3~5 天就能自行吸收。为防止术后出血或水肿加重引起脑疝，活检后 48h 内应进行生命体征监测，并行 CT 复查；一旦发现血肿形成，应立刻开颅或立体定向手术清除血肿。

（2）出血量较多时，可应用凝血酶 500~1 000u（溶于 2~5ml 注射用水）直接经穿刺针注入，常即时达到止血效果。确认无活动出血后，拔出穿刺针，更换穿刺靶点，不得再于该处采取标本。对于瘤床多量出血，即使置入少许明胶海绵仍难以压迫止血，不能排除血肿增大可能，尤其是深部病变。采用经穿刺针反复用等渗盐水冲洗后观察，一般能止血，但术后需要及时进行 CT 复查。术中出血难以止住时，可行立体定向引导神经内镜进入靶区，直视下电凝止血。

（3）活检完毕后可用穿刺针检查穿刺道有无出血。将穿刺针插入活检的最低靶点，取出针芯后缓缓拔针，术者确认有否活动性出血。如果针尾有血液流出，应将穿刺针固定此处，处理同上。由于立体定向手术穿刺具有不可视性，即使采取了上述措施，仍有刺破血管引起较大出血的可能，对怀疑出血的患者应及时 CT 复查；若血肿较大且造成脑压迫症状时，要尽早行立体定向或开颅手术清除血肿。

（田增民　王亚明）

参考文献

1. 田增民．现代立体定向神经外科学［M］．北京：中国科学技术出版社，1997：114-121.
2. 傅先明，牛朝诗．颅内占位病变立体定向外科．立体定向和功能性神经外科学［M］．合肥：安徽科学技术出版社，2004：691-704.
3. 于新，刘宗惠，田增民，等．CT、MRI 引导立体定向脑活检术的临床研究［J］．中国神经精神疾病杂志，2001，27（5）：352-354.
4. Shastri-Hurst N，Tsegaye M，Robson D K，et al. Stereotactic brain biopsy：an audit of sampling reliability in a clinical case series［J］. Br J Neurosurg，2006，20（4）：222-226.
5. Jain D，Sharma M C，Sarkar C，et al. Comparative analysis of diagnostic accuracy of different brain biopsy procedures［J］. Neurology India，2006，54（4）：394-398.
6. Matthew J，McGirt BS，A1an T，et al. MRI-guided stereotactic biopsy in the diagnosis of glioma：comparison of biopsy and surgical resection specimen［J］. Surg Neurol，2003，59：277-282.
7. Dorward NL，Paleologos TS，Alberti O，et al. The advantages of frameless stereotactic biopsy over frame-based biopsy［J］. Br J Neurosurg，2002，16（2）：110-118.
8. Hemm S，Vayssiere N，Zanca M，et al. Thallium SPECT-based stereotactic targeting for brain tumor biopsies. A technical note［J］. Stereotact Funct Neurosurg，2004，82（2）：70-76.

第七节　神经内镜手术

一、概述

神经内镜手术技术是微侵袭神经外科核心技术之一，需要借助内镜镜头和器械，通过人体的自然孔隙或者微小创口完成手术。其目的是以最小的创伤给予患者最好的疗效。

20 世纪 90 年代至今，国内神经内镜手术技术已经发展了 20 余年。目前，内镜颅底外科已经从单一手术，扩展到整个颅底中线区域及中线旁区域，如脊索瘤、颅咽管瘤和脑膜瘤等疾病手术治疗。内镜脑室脑池外科也从单纯治疗脑积水扩展到可以常规完成脑室脑池内囊肿以及部分脑室内肿瘤的内镜手术治疗。同时，内镜脊柱脊髓外科微创治疗椎管内肿瘤以及内镜经颅外科微创治疗各种不同部位颅内病变也在迅速发展。内镜神经外科从基础研究到临床应用，从脑室脑池病变到脑实质病变，从颅底到脊柱，从单纯内镜手术到与多种神经外科新技术联合应用，治疗范围日趋扩大，治疗疾病种类越来越多。现代神经内镜已经应用到几乎所有的神经外科疾病的治疗当中，体现出其得天独厚的优势。神经内镜技术在神经外科领域具有广阔的发展前景。

根据内镜手术器械操作的通道是完全在内镜中还是在内镜外将内镜神经外科分为如下两类：

1. 镜内内镜神经外科（intra-axial endoscopic neurosurgery，IAEN），简称内镜内神经外科（IEN）：手术过程中内镜是唯一的照明设备，所有的手术操作都是通过内镜的工作管道来完成。例如第三脑室底部造瘘术、脑室内囊肿造瘘等。

2. 镜外内镜神经外科（extra-axial endoscopic neurosurgery，EAEN），简称内镜外神经外科（XEN）：手术过程中内镜是唯一的照明设备，手术器械操作在内镜镜体外完成。包括内镜经鼻颅底肿瘤切除术、部分内镜下脑室肿瘤切除手术以及脊柱内镜手术等。

二、神经内镜手术的仪器设备

（一）神经内镜的主机、光源及镜体

神经内镜主要由镜体、光源、成像系统及图像记录装置等部分构成（图 7-7-1）。

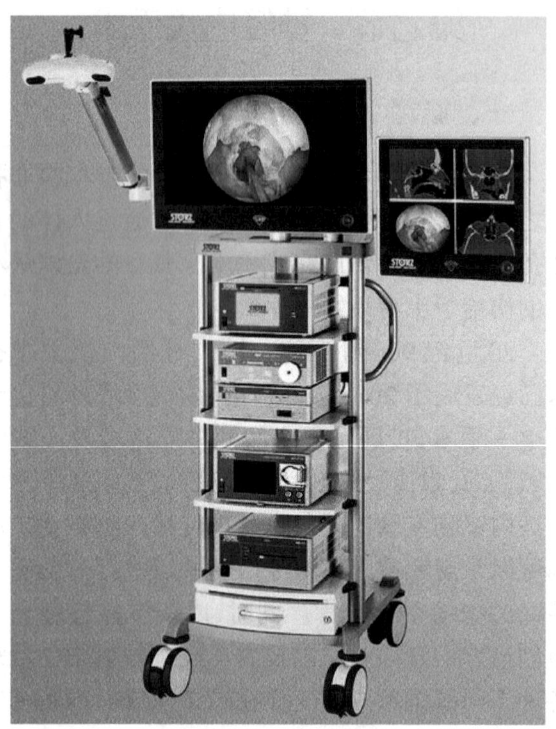

图 7-7-1 神经内镜系统的主体部分

1. 镜体 镜体依照功能分为观察镜及工作镜。观察镜主要是指没有工作通道仅有光学系统的内镜。工作镜除了具有观察镜的功能外，还具有至少一个以上的工作通道，具有手术、冲洗及吸引等多种功能。

按神经内镜应用领域的不同分为：脑室脑池内镜、颅底内镜、脊髓脊柱内镜及其他内镜；根据内镜视向角不同分为 0°、30°、45°、70°、120° 内镜；根据神经内镜的结构和形状分为硬性内镜和软性内镜。

（1）硬性内镜：硬性内镜，简称硬镜（图 7-7-2）。硬性内镜通过多个柱状透镜成像，其外径一般在 2~8mm 之间，内可有一个通道，也可以有多个通道，如照明、冲洗、吸引、工作等通道（图 7-7-3），长度一般为 130~300mm。内镜操作器械沿着内镜内、外进入术野，手术在显示器引导下完成。硬镜包括 0°、30°、45°、70°、120°（图 7-7-4、图 7-7-5）等。带角度内镜可以给出侧面视野，在颅底手术中可观察各个手术角落。其中 0°、30°、45° 镜头可以用于观察和手术操作；70° 和 120° 的镜头，手术操作困难，主要用于术野死角的观察。

硬性工作内镜，自上而下依次为脑室工作镜、镜鞘（trocar）、鞘芯和可视鞘芯。

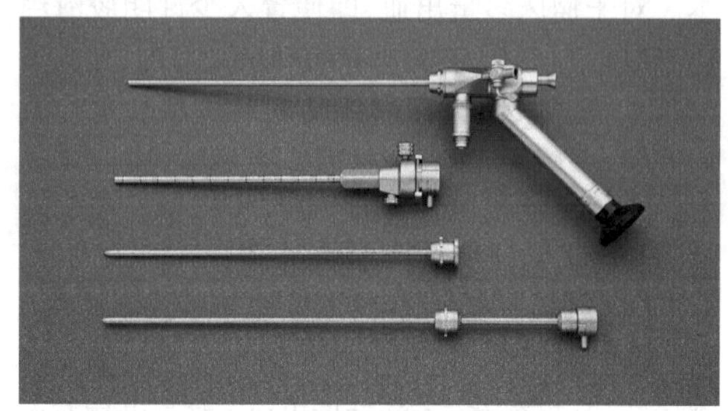

图 7-7-2 硬性工作内镜
自上而下依次为脑室工作镜、镜鞘、鞘芯和可视鞘芯

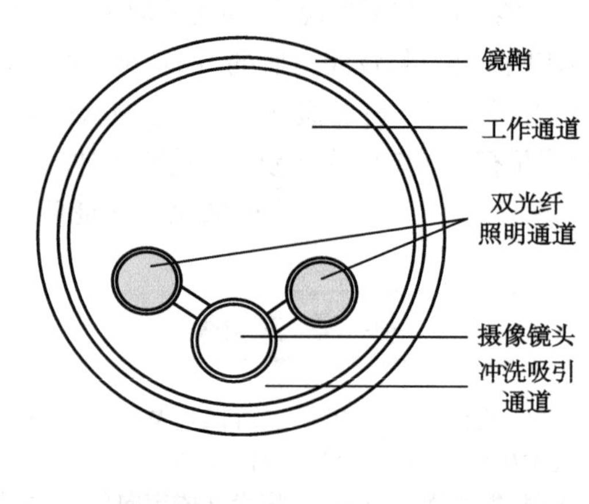

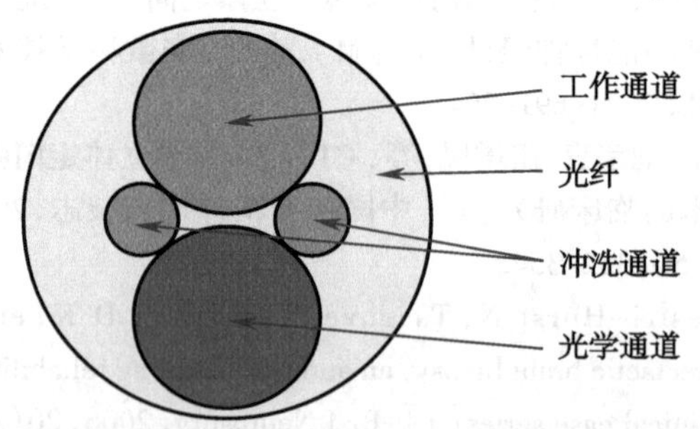

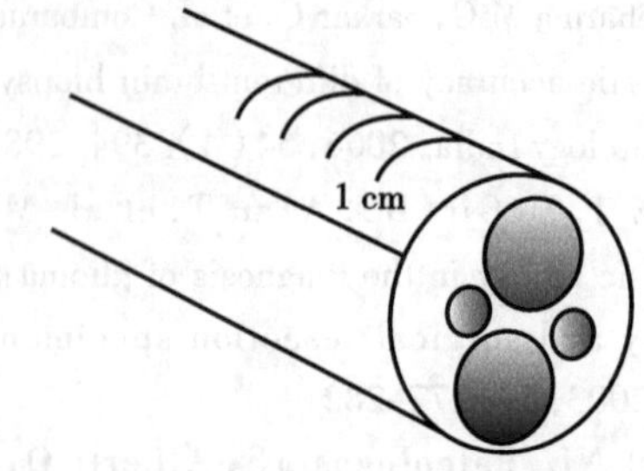

图 7-7-3 硬性神经内镜工作横断面

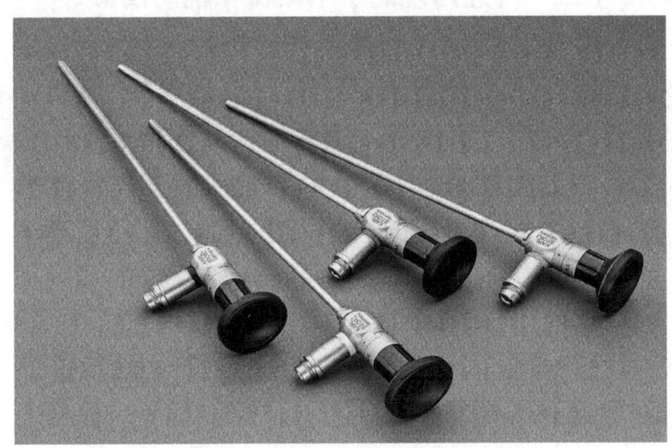

图 7-7-4　不同角度的硬性神经内镜

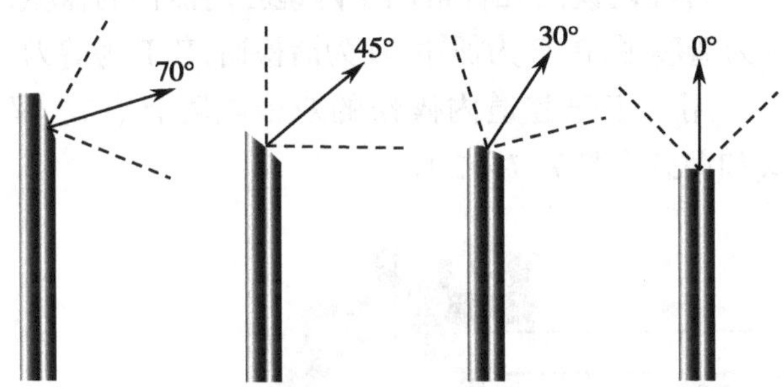

图 7-7-5　成角硬性神经内镜示意图

（2）软性内镜：目前使用的是电子软镜（图 7-7-6），简称“软镜”。软性内镜一般细而长，最长可达 1.0m，神经外科临床应用的多为 40cm 左右，外径 0.75~4.0mm，头端直径约 2~4mm。和硬性内镜一样，多数软性内镜亦有视道和照明通道，但因其外径小，通常将工作通道、冲洗通道和吸引通道合而为一。软性内镜除镜体柔软、可屈伸等特点外，头端还可以根据需要做成角或偏侧，最大视角可达 160°。软性内镜可以在脑室或脑池内移动，抵达硬性内镜无法到达的部位，进行观察和操作。

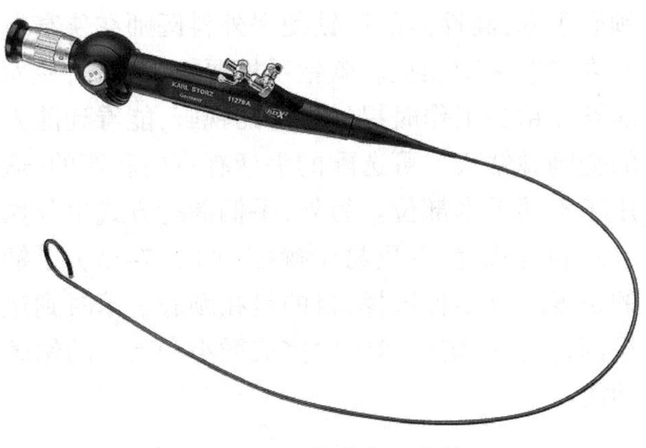

图 7-7-6　软性电子内镜

2. **光源**　目前临床广泛使用的为氙灯冷光源（图 7-7-7），新型 LED 冷光源可配备二次光学系统、自动散热管理系统和智能调光系统，可输出均匀的高亮度冷白光，寿命高达数万小时。

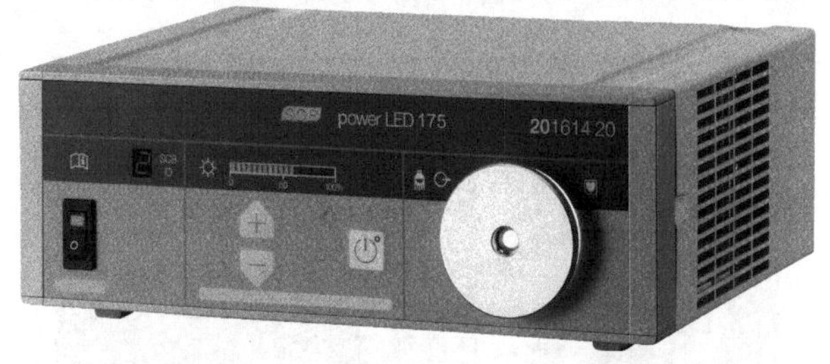

图 7-7-7　用于神经内镜的 LED 冷光源

3. **成像系统**　成像系统包括摄像头、摄像系统主机和显示器。

摄像头（图 7-7-8）与神经内镜的目镜相接，通过摄像系统主机（图 7-7-9）将图像传至显示器。目前应用的为高清、全数字摄像头。

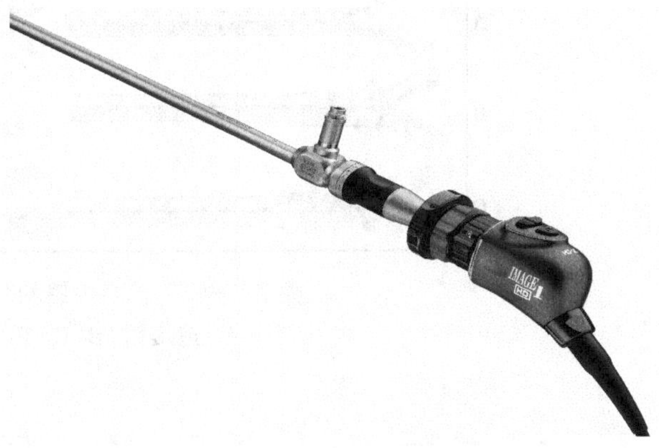

图 7-7-8　3-CCD 摄像头

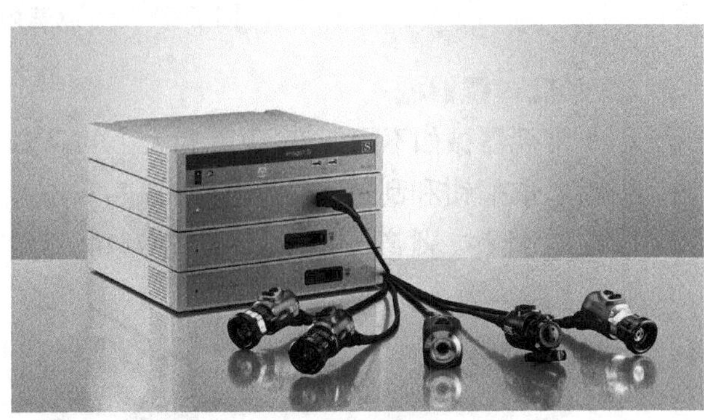

图 7-7-9　内镜摄像系统

显示器显示摄像头采集到的图像，目前高清显示器分辨率可达 1 920 × 1 080P。

4. **影像记录装置**　影像记录装置有助于记录和保存完整的资料信息，包括视频采集装置、光盘或硬盘存储介质和打印设备。

5. 3D 内镜　3D 内镜的目的是为了去除目前常规使用内镜二维成像的缺点。可以在佩戴 3D 眼镜操作时，提供三维视觉。未来可能成为内镜成像设备继续发展的方向（图 7-7-10）。

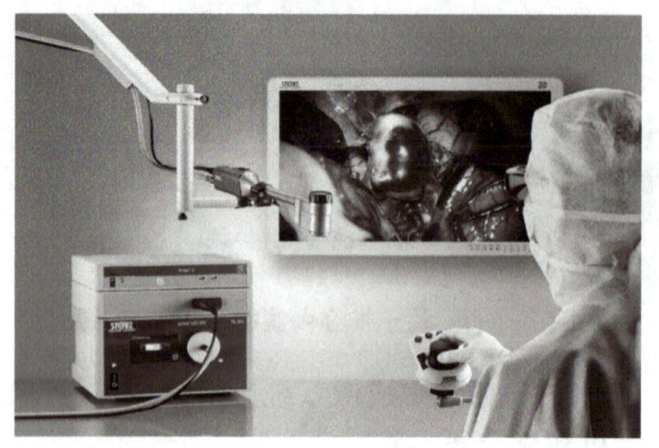

图 7-7-10　3D 内镜摄像系统

（二）神经内镜的手术器械和辅助设备

许多特殊设计的器械用于神经内镜手术，包括内镜专用显微剪刀、吸引器、双极电凝、显微剥离子以及其他器械等。这些器械共同特点是比传统器械更为细长，内镜手术器械一般要比镜体长 5cm 左右，尤其是用于工作镜的器械，直径须小于工作腔道直径（多小于 2.5mm）。

根据用途，内镜器械可分为：

1. 脑室、脑池内镜器械　主要包括造瘘钳、抓钳、活检钳和剪刀。显微剪刀有弯头、直头、双尖头、单尖头等多种，应根据操作进行选择（图 7-7-11）。

神经内镜的几种常用于内镜腔内操作的器械，A 为造瘘钳，B、C 为抓钳，D 为活检钳，E、F 为剪刀。

用于工作腔道内操作的双极电凝有点式、叉式和剪式（图 7-7-12）。

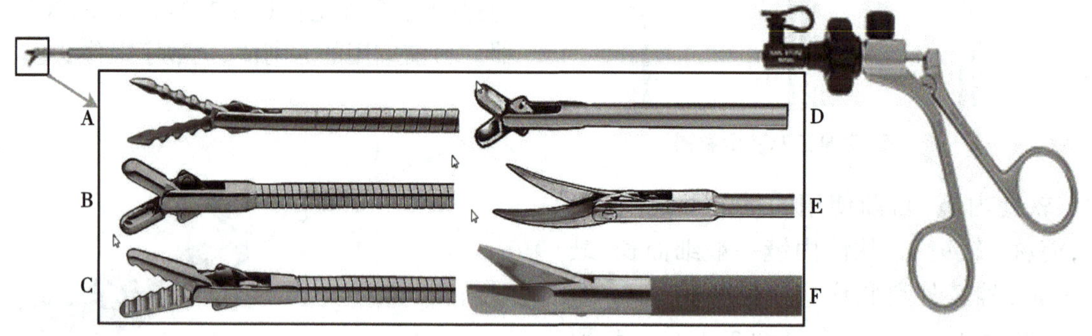

图 7-7-11　神经内镜的几种常用于内镜腔内操作的器械

A. 造瘘钳；B、C. 抓钳；D. 活检钳；E、F. 剪刀

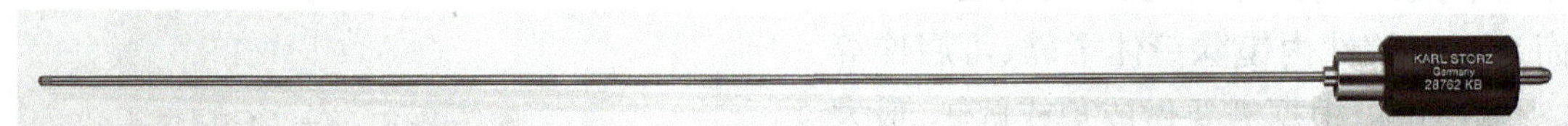

图 7-7-12　脑室内镜手术常用的双极电凝

2. 颅底内镜器械

（1）常规器械如不同长度、角度和大小的鼻窦钳、活检钳、取瘤钳和刮匙、双极电凝（图 7-7-13）、咬切钳、咬骨钳、剥离子、剪刀（图 7-7-14）等。

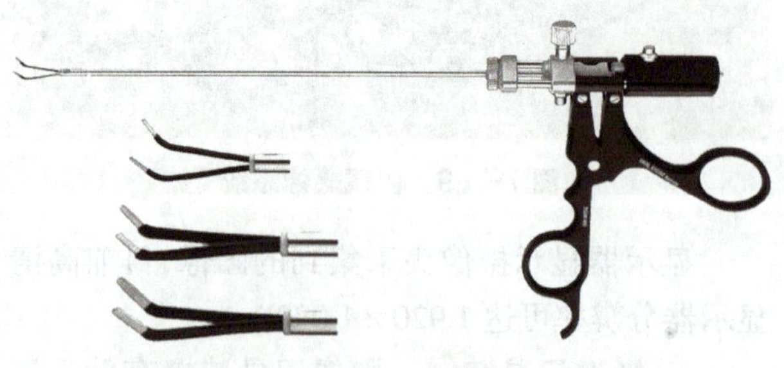

图 7-7-13　双极电凝

（2）用于磨除骨质的高速磨钻主要用于内镜经鼻和经口颅底手术磨除颅底骨质。对于内镜颅底手术，高性能的微钻使得外科医师在狭窄空间内能够平稳操控。微钻手柄要求为细长，从而能够在钻头工作时提供更好的视野，能看到前方的金刚砂钻头。可选配的手柄有直的和弯的，适用于不同手术部位。另外，手柄握持方式也分执笔式和枪式，前者更易于操控（图 7-7-15），手柄的长度也有多种选择，目的是在颅底手术时到达深部，并在一定的术野中完成微小和精巧的钻磨功能。

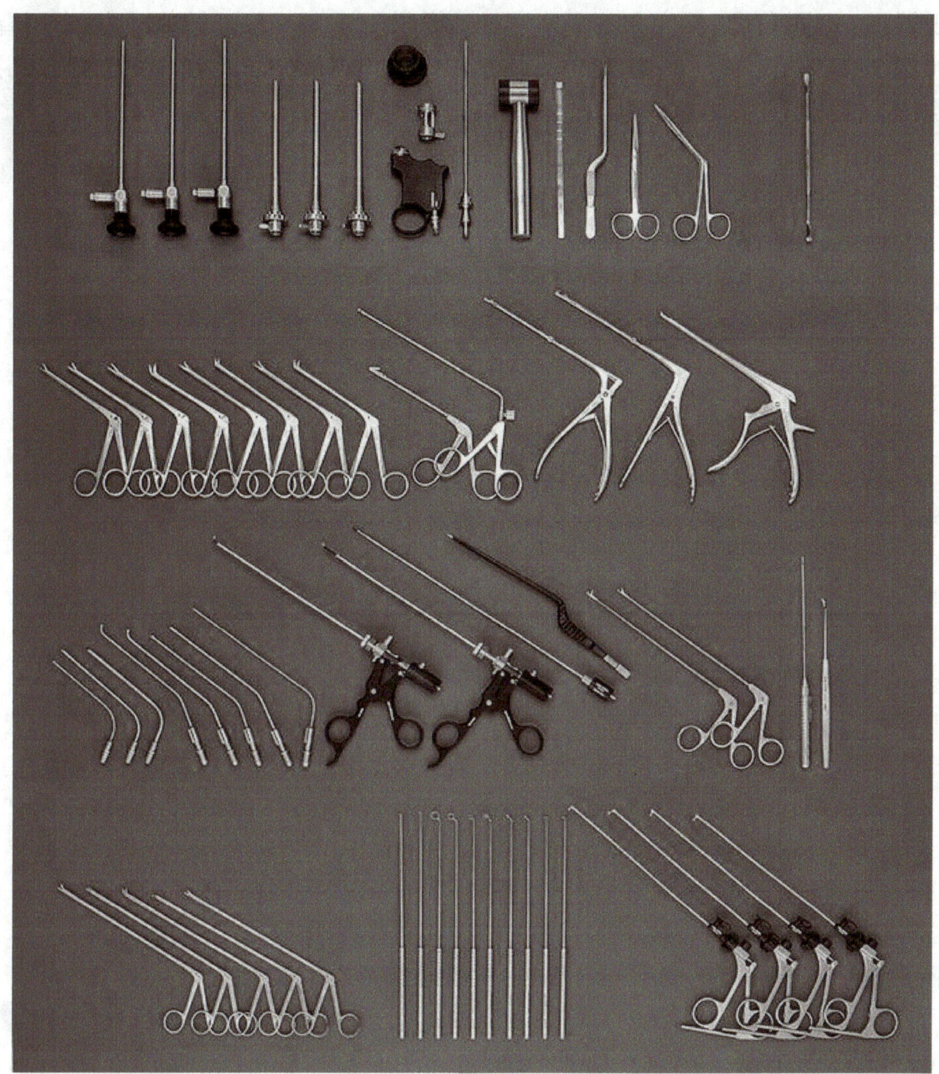

图 7-7-14 颅底内镜手术部分器械

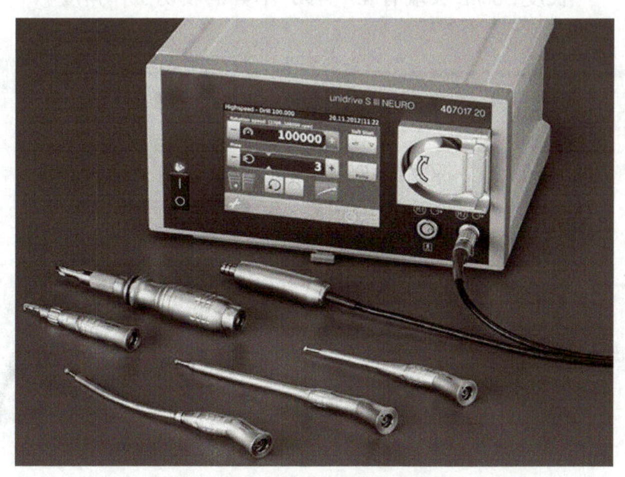

图 7-7-15 颅底内镜常用弯手柄和
磨钻头（执笔式手柄）

3. 脊柱内镜器械

（1）常规器械：不同角度、长度和不同直径的双极电凝（图 7-7-16），抓钳（图 7-7-17），咬切钳（图 7-7-18），探棒（图 7-7-19），触诊钩（图 7-7-20）等。

（2）高速磨钻动力系统（图 7-7-21）：可以提供 100 000U/min 转速动力，专用脊柱磨钻长度 30cm，直径 3.5mm，前端配合侧方保护鞘，避免血管神经损伤。

图 7-7-16 双极

长度 36cm，直径 2.5mm。前端有一定角度利于操作

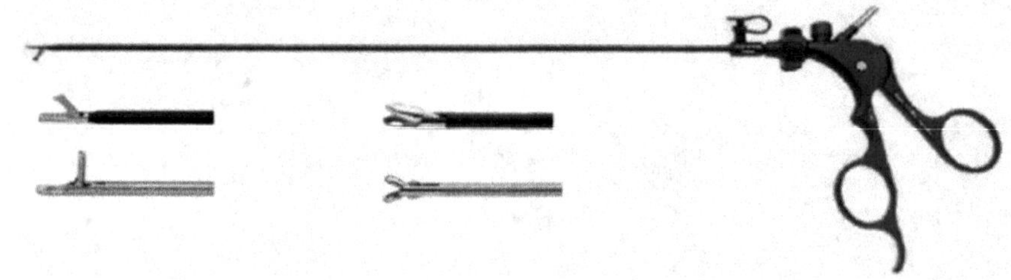

图 7-7-17 抓钳

长度一般 36cm，直径 2.7~3.5mm。开口角度 30° ~90°

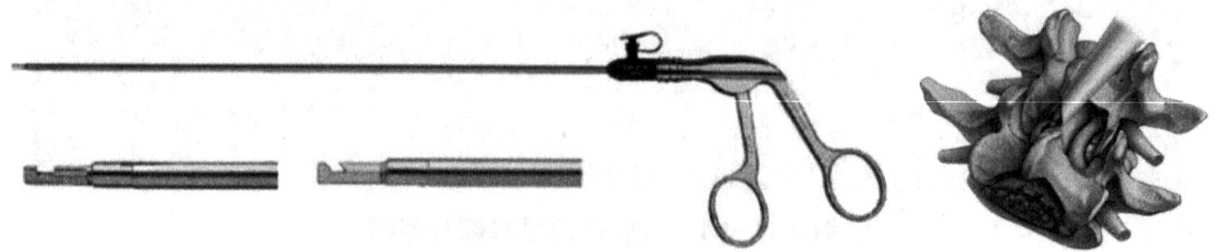

图 7-7-18 咬钳

长度 30cm，头端有 45° ~90° 不等的咬切工作角度

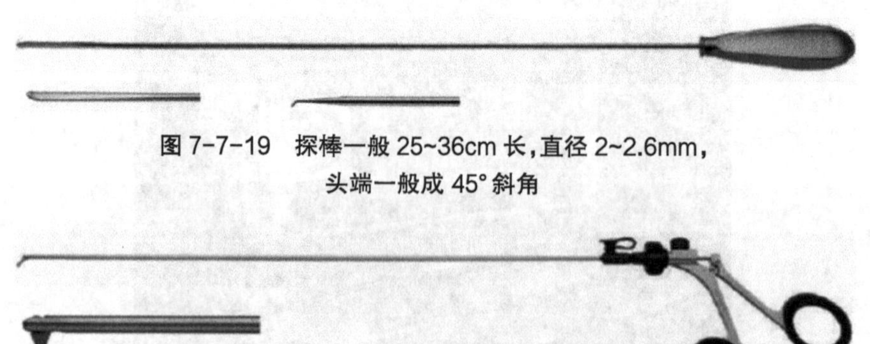

图 7-7-19 探棒一般 25~36cm 长，直径 2~2.6mm，头端一般成 45° 斜角

图 7-7-20 触诊钩长度 30cm，头端张开工作触钩 2.7~3.6mm

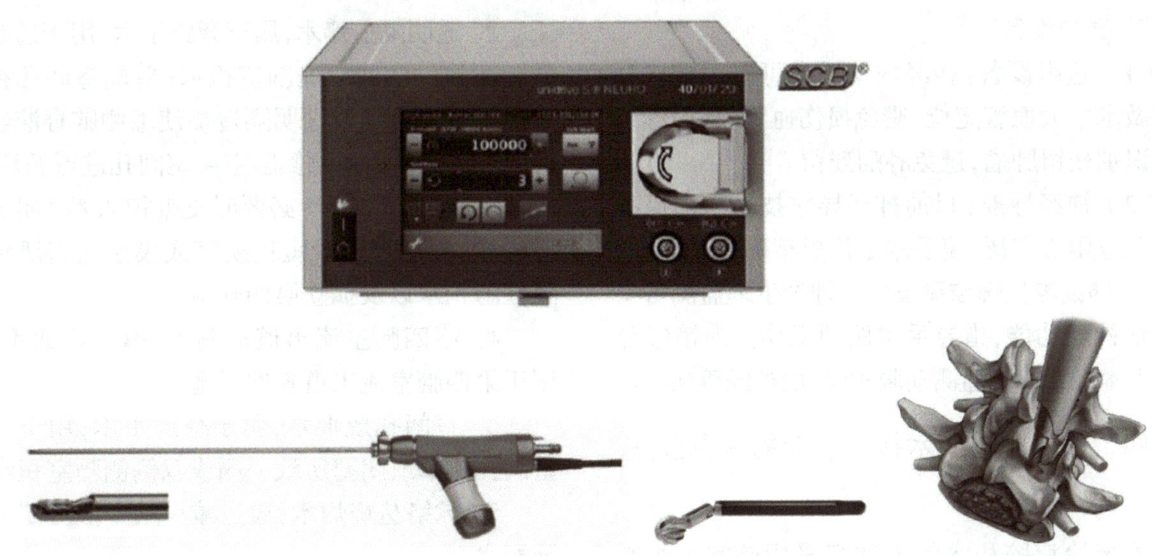

图 7-7-21 高速磨钻动力系统

三、神经内镜手术的辅助设备

1. 激光 用于神经内镜的激光主要有接触式半导体激光、氩激光和KTP激光三种。用于脑室、脑池内镜时,激光在水中不被吸收,在连续冲洗和吸引过程中同样可起组织切割、止血和汽化作用。用于颅底内镜时,可精细进行病变切割和止血。

2. 微型超声外科吸引器(微型CUSA) 内镜微型CUSA较常规的CUSA更加小巧、轻便、更长、更细,包括超精细微头,并且有成角和延长的手柄,从而在颅底内镜手术中更好地到达术野。另有超细的CUSA可通过3mm工作通道用于脑室、脑池内镜手术,大大提高脑室肿瘤的切除效率。

3. 冲洗系统和工作套管 内镜图像的清晰度需要清晰的介质、手术野的最佳显示以及最少的衍射。内镜镜头置入手术野,易沾染血液和碎屑。所以,内镜应配备有专门的冲洗系统,以减少和避免移动、清洁、重新置入内镜等不必要的操作。冲洗系统包括冲洗泵和冲洗管道,管道与内镜冲洗通道相连,使用无菌盐水冲洗镜头和术野,保持视野清晰(图 7-7-22)。

4. 固定装置 神经内镜手术中长时间持镜操作容易疲劳,此时易引起神经内镜的移位而损伤脑组织。内镜与固定和导向设备结合,可减少或避免内镜在手术中的移动,提高操作的精确性和安全性。支持臂必须结实、稳定,能够安全固定内镜,并根据术中需要灵活调节。分为机械和气动两类。早期的支持臂是机械式,稳定性较差。气动支持臂由球状轴承关节构成,既灵活,又稳定可靠(图 7-7-23)。

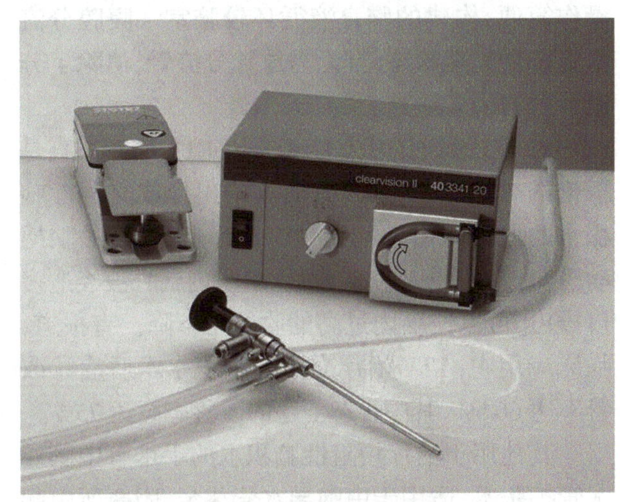

图 7-7-22 用于神经内镜的冲洗系统

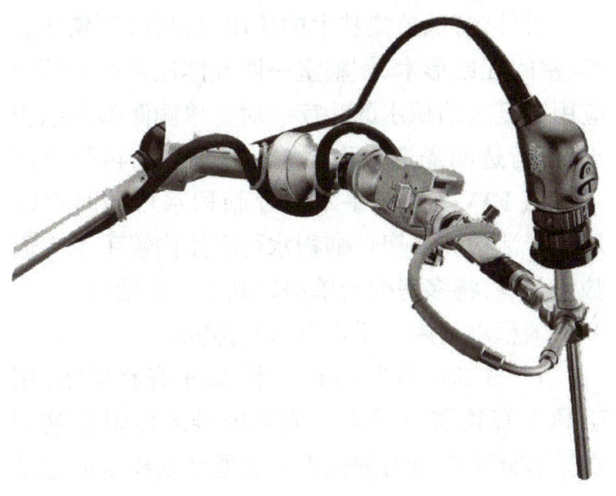

图 7-7-23 气动内镜支持臂

5. 导向设备

（1）超声设备：神经内镜手术可以用多普勒超声做术中大血管定位，避免损伤血管，利用彩超可以识别残留肿瘤，避免肿瘤残留。

（2）神经导航：目前神经导航技术与内镜技术结合应用最广泛，使手术定位更精确。

6. 神经电生理监测设备 神经生理监测可实时评估神经功能，指导手术医师操作。内镜经鼻颅底手术经常需要监测动眼神经、展神经等功能。

四、神经内镜手术技术治疗的常见疾病

（一）脑积水

传统治疗脑积水的方法多采用脑室－腹腔分流术，但存在分流管堵塞、感染等较多并发症，另外还可能导致分流管依赖以及心理障碍。目前，内镜下第三脑室底部造瘘术（ETV）已经成为治疗梗阻性脑积水的首选方式。ETV治疗脑积水操作简便，构建的脑脊液循环较脑室－腹腔分流术更符合生理状态，且无需放置分流管，消除了分流手术的诸多缺点。

对于交通性脑积水能否采用ETV治疗一直是争论的热点之一，国外有研究指出形成交通性脑积水的原因是由于脑室顺应性降低，增高的脑搏动压使脑室扩张。ETV术后，脑室内脑脊液经造瘘口排出，可以使脑内过高的收缩压下降。有报道，临床应用中，ETV治疗交通性脑积水术后症状改善率达66.5%，其中步态不稳的改善率高达75%。

其他用于治疗梗阻性脑积水的手术有中脑导水管扩张术，适用于中脑导水管狭窄、闭塞所引起的梗阻性脑积水。

另外，特殊造瘘技术的应用，包括透明隔穿通术、室间孔成形术、侧脑室—四叠体池穿通术等被应用于复杂脑积水的治疗。对于单侧侧脑室脑积水，可行透明隔造瘘沟通左、右侧脑室，再行分流手术或ETV。内镜手术治疗脑积水可同时对病灶进行活检。多房性脑积水可采用内镜手术沟通脑室分隔，将多房变为单房以利下一步治疗。

脑积水的内镜手术方法与指征：

1. 第三脑室底部造瘘术，属于旁路手术，用于导水管狭窄且导水管成形困难的梗阻性脑积水。部分正常压力脑积水和交通性脑积水通过第三脑室底造瘘术治疗也有效。

2. 透明隔造瘘术，属于旁路手术，用于透明隔囊肿所致一侧或双侧脑室积水；单侧室间孔狭窄成形困难者可通过透明隔造瘘使患侧脑脊液经过透明隔造瘘口由对侧侧脑室－室间孔进行循环。

3. 导水管成形（必要时支架植入术）属于疏通手术，用于导水管短程狭窄或膜性闭塞所致梗阻性脑积水以及孤立第四脑室。

4. 第四脑室流出道造瘘术，属于疏通手术，用于第四脑室流出道膜性闭塞。

5. 室间孔成形术，属于疏通手术，用于单纯室间孔狭窄或闭塞所致一侧或双侧侧脑室积水。

6. 脉络丛烧灼术，通过减少脑脊液分泌治疗脑积水。

7. 脑积水的病因治疗 例如，四叠体池蛛网膜囊肿可压迫导水管导致梗阻性脑积水，内镜下四叠体池蛛网膜囊肿造瘘术能够重新开放导水管，对脑积水达到病因治疗效果；脑室内囊虫导致的脑积水可通过内镜下囊虫摘除术进行病因治疗。

（二）颅内囊肿以及脑室内肿瘤

颅内囊肿包括不同部位蛛网膜囊肿、脑室内囊肿、脑实质内囊肿以及透明隔囊肿等。这些疾病大多为先天性病变，对于有症状者是内镜手术很好的适应证。应用神经内镜技术治疗颅内囊肿能够做到较大范围的囊壁开窗或部分囊壁切除，使囊肿和蛛网膜下腔、脑池或脑室充分沟通，效果确切，损伤小。所有颅内囊肿均应首选神经内镜手术治疗。

在切除脑室内肿瘤时，神经内镜不仅能看清脑室内形态和结构，还能使术者明确脑室内病变的位置以及多发病变的数目。另外，由于内镜的视角广，清晰度高，可以避免手术中肿瘤的残留。

（三）颅底疾病

使用内镜经鼻可直接显露从前颅底到鞍区、斜坡、枕骨大孔等颅底中线区域的病变。

经鼻颅底手术，内镜和显微镜比较具有以下优点：①手术视角广，可多角度观察，显示某些手术显微镜所无法到达的盲区和死角。内镜可以把外科医师的"眼睛"带到使用显微镜无法想象能够清晰看到的手术区域，经过同样的手术通道，其观察及手术操作范围明显扩大；②在较深的术野，手术显微镜的光亮度可能出现衰减。神经内镜可以近距离观察病变，不受术野深度影响，为深部术野提供更好的观察质量，分辨清晰度优于显微镜，

更有利于精细手术；③手术创伤小。

1. 内镜下经鼻蝶手术切除的技术已经成熟。与传统的显微镜经蝶切除术比较，应用内镜治疗，可以明显扩大手术视野显露，视角更广泛，清晰度和分辨率更高，更加方便外科医师对于肿瘤的切除和重要结构的保护，从而增加手术安全性，提高手术质量。

在切除手术中，内镜独特的近距离和多角度观察优势体现在以下三个方面：①对位于显微镜观察死角的病变不再是使用刮圈等器械非直视操作，而是将内镜深入瘤腔内直视操作；②对于垂体微小腺瘤，可以利用内镜近距离精细观察明确瘤体和垂体的界限，从而在较小损伤正常垂体的前提下，全切肿瘤；③垂体纤维型大腺瘤在显微镜下切除时，由于视野显露缺陷，只能看到肿瘤下部，肿瘤质地硬韧又无法用刮圈刮除，盲目牵拉更不可行，所以切除困难。此时，在内镜下，可以从不同方向分离肿瘤假包膜，更利于全切肿瘤。

总之，内镜经鼻手术治疗是一种创伤小、效果好的微侵袭神经外科技术，目前已经成为许多国内外医疗机构的首选方法。

2. 脊索瘤 颅底脊索瘤一般起源于颅底中线区域骨质。部分脊索瘤生长局限，侵袭范围小，手术相对简单和安全。部分脊索瘤侵入硬脑膜内，并和视神经、下丘脑、脑干、椎－基底动脉系统以及脑神经粘连紧密，部分脊索瘤广泛侵袭中线区域以及中线旁区域骨质，并包裹、侵袭在颅底骨质内或周围走行的颈内动脉以及重要的脑神经。由于该肿瘤起源于颅底骨质，所以经鼻或经口入路更符合肿瘤的病理生理特点，应作为脊索瘤手术切除的首选入路。手术方法包括：①内镜经鼻入路，并以此为中心向周围扩展，适合于位于蝶筛窦、中上下斜坡的肿瘤；②内镜经口咽入路，适用于位于下斜坡、枕骨大孔、上位颈椎前方的肿瘤；③内镜与显微镜结合使用，适用于生长范围广泛，单纯一种方法难以彻底切除的肿瘤。

内镜治疗颅底脊索瘤，手术创伤小，术后严重并发症少，患者恢复快，住院时间短。

3. 颅咽管瘤 随着内镜手术技术、颅底重建技术及设备的不断进步，对于完全位于硬脑膜内的颅咽管瘤也开始采取神经内镜手术技术切除。适合内镜经鼻切除的颅咽管瘤为鞍内型、鞍内鞍上型以及部分鞍上型颅咽管瘤。

4. 脑膜瘤 颅底脑膜瘤基底位于肿瘤腹侧，血供主要也来源于腹侧颅底硬脑膜，而其相邻的重要血管和神经则位于肿瘤背侧，所以从肿瘤的腹侧切除颅底脑膜瘤更适合肿瘤的病理特点和生长方式。

但是因为解剖结构的限制，内镜经鼻手术目前主要应用于切除颅底中线区域的颅底脑膜瘤，其优势为可以首先切除肿瘤的基底，切断肿瘤的血供，而且对于肿瘤基底的切除更彻底。目前主要应用于鞍结节脑膜瘤的内镜经鼻切除。

5. 胆脂瘤 颅底胆脂瘤有沿蛛网膜下腔向邻近部位生长的特性，从而形成巨大不规则占位性病变。因病变不规则，单纯显微手术常因镜下存在“死角”而使肿瘤难以全部切除。神经内镜能直接到达颅内深部，凭借其良好的光源和不同角度的镜头，施术者可清晰地观察到各种直线视野无法看到的死角病变以及周围的结构，有助于发现残存在显微镜“死角”处的肿瘤，提高全切率，减少肿瘤复发；同时能够有效避免损伤深处病灶周围重要的神经、血管，减少手术并发症。

（四）颅内血肿

神经内镜手术技术可用于治疗外伤性和自发性脑室内出血、脑实质内血肿、慢性硬脑膜下血肿等。其原则是在不损伤血肿壁或引起新的出血的前提下，尽量清除血肿。较传统治疗方法，手术创伤更小。

（五）肿瘤活检

内镜神经外科技术是脑室内位置深在肿瘤活检最理想的工具，可以尽可能地减少周围重要结构的损伤，同时能够直视下进行活检操作。与影像学介导的立体定向活检比较，神经内镜介导的直视下操作大大减少了活检组织的误差，并可以在获得明确诊断的前提下尽量减少并发症。另外，内镜手术最大的优势在于可以在活检的过程中同时治疗伴发的脑积水。

（六）脑脊液鼻漏

脑脊液鼻漏是由于硬脑膜和颅底支持结构破损，使蛛网膜下腔与鼻腔相通，脑脊液经鼻腔流出而形成，常见于外伤、肿瘤、鼻窦疾患和手术后。用内镜经鼻腔修补脑脊液漏有微创、直视下操作、术中瘘口判断准确、无面部瘢痕、不易感染等优点，已成为治疗脑脊液鼻漏的首选治疗方法。

（七）微血管减压

使用神经内镜进行微血管减压术具有锁孔开

颅、对脑组织牵拉轻微、照明清楚、寻找责任血管确切、能够多角度观察等优点。

（八）脊柱脊髓疾病

采用特制的椎管内镜可行椎管内脊髓探查。能明确诊断经椎管造影、数字减影血管成像、磁共振检查不能确诊的脊髓病变。神经内镜下应用管状牵开器切除硬脊膜内外肿瘤，与传统的后正中椎板切开肿瘤切除术比较，具有创伤小、住院时间短、失血少、术后麻醉药剂量少等优点。经皮内镜下椎间盘切除、椎间孔成形术已渐趋成熟。内镜下治疗寰枢椎脱位或畸形、脊髓空洞症、脊髓拴系以及内镜下脊柱内固定、椎旁脓肿引流、胸交感神经节切除术等报道也日益增多，可以手术时间和术中出血，手术切口小，患者住院时间明显缩短，恢复期的疼痛也明显减轻。

五、普通内镜经鼻蝶入路手术方法

（一）内镜镜体

目前内镜经鼻手术使用外径4mm、长18~20cm的硬性内镜，多使用0°镜和30°镜。

（二）手术技术（经鼻孔中鼻甲 - 鼻中隔入路）

1. 常规气管内插管全身麻醉，患者取仰卧位，头部后仰10°。

2. 在内镜直视下逐步进入右侧鼻腔，首先辨认下鼻甲（图7-7-24），继续深入鼻腔可见到中鼻甲，中、下鼻甲与鼻中隔之间呈Y形间隙（图7-7-25），中鼻甲和鼻中隔间为手术通道。沿中鼻甲向后上探查，可到达蝶筛隐窝，隐窝内为蝶窦开口（图7-7-26）。

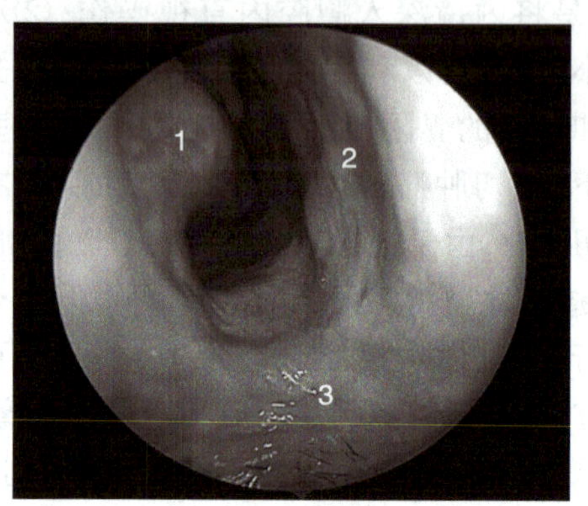

图7-7-24 内镜下探查右侧鼻腔

内镜下显示：1. 下鼻甲；2. 鼻中隔；3. 鼻前庭

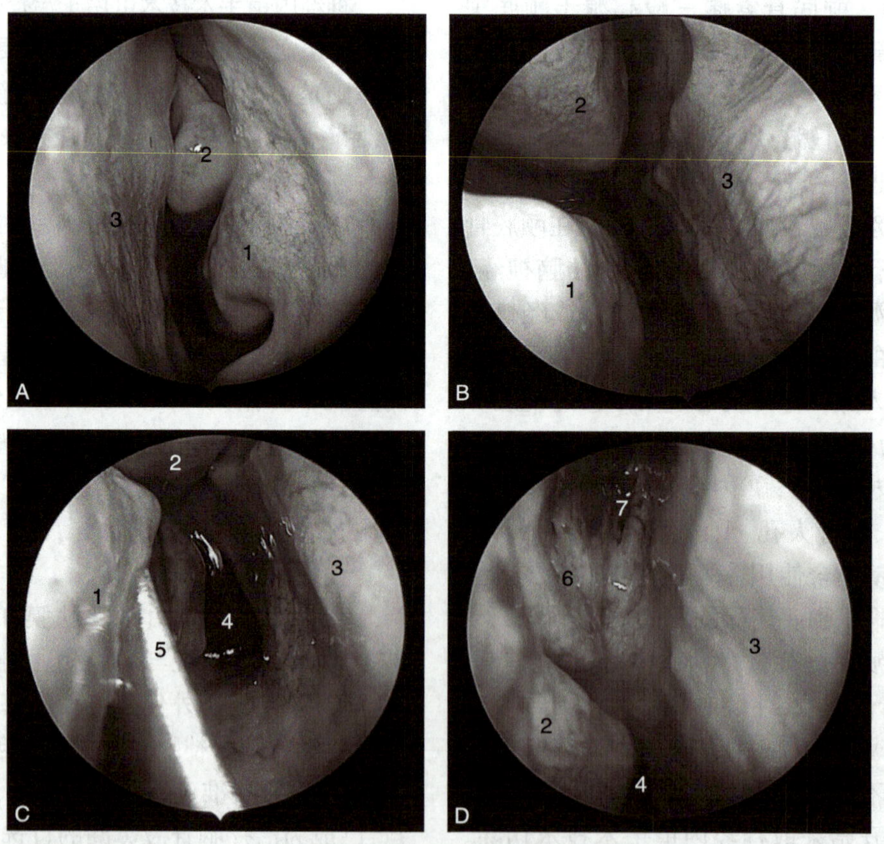

图7-7-25 内镜下显示鼻腔内结构

内镜下分离扩张鼻道：1. 下鼻甲；2. 中鼻甲；3. 鼻中隔；4. 后鼻孔；5. 吸引器；6. 上鼻甲；7. 蝶窦开口

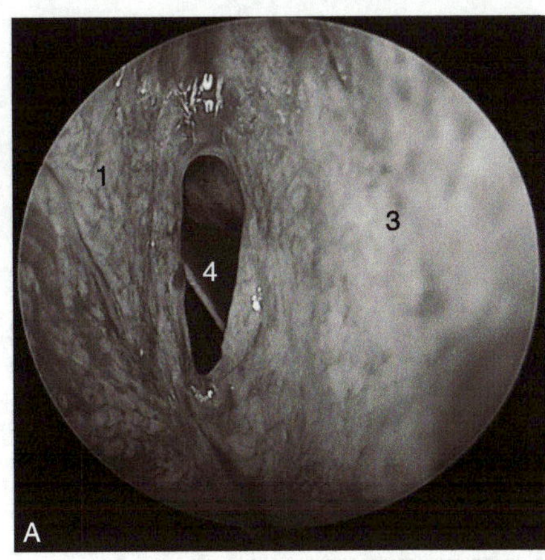

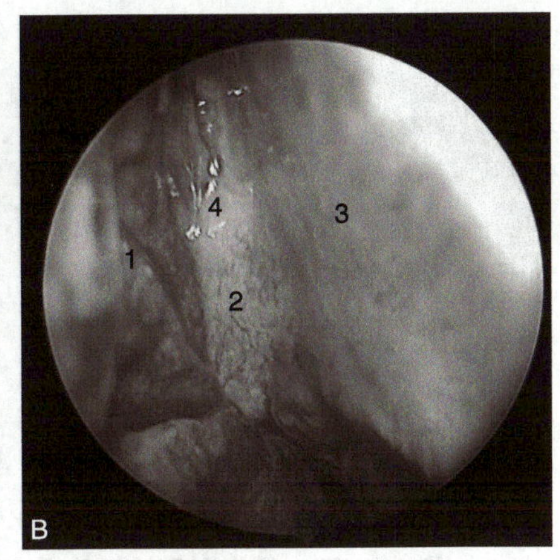

图 7-7-26　在蝶筛隐窝内寻找蝶窦开口

A. 清晰的蝶窦开口；B. 裂隙状蝶窦开口

1. 上鼻甲；2. 蝶筛隐窝；3. 鼻中隔；4. 蝶窦开口

3. 从蝶窦开口内上缘，沿蝶窦前壁和鼻中隔后部，弧形切开鼻黏膜（图 7-7-27），用枪装剪刀从鼻腔黏膜和蝶窦黏膜的连接部剪开（图 7-7-28），将黏膜瓣掀向下方，显露蝶窦前下壁和骨性鼻中隔（图 7-7-29）。

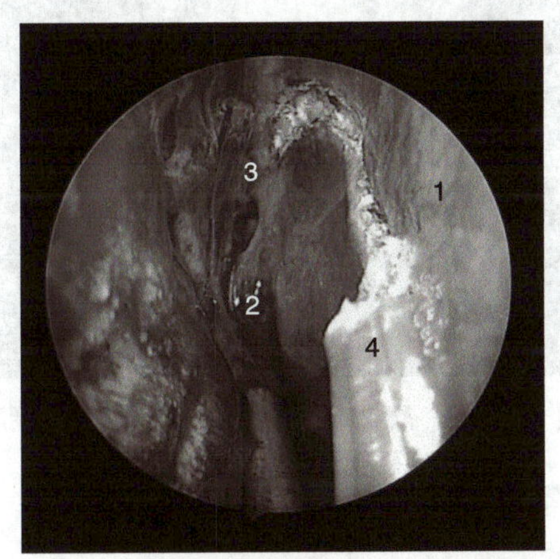

图 7-7-27　在蝶窦开口内侧，用直镰状刀（电刀）弧形切开蝶窦前壁黏膜

1. 鼻中隔；2. 蝶窦前壁黏膜；3. 蝶窦开口；4. 电刀

4. 在两侧蝶窦开口间，用磨钻磨除蝶窦前壁骨质和骨性鼻中隔后部，开放蝶窦腔。部分去除蝶窦黏膜，可见蝶窦间隔（图 7-7-30）。

5. 用磨钻磨除蝶窦间隔（图 7-7-31），显露鞍底、两侧颈内动脉隆起和鞍底－斜坡隐窝（图 7-7-32）。经常会同时显露鞍结节、视神经管和视神经管颈内动脉隐窝。去除蝶窦间隔时建议使用高速磨钻，尽量不使用咬钳，避免造成鞍底、前颅凹底骨折。对于甲介型蝶鞍或蝶窦气化不良的患者，可在导航引导下进行定位。蝶窦气化不良或甲介型蝶窦需要用磨钻磨除骨质，此时骨质以松质骨为主。直到鞍底，鞍底骨质为密质骨，多可鉴别。

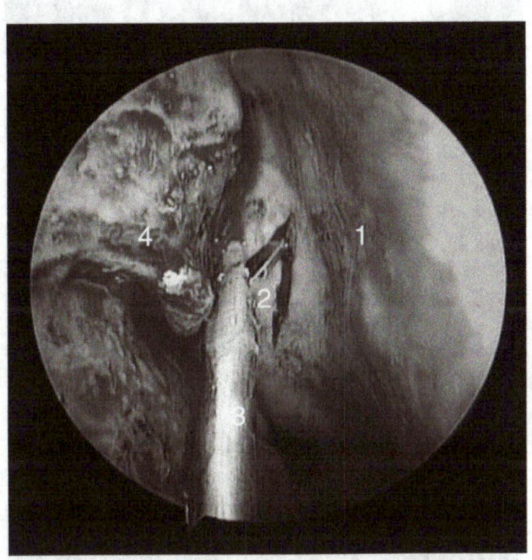

图 7-7-28　用枪状剪刀将鼻腔黏膜和蝶窦黏膜的连接部剪开

1. 鼻中隔；2. 切开的黏膜瓣；3. 枪状剪刀；4. 上鼻甲

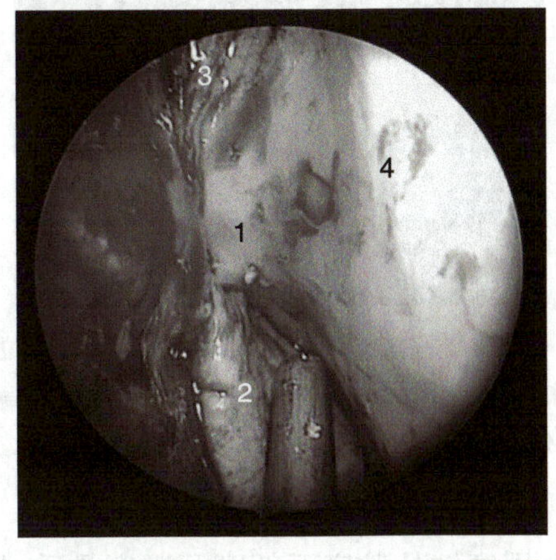

图 7-7-29　将黏膜瓣掀向下方，显露蝶窦前下壁

1. 蝶窦前下壁骨质；2. 黏膜瓣；3. 蝶窦开口；4. 鼻中隔

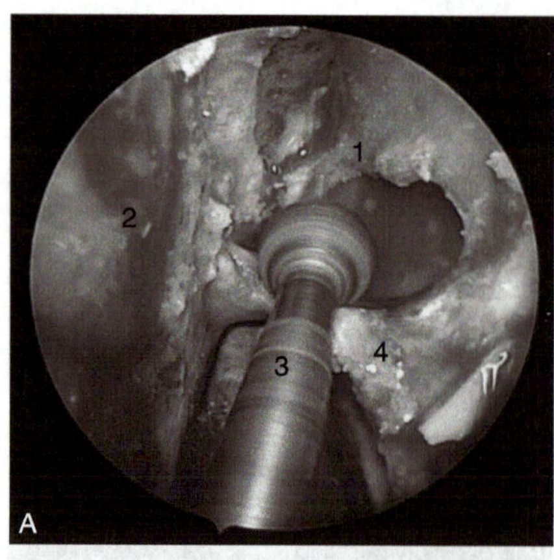

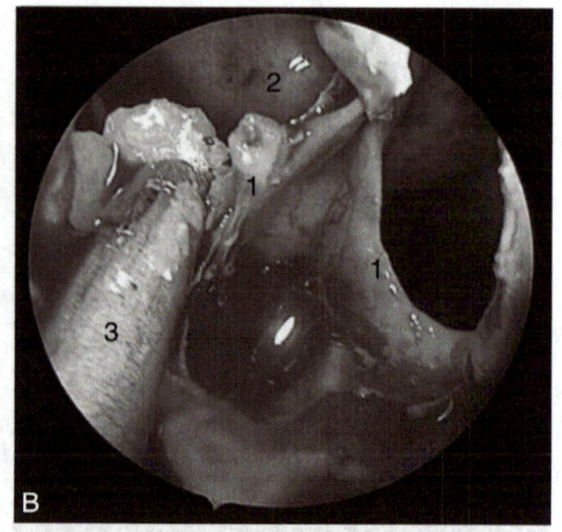

图 7-7-30 用微型磨钻磨除蝶窦前壁骨质，显露蝶窦腔和蝶窦间隔

A. 内镜下显示：1. 蝶窦间隔；2. 上鼻甲；3. 磨钻；4. 犁状骨；

B. 内镜下显示：1. 蝶窦分隔；2. 鞍底；3. 吸引器

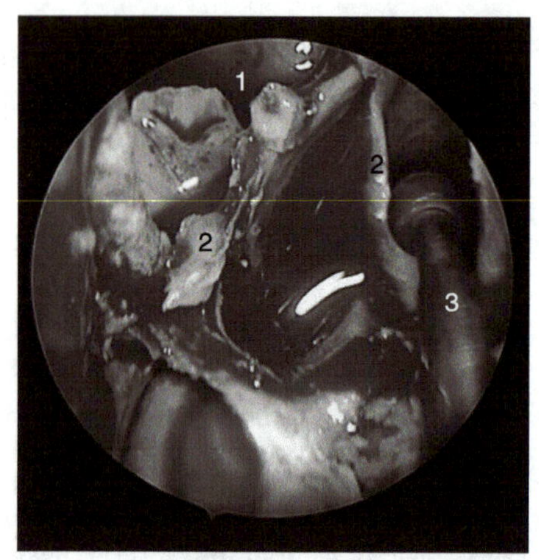

图 7-7-31 用磨钻磨除蝶窦间隔

1. 蝶窦腔；2. 蝶窦间隔；3. 磨钻

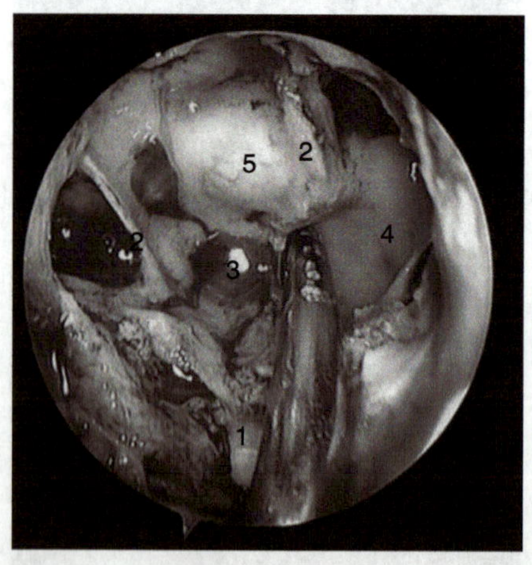

图 7-7-32 开放蝶窦腔后，需判断蝶窦间隔位置，并根据残余犁骨来定位中线，避免鞍底定位偏斜

1. 残余犁骨；2. 蝶窦间隔；3. 鞍底－斜坡隐窝；4. 颈内动脉隆起；5. 鞍底

6. 用磨钻从鞍底下部磨开鞍底骨质，根据肿瘤大小，开放直径约 1~1.5cm 的骨窗，显露鞍底硬脑膜（图 7-7-33）。

7. 用直镰状刀十字形或放射状切开硬脑膜，显露肿瘤（图 7-7-34）。

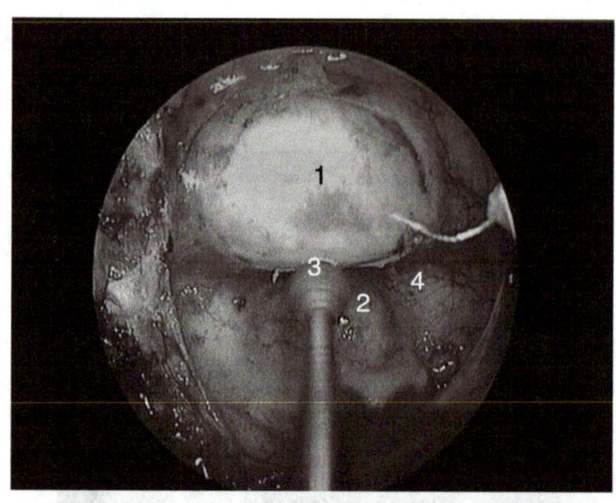

图 7-7-33 磨钻磨除鞍底骨质，显露鞍底硬膜

1. 鞍底硬膜；2. 鞍底－斜坡隐窝；3. 磨钻；4. 颈内动脉隆突

8. 先用取瘤钳取部分肿瘤组织留做病理检查，用环形刮圈和吸引器分块切除肿瘤。若肿瘤较大，切除大部肿瘤后，在内镜下探查瘤腔，直视下切除残余肿瘤（图 7-7-35）。切除肿瘤的顺序应当先从前下，切向后下，达到鞍背水平，两侧达到海绵窦水平。再从后上到前上依次切除，这样可使鞍上蛛网膜从后向前逐渐塌陷，有利于减少因鞍上蛛网膜下陷过早而增加视野死角。对于较大的硬韧肿瘤，则可先切肿瘤中间，争取使肿瘤外周变薄，然后分离肿瘤假包膜，全切肿瘤。如遇见肿瘤坚硬，不能强行牵拉，否则会导致失明或者颅内难以控制的出血。对有些大的硬韧的肿瘤，可用使用扩大经蝶磨除鞍结节入路切除，此时应在鼻腔阶段制作大的鼻中隔黏膜瓣，以方便肿瘤切除后的颅底重建。

9. 切除肿瘤后，瘤腔内充填明胶海绵止血（图 7-7-36）。

10. 将蝶窦前壁黏膜瓣和中鼻甲复位（图 7-7-37）。

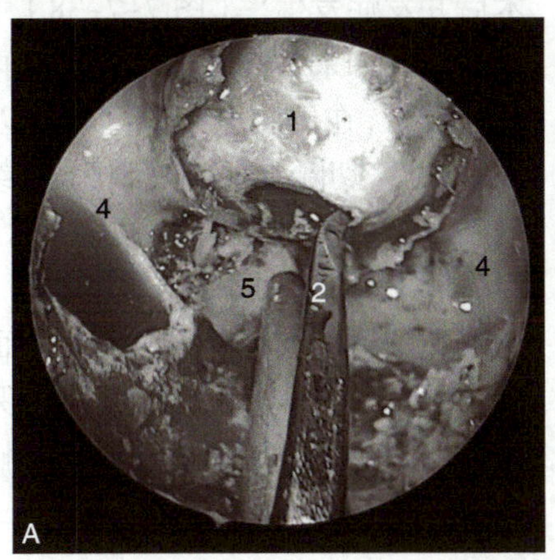

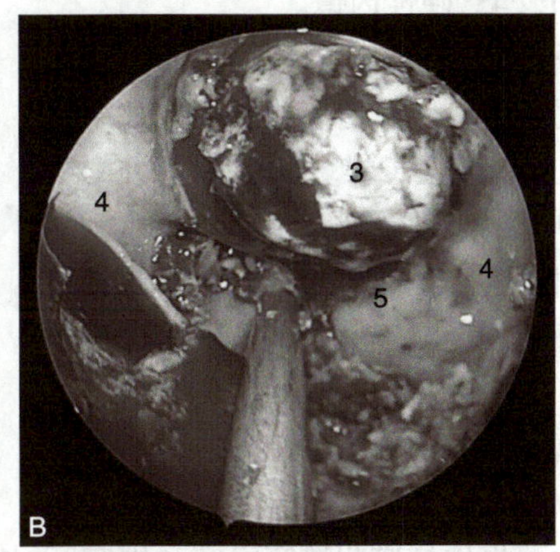

图 7-7-34　用镰状刀切开鞍底硬膜，显露肿瘤

1. 鞍底硬膜；2. 镰状刀；3. 溢出的肿瘤组织；4. 颈内动脉管；5. 鞍底斜坡凹陷

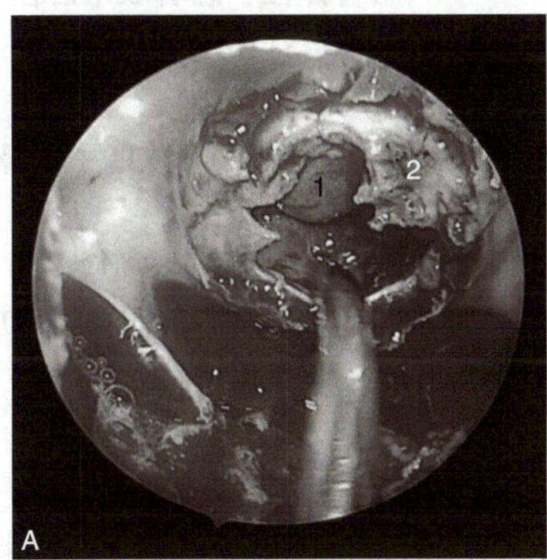

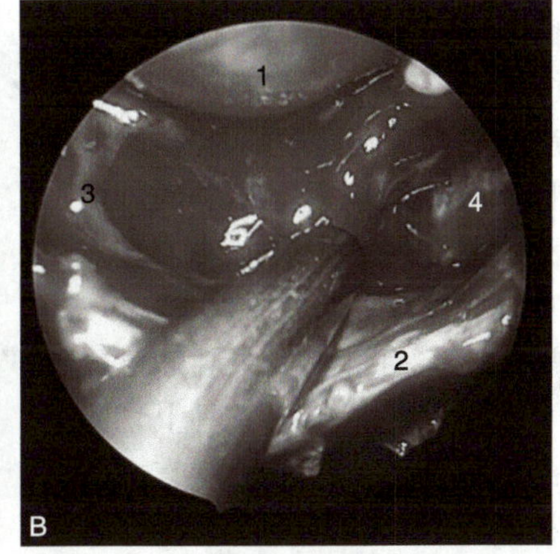

图 7-7-35　吸引器吸除鞍内肿瘤，注意保护鞍内正常结构

1. 鞍膈；2. 鞍底硬膜；3. 正常垂体；4. 海绵窦侧壁

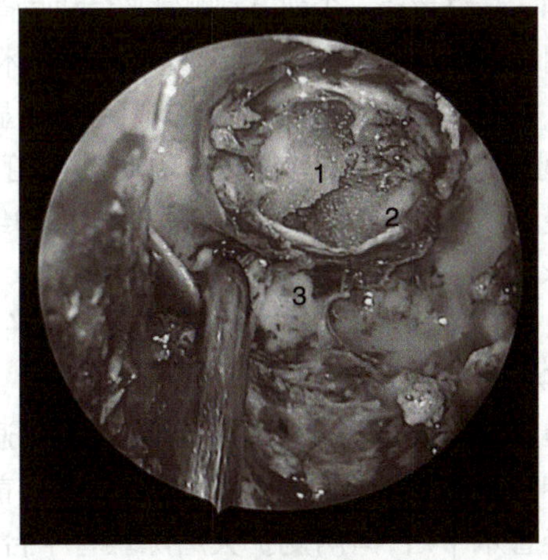

图 7-7-36　用明胶海绵填塞于鞍内止血

1. 明胶海绵；2. 鞍底硬膜；3. 鞍底 – 斜坡隐窝

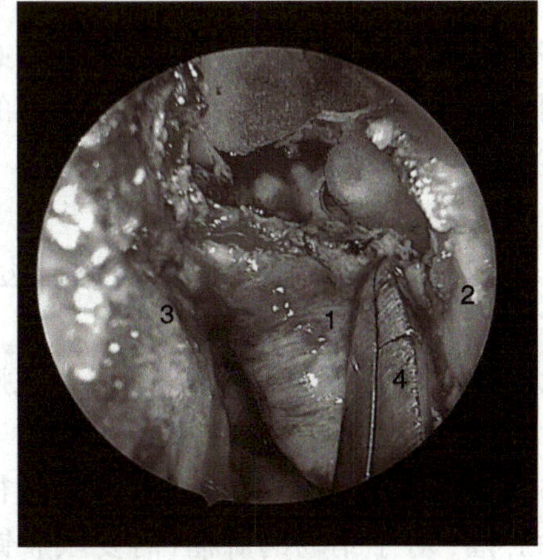

图 7-7-37　将蝶窦前壁黏膜瓣复位

1. 蝶窦前壁黏膜瓣；2. 鼻中隔；3. 中鼻甲；4. 标本钳

六、上中斜坡脊索瘤的内镜经鼻切除方法

应用 0°、30°、45° 硬性内镜。

1. 入路阶段

（1）通常需要经双侧鼻道切除肿瘤。如果肿瘤体积较小，并且单纯位于蝶窦和上中斜坡中线区域，也可以经单侧鼻道切除肿瘤。

（2）根据肿瘤生长方向，决定主要操作鼻道侧别。如果肿瘤范围局限于上中斜坡中线区域并且体积较小，可以考虑保留中鼻甲。多数情况下需要切除主要操作侧鼻道的中鼻甲，以增加侧方手术显露范围以及器械操作空间。

（3）显露主要操作鼻道侧蝶筛隐窝和蝶窦开口。有些肿瘤已经侵蚀蝶窦前壁或底壁，并突入鼻腔，此时需要切除部分肿瘤，直接显露残余蝶窦前壁。如果肿瘤完全位于硬脑膜外，做常规黏膜瓣，首先在蝶筛隐窝显露蝶窦开口，于其上方，弧形切开蝶窦前壁黏膜，然后从鼻中隔骨质、犁状骨以及蝶窦前壁上剥离黏膜瓣，并翻向鼻底部。如果术前影像提示肿瘤有侵袭生长入硬脑膜内可能，则需要做鼻中隔黏膜瓣。

（4）磨除蝶窦前壁。此时，如果肿瘤已经侵袭入蝶窦腔，可以见到肿瘤。但不宜马上切除肿瘤。蝶窦前壁的切除应该尽量充分，垂直方向切除范围为从蝶窦顶部到底部，侧方要超过蝶窦开口。为方便器械进入双侧鼻腔，使用反咬钳切除鼻中隔后部约 1~2cm 区域骨质和黏膜。广泛磨除蝶窦底壁。

（5）如果肿瘤表面仍有颅底骨质，则必须根据肿瘤累及区域，广泛磨除肿瘤前方所有的骨质结构，以充分显露肿瘤腹侧面。

2. 肿瘤切除阶段

（1）首先尽量辨别并分离部分肿瘤边界，找到正常骨性结构作为参考标志。

（2）使用吸引器、磨钻、剥离子以及取瘤钳分块切除所有硬脑膜外软性或硬质肿瘤。对于质地较软的肿瘤，可以用不同角度以及不同直径吸引器吸除肿瘤；对于稍韧的肿瘤，需要取瘤钳和吸引器配合切除肿瘤；对于骨性肿瘤，则往往需要使用磨钻和咬骨剪切除肿瘤。

（3）切除硬脑膜外肿瘤，直至显露后方的硬脑膜。此时，需要继续扩大磨除肿瘤周围骨质，以减少肿瘤复发概率。如果硬脑膜完整，肿瘤没有侵犯硬脑膜，我们建议保留硬脑膜，可以明显降低术后并发症发生率（图 7-7-38）。

（4）如果肿瘤侵袭入硬脑膜内或者硬脑膜被肿瘤侵蚀，在硬脑膜外肿瘤切除以及骨质磨除步骤完成后，切除受侵蚀硬脑膜，继续切除硬脑膜内的肿瘤。侵入硬脑膜内肿瘤通常和脑干、重要神经血管之间有一层蛛网膜隔离。此时，沿着肿瘤包膜和脑干以及神经血管结构表面的蛛网膜之间的界限锐性分离，将蛛网膜屏障保留下来。有时肿瘤已经破坏蛛网膜，切除残余肿瘤后可清晰显露后方脑干等结构（图 7-7-38）。

七、鞍上型颅咽管瘤内镜经鼻手术方法

1. 患者体位 患者取平卧位，头略后仰 10°，向术者方向转 5~10°。

2. 手术步骤及技巧

鼻腔基础步骤（开放四手双鼻腔通道）

（1）切除右侧中鼻甲。

（2）右侧鼻中隔做黏膜瓣。

（3）磨除部分蝶窦前壁，并切除鼻中隔后部约 1~2cm 区域骨质。

蝶窦内步骤

（1）广泛磨除蝶窦前壁。

（2）去除蝶窦内所有间隔和黏膜。

（3）向前需要磨除部分后组筛窦气房以清楚显示蝶骨平台。

（4）最终形成一个前方到蝶骨平台和筛骨交界，后方到斜坡凹陷，两侧到蝶窦侧壁的颅底手术空间。

3. 观察蝶窦后壁解剖标志需要清晰显露以下解剖标志：鞍底、斜坡、双侧颈内动脉管、双侧视神经管、双侧 MOCR、LOCR（内、外侧视神经 – 颈内动脉隐窝）、鞍结节和蝶骨平台区域。

4. 磨除鞍底、鞍结节、MOCR 和蝶骨平台（图 7-7-39）。

（1）MOCR 磨除时要持续冲水降温，避免损伤视神经。磨除范围不应越过 MOCR。向前越过视神经管水平后，向两侧扩大磨除蝶骨平台。

（2）骨质磨除的目的不单纯是显露需要切开区域的硬脑膜，扩大硬脑膜显露可以方便手术中牵拉以增加显露，因为骨质是限制牵拉的障碍。

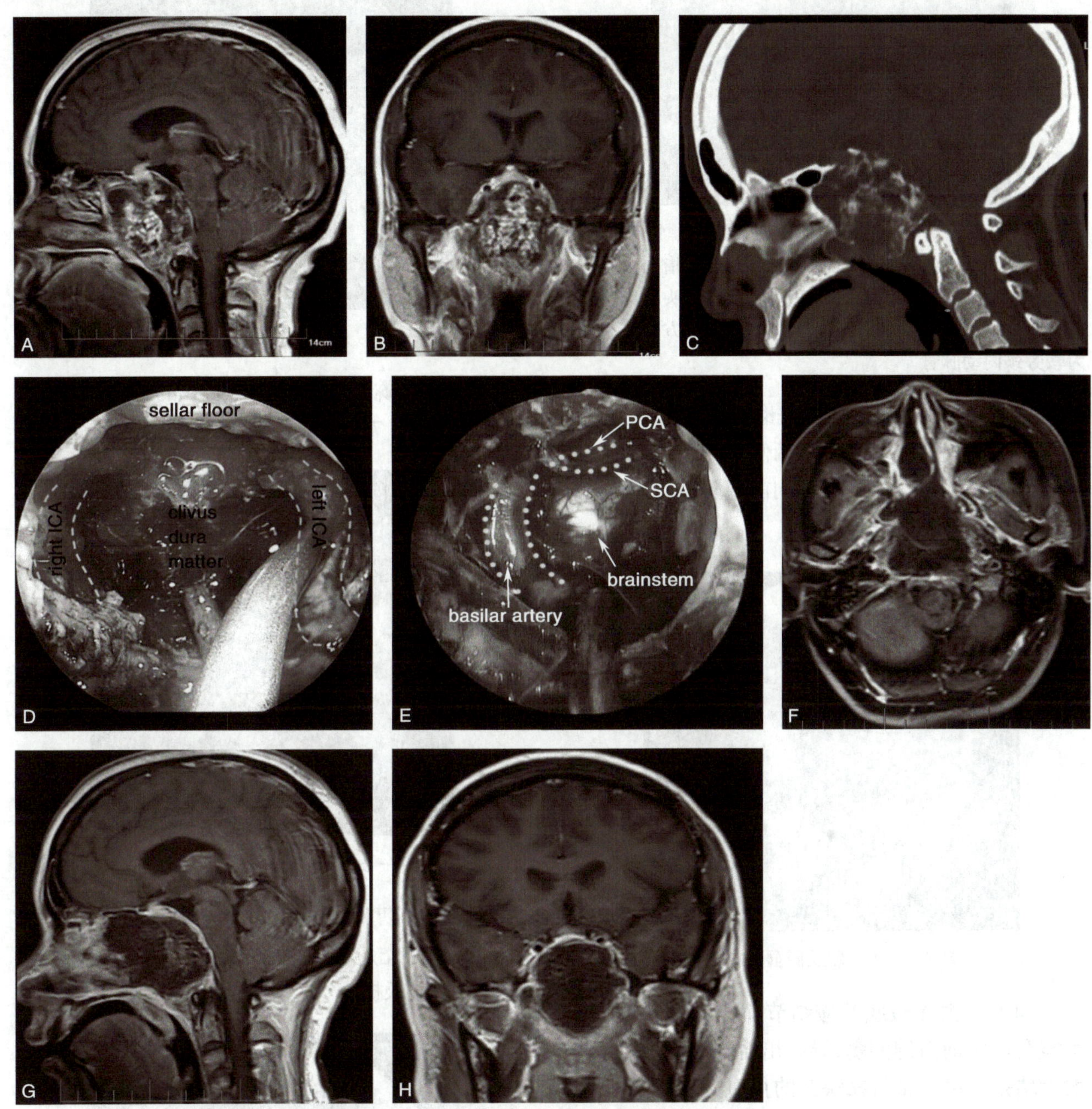

图 7-7-38　上中斜坡脊索瘤内镜经鼻切除方法

A~C. 术前头颅 MRI 增强扫描像显示肿瘤位于全斜坡；D. 肿瘤大部切除后，磨除肿瘤侵蚀的鞍底、斜坡、斜坡旁颈内动脉管表面骨质，显露斜坡硬脑膜、斜坡旁颈内动脉表面硬脑膜以及鞍底硬脑膜；E. 切除受累硬脑膜，清晰显示后方的基底动脉、大脑后动脉、小脑上动脉以及脑干；F~H. 术后头颅 MRI 增强扫描像显示肿瘤全部切除，鼻中隔黏膜瓣颅底重建。sellar floor：鞍底；right ICA：右侧劲内动脉；left ICA：左侧颈内动脉；clivus dura matter：斜坡硬脑膜；PCA：大脑后动脉；SCA：小脑上动脉；basilar artery：基底动脉；brainstem：脑干

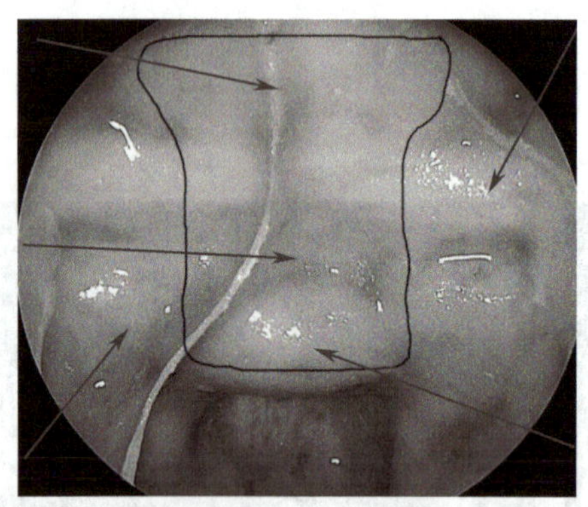

图 7-7-39 磨除鞍底、鞍结节、MOCR 和蝶骨平台
黑线内区域为骨质磨除范围。右侧上方箭头指向为视神经管；右侧下方箭头指向为鞍底；左侧上方箭头指向为蝶骨平台；左侧中间箭头指向为鞍结节；左侧下方箭头指向为鞍旁颈内动脉管

（3）骨质磨除顺序：首先磨除鞍底和鞍结节骨质。然后向两侧切除鞍旁两侧颈内动脉管表面部分骨质、MOCR 骨质，然后向前磨除蝶骨平台区骨质（图 7-7-40）。

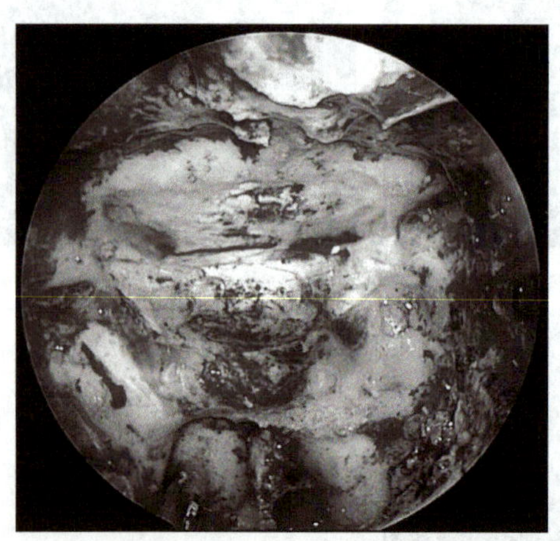

图 7-7-40 硬脑膜显露范围

（4）在去除鞍底及鞍结节前方骨质过程中，可能会撕裂前海绵间窦，导致出血，此时生物胶注射封堵是一种非常可靠快速的止血方法。

5. 切开硬脑膜手术中心区域为鞍结节硬脑膜区域，通过该位置，变换不同角度，可以到达鞍上区域的核心位置。其他硬脑膜显露及切开，主要是方便牵拉进一步扩大手术空间。

具体硬脑膜切开步骤如下：

（1）首先切开鞍底硬脑膜；

（2）电凝前海绵间窦并剪断；

（3）向两侧斜行切开鞍结节硬脑膜，为后续操作提供更多空间，注意避免损伤两侧颈内动脉眼动脉段和床突段以及眼动脉起始部。

6. 剪除硬脑膜，显露下方蛛网膜（图 7-7-41）。

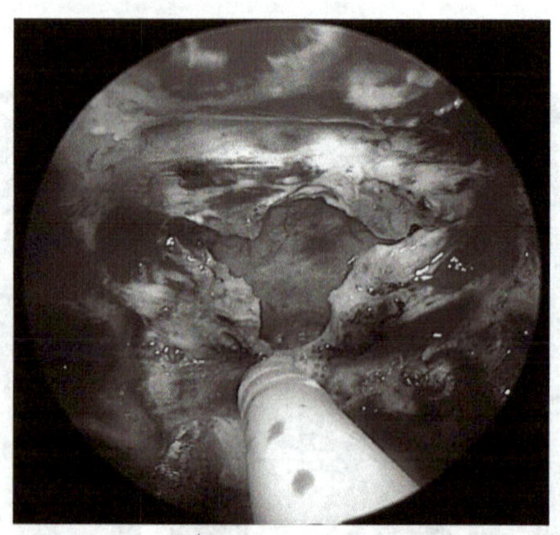

图 7-7-41 鞍结节区域硬脑膜已经被剪除

7. 切开蛛网膜，显露其下方的视神经、视交叉及肿瘤（图 7-7-42）。

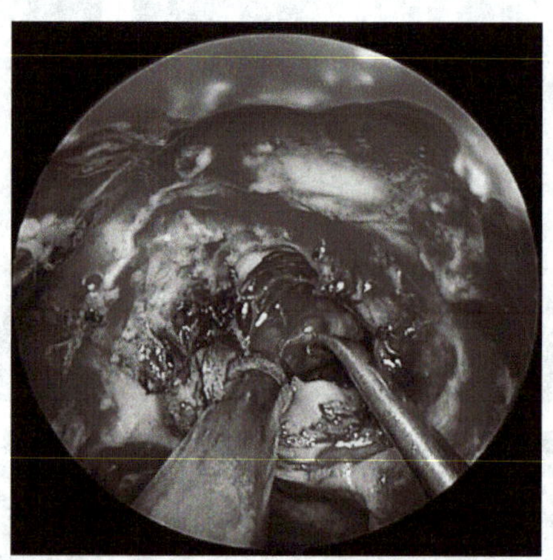

图 7-7-42 切开蛛网膜显露肿瘤

8. 肿瘤切除

（1）首先应辨明垂体柄（图 7-7-43），以便在术中注意保护。

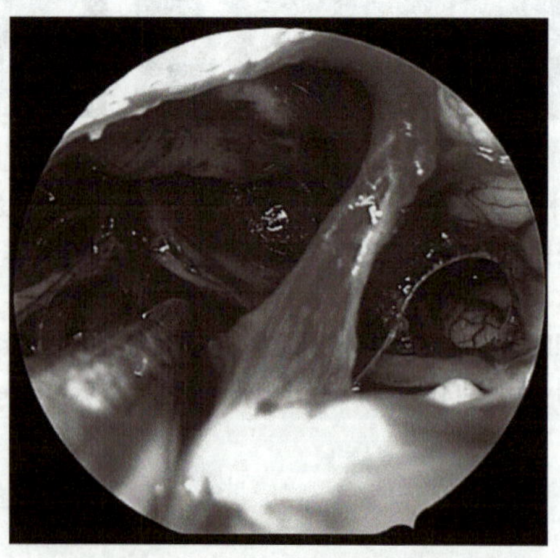

图 7-7-43 显露垂体柄

（2）分离术野中能够显露的肿瘤边界，辨明肿瘤和周围结构的关系。

（3）切开肿瘤包膜，放出囊液、分块切除瘤体。

（4）切除位于视交叉上方区域瘤体，切开终板，可以切除突入第三脑室内瘤体。

（5）肿瘤减压后，分离肿瘤边界。将瘤体包膜从周围的视神经系统、重要动脉、脑干、下丘脑、垂体柄等重要结构上锐性切除（图 7-7-44、图 7-7-45）。注意保护来自垂体上动脉的小分支血管，这些血管供应垂体柄的血供。注意保护视交叉上下的小动脉，这些动脉可能参与视交叉和漏斗的血供。尽量完整保留垂体柄。无法保留垂体柄或很难保留垂体柄的是漏斗内膨胀生长型。对于这类患

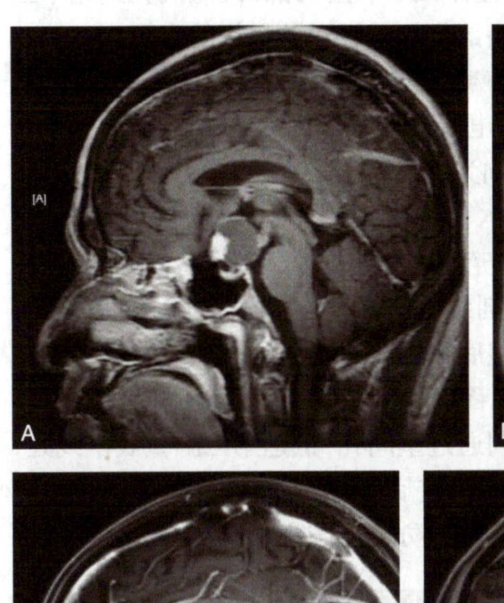
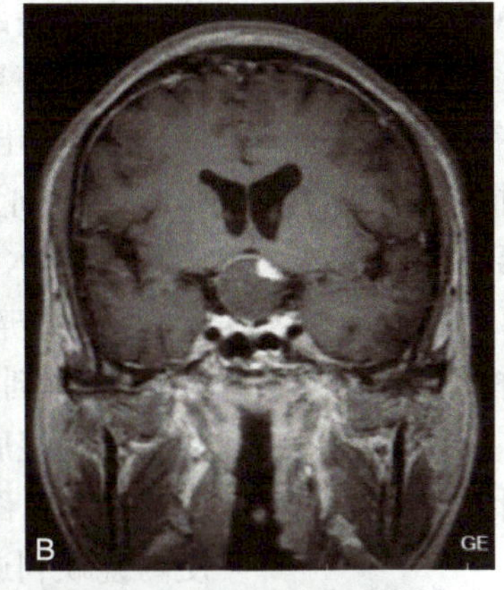
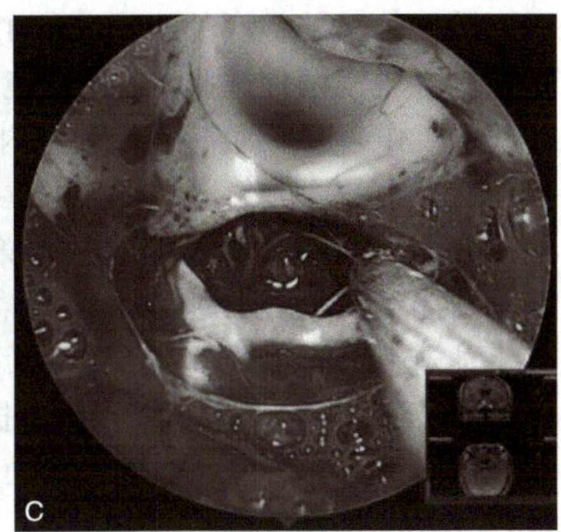
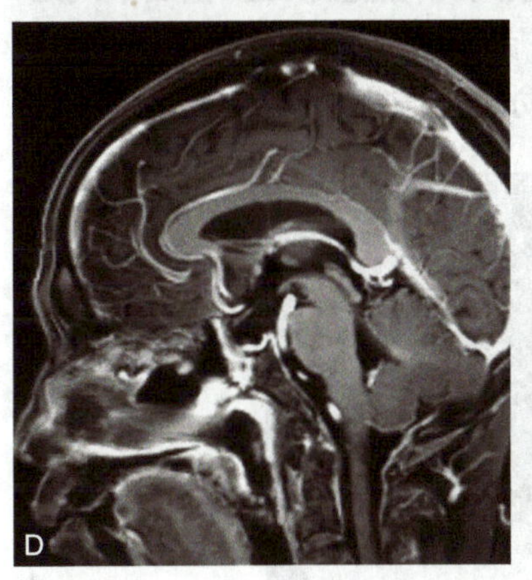
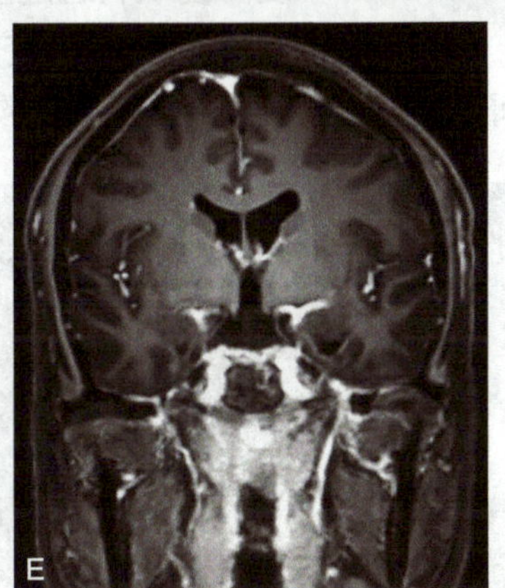

图 7-7-44　鞍上颅咽管瘤术后（一）

A、B. 术前头颅 MRI 增强扫描像显示鞍上型颅咽管瘤；C. 肿瘤全部切除后，清晰显示后方的基底动脉、大脑后动脉、中脑导水管上口以及脑干；D、E. 术后头颅 MRI 增强扫描像显示肿瘤全部切除，鼻中隔黏膜瓣颅底重建

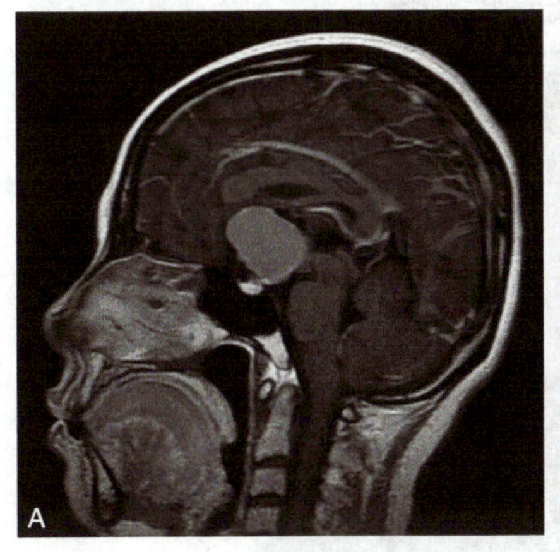
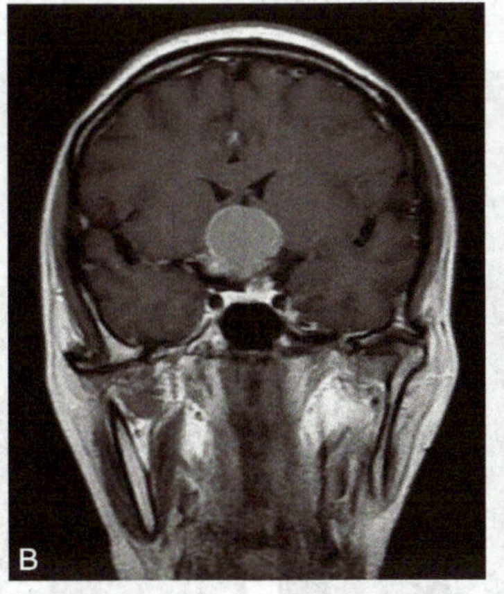
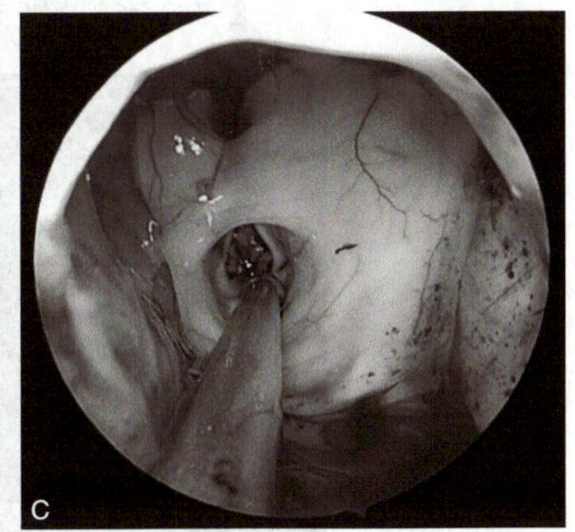

图 7-7-45　鞍上颅咽管瘤术后（二）

A、B. 术前头颅 MRI 增强扫描像显示鞍上型颅咽管瘤；C. 肿瘤全部切除后，清晰显示后方的中脑导水管上口、四脑室内脉络丛以及第三脑室内脉络丛

者，切除垂体柄以避免勉强保留导致术后肿瘤复发可能是更明智的选择。

9. 冲洗术野。

10. 颅底重建。

八、第三脑室底部造瘘手术方法

（一）手术设备和器械

单纯第三脑室底部造瘘术（ETV）有硬性内镜和软性内镜两种选择。硬性内镜图像清晰、有合适的工作通道和冲洗系统；软性内镜柔软纤细，可对脑室系统更方便地进行全方位探查，有助于明确脑积水病因及预后判断，对于第三脑室底造瘘困难者可灵活选择终板造瘘或第三脑室－小脑上池造瘘。其他器械包括钝头活检钳、内镜专用的单、双极电凝、激光以及专用的扩张球囊导管等。大多数第三脑室底造瘘手术操作简单、用时较短，不需采用支持臂来固定内镜。

（二）手术技术

1. 采用仰卧头高位，气管插管全身麻醉。

2. 手术切口的确定 手术切口的选择应综合考虑患者年龄和头皮情况，成人采用直切口，小儿头皮和颅骨较薄，容易发生脑脊液漏，多采用马蹄形切口。颅骨钻孔部位根据脑室形态、室间孔的位置和大小决定。通常采用冠状缝前 1~2cm，中线旁 2~3cm 处钻孔。硬性内镜下骨孔位置要求较高，尽量采用“笔直”路径经室间孔到达第三脑室底造瘘部位以减轻对脑组织的牵拉。

3. 脑室穿刺 “十字”形或弧形剪开硬脑膜，皮层双极电凝电灼后切开，以内镜穿刺导鞘行侧脑室穿刺，穿刺方向为两外耳孔假想连线中点，稍偏向中线。

4. 置入内镜，脑室探查 内镜下可显露额角和室间孔，辨认脉络丛、丘纹静脉、室间孔、膈静脉等重要解剖结构（图 7-7-46）。通过室间孔，到达第三脑室底，可观察到漏斗、乳头体及第三脑室底等结构（图 7-7-47）。入路方向偏向中线，可使内镜顺利通过室间孔，抵达第三脑室底中线处，利于行第三脑室底造瘘术。内镜进入第三脑室时，动作应轻柔，防止挫伤穹窿。

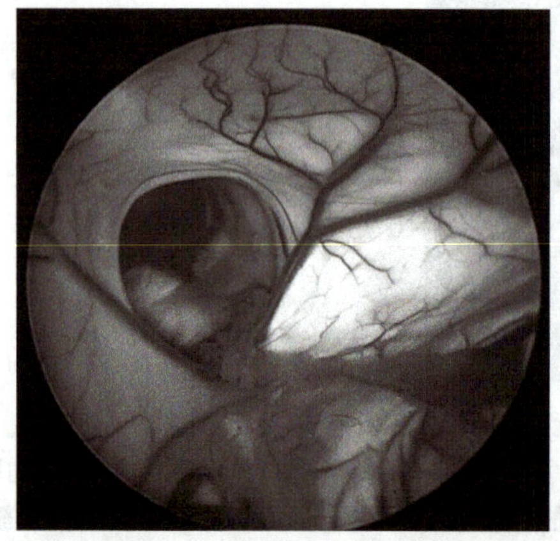
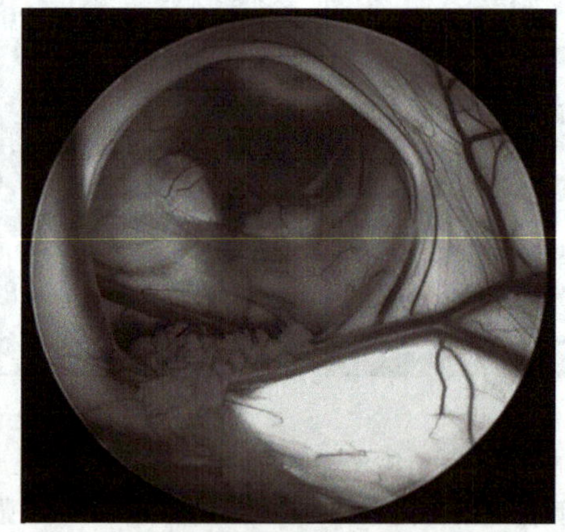

图 7-7-46 内镜下可见室间孔周围结构（脉络丛、丘纹静脉和膈静脉）

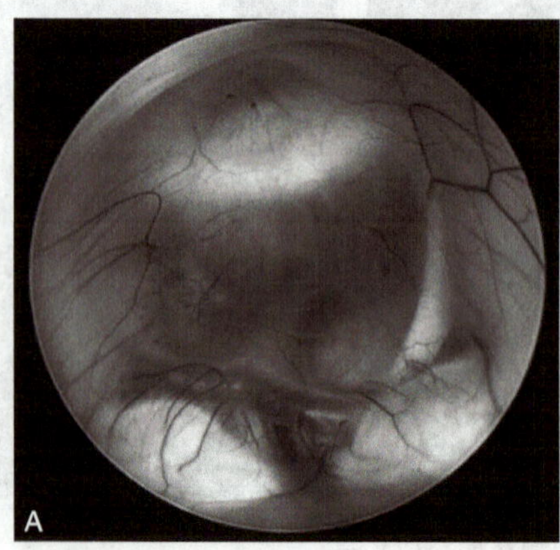
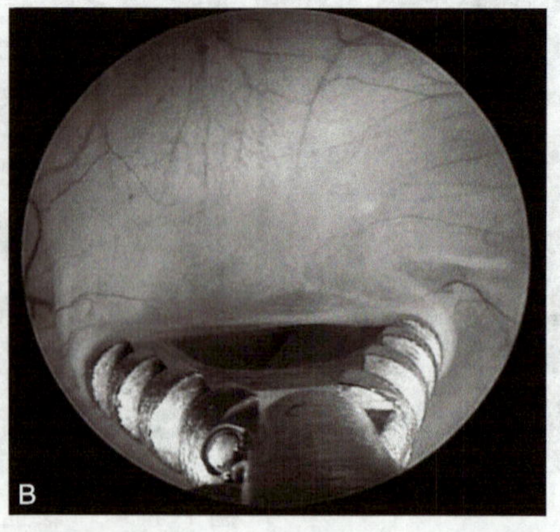

图 7-7-47 内镜下三脑室

A. 第三脑室底部（可见两侧乳头体和基底动脉）；B. 造瘘（瘘口下方可见基底动脉）

5. 第三脑室造瘘 造瘘位置选在漏斗隐窝和乳头体之间的三角区，最薄弱的无血管处。先用内镜活检钳在第三脑室底进行穿刺，再用造瘘钳置入穿刺孔（图 7-7-47），进一步扩大瘘口，通常瘘口直径不应小于 5mm，以避免术后瘘口粘连闭塞。瘘口边缘少量渗血，可用双极电凝烧灼止血。必须同时打通三脑室底部下方的 Liliequist 膜（必要时可以用剪刀剪开），此时在镜下可清晰辨别基底动脉分叉和斜坡结构，确认瘘口通畅、与脚间池充分沟通。

6. 仔细冲洗脑室后撤出内镜和工作鞘，明胶海绵填塞皮层隧道，缝合硬脑膜，骨瓣复位，缝合伤口。

（桂松柏）

参考文献

1. 桂松柏，李储忠，张亚卓，等．复发颅底脊索瘤的神经内镜经鼻手术治疗［J］．中华神经外科杂志，2018，34（6）：546-549.
2. 桂松柏，李储忠，张亚卓，等．颅咽管瘤手术入路的选择策略［J］．中华神经外科杂志，2017，33（11）：1083-1087.
3. 桂松柏，曹磊，张亚卓，等．颅底脊索瘤内镜经鼻手术后的颅底重建技术．中华神经外科杂志，2014，30（10）：1027-1030.
4. Gui S, Zong X, Wang X, et al. Classification and surgical approaches for transnasal endoscopic skull base chordoma resection: a 6-year experience with 161 cases[J]. Neurosurg Rev, 2016, 39(2): 321-32; discussion 331-332.
5. Morisako H, Goto T, Goto H, et al. Aggressive surgery based on an anatomical subclassification of craniopharyngiomas[J]. Neurosurg Focus, 2016, 41(6): E10.
6. Gui S, Bai J, Wang X, Zong X, et al. Assessment of endoscopic treatment for quadrigeminal cistern arachnoid cysts: A 7-year experience with 28 cases[J]. Childs Nerv Syst, 2016, 32(4): 647-654.
7. Gui SB, Yu SY, Cao L, et al. Endoscopic treatment of suprasellar cysts without hydrocephalus[J]. J Neurosurg Pediatr, 2016, 18(4): 434-441.
8. Liu JK, Christiano LD, Patel SK, et al. Surgical nuances for removal of retrochiasmatic craniopharyngioma via the endoscopic endonasal extended transsphenoidal transplanum transtuberculum approach[J]. Neurosurg Focus, 2011, 30(4): E14.
9. Gui SB, Wang XS, Zong XY, et al. Assessment of endoscopic treatment for middle cranial fossa arachnoid cysts[J]. Childs Nerv Syst, 2011, 27(7): 1121-1128.

第八节 神经电生理在神经外科中的应用

神经外科手术中常见的神经电生理技术包括躯体感觉诱发电位（somatosensory evoked potentials, SEPs）、运动诱发电位（motor evoked potential, MEP）、脑干听觉诱发电位（brainstem auditory evoked potential, BAEP）、肌电图（electromyography, EMG）、脑电图（electroencephalography, EEG）等技术。此外，还包括常用于大脑半球语言、记忆和运动功能评估的和田（Wada）试验和用于术前大脑皮层功能定位的导航经颅磁刺激（navigated transcranial magnetic stimulation, nTMS）技术。

术中神经生理监测（intraoperative neurophysiological mornitoring, IONM）已经成为现代临床神经外科手术的一个重要组成部分，涉及的技术包括 SSEP、经颅电刺激运动诱发电位（transcranial electrical MEP, tceMEP）、BAEP、EMG、EEG。对颅脑肿瘤的外科手术治疗而言，更大范围的肿瘤切除无疑会对患者预后产生更积极的影响，但与此同时也会增加神经系统功能损伤的风险。IONM 本身受麻醉影响小，能够在不影响手术操作的基础上连续监测手术过程，评估神经通路的完整性，指导术者识别术野中的靶神经或神经功能区，从而有效避免医源性损伤，降低患者术后神经功能障碍或缺失的发生率。此外，还能为评估手术预后提供更为准确而客观的指标。因此，IONM 目前在颅脑肿瘤外科手术中的应用已渐趋普遍，是公认的保护神经系统功能、避免术后并发症的有效技术手段。

本部分将就神经外科术前和术中常用的神经电生理技术的一般原则以及部分颅脑肿瘤外科手术所涉及的神经电生理监测技术作简要介绍。

一、术前神经电生理评估

对行神经外科手术的患者应在术前根据其临

床表现与影像学检查提示的病变部位，由神经电生理专业人员选择准确、恰当的神经电生理技术，对其感觉、运动传导通路及语言、认知水平等予以术前评估，从而对 IONM 进行科学的指导。

二、nTMS 术前运动及语言功能评估

功能区占位手术对神经外科医师和患者均是一个特殊挑战。虽然最大限度地切除病变组织和保留神经功能是手术的关键原则，但神经外科手术中经常遇到完整切除占位和保留良好运动功能的两难境地。因此，为了减少术后神经功能缺陷，术前神经系统的功能定位十分必要。nTMS 是一项能够对大脑皮层功能进行定位的无创神经电生理检查技术，通过颅外线圈产生的磁脉冲对大脑皮层进行刺激，引起皮层内产生局部电场，致使皮层神经元去极化。越来越多的研究表明，nTMS 对运动和语言功能测定的准确性高，能使神经外科功能区手术的患者获益。与传统 TMS 相比，nTMS 对功能区解剖位置的定位更加准确。目前，国外 nTMS 技术已经在神经肿瘤外科手术计划制订中得到了广泛的临床应用。

（一）临床意义

nTMS 是一项新的对大脑皮层功能进行定位的无创技术，在手术计划制定、患者咨询及风险评估中均具有重要作用。研究证明，nTMS 对运动及语言功能定位的准确性与直接皮层电刺激（direct cortical stimulation，DCS）相近，高于功能磁共振成像（functional magnetic resonance imaging，fMRI）检查，且操作简便。肿瘤患者术前应用 nTMS 定位可以降低术后运动及语言功能缺损的风险。因而，在功能区占位的患者中，推荐常规应用 nTMS 进行功能区定位。

（二）检测方法

检查前受试者舒适地坐在检查椅，头部佩带红外检测装置。采用表面电极记录不同部位肌肉的 MEP。上肢可记录的肌肉包括拇短展肌、桡侧腕屈肌、桡侧腕伸肌、肱二头肌，下肢包括胫骨前肌、跖趾屈肌、拇展肌，面部肌肉包括颏肌和口轮匝肌。应用头颅 MRI 薄层（1mm）T_1 序列图像构建头颅模型。头颅模型的鼻尖、左右耳与患者相应的体表部位进行匹配。根据不同的需求，选取不同的刺激模式进行运动及语言功能区定位。回顾分析数据，并对运动及语言功能区进行标记，导出图片协助手术方案的制定。

（三）安全性

nTMS 在正常受试者及颅内病变患者中均具有较好的安全性。nTMS 运动功能测定采用单脉冲刺激，刺激时间短，刺激的区域主要为手和足运动代表区，耐受性非常好，大部分受试者不会出现不适或疼痛。语言功能测定采用重复频率刺激，部分患者会感到不适或疼痛。nTMS 不良反应主要为头痛和头部不适，但这些不良反应常较轻微，且持续时间短暂，能自行缓解。rTMS 最严重的安全性风险是诱发癫痫发作，是一种需要注意和认真对待的小概率事件，但癫痫并非 nTMS 检查的禁忌证。nTMS 唯一的绝对禁忌证是靠近线圈刺激部位有金属或电子仪器，例如电子耳蜗、脉冲发生器、医疗泵等体内置入体，这些设备有被破坏的风险。

三、Wada 试验

Wada 试验可对语言及记忆功能优势侧半球及肢体肌力进行测定，以评术后语言、记忆及肢体功能的残疾程度。多用于大脑半球切除术、颞叶切除和癫痫灶切除术前评估，以评估术后语言和记忆功能障碍发生的风险。Wada 试验于 1949 年由 Juhn Atsushi Wada 博士引入临床，经过几十年的临床应用和验证，被认为是术前语言功能优势侧判定的“金标准”。国外常用药物为异戊巴比妥，国内常用药物为异丙酚。

（一）Wada 试验主要包括四个方面

EEG 记录；数字减影血管造影（digital subtraction angiography，DSA）；异戊巴比妥或异丙酚颈内动脉弹丸式注射；语言、记忆功能及肢体肌力测定。

（二）具体方法

Wada 试验当天按照脑血管造影术进行术前准备，术前应放置 EEG 记录电极，准备相关记录表格、卡片及秒表。先健侧后患侧行脑血管造影，以评估前、后交通动脉的开放情况，并调整颈内动脉弹丸注射的速度。注射药物前，让受试者看两个阿拉伯数字，随后让受试者上举双臂，并让受试者从 10 开始倒数阿拉伯数字至 1 时，介入科医师以调整好的速度弹丸式注射药物。当注射侧大脑支配的上肢肌力为Ⅲ级以下时让受试者看 4 幅

图片，肌力恢复到Ⅴ级后询问受试者最初看到的两个阿拉伯数字及4幅图片。如果受试者不能回忆，则让受试者从呈现的16幅图片中辨认看过的4幅图片。在完成患侧大脑半球试验30min后开始健侧的Wada测试（重复上述步骤）。在Wada试验过程中，精确记录两侧语言和肢体运动功能恢复的时间以及图片回忆或再认情况。

Wada试验涉及多个学科，需要学科间密切配合。其中EEG记录和语言、记忆功能及肢体肌力测定由神经内科医师负责，DSA由介入医师完成，麻醉科医师负责麻醉药物颈内动脉注射期间生命体征的监测，并负责意外情况时的抢救工作。EEG技师负责不同时间点EEG变化，并报告神经内科医师。在Wada试验开始后，神经内科医师持续测试两侧上肢肌力，并报告及记录肌力完全消失、恢复至Ⅲ级和恢复至Ⅴ级所需的时间。神经心理学医师在注射异丙酚前给受试者看两个阿拉伯数字卡片（并提示受试者记住）。当肌力降至Ⅲ级以下时，让受试者看4幅图片，每幅图片呈现5s，反复询问受试者“这是什么、记住图片”。当肌力恢复到Ⅴ级后，让受试者回忆最初看到的两个阿拉伯数字，并尝试回忆既往呈现的4幅图片。如果受试者不能回忆或部分回忆，则将受试者曾经看过的4幅图片与事先准备的12幅图片混合，让其辨识看过的4幅图片并记录回答结果。应注意，如果前、后交通动脉开放、临床癫痫发作及其他危险因素，应停止Wada试验。

Wada试验对于评估记忆功能的价值仍然存在争议，原因是在语言半球在麻醉状态下记忆功能评分可能不准确。另外，颞叶内侧结构由脉络膜前动脉或大脑后动脉供血，颈内动脉注射使相当一部分患者的内侧颞叶不被麻醉，造成结果的偏差。此外，Wada试验因其操作的复杂性、费用较高、侵袭性及并发症等原因，限制了它在临床中的应用。

四、IONM方案的制定原则

IONM专业人员应根据前评估的结果以及临床医师制订的具体手术计划，针对术中易损伤的神经及神经通路，与麻醉科医师和手术医师共同讨论，确定最适宜的麻醉方法及监测技术，从而制定最合理的IONM方案。以下情况应禁行监测：①监测局部存在感染病灶；②监测严重干扰手术操作；③患者对麻醉药物有严重过敏反应。

IONM结果的解释要综合考虑麻醉因素（静脉麻醉药物、吸入麻醉药物、镇痛药物）、生理因素（体温、血压、氧含量、血液稀释等）、技术因素（来自于电、声音等）和手术因素（手术操作造成神经结构损伤或是继发手术操作造成神经结构缺血）等的影响。一般而言，每个患者应以本人麻醉后测量数据为对照基准。当术中出现任何不同于基线的改变，特别是在手术的关键步骤，应及时向手术医师作出警示；如果改变持续存在或加重，则提示手术操作有造成神经结构损伤的可能。

五、术中SSEP监测技术

（一）临床意义

SSEP是由触觉刺激诱发的脑电活动，是评估躯体感觉系统功能的有效手段，其监测已被广泛应用于颅内及脊髓肿瘤切除术中。结合躯体感觉通路不同水平的SSEP记录，可以监测感觉神经通路的传导情况及完整性，确定通路上与手术有关的急性损伤及其部位。

（二）监测方法

SSEP头皮记录电极的放置基于国际10–20系统电极放置法进行定位，刺激电极采用表面片状电极或皮下针状电极，分别在上肢腕部或下肢踝部刺激正中神经和胫后神经。刺激特定的外周神经会产生不同的波形，这些波形源自神经通路上的不同位点，即所谓的生成源。波形的极性以“N”和“P”表示，N即为Negative，表示负相（波形向上），P为Positive，表示正相（波形向下）。术中监测应设置适当的参数条件，根据N13~N20中枢传导时间的变化及N20、P40的波形分化、潜伏期和波幅进行分析。预警标准可参照经典“50/10”法则：将手术中监测到的结果与基线进行比对，波幅降低50%以上或潜伏期延长10%以上时予以手术医师预警。

（三）影响因素及注意事项

1. 吸入性麻醉药对SSEP的影响均与使用剂量（浓度）有关，吸入性麻醉药剂量增加可造成SSEP的波幅降低，潜伏期延长。

2. 术中辅助用药如降压药可使SSEP改变。

3. 术中人体的生理状态亦可对SSEP的潜伏期和波幅造成较大的影响，如体温降低会造成

SSEP 的潜伏期延长；低血压或低氧血症会导致 SSEP 的波幅下降等。

六、术中 tceMEP 监测技术

（一）临床意义

MEP 是运动皮层接受电或磁刺激后，在肌肉中记录到的电反应。在保证一定的麻醉条件下，运用适当的刺激方法和合适的刺激参数，tceMEP 监测可应用于神经外科手术。与 SSEP 相比，MEP 可以更好地监测运动神经通路的完整性和预测术后运动功能状态，可用于监测邻近运动皮层和皮层下运动通路的颅内肿瘤手术中的运动功能，如桥小脑角手术可监测面肌 MEP。

（二）监测方法

刺激电极一般采用盘状电极、针电极或螺丝电极。根据国际 10–20 系统电极放置法将刺激电极安放于手和足大脑皮层代表区对应的头皮表面或皮下组织。记录电极则一般采用针电极放置于刺激皮层对侧相应的肢体肌肉肌腹中。记录肌群上肢通常采用伸指总肌、鱼际肌等，下肢通常采用胫前肌、拇短展肌等。根据手术部位不同，选择不同的肌肉组合，记录复合肌肉动作电位（compound muscular action potentials，CMAPs）。术中根据 CMAPs 波形分化、潜伏期和波幅变化进行分析。CMAPs 的判定标准：①波形清晰；②波幅（amplitude）≥10μV；③能辨别潜伏期（latency）；④伪迹干扰小。在预警标准上，主流观点认为当波幅下降 20%~30% 应密切关注，应查找原因；当波幅下降 >50%，或潜伏期延长 >10% 时，应立即提出预警。

（三）影响因素及注意事项

1. 肌肉松弛药和吸入性麻醉药对 MEP 监测的影响较大，为保证监测顺利进行，必须在术中保持麻醉药物的稳定，避免静推等单次大剂量给药直接改变监测结果。

2. MEP 的引出成功与否还与刺激电极的位置、病变部位、手术切口、患者年龄及术前运动功能的评价密切相关。

七、功能区定位技术

（一）临床意义

对于功能区肿瘤患者，手术操作引发功能区损伤的风险相对较大，限制了肿瘤的全切除，影响患者术后的生存期与生活质量。对功能区肿瘤，要达成最大安全切除的目标，应用 IONM 实现功能区精确定位尤为重要。一般来说，位于中央区、辅助运动区、放射冠、内囊区内或其附近的半球肿瘤需要进行运动、感觉功能定位；由于语言皮层功能区定位的个体变异性，优势半球额叶中下回后部、外侧裂周围区的皮层和 / 或皮层下病变应进行语言定位；对于脑深部肿瘤如胶质瘤等手术的监测，皮层下电刺激可用于确定肿瘤与运动传导束的关系和切除范围，定位运动传导束的边界。此外，DCS 还能用于癫痫灶精确定位。

（二）SSEP 中央区位相倒置技术

中央沟是划分皮层感觉区和运动区的解剖学界限，利用 SSEP 在中央区位相倒置的特性，可以在术中辨别感觉和运动皮层功能区之间的边界。刺激电极可选用表面电极，常用的刺激部位为对侧腕部正中神经，记录电极为硬膜下硅胶带状或网状电极。刺激后可以在中央后回记录到一个双相负 – 正相诱发电位，在中央前回则可记录到一个相位完全倒置的正 – 负相诱发电位。

（三）术中实时皮层和皮层下功能定位技术

临床手术中常用双极刺激法。可根据手术需要，选用皮层表面刺激和皮层下刺激。在行一定量皮层刺激后，对应肌肉会呈现快速收缩。观察记录方法有两种，一种是直接观察相应肌肉的活动情况；另一种是通过 EMG 记录。

（四）语言皮层和皮层下通路功能定位

对语言功能区的定位要求在唤醒状态下进行，对麻醉的要求十分严格。语言功能对刺激的反应主要表现为抑制。术中可按以下顺序进行：①感觉运动区定位；②语言皮层定位，如术中电刺激情况下患者出现语言异常，则判断该处为语言功能区；③切除肿瘤和皮层下刺激交替进行；④肿瘤切除后再行相关测试，以预测术后语言功能预后。

（五）癫痫灶定位技术

近年电刺激定位（electrical stimulation mapping，ESM）用于指导癫痫手术。在常规头皮 EEG 基本确定癫痫发作起始区和预期手术切除范围后，应用 ESM 进一步定位、评估皮层功能。ESM 过程中需要刺激者操作刺激器、EEG 技师或医师操作 EEG 记录设备并观察 EEG，同时神经内科医师观察患者反应和 / 或进行行为和语言测试。患者对刺激的临床反应有时极其细微，例如小肌肉收缩或微小的肢体运动。ESM 后 EEG 出现后放电（afterdischarges，ADs），有时很难观察到，最好同时进行视频记录，记录患者的反应及时间。

由于皮层电极和深部电极在空间分布和放置位置上差异较大，因此在刺激参数上有一定差异。对于硬膜下条状和栅状电极，可选择单极或双极刺激，双向脉冲刺激频率为 50Hz，脉冲波宽为 0.2~0.3ms，刺激持续时间为 3~5s，刺激强度从 1~2mA 开始，每次增加 1mA，最大刺激强度为 15~17mA，儿童可增加至 20mA，尤其是伴有神经元迁移性疾病者（neuronal migrational disorder，NMD）；若刺激皮层存在活跃的癫痫样放电，则刺激强度应从 1mA 开始，每次增加 0.5mA。当测定语言功能时，刺激时间可从 5s 开始，如刺激对象是儿童或刺激位置无运动反应时，刺激时间可延长至 10s。当刺激运动皮层时，刺激持续时间为 0.5~2s，刺激强度从 1mA 开始，脉冲波宽为 0.2ms，两次刺激间隔在 10s 以上。如 EEG 中出现 ADs，应在发作终止后等待 30s。对于立体定位脑电图（Stereoelectroencephalogram，SEEG），由于电极植入有一定深度，接触面积较小，相同电流的 ESM 产生的电荷密度较硬膜下电极更大。动物模型建议将电荷密度上限设置为每平方厘米 30mC，相当于脉冲波宽为 0.2ms，最大刺激强度 8mA。虽然有研究提出高于每平方厘米 30mC 的电荷密度仍较安全，但需要进一步研究。

ESM 应在脑电监测下进行。为降低刺激诱发癫痫发作或 ADs 的风险，建议在刺激前恢复或继续使用抗癫痫药物。在 ESM 之前应开通静脉通路，备好苯二氮䓬类静脉制剂，用于终止刺激引起的剧烈癫痫发作。若患者感到疲劳或注意力不集中时，应在刺激间期提供足够休息时间，必要时可分日进行。在 ESM 开始之前，应评估患者的基线水平。刺激开始前应与患者充分沟通，在刺激过程中出现的任何症状均应告知刺激者。为了尽量减少患者的心理因素对结果的影响，应避免让患者知道电刺激何时开始。若怀疑患者出现心理反应而非生理反应时，可以用假刺激来鉴别。如 ESM 后出现一次刺激后的反应，应重复刺激对观察到的结果进行验证，保证结果的有效性。

在术中癫痫灶定位方面，有研究表明，肿瘤相关癫痫并不都起源于肿瘤自身，癫痫灶可能位于毗邻乃至远离肿瘤的脑组织。因此，对于伴发癫痫的颅内肿瘤患者，术中可行皮层脑电监测作为切除肿瘤和控制癫痫的指导。一次性手术处理癫痫灶有助于降低患者术后抗癫痫药的用量，为术后综合治疗提供有利条件，改善生活质量。

（六）注意事项

术中功能区定位需要手术医师、神经电生理监测人员与麻醉师密切配合。皮层刺激以及皮层下刺激运动诱发电位主张采用全静脉麻醉，可联合阿片类镇痛药。此外，术中电刺激存在诱发癫痫的风险，当术中 EEG 监测或症状提示患者出现癫痫发作时，可用冰林格液或冰生理盐水快速冲洗局部皮层，大多数情况下发作能够得到控制。

八、术中 BAEP 监测技术

（一）临床应用

BAEP 是通过声音刺激耳蜗后听神经产生动作电位，听觉冲动经听觉传导通路到达大脑听觉皮层。传导过程中在不同部位产生的不同电位，可用于监测整个听觉传导通路的功能状态，是反映脑干功能状态的灵敏指标。听神经瘤、斜坡肿瘤等涉及脑干功能的手术，通过监测 BAEP 的改变，可间接了解脑干受压或受牵拉时的功能状态。即使手术同侧的听神经损伤，仍可根据对侧 BAEP 的变化来了解脑干的功能状态。

（二）监测方法

术中监测 BAEP 时，采用外耳道插入式耳机给予声音刺激，记录采用皮下针电极放在乳突或耳垂，参考电极位于 Cz，记录耳蜗到脑干之间的电位活动。BAEP 包括七个波形成分。术中一般根据Ⅰ、Ⅲ、Ⅴ三个波形峰电位的反应潜伏期、Ⅰ－Ⅲ、Ⅲ－Ⅴ和Ⅰ－Ⅴ峰间隔以及Ⅲ和Ⅴ波变化进行分析。

此外，记录采用棉芯电极放置在听神经脑干端，参考电极设定在 Cz，可以直接记录来自听神经的动作电位，其波幅高，信号平均时间短。

在预警标准方面，如果手术医师正在第Ⅷ对脑神经近脑干侧操作，同侧反应潜伏期突然延长0.5~1.5ms，应立即报告手术医师。任何大于基线1.5ms的潜伏期延长或大于50%的波幅改变应查找原因，特别是突然的改变。进行性潜伏期延长和/或波幅降低均应视为有重要意义的改变。如果波Ⅰ和波Ⅴ都存在，听力往往不受损，但是如果二者都消失，术后听力一般难以保留。

（三）影响因素及注意事项

1. BAEP对麻醉药物和镇静药物的作用保持相对稳定。

2. 体温降低可引起BAEP波潜伏期和峰间隔的明显改变，并呈线性相关。

3. 手术室中电干扰的因素对记录有一定的影响。

九、术中EMG监测技术

（一）方法学及报警标准

自由EMG任何形式的肌电反应都说明神经受到一定程度的激惹或损伤，EMG监测报警为实时和连续性。术中EMG反应可能是对神经的机械性牵拉所致，也可能是神经断裂伤。一般来讲，神经撕裂伤在短暂爆发性电活动后伴有持续性电活动，持续时间可达数分钟。

（1）单个或几个爆发性肌电反应大多是与直接神经损伤、冲洗、将浸有生理盐水的纱布放置在面神经上或是电灼等因素有关。

（2）连续爆发性肌电反应大多数出现在神经受到明显牵拉，通常是由外向内侧牵拉，也可出现在电灼后。很可能与神经本身缺血或较长时间机械性牵拉、挤压有关，与手术后神经功能减退相关联。

（3）自发性肌电活动有时在刺激源消失后，肌肉放电活动仍可持续较长时间，表现为规则性、有节律、放电频率较慢的电位活动。

（二）诱发EMG

诱发EMG对麻醉药物的影响不敏感，信号较大，易于监测。术中诱发EMG有两个目的，即鉴别该神经与其他脑神经、组织或肿瘤的关系和确定神经功能的完整性。如果参数设置适当，在给予一定强度的电刺激后，根据肌群收缩反应、CMAPs及其潜伏期等予以辨明。

（三）影响因素及注意事项

监测期间禁用肌松药或在严格的四刺激脉冲测试（test of four，TOF）肌松监测下应用。

（四）临床应用

通过记录EMG的情况，了解支配肌肉的神经功能状态，并可以在术中针对性刺激神经，以评价运动神经通路的完整性或在术中确定神经的位置。

1. 常用于幕下肿瘤及其他涉及脑神经操作的监测 需根据具体手术入路及手术部位选择监测，如听神经瘤、颅底后外侧肿瘤常累及后组脑神经Ⅸ、Ⅹ、Ⅺ的神经鞘瘤，最常用在桥小脑角手术中监测面神经功能。

2. 用于脊柱、脊髓手术及其他可能造成运动神经损伤的手术 在腰椎手术时，可用EMG监测脊神经功能。将针电极插入由腰骶神经根支配的肌肉，例如股直肌（L_2~L_4）、胫骨前肌（L_4~L_5）、腓骨长肌（L_5~S_1）和腓肠肌（L_5~S_2）等，在手术过程中监测诱发肌电活动。如果出现神经牵张性放电，则提示相应神经根受到过度的刺激。诱发EMG监测脊神经根的优点在于它可为手术医师提供即时的可靠信息，手术时可对多个神经根同时进行监测。

3. 辨认神经和对可疑组织进行区分和定性 术中发现位置和结构上均发生变异的重要神经结构时，应尽量避免损伤它，同时又不影响手术效果。术中可采用微小电流刺激神经，如果在此神经支配的肌肉记录到电活动，说明刺激的是该神经，如果无反应则有可能不是神经组织或已损伤。

（乔 慧 刘献增）

参考文献

1. Stone JL, Fino J, Patel K, et al. Modified brain stem auditory evoked potentials in patients with intracranial mass lesions[J]. Clin EEG Neurosci, 2012, 43(4): 291-302.

2. Chacko A. G, Thomas S. G, Babu K. S, et al. Awake craniotomy and electrophysiological mapping for eloquent

area tumours[J]. Clin Neurol Neurosurg, 2013, 115(3): 329–334.

3. Holdefer RN, MacDonald DB, Skinner SA. Somatosensory and motor evoked potentials as biomarkers for post-operative neurological status[J]. Clin Neurophysiol, 2015, 126(5): 857–865.
4. Saito T, Tamura M, Chernov MF, et al. Neurophysiological Monitoring and Awake Craniotomy for Resection of Intracranial Gliomas[J]. Prog Neurol Surg, 2018, 30: 117–158.
5. Li Z, Wang M, Zhang L, et al. Neuronavigation-Guided Corticospinal Tract Mapping in Brainstem Tumor Surgery: Better Preservation of Motor Function[J]. World neurosurg, 2018, 116: e291–e297.
6. Ling M, Tao X, Ma S, et al. Predictive Value of Intraoperative Facial Motor Evoked Potentials in Vestibular Schwannoma Surgery Under 2 Anesthesia Protocols[J]. World neurosurg, 2018, 111: e267–e276.
7. Bernardeschi D, Pyatigorskaya N, Vanier A, et al. Role of electrophysiology in guiding near-total resection for preservation of facial nerve function in the surgical treatment of large vestibular schwannomas[J]. J Neurosurg, 2018, 128(3): 903–910.
8. Gertsch J. H, Moreira J. J, Lee G. R, et al. membership of the ASNM. Practice guidelines for the supervising professional: intraoperative neurophysiological monitoring [J]. J Clin Monit Comput, 2019, 33(2): 175–183.
9. Tarapore PE, Picht T, Bulubas L, et al. Safety and tolerability of navigated TMS for preoperative mapping in neurosurgical patients[J]. Clin Neurophysiol, 2016, 127(3): 1895–1900.
10. Schrader LM, Stern JM, Koski L, et al. Seizure incidence during single-and paired-pulse transcranial magnetic stimulation (TMS) in individuals with epilepsy [J]. Clin Neurophysiol, 2004, 115(12): 2728–2737.
11. Rossi S, Hallett M, Rossini P. M, et al. Safety, ethical considerations, and application guidelines for the use of transcranial magnetic stimulation in clinical practice and research[J]. Clin neurophysiol, 2009, 120(12): 2008–2039.
12. Ruohonen J, Karhu J. Navigated transcranial magnetic stimulation[J]. Neurophysiol clin, 2010, 40(1): 7–17.
13. Alsallom F. A, Sinha S, Alsenani F. M, et al. Tolerability of propofol in Wada testing[J]. Neurosciences (Riyadh), 2014, 19(3): 218–223.
14. Rathore C, Kesavadas C, Sarma SP, et al. Usefulness of Wada test in predicting seizure outcome following anterior temporal lobectomy[J]. Epilepsy Res, 2013, 107(3): 279–285.
15. So EL, Alwaki A. A Guide for Cortical Electrical Stimulation Mapping[J]. J Clin Neurophysiol, 2018, 35(2): 110–114.
16. Britton JW. Electrical Stimulation Mapping With Stereo-EEG Electrodes[J]. J Clin Neurophysiol, 2018, 35(2): 110–114.

第八章　开颅术

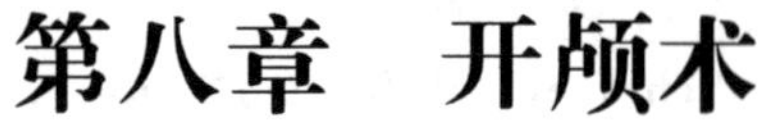

第一节　手术前准备

开颅术（craniotomy）前准备主要包括三方面内容：①通过神经系统查体和神经影像学检查，明确病变的定位和定性诊断；②了解患者的心、肺、肾等全身及器官功能情况，全面评价患者的身体状况；同时治疗如高血压，糖尿病等并发疾病，保证患者手术耐受及术后良好康复；③与患者及家属充分交流，交代手术目的及必要性、治疗方案的选择、预后及治疗过程可能发生的意外，增进医患双方互相了解和信任。

一、明确诊断

神经外科诊断包括定位和定性诊断两个方面，CT 和 MRI 已是当今诊断神经系统疾患的基本检查手段。

神经影像学的快速不断发展为神经外科疾病准确诊断提供了可靠保证。如今，对于绝大部分病灶而言，CT 和 MRI 术前都能作出比较准确的定位和定性诊断；CTA 和 MRA 及 DSA 检查可以提示颅内病变血管相关信息，并有利于确定诊断及提供手术处理病变的有效信息。

二、手术前评价

术前神经外科医师必须认真细致全面评价患者全身状况和神经外科疾病专科情况。患者全身状况可直接影响手术预后。术前评价（preoperative evaluation）患者主要脏器功能，是神经外科手术前准备的重要环节，需要认真完成。手术前应系统的检查患者的心血管、肺脏、肾脏、代谢及凝血功能。了解各系统功能状态，不仅对决定患者能否接受手术治疗提供依据，还有助于预测患者术后可能发生的并发症，提前做好预防。

术前风险评分旨在通过提供一种预测手术结果的方法来指导开颅手术患者的管理。国外特别是欧美神经外科常常使用几种风险评分，包括评估术前 ASA 生理状态分级、Karnofsky 表现评分（KPS）、Charlson 共病评分、改良 Rankin 量表以及性别、水肿评分（SKALE）在评估颅脑神经外科术后结局中的价值。显示 KPS 在预测手术相关预后结果具有极强的相关性。KPS 和 ASA 似乎可以预测颅内肿瘤患者的早期（30 天）预后。Charlson 共病评分可用于预测选择性颅内动脉瘤患者的手术死亡率。但仍需要进行大规模的前瞻性研究来验证在选择性颅脑神经外科中使用风险评分的有效性。然而，患者术前的身体和功能状态可以用来预测选择性脑神经外科的短期和长期结果。外科手术耐受（Measurement of Exercise Tolerance for Surgery，METS）是全世界范围广泛关注的重要问题，有关检测量表如心肺功能测量（cardiopulmonary exercise testing，CPET），杜克大学评分（Duke Activity Status Index（DASI）score，6 分钟步行测量（The 6-min walk test，6MWT）也正在进行全球多中心大样本队列研究。

患者术前全身状况会影响神经系统疾病的治疗。反之神经外科的手术治疗，也会加重既往疾病病情。因此，术前应对其既往所患基础疾病，如高血压、糖尿病、心肌梗死、哮喘、肺气肿、风湿热、肝炎和过敏史等疾病以及治疗状况有所掌握。有些合并症与颅脑肿瘤相关，如垂体腺瘤合并糖尿病、颅咽管瘤合并尿崩症、脑转移瘤与原发肿瘤等。另外还需了解患者以往的手术史及麻醉情况。

（一）对患者主要脏器功能评价

术前除需要了解患者是否具有神经外科的颅内压增高等危险因素外，还要对患者的心、肺、肾、代谢及凝血功能进行评价，应与麻醉科医师共同商定，遇有问题时，还应邀请相关科室医师协助处理（表 8-1-1）。

表 8-1-1 手术前全身各系统危险因素及其处理

全身各系统	危险因素治疗措施	全身各系统	危险因素治疗措施
心血管系统	控制高血压、低血压及心律失常	泌尿生殖系统	治疗泌尿系统感染，尿潴留时膀胱插管导尿
呼吸系统	肺功能试验、胸部 X 线检查评估合并疾病	肾脏	肾功能不全需透析
内分泌系统	治疗糖尿病，评价垂体腺功能，准备类固醇激素	水电解质	代谢平衡，电解质控制
血液系统	血小板及凝固功能障碍；贫血评估	感染	确定感染源，应用抗生素
胃肠道系统	营养支持利于康复		

1. 心血管功能 询问有无心血管系统的疾病症状，如胸痛、呼吸困难、端坐呼吸、夜间阵发性呼吸困难、心悸、晕厥及水肿。查体时应注意患者的脉搏（次数及节律）、血压、心音及杂音。所有患者术前需要心电图确定心功能有无异常。有高血压、多尿及充血性心力衰竭的患者，应检查血电解质，了解患者是否有低血钾。

2. 肺功能 对患者肺功能的评价应重点观察下述肺部症状，如咳嗽、痰多、呼吸困难、喘息及胸疼。体检时注意患者有无杵状指、发绀及呼吸音异常。慢性支气管炎、肺气肿、哮喘、肺部感染等疾病均可引起手术后严重肺部并发症。吸烟是引起肺气肿及慢性支气管炎的主要原因，手术后肺部并发症明显高于不吸烟的患者。所以，术前应禁止患者吸烟。如果患者的肺部疾患影响了通气及换气功能，应在手术前予以治疗。

术前应常规 X 线胸片检查。如果存在疑问，需进一步检查肺部 CT、呼气峰流速及肺活量。动脉血气分析对判定肺功能也有很大帮助。

3. 肾功能 泌尿系统疾患常见的症状有少尿、多尿、烦渴及排尿困难。血 BUN 和肌酐升高，血电解质和尿液化验异常均提示肾功能障碍，术前应予以纠正，并慎用甘露醇作为脱水剂。

4. 代谢功能 糖尿病、甲状腺和肝脏疾病都可引起患者代谢异常。围手术期应用类固醇可使糖尿病患者的血糖水平升高，降糖药物难以控制。糖尿病患者容易合并感染，影响伤口愈合。因此，术前控制血糖十分重要。

麻醉药物的毒性反应可造成肝功能损害，导致药代动力学异常，增加术后死亡率和并发症的发生率。术前常规进行肝功能及肝炎病毒检查，异常者应给予治疗，并对手术使用过的器械做特殊消毒处理。

术前常规的实验室检查，如血 BUN、电解质、血糖、血细胞计数等，可以反映患者代谢功能的基本情况。对垂体腺瘤、颅咽管瘤等鞍区病变的患者，甲状腺功能和各种激素水平的测定也是必要的。

5. 凝血功能 术前血细胞计数、凝血功能等各项实验室常规检查，可对患者的凝血功能作出判断。出血时间是评价血小板功能及凝血功能的重要指标。肾衰竭、肝脏疾病、接受抗凝治疗等都会造成患者凝血功能异常。术前应停止使用阿司匹林或华法林（香豆素）等抗凝药物。

6. 术前应停用药物 锂制剂在术前 3 周即应停止使用，因其可加重患者神经肌肉阻滞，并可引发心律不齐。单氧化物酶抑制因子也应在术前 3 周停止使用，因其与麻醉剂的相互作用可引起高血压或高血压危象。三环类抗抑郁药物可以增强肾上腺素及去甲肾上腺素的作用，从而引起心动过速、心律失常以及血压升高。口服降糖药或应用长效胰岛素治疗的糖尿病患者，应在术前 24h 改用短效胰岛素来代替。糖尿病患者在急诊手术中可以使用 5% 葡萄糖加入适量的胰岛素及氯化钾来保持患者血糖和血钾的稳定。为了保障术中患者的凝血功能，手术前应停止使用抗凝药，如阿司匹林在术前 1~2 周应停用，某些抗生素如新霉素、卡那霉素、链霉素、四环素、多黏菌素 B 也会延长神经肌肉阻滞时间，所以术前也应慎用。

某些药物也应在监护下使用，如 β- 受体阻滞剂可以阻止心室的不稳定反应；地高辛可与麻醉剂发生协同作用，加强对迷走神经的兴奋作用。

（二）神经外科疾病对身体其他系统功能影响

神经外科疾病可引起患者其他系统的生理功能紊乱，在麻醉及手术过程中出现不良反应。例如颅脑肿瘤引起颅内压增高，患者常有呕吐症状；降颅内压治疗时使用甘露醇等脱水剂，可造成患者脱水、低血压甚至体内水电解质紊乱；应用激素治疗脑肿瘤引起的脑水肿，不仅使患者体内血容量增加，还可引起高血压和血糖升高。

由于脑膜瘤可产生前凝血质，所以发生血管内栓塞的概率较高。变性的正常组织释放出的促凝血酶原将引发高凝状态，深静脉血栓的发生率很高。DIC 及血小板减少症常见于脑转移瘤的患者。对上述患者凝血功能的检查十分必要。

垂体腺瘤患者手术前存在内分泌功能障碍，可表现为甲状腺功能低下和可的松分泌缺乏。甲状腺功能低下使药物代谢减慢，降低心室对低氧的耐受力，继而出现水电解质紊乱，如低血钠、低血糖和低体温。垂体腺瘤分泌的生长激素增多促使生理功能改变，出现高血压、巨人症和肢端肥大的人体形态变化，这些内分泌功能障碍增加麻醉及手术的危险性。

动脉瘤破裂蛛网膜下腔出血可以造成心电图 ST 段改变。

脊髓肿瘤可能造成尿潴留、泌尿系感染以及皮肤压疮等，以上情况均应给予对症治疗。

（三）手术前药物治疗

除了对患者的合并症进行治疗外，手术前需要针对神经外科手术给予药物治疗（表 8-1-2），包括围手术期预防感染、类固醇激素和抗惊厥等药物的应用。

（四）术前动脉栓塞

术前对巨大动静脉畸形和富于血管的肿瘤（实性血管网状细胞瘤，血供丰富脑膜瘤）供血动脉栓塞，可减少肿瘤术中出血。栓塞后 1 周内应行开颅手术，否则闭塞的血管会再通。但有些巨大的肿瘤或动静脉畸形，栓塞后反而造成病灶内出血和脑水肿，出现急性颅内压增高，有时甚至需要急诊手术。

表 8-1-2 神经外科手术前药物治疗

药物治疗种类	治疗原则
围手术期预防感染	麻醉前应用一个剂量抗生素，整个手术过程维持有效血药浓度直到缝闭切口（有感染或伤口污染除外）
类固醇激素使用	对减轻脊髓损伤、脑肿瘤所致的水肿及颅内压增高有帮助；首次地塞米松 10~20mg，每 6 小时 4~6mg 维持（成人）
高渗溶液	甘露醇 1g/kg 治疗颅内高压；3% 氯化钠盐水治疗持续性低钠血症
抗高血压药物	预防术后出血以及治疗蛛网膜下腔出血
抗惊厥药物	有癫痫病史或发生癫痫后给予，保持有效的血药浓度

三、签署手术知情同意书

任何人得知自己患了神经外科疾病需要手术时心情都会紧张。每位患者对手术效果和危险性都会有不同的理解、要求和担心，这取决于患者的文化背景及以往患病经验等因素。重视患者及其家属的意愿，将患者所患疾病的有关知识和手术相关问题解释清楚是神经外科医师的责任。

手术同意书在不同的医院使用的名称不一样，有手术告知书、手术协议书、手术知情同意书、手术自愿书、术前谈话记录等，但其内容、性质和作用是一致的。2002 年 8 月，卫生部发布的《病历书写规范》，将名称确定为手术同意书。

颅脑肿瘤和脑血管病手术都是高风险的治疗，尽管近年手术技术不断提高，手术后死亡率和致残率都已降至很低，但术后仍会发生各类并发症。手术医师应以高度负责的精神、精湛的手术技术来取得良好的手术效果。同时，医师也必须在手术前与患者（家属）认真地签署手术知情同意书。美国在 1914 年就建立了“手术同意书签署”这一制度，后获得美国法律承认。

文明社会的每一个社会成员在职业、社会家庭、个人隐私等问题上都拥有自主权，可以自主选择和拒绝对疾病的治疗。同样，患者对自身所患疾病，无论何时作出哪种选择，医师都应尊重患者的意愿。手术知情同意书应视为保护患者权益的法律文件。

手术知情同意书包含两个概念：第一是患者有对手术的知情权。患者主动收集与自己疾病有关的信息，医务人员也应将这些信息主动告知患者；第二则是患者和家属（患者家属）有权在获得真实、充分的信息基础上自主选择治疗方法、医疗机构、施治医师等。在此知情基础上，如患者家属同意手术方可签署手术同意书。在手术前患者或其家属签署书面手术知情同意书，证明医师得到了患者家属同意或授权，可为患者实施手术治疗。知情同意必须满足法律需要，在一些危险治疗前，患者家属事先有权了解潜在的危险和可能造成的损伤。

我国1999年5月1日实行《职业医师法》以后，这一工作更为重要。医师应该认识到，医患之间对手术知情同意书的签署属法律程序，必须认真严肃执行。知情同意书的签署应在完成对患者病情的评价后进行。

（一）与手术相关的知情同意书

手术同意书是患者病危时医院同家属签订的一份协议。与手术相关的知情同意书包括。"手术知情同意书""麻醉知情同意书"和"输血知情同意书"，除麻醉知情同意书应由麻醉科医师与患者进行签署外，其他由神经外科医师负责处理，医师和家属（患者）双方签字，由手术者亲自负责。因为术者是整个手术的执行者和指挥者，能纵观全局并对治疗结果负责。助手对疾病尚未能达到更透彻的理解和认识，解释病情往往欠全面。

（二）手术知情同意书的签署过程

除急诊手术外，手术知情同意书的签署需待全部检查完备，对患者病情有了初步评价后进行。签署时间可由医师提出，请需要知情的家属到场一起交谈。签署知情同意书是医师和患者之间的事务，只有需要监护的患儿、临危和意识不清的患者，方可由患者的监护人（父母、子女、配偶）代替患者完成签署。但是我国习俗，医师往往与患者家属交代病情和手术，而不是直接向患者本人交代，特别是手术风险大、效果差的疾患或恶性肿瘤。这与欧、美等国家直接与患者交代病情，由患者本人亲自在手术知情意书签字不同。

医师应根据家属（患者）对疾病的理解程度、文化水平、接受能力、肿瘤的性质和手术预后，有针对性地交代病情。手术知情同意书的签署可分为四个步骤：①向患者（家属）说明其患病情况；②列举治疗该疾病可选择的治疗方法及各自的优点和危险；③说明推荐手术目的和手术风险，介绍护理标准和医院的制度；④解答患者（家属）问题，医患双方签字（表8-1-3）。以上均在手术前完成。

表8-1-3 手术前与患者家属签署知情同意书步骤

向患者家属交代内容	根据
疾病的性质	临床病史、体检、实验室检查
列举可供选择的不同治疗措施	自然病史和各种治疗（包括非手术治疗）相比较益处与风险
推荐手术方法和相关并发症	权衡已知和未知的风险与预计手术效果，国内外的手术死亡率和病残率
介绍护理标准	医院的制度、设施条件
对推荐治疗的预期效果不作保证	

1. 向患者（家属）说明患者患病情况，应在相关神经外科检查如CT、MRI、DSA和患者主要脏器功能实验室检查齐备后进行。病情交代应包括对颅脑肿瘤的部位和性质、患者的全身健康情况、病情的严重程度作出判断；并说明不治疗将可能导致的结果和有无突然发生脑疝的可能。

2. 列举治疗该疾病可采取的治疗方法，提出有说服力的临床证据，把适用于患者治疗的各种真实可信的方法全部向患者（家属）讲清，并说明各种治疗方案的利弊。例如，当前治疗颅脑肿瘤的手段较多，可以采取临床观察（暂时不必立即治疗，观察病情变化）、开颅手术、放射治疗（包括X-刀和γ-刀治疗）以及化疗等。对不同的治疗方法，医师应客观、实事求是介绍，对自己不十分精通的领域，可建议去咨询其他专科医师。在介绍的过程中，医师切忌诱导患者接受某种治疗，夸大某种治疗的疗效。医师可提出自己对某种治疗的建议，但决定选择哪种治疗的权力在患者(家属)。

3. 说明手术目的和手术风险 患者(家属)同意采用手术治疗后,医师可进一步介绍手术治疗的目的,列举手术治疗的成功经验,增强患者(家属)战胜疾病的信心。另外,在交谈中,医师应充分了解患者(家属)对疾病治疗效果的期盼和具体要求。医师应评价患者耐受手术的身体条件、开颅手术的一般知识、手术的目的、手术可能切除的范围(全切、部分切除等),手术潜在的危险包括:①外科手术共有的危险性,如麻醉意外、伤口感染、大出血和输血反应等;②神经外科手术特有的危险性,如神经系统功能丧失、脑水肿、脑膜炎等;③相关危险因素,包括既往存在的疾病,如糖尿病、慢性阻塞性肺病、高血压等。医患双方都不希望出现的手术效果,如患者长期昏迷、痴呆、癫痫、脑神经损伤、偏瘫失语等术后并发症,甚至术后死亡的可能性。可能因术后血肿再次手术、气管切开及其颅内感染的可能。值得注意的是,医师在交代上述各种意外的同时,还必须介绍对可能发生的意外准备采取的预防措施和处理方法,以减轻患者(家属)对手术治疗的担心。

4. 解答患者(家属)的问题,医患双方签字 医师说明手术相关情况后,医师应细心负责解答患者和家属各种疑问,直至他们得到满意的解答并同意手术方可签字。如患者和家属对手术犹豫不决,在病情允许的情况下,可待其进一步理解并协商后再签字。手术知情同意书应包括患者姓名、术前诊断、手术方法、术中术后可能发生的问题、签字日期。由主刀医师和家属分别签字。签字书应放在病历中妥善保管。由患者委托的签字人,应注明与患者的关系,并有委托书。

应该说明,医师对推荐治疗的预期效果不能作保证。

完成知情同意书签署是医师与患者和家属之间相互交流,增进理解和信任的过程。交流时医师的语言要通俗易懂,要视谈话对象的文化程度、地域风俗、接受能力反复讲明。与手术有关的其他知情同意书,如输血、麻醉等知情同意书也需参照上述方法在术前认真签署。

(赵继宗 刘 健)

参考文献

1. Wijeysundera DN, Pearse RM, Shulman MA, et al. Measurementof Exercise Tolerance before Surgery (METS) study: a protocol for an international multicentre prospective cohort study of cardiopulmonary exercise testing priorto major non-cardiac surgery[J]. BMJ Open, 2016, 6(3): e010359.
2. Kristensen SD, Knuuti J, Saraste A, et al. 2014 ESC/ESAguidelines on non-cardiac surgery: cardiovascularassessment and management: the Joint Task Force on non-cardiac surgery: cardiovascular assessment andmanagement of the European Society of Cardiology (ESC) and the European Society of Anaesthesiology (ESA)[J]. EurHeart J, 2014, 35: 2383-2431.
3. Fleisher LA, Fleischmann KE, Auerbach AD, et al. 2014ACC/AHA guideline on perioperative cardiovascular evaluationand management of patients undergoing noncardiacsurgery: a report of the American College ofCardiology/American Heart Association Task Force onPractice Guidelines[J]. Circulation, 2014, 130: 278-333.
4. ATS Committee on Proficiency Standards for ClinicalPulmonary Function Laboratories. ATS statement: guidelinesfor the six-minute walk test[J]. Am J Respir Crit Care Med, 2002, 166: 111-117.
5. Wijeysundera DN, Pearse RM, Shulman MA, et al. Assessment of functional capacity before major non-cardiac surgery: an international, prospective cohort study[J]. Lancet, 2018, 391(10140): 2631-2640.
6. Reponen E, Tuominen H, Korja M, et al, Evidence for the use of preoperative risk assessment scores in elective cranial neurosurgery: a systematic review of the literature. Anesth Analg. 2014 Aug; 119(2): 420-432.
7. Ferroli P, Broggi M, Schiavolin S, et al. Predicting functional impairment in brain tumor surgery: the Big Five and the Milan Complexity Scale[J]. Neurosurg Focus, 2015, 39(6): E14.
8. Reponen E, Tuominen H, Hernesniemi J, et al. Patient Satisfaction and Short-Term Outcome in Elective Cranial Neurosurgery[J]. Neurosurgery, 2015, 77(5): 769-775.
9. Reponen E, Korja M, Niemi T, et al. Preoperative identification of neurosurgery patients with a high risk of in-hospital complications: a prospective cohort of 418 consecutive elective craniotomy patients[J]. J Neurosurg, 2015, 123(3): 594-604.

第二节 体(头)位

一、手术室布局

目前国内的洁净手术室均采用垂直层流净化方式,进风口位于手术间正上方。为达到最佳净化效果,应将手术切口的部位放置在层流区域的中心附近。例如开颅手术在患者入室之前,应将手术床的头部位置放在层流区的中心。在患者入室之前,还要根据患者的手术体位和手术间吊塔的位置,移动手术床的方向,将麻醉机等设备安置在吊塔一侧。对于开颅手术,患者头部尽量远离手术间门口(图 8-2-1)。

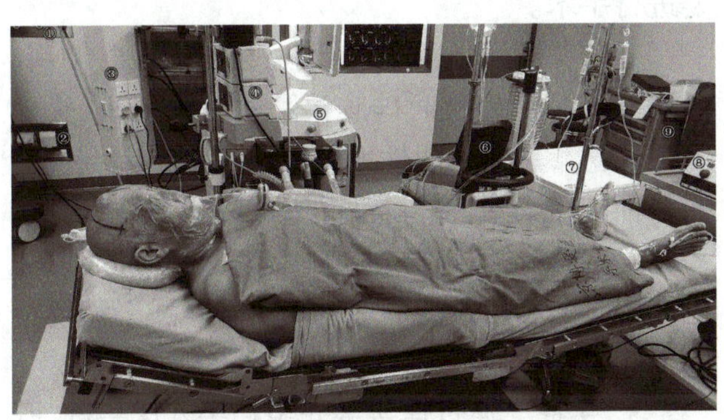

图 8-2-1 头部显微手术时的麻醉区

①墙壁气体管道接口;②墙壁电源插座;③吊塔;④给药泵;⑤麻醉机和监护仪;⑥自体血回收机;⑦变温毯;⑧高频电凝器;⑨麻醉药柜

为充分利用手术间的空间,方便操作和遵守无菌原则,通常将手术床左右两侧或上下两端分为手术区和麻醉区。以仰卧位开颅显微手术为例,通常将手术床头侧和右侧设为手术区,手术台左侧设为麻醉区。

麻醉区内放置麻醉机、监护仪、给药泵、变温毯或暖风机、自体血回收机等设备,电源插头尽量连接在麻醉机背侧或者吊塔的插座上,氧气、氮气、麻醉废气、吸引器管道尽量连接在吊塔或者麻醉区一侧的墙壁。捋顺各种电源线和管路的走行,避免相互交叉和缠绕。

在手术区内,手术者和助手位于手术床头侧,刷手护士和器械台位于手术床右侧。尽量为手术区留出充足的空间,以方便手术人员更换、临时所需物品提供、器械和敷料的清点。保持手术区地面整洁,尽量避免在手术区的地面上走行电源和管路(图 8-2-2)。

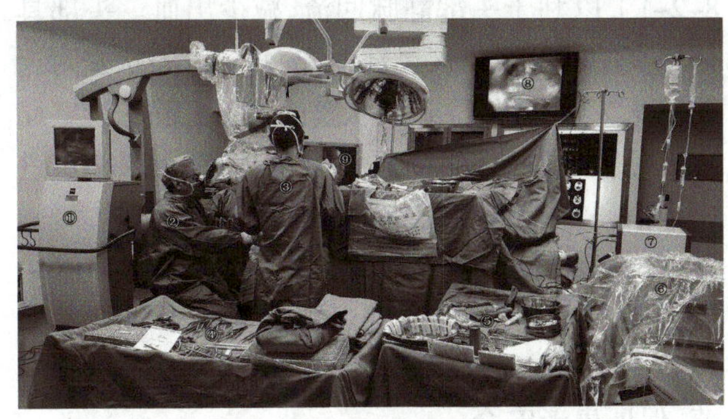

图 8-2-2 头部显微手术时的手术区

①手术显微镜;②手术者;③刷手护士;④器械台 A;⑤器械台 B;⑥恒温水浴箱;⑦双极电凝器;⑧墙壁显示器;⑨内镜显示器

现代手术显微镜的支架系统均有较长的工作臂,建议将手术显微镜放置在手术者后方。高频电刀、手术动力系统可以放置在手术床尾侧,以便于手术医师查看和巡回护士调整。术中导航、超声吸引器等设备通常放在手术者左后方。术中电生理监护仪宜远离手术区域,如果由神经外科医师来观察,则要背对手术显示器,以防外科医师醉心于观看手术操作而遗漏稍纵即逝的异常反应。

在刷手护士的前方,应安置墙壁显示器或者放置移动显示器,以方便刷手护士了解手术进程、局部操作和瞬间变化,随时掌握术者需求,主动正确传递器械和物品。刷手护士的专业水平需要手术医师的不断培养,要能够根据所用吸引器直径大小推算所需棉片、明胶海绵、止血纱布等的大小,提高手术效率。

二、手术体位和头位

正确的体位和头位、良好的开颅和显露是保证手术安全高效的重要前提。但许多医师对此并未引起应有的重视,造成术中即使反复调整床位,也难以达到良好的显露,手术者不得不在极其别扭的姿势下操作,手术安全和效率大幅降低。

良好的显露、让手术者在最舒适的姿势下进行操作是手术体位和头位摆放的基本要求。此外还要尽量减少局部出血、杜绝非手术操作并发症如压疮、臂丛等周围神经损伤、气体栓塞等的发生。

具体来说,手术体位的摆放要考虑以下因素:

（1）通过将手术台整体倾斜或将上半部（床头和床体）向上倾斜，形成头高脚低的体位（图 8-2-1），以利于头部静脉回流，减少出血。头部具体抬高的高度视术区局部情况而定，以矢状窦附近的手术为例，应以靠近矢状窦的大脑上静脉管壁局部随呼吸出现交替性充盈和塌陷为宜；如果头位进一步抬高，一旦矢状窦破裂则可能形成空气栓塞。

（2）将患者牢固地固定于手术床。即使术中较大范围调整手术床，患者的身体也不应该发生相对于手术床的位置移动，以免发生患者肢体滑落，保证患者安全。

（3）保持患者呼吸和循环功能稳定。即使是俯卧位，也不应该增加呼吸阻力。呼吸阻力的提高会造成脑静脉回流受阻，增加术区出血。

（4）侧卧位时要避免臂丛神经受压。

（5）避免形成压疮。尽量使患者与床面的接触部位均匀受力，在体表骨质隆起部位的表面如骶尾骨、髂嵴等处贴防压疮贴。

（6）下肢穿防血栓弹力袜，以防形成深静脉血栓。

具体来说，手术头位的摆放要考虑以下因素：

（1）提供良好的显露。

（2）尽量减少对脑组织的牵拉，尽量使脑组织依重力下垂而自然显露。

（3）让手术者在最舒适的姿势下进行操作，保证操作的准确性，减轻疲劳，提高手术效率。

（4）手术操作的动作轨迹要符合人体工程学原理。上肢保持自然屈曲，尽量避免在过伸位置下操作，提高手术的安全和效率。

头位的固定是一个有争议的话题，有床头托板 + 头圈、外接头托和外接头架三种选择。

1. 床头托板 + 头圈 优点不仅仅是方便快捷、无损伤，更重要的是术中可以根据手术显露和操作的需要来随时旋转或者屈伸头部的位置，适合于无需导航的大多数手术如脑外伤、脑出血等急诊手术和大多数颅内肿瘤切除、动脉瘤夹闭和脑神经血管减压等常规手术。

也许有人担心床头托板 + 头圈的方式不能保证术中患者头部绝对不动。其实，一方面除了在手术操作的关键步骤，没有必要要求患者在整个手术全程中绝对不动；另一方面现代麻醉技术完全能够保证患者术中不动。手术医师不仅要学会与患者之间的有效沟通，也要学会与手术护士、麻醉医师之间的有效沟通。手术开始前即应该向麻醉医师告知手术的大致过程、每一阶段的具体要求、可能发生的意外情况及应对措施等。以翼点开颅后交通动脉瘤夹闭术为例，手术开始之前要告知麻醉医师，手术开始即快速静脉滴注甘露醇 250ml、开颅过程中逐渐将呼末二氧化碳降至 25mmHg 左右、一旦穿刺侧脑室释放脑脊液或打开脑底池释放脑脊液降低颅内压力后即可将呼末二氧化碳恢复正常、分离和夹闭动脉瘤的数分钟内将动脉血压降低 20~30mmHg 并保证患者头部绝对不动。

床头托板 + 头圈的还有一个优点是不占据手术床头下方的空间，便于手术者以最舒适的坐姿进行手术。

硅胶头圈质地柔软，特别适合俯卧位时使用，仰卧位或者侧卧位时硅胶头圈的内圈较小，头部固定欠稳。可用一次性无纺布手术敷料和绷带自制多种直径头圈，提供良好的头部固定效果。

2. 头架 最常用的为三钉的 Mayfield 头架，也有四钉的杉田头架。适合需要导航或者需要特殊头位和要求（如清醒手术）的手术（图 8-2-3）。

3. 头托 通过连接装安装在手术床头部，既不能像床头托板 + 头圈一样使用灵活，也不能像头架一样固定不动，并无特别优势。

（一）仰卧位（supine position）

仰卧位是患者躯体向上平卧于手术床上，将两侧上臂用巾单平行固定于躯干两侧，是最常用的手术体位。适合翼点入路、额下入路、额部纵裂入路、岩前入路等手术（图 8-2-1）。

如果使用床头托板 + 头圈，要让患者肩部的上缘越过床头托板与床体之间的连接处，头顶部尽量与床头托板的上缘平齐。术中可根据手术需要，通过床头托板高度调节杆来调整头部的位置和倾斜度（图 8-2-4）。例如可以通过抬高床头托板的高度改变视线方向，让手术者在更舒适的姿势下切除额极病变（图 8-2-4B）；而在额下入路处理鞍区病变时，则应该降低床头托板的高度，使头部下垂，脑组织依重力作用自动垂落，从而减少牵拉甚至无牵拉手术（图 8-2-4A）；如果是右侧翼点入路处理鞍区病变，再将头部再向左侧旋转使右侧颧骨位于最高位置，获得最佳显露。

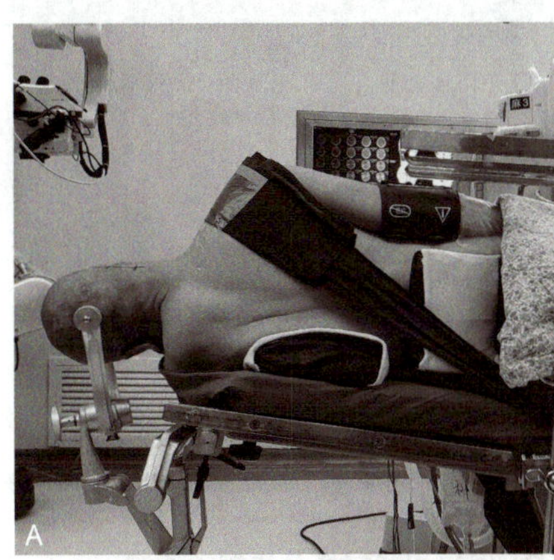
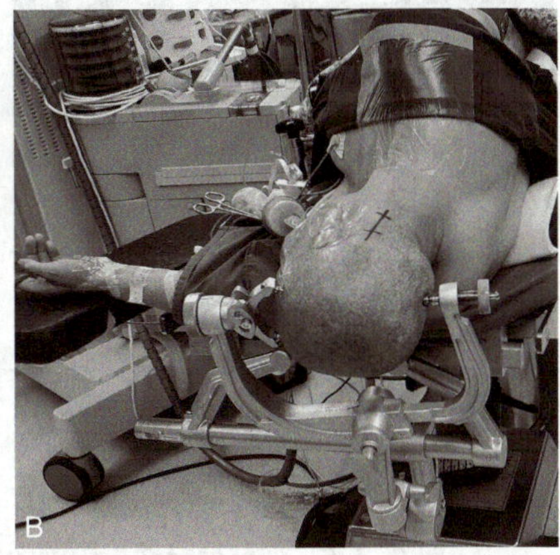

图 8-2-3 侧卧位用头架固定头部

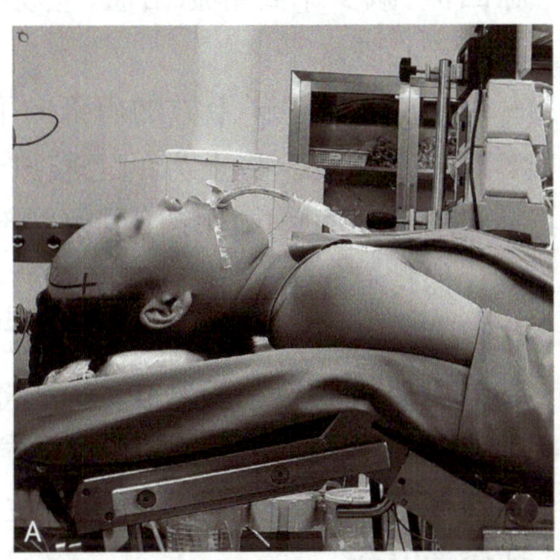
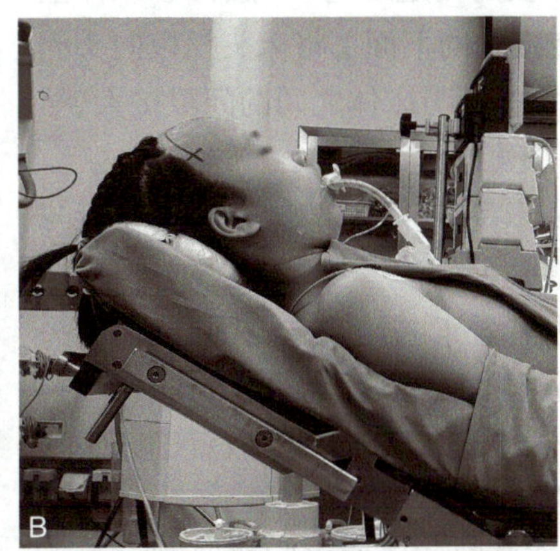

图 8-2-4 仰卧位时的头位调整

如果使用头托或者头架(图 8-2-5),可以通过调节手术床的方法来实现头部上下移动和左右旋转。手术医师对所用手术床的性能了如指掌,各种调节方法熟记于心。

体位和头位摆放好以后,切口局部剃发,碘伏刷洗,标记切口,然后将整个面部用手术薄膜巾贴敷,防止术中角膜暴露,避免消毒后固定气管插管的胶布脱落。切开鼻孔处的手术薄膜巾露出鼻孔(图 8-2-6A)。

手术器械托盘的上缘要位于切口下方 30~40cm、高于切口 15~20cm(图 8-2-6B)。

(二)侧卧位(lateral position)

侧卧位是将躯干的冠状平面垂直固定于手术床面的位置。常用于颞下入路、乙状窦后入路、远外侧入路以及枕下正中入路等手术。以使用床头托板 + 头圈为例,具体步骤为:

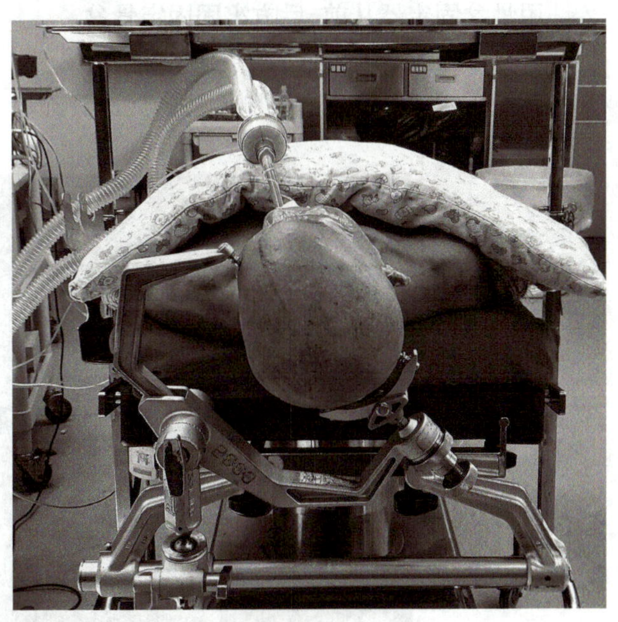

图 8-2-5 仰卧位(右侧翼点入路)

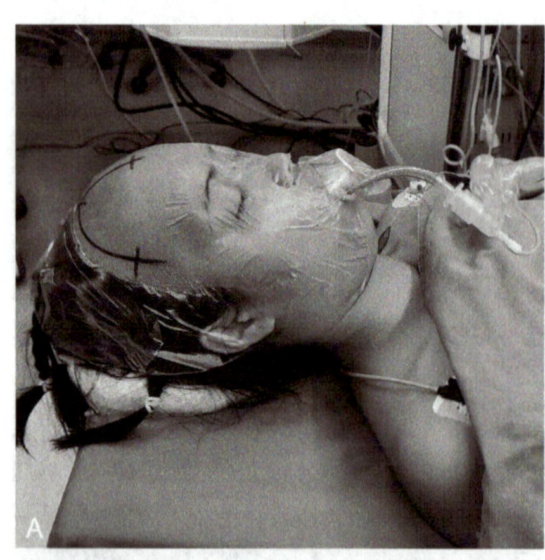
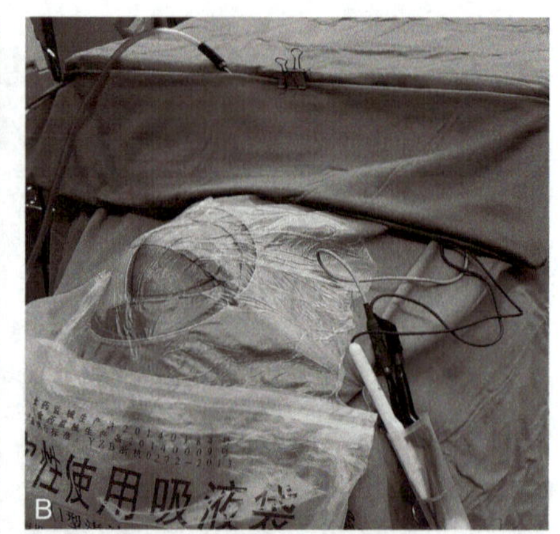

图 8-2-6 仰卧位时切口周围的隔离、保护和器械托盘的摆放位置

松开床头托板的固定螺丝（一般位于床体上缘与床头托板连接处的下面），将床头托板向头侧适度拉伸，使床头托板与床体之间的间隙扩大，然后牢固固定床头托板。

将患者仰卧于手术床，肩部位于床头托板与床体之间的间隙水平。

全麻后将患者置于左侧或右侧卧位，在床头托板与患者头部之间放置头部垫圈。

将患者位于下方的肩部和上臂放置于床头托板与床体之间的间隙内。

放置腋垫，在腋垫与腋窝之间要留有一拳大小的间隙。

用骨盆固定器从前、后方牢固固定骨盆。

将位于上方的下肢放置于膝垫之上。

调整手术床的高度和倾斜度。为促进头部静脉回流，减少术野静脉出血，应将床体倾斜，使头部高于心脏水平。

用肩带将位于上方的肩部向下方牵拉并用手术薄膜巾固定。将上方的上肢放于躯干侧方，将手部用手术薄膜巾固定于同侧臀部（图 8-2-7）。

保持躯干垂直于手术床面的关键，一是用骨盆固定器从前、后方牢固固定骨盆，二是将上方的肩部用肩带固定于垂直位，三是将上方的手部用手术薄膜巾固定于同侧臀部。这样无论术中怎样调整手术床，都能使患者的躯体位置保持稳定，保证患者安全。

将床头托板向上方移动扩大床头托板与床体之间的间隙，配合适当厚度和位置的腋垫，使位于下方的肩部和上壁处于悬空状态，可以实现通过调节床头托板高度的办法来改变头部抬高或下垂

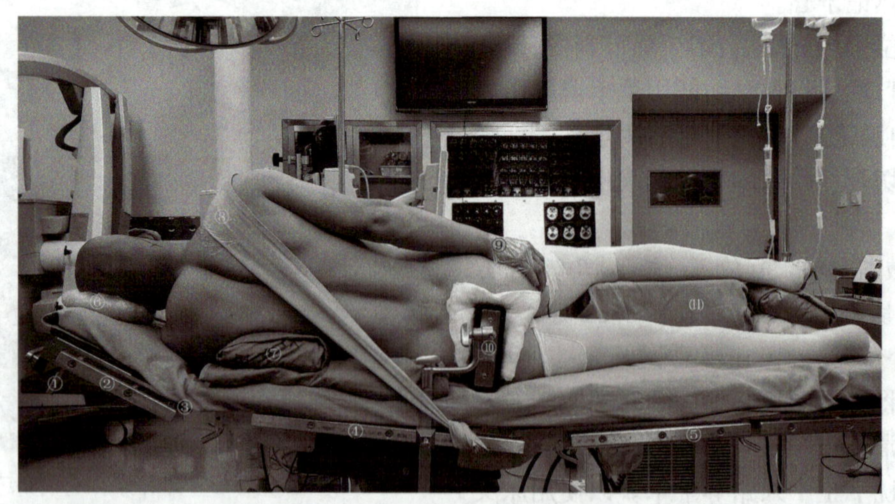

图 8-2-7 侧卧位的体位摆放

1. 床头托板高度调节杆；2. 床头托板；3. 床头托板与床体之间的间隙；4. 床体；5. 床尾；6. 头部垫圈；7. 腋垫；8. 肩带；9. 手部固定位置；10. 骨盆固定器；11. 膝垫

的角度；通过左右旋转头部的办法可以改变脑组织移位的方向和手术操作的轨迹。

如果使用床头托板+头圈而不使用头托或者头架，术中可根据手术需要，通过床头托板高度调节杆来调整头部的倾斜度（图8-2-8）。例如在颞下入路时，开颅时可以抬高床头托板的高度（图8-2-8A），以便于手术操作；而一旦打开硬膜，则应该降低床头托板的高度，使头部下垂，脑组织依重力作用自动垂落，从而减少牵拉甚至无需牵拉。在乙状窦后入路显微血管减压术过程中，一旦打开硬膜释放脑脊液，将面部向同侧旋转，小脑依重力作用自动垂落，可以实现无牵拉手术，从而避免因牵拉造成的听力损害。在乙状窦后入路切除桥小脑角区肿瘤过程中，通过左右旋转头部来应对外侧和内侧部肿瘤的切除；通过上下调整头部高度来应对下方（枕大孔区方向）和上方（幕孔区方向）肿瘤的切除，使手术者操作的轨迹始终处于最佳位置，提高手术的安全性和效率（图8-2-8B）。

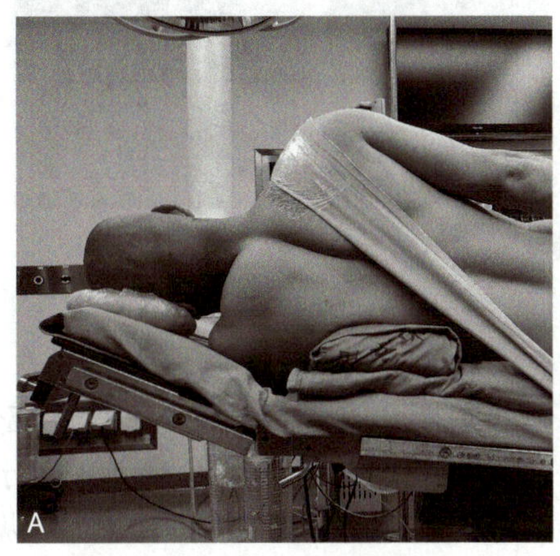

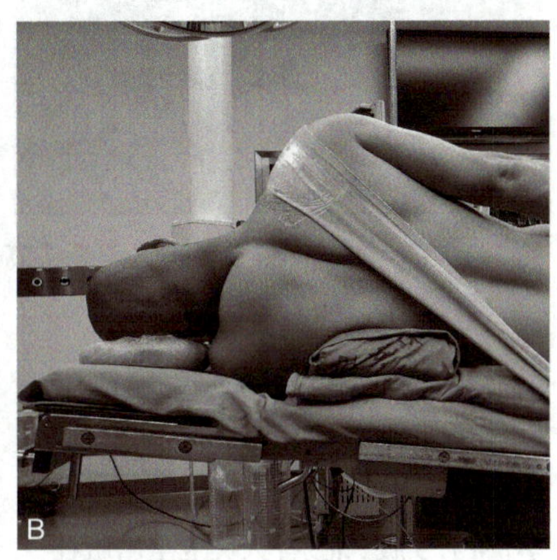

图8-2-8 侧卧位时的头位调整

如果使用头托或者头架，可以通过调节手术床的方法来实现头部的上下移动和左右旋转。

（三）俯卧位（prone position）

仰卧位是患者躯体前面向下平卧于手术床上，胸部与手术床之间放置胸垫，腹部悬空，两侧上臂用巾单平行固定于于躯干两侧。适合枕下正中入路、脊髓后正中入路、后部纵裂入路特别是双侧后部纵裂入路等手术。

俯卧位摆放的关键是患者胸骨柄要超过床体上缘；胸垫不要太长但要有足够的厚度，置于胸廓正下方。患者下颌与胸骨之间要留有适当的间隙，这样才能获得充分的屈颈，保证枕下中线部的显露；防止下颌与床体上缘接触形成压疮。腹部下方要悬空，保证低阻力的腹式呼吸，避免压迫下腔静脉。双侧髂嵴粘贴防压疮垫，骨盆下放置硅胶软垫，将男性生殖器移向下方，导尿管从两股中间穿出。膝关节下方垫硅胶软垫，踝关节上抬。如果没有硅胶软垫，可以用棉垫替代。

头部尽量采用头架固定，以提供最大的屈颈和显露，防止头部随呼吸移动。如果采用床头托板+头圈固定，要使用硅胶头圈，防止眼球过度受压；调整好胸垫的受力位置，保证头部不会随呼吸移动。

对颅颈部关节不稳定、延髓受压的患者，颈部屈曲要适度，过度屈曲有可能加重对延髓伤害。

（四）坐位（sitting position）

坐位的摆放需要特殊的固定支架，并具有静脉气栓发生的可能，有时还需要经食管超声的协助；手术者常常需要双臂过伸进行操作，临床上应用较少。适用于某些幕下小脑上入路、乙状窦后入路、枕下正中入路等手术。在幕下小脑上入路时，小脑依重力自然下垂，在小脑上表面与小脑幕之间自然形成间隙，特别适合松果体区病变。在乙状窦后入路时，术野出血、冲洗水等依重力自动外流，吸引器的作用变得并不那么重要，手术者可以双手持镊或一手持镊另一手持剪刀进行操作。

仰卧位、侧卧位、俯卧位是三种最基本的体位和头位，临床工作可以将这些体位进行灵活的变换和组合，以适合所在手术室的条件、手术医师的习惯和患者的具体情况。例如对松果体区病变，可以采用左侧卧位、头部抬高、头部向左旋转的体位，基本上可以达到坐位同样的显露，让手术者在舒适的姿势下进行手术，不必担心静脉气栓等风险，提高手术的安全性和效率（图 8-2-9）。

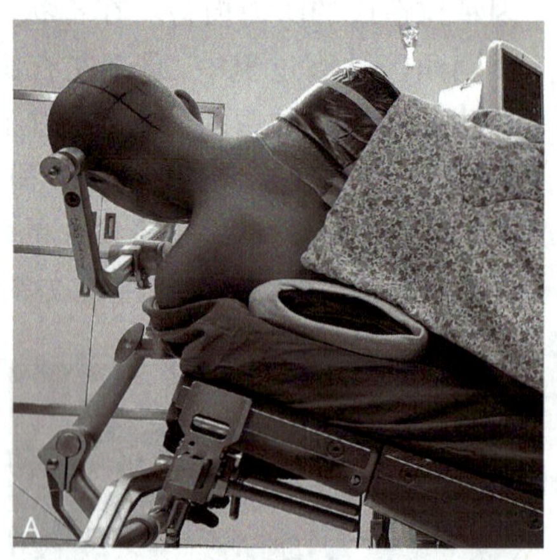

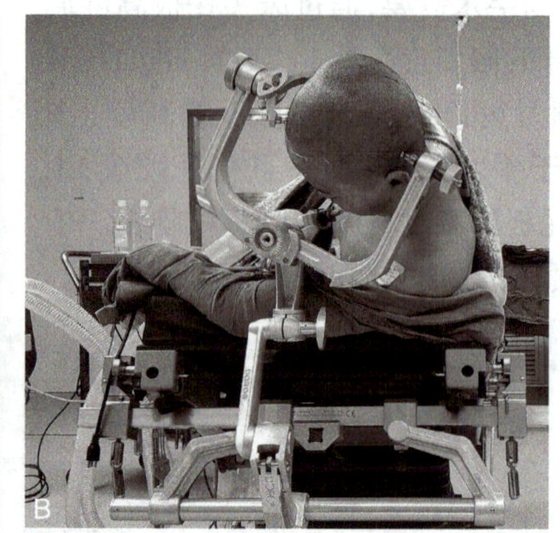

图 8-2-9 侧卧头高位（幕下小脑上入路）

（孙 炜）

参考文献

赵继宗．神经外科学［M］．3 版．北京：人民卫生出版社，2014：87-93.

第三节 手术切口设计

根据颅内病变的部位、性质不同，设计合适的手术切口。手术切口设计是否合理关系手术成败。病变准确定位是选择手术切口的前提，但同时需要避开大脑功能区、不能轻易开放和穿经的颅内特殊的重要解剖结构。CT、MRI 的应用尤其是三维重建影像，使颅内病变的定位更加准确；增强 MRI 对脑肿瘤和 T_2 加权像对脑动静脉畸形定位都起到十分重要的作用。近年，术前应用弥散张量成像（diffusion tensor imaging，DTI）、虚拟现实技术（virtual Reality，VR）和功能磁共振成像（functional magnetic resonance imaging，fMRI），可更好的定位大脑功能区，分析脑内重要神经纤维束走行，或利用虚拟现实技术，判断功能区脑组织和重要神经纤维束与病变的关系，为设计手术切口避开重要解剖结构，保证最短径路接近病变、最小损伤去除病变，同时有效避免大脑重要功能损害，保证手术安全、改善患者预后。

手术切口设计基本原则：①切口尽量藏在发际内，不影响患者美观。②暴露充分，对脑组织损伤小，到达肿瘤路径近捷。③充分利用脑组织自然下垂，尽量利用前、颅中窝底、纵裂等正常解剖间隙进入，暴露病变的部位。④避开脑重要功能区和神经纤维束。

手术切口设计分三步。

第一步。确定病灶在颅内位置。如果应用神经导航确定病灶部位，设计手术入路和头皮切口，可以更加准确和方便，还可以应用 fMRI 图像，标出肢体运动和语言区，使手术入路能避开这些重要结构。

尚未具备神经导航设备时，确定病灶在颅内位置方法是在 CT 及 MRI 影像上，先确定某些解剖标志为参照物如：外耳道、耳上后缘、枕外隆突、冠状缝、人字缝以及大脑深部的室间孔、侧脑室、小脑幕等，计算病变与这些主要参照物的距离。另外一种简易的定位辅助办法是在 MRI 检查时，在患者头皮上放一个或几个标记物（Marker）（或维生素 E 胶囊）作为参照标志，尽量使标志靠近病变在头颅投影区，可使皮瓣设计既小又精确。

第二步。设计手术切口。根据肿瘤的部位考虑手术切口时，应注意肿瘤与岛盖（opercula）、优势半球的缘上回、中央回、距状裂（alcarine）及岛叶间的关系。手术切口尽量避开基底节、脑干、侧裂等这些重要部位，CT 与 MRI 都可确定肿瘤与脑室的毗邻关系，MRI 还能清楚显示肿瘤与侧裂的关系。MRI 的 T_1 加权像和脑血脑造影，还能清晰地显示与肿瘤毗邻的主要脑血管。

选择病变距皮层最近的部位切口，允许暴露范围最大，脑组织损伤最小。如病变在优势半球的侧脑室三角区，虽然经角回切口病变距离皮层可能最近，但最好选择经顶内沟切口，而不要选择角回、缘上回切口，以避免术后失语和视野缺损。

第三步。选择切口部位和头皮切口设计画线。依据颅内肿瘤的定位诊断，确定切口部位后，即可设计手术切口。画切口前，术者应再次核对患者的 CT、MRI 片，确认体位和切口侧别无误。为了便于画线，必须掌握颅脑重要解剖结构的体表投影。确定切口前，先标出这些投影作为参照。可以根据脑血管造影、CT、MRI 以及 X 线片，在患者头部标出投影线（Taylor-Haughton lines）：

基底线（baseline，Frankfurt plane）：此线通过眶下缘及外耳道上缘。

耳后线（posterior ear line）：经乳突垂直于基底线。

髁突线（condylar line）：经下颌骨髁突垂直于基底线。

上矢状线：连接眉间与枕外粗隆之间的头部正中线，K 为中点；是上矢状窦的头皮投影，枕部稍偏右侧。

中央沟（central sulcus）线：是中央沟在头颅的投影，为耳后线与上矢状线交点、髁突线与侧裂线的交点，两点联线。

侧裂（Sylvian fissure）线：眼外眦与上矢状窦线后 3/4 点连下线为大脑外侧裂投影。

上项线：乳突与枕外粗隆边线，是横窦的头皮投影线。

冠状缝：自眉间沿矢状窦向后 13cm 处（成人）。

角回：位于耳上，优势半球的语言中枢（Wernicke's area）

翼点：颧弓上 4cm、额骨颧突后 3cm。

以上这些解剖标志投影可供设计切口时参考。

确定头皮切口大小取决于切口部位，应考虑到肿瘤的大小、性质、深度、切除肿瘤的方法。头皮切口应大于肿瘤，尤其是对准备完整全切除的脑膜瘤，切口过小会造成肿瘤暴露和止血困难，甚至硬膜伪足的处理。头皮切口可呈曲线形、马蹄形、S 形、直线型。

一、大脑表浅病变开颅

（一）发际内病变

最直接的径路，手术切口设计考虑骨板开放范围覆盖住脑病变大小，切口线可以是马蹄形、弧形、直线或 S 形。如果脑功能区表浅的病变，术前已经出现功能障碍，无法避开脑功能区，手术切口设计可以覆盖功能区。如果脑功能区较深部病变，可以选择侧方入路，从功能不太严重影响生活质量的脑钩回进入。

（二）发际外病变

以前额病变最为影响术后美观，所以对这一范围内手术可采取选择性半冠或全冠手术切口，或者额横纹小切口，或者眉弓入路切口，后面两种切口都要求美容缝合。

二、小脑表浅病变开颅

选择正对病变的后正中或旁正中纵行手术切口即可，切口长度根据病变大小稍作调整，切口上极在上项线上 1~2cm。如病变在小脑外侧，可选择乙状窦后切口。

三、脑深部和脑室病变开颅

（一）大脑深部病变

避开重要功能区和神经纤维束，以尽可能短的径路，优先选择额下和颞下手术切口。如病变在中线和大脑镰关系密切，也可选择非优势半球侧（可能是对侧）入路设计手术切口，或中线纵行直切口经胼胝体、穹窿间入路。

（二）侧脑室和三脑室病变

侧脑室病变选在经额角、颞角或三角区入路设计手术切口。三脑室病变，选择经中线纵行直切口经胼胝体、穹窿间入路。

（三）小脑深部病变

以后正中入路为主，因小脑的供血动脉大都源自椎基底动脉系统，首先要考虑控制病变供血。

（四）第四脑室病变

常规选择后正中切口，从第四脑室下方顶部进入切除病变。

四、颅底病变开颅

（一）颅前窝底

根据病变侧别，选择同侧的半冠或冠状切口，也可选择额外侧切口。如病变穿经大脑镰呈双侧生长趋势，可选择右侧（非优势半球侧）冠状或半冠切口，如术前影像提示肿瘤病变和颅底或额部硬膜粘连甚至融为一体，可考虑冠切双额开颅。内镜下可选择经筛窦前颅底进入。

（二）鞍区病变

根据病变位置不同，手术切口选择有不同。如病变在蝶骨平台或在双侧视交叉间的第一间隙为主，选择半冠切口右额下或右额外侧入路。如病变在视交叉和颈内动脉之间的第二间隙或在颈内动脉外侧的第三间隙，选择额外侧或翼点切口。

（三）颅中窝底

选择颞下切口，或眶颧入路切口。内镜下可经同侧上颌窦和侧颅底入路。

（四）岩斜区

选择颞下或乙状窦前入路切口。

（五）颅后窝病变

应包括斜坡病变、桥小脑角区病变、颈静脉孔区病变，选择乙状窦前或后，适度调整切口长度和方向，以及在乳突下后部的"C"形切口。

五、脑干手术开颅

中脑病变：侧方或腹侧病变，选择颞下切口，经小脑幕入路。背侧或松果体区病变，选择后正中幕上、下联合入路，如患者可采取坐位，幕下入路即可。

脑桥病变：腹侧和侧方病变，选择颞下切口，经小脑幕入路，侧方和背侧病变，可考虑脑桥小脑角切口和入路。

延髓病变：选择远外侧、后正中或乳突后下的改良远外侧反"C"形切口。

（杨　军）

参考文献

赵继宗．神经外科学［M］．3 版．北京：人民卫生出版社，2014：93-96.

第四节　幕上开颅术

一、幕上开颅切口设计

切口设计对手术成功十分重要，设计偏差会导致骨窗位置不准确，造成探查和切除病灶困难。设计头皮切口要考虑头皮血液供应，防止术后头皮坏死，应尽量设计在发际内，不影响患者头面部的外观（图 8-4-1）。

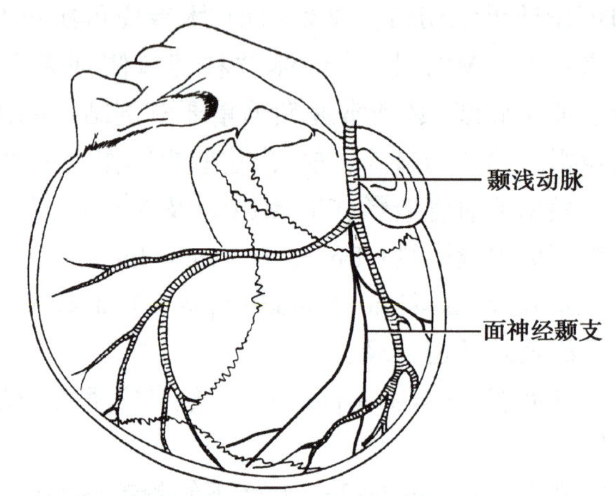

图 8-4-1　颞浅动脉与面神经颞支

常用的幕上头皮切口有：额部切口、额颞部切口、顶部切口、颞部切口和枕部切口等。分别介绍如下。

（一）额部切口（图 8-4-2）

适用处理于额叶前部及额极、颅前窝底和鞍区等部位的病变。若病变位于额极，或为处理前颅窝底及鞍区病变，可采用发际内冠状切口。骨瓣可在中线（图 8-4-2A）或过中线（图 8-4-2B），后者适用于结扎、切开矢状窦和大脑镰。要求骨窗抵达颅前窝底，充分暴露额叶底面和眶顶，以便于抬起额叶底面，充分暴露病变。

对于鞍区病变及颈内动脉、大脑前动脉及大脑后动脉动脉瘤亦可采取切口较小的额底外侧入路。切口下缘平同侧眶顶，向上向前达额部中线附近或过中线（依患者发际高低而定）。较传统的翼点入路偏前。对于颅底病变，骨窗要求低达眶顶以方便暴露额底，外侧显露外侧裂上缘以利于释放脑脊液，上部则不必过大，骨窗高度约 3~4cm。该入路因切口小，暴露充分，开关颅简便、可不剃发或少剃发等优点日益受到神经外科医师的青睐。

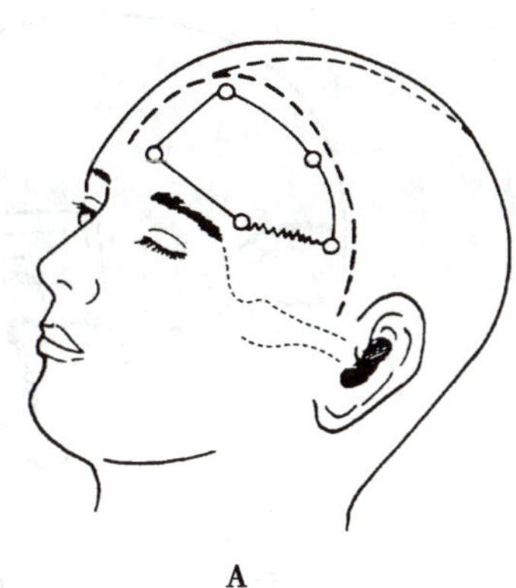

A

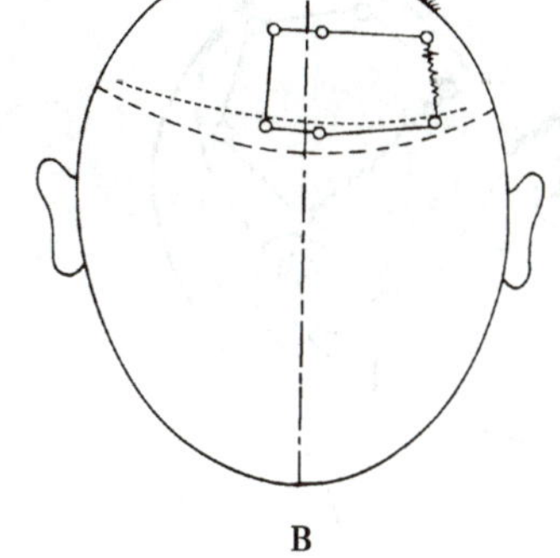

B

图 8-4-2　额部切口

头皮(半)冠状切口藏在发际内。骨瓣可在中线(A)或过中线(B)

(二)额颞切口(图 8-4-3)

用于处理颞叶前部、鞍区及岛叶等部位的病变。切口起自同侧耳屏前约 1cm,上行并弧向眉弓正中上方。皮瓣翻向额部,采用筋膜间或筋膜下入路的方法显露颞肌后将其自颞骨分离并翻向颞侧。暴露翼点、蝶骨大翼、颞骨鳞部及额部颅骨。钻孔部位选择是暴露的关键,因此钻孔应尽可能低靠近颅底。骨窗的暴露标准以能见到眶顶和颅前窝底为适宜,以减少对脑底的牵拉。以咬骨钳咬除或磨钻磨除蝶骨嵴以方便分离侧裂。

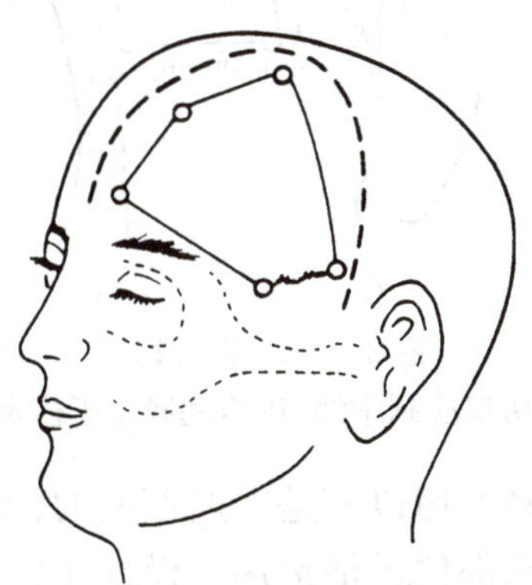

图 8-4-3　额颞切口

切口起自耳前上方约 1cm 处,与颧弓垂直向上,弯向前方,终止于矢状线旁 1~2cm 处

若额窦较大,术中钻孔或铣刀铣除骨瓣时可能使其开放。单纯额窦开放,黏膜完整无破损时,只需骨蜡封闭破口。若窦黏膜破损开放,需将骨瓣侧的额窦黏膜刮除。骨窗一侧的额窦开放需用骨蜡封闭,然后游离马蹄形帽状筋膜,翻转缝合在颅前窝底的硬脑膜上(图 8-4-4)。术后皮下不要放引流,以防鼻腔内分泌物逆流。为防止术中器械被开放的额窦污染,钻孔时应将位于额窦部位的钻孔放在最后进行。额窦修补结束后,被污染的器械应弃之不再用。

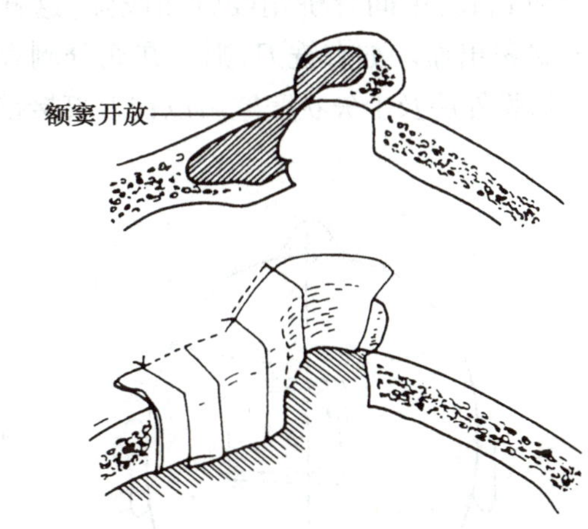

图 8-4-4　额窦开放后的处理

额部开颅额窦较大时,额窦可能开放,应将骨瓣侧的额窦黏膜刮除。骨窗一侧的额窦需用骨蜡封闭,然后游离马蹄形帽状筋膜,翻转缝合在颅前窝底的硬脑膜上

(三)顶部切口(图 8-4-5)

用于暴露大脑半球顶部表面。半环形或马蹄形切口,切口的高度一般不超过基底宽度,以保证皮瓣的血供。若病变较小,在定位准确的基础上,亦可采用直线切口,以撑开器撑开皮瓣后再处理颅骨。

顶部近中线切口适用大脑镰旁、矢状窦旁脑膜瘤、胼胝体肿瘤切除术。皮骨瓣应准确地设计在中线上。翻骨瓣时,靠近中线的硬脑膜表面静脉易出血,应留在最后处理并准备好凝胶海绵等止血材料。在大脑镰旁和矢状窦旁脑膜瘤开颅钻孔时出血较多,可将矢状窦旁的骨孔留在最后钻。翻转骨瓣时,有时骨嵴会刺伤硬脑膜,可在骨瓣基底两孔之间咬除部分颅骨,这样易于骨瓣翻开。

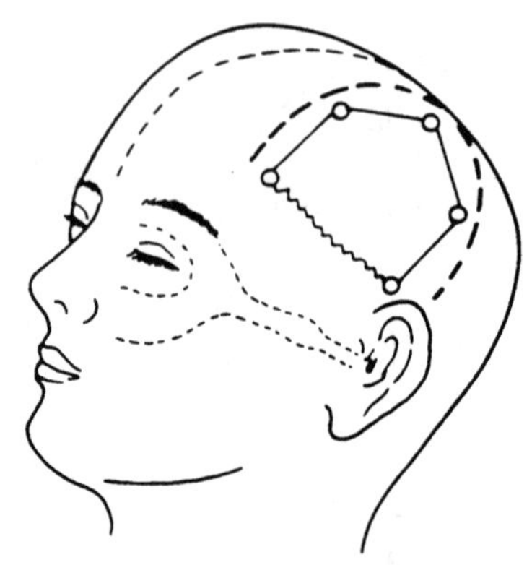

图 8-4-5 顶部切口
半环形或马蹄形切口，切口在发际里

顶部过中线切口（图 8-4-6）：为充分暴露大脑半球中线结构，皮骨瓣可过中线设计。矢状窦两侧对应钻孔，中间骨桥用咬骨钳咬除，这样可减少矢状窦出血。如有铣刀，则可在充分剥离内板与硬脑膜外层及上矢状窦壁后以铣刀直接铣下骨瓣。

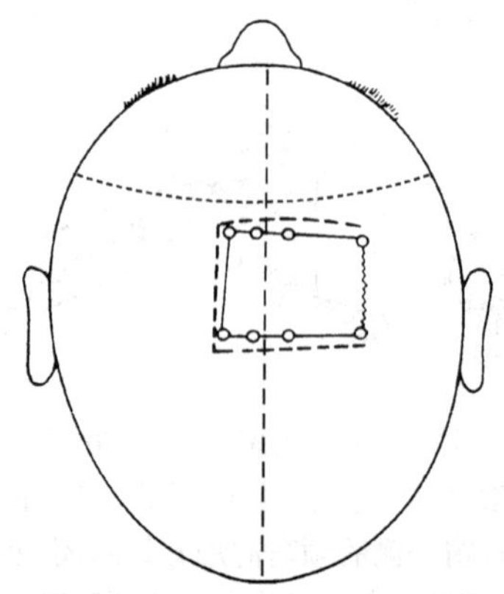

图 8-4-6 顶部过中线切口
矢状窦两侧对应钻孔，中间骨桥用咬骨钳咬除，避免损伤矢状窦

（四）颞部切口（图 8-4-7）

用于暴露颞叶或颅中窝底。切口起自颧弓上，以外耳孔为中心，后缘终点达横窦中外 1/3 交界处，呈 U 形或矩形。目前，对于上斜坡、岩骨尖等部位的病变，可采用耳前颞下入路来处理。切口起自颧弓下方约 0.5cm，斜向耳上或直行后弧形抵达外耳孔上约 5cm 的位置。切开头皮及颞肌后以撑开器撑开皮瓣，显露颧弓及颅底。于颧弓根部后上方钻孔，铣刀铣下骨瓣后，再以磨钻磨除颅底骨质，以方便自颞叶底部抬起颞叶，直达小脑幕缘。

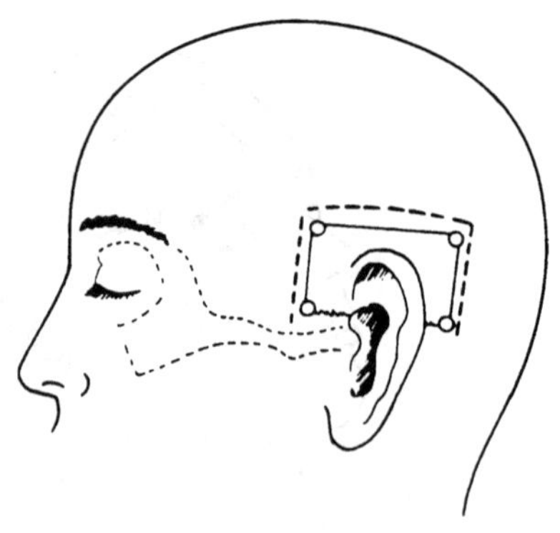

图 8-4-7 颞部切口
切口起自颧弓上，以外耳孔为中心

（五）枕部切口（图 8-4-8）

用于处理枕叶、松果体区、三脑室后部等部位的病变。切口可在中线上（POPPEN 入路）或中线旁，皮瓣基底多位于横窦。若病变位于松果体区或三脑室后部，骨窗多要求显露横窦及上矢状窦，以便于抬起枕叶，显露深部病变。

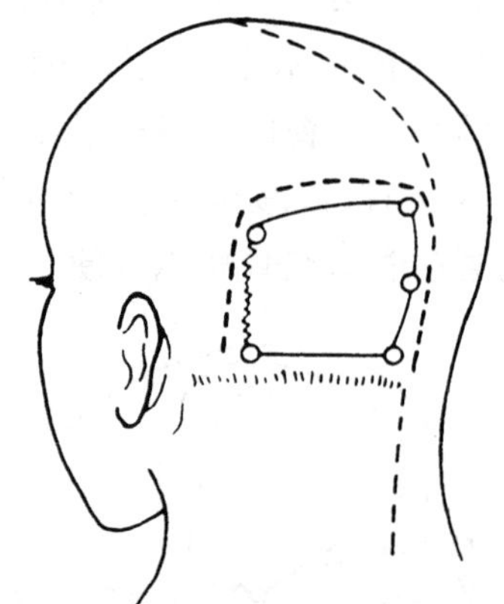

图 8-4-8 枕部切口
切口应到中线，皮瓣基底位于横窦

以上幕上切口不是一成不变的，术者可根据病灶的不同部位灵活运用。设计切口时，皮瓣大小、前后、高低可有所变动。

事实上，若定位精准，直线切口的开关颅更加简便，术后皮下积液、切口愈合欠佳等并发症也更少见。随着导航等定位技术的广泛应用和神经外科医师技术的提高、理念的更新，直切口或弧形切口在临床实践中的运用也越来越普遍。

二、开颅手术技术

（一）术前用药和麻醉

术前一天可给镇静药物。颅内肿瘤术前

24~48h，可应用地塞米松改善神经系统状态，减轻因手术操作引起的术后脑水肿。有癫痫者需给予抗癫痫药，并保持有效的药物浓度。术前根据患者意愿、手术切口特点等情况选择剃头或不剃头，后者需术者依据切口的位置及长度进行相应的局部剃头。

（二）切开头皮和止血

用画线笔或甲紫棉签画出头皮切口。根据具体情况选择是否采用头架固定。4% 碘酒 +70% 酒精消毒头皮。消毒头皮时，应防止消毒液进入眼和外耳道内，尤其是使用碘酒消毒时，应使用酒精脱碘干净。术野周围铺消毒手术巾。

切口头皮前可用适量利多卡因、去甲肾上腺素盐水或生理盐水注射于皮下，以减少头皮出血。切皮时，术者和助手用手指紧压切口两缘，压迫止血。每次切开的长度不要超过手指能压迫的头皮范围（图 8-4-9）。头皮出血可用头皮夹或止血钳止血。一组止血钳用橡皮圈编扎成一组。如皮瓣不涉及颞肌，可直接切至颅骨，连同骨膜一同翻开。如涉及颞肌，可采用筋膜间或筋膜下入路的方法显露颞肌后将其自颞骨分离并翻向颞侧。切开头皮后，自帽状筋膜下锐性分离并翻开皮瓣。皮瓣小动脉出血，应使用双极电凝彻底止血或缝线结扎。颅骨表面出血可涂抹骨蜡或以高频电刀处理。头皮止血后，皮瓣用纱布覆盖，内层以盐水浸湿，以防止其干燥萎缩。

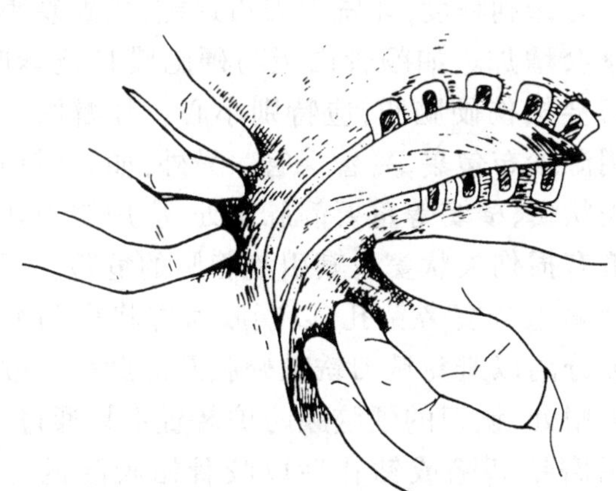

图 8-4-9　头皮切开

切开头皮时，术者和助手用手指紧压切口两缘，压迫止血。每次切口的长度不要超过手指能压迫的头皮范围

（三）骨瓣切口

1. 钻孔时应注意两孔之间距离不要过宽，一般在 6~7cm。老年患者颅骨与硬脑膜粘连甚紧，大脑凸面脑膜瘤颅骨多有增厚，遇上述情况，钻孔间距应适当缩小，并以窄的剥离子小心剥离内板与硬脑膜，防止铣刀铣除骨瓣或线锯磨破硬脑膜。

2. 靠近矢状窦和脑膜中动脉的骨孔应留在最后钻。这样，即使出现意外大出血，也可立刻翻开骨瓣，迅速止血。每个颅骨孔用脑膜剥离器，将硬脑膜与颅骨内面之间剥离开，必要时可用咬骨剪咬除部分颅骨内板，以利于线锯导板通过（图 8-4-10A）。自一个骨孔向另骨孔穿过线锯导板时，使用脑膜剥离器接应线锯导板，注意不要将硬脑膜刺破，当导板一端从相邻骨孔露出时，将线锯套在导板的小钩上，推抽导板引出线锯（图 8-4-10B）。此时注意不要将导板插到硬脑膜下（图 8-4-11A）。如发现误插到硬脑膜下，应立即抽出，再从对侧骨孔插入另一线锯导板（图 8-4-11B）。

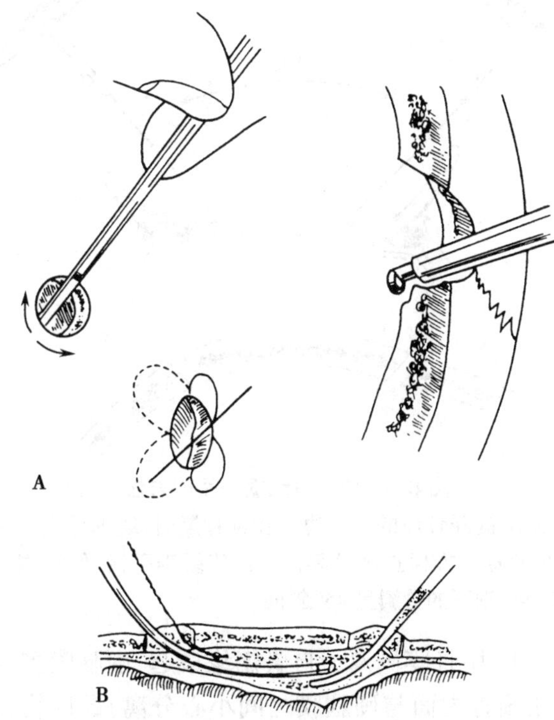

图 8-4-10　用线锯开颅示意图

A. 每个颅骨孔用脑膜剥离器，将硬脑膜与颅骨内面之间剥离开，必要时可用咬骨剪咬除部分颅骨内板，以利于线锯导板通过；B. 自一个骨孔向另一骨孔穿过线锯导板时，使用脑膜剥离器接应线锯导板，避免将硬脑膜刺破

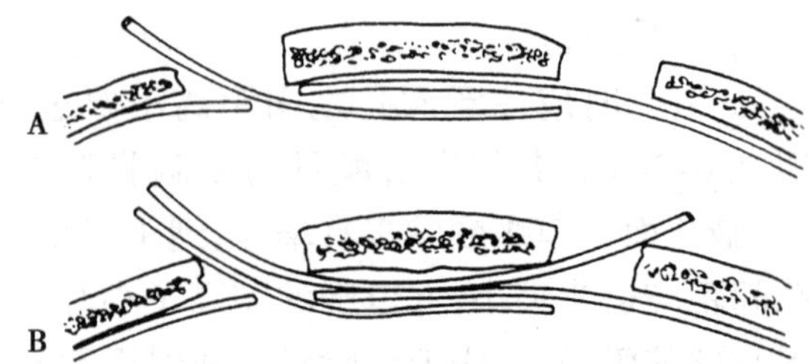

图 8-4-11 硬脑膜穿破时操作示意图

A. 如发现将导板误插到硬脑膜下，应立即抽出；
B. 也可再从对侧骨孔插入另一线锯导板

3. 依次锯开骨瓣的每个边。在锯骨瓣时，线锯导板应留置在颅骨下方保护硬脑膜（图 8-4-12A）。线锯两端套以线锯柄，术者手握线锯手柄，手指抵住线锯，使线锯成 100° 角，并向骨瓣的相反方向倾斜，使锯下的骨瓣呈 45° 斜面（图 8-4-12B）。关颅时，骨瓣还纳后不会陷入骨窗内。锯骨瓣时应在骨孔的外缘，充分利用切口，保证骨瓣足够大（图 8-4-13）。如以铣刀铣除骨瓣，则可以钛片或钛夹固定骨瓣，亦可于骨瓣四周打孔传丝线固定。

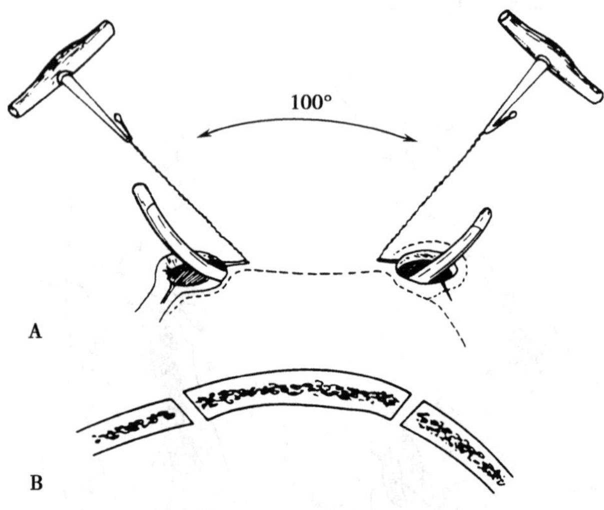

图 8-4-12 用线锯开颅的方法

A. 依次锯开骨瓣的每个边。在锯骨瓣时，线锯导板应留置在颅骨下方保护硬脑膜；B. 握住线锯手柄，使线锯成 100° 角，锯下的骨瓣呈 45° 斜面

4. 用骨膜剥离子自骨瓣缘撬起，硬脑膜剥离子在颅骨内面与硬脑膜之间小心分离，最后将骨瓣翻开。将骨瓣骨折处不整齐部分以咬骨钳咬齐或磨钻磨齐。

使用电（气）高速颅钻、铣刀完成骨瓣切开。这种切口方法只需钻一孔，使用铣刀沿骨瓣切口切开（图 8-4-14）。以铣刀开颅时应注意检查保持铣刀锋利程度，如铣刀刀刃迟钝，撕破硬膜的概率会增加。如颅骨内板与硬脑膜粘连紧时，铣刀会损伤硬脑膜，应特别小心。骨瓣取下后需用湿纱布包裹，妥善保管。另外，如骨瓣切口在矢状窦、横窦等重要静脉窦处，应用铣刀切开骨瓣有损伤矢状窦及其引流静脉的危险。可在静脉窦上或窦旁钻孔，以凝胶海绵将窦与颅骨内板分离以避免铣刀铣破硬膜及静脉窦。颅底有骨嵴处，铣刀的硬脑膜防护装置不易通过，可采用磨钻磨除或钻孔后以咬骨钳咬除的方式处理。

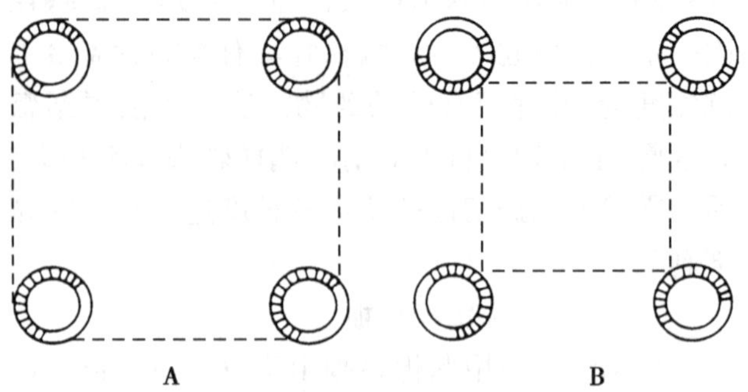

图 8-4-13 用线锯开颅示意图

锯骨瓣时应在骨孔的外缘，以保证骨瓣足够大（A），而不是锯在骨孔的内缝（B）

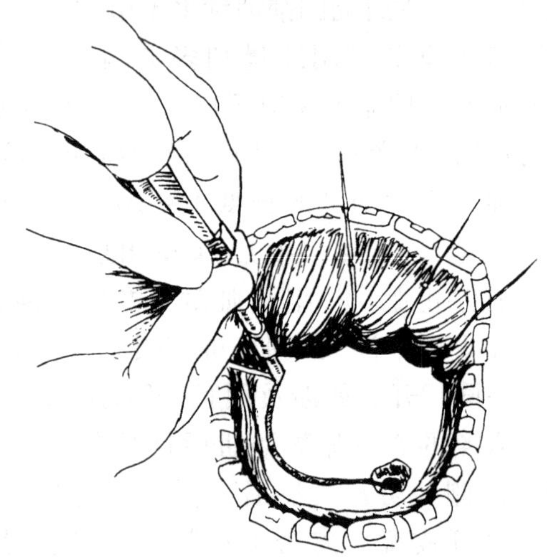

图 8-4-14 用铣刀开颅

使用电（气）高速颅钻、铣刀完成骨瓣切开。这种切口方法只需钻一孔，使用铣刀沿切口切开骨瓣

（四）硬脑膜止血

骨窗四周颅骨缘出血可涂以骨蜡止血。硬脑膜表层的出血可用小功率双极电凝止血。为防止骨窗周边出血或硬脑膜剥离，可在骨窗四周悬吊

并放置宽度约 3mm 的条形明胶海绵，其长度依骨窗长度定。只要将条形明胶海绵放置骨窗边缘即可，不必向骨窗下方深埋，以防止硬脑膜与颅骨内板剥离，加剧出血（图 8-4-15）。

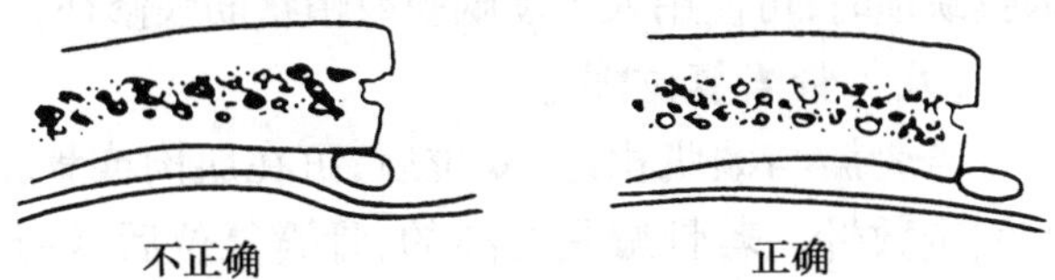

图 8-4-15 硬膜外出血放置明胶海绵
将条形明胶海绵放置骨窗四周边缘，不必向骨窗下方深埋，否则会使硬脑膜与颅骨内板剥离出血

硬脑膜四周悬吊常用简便的方法是将以小针细线将硬脑膜悬吊在骨窗边缘的骨膜或帽状筋膜上（图 8-4-16）。如有微钻，亦可用微钻在骨瓣边缘钻孔后将硬脑膜悬吊在骨孔上。悬吊硬膜时小针最好自硬脑膜两层间穿过，以防针尖损伤脑组织，造成脑挫裂伤及硬膜下出血。如脑组织张力较高，又合并有脑积水时，可切开少许硬膜后先行脑室穿刺，待颅内压下降后再悬吊硬脑膜。

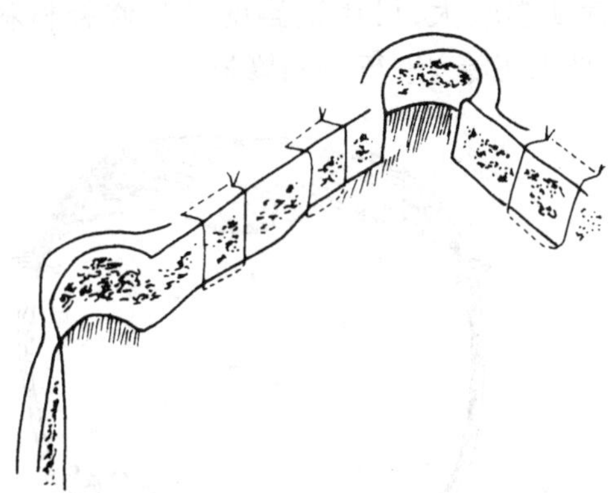

图 8-4-16 硬脑膜悬吊
将硬脑膜悬吊在骨窗边缘的骨膜或帽状腱膜上

骨窗四周悬吊硬脑膜可防止术后发生硬脑膜外血肿。在骨窗边缘装置自动脑牵开器的底座，会造成颅骨与硬脑膜离，目前已很少使用。切开硬脑膜前，应以生理盐水冲洗术野，将骨渣、骨蜡等碎屑冲洗干净，将硬脑膜外的出血，包括头皮、骨缘、硬脑膜表面的出血全部止好，防止切开硬脑膜后出血流入脑表面。切开硬脑膜前，更换包裹皮骨瓣的湿纱布，骨窗四周铺盖棉条，使术野干净、整洁。

（五）切开硬脑膜

用硬脑膜镊子或脑膜钩提起硬脑膜，切开硬脑膜 5mm 长小口，此时应特别小心，尤其是在颅内压增高时，不要伤及脑组织。硬脑膜剪刀为弯头，使用时弯头向上、向内剪开硬脑膜，剪刀下方可置棉条保护脑表面，防止误伤。可以弧形剪开硬脑膜，也可以放射状剪开。如脑组织张力较高，则应充分打开硬脑膜，防止局部脑组织受压。后正中开颅如遇枕窦发达，应先枕窦两旁进针，将其结扎后再行剪开，以减少出血。有些部位的皮层引流静脉可能进入硬脑膜，（如邻近运动区的皮层），此时可将硬脑膜不规则剪开，以保护引流静脉。

硬脑膜切口可根据需要选择不同形状（图 8-4-17）。常用的有弧形剪开，“十”字和“H”等形状剪开硬脑膜等。邻近上矢状窦、横窦、乙状窦等静脉窦时，应尤其小心，距离静脉窦应不小于 5mm，以防损伤静脉窦，基底多保留在静脉窦。凸面脑膜瘤的硬脑膜切口应环绕肿瘤，且大于肿瘤的边缘。如肿瘤浸及硬脑膜，应将硬脑膜一并切除。这种切口暴露范围大，不易损伤脑组织。

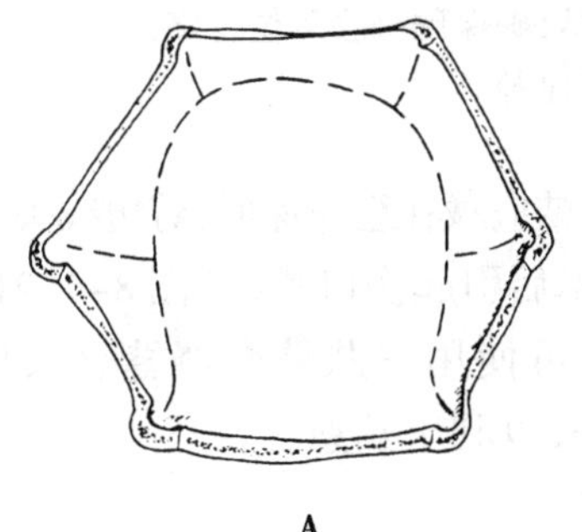

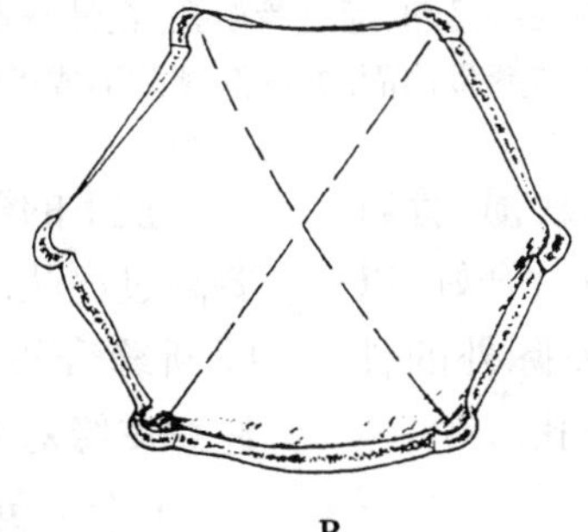

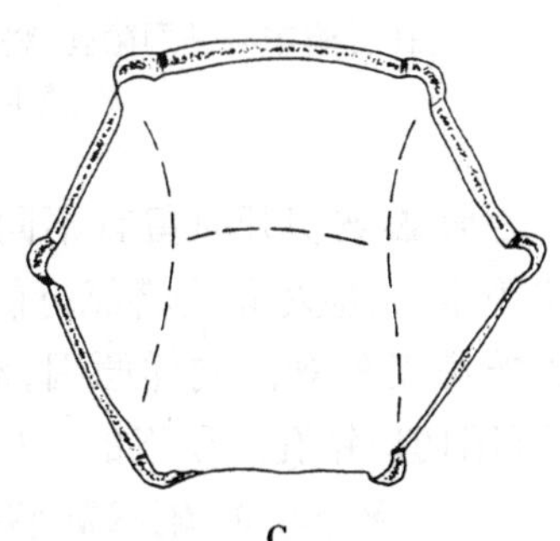

图 8-4-17 常见的硬脑膜切开方式
切开硬脑膜时，基底留在静脉窦，注意防止损伤上矢状窦和桥静脉。十字或 H 等形状剪开硬脑膜

硬脑膜切口边缘离骨窗距离约0.5cm，以便关颅时缝合。硬脑膜切口出血可先用银夹夹闭，或双极电灼止血。在没有人工硬脑膜的情况下，不要过多电烧硬脑膜，以免硬脑膜收缩造成缝合困难。剪开硬脑膜后，硬脑膜周围用缝线血管钳重力牵引，或将硬脑膜翻开固定在骨窗外。

（六）脑皮层保护

常用的脑表面保护材料有凝胶海绵及棉条。天然棉条在脑表的贴敷性好，但易残留一些细丝在脑表面。一种人造纤维棉条，不易碎裂，而且应用X线可发现（X-ray detectabal），如手术中清点棉条有误时可拍头颅X线，可以除外棉条遗留在颅内，因此越来越多地应用在手术中。

（七）缝合硬脑膜

肿瘤切除后，术野彻底止血，缝合硬脑膜。止血时，血压应恢复患者术前正常水平。麻醉使用过度换气时，应使动脉PCO_2恢复正常。硬脑膜可采用间断或连续缝合。如因脑压高硬脑膜无法缝合，应将硬脑膜充分剪开减压，防止术后脑组织自狭窄的硬脑膜窗疝出。脑表面可用止血纱布覆盖予以保护。

连续缝合硬脑膜时一定要严密，针尖距硬脑膜缘的距离应在1.5~2mm之间。将最后一针留在骨窗中硬脑膜的最高点，打结前向硬脑膜下注满静脉用生理盐水，将硬脑膜下腔的积气充分置换出来，然后再打结，这样可减少术后气颅发生。硬脑膜缺损时，可使用人工硬脑膜或帽状筋膜修补。

（八）骨瓣复位固定

若骨瓣与颞肌相连，复位后，可在肌肉或骨膜上固定数针。若骨瓣是游离的，骨瓣复位后，将开颅时骨窗四周备好的金属丝或丝线依次穿入骨瓣相应的微孔中，扭紧金属丝或结扎丝线将骨瓣固定牢靠。如骨瓣较大，可在骨瓣中心钻2~4微孔，将硬脑膜中央部吊起，穿过微骨孔，在骨瓣外打结，以减少硬脑膜与颅骨内板之间的残腔，预防形成硬膜外血肿（图8-4-18）。有条件者，亦可用钛片或颅骨锁固定，这些办法固定骨瓣牢固，不影响手术后复查CT及MRI（图8-4-19）。另外，在骨瓣中心钻两孔，将硬脑膜中央部吊起，通过骨瓣孔，在骨瓣外面打结，确保硬脑膜与复位良好，减少硬脑膜外与颅骨内面的残腔，预防形成硬脑膜外血肿。骨瓣需固定好，避免术后骨瓣松动漂浮。如颅骨缺损较大，可用适当的颅骨修补材料（如钛板、骨水泥等）进行一期修补。

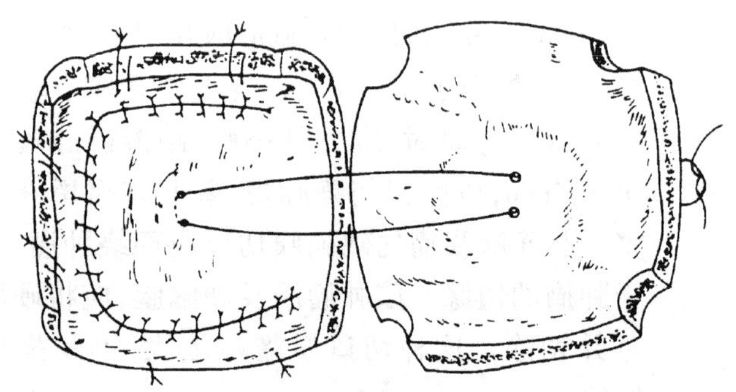
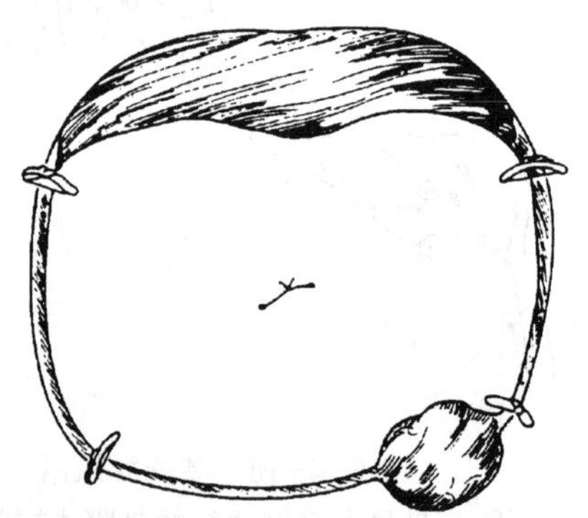

图8-4-18 通过骨瓣中心的微骨孔悬吊硬脑膜

在骨瓣中心钻两微孔，将硬脑膜中央部吊起，通过骨瓣孔，在骨瓣外面打结，确保硬脑膜复位良好，减少硬脑膜外与颅骨内面的残腔，预防形成硬脑膜外血肿

因骨瓣被切开时留有不同程度的缺损，骨瓣复位固定时，应尽量先将靠近前额部位对合好，以免影响患者外观。同样原因，对额部发际外的骨孔，可用切口钻孔时留下的骨屑填满骨孔。

（九）缝合颞肌、帽状筋膜和头皮

骨瓣复位固定好后，间断缝合好颞肌和筋膜，避免术后肌肉萎缩、颞部下陷影响患者外观和咀嚼（图8-4-20）。

皮下的缝线打结应藏在组织深面，剪短线头，不要高过皮肤，以免术后引起伤口感染（图8-4-21）。间断缝合头皮，也可使用皮肤缝合器缝合头皮。注意皮缘对合良好，以利于其愈合。

（十）包扎伤口

用几层棉纱布敷盖伤口，绷带包扎。术后第1~3天应更换一次敷料，观察切口愈合情况并再次充分消毒。术后5~7日拆去头皮缝线。

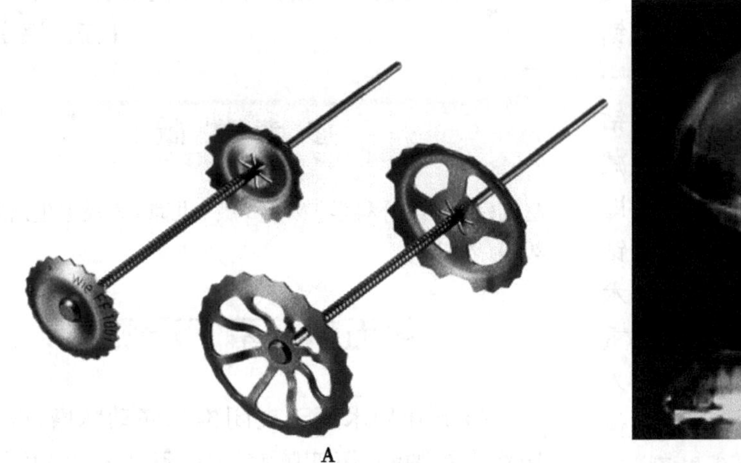
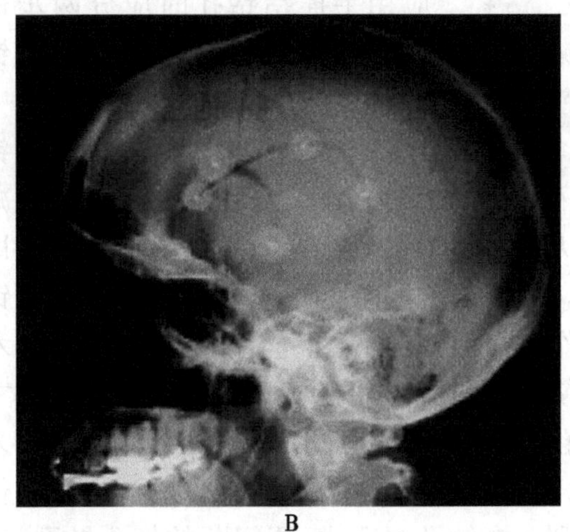

A　　　　　　　　B

图 8-4-19　颅骨锁及其固定效果

A. 使用颅骨锁固定骨瓣；B. 复查头颅 CT 未见钛钢片干扰伪影

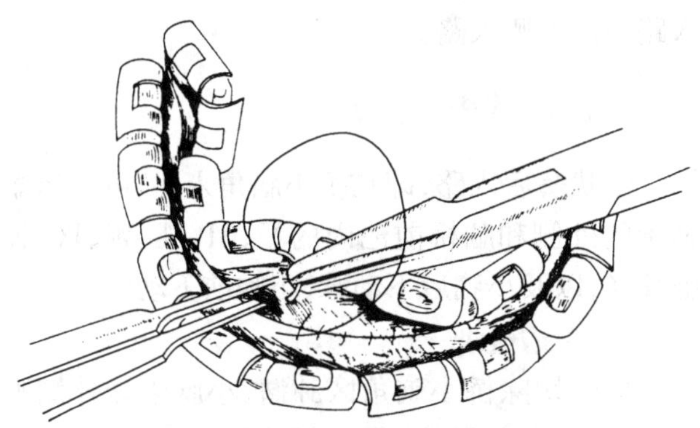

图 8-4-20　缝合颞肌及帽状腱膜

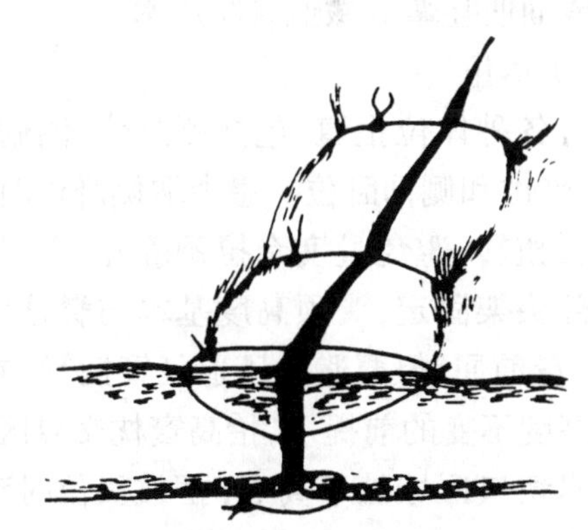

图 8-4-21　缝合头皮

皮下的缝线打结应藏在组织深面，剪短线头，不要高过皮肤

开颅手术的伤口缝合过紧，可能出现头皮坏死。缝合时组织之间死腔大，发生感染的机会增大，均应予以避免。

三、钻孔术

CT 扫描广泛应用后，以发现外伤性颅内血肿为目的的钻孔探查已很少采用。当前头颅钻孔术，主要用于慢性硬脑膜下血肿引流和脑深部病变组织活检。另外，采用侧脑室－腹腔分流术（V-P shunt）治疗脑积水也需头颅钻孔术。

（一）麻醉

若患者神志清楚合作，可采用局部麻醉，术前给以小剂量镇静药；若患者紧张、难以配合或儿童应采取全身麻醉。头皮切口用 1% 利多卡因（lidocaine）或加 1∶2 000 000 的肾上腺素（adrenaline）浸润局麻。

（二）体位

一般采用仰卧位，适用于双侧额部、颞部的钻孔。钻孔部位偏后时，可将肩下垫高，将头抬高并偏向病变对侧。颅后窝和枕部钻孔应取侧卧位，病变侧位于上方。坐位也可适用枕部或颅后窝钻孔，但临床少见。

（三）备皮和消毒

可在手术室进行。单纯头颅钻孔，围绕切口备皮，范围距切口约 5.0cm。先剪去长发，再用剃刀剃去头发茬。4% 碘酒 +70% 酒精消毒头皮。消毒头皮时，防止消毒液进入眼和外耳道内，尤其是使用碘酒消毒时，应使用酒精脱碘干净。用画线笔或甲紫棉签画出头皮切口。头皮术野用手术膜粘贴，周围铺消毒手术巾。

（四）手术过程

1. 切口　一般 3~5cm 长，可直接切到颅骨。乳突拉钩撑开切口，仍有出血时，用双极电凝镊止血，注意离开皮缘，以免影响伤口愈合。钻孔前，用骨膜起子将皮缘向两侧推移扩大术野。

2. 钻孔　应用手摇钻钻孔时应分两步进行。钻孔时，首先使用尖颅钻（图 8-4-22A），钻头与颅骨面垂直，先左右转动摇柄，在外板钻一小孔，然后用力下压颅钻把手，旋转摇柄。当钻头旋入板障时，渗血较多，骨粉减少。此时应减轻压力，放慢手摇转速，穿破颅骨内板后要立即停止。颞鳞部及枕部骨质薄，术者在这些部位钻孔操作时必须特别小心。应用手摇钻钻孔时，术者要使用肩和前臂力量，而不应靠术者身体的重量钻孔。用力过重，会使钻头钻透颅骨内板插入脑内，造成脑损伤。为保证安全，钻头应经常保持锋利。在钻孔过程中，要间断的停止钻孔，确认颅骨是否已被钻透。颅骨被钻穿抵达硬脑膜，术者手中有“涩”感。穿透颅骨后，改为圆锥钻（图 8-4-22B），继续扩大骨孔，也可应用一次成型钻钻孔（图 8-4-22C）。注意在钻孔时不要使硬脑膜与颅骨剥离，造成硬脑膜表面出血，影响手术进行。骨孔出血可涂以骨蜡。骨孔内硬脑膜出血可使用小功率双极电凝止血。骨孔四周覆盖止血纱布（oxidized cellulose）或明胶海绵（gelatin sponge）止血。有条件者亦可用电钻钻孔。

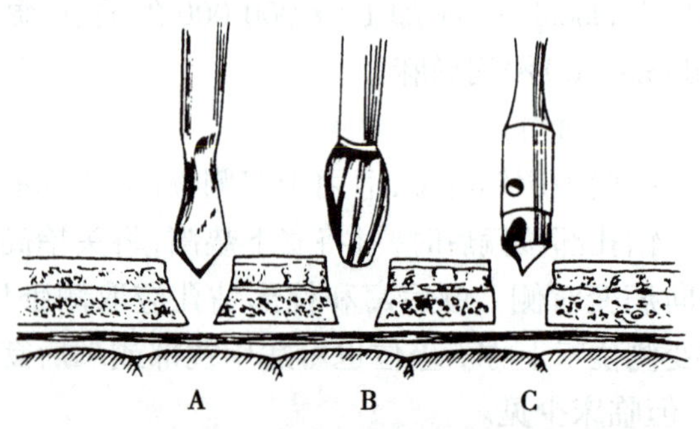

图 8-4-22　不同类型的颅钻
A. 尖钻；B. 圆锥钻；C. 一次成形钻

3. 剪开硬脑膜　用硬脑膜钩挑起硬脑膜外层，尖刀十字切开硬脑膜，注意避免伤及脑皮层血管。尤其是在颅内压增高时更需小心。硬脑膜边缘出血可用双极电凝止血。

4. 缝合　手术完成后，硬脑膜切口不必缝合，表面敷一块明胶海绵或止血纱布。分两层间断缝合帽状筋膜和头皮。皮下缝线结须埋在皮内深层并剪短。头皮间断缝合。用薄层纱布覆盖切口，用绷带包扎全头，或再盖一块纱布，胶布固定。

5. 术后处理　术后 5~7 日拆线，伤口如无渗出不需更换敷料。钻孔术后颅内血肿少见。

（王江飞）

参考文献

赵继宗．神经外科学［M］．3 版．北京：人民卫生出版社，2014：96-103.

第五节　幕下开颅术

幕下开颅术用于夹闭椎基底动脉瘤，或用于切除小脑肿瘤、第四脑室肿瘤、脑干背侧和侧方肿瘤、桥小脑角肿瘤、颅 - 颈交界区肿瘤以及斜坡肿瘤。幕下开颅术包括乙状窦后入路、枕下后正中入路和远外侧入路。

一、乙状窦后入路

乙状窦后入路，即脑桥小脑角入路，可以暴露脑干的外侧和脑桥前池内的Ⅴ、Ⅵ、Ⅶ、Ⅷ、Ⅸ、Ⅹ脑神经，以及小脑后下动脉、小脑前下动脉。

（一）适应证

用于切除桥小脑角区肿瘤、小脑半球外侧肿瘤、脑桥偏一侧肿瘤、中上斜坡偏一侧肿瘤、三叉神经痛或面肌痉挛的微血管减压术。

（二）体位

曾有各种体位报道，包括侧卧位、侧俯卧位、俯卧位、坐位和侧仰卧位。患者取侧卧位时，颈部尽量不要扭转，避免过度牵拉颈静脉引起颅压增高。头部头架固定，头顶高度基本与脊柱水平一致；头尽量前屈，但要避免压迫气管插管；在保持头顶点高度不变的前提下，抬高寰枕交界区，使耳后的手术切口区域处于高点；摆放头位时动作要轻柔适度，要避免过度牵拉引起寰枕肌群或神经根损伤。安放头架时头钉要避开中线的矢状窦或翼点等骨质薄弱处，既要不影响手术操作，又要兼顾术后美观。

（三）头皮切口

目前多采用耳后直切口，头皮切口位于耳后发际内，上缘达耳廓上缘水平，下缘达下颌角水平。上缘位于星点后 1cm，下缘位于乳突尖后方 2cm。这样的设计可保证牵开肌肉的范围刚好是铣下骨瓣的范围，骨瓣范围既足够大，又不会浪费切口。切开头皮，垂直分离肌肉直达枕骨，牵开器向两旁牵开肌肉，上方暴露星点，下方显露乳突内侧4~5cm区域。乳突骨质没必要过度显露，否则会因牵开肌肉时牵开器前移，反而缩小了乳突内侧区域的显露范围。向下分离肌肉时，于乳突内侧的枕动脉沟处可见枕动脉，要电灼确切后切断。常规枕下乙状窦后入路无需打开枕大孔，枕骨下方显露至乳突尖水平即可。注意处理该处肌肉时要紧贴骨面向下剥离，以防伤及椎动脉和枕静脉丛。对三叉神经痛或面肌痉挛的患者行微血管减压术时，乙状窦后入路可改行耳后横切口，于发际内外耳道上缘水平横切口即可。直切口开关颅速度快，不易发生皮下积液，暴露范围足够广泛，可以作为乙状窦后入路的标准切口。

（四）骨瓣成形

于星点钻骨孔，确认横窦乙状窦夹角，分离硬膜与骨板的粘连，用铣刀铣下骨瓣，暴露横窦乙状窦夹角及乙状窦上段内侧缘即可，不必暴露乙状窦和横窦全程。如硬膜和骨质粘连紧，不要直接铣到乙状窦内侧缘，以免铣破乙状窦。可用高速磨钻磨除乳突骨质，暴露乙状窦内侧缘。也可以先用电钻将乙状窦表面的骨质磨薄，再用咬骨钳咬除颅骨暴露乙状窦。有的患者颈静脉球较高，开颅过程易被损伤。术前需要仔细阅片，或应用术中导航技术，实时定位识别。如乳突气房开放，必须用骨蜡严密封补。

（五）剪开硬脑膜

悬吊硬膜后，以乙状窦为基底，弧形剪开硬脑膜。用蛛网膜刀切开延髓外侧或枕大池蛛网膜，放出脑脊液，降低颅压，用脑板牵开小脑即可探查。如剪开硬膜前发现小脑张力较高，可快速静脉20%甘露醇250ml，或请麻醉师进一步过度换气，以降低颅压，可减少放脑脊液时挫伤小脑的风险。

（六）处理内听道

为全切肿瘤，需磨除内听道后唇。术前应行头CT岩骨薄扫骨窗像来提示内听道安全磨除的范围，以避免损伤骨迷路。选择金钢砂钻头使磨除操作更稳定，还需要用硅胶片保护小脑、脑神经和血管，以避免钻头缠绕棉片造成损伤。

内听道的上外侧有弓状下窝，有小静脉通过。弓状下窝长约0~13mm，宽约0~7.5mm。约有50%的弓状下窝不太明显。内听道下外侧有一裂隙状孔，为前庭小管外口，此口又称内淋巴囊裂，通过前庭小管远端段，其末端膨大，形成内淋巴囊，突入硬脑膜，位于内淋巴囊小窝内，此窝为内淋巴囊裂外下方的一个浅的压迹。

在行听神经鞘瘤切除时，为了最大程度切除内听道内的肿瘤，常需要磨除内淋巴囊、后外侧的后半规管以及前内侧的内听道后唇三者之间的骨质。该处内耳结构隐藏在骨质内，如果损伤会造成永久性失聪。

4%~16.7%的内听动脉绊附着于内听道后唇的硬脑膜。内淋巴囊有时可以达到（23.3%）甚至超过（10%）乙状窦的前界，这一点说明乙状窦后入路远比迷路后入路安全，因为内淋巴囊损伤同样可能会造成完全性失聪。

有报道，从垂直角度磨除内听道后唇可100%暴露内听动脉绊，有利于内听动脉的保护。该动脉损伤会致平衡障碍和失聪。但在实际的乙状窦后入路手术时，由于暴露角度的原因，磨除内听道后唇的角度一般小于30°。内听道后唇磨除范围控制在深度的2/3以内，大多可以有效避免内耳损伤。内听道的深度需要术前CT骨窗像确定。

有学者认为磨除内听道后唇的厚度在2mm以内，可以更安全。但有时2mm的磨除范围根本不够，个别时候甚至要磨除后唇达5mm才能显露内听道内部结构。有时为了弥补内听道骨质磨除范围不够，内部结构暴露不完善的缺陷，可以术中辅助内镜技术，以保证肿瘤全切，并观察需要封闭的气房。术前岩骨薄扫CT对于内听道的骨质磨除范围的确定帮助更大，也可以应用术中导航指导内听道磨除范围。内听道肿瘤切除后，气房需要骨蜡封补并用自体筋膜贴附，以防脑脊液漏。

对于肿瘤大部位于CPA区、小部位于三叉神经Meckel囊的脑膜瘤或三叉神经鞘瘤，也可选用枕下乙状窦后入路开颅。术中通过硬膜下磨除部分岩尖骨质，打开三叉神经Meckel囊，多可以剥离出Meckel囊内的肿瘤。但如果脑膜瘤突破Meckel囊向海绵窦或鞍内发展时，该入路无法全切肿瘤。

（七）关颅

肿瘤切除完毕，严密缝合硬脑膜。骨瓣复位，用钛片固定。逐层缝合肌肉和皮肤。

二、枕下后正中入路

枕下后正中入路可以显露小脑上蚓部、小脑半球内2/3、Ⅳ脑室、中脑导水管下口、脑桥、延髓、颈髓1~2节段。

（一）适应证

枕下后正中入路适用于小脑蚓部、小脑半球内2/3肿瘤和血管畸形、Ⅳ脑室室管膜瘤、髓母细胞瘤、部分脑干肿瘤以及寰枕畸形减压术。

（二）体位

患者可取侧卧位、俯卧或坐位。如采取俯卧位，不利于术中护理，患者生命指标受干扰的程度较大。坐位术中出血虽少，但术者操作体位不便，且术中若静脉窦破裂引发气体栓塞的可能性较侧卧及俯卧位大。笔者习惯采用侧卧位，该体位患者生命指标受干扰小，易于术中护理，术者操作体位也较舒适。取侧卧位时，多选用病变侧朝上，头颈背要轴性翻身，以减少对脑干的医疗性损伤。头颈前屈，颈部尽量不要旋转。要确认气管插管和颈静脉没有被压或过度牵拉。

（三）枕下后正中直切口

根据具体病变部位，切口长度有所变化。一般皮切口上端起自枕外粗隆上1cm，下端达颈2棘突水平。切开头皮，用高频电刀严格沿项韧带切开，可减少出血，对肌肉干扰也小。切筋膜时，在枕外粗隆处留下一小块菱形筋膜和肌肉，便于手术结束时严密缝合，以防术后皮下积液和切口脑脊液漏。剥离寰枕筋膜时应注意保护其深处的延颈髓，向两侧分离时注意保护椎动脉。用骨膜剥离器向两侧分开肌肉，自动牵开器牵开肌肉固定。若病变偏离中线分离肌肉时应首先分离病变侧，直到病变侧肌肉分离范围足够大，再少量分离病变对侧肌肉，以利于牵开肌肉后枕骨暴露范围偏向病变侧。

（四）钻孔及骨瓣成形

高速颅钻于枕外粗隆钻孔后，用铣刀铣下枕骨，上达枕外粗隆，下到枕骨大孔。多可直接铣开枕骨大孔。但如颅骨凹陷或寰枕融合时，不能直接铣开枕大孔，否则容易损伤延髓和椎动脉。是否部分咬除寰椎后弓，视具体病变部位而定。

（五）剪开硬脑膜

"H"形剪开硬脑膜有两个好处，一是易于控制枕窦出血；二是硬脑膜切口下端暴露的范围更开阔。如患者颅内压高，要先于枕大池处硬脑膜剪一小口，放出脑脊液减压，待颅压下降后，再剪开硬脑膜全程，这样可避免剪开硬脑膜时损伤小脑。剪开硬脑膜后，四周悬吊止血。

（六）颅内自动牵开器轻牵开小脑扁桃体

在小脑蚓部或枕大池处剪开蛛网膜，进一步放出脑脊液，降低颅内压。

（七）颅后窝探查

观察双侧小脑半球是否对称；皮层颜色有无异常；是否存在小脑扁桃体下疝和小脑蚓部增宽。如为小脑囊性占位，有时可先穿刺抽取囊液减压。应确认双侧小脑后下动脉的走行，手术操作时不要将其损伤。

（八）缝合硬脑膜

严密缝合硬脑膜，如缝合不严，术后会出现枕部皮下积液，患者持续发热，甚至伤口感染。硬脑膜因止血皱缩缝合困难时，可用自体筋膜或人工硬膜修补、减张、严密缝合。

（九）还纳骨瓣

严密缝合硬脑膜后，还纳开颅时取下的骨瓣，用钛片固定，恢复颅腔的生理状态。

（十）缝合肌肉和头皮

间断分层缝合枕下肌肉。枕外粗隆处头皮较薄，必须将肌肉和留在枕外粗隆的菱形筋膜缝好。如缝合不严留下死腔，易术后漏液、感染，小儿患者还可能发生术后假性囊肿。

三、远外侧入路

（一）适应证

下斜坡、颅颈交界、延髓腹侧等处肿瘤和椎动脉入颅处动脉瘤等。

（二）体位和头皮切口

该部位手术对后组脑神经打击较大，枕大孔区病变有时伴有寰枕骨质畸形或颈椎不稳定，麻醉时尽量行经鼻气管插管。取侧卧位，头部抬高15°，可减少术中出血。如需行颈椎骨质融合或行血管修复，备皮范围就包括髂嵴、下肢远端。头架固定。对于肿瘤后部靠近中线的病例，头皮切口多选用“倒L”形切口，切口起自乳突上方，平上项线，转向中线并延伸至颈6棘突水平。对于肿瘤经颈静脉孔或舌下神经孔向颈动脉鞘或椎旁发展的肿瘤，多用耳后弧形切口。耳后弧形切口上起自耳廓上缘水平，下到下颌角下方2cm，向内达乳突内侧2.5cm处，呈弧形。这种切口开关颅速度快，不易发生皮瓣下积液，暴露范围也更靠近寰枕交界的腹侧。

（三）切开头皮，分离皮下组织、肌肉组织、肌肉筋膜

通过胸锁乳突肌后缘内侧的脂肪间隙到达脊椎侧方。该间隙的背侧肌群包括头夹肌、半棘肌、头最长肌，其腹侧肌群包括肩胛提肌和斜方肌。钝性分离此间隙并向后内侧方向牵开背侧肌群，可抵达寰椎横突和枢椎侧块，即可从侧方非常充分地暴露颅颈交界处。显露枕下颅骨、枕大孔、寰椎和枢椎侧块，在寰椎－枢椎横突间显露椎动脉的垂直部。椎动脉位于枢椎前、后神经根的汇合处，可沿神经根寻找。椎动脉就位于神经根腹侧、下斜肌下缘，椎动脉周围有丰富的静脉丛围绕。

（四）游离寰椎后弓直至椎动脉静脉丛

如果行远外侧经髁入路，需要切除枕髁背内侧1/3。可于寰枕水平游离椎动脉，沿椎板和侧块在骨膜下分离，使椎动脉从寰椎的椎动脉切迹内游离，一直游离到动脉进入硬膜处。在骨膜下分离椎动脉，可避免静脉丛出血，在寰枢椎之间分离椎动脉时，常遇静脉丛凶猛出血，可用明胶海绵、棉条压迫，必要时升高手术床头以利于止血。若损伤椎动脉，应尽可能直接修补。术前的MRA或CTA可帮助判断椎动脉损伤后是否需要修复。如对侧椎动脉缺如或供血明显减少，则需行端－端吻合或移植大隐静脉搭桥。若对侧椎动脉供血充分，可结扎受损的椎动脉，一般不会造成脑干供血障碍。

（五）相关解剖

枕大孔的侧壁有颈静脉结节和枕髁，枕髁与寰椎侧块形成寰枕关节。枕髁的位置因人而异，位置越靠后对远外侧入路的暴露限制越大。枕髁外侧有颈静脉球，后方有一个小凹结构，叫髁窝。髁窝是颈静脉结节的外表面。后方有髁管，内有髁后导静脉。髁管位于颈静脉结节和枕髁的后方，髁后导静脉向前与乙状窦末端相连。颈静脉结节位于髁管和舌下神经孔的上方。颈静脉结节的后外侧紧邻乙状窦，内侧是枕大孔。椎动脉穿出横突孔后，经过寰椎椎动脉切迹，绕行寰枕关节经硬脑膜入颅，椎动脉于此处发出脊髓后动脉。椎动脉颅内段起始部与第一齿状韧带相连。枕大孔侧方有很复杂的引流静脉池，分别是椎静脉丛、枕窦和颈静脉球。这三大静脉池由髁后导静脉及舌下神经管内的静脉相连。髁后导静脉在髁窝处与椎静脉丛相连，向前与颈静脉球或舌下神经管内的静脉相连。枕窦有时也引流到颈静脉球。

（六）游离骨瓣

病变的位置和大小决定了骨瓣大小。用高速颅钻在枕鳞部钻孔后，铣刀铣下骨瓣，用咬骨剪咬开枕骨大孔。为显露脊柱和枕大孔病变，应行单侧椎板切除。若需游离椎动脉，可用磨钻小心磨除寰椎横突孔外侧骨质，这样可将椎动脉移出横突孔。为了切除寰椎腹侧占位或暴露脑干腹侧，枕骨骨窗侧方要到达枕髁。根据暴露的骨窗范围不同，远外侧入路又可细分为基础远外侧入路、远外侧经髁窝入路和远外侧经髁入路。

这三种亚入路的颅骨切除范围略有区别：基础远外侧入路不磨除枕髁，而是将髁窝向外侧磨除的范围越大越好。远外侧经髁入路，需要磨除枕髁背内侧1/3，以增加对枕大孔腹侧中线区域的显露。有时还需磨开舌下神经管，以切除向颅外延伸的舌下神经鞘瘤。远外侧经髁窝入路不磨除枕髁，需要磨开髁窝，髁窝磨除的范围后外至乙状窦，前下至舌下神经管。也就是说，经髁窝入路是在完成了基础远外侧入路后，还要磨除部分颈静脉结节以及处于乙状窦和枕大孔之间的骨质，但枕髁保持完整。所以远外侧经髁窝入路又可称作髁上经颈静脉结节入路。

（七）剪开硬脑膜

自寰椎水平经枕骨大孔至骨窗的顶端、在椎动脉入硬膜处内侧切开硬脑膜，将硬脑膜向侧方牵开悬吊。用蛛网膜刀切开蛛网膜，放出枕大池脑脊液。椎动脉的入颅处位于第1齿状韧带的前方，要注意识别并保护。副神经脊髓支和脊髓并行，走行于后根和齿状韧带之间。舌下神经位于椎动脉后方。切断第1齿状韧带可显露更大的腹

侧空间。辨清椎动脉、小脑后下动脉后，方可开始切除肿瘤。

（八）肿瘤切除后，磨除处骨缘需用骨蜡仔细封补，以防脑脊液漏

缝合硬脑膜要严密。如术中去除骨质较多或颈静脉孔处硬膜无法严密缝合，需要取患者大腿或腹部自体脂肪进行填塞，以避免死腔感染或脑脊液漏。

（九）骨瓣复位后固定

若枕髁的背内侧1/3、寰椎侧块及枢椎关节面没有切除，也未被肿瘤组织破坏，不必行内固定或融合术。

（十）如脊椎不稳定，可用自体髂嵴行单侧枕颈融合

调整头架使患者的头置于中立位，取自体髂嵴修整成合适形状，放置在枕下骨质的后侧方到第一个完好的侧块间，用钛缆或钛片固定。

（十一）分层缝合颈部肌肉、筋膜和皮肤

术后需戴颈托限制颈部活动。

（韩利江）

参考文献

1. 赵继宗．神经外科学［M］. 3版．北京：人民卫生出版社，2014：103-108.
2. Pai SB, Rghuram G, Keshav GC, et al. Far-lateral transcondylar approach to aneterior foramen magnum lesions- our experience［J］. Asian J Neurosurg, 2018, 13：651-655.
3. Sato A, Hirai S, Obata Y, et al. Muscular-stage dissection during far lateral approach and its transcondylar extension［J］. J Neurol Surg B Skull Base, 2018, Suppl：356-361.
4. Shiban E, Torok E, Wostrack M, et al. The far-lateral approach：destruction of the condyle does not necessarily result in clinically evident craniovertebral junction instability［J］. J Neurosurg, 2016, 25：196-201.

第六节 开颅手术中意外的原因及处理

神经外科手术应力争在手术过程中避免意外情况发生。需要在术前尽量全面地考虑到手术中可能出现的异常情况，作出预防对策，有备无患；但以目前医疗水平，总有对疾病了解不充分的时候，就会出现术前没有预料到的情况。这是对一名外科医师的考验，一旦手术中发生意外情况，需及时作出正确判断、果断决策和迅速处置，以避免不良预后。

神经外科手术由于治疗理念和技术进步，已经较前显微手术有了很大的变化，如神经内镜手术和复合手术，特别是一些功能性疾病的手术，这些术式由于有一些特殊要求，术中出现意外情况也较为特殊，请参考相应章节。但是开颅手术是神经外科基本功，是目前仍广泛采用的术式，需要了解开颅术过程中的意外情况产生的原因和处置方法。

开颅手术中意外有以下几种：病变定位偏差；病变病理不符合术前诊断；病变位置非预料；术中大量出血；麻醉意外和颅内压突然升高。

一、颅内病变定位偏差

现代影像学技术对颅内病变的定位诊断非常精确，造成开颅手术定位错误的情况已十分罕见。但要求神经外科医师熟悉不同类型的影像资料及其特点，对外单位的影像资料更应小心，须坚持与报告单逐项核对，以免搞错。为了减少发生开颅位置错误，手术前应充分讨论，结合病史、神经系统体征和影像学资料，仔细确定脑组织、血管、颅骨和硬脑膜和病变的解剖关系，决定手术切口。在手术室内画线标头皮切口时应再次核对。依据外单位影像学资料开颅手术时更须警惕，有时不同医院影像学资料标识的侧别存在差异。为了防止开颅部位有误，最好能以本单位的影像学资料为依据手术。个别患者影像学资料距手术时间较长，在此期间颅内病变可能有变化（缩小或增大），造成手术探查阴性或对肿瘤增大肿瘤变大估计不足，使开颅部位出现偏差。为防止上述意外发生，应该根据病变性质合理估计影像学资料采集时间，一般生长缓慢的颅内病变不应超过3个月，生长迅速颅内病变不应超过1个月。如果患者出现新的临床表现，必须重新复查CT或MRI，以避免误判病情。

术前、手术开始时的核对制度是非常重要的，不能流于形式，这是神经外科手术质控的重要方面。手术前，手术医生、手术护士和麻醉师应该有固定的沟通方式，表明手术部位、手术特点、手术预期时间和可能出现的意外情况，使手术团队了解手术基本情况。

手术中超声波探测应用可确定多种性质的肿瘤，尤其在寻找脑深部病变及确定病变边界有帮助。更为先进的是术中磁共振技术，能在手术中显示目标病变，目前已经有成熟的应用经验。术中实时影像的应用更加便于术中病变切除过程中的控制和发现意外情况原因。

二、病变定性诊断意外

根据手术前的病史、神经系统功能缺损和影像学，颅内病变定性诊断符合率有所提高，但是仍有不能确定或与术前诊断不符合的病例。特别是颅内多发病变、不典型肿瘤和脑变性病变，有时术前很难作出明确定性诊断。其原因有以下几种。

（一）手术中获取病变标本困难

肿瘤很小或肿瘤切除困难。在一些微小肿瘤（如垂体微腺瘤）手术中应注意分辨肿瘤组织并保护，留取送病理；比如手术中发现肿瘤位于大脑半球运动或感觉的功能区脑内胶质瘤或转移癌，如果切开大脑皮层可能造成较严重的神经功能缺损，为此很难决定是否切开脑组织暴露肿瘤。如果肿瘤是脑实质内的恶性胶质瘤，切除后可能损伤脑功能区，切除肿瘤需要权衡，可以依照术前功能定位和术中监测决定是否切除。

（二）病变的定性诊断与手术前估计不同

开颅手术中，病变的定性诊断（快速病理）与术前不同，会给临床工作带来困扰。术中冷冻切片的病理学结果，有时与神经外科医师术前估计的病变性质或手术所见差异很大，这其中可能有病理标本选取的原因。如有些炎性病变和肿瘤在肉眼下很难区分；有时病理切片很难鉴别肿瘤周围的胶质增生和低度恶性的胶质瘤。如果病理学医师没有足够的临床资料和手术所见，无法作出精确的诊断。为避免上述问题发生，神经外科医师应该认真地在申请单上填写患者手术前的详细临床资料和手术所见。有可能的话，神经外科医师与神经病理医师当面交流，提供更多的信息。当冷冻结果不能确定时，应该和病理科医师讨论协商，是否进一步手术切除病变，以减少与病理诊断有关的意外情况发生。

三、开颅手术中严重出血

开颅手术中一旦出现难以控制的出血，将严重影响患者预后。为避免此类出血和控制术中出血，手术前医师应预见到手术中可能会发生的情况。对每一例颅脑手术，都应该给患者建立良好血管通路和液体（血液）支持，以备术中严重出血时使用。术中发生严重出血时，必须保证患者足够的血容量。另外，手术中发生重要血管意外破裂出血，医师首先需要镇静，谨防在慌乱中夹闭正常血管，甚至造成新的血管破裂出血。对不同的血管严重出血处理原则如下。

（一）大动脉意外破裂出血

幕上开颅手术中，特别是一些颅底肿瘤，出血有可能来自颈内动脉、大脑中动脉及前动脉等动脉意外破裂。此时，需尽快暴露并阻断该动脉的近端。采用临时动脉瘤夹阻断血管，不会造成血管内膜损伤。盲目的夹闭出血血管，往往因止血部位不准确，不能达到效果，甚至撕裂血管破口。

（二）静脉窦破裂出血

在开颅过程中或切除病变过程中静脉窦可能损伤。在开颅中，设计好手术切口，确定手术暴露的范围并清楚周围的解剖结构，按照规范方法开颅，可防止静脉窦意外破裂出血。

虽然静脉窦出血可以很汹涌，但静脉压低，有时可以通过改变头位减少出血，以便准确发现出血部位。手术中硬脑膜静脉窦意外破裂出血，最简单的处理办法是用棉条直接压迫静脉窦破口。然后，去除可疑出血部位周围颅骨，便于暴露出血位置，便于有效的止血。确定静脉窦破损大小、与静脉窦横、纵向关系，可以用一块明胶海绵，覆予棉条压迫止血；出血止住后，去除棉条并经过缝合将明胶海绵固定在硬脑膜上。这种方法可以有效闭合大部分的静脉窦破口。如果静脉窦破损很大，需要移植骨膜、帽状腱膜或颞肌筋膜等组织修补关闭破损。结扎静脉窦应该慎重，静脉引流受阻可引起脑肿胀，导致严重后果。大多数幕上静脉窦不能结扎。在一些情况下，鞍旁的静脉窦、矢状窦的前1/3以及小脑幕缘的静脉窦可以考虑急性结扎，或手术前有脑血管造影证实静脉窦已缓慢闭塞将其结扎没有风险，横窦和直窦不能结扎。

（三）硬脑膜剥离出血

这种硬脑膜外的出血，经常发生在开颅时未悬吊硬脑膜，硬脑膜外的出血使硬脑膜从颅骨内板上逐渐剥离；或手术过程中切除颅内病变、放出脑脊液过快，颅内压迅速降低所致，个别情况还可能形成硬脑膜外血肿。这时，采用双极电凝，或者明胶海绵压迫止血效果均不明显，有效的办法是设法恢复硬脑膜和颅骨紧密贴附。

（四）切除富于血管的病变出血

切除富含血管的血管母细胞瘤或脑巨大动静脉畸形时出血较多，特别当手术前定性诊断有误，准备不够补充分时。手术处理富含血管的病变，必须注意遵循一条原则，即争取整体切除病变，从病变边界周围的蛛网膜或正常脑组织分离。这样便于处理病变周边的小血管，同时也能较为方便的辨认病变的供血动脉。切除病变时，如果一旦进入病变内部，就会出现难以控制的大出血。这时应该迅速寻找病灶周边相对正常的脑组织，然后进行分离。有时需要快速切出病灶，但是，快速切除病灶要冒一定风险，在此过程中受到很多因素的制约，如医师临床经验和手术基本功、病变的位置和类型，以及患者的全身状态（血压、心功能）等，要认真权衡利弊。

（五）凝血功能障碍

见第九章。

四、颅内压增高

开颅手术尚未结束，患者缓慢或者突然出现颅内压增高，表现为手术野空间缩小，脑组织肿胀甚至急性脑膨出，使手术无法继续进行。

术前患者颅内压高，可导致术中出现脑膨出。因此，若患者术前存在颅内高压，可采取措施减低颅压，如给予脱水、脑脊液引流等治疗，控制升高的颅内压。麻醉用药选择也应注意，在麻醉前用药和麻醉诱导阶段，避免使用使颅内压增高的药物。

周边有脑水肿的颅内恶性肿瘤，术前应用激素可有助于减轻脑水肿，控制颅内高压，待药物发挥作用后再进行开颅手术；因脑室系统梗阻，例如第三脑室或侧脑室内肿瘤，患者合并脑室旁水肿，切除肿瘤前可以先行脑脊液转流手术，以保证手术中颅内压不至于过高。

如果手术中出现没有预见到的颅内压增高，首先要想到的是产生这种情况的各种可能性，从而寻找进一步处置的措施。例如，在患者开颅翻开骨瓣时，突然出现颅内压力增高，应该考虑到是否存在患者体位摆放、患者头部位置，或者患者血液中二氧化碳水平过高等问题。手术开始前和手术中出现颅内压增高，需考虑是否因过量补液，使升高静脉压力而致。通气压力增加过高，有可能造成气胸或其他一些胸部疾患。使用甘露醇等利尿剂降低颅内压的同时，也可能因脱水后脑组织移位，从而导致颅内出血，造成颅内压比手术前还高。

如果是因为颅内出血造成颅内压增高，应首先探查手术区域。对于在脑内、肿瘤内或者是囊肿内的出血，应迅速清除血肿和/或切除肿瘤。手术区域未发现血肿，应该警惕开颅部位对侧的出血，此时可以采用术中影像检查，如术中超声确定有无远隔部位血肿及其他异常。若无术中影像检查手段，可关颅后立即行头部 CT 扫描，明确颅内情况，予以相应处置。

五、急性非手术区硬脑膜外血肿

急性非手术区硬脑膜外血肿属少见的颅脑手术并发症，是发生在手术进行中或结束后数小时内，术野周边或远隔部位的硬脑膜外血肿，表现为术中急性脑膨出，术后苏醒延迟，甚至昏迷、脑疝，如果不能及时发现处理，将危及患者生命。

（一）临床表现

急性非手术区硬脑膜外血肿术中的主要临床表现是：①硬脑膜张力高，剪开硬脑膜困难。②剪开硬脑膜后脑膨出明显，高于骨窗边缘，经脱水、过度换气无改善。③剪开硬脑膜时脑表面张力尚正常，但术中进行性脑膨出。④切除肿瘤后，脑膨出缓解不明显，有些甚至逐渐加重。⑤可有双侧瞳孔不等大等脑疝症状。

发生血肿病例的共同特点是：①中青年患者，年龄 15~45 岁。本年龄段患者与儿童和老年人相比，硬脑膜与颅骨粘连不紧密，容易发生剥离移位。②患者术前大多数有高颅压症状，肿瘤巨大、脑水肿严重或存在脑积水者。③开颅骨瓣为中、大型，最大径 6~10cm。④颅内压增高患者手术前未经降颅压治疗，术中骤然掀开骨瓣。

（二）急性非手术区硬脑膜外血肿的原因

急性硬脑膜和脑膨出是最主要原因，尤其术野远隔部位硬脑膜外血肿。患者高颅压、大骨瓣开颅时，在掀开骨瓣刹那，颅脑内外压力发生骤然变化，压力高的脑组织连带硬脑膜向压力低的骨窗方向移动，由于中青年患者硬脑膜与颅骨粘连不紧密，移位较大时，硬脑膜与颅骨之间的小血管断裂出血，由于开颅后颅内外压力差，血肿逐渐增大，硬脑膜不断剥离，形成硬脑膜外血肿，在较粗的脑膜动脉或静脉窦剥离断裂情况下，血肿可以迅速增加。颅内压增高、硬脑膜与颅骨粘连不紧，骤然减压使硬脑膜和脑组织较大移位造成血管断裂出血，是形成血肿的条件。

其他可能原因有：①开颅时，四周未妥善悬吊硬脑膜，减压后硬脑膜塌陷或悬吊牵拉硬脑膜造成硬脑膜剥离、血管断裂形成血肿。骨缘附近止血不满意，压迫止血造成出血流入硬脑膜外，均可能导致术野周边硬脑膜外血肿。②头架时用力不当，或选择位置不当，头架钉刺破颅骨内板或造成颅骨内板骨折，血管断裂出血，形成血肿。

急性非手术区硬脑膜外血肿可以发生在术野周边，也可以发生在手术区域远隔部位，以往归咎于头架放置不当，头架钉刺破颅骨所致。

（三）预防

对于颅压高的患者术前应予以脱水治疗；术中切头皮时给予甘露醇降颅压；合理选择骨瓣大小，采用微创小骨瓣使脑膜脑组织无移位空间，可减少本并发症；囊性肿瘤应先钻孔穿刺，缓慢放出囊液后，再锯开骨瓣；脑积水患者术前应穿刺侧脑室并缓慢放出脑脊液，使压力均匀缓慢降低后再开颅。

术中发生无法解释的急性脑膨出，应想到本并发症。除了应探查术野周边有无硬脑膜下血肿外，还应注意骨窗四周硬脑膜有无塌陷变软，并查看瞳孔大小，必要时立即行急诊 CT 检查，及时发现和清除血肿，避免延误病情。对于术中虽然有脑膨出但并不严重，或经脱水、内减压缓解者也不能放松警惕，一旦术后苏醒迟缓，出现颅内压增高症状，甚至昏迷、脑疝应立即复查 CT。

应该认识到，手术是神经外科的重要治疗手段，也可以说是神经外科治疗的核心环节，但不是神经外科的全部，没有很好的了解病情，把术前讨论流于形式，没有仔细斟酌治疗方案，就容易在手术中出现被动情况。因此很多关于手术的医疗核心制度要严格执行，这是对病患的负责，也是对医者自己的负责。

综合本章和相关章节的内容，列出开颅手术临床处理流程如附录，此附录是按时间顺序排列，用于典型的开颅手术。并不是所有手术均需要以上步骤，供工作中参考。

附录　典型开颅手术临床处理流程

（一）手术前

1. 复习患者病史、症状体征和辅助检查。
2. 术前讨论，手术切口及入路的确定。
3. 手术知情同意书。
4. 安排手术时间。
5. 备血及其他术前准备。

（二）麻醉准备及实施

（三）手术中准备

1. 选择手术中需要的影像学资料。
2. 同麻醉医师及护士核对患者、侧别、切口。
3. 神经导航手术计划（选择应用）。
4. 糖皮质激素（选择应用）。
5. 抗癫痫药（选择应用）。
6. 预防应用抗生素。
7. 向麻醉医师告知可能出现的术中情况。
8. 插导尿管。
9. 开放（深）静脉通路。
10. 监护仪（麻醉监护仪、神经生理和血管监护仪）。
11. 手术中可能用到特殊器械　超声吸引器，神经导航、神经内镜，C- 形臂 X 线机等外科器械。
12. 头皮术野准备（备皮，消毒）。
13. 设计切口及确认（可在进入手术室前完成）　皮瓣位置、范围。
14. 患者体位　头架固定头部，避免压迫身体突出部位。
15. 铺巾。
16. 医务人员尽量避免与血液接触。
17. 遵守手术室制度（不得喧哗、参观人数等）。

（四）外科切除

1. 手术入路。

2. 切除范围。

3. 避免并发症。

（五）手术后

1. 早期（48 小时内）注意事项

（1）生命体征及神经系统体征变化状况；

（2）手术部位出血；

（3）脑肿胀及程度，评价颅高压情况；

（4）神经功能缺陷；

（5）与病家交流。

2. 晚期（48h 后）注意事项

（1）脑积水；

（2）感染；

（3）静脉炎和肺栓塞；

（4）伤口愈合；

（5）病家交流。

（刘伟明）

参考文献

赵继宗．神经外科学［M］．3 版．北京：人民卫生出版社，2014：103-108.

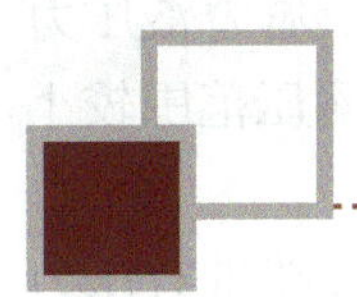

第九章　开颅术后并发症及其预防

开颅术后并发症直接影响患者预后。微创神经外科理念、术前周密准备、爱护组织以及精细的操作等是减少术后并发症的关键。术后严密观察病情变化和及时准确治疗，是弥补术后并发症不良后果的重要环节。

神经外科已进入微创手术时代，手术并发症逐渐降低。但任何手术都会有创伤。患者手术后能否顺利康复，不仅与医师手术技巧有关，还与麻醉、能否及时发现和准确治疗术后并发症，以及患者体质密切相关。

神经外科手术并发症多发生在手术后7日内，手术结束至48h为早期并发症（表9-0-1）；48h以后为晚期并发症。有些术后并发症较轻，可治愈；而有些并发症严重，甚至可造成患者死亡。神经外科术后并发症包括颅内压增高、颅内出血、感染、脑积水、脑脊液漏、脑缺血、凝血功能障碍和代谢紊乱等。

表9-0-1　神经外科手术后早期并发症

并发症	处理
蛛网膜下腔/脑室内出血	蛛网膜下腔脑脊液引流
蛛网膜下腔出血后血管痉挛	维持血容量和脑灌注压
手术部位脑脊液漏	检查手术切口补充缝合；脑脊液引流，恰当的体位
呼吸功能不全	严重时气管内插管辅助呼吸
癫痫发作	除外出血刺激皮质后给予抗癫痫治疗
低血压	检查血红蛋白后补充液体或输血

术后并发症可能发生在病房、手术室、麻醉恢复室、ICU等不同单位。神经外科医师需要在不同环境中，与相关科室医师协同处理患者手术后并发症。

第一节　开颅术后颅内压升高

开颅手术后颅内压增高使脑灌注压降低，严重时影响脑代谢，一旦发生脑疝，将危及患者生命，因此需及时发现和处理术后颅内压增高。

一、术后颅内压升高原因

（一）二氧化碳潴留

在气管插管、气管切开或使用性能良好呼吸机的情况下，很少发生通气不良和二氧化碳潴留。但拔除气管插管后，由于麻醉药、麻醉性镇痛药和肌松药等可能抑制中枢性或外周性呼吸功能，同时自主呼吸或辅助呼吸不够，可能发生通气不足，导致血二氧化碳浓度升高，引起脑血管扩张、颅内压升高。患者表现为意识淡漠、反应迟钝。纠正方法是立即进行过度换气。当血二氧化碳浓度低于20mmHg时，脑血管收缩后颅内压降低。因此拔除气管插管后，如果患者术前呼吸功能差，或合并肺部感染应监测血气指标，需及时纠正。

过度换气降低颅内压的效果，取决于脑血管对二氧化碳浓度的反应。脑损伤和脑血管病变，血管反应性降低，此时单纯过度换气并不能降低颅内压，需同时应用脱水剂和糖皮质激素。

（二）开颅术后血肿（postoperative hematoma）

开颅术后血肿是术后颅内压升高常见原因，出血多发生在术后几小时到几天。因出血量或出血部位不同出现不同临床表现，包括意识障碍、瘫痪、瞳孔变化等。手术后病情变化应及时行头部CT扫描。颅内血肿较大或已经造成颅内压过高应及时手术清除。

（三）静脉回流受阻

静脉回流受阻也会引起颅内压升高，如阻断

Labbé 静脉后颞叶脑组织肿胀，甚至发生淤血性脑梗死，严重时可形成颞叶钩回疝。术中或术后患者头位不当或颈静脉局部压迫，也会因脑静脉回流不畅而产生颅内压增高。

心肺功能不良或充血性心力衰竭使静脉回流不畅，也可发生脑水肿。中心静脉压监测或放置 Swan-Ganz 导管，有助于及时发现静脉回流障碍，防止脑水肿的发生。

（四）发热

患者发热脑血流和脑代谢都会增加，颅内压亦会随之升高。如颅内同时存在积气，升高的体温使积气体积膨胀，会加剧颅内压增高。因此，如术后早期患者高热，应及时明确发热原因，采取积极措施降低体温。

（五）脑积水（hydrocephalus）

术后局部脑室扩大和交通性脑积水都会使颅内压升高。头部 CT 和 MRI 检查可明确诊断和脑积水原因，为治疗提供依据。

（六）脑水肿

脑水肿与手术中脑组织暴露时间长、牵拉脑组织、损伤脑动脉、静脉回流不畅等有关。脑水肿多发生于术后 2~3 天，一般要持续一周。年轻患者手术后脑水肿发生较早，术后当天即可出现。单纯局限性脑水肿经脱水和糖皮质激素治疗可好转。广泛脑水肿或合并脑出血、患者意识恶化、保守治疗无效时应去骨片减压。

（七）脑血管自动调节功能障碍

由于脑血管自动调节功能异常，不能依血压的变化自动收缩和扩张。脑血管处于麻痹状态，随血压升高被动扩张，颅内血容量增多，颅内压升高。这种异常多见于脑外伤、巨大动静脉畸形及血二氧化碳蓄积。

颈动脉内膜剥脱术暂时阻断颈动脉血流，当血流恢复后，脑组织可能发生反应性充血出现脑过度灌注综合征，引起脑肿胀甚至脑出血。

二、颅内压监测

开颅术后颅内压增高的临床表现与一般颅内压高无差异，但由于患者术后短时间内仍受麻醉药物的影响，临床判断术后早期颅内压增高有一定困难。颅内压监测（ICP monitoring）可客观反映出颅内压变化，有助于及时发现颅内压升高。

颅内压监测有三种途径。最简单的是硬脑膜下压力监测，方法是在硬脑膜下腔置一根软管，管的另一端与液压式传感器相连接。脑脊液压力变化以曲线方式记录。此种传感器测压范围较小（40mmHg）。

二是利用导管内置光导纤维，头端带有压力传感器插入脑实质内，另一端连接监测装置，以压力曲线连续记录脑脊液压力变化。

三是将压力监测器放在脑室内，不仅能监测脑脊液压力，颅压高时还可放出脑脊液减低颅内压。

压力传感器应放置在外耳道水平，使颅内压不受头部位置变化影响。导管可以留置数日，但需应用抗生素预防感染。

以上三种方法有助于连续监测颅内压，当患者术后出现颅内压增高时能得到及时处理。

第二节 开颅术后血肿

开颅术后血肿（postoperative hematoma）是颅脑手术后严重并发症。颅内可代偿空间有限，20~30ml 血肿即可造成病情恶化，发现或处理不及时对患者术后康复极为不利，甚至危及患者生命。

一、发生原因

（一）术中止血不彻底

是发生术后颅内血肿最常见的原因。神经外科手术止血比较困难，病灶切除后止血不彻底、肿瘤部分切除肿瘤残面出血、动静脉畸形有残存等，都会造成硬脑膜下或脑内血肿。慢性硬脑膜下血肿穿刺引流和颅内压监测装置也会引发脑内血肿。

（二）脑静脉血回流受阻

术中过度牵拉脑组织；损伤主要静脉，如颞下入路损伤 Labbé 静脉，术后脑组织发生淤血性坏死。这种血肿多发生于脑内，同时伴有脑挫伤。

（三）头皮颞肌止血不彻底或颅骨板障渗血

关颅过程中血液流入骨瓣下、硬脑膜悬吊不确实、硬脑膜剥离等都可能造成术后硬脑膜外血肿。因此在开关颅过程中应严格止血、妥当悬吊硬脑膜、注意防止硬脑膜的过度剥离，板障渗血处用骨蜡封堵。

（四）皮层引流静脉断裂

多发生于术前伴有颅压增高患者，如切除颅后窝肿瘤后脑脊液梗阻解除、颅压骤然下降，幕上脑组织塌陷，皮层引流静脉断裂，出现远隔手术区部位血肿。为防止此类情况发生，术中注意放脑脊液时不宜过快，量不宜过多。

（五）凝血功能异常、脑动脉硬化、糖尿病均可使术中止血困难，易发生术后血肿

患者术前肝功能异常、手术前长期服用阿司匹林等抗凝血药物等、刚接受完化疗的患者、免疫功能和骨髓功能受到抑制，都可能影响患者的凝血功能，容易发生术后血肿。

患者术中发生弥散性血管内凝血（disseminated intravascular coagulation，DIC）可导致脑内多发性出血，止血困难。血生化验检查，血纤维蛋白原减少、纤维蛋白降解产物增多。手术中大量输血发生溶血反应，也可以导致凝血功能障碍。患者合并高血压和动脉硬化，也是术中止血困难的重要原因。对于各种可能影响凝血功能的合并症，术前应给予适当治疗。

（六）手术中止血方法不当

如过分依赖止血药物、关颅时患者血压过低、手术结束不久患者突然癫痫大发作，都可能造成手术后血肿。

二、临床表现

开颅术后血肿可以发生在头皮帽状筋膜下、硬脑膜外、硬脑膜下和脑内。

开颅手术后血肿多发生在手术后 3 日内，个别病例可发生在手术后 1 周，如颅内大动脉（颈内动脉）破裂应用生物胶修补。早期术后幕上血肿表现为手术结束后，患者迟迟不醒；或术后患者已清醒，继之意识逐渐变差；肢体运动障碍，病理征阳性。颅后窝术后血肿病情变化快，患者可能突然呼吸停止。

上述临床表现也可见于手术后脑水肿、原发脑损伤和脑积水等手术后并发症，CT 扫描可供鉴别。

三、不同部位术后血肿处理

（一）帽状腱膜下血肿

开颅术后单纯帽状腱膜下血肿（subgaleal hematoma）不会危及患者生命，但影响伤口愈合，增加感染机会。帽状腱膜下出血还会流入硬脑膜外造成硬脑膜外出血。术中仔细止血，帽状腱膜下血肿多可以预防。肌肉血管和头皮主要动脉如眶上、颞浅、枕动脉出血是帽状腱膜下出血的主要来源。为彻底止血，头皮应双层缝合，帽状腱膜缝合针距为 1cm，头皮或皮下缝合可防止皮缘渗血。手术后如敷料无渗血，24h 内可不更换敷料，以保证头皮止血效果，避免伤口污染。

少量出血帽状腱膜下血肿可吸收，出血量较多时可穿刺抽出积血然后加压包扎。

（二）硬脑膜外血肿

开颅手术后硬脑膜外会有少量血液积聚，一般不会对硬脑膜造成压迫。开颅时骨瓣边缘应用骨蜡止血，沿骨窗四周悬吊硬脑膜是防止发生硬脑膜外血肿的可靠措施，这一步骤应在开颅时进行。如果开颅时不及时悬吊硬脑膜，手术过程中出血会流入硬脑膜外形成血肿。

在骨瓣中央钻孔，悬吊硬脑膜能使硬脑膜与颅骨内面紧贴，可有效地减少硬脑膜外积血。

硬脑膜外不应放置过多明胶海绵和其他止血材料，因为这些止血材料本身有占位效应，放置过多，术后复查 CT 时出现硬脑膜受压现象。切开硬脑膜前其表面出血可电凝止血。为避免过多电凝硬脑膜影响硬脑膜缝合，剪开硬脑膜时其边缘出血可以先用银夹暂时夹闭，待缝合硬脑膜时再电凝出血点。

应用头架固定头部时，若头钉穿破颅骨，板障出血可渗入骨板下方或因头钉刺破硬脑膜造成硬脑膜外出血，出血多时造成硬脑膜与颅骨内板剥离形成血肿。预防办法是按要求装置头架，头钉的固定点应避开颞肌，防止头钉穿破颅骨。尤其对婴幼儿开颅时更应警惕，需使用儿童专用的头架。

对伴有梗阻性脑积水的颅后窝肿瘤，手术切除肿瘤后流失大量脑脊液，有时会引起硬脑膜剥离，造成远隔部位硬脑膜外血肿，手术中出现急性颅内压增高。为防止上述意外发生，切除颅后窝肿瘤前可先行侧脑室－腹腔分流术，既可缓解颅内压增高，又能防止手术中脑脊液迅速流失造成颅内血肿。

（三）硬脑膜下 / 脑内血肿

发生术后硬脑膜下 / 脑内血肿有三种原因。

第一，肿瘤切除后关闭硬脑膜前止血不彻底，血肿位于硬脑膜下和脑内肿瘤残腔。第二，术中主要静脉损伤或牵拉脑组织过重，脑组织挫伤较重，血肿多在硬脑膜下和/或脑内。第三，脑积水患者经侧脑室－腹腔分流术后，或伴脑积水的颅后窝肿瘤切除后，脑脊液引流过度，脑组织塌陷移位，大脑皮质桥静脉断，可发生于远隔部位硬脑膜下血肿，表现为术中脑急性膨出，需立即探查术野，如未见异常迅速关颅后行CT检查。

术后颅内血肿量较大（幕上血肿30ml，幕下血肿10ml），占位效应明显，需立即手术清除血肿。再次开颅手术会增加伤口感染机会，术后应给予抗生素。术后少量硬脑膜下血肿，患者无临床症状，可严密观察，血肿可自行吸收，但少数病例可发展为慢性硬脑膜下血肿。

（四）脑室内血肿

脑室内手术止血较脑表面止血困难，切除脑室内肿瘤或血管畸形时术野必须仔细止血。脑室内止血尽量采用电凝和止血纱布（surgicel），明胶海绵会被脑室内脑脊液漂浮，失去压迫止血作用。脑室内手术操作过程中，需随时以棉片阻塞室间孔和导水管开口，以防血液继续流向脑室系统。

术中脑室一旦开放，应及时用棉条将脑室破口封闭以防血液流入脑室。脑室内手术术后可放置引流管。脑室内出血会造成脑脊液循环受阻或脑脊液吸收障碍形成术后脑积水。

四、预防

1. **手术前检查患者心血管功能和凝血功能** 术前评价时应详细询问病史，血小板计数，凝血酶原时间（prothrombin time，PT）和部分凝血致活酶时间（partial thromboplastin time，PTT）正常。如患者凝血功能异常应及时纠正。

2. **针对不同组织采用正确止血方法** 每一步手术操作都应彻底止血后再继续进行下一步操作。

3. 严格执行开、关颅技术操作规范，正确应用止血材料。

4. **病灶切除后仔细止血** 使用生理盐水冲洗术野，对任何微小的出血（形如“冒烟”）都应寻找来源、认真处理，直到冲洗生理盐水清澈。

5. 关闭硬脑膜前应用生理盐水将硬脑膜下间隙充满，置换出颅内积气。

6. **血压控制** 关颅时应将患者血压恢复至接近患者术前血压水平。

7. **注意放出脑脊液速度** 施行脑积水分流术或伴脑积水颅后窝肿瘤切除术，不要快速放出脑脊液。侧脑室－腹腔分流术采用压力适当分流管。颅后窝开颅术后严格缝合硬脑膜，防止脑脊液外溢。

8. 术后运送患者时应小心搬动患者头部，避免强烈震动头部。

第三节 开颅术后气颅

开颅手术打开硬脑膜和蛛网膜后空气进入颅腔，关闭硬脑膜后蛛网膜下腔和硬脑膜下腔积聚一定量气体，称为气颅（pneumocephalus）。

开颅术后气颅可见于幕上和幕下开颅手术，患者采用坐位手术时更多见。缝合硬脑膜时术野中气体置换不充分；术中额窦、乳突气房开放和术后脑脊液漏，都可能出现颅内积气。

通常开颅手术后CT检查会显示颅内少量积气，很少造成脑移位，几天后气体可自行吸收，一般不会加重病情。但术后颅内积气过多，患者术后发热或合并脑水肿，会促进颅内压增高。颅内积气达到一定量时可引起占位效应，患者出现临床症状，称为张力性气颅，患者表现为淡漠和麻醉苏醒缓慢。CT表现为术野低密度区，可合并少量出血，脑中线移位或脑室受压。

出现张力性气颅可钻孔穿刺将气体释放出来。穿刺释放颅内积气无效时应开颅放出积气，重新缝合硬脑膜，并修补开放额窦和乳突气房。为减少术后颅内积气，缝合硬脑膜时应由低位到高位，缝合硬脑膜前最后一针打结时，用生理盐水填满硬脑膜下腔充分置换出积气。

第四节 开颅术后感染

开颅术后感染分为直接感染和间接感染。直接与手术相关的感染有头皮切口感染、脑膜炎、脑脓肿等神经系统感染。另外，开颅手术后还可继发呼吸系统、泌尿系统感染。开颅术后感染以神经系统感染最严重，可能发生在术后30天内；体内有植入物如分流管、人工颅骨，甚至术后一年内仍可能发生感染。

一、与开颅手术相关感染

开颅术后切口感染率为2%~5%。开颅术后感染原因包括头皮消毒不彻底、术前上呼吸道感染未愈、慢性肺部疾病和泌尿系统感染等。术前检查发现患者患有感染性疾病，应待治愈后再行手术。体内置入异物，如分流管和颅骨修补材料，可使用生理盐水反复冲洗。

（一）切口感染（wound infection）

发生于头皮和帽状腱膜。帽状腱膜缝合不良、皮下缝线残端过长、遗留头皮缝线未拆等，是造成伤口感染最常见的原因。手术后去骨片减压、硬脑膜缝合不严（经岩骨入路）、手术后脑脊液外溢，是造成伤口感染重要诱因。枕下中线入路，特别在儿童枕骨粗隆处头皮较薄，如帽状腱膜缝合不良也易发生伤口感染。

伤口感染早期症状多不明显，数日后头皮红肿，患者发热，周围血象白细胞增高。可做伤口分泌物细菌培养，选用适当抗生素。

头皮感染转为慢性，伤口经久不愈，拍头部平片或CT骨窗扫描，确定是否存在颅骨骨髓炎。骨髓炎应及时去除骨瓣，伤口会很快愈合。骨瓣去除后影响患者外貌，颅骨修补术应在感染控制后6~12个月施行。

（二）细菌性脑膜炎

开颅术后细菌性脑膜炎与手术室环境、无菌手术技术紧密相关。病原菌可来自皮肤、手术器械、植入异物如脑室分流管或手术区引流管。开颅时鼻窦和乳突气房开放，潜伏细菌可能成为感染源。

术后化脓性脑膜炎多发生在术后3天，患者突然高热、颈强直、精神淡漠、脑脊液白细胞数增多、氯化物、糖定量降低、蛋白量增高。脑脊液应行细菌培养，针对细菌对抗生素敏感程度，选用透过血－脑屏障能力较强抗生素控制颅内感染。

定时腰椎穿刺放出炎性脑脊液，脑室炎可行脑室外引流，引流出感染脑脊液。颅内存在异物（分流管）时，化脓性脑膜炎治疗极为困难，必要时应去除。

急性化脓性脑膜炎治疗不及时或细菌对抗生素耐药，慢性脑膜炎治疗困难。因此预防化脓性脑膜炎发生尤为重要，方法是：

1. 改进手术室无菌环境。现代化手术室应有层流净化空气系统，使术野区域几乎无尘埃，减少手术间空气中细菌，可有效减少颅内感染。

2. 严格无菌手术操作。

3. 为预防术后化脓性脑膜炎，无菌手术可采用通过血－脑屏障好的抗生素，如头孢曲松类，手术前半小时快速静滴，整个手术过程保证高血药浓度。手术超过6h，可再补充一次剂量。患者术后不再使用抗生素。

4. 术中尽量减少暴露范围，提倡微骨窗入路（keyhole approach）。手术时间与感染率成正比。

5. 关颅前用生理盐水反复冲洗术野。

6. 尽量不放置引流管（条）。如放置引流管，术后也应尽早拔除。

7. 严密缝合硬脑膜、帽状筋膜，防止脑脊液漏。

（三）硬脑膜外积脓（epidural empyema）

硬脑膜外积脓局限于硬脑膜外腔，多伴游离骨瓣骨髓炎。如硬脑膜缝合不严，感染可能向硬脑膜下扩散。患者表现为局部炎症和体温升高。开颅手术后切口长期不愈合者，需拍头部X线片，以除外颅骨骨髓炎。CT检查可见硬脑膜外有占位征象。硬脑膜外积脓妨碍骨瓣愈合，除应用抗生素治疗外，必要时需去除骨瓣，清除硬脑膜外积脓，刮除炎性肉芽组织，彻底清创。

（四）开颅术后脑脓肿（brain abscess）

罕见，多与脑室引流管和硬脑膜下引流的放置时间较长有关。开颅术后患者发热、癫痫，怀疑脑脓肿时应及时行CT或MRI检查。确诊为脑脓肿可抗感染治疗，待脓肿局限后，对伴有颅内压增高手术切除脓肿。

（五）无菌性脑膜炎

无菌性或称非细菌性脑膜炎（aseptic meningitis），各种开颅术后均可发生，占儿童颅后窝手术患者的30%。头痛、颈抵抗、恶心和呕吐及精神状态改变等与细菌性脑膜炎无区别。但伴脑脊液漏者多为细菌性脑膜炎。无菌性脑膜炎脑脊液白细胞计数较低。血和脑脊液培养出现细菌可排除无菌性脑膜炎。另外，术后3~4日血和脑脊液C反应蛋白浓度水平较高者提示细菌感染可能。基因扩增技术（PCR）也有参考价值。

无菌性脑膜炎机制尚不清楚。多数人认为，由于非细菌性物质（如血液或肿瘤内容物）对脑膜刺激，无菌性脑膜炎康复过程差异很大，有些患者需很长时间，抗生素对缩短病程帮助不大，采用激素治疗病情可以得到缓解。

二、肺部感染

肺炎是开颅术后常见的严重并发症。麻醉诱导时患者误吸、术后患者意识不清、后组脑神经麻痹、长期卧床等都是造成肺炎重要诱因。术前伴有慢性阻塞性肺病的患者术后更易发生肺部感染。术后肺炎影响患者气体交换，造成缺氧，继而加重脑水肿。

为降低术后肺炎的发生应注意以下几点：术后拔管时应彻底吸除口腔和气管内分泌物，防止误吸；伴有后组脑神经损伤；咳嗽反射差、吞咽发呛者应注意吸痰；患者意识差应及早气管切开；术后病情允许让患者采取半卧位；鼓励患者早日下床活动。

发生肺炎后应进行痰培养，使用敏感抗生素。定时雾化吸入和翻身叩背是治疗肺炎重要辅助措施。

三、泌尿系感染

慢性泌尿系感染是术后泌尿系感染主要诱因，术前应彻底控制。发生泌尿系感染后，除全身应用抗生素外还可进行膀胱冲洗。

四、败血症

上述各部位感染均可导致败血症，静脉和动脉插管维持时间过长亦可发生败血症。长期保留在患者体内的静脉通道（周围性或中心性），必须定期更换导管。一旦出现不明原因发热应考虑拔除导管。拔除导管顶端行细菌培养对判断感染原因有帮助。

第五节 开颅术后脑脊液漏

一、原因

开颅术后脑脊液漏（CSF leak）是指脑脊液通过硬脑膜漏口流入筋膜下间隙，容易发生切口和脑膜感染。脑脊液丢失过多，患者可出现低颅压头痛。严密缝合硬脑膜是预防脑脊液漏关键。颅后窝开颅止血时硬脑膜被烧灼后回缩，严密地缝合硬脑膜有时很困难，可以用人工硬脑膜，保证硬脑膜严密缝合。

开颅时额窦开放未能用骨蜡封闭好、硬脑膜缝合不严密发生脑脊液鼻漏。桥小脑角手术时乳突气房开放，脑脊液可沿耳咽管流至鼻腔出现脑脊液鼻漏。脑脊液耳漏发生率较低，因为鼓膜将中耳和外部隔开，只有鼓膜破裂时脑脊液才会从外耳道流出。预防脑脊液漏的方法是以骨蜡封闭乳突气房和额窦，严密修补硬脑膜。术中硬脑膜缺损需用筋膜或人工硬脑膜材料修补。

开颅去骨片减压术后脑压仍高会出现脑脊液自伤口外漏，此时单纯补缝头皮漏口处或应用静脉脱水剂是不够的，可腰椎穿刺置管持续脑脊液引流，有利于切口愈合。

二、诊断

鼻孔流出的脑脊液糖定量检查在 1.9mmol/L（35mg/dl）以上者有助于脑脊液鼻漏的诊断。

高分辨率三维 CT 成像技术行颅底重建以明确漏口部位。CT 脑池造影可发现脑脊液的漏口。

三、治疗

腰椎穿刺置管持续脑脊液引流，保持头高位，可有效减少脑脊液渗漏，促进漏口愈合。

术后脑脊液漏合并脑膜炎时应给予抗感染治疗。伤口渗出脑脊液，则需重新严密缝合伤口。缝合伤口时应慎用局麻药，避免局麻药进入脑脊液导致患者脊髓休克、呼吸衰竭或脑神经麻痹。

脑脊液丢失过多会引起低颅压，应注意补充液体。

如反复引流数日渗漏未减轻，则需手术修补漏口。漏口修补办法：原切口开颅探查，用骨蜡重新封闭乳突气房或额窦，严格修补并缝合硬脑膜。

第六节 开颅术后脑梗死

开颅术后脑梗死并不少见，可分为全脑梗死和局灶性脑梗死。

一、易患因素

1. 高龄、老年人脑动脉硬化、脑侧支循环功能较差，动脉硬化血管内栓子脱落，引发术后缺血性脑梗死。

2. 术前一个月内短暂性脑缺血发作（TIA）发作 2 次以上者，提示患者血流动力学状态不稳定。术前低血压（BP< 最高血压的 85%）、高碳酸血症（$PaCO_2$>45mmHg）、低碳酸血症（$PaCO_2$<35mmHg）、红细胞比容的减少、贫血等，都是诱发缺血性脑梗死危险因素。

3. 控制性低血压，脑血流降低也会发生术后脑梗死。

4. 术中脑压板应用不当会造成局灶性脑梗死（参阅第七章第三节）。牵拉脑组织时间过长，受压脑动脉闭塞，降低局部脑血流量（rCBF），从而引发脑缺血。CT 检查可见脑组织点片状出血和脑水肿。

5. **术中损伤主要脑动脉及其穿支** 肿瘤分离和切除过程中，损伤肿瘤周围动脉穿通支或止血不当，伤及主要脑动脉，如大脑中动脉分支，是造成术后脑梗死的重要原因。颅后窝手术损伤椎 - 基底动脉的终末支，导致小脑或脑干梗死，术后出现严重脑干梗死综合征。小脑梗死后脑水肿压迫脑干，术后病情会急性恶化，多见于听神经瘤手术。及时行脑室穿刺脑脊液引流，必要时开颅切除坏死液化脑组织，可能挽救部分患者生命。

手术切除额、颞叶胶质瘤时，大脑中动脉可能被肿瘤包裹，造成大脑中动脉或分支误伤，手术后基底核或内囊脑梗死。切除蝶骨嵴或鞍区脑膜瘤，肿瘤与颈内动脉、大脑前动脉、大脑中动脉相邻，操作不注意会伤及。

颅内压明显升高，脑灌注压不能随之升高使脑灌注不足，发生广泛性脑梗死，CT 显示大面积低密度病变，药物治疗无效时应去骨瓣减压。大脑前动脉和大脑中动脉及其分支受损后会出现相应部位脑梗死。

6. **术中损伤重要静脉** 重要脑静脉损伤可由其他侧支静脉代偿，侧支静脉代偿不足时，可因血细胞渗出引起脑水肿和脑内出血，最终出现出血性梗死。出血性脑梗死部位和程度与引流静脉引流范围及侧支静脉多少有关。

术中短时间内大量脑脊液流失，脑组织移位使引流静脉扭曲，也可造成出血性脑梗死。影响侧裂静脉，如经翼点入路夹闭动脉瘤、额颞部胶质瘤切除术等手术，手术后会发生脑水肿，患者出现偏瘫（失语），甚至意识障碍。颞下入路抬起颞叶损伤 Labbé 静脉，术后会发生颞叶出血性梗死。幕上脑膜瘤切除手术时损伤中央静脉，手术后也会发生严重脑水肿。

颅后窝静脉系统侧支循环较丰富，因静脉移位梗阻引起脑梗死发生率较低。通畅的横窦被阻断，术中可出现小脑肿胀和小脑膨出，应立即切除小脑外 1/3，避免脑干急性受压，造成严重后果。

7. **其他** 术中患者颈静脉被压静脉回流不通；患者心功能不全；女性患者口服避孕药和产褥期血液高凝状态，都是造成开颅术后脑梗死原因。

二、诊断

术后脑梗死多发生在术后 2~3 天。患者意识恍惚，严重者可昏迷，出现肢体运动障碍，伴有颅内压增高时甚至可能发生脑疝。头部 CT 检查与术前相比，出现新的低密度病灶。

三、预防

（一）麻醉

术中维持正常血压，输入适当的液体，维持正常血气，纠正贫血都是预防脑梗死发生的重要措施。

（二）手术操作应注意事项

1. **体位** 摆放患者体位时应稍抬高头部，防止颈静脉受压，保证脑静脉回流通畅。

2. **正确使用脑压板** 间断运用脑压板可以预防发生术后局部脑梗死。术者要随时注意脑压板位置，尽量减小脑压板压迫。应用腰椎穿刺持续引流，放出蛛网膜下腔脑脊液，使脑充分回缩，得到尽可能大的手术操作空间，避免过度牵拉脑组织。

3. **血管保护** 有边界肿瘤，如脑膜瘤和神经纤维瘤，肿瘤与正常血管、神经之间有一层蛛网膜相隔，切除肿瘤时尽量保护蛛网膜的完整，可使神经、血管得以保护。尤其在切除鞍区、蝶骨嵴肿瘤时，更需小心保护颈内动脉及其分支。切除边界不清胶质瘤时,需注意肿瘤包裹重要动脉,注意避免伤及大脑中动脉、大脑前动脉。

4. 超声吸引器(CUSA)的使用 应保持在肿瘤内切除肿瘤,穿破肿瘤壁即有损伤肿瘤周围血管、神经的可能。

5. 术后处理 开颅术后可采用晶体液和胶体液,维持较高血容量,增加脑血流,使脑血管处于扩张状态。同时与升压措施相结合,可以解除潜在血管痉挛。升压和扩容治疗时,用漂浮导管(Swan-Ganz 导管)监测心输出量,根据 Starling 曲线评价患者心肌收缩能力。脑梗死发生后再应用预防药物疗效多不明显。

四、治疗

(一)药物治疗

经确诊为术后脑梗死,应立即给予溶栓、保护脑细胞、脱水治疗。

1. 脱水治疗 CT 见有大面积脑水肿时,可静点甘露醇(0.5~1.0g/kg)和糖皮质激素减轻脑水肿。

2. 溶栓治疗 主要脑动脉及其主要分支引起的轻度到中度缺血性脑梗死,在急性期可进行溶栓治疗。动脉内注溶栓剂如尿激酶可使血管再通,但有导致脑出血的可能。

3. 脑保护剂 巴比妥类药物对预防和治疗脑缺血发作有一定作用。常规应用苯巴比妥和硫喷妥钠。

(二)手术治疗

术后出现大脑半球缺血性梗死,占位效应明显,或经保守治疗颅内压增高无法控制,可以去骨瓣减压术。小脑梗死后恶性水肿可行枕下去骨瓣减压。如有出血性脑梗死,需清除血肿和液化坏死脑组织。

第七节 开颅术后脑积水

开颅术后早期发生脑积水提示脑室系统梗阻未得到解决或出血阻塞脑室系统。患者表现为头痛、呕吐、精神淡漠、反应迟钝或尿失禁。以上症状多为隐匿性缓慢加重。

术后晚期脑积水多因脑室系统肿瘤复发或继发性蛛网膜炎至脑脊液吸收障碍。头部 CT 或 MRI 可明确诊断。开颅术后脑积水可分为三种类型,介绍如下。

一、交通性脑积水

开颅术后交通性脑积水(communicating hydrocephalus)多因手术时血液流入蛛网膜下腔或脑室内,影响蛛网膜颗粒对脑脊液的吸收所致。自发性蛛网膜下腔出血和术后脑膜炎也可能导致脑积水。患者表现为淡漠、反应迟钝、二便失禁等症状。CT 检查可见脑室系统均匀扩大。

应用脑室外引流系统检测颅内压。根据颅内压调节引流阈值,脑室内压高于此值时脑脊液引流。脑脊液引流量较少时可以间断闭管,最后拔除脑室引流。如脑室引流放置一周仍无法拔除,应考虑行分流手术,尽早行分流手术可减少感染机会。

二、局限性脑积水

局限性脑积水(focal hydrocephalus)多因室间孔及其邻近部位的手术时造成室间孔或导水管阻塞所致。患者表现为颅内压升高症状。CT 或 MRI 可见一侧或双侧侧脑室扩大。治疗方法:患侧脑室穿刺引流,引流可保留一周。如拔除引流后颅压增高症状未缓解,应行侧脑室 - 腹腔分流手术。

三、假性脑膜膨出

开颅手术时硬脑膜未严密缝合或行去骨瓣减压术,脑脊液溢出至骨瓣下、骨瓣外或帽状腱膜下间隙,可造成头皮下积液。如未及时处理,硬脑膜内外长期交通,部分患者出现假性脑膜膨出(pseudomeningocele)。患者表现为术后颅内压未缓解,脑组织"疝"出等。CT 检查可见皮下囊肿,经头皮穿刺抽出脑脊液,蛋白含量通常较高。伴有脑积水时应先予以解决,待颅内压力正常后再行硬脑膜修补术。修补硬脑膜后需监测颅内压以防发生脑积水。上述情况与儿童脊髓脊膜膨出修补术后继发脑积水相类似。

四、硬脑膜下积液

手术后脑组织与硬脑膜之间可聚积脑脊液,称为硬脑膜下积液或硬脑膜下水瘤(subdural

hygroma)，CT扫描可确诊。手术后硬脑膜下积液常见于脑室极度扩大，分流手术时采用的分流管不适合。有时手术中脑室开放，脑脊液蓄积在硬脑膜下形成硬脑膜下积液。

如积液尚未引起脑中线结构移位，可不予特殊处理，CT随访待其自行吸收。如脑中线结构发生移位、患者出现神经系统症状应行穿刺引流。

第八节 开颅术后癫痫

开颅术后患者可出现癫痫发作，称为术后癫痫(postoperative seizures)。大脑半球脑膜瘤、胶质瘤、鞍区肿瘤、颅后窝髓母细胞瘤等，患者术前虽未发生过癫痫，术后癫痫的发生率也较高，称为潜在癫痫。发生癫痫原因与手术操作有关，如未缝合硬脑膜、应用明胶海绵等止血材料等。术中行脑室引流或脑室－腹腔分流术后，术后癫痫发生率也较高。另外，术后早期酸中毒和低钠血症也可诱发癫痫。术后几个月发生迟发癫痫则与幕上脑出血、脑膜炎和脑积水有关。

术后早期发生癫痫不利于患者康复。癫痫大发作会引起脑缺氧、术后血肿等并发症，因此应积极、有效地预防术后癫痫。

术前有癫痫病史患者，术后应继续抗癫痫药物治疗。麻醉药物可抑制癫痫发生，但因手术当日禁食，患者已漏服抗癫痫药，术中应静点抗癫痫药物，术后继续给予适量抗癫痫药，维持有效血药浓度。一般认为对潜在癫痫患者，尤其是凸面脑膜瘤、出血性动脉瘤，即便无癫痫病史，术前一周也应给予抗癫痫药物预防性治疗。

尽量避免不必要的更换抗痫药物或同时使用两种药物。定期测定血药浓度、肝功能和血象检查，如发现异常应及时调整抗痫药物。避免突然停药。

如服药期间出现癫痫发作，应首先检查血药浓度是否在有效范围，若未达到中毒剂量仍可适当增加服用剂量，或在医师指导下更换抗痫药物。

术前有癫痫发作，术后应使用抗痫药物至少1年，若无癫痫发作可逐渐停药。

术前存在潜在性癫痫患者，开颅术后低钠血症、酸中毒会促进癫痫发生。维持水电解质平衡、预防高热和感染、术中精细操作和尽量减少破坏脑组织可减少术后癫痫发生。

第九节 术后凝血功能异常

一、开颅手术对凝血功能影响

手术创伤可促使受损组织和血小板释放凝血酶原激酶和血管收缩因子，促进凝血。手术时间长、术中输血较多、组织损伤严重，血液呈高凝状态，并可诱发弥散性血管内凝血(disseminated intravascular coagulation，DIC)。高凝状态、酸中毒和失血使凝血时间缩短，可能诱发深静脉血栓(deep vein thrombosis，DVT)和肺动脉栓塞(pulmonary embolus)。有报告，经超声波检查证实的深静脉血栓占神经外科手术患者的19%~50%，2.3%神经外科患者临床表现有深静脉血栓，其中1.8%发生肺栓塞。肺栓塞死亡率为9%~50%。

二、下肢静脉血栓和肺栓塞处理

开颅术后患者血液处于高凝状态，加之患者卧床、活动少等因素，下肢深静脉易形成血栓，老年患者发生率更高。患者表现为不明原因发热，下肢压痛和肿胀。

下肢血栓脱落会造成肺栓塞，严重者可危及患者生命。肺栓塞典型症状为呼吸困难、剧烈胸痛、胸膜摩擦音、心电显示右心室高电压、低血压、心动过缓、低氧血症等均提示发生肺栓塞。

下肢深静脉血栓形成是开颅术后常见并发症，血栓形成过程不易发觉。多发生在术后一周。可疑下肢静脉血栓应及时进行多普勒超声或静脉造影检查明确诊断。

一旦发现下肢深静脉血栓形成，患者应绝对卧床、禁止活动，直到临床证明血栓已经消融。出现下肢静脉血栓可选用低分子肝素(速避凝)治疗或在下腔静脉内安置滤过装置(vena cave filter)，以防肺栓塞发生。

手术时间长更易发生深静脉血栓，患者在术中或术后卧床时，使用间歇性腓肠肌泵，可有效地预防术后深静脉血栓形成。术后患者可穿着弹力性袜，尽早下床活动，瘫痪肢体可被动运动。

三、其他疾病对凝血功能影响

显微神经外科手术已很少需要大量输血。若术中输血量超过 2 000ml，可能影响患者凝血功能。肝脏疾病、消耗性凝血疾病、血小板功能障碍、第Ⅴ和Ⅷ凝血因子缺乏，术前应用双香豆素或阿司匹林等，都可造成术中止血困难。

饮食摄入不足、胆道梗阻、吸收障碍、不适当应用抗生素使菌群失调等可引起维生素 K 缺乏。凝血酶原、凝血因子Ⅶ、Ⅸ、Ⅹ的合成均需维生素 K 参与。合并严重肝脏疾病的患者，除Ⅷ因子外各凝血因子均减少，还可能存在低纤维蛋白原血症。肝脏疾病合并凝血功能异常者，应补给新鲜冻干血浆和维生素 K。

双香豆素有拮抗维生素 K 的作用，抑制凝血因子Ⅱ、Ⅶ、Ⅹ、Ⅺ激活。停止应用双香豆素，并给予维生素 K 后，凝血功能可以在 6~12h 内逐渐恢复正常，如同时给以新鲜血浆可迅速纠正凝血异常。

第十节 其他少见的术后并发症

一、皮层盲

皮层盲（cerebral or cortical blindness）多见于大脑后动脉损伤或脑血管痉挛，也见于脑积水分流手术。患者术后皮层盲表现为双目失明，部分病例可逐渐改善。

二、静脉空气栓塞

坐位行颅后窝手术时，如静脉窦损伤破口处进入空气，可形成空气栓塞（air embolism）。栓子阻塞肺动脉，患者呼吸困难、全身青紫、呼吸道血性分泌物，右心衰竭，可迅速致患者死亡。采取坐位手术时应特别小心避免损伤静脉窦及大脑静脉。一旦损伤应及时用明胶海绵压迫并缝合封闭破口，同时控制大幅度呼吸动作，患者取右侧卧可延缓空气进入肺动脉减轻症状。

三、体位性压疮

坐位手术时患者体重主要落在臀部，手术时间长，患者没有被充分垫衬，可能出现压疮。腓总神经受到体位性牵拉或直接压迫也容易受损。

坐位手术时颈部过屈可能损伤颈髓，或因解剖变异血管受压，出现不完全四肢瘫。坐位手术时因颈静脉回流不畅，面部及颈周围组织可出现水肿和肿胀，术后需要延期拔除气管插管。

四、小脑性缄默症

儿童颅后窝肿瘤，如体积较大的小脑髓母细胞瘤、囊性小脑星形细胞瘤和室管膜瘤手术切除后，出现罕见完全性语言丧失，称小脑性缄默症（cerebellar mutism）。多见于 2~11 岁儿童，无明显性别差异。

小脑性缄默症典型表现，手术清醒后言语正常，18~72h 后患者逐渐变得缄默。意识水平不受影响，语言理解正常。患者可用一种非言语方式与他人沟通。与术前状态相比没有新的脑干、脑神经或小脑功能障碍，无颅内高压症状。这种缄默可持续 4 天 ~12 周。小脑性缄默的解剖学基础或生理学机制尚不清楚，尚没有预防和治疗方法。

（赵继宗）

参考文献

1. 赵继宗. 神经外科手术精要与并发症[M]. 2 版. 北京：北京大学医学出版社，2017.
2. Linzey JR, Wilson TJ, Sullivan SE, et al. Frontal Sinus breach during routine frontal craniotomy significantly increases risk of surgical site infection: 10-year retrospective analysis. Neurosurgery, 2017, 81(3): 504-511.
3. George B, Matula C, Kihlström L, et al. Safety and efficacy of tachosil (absorbable fibrin sealant patch) compared with current practice for the prevention of cerebrospinal fluid leaks in patients undergoing skull base surgery: a randomized controlled trial. Neurosurgery, 2017, 80(6): 847-853.

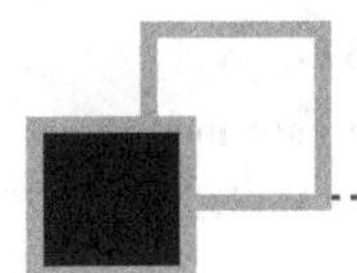

第十章 神经危重患者监护及管理

第一节 神经重症治疗发展史

20 世纪 50 年代，哥本哈根爆发脊髓灰质炎疫情。患者急性期表现为呼吸肌麻痹和延髓性麻痹，进而出现呼吸衰竭和气道分泌物积聚，需要机械通气支持。当时临床使用的是负压呼吸机，也就是通常称之为“铁肺”的呼吸机。当时患者主要在哥本哈根的传染病医院 Blegham 医院接受治疗。由于疫情高峰，根本没有足够数量的“铁肺”供患者使用。另一方面，“铁肺”属于非保护性气道，患者经常会由于分泌物增大造成气道梗阻。因此，这种治疗模式下的脊髓灰质炎死亡率高达 80%。

1952 年，Blegham 医院的医务部主任 Lassen 教授全面负责患者的救治工作。当时通过气管切开应用正压通气实施全身麻醉正处于临床推广阶段。Lassen 找到麻醉医师 Ibsen，商量为脊髓灰质炎患者经气管切开行正压通气的可行性。两天后，一名 12 岁患儿接受了气管切开，应用手动呼吸囊维持通气，成功存活。之后，这种治疗措施成为常规，最多时有约 70 名患者同时接受治疗。250 名医学院学生应招组成治疗组，换班实施手动通气。疫情过后的回顾性分析显示，气管切开加手动通气患者的死亡率降低到 40%。1953 年 12 月，Ibsen 大夫建立了一个专门的治疗单元，为脊髓灰质炎患者提供新型的通气治疗。这也被认为是第一个重症加强医疗病房（intensive care unit，ICU）。

另一位在重症医学历史上值得纪念的是 Hal Weil 教授，于 1959 年在南加州大学建立了休克研究所。他在临床实践中感觉到，那些从休克、创伤和心梗后恢复的患者，往往在夜间去世。通过观察发现，如果不进行生命体征的持续监测，护士通常不能发现哪些患者病情危重。在 20 世纪 60 年代初，Hal Weil 建立了 4 张病床的休克病房（shock ward），强调对患者进行持续监测，也是第一位提出重症医学（critical care medicine）名词的教授。在 20 世纪 70 年代，这个休克病房发展成拥有 42 张床位的 ICU，分成创伤单元、心脏单元和术后单元。这一 ICU 建设模式一直维持到今天。

新的临床专业的出现和发展，其核心知识的确定非常重要。ICU 中最核心的临床问题是器官和系统功能支持。因此，重症医学的核心知识也是围绕器官功能衰竭展开。临床对器官功能衰竭，尤其是对序贯性器官功能衰竭的认识，源于器官功能支持理念和技术的不断提高。由于战争会在较短时间内造成大量创伤伤员，在对这些伤员的集中救治过程中，不断发现具有典型表现的器官衰竭，人们也逐渐积累了对衰竭器官的支持技术。第一次世界大战初期，大量伤员死于早期失血性休克。随着早期输血输液和及时外科干预的普及，许多伤员的生命得以挽救。到战争后期，创伤后急性肾功能衰竭成为临床主要问题。这种情况一直持续到朝鲜战争。当人们认识到伤后早期更为积极的血容量补充的重要性之后，急性肾衰竭的发生明显降低。但是，肺脏又随之变成了伤员救治的中心环节，经过初期充分容量复苏后，大量伤员表现出急性低氧性呼吸衰竭。1967 年，Ashbaugh 等首次采用急性呼吸窘迫综合征（adult respiratory distress syndrome，ARDS）名称。随着正压机械通气和肾脏透析技术的普及，单一器官衰竭患者的死亡率明显降低。生命支持技术延长了急性呼吸衰竭和肾功能衰竭患者的生命，使其他器官系统功能障碍相继表现出来。Tilney 等和 Baue 等分别于 1973 年和 1975 年报道这种序贯性器官系统功能衰竭。两项研究报道的队列基本相似，腹主动脉瘤或创伤患者，多数早期经历低血压过程，均需要透析治疗维持肾脏功能，治疗期间序贯出现器官功能衰竭，首先是肺脏和胰腺，接着表现出黄疸、昏迷、胃肠道出血和难治性低血压。Eiseman 等 1977 年首次提出多器官衰竭（multiple organ failure，MOF）。随着临床对远隔器官序贯性衰竭的认识，大量研究提示机体在各种应激刺激后的异常炎症反应，可能是导致器官功能衰竭的主要原因。1990 年，Meakins 描述了 MOF 的“二次打击”机制，认为在创伤或休克等对机体的一次打击激活了中性粒细胞和巨噬细胞，由此启动的过度炎症反应构成了对机体的二次打击。1991 年，美国危重病医学会和胸科医师协会，统一提出了 MODS 概念。这次会议还提出全身炎症反应综合征（systemic inflammatory response syndrome，SIRS）和脓毒症（sepsis）。从 MOF 到 MODS 概念的转变，代表着对器官衰竭认识不断深入。强调器官系统之间交互作用，从单一器官功能支持到多器官功能支持，代表了重症医学核心知识的进展。

20 世纪 80 年代，由于国内神经外科的快速发展，以及对大量颅脑创伤患者救治的需求，开始出现神经专科监护室。与国外的发展历程类似，这时的监护室多建立于神经外科病区内，神经外科医师负责患者管理。90 年代初，神经内科也开始建立专门针对卒中患者的监护室。近十年来，神经重症进入快速发展期，许多三级甲等医院建立了拥有专职医师的神经 ICU。2009 年和 2015 年，中国医师协会也分别在神经外科医师分会和重症医学医师分会下成立了神经重症专业委员会。2013 年，中华医学会神经外科学分会制定了《神经外科重症管理专家共识》。2018 年，中国医师协会重症医学医师分会和国家神经系统疾病医疗质量控制中心，对神经重症的核心知识和技能进行了标准化调查，制定出包括 199 条内容的共识文件。这些基础性工作的开展，将为中国神经重症医教研的可持续发展奠定基础。

（周建新）

参考文献

1. 中华医学会神经外科学分会．神经外科重症管理专家共识（2013 版）[J]．中华医学杂志，2013，93（23）：1765-1779.
2. 陈德昌．对危重病医学 36 年的反思与前瞻[J]．中华重症医学电子杂志，2018，4（3）：219-220.
3. Kelly FE, Fong K, Hirsch N, et al. Intensive care medicine is 60 years old: the history and future of the intensive care unit[J]. Clin Med, 2014, 14(4): 376-379.
4. Reisner-Sénélar. The birth of intensive care medicine: Bjorn Ibsen's records[J]. Intensive Care Med, 2011, 37(7): 1084-1086.
5. Tang W, Sun S. Max Harry (Hal) Weil-A leader, mentor, friend, and wonderful colleague[J]. Resuscitation, 2011, 82(12): 1481-1482.
6. Bone RC. Immunologic dissonance: A continuing evolution in our understanding of the systemic inflammatory response syndrome (SIRS) and multiple organ dysfunction syndrome (MODS)[J]. Ann Intern Med, 1996, 125(8): 680-687.
7. Bleck TP. Historical aspects of critical care and the nervous system[J]. Crit Care Clin, 2009, 25(1): 153-164.
8. Dhar R, Rajajee V, Caulfield AF, et al. The state of neurocritical care fellowship training and attitudes toward accreditation and certification: a survey of neruocritical care fellowship program directors[J]. Front Neurol, 2017, 8: 548.
9. Huang M, Wang J, Ni X, et al. Neurocritical care in China: past, present, and future[J]. World Neurosurg, 2016, 95: 502-506.
10. Su YY, Wang M, Feng HH, et al. An overview of neurocritical care in China: a nationwide survey[J]. Chin Med J, 2013, 126(18): 3422-3426.

第二节　脑灌注及脑代谢监测

随着危重病医学的理念、技术及设备的进步，维持患者呼吸循环等基本生命体征的手段越来越多，但对于神经外科危重患者，仅仅监测患者的血压、心率、呼吸等反映基本生命功能的指标是不够的，对脑功能整体状态的监测非常重要。

本节介绍的脑功能监测主要指在患者床旁就可以进行持续监测，包括颅内压力及灌注压监测、脑电生理监测、脑血流代谢监测，综合起来称多模态监测。电生理监测包括脑电图和诱发电位；脑血流代谢监测包括经颅多普勒、激光多普勒脑血流监测、热弥散脑血流监测、颈内静脉氧饱和度、脑组织氧分压、近红外光谱脑氧饱和度及脑细胞代谢的监测。

所有脑监测手段都有不同监测重点，本节将简要介绍监测的特点及临床应用适应证及各种监测指标的临床意义、进展及争议。

一、颅内压及脑灌注压监测

颅腔内容纳着脑组织、血液和脑脊液，由于颅腔是没有弹性的骨性结构，其中任何一种成分的容量变化都会引起颅内压力的改变，当颅内压力持续在200cmH_2O以上，会引起包括脑疝等一系列的综合征，如不及时处理，会导致死亡，因此颅内压的监测及颅内压增高的治疗十分重要。

任何颅内成分体积异常增加超过代偿范围都会造成颅内压上升，原因主要包括脑组织体积增加、脑血容量增加、脑脊液增加和颅内占位等，临床上的主要表现为脑水肿、血压增高、静脉回流障碍、脑积液循环障碍引起的脑积水，因此颅内高压的治疗也是针对减轻脑水肿、减少脑脊液、清除占位及去除骨瓣降低ICP。

（一）ICP监测适应证

针对增高的ICP，治疗的基础就是要及时准确地监测ICP。颅内压监测的适应证在不同的颅内疾病也有不同，在创伤性颅脑损伤患者有明确的指南推荐意见，2016年美国脑创伤基金会发表的《重型颅脑创伤治疗指南（第四版）》明确指出ICP监测的益处，依据ICP监测管理重型颅脑创伤患者可缩短住院时间并降低伤后2周病死率，在第三版指南中明确提出创伤性颅脑损伤患者颅内压监测的指征为：

1. 所有可抢救的严重创伤性颅脑损伤患者均应监测颅内压（创伤性颅脑损伤：复苏后GCS3–8，CT异常；CT异常包括血肿、挫伤、水肿、脑疝和基底池受压）。

2. 严重创伤性颅脑损伤伴CT异常有如下两项或以上者应进行ICP监测：年龄>40岁，单侧或双侧运动障碍，SBP<90mmHg。

其他颅内疾病的ICP监测指征，一般为患者GCS8分以下，影像学检查有中线移位、脑积水或基底池受压消失的表现。

（二）ICP监测方法

ICP监测的位置可以是脑室内、脑实质内、硬脑膜下、蛛网膜下腔及硬脑膜外，应用最多的是脑室内和脑实质内，经脑室穿刺置引流管外接换能器的方法是最准确可靠的监测方法，目前临床应用较多的是用光纤换能器在脑室或脑实质测压。

脑室测压不但可以进行ICP监测，而且可以通过引流CSF达到治疗增高的ICP作用，但在脑严重肿胀时脑室穿刺困难，因此要结合病情选择监测位置。

（三）ICP监测阈值的变化

颅内压增高与病死率紧密相关，美国脑创伤基金会第四版颅脑创伤指南将ICP治疗阈值由之前的20mmHg提高至22mmHg，临床实践中ICP监测要与其他指标如临床检查和头颅CT相结合得出判断。

（四）ICP监测的并发症

ICP监测的并发症主要是出血及感染，出血是急性并发症，发生率<5%，脑实质内监测发生率低于脑室内监测；感染也是ICP监测的严重并发症，目前临床常用的颅骨钻孔、皮下隧道潜行置管的方法可以降低感染发生率在1%以下。

（五）ICP监测的争议

一项在玻利维亚和厄瓜多尔进行的ICP监测与临床影像的随机对照研究中，结果是阴性，ICP没有表现出优势；但更多的研究支持ICP监测可以降低颅脑创伤患者病死率。

与颅内压紧密相关的是脑灌注压（cerebral perfusion pressure，CPP）监测，CPP=平均动脉压（mean arterial blood pressure，MABP）–ICP，CPP反映的是脑血管床的血流压力梯度，足够的脑灌注压是脑血流的基本保证，也是维持脑血流自动调节功能、保证脑血流的关键因素，基于指南的CPP监测可以降低颅脑创伤患者伤后2周病死率。创伤性颅脑损伤患者的CPP在60~70mmHg，因此在处理增高的ICP时要同时注意避免血压剧烈波动，过低会导致CPP过低，但也不推荐通过输液或升压药物使CPP>70mmHg，会增加呼吸衰竭的发生。

正常生理状况下，通过脑自动调节功能CPP保持在70~85mmHg，但在病理状态下，脑血流自动调节能力受损甚至丧失，其最佳CPP的确定要结合ICP的情况。

近年出现应用ICP计算最佳脑灌注压（optimal cerebral perfusion pressure）的研究。通过结合ICP监测，观察动脉血压变异率与ICP变异率之间的关系，应用数理计算相关性系数，即压力反应性指数（pressure reactivity index），反映脑血管自我调节能力，数值在1和–1之间，与脑灌注呈U

形曲线相关，可以根据曲线低点确定最佳脑灌注压。2012 年 Sorrentino 等研究颅脑创伤患者 PRx 在 0.05 比 0.25 组结局更好，而且 CPP=70mmHg、ICP=22mmHg 组的预后更好，据此，美国脑创伤基金会在《重型颅脑创伤治疗指南（第四版）》将 ICP 阈值调整为 22mmHg。PRx 还可以应用近红外光谱方法（near infrared spectroscopy）进行检测计算，这种无创的检测方法可以在心外科及新生儿中进行脑保护监测。目前应用 PRx 指导的 optimal CPP 对患者最终结局的影响还需要大规模临床研究验证。

二、电生理监测

神经科患者治疗的最高目标是神经功能的恢复，电生理监测是神经功能监测的重要指标，可以提供神经系统功能评估的客观指标，为患者的治疗及预后提供重要信息。

在神经科 ICU 中常用的电生理监测方法主要包括脑电图（electroencephalography，EEG）、体感诱发电位（somatosensory evoked potentials，SEPs）和脑干听觉诱发电位（brain stem auditory evoked potential BAEPs）。电生理监测的主要目的是监测脑功能状况，包括癫痫发作尤其是非痫性发作，早期脑功能损害（如缺血缺氧早期表现为功能改变而没有影像和结构变化），镇静的效果评估及监测、预后的判断。

1. 持续脑电图监测（continuous EEG，cEEG） 在神经科 ICU，患者发生非惊厥性癫痫发作（non-convulsive seizures NCS）和非惊厥性癫痫持续状态（nonconvulsive status epilepticus NCSE）的比例很高，而且这种发作是可以在所有类型患者中出现而不局限在以前有癫痫病史的人群中，一旦发生 NCS 或 NCSE 会导致脑细胞代谢增加，使原发损伤加重，造成脑细胞缺血缺氧，颅内压增高，总体预后较差。既往没有在 ICU 中的 cEEG 监测，难以发现无明显临床表现的 NCSE 患者，使这部分患者的癫痫持续状态无法得到及时有效的治疗，加重了脑细胞缺血缺氧，从而出现不良结果。

由于神经细胞活动情况与脑血流精密相关，因此 cEEG 监测可以及时发现脑缺血，而且 cEEG 敏感性很高，可以在脑缺血发生数分钟内检测到，通过波形种类的变化提示脑缺血（表 10-2-1）。

表 10-2-1 脑电图变化与脑缺血的关系

CBF/[ml/(100g·min)]	EEG 变化	损伤程度
35~70	正常	无损伤
25~35	β 波消失	可逆
18~25	θ 波变慢	可逆
12~18	δ 波变慢	可逆
<8~10	抑制	不可逆

cEEG 监测是脑功能检测的敏感手段，但在实际应用当中面临很多实际问题。ICU 嘈杂的电磁环境对于 EEG 监测有很大的干扰，包括患者必须使用的医疗设备带来的干扰、临床操作的干扰等，如何从复杂的背景噪音中正确判读是 EEG 提供准确信息的关键；药物的影响也是在 EEG 检测中需要考虑的问题，在 NICU 中经常使用镇静剂，每一种镇静剂都会对 EEG 产生明显的影响；脑电图是一门学科，在 ICU 里面开展 EEG 监测，如何识别患者的癫痫发作尤其是没有典型的高尖棘波放电发作对 ICU 医生是很大的挑战。因此在加强培训的同时随着技术的进步，开发出很多简单易读的脑电监测方法，包括脑电双频谱指数（bispectral index，BIS）、Nacrotrend 指数及脑状态指数（cerebral state index，CSI）等。

脑电双频谱指数监测是目前应用最多的脑电指数监测方法，是脑电信号经过计算机特殊处理的定量分析指数。脑电信号经快速傅立叶变换，将时间振幅关系的脑电信号转换成频率功率的关系，可以用来实时监测皮层功能的变化。BIS 的范围由 0 至 100，0 代表等电位，100 代表完全清醒，使脑电信息直观易读。

2. 诱发电位监测（evoked potentials） 诱发电位是患者接受特定刺激后，神经反应沿特定的神经通路传导到大脑皮层产生的电位变化。因产生的诱发电位与诱发反应间有恒定的时间关系，而且诱发电位的特异波形与神经传导通路的解剖结构存在相对固定关系，故根据神经过程中在不同时间产生的不同波形，可以判断诱发电位传导过程中产生的每个波所代表的神经通路上不同的解剖结构的功能状态，为昏迷的神经重症患者的神经功能状态、受损程度及预后判断提供信息。诱发电位不受镇静药物的影响，可以重复检查，可以应用在手术室、NICU 等。

目前临床上常用的诱发电位检查有三类：体感诱发电位、视觉诱发电位和听觉诱发电位。神经重症常用的诱发电位监测主要包括体感诱发电位（SEP）和脑干听觉诱发电位（BAEP）。

3. 体感诱发电位 体感诱发电位的检测方法为通过电刺激大神经获得神经通路上不同解剖结构产生的波形，反映臂丛、上段颈髓、丘脑和大脑皮层的功能。刺激的神经包括正中神经和胫后神经，主要判读内容是 N13-N20 波的潜伏期，包括波幅降低程度及潜伏期延长程度，反映颈髓到大脑皮层感觉区的功能。

体感诱发电位作为临床监测手段主要应用于对于昏迷患者预后的评估，紧密结合临床表现及影像结果对于提高预测的准确性是有益的。对于不同原因造成的昏迷有不同的临床意义。最常见的缺血缺氧性脑病的昏迷患者如果在早期出现双侧 N20 波形消失，高度提示预后不良，可以预测死亡或植物生存；创伤性颅脑损伤患者双侧 N20 消失可以比临床表现更早提示预后不良；在脑死亡评估中，SEP 是必要的检查手段，但确诊需要结合其他检查。

4. 脑干听觉诱发电位 通过短声刺激，记录不同传导水平的电信号，产生 6~7 个波形，反映从外周神经到脑干中脑脑桥的功能状态。常用的 I~V 波的对应部位分别为 I 波耳蜗神经远端，Ⅱ波起源于耳蜗神经入颅段，Ⅲ波来自耳蜗核，Ⅳ波代表脑桥上橄榄核，V 波代表外侧丘系。Ⅰ、Ⅱ波代表听觉传入通路的外周波形，其后各波代表中枢结构电位。

Ⅰ波消失或不能检测 BAEP，可以是听神经近耳蜗段的严重损伤；Ⅰ波或Ⅰ、Ⅱ波之后各波消失，提示脑干严重损伤。BAEP 波形稳定，但由于其产生于中脑及其以下部位，故对于昏迷患者的预后判断价值不及 SEP，除非在脑干卒中患者中。

诱发电位信号稳定，可重复性好，不受镇静药物影响，是监测患者意识状态的可靠工具，但 BAEP 的解剖定位较低，不能反映脑干以上的状态，SEP 对昏迷患者的评估及预后判断临床资料较少，因此诱发电位需要与其他临床资料结合以利作出判断。

目前监测脑组织血流及代谢的方法很多，临床研究中比较常用的有氢清除法、放射核素法、单光子发射计算机断层法（SPECT）和正电子发射扫描（PET）等，但以上方法较复杂，主要应用于诊断。在床旁可以应用的监测方法主要有激光多普勒血流测定法（LDF）、热弥散法（thermal diffusion）、经颅多普勒法法（TCD）、近红外脑氧饱和度法（NIRS）、颈内静脉血氧饱和度法（SjO2）、脑组织氧分压（PtiO2）等。

5. 激光多普勒血流测定法（laser Doppler flowmeter，LDF） 1975 年 Stern 首次报道应用激光多普勒血流测定法（laser Doppler flowmeter，LDF）监测微循环血流量以来，现已广泛应用于各种组织。20 世纪 90 年代起，LDF 局部脑血流量（rCBF）监测的实验和临床应用研究逐步开展，认为这是一种连续、实时、微创和敏感的微循环血流监测技术，适用于神经外科术中 rCBF 监测。

LDF 的工作原理是利用激光多普勒效应，激光通过探头照射到脑组织内快速运动的红细胞表面，使其波长发生改变，产生多普勒位移效应（Doppler shift）。波长改变的程度及幅度与红细胞的数量和运动速度有关。通过记录波长改变的幅度和强度，从而可以推测局部脑组织血流（rCBF）。LDF 的测量范围较小，在探头周围 $1mm^3$，适合检测大脑皮层的血流量，尤其适用于比较血流的相对变化。PU 值为 LDF 的基本测量指标，即流动的红细胞产生多普勒位移值，是一个表示测量深度内 rCBF 大小的相对单位，PU 值的变化反映了 rCBF 的改变。

LDF 与氢清除法（hydrogen clearance techniques）等精确的 rCBF 测量方法比较，二者之间有极好的相关性。LDF 在 rCBF 监测领域的应用主要有脑动静脉畸形（AVM）、脑动脉瘤等对脑血流影响较大的脑血管疾病的脑血流监测。LDF 应用于 AVM 手术中，在 AVM 切除前后用 LDF 连续监测畸形血管团周边脑组织 rCBF 的动态变化，LDF 可以灵敏地记录脑过度灌注。用 LDF 监测巨大脑 AVM 切除后的脑血流，可以记录到 AVM 切除后持续高 CBF 与术后出血及严重水肿有关，反映正常灌注压突破综合征的存在。脑动脉瘤手术中有时需暂时阻断颈总动脉或载瘤动脉，此时以 LDF 连续监测被阻断动脉供血区的 rCBF，能准确地反映该区域脑血流的下降程度，则有助于决定动脉阻断时间，减少脑组织不可逆缺血性损伤的可能。动脉瘤夹闭术中 LDF 连续监测邻近脑组织 rCBF 的实时变化，以免造成夹闭血管狭窄导致供血区缺血，减少手术并发症的发生。

LDF 监测不但可以在手术中应用，也可用于其他疾病如脑蛛网膜下腔出血（SAH）及重症颅脑外伤等的脑血流检查。LDF 持续监测脑皮层血流量对发现 SAH 造成的缺血性障碍比 TCD 或血管造影更迅速、及时，而且可以与脑水肿、充血等鉴别，以指导临床采取不同的治疗方案。LDF 持续监测重型颅脑损伤脑皮质 rCBF，可了解皮层血液灌注及脑血管自动调节功能，有助于指导治疗和判断预后。Huang 的研究还说明动物实验中 LDF 可以作为疗效观察的指标。

LDF 是有创检查，可以直接监测局部脑组织的血流变化，测量范围小，精确，缺点是不能以数值形式反映脑血流，主要评估的是脑血流的变化情况。

6. 热弥散法（thermal diffusion） 局部脑血流变化对于判断神经外科患者的病情变化及预后有着非常重要的意义。近来以热弥散法为原理的微创脑血流监测仪已应用于临床。热弥散法的原理是利用温度梯度作为示踪剂，测量通过探头上两点间的温度变化，从而计算出脑血流量。热弥散流量仪是目前唯一以绝对数量方式持续监测局部脑血流的方法。

（1）原理：1933 年 Gibbs 第一个提出脑血流可以应用热耦合方法检测。后总结出测量脑组织两点间血流量的数学公式 CBFP=K（1/v−1/v0），其中 CBFP 为 100g 脑组织每分钟皮质血流量，K 为常数，V 是两个温度探头间以伏特差计量的温度差，v0 是两探头在零血流时的以伏特差计量的温度差。据此计算两个温度探头间的血流量。尽管各家公司生产的流量仪不同，但其探头结构大致相同，为一耦合两个温度探测器的探头，两探头间保持一定距离，一只温度探测器在一定范围内对脑组织加温，最高温度为脑组织可以耐受并且不引起不良反应的温度，而另一只保持温度不变。记录两探头初始测量温度以及加温过程中另一只探头的温度变化，计算出脑血流量。使用时将探头放置在暴露的皮层表面。随着技术的发展，探头的体积愈来愈小，直径在 1mm 左右，比脑室外引流管还要细，对脑组织的损伤很小。其测得正常值为 50~70ml/（100g·min），当脑血流低于 40ml/（kg·min）时必须注意血管痉挛的可能以及与脑缺血相关的问题。

与 ^{133}X 弥散法等进行比较，热弥散法发现脑血流与温度二者之间有很好的相关性，其相关系数达 0.92。

（2）临床应用

1）颅内动脉瘤：颅内动脉瘤手术并发症可能是由于夹闭动脉过多造成术后脑缺血，一部分巨大动脉瘤在夹闭前要临时阻断瘤动脉，在阻断过程中的脑血流监测成为决定阻断时间的重要手段。另外，热弥散监测脑血流还可以作为脑血管活性药物的疗效判断指标。开颅后使用此探头，放置于载瘤动脉供血的脑组织皮层，监测动脉瘤夹闭过程中的脑血流变化，一旦出现明显下降，可以调整动脉瘤夹位置或改变手术方式，减少可能出现的供血区域脑组织的缺血并发症。颅内动脉瘤患者的动脉临时阻断时间在 10~20min，相邻组织血流降至 15ml/（100g·min），脑组织则出现一过性症状；若超出 20min 则出现不可逆缺陷。用热弥散法就可以监测动脉瘤夹闭过程中相应脑皮质血流变化，以此作为指导夹闭时间的指标。还可以应用热弥散法测量血管痉挛患者动脉注射某些对局部脑血流的影响，说明其对脑血管痉挛的作用。

2）颅脑创伤：对严重颅脑损伤患者的脑血流监测是热弥散法应用的另一重要领域，而且可以对多种治疗手段的疗效提供良好的判断依据。脑外伤中应用热稀释法监测脑血流，在最初脑血流可以呈现多种改变，一些患者表现为低血流而另外一部分患者为高血流，在这些患者中减少的血流逐步增加以及高血流逐渐下降至正常的患者预后均较好，而持续为低血流和原来是高血流后转为低血流的患者预后均较差。

热弥散法脑血流监测测量范围较广泛，是目前唯一可以在床旁直接测量脑血流并用数值表示的监测方法，但这种方法是有创检查，需要在颅骨钻孔然后进行穿刺放置探头，使得它的应用范围受到一定限制。

7. 经颅多普勒超声（transcranial Doppler sonography，TCD） 经颅多普勒超声是 20 世纪

80年代发展起来的一种无创持续监测脑血流技术。它可以通过多普勒的深度聚焦功能检测不同深度血管的血流变化。由于颅骨的屏蔽作用，多普勒检测的部位相对固定，全部是颅骨最薄的地方，通过颞窗可以探测大脑中动脉（MCA）、大脑前动脉（ACA）、大脑后动脉（PCA）和颈内动脉终末段（ICA1）等；通过眼窗探测ICA颅内段和眼动脉（OA）；通过枕窗检测椎动脉（VA）颅内段和基底动脉（BA），这样就可以了解Willis环动脉的血流状况。其中最常用到的是检测MCA的血流。TCD可以探测到血管内血流的方向，朝着探头方向的血流规定为正向，背着血流的方向为负向，当出现血流方向异常时常提示血管病变。TCD检测的指标是血流速度，由于存在解剖差异，无法精确反映脑血流（CBF），但它可以检测脑血流的变化情况从而协助诊断。

应用TCD技术在颅内动脉瘤手术中监测载瘤动脉在动脉瘤夹闭前后血流速度变化情况。当在手术中发现载瘤动脉血流明显增快时，可以及时调整动脉瘤夹位置避免造成远端血管缺血，对动脉瘤手术有一定辅助作用。TCD可以检查动脉瘤破裂引起的蛛网膜下腔出血患者是否存在血管痉挛，血流速度增加与脑血管痉挛及其后出现的神经功能缺陷有关。不仅在脑血管外科，TCD还可以间接检测颅脑损伤患者脑脑灌压。

TCD监测的优点是无创检查，但受检查者个体差异较大的影响，不同的检查者可以得到完全不同的结论，给临床判断带来困难。

8. 颈内静脉氧饱和度（jugular bulb venous oxygen saturation，SjO_2） 颈内静脉氧饱和度监测技术在20世纪80年代中期以后兴起，通过测量脑静脉血的血氧饱和度，反映脑氧供及氧需求之间的关系，间接提示脑血流状况。通过颈内静脉逆行置管，测量颈静脉球部以上血红蛋白的氧饱和度，在置管过程中要注意颈内静脉插管的深度必须在颈内静脉球以上，否则会由于混入颅外血管的血液引起结果出现偏差。监测的方法有两种，一种是间断抽血行血气分析得到氧饱和度，另一种是将光纤探头插入颈内静脉直接测定。SjO_2的正常值是55%~71%，其变化与脑的氧摄取呈负相关。脑氧摄取增加，SjO_2下降，SjO_2<50%提示脑缺血缺氧。在脑严重充血、脑氧代谢率下降以及脑死亡等患者中，SjO_2异常升高，原因与脑氧代谢下降及动静脉分流有关。由SjO_2的监测引申出两个指标，脑动静脉氧含量差（$AVDO_2$）和脑氧摄取（CEO_2）。$AVDO_2$是动脉血氧含量与颈内静脉血氧含量的差值，其正常值为8ml/dl；CEO_2是动脉血氧饱和度与颈内静脉血氧饱和度之差，正常值为24%~42%。二者均反映脑氧消耗的状况，其中$AVDO_2$受血红蛋白浓度的影响而CEO_2与血红蛋白浓度无关。$AVDO_2$增加提示脑缺血，$AVDO_2$减少表示脑充血。美国颅脑创伤指南第四版建议应该避免SjO_2<50%以降低病死率，改善预后，参考$AVDO_2$的临床决策可能降低TBI患者的病死率，改善伤后3~6个月的预后。

SjO_2的监测对脑组织没有损伤，操作容易，风险小，缺点是反映整个半球脑组织的代谢，体积过大，将病变区域和正常区域的混杂在一起，数据的敏感性较低。

近红外光谱仪（Near-infrared spectroscopy，NIRS）：

近红外光谱技术是20世纪80年代应用于临床的无创脑功能监测技术。波长为650~1 100nm的近红外光对人体组织有良好的穿透性，能够穿透头皮、颅骨到达颅内数厘米。在穿透过程中近红外光只被几种特定分子吸收，其中包括氧合血红蛋白、还原血红蛋白及细胞色素。因此通过测定入射光和反射光强度之差，用Beer-Lamber定律计算近红外光在此过程中的衰减程度可以得到反映脑氧供需平衡的指标：脑血氧饱和度（$rScO_2$）。脑血氧饱和度是局部脑组织混合血氧饱和度，它的70%~80%成分来自于静脉血，所以它主要反映大脑静脉血氧饱和度。目前认为$rScO_2$的正常值为（64±3.4）%。<55%提示异常，<35%时出现严重脑组织缺氧性损害。影响$rScO_2$的因素主要有缺氧、颅内压（ICP）升高、灌注压（CPP）下降。$rScO_2$对于脑缺氧非常敏感，当大脑缺氧或脑血流发生轻度改变时，$rScO_2$就可以探测到。$rScO_2$对缺氧的敏感性高于EEG，这是由于$rScO_2$直接监测脑组织的氧含量，而EEG探测到的是脑组织发生缺氧以后出现的结果。

NIRS也是无创监测，主要说明的是脑静脉血氧的变化，缺点是检测结果既有静脉成分又有动脉成分，造成结果分析出现混淆，敏感性和特异性降低。

脑组织氧分压（partial pressure of brain tissue oxygen，$PbtO_2$）：

脑组织氧分压（$PbtO_2$）是直接反映脑组织氧合状态的指标，它通过放置在脑局部的探头直接测量脑组织的氧分压，$PbtO_2$的正常范围是16~40mmHg，10~15mmHg提示轻度脑缺氧，<10mmHg则为重度缺氧。pHbt正常范围为7.01~7.20。当pH下降，CO_2蓄积时，出现明显代谢障碍。大多数作者以监测组织$PbtO_2$的变化为主，pH和CO_2的意义有待进一步研究。

监测$PbtO_2$使用的设备有LICOX和Neurotrend-7监测仪，方法都是需要将一根细探头直接插入脑组织，LICOX的探头直径<1mm，Neurotrend-7的探头直径<0.5mm，不会对整个脑组织造成严重影响。LICOX监测仪可以监测PbtO2和脑温（BT）；Neurotrend-7可以同时监测$PbtO_2$、pHbt、$PbtCO_2$和BT。$PbtO_2$的监测较多地应用于颅脑损伤严重程度以及治疗效果的判断方面。患者死亡概率增加与$PbtO_2$低于15mmHg的持续时间以及$PbtO_2$低至6mmHg有关。

$PbtO_2$监测脑氧代谢的变化不但可应用于颅脑损伤患者，而且可以用来监测其他疾病的患者。脑动静脉畸形患者手术切除前后监测畸形附近脑组织$PbtO_2$的变化，证明在脑动静脉畸形切除过程中正常灌注压突破现象的存在，说明$PbtO_2$监测可以为术后治疗提供指导避免严重并发症的出现。

$PbtO_2$直接监测局部脑组织的血氧分压变化，敏感性和特异性高，但是有创检查，对所测定的局部会产生损伤和压迫，造成探头周围缺氧，使得结果出现偏差，因此在进行结果判定时应该注意结合临床。

三、微透析

微透析（microdialysis）技术是一种将灌流取样和透析技术结合起来实现从活体生物组织内进行微量生化取样的技术。它可以具有活体取样、实时观察、组织损伤小等特点。

微透析技术是将微透析探头直接插入活体生物体内，用乳酸钠林格氏进行灌流，待检测物质沿浓度梯度扩散进入透析管内，并被透析探头内流动的灌流液不断带出，从而达到获取组织间细胞外液及待检测分子的目的。

微透析可以检测脑组织pH、乳酸、丙酮酸、葡萄糖、甘油、谷氨酰胺等物质。乳酸浓度、乳酸和丙酮酸比值及谷氨酰胺浓度的变化可以提示脑缺血，目前认为乳酸/丙酮酸比值超过25是微透析各项生化指标中标志最有意义的指标。

微透析技术的优点是可以在体内正常代谢过程的情况下进行在体（in vivo）、实时（real time）取样，适用于研究细胞组织代谢过程的动态变化，可以对体内神经递质的释放量进行动态监测，是研究细胞组织实时代谢的有效手段。微透析技术可以有效监测脑细胞的代谢过程，尤其是葡萄糖的代谢，可以反映脑细胞损伤的程度，结合前述其他脑氧指标的监测可以完善监测脑细胞代谢的整个过程。

由于微透析监测对神经外科患者还是有创监测，另外探头放置是在健侧还是患侧意义更大还没有统一标准，有待进一步的研究。

如此多的监测指标，在临床工作中如何应用，这需要医生根据不同的患者采取不同的监测手段，脑血管病更关注脑血流的变化，而重型颅脑损伤患者在关注血流的同时更关注颅内压力变化。同样，不同的指标反映不同的监测水准，脑电和诱发电位为代表的功能监测是最高目标，因为保持功能是我们所有监测和治疗的终极目标。功能出现异常是代谢原因所导致，无论是氧的代谢还是葡萄糖的代谢异常都会造成功能障碍。代谢异常通常是由脑血流障碍引起，TCD、LDF及TD的监测会带给相应的信息；以上异常导致颅内的结构位置变化或压力变化时，表现为ICP和CPP变化，因此虽然ICP/CPP监测是目前神经危重患者应用最多的监测手段，但已经有研究证明其对脑组织出现异常变化的敏感性和特异性较其他指标差（如在TBI患者中与$PtiO_2$相比）。只有了解各种监测指标的特点、在脑功能监测中的位置，才能在临床上选择最合适的手段。

另外，目前脑监测手段虽多，但监测本身并不改变患者的结局，只有充分理解监测指标的意义，才能采取正确的更积极的治疗，改善患者的预后。

（石广志　周建新）

参考文献

1. Carney N, Totten AM, O Reilly C, et al. Guidelines for the Management of SevereTraumatic Brain Injury, Fourth Edition[J]. Neurosur, 2017, 80: 6-15.
2. Brain Trauma Foundation, American Association of NeurologicalSurgeons, Congress of Neurological Surgeons, Joint Section onNeurotrauma and Critical Care, AANS/CNS. Guidelines for themanagement of severe traumatic brain injury. X. Brain oxygen monitoringand thresholds [J]. J Neurotrauma, 2007, 24 Suppl 1: S37-44.
3. Chesnut RM, Temkin N, Carney N, et al A trial of intracranial-pressure monitoring in traumatic brain injury [J]. N Engl J Med, 2012, 367: 2471-2481.
4. Güiza F, Meyfroidt G, Piper I. Cerebral perfusionpressure insults and associations with outcome in adult traumaticbrain injury[J]. J Neurotrauma, 2017, 34: 2425-2431.
5. Dias C, SilvaMJ, Pereira E. Optimal cerebral perfusion pressure Management atBedside: a single-Center pilot study[J]. Neurocrit Care, 2015, 23: 92-102.
6. Lazaridis C, DeSantis SM, Smielewski P. Patient-specific thresholds ofintracranial pressure in severe traumatic brain injury[J]. J Neurosurg, 2014, 120: 893-900.

第三节 控制颅压的措施

控制颅内压，首先是要针对引起颅内压增高的病因进行治疗，而神经重症监护，主要是根据影响ICP的颅内和全身诸多因素进行处置，具体治疗措施包括一般治疗和药物降低颅压两大部分。

一、一般处理

对于ICP增高患者，应加强临床症状和体征变化的观察和监测，注意患者的生命体征、瞳孔大小和肢体活动的变化，并掌握病情的动态发展。有条件的医疗中心，可依据ICP监测的适应证进行ICP持续监测，根据ICP变化指导治疗。由于液体容量及电解质、酸碱平衡均参与颅内压的调节，应密切监测水、电解质及酸碱平衡，予以补液时应保持出入量平衡或负平衡，正平衡过多可能进一步促使ICP增高。早期即注意胃肠道管理，频繁呕吐患者应禁食，以防吸入性肺炎。应用通便药物，使大便通畅，避免用力排便及高位灌肠，以免ICP骤然增高，造成危象。

二、体位

头部位置及全身体位对ICP增高患者有很大的影响。应将头部置于正中位，避免扭曲或压迫患者颈部，保持颈静脉引流通畅；头部及躯干上部抬高可通过加强脑脊液引流和脑静脉血回流排空颅腔而降低ICP。需要注意的是，对于部分患者，脑脊液和脑血流置换过多反而可能加重颅内高压，抵消了头位抬高的益处。对于有ICP监测的患者，可根据患者的临床情况和ICP个体化调整患者头位；而没有ICP监测时，头部抬高15°~30°多可使ICP降低。

三、体温

体温升高可增加脑代谢率、脑血流、加重脑水肿，从而使ICP升高。体温每升高1℃，脑血流增加6%~7%。在明确发热原因并进行针对性治疗的同时，还应积极处理发热，可应用药物降低体温或物理降温，进行对症治疗。常用的药物包括对乙酰氨基酚、吲哚美辛等；物理降温如降温毯对发热患者有益，但由此引起的寒战可加重ICP增高；预防和治疗寒战可以应用冬眠合剂、镇静剂或非去极化神经肌肉阻滞剂。低温虽有助于降低ICP，但对于改善患者神经功能及预后的作用仍然存在争议，可能与不同的临床医师对适应证的把握、低温目标值及持续时间，降温、复温过程中的患者管理、相关并发症的防治有关。

四、气道管理

咳嗽、呼吸道不畅或与呼吸机对抗可升高胸膜腔内压，减少颅腔的静脉回流，导致ICP增高。应保持呼吸道通畅，对于意识障碍的患者及咳痰困难者，必要时行气管插管或气管切开，降低呼吸道阻力，防止因呼吸不畅而使ICP进一步增高；尽量减少呼吸道刺激，加强呼吸道湿化、应用祛痰剂及翻身叩背等促进排痰；应用镇静药物或肌松药物避免呼吸机对抗；呼气末正压（PEEP）在平均气道压力升高、传导至纵隔时可升高ICP，有报道PEEP 8~10cmH_2O时，对ICP几乎无影响，但PEEP>15cmH_2O时，可引起ICP明显升高；当肺顺应性降低，如成人ARDS或肺炎时，PEEP对ICP

的影响降低。

五、过度通气

过度通气可通过增加肺通气量，使动脉血二氧化碳分压（$PaCO_2$）降低诱导低碳酸血症、碱化脑脊液，促使脑血管收缩，减少脑血流量和脑血容量，从而快速降低ICP。一般$PaCO_2$急性下降1mmHg，脑血流量降低3%~4%；ICP降低后维持的时间长短不等，随着脑和血管平滑肌中二氧化碳缓冲系统的生理性代偿调整，脑脊液碱中毒得以纠正，ICP常可恢复至原有水平，一般情况下，超过12~24h的慢性下降则对脑血流影响不大。对于重型颅脑损伤患者，早期脑灌注压下降，CBF下降，对低碳酸血症反应降低，过度通气可进一步降低CBF，脑血管自主调节功能丧失，有可能加重原发损伤或造成新的脑缺血，因此，不推荐预防性的过度通气（$PaCO_2$<25mmHg），对严重颅脑创伤患者难以控制的颅内高压，在脑受压所致的脑功能障碍进行性加重时，短暂过度通气可能有益。轻度过度通气（$PaCO_2$在32~36mmHg）时，极少出现脑缺血缺氧的情况，如果临床有影像学证据或是经颅多普勒监测ICP增高是由于脑过度灌注引起时，轻度过度通气是理想的控制ICP增高的方法，但应避免应用长时程过度通气的方法。

六、血压管理

应维持适当的体循环血压。低血压可直接引起脑血管扩张、ICP升高；而低血压时脑灌注压（CPP）下降影响脑供血，脑缺血可加重脑水肿，严重影响颅内高压患者预后，因此应尽量避免低血压，若出现低血压时要尽早处理；一般情况下，由于脑血管自动调节功能的存在，血压增高对ICP的危害程度较低血压而言不严重，但在严重脑损伤时，脑血管自动调节机制受损或丧失，过高的血压可以引起脑血流增加、脑水肿和ICP升高；临床上应重视维持合理的脑灌注压水平，CPP过高会因为增加脑毛细血管的静水压而加重脑水肿，CPP过低则引起脑缺血缺氧、造成继发性神经元损伤，同样加重脑水肿。因此目前多建议维持CPP在60~70mmHg，避免低于50mmHg，当CPP在50~60mmHg时需要监测颈静脉血氧饱和度或脑组织氧，避免出现脑缺血，当CPP维持在70mmHg以上时，这部分患者可能存在较高容量的液体治疗和血管活性药物的使用，要严密观察全身的不良反应，如心力衰竭、ARDS等，否则会严重影响患者的预后。

七、维持血糖及血钠稳定

重度颅脑创伤后的应激状态，会导致胰高血糖素、肾上腺素、皮质激素分泌增多，血糖升高，对神经元产生损害，而低血糖同样会导致患者预后不良；一般将血糖控制在90~150mg/dl较为理想，可使用静脉泵强化胰岛素治疗并严格监测血糖，避免高血糖和低血糖的出现。低钠血症会降低血浆渗透压，导致脑肿胀，引起ICP增高，患者可出现恶心呕吐、嗜睡、谵妄、癫痫、昏迷、呼吸骤停和脑疝，高钠血症同样会造成脑及全身的损害，对高钠和低钠血症，应正确分析病因，包括出入量平衡情况、液体输入的类型及总量、血和尿渗透压、尿钠浓度、肾上腺和甲状腺功能的检测。临床上需要特别注意的是，纠正低钠血症的速度不宜过快（24h纠正<10mmol/L），以免出现脑桥的脱髓鞘改变和不可逆的脑损害。

八、镇痛镇静

疼痛和躁动可因增加脑血流而升高ICP。当患者存在呼吸机对抗时，吸痰、疼痛刺激等可引起ICP增高、脑水肿加重，适当的镇静镇痛药物，有助于控制ICP和减轻脑水肿。常用的镇静药物包括咪达唑仑、丙泊酚等，镇痛药物包括舒芬太尼、瑞芬太尼等。镇静镇痛药物的应用，可减少脑组织对氧和能量的需要，引起血管收缩和脑血流的减少，有效降低ICP，并使血液分流至缺血区域；还可抑制癫痫发作；减少患者与呼吸机对抗，有利于实施人工通气；减低脑和全身的应激反应。一般不主张常规使用肌松剂，因其可能会掩盖对癫痫的识别和治疗，长时间使用还会导致严重的不良反应，如多发性神经病和肌病。

九、癫痫的预防和治疗

无论是颅脑损伤还是脑血管病等造成的脑损伤，癫痫发作引起的继发性脑损害会加重原发性脑损害，如ICP增高、脑氧代谢率增加、脑血流量和脑血容量增加等。对于ICP增高且存在癫痫高危因素的患者，如颅脑外伤患者 GCS 评分 <10、脑皮层挫裂伤、凹陷性骨折、硬脑膜下血肿、硬脑膜外血肿、脑内血肿、颅脑贯通伤等，应考虑预防癫痫治疗，预防治疗的时程一般不超过一周；对于 ICP 增高并伴有癫痫的患者，需及时有效的控制癫痫。常用的药物包括丙戊酸钠、苯巴比妥、左乙拉西坦等，对于癫痫持续状态，要按照癫痫持续状态的相关处理流程，进行标准化处理。

十、高渗性治疗

高渗性治疗的原理，是通过适当提高血浆渗透压，依赖血 - 脑脊液屏障在血液与脑实质，即脑细胞与细胞外间隙液体之间的渗透压差，促使脑组织失水，减少脑组织体积，从而降低颅内压力的药物治疗。常用的药物包括：

（一）甘露醇

广泛应用于各种原因所致 ICP 增高，是应用最为广的渗透性脱水剂，在体内不被代谢，经肾小球率过后在肾小管内甚少被重吸收，静脉使用后提高血浆渗透压，使脑组织内水分进入血管内，引起脑组织脱水，并降低 ICP。甘露醇可能引起充血性心力衰竭、低血容量性休克、急性肾小管坏死和水电解质紊乱等，因此应用甘露醇时，要加强对水电解质、血容量和肾功能的监测。

（二）甘油果糖

可产生类似甘露醇的脱水效果，但作用较缓慢，可作为甘露醇脱水治疗的补充。甘油果糖可能出现比甘露醇更为常见和严重反跳作用，也会引起高血糖，以及在临床有效剂量时可产生溶血作用。对有严重循环系统功能障碍、尿崩症和糖尿病的患者慎用。

（三）高渗盐水

高渗盐水的主要成分为氯化钠，其不能通过正常的血 - 脑屏障，有明显的提高血浆渗透压和渗透性利尿作用，还可改善局部脑血流，修复残存的细胞膜，使细胞内钠、钾浓度恢复正常。与甘露醇相比，较少出现 ICP 反跳，也不会因大量脱水导致容量过低。对甘露醇无效、顽固性 ICP 增高、ICP>25mmHg 的患者对高渗盐水治疗可有效。应用高渗盐水时要注意以下几点：密切监测血浆渗透压、电解质和肾功能，注意监测容量过负荷和凝血功能异常，一般维持血钠在 140~150mmol/L，不超过 155mmol/L，若血钠水平变化显著过快，可出现脑桥脱髓鞘改变；高渗盐水的快速脱水作用和血钠变化，也可能导致硬脑膜下血肿和癫痫。

（四）人血白蛋白

可明显增加血浆胶体渗透压，使组织间水分向血管内转移，从而减轻脑水肿，降低 ICP，这种作用在血浆白蛋白低下、组织水肿严重的情况下更为明显。由于其提高血浆胶体渗透压和扩充血容量的作用，急性心脏病、高血容量性心功能不全、严重高血压、严重贫血、肾功能不全时要慎用。

（五）袢利尿剂

常用呋塞米，可通过轻度利尿产生渗透压梯度、减少脑脊液生成、从正常和水肿脑组织中排出钠和水，降低 ICP，常与其他渗透性治疗结合使用，特别是容量负荷过多，中心静脉压偏高而心肌功能受损时更为有效。利尿剂以减少血容量为主，因此临床不单独应用于降低 ICP 治疗，要评估患者的颅内压与血容量关系的临界值，在使用过程中应严密监测血压和中心静脉压，避免低血容量和低血压，既发挥降低颅内压的作用又不致血容量降低造成组织灌注不足。

十一、激素应用

针对不同神经疾病类型，激素应用是有差别。

1. 皮质激素通过加强和调整血 - 脑脊液屏障功能、降低毛细血管通透性，减轻脑肿瘤或脑脓肿患者的脑水肿，有助于缓解 ICP 增高。常用药物包括地塞米松 5~10mg 静脉或肌内注射，每日 2~3 次，或氢化可的松 100mg 静脉注射，每日 1~2 次；泼尼松 5~10mg 口服，每日 1~3 次。

2. 皮质激素对脑内出血患者一般无明确疗效，故脑出血患者不推荐使用皮质激素。

3. 一类证据不推荐使用皮质类固醇激素改善重型颅脑创伤患者的预后和降低 ICP。中、重度颅脑创伤患者中，大剂量甲强龙与死亡率增加有关，应属于禁忌。仅在监测中皮质类固醇水平低下或以往因其他疾病需要皮质类固醇激素治疗的患者，在颅脑创伤时予以替代治疗。

4. 皮质类固醇激素对伴发水肿的急性半球梗死无效甚至有害，仅实验研究提示在超急性期，类固醇可通过抑制细胞膜过氧化而限制水肿形成。应用皮质激素潜在的不良反应包括胃肠出血、肠穿孔、免疫抑制、血糖升高、高分解代谢、创伤恶化和行为紊乱,易并发多重感染,因此除非对原发疾病治疗有益,对颅内高压患者不推荐常规使用类固醇激素。

十二、脑脊液外引流

通常有三种方法:脑室穿刺置管外引流(EVD)、腰大池置管外引流和腰椎穿刺引流。脑室穿刺置管外引流,既可监测 ICP,又可行 CSF 外引流来控制颅内压力。EVD 可以在床旁进行手术操作,部分患者释放少量的脑脊液即可明显降低 ICP。释放脑脊液的速度和每日引流量需根据患者情况确定,一般主张每次少量释放脑脊液 3~5ml,持续引流每日引流量控制在 100~150ml(部分患者可 200ml,一般在 8~10ml/h),应防止短时间内大量释放脑脊液,如果 ICP 骤然下降,脑灌注压过高,可加重脑水肿,出现颅内血肿,甚至脑疝。对于出现脑积水的患者,脑脊液引流更为重要;在 ICP 不高的情况下,除非引流感染或血性脑脊液,一般不主张经脑室引流脑脊液。腰大池置管外引流也是临床常用的 CSF 引流方法,前提是 CSF 循环通路正常无梗阻,特别是椎管的通畅,其操作与 EVD 相比,更为简单,也避免了对脑组织的损伤。缺点是不能作 ICP 监测;临床适应证较窄,由于腰大池的解剖部位,腰大池引流会造成颅腔与椎管之间的压力梯度,对疑有颅内高压的患者,存在致死性的小脑扁桃体疝风险,因此应避免在中、重度 ICP 增高(如 ICP>30mmHg)时应用,尤其当头颅 CT 提示环池闭塞或明显中线移位时应禁忌;若临床医师认为实属必要时,应预先行头颅 CT 检查排除巨大占位效应和梗阻性脑积水,并且由具备处理神经疾病丰富经验的医师完成,腰大池引流脑脊液仅作为综合控制轻、中度 ICP 增高的辅助治疗方法。腰椎穿刺由于其不能进行持续的 CSF 引流,可作为颅内压增高的诊断性检查方法,不作为控制 ICP 增高的治疗方法。腰椎穿刺也有引起脑疝的风险,在已有显著的临床及影像表现是急性重度颅内压增高,腰穿是禁忌证,不能为获得 ICP 值而进行腰穿检查。

十三、手术治疗

手术治疗见第三章。

十四、病因治疗

颅内占位性病变或弥漫性脑损伤,是 ICP 增高的病理根源,如果外科手术可以进行,首先要考虑病变的切除手术。位于大脑非功能区的良性病变,争取做根治性切除;不能根治的病变可做大部分切除、部分切除或减压术;对于存在脑积水的患者,可行脑脊液分流术,将脑室或腰池内脑脊液通过导管分流入腹腔、静脉或蛛网膜下腔。

颅内高压的控制是建立在多模态监测基础上的综合治疗措施(图 10-3-1),控制 ICP 需结合多种手段,需要神经重症医师、神经外科医师及护理人员的共同努力和协同合作,积极发现高危患者,并进行及时有效的处理,才能达到控制颅压、挽救生命、改善神经功能预后的目的。

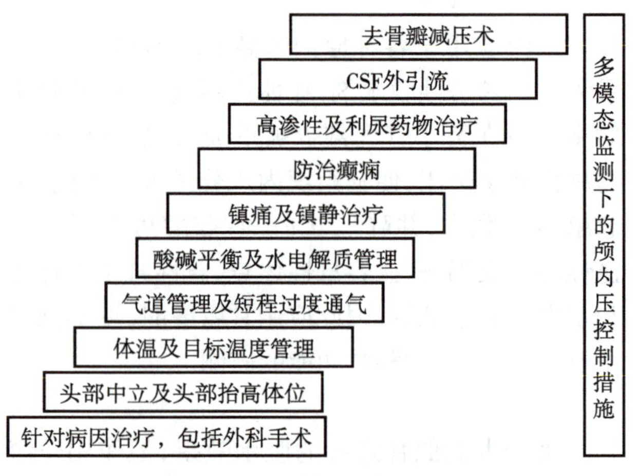

图 10-3-1　控制颅压的措施

(王宁　齐猛)

参考文献

1. 周建新 . 神经外科重症监测与治疗[M]. 北京:人民卫生出版社, 2013.
2. 宿英英 . 神经系统急危重症监护与治疗[M]. 北京:人民卫生出版社, 2005.
3. 赵继宗,周定标 . 神经外科学 . 3 版[M]. 北京:人民卫生出版社, 2014.
4. Carney N, Totten AM, O'Reilly C, et al. Guidelines for the Management of Severe Traumatic Brain Injury, Fourth Edition[J]. Neurosurgery, 2017, 80: 6-15.
5. Nwachuku EL, Puccio AM, Fetzick A, et al. Intermittent versus continuous cerebrospinal fluid drainage management in adult severe traumatic brain injury: assessment of

intracranial pressure burden[J]. Neurocrit Care, 2013, 20(1): 49-53.

6. Chourdakis M, Kraus MM, Tzellos T, et al. Effect of early compared with delayed enteral nutrition on endocrine function in patients with traumatic brain injury: an open-labeled randomized trial[J]. J Parenter Enteral Nutr, 2012, 36(1): 108-116.
7. Gerber LM, Chiu YL, Carney N, et al. Marked reduction in mortality in patients with severe traumatic brain injury[J]. J Neurosurg, 2013, 119(6): 1583-1590.
8. Berry C, Ley EJ, Bukur M, et al. Redefining hypotension in traumatic brain injury[J]. Injury, 2012, 43(11): 1833-1837.
9. Brenner M, Stein DM, Hu PF, et al. Traditional systolic blood pressure targets underestimate hypotension-induced secondary brain injury[J]. J Trauma Acute Care Surg, 2012, 72(5): 1135-1139.
10. Sorrentino E, Diedler J, Kasprowicz M, et al. Critical thresholds for cerebrovascular reactivity after traumatic brain injury[J]. Neurocrit Care, 2012, 16(2): 258-266.

第四节 低温治疗

低温治疗是神经外科重症患者目标温度管理(targeted temperature management, TTM)的重要部分。TTM包括治疗性低温(therapeutic hypothermia, TH)、控制性正常体温和发热治疗，在神经重症中常用于减少继发性神经损伤并改善预后。目前新生儿缺血缺氧性脑病和院外心脏停搏治疗的证据最支持应用TTM，在缺血性卒中、创伤性脑损伤、蛛网膜下腔出血和颅内出血患者中也有应用。

神经外科重症患者低温治疗的适应证，包括大脑半球大面积脑梗死(≥大脑中动脉供血区的2/3)患者、幕上大容积脑出血(>25ml)患者、重症颅脑外伤(GCS 3~8分，ICP>20mmHg)患者、重症脊髓外伤(ASIA评分A级)患者、难治性癫痫持续状态患者因病情严重可以考虑低温治疗。

一、低温治疗的启动时机和持续时程

多数低温临床研究的目标温度设定在32~35℃。低温治疗可作为预防性措施启动于继发性神经损伤出现之前，也可作为反应性措施在其他治疗措施无效后启动。既往没有针对治疗性低温的预防性和反应性的直接对比研究结果，但针对控制性正常体温的对比研究结果显示，目标温度管理可降低发热负荷或ICP负荷，控制性正常体温的目的是预防发热，而不是对发热的反应性治疗，因此感染等并发症发生率及神经预后无明显差异。基础研究表明，在神经损伤数小时内开始低温治疗，能使低温治疗发挥最大益处；而无论何种损伤类型，低温治疗的时间窗小于6h；临床工作中，低温启动时间窗选择在发病早期，脑梗死或脑出血患者6~48h，颅脑外伤患者6~72h或者根据ICP决定。多数研究显示，诱导低温时长越短越好，通常2~4h，目标低温维持时长脑梗死患者24~72h，颅脑外伤患者24~72h，脊髓损伤患者36~48h，难治性癫痫持续状态患者3~5天，脑出血患者8~10天，有研究显示重度TBI患者持续5天的低温治疗较持续2天低温治疗的功能预后改善显著，因属于低质量证据，其疗效尚有待于进一步研究。实际临床工作中，对于不同的疾患者群，低温治疗的启动时机和持续时程可能存在差异，应根据患者的情况进行个体化选择，如对于TBI患者、恶性脑梗死、重症蛛网膜下腔出血、重症脑出血等患者，需结合ICP负荷、发热负荷、自然病程的长短等情况，进行不同临床尝试，以提供更高质量证据指导治疗。

二、降温方法的选择及温度监测部位

临床常用的降温方法包括体表降温、血管内降温、鼻内降温、冷盐水快速输注等高级降温技术，以及冰袋、空气循环降温毯等常规降温技术。高级降温设备具有对体温实时的反馈机制，较常规降温设备可更快达到目标体温，并进行目标温度的精准控制。快速输注冷盐水是达到目标体温的经济简便技术，在低温和正常体温诱导中广泛应用，但不易控制温度下降速度，还可能引起肺淤血、心律失常、自主循环无法恢复等。降温时使用鼻内、体表或血管内温度调节设备和/或冷盐水输注，可以更快达到目标温度，提高达到目标体温的可能性，并降低体温过低的可能性。应选择适宜的降温方法达到目标体温，避免降温不足或体温过低。

体温变异度是患者体温距目标体温的偏移度，虽然没有直接的证据支持体温变异度与临床主要结局相关，但在实施过程中应尽量减少体温变异度以及体温过低。在低温治疗实施过程中，

为尽量减少体温变异度，选择可利用的温度调控设备，并且以有反馈调节机制的降温设备为佳（图 10-4-1）。体温变异度与患者临床结局是否具有相关性，及体温变异度过大可能带来的危害均有待于进一步临床和基础研究证实。

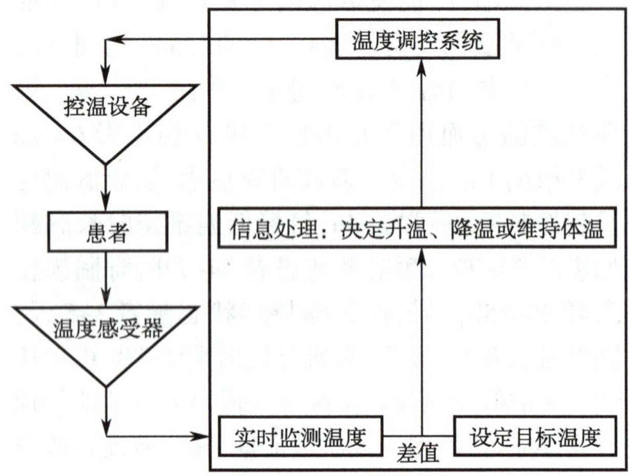

图 10-4-1 具有反馈调节机制的降温设备示意图

体温监测不准确可能对患者的治疗和结局产生负面影响，体温的监测以肺动脉导管监测为“金标准”，但更常用的部位主要是食管或膀胱。其他非侵袭性的部位如鼓室、腋窝和口腔温度尽管常用，但其对体温的监测准确度偏低。考虑到不同部位测定体温数值的可靠性、稳定性以及持续性，通常建议使用食管温度探头，或膀胱温度探头，作为核心体温值，并进行持续体温监测。

三、寒战的评估及干预

寒战是机体对温度变化的热调节反应，可增加代谢、氧气消耗、能量消耗以及 CO_2 产生，若不进行控制，可能抵消低温治疗的神经保护作用，因此在低温治疗实施过程中需对寒战进行监测、评估以及必要的干预。目前常用的寒战评估工具为床旁寒战评估量表（BSAS）（表 10-4-1），以肌肉群运动对寒战进行分级，该方法简单可靠，且重复性强。

表 10-4-1 床旁寒战评估量表

分级	评估
0 级	咬肌、颈部、胸壁触诊无肌颤
1 级	肌颤局限于颈部和胸部
2 级	除颈部和胸部外，上肢出现大幅抖动
3 级	躯干和上肢均出现大幅抖动

考虑到寒战可能带来的潜在风险及危害，控制寒战是有效降温的重要一环，包括药物和非药物措施，药物包括镇静催眠类药物如咪达唑仑、劳拉西泮、地西泮、右美托咪定、丙泊酚、丁螺环酮等，单用可使寒战阈值降低 0.5~2.4℃，并且有协同增效作用；镇痛类药物如芬太尼和哌替啶等也可单用或联合用药，尤其是哌替啶效果最佳，可使寒战阈值降低 1.2~2.2℃；其他药物如镁剂、可乐定、神经肌肉阻断剂（NMBAs）、昂丹司琼、多沙普仑、曲马多、纳洛酮、纳布啡和丹曲林等也有应用。但在使用药物时需注意低温条件下药代动力学（PK）和药效动力学（PD）可能的变化，并监测其有效性和安全性。非药物干预包括体表保温技术，如头部覆盖及手、臂、面部和气道保温，是控制寒战最佳的一线治疗方式，寒战阈值与皮肤温度呈负相关，提高皮肤温度可降低寒战阈值，减轻或去除寒战，但又与使用冰毯降温相矛盾，这一方法受限，因此在寒战无法控制时仍需结合药物治疗。血管内低温治疗时，体表保温可发挥最大作用。在寒战出现时应立即控制寒战，建议采用阶梯化的方法来控制寒战，首选非镇静类药物（对乙酰氨基酚、保温、镁剂），麻醉镇痛药、NMBAs 次之，尽早发现并尽快控制寒战。

四、低温治疗患者的代谢需求

低温治疗可减少代谢需求，降低脑氧代谢率（$CMRO_2$），大多数有关低体温的研究都是通过静息能量消耗（REE）来测量系统的新陈代谢，降温可减少能量消耗，对蛋白分解也有影响。在 TBI 和蛛网膜下腔出血的人群中，诱导性正常体温时代谢性危机的发生率降低，或乳酸与丙酮酸比值改善。应该意识到低温治疗对新陈代谢和底物利用可能的影响；代谢支持应由疾病状态和实际的代谢测定来驱动。因此，对于患者的代谢支持应建立在对疾病状态的全面评估以及实际代谢测定的基础上，选择合适的营养支持治疗方式和营养制剂。

五、低温并发症监测

低温治疗期间常见的并发症包括心律失常、低血压、肺部感染、胃肠动力不足、凝血功能异常、应激性高血糖、电解质异常、下肢深静脉血栓、皮肤并发症等。

（一）胃肠道并发症

低温治疗期间应提供恰当的营养支持治疗。肠内营养的并发症包括胃肠动力降低、高残留、误吸和吸收差。对颅内出血患者的研究显示，轻度低温患者可出现胃残留及轻度肠梗阻，未见其他不良事件；对于重症患者，不当的营养支持治疗反而有害。多推荐在24~48h内启动肠内营养支持治疗，一般无需采取额外措施来避免胃肠不耐受。

（二）感染并发症及实验室参数变化

正常体温是人体组织新陈代谢的基本条件，诱导低温必然对机体的生理参数造成影响。高质量的证据并未显示低温治疗与控制性正常体温相比感染率有显著差异。有数据表明，低温患者感染的标志物（如白细胞计数、C-反应蛋白、降钙素原和热休克蛋白）都有变化，而低温治疗对炎症标志物的影响可能阻碍对患者感染的确定诊断。在监测接受低温治疗患者感染时，应遵循标准的重症监护指南。对于低温治疗患者，感染以预防为先，但对于感染发生时的判断，尚需要进一步的研究明确，提供可靠的检测指标或标志物，最好能做到早期诊断、明确诊断，进而才可以进行针对性的治疗。低温治疗实施过程中，重点关注的实验室指标包括血钾、动脉血气、血肌酐和血糖。由于气体分压随温度变化，测量动脉血气应进行温度校正；患者在低温治疗24h血清肌酐和肌酐清除率均降低，因此血清肌酐不是肾功能的可靠指标；低温同样改变胰岛素分泌和血糖控制，慎重起见需频繁监测血糖。低温治疗患者的实验室参数受体温影响发生变化，或需要校正（如血气），或需要频繁监测（如血糖、血钾），或不可靠（如血清肌酐判断肾功能），对于不同的指标需进行不同的解读，以了解体温变化对病理生理状态的影响，同时需注意低温维持期实验室参数的总体变化趋势。

（三）血钾异常

低温时细胞外钾离子转移至细胞内可造成低血钾。有研究显示，目标温度33℃，降温启动后10h，血钾最低可降至（3.2±0.7）mmol/L；温度降至36℃和33℃时，分别有13%和18%的患者出现低钾血症；血钾低于3.0mmol/L与室性期前收缩风险相关；复温时血钾升高，需警惕反跳性高血钾，复温时高血钾和心律失常与维持期钾离子浓度高于3.5mmol/L有关。一般推荐在低温诱导和维持期间维持血钾水平在3.0~3.5mmol/L，以防止在复温期间反弹的高钾血症和心律失常；或仍维持血钾在正常水平，但为避免复温时高血钾的出现，可加强复温过程中的复查，明确钾浓度的变化趋势，及时处理可能的高血钾。

（四）低温治疗患者的PK和PD变化

患者的病理状态如TBI以及治疗后的血流动力学和器官系统同时发生改变，PK参数在个体间的巨大变异度是可能的；且低温可减弱代谢过程中的活动，包括吸收、分布和排泄。低温治疗时，肠内药物吸收减少，胃排空可能延迟，抗血小板药物即受这种作用影响，血小板抑制率降低，增加支架内血栓形成的风险，低温治疗期间，替卡格雷和普拉格雷优于氯吡格雷；肝脏药物酶代谢（细胞色素P450）在低温治疗期间减少，影响镇静和镇痛药物代谢，在核心体温<35℃数天后，咪达唑仑的半衰期可显著延长，而复温则可增加咪达唑仑的清除率，因此除非需延长降温持续时间，否则无需改变咪达唑仑或其他镇静镇痛药物剂量。此外，有关低温治疗对血浆蛋白结合影响的研究较少，低温治疗到达34℃不会改变苯妥英钠与白蛋白的结合，但苯妥英钠在低温治疗期间蓄积，在复温期间下降，需谨慎监测其浓度；而肾小球滤过率的改变预计不会受低温治疗的独立影响，尽管经肾脏清除的药物可能会因肾小管分泌的变化而受到影响，如TH期间使用肝素时建议用较低的初始量和维持量，密切监测复温期间肝素的需求。应监测药物的治疗效果，并尽可能测定血药浓度；考虑到通常使用的镇痛药和镇静药的PK受降温影响，应注意此类药物在低温治疗期间对神经学评估的潜在长期影响。低温治疗实施过程中患者的PK和PD可能发生显著改变，需根据个体情况、低温诱导和持续时间、低温程度、复温过程严密监测，避免相关损伤的发生。

（五）低温治疗对出血及早期活动的影响

低温治疗时体温相关凝血障碍的影响需特别注意，已知低于35℃的体温可影响凝血级联和血小板功能，这可能导致凝血酶原时间和活化部分凝血活酶时间延长，但需要区分是原发损伤引起的凝血障碍还是低温治疗引起的凝血障碍；监测手段包括常规凝血检查和血栓弹力图。在TBI中，所有多中心RCT研究均未表明在低温治疗过程中全身或中枢神经系统出血发生率显著增加。在缺血性卒中患者中，也未发现随着体表或血管内技术降低体温会增加出血风险。多推荐在低温治疗患者出血和血栓形成的监测方面，维持常规治疗；血栓弹力图可能有助于监测低温治疗患者的凝血功能。

ICU早期活动可以减少呼吸机使用时间、谵妄时间、住院时间和再入院率。在卒中患者中，早期活动可改善功能恢复和认知，但应注意患者安全和预防不良事件（如跌倒、血流动力学不稳定性以及插管和导管脱落）的发生。低温治疗设备和寒战的管理策略可能是早期活动障碍，并且常限制患者的运动范围、翻身和床头抬高。对于非插管的控制性正常体温患者，或者寒战管理得当的患者，可以安全活动。

（六）低温治疗患者的皮肤、心脏及血栓并发症风险

当休克或左心室衰竭患者使用体表降温装置时，建议提高对皮肤损害的警惕性；既往研究未能确定接受体表降温患者较高的体重指数（BMI）与皮肤损害之间的关联。

心脏监测是在神经重症监护中常规使用的低风险干预措施，在低温治疗中，成人患者可能发生心动过缓、室性期前收缩、二联律等心律失常，但对患者临床预后尚不明确，经恰当处理可明显好转，对于极少数可能危及患者生命的严重心律失常，如经积极处理仍无法纠正，则须考虑提前复温。低温治疗时深静脉血栓形成（DVT）发生率与正常体温相比无差异。在低温治疗期间应进行心脏监测，以及肾衰竭、急性呼吸窘迫综合征（ARDS）、胃肠道损伤、低血压、DVT和癫痫发作等监测。

（七）复温及复温后管理

复温速度需注意控制，脑卒中（脑梗死、脑出血）患者0.5℃/12~24h或0.05~0.10℃/h，颅脑外伤患者0.25℃/h，脊髓损伤患者0.1℃/h，难治性癫痫持续状态患者<0.5℃/h，或根据ICP调整复温速度。复温期间，ICP反跳可导致脑疝，甚至死亡，在复温过程中须加强ICP监测，并据此调整复温速度或采取外科手术干预，避免脑疝发生。在复温后，有时仍需降温设备将患者体温控制在正常范围内，避免发热引起的ICP增高或反跳，即进行正常体温控制或发热治疗。低温治疗后需进行短期（≤1个月）和长期（≥3个月）预后评估，包括主要评估指标（病死率、神经功能缺失、生活质量）和次要评估指标（并发症、住院时间、住院费用等）。

六、资源配置

低温治疗对医师、护理人员、设备提出了更高的要求。在临床工作中，需选择易于应用和维护、成本可接受、效果良好、风险低的降温方法，如降温毯、凝胶垫体表设备等；评估低温治疗的应用指征、控制和保证低温的实施、并发症的监测及处理、复温时机及监测等。

在神经重症患者中，低温治疗可能在减少继发性损伤、改善长期结局方面发挥作用。但在低温治疗实施过程中，应注意选择适应证、治疗时机和时程、温度监测部位和目标温度，加强监测和评估，注意可能出现的各种并发症，对低温过程中尚未解决的问题，还需进一步研究和探讨。

（王宁 齐猛）

参考文献

1. 中华医学会神经病学分会神经重症协作组．神经重症低温治疗中国专家共识[J]．中华神经科杂志，2015，48(6):453-458.
2. Madden LK, Hill M, May TL, et al. The implementation of targeted temperature management: an evidence-based guideline from the Neurocritical Care Society[J]. Neurocrit Care, 2017, 27(3): 468-487.
3. Broessner G, Beer R, Lackner P, et al. Prophylactic, endovascularly based, long-term normothermia in ICU patients with severe cerebrovascular disease: bicenter prospective, randomized trial[J]. Stroke, 2009, 40(12): e657-665.
4. Poli S, Purrucker J, Priglinger M, et al. Rapid Induction of COOLing in Stroke Patients (iCOOL1): a randomised pilot study comparing cold infusions with nasopharyngeal cooling[J]. Crit Care, 2014, 18(5): 582.
5. Deye N, Cariou A, Girardie P, et al. Endovascular versus external targeted temperature management for patients with out-of-hospital cardiac arrest: a randomized, controlled study[J]. Circulation, 2015, 132(3): 182-193.
6. Pittl U, Schratter A, Desch S, et al. Invasive versus non-

invasive cooling after in- and out-of-hospital cardiac arrest: a randomized trial[J]. Clin Res Cardiol, 2013, 102(8): 607-614.

7. Dobak S, Rincon F. "Cool" topic: feeding during moderate hypothermia after intracranial hemorrhage[J]. JPEN J Parenter Enteral Nutr, 2017, 41(7): 1125-1130.
8. Šunjić KM, Webb AC, Šunjić I, et al. Pharmacokinetic and other considerations for drug therapy during targeted temperature management[J]. Crit Care Med, 2015, 43(10): 2228-2238.
9. Wang CH, Chen NC, Tsai MS, et al. Therapeutic hypothermia and the risk of hemorrhage: a systematic review and Meta-analysis of randomized controlled trials[J]. Medicine(Baltimore), 2015, 94(47): e2152.
10. Wu TC, Grotta JC. Hypothermia for acute ischaemic stroke[J]. Lancet Neurol, 2013, 12(3): 275-284.

第五节 神经外科危重患者的呼吸系统管理

神经外科的危重患者多存在不同程度的意识障碍和/或呼吸道保护性反射(如:吞咽、咳嗽反射等)的异常,且重型颅脑外伤以及复杂的神经外科大手术也会对患者机体构成较为严重的应激刺激;这些危险因素使得神经外科的危重患者成为呼吸系统并发症的高危群体。本节将主要介绍神经外科危重患者的呼吸道管理以及机械通气等与呼吸系统相关的问题。

一、呼吸道管理

(一)气管插管

如前言所述,神经危重患者是呼吸道并发症的高危群体;近期的流行病学研究提示,危险因素包括意识障碍、气道保护性反射异常、气道机械性梗阻、中枢性呼吸肌无力等;而且,由于神经外科危重症患者对缺氧和高碳酸血症的耐受力更差,对于这类患者的气管插管应在传统适应证的基础上,更加放宽,即在急性气道梗阻、气道分泌物增多或清除能力下降、呼吸衰竭的基础上增加:①意识障碍,格拉斯哥昏迷量表(Glasgow coma scale,GCS)<8分;②咽喉部等气道保护性反射损伤或丧失;③中枢性呼吸衰竭或呼吸节律异常,有较长时间的呼吸暂停;④未被控制的癫痫持续状态等常见于神经外科危重患者的适应证。

神经外科危重患者的气管插管途径包括经口(图 10-5-1A)与经鼻(图 10-5-1B)两种;既往曾有研究表明患者对于经鼻气管插管的耐受性强于经口插管,其保留时间也更长;但近年的研究结果表明,经鼻插管非但不能改善患者对于气管插管的耐受性,还会带来诸多不良后果,如:鼻窦炎、鼻出血以及由于痰痂堵塞所致"堵管"现象(经鼻插管管径选择一般较细,吸痰管不易置入吸引)。而且,对于颅底损伤、脑脊液漏和经蝶手术患者,禁忌进行经鼻气管插管。此外,由于管径更加细小,更易出现痰痂堵塞气管插管的情况,对于小儿也不建议实施经鼻气管插管。因此,经口气管插管应是神经外科危重患者的首选途径。

另外,考虑到神经外科患者颅内病变的特殊性,此类患者行气管插管时应充分强调避免颅内压升高,故常需使用镇静镇痛剂。镇静或镇痛剂的选择原则是起效迅速,对中枢神经系统影响小。这其中,阿片类药物对循环的影响较小,并可应用

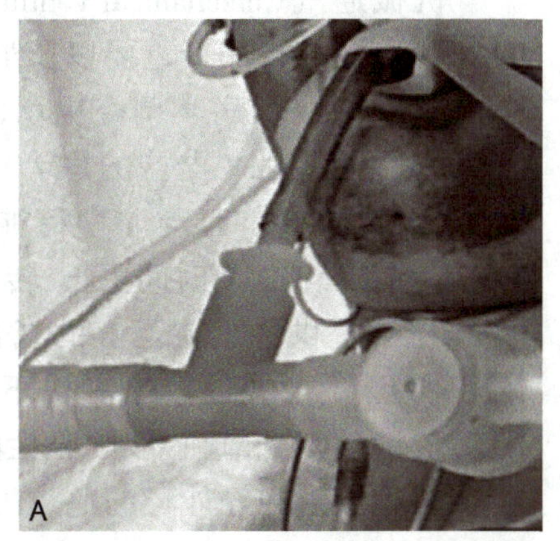

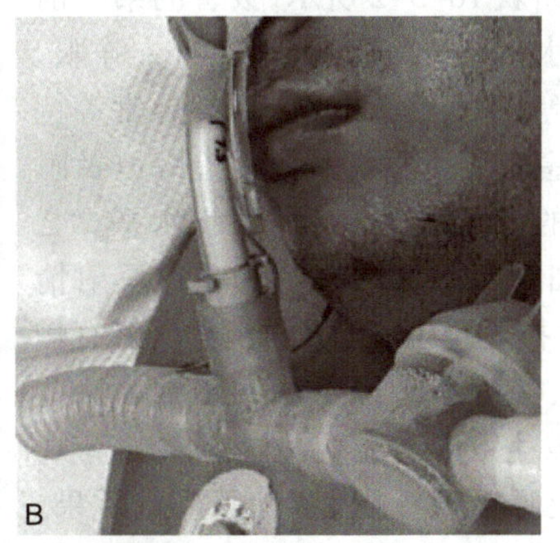

图 10-5-1 气管插管

A. 经口气管插管连接T管吸氧;B. 经鼻气管插管连接T管吸氧

拮抗剂(纳洛酮)拮抗。镇静药物中,苯二氮䓬类的咪达唑仑起效快,对心血管的影响也较轻。异丙酚为新型快速、短效、强效静脉麻醉药,但是对循环的影响较大,需考虑到平均动脉压降低,可能导致的脑灌注压降低。总之,对于神经外科的危重患者来说,镇静镇痛药的选择除了基于气管插管困难程度,还需考虑患者的循环、颅内压情况等。目前临床上常用的镇静药物对于颅内压及脑血流的影响可详见表 10-5-1。

表 10-5-1 常用镇静镇痛药物对颅内压及脑血流的影响

	异丙酚	咪达唑仑	地西泮	芬太尼	瑞芬太尼
快速起效	+++	+++	+	+++	+++
快速苏醒	+++	++	+	++	+++
颅内压	↓↓	↓↓	↓	↓/–	↓/–
脑血流	↓↓	↓	↓	–	–
脑代谢	↓↓	↓	↓	↓	↓
平均动脉压	↓↓	↓	↓	↓	↓↓

注:–,没有明显作用;↓,中度下降;↓↓,明显下降;+++,非常快速;++,快速;+,一般

(二)气管插管拔管与气管切开

与一般危重症患者不同,神经外科的危重患者几乎全部伴有意识障碍和/或气道保护反射的异常;故此类患者与呼吸机的脱离并不代表一定能够拔除气管插管。气管插管除作为与呼吸机连接的途径外,更为重要的是作为保持气道通畅,防止误吸和进行呼吸道清理的通道。因此,拔除神经外科危重患者的气管导管前应对其意识以及气道保护功能进行充分评估,严格掌握拔管指征。如表 10-5-2 所示,拔管的第一前提是患者意识水平已恢复,包括能否自主睁眼、查体是否配合等;对于存在失语、精神异常等特殊意识状态的患者则可根据其眼神追踪以及睡眠—觉醒周期的恢复情况判断其意识水平。之后,还必须仔细判断患者的吞咽和咳嗽反射情况,即气道的保护性反射;气道的正常反射有赖于第Ⅴ、Ⅵ、Ⅸ、Ⅹ等脑神经功能的正常。这些脑神经损伤可发生吞咽功能、舌体运动和声带功能异常,导致上呼吸道梗阻、窒息等严重后果。表 10-5-2 列出了拔除气管插管时需判断的气道反射的指标和操作顺序可供临床医师参考。此外,应特别注意后颅窝手术患者,尤其是延髓部位手术;这些患者多存在吞咽和咳嗽反射异常,且这类手术多采用俯卧位或侧卧位体位;而且,此类患者术后多不建议早期拔管,术后保留气管插管时间较长,咽部水肿的危险性增加,拔除气管插管后极易发生上呼吸道梗阻,且再插管时声门暴露困难的危险性也大为增加。因此,对于脑干(尤其是延髓)手术后患者,在拔除气管插管前应充分与手术术者沟通,了解术中脑干及后组脑神经损伤情况,同时准备气管切开设备;对于手术术者不建议实施的拔管,即使患者吞咽及咳嗽反射不存在明显异常,也应持慎重态度。

表 10-5-2 神经外科危重患者气管插管拔除的判断步骤

顺序	操作方法	判断目的
1	观察患者是否自主睁眼、查体配合	意识水平
2	观察患者是否流涎	吞咽功能
3	吸引口鼻咽腔分泌物,同时观察分泌物量和性状	吞咽功能
4	嘱患者做吞咽动作	吞咽功能
5	嘱患者张口、伸舌	咽喉部肌肉张力
6	嘱患者做咳嗽动作	自主咳嗽能力(主动)
7	吸引气道	刺激咳嗽反射(被动)

二、机械通气管理

机械通气(mechanical ventilation, MV)是危重患者生命支持的最重要以及最基础的手段之一。近期的流行病学调查提示,在重症加强医疗病房中接受 MV 支持的患者中,中枢神经系统病因约占 20%,且与非中枢神经系统病因相比,这些患者的 MV 时间更长、转归更差。MV 的目的在于提供并维持足够的氧合和肺泡通气,对于神经外科的危重患者也不例外,MV 的主要适应证包括低氧血症、呼吸性酸中毒、呼吸肌疲劳等。由于神经外科的危重患者对缺氧以及 CO_2 潴留的耐受力更差(通气不足后发生的高碳酸血症加重脑水肿),因此应强调 MV 支持的

及时性；此外，神经外科的危重患者常会出现较为特异的中枢性呼吸衰竭（多见于脑干损伤），其MV支持还存在一定的特殊性；因此，即使是神经外科医师，也应了解并熟悉MV的相关基础知识。

事实上，依据是否在声门内建立人工气道（如：气管插管、气管切开、喉罩等），MV可分为有创及无创通气；然而，考虑到神经外科危重患者多存在意识障碍及气道保护反射的异常，而这两项又是无创MV的绝对禁忌证，故神经外科危重患者使用无创MV的概率较低。因此，本节主要介绍有创MV的基础知识。

（一）MV的基本通气模式

对于MV模式来说，临床最常应用的仍然是传统的辅助/控制（assist/control，A/C）通气、同步间歇指令通气（synchronous intermittent mandatory ventilation，SIMV）和压力支持通气（pressure support ventilation，PSV）这三种基本模式。而这三种模式也基本适用于所有的神经外科危重患者。

1. 辅助/控制（A/C）模式 结合了控制和辅助两种模式；若患者没有自主呼吸，或自主呼吸频率低于预设频率时，呼吸机控制送气（图10-5-2A）；当患者存在自主呼吸时，可触发呼吸机送气，表现为辅助通气（图10-5-2B）。而根据所设定的参数不同，A/C模式可分为定容及定两种：定容A/C模式时，主要需要预设潮气量，此外还需设定触发灵敏度、呼吸频率、潮气量、吸气流速和吸气流速形式、呼气末压力；定压A/C模式时，主要需要预设吸气压力，其他还包括触发灵敏度、呼吸频率、吸气时间以及呼气末压力。

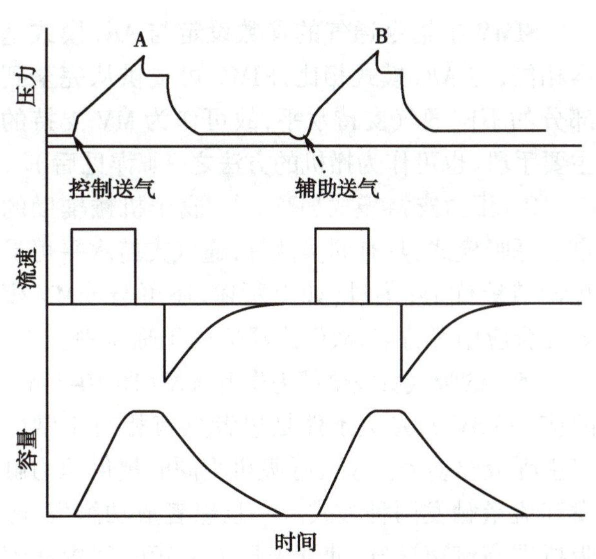

图10-5-2 定容A/C模式波形图

A. 控制通气（实线箭头处）；B. 辅助通气（虚线箭头处）

2. 同步间歇指令（SIMV）模式 是一种混合通气模式，分为指令通气和自主呼吸两个部分，在两次指令通气之间允许患者自主呼吸（图10-5-3）。在每个SIMV通气周期中保证有一次指令通气。这次指令通气可以是患者触发（压力触发或流量触发），也可以是呼吸机触发（时间触发）。与A/C模式相同，指令通气可以为定压方式（图10-5-3A），也可为定容方式（图10-5-3B），吸气相通气参数均由呼吸机控制。自主呼吸可以是单纯自主呼吸，也可以为持续气道正压（continuous positive airway pressure，CPAP），还可以为压力支持模式（PSV）；而且，自PSV出现后，单纯SIMV通气已较少应用，多数情况下SIMV与PSV，即“SIMV+PSV”的模式。

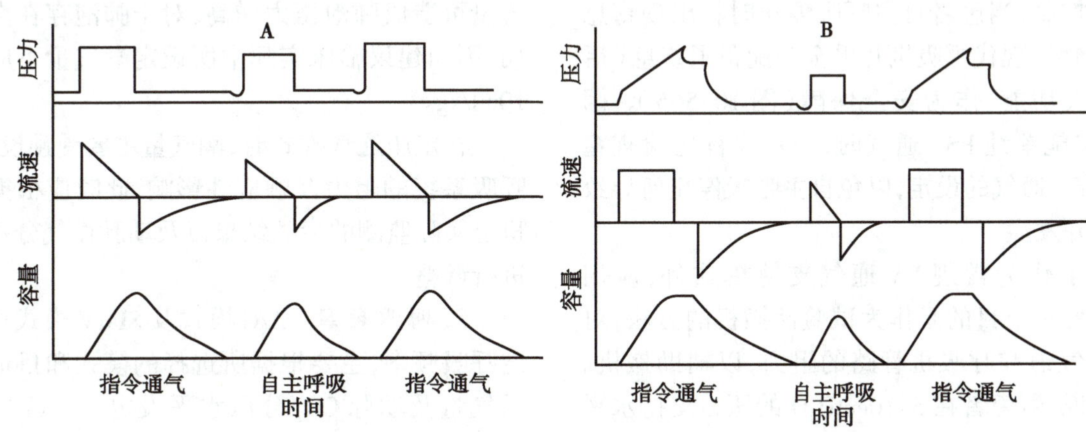

图10-5-3 同步间歇指令（SIMV）模式

A. 定压模式SIMV+PSV波形；B. 定容模式SIMV+PSV波形

SIMV 中指令通气的参数设定与 A/C 模式基本相同，与 A/C 模式相比，SIMV 可提供从完全到部分的不同通气支持水平，故可作为 MV 支持的主要手段，也可作为撤机的方法之一（详见后）。

3. 压力支持模式（PSV） 属于机械辅助的自主呼吸模式，具有同步性好，通气支持水平可量化调节等优势；另外，如上所述，还可与 SIMV 模式配合应用等特点，故已广泛应用于临床中。

PSV 的吸气触发全部为患者触发（图 10-5-4），故应用 PSV 的先决条件是患者具有相对正常的自主呼吸驱动力。现代呼吸机均同时提供压力触发和流量触发两种方式。一旦患者成功触发，呼吸机即高流速送气，使气道压力在短时间内达到预设水平；同时，当呼吸机检测到吸气流速下降至某一阈值时，吸气即切换到呼气。

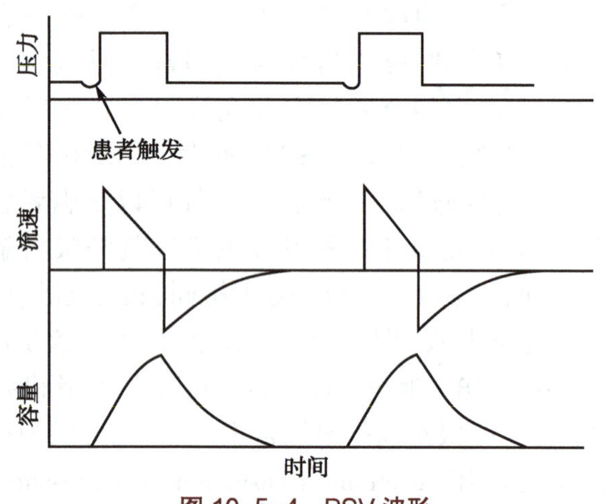

图 10-5-4 PSV 波形

PSV 时，由于每次呼吸由患者触发并控制，故无需预设呼吸频率，但仍需设置包括触发灵敏度和压力支持水平等参数。由于呼吸频率由患者自主呼吸控制，当患者自主呼吸停止时将出现窒息危险；当然，现代呼吸机几乎全部配备了窒息（后备）通气功能，作为安全保障（图 10-5-5）。因此，在实施单纯 PSV 通气时，一定要首先检查窒息（后备）通气的设定，以免自主呼吸停止所导致的严重并发症。

除了作为常规 MV 通气支持模式外，应用 PSV 的另一个目的是作为试验性撤机的方法，对抗人工气道和呼吸机管路的阻力，以辅助撤机。一般来说，若患者在 5~10cmH_2O 的压力支持水平下，仍可维持理想通气和氧合时，可考虑撤机（具体见“神经外科危重患者 MV 的撤离”）。

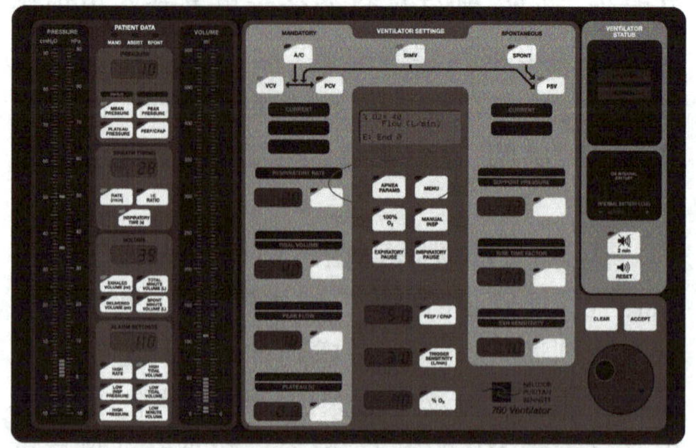

图 10-5-5 呼吸机的后备通气功能键（PB760）

除了上述三种基本 MV 模式外，近几十年来，临床上还出现很多新型的通气模式，如前文所述的 CPAP 模式以及气道压力释放通气（airway pressure release ventilation，APRV）、气道双相正压通气（biphasic positive airway pressure，BIPAP）等；但这些模式在神经外科危重患者中的应用有限，本章节不再赘述。

（二）MV 主要参数的设定

1. 潮气量（V_T） 定容模式下，包括 A/C 以及 SIMV 中的指令通气部分，成年患者的潮气量设置通常依据理想体重选择 8~10ml/kg，并结合呼吸系统的顺应性、阻力进行调整。然而，近年来学术界愈来愈提倡“肺保护通气策略”，强调小潮气量（≤6ml/kg）通气，避免气道平台压超过 30cmH_2O，特别是对于并发“急性呼吸窘迫综合征”的患者。当然，近期也有研究表明：小潮气量通气对于“非急性呼吸窘迫综合征”的 MV 患者并无益处，故对于小潮气量在其他疾患领域的应用尚存争议，但从呼吸生理学角度考虑，过大潮气量可造成肺泡压力增高，对于肺泡存在潜在损伤，因而建议临床实际中所设定潮气量不应超过 10ml/kg。

在定压通气模式时，潮气量主要受预设压力、呼吸系统的阻力及顺应性影响，此时应根据呼吸机上实际监测的参数结果以及动脉血气分析结果进行调整。

2. 呼吸频率 A/C 模式及 SIMV 模式均需设定呼吸频率，主要根据所选择的模式和目标分钟通气量及动脉 CO_2 分压水平设定。神经外科危重的成年患者通常设定为 12~20 次 /min，合并有急性呼吸窘迫综合征或 / 慢性阻塞性肺疾病时也可根据分钟通气量和目标动脉 CO_2 分压水平超过 20 次 /min。总之，呼吸频率的设定应依据动脉血气分析及呼吸力学的变化随时调整。

3. 吸气时间与吸呼比 定压的 A/C 模式及 SIMV 模式可直接设定吸气时间或吸呼比。定容模式下，吸呼比（或吸气时间）由呼吸频率、潮气量和吸气流速间接确定。一般情况下可将吸呼比设定为 1∶（1.5~2），这对于绝大多数患者来说是舒适及理想的。

4. 吸气流速与流速形式 传统的定容模式下，吸气流速形式为恒速气流，即所谓的方波（图 10-5-2），成人通常设置为 40~60L/min 之间，需根据潮气量、呼吸系统阻力及顺应性进行调整。近年来，多数呼吸机亦安装了减速气流模式（减速波，图 10-5-4），与方波相比，减速波可能具有气道峰压较低、有利于气体交换和呼吸力学改善的优势。目前多数呼吸机在定压模式下，包括 A/C、PSV 以及 SIMV 等，均为减速波，无需设定吸气流速。

5. 触发灵敏度 任何一种 MV 模式均需设定触发灵敏度。灵敏度可以通过压力触发亦可通过流量触发；压力触发灵敏度的设定多在 -2~-0.5cmH_2O 之间，流量触发多在 1~3L/min 之间。触发灵敏度设定过低，呼吸机不能有效区分呼吸回路的振动和患者的吸气动作，将导致频繁的自身触发。而灵敏度设定过高，患者需要用更大的吸气动作才能触发呼吸机，增加呼吸做功。

6. 吸入氧浓度（FiO_2） MV 的初始阶段，特别是患者存在严重低氧时可给予高 FiO_2 甚至纯氧（100%）吸入以迅速纠正；但当低氧被纠正后，应依据氧合情况尽快下调 FiO_2，一般情况下设定能维持 SaO_2>92%~94% 的最低的 FiO_2 即可。

近年来，已经愈来愈意识到高氧血症危害，故临床对包括 MV 在内的氧气治疗的基本理念是，尽可能低的 FiO_2 维持目标 PaO_2，同时尽量缩短高 FiO_2 的治疗时间。而对于 MV 患者，一般认为：

（1）正常大气压下，吸入 FiO_2<40% 是安全的。

（2）FiO_2 在 50%~60% 时，可能存在潜在危害。

（3）FiO_2>60% 时，肯定存在相关危害，治疗时间不宜超过 48h。

（4）纯氧（100%）的吸入危害极大，治疗时间最好不要超过 24h。

7. 呼气末正压 在呼气末期将气道压力维持在高于大气压的水平，即称为呼气末正压（positive end-expiratory pressure，PEEP）。目前 PEEP 在 MV 中的作用主要是防止肺泡塌陷、促进肺泡复张、改善 V_A/Q 比例，进而达到改善氧合的效果。因此，应用一定水平的 PEEP 还可以避免吸入过高的 FiO_2。

PEEP 一般设置 4~6cmH_2O，在急性呼吸窘迫综合征、急性肺水肿或实施肺复张治疗时还需要设置更高的 PEEP 水平（>8cmH_2O）。当然，值得注意的是，对于神经外科危重症的患者而言，较高水平的 PEEP 可能会增加胸腔内压，继而间接影响患者的颅内压，可能会造成不良后果。

（三）神经外科危重患者 MV 的专科特点

由于氧合和通气状况的改变将对颅内血流动力学以及颅内压均产生明显影响，神经外科危重患者的 MV 还存在其专科特点，主要表现在潮气量改变 CO_2 分压进而对脑血流、颅内压产生影响，以及 MV 时 PEEP 的使用对颅内压的影响。

1. 潮气量（V_T）与分钟通气量 对于接受 MV 的神经外科危重症患者，可通过增加呼吸频率和潮气量实现过度通气，进而达到降低颅内压的目的，这也是神经外科传统的降颅压手段之一；机制在于低碳酸血症可导致血管收缩，脑血流量降低，继而降低颅压。然而，近年来，学术界对于这种以牺牲“脑血流”为代价的降颅压方法，提出了愈来愈多的质疑。首先，从病理生理学角度讲，过度通气早期，低碳酸血症可使脑血流和压力自身调节曲线右移，表现为在较高平均动脉压条件下维持较低的颅压和脑血流；但随着碳酸氢根离子向颅内移动，自身调节机制逐渐适应，脑血管会逐渐丧失对低碳酸血症的收缩反应，曲线重新左移，导致在低二氧化碳分压水平下脑血流量恢复，颅内压“反跳”。近期针对健康人群以及颅脑外伤患者的研究也显示，过度通气降低脑血流及颅内压的作用仅能维持 0.5~12h。此外，由于过度通气会降低脑血流，故还可能造成脑组织的缺血性损伤，导致不良预后；与动脉血 CO_2 分压维持于 35mmHg 的患者相比，过度通气患者在 3 个月和 6 个月的神经功能转归明显不佳。2016 年最新版的美国颅脑外伤指南明确指出，过度通气仅可作为脑疝患者紧急的降颅压手段，对于无高颅压表现的患者，应尽量维持动脉血 CO_2 水平在 35~45mmHg，避免长时间低于 35mmHg；同时，不推荐使用预防性过度通气的疗法。

另一方面，由于高碳酸血症可致脑血管扩张，脑血流增加以及颅内压增高，故神经外科的危重患者也应注意避免通气不足的情况。特别是某些合并有急性呼吸窘迫综合征的患者，这类患者一般提倡小潮气量、低通气的肺保护性通气策略，极易造成动脉血 CO_2 水平增高，对颅内压造成不良。

2. 呼气末正压（PEEP） MV 为正压通气，故与自主呼吸不同，MV 时的胸腔内正压将明显影响颅内压；这其中，临床相关性最为明显的是 PEEP。

PEEP 通过多种机制影响颅内压。首先，由于胸腔和颅腔解剖位置的毗邻关系，应用 PEEP 时，胸腔内压力的升高可直接经过颈部传至颅腔。此外，PEEP 患者还会导致气道峰压和气道平均压升高，颈静脉回流受阻，颅内血容量和脑脊液量增加，进而升高颅压。尽管 PEEP 也可降低心输出量和平均动脉压，产生间接的降颅压效果；但由于脑血流灌注的下降会导致脑血管反射性扩张，也可能导致颅压升高。

PEEP 对颅压的作用还受到其他因素影响。研究发现，对于脑室顺应性降低的患者，PEEP 升高颅压的作用更为明显。也有研究发现，对颅压已经明显升高的患者，应用 PEEP 后颅压进一步升高的幅度减小。

PEEP 对于颅内压的影响尚存争议。对于颅内压≤20mmHg 患者，临床应用≤15cmH$_2$O 的 PEEP 一般不会对颅压造成明显影响，对于伴有颅压增高但需要使用 PEEP 的患者，在条件允许的情况下应严密监测颅内压，并采取可获取的手段降低颅压。

（四）神经外科危重患者 MV 的撤离

神经外科危重患者 MV 撤离与一般危重患者撤机原则基本一致，包括对患者的初步筛查与试验性撤机。这一过程中，可能会出现病情反复以及试验性撤机失败，故需严密监测，每日筛查再评估（图 10-5-6）。

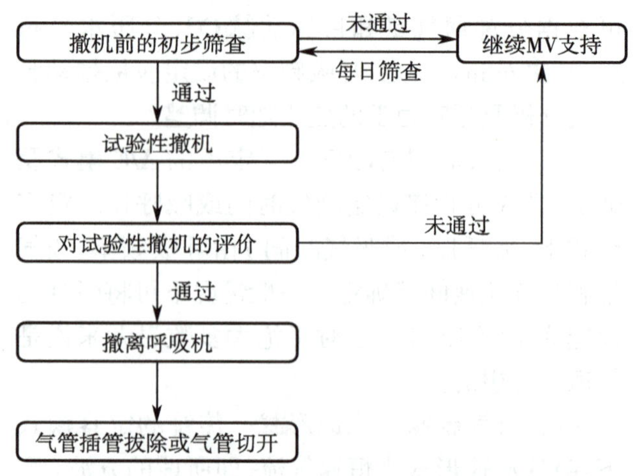

图 10-5-6 MV 撤机流程图

撤机前的初步筛查。患者开始接受 MV 支持，就应对其进行撤机可能性的判断，尤其对 MV 超过 24h 的患者，应每天评估，具体筛查指标包括主观与客观，具体可见表 10-5-3，当患者满足表中的各项指标时，即可开始试验性撤机。

表 10-5-3 撤机前的初步筛查指标

主观指标
■ 导致呼吸衰竭的原发病已得到基本控制
■ 临床医师认为存在撤机的可能性
客观指标
■ 氧合情况稳定（PaO_2/FiO_2>150~200；PEEP ≤5~8cmH$_2$O；FiO_2 ≤40%~50%）
■ 循环情况稳定（无心肌缺血、无低血压、未大剂量使用升压药物［如：多巴胺或多巴酚丁胺剂量 <5μg/（kg·min）］）
■ 无明显呼吸性酸中毒表现（pH>7.25）

1. 试验性撤机的方法 包括两种：自主呼吸试验（spontaneous breathing trial，SBT）和压力支持通气（PSV）。对于 SBT 常采用 T 管吸氧的方法（图 10-5-1），即在患者脱离呼吸机的情况下，根据患者反应预测其完全脱离 MV 支持的可能性。PSV 的特点则在于对每次呼吸均给予量化支持，通过逐渐降低压力支持水平达到增加患者呼吸肌负荷的目的，直至完全脱离呼吸机；当压力支持调节至刚好克服人工气道的管路阻力（一般为 5~10cmH$_2$O）后，再稳定 2~4h 后即可考虑撤机。

对于神经外科危重症患者，由于通气量变化以及动脉血 CO_2 分压水平有可能影响到颅内压，故在实施试验性撤机的过程中，应特别注意对动脉血 CO_2 水平监测。目前重症监护病房广泛应用的呼气末 CO_2 监测方法具有简便、无创且可以动态监测的优点，建议常规应用于神经外科危重症患者试验性撤机过程。

2. 试验性撤机的评价 对于试验性撤机的评价极其重要，直接关系着患者能否撤机成功还是需要继续给予 MV 支持，表 10-5-4 整合了目前临床上较常应用于试验性撤机评价的各项指标，包括氧合、动脉血气、通气、循环以及患者的临床表现，可供借鉴。但需注意，上述各项指标单独应用，预测撤机的准确性并不理性，指标综合运用可能对撤机评价更有意义。

表 10-5-4 试验性撤机评价指标

临床表现
■ 无烦躁
■ 无明显大汗
■ 无呼吸费力并动用辅助呼吸机表现
■ 无胸腹矛盾式呼吸
■ 神志清楚的患者无不适主诉
客观指标
■ 氧合：$SaO_2 \geqslant 92\%\sim95\%$
■ 动脉血气：$PaO_2>60mmHg$，$PaCO_2$ 增高幅度 $\leqslant 10mmHg$，pH $\geqslant 7.32$
■ 通气：呼吸频率≤30~35 次 /min 或升高幅度 <50%
■ 循环：心室率 <120~140 次 /min 或升高幅度 <20%，收缩压 <180~200mmHg 或升高幅度 <20%，且未使用升压药物或未上调撤机前升压药物剂量

3. 试验性撤机失败后的处理 除恢复患者的 MV 支持外，更重要的是积极寻找撤机失败原因，以便给予及时、恰当处理；还需每日筛查并动态评估患者再次实施试验性撤机可能性。

导致试验性撤机失败原因包括：肺部及心血管功能障碍、呼吸肌肉异常（营养性、失用性等）以及患者的精神因素。

对于神经外科危重患者，自主呼吸驱动力异常也是导致撤机失败常见原因，尤其是脑干手术后或伴有脑干损伤的患者。对于这类患者，当颅内压及颅内血流动力学稳定后，可采用逐步降低 MV 支持条件的方法使动脉血 CO_2 水平逐渐升高，并给患者以肾脏酸碱平衡代偿的时间，使动脉血 pH 值维持在相对正常的范围；当患者在高碳酸血症维持一段时间后，呼吸中枢对 CO_2 反应得到一定程度的调节，部分患者能够顺利撤机；当然，还有部分患者由于脑干呼吸驱动中枢损伤严重，表现为完全的窒息样或叹息样通气，这类患者就不适用于上述撤机方法；还有，考虑到高碳酸血症对于患者脑血流及颅内压的影响，伴有高颅压的患者也禁忌使用这种撤机方法。

4. 撤机成功后气管插管的拔除与气管切开 神经外科危重症患者，呼吸机成功脱离并不一定代表能够拔除气管插管。气管插管除作为与呼吸机连接途径外，更为重要的是作为保持气道通畅、防止误吸和呼吸道清理的通道。因此，拔除气管插管前，应对患者意识水平和气道保护功能进行充分评估。对于短期内意识无法恢复，以及气道保护功能损伤严重或多次拔管失败的患者，应及早考虑实施气管切开。

（五）神经外科危重患者 MV 的主要并发症

1. 呼吸机相关性肺炎（ventilator associated pneumonia，VAP） 是 MV 最常见并发症之一。接受 MV 至少 48h 后新发的肺部感染，属于医院获得性肺炎范畴。神经外科患者 VAP 发病率可高达 10%~20%，且病死率极高（20%~50%），显著延长患者住院周期并增加住院花费。

神经外科 VAP 仍以细菌感染为主；少数情况会出现病毒或真菌（多见于免疫功能缺陷的人群）；致病细菌中最常见的也是金黄色葡萄球菌（多为耐甲氧西林的金葡菌），其次是一些革兰氏阴性杆菌，如铜绿假单胞菌、肺炎克雷伯杆菌以及不动杆菌等；这种病原体的流行特征及相应的抗菌药物谱可指导早期的经验性治疗（表 10-5-5），确保抗感染药物的精确性与广谱性。表中所列抗感染药物并非全部适用神经外科患者，如喹诺酮类抗生素以及碳青霉烯中的亚胺培南会诱发癫痫发作；氨基糖苷类抗生素有加剧神经肌肉接头阻滞的副作用，甚至造成呼吸抑制；对神经外科 VAP 患者选择抗感染药物时应充分考虑其特殊性。

表 10-5-5 VAP 经验性抗感染治疗方案及其覆盖的致病菌

针对抗耐甲氧西林的金黄色葡萄球菌	针对铜绿假单胞菌或其他革兰氏阴性杆菌：β 内酰胺类	针对铜绿假单胞菌或其他革兰氏阴性杆菌：非 β 内酰胺类
糖肽类 万古霉素（15mg/kg iv q8~12h，病情严重者可考虑给予负荷量 25~30mg/kg×1 次）	青霉素类 哌拉西林 - 他唑巴坦（4.5g iv q6h）	喹诺酮类 环丙沙星（400mg iv q8h） 左氧氟沙星（750mg iv qd）
或噁唑烷酮类 利奈唑胺（600mg iv q12h）	或头孢菌素类 头孢吡肟（2g iv q8h） 头孢他啶（2g iv q8h）	或氨基糖苷类 阿米卡星（15~20mg/kg iv qd） 庆大霉素（5~7mg/kg iv qd） 妥布霉素（5~7mg/kg iv qd）
	或碳青霉烯类 亚胺培南（500mg iv q8h） 美罗培南（1g iv q8h）	或多黏菌素 多黏菌素 E（首次负荷量 5mg/kg iv，继之以维持量 2.5mg/kg iv q12h） 多黏菌素 B（1~1.5mg/kg iv q12h）
	或单环 β 内酰胺类 氨曲南（2g iv q8h）	

上述经验性治疗方案并非一成不变。由于 VAP 致病菌的流行特点多变并存在地区性差异，且细菌多重耐药的形式愈加严峻，故周期性、地区性甚至单中心的流行病学调查对于 VAP 的经验性治疗更具意义。

2. 颅内压增高 MV 特别是应用 PEEP 时可致患者颅内压增高，对神经外科危重患者影响尤为明显，故应严密监测并及时处理。

3. 镇静镇痛相关的并发症 MV 患者一旦出现不耐受气管插管、躁动或“人机不同步”（即患者自主呼吸与呼吸机的运行出现的不匹配现象）等情况，为保障正常通气均需给予一定的镇静镇痛处理。镇静镇痛剂使用会导致不良后果，可引起血管扩张、心排血量减低以及发生低血压，进而影响患者脑及其他组织灌注。另外，如果未对患者的镇静效果严密监测，还会出现镇静过度，患者气道保护反射被抑制，气道分泌物潴留，导致肺不张和肺部感染，对颅后窝，特别是脑干病变的患者危害尤其明显。镇静镇痛药物会影响患者瞳孔、意识判断，存在掩盖病情、延误治疗风险。因此，对镇静镇痛治疗持谨慎态度。

应合理选择镇静镇痛治疗方案，应严密监测；如病情允许，每日中断或减少镇静镇痛药物一次，以利评估患者意识。

4. 低血压与休克 MV 使胸膜腔内压升高，导致静脉回流减少，心脏前负荷降低，其综合效应使心脏排血量降低，最终出现血压降低甚至休克的表现；在血管容量相对不足或对前负荷较依赖的患者中表现尤为突出。低血压和休克最主要危害是脑组织“低灌注”损伤，尤其重型颅脑外伤或重症蛛网膜下腔出血患者。神经外科危重患者在 MV 期间出现低血压或休克时，应在保障氧合与通气前提下及时调整 MV 模式或参数以降低胸膜腔内压，给予快速输液或升压药物，尽快改善患者休克及组织灌注不足。

5. 心律失常 MV 期间可发生多种类型心律失常，以室性和房性期前收缩多见。原因与低血压休克、缺氧、酸中毒、碱中毒、电解质紊乱及烦躁等因素有关。出现心律失常，应积极寻找原因针对性治疗。

6. 肾损伤 MV 属于正压通气，易引起患者胸腔内压力升高，静脉回流减少，导致抗利尿激素释放增加，引发机体的水钠潴留。同时，MV 导致静脉回流减少，使心脏前负荷降低，导致心排血量降低，使肾灌注减少，同时使肾小球滤过率下降，也可导致“肾前性”肾损伤。脱水降颅压药物甘露醇、高渗盐水等加重肾脏负担。存在肾功能不全患者，实施 MV 时应密切监测其尿量及肾功变化。

7. 消化系统并发症 包括腹胀、呕吐、便秘、消化道溃疡/出血以及胆红素或转氨酶的升高等；发生机制与MV过程中PEEP使用、应激损伤以及镇静镇痛药物使用相关。故在MV开始应注意给予相应预防措施，如胃肠减压、早期肠内营养以及胃黏膜保护剂、胃肠动力药物使用等。应密切观察患者腹部体征与相应化验指标，一旦发现异常及时对症处理。

（石广志）

参考文献

1. 周建新．神经外科重症监测与治疗［M］．北京：人民卫生出版社，2013.
2. 周建新，席修明．机械通气与呼吸治疗［M］．北京：人民卫生出版社，2007.
3. Carney N，Totten AM，O'Reilly C，et al. Guidelines for the Management of Severe Traumatic Brain Injury，Fourth Edition［J］. Neurosurgery，2017，80（1）：6-15.
4. Ouellette DR，Patel S，Girard TD，et al. Liberation From Mechanical Ventilation in Critically Ill Adults：An Official American College of Chest Physicians/American Thoracic Society Clinical Practice Guideline：Inspiratory Pressure Augmentation During Spontaneous Breathing Trials，Protocols Minimizing Sedation，and Noninvasive Ventilation Immediately After Extubation［J］. Chest，2017，151（1）：166-180.
5. Kalil AC，Metersky ML，Klompas M，et al. Management of Adults With Hospital-acquired and Ventilator-associated Pneumonia：2016 Clinical Practice Guidelines by the Infectious Diseases Society of America and the American Thoracic Society［J］. Clin Infect Dis，2016，63（5）：e61-e111.
6. Siddiqi J. Neurosurgical intensive care［M］. 2nd ed. New York：Thieme Medical Pubmishers，2017.

第六节　神经危重症患者的早期促醒康复

神经重症康复是在早期康复理念基础上，进一步突出“神经重症”康复的特点，在充分评估患者病情，有效控制原发病及并发症，保证医疗安全前提下，尽早选用适宜的康复技术进行康复治疗，从而达到减少并发症，激发康复潜能，促进快速康复的目的。神经重症康复在患者血流动力学及呼吸功能稳定后，可以立即开始。神经重症康复的开展可以参考《神经重症康复中国专家共识》中制定的神经重症病房康复流程图。

神经重症患者一旦生命体征平稳，早期脑损伤情况平稳，康复治疗不会明显影响颅内压的情况下，应尽快进行康复促醒治疗。发病3个月内康复治疗效果最显著，可明显提高苏醒率。目前，意识障碍促醒技术尚未有统一的治疗方案，相关的临床试验证据并不多。常用治疗方法包括：针对阻碍患者意识恢复病因和并发症治疗，促进患者意识神经网络恢复重建治疗。

一、药物治疗

促醒药物有作用于多巴胺能系统和谷氨酸能系统两大类，常用药物有金刚烷胺、溴隐亭、多巴丝肼和盐酸纳洛酮等。根据中医辨证选用中药促醒。尽管药物治疗在早期康复中应用很广，但还少有相关随机对照研究。

（一）金刚烷胺

左旋多巴和多巴胺能药物，尤其是金刚烷胺，可促进创伤后帕金森和意识障碍患者意识和语言沟通能力的恢复，并改善认知功能。金刚烷胺通过延迟多巴胺在突触前水平的再摄取并增加突触后水平多巴胺受体数量，增加纹状体中多巴胺含量，从强直性苍白球抑制中释放（中枢）丘脑神经元。目前已有多中心双盲、随机、安慰剂对照研究，证实金刚烷胺在促进重度颅脑损伤患者恢复中的显著作用，可以改善重度颅脑损伤患者的结局、降低死亡率，促进早期功能恢复且不会增加不良事件（如癫痫发作）的发生。金刚烷胺作为多巴胺能药物，当用于创伤性脑损伤的癫痫患者，改善创伤后帕金森症时应慎用。

（二）溴隐亭

颅内多巴胺神经元活跃，当外源性或内源性因素导致颅脑损伤，机体反应性减弱、微循环障碍、血管受损、组织细胞灌注不足、缺血缺氧，导致细胞代谢功能障碍，脑神经细胞坏死，多巴胺神经通路受损。溴隐亭是多巴胺受体的激动剂，可选择性作用于脑内多巴胺（D_2）受体的突触后膜，增加敏感性，在多巴胺递质减少时，能提高其中枢效能作用。溴隐亭的多巴胺能活性，可以改善僵直、震颤、活动迟缓等类帕金森症状，减轻大脑耗能，与美多巴联合应用有协同作用，可减少美多巴的用量。且溴隐亭特有的抗抑郁作用，还可在患者恢复期间改善患者抑郁、情感障碍等精神症状。溴隐亭及美多巴治疗持续植物状态患者疗效好，PVS 评分明显增加，对声音、味觉、情感等方面的刺激反应较对照组好。研究发现，该疗效从脑电图及体感诱发电位上也能得到表现：对照组表现为持续广泛性慢波，基本节律紊乱消失，周期延长明显；体感诱发电位对照组波幅下降，潜伏期延长，左右侧有明显差别。

（三）多巴丝肼

多巴丝肼（美多芭）作为兴奋性氨基酸抑制剂，由于其在阿尔茨海默症中发挥作用而收到关注，但需要注意引起癫痫发作的风险。

（四）盐酸纳洛酮

常用促醒药物，阿片抑制剂，用于多种昏迷治疗。1960 年由 Feshman 首先合成，结构似吗啡，但无成瘾性，极易通过血 – 脑屏障且迅速与内源性阿片受体结合发挥其生物效应。急性颅脑损伤患者血及脑脊液中 β- 内啡肽和强啡肽含量较正常人明显升高，且与病情和预后相关，可能参与颅脑损伤后继发性神经功能损伤。纳洛酮能有效拮抗 β- 内啡肽和强啡肽所导致的继发性病理损害过程。有研究发现：盐酸纳洛酮治疗组意识转轻明显高于对照组，有效控制颅内压升高，减轻脑水肿，对促进患者觉醒、改善患者预后有重要作用。

（五）胞磷胆碱

一种苏醒剂和促脑代谢剂，核酸衍生物，是卵磷脂在脑内生物合成的主要辅酶。主要治疗作用是兴奋脑干上行网状激活系统，促进意识恢复，同时改善血管运动张力，增加脑血流量，提高脑内氧分压，改善脑缺氧的作用。严重脑损伤时，脑细胞膜磷脂代谢紊乱，卵磷脂锐减，对胞磷胆碱需求剧增，应用胞磷胆碱可稳定脑细胞膜，增加线粒体、ATP 产量，减少钙内流和花生四烯酸释放产生的细胞毒素作用。同时可改善心血管功能，增加脑血流量，为脑功能恢复创造条件。胞二磷酸胆碱的苏醒作用已得到公认，其促醒机制可能是直接兴奋脑干网状结构上行激活系统。胞磷胆碱鞘内注射具有疗效好、不良反应少等优点，但需与支持疗法、应用神经营养药、防治并发症、高压氧、针灸等治疗措施相结合。

（六）神经营养类药物

神经苷脂、脑苷肌肽、脑活素、脑蛋白水解液等。自由基清除剂依达拉奉、精神兴奋剂甲氯酚酯等。脑活素是一种不含蛋白质的标准化器官的特异性游离氨基酸和由氨基酸组成的低分子肽组成的混合物，各种氨基酸之间保持恒定的天然比例，能通过血 – 脑屏障、直接进入神经细胞，有利于神经细胞的蛋白质合成并影响其呼吸链，同时刺激有关激素产生，改善缺氧，增强神经细胞对有毒物质的抵抗力、抗缺氧能力，增强神经细胞对有毒物质的抵抗力、抗缺氧能力，增加葡萄糖的摄入量，调节神经肽类、神经递质及酶的活性，亦能激活腺苷酸环化酶。脑活素通过改善脑神经细胞代谢，使 Ca-ATP 酶活性增高，使脑损伤后 72h 脑脊液中钙调素含量有所下降，伤后第 7 天明显下降，从而减轻神经细胞钙超载及脑水肿等继发脑损伤。

（七）中药促醒

中医认为，气血亏虚、阴气衰微蒙蔽清窍是昏迷的原因。治疗原则为开窍醒脑，治疗以醒脑开窍结合祛瘀为主。常用中药如安宫牛黄丸、醒脑静注射液、复方麝香注射液等。醒脑静是中成药安宫牛黄丸转化而来的静脉用中药制剂，曾用于治疗流行性乙型脑炎、肝昏迷、神经系统感染引起的昏迷抽搐及中毒性脑病，有良好的疗效。有研究发现其对急性出血性脑血管意外昏迷的患者，也有较好的治疗效果。醒脑静注射液中含有中药麝香、冰片、栀子、郁金等，其中麝香含麝香酮，小剂量能促进大脑功能，兴奋中枢神经系统，冰片提取物可透过血 – 脑屏障，并且在中枢神经系统定位蓄积时间长，栀子及郁金提取物有消炎镇痛及降颅压作用，四药协同作用静脉给药可通过血 – 脑屏障，直接作用于中枢神经系统，对抗氧自由基，增强中枢神经耐缺氧能力，减轻脑水肿，降低颅内压。

二、高压氧治疗

脑组织缺血、缺氧、水肿以及微循环障碍等是影响重度昏迷患者预后的主要因素。早期促醒的关键是改善患者脑组织缺氧现象。高压氧治疗指集体在高于大气压的环境中吸氧，可以有效增加血液中物理溶解氧，提高血氧含量和增高血氧分压，从而改善患者组织的有氧代谢和微循环。高压氧治疗可以提高脑内血氧弥散半径，降低颅内压，改善脑水肿，促进开放侧支循环，有利于神经修复，促进功能重组，轴索发生新的侧支，建立新的突触联系，椎动脉血流动力学发生改变，使其血流量增加，激活脑干网状激活系统，加快苏醒。活动性出血、恶性肿瘤、活动性结核等是高压氧治疗的绝对禁忌证。

三、神经电刺激治疗

包括经皮电刺激、脊髓电刺激和脑深部电刺激，前者包括迷走神经电刺激和正中神经电刺激等。

（一）正中神经电刺激

使用正中神经电刺激仪，将表面盘状电极置于双侧腕关节掌面近端两横指正中神经点处，采用低频电流，强度15~20mA，以观察到患者双侧手指轻微收缩即可，刺激时间每天2次，每次30min，持续30天1疗程。正中神经电刺激对意识障碍患者起到激发中枢神经系统的作用。国外报道，经过右正中神经电刺激后取得良好效果。

（二）颈部脊髓硬脊膜外电刺激

颈髓电刺激是采用手术方法将电极留置在颈2~4水平的硬膜外，刺激装置植入前胸或后背皮下。通过调节电刺激的频率和电压进行刺激，经高颈部脊髓上行达脑干，通过上行网状结构及丘脑下部到达大脑皮层。其主要促醒机制包括增强神经电生理活动，通过交感和副交感双重通路提高脑血流效应，调节递质活动，电刺激产生的神经冲动通过传导束，经过“植物人”脑干上行网状激活系统，再通过细胞核团传导，兴奋大脑皮层，减轻交感神经紧张度，调节神经递质释放，通过自身调节和体液调节的协同作用，改善脑灌注，促进新陈代谢，进而促进意识水平提高和意识内容恢复，具有微创、可控，无明显副作用的特点，但其医疗费用较高，国内外主要是采用包括颈髓电刺激在内的综合方法，包括药物、针灸、高压氧等。

（三）脑深部电刺激

脑深部电刺激（DBS）是神经系统疾病外科治疗与电子技术相结合的临床新方法，是通过立体定向手术技术将深部脑刺激电极植入至中脑网状结构的楔形核或丘脑的非特异性核团等部位，通过连接线连接至发生器，按一定强度的刺激参数进行刺激以诱发出觉醒反应，可连续刺激6个月以上，通常放置时间为3~24个月。作用机制包括增强脑血流量及代谢水平，直接兴奋大脑皮层及脑干网状结构，增强脑电活动，改善神经电生理，促进脑干网状上行激活系统的正常活动以维持大脑皮层的觉醒状态，诱导并增强皮层的正常脑电活动，有利于促进正常脑电波形成，修复受损神经细胞膜内外电位水平，使其恢复正常电位，促进神经细胞和神经通路的正常运行，使脑脊液中的多巴胺递质恢复至正常水平。多巴胺对脑血管具有扩张和收缩的双重效应，小剂量多巴胺使脑血管收缩，大剂量多巴胺使脑血管明显扩张，具有唤醒作用。

（四）其他电刺激

如脑仿生电刺激、迷走神经电刺激、重复经颅磁刺激、经颅直流电刺激等。经颅磁刺激是一种无痛、无创的绿色治疗方法，磁信号可以无衰减地透过颅骨而刺激到大脑神经，可以改善脑细胞的活动，调节神经兴奋，促进脑损伤功能恢复。

（五）感觉刺激治疗

情感、感觉刺激疗法可解除环境剥夺导致的觉醒及觉知通路抑制，有助于提高上行网状激活系统及大脑皮质神经元的活动水平，利于觉醒。视、听、嗅、触觉及本体感觉刺激：合适的刺激有助于受损神经系统中树突的生长，改善突触间连接，增强大脑的持续修复能力，使昏迷患者的皮层功能有可能得到恢复。语言、音乐、良性光刺激，可以结合使用。音乐治疗是意识障碍患者可以采取的促醒手段之一。音乐治疗所影响的脑区存在于多个网络中，有研究发现，聆听音乐会提供一种特别的听觉刺激，脑电图的研究为脑部意识区域的激活提供了证据支持。音乐是一种多重感觉刺激，不同风格、调性、速度对患者的注意力和听觉感知影响也不相同，刺激反应与患者个人经历或个人偏好相关时，出现行为反应或大脑反应的可能性会增加。如何针对不同患者选择皮层兴奋性更高的音乐作为个体化音乐治疗方案，及其对意识障碍患者的脑网络产生哪些影响，需要进一步研究。

四、穴位针刺促醒

针灸具有醒脑开窍、改善大脑血液循环、促进脑神经细胞恢复与再生、刺激处于“休眠”状态的神经细胞，以解除大脑皮层抑制的作用。针刺方法可选用“醒脑开窍”“项丛刺”等穴位，施以特殊针刺手法促醒。醒脑开窍针选用的头穴是传统醒神开窍、治疗神志病的要穴，针刺这些穴位，采用轻插重提的手法，并采用与脑电波α波频率一致的电刺激，有助于解除大脑皮层的一致状态，起到开窍醒脑的作用。通过对这些穴位的强刺激，激活脑干网状觉醒系统的功能，促进持续性植物状态患者的意识恢复。

尽管神经危重症患者早期促醒的方法较多，并互相补充增效，但各种方法的促醒机制研究尚不确切，且各种方法的叠加效应也无确切研究，缺少高循证医学证据的随机双盲对照试验。另外，我国的神经危重症患者早期促醒康复，受制于医院条件和技术水平，在诊治标准、疗效评定方法、诊疗方法和时机的规范化上存在不足，亟须进一步提高。

（徐跃峤）

参考文献

1. 中华医学会神经病学分会神经康复学组，中华医学会神经病学分会脑血管病学组，卫生部脑卒中筛查与防治工程委员会办公室．中国脑卒中康复治疗指南（2011完全版）[J]．中国康复理论与实践，2012，18（4）：301-318.
2. 倪莹莹，王首红，宋为群，等．神经重症康复中国专家共识[J]．中国康复医学杂志，2018，33（1）：7-14.
3. 张小年，张晓颖，张悦，等。脑损伤后意识障碍患者音乐治疗的研究进展[J]．中国康复理论与实践，2018，24（7）：812-814.
4. 梁媛，董元，卢培刚．脑电图在预测昏迷患者预后中的应用进展[J]．中华神经医学杂志，2015，12（7）：752.
5. 刘坤，黄红星，邹叔骋，等．颈髓电刺激治疗“植物人”的研究进展[J]．中国医学工程，2014，22（1）：191-192.
6. 赵美姣，王宏伟．脑深部电刺激对持续性植物状态促醒作用的研究进展[J]，立体定向和功能性神经外科杂志，2016，29（2）：121-124.
7. 王晓燕，吴淑君．醒脑开窍针法用于颅脑损伤后持续植物状态的临床研究[J]，中国康复医学杂志，2006，21（6）：547-548.
8. 姜道新，谢川，王楠，等．促醒治疗的现状与不足[J]．中国康复，2016，31（3）：225-227.
9. Giacino JT, Whyte J, Bagiella E, et al. Placebo-controlled trial of amantadine for severe traumatic brain injury[J]. N Engl J Med, 2012, 366: 819-826.
10. Rosella Ciurleo, Placido Bramanti. Pharmacotherapy for Disorders of Consciousness: Are “Awakening” Drugs Really a Possibility？[J]. Drugs, 2013, 73: 1849-1862.

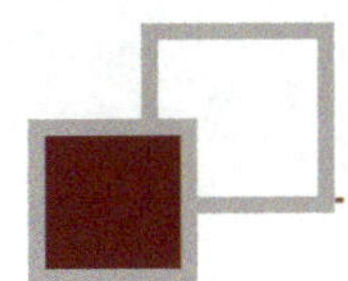

第十一章　颅脑损伤

第一节　概　　述

颅脑损伤(traumatic brain injury,TBI)在平时和战时均常见,发生率仅次于四肢伤,占全身部位损伤的20%左右。平时主要因交通事故、坠落、跌倒等所致,战时则多因火器伤造成。2000年的统计资料显示,我国颅脑创伤发病率每年(100~200)/100 000,其中交通事故伤害是首位原因。颅脑损伤在平时和战时均常见多年来,尽管在颅脑损伤的临床诊治及相关基础研究方面取得了许多进展,但其死亡率和致残率依然高居身体各部位损伤之首。2014年我国47家医院11 937例急性颅脑创伤住院患者中,重型颅脑创伤患者病死率27.23%、死亡和重残率达53.17%。

一、伤情分类

结合临床实际,根据解剖生理、损伤病理改变、受伤机制、伤情特点等(表11-1-1)对颅脑损伤进行准确的分类有助于判断伤情和指导治疗。各种颅脑创伤分类方法为颅脑创伤的伤情判断、治疗选择、预后评估提供了可行手段,现行的颅脑创伤分类方法的出发点是对临床症状的主观测评结合客观影像学依据,都存在局限性,尤其在应用与颅脑伤预后测评过程中,其实际价值往往受到局限。根据大型颅脑伤数据库资源和生物标志物特征进行颅脑伤分类工作逐渐得到重视,是颅脑创伤研究的重点之一。

表11-1-1　颅脑损伤的分类与伤情判断

分类依据	类别
根据硬脑膜是否完整	(1)开放性颅脑损伤:硬脑膜损伤,脑组织与外界相通 (2)闭合性颅脑损伤:硬脑膜完整,脑组织与外界不相通
根据脑损伤病理	(1)原发性颅脑损伤:外力作用于头部后立即产生的损害,包括脑震荡、脑挫裂伤、弥漫性轴索损伤、原发性脑干伤、下丘脑损伤等 (2)继发性颅脑损伤:在原发损伤基础上经过一定时间形成的病损,包括脑水肿、颅内出血、颅内血肿等
根据致伤机制	(1)直接损伤:外力直接作用于头部产生的损伤,包括: ①加速性损伤(injury of acceleration):指头部静止时,突然受到外力的打击,头部由静止状态转变为沿作用力方向加速运动所造成的脑损伤。损伤主要发生在着力部位 ②减速性损伤(injury of deceleration):指运动中的头部,突然撞到静止的物体,头部由动态转为静态时造成的损伤。损伤不仅发生于着力部位,对冲伤更严重 ③挤压性损伤(crush injury):指两个或两个以上方向不同的外力同时作用于头部,使头部在相对固定的情况下受挤压变形引起的损伤 (2)间接损伤:暴力作用于头部以外的身体其他部位,再传递到颅底及相邻神经结构造成的损伤 ①传递性损伤:如高处坠落时患者的两足或臀部着地,暴力通过脊柱传递到颅底部,造成枕骨大孔和邻近颅底部骨折,导致延髓、小脑和颈髓上段损伤 ②挥鞭样损伤:外力作用于躯体,使躯体突然产生加速或减速运动,由于惯性作用,头部的运动往往落后于身体,引起颅颈交界处发生强烈的过伸或过屈动作,如甩鞭样动作造成脑干和颈髓交界处损伤 ③胸部挤压伤:指因胸部受到猛烈挤压时,胸内压骤然升高,沿颈静脉传递到脑部致伤

续表

分类依据	类别
根据伤情轻重	(1)轻型:指单纯脑震荡伴有或无颅骨骨折 ①昏迷在 0~30min 内 ②仅有头痛、头晕等自觉症状 ③神经系统和脑脊液检查无明显改变 (2)中型:指轻度脑挫裂伤伴有或无颅骨骨折及蛛网膜下腔出血,无脑受压表现 ①昏迷在 12h 以内 ②有轻度神经系统阳性体征 ③体温、呼吸、脉搏、血压有轻度改变 (3)重型:指广泛颅骨骨折、脑挫裂伤、脑干损伤或颅内血肿 ①深昏迷 12h 以上 ②意识障碍逐渐加重或清醒后再次昏迷 ③有明显的神经系统阳性体征,生命体征明显改变 (4)特重型:指重型颅脑损伤中更急、更重者 ①原发脑伤重,伤后深昏迷,去大脑强直或伴有其他部位脏器伤、休克等 ②已有晚期脑疝,包括双瞳散大、生命体征严重紊乱或呼吸已近停止
根据 Glasgow 昏迷指数	(1)轻型:GCS 13~15 分,伤后昏迷在 30min 以内 (2)中型:GCS 9~12 分,伤后昏迷时间为 30min~12h (3)重型:GCS 3~8 分,伤后昏迷在 12h 以上,或在伤后 24h 内意识变化,再次昏迷 6h 以上

二、诊断

颅脑损伤病情紧急,须通过病史询问、体格检查和必要的辅助检查,迅速明确诊断。

(一)病史

包括:

1. 受伤时间、原因、头部外力作用的情况;
2. 伤后意识障碍变化情况;
3. 伤后做过何种处理;
4. 伤前健康情况,主要了解心血管、肾与肝脏重要疾患等。

(二)体格检查

伤情危重者,只作扼要检查,包括:

1. 意识障碍的程度和变化;
2. 头皮损伤、耳鼻出血及渗液情况;
3. 生命体征(呼吸、脉搏、血压和体温)检查;
4. 检查瞳孔大小、形状和对光反射情况;
5. 运动和反射改变。

(三)辅助检查

根据伤情和需要,选择合适的影像学检查方式(表 11-1-2)。

表 11-1-2 颅脑损伤影像学检查方式的选择

检查方式	检查指征
颅骨平片	异物残留的颅脑损伤
CT 平扫	颅脑损伤急性期
CT 三维重建	颅骨骨折、颅底骨折合并脑脊液漏
CTA	考虑有脑血管损伤者
MRI 平扫	急性期患者存在 CT 检查不能解释的神经功能障碍 亚急性和慢性期颅脑损伤伤情评估 非意外受伤所致的颅脑损伤
MRA	考虑有脑血管损伤者 疑有血管分层者建议行 T_1 加权脂肪抑制扫描
DWI	颅脑损伤后梗死和轴索损伤者
SWI	轻型颅脑损伤患者伤情评估
DTI	颅脑损伤后功能障碍评估
MRS	判断弥漫性轴索损伤患者远期预后

1. 头部X线片 病情许可的情况下应常规行正、侧位或特殊位摄片,以了解颅骨骨折部位、类型及颅内异物等情况。

2. 腰椎穿刺 了解脑脊液压力和成分改变，但对已有脑疝表现或怀疑有后颅窝血肿者应视为禁忌。

3. 计算机断层扫描(CT)和磁共振扫描(MRI)检查 是目前诊断颅脑损伤的常规检查技术，可明确颅脑损伤的部位、严重程度、出血量等。

4. 脑血管造影 可发现外伤性的血管损伤或动-静脉瘘。

三、患者监护

颅脑损伤患者病情复杂多变，须实行严密监护，及时准确掌握病情，以指导治疗和处理，是患者度过危险期的重要环节，也是神经外科工作的重要组成部分。

(一)神经功能

神经功能的监护主要指对患者意识状态、瞳孔以及肢体运动、感觉和深浅反射、病理反射等的观察和判断。

1. 意识 意识障碍及其程度是反映脑功能状态的可靠指标之一。临床上主要根据患者对语言或疼痛刺激所产生的觉醒反应程度和维持觉醒的时间来判断意识状态，常用Glasgow昏迷评分(GCS)(表11-1-3)，反映颅脑损伤患者的昏迷程度。

表11-1-3 Glasgow昏迷评分(GCS)

睁眼反应	记分	言语反应	记分	运动反应	记分
自动睁眼	4	回答正确	5	按吩咐动作	6
呼唤睁眼	3	回答错误	4	刺痛可定位	5
刺痛睁眼	2	言语含糊	3	刺痛时回避	4
无反应	1	仅能发声	2	刺痛时过屈(去皮层强直)	3
		无反应	1	刺痛时过伸(去大脑强直)	2
				无反应	1

注：本表适用于≥4岁的患者，小于4岁的儿童，睁眼活动和运动功能评分同成人。语言评分如下：对声音有定向能力、微笑或能交谈为5分；哭闹但听从哄慰或交谈词不达意为4分；哭闹时不能听从哄慰或呜咽声为3分；烦躁不安为2分；无语言为1分

2. 瞳孔 观察瞳孔的大小和对光反射是判定脑疝以及脑干功能损害程度的主要指标之一。对于颅脑损伤患者应定期观察和对比双侧瞳孔的大小、形状以及直接和间接对光反射等。当瞳孔轻度增大，对光反射迟钝，可能是颅内压增高、一侧颞叶钩回疝的早期体征。如一侧瞳孔明显或完全散大，直接或间接对光反射均消失，表明同侧动眼神经明显受压，说明已有脑疝形成。虽然动眼神经直接损伤也可造成瞳孔散大，但必须经CT可MRI除外颅内血肿。双侧瞳孔散大固定于中位，是严重脑干损伤的体征。

3. 神经功能监护 是密切观察肢体运动、感觉、反射以及脑神经。如发现患者出现较为明确的神经系统功能障碍，如单瘫、偏瘫等，或原有的神经功能障碍加重，都要考虑病情加重或发生继发性损害的可能。

4. 生命体征观察 是颅脑损伤患者的重要观察内容之一。如动脉收缩压增高或波动常提示颅内压增高或脑干功能障碍；出现陈-施呼吸多见于弥漫性脑功能障碍；快而深的呼吸是脑干上部缺血的早期表现；不规则的呼吸类型，例如长吸气性呼吸或抽泣样呼吸，则提示脑干下部功能受损。

(二)血流动力学监测

颅脑损伤患者的血流动力学监测主要包括：心率、心律、动脉血压以及中心静脉压等内容，这些监测可反映心脏动力及身体血流的动态变化，中心静脉压监测对颅脑损伤后脱水及补液治疗有重要指导意义。

(三)呼吸功能监测

颅脑损伤患者行呼吸功能监测十分必要，监测的主要内容包括：呼吸频率、潮气量及血气分析等。

（四）多模态神经监测

神经系统监测的目的是控制继发性脑损伤，包括：颅内高压、脑水肿、脑缺血、代谢异常、癫痫等。近年来，多模态的神经监测发展迅速，包括：颅内结构、颅内压力、脑组织血供与氧供、脑组织代谢、神经功能等各方面，其目的是精确了解每例伤者的病理生理变化过程并指导临床治疗（图 11-1-1）。

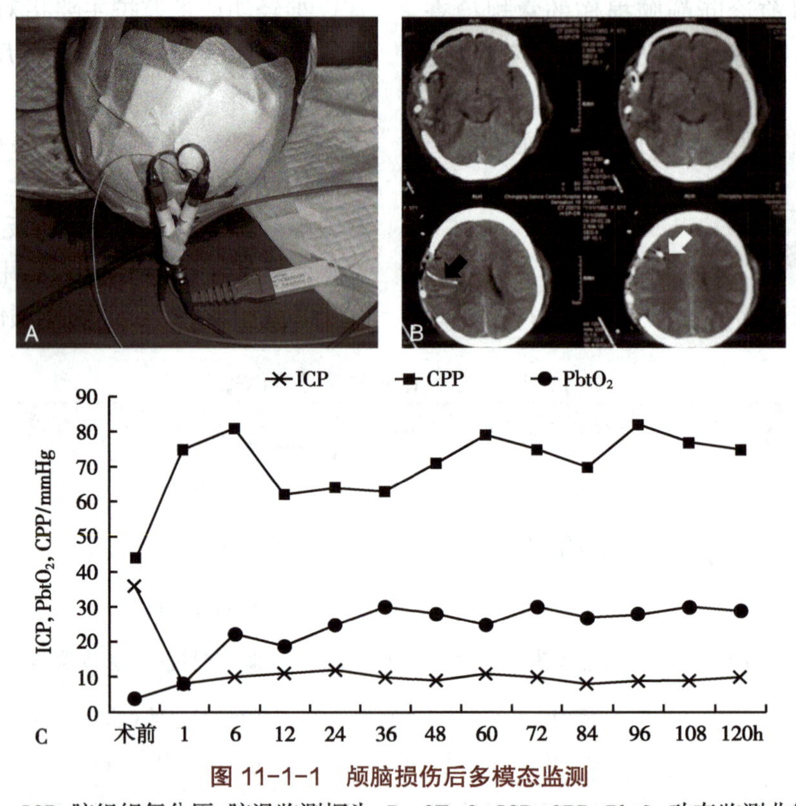

图 11-1-1 颅脑损伤后多模态监测

A. ICP、脑组织氧分压、脑温监测探头；B. CT；C. ICP、CPP、$PbtO_2$ 动态监测曲线

1. 颅脑 CT 动态监测 患者入院做 CT 时，往往病变处于早期状态，并没有出现最明显的创伤性脑缺血表现。需要根据上一次 CT 检查的时间和 CT 表现来确定 CT 复查，以观察脑缺血发生的程度与时间。一般而言，脑损伤患者应该在伤后 24h 内行 CT 复查。如果患者出现神经功能恶化或 ICP 增高则应该尽快复查；行手术治疗的 TBI 患者应该在术后立即复查头部 CT。

2. ICP 动态监测 ICP 超过 20mmHg 的时间是影响重型颅脑损伤患者预后的重要指标，尤其是 ICP 维持 20mmHg 以上的时间越长，预后不良的可能性越大。另外，对脑灌注压的研究也支持 ICP 监测，脑灌注压是脑平均动脉压减去 ICP，若不行持续血压和 ICP 监测，便不可能针对性地进行降 ICP 治疗以维持足够灌注压（图 11-1-1）。

3. 脑组织血流与氧代谢情况监测 创伤性颅脑损伤患者的治疗主要集中在防治继发性损伤，因此避免大脑缺血非常重要，而且有必要行 CBF 监测（表 11-1-4）。直接测量 CBF 的方法有经颅多普勒（TCD）、放射性氙 -133 法、大脑氙计算机断层扫描法（XeCT）、正电子发射断层扫描法以及激光多普勒血流仪法。其他间接方法包括：脑组织脑氧监测、颈内静脉血氧测量、脑电图及其他的大脑功能监测、近红外光谱等。TBI 急性期，35% 的患者在受伤后 12h 内可能发生大脑局部缺血。早期对 TBI 患者循环的维持和外科手术治疗可能避免缺血状况的发生，研究表明如果不通过 CBF 测量进行指导，尽管保持平均动脉压 >80mmHg（Ⅲ类证据），仍旧有可能发生缺血。因此临床 CBF 监测应伤后 24h 内进行，有条件者在 12h 内开始监测。

PET：PET 在发病后不到 1h 即可测定 CBF、OEF、$CMRO_2$ 和脑葡萄糖利用率（CMRglu）及脑血流容积（CBV）等参数，并可通过对这些参数的处理而获得受累缺血脑组织的各种生理学图形。

表 11-1-4 脑组织血流与氧代谢情况监测的方法

PET	CBF，CBV，$CMRO_2$，CMRglu 可定量	需要计算与转换 不可连续监测 具有放射性物质
MRI-PWI	CBF，CBV，MTT，TTP 无放射性	需钆类增强剂 扫描时间长 设备要求 半定量
Xe-CT	CBF 定量	需要计算与转换 不可连续监测 当肺部受损时测量不准确
SPECT	CBF	需要计算与转换 不可连续监测 具有放射性物质 半定量
CT 灌注成像	CBF，CBV，MTT，TTP 经济、快速、可定量	需碘类增强剂 需要计算与转换
TDF	直接床旁监测 绝对 CBF	有创 仅能监测局部脑血流
LDF	局部脑血流	通过红细胞间接检测 相对脑血流
TCD	无创 实时检测 局部脑血流	相对脑血流量 存在 5%~10% 的检测操作失败
$SjvO_2$	持续监测 可观察血流和代谢	仅能检测全脑、敏感性差 有创、可能致血栓
$PbtO_2$	可床旁实时监测 可观察血流和代谢	有创、仅反映局部氧分压 控头可能漂移
NIRS	无创实时床旁监测	颅外血流状态干扰 探头位置局限 探测深度有限 须计算转换

CBF，cerebral blood flow，脑血流量；CBV，cerebral blood volume，脑血流容积；MTT，mean transit time，平均通过时间；TTP，time to peak，达峰时间；TDF，thermal diffusion flowmetry，热扩散血流仪；LDF，laser Doppler flowmetry，激光多普勒血流仪；TCD，transcranial Doppler ultrasonography，经颅多普勒超声；$SjvO_2$，jugular venous oximetry，颈静脉氧饱和度；$PbtO_2$，brain tissue oxygen tension，脑组织氧分压；NIRS，near-infrared spectroscopy，近红外光谱

PET 判定缺血脑组织中半暗带的标准为局部 CBF 降低、OEF 增高而 $CMRO_2$ 无变化的脑组织。PET 可以在发病后很短时间内测定低灌注区和坏死中心区的 CBF，以准确了解有无缺血半暗带存在及其大小，观察 IP 内受累脑组织的生存状况，并通过对 OEF、$CMRO_2$ 和 CMRglu 的测定预测 IP 的转归情况。

DWI 和 PWI：DWI 对脑缺血的早期改变非常敏感，脑缺血早期分子弥散运动减慢，Na^+-K^+-ATP 酶泵功能下降而引起细胞毒性脑水肿，表面弥散系数（ADC）下降，DWI 表现为脑缺血区高信号，这与正常脑组织有明显区别，故可进行缺血区的早期定性及定位诊断。PWI 主要可以显示脑组织的血流灌注，通过注射对比增强剂钆喷酸葡胺注射液（Gd-DTPA），根据增强剂通过脑组织的时间 - 浓度曲线，应用公式推导出 CBF、CBV、平均通过时间（MTT）与峰值时间（TTP）等多种 PWI 参数。血供正常的脑组织由于血流相对较快，磁共振信号衰减迅速；缺血脑组织由于血供较差、血流缓慢而脑组织的磁共振信号不衰减或减弱不明显，呈现持续的高信号。根据这些信号的变化，可以估算 CBV，通过对转运时间的处理，构建一个局部血流灌注图像。

Xe-CT 灌注成像：Xe 是一种小分子物质，无生物学活性，既有脂溶性又有水溶性，并能自由弥散。Xe 被吸入后能够很快在血液内达到饱和状态，并通过血 - 脑屏障弥散入脑组织，然后再从脑组织中迅速反弥散回血液中并被血液带走。这个摄取和清除的过程被 CT 检测出来，表现为 CT 值的改变，故可以利用 Xe 作为一种理想的 CBF 测量示踪剂。吸入 Xe 后测得各部位的时间 - 密度曲线即 Xe 摄取和清除曲线，根据曲线的摄取或清除速率，应用一定的生理数学模型计算出各部位的 CBF 变化情况。

单光子发射断层扫描（SPECT）：SPECT 反映局部 CBF 的改变，其发生机制是利用放射性核素标记物（^{133}Xe、^{99}mTc-HMP-AO、^{123}I-MP、^{15}O-H_2O）等自由通过正常的血 - 脑屏障，在脑组织中稳定停留一定时间内，随时间延长无明显再分布等特点，而且在脑组织中的分布与 rCBF 成正比。只要 CBF 发生改变，SPECT 检测的 CBF 显像就有相应改变，且对脑皮质 CBF 变化尤为敏感。

SPECT、不仅能显示脑缺血灶中心的坏死区，而且还能显示脑缺血灶周围的半暗带区。SPECT 脑显像可将病变区脑组织分为 4 种亚型：即不可逆性损伤组织、严重低灌注区、轻度低灌注区、再灌注或高灌注区。

CT 灌注成像：CT 灌注成像（computed tomography perfusion，CTP）是分析碘增强剂在脑组织内聚集的时间 – 浓度曲线来计算脑组织的血供，可形成血流分布图和定量脑组织血液灌注，可定量 CBF、CBV、MTT 和 TTP。可测量局部和全脑的 CBF。

颈静脉氧饱和度监测：正常成年人的平均脑血流量（CBF）约 50~60ml/（100g · min），正常的动脉 – 颈内静脉血氧含量差（$AJDO_2$）约为 6.3 ± 2.4ml/100ml。$AJDO_2$ 和脑氧代谢率（$GMRO_2$）成正比，与 CBF 成反比。正常情况下，$AJDO_2$ 保持稳定，如果 CBF 降低或 $GMRO_2$ 升高，$AJDO_2$ 便会增加，表明大脑摄取更多的氧气。颅脑损伤后早期需要监测动脉 – 颈内静脉血氧含量差（$AJDO_2$）是否增高，虽然脑氧代谢率（$GMRO_2$）在这个阶段有可能很低，但脑血流量（CBF）降低幅度更大。

脑组织氧分压监测：脑组织氧分压的改变可以准确地监测脑组织代谢紊乱的发展变化。目前主要的脑组织氧分压（$PbtO_2$）监测系统有两种，Licox 和 Neurotrend。Neurotrend 系统是一种可监测大脑二氧化碳分压（PCO_2）、pH、温度以及脑组织氧分压（$PbtO_2$）的多参数传感器，Licox 只能用来监测脑组织氧分压（$PbtO_2$）。在不同的创伤性脑损伤脑组织氧分压（$PbtO_2$）监测探头的理想放置位置尚无统一意见。脑受损严重部位的脑组织氧分压（$PbtO_2$）比 CT 扫描无损伤部位要低得多。当双侧均存在损伤时，很多人倾向于在损伤害轻的一侧进行脑组织氧分压（$PbtO_2$）监测，也有人建议在脑损伤重的部位行脑组织氧分压（$PbtO_2$）监测更好。

热扩散血流仪：热扩散血流仪（TDF）检测是将探头经颅骨钻孔置入皮层表面或脑室质内，通过探测热量的分布来反映局部的脑血流。这种方法不能检测全脑的 CBF，但脑组织温度的变化有利于判断抗缺血治疗的效果，并监测到早期神经功能恶化。

激光多普勒血流仪：激光多普勒血流仪（LDF）可持续、实时地监测局部 CBF 的变化，尤其是对了解局部微循环的改变，评估局部血管对 CO_2 的反应和自我调节能力，监测治疗对局部缺血的改善情况作用较大。

经颅多普勒超声：经颅多普勒超声（TCD）可用于检测创伤后脑部大血管痉挛、评估大血管的自我调节能力、探测脑内血流是否停滞。可用于间接评估颅内压与脑灌注压。

近红外光谱：近红外光谱（NIRS）监测可反映血氧含量，与脑静脉氧饱和度相关，可实时监测脑组织的血氧含量，但监测值易受颅外血流状态干扰、探测深度有限、计算理论方法的限制。

4. 脑组织生化代谢情况监测 微透析（microdialysis）可通过检测局部脑组织间液内生化标志物反映组织的血流和代谢状态，可用于监测缺血早期的继发性脑损害和评价治疗的效果。可监测能量代谢（glucose，lactate，pyruvate）、lactate/pyruvate 比值、兴奋性氨基酸（glutamate，aspartate）、组织损伤标志物（glycerol，potassium）等的改变。创伤性脑缺血后，组织内糖含量下降、LPR（lactate/pyruvate ratio）升高，Glutamate 和 Aspartate 水平升高，发生实质性损害时 Glycerol 水平升高。

5. 神经电生理监测 脑电图（electroencephalography，EEG）检测发现颅脑损伤后癫痫波发放者预后不良，是否早期密切 EEG 监测下应用抗癫痫药物可提高救治效果有待进一步研究。一项研究提示双侧脑皮层体感诱发电位（somatosensory evoked potentials，SSEP）消失对 2 个月和 3 年预后不良的预测价值达 98.7%，重型颅脑损伤 3 天时 SSEP 消失也提示 1 年预后不良、功能障碍等。

四、治疗

颅脑损伤患者的预后除了取决于损伤的严重程度及年龄等客观因素外，手术时机的掌握、伤后早期呼吸循环紊乱、高血糖、高热以及合并症、并发症的防治均不容忽视。另外，还需要根据伤后不同时期导致患者死亡的不同原因和颅脑损伤的发展趋势（表 11-1-5），对伤者进行有针对性、有重点的救治。

表 11-1-5 颅脑损伤后不同时期导致患者死亡的主要原因

伤后时期	特点
急性期（伤后 3 天内）	此期患者主要死亡原因为严重的原发脑伤及急性颅内血肿所致脑疝，此外合并症及急性并发症如休克、急性肺水肿亦为此期重要死亡原因
脑水肿期（伤后 4~7 天）	伤后 3 天左右脑水肿逐渐发展至高峰，持续 1 周或更长时间，此期患者主要死亡原因多为血肿清除术和减压手术后难以控制的颅内压增高和继发性脑损伤，而肺部感染、上消化道出血等并发症已开始出现，本期死亡原因开始从颅脑损伤向并发症过渡
并发症期（伤后 8~21 天）	此期因肺部感染、上消化道出血、肾衰等并发症死亡人数明显增加，而因脑伤死亡人数已相对较少
衰竭期（伤后 21 天以上）	此期死亡患者处于脑伤恢复期，多为长期卧床，进食差，导致营养不良的患者，全身衰竭、多器官功能障碍及肺部感染是死亡的主要原因

（一）手术治疗

闭合性脑损伤的手术治疗主要是针对颅内血肿或重度脑挫裂伤合并脑水肿引起的颅内压增高和脑疝，其次为颅内血肿引起的局灶性脑损害，常用的手术方式有以下几种：

1. 开颅血肿清除 手术前已经 CT 检查血肿部位明确者，可直接开颅清除血肿。术前已有明显脑疝征象或 CT 检查中线结构有明显移位者，血肿清除后应将硬脑膜敞开，并去骨瓣减压，以减轻术后脑水肿引起的颅内压增高。

2. 去骨瓣减压 重度脑挫裂伤合并脑水肿有手术指征时作标准大骨瓣开颅术，敞开硬脑膜并去骨瓣减压，同时还可清除挫裂糜烂及血液循环不良的脑组织作为内减压。

3. 钻孔探查 伤后意识障碍进行性加重或再昏迷等颅脑外伤患者，因条件限制术前未能作 CT 检查，或就诊时脑疝已十分明显，无时间作 CT 检查，钻孔探查术是有效的诊断和抢救措施。钻孔在瞳孔首先扩大的一侧开始，通常先在颞前部（翼点）钻孔，如未发现血肿或怀疑其他部位还有血肿，则依次在额顶部、眉弓上方、颞后部以及枕下部分别钻孔。发现血肿后即作较大的骨瓣或扩大骨孔以便清除血肿和止血。

4. 脑室外引流 脑室内出血或血肿合并脑室扩大，应行脑室外引流术。

5. 钻孔引流 慢性硬脑膜下血肿主要采取颅骨钻孔，切开硬脑膜达到血肿腔，置管冲洗清除血肿液，术后引流 2~3 天。

（二）非手术治疗

1. 保持呼吸道通畅，维持生命体征稳定 患者由于深昏迷，舌后坠、咳嗽和吞咽功能障碍，以及频繁呕吐等因素极易引起呼吸道机械阻塞，应及时清除呼吸道分泌物，对预计昏迷时间较长或合并严重颌面伤以及胸部伤者，应及时行气管切开，以确保呼吸道通畅。

2. 严密观察病情 伤后 72h 内每半小时或 1 小时测呼吸、脉搏、血压一次，随时检查意识，瞳孔变化，注意有无新症状和体征出现。治疗期间应监测电解质及肝肾功能，失血较多者还应监测凝血机制。

3. 防治脑水肿，降颅内压治疗

（1）限制入量，每 24 小时输液量为 1 500~2 000ml，保持 24h 内尿量至少在 600ml 以上，具体可根据中心静脉压监测决定入量。

（2）脱水治疗：目前常用的脱水药有渗透性脱水药和利尿药两类。口服药物有氢氯噻嗪、乙酰唑胺、氨苯蝶啶、呋塞米（速尿）、50% 甘油盐水溶液等。静脉注射的制剂有：20% 甘露醇、30% 尿素转化糖或尿素山梨醇溶液、呋塞米（速尿）等。此外，浓缩 2 倍的血浆、20% 人血清白蛋白也对消除脑水肿、降低颅内压有利。

（3）持续脑室外引流或对进行颅内压监护的患者间断地放出一定量的脑脊液，或待病情稳定后，腰穿放出适量脑脊液。

（4）亚低温疗法：体表降温有利于降低脑的新陈代谢，减少脑组织耗氧量，防止脑水肿的发生和发展，对降低颅内压亦有一定作用。

4. 防止并发症，加强营养支持，早期康复治疗 早期应以预防肺部和尿路感染、消化道出血为主，晚期则需保证营养供给，防止压疮和加强功能训练等。

第二节 头皮及颅骨损伤

一、头皮损伤

一般单纯头皮损伤不易引起严重后果，但在临床处理中注意有无颅骨及颅内的损伤，根据头皮损伤判断外力作用的着力点，推测脑损伤部位与机制（表 11-2-1）。头皮损伤可分为头皮擦伤、头皮挫伤、头皮裂伤、头皮血肿、头皮撕脱伤、头皮缺损及头皮压疮。

（一）头皮血肿

头皮富含血管，伤后可导致组织内血管破裂出血，形成各种血肿，头皮出血常发生在皮下组织、帽状腱膜下或骨膜下，形成皮下血肿、帽状腱膜下血肿或骨膜下血肿。各种头皮血肿特点见表 11-2-2。

表 11-2-1 不同部位头皮损伤与脑损伤的关系

头皮损伤部位	可能发生脑损伤的特点
枕部	（1）着力侧脑挫裂伤，有时伴有硬脑膜外、硬脑膜下血肿 （2）额颞部对冲伤严重，出现双侧额颞部及脑底部脑挫裂伤，常伴有该部位的复合血肿
额部	（1）额部的冲击伤多见，出现额部脑挫裂伤，有时伴有血肿 （2）对冲伤少见
颞部	（1）颞部着力处脑挫裂伤，常合并硬脑膜外、硬脑膜下或颅内血肿 （2）对冲伤常见，出现对侧额颞叶脑挫裂伤，可伴发血肿
顶部	（1）着力部位可出现颅骨骨折、局部脑损伤或颅内血肿 （2）额叶与颞叶底部对冲性脑挫裂伤

表 11-2-2 头皮血肿的类型及临床特点

血肿类型	临床特点
皮下血肿	血肿体积小，位于头皮损伤中央，中心硬，周围软，无波动感
帽状腱膜下血肿	血肿范围广，可蔓延至全头，张力低，波动感明显
骨膜下血肿	血肿范围不超过颅缝，张力高，大者可有波动感，常伴颅骨骨折

处理原则：

（1）皮下血肿无需特殊处理，数日后可自行吸收。

（2）帽状腱膜下血肿和骨膜下血肿早期可冷敷和加压包扎，小血肿可自行吸收，如果血肿增大或 1 周后未见明显吸收者，可穿刺抽吸并加压包扎。

（3）多次穿刺仍复发的头皮血肿应考虑是否合并全身出血性疾病，有时需切开止血。

（4）儿童巨大头皮血肿，出现贫血和休克表现者，应及时输血。

（二）头皮裂伤

头皮裂伤（scalp laceration）为锐器或钝器所致。锐器伤创缘整齐，形状规则，裂口较平直，创缘无缺损；钝器伤创缘参差不齐，形态多样或有部分组织缺损。由于头皮血管丰富，血管破裂后不易自行闭合，伤口出血较严重，甚至因此发生休克。

处理原则：

（1）尽快止血，出血多时用无菌纱布填塞创口后加压包扎，或直接用大角针暂时间断全层缝合头皮。

（2）防止进一步污染，用无菌纱布覆盖保护创口。

（3）注射破伤风抗毒素。

（4）尽早施行清创缝合，应在 24h 内处理，伤后 2~3 天无感染征象，伤口可彻底清创一期缝合。糖尿病患者头皮裂伤，在清创缝合同时应注意控制血糖，加强抗感染治疗，以免伤口反复感染愈合不良。若已因长期感染出现头皮缺损需先行伤口换药，清除坏死组织 + 细菌培养，全身及局部应用抗生素，待血糖和伤口感染控制后行清创缝合或植皮。

（三）头皮撕脱伤

头皮撕脱伤（scalp avulsion）是指部分或整个头皮被撕脱，完全游离。多因头皮受到强烈牵扯所致，如发辫卷入转动的机器中，使头皮部分或整块自帽状腱膜下层或骨膜下撕脱，甚至将肌肉、一侧或双侧耳廓、上眼睑一并撕脱。头皮撕脱伤损伤重，出血多易发生休克。

1. 处理原则

（1）防止失血性休克，立即用大块无菌棉垫、纱布压迫创面，加压包扎。

（2）防止疼痛性休克，使用强镇痛剂。

（3）注射破伤风抗毒素。

（4）保护撕脱头皮，在无菌、无水和低温密封下保护撕脱头皮，并随同伤者一起送往有治疗条件的医院。

（5）根据创面条件和头皮撕脱的程度，选择相应手术方法，达到消灭创面、恢复和重建头皮血运的目的，最大限度提高头皮存活率。

2. 手术方式

（1）清创缝合术：撕脱头皮未完全离体，撕脱时间较短，有良好血液供应，可以行彻底清创、消毒后，将撕脱头皮直接与周围正常皮肤缝合。

（2）清创头皮再植：撕脱头皮在 6h 之内，无严重挫伤，保护良好，创面干净，血管断端尚整齐，应立即行自体头皮再植术。该法临床适应患者较少，并需整形外科协助。

（3）清创自体植皮：头皮撕脱伤无法进行头皮血管显微吻合术，而创面无明显污染，撕脱时间在 8h 之内，骨膜完整或骨膜可缝合修补的情况下，可将撕脱头皮制成中厚皮片一期植皮，严禁原位全皮再植。

（4）晚期植皮：对于头皮撕脱伤晚期，创面明显感染，上述方法失败且伴大面积颅骨暴露者，只能清洁创面，待肉芽生长后行晚期植皮。若颅骨大面积暴露，可切除颅骨外板或在颅骨表面每间隔 1cm 钻直达板障层，待肉芽生长后晚期植皮。

二、颅骨损伤

颅骨骨折（skull fracture）是指暴力作用所致颅骨结构改变。颅骨骨折的重要性常常不在于骨折本身，而在于颅骨骨折同时并发的脑膜、脑组织、颅骨血管以及脑神经等的损伤，特别是颅骨骨折线跨越硬脑膜中动脉或大静脉窦所引起的颅内血肿，或引起的脑脊液漏或并发感染等。颅骨骨折按骨折部位分为颅盖骨折（fracture of skull vault）与颅底骨折（fracture of skull base）；按骨折形态分为线性骨折（linear fracture）和凹陷性骨折（depressed fracture）；按骨折与外界是否相通，分为开放性骨折（open fracture）和闭合性骨折（closed fracture）。

（一）颅盖部线性骨折

颅盖部线性骨折发生率最高，约占颅盖骨折的 2/3 以上，主要发生在致伤物运行速度慢，与头部接触面积较大，致伤力的方向呈斜行和切线方向，而不与颅骨平面垂直的情况。

1. 临床表现与诊断要点

（1）患者多有明确的头部外伤史，骨折局部头皮有挫伤或血肿。

（2）颅骨 X 线摄片和 CT 扫描：骨折线呈线状或星形放射状，骨折线走行多与外力的方向一致（图 11-2-1A）。

（3）骨缝分离也属于线性骨折。

2. 治疗

（1）单纯线性骨折无需特殊处理。

（2）骨折线通过硬脑膜血管沟、静脉窦时应警惕发生硬脑膜外血肿。

（3）骨折线通过鼻窦和岩骨时应警惕发生脑脊液漏。

（二）颅底骨折

颅底骨折约占颅骨骨折 1/3，多为颅盖骨骨折延伸到颅底。颅底与硬脑膜粘连紧密，骨折时易使硬脑膜撕裂，颅底与鼻窦相邻，骨折后极易使蛛网膜下腔与外界相通，形成开放性骨折。颅底骨折根据发生部位可分为颅前窝骨折（fracture of anterior fossa）、颅中窝骨折（fracture of middle fossa）和颅后窝骨折（fracture of posterior fossa），颅底骨折的临床特点见表 11-2-3。

表 11-2-3 颅底骨折的临床表现

骨折部位	迟发黏膜瘀斑	脑神经损伤	脑脊液漏	合并脑损伤
颅前窝骨折	眼睑、球结膜下	Ⅰ、Ⅱ	鼻漏、眼漏	额极、额底
颅中窝骨折	颞肌下	Ⅱ、Ⅲ、Ⅳ、Ⅴ、Ⅵ、Ⅶ、Ⅷ	鼻漏、耳漏	颞极、颞底、垂体、下丘脑
颅后窝骨折	耳后、乳突、枕下、咽后壁	Ⅸ、Ⅹ、Ⅺ、Ⅻ	乳突、胸锁乳突肌皮下	小脑、脑干、延髓

1. 临床表现与诊断要点

（1）头部外伤病史。

（2）典型临床表现，如瘀斑（图 11-2-1B）、脑脊液漏、脑神经损伤等；对脑脊液漏有疑问时，可收集流出液作葡萄糖定量检测来确定。

（3）头部 X 线片和 CT 检查，X 线片可显示颅内积气，但仅 30%~50% 能显示骨折线；CT 骨窗检查可显示颅前窝或视神经管骨折（图 11-2-1C），表现为视神经管狭窄；MRI 可见视神经挫伤伴水肿，视交叉和视神经受压。

2. 治疗

（1）颅底骨折本身无特殊处理。

（2）合并脑脊液漏时预防颅内感染，不可堵塞或冲洗鼻道、耳道等脑脊液漏的通道；不做腰椎穿刺，取头高位卧床休息，避免用力咳嗽、打喷嚏，应用抗生素预防颅内感染。

（3）绝大多数漏口在伤后 1~2 周内自行愈合，如超过 1 个月仍未愈者，可考虑行手术修补脑膜封闭瘘口；若 CT 薄层冠状扫描或 MRI 薄层扫描见脑组织疝入骨折线或鼻旁窦内时，也可早期行手术修补。

（4）由于骨片压迫或水肿、出血使视神经管通道狭窄，压迫视神经，出现继发性视神经损伤者，部分视力丧失且逐渐加重时，应争取在 12h 内行神经管减压。

（三）凹陷性骨折

凹陷性骨折多见于致伤物速度快，与头部接触面积小或暴力直接打击头部。常见于颅盖骨折，好发于额骨及顶骨，多呈全层凹陷，少数仅为内板凹陷。成人凹陷性骨折多为粉碎性、以着力点为中心的放射状骨折；婴幼儿可呈乒乓球凹陷性骨折一般为闭合性。

1. 临床表现与诊断要点

（1）头部外伤史，骨折局部有明显的软组织损伤。

（2）着力点可触及颅骨下陷。

（3）颅骨 X 线片、CT 扫描可发现凹陷性骨折，并了解合并脑损伤情况。

2. 颅底骨折的手术适应证和禁忌证

多数颅骨凹陷性骨折应采取手术清创、清除骨片对脑组织压迫，恢复局部血液循环，修补硬脑膜以及减少癫痫发生。

（1）手术适应证：①合并脑损伤或大面积的骨折片陷入颅腔深度超过 1cm 者，导致颅内压增高，CT 示中线结构移位，有脑疝可能者，应急诊开颅去骨瓣减压术；②因骨折片压迫脑重要部位引起神经功能障碍，如偏瘫、癫痫等，应行骨折片复位或去除手术；③位于大静脉窦处的凹陷性骨折，

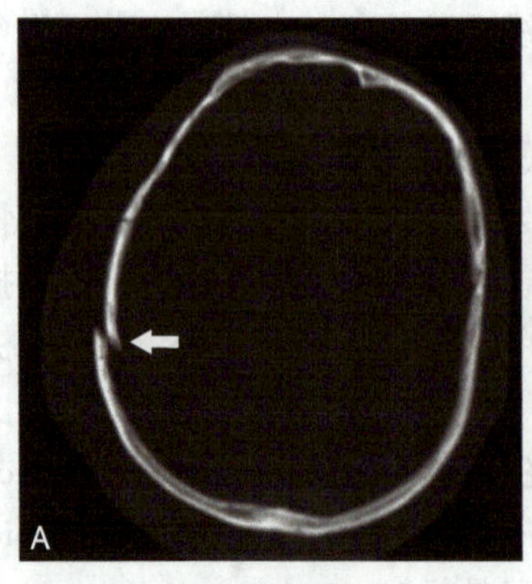
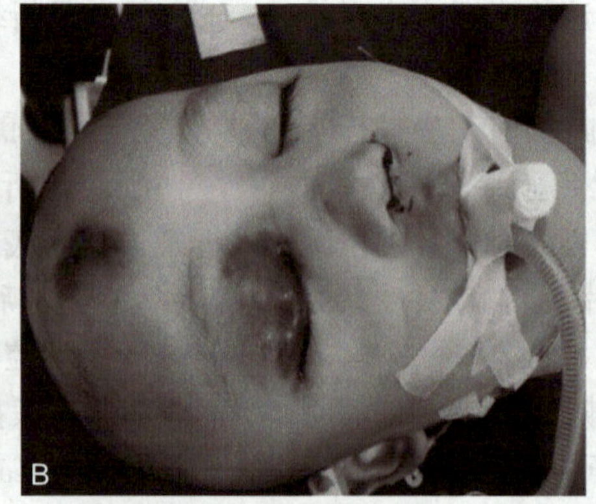
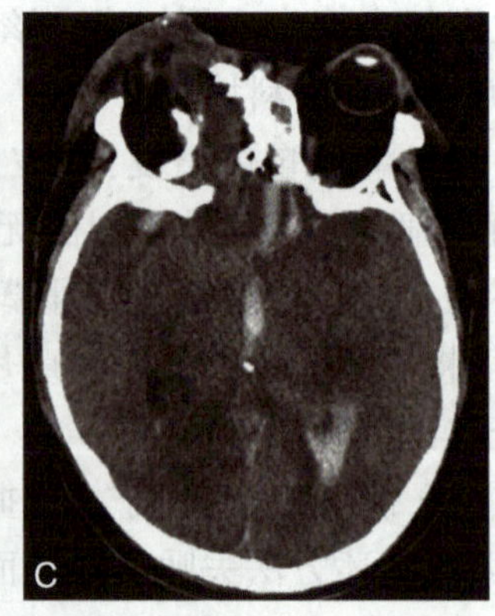

图 11-2-1 颅骨骨折表现

A. 颅脑 CT 示左侧颞骨骨折；B. 前颅底骨折所致“熊猫眼”征；C. 颅脑 CT 示右侧前颅底骨折

手术应极慎重，如未引起神经体征或颅内压增高，即使陷入较深也不宜手术；必须手术时，术前和术中都需作好处理大出血的准备；④开放性骨折的碎骨片易感染，需全部去除；硬脑膜如果破裂应缝合或修补。

（2）手术禁忌证：①非功能区的轻度凹陷骨折；②静脉窦区凹陷骨折，无脑受压症状及静脉回流障碍；③婴幼儿无明显局灶症状者。

第三节　原发性颅脑损伤

一、开放性颅脑损伤

开放性颅脑损伤（open craniocerebral injuries）是指致伤物所造成头皮、颅骨、硬脑膜和脑组织均向外界开放的损伤。如硬脑膜未破裂、颅腔与外界不相通，则脑损伤仍为闭合性。开放性颅脑损伤一般分为锐器或钝器所造成的非火器性颅脑开放伤和枪弹或弹片造成的火器性颅脑损伤两大类。本节介绍非火器所致开放性脑损伤。

（一）临床表现

1. 局部体征　开放性颅脑损伤创伤局部头皮创缘多不整齐，掺杂有头发、布片、泥沙、玻璃碎片和碎骨片等异物，有时可见脑脊液及坏死液化脑组织从伤口溢出，或脑组织由硬脑膜和颅骨缺损处向外膨出。

2. 全身症状

（1）意识改变：局限性穿刺伤、切割伤，如未伤及脑功能区，不发生颅内血肿、脑受压，则可无意识障碍或仅有短暂意识障碍。钝器伤、坠落伤常合并有较广泛的脑损伤，可出现不同程度的意识障碍。

（2）生命体征改变：局限性穿透伤多无生命体征变化。脑损伤严重伴有颅内出血、急性脑水肿或肿胀，急性颅内压增高时，可表现为血压升高、脉缓和呼吸频率改变。

（3）局灶神经系统症状：损伤累及脑功能区，可出现相应的神经系统症状，如肢体瘫痪、失语、意识障碍、偏盲、外伤性癫痫等。如伤及脑神经，则出现相应神经损伤症状。

（4）颅内感染症状：致伤物穿入颅腔，往往将头皮、头发、布片和颅骨等碎片带入脑组织内，如清创时间延迟或清创不彻底，容易发生化脓性脑膜炎、脑炎或脑脓肿。表现为头痛、恶心、呕吐，体温升高，心率快，颈项强直，血象升高等。

（二）诊断要点

开放性颅脑损伤可见头部伤口易诊断，但对颅内损伤情况则需仔细检查。

1. 检查伤口　注意伤口部位、大小、形态，有无脑脊液和脑组织外溢，有无活动性出血。在未做好手术准备之前，严禁探查伤口深部，以防大出血。

2. 颅骨X线片（图11-3-1）　颅骨正、侧位及切线位片可了解颅骨骨折部位、类型、程度，颅内异物数目、位置、性质，插入物位置，有利于指导清创。

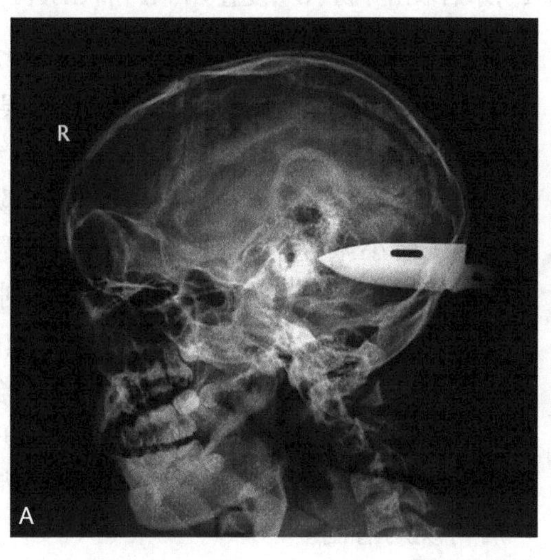

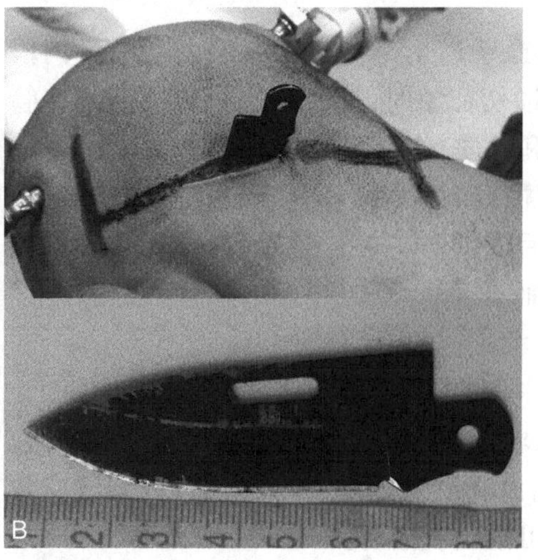

图11-3-1　颅内异物

A. X线片示异物性质、位置、方向；B. 取出的异物

3. CT和MRI扫描 CT扫描可了解脑伤的性质、位置和范围以及颅内出血和血肿的大小(图11-3-2),有助于确定碎骨片和显示异物存留,但对脑内分散的碎骨片数目和形态不如颅骨平片确切。MRI一般不用于急性期检查,但对后期判定脑损伤程度、脑水肿、慢性血肿等有一定意义。

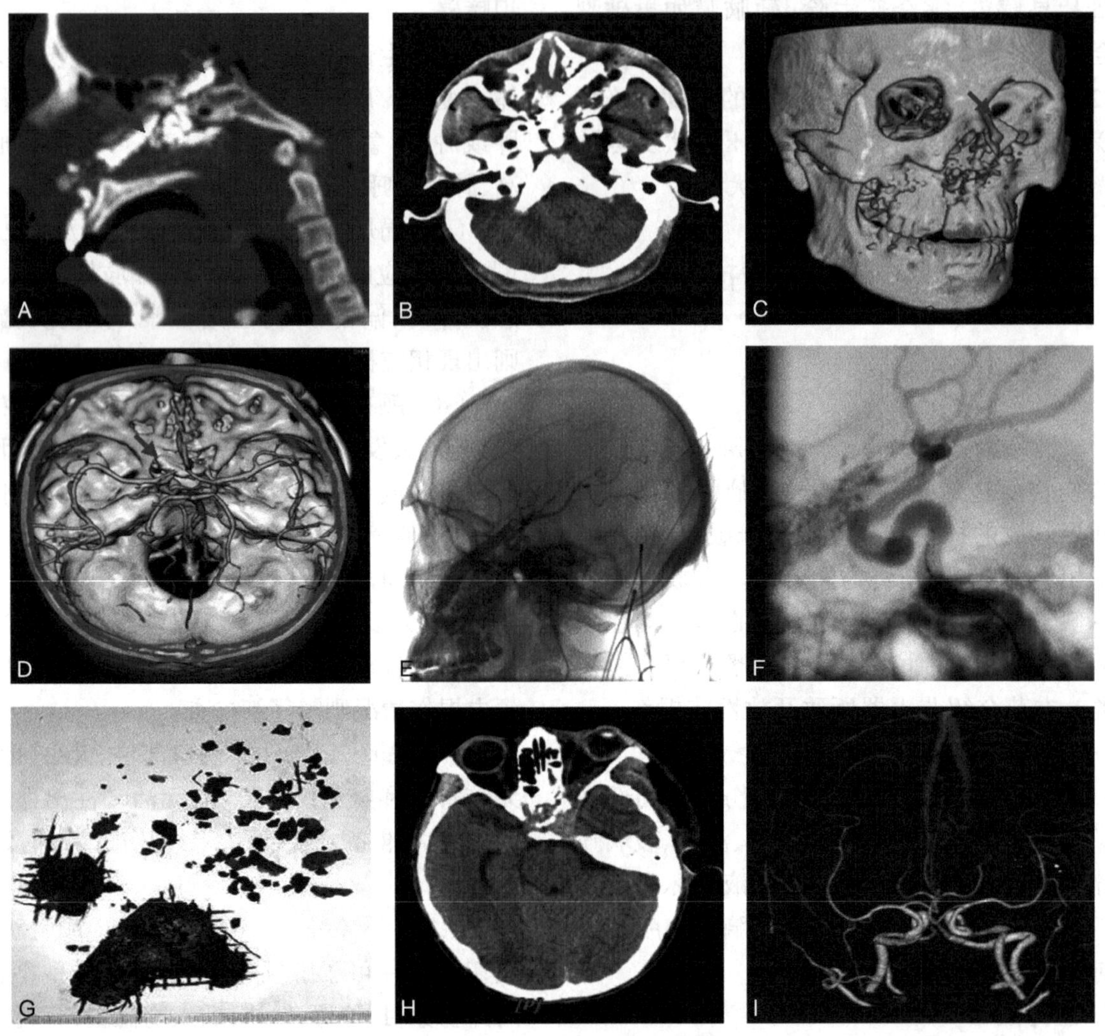

图11-3-2 开放性颅脑损伤

颅内异物存留(A~C),异物紧邻颅内大血管(D~F),术后取出异物(G),复查CT(H)和CTA(I)

4. 脑血管造影 当患者有颈内动脉颅内段和海绵窦损伤征象时,脑血管造影可以证实血管损伤部位和性质,作为治疗依据。

5. 腰椎穿刺 一般不用于创伤性质诊断,多用于手术后或创伤晚期确定有无颅内感染和蛛网膜下腔出血。

(三)治疗

1. 维持呼吸、循环稳定。

2. 急救时尽量少扰动伤口,尽快用敷料包扎,减少出血和继发损伤、污染;伤口内留置有致伤物者不可拔出或摇动。

3. 手术清创 开放性脑损伤原则上需尽早行清创缝合术,使之闭合。清创缝合应争取在伤后6h内进行;在使用抗生素前提下,72h内尚可行清创缝合,清创从头皮到脑伤道逐层进行,去除失去活力的头皮组织和异物,修齐创缘;去除游离的碎骨片,于邻近损伤部位钻孔,咬除污染区碎骨片;最小限度的切除硬脑膜边缘,最后彻底清除血凝块、异物及嵌入的骨碎片。清创后,若脑组织塌陷、脑搏动良好,缝合或修补硬脑膜;脑挫裂伤严重,清创后颅内压仍高者,可不缝合硬脑膜减压,分层严密缝合头皮。对于感染的开放性颅脑损伤,先行抗感染、伤口引流等处理,待感染控制后行晚期清创。

4. 异物处理 有致伤物嵌入者不可贸然拔除,应明确检查伤道走行后再清创处理。以头皮伤口为中心，做“S”形切口，绕颅骨穿孔周围钻孔形成骨瓣，将嵌入物连同骨瓣沿其纵轴方向缓慢拔出，发现活动性出血时立即剪开硬脑膜，寻找出血点止血，清除失活脑组织和凝血块后逐层缝合。

二、闭合性颅脑损伤

闭合性颅脑损伤是指头部致伤时，头皮、颅骨和脑膜中有一层保持完整，颅腔与外界互不相通。致伤原因主要是头部受到冲撞或受钝性物体打击所致。暴力作用于头部时立即发生脑损伤即原发性脑损伤（primary brain injury），主要有脑震荡、弥漫性轴索损伤、脑挫裂伤、原发性脑干损伤和丘脑下部损伤。

（一）脑震荡

脑震荡（cerebral concussion）是原发性脑损伤中最轻的一种，表现为受伤后出现一过性的脑功能障碍，经过短暂的时间后可自行恢复，无肉眼可见的神经病理改变，显微镜下可见神经组织结构紊乱。

1. 临床表现与诊断要点

（1）脑震荡患者有明确的头部外伤史。

（2）轻度意识障碍，昏迷不超过 30min。

（3）有的患者出现近事遗忘或称逆行性遗忘。

（4）不同程度的头痛、头晕、疲劳等，有时可合并呕吐。还可表现为一定程度的精神状态改变，如情绪不稳定，易激动、欣快等，部分患者表现为忧郁、淡漠。

（5）神经系统查体多无阳性表现。

（6）腰椎穿刺和 CT 检查无异常发现。

2. 治疗 脑震荡患者一般无需特殊治疗，伤后密切观察，避免发生颅内血肿。伤后卧床休息 1~2 周，可给予安神、镇静、止痛治疗，自觉症状明显者可早期行高压氧治疗。

（二）弥漫性轴索损伤

弥漫性轴索损伤（diffuse axonal injury，DAI）是一种特殊的颅脑损伤类型，可导致患者死亡、植物生存或严重神经功能障碍。致伤机制是外伤使头部产生旋转加速度或角加速度，脑组织内部发生剪应力作用，脑组织受压及回位过程中神经轴索和小血管损伤。多见于车祸，也可见于坠落伤，锐器颅脑损伤患者较少见。

1. 临床表现与诊断要点

（1）头部有加速性损伤病史。

（2）伤后大多即刻昏迷，昏迷程度深，持续时间长，极少出现中间清醒期，这是弥漫性轴索损伤的典型临床特点。

（3）无明确的神经系统定位体征，部分患者出现瞳孔变化，可表现为双侧瞳孔不等大，单侧或双侧散大，对光反射消失，以及同向斜视、眼球分离或强迫下视。

（4）CT 和 MRI 扫描可见大脑皮质的髓质交界处、神经核团和白质交界处、胼胝体、脑干有单发或多发无占位效应出血灶及脑弥漫性肿胀、蛛网膜下腔出血（图 11-3-3），中线结构无明显移位。

（5）严重弥漫性轴索损伤患者脑干诱发电位潜伏期有明显延长。

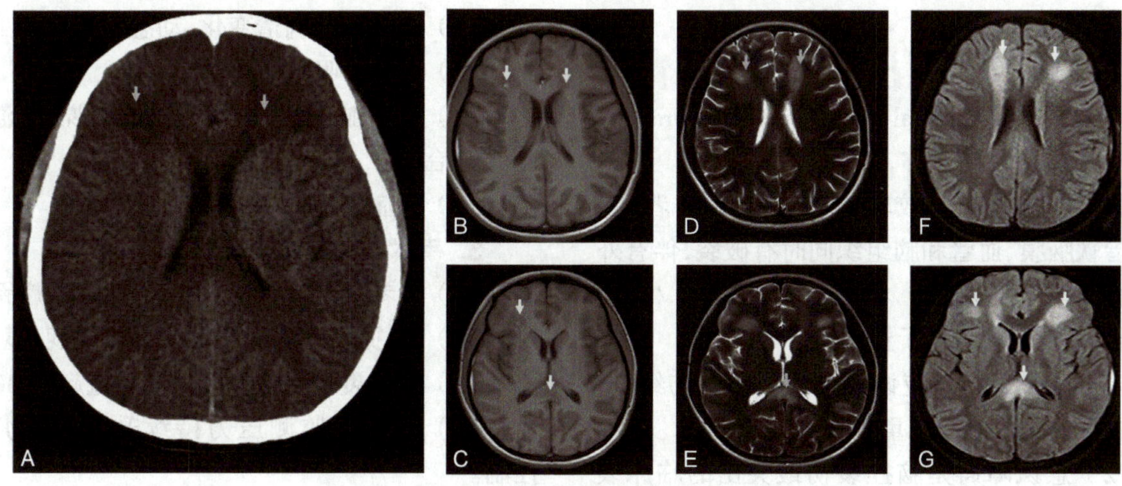

图 11-3-3 弥漫性轴索损伤

CT（A）、MRI T_1 加权像（B、C）、T_2 加权像（D、E）、T_2-Flair 像（F、G）

箭头示白质交界处、胼胝体处小片状出血伴水肿

2. 分型 根据患者昏迷的时间和程度，将弥漫性轴索损伤分为三种类型：

（1）轻型：伤后昏迷6~24h，清醒后有记忆力减退和逆行性遗忘，无肢体运动障碍，少数患者出现短期的去皮质状态。

（2）中型：最为常见，伤后昏迷数天至数周，常伴有颅底骨折，伤后偶尔出现脑干体征和去皮质状态，清醒后有明显的记忆力减退、逆行性遗忘和轻度肢体运动障碍。

（3）重型：为最严重的一种类型，伤后昏迷数周或更长，出现明显的脑干体征、去皮质状态和去大脑强直。

3. 治疗

（1）严密观察患者的生命体征、瞳孔、颅内压、氧饱和度，病情变化时，复查头部CT。

（2）保持呼吸道通畅，必要时做气管切开和呼吸机辅助呼吸。

（3）使用止血剂、抗生素，维持水电解质平衡；使用甘露醇、呋塞米和白蛋白等药物控制脑水肿；尼莫地平、纳洛酮以及神经营养剂保护神经元。

（4）冬眠低温治疗降低脑组织氧耗量，减轻脑水肿。

（5）高压氧治疗增加血氧含量，改善缺血、缺氧。

（6）治疗并发症。

（7）手术治疗：对于一侧大脑半球肿胀和水肿引起脑中线结构移位，出现一侧瞳孔散大时应及时去骨瓣减压。

（三）脑挫裂伤

脑挫裂伤（cerebral contusion and laceration）是脑挫伤和脑裂伤总称，多呈点片状出血。脑挫伤指脑组织遭受破坏较轻，软脑膜尚完整者；脑裂伤指软脑膜、血管和脑组织同时有破裂，伴有外伤性蛛网膜下腔出血。

1. 临床表现与诊断要点

（1）检查患者时应详细询问头部受伤经过，特别注意受伤机制和严重程度。

（2）意识障碍是脑挫裂伤最突出的临床表现，严重程度是衡量伤情轻重指标。轻者伤后立即昏迷的时间可为数十分钟或数小时，重者可持续数日、数周或更长时间，有的甚至长期昏迷。

（3）神经系统定位体征依损伤的部位和程度而不同。若未伤及脑功能区可无明显神经系统功能障碍；功能区受损时可出现瘫痪、失语、视野障碍、感觉障碍、局灶性癫痫、脑神经损伤以及脑膜刺激征等神经系统阳性体征。

（4）脑挫裂伤同时伴有不同程度脑水肿和外伤性蛛网膜下腔出血，头痛常较严重，患者可因头痛躁动不安。伤后早期恶心呕吐可能与第四脑室底部呕吐中枢受脑脊液冲击、蛛网膜下腔出血脑膜刺激或前庭系统受刺激有关，若脑挫裂伤急性期已过仍呕吐不止，需警惕继发颅内出血。

（5）腰椎穿刺脑脊液呈血性，含血量与损伤程度有关；颅内压增高者应高度怀疑有颅内血肿或严重脑水肿。颅内压明显增高或脑疝迹象时禁忌腰椎穿刺。

（6）头部X线片：可发现有无骨折及部位、类型。

（7）头部CT和MRI扫描：CT扫描脑挫裂伤表现为低密度和高、低密度混杂影像，挫裂伤区呈点片状高密度区，严重者可伴有脑水肿和脑肿胀（图11-3-4）。MRI扫描对诊断脑挫裂伤敏感性优于CT，表现为脑挫裂伤灶长T_1、长T_2水肿信号及不同时期出血信号。

2. 非手术治疗措施

（1）密切观察病情变化，动态复查CT。

（2）保持呼吸道通畅。

（3）减轻脑水肿，降低颅内压：脱水、激素、亚低温治疗。

（4）对症处理：高热、躁动、癫痫等。

3. 手术指征

（1）患者意识障碍逐渐加深，保守治疗无效。

（2）CT提示脑水肿严重，中线移位明显。

（3）脑挫裂伤合并颅内血肿容量超过30ml。

（4）颅内压监测压力持续升高，药物难以控制。

脑挫裂伤手术方式：开颅探查、去骨瓣减压、碎化坏死脑组织清除等。

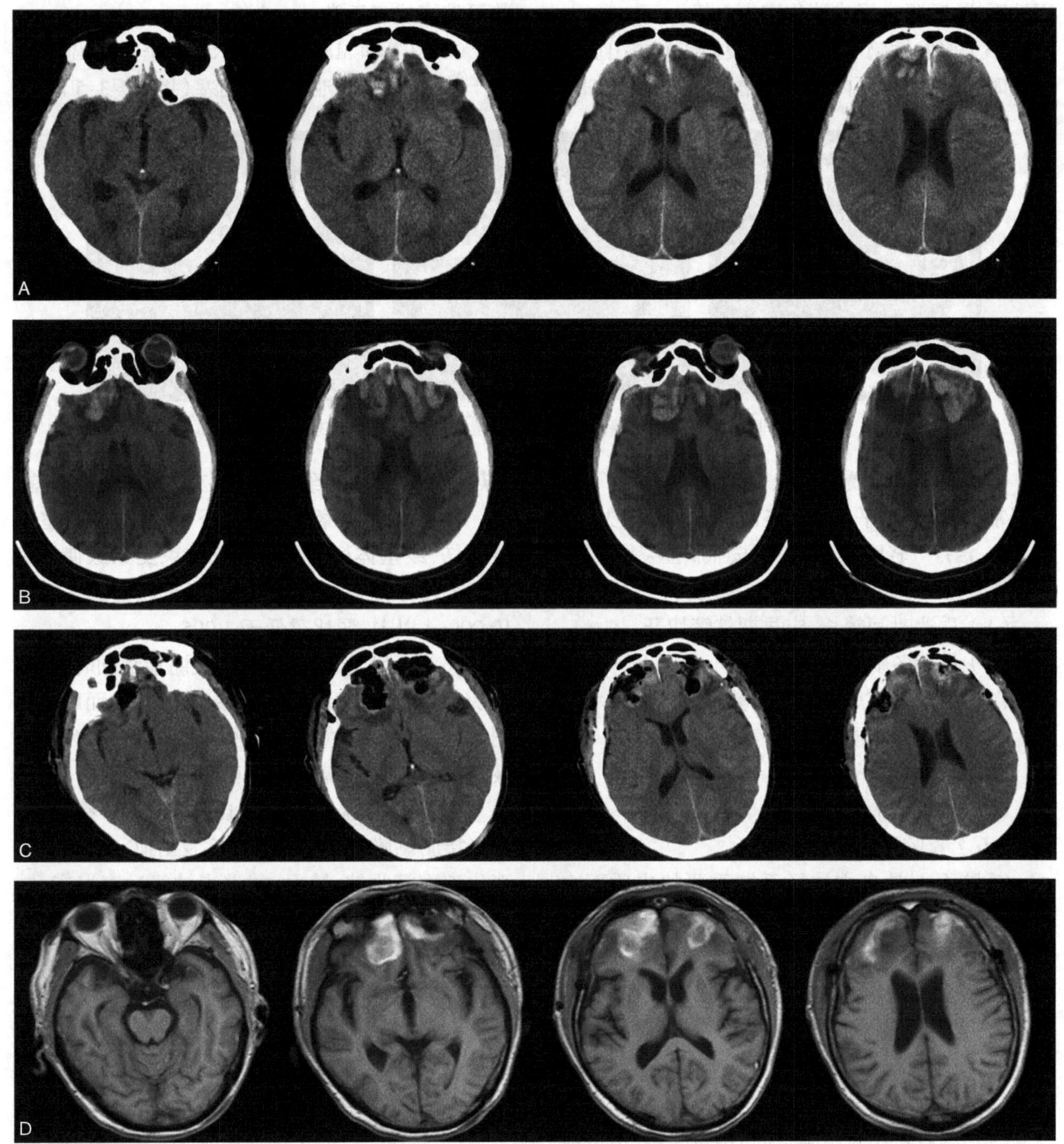

图 11-3-4 双侧额叶脑挫裂伤

伤后 10 小时 CT（A），伤后 24 小时 CT（B），术后 6 小时 CT（C），术后 20 天 MRI（D）

（四）原发性脑干损伤

原发性脑干损伤（primary brain stem injury）是指伤后立即出现脑干症状，可分为脑干震荡、脑干挫伤及出血等。单纯原发性脑干损伤较少见，一般多伴有严重脑挫裂伤。

1. 临床表现与诊断要点

（1）严重颅脑损伤病史。

（2）伤后立即出现深昏迷，持续时间长，恢复慢，很少出现中间好转期或中间清醒期。

（3）中脑损伤患者眼球固定，瞳孔大小、形态变化无常，对光反应消失；脑桥损伤时双侧瞳孔极度缩小，眼球同向偏斜；延髓损伤时患者呼吸、循环功能紊乱；脑干损伤患者早期即出现去大脑强直或交叉性瘫痪、锥体束征阳性、脑神经功能障碍等体征。

（4）生命体征与自主神经功能紊乱，出现顽固性呃逆、呼吸衰竭或消化道出血等。

（5）原发性脑干损伤脑挫裂伤或颅内出血不严重时，腰椎穿刺颅内压力不增高，脑脊液红细胞数可偏多或者正常。

（6）CT 和 MRI 扫描显示脑干呈点状出血区、脑干肿胀，周围脑池受压或闭塞（图 11-3-5）。

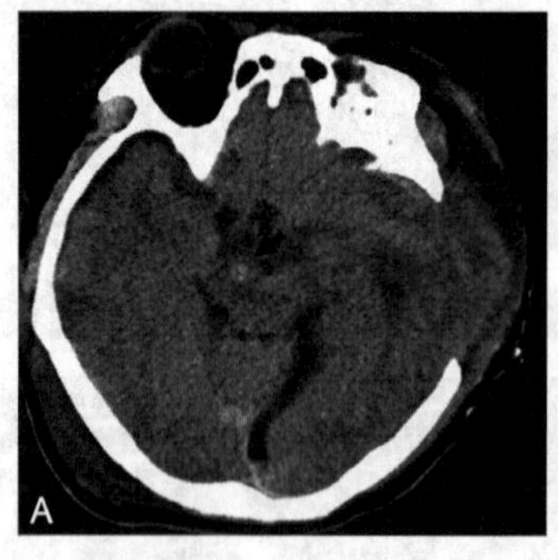

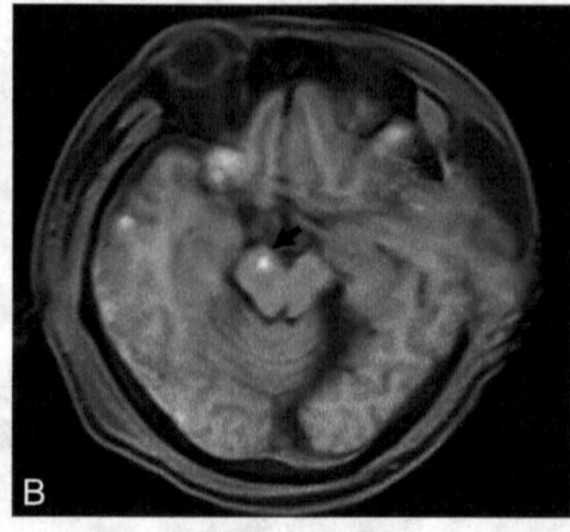

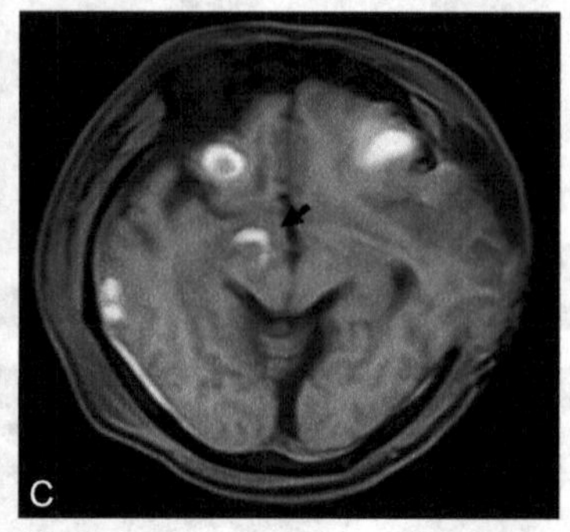

图 11-3-5 CT 和 MRI 示脑挫裂伤伴脑干损伤出血

（7）脑干听觉诱发电位表现为损伤平面下各波正常，而损伤水平及其上各波则异常或消失。

2. 治疗 轻度脑干损伤可按照脑挫裂伤治疗；重症患者死亡率高，救治困难，常采用以下措施：

（1）昏迷时间较长，应早期气管切开。

（2）早期冬眠低温疗法。

（3）吞咽困难患者应采用鼻饲。

（4）肾上腺皮质激素治疗脑干水肿。

（5）早期高压氧治疗。

（6）积极防治并发症。

（五）丘脑下部损伤

丘脑下部是自主神经系统重要的皮质下中枢，与机体内脏活动、内分泌、物质代谢、体温调节以及维持意识和睡眠有重要关系。因此丘脑下部损伤后多较严重。单纯丘脑下部损伤较少，大多与严重脑挫裂伤 / 或脑干损伤伴发。

1. 临床表现与诊断要点

（1）严重颅脑外伤病史。

（2）患者可出现嗜睡症状，虽可唤醒，但旋即入睡，严重时可表现为昏睡不醒。

（3）丘脑下部损伤后心血管功能可有各种不同变化，血压时高时低、脉搏可快可慢，以低血压、脉速较多见，波动性大，如果低血压合并低体温预后不良。呼吸节律紊乱与下丘脑呼吸中枢受损有关，表现为呼吸减慢甚至停止。视前区损伤时可发生急性中枢性肺水肿。

（4）因丘脑下部损伤所致中枢性高热，可达 41℃甚至以上，但皮肤干燥少汗，皮肤温度分布不均，四肢低于躯干，解热剂无效。有时体温不升，或高热后转为低温，若经物理升温亦无效则预后极差。

（5）水代谢紊乱：丘脑下部视上核和室旁核损伤，或垂体柄内视上 – 垂体束受累致使抗利尿素分泌不足而引起尿崩症，每日尿量达 4 000~10 000ml 以上，尿比重低于 1.005。

（6）糖代谢紊乱：常与水代谢紊乱同时存在，表现为持续血糖升高，血液渗透压增高，而尿中无酮体出现，患者严重失水，血液浓缩、休克、死亡率极高，即“高渗高糖非酮性昏迷”。

（7）严重脑外伤累及丘脑下部时，易致胃、十二指肠黏膜糜烂、坏死、溃疡及出血。可能是上消化道血管收缩、缺血；或迷走神经过度兴奋；或促胃液素分泌亢进、胃酸过高。患者常发生顽固性呃逆、呕吐及腹胀等症状。

（8）CT 和 MRI 检查：MRI 能够显示细小的散在斑点状出血，急性期 T_2 加权像为低信号，T_1 加权像则呈等信号。亚急性和慢性期 T_1 加权像出血灶为清晰的高信号。

2. 治疗 丘脑下部损伤治疗与原发性脑干损伤基本相同，因丘脑下部损伤所引起神经 – 内分泌紊乱和机体代谢障碍较多，治疗更为困难，必须严密观察、颅内压监护、血液生化检测和水电解质平衡。

第四节 继发性颅脑损伤

颅脑损伤后脑挫伤、颅内血肿、低血压、通气障碍等均可导致脑组织缺血、缺氧，立即启动继发性脑损伤（secondary brain injury，SBI）的级联反应，包括：兴奋性神经递质的释放、炎症反应、氧化应激反应、神经细胞代谢功能障碍、激活细胞死亡通路等，这一系列级联反应又会加重脑水肿，导致颅内压升高、脑灌注压下降，进一步加重脑缺血缺氧，形成恶性循环（图 11-4-1），最终导致不可逆的神经损伤。因此，针对继发性损伤发生与发展的环节，阻断恶性循环，防止神经元损伤，可能是进一步提高颅脑损伤救治成功率的重要策略。

颅内血肿在闭合性颅脑损伤占 10% 左右，占重型颅脑损伤的 40%~50%。一般幕上血肿超过 20~30ml，幕下血肿超过 10ml，即可引起脑受压和颅内压增高，甚至发生脑疝。颅内血肿按不同方法分类（表 11-4-1），有利于判断伤情并指导治疗。

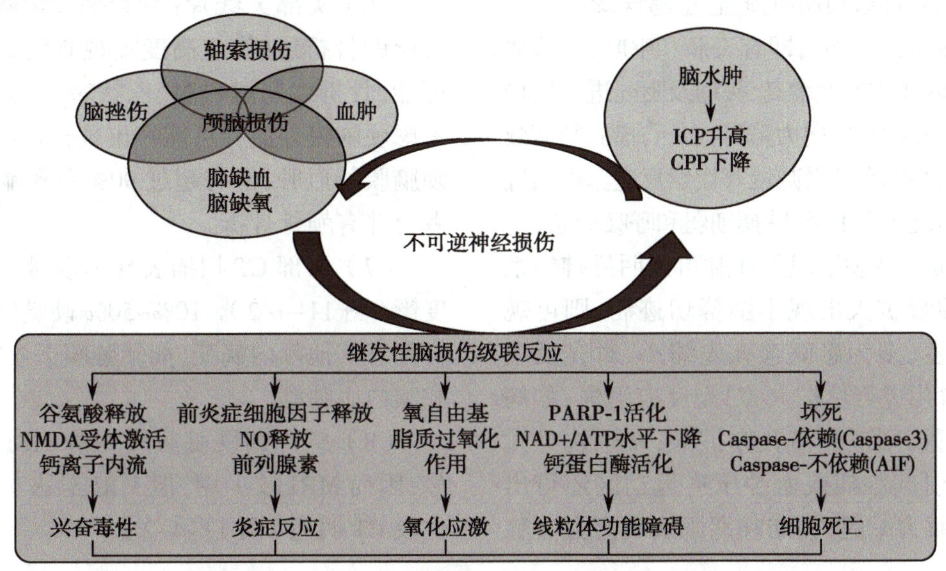

图 11-4-1　继发性颅脑损伤发生与发展的恶性循环

表 11-4-1　颅内血肿的分类

分类方法	类别
按照血肿形成的时间	（1）特急性颅内血肿：伤后 3 小时内发生 （2）急性颅内血肿：伤后 3 小时 ~3 天 （3）亚急性颅内血肿：伤后 3 天 ~3 周以上 （4）慢性硬脑膜下血肿：伤后 3 周以上
按照血肿的部位	（1）硬脑膜外血肿：血肿位于颅骨和硬脑膜之间 （2）硬脑膜下血肿：血肿位于硬脑膜和蛛网膜之间 （3）脑内血肿：血肿位于脑实质内
按照血肿数目	（1）单发性血肿 （2）多发性血肿
按照是否有脑挫裂伤	（1）单纯性血肿：无脑挫裂伤 （2）复合性血肿：伴有脑挫裂伤
根据 CT 扫描特点	（1）迟发性颅内血肿：首次检查未见血肿，复查发现血肿 （2）隐匿性颅内血肿：患者无症状，CT 检查发现血肿

一、硬脑膜外血肿

硬脑膜外血肿（epidural hematoma，EDH）是指颅脑损伤后血液积聚在颅骨内板与分离的硬脑膜之间，好发于幕上大脑半球凸面，出血多来源于骨折损伤的硬脑膜动脉、静脉、静脉窦或颅骨板障，以脑膜中动脉损伤最常见。硬脑膜外血肿约占外伤性颅内血肿的 40% 左右。

（一）急性硬脑膜外血肿

血液积聚于颅骨与硬脑膜之间，动脉破裂形成的血肿发展较快，血肿量迅速增大，可在数小时内引起脑疝而危及生命。若出血来源于静脉、静脉窦或板障，则血肿增大较慢，病情发展较缓。

1. 临床表现与诊断要点　临床表现可因出血速度、血肿量、血肿部位及患者年龄而不同。

（1）头部直接暴力伤，可发现局部有头皮伤痕或头皮血肿。

（2）根据不同的受伤机制，患者可无意识障碍、短暂昏迷或长时间意识不清。大约 20%~50% 患者出现典型“昏迷－清醒－再昏迷”，即中间清醒期。受伤时由于头部受到冲击而出现意识障碍，意识恢复后由于硬脑膜外血肿扩大、颅内压增高脑干受压，再次出现昏迷，并可能出现脑疝症状。部分患者原发性颅脑损伤较轻，伤后无原发昏迷，颅内血肿形成后才出现意识障碍，容易误诊；原发性脑损伤严重，伤后出现持续昏迷并进行性加重，颅内血肿常被原发性脑损伤所掩盖，也易误诊。

（3）大多数患者伤后即有头痛和呕吐，随着血肿量增加，颅内压进行性增高，头痛及呕吐进行性加重，烦躁不安或淡漠，定向力障碍，血压升高、脉搏减慢、脉压增大、心率和呼吸减慢等代偿反应。病情进一步恶化则出现血压下降、脉搏细弱和呼吸抑制。

（4）少量急性硬脑膜外血肿可无明显神经系统体征，血肿量扩大出现小脑幕切迹疝，则可观察到瞳孔改变，多为患侧瞳孔先缩小、对光反应迟钝，继之瞳孔进行性扩大，对光反应消失，如病情进行性加重，则对侧瞳孔亦扩大，发生枕骨大孔疝。血肿引起脑疝或血肿压迫运动区还可出现一侧肢体肌力减退，脑疝晚期则表现为去大脑强直。

（5）实验室检查：严重颅脑损伤时可能释放组织促凝血酶原激酶，导致弥散性血管内凝血，术前应检查凝血状态；另外还需要检查红细胞比容，尤其是小儿，硬脑膜外血肿的形成可能导致血容量不足。

（6）头部 X 线片：颅骨平片观察到跨脑膜中动脉的骨折线时，应高度重视有硬脑膜外血肿的可能，骨折线跨过横窦、乙状窦、上矢状窦时也应考虑硬脑膜外血肿可能。出现骨折线不一定出现硬脑膜外血肿，但有超过 90% 的硬脑膜外血肿患者合并有颅骨骨折。

（7）头部 CT 扫描表现为颅骨下方梭形高密度影（图 11-4-2）。10%~50% 硬脑膜外血肿患者合并有其他颅内病变，如硬脑膜下血肿、脑挫裂伤和脑内血肿等。

（8）急性期硬脑膜外血肿 MRI 检查为等信号，因而 MRI 较少用，但 MRI 对占位效应和脑移位较 CT 明显（图 11-4-2）。

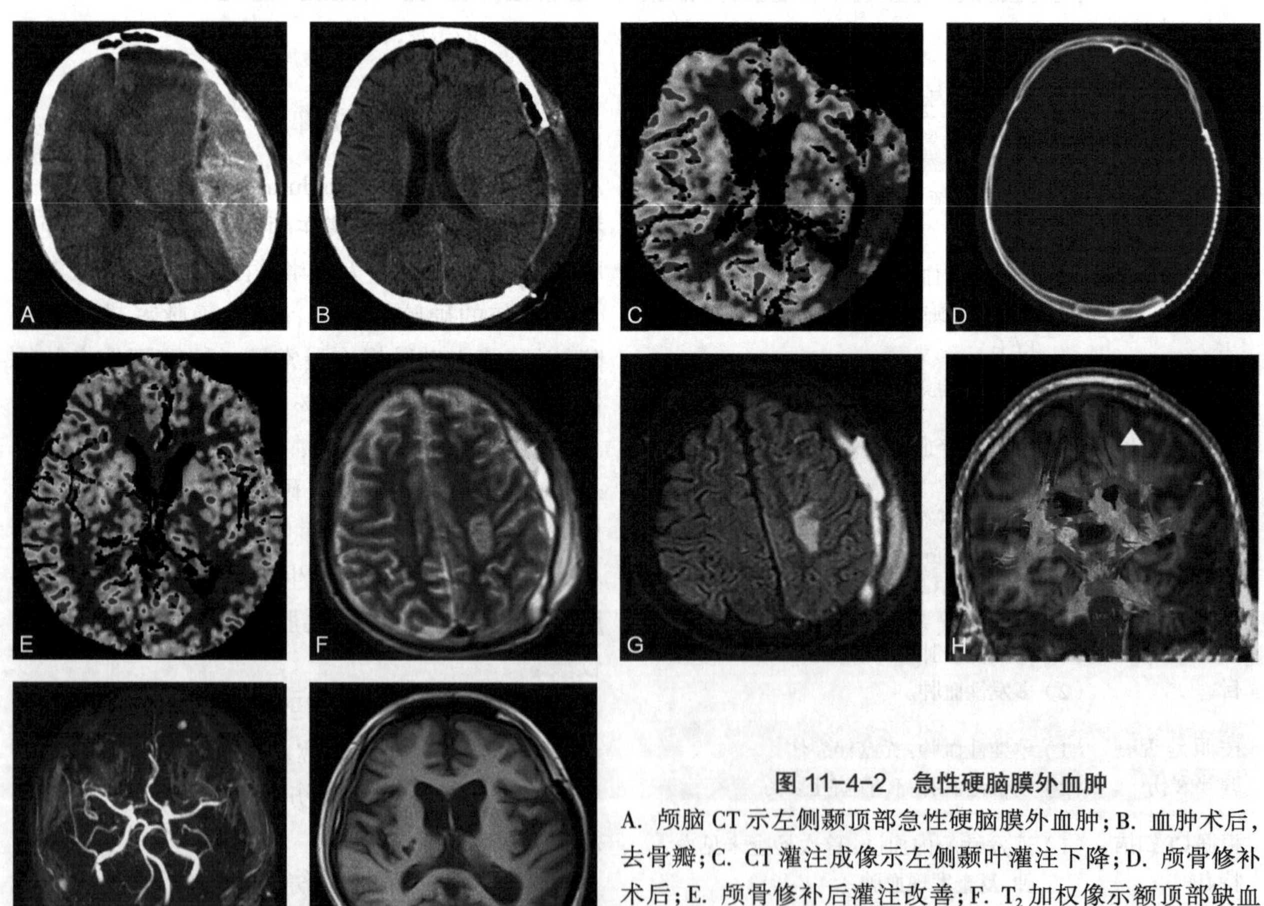

图 11-4-2 急性硬脑膜外血肿

A. 颅脑 CT 示左侧颞顶部急性硬脑膜外血肿；B. 血肿术后，去骨瓣；C. CT 灌注成像示左侧颞叶灌注下降；D. 颅骨修补术后；E. 颅骨修补后灌注改善；F. T_2 加权像示额顶部缺血灶；G. Flair 成像示左侧额顶部缺血灶；H. DTI 示左侧白质纤维受损；I. MRA 检查颅内血管；J. 恢复期 MRI 检查

2. 治疗　急性硬脑膜外血肿如诊断明确，应立即手术清除颅内血肿、解除脑受压。通常单纯硬脑膜外血肿不必去骨瓣减压，但合并严重脑挫裂伤或手术前脑疝时间长，应行去骨瓣减压术。手术指征：

（1）幕上血肿量大于 30ml、颞部血肿量大于 20ml、颅后窝血肿量大于 10ml、中线移位超过 5mm。

（2）意识障碍进行性加重或出现再昏迷。

（3）神经系统症状进行性加重或出现新的阳性体征。

（4）颅内压大于 40mmHg 或进行性升高。

（二）慢性硬脑膜外血肿

慢性硬脑膜外血肿（chronic subdural hematoma）致伤因素与急性硬脑膜外血肿相同，但出血来源多为静脉损伤。当颅脑损伤时硬脑膜与颅骨内板分离，损伤的静脉血缓慢流入分离的腔内，形成慢性硬脑膜外血肿，早期呈血凝块状，后期在局部硬脑膜上形成肉芽组织，有时形成包裹中心血凝块逐渐液化。

1. 临床表现与诊断要点

（1）慢性硬脑膜外血肿由于发展较慢、颅腔容积代偿等原因，临床表现发展缓慢。以头痛、呕吐及视神经乳头水肿等慢性颅内压增高的症状和体征为主。

（2）慢性硬脑膜外血肿患者的头部 X 线片检查多有颅骨骨折。CT 扫描可见位于颅骨内板下方梭形高密度影，周边光滑，增强扫描可见包膜强化，偶有钙化，如血肿液化则呈低密度。头部 MRI 于 T_1 和 T_2 加权像均可见边界清楚梭形高信号改变。

2. 慢性硬脑膜外血肿治疗应根据血肿部位、血肿量、脑受压程度及病情等决定。病情恶化，患者应及时手术治疗，多采用骨瓣开颅清除血肿，血肿已液化时可钻孔冲洗引流。血肿量少、症状轻微、无明显症状的患者可行非手术治疗，促进血肿吸收，定期复查 CT。

二、硬脑膜下血肿

硬脑膜下血肿（subdural hematoma，SDH）是指颅脑损伤后发生于脑皮质与硬脑膜和蛛网膜之间的血肿，出血多来源于脑挫裂伤、脑皮质动静脉破裂或桥静脉断裂。硬脑膜下血肿约占颅内血肿的 40% 左右。

（一）急性硬脑膜下血肿

一般都为暴力使脑组织与固定的硬脑膜形成移位，将皮质与硬脑膜静脉窦间的桥静脉撕断而引起出血，也可由于脑组织挫伤后皮质血管出血流入硬脑膜下腔所致。

1. 临床表现与诊断要点　急性硬脑膜下血肿多与脑挫裂伤伴发，症状体征无特异性，临床表现与血肿的范围、形成速度和合并脑挫裂伤的程度有关，与急性硬脑膜外血肿临床特点的比较见表 11-4-2。

（1）外伤史：一侧枕部着力，可能于对侧额、颞部发生脑挫裂伤和硬脑膜下血肿；后枕中线部着力易导致双侧额、颞底部脑挫裂伤和硬脑膜下血肿；前额部受力时，脑挫裂伤和血肿往往都发生于前额部，极少发生于枕部。

（2）急性硬脑膜下血肿伤情比较严重，病情发展较快，伤后意识障碍较为突出，常表现为持续昏迷，并呈进行性恶化，较少出现中间清醒期，即使意识障碍程度可能一度好转，也较短暂。

表 11-4-2　急性硬脑膜外血肿与急性硬脑膜下血肿临床特点比较

临床特点	急性硬脑膜外血肿	急性硬脑膜下血肿
着力点	多发生在着力同侧	多发生在着力对侧，同侧少
脑挫裂伤	较轻，多发生在着力部位	较重，多发生在对冲部位
颅骨骨折	多数有	半数患者有
血肿与骨折关系	多在同侧	同侧、对侧均可
原发性意识障碍	较轻	较重
中间清醒期	多见	较少出现
蛛网膜下腔出血	少见	严重

（3）主要表现为进行性意识加深，生命体征变化突出，较早出现小脑幕切迹疝。

（4）患者早期即可因脑挫裂伤累及脑功能区而出现相应的神经系统阳性体征，如偏瘫、失语、癫痫发作等。观察过程中脑损伤体征明显加重或出现新的阳性体征，应考虑继发性颅内血肿。由于多数硬脑膜下血肿患者合并有较严重脑挫裂伤，蛛网膜下腔出血量较多，故脑膜刺激征常较明显。

（5）头部X线片：急性硬脑膜下血肿患者约半数可见颅骨骨折，可有线性骨折或凹陷性骨折，但血肿部位不一定与骨折部位相一致，只能作受伤机制的参考。

（6）头部CT：表现为新月形高密度影，覆盖于脑表面（图11-4-3），CT还可发现脑挫裂伤部位、范围和程度以及是否合并脑内血肿。

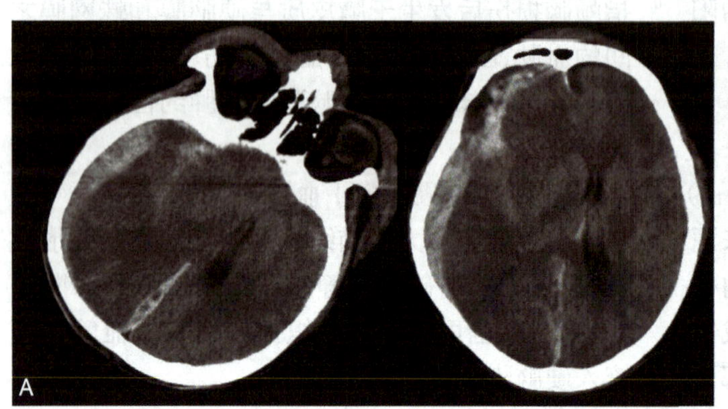

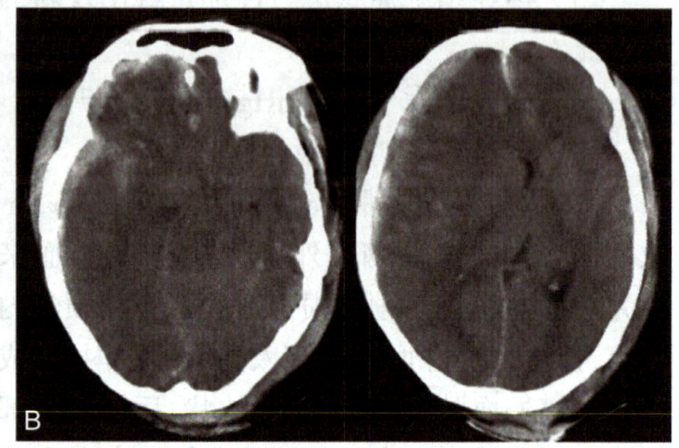

图11-4-3 颅脑CT示两例右侧额、颞、顶部急性硬脑膜下血肿

（7）急性期硬脑膜外血肿MRI检查为等信号，但MRI能更清晰地显示脑损伤的范围、程度以及血肿部位、血肿量，观察占位效应和脑移位较CT明显。

2. 治疗 一经确诊即需要开骨窗或骨瓣手术清除血肿，伴有严重脑挫裂伤或脑水肿、术前即有脑疝、中线结构移位明显、血肿清除后颅内压缓解不理想时还需去骨瓣减压术。手术指征：

（1）幕上血肿量大于30ml、颅后窝血肿量大于10ml、中线移位超过5mm。

（2）意识障碍进行性加重或出现再昏迷。

（3）神经系统症状进行性加重或出现新的阳性体征。

（4）颅内压大于40mmHg或进行性升高等患者均是去骨瓣减压的手术指征。

（二）慢性硬脑膜下血肿

慢性硬脑膜下血肿（chronic epidural hematoma）由于脑皮质与静脉窦之间桥静脉撕裂所致，好发于50岁以上老人，可无明确或仅有轻微头部外伤史，有的患者合并出血性疾病。

1. 临床表现与诊断要点

（1）慢性硬脑膜下血肿临床表现多样，常出现于伤后3周至数月，极少数患者可在伤后数年才出现症状。以慢性颅内压增高为主，表现头痛，老年患者以智力障碍和精神异常为主，有的患者还可以出现一侧肢体运动障碍、失语等，因此常不能回忆外伤史。

（2）CT扫描不仅可显示血肿，还可初步判断慢性硬脑膜下血肿形成的时间（图11-4-4）。血肿形成1周内CT表现为新月形高密度占位，3周内为混杂密度或等密度，3周后为略低或低密度影，有时需仔细观察才可发现。头部MRI扫描对慢性硬脑膜下血肿更敏感，明显优于CT，于T_1和T_2加权像均可见高信号改变，增强后可有包膜强化。

2. 治疗

（1）首选颅骨钻孔冲洗引流术，服用阿托伐他汀治疗慢性硬脑膜下血肿的临床研究正在进行。

（2）包膜肥厚或有钙化的血肿，采取骨瓣开颅术。

（3）前囟未闭合小儿，可采取前囟侧角硬脑膜下穿刺术。

（4）分隔型血肿，可用神经内镜手术。

（5）为防止血肿复发，术后宜采取头低位、患侧卧位，适当补充低渗液体。

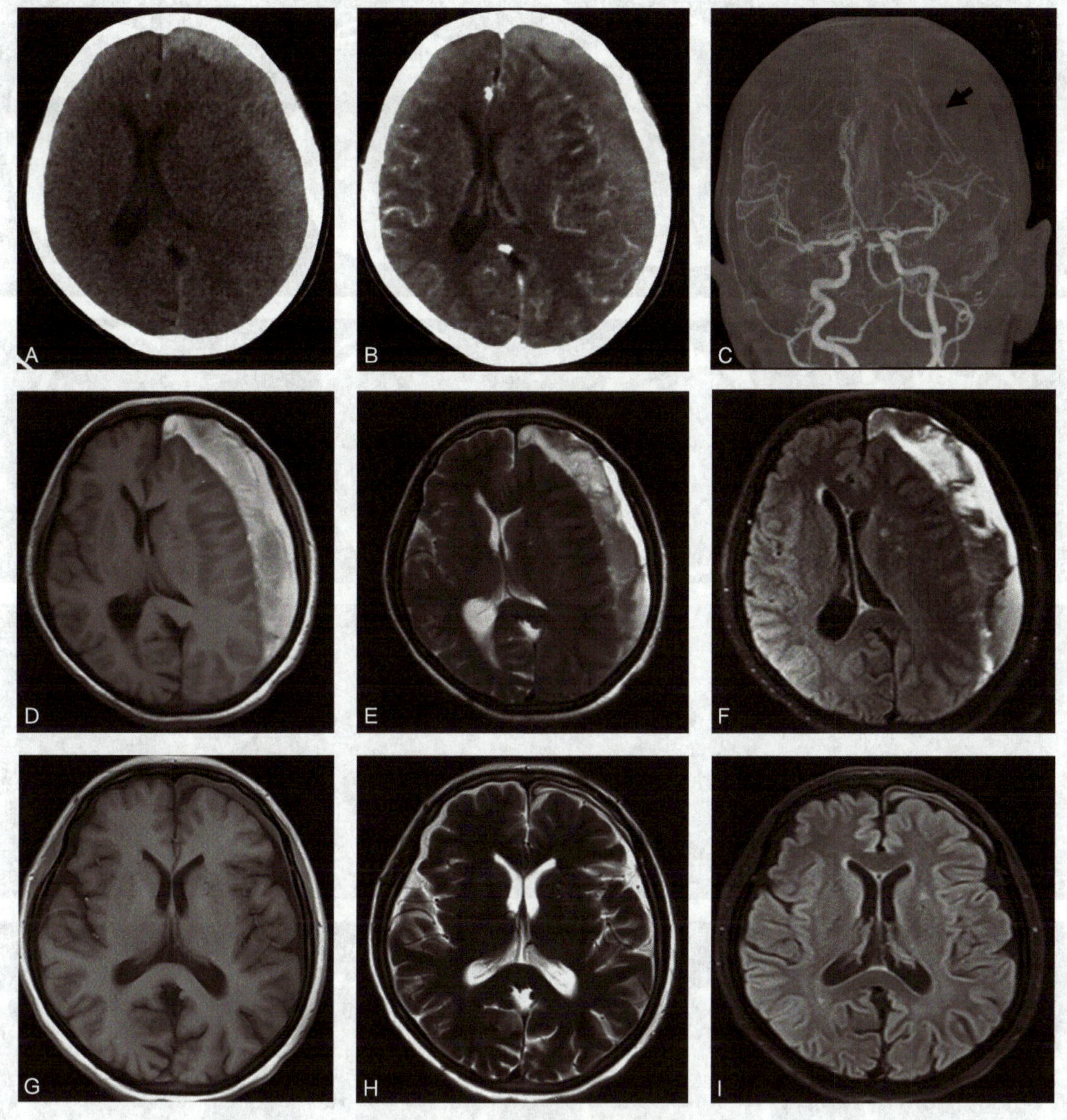

图 11-4-4 慢性硬脑膜下血肿

A. 颅脑 CT 示左侧额、颞、顶部慢性硬脑膜下血肿；B. CT 增强；C. CTA 示脑血管受压移位；D. T_1 加权像；E. T_2 加权像；F. Flair 像；G~I. 服药治疗 2 个月后 MRI 复查

三、脑内血肿

脑内血肿（intracerebral hematoma）是指颅脑损伤后脑实质内出血形成的血肿，可发生于脑组织任何部位，以额叶和颞叶最为多见。脑内血肿约占颅内血肿的 5% 左右。由于脑受力变形或剪力作用致使脑实质内血管撕裂出血。

1. 临床表现与诊断要点

（1）位于额、颞前端及底部的血肿与对冲性脑挫裂伤、硬脑膜下血肿相似，除颅内压增高外，多无明显定位症状或体征。

（2）若血肿累及重要功能区，则可出现偏瘫、失语、偏盲、偏身感觉障碍以及局灶性癫痫。

（3）因对冲性脑挫裂伤所致脑内血肿，伤后意识障碍多较持久，且进行性加重，多无中间意识好转期，病情转变较快容易引起脑疝。

（4）因冲击伤或凹陷骨折所引起的局部血肿，病情发展较缓者，除表现局部脑功能损害症状外，常有头疼、呕吐、眼底水肿等颅内压增高的征象，尤其是老年人因血管脆性增加，较易发生脑内血肿。

（5）影像学检查：急性期 90% 以上的脑内血肿均可在 CT 平扫上显示高密度团块，周围有低密度水肿带（图 11-4-5、表 11-4-3），但 2~4 周时血肿变为等密度，易漏诊，4 周以上呈低密度。

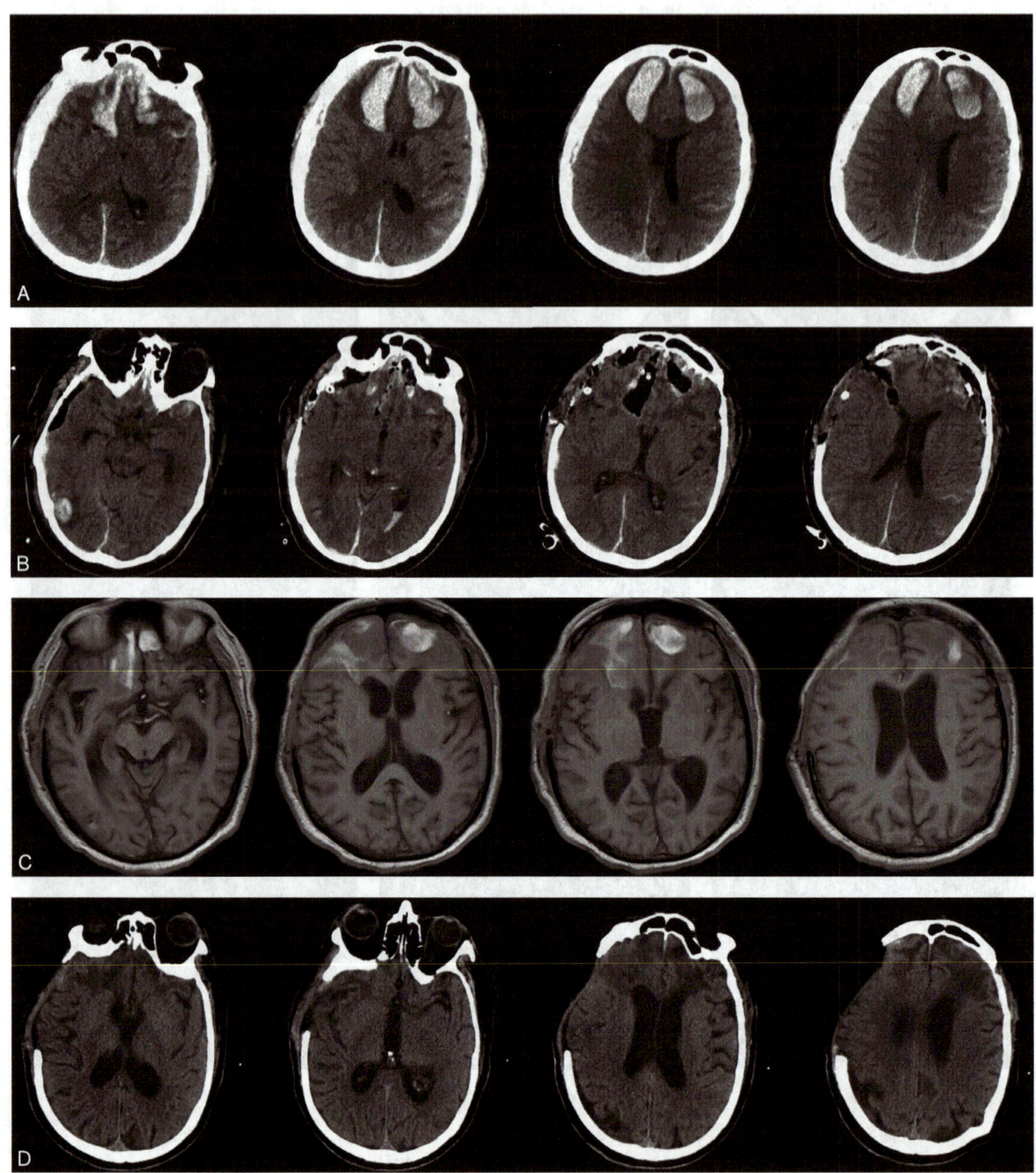

图 11-4-5 颅脑 CT 示双侧额部脑内血肿

A. 手术前 CT；B. 手术后 6 小时 CT；C. 手术后 1 个月 MRI；D. 手术后 3 个月 CT 检查

表 11-4-3 硬脑膜外血肿、硬脑膜下血肿及脑内血肿、脑水肿的鉴别要点

鉴别	硬脑膜外血肿	硬脑膜下及脑内血肿	脑水肿
原发脑损伤	无或较轻	较重	严重
意识改变	多有中间清醒期	进行性意识障碍	相对稳定，脱水治疗好转
脑受压症状	多在伤后 24 小时之内	多在 24~48 小时之内	多在 48~72 小时之内
病变部位	着力点或骨折线附近	对冲部位	着力部位轻、对冲部位重
CT 检查	内板下透镜状高密度影	硬脑膜下及脑内高密度影	低密度影
MRI 检查	内板下透镜状高信号影，强度变化与血肿期龄有关	急性期呈低信号或等信号，亚急性期与慢性期为高信号	脑室、脑池变小，T_2 相可见质与白质交界处高信号水肿区

2. 治疗

（1）手术治疗：急性脑内血肿的治疗与急性硬脑膜下血肿相同，均属脑挫裂伤复合血肿，两者时常伴发。手术方法多采用骨窗或骨瓣开颅术，清除硬脑膜下血肿及挫伤糜烂脑组织后，随即探查额、颞叶脑内血肿予以清除。

（2）非手术治疗：有少部分脑内血肿虽属急性，但脑挫裂不重，血肿不足 30ml，神志清楚，病情稳定，或颅内压测定不超过 25mmHg 者，亦可采用非手术治疗。少数慢性脑内血肿已有囊变者，颅内压正常，则无需特殊处理，除非有难治性癫痫，一般不考虑手术治疗。

四、特殊部位血肿

（一）颅后窝血肿

外伤性颅后窝血肿多由后枕部着力损伤所致，枕部头皮多有损伤，多伴有枕骨骨折。外伤性颅后窝血肿以硬脑膜外血肿最为常见，多由枕部直接暴力引起，枕骨骨折，造成静脉窦、脑膜血管及板障静脉出血所致。

1. 临床表现与诊断要点

（1）伤后早期症状轻，无特异性，随着血肿增大会出现严重的头痛、呕吐、颈抵抗、强迫头位、眼球震颤、意识障碍及脑干衰竭征象，如呼吸骤停、去大脑强直、双侧锥体束征等。

（2）CT 扫描是早期诊断颅后窝血肿首选方法（图 11-4-6C、D），因早期外伤性颅后窝血肿缺乏特有临床征象，所以对后枕部着力的颅脑损伤，虽无意识障碍，应及早 CT 检查。

2. 治疗　颅后窝血肿患者抢救成功关键是早期诊断，及时手术清除血肿，一般认为 10ml 以下颅后窝血肿可严密观察保守治疗，血肿量大于 10ml 则应尽快手术清除血肿。手术的目的是清除血肿、止血及颅后窝减压。

（二）外伤性脑室内出血

发生率约占重型颅脑损伤的 1%~2%。出血原因有二：因暴力作用在额或枕部，使脑组织沿前后方向猛烈运动时，脑室壁产生剪力变形撕破室管膜血管，称为原发性脑室内出血；外伤性脑实质内血肿破入脑室，称为继发性脑室内出血。

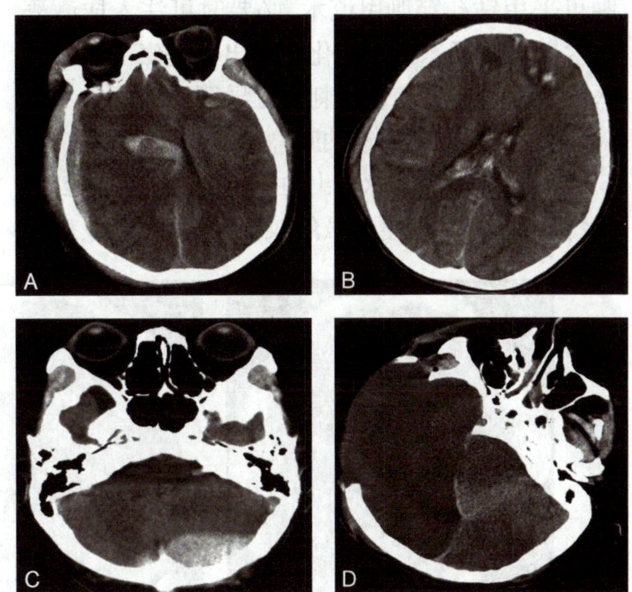

图 11-4-6　脑室出血、后颅窝血肿、脑梗死 CT 表现
A、B. 颅脑 CT 示创伤性脑室内出血；
C. 示颅后窝血肿；D. 示创伤性脑梗死

1. 临床表现颅内压增高及意识障碍，还有中枢性高热，呼吸急促，去脑强直及瞳孔变化，易与脑干损伤及丘脑下部损伤混淆。

2. 确切诊断有赖 CT 检查，可见明显高密度影充填部分脑室系统（一侧或双侧），大量出血可形成全脑室铸型。

3. 治疗　本病往往并发严重脑挫裂伤及其他部位血肿，少量脑室出血多能自行吸收，或腰椎穿刺引流血性脑脊液数次即可使脑脊液转清。脑室出血量充盈全脑室系统，则需行钻孔冲洗引流或神经内镜直视下冲洗。

（三）基底节区血肿

外伤性基底节区血肿是 CT 广泛应用后发现的特殊部位出血，发生率占颅脑损伤的 3% 左右，多因加速或减速性损伤所产生的扭转或剪切力，使经白质进入基底核的小血管撕裂而致。

1. 临床表现以外伤后早期出现完全偏瘫，而意识障碍相对较轻为特征。

2. 早期诊断需靠 CT 检查，并根据血肿大小、累及范围及病情能否稳定决定手术。

3. 治疗　患者伤后意识有所改善，血肿小于 30ml，未穿破脑室者，颅内压不超过 25mmHg，CT 无严重脑室、脑池受压、中线移位未超过 10mm，可保守治疗，否则应及早手术。单纯性基底节血肿可采用钻孔穿刺引流术，必要时可注入尿激酶数次以促使固态血块液化后排出。基底节血肿破入脑室则直接行脑室穿刺放置导管引流。

（四）颅内创伤性动脉瘤出血

颅内创伤性动脉瘤出血（TICAs）是颅脑创伤后特殊并发症，发生率虽然较低，但死亡率及病残率高，是颅脑损伤患者延期死亡重要原因之一。

1. 临床特征

（1）头痛、脑神经麻痹、肢体无力或麻木、癫痫、神经行为障碍等。

（2）CT 可见脑内、脑室、蛛网膜下腔、硬脑膜下或硬脑膜外出血及鼻腔大出血（图 11-4-7）。

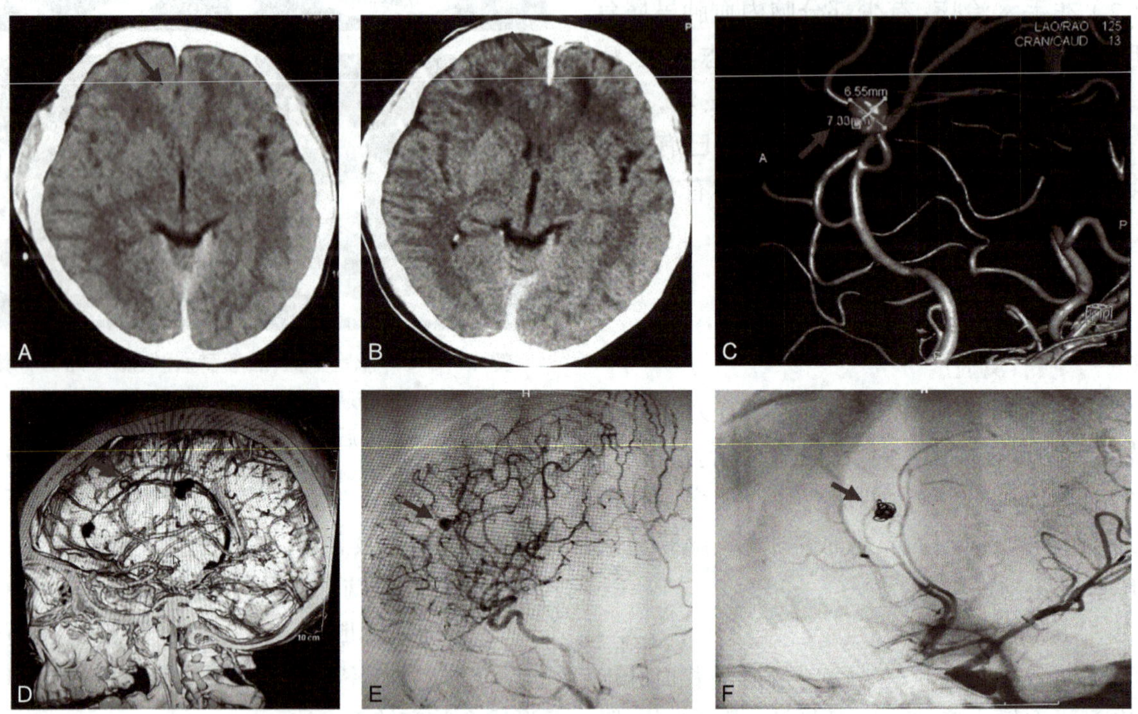

图 11-4-7 蛛网膜下腔出血

A. 伤后 1 天未见蛛网膜下腔出血；B. 伤后 12 天出现蛛网膜下腔出血；C、D. CTA 检查示胼周血管动脉瘤；E、F. 介入栓塞治疗

（3）继发性脑血管痉挛表现脑缺血甚至脑梗死、脑积水等。

2. 创伤性动脉瘤临床分型

（1）急性型：颅脑创伤后迅速形成，可为急性颅内血肿的出血源，常伴有严重脑创伤，意识障碍深，多在清除血肿时发现或急诊血管造影时确诊，易遗漏，预后与原发及继发性脑损伤的程度密切相关。

（2）亚急性型：有轻或重度颅脑损伤历史，治愈后动脉瘤破裂出血，病情突然加重或恶化，甚至死亡，腰椎穿刺血性脑脊液，CT 扫描显示蛛网膜下腔出血，一般发生在伤后 2 周（图 11-4-8）。

（3）慢性型：多为创伤性颈内动脉海绵窦段动脉瘤，头部受伤后反复鼻腔大出血，出现海绵窦综合征。

3. 颅脑创伤后行脑血管造影的指征

（1）闭合性颅脑损伤 CT 无明显异常，经治疗症状好转，伤后 2~3 周病情突然加重或恶化，腰椎穿刺血性脑脊液，CT 有蛛网膜下腔、脑室出血。

（2）反复出现鼻腔大出血，伴有眼外肌麻痹和突眼。

（3）CT 扫描见脑内、脑室、脑池内出血邻近颅内大血管，且与外伤性颅内血肿常见部位不符。

（4）颅脑穿透伤，致伤物或骨折片穿过脑动脉主干区域；或早期清创后出现颅内延迟性出血。

4. 治疗原则

（1）脑浅表血管创伤性动脉瘤：即使原发性脑创伤和破裂后病情严重，因病变易于显露，手术难度不大，一经确诊应及时手术治疗。

（2）位于深部血管创伤性动脉瘤：因大多为假性动脉瘤，瘤囊薄、无瘤蒂、不易夹闭，多需阻断载瘤血管，手术风险大，宜先止血、脱水等治疗，病情缓解后手术。

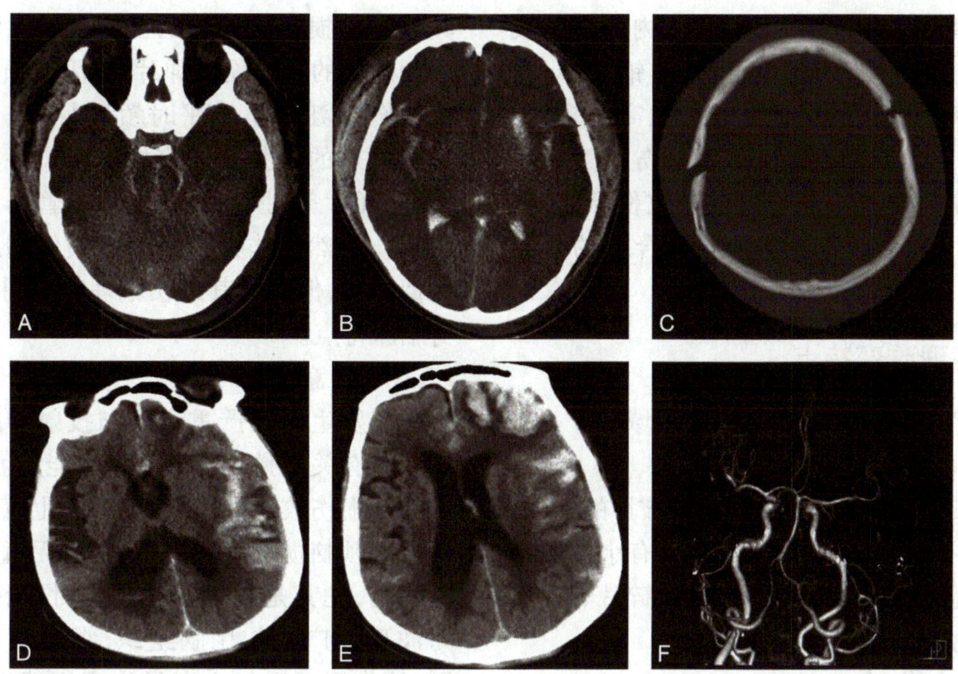

图 11-4-8 创伤性蛛网膜下腔出血

（3）颈内动脉海绵窦段动脉瘤易发生致命性鼻腔大出血，或破裂形成颈内动脉海绵窦瘘，确诊后首选血管内治疗，选择可脱球囊、弹簧圈或颅内支架等方法栓塞。

（冯 华 李 飞）

第五节 火器性颅脑损伤

火器性颅脑损伤（missile craniocerebral injury）是指由火药、炸药等作为动力发射或爆炸产生的投射物，如枪弹弹丸、各种碎片等所致的颅脑损伤。是一种严重的创伤，主要发生于战时，其发生率仅次于四肢而居第二位，但其死亡率和致残率却居各部位伤的首位。火器伤伤情的轻重与投射物性质、速度、大小及形态密切相关，其中最重要的是速度，如果投射物的速度超过 2 000ft/s（1ft/s=0.304 8m/s），伤者往往当场毙命。

一、分类历程与现状

Cushing 于 1918 年治疗了大量火器性颅脑损伤伤员，并将此伤分为 9 类：①头皮伤；②头皮伤、颅骨骨折、硬脑膜完整；③头皮伤、颅骨骨折、硬脑膜破裂、无脑膨出；④颅脑切线伤、头皮伤、颅骨骨折、硬脑膜破裂、脑膨出、脑内有碎骨片存留；⑤颅脑盲管伤、脑内有碎骨片和金属异物存留；⑥上述④⑤两类伴有脑室伤；⑦颅面伤、穿过额窦、筛窦或岩骨；⑧颅脑贯通伤或脑的横径损伤；⑨广泛性颅骨爆裂性骨折、脑损伤。这种分类方法可以表示伤情的轻重和损伤颅脑结构的特点，有助于清创处理。但此分类方法较烦琐不易记忆，随后又提出不同分类方法，根据投射物种类不同分为枪伤（gunshot wound）或称枪弹伤（bullet wound）和弹片伤（bomb shell wound）两类。

临床上常用分类方法：①头皮伤：主要损伤头皮软组织，颅骨保持完整；②颅脑非穿透伤：头皮损伤，颅骨骨折，但硬脑膜仍保持完整；③颅脑穿透伤：头皮损伤，颅骨骨折和硬脑膜破裂，脑组织也多遭到不同程度的损伤。

穿透伤中又分为：①盲管伤：头部仅有入口，枪弹或弹片存留于颅腔内，没有出口；②贯通伤：头部有射入口和出口，多见于枪伤；③切线伤：投射物呈切线飞行由头部擦过，造成头皮、颅骨、硬脑膜和脑的损伤，创伤呈沟槽状；④反跳伤：即枪弹或弹片击中头部，与颅骨撞击后造成颅脑穿透伤，而投射物被反折回而飞失，头部仅有一伤口，也存在头皮、颅骨、硬脑膜和脑的损伤。

随着各种新式武器在现代战争中的应用，武器的杀伤力与致伤因素的增加，使得颅脑损伤的伤情更为复杂，出现多类型致伤因素（火器、爆震冲击波、热烧伤、核辐射离子射线、化学毒剂、生物传染等）；多途径伤（伤口、体表面、内脏损伤及细胞内分子侵袭）、多处伤（子母弹、钢珠弹、高速小弹片）和复合伤（机械能、热能、离子辐射、毒剂等）方向发展，产生多元性杀伤因素。因此，现临床常用分类方法难以反映致伤原因、伤情特点和指导治疗，需要探讨更为合理的分类方法。

二、病理改变特点

火器性颅脑伤大致可分为3个区域。

（一）原发伤道区

位于伤道的中心，是被火器直接破坏的区域。伤道内充满被毁损的脑组织，常夹杂有小血块及脑脊液，或尚有活动性出血，含有颅骨碎片、头皮、头发、泥沙、弹片、枪弹等异物。

（二）脑挫伤区

紧靠原发伤道区外周一带，是由于高速投射物穿入颅腔在脑内形成暂时性空腔，产生超压现象并向周围脑组织传递，使脑组织瞬间承受高压及相继的负压所致的脑挫裂伤，即由于“空腔效应”所造成，表现为脑组织点状出血及水肿。

（三）脑震荡区

位于挫伤区周围，脑组织在肉眼或一般光镜下无明显病理改变，但可出现暂时性功能障碍。

上述病理改变经历急性期、早期和晚期3个时期。在急性期，投射物致脑和脑膜的血管损伤可造成硬脑膜外、硬脑膜下、脑内血肿以及脑室的出血，其中以脑内血肿最常见，如果救治不及时，往往危及生命。因此，急性期伤员死亡率很高。晚期由于脑挫裂伤、脑组织液化坏死、大块脑组织缺失，最后发生脑萎缩。在修复过程中脑与脑膜之间由于结缔组织和胶质细胞增生，形成脑膜－脑瘢痕，这可能是伤后头痛和癫痫的病理基础。

三、临床表现特点及与非火器伤区别

火器伤的致伤原理与非火器伤的最大区别在于前者不仅对伤道的切割、撕裂和穿透性损伤，更重要的是伤道周围组织造成热损伤，以及枪弹在进入颅腔和脑内其冲击波或压力、瞬时空腔效应所造成的更为严重的损伤，造成远离伤道部位组织充血、出血和水肿，这种致伤机制是与其他类型损伤最根本的区别。战时颅脑火器伤多为高速的枪弹伤和弹片伤，因此损伤类型多为贯通伤或切线伤，而平时颅脑火器伤的致伤原因多为低速的枪弹伤如汽枪、霰弹、手枪、步枪、手榴弹、弹片等，损伤类型多为盲管伤。火器性颅脑损伤虽然与非火器性颅脑损伤临床表现具有相似之处，但由于其致伤原理的不同因此有其自身临床特点。

（一）意识障碍

其发生率和严重程度与投射物的种类和能量大小有关。弹片穿透颅骨后能量大为衰减，造成的脑损伤较局限，伤后立即发生意识障碍者较闭合性颅脑损伤者少，有的伤后无意识障碍。而枪弹伤，尤其是高速击中头部时，枪弹能量以压力波形式广泛作用脑组织，常累及下丘脑及脑干，故伤后几乎均立即发生意识障碍，程度也较重。因为意识水平是判定火器性颅脑损伤伤情轻重的重要指标，故强调伤后连续动态观察意识变化情况。

（二）生命体征变化

枪弹伤伤后生命体征变化较弹片伤更为明显。枪弹高速击中头部后，多数立即出现呼吸、脉搏、血压变化，有些立即出现心跳、呼吸停止而死亡。火器性颅脑开放伤时常因大量出血而发生休克。如果在伤后数小时或数日，血压逐渐升高，呼吸、脉搏减慢，则常提示有颅内血肿，颅内压增高。如出现病理性呼吸、脉搏快而微弱和血压下降，则提示脑干功能处于衰竭状态。

（三）局灶性脑损伤症状

根据受伤的部位而异。因投射物直接破坏脑组织引起的功能障碍，表现为瘫痪、失语、感觉障碍、癫痫发作、脑神经麻痹等。在伤后观察和治疗过程中逐渐出现的肢体瘫痪或瘫痪程度加重，在早期应考虑合并颅内血肿，创伤恢复期应考虑并发脑脓肿，需进一步检查如行头部CT扫描等，以明确诊断，便于及时处理。

（四）颅内压增高

火器性颅脑损伤并发颅内血肿机会较多，加上脑水肿，这是早期颅内压增高的主要原因。晚期多为继发颅内感染、脑脓肿或脑脊液循环受阻所致，表现为头痛、呕吐、视物模糊、复视、视神经乳头水肿等。

（五）癫痫发作

包括局限性或全身性发作，在穿透伤中发生率远较闭合性损伤高，早期主要系颅内出血或脑挫伤所致，晚期与脑瘢痕或脑通畸形等有关。

（六）颅内感染

对脑穿通性损伤初期清创不彻底或过迟易引起颅内感染，表现为头痛、高热、颈项强直、脑膜刺激征阳性等。

四、诊断面临的难点及辅助检查方法选择

火器性颅脑损伤的诊断主要依据受伤史、临床表现及相关辅助检查。战时，许多伤员常同时或相继到达，在神经外科医师不足及辅助检查条件缺乏的情况下需要在很短时间内完成病史采集、相关检查及明确诊断是目前诊断中存在的难点。因此，解决这一难点的办法是神经外科医师应采取有别于平时颅脑损伤的诊断方法，依据战时条件正确选择辅助检查手段。

重点询问受伤时间、致伤武器和伤后意识状态及急救处理措施等，着重于头部伤口、意识、瞳孔、生命体征、运动、反射和合并伤等的检查。头部X线摄片：常规的头部X线正、侧位摄片仍然不失为诊断平时颅脑火器伤的较好方法，能够较准确地显示金属异物的部位和数量，尤其对散弹伤诊断更具优越性，这也是CT扫描和MRI检查所不及的。因为CT扫描和MRI检查受到金属异物的干扰而混乱不清；同时，头部X线摄片也便于在头皮用金属标志定位，以利于手术中较容易和准确地取出弹片。

需要强调的是，摄片后应该立即手术，不宜搬运患者太多或等待手术的时间过长，以免子弹在脑内移位而增加手术中的困难。头部CT扫描和MRI检查：头部CT扫描由于扫描的层面和金属弹片的影响在诊断弹片数量和部位时常不及头部X线摄片，但是对于诊断颅内血肿、弹道损伤情况、特别是颅内“跳弹”引起的多弹道损伤的诊断具有独特的优越性。MRI检查对脑内伤情观察的精确度虽优于CT扫描，但是应该在颅脑火器伤中慎用或禁用。因为颅内的金属弹片在高磁场的环境下会引起移位而发生严重的继发性脑损伤，而且金属异物对图像的干扰很大，影响对结果的判断。因此，MRI仅适用于贯通性颅脑火器伤或金属弹片清除术后的伤情观察和判断。对疑有头颈部血管损伤或了解异物与血管的关系，头颈部CTA或DSA有其优越性。

五、传统救治模式的局限及新救治模式思考

（一）脑清创术历史回顾及理念更新对疗效影响

在火器性颅脑穿透伤时，由于高速飞行的弹片及其巨大的冲击能量对颅骨形成的高压力波造成颅骨骨折及脑广泛性损伤，同时弹片的推动力将一些碎颅骨片及其他异物送入颅内对脑造成穿通伤道，沿伤道可存有许多大小不等形态各异的骨片、头发、头皮等，在伤道周围还产生了许多挫伤或坏死的脑组织，这就成为伤后病情逐渐加重引起死、残的根源。因此，行早期彻底清创手术把脑内存留的一些异物及坏死脑组织清除干净是提高治愈率，清除感染源减少死、残的关键。但每次战争的地域环境、战地条件不同，武器杀伤力的大小不一对颅脑伤处理可有所区别。

近年来随着现代科技的飞速发展，高效抗生素不断问世，直升飞机从战场转送伤员及时有效，头部CT扫描结合小侵袭性手术在火器性颅脑损伤开展，大大改善了火器性颅脑损伤的救治条件，世界范围内颅脑火器伤总死亡率已降至9.4%~9.6%。

（二）传统救治模式及方法

火器性颅脑损伤的救治与一般颅脑损伤的救治有相同之处，但也有其特殊性。主要包括保持呼吸道通畅；严防昏迷伤员窒息；及早控制大出血；清除颅内血肿和做好颅脑清创减压术；防治脑水肿、颅内压增高和颅内感染；注意保护脑功能并加速其恢复。

1. 分期处理原则

（1）早期处理（伤后72h内）：在全身情况许可下，进行一次彻底的清创，越早越好。在使用有效的抗生素情况下，如果创伤局部污染和感染不太明显，伤员全身情况较好，在伤后48~72h内进行的彻底清创，创口仍可考虑一期缝合。

（2）延期处理（伤后3~6天）：创口未经处理或处理不彻底，如果创口无明显感染，可进行清创

或再清创；如果伤口已感染，则在全身性应用抗生素的情况下，适当扩大创口以利引流，待感染局限或创口愈合后再行晚期处理。

（3）晚期处理（伤后7天以上）：伤后7天以上的伤口，创口感染多比较严重，应加强抗感染和全身支持疗法，不再进行脑清创术。但对引流不畅者可将创口骨洞扩大，以利引流，待感染局限后再适时行脑清创术。

2. 分级救治 战争环境下，受到条件的限制和大批伤员的同时出现，因此强调分级救治。一般可分为一线、二线和后方三级医疗救护。可简单分为前方区和后方区。有神经外科手术组加强的一线医院只限于处理危及生命的颅内血肿、大出血和濒危患者，早期的清创处理可在二线医院或后方专科医院进行。

（1）火线急救：①先将伤员转移到安全地带，避免再次受伤。②妥善包扎伤口：头皮软组织出血应加压包扎；脑组织膨出时以油纱布覆盖，用纱布或其他支撑物围在膨出部位的周围，再用碗或代用品覆盖保护，稳固包扎，以防滑脱和脑组织受压。③保持呼吸道通畅：昏迷患者应解开衣领扣，采取侧俯卧位，清除口腔分泌物、血块和异物。④迅速后送到师、团救护所，对休克、颅内血肿伤员实施急救。⑤有条件时应用抗生素，肌注T. A. T，禁用哌替啶、吗啡等呼吸抑制药物。

（2）紧急救治：①对有休克的颅脑损伤伤员，要在抗休克的同时进行全身检查，并注意发现合并伤，特别是胸腹腔脏器伤，以免延误救治。②对严重昏迷或有呼吸道梗阻的伤员，应做气管切开或控制呼吸。③注意观察病情变化及用药情况，如意识、瞳孔、生命体征及肢体活动情况。④剃光头发，检查头部。对头皮出血可加压包扎，如有喷射状活动性出血可缝合止血，静脉窦出血可用明胶海绵或肌肉片压迫止血，然后包扎。检查伤部时，严禁探查伤道或取除异物，以防发生难以控制的颅内出血。⑤应用抗生素。⑥对颅内压增高，发生脑疝者（一侧或双侧瞳孔散大）应快速静滴20%甘露醇250~500ml，或静推呋塞米40~60mg，扩大伤口，用咬骨钳扩大骨孔，形成5~7cm直径的骨窗，然后呈放射状剪开硬脑膜，放出颅内积血减压，术后伤情稳定时，迅速后送。⑦颅脑穿透伤伤员应争取尽快送到专科医院。

（3）早期治疗：①所有伤员都应进行简要的神经系统检查和全身检查，注意伤情变化情况。②补做头皮清洁处理，检查伤员，进行分类。③对单纯头皮软组织伤伤员，应送轻伤组织留治，清创缝合。④有明显脑受压症状，疑有颅内血肿的伤员，应立即开颅探查，清除血肿，妥善止血。⑤合并胸、腹部穿透伤时，应暂时留治，按轻重缓急，分别处置。对濒危伤员，也应暂予留治。⑥情况不紧急的颅脑伤员，都应迅速后送到有神经外科加强的医院进行专科治疗。昏迷的伤员，只要保证呼吸道通畅也可后送。⑦战况允许，有加强的神经外科力量前伸、充足的血液供应、能摄颅骨X线片和手术后可留治观察7~14天的条件时，可做颅脑伤的彻底清创术。

（4）专科治疗：伤员到达后，立即进行详细的全身、局部和神经系统检查，摄头部正侧位片和/或头部CT扫描，以确定伤情和颅内异物位置和数目，合并有颌面、眼、耳、鼻、喉伤时，应与有关专科共同处理。根据伤情轻重缓急合理安排手术次序。手术次序大致是：①脑伤或静脉窦伤有活动性出血者应立即手术。②伤员意识情况恶化，有颅内血肿脑受压表现，或一侧瞳孔散大等，也应立即手术。③创口有大量脑脊液流出提示脑室穿透伤，应尽早手术。④穿透伤者优先于非穿透伤者。⑤同类伤员，先到者先处理。⑥枪弹贯通伤，伴有暴裂性颅骨骨折和脑弥漫性枪伤，伤员呈深昏迷和出现脑干功能衰竭，不宜手术，应采取改判呼吸和循环功能的措施，待伤情稳定后，再考虑手术。

脑清创术是对脑伤道进行清理的手术。原则是要求做“一次彻底清创”即一次手术将脑伤道清理干净。目标是将一个损伤、污染、出血、坏死组织、异物存留的脑伤道，通过手术变为一个坏死组织和碎骨片清除干净，止血彻底的闭合性脑伤道。在抗生素的应用下，伤后72h内到达的伤员，甚至超过72h，只要伤部无明显的感染仍可进行一次彻底清创。

麻醉、术前准备、一般清创原则基本上与平时开放性颅脑损伤的处理相同。在战时多采用局麻或只有短程的全身麻醉。开颅可用骨窗或骨瓣开颅。彻底的清创要求修整严重污染或已失活的头皮、肌肉、硬脑膜，摘除碎骨片，清除碎烂失活的脑组织以及其他异物，彻底止血。对过深、难以达到的金属异物，不要强求在一期清创中取除。彻底清创后，颅内压力下降，脑组织塌陷，脑搏动良好，冲净伤口后缝合、修补硬脑膜及头皮，硬脑膜外可置引流 1~2 天。对于脑室伤，术毕用抗生素生理盐水冲净伤口，对预防感染有一定作用，同时可作脑室引流。颅脑贯通伤，一般入口和出口相距较远，应分别作头皮切口，若相距较近也可仅作一切口，分别从入口和出口两处清创。

彻底清创的颅脑伤，应对硬脑膜和头皮伤口进行一期缝合，但对术后脑水肿严重、清创彻底者，最好做减压缝合。感染的伤道，清创不彻底，脑挫裂伤严重，清创后脑组织仍肿胀或膨出，止血不可靠者，硬脑膜不应缝合或仅做部分缝合，用橡皮片引流，头皮伤口缝合或不缝合。

颅脑火器伤救治涉及面较广，除常规治疗外，治疗重点和难点主要有：①清除弹片、骨片、毛发及污物；对于深部和重要功能区的金属弹片，在条件不具备时不宜勉强手术，以免出现严重的功能障碍。②清除失活组织，变开放性损伤为闭合性损伤；在清除颅内弹片、骨折片异物的同时，应注意伤道内血肿和失活组织的清除。脑膜和头皮也应彻底清创，否则容易造成伤口不愈，发生脑脊液漏和感染；③抗生素和抗癫痫药物的应用，合理应用抗生素是降低颅脑火器伤感染和死亡率的重要措施，一般选用广谱抗生素，最好是取出异物进行细菌培养和药敏试验，确保应用抗生素的高度选择性和有效性；颅脑火器伤后应常规应用抗癫痫药物，因为这类患者癫痫发生率高达 50% 以上。此外，颅脑火器伤后的颅骨修补时间有别于一般手术后的颅骨修补时间，最佳修补时间为术后 9~12 个月。

（三）现代战争条件下新救治模式的思考

现代高技术局部战争条件下，火器性颅脑损伤的发生率、致残率和救治难度有逐步上升趋势。据统计，36% 颅脑战伤伤员死于院前，只有 64% 的伤员能够有机会到医院救治，且入院伤员中有 41% 死于 48h 内。传统的现场救治→后送→急诊救治→ICU 加强治疗的救治模式，由于涉及环节多，往往使伤员丧失了最佳救治时机。因此必须提倡和实施现代火器性颅脑损伤救治的新理念和新技术。近年来提出的“黄金一小时”“急救白金十分钟”的急救理念证明了这一点。今后，在火器性颅脑损伤早期诊断和救治方面亟须重视和解决的问题包括以下几方面：

1. 新的救治观念的引入与革新。战争急救的原则是“救命第一，救伤第二”。伤员到达时立即实施救命手术，目的是止血，控制污染，保持伤员体温等，外科医师手术时间限制在两小时以内，再送往下一级救治机构。

2. 早期救治，首要条件是早期诊断。如何将现代科技成果应用于早期诊断？目前已有移动 CT 在临床应用，但如何应用于战场或采用其他设备提高早期诊断水平尚有待进一步研究。

3. 根据火器性颅脑损伤特殊性制定救治规范。颅脑伤救治的重点是保持呼吸道通畅，严防昏迷伤员窒息；尽早控制大出血；清除颅内血肿、减压；防治脑水肿、颅内压增高和颅内感染；保护并加速脑功能恢复。

现场急救：妥善包扎伤口，有头皮软组织出血，应加压包扎止血；有脑膨出，应保护性包扎。保持呼吸道通畅，防止窒息。对瞳孔散大有颅内高压、脑疝伤员，应快速静脉滴注 20% 甘露醇 250ml 或 50% 葡萄糖溶液 100ml 加呋塞米（速尿）40~60mg 脱水处理；有条件时，开颅减压，并迅速后送。有条件时可口服抗菌药物预防感染，慎用哌替啶、吗啡等呼吸抑制药。迅速后送，昏迷伤员采取半俯卧位；清醒伤员头部用衣物垫高，减少震动；对颅脑穿透伤伤员应尽快越级后送到可进行专科救治的机构。

早期救治：头皮清洁，检查伤员，进行分类。对单纯头皮软组织伤伤员，清创缝合；有条件时，做 CT 检查。对有颅内高压、颅内血肿、脑疝的伤员，应扩大开口减压，妥善止血。对合并胸、腹腔穿透伤者，应暂时留治，按轻重缓急，分别处置。保持呼吸道通畅，尽快后送。对濒危伤员，可采取紧急空运后送。

专科救治：专科评估，详细的全身、局部和神经系统检查，GCS 评分，摄头部正位、侧位 X 线片或 CT 检查，以确定伤情和颅内异物位置和数量。合理安排手术次序，优先处理有颅内血肿、颅内高压、脑疝、严重脑挫裂伤的伤员，然后依次处理脑室伤、穿透伤和非穿透伤。彻底清创，颅脑火器伤应尽早行一次性彻底清创。对已做过开颅手术的伤员必须复查，必要时，再次清创。对位于脑组织深部、手术难以达到的骨片及异物不能勉强摘除。应注意保护正常脑组织，避免加重脑功能损害；彻底清创的颅脑伤，应对硬脑膜和头皮伤口进行一期缝合，如有硬膜缺损可用自体材料如帽状腱膜等予以修补。已有感染迹象的伤道，硬脑膜不应缝合或仅部分缝合，用橡皮片引流，头皮伤口部分缝合或不缝合。合并其他部位伤时，应当协同有关专科共同处置。

术后加强全脑征观察，防止脑水肿；使用抗生素预防伤口感染；镇静、止痛，防止惊厥；防止肺、消化道、泌尿道等并发症发生；维持水、电解质平衡；营养支持治疗。

4. 战争急救器材和材料研究，如便携式紧急开颅器材、通气器材、新型止血材料等。

5. 急救人员培训。要提高第一时间急救水平，不仅要建立可行的救治信息网络、自救或互救，还必须提高现场急救人员的急救知识和技术。

（许民辉）

参考文献

1. 费舟，冯华，江基尧．颅脑战创伤[M]．郑州：郑州大学出版社，2016：310-323.
2. 王正国．颅脑战创伤研究[J]．中华神经外科疾病研究杂志，2002，1(2)：97-99.
3. Ragel BT，Klimo P Jr，Martin JE，et al. Wartime decompressive craniectomy：technique and lessons learned[J]. Neurosurgery Focus，2010，28(5)：E2.
4. Cifu DX，Cohen SI，Lew HL，et al. The history and evolution of traumatic brain injury rehabilitation in military service members and veterans[J]. Am J Phys Med Rehabil，2010，89(8)；688-694.
5. FabriZio KS，Keltner NL. Traumatic brain injury in operation enduring freedom/operation iraqi freedom：a primer[J]. Nurs Clin North Am，2010，45(4)：569-580.

第六节 头部外伤并发症和后遗症

颅脑损伤的并发症和后遗症（complications and sequelae of craniocerebral injury）包括脑脊液漏、颈内动脉海绵窦瘘、外伤性颈动脉闭塞、外伤性脑动脉瘤、脑神经损伤、外伤性癫痫、外伤性颅内感染、外伤性低颅压综合征、颅内积气、脑脂肪栓塞、脑积水、脑膨出、颅骨缺损、脑外伤后综合征及迁延性昏迷等。

一、外伤性脑脊液漏

当颅骨骨折后脑穿透伤时，蛛网膜和硬脑膜同时撕破，即可导致脑脊液漏。其发生率在颅脑损伤中患者中为2%~3%。与颅骨骨折的部位关系密切，在前颅底骨折患者中发生率为25%~50%。发生时间多数为伤后立即出现或数日内发生，也有少数患者于术后数月至数年内发生。

（一）脑脊液鼻漏

多见于前颅底骨折，患者表现为单鼻或双鼻有血性脑脊液流出，常伴有“熊猫眼”、嗅觉丧失或减退，也可以伴有视神经或动眼神经损伤。

（二）脑脊液耳漏

常为中颅底骨折累及鼓室所致，当鼓膜也有破裂时即出现脑脊液耳漏，而鼓膜完整时脑脊液可经耳咽管流向咽部。当流出液为清亮的脑脊液时，对漏出液进行术后定量测定即可确定是否为脑脊液。

治疗：大部分患者经采用头高位、避免擤鼻、咳嗽、用力屏气、保持大便通畅适当脱水或服用减少脑脊液分泌药物如乙酰唑胺等处理，1~2周后漏口闭合，脑脊液停止。约有2%~3%患者经上述治疗经久不愈，若超过1个月则需要手术治疗。

二、脑外伤后脑积水

重型颅脑损伤后继发脑积水者相当多见，发生率为10%~34%。可分为急性和慢性两类。急性者是由于血块阻塞脑脊液循环通路及蛛网膜绒毛被红细胞阻塞影响脑脊液吸收所致，多为梗阻性，表现为伤后持续昏迷不醒或病情稳定后意识状况又进行性恶化，伴有颅内压增高表现；慢性者发生于伤后3~6周或6~12个月，为脑脊液吸收障碍所致，多为交通性，典型者出现痴呆（智能低下）、步态不稳、尿失禁三联征。头部CT扫描可见脑室扩大，额角周围有低密度区即“戴帽现象”，脑沟正常或消失。但要注意与脑萎缩鉴别，后者脑室扩大的同时伴有脑沟、脑池增宽，脑室周围无透亮区。治疗一般采用脑室—腹腔分流术。

三、颅骨缺损

脑外伤后的颅骨缺损大多是由于治疗需要所造成的,如凹陷粉碎性骨折摘除颅骨片后或为缓解颅内压行去骨瓣减压等。颅骨缺损小,而硬脑膜完整者,很少出现症状。较大面积的颅骨缺损破坏了颅腔完整性,使得颅内压不能维持正常的平衡和稳定,易受颅内外环境变化的影响,还影响美观。因此,缺损直径在3cm以上者应行颅骨修补术。修补的时间:一般在伤后3~6个月修补;感染伤口完全愈合后1年以上修补;小儿的颅骨缺损不宜在5岁以前修补,常待10岁以后修补。修补材料常用的有:医用有机玻璃、钛板、硅橡胶板、仿生人造颅骨等。直径小于3cm及位于颞肌、枕肌下的颅骨缺损不必修补。

四、外伤性癫痫

可分为早期和晚期发作两类,前者为伤后一个月内发作,约占16%,其中伤后24h发作者称为即刻发作。早期发作主要是由于凹陷骨折、脑挫裂伤、蛛网膜下腔出血、脑水肿、血肿等引起。晚期癫痫指损伤后一个月以上发作者,占84%,主要由于脑挫裂伤,脑膜脑瘢痕、脑萎缩、脑内囊肿,蛛网膜炎、异物感染等因素引起。早期发作70%为局限性发作,晚期以大发作为主。外伤性癫痫的治疗,以药物治疗为主,大多能控制,一般服药至少2年,完全控制后仍需继续服药1~2年,而后逐渐减量、停药。常用的药物有苯妥英钠、苯巴比妥、卡马西平、丙戊酸钠、地西泮等。对药物治疗无效的难治性癫痫可行癫痫灶切除,胼胝体切开等。

五、脑创伤后综合征

颅脑创伤以后有头痛、头晕、记忆力减退、注意力不集中、烦躁、抑郁等一系列的身体、情感、认知方面的表现,如果这些症状持续3个月以上,伤员神经系统检查无明显体征则称为脑创伤后综合征。其发病原因究竟是器质性还是功能性,目前尚无定论。可能是轻微器质性损伤的前提下,加上伤员身心因素与社会因素等而促成。主要表现为头昏、头痛,头痛常为胀痛、跳痛,下午为重,常在额、枕部,头顶部压迫感,环形紧箍感,终日昏沉,焦虑不安。头痛可因失眠、劳累、心情不佳或外界喧闹而加剧。患者还常有情绪不稳、容易疲劳、失眠、注意力涣散、记忆力减退、喜怒无常、易激动,有时尚可出现耳鸣、心悸、血压波动、多汗,性功能减退或月经紊乱等。

脑电图检查大部分伤员正常,部分伤员有异常改变但无特异性;CT及MRI显示脑部无明显异常。脑创伤后综合征的预防和治疗同样重要。

医师或家属对伤员应主动关心、耐心开导,使其正确认识疾病,解除其对“脑创伤后遗症”不能治愈的忧虑,树立战胜疾病的信心。同时,针对主要症状积极对症治疗。也可以采用中西医结合治疗。伤员应积极参加户外活动,锻炼身体,生活应有规律,纠正不良的习惯和嗜好,尽早地恢复力所能及的工作,学习新的知识和技能,主动参与社会交往,建立良好的人际关系,心情开朗、情绪稳定、家庭和睦则更有益于脑创伤后综合征的完全康复。

六、迁延性昏迷

脑外伤后长期昏迷不醒,对外界失去反应的状态,也称为植物状态,一般指昏迷至少持续3个月以上。患者多在伤后最初1~2个月呈深昏迷,以后1~2个月刺痛时可出现睁眼反应。继而有本能的自发睁眼,或漫无目的的眼球运动,不能按吩咐动作,对语言无反应;逐渐对痛刺激有缓慢的肢体回缩反应,肌张力高,常有强握、吸吮、磨牙和咀嚼动作,患者终日处于似睡非睡状态,有时眼球随人或物移动,但缺乏有目的的动作,不能主动调节整体位、不主动索食。四肢肌张力高,双上肢屈曲紧抱在胸前,被动强伸时可有痛苦表情,偶尔呻吟,双下肢内收、内旋,角膜反射、咳嗽反射均存在。目前无有效的治疗方法。药物方面可用脑代谢赋活剂,改善脑血液循环药物,高压氧治疗,加强护理,维持营养,防治各种并发症。

（许民辉）

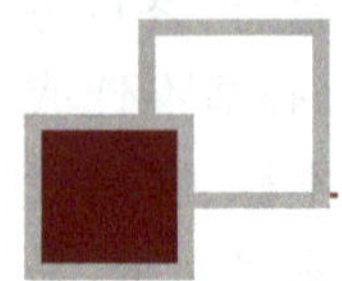

第十二章 急性脊髓损伤

第一节 概 述

脊髓损伤(spinal cord injury,SCI)是一种严重危害人类健康的疾病,多指损伤暴力直接作用于脊柱,造成脊柱损伤继而累及脊髓引起的脊髓神经损伤,多数源于交通伤、坠落伤、暴力或运动伤,其发生率约为20~40/100 000。尽管上世纪初Allen等就开始对脊髓损伤开始研究,但直至20世纪80年代,对脊髓损伤的治疗前景仍是悲观的。近20~30年来,随着基础和临床研究的深入,对脊髓损伤有了新的认识。随着医学界对脊髓损伤的不断深入,脊柱内固定材料不断改进与完善,尤其是国内外神经外科医师早期介入脊髓损伤治疗,对脊髓损伤的病理、生理机制有了更加全面的了解,在脊髓损伤的预防、急救搬运、早期基础生命体征支持、药物治疗、手术治疗及综合康复训练等方面取得了长足的进步。

第二节 分 类

一、根据损伤后硬脊膜是否破裂分类

(一)急性闭合性脊髓损伤

指脊柱骨折或脱位造成的脊髓或马尾神经受压、毁损,不伴有与外界相通的通道,绝大多数为单节段伤。大多源于交通伤、坠落伤、暴力或运动伤。患者多数为健康的青壮年,损伤后严重者出现截瘫、功能障碍甚至死亡。除损伤引起的椎管连续性破坏,骨折或脱位压迫脊髓,后期的继发性损伤也是造成脊髓功能障碍的主要原因。

(二)急性开放性脊髓损伤

伴有硬脊膜破裂导致脊髓与外界沟通,多见于战时火器伤,偶见于刃器损伤。

二、根据脊髓损伤机制分类

(一)原发性脊髓损伤

指受伤时由于脊柱骨折移位、脱位引起脊髓压迫、冲击、撕裂,在受伤的一瞬间由外力产生的不可逆损伤。包括:

1. 脊髓震荡 表现为损伤平面以下感觉、运动和括约肌功能不完全神经功能障碍,持续数分钟至数小时后恢复正常。

2. 脊髓挫裂伤 临床上比较多见,表现为功能不可逆损害。一般脊髓实质损伤而软脊膜完整者为脊髓挫伤。在急性期脊髓直接损伤处肿胀、出血和坏死者为脊髓裂伤。

3. 脊髓休克 脊髓损伤平面以下全部神经功能一过性丧失,导致软瘫和反射消失。

(二)继发性脊髓损伤

脊髓原发性损伤之后,由于各种因素引起脊髓再损伤,包括脊髓受压及脊髓损伤后发生局部出血、炎性反应、微循环障碍、局部组织自由基产生等一系列继发损伤。导致脊髓受压的原因有几种:

1. 骨性压迫 即压缩或脱位的椎体和粉碎性骨折片等压迫脊髓。

2. 软组织压迫 椎间盘和韧带压迫脊髓。

3. 血肿压迫 椎管内硬脊膜外或硬脊膜下血肿压迫脊髓。

三、根据脊髓损伤严重程度分类

(一)不完全损伤

在损伤平面三个节段以下残存任何感觉或运动功能。

(二)完全性损伤

排除脊髓休克,在损伤平面三个节段以下未

残留任何运动和感觉功能。

四、根据脊髓损伤部位分类

分为上颈段、下颈段、胸段、胸腰段和腰骶段脊髓损伤，其中胸腰段最为多见，下颈段次之。上颈段、胸段和腰段则较少见。

第三节 病 理 学

脊髓原发伤后数分钟到数周内，其主要机制有细胞继续缺血性死亡、电解质紊乱和水肿。在受伤后最初 15min 机械损伤致细胞溶解和突触或非突触间的运输，出现细胞外谷氨酸盐及其他刺激性氨基酸浓度急剧升高，高于正常水平 6~8 倍，由于谷氨酸盐受体激活等原因脂质过氧化和氧自由基产生，一种不同于缺血坏死的继发性细胞程序性死亡发生，导致反应性神经胶质过多，包括神经胶质纤维酸性蛋白增加和星状胶质细胞增殖。24h 内中性粒细胞（分泌髓过氧化物酶）从外周循环侵袭脊髓实质，同时 48h 内淋巴细胞（分泌不同的细胞因子和生长因子）浓度达到顶峰。炎性细胞的侵入使局部细胞因子和趋化性细胞因子的浓度增加。接着损伤区神经再生的抑制因子和 / 阻断物质浓度也增加，导致更大范围的细胞死亡。脊髓原发伤后数天至数年，主要机制有细胞程序性死亡范围扩大，一些受体及离子通道浓度和活性改变，瘢痕出现（25%），脱髓鞘导致传导功能受损，囊性变（约 20%），脊髓空洞区域扩大，受损区及附近轴突再生反应（不超过 1mm），神经冲动传导通路改变。目前研究的重点是细胞凋亡、细胞内蛋白质合成、抑制性和兴奋性氨基酸机制及其在各种病理途径中调节继发性损伤的机制。但确切的机制目前尚不清楚，尚需运用现代分子生物学技术等进行深入的研究，才能揭示脊髓继发性损伤的机制。

第四节 临 床 表 现

脊髓损伤无论是否完全横断，急性期都可表现为伤后立即出现损伤水平以下运动，感觉和括约肌功能障碍。因此，在临床上应注意患者的损伤平面。脊柱骨折的部位可有后突畸形，伴有胸腹脏器伤者，可有休克等表现。

一、不完全损伤

在损伤平面三个节段以下残存任何感觉或运动功能。

（一）不完全损伤的体征

1. 脊髓颈段或胸段损伤，存在下肢感觉（包括位置觉）或随意运动。

2. “骶部保留（鞍区回避）”，即肛周感觉、肛门括约肌自主收缩或足趾自主屈曲存在。需要注意的是，如仅保留骶神经反射（如球海绵体肌反射），则不能称为不完全损伤。

（二）不完全损伤的类型

1. 中央脊髓综合征 是脊髓不完全损伤的最常见类型。常见于老年人，尤其常见于患有骨质增生（前方）和黄韧带增生（后方）所致后天性椎管狭窄的患者发生急性过伸性损伤。中央脊髓综合征可能伴发或不伴发颈椎骨折或脱位，也可能与急性创伤性椎间盘突出相关。临床表现与脊髓空洞症有一定相似性，通常上肢瘫痪重于下肢，损伤平面以下表现为分离性感觉障碍，即痛觉和冷热觉消失，触觉和深感觉保存，并多伴有括约肌功能障碍。

2. 脊髓前索综合征 亦称脊髓前动脉综合征。可能由脊髓前动脉阻塞或脊髓前方压迫引起，如脱位的碎骨片或创伤性椎间盘突出。损伤平面以下截瘫及分离性感觉障碍，即痛觉和温觉丧失（脊髓丘脑束受损），但保留本体觉、触觉。

3. Brown-Sequard 综合征（脊髓半切综合征） 表现为损伤节段以下同侧肢体瘫痪及本体感觉、振动觉、两点分辨觉障碍，对侧损伤平面以下 1~2 节段痛、温觉丧失，但粗触觉保留。

4. 脊髓后索综合征 表现为损伤平面以下深部感觉消失，两侧运动障碍，以及肢体和躯干的疼痛和感觉异常（通常是烧灼感）。

二、完全性损伤

休克期过后，脊髓损伤水平呈下运动元损伤表现，而损伤水平以下为上运动元损伤表现，肌张力增高、肌反射亢进、出现病理反射、无自主运动、感觉完全消失和括约肌障碍。脊髓各节段完全性损伤临床表现如下：

（一）上颈段脊髓损伤

四肢瘫痪，由于膈肌和肋间肌瘫痪，可出现呼吸困难、咳嗽无力、死亡率较高。

（二）下颈段脊髓损伤

双上肢表现为下运动神经元瘫痪，肌肉萎缩、腱反射低下，可有麻木、下肢呈痉挛性瘫痪。

（三）胸段脊髓损伤

有明确的感觉障碍平面（脊髓休克后消失），双下肢呈痉挛性瘫痪，两侧对称。

（四）胸腰段脊髓损伤

感觉障碍在腹股沟的上方和下方，双下肢呈痉挛性瘫痪，膀胱及肛门括约肌失控，大小便失禁。

（五）马尾神经损伤

腰椎 3~5 损伤时，造成马尾神经功能障碍大多为不完全性的，双下肢大腿呈弛缓性瘫痪，大小便失禁。

三、脊髓震荡

表现为损伤平面以下感觉，运动和括约肌功能不完全神经功能障碍，持续数分钟至数小时后恢复正常。

四、脊髓休克

损伤水平以下感觉完全消失、肢体弛缓性瘫痪、尿潴留、大便失禁，各种深浅反射消失。这是损伤水平以下脊髓失去高级中枢控制的结果。一般 24h 后开始恢复，如出现反射，但完全度过休克期需 2~8 周。

第五节 神经系统评估

一、概述

对损伤平面进行评估需熟练掌握骨性脊柱与脊髓、神经之间的关系。由于存在 8 对颈神经，但只有 7 节颈椎，所以第 1~7 对颈神经在对应颈椎的椎弓根上方出椎管，而第 8 对颈神经在第 7 颈椎的椎弓根下方出椎管；其余胸神经、腰神经和骶神经在对应椎体的椎弓根下方出椎管。另外，由于在生长发育中脊柱生长较脊髓快，因此脊髓与脊柱存在以下关系：颈 1~4 脊髓与同序椎骨同高；颈 5~ 胸 4 脊髓比同序椎骨高 1 个椎骨；胸 5~ 胸 8 脊髓比同序椎骨高 2 个椎骨；胸 9~ 胸 12 比同序椎骨高 3 个椎骨；腰 1~ 腰 5 平对胸 10~ 胸 12 椎体；骶 1~ 尾 1 平腰 1 椎体。

二、美国脊柱损伤协会损伤量表

美国脊柱损伤协会（ASIA）损伤量表详见表 12-5-1。

表 12-5-1 ASIA 损伤量表

分级	描述
A	完全：无任何运动或感觉功能
B	不完全：病变层面以下有感觉，但无运动功能
C	不完全：病变层面以下存在运动功能（层面以下多半数肌群肌力 <3 级）
D	不完全：病变层面以下存在运动功能（层面以下多半数肌群肌力 ≥3 级）
E	正常：运动和感觉功能正常

三、其他检查

（一）直肠检查

检查者佩戴手套进行肛门指检，检查直肠外括约肌：

1. 记录患者感觉存在或消失。如患者有任何感觉均提示损伤不完全。

2. 记录括约肌放松时的张力、有无自主收缩以及收缩时的张力。

（二）球海绵体肌反射

是一个由 S_2~S_4 神经根传递，经脊髓多突触介导的反射。挤压男性龟头或牵拉导尿管（男、女均可）可引起肛门括约肌反射性收缩。球海绵体反射的存在通常被认为是脊髓不完全损伤的指征，但仅存在球海绵体反射往往预后较差。以下情况可导致反射减弱：

1. **脊髓休克** 当骶上脊髓损伤脊髓休克时，可出现球海绵体反射消失。有报道显示球海绵体反射的恢复是脊髓休克缓解的早期临床指征。

2. 损伤累及马尾或脊髓圆锥。

第六节　诊　断

对脊髓损伤的诊断，根据损伤病史、体征，进行局部和神经系统检查作出正确诊断并不困难。同时作好全身检查，及时发现休克及胸、腹腔脏器合并损伤，掌握病情变化作出及时而正确的处理。

一、X线片

应拍正位、侧位和双侧斜位片，观察：①脊柱的整体对线、排位；②椎体骨折，脱位的类型；③附件有无骨折；④椎间隙有无狭窄和增宽（分别提示椎间盘突出和前纵韧带断裂）。

二、脊髓造影

可以发现X线片不能发现的脊髓压迫因素，可显示蛛网下腔有无梗阻，脊髓受压迫的程度和方向，神经根有无受损。

三、CT

轴位CT可显示椎管的形态，确定脊髓有无受压及受压的程度，对骨折和椎管狭窄情况提供准确的诊断依据。腰椎穿刺注水溶性造影剂后再行扫描，可清楚地显示突出的椎间盘及脊髓受压移位的情况，当脊髓水肿增粗时，环形蛛网下腔可变窄或消失。

四、体感诱发电位

刺激周围神经（上肢为正中神经或尺神经；下肢为胫神经或腓总神经），经过脊髓传导，在大脑皮质相应的感觉去可记录到电位变化，受伤24小时以后检查，不能引出诱发电位，且经数周内连续检查似无恢复者；表明为完全性损伤；受伤后即能引出诱发电位，或者经过一段时间能够引出异常电位波者，表明为不完全性损伤。此项检查对脊髓损伤的诊断和预后估计均有帮助。

五、MRI

有助于了解脊髓受损的性质、程度、范围，发现出血的部位及外伤性脊髓空洞，脊柱矢状面成像可直接观察到脊髓损伤全貌和周围结构的受损程度，脊髓震荡多无阳性发现。脊髓挫伤在T_1加权图像脊髓外形增大，可见脊髓内信号不均匀及局限的低信号水肿区。在T_2加权脊髓中心和周围为高信号。

第七节　治　疗

脊髓损伤的主要死因是误吸和休克。早期处理应优先评估气道，接着评估呼吸、循环和控制出血，上述过程之后可进行简单的神经系统查体。另外，除早期的直接损伤外，后期的继发性损伤是引起脊髓神经功能障碍的主要原因。脊髓损伤患者的治疗包括急救搬运、药物治疗、手术治疗、细胞移植及综合康复训练等。治疗原则是在保证生命安全下，防止病情加重，力争恢复或改善脊髓功能，并积极预防和治疗并发症。

一、急救搬运

在现场急救和搬运脊柱脊髓损伤患者过程中，掌握正确的搬运方法对防止加重损伤有极其重要意义。据统计，继发于脊柱损伤的神经功能损害中，25%是搬运不当引起。通过正确的现场急救，可预防脊髓损伤进一步加重继发瘫痪，预防不全性瘫转变为完全性瘫，为后继治疗和康复奠定良好基础。在发达国家，完全性脊髓损伤与不完全性脊髓损伤的比例正在逐渐下降，由过去的1∶1降至3∶7，而我国完全性与不完全性脊髓损伤的比例一直维持在7∶3左右。国内完全性脊髓损伤比例高的原因，与对脊髓损伤患者的急救、搬运程序有关。不完全性脊髓损伤患者可因急救处理不当成为完全性脊髓损伤，造成脊髓功能不可逆性损伤；完全性脊髓损伤患者可因急救处理不当造成脊髓损伤平面升高。对于颈髓损伤患者，每上升一个颈髓节段即代表康复目标明显降低和残疾程度明显加重，其后果是外科手术或康复训练难以弥补的。

因此，脊髓损伤的早期预防和急救搬运比治疗更重要。正确的搬运截瘫患者的方法，应由3人位于患者的一侧，同时将患者水平抬起，放在木板上，尽快送到专科医院。在转运时应优先注意脊柱制动，以防止脊柱发生主动或被动活动。转运过程中密切观察患者的呼吸、循环情况，可给予鼻导管或面罩吸氧，如果气道情况差或通气不足的患者，必要时行气管插管；如出现低血压可给予多巴胺升压药物。

二、非手术治疗

（一）颅骨牵引

适用于颈椎骨折脊髓损伤，争取在住院后2~5小时内完成。应用Crutchfield颅骨牵引钳，牵引重量由4kg开始，每10min增加2kg，最多不超过20kg。并将床头垫高，借患者体重进行反牵引，经X线片证实复位后，若不需进一步手术治疗，则以5~8kg维持1~2周，待纤维愈合后改用其他支具制约，如颈圈、颈胸支架固定3个月。

（二）手法整复

适用于胸椎骨折和脱位。前后脱位者，取俯卧位，两下肢各由一人牵引，并逐渐抬高，使脊柱后伸，然后按压背部使之复位。经摄片证实复位后，再轻轻翻身仰卧，局部垫一软枕使之呈过伸位。如伴有侧方脱位，取侧卧位（上位椎体移向的一侧在下），下方垫枕，由两人各牵一下肢向上方弯曲脊柱，术者按压下位脊椎，可以复位，然后改俯卧位，按前述方法整复前后脱位，最后仰卧保持过伸位。

（三）逐步垫高法

适用于胸腰段脊柱骨折和脱位。患者仰卧，背部骨折处垫以软枕，使脊柱呈过伸姿势，并逐步垫高，增加过伸，达到复位。一般需要2个月才能使复位稳定。在此期间要定时翻身并维持过伸位。

三、药物治疗

（一）甲泼尼龙（methylprednisolone，MP）

是一种合成的中效糖皮质激素，其治疗机尚不完全清楚。目前，使用大剂量MP正在逐步减少。

（二）神经节苷脂（monosialotetr-ahexosyl ganglioside，GM-1）

是一种含唾液酸糖鞘脂，在中枢神经系统高浓度表达。外源性神经节苷脂可透过血－脑屏障发挥主要生物学效应，保护神经细胞膜Na^+-K^+-ATP酶，减轻水肿，抑制神经细胞钙内流，起到稳定膜结构和功能作用；还可以刺激突触生成，促进轴突生长，改善神经传导。有研究认为，早期大剂量甲泼尼龙冲击联合神经节苷脂治疗急性脊髓损伤，对于抑制脊髓继发性损伤的发生、发展及促进患者神经功能的恢复有积极意义。但关于GM-1的应用时机、给药时间、与甲泼尼龙的最佳配伍剂量仍需进一步研究。

（三）脱水治疗

如甘露醇、呋塞米（速尿）等脱水药物，此类药物主要是排除损伤组织中的细胞外液，减轻脊髓水肿，但对血－脑屏障无明显改变，作用效果短暂。

（四）阿片受体阻断剂

阿片受体在SCI中的作用是通过κ受体所致，使脊髓血流自动调节能力丧失，脊髓血流减少，加重微循环障碍。纳洛酮和促甲状腺激素释放激素都是阿片受体拮抗剂。大剂量阿片受体阻断剂可以阻止脊髓内源性阿片肽释放，纠正脊髓损伤引起的低血压和缺血，改善能量代谢，恢复神经功能。

（五）神经生长因子（nerve growth factor，NGF）

神经生长因子能够促进发育中的交感和感觉神经细胞分化与成熟，维持神经元的正常功能，促进神经元突起的生长，并对突起向神经纤维的生长有诱导性，对交感和周围感觉神经纤维的发育有重要作用。通过刺激Bcl-2的表达以及抑制bax蛋白从而抑制神经细胞的凋亡以保护受损的神经组织，其中胶质细胞源性神经生长因子（glial cell line-derived neurotrophic factor，GDNF）是近几年来发现的机体产生的具有调节神经细胞生长、分化、凋亡的一类可溶性蛋白质，是目前特异性最强的多巴胺（DA）能神经营养因子，分布于大部分的脊髓组织。

（六）一氧化氮合酶（NOS）抑制剂

一氧化氮合酶（NOS）抑制剂通过抑制NOS合成途径从而降低神经系统内一氧化氮的浓度来发挥作用。此类药物如亚硝基左旋精氨酸甲酯，将其在蛛网膜下腔适量注射，可减少神经元的死亡，而大剂量则影响一氧化氮释放，加重组织缺血，致使脊髓进一步损伤。

（七）抗去甲肾上腺素类药物

减轻脊髓内微血管痉挛、抑制脊髓中央灰质出血坏死的形成与扩散，从而减少继发性脊髓中央出血坏死。利血平(具有阻止多巴胺转换成去甲肾上腺的作用),左旋多巴在临床使用中发现也有抗去甲肾上腺素的作用。

(八)自由基清除剂

SCI后,氧自由基增加是继发性SCI的重要机制之一。维生素E、维生素C、甘露醇、皮质类固醇、谷胱甘肽、褪黑素等都有抗自由基的作用,可减轻对脊髓的破坏作用。临床上常用的甘露醇不但具有脱水、减轻水肿的作用,而且在抗自由基方面也具有独到的功效。

(九)兴奋性氨基酸受体拮抗剂

已经有实验证明发生SCI后,脊髓组织产生的兴奋性氨基酸浓度升高,而高浓度的兴奋性氨基酸具有毒性效应,可以引起继发性生理病理变化,对脊髓继发性损伤有重要影响,原因是在脊髓损伤后神经系统起主要作用的兴奋性受体的是N-甲基-D天门冬氨酸(NMDA)受体。已有相关实验证明N-甲基-D天门冬氨酸的竞争性受体拮抗剂D-APT和非竞争性受体拮抗剂GK-11、MK801等在实验性脊髓损伤能减轻组织水肿,对脊髓起到保护作用,防止脊髓进一步损害。

(十)丙戊酸(valproic acid,VPA)

有实验表明,VPA在体外细胞培养中有抗细胞凋亡、促进神经干细胞(NSCs)向神经元分化,抑制NSCs向神经胶质细胞分化的作用。脊髓损伤后神经元不能再生的重要原因是胶质瘢痕的形成,VPA还能减少胶质瘢痕的形成。

四、高压氧和局部低温疗法

高压氧可以使脑血管收缩,保持在最低水平,减少脑组织水肿和脑疝,对脊髓也有一定效果,防止脊髓水肿,增加组织内氧含量,改善局部细胞的缺氧作用,促进损伤部位新生成的纤维细胞胶原合成,调整酶系统因缺氧导致的破坏。脊髓损伤后4~6h即可开始使用,以2~2.5kPa的高压氧治疗,2h/天,每天两三次,持续10~14天可有一定效果。注意出现耳鸣、恶心、头痛等氧中毒征象时,应及时停止。局部低温治疗可以延缓损伤部位代谢和减少耗氧量,通常采用开放式或闭合式硬脊膜外或硬脊膜下冷却液灌洗,温度一般控制在5~15℃。

五、细胞移植和基因治疗

目前神经干细胞移植和基因治疗脊髓损伤正在深入研究中。

六、手术治疗

(一)手术目的

脊柱骨折、滑脱复位固定以恢复脊柱稳定性,骨性减压恢复椎管的容积;髓内外减压解除对脊髓的压迫,减少脊髓的二次损伤,保留脊髓的残存神经功能。

(二)手术适应证及禁忌证

1. 适应证 ①脊髓不完全损伤,症状进行性加重;②影像学显示椎板骨折,椎管内有碎骨片、椎体后缘突入椎管压迫脊髓;③脊髓损伤功能部分恢复后又停顿;④脊髓损伤伴小关节交锁,经闭合复位失败;⑤腰以下骨折脱位,马尾损伤严重。

2. 禁忌证 ①伤势严重有生命危险或合并有颅脑损伤、胸腹脏器伤伴有休克,在休克没有得到纠正之前不宜手术;②X线片、CT等检查无明显骨折脱位压迫,且症状逐渐好转;③当骨折脱位严重超过前后径1/2以上,临床表现为完全截瘫者。

(三)手术方式

根据脊柱骨折、滑脱的节段、脊髓受压的部位不同采用后路、前路或前后联合入路行钉棒、侧块螺钉棒、钢板等复位、内固定。

1. 脊柱骨折内固定 后路短节段四钉固定已成为治疗胸腰椎骨折的可靠方法。有学者提出对胸腰椎爆裂性骨折应向上下延长内固定节段以提高内固定的稳定性,但明显增加手术创伤及过多牺牲正常脊柱运动节段,同时也增加患者的经济负担。Dick等于1994年开始进行段节段伤椎置钉治疗胸腰椎骨折的生物力学实验研究,结果显示六钉结构的轴向承载能力增加160%,抗屈曲能力增加48%,抗扭转能力增加38%。国内封亚平等开展常规经伤椎椎弓根置钉治疗胸腰椎骨折,研究表明:可使椎体骨折即刻复位,减少断钉、断棒、螺钉松动、拔出、后凸畸形等并发症,是治疗胸腰椎骨折的安全、有效方法,值得推广应用。

2. 髓内外减压 术中应结合MRI检查情况,在对脊髓行骨性减压的同时行髓内减压,显微镜下清除髓内骨折片、血肿及液化坏死组织。研究表明脊髓挫裂伤髓内减压十分必要，如同脑挫裂伤脑内血肿、四肢筋膜间隙综合征需要切开减压一样重要。

3. 无骨折、脱位型颈髓损伤的治疗 无骨折、脱位的颈髓"挥鞭"样损伤是一种特殊类型的颈髓损伤，主要由过伸性和过屈性损伤所致。目前倾向早期手术，根据损伤机制不同可选择前路、后路和前后路联合手术治疗。选择合适的术式，尽早手术，可较好地改善颈髓功能，获得较满意的临床疗效。

（四）手术时间窗

神经功能正常的不稳定型脊柱损伤患者，或有进行性神经损伤症状加重者，应尽早于伤后6~8h行开放减压和内固定手术。亚急性期或晚期行髓内外减压术同样有助于恢复脊髓功能，但以亚急性期疗效最佳。

七、早期康复治疗

（一）被动康复训练

术后早期予被动康复训练，如推拿、按摩、针灸、关节活动、四肢气压治疗等，不仅可以降低压疮和血栓性静脉炎发生率，而且有助于神经功能和肢体运动功能恢复。

（二）主动康复训练

术后拔除引流管、病情平稳后即穿戴减负背心进行主动康复训练，如上肢训练、下肢训练、步行训练、生活能力训练、水疗等。封亚平等制定的昆明行走量表可用于脊髓损伤患者术后进行步行康复训练和康复效果评定，该方法简单、实用、易掌握、无需大型康复设施，已在国际上推广应用。

（三）物理治疗

研究表明，早期应用电针治疗脊髓损伤可上调bcl-2mRNA及蛋白的表达，从而抑制细胞凋亡，保护神经细胞。电刺激将外置电场的二极置于损伤处的上下端或周围，或将脉冲电磁场二极置入硬膜外，均可起到治疗脊髓损伤的作用，并且早用比晚用好，不全瘫比全瘫好。

八、并发症及处理

（一）压疮的防治

压疮是外伤性截瘫的严重并发症之一，严重者可以引起感染，甚至死亡。预防关键在于早期护理，每2小时翻身一次，保持皮肤干燥，骨突出部位垫以气圈和海绵。一旦发生压疮，应予积极护理，3、4度压疮久治不愈者，必要时采用转移皮瓣覆盖疮面。

（二）神经源性膀胱

排尿功能障碍是SCI后常见的合并症。

1. 药物治疗 包括作用于膀胱逼尿肌的拟胆碱能、抗胆碱能药物；作用于尿道括约肌的α或β肾上腺素能兴奋剂、阻滞剂，以及减少膀胱传入冲动的神经毒性药物等。

2. 手术治疗 A型肉毒毒素膀胱壁注射术、自体膀胱扩大术、肠道膀胱扩大术等，适用于顺应性差、容量小的神经源性膀胱；尿流改道术如回肠或结肠可控性膀胱手术、膀胱造瘘术等，主要适用于膀胱残余尿量多、长期存在不可逆性肾积水、女性难治性尿失禁等。

3. 肺部感染 肺部感染是截瘫患者，特别是颈以上脊髓损伤患者的常见感染，常导致呼吸困难，排痰不畅，较容易引发肺部感染。预防的方法是勤翻身，鼓励患者多做深呼吸运动及咳嗽，加强吸痰，雾化吸入等治疗。排痰困难和呼吸困难时应做气管切开。

4. 深静脉血栓形成（DVT） 与下列因素有关：缺乏大组肌群产生的泵作用，静脉血液淤滞；创伤后纤维蛋白原增多，血液黏滞度高，脱水，血浆蛋白原激活抑制因子释放增多，使纤溶障碍；下肢不活动，受压导致血管内皮损伤等。DVT常发生在伤后头几个月，表现为下肢水肿，疼痛、皮肤颜色改变、局部或全身发热，最严重的并发症为肺部梗死致死。诊断方法有多普勒超声、静脉造影等。预防措施主要是活动下肢。应用抗血栓药物。一旦出现DVT，应行抗凝治疗。

第八节 预后及展望

高位完全截瘫患者死亡率为49%~68.8%，死亡原因主要为呼吸衰竭、呼吸道梗阻、肺炎。脊髓功能的恢复程度主要取决于受损的严重程度和治疗情况。脊髓完全横断者，神经功能不能恢复。马尾神经受压解除后恢复最好。对完全截瘫的脊柱骨折脱位采用闭合复位，其功能有 10% 恢复，采用手术方法治疗者有 10%~24% 恢复，对不完全截瘫者治疗后功能恢复率为 80%~95%。

急性脊髓损伤早期手术治疗取得令人振奋的效果。这对脊髓损伤的治疗起了重要推动作用。目前的研究距离临床应用尚需时日；许多药物还停留在实验阶段；适宜的细胞移植时间和途径、理想的转基因载体和有效的转染方法尚待进一步探索。

（苏亦兵　王科大）

参考文献

1. 李建军，周红俊，洪毅，等．北京市 2002 年脊髓损伤流行病学调查小组．2002 年北京市脊髓损伤发病率调查［J］. 中国康复理论与实践，2004，10：412-413.
2. 封亚平．脊髓损伤早期处理［J］. 中国现代神经疾病杂志，2016，16（3）：118-122.
3. Halsey AM，Conner AC，Bill RM，et al. Aquaporins and their regulation after spinal cord injury［J］. Cells，2018，7（10）：E174.
4. Kjell J，Olson L. Rat models of spinal cord injury：from pathology to potential therapies［J］. Dis Model Mech，2016，9（10）：1125-1137.
5. American Spinal Injury Association. International standards for neurological classification of spinal cord injury，Revised 2000［M］. 6th ed. Chicago，IL：American Spinal Injury Association，2000.
6. Hurlbert RJ，Hadley MN，Walters BC，et al. Pharmacological therapy for acute spinal cord injury［J］. Neurosurgery，2013，72：93-105.
7. Zhang Y，Zhang WX，Zhang YJ，et al. Melatonin for the treatment of spinal cord injury［J］. Neural Regen Res，2018，13（10）：1685-1692.
8. Saghazadeh A，Rezaei N. The role of timing in the treatment of spinal cord injury［J］. Biomed Pharmacother，2017，92：128-139.

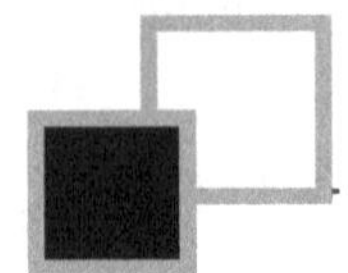

第十三章 周围神经损伤

周围神经损伤(injury of peripheral nerve)比较常见,可造成严重的功能障碍,甚至肢体残疾,治疗上非常困难。自从采用显微外科技术治疗周围神经损伤后,临床治疗效果明显提高。

第一节 生理病理学

一、生理学

周围神经存在着功能上与血-脑脊液屏障相似的屏障系统。这种屏障有两个解剖学部位:神经束膜的内层和神经内膜微血管的内皮细胞。这些内皮细胞紧密连接,其与神经外膜和神经束膜内毛细血管的内皮细胞不同,对许多物质具有非通透性。这种血-神经屏障对维持周围神经纤维的内环境稳定非常重要。

周围神经缺血或外伤时,血-神经屏障首先在神经内膜微血管内皮细胞部位出现渗漏,导致神经内膜水肿。随着神经束内水肿加重,神经束内神经内膜液体压力也增高,产生一种腔隙间隔综合征。这种情形见于多种神经病理过程和神经卡压综合征。

另外,血-神经屏障还具有免疫反应的屏障作用。在中枢神经系统已证实,疾病过程与免疫系统的分布有很大联系。周围神经系统的毛细淋巴网存在于神经外膜,它们与神经束膜间隙和内膜间隙并无联系。所以,神经束膜起着抵御疾病和感染过程的重要屏障作用。损伤、神经移植后的血-神经屏障破坏导致周围神经组织产生免疫反应,从而抑制神经修复和再生。实验已证实环孢素或其他免疫调节剂可减轻神经免疫反应,进而促进神经再生。

这一机制诠释了周围神经神经损伤修复后为什么疗效不尽如人意。神经损伤后血-神经屏障首先不仅在神经内膜微血管内皮细胞部位出现渗漏,导致神经内膜水肿,同时血-神经屏障所具有的免疫反应屏障作用亦遭破坏,从而导致周围神经组织的免疫反应而抑制神经修复和再生。临床上即便神经直接缝合、自体神经移植,有时亦不能完全恢复其全部功能;而异体神经、非神经材料移植体则修复效果大多不甚理想。

二、病理学

周围神经单纯性断裂伤后,其近、远端神经纤维将发生沃勒变性(Wallerian degeneration),表现为远端轴索及髓鞘伤后数小时即发生结构改变,2~3天后逐渐分解成小段或碎片,5~6天后吞噬细胞增生,吞噬细胞清除碎裂溶解的轴索与髓鞘。施万细胞的增生约在伤后3天达到高峰,持续2~3周,使施万细胞鞘形成中空的管道,近端再生的神经纤维可长入其中。近端亦发生类似变化,但仅限于1~2个郎飞结。神经断裂伤后其胞体亦发生改变,称为轴索反应,即胞体肿大,胞质尼氏体溶解或消失。损伤部位距胞体愈近反应愈明显,甚至可致细胞死亡。

伤后1周,近端轴索长出许多再生的支芽。神经两断端相连接时,再生的支芽可长入远端的施万鞘的空管内,并继续以1~2mm/d的速度向远端生长,直到终末器官恢复功能,其余的支芽则萎缩消失,施万细胞逐渐围绕轴索形成再生的髓鞘。如神经两端不连接,近端再生的神经元纤维组织迂曲呈球形膨大,称为假性神经瘤。

周围神经内含有感觉神经和运动神经纤维,二者在神经内相互交叉,修复神经时需准确对合,各自长入相应的远端才能发挥功能。实验研究证明周围神经损伤修复后神经纤维具有定向生长的作用，即伤后神经远端分泌释放一些神经活性物质，可吸收、引导近端再生的感觉纤维和运动纤维分别长入相应的神经远端。神经断伤后其终末器官肌纤维和感觉小体发生萎缩，时间久后运动终板亦同时发生变性、消失而影响功能恢复。

神经修复后要经过变性、再生、跨越神经缝合平面及终末器官生长成熟等过程，然后逐渐恢复其功能。根据周围神经的病理、生理学特点可以看出：周围神经损伤导致神经元和其支配的靶器官冲动和物质交换中断，影响到神经元的生存和功能维持；损伤部位以下的轴突变性引发了神经细胞体及其轴突、效应器在形态、生理、生化等诸多方面广泛而复杂的变化。周围神经的病理、生理学的上述特点，决定了神经修复的效果必然受到一定制约。

第二节 分类与修复方法选择

周围神经损伤现有四种分类方法，Seddon 分类、Sunderland Ⅴ度分类、Mackinnon-Dellon Ⅵ度损伤分类和 Thomas-Holdorff 分类。但常用的是 Sunderland Ⅴ度分类。

一、Seddon 分类法

Seddon 于 1943 年根据神经损伤后其病理改变程度，将神经损伤分为神经震荡、轴突中断、神经断裂三类。Seddon 分类方法简便，对预后有较高的判断价值；但该方法虽被普遍接受，但目前却很少使用。

（一）神经震荡（neurapraxia）

受伤轻微，如轻度牵拉、短时间压迫、邻近震荡的波及等引起的损伤。神经可发生肿胀，但无明显的组织结构改变，不会发生变性。表现为暂时失去传导功能，常以运动麻痹为主，感觉功能仅部分丧失，在数日内常可完全恢复。

（二）轴索中断（axonotmesis）

受伤较重，多为钝性损伤。可因牵拉、骨折、药物刺激、长时间压迫、寒冷或缺血等引起。神经轴索中断或严重破坏，损伤的远侧段可发生 Wallerian 变性。但其周围的支持结构，尤其是内膜管仍保持完整，因此近端再生轴索能够沿原来的远侧端长到终末器官，日后可自然恢复。

（三）神经断裂（neurotmesis）

受伤严重，神经束甚至整个神经干完全离断，多见于开放性损伤、暴力牵拉、神经缺血、化学性破坏等。神经损伤后远段发生 Wallerian 变性，必须将两神经断端对合，方能使再生轴索顺利长入远侧段，恢复终末器官的功能。

二、Sunderland（1951）Ⅴ度分类法

Ⅰ度：仅神经传导功能丧失，神经轴索仍保持完整或有部分脱髓鞘改变。

Ⅱ度：神经轴索中断，损伤的远端发生 Wallerian 变性。但神经内膜管仍完整，从近端长出的再生轴索可沿原来的神经通道长到终末器官，神经功能恢复比较完全。

Ⅲ度：神经束内神经纤维中断，但束膜仍保持连续性。一般出血不多，瘢痕形成较少。损伤远端的神经纤维发生 Wallerian 变性。从近端长出的再生轴索可沿束膜长到远侧端，找寻退变后的施万细胞带，长入其中并到达终末器官，功能恢复较好。

Ⅳ度：部分神经束中断，神经外膜仍完整，外膜内出血可形成小血肿，日后可形成束间瘢痕。中断的远端神经纤维发生 Wallerian 变性，从近端长出的轴索因束间瘢痕阻挡无法长入远端施万细胞带，难以恢复其功能。只有未损伤的神经束可以恢复部分功能。

Ⅴ度：神经完全离断，断端出血、水肿，日后形成瘢痕。神经远侧发生 Wallerian 变性，从近端长出的轴索难以穿过断端间的瘢痕，神经功能无法恢复。

三、Sunderland 分类

Sunderland 于 1951 年提出了一个更为实用的神经损伤分类方法，此将神经损伤分为 5 度。从Ⅰ度损伤到Ⅴ度损伤，损伤程度逐渐加重；不同的损伤程度代表了不同的结构损伤。

Ⅰ度损伤：仅神经传导功能丧失，神经轴索仍保持完整或有部分脱髓鞘改变。临床表现为部分或完全感觉或运动丧失。Ⅰ度损伤是可逆的，没有神经再生过程，神经功能两周或数月后可恢

复。相当于 Seddon 神经震荡。

Ⅱ度损伤：神经轴索中断，损伤的远端发生 Waller 变性。但神经内膜管仍完整，损伤远侧的神经传导中断；从近端长出的再生轴索可沿原来的神经通道长到终末器官，神经功能恢复比较完全。临床表现为完全的感觉和运动功能丧失。

Ⅲ度损伤：神经束内神经纤维中断，但束膜仍保持连续性。一般出血不多，瘢痕形成较少。损伤远端的神经纤维发生 Waller 变性。从近端长出的再生轴索可沿束膜长到远侧端，找寻退变后的施万细胞带长入其中并到达终末器官。临床表现为感觉、运动功能全部丧失。由于再生轴突需要更多地时间穿越纤维屏障，因此，功能丧失的时间比Ⅱ度损伤长，预后比Ⅱ度损伤差，需要手术治疗。

Ⅳ损伤度：轴突、神经内膜、神经束膜连续性均丧失，仅神经外膜相连。中断的远端神经纤维发生 Waller 变性，从近端长出的轴索因束间瘢痕阻挡无法长入远端施万细胞带，难以恢复其功能。此型功能恢复差甚至不恢复，需要手术治疗。

Ⅴ度损伤：神经干完全离断，断端出血、水肿，日后形成瘢痕。神经远侧发生 Waller 变性，从近端长出的轴索难以穿过断端间的瘢痕，神经功能无法恢复。此型需及早行手术治疗。

四、修复方法选择

1. Seddon 分类神经震荡型及 Sunderland 分类Ⅰ度、Ⅱ度损伤时，仅需保守治疗，多可恢复神经功能。

2. Seddon 分类轴索中断型及 Sunderland 分类Ⅲ度损伤时，通常需观察治疗，服用神经营养药物。若观察三个月无明显神经恢复表现时可采取手术探查，根据神经损伤情况可分别采取神经松解、瘢痕切除神经直接缝合、神经移植等方法予以修复。

3. Seddon 分类神经断裂型及 Sunderland 分类Ⅳ度、Ⅴ度损伤时，因周围神经束乃至神经干已完全断裂，应及早进行神经修复术，包括神经直接缝合、神经移植术进行修复。

第三节　临床表现与诊断

一、运动功能障碍

神经损伤后其所支配的肌肉呈弛缓性瘫痪，主动运动、肌张力和反射均消失。关节活动可被其他肌肉所替代时，应逐一检查每块肌肉的肌力，加以判断。由于关节活动的肌力平衡失调，可出现一些特殊畸形，如桡神经肘上损伤引起的垂腕畸形，尺神经腕上损伤所致的爪形手等。

二、感觉功能障碍

皮肤感觉包括触觉、痛觉、温度觉。检查触觉时用棉花接触，检查痛觉时用针刺，检查温度觉分别用冷或热刺激。神经断伤后其所支配的皮肤感觉均消失。

由于感觉神经相互交叉、重叠支配，故实际感觉完全消失的范围很小，称之为该神经的绝对支配区。如正中神经的绝对支配区为示、中指远节，尺神经为小指。如神经部分损伤，则感觉障碍表现为减退、过敏或异常。感觉功能检查对神经功能恢复的判断亦有重要意义，包括触觉、痛觉等检查。

在具有痛觉的区域，可行二点辨别觉检查。患者在闭目状态下，用二点辨别检查器针刺皮肤，检查患者对针刺二点的距离区别能力。不同部位，二点辨别觉的距离亦不同，如手指近节为 4~7mm，末节为 3~5mm，而手掌部为 6~10mm。可用圆规的双脚同时刺激或特制的二点辨别觉检查仪检查。

还有一种实体感觉，即闭目时可分辨物体的质地和形状，如金属、玻璃、棉布、丝绸、纸张等，可以代替视觉。神经损伤修复后，实体感觉一般难以恢复。

三、神经营养性改变

即自主神经功能障碍的表现。神经损伤后立即出现血管扩张、汗腺停止分泌，表现为皮肤潮红、皮温增高、干燥无汗等。晚期因血管收缩而表现为苍白、皮温降低、自觉寒冷，皮纹变浅触之光滑。此外尚有指甲增厚、出现纵嵴、生长缓慢、弯曲等。

另外，汗腺功能检查对神经损伤的诊断和神经功能恢复的判断均有重要意义。无汗表示神经损伤；从无汗到有汗则表示神经功能恢复，而恢复早期为多汗。

四、Tinel 征

又称神经干叩击试验，可帮助判断神经损伤的部位，亦可检查神经修复后再生神经纤维的生长情况。当神经轴突再生尚未形成髓鞘之前，对外界的叩击可出现疼痛、放射痛和过电感的过敏现象。沿修复的神经干部位，到达神经轴突再生的前端为止，患者即出现上述感觉，此为Tinel 征阳性，表明神经再生的到达部位。神经损伤未行修复时，在神经损伤部位亦可出现上述现象。

五、电生理检查

肌电图检查和体感诱发电位对判断神经损伤部位和程度以及帮助观察损伤神经再生和恢复情况有重要价值。肌电图是将肌肉、神经兴奋时生物电流的变化描记成图，来判断神经肌肉所处的功能状态。还可利用肌电图测定单位时间内神经传导冲动的距离，称为神经传导速度。正常四肢周围神经传导速度一般为每秒 40~70m。神经损伤时神经传导速度减慢，甚至在神经断裂时为 0。当然，肌电图检查也会受一些因素的影响，其结果应与临床结合分析判断。另外，还可采用体感诱发电位检查周围神经的损伤情况及修复后神经的生长情况。

第四节 治 疗

一、基本原则

周围神经损伤多需通过手术进行治疗，其治疗原则为尽早恢复神经的连续性及良好的缝合神经。

（一）闭合性损伤

闭合性损伤多为牵拉伤、钝挫伤，往往造成神经震荡或轴索中断，尚未到神经断裂的程度，大多数可不同程度地自行恢复。临床上可根据肌电图检查及 Tinel 征来判断。对暴力程度轻、临床症状较轻者一般可观察 3 个月；若超过 3 个月仍未见恢复，应手术探查以明确不能自行恢复的原因。对于暴力严重、临床判断已属 Sunderland Ⅳ度、Ⅴ度的损伤，应早期手术探查。

（二）开放性损伤

原则上按损伤的程度、伤后时间、创面有无污染、有无复合损伤等决定神经损伤的修复时机。

1. 一期修复（primary repair） 指在伤后 6~8h 内即行神经修复。一期修复的优点是解剖清楚，神经损伤段或残端易于辨认，断面损伤程度易判定，断端整齐，较少有张力，易于对合。若不能行一期修复，为避免日后神经退缩，可将神经断端与邻近软组织做暂时固定，以利于二期神经修复时寻找。

2. 延迟一期修复（delayed primary repair） 因多发伤复合性损伤而全身情况欠佳、伤口污染或缺损严重、清创时不能行神经一期修复时，可留待伤口愈合后 2~4 周内行神经修复手术。

3. 二期修复（secondary repair） 伤后 1~3 个月内修复。常因急诊时神经损伤合并肌腱、骨骼或皮肤的严重缺损而需先行修复，或由于早期清创时神经损伤被遗漏。此时，神经残端多已形成神经瘤样改变，手术时容易识别而加以切除。切除神经瘤后多有神经缺损，一般需神经移植修复。

4. 功能重建（functional reconstruction） 对于不可逆转的晚期神经损伤，其神经远端萎缩明显，施万细胞常会萎缩，终末器官亦萎缩纤维化，故神经修复的效果差。多神经损伤者尤为明显，可考虑作肌腱移位（transfer of tendon）等矫形手术。

一般认为，神经修复的最佳时间是在神经损伤后 3 个月之内。然而，3 个月以上甚至长达两年以上仍可能有一定的恢复机会。过去将两年作为神经修复的最后期限，然而近年来大量的临床实践证明，运动与感觉的终末器官失神经支配两年以上，虽有明显的萎缩，修复后仍有一定程度的功能恢复，至少可恢复肢体的部分保护性感觉（protective sensation）功能。

二、修复方法

神经修复技术

周围神经损伤的修复方法较多，临床应根据神经损伤类型、性质、部位等不同情况而酌情选用。

1. 神经松解术（neurolysis） 主要目的是将神经从周围的瘢痕组织及神经外膜内的瘢痕组织中松解出来，解除神经纤维的直接受压，以改善神经的血液循环，促使神经功能的恢复。神经松解术有二种：解除神经外膜以及外层周围组织的瘢痕压迫的方法，称为神经外松解术；松解神经束间的瘢痕，解除神经束的压迫，称为神经内松解术。神经松解术应在手术显微镜下进行，必须十分细致谨慎，以防伤及正常神经束。

2. 神经缝合术（neurorrhaphy） 神经缝合术的方法有神经外膜缝合、神经束膜缝合及神经束膜外膜联合缝合三种。

神经外膜缝合方法简单易行，对神经的损伤小、抗张力强，可减少混合神经由于束膜缝合而可能导致的功能束错位对接。因神经内的神经纤维在神经束内下行过程中互相穿插、交换及组合，故缝合时难以做到或难以维持神经主要功能束的准确对合，因而导致两断端缝合口间神经束常发生扭曲、重叠、交错等现象。有时两神经端常留有间隙而结缔组织增生，影响神经再生轴突的通过。神经外膜缝合术主要适用于周围神经近端（混合神经束）损伤的缝合，如臂丛神经、臂部神经和下肢坐骨神经等。神经束膜缝合或神经束膜外膜联合缝合主要适用于周围神经远端损伤的缝合，此部位的神经功能束（感觉、运动）多已明显分开，采用此方法可准确对接神经束，如腕部正中神经和尺神经，腘部腓总神经和胫神经等。

3. 神经移植术（nerve grafting） 神经损伤缺损若超过 2~4cm 或该神经直径的 4 倍以上，难以通过两断端游离、关节屈曲或神经改道移位等方法修复时，常需行神经移植术。根据移植神经段的组成和缝合方法分为：①神经干移植术：是将直径相似的移植神经段置于神经缺损处，然后离断神经远近端分别以外膜或束膜外膜法进行缝合；②束间神经电缆式移植术：是指采用较细小的神经支移植修复较粗大神经干缺损时，将移植神经裁剪组合成所需的束组数，再分别将裁剪的神经束组于两端先缝合数针固定，形成与缺损神经干直径相似的一段“神经干”，以增加神经束组的数目，便于神经两端的缝合及更有利于神经功能的恢复。

对于神经缺损距离较长（15cm 左右）或移植神经基床血液循环较差者，可采用吻合血管的神经移植术。移植神经供区有带桡动脉的桡神经浅支移植、带腓浅动脉的腓浅神经移植等。还可采用小隐静脉动脉化的腓肠神经移植进行修复。

同种异体或异种异体神经移植术，由于免疫排斥反应等问题限制了其临床应用。其他尚有自体非神经组织的生物材料（骨骼肌、静脉、羊膜、筋膜、神经膜管）及非生物合成材料（聚乙醇酸、多聚丙酸管、硅胶管）等桥接神经缺损的方法。这些方法在实验室均取得了良好的效果，但临床应用上还未见成熟的经验报道。

4. 神经移位术（transposition of nerve） 神经近端毁损无法缝接者，可将另一束不重要的神经或部分正常的神经断离，将其近端移位到较重要的、需恢复肌肉功能的损伤神经远端上，使失神经支配的肌肉功能恢复。如臂丛神经根部撕脱伤后可采用副神经、膈神经、颈丛神经运动支、肋间神经甚至健侧第七颈神经根等移位到上肢重要的损伤神经的远端上。

5. 神经植入术（implantation of nerve） 神经受到严重的撕脱伤、牵拉伤或火器损伤，造成神经远端支配的终末效应器及所支配肌肉的入肌点或感觉受体的毁损，表现为仅有神经近端完好，但无法直接与支配效应器的远端神经缝接修复，不能恢复终末器的功能。为解决这一难题可将运动神经的近端分成若干束植入失神经支配的肌肉中形成新的运动终板，恢复部分运动功能；将感觉神经近端分成若干束植入支配区皮肤真皮下，形成新的感觉受体而恢复感觉功能。

6. 非神经组织移植（non-neural tissue grafting） 近年，具有良好生物相容性的高分子人工合成材料，如人工合成硅胶管、人工合成高分子材料制品等，对神经再生具有诱导作用，但多用于神经缺损修复的实验研究。自体静脉体及肌肉桥接体作为自体组织用于修复神经缺损，临床上虽有应用报道，但手术疗效均不肯定，限制了其临床应用。

组织工程神经为采用组织工程学的方法构建、可完全替代自体神经组织修复周围神经缺损的神经移植物，近年来成为神经领域研究的热点。组织工程神经移植目前仍处于研究阶段，用作替代自体神经移植的组织工程神经移植物迄今尚没有成熟的产品。真正应用于临床还要走很长的路，还有许多基本的科学问题有待进一步深入研究。

第五节 影响神经修复功能的因素与防范

一、影响因素

影响神经再生的各个环节都可能最终影响到周围神经的功能恢复。其影响因素是多方面的、复杂的。对同一患者来说可是单一因素，也可是多种因素。

（一）神经损伤原因和性质

此项对评价神经修复后的疗效关系密切。如玻璃伤或锐器伤神经断面整齐清洁，神经修复后疗效较好。火器性伤由于高速投射物对神经的震荡神经受损范围较广，虽切除受损神经断端但疗效较差。又如牵拉、挤压性神经损伤范围更为广泛，其神经修复后的疗效较差。

（二）神经损伤部位

大量临床病例观察到：凡是神经损伤的部位越靠近远心端，修复后的功能恢复越好；相反神经损伤越靠近近心端，神经修复功能越差。其原因如下：

1. 损伤部位高时，由于离神经元较近，可引起大量神经元坏死，严重影响功能恢复。

2. 损伤的部位越高，远端的退行性变的神经纤维越长，再生的神经纤维长到终末器官所需要的时间也就更长。而长时间失神经支配的肌纤维发生萎缩，皮肤感受器退行性变更严重，手术后功能恢复较差。

3. 从神经干的功能解剖角度看，近侧段神经多为混合神经束，神经缝合后不同功能的神经纤维错长的机会较多而影响疗效。而在肢体远端的神经伤感觉束与运动术束已分开，可行感觉束与感觉束、运动束与运动束分别进行束膜缝合，修复后的功能恢复较好。

（三）神经修复时机

神经损伤的修复时间也直接关系到神经修复后的疗效。长时间未能修复的神经远端神经发生蜕变、神经干内纤维化，神经膜管受到压迫塌陷和萎缩，即使新生的神经纤维长入，亦难以恢复原来的形态和功能。再则，长期失神经支配肌纤维和皮肤的终末感受器亦会随之蜕变和萎缩。因此，神经损伤后的修复时间越早越好。

（四）不同性质神经伤与修复方式

不同性质的神经伤和修复方式与神经修复后的疗效具有重要关系。上臂平面的桡神经伤的疗效比同平面的尺神经伤的疗效好，因该平面桡神经多为运动束，尺神经为混合束故疗效不如桡神经。前臂下1/3尺神经已自然分束，可分辨出感觉束和运动束，将同类性质的神经束进行束间缝合，其疗效要比外膜缝合好。下肢神经（如坐骨神经、股神经、胫前神经、胫后神经、腓神经）因到达终末器官的路径较长，故修复效果远远不如上肢神经。

（五）神经缺损长度和缝合张力

实验研究证明，在张力下缝合神经可导致神经干的血液循环障碍，从而影响到神经纤维再生及功能恢复。神经缺损 <2cm 者可直接缝合，神经缺损 >2cm 者应进行神经移植术修复。神经移植的长度亦关系到神经功能恢复。移植神经短的疗效比移植神经长者好，因神经移植有两个吻合口，如果移植物太长，当再生神经纤维长到远端吻合口时局部已形成瘢痕，从而影响神经修复的疗效。

（六）其他影响因素

患者的年龄对神经修复后的疗效评价亦有直接的关系。临床观察到同类型损伤年龄小者疗效好，而年龄大者疗效差。另外，伤口感染也影响到疗效。局部瘢痕创面血液循环差，亦影响到神经修复后的疗效。

二、防范措施

针对影响神经修复后功能恢复的因素，有针

对性地及早采取相应有效措施加以防范,以消除影响因素或最大限度降低影响神经修复效果的因素。有些影响因素通过防范措施及加以有效干预,则可收到明显成效;但有些影响因素是固定的、原发的,很难有根本性的防范、干预措施。如严重牵拉、撕脱性神经损伤、高位神经(尤其下肢)损伤、感染性及瘢痕性环境中的神经损伤等,即便后期采取干预措施亦收效甚微。然而,大多数神经损伤可通过良好的防范措施将影响神经损伤修复后疗效的因素降低,从而提高修复效果。

(一)强调及早修复

开放性神经损伤应立即行清创探查手术,争取一期修复。临床经验证明,玻璃伤或锐器伤,如果伤口清洁、污染不重,清创后应立即进行神经缝合;如创面污染较重暂时不缝合神经,待创口愈合三周后进行二期神经缝合;对闭合性神经损伤,观察3~6周神经功能未见恢复者,应行神经探查术,术中酌情采用相应修复方式。

(二)密切观察,择机修复

闭合性神经损伤,一般无早期单纯神经探查指征,可先行观察、积极诊断、全面评估,酌情及时手术探查、修复。闭合性神经损伤发生神经完全断裂V度的机会较少,大部分病例(85%)因神经解剖连续性得以保持有自行恢复的可能,允许先观察3个月行非手术治疗,恢复率可达75%~85%。期间要进行静态与动态的周围神经损伤评估。一般说来,根据神经损伤后明确的临床症状、体征、通过临床系统、全面检查(感觉、运动、出汗、Tinel征等)作出周围神经损伤的临床定性诊断并不难。目前可结合电生理(伤后三周:EMG、NCV、SSEP/SNAP)、影像学检查(肢体、颈椎、胸部X片、脊髓造影CT、MRI、B超等)手段可进行诊断。如果经过一定时期观察无恢复迹象,应尽早行手术探查。

(三)神经缝合无张力修复

无张力下缝合神经是神经修复的基本原则。周围神经断伤后对位缝合的张力将直接关系到神经再生的质量。张力下的神经可导致神经牵拉,牵拉的张力可沿神经干双向传递;故损伤范围广,有时可导致整条神经丧失功能,甚至波及低级中枢发生弥漫性神经内纤维化。有学者指出:神经延长8%最先发生静脉血流缓慢、血流量下降,为低张力极限;神经延长15%时血流完全停止,为高张力极限。因此,临床上神经缝合强调应在无张力下进行。一期无张力端端缝合神经功能恢复最理想。无张力神经缝合优于神经移植。屈曲关节、广泛游离神经或行神经改道等方法可以缩短神经距离,有助于促神经直接缝合。

(四)神经修复方法的选择

1. 总体修复原则

(1)近心端神经采用外膜缝合法,远心端神经采用束膜缝合法。

(2)单纯神经(感觉、运动)采用束膜缝合法,混合神经采用外膜缝合法。

2. 修复方法选择

(1)神经断伤尤其切割伤时,应选择神经直接缝合(外膜法、外膜束膜联合缝合法)。

(2)若神经缺损不多、通过关节屈曲和适当游离神经后神经两断端可以直接接触者,仍可考虑直接缝合。

(3)若神经缺损较大不能直接缝合时,应采用神经移植(游离自体神经、带血供神经)。

(4)如果神经移植受区瘢痕严重,将影响移植神经的成活,此时应采用带血供的神经移植。

(5)对于连续性存在的神经损伤(多为神经卡压和神经牵拉伤),若为卡压,应首先解除一切造成神经卡压的因素,如韧带、异常的纤维束带或肌肉等;若神经连续、外膜增厚、神经内水肿纤维化、神经质地变硬时应行神经外或神经内松解术;卡压严重时神经内神经束断裂、仅神经外膜相连时,应切除卡压端行神经直接缝合。

(6)神经根撕脱伤,如臂丛根性撕脱伤可根据不同神经根撕脱的具体情况,选择丛内神经移位术(残留神经根移位、同侧颈7神经根移位、尺神经或正中神经部分束移位、神经肌支移位等),或丛外神经移位术(膈神经移位、副神经移位、肋间神经移位、颈丛运动支移位、健侧颈7移位等)。

(裴国献)

参考文献

1. 洪光祥，裴国献．中华骨科学·手外科卷［M］．北京：人民卫生出版社，2010.
2. 王成琪．王成琪显微脑外科学［M］．济南：山东科学技术出版社，2009.
3. Gibert A.Indicatons and strategy//Gilbert A.Brachial plexus injuries［M］. London: Martin Duniz, 2001.
4. Chuang DCC, Mardini S, Ma HS.Surical strategy for infant obstetrical brachial plexus palsy: experiences at Chang Gung memorial hospital［J］. Plast Reconstr Surg, 2005, 116: 132-142.
5. Green DP, Hotchkiss RN, Pedrson WC , et al.Green's operative hand surgery［J］. Philadelphia, Churchill Livingstone, 2005: 1113-1196.

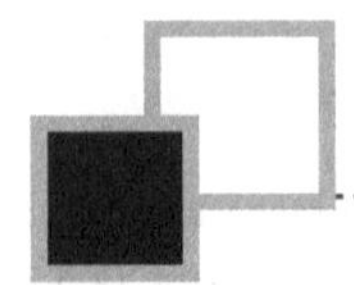

第十四章　颅内肿瘤总论

颅内肿瘤（intracranial tumor）是指发生于颅腔内的肿瘤性病变，既有神经系统肿瘤（起源于神经上皮组织、脑神经和脊旁神经、脑膜、生殖细胞的肿瘤、淋巴和造血组织肿瘤、蝶鞍区的颅咽管瘤与颗粒细胞瘤以及转移性肿瘤），也有非神经系统肿瘤（内分泌系统的垂体腺瘤、颅内延伸生长的脊索瘤等）。颅内发生的表皮样囊肿、皮样囊肿或类肿瘤病变。颅内组织形成的肿瘤称为原发性颅内肿瘤；从身体远隔部位转移或由邻近部位延伸生长至颅内的肿瘤称为继发性颅内肿瘤。根据生物学行为的不同，又分为良性颅内肿瘤和恶性颅内肿瘤。

第一节　流行病学

颅内肿瘤流行病学调查主要依靠“以人群为基础”及“以医院为基础”的肿瘤登记。前者可反映出目标人群中不同性别、种族和地区的颅内肿瘤发病率及死亡率等信息，指导神经系统肿瘤的病因学及发病规律研究及公共卫生政策的制定；后者收集了颅内肿瘤不同病种及不同病理类型的诊疗方法以及患者转归和结局的信息，为评价不同医院颅内肿瘤的诊治水平和指导临床研究提供基础数据。

国际癌症研究机构和国际癌症登记协会共同负责“以人群为基础”的世界肿瘤流行病学调查。按照2009年出版的《五大洲癌症发病率》，2002年全球原发性脑和中枢神经系统恶性肿瘤的年发病率，男性为3.7/100 000，女性为2.6/100 000；发达国家年发病率（男：5.8/100 000，女：4.1/100 000）高于欠发达国家（男：3.0/100 000，女：2.1/100 000）。美国2004—2008年脑肿瘤登记报道，原发性脑及中枢神经系统肿瘤在美国的年发病率为19.89/100 000（0~19岁：5.05/100 000；20岁以上：25.86/100 000），恶性肿瘤年发病率为7.32/100 000，非恶性肿瘤为12.56/100 000。脑及中枢神经系统肿瘤占全身各部位肿瘤的1.4%，在恶性肿瘤引起的死亡中占2.4%。

2012年《中国肿瘤登记年报》报道，脑及中枢神经系统恶性肿瘤占全身恶性肿瘤的2.25%，居第11位；中国人口标准化发病率为4.11/100 000；年龄别发病率从40岁开始高于人口发病率并逐步升高；脑及中枢神经系统恶性肿瘤年龄别发病率在75~79岁年龄组达高峰，为22.77/100 000；在全身恶性肿瘤造成的死亡中，脑及中枢神经系统恶性肿瘤排在第9位。从上述数据可以看出，颅内肿瘤从新生儿到老年人均可发生；年龄别发病率虽在小于20岁人群中最低，但恶性脑肿瘤占所有儿童期肿瘤的7%，约2/3病例发生于15岁以下，发病与致死均仅次于白血病，是最常见的儿童实体性肿瘤。

脑肿瘤的期间患病率反映了某观察期间内总人口中脑肿瘤新旧病例所占比例。资料表明，2000年美国原发性脑肿瘤的患病率为130.8/100 000，而恶性脑肿瘤的患病率为29.5/100 000，良性脑肿瘤为97.5/100 000；2004年原发性脑和中枢神经系统肿瘤的患病率升高至209/100 000，诊疗水平的提高及患者生存期延长应为升高的主因。脑及中枢神经系统肿瘤（不包括淋巴瘤、白血病、垂体腺和松果体腺肿瘤）一生的患病风险男性为0.67%，女性为0.54%；病死风险男性为0.48%，女性为0.38%。

颅内肿瘤发病的构成比资料可以从“以医院为基础”的脑肿瘤登记中获得。国内有关颅内肿瘤构成资料并非基于全国范围的“以医院为基础”的肿瘤登记，故仅供参考。根据我国12个医院神经外科22 547例颅内肿瘤的统计结果，颅内肿瘤男性患病略多于女性，男女患者之比为

1.89∶1。某些颅内肿瘤以女性多见，如脑膜瘤、垂体腺瘤。从病种构成看(依当时神经系统肿瘤分类)，神经上皮组织肿瘤最常见，其次为脑膜瘤、垂体腺瘤、施万细胞瘤、神经纤维瘤、先天性肿瘤、转移性肿瘤。儿童颅内肿瘤以星形细胞肿瘤、髓母细胞瘤、室管膜瘤、颅咽管瘤多见；青年人以室管膜瘤、垂体腺瘤、颅咽管瘤等多见；中年人以星形细胞肿瘤、脑膜瘤、许旺细胞瘤多见；老年人则以胶质母细胞瘤、转移瘤多见。成人颅内肿瘤中，幕上肿瘤占71%，幕下肿瘤占29%；而儿童以幕下及中线部位肿瘤多见，其中髓母细胞瘤为最常见的儿童幕下恶性肿瘤。

最新流行病学调查资料出现的一些新变化，应该引起注意。据美国脑肿瘤登记资料，2004—2008年间原发性脑及中枢神经系统肿瘤构成比中，神经上皮肿瘤为31.9%，脑膜瘤为34.7%，垂体腺瘤为13.5%，神经鞘肿瘤为8.5%，淋巴瘤为2.3%，颅咽管瘤为0.9%，生殖细胞肿瘤为0.5%；胶质细胞肿瘤发病的构成比，胶质母细胞瘤占53.9%，胶质母细胞瘤及其他星形细胞肿瘤约占全部胶质细胞肿瘤的3/4。在原发性脑及中枢神经系统肿瘤中，43%病例为男性，57%病例为女性；脑及中枢神经系统肿瘤的年龄别发病率随年龄增长而持续增高，75~84岁达到高峰。这些流行病学变化，脑膜瘤跃居发病率首位的原因，可能与非侵袭性的影像诊断技术的广泛应用，促进了亚临床病灶的发现有关；脑膜瘤的发病率升高也推高了女性颅内肿瘤的患病比例；人类寿命延长及医学诊疗水平的提高，推动了年龄别发病率的持续增高；当然也并不完全排除有新的致病因素出现。中国的肿瘤登记工作经过40余年的摸索已取得了很大进步，尤其是近年来互联网和大数据的进展给登记和研究工作带来诸多便利。

第二节　病　因　学

颅内肿瘤同身体其他部位肿瘤一样，发病原因并不明确。有关病因学调查分为环境因素和宿主因素两类。

环境致病原包括化学致癌物、离子射线与非离子射线、致肿瘤病毒和其他感染因素等。可疑与脑肿瘤发病有关的化学因素包括苯及其他有机溶剂、润滑油、丙烯腈、氯乙烯、甲醛、多环芳香烃、苯酚和酚化合物等，但相关流行病学调查结果并不一致，也难确定各种化学制剂同人类脑肿瘤发病的量效关系。然而，动物实验发现，许多化学致癌物(如具有脂溶性及易透过血-脑屏障的亚硝基脲类烷化剂)可以诱发实验动物的脑肿瘤。

治疗剂量的离子射线是已确认的颅内肿瘤环境致病原，在实验动物模型中也获证实。回顾性调查发现，接受放疗的急性淋巴细胞性白血病儿童，发生中枢神经系统肿瘤的风险是健康人的22倍，累计有2.5%的此类患儿发生中枢神经系统肿瘤；5岁或5岁以下患儿发生脑肿瘤的危险性更高。成人头部接受高剂量离子射线，发生脑膜瘤或其他神经上皮肿瘤的危险性增高，尤其女性。有报道称，经常接受X线照射的医护发生脑膜瘤的危险性也增高。

病毒感染同脑肿瘤发病的关系临床上也有提示。少突胶质细胞和星形细胞如果被人类乳头多瘤空泡病毒的JC亚型感染，可发生进行性多灶性的白质脑病，或并发高级别星形细胞肿瘤。原发性中枢神经系统恶性淋巴瘤的患者，不管是否同时患有艾滋病，均在肿瘤细胞中发现EB病毒。动物实验发现，无论DNA还是RNA病毒，致瘤病毒比化学物质更易诱发易感动物的脑肿瘤。目前已确认的多数人类癌基因同动物肿瘤中分离出的某些逆转录病毒具有序列同源性。人类巨细胞病毒是新近关注的脑肿瘤致瘤病毒。2002年以来的研究发现，多数恶性胶质瘤中存在人类巨细胞病毒序列和病毒基因的表达，这种病毒可能通过与关键信号通路的作用调控胶质母细胞瘤的恶性表型，但其在胶质瘤发生起始事件中的作用还待继续研究。

宿主罹患其他疾病与脑肿瘤多数是合并发生，但脑肿瘤可以是遗传性神经肿瘤综合征的多种病征之一。癫痫患者患脑肿瘤的危险性增加，而症状性癫痫事实上也是脑肿瘤的常见表现之一。女性激素可能同某些脑肿瘤的发生和发展有关。如脑膜瘤的发生、发展与性激素及其受体有关。女性患者在月经周期的黄体期或孕期，脑膜瘤生长可加快；乳腺癌患者中脑膜瘤的发病率也高于普通妇女。基础研究发现，多数初发与复发脑膜瘤标本中均有孕激素和雄激素受体，少数肿瘤标本中发现有低水平的雌激素受体。孕期女性泌乳激素腺瘤相对发生率虽然并不升高，但孕期肿瘤体积可增大，一方面由于肿瘤中血管充盈和细胞内液增多，另一方面与孕期女性体内激素变化也有关。

脑肿瘤的遗传易感性首先是通过对遗传性神经肿瘤综合征、家族聚集发病的脑肿瘤、染色体异常和连锁分析获知。与脑肿瘤发病有关的高外显率的遗传学异常包括：NF1 基因、p53 基因、MMR 基因、APC 基因突变，以及少见的 PTEN、p16（INK4A）/p14（ARF）和 CDK4 基因突变。但这些高外显率的种系突变实际上仅占脑肿瘤发病总危险的 5%。高通量的全基因组分析已经提示，许多单核苷酸多态性为脑肿瘤发病的低危险因素。这些基因多态性涉及 DNA 损伤修复、细胞周期、代谢和炎症等多种信号通路，其中 DNA 修复和炎症信号通路，尤其是 DNA 双链断裂修复亚通路可能在胶质瘤的发生上起重要作用。分子流行病学认为，脑肿瘤发生的起始遗传学事件为 DNA 损伤修复与凋亡基因的突变，随后细胞周期调控和血管形成基因发生体细胞突变；多发肿瘤家族史的患者和早发儿童脑肿瘤患者一般经历此类肿瘤转化步骤。但大多数脑肿瘤的发病为未知的体细胞突变，环境暴露因素和遗传易感性之间相互作用造成了 DNA 损伤累积，并致肿瘤性转化的发生。

病因学研究在脑肿瘤防治中非常重要，未来研究重点可为：①环境因素的找寻和确定。应该说，除了治疗剂量的离子射线照射，迄今还没有毫无争议的环境致病原，在此方面可能还需要更细化的流行病学调查和更深入的研究。移动电话发射的低强度射频波及高压线、变电站等设施发射的极低频电磁场均属非离子射线。一项国际脑肿瘤流行病学调查提示，使用移动电话十年以上人群罹患听神经瘤的概率会提高四倍。随着移动电话的普及，拥有人群低龄化，使用累积时间延长，对其潜在的致病风险必须加以关注和研究。②以微列阵技术为基础的基因表达、比较基因组杂交、甲基化分析和 microRNA 检测等高通量和高解析度的分子生物学方法的建立，结合 DNA 测序，可以帮助识别脑肿瘤发病的遗传易感性位点，建立可以预测脑肿瘤发病风险的遗传病因学。③环境暴露因素和遗传易感性之间的剂量与生物效应关系还无法准确估算；环境暴露不均一性和遗传易感性与肿瘤发生类型之间对应关系也需要研究；转基因动物模型为此提供了良好的技术平台。

第三节　病理分类的回顾、现状与展望

神经系统肿瘤的病理学研究始于 19 世纪中叶。1846 年，病理学之父 Virchow 首先指出，颅内肿瘤具有不同类别，命名了“胶质瘤”“砂砾瘤”，并指出应与硬膜的“肉瘤”区分。1926 年 Bailey 和 Cushing 提出了首个神经系统肿瘤的系统分类。依据胚胎残余学说，神经系统胚胎发育过程中细胞分化如果出现障碍，胚胎残余细胞出生后遂形成肿瘤；凡成熟细胞的肿瘤属相对良性的肿瘤，由胚胎或幼稚细胞组成的肿瘤属恶性肿瘤。神经上皮组织肿瘤被分为十四类，即：髓上皮瘤、髓母细胞瘤、松果体母细胞瘤、松果体细胞瘤、室管膜母细胞瘤、室管膜瘤、神经上皮瘤、极性成胶质（海绵）母细胞瘤、星形母细胞瘤、星形细胞瘤、少突胶质细胞瘤、神经母细胞瘤、神经节细胞瘤、脉络丛乳头状瘤，并把脑肿瘤的病理学（分级）特点同患者的预后相关联。尽管在细胞分化和肿瘤发生方面存在科学局限性，但在颅内肿瘤系统分类上具有里程碑意义。20 世纪中后期，许多学者包括我国学者在脑肿瘤的分类方面也作出了重要贡献，但在分类的概念、组织学标准和应用的分类法方面并不完全相同，不同的分类系统也主要在不同的国家和区域使用。可想而知，不同的中枢神经系统肿瘤分类法使神经肿瘤学的研究与诊治结论的彼此比较进一步复杂化，也给文献阅读和学术交流带来困难。

世界卫生组织（WHO）一直致力于建立一套可以被全球接受和使用的神经系统肿瘤分类和分级系统，并于 1979 年、1993 年、2000 年、2007 年、2016 年相继发布了五版。这五版 WHO 中枢神经系统肿瘤组织病理学分类的演变主要集中在：非肿瘤性病变从分类中删除，废除了根本不存在的

肿瘤病种，修订了个别肿瘤的重复病名，增加了新确认的肿瘤病种和亚型。从第3版开始，不仅对各类肿瘤的病理学特点进行了精确的注释，增加了肿瘤的分子遗传学内容，并简要描述了各类肿瘤的流行病学特点、临床症状与体征、影像学、结局和预测因素。第4版仍将中枢神经系统肿瘤分成神经上皮组织肿瘤、脑神经和脊旁神经肿瘤、脑膜肿瘤、淋巴和造血组织肿瘤、生殖细胞肿瘤、蝶鞍区肿瘤和转移性肿瘤七大类，补充了8个新编码的肿瘤病种和3个组织学亚型，对个别肿瘤进行了再分类或概念的修订，更新了遗传学内容。第5版则将分子分型引入肿瘤诊断，肿瘤也从大体病理诊断进入分子诊断时代，更符合精准医学理念（表14-3-1）。

表 14-3-1 世界卫生组织中枢神经系统肿瘤的分类（2016年）

肿瘤分类	ICD-10	WHO 分级	肿瘤分类	ICD-10	WHO 分级
弥漫性星形细胞和少突胶质细胞肿瘤			多形性黄色星形细胞瘤	9424/3	Ⅰ
弥漫性星形细胞瘤，IDH 突变型	9400/3	Ⅱ	间变性多形性黄色星形细胞瘤	9424/3	Ⅰ
肥胖型星形细胞瘤，IDH 野生型	9411/3	Ⅱ	**室管膜肿瘤**		
弥漫性星形细胞瘤，IDH 野生型	9400/3	Ⅱ	室管膜下瘤	9383/1	Ⅰ
弥漫性星形细胞瘤，NOS	9400/3	Ⅱ	黏液乳头型室管膜瘤	9394/1	Ⅰ
间变性星形细胞瘤，IDH 突变型	9401/1	Ⅲ	室管膜瘤	9391/3	Ⅰ
间变性星形细胞瘤，IDH 野生型	9401/3	Ⅲ	乳头型室管膜瘤	9393/3	Ⅰ
弥漫性星形细胞瘤，NOS	9401/3	Ⅱ	透明细胞型室管膜瘤	9391/3	Ⅰ
胶质母细胞瘤，IDH 野生型	9440/3	Ⅳ	脑室膜细胞（伸长细胞）型室管膜瘤	9391/3	Ⅰ
巨细胞型胶质母细胞瘤	9441/3	Ⅳ	室管膜瘤，RELA 融合－阳性	9396/3*	Ⅰ
胶质肉瘤	9442/3	Ⅳ	间变性室管膜瘤	9392/3	Ⅰ
上皮样胶质母细胞瘤	9443/3	Ⅳ	**其他胶质瘤**		
胶质母细胞瘤，IDH 突变型	9445/3*	Ⅳ	第三脑室脊索样胶质瘤	9444/1	Ⅲ
胶质母细胞瘤，NOS	9440/3	Ⅳ	血管中心性胶质瘤	9431/1	Ⅲ
弥漫性中线胶质瘤，H3K27M 突变型	9385/3*	Ⅳ	星形母细胞瘤	9340/3	
少突胶质细胞瘤，IDH 突变型和 1p/19q 联合缺失	9450/3	Ⅱ	**脉络丛肿瘤**		
			脉络丛乳头状瘤	9390/0	Ⅰ
少突胶质细胞瘤，NOS	9450/3	Ⅱ	不典型性脉络丛乳头状瘤	9390/1	Ⅱ
间变性少突胶质细胞瘤，IDH 突变型和 1p/19q 联合缺失	9451/3	Ⅲ	脉络丛乳头状癌	9390/1	Ⅲ
			神经元和混合性神经元－胶质肿瘤		
间变性少突胶质细胞瘤，NOS	9451/3	Ⅲ	胚胎发育不良性神经上皮肿瘤	9413/0	Ⅰ
少突星形细胞瘤，NOS	9382/3	Ⅱ	神经节细胞瘤	9492/0	Ⅰ
间变性少突星形细胞瘤，NOS	9382/3	Ⅲ	节细胞胶质瘤	9505/1	Ⅰ
其他星形细胞肿瘤			间变性神经节细胞胶质瘤	9505/3	Ⅲ
毛细胞型星形细胞	9421/1	Ⅰ	发育不良性小脑神经节细胞瘤	9493/0	Ⅰ
毛黏液样星形细胞瘤	9425/1	Ⅰ	婴儿多纤维性星形细胞瘤和节细胞胶质	9412/1	Ⅰ
室管膜下巨细胞星形细胞瘤	9384/1	Ⅰ	乳头状胶质神经元肿瘤	9509/1	Ⅰ

续表

肿瘤分类	ICD-10	WHO 分级	肿瘤分类	ICD-10	WHO 分级
玫瑰花结样胶质神经元肿瘤	9509/1	Ⅰ	施万细胞瘤	9560/0	Ⅰ
弥漫性软脑膜胶质神经元肿瘤			细胞型施万细胞瘤	9560/0	Ⅰ
中枢神经细胞瘤	9506/1	Ⅱ	丛状型施万细胞瘤	9560/0	Ⅰ
脑室外神经细胞瘤	9506/1	Ⅱ	黑色素型施万细胞瘤	9560/1	Ⅰ
小脑脂肪神经细胞瘤	9506/1	Ⅱ	神经纤维瘤	9540/0	Ⅰ
副神经节瘤	8693/1	Ⅰ	不典型神经纤维瘤	9540/0	Ⅰ
松果体区肿瘤			丛状型神经纤维瘤	9550/0	Ⅰ
松果体细胞瘤	9361/1	Ⅰ	神经束膜瘤	9571/0	Ⅰ
中度分化的松果体实质瘤	9362/3	Ⅱ~Ⅲ	混合型神经鞘肿瘤		
松果体母细胞瘤	9362/3	Ⅳ	恶性周围神经鞘瘤（MPNST）	9540/3	Ⅱ~Ⅳ
松果体区乳头状瘤	9395/3	Ⅱ~Ⅲ	上皮样 MPNST	9540/3	Ⅱ~Ⅳ
胚胎性肿瘤			MPNST 伴神经束膜分化	9540/3	Ⅱ~Ⅳ
髓母细胞瘤，遗传学分类			**脑膜瘤**		
髓母细胞瘤，WNT 激活	9475/3*	Ⅳ	脑膜瘤	9530/0	Ⅰ
髓母细胞瘤，SHH 激活伴 TP53 突变型	9476/3*	Ⅳ	脑膜上皮型脑膜瘤	9531/0	Ⅰ
髓母细胞瘤，SHH 激活伴 TP53 野生型	9471/3	Ⅳ	纤维型脑膜瘤	9532/0	Ⅰ
髓母细胞瘤，非 WNT/ 非 SHH	9477/3*	Ⅳ	过渡型脑膜瘤	9537/0	Ⅰ
髓母细胞瘤，group 3			砂粒型脑膜瘤	9533/0	Ⅰ
髓母细胞瘤，group 4			血管瘤型脑膜瘤	9534/0	Ⅰ
髓母细胞瘤，组织学分类			微囊型脑膜瘤	9530/0	Ⅰ
髓母细胞瘤，经典型	9470/3	Ⅳ	分泌型脑膜瘤	9530/0	Ⅰ
髓母细胞瘤，多纤维性 / 结节增生	9471/3	Ⅳ	淋巴细胞丰富型脑膜瘤	9530/0	Ⅰ
髓母细胞瘤伴广泛小结节型	9471/3	Ⅳ	化生型脑膜瘤	9530/0	Ⅰ
髓母细胞瘤，大细胞型 / 间变型	9474/3	Ⅳ	脊索样型脑膜瘤	9538/0	Ⅱ
髓母细胞瘤，NOS			透明细胞型脑膜瘤	9538/1	Ⅱ
胚胎性肿瘤伴多层菊形团，C19MC 变异	9478/3*	Ⅳ	非典型性脑膜瘤	9539/1	Ⅱ
胚胎性肿瘤伴多层菊形团，NOS	9478/3	Ⅳ	乳头型脑膜瘤	9538/3	Ⅲ
髓上皮瘤	9501/3	Ⅳ	横纹肌样型脑膜瘤	9538/3	Ⅲ
中枢神经系统神经母细胞瘤	9500/3	Ⅳ	间变性 / 恶性脑膜瘤	9538/0	Ⅲ
中枢神经系统节细胞神经母细胞瘤	9490/3	Ⅳ	**间质，非脑膜上皮性肿瘤**		
中枢神经系统胚胎性肿瘤，NOS	9473/3	Ⅳ	孤立性纤维性肿瘤 / 血管外皮细胞瘤		
非典型畸胎样 / 横纹肌样肿瘤（AT/RT）	9508/3	Ⅳ	1 级	8815/0	Ⅰ
中枢神经系统胚胎性肿瘤伴横纹肌样特征	9508/3	Ⅳ	2 级	8815/1	Ⅰ
颅内和椎旁神经肿瘤			3 级	8815/3	Ⅱ

续表

肿瘤分类	ICD-10	WHO 分级	肿瘤分类	ICD-10	WHO 分级
血管母细胞瘤	9161/1	Ⅰ	AIDS 相关弥漫大 B 细胞淋巴瘤		
血管瘤	9120/0	Ⅰ	EB 病毒阳性弥漫大 B 细胞淋巴瘤，NOS		
上皮样血管内皮细胞瘤	9133/3	Ⅱ	淋巴瘤样肉芽肿病	9766/1	
血管肉瘤	9120/3	Ⅳ	血管内大 B 细胞淋巴瘤	9712/3	
卡波西肉瘤	9140/3	Ⅳ	中枢神经系统低级别 B 细胞淋巴瘤		
尤因肉瘤 / 原始神经外胚层肿瘤	9364/3	Ⅳ	中枢神经系统 T 细胞及 NK/T 细胞淋巴瘤		
脂肪瘤	8850/0	Ⅰ	间变性大细胞淋巴瘤，ALK 阳性	9714/3	
血管脂肪瘤	8861/0	Ⅰ	间变性大细胞淋巴瘤，ALK 阴性	9702/3	
蛰伏脂瘤（冬眠瘤）	8880/0	Ⅰ	硬脑膜黏膜相关淋巴组织淋巴瘤	9699/3	
脂肪肉瘤	8850/3	Ⅳ	**组织细胞肿瘤** *		
硬纤维型（韧带样型）纤维瘤	8821/1	Ⅰ	朗格汉斯细胞组织细胞增生症	9751/3	
肌纤维母细胞瘤	8825/0	Ⅰ	脂质肉芽肿病	9750/1	
炎症性肌纤维母细胞瘤	8825/1	Ⅰ	罗 – 道病		
良性纤维组织细胞瘤	8830/0	Ⅰ	青少年黄肉芽肿		
纤维肉瘤	8810/3	Ⅳ	组织细胞肉瘤	9755/3	
未分化多形性肉瘤 / 恶性纤维组织细胞瘤	8802/3	Ⅳ	**生殖细胞肿瘤**		
平滑肌瘤	8890/0	Ⅰ	生殖细胞瘤	9064/3	
平滑肌肉瘤	8890/3	Ⅳ	胚胎性癌	9070/3	
横纹肌瘤	8900/0	Ⅰ	卵黄囊肿瘤	9071/3	
横纹肌肉瘤	8900/3	Ⅳ	绒毛膜癌	9100/3	
软骨瘤	9220/0	Ⅰ	畸胎瘤	9080/1	
软骨肉瘤	9220/3	Ⅳ	成熟型畸胎瘤	9080/0	
骨瘤	9180/0	Ⅰ	未成熟型畸胎瘤	9080/3	
骨软骨瘤	9210/0	Ⅰ	畸胎瘤恶变	9084/3	
骨肉瘤	9180/3	Ⅳ	混合性生殖细胞瘤	9085/3	
黑色素细胞肿瘤			**鞍区肿瘤**		
脑膜黑色素细胞增生	8728/0		颅咽管瘤	9350/1	Ⅰ
脑膜黑色素细胞瘤	8728/1		釉质型颅咽管瘤	9351/1	Ⅰ
脑膜黑色素瘤	8720/3		乳头型颅咽管瘤	9352/1	Ⅰ
脑膜黑色素病	8728/3		鞍区颗粒细胞肿瘤	9582/1	Ⅰ
淋巴瘤			垂体细胞瘤	9432/1	Ⅰ
中枢神经系统弥漫大 B 细胞淋巴瘤	9680/3		梭形细胞嗜酸细胞瘤	8290/0	Ⅰ
免疫缺陷相关的中枢神经系统淋巴瘤			**转移瘤**		

* 表示新增的疾病 ICD-O 编码

中枢神经系统肿瘤的组织学分级应当满足两个基本要求：肿瘤的级别可以代表肿瘤的生物学行为，并估计预后；分级的标准应当力求客观，在不同观察者之间具有最大的可重复性。在WHO中枢神经系统肿瘤分类中，对中枢神经系统肿瘤的生物学行为和肿瘤恶性程度是用WHO Ⅰ～Ⅳ级来表示的。WHO Ⅰ级为增殖能力低，手术可能治愈的肿瘤；WHO Ⅱ级为浸润肿瘤，增殖活性虽低，但常复发，并具有进展为更高级别肿瘤的倾向，如低级别浸润性星形细胞瘤可以转化为间变性星形细胞瘤和胶质母细胞瘤，类似的转化也存在于少突胶质细胞瘤和少突－星形细胞瘤；WHO Ⅲ级肿瘤具有恶性肿瘤的组织学证据，包括胞核间变、有丝分裂活跃，多数WHO Ⅲ级肿瘤患者需接受辅助性放疗和/或化疗；WHO Ⅳ级肿瘤具有恶性细胞学表现，有丝分裂活跃，坏死倾向，肿瘤术前及术后进展快，致死性临床结局，如胶质母细胞瘤、多数胚胎性肿瘤及肉瘤。向周围组织广泛浸润和脑、脊髓播散是一些WHO Ⅳ级肿瘤的特点。从第3版开始，WHO中枢神经系统肿瘤分类采用了国际肿瘤性疾病（ICD-O）编码，旨在提高肿瘤登记的准确性并促进肿瘤流行病学调查，也是病理学家和肿瘤登记之间的必需界面。编码中“……/0”代表良性肿瘤、“……/1”代表交界性或行为尚不确定的病变、“……/2”代表原位肿瘤、“……/3”代表恶性肿瘤。由于神经系统肿瘤生物学行为的特殊性，无法界定原位肿瘤，所以在WHO分类中，没有“……/2”的编码。

对中枢神经系统肿瘤的诊断、治疗和预后判定，组织病理学特点是主要依据。每版WHO分类总要对肿瘤的病种和亚型作出一些补充和调整，其中有共识，也有争议和不肯定。但临床实践告诉我们，具有相同组织形态学特点的肿瘤，对治疗的反应和临床结局可能有很大不同。在光学显微镜基础上，病理诊断程序中又引入了电子显微镜、免疫组织化学染色、定量RT-PCR、微列阵技术、分子遗传学检测等，来反映脑肿瘤发生发展中的细胞、基因、分子变化，以期形成更精确的分类与分级系统。2016版脑肿瘤分类中，异柠檬酸脱氢酶（IDH）基因突变、TERTp（端粒酶逆转录酶基因启动子区）、H3K27M突变、1p/19q联合缺失等标志物在胶质瘤诊断中的临床意义得到了充分认识。室管膜瘤、髓母细胞瘤在分子分型方面也有了很大进展，对前述形态学与预后不符的问题有了很大改观，也是对患者实施个体化医疗的重要前提。

第四节 临床表现

颅内肿瘤症状与体征的出现及进展与肿瘤所在部位及病理性质有关。生长迅速或位于重要脑功能区及阻塞了脑脊液循环通路的肿瘤，常比生长缓慢或位于“沉默区”的肿瘤，其症状和体征出现为早。

一、一般症状与体征

一般症状主要由颅内压增高所引起。颅内压增高的原因包括三个方面：肿瘤本身的占位效应及脑水肿使颅内容物的体积超出了生理调节限度；肿瘤造成梗阻性脑积水；压迫静脉窦致静脉回流受阻。脑萎缩的老年人及颅缝未闭的婴幼儿颅内压增高症状出现较晚。头痛、呕吐及视神经乳头水肿共称为颅内压增高三主征。

（一）头痛

颅内压增高或肿瘤本身压迫、牵拉颅内痛敏结构时会引起头痛，表现为发作性头痛，清晨或睡眠为重，常因用力、喷嚏、咳嗽、低头、大便时加重。头痛部位一般无定位意义，但幕上肿瘤的患者常感觉额颞部疼痛，且可能病变侧为重；幕下肿瘤则枕颈部疼痛显著，偶尔出现头顶或眶后疼痛。

（二）呕吐

颅内肿瘤导致呕吐的原因包括颅内压增高降低了大脑皮质兴奋性，进而对下丘脑自主神经中枢抑制作用下降；颅内压增高引起迷路水肿；脑积水牵张或肿瘤直接刺激第四脑室底的呕吐中枢。呕吐常出现于剧烈头痛时，易在早上发生；后颅窝肿瘤常较早出现呕吐，并可因直接压迫呕吐中枢而呈喷射性。

（三）视力障碍

主要表现为视神经乳头水肿和视力减退。视神经乳头水肿早期往往无视力减退或仅为一过性视力下降。当视神经乳头水肿持续数周或数月以上，可发生继发性视神经乳头萎缩，视野向心性缩小,甚至失明。

（四）头晕与眩晕

主要为颅内压增高引起内耳迷路水肿或前庭功能受累引起,以后颅窝肿瘤更为常见。

（五）癫痫

约 30% 的脑肿瘤患者出现癫痫。颅内压增高引起的癫痫多为全身性癫痫。成人出现部分性癫痫发作或 Todd 瘫痪要高度怀疑脑肿瘤,较常见于累及皮层或皮层下的肿瘤。

（六）复视

眼球运动神经在颅底走行过程中,因挤压、牵扯所致。以外展神经麻痹多见,其次为滑车神经。

（七）精神及意识障碍

颅内压增高、脑水肿以及肿瘤本身刺激或破坏了某些精神功能区均可出现不同程度的精神症状,表现为思维、情感、智能、意识、人格和记忆力的改变。意识障碍为晚期症状,表现为嗜睡甚至昏迷。

（八）前囟膨隆、头围增大及颅缝分离现象

可在儿童颅内压增高患者中出现,并可因脑积水叩诊呈破罐音（Macewen 征）。

（九）生命体征改变

颅内压升高的急性期出现血压上升、脉搏减慢以及呼吸不规律,为脑干缺血、缺氧引起,称为 Cushing 反应,易在儿童出现。

二、定位体征

颅内组织受到肿瘤的刺激、压迫、破坏,或肿瘤造成局部血供障碍,均会引起相应的神经缺陷体征,这些体征的表现形式和发生顺序有助于定位诊断。一般认为,最先出现的体征尤其具有定位意义。

（一）额叶肿瘤

常有精神症状;中央前回受累时出现对侧偏瘫、中枢性面瘫及锥体束征;优势半球 Broca 区受累出现运动性失语;额中回后部受累可产生书写不能及双眼向对侧同向注视不能,对侧有强握及摸索反射;接近中央前回的肿瘤产生局限性运动性癫痫;额叶脑桥小脑束受累可出现额叶性共济失调;额叶底面病变压迫嗅神经致单侧或双侧嗅觉障碍,还可出现 Foster-Kennedy 综合征;旁中央小叶损害时发生双下肢痉挛性瘫痪、大小便障碍。

（二）顶叶肿瘤

感觉障碍为顶叶肿瘤的特点,可出现对侧深、浅感觉及皮层复合感觉障碍,或部分性感觉性癫痫;左角回和缘上回受累时出现 Gerstmann 综合征;顶叶深部肿瘤累及视放射时,出现对侧下 1/4 象限盲。

（三）颞叶肿瘤

颞叶后部肿瘤影响视放射产生对侧同向偏盲、中心视野亦受累,也可产生有形幻视;颞叶内侧受累时可产生颞叶性癫痫;肿瘤累及脑岛时产生胸部、上腹部及内脏的绞痛、烧灼感或刺痛,以及流涎、出汗及呼吸、心跳改变等自主神经症状,并可是癫痫的先兆;优势半球颞上回后部受累产生感觉性失语;颞叶肿瘤可产生精神症状,主要表现为急躁、好笑、攻击性等。

（四）枕叶肿瘤

对侧同向偏盲,但黄斑回避。可有闪光、颜色等无形幻视。

（五）半卵圆中心、基底节、丘脑及胼胝体肿瘤

半卵圆中心前部肿瘤致对侧肢体痉挛性瘫痪。基底节区肿瘤因内囊受累而致偏瘫;锥体外系受累表现为对侧肢体肌肉强直及运动徐缓、震颤或各种形式的运动功能亢进。胼胝体肿瘤常有与额叶肿瘤相似的精神症状,可有左手失用症（右利者）等。丘脑肿瘤则为对侧感觉障碍,丘脑性疼痛临床并不多见。

（六）蝶鞍部位肿瘤

表现为内分泌紊乱及视神经、视交叉受压两方面症状。分泌性垂体腺瘤表现为相应激素分泌过多而致的临床综合征;非分泌性垂体腺瘤或其他蝶鞍区肿瘤可造成垂体功能低下（性功能障碍、发育迟缓）。当肿瘤向蝶鞍上延伸而压迫视交叉,产生视力减退、原发性视神经萎缩及视野缺损（双颞侧偏盲多见）。

（七）脑室内肿瘤

早期出现颅内压增高;第三脑室肿瘤前部肿瘤可影响到视神经、视交叉、下丘脑而引起相应症状,第三脑室后部肿瘤可出现 Parinaud 综合征,小脑受累可出现共济失调等;第四脑室肿瘤在变换体位时,可由于肿瘤漂移阻塞第四脑室出口,引起

Bruns 征。

（八）小脑肿瘤

产生强迫头位、眼球震颤、共济失调及肌张力减低等。小脑蚓部肿瘤以躯干性共济失调为主，小脑半球肿瘤以患侧肢体性共济失调为主。晚期可出现小脑性抽搐，表现为阵发性头后仰、四肢僵直呈角弓反张状。

（九）小脑脑桥角肿瘤

早期表现为耳鸣、眩晕，听力逐渐下降，以后出现面部感觉障碍、周围性面瘫、小脑损害体征。晚期后组脑神经受累则出现声音嘶哑、吞咽困难，并可出现对侧锥体束征及肢体感觉障碍等。

（十）脑干肿瘤

一侧脑干髓内肿瘤引起病灶侧脑神经损害及对侧肢体感觉和运动长传导束损害的体征，即交叉性麻痹；肿瘤位于中脑者常引起两眼运动障碍、发作性意识障碍等；脑桥肿瘤常有单侧或双侧外展神经麻痹、周围性面瘫、面部感觉障碍，并有对侧或双侧长传导束受损的体征；当肿瘤累及小脑脚时则出现小脑症状；延髓肿瘤则出现声音嘶哑、进食易呛、咽反射消失及双侧长传导束受损的体征；脑干肿瘤尚可引起不自主发笑、排尿困难和易出汗，尤其多见于脑桥、中脑肿瘤。

第五节 诊断和鉴别诊断

一、诊断

依靠详细的病史和可靠的查体发现，以神经解剖、神经生理和各种疾病发展规律的诊断学知识为基础，进行客观的综合分析，可以对是否患有颅脑肿瘤作出初步判断；根据病史和神经系统检查的提示进一步选择辅助检查手段；全面分析所获得的临床资料，仔细研究肿瘤的部位、性质、大小、发展方向及对周围结构的累及程度，作出肿瘤的定位与定性诊断以及鉴别诊断，以便选择治疗、制定治疗措施。

二、辅助检查

（一）影像学检查

影像学的发展不仅可以反映肿瘤及周围组织的结构及解剖信息、还能提供肿瘤的代谢及脑功能信息。在常规影像检查中，CT 及 MRI 检查最具诊断价值。

1. 头部 X 线片 可以反映累及颅骨的颅脑病理改变，是颅内肿瘤手术前的必需检查。阅片时注意有无下述表现：颅内压增高、松果体钙化及移位、异常钙化、骨破坏和 / 或增生、内听道扩大、蝶鞍扩大或局限性鞍底骨破坏。

2. 脑血管造影（DSA） 脑血管造影不作为脑肿瘤的常规诊断手段，但可用于术前评估肿瘤同重要血管的解剖关系和肿瘤血供，以及术前栓塞，或出于鉴别诊断的需要。

3. 头部 CT 检查 CT 密度分辨率高，成像时间短，易于显示颅内肿瘤中含有的钙斑、骨骼、脂肪和液性成分。对比增强 CT 扫描可了解肿瘤血供及对血 – 脑屏障的破坏情况。螺旋 CT 三维重建、分割成像、CT 脑血管造影以及脑 CT 静脉成像技术有助于颅内肿瘤诊断和颅内肿瘤的术前评估。CT 灌注作为一种功能性成像方法，可以定量测量组织微血管的血流灌注情况，提供脑肿瘤的血流动力学信息，对脑肿瘤的诊断、疗效及预后评估提供了有价值的影像学信息。

4. 头部 MRI MRI 具有优良的软组织分辨力，多平面成像使病变定位更准确，血管流空效应及多种成像方法与脉冲序列技术促进了颅内肿瘤的定性诊断，为颅内肿瘤诊断的“金标准”。但 MRI 对骨质和钙化不敏感、检查时间长、急症患者及幽闭恐惧症者不易配合。对比增强 MRI 扫描可以提高肿瘤的显著性，发现 MRI 平扫上阴性或易被忽视的病变。但对比增强可掩盖病变固有的弛豫特性，所以注射造影剂前应常规先做平扫。

功能 MRI 是近年来随着 MRI 软、硬件技术的发展而产生的新的成像技术。

（1）磁共振灌注成像（PWI）：测量脑肿瘤组织的脑血容量（CBV）可以作为辅助指标来评判脑肿瘤的新生血管程度、肿瘤的病变性质和病理学分级，监测肿瘤治疗效果等。

（2）血氧水平依赖（BOLD）的 fMRI：刺激或任务状态下，在激活脑区可采集到 T_2 信号强度增加，从而获得激活脑区的功能成像图。BOLD-fMRI 可以显示脑肿瘤对重要的脑功能区如语言、运动等皮层的功能影响和位置关系，对于制定个体化的治疗方案，指导手术及减少术后致残非常重要。

静息态fMRI是在无刺激或任务激活的静息状态下，测量BOLD信号自发的低频波动，采集大脑自发神经元活动，研究不同脑区的同步激活来反映脑的功能构筑。静息态fMRI可以用于不能配合任务态MRI检查的患者进行皮层功能区定位，如儿童患者、精神症状或药物镇静患者、肢体瘫或失语等神经功能缺失的患者。

（3）磁共振波谱（MRS）分析技术是利用MRI成像分析体内生化物质结构及含量的一种无创性成像方法。对脑肿瘤的^{1}H MRS研究常采用病变侧与对侧相应部位的对比方法。各化合物间的比值较其单独信号值临床意义更大。胶质瘤患者一般表现为胆碱（Cho）峰升高、肌酸（Cr）峰降低、N-乙酰天门冬氨酸（NAA）峰明显降低，NAA/Cr、NAA/Cho比值降低，Cho/Cr比值升高。由于脑膜瘤组织中无神经元，故无NAA峰，但Cho峰明显升高，尤其是复发性脑膜瘤更为明显；苯丙氨酸（Ala）峰是脑膜瘤的特征峰。脑转移瘤主要表现为NAA峰缺如或低峰，而Cho峰明显升高，伴Cr峰下降或消失，Cho/Cr比值升高。^{1}H MRS结合常规MRI则不仅能提高诊断的精确性，有利于分辨脑肿瘤的良恶性，而且能检测治疗效果及预后评估，还在鉴别肿瘤放疗后坏死与残留、复发方面具有优势。

（4）弥散加权成像（DWI）：弥散加权成像可以对组织中水分子的弥散行为直接进行检测，为脑肿瘤的定性诊断提供更多的参考信息。在应用DWI测量分子弥散运动时，常用表观弥散系数（ADC）来表示。ADC值增大，代表水分子弥散增加，而DWI信号降低，反之亦然。ADC值和DWI信号有助于囊性病变的鉴别诊断和低级别浸润性胶质瘤边界识别、肿瘤细胞密度和放化疗效果的判定。脑肿瘤组织的细胞密度及肿瘤分级与ADC值有很高的相关性。

（5）弥散张量成像（DTI）：通过测量水分子的弥散过程来评价生物组织结构和生理状态，能够客观定量描述水分子各向异性扩散的空间特性和状态，可获得脑白质纤维束的三维结构图。DTI在颅内肿瘤、多发性硬化等多种疾病的诊断与鉴别诊断，尤其是脑白质纤维束的连接与走行等方面，显示出重要的临床价值。

5. 神经核医学检查（SPECT与PCT-CT） SPECT可以根据脑肿瘤对示踪剂的摄取情况判断肿瘤的生长是否活跃、肿瘤的恶性程度，区分肿瘤复发与放射性坏死灶。PET可在分子水平检测和识别人体在疾病状态下与新陈代谢有关的组织细胞内的生理和生化改变，与CT结合而成的PET-CT能将代谢影像与CT显示的病灶及病灶与周围组织结构的毗邻关系的影像相融合，可先于CT和MRI解剖学图像改变之前提供有价值的诊断信息，还有助于早期诊断脑肿瘤，还可区分良恶性肿瘤、术后残余肿瘤或瘢痕。

6. 脑磁图（MEG） 可以无创伤性地测定大脑皮层神经元突触后电位在颅外所产生的磁场，主要用于颅内肿瘤所引起的致痫灶的定位及肿瘤周围重要功能区的定位。

（二）活检术

立体定向活检术及开放活检术是颅内肿瘤常用的活检技术，应从不同部位获取多个标本进行系列活检，尽量避免肿瘤的不均一性造成的诊断误差。依据功能影像指导活检，有助于选择肿瘤的典型部位进行取材，提高活检诊断的准确性。

（三）其他

腰椎穿刺及脑脊液检查一般只用于鉴别诊断的目的，对颅内压增高及后颅窝肿瘤患者要非常慎重。听觉/视觉诱发电位根据波幅和波间潜伏期变化辅助诊断前庭神经施万细胞瘤/前视路受压。实验室检查用于少部分肿瘤的临床诊断与监测：甲胎蛋白（AFP）与β-绒毛膜促性腺激素（β-hCG）是诊断和监测颅内生殖细胞起源肿瘤最具特征性的标记物，但血浆值正常并不能完全排除诊断，检测脑脊液值为标准方法；放射免疫超微测量法可直接测定垂体和下丘脑分泌的多种内分泌激素以及垂体功能试验，对垂体腺瘤的早期诊断和疗效评估，以及蝶鞍区肿瘤的鉴别诊断起重要作用。

三、鉴别诊断

（一）颅内炎症如脑膜炎、蛛网膜炎、脑脓肿

颅内炎症一般有急性或亚急性发病过程、脑膜刺激征和全身症状，视神经乳头水肿在早期少

见且轻微，脑脊液检查呈炎性表现并可能检出病原菌。蛛网膜炎及脑膜炎慢性期因颅底广泛粘连虽有神经体征，但影像检查无占位病变；脑脓肿影像学表现在急性脑炎期类似于低级别星形细胞瘤，在脓肿形成期表现类似于高级别星形细胞瘤。但急性脑炎期的病灶常出现片状或脑回样强化，且病变常不仅仅局限于白质；脓肿形成期的环状强化一般较规则，壁薄且均匀，无壁结节。脑脓肿患者可有血沉加快和C反应蛋白增加，但为非特异性。脑脓肿和囊变或坏死的脑肿瘤在普通的MR序列上可有相同或相近的影像学表现，DWI对于两者的鉴别具有重要价值。脑脓肿的脓液是一种含有很多炎性细胞、细菌、坏死物以及蛋白分泌物的黏稠液体，明显限制其内的水分子的弥散速度、故ADC值明显下降，DWI为高信号。脑肿瘤内囊变或坏死区通常仅包含少许坏死细胞碎屑、少量炎性细胞及清亮的浆液成分，其ADC值及DWI信号与脑脊液相似。

（二）脑囊虫病

患者有粪便绦虫或有皮下结节存在。常有癫痫、精神症状和颅内压增高等表现。血、脑脊液囊虫补体结合试验和酶联免疫吸附试验（ELISA）有助于本病诊断，CT或MRI可在颅内发现病灶。

（三）癫痫

原发性癫痫起病一般在20岁以前，无局限性神经体征。成年后发生的部分性癫痫应怀疑颅内肿瘤，患者可有颅内压增高症状和局限体征，影像学可发现肿瘤。

（四）脑血管病

脑血管病一般年岁较大，既往有高血压、动脉硬化史。脑梗死可急性或亚急性起病，短期内渐进性加重；脑出血多突然发病，很快出现意识障碍；两者均可出现偏瘫、偏身感觉障碍，或合并偏盲、失语等症状与体征；虽均能引起颅内压增高，甚至脑疝，但眼底视神经乳头水肿较少见。影像学检查一般可以作出诊断。但有些起病隐匿的脑梗死需要在影像学上同低级别星形细胞瘤鉴别；高血压性脑出血需要同肿瘤卒中鉴别。

（五）脱髓鞘病变

以轴索的弥漫性脱髓鞘及神经胶质增生为特征，好发于脑室周围、视神经、脑干、小脑白质及小脑脚、脊髓，有时需同颅内肿瘤，尤其是胶质瘤相鉴别。脱髓鞘病变多见于中青年，女性居多，部分患者可有前期病毒感染史，病程中缓解与复发交替。颅内存在多个脱髓鞘病变时，影像学检查提示白质内多发病灶新旧不一，多无占位效应；其中活动病灶在CT或MRI多可对比增强，类固醇激素治疗可使强化密度减低。脑脊液浓缩后在琼脂糖凝胶电泳中，从IgG中分离出寡克隆带，以及髓鞘碱蛋白抗体放射免疫检测阳性，对确定脱髓鞘病变有一定帮助。

（六）视神经乳头炎与视神经炎

视神经乳头炎可呈视神经乳头炎性水肿，但发病急骤，多波及双目，视力减退明显且迅速恶化，可有眼球后疼痛，转动眼球时加重，而颅内压增高引起的视神经乳头水肿，在晚期出现继发性视神经萎缩后，视力下降才明显。因球后视神经炎所致的原发性视神经萎缩需与蝶鞍区肿瘤压迫视神经、视交叉所致的原发性视神经萎缩相鉴别。后者多有头痛，影像学检查有助于鉴别诊断。

第六节 治疗和转归

颅内肿瘤总治疗原则是以手术为主、辅以放射和化学药物治疗的综合治疗。针对患者的具体病情还需采取其他对症治疗措施，包括控制颅内压增高、应用皮质类固醇激素、抗癫痫类药物、纠正内分泌及代谢异常及支持治疗等。近年，在颅内肿瘤患者的诊疗中强调规范化和个体化的临床处理，即不仅要遵循不同颅内肿瘤的诊疗规范，还要根据肿瘤患者各自的临床特点，以及肿瘤本身生物学行为和基因遗传学背景的不同，进行个体化的治疗决策和预后判定。

一、手术治疗

可分为两大类：一类是肿瘤直接手术，包括肿瘤切除术、开放活检术和立体定向活检术；另一类是姑息性手术，包括内减压术、外减压术、脑脊液分流术，目的仅为暂时降低颅内压，缓解病情。

直接手术切除是颅内肿瘤最基本、最有效的治疗方法，原则是尽可能地切除肿瘤，同时尽量保持周围脑组织结构与功能的完整。良性颅内肿瘤，如手术获得全切，则不需要其他辅助治疗而可能痊愈。即使是恶性肿瘤也要争取实现最大范围的手术切除。对于接受了肿瘤切除术的患者，在术后 48 小时内应接受 MRI 或 CT 检查，判断肿瘤的切除程度。

位于脑重要功能区或脑深部的肿瘤，在最大限度的切除肿瘤和尽可能保护神经功能之间的手术分寸最难把握，尤其对于弥漫浸润性生长的恶性脑肿瘤，主要因为：肿瘤与周围组织没有明确的边界，病灶可能推移、侵袭或破坏脑功能皮层、皮层下纤维和长传导束，脑重要功能区及其神经功能网络存在生理性的个体差异及病理状态下的重塑。传统的手术切除方式下，术者不能有效判定肿瘤可切除的范围及其对神经功能的潜在影响。术中影像引导及术中神经功能监测在保证最大限度的安全切除脑肿瘤方面具有重要价值，主要技术包括：

（一）多模态医学影像的三维融合

术前获得的脑肿瘤及脑结构与脑功能图像可以进行融合重建，三维显示肿瘤影像、颅内的动、静脉血管系统、脑功能区的位置、白质纤维束的走行及与肿瘤的毗邻关系。MRI 也可和 PET-CT 的代谢影像进行同步融合。医师可以在三维虚拟现实环境制订手术计划，并在神经导航引导下实施脑肿瘤的微创切除。

（二）唤醒手术与直接电刺激

在唤醒手术中，患者在清醒状态下，接受皮层直接电刺激，在感觉区和运动区会造成兴奋性效应，在语言区和记忆区会造成抑制性效应，据此完成脑功能定位，标记脑功能图（brain mapping），是脑功能区定位技术的“金标准”。唤醒手术结合皮层下直接电刺激，还可以在术中识别纤维束走行及功能区的皮层下神经纤维联系，实现在脑胶质瘤切除术中脑功能皮层及皮层下功能通路的精确定位和实时保护。

（三）术中磁共振成像（iMRI）

能够在术中对患者进行 MRI 扫描，克服了应用术前影像资料进行神经导航易出现脑漂移的缺陷。医师可以根据 iMRI 扫描及融合重建的结果，术中分析肿瘤切除程度及潜在的神经功能影响，并判定是否需要继续切除。iMRI 还可以早期发现术中并发症，如出血、脑室梗阻和脑缺血，并及时处理。

（四）术中超声检查

术中超声与神经导航系统整合引导脑肿瘤的手术切除，具有设备费用低、灵巧方便、耗时短、污染机会少等优点，但术中超声影像不能提供脑功能信息。

（五）荧光介导的脑肿瘤手术

5-氨基乙酰丙酸（5-ALA）通过血红素合成途径代谢成带荧光的原卟啉 IX。高级别胶质瘤中积聚原卟啉 IX 而正常脑组织中含量非常低，借助于发射波长为 400nm 蓝光手术显微镜，可以在蓝色的脑组织背景中，识别红色的肿瘤组织，有利于肿瘤切除及功能保护。

二、放射治疗

放射治疗的应用范围包括：颅内肿瘤切除术后防止肿瘤复发或中枢神经系统内播散以及未能全切的肿瘤；脑深部或累及重要结构，估计手术不能切除或手术可使原有症状加重的肿瘤；存在手术禁忌证或拒绝接受手术治疗的患者。放疗高度敏感的肿瘤如生殖细胞瘤、髓母细胞瘤、恶性淋巴瘤或神经母细胞瘤等也有可能单独应用放疗获得控制。视神经胶质瘤经确诊后单独应用放疗，可在较长时期内缓解症状。

（一）常规放疗

颅内恶性肿瘤的传统放疗大多应用 ^{60}Co 或直线加速器进行全脑加局部缩野补充照射。由于恶性颅内肿瘤的复发部位 70% 以上位于原发灶周围 2cm 范围内，近年主张对单发的原发性颅内肿瘤直接行局部分割外照射。

（二）三维适形放疗（3D-CRT）和调强照射治疗（IMRT）

可在颅内形成与肿瘤立体形状完全一致的高剂量靶区，在最大限度地降低周围正常组织照射剂量的同时，大幅度的提高肿瘤照射剂量，从而能大大提高放射治疗的肿瘤局控率及治愈率，降低周围组织损伤。

（三）螺旋断层放射治疗系统（TOMO）

以螺旋 CT 旋转扫描方式结合计算机断层影像导航调校，在 CT 引导下 360° 断层式聚焦肿瘤，实施高效、精确、安全的肿瘤照射，尤其在全神经轴超大野照射上，比传统直线加速器治疗具有明显优势。

（四）立体定向放射外科（SRS）

适于治疗直径小于 3.0~3.5cm、常规手术难以到达或常规放疗不能良好控制的颅内肿瘤。剂量根据病变大小及性质而异，可在 15~80Gy 范围。

（五）射波刀

射波刀（Cyber knife）是一种立体定向放射治疗方法，它将计算机技术、肿瘤实时追踪技术和直线加速器放射治疗结合在一起，目前已应用于身体各个部位肿瘤治疗。对于脑肿瘤，尤其是海绵窦内海绵状血管瘤等治疗具有独特的优势。

（六）质子刀

美国 Loma Linda 大学医学中心 1991 年首先启用了医学专用质子装置，医用的质子来源于氢（H_2），经同步或回旋加速器加速到接近光速后用于治疗。质子的特殊剂量分布产生 Bragg 峰。将病灶精确地置于峰值位置，质子束就能取得很高的治疗增益比，这是质子刀用于放射治疗最独特的优点。目前已广泛应用于体部、头颈部肿瘤。

对于恶性脑肿瘤，应术后 2~4 周左右尽快开始放疗。髓母细胞瘤、间变性室管膜瘤、生殖细胞瘤等沿脑脊液循环通路播散的患者，还应考虑实施全神经轴放疗。放疗会严重影响脑发育，3 岁以下颅内肿瘤患儿应为禁忌。

三、化学治疗

传统的化学治疗主要是应用各类细胞毒性制剂，对多数恶性颅内肿瘤来说，能够延长患者的无进展生存期及总生存期。高脂溶性、分子量小、非离子化、作用时间短、能通过血 - 脑屏障且对正常脑组织毒性小的药物适用于颅内肿瘤的治疗。亚硝基脲类烷化剂仍是目前国内脑肿瘤化疗中常使用的经典药物，包括卡莫司汀（BCNU）、洛莫司汀（CCNU）和司莫司汀（MeCCNU）、尼莫司汀（ACNU）、福莫司汀（FCNU）。替莫唑胺（TMZ）为第二代烷化剂，可口服、易透过血 - 脑屏障、耐受性好、与其他药物没有叠加毒性、与放疗具有协同疗效，目前用于胶质母细胞瘤、间变性星形细胞瘤、间变性少突胶质细胞瘤等颅内恶性肿瘤的治疗。除了全身给药途径，脑肿瘤的化学治疗还可以采用肿瘤局部给药方式，来推高脑肿瘤局部化学药物浓度。BCNU 缓释膜片可以用于再手术的复发性高级别胶质瘤；增强对流输送的给药方式利用体液对流连续输注治疗药物，使药物在较大范围内分布于病变组织区域。

替莫唑胺与放疗同步实施并联合替莫唑胺序贯化疗已成为新诊断高级别星形细胞瘤的标准辅助治疗方案。间变性少突胶质细胞瘤对丙卡巴肼、洛莫司汀和长春新碱（PCV 方案）具有良好反应性。中枢神经系统恶性淋巴瘤的化疗应以甲氨蝶呤为基础药物。儿童期髓母细胞瘤常用药物主要是烷化剂和金属盐类（如顺铂、卡铂）药物，还可应用环磷酰胺、长春新碱等，可显著降低向骨和骨髓等的颅外转移，延长生存期。对于颅内转移瘤，化疗药物最好选择对原发癌最有效的药物。

多数观点认为，联合化疗效果好于单药治疗，尤其是出现肿瘤耐药时。选择联合化疗方案应当考虑药物之间必须具有协同作用且无交叉毒性。化疗还可以在 3~6 岁以下的患儿中使用，以推迟放疗的施予时间，甚至可以替代放疗。

四、其他辅助治疗

目前辅助治疗方法层出不穷，包括分子靶向治疗、免疫治疗、基因治疗、加热治疗、光动力学疗法、肿瘤治疗电场等。

（一）分子靶向治疗

肿瘤发生与发展、增殖与凋亡、血管生成、侵袭迁移等信号转导通路的研究促进了靶向药物的研发。从广义上说，肿瘤的靶向药物分为单克隆抗体类药物（如抗血管形成药物贝伐珠单抗）和小分子药物（如整合素抑制剂西仑吉肽）。但恶性胶质瘤遗传不稳定性和不均一性突出、相关信号转导通路的作用及相互调节机制复杂、预计的靶部位及下游信号通路能否有效抑制、潜在的毒副作用如何，均关乎靶向治疗的安全性及疗效。多靶点联合抑制是重要的靶向药物研发思路。

（二）免疫治疗

包括被动免疫和主动免疫治疗。被动免疫治疗使用抗体、T 细胞、淋巴因子激活杀伤细胞、激活肿瘤浸润性淋巴细胞进行肿瘤免疫治疗；抗体可以和放射性核素、细胞毒性药物或免疫毒素结合。主动免疫治疗是扩大宿主已存在或产生新的抗肿瘤免疫反应，近年主要集中在肿瘤疫苗及对抗原递呈细胞在免疫应答中的作用研究。基因组范围的蛋白表达分析、生物信息工具的发展可能会促进脑肿瘤特异性免疫原性抗原决定簇的找寻。

（三）基因治疗

针对恶性脑肿瘤的基因治疗主要集中在自杀基因治疗、溶肿瘤病毒治疗和免疫调节治疗，但均不能替代现有的治疗措施，进一步的研究策略包括：优化基因载体的投递方式、研究新型溶肿瘤病毒、开发免疫基因治疗疫苗、基因治疗的药代动力学和药效学方法的建立。

（四）加热治疗

可抑制细胞呼吸，抑制细胞 DNA、RNA 及蛋白质合成，并使细胞膜通透性改变，影响细胞渗透压平衡及内环境稳定，从而抑制肿瘤细胞生长及增殖，多采用局部微波或射频加热。

（五）光动力学治疗

利用光敏剂可选择性地被肿瘤摄入并潴留的特点，于术前注射；在开颅切除肿瘤后用激光照射瘤腔，利用光动力学反应杀伤残余肿瘤细胞。另外，通过立体定向技术，对较小颅内恶性肿瘤，可以尝试实施组织间光动力治疗。

（六）肿瘤治疗电场

肿瘤治疗电场（tumor-treating fields，TTF）通过外加电场影响细胞分裂，尤其是分裂较快的肿瘤细胞，达到抑制肿瘤的目的。2013 年美国 NCCN 指南推荐 TTF 治疗复发 GBM，2015 版中国胶质瘤诊治指南中，也增加了对 TTF 的推荐。

五、随访与预后

随访可以评估脑肿瘤的控制情况、监测由肿瘤引起或治疗相关性的病征变化、为患者及家属提供精神心理方面的医学支持、指导患者的功能康复、改善患者的生存质量、获得患者的预后指标。评估肿瘤的控制情况首选 MRI 平扫［T_1、T_2（Flair）、DWI］及 T_1 增强扫描，除非有禁忌而选用 CT 替代。采用 MRS、PWI、PET/CT 可辅助区别放射性坏死与肿瘤进展。随访过程中，应对由肿瘤引起或治疗相关性的病征进行监测和处理，包括控制瘤周水肿中类固醇激素的使用、减量与停用、类固醇激素的副作用，抗癫痫药物的选择、减量与停药时机、放疗和化疗的近期及远期不良反应。对中枢神经系统肿瘤所致的患者意识、精神心理和认知状态、神经功能障碍及生存质量的评估，应采用国际通用的评定手段、量表与技术进行。

随访时间及间隔主要依据肿瘤的组织病理、切除程度和肿瘤残余情况、有否新症状出现、是否参加了临床试验、患者的依从性和健康状态来个体化决定。一般来说，高级别脑肿瘤随访间隔为 1~3 个月，低级别脑肿瘤为 3~6 个月，持续 2~3 年，以后视具体病情延长随访间隔。应用影像学方法判定疗效，可以参考实体肿瘤近期客观疗效评价标准（表 14-6-1）；患者生活质量以通用的 Karnofsky 评分标准（表 14-6-2）来衡量。凡治疗疗程结束后较治疗前 Karnofsky 评分增加≥10 分者为生活质量改善，减少≥10 分者为生活质量下降，不变为稳定。神经外科常用的预后量表还有格拉斯哥预后评分（Glasgow Outcome Scale，GOS）（表 14-6-3），该量表 1975 年为严重脑外伤患者设计，也可以用于脑血管病、脑肿瘤患者术后康复评估。

与颅内肿瘤预后可能相关的因素包括患者年龄、病情进展速度、术前神经科症状表现及 Karnofsky 评分、肿瘤部位、手术切除是否彻底、肿瘤的病理类别及组织学表现、肿瘤的增殖指数。颅内肿瘤特别是恶性肿瘤的某些基因遗传学改变可能同预后有关，但有关生物标志物尚待发展及形成共识。对单个患者临床预后的预测仍然缺乏可靠的综合指标。按照美国 NCI 公布的预后分析资料，1988—2001 年间诊治的恶性脑肿瘤，1 年生存率为 49.7%，2 年为 32.1%，3 年为 27.8%，5 年为 23.6%，10 年为 19.2%。随着对恶性脑肿瘤诊治水平的提高，恶性脑肿瘤的生存率近年又获进一步提高。以胶质母细胞瘤为例，1988~2001 年间经治患者，1 年生存率为 31.7%，2 年为 8.7%，3 年为 4.9%，5 年为 2.9%，10 年为 2.1%；而接受现行指南治疗的胶质母细胞瘤患者，2 年生存率升高至 27.2%，3 年至 16%，4 年至 12.1%，5 年至 9.8%。恶性淋巴瘤及生殖细胞瘤患者不经手术，已可能通过实施放化疗联合方案而长期生存甚或治愈。

表 14-6-1 实体肿瘤近期客观疗效评价标准

	完全缓解（CR）	部分缓解（PR）	疾病进展（PD）	疾病稳定（SD）
可测量病灶	所有病灶完全消失	所有病灶的最大垂直双直径乘积之和减少≥50%，且无新病灶出现	所有病灶的最大垂直双直径乘积之和增加≥25%，或出现新的病灶	所有其他情况
无法测量病灶	病灶完全消失	病灶明确好转	病灶明确恶化	所有其他情况
皮质类固醇激素使用情况	无需使用皮质类固醇激素	皮质类固醇激素剂量稳定或减少	皮质类固醇激素剂量稳定或增加	所有其他情况
临床神经学检查	神经学检查情况稳定或改善	神经学检查情况稳定或改善	伴或不伴神经学检查情况恶化	所有其他情况

表 14-6-2 Karnofsky 行为评分标准

分数	行为状态	分数	行为状态
100	正常，无症状及体征	40	生活不能自理，需要特殊照顾和帮助
90	能进行正常活动，轻微的症状和体征	30	失去生活能力，有住院的适应证
80	经过努力能进行正常活动，有一些症状和体征	20	病重，必须住院治疗，接受积极支持治疗
70	生活可自理，不能进行正常活动或工作	10	病危，临近死亡
60	偶尔需要帮助，能照顾自己生活中的大部分需要	0	死亡
50	在日常生活上需要相当的帮助，经常需要人照料		

表 14-6-3 GOS 预后评分标准

分数	行为状态	分数	行为状态
5	恢复良好，恢复正常生活，尽管有轻度缺陷	2	植物生存仅有最小反应（如随着睡眠 / 清醒周期，眼睛能睁开）
4	轻度残疾但可独立生活；能在保护下工作	1	死亡
3	重度残疾清醒、残疾，日常生活需要照料		

（花玮 毛颖 游赣 江涛）

参考文献

1. Boyle P, Levin B. World cancer report 2008［M］. IARC, Lyon, 2008: 105-473.
2. 赫捷，陈万青 . 中国肿瘤登记年报［M］. 北京：军事医学科学出版社，2012：3-119.
3. Dziurzynski K, Chang SM, Heimberger AB, et al. Consensus on the roleof human cytomegalovirus in glioblastoma［J］. Neuro-Oncology, 2012, 14（3）: 246-255.
4. Louis DN, Perry A, Reifenberger G, et al. The 2016 World Health Organization Classification of Tumors of the Central Nervous System a summary［J］. Acta Neuropathol, 2016, 131（6）: 803-820.
5. 杨学军 . 解读《世界卫生组织中枢神经系统肿瘤分类（2007 年）》［J］. 中国神经精神疾病杂志，2007, 33（9）: 513-517.
6.《中国中枢神经系统胶质瘤诊断和治疗指南》编写组 . 中国中枢神经系统胶质瘤诊断与治疗指南（2015）［J］. 中华医学杂志，2016,（7）: 485-509.
7. Moliterno JA, Patel TR, Piepmeier JM. Neurosurgical approach［J］. Cancer J, 2012, 18: 20-25.
8. 花玮，毛颖 . 从分子分型看胶质瘤的精准治疗［J］. 中华外科杂志，2017, 55（1）: 63-66.

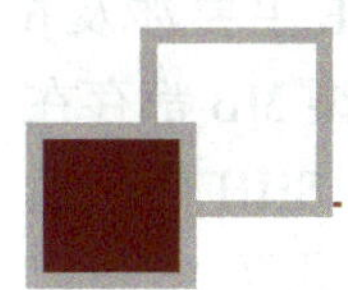

第十五章　神经上皮性肿瘤

神经上皮性肿瘤（tumors of neuroepithelial tissue）是最常见的颅内原发性肿瘤，其发病率占所有颅内肿瘤50%以上。依照2016版WHO中枢神经系统肿瘤分类，神经上皮性肿瘤主要包括八大病理学类型：星形细胞肿瘤、少突胶质细胞肿瘤、室管膜肿瘤、脉络丛肿瘤、神经元和混合性神经元－神经胶质肿瘤、松果体区肿瘤、胚胎性肿瘤、其他神经上皮性肿瘤。与之前病理学分类变化较大的是，2016版WHO中枢神经系统肿瘤分类打破了完全基于组织形态学分类的百年诊断原则，参照血液/淋巴系统诊断体系，革新性地将肿瘤分子遗传学特征纳入病理学分类，建立了组织学病理诊断+基因特征的"整合诊断（integrated diagnosis）"新模式，标准化的诊断术语如："弥漫性星形细胞瘤－IDH突变型"，"髓母细胞瘤－WNT激活型"等。本章将选择临床常见或具有代表性的肿瘤类型进行叙述。

第一节　分子生物学

越来越多的研究证实，肿瘤是一种基因疾病。现阶段神经上皮性肿瘤的分子生物学研究主要集中于肿瘤的遗传易感性、肿瘤细胞起源和分子病因、肿瘤进展与预后相关的增殖、侵袭、抗凋亡、血管形成、免疫逃避、代谢等方面。现代分子生物学技术的进步极大地促进了肿瘤研究的进步。我们已经认识到，神经上皮性肿瘤的发生发展与人体其他部位的肿瘤相似，都包括突变或扩增等导致的原癌基因激活、突变或甲基化等导致的抑癌基因的失活，表现为与细胞周期、增殖、侵袭、血管形成、代谢等相关信号通路功能增强，与凋亡、免疫等相关功能减弱。

一、神经上皮性肿瘤的遗传易感性

常见遗传性综合征及其关键突变与神经上皮性肿瘤的相关研究有：神经纤维瘤病Ⅰ型（NF1基因突变）与星形细胞瘤；神经纤维瘤病Ⅱ型（NF2基因突变）与星形细胞瘤、脊髓室管膜瘤、胶质发育缺陷；结节性硬化（TSC1或TSC2基因突变）与室管膜下巨细胞星形细胞瘤；Li-Fraumeni综合征（TP53基因突变）与胶质母细胞瘤（glioblastoma，GBM）、原始神经外胚层肿瘤等；Cowden综合征（PTEN基因突变）与小脑发育不良性神经节细胞瘤；Von Hippel-Lindau综合征（VHL基因突变）与小脑星形细胞瘤；Turcot综合征（APC基因或hMLH1、hPSM2基因突变）与胶质母细胞瘤、髓母细胞瘤（medulloblastoma，MB）；Gorlin综合征（PTCH基因突变）与髓母细胞瘤等。

上述神经肿瘤综合征均是由常染色体显性遗传，通过生殖细胞从亲代向子代传递疾病。遗传性肿瘤综合征如果发生肿瘤性病变，大多会涉及双等位基因的突变失活或缺失，遵循Knudson"二次突变"学说。因此，针对上述疾病或易感基因的检测有助于神经上皮性肿瘤的诊断。

二、神经上皮性肿瘤核心信号通路

（一）胶质母细胞瘤

2008年，人类癌症基因组图谱计划（The Cancer Genome Atlas，TCGA）研究小组根据基因拷贝数、基因表达谱、DNA甲基化以及基因突变等基因变异，对GBM进行了整合分析，发现存在于GBM中的大量复杂的基因变异最终都汇集到三条核心细胞信号转导通路：RTK/RAS/PI-3K通路（88%），P53通路（87%），RB通路（78%）。RTK/RAS/PI-3K通路中包含很多生长因子，信号通路异常激活既可以是通过过表达或异常扩增生长因子受体基因或基因突变导致下游信号分子通路激活导致，也可以是负性调节因子基因缺失或突变导致。这一通路中最常发生改变的是EGFR。EGFR可以通过激活下游的MAPK和PI3K-Akt通路影响细胞增殖。原发性胶质母细胞瘤（glioblastoma，GBM）中约30%~40%伴随EGFR基因的扩增或突变。伴随EGFR扩增的GBM患者中约50%有EGFRvⅢ这一突变体，这一突变体的形成是由于EGFR基因中编码胞外267个氨基酸的2~7外显子发生框内缺失、蛋白被截短所致。因此，EGFRvⅢ受体没有胞外区域，不能结合配体，但能持续激活。EGFR的扩增或EGFRvⅢ突变体可以作为恶性胶质瘤的诊断性指标。而EGFR/EGFRvⅢ的预后性作用尚不明确，有些研究认为EGFR扩增对患者生存期没有影响，有些研究发现年轻患者及间变性胶质瘤患者中发生EGFR扩增的预后较差。另外，PTEN是位于10号染色体长臂上的一个抑癌基因，可以与肿瘤中常见的PI3K-Akt通路相互作用。恶性胶质瘤中PTEN基因突变或染色体缺失很常见。10q的杂合性缺失在GBM及间变性星形胶质细胞瘤中很常见，但在间变性少突细胞瘤中较少见。PTEN基因突变在15%~40%的原发性GBM中存在，但在继发性GBM和其他类型胶质瘤中却没有。目前研究认为，10q的杂合性缺失和PTEN基因突变都标志着恶性胶质瘤的预后较差，而且10q的缺失与肿瘤的进展相关。而p53和RB通路是两条主要的肿瘤抑制通路，p53可以激活p21的转录，而p21可以通过结合并抑制cyclin D家族的蛋白而使细胞周期停留在G1期。Rb蛋白可以通过抑制E2F这一转录因子家族阻止细胞进入S期。虽然p53和Rb是突变的最初靶点，但是也可以通过这些信号通路中其他分子的突变或过表达来抑制这些控制细胞周期的信号通路。

（二）髓母细胞瘤

髓母细胞瘤（medulloblastoma，MB）亦具有高度异质性，若干信号转导通路的异常参与其形成，如：WNT（Wingless）通路、SHH（Sonic Hedgehog）通路、TGF-β信号通路、NFκB信号通路、酪氨酸激酶受体家族等。WNT信号通路的异常激活可使细胞内的β-catenin表达并蓄积，进一步激活MYC、cyclin D1、REST、TCF等一系列在细胞增殖、分化及抑制凋亡中扮演重要作用的靶向基因，进而导致肿瘤形成。WNT型MB主要涉及6号染色体异常，几乎所有儿童WNT型MB都存在6号染色体异常，而成人仅有一半。SHH信号通路的异常激活常见于3岁以下婴幼儿及16岁以上较年轻的成人，SHH信号通路的过度激活是该亚群的特征，通常是由于肿瘤抑制基因PTCH1、SMO和SUFU突变，GLI2或MYCN扩增。TP53突变可在20%左右的SHH型MB患者中发现。细胞生物学研究表明，26%~45%髓母细胞瘤中有17号染色体短臂（17p）的丢失，然而，尽管在17p上有抑癌基因p53，进一步研究表明髓母细胞瘤与p53基因的突变或丢失无明显相关性。

三、神经上皮性肿瘤的分子分型

目前利用高通量基因组学技术对神经上皮性肿瘤进行分子分型研究主要集中于恶性胶质瘤与髓母细胞瘤。

1. TCGA研究小组基于mRNA表达谱芯片技术将GBM分为前神经元型、神经元型、经典型及间质型四型。前神经元型患者较年轻，常有编码血小板衍生生长因子受体α（PDGFRA）的基因过表达或扩增/突变、IDH1基因突变（30%的病例）。前神经元型生存期比其他三个亚型稍长，但对传统的积极治疗方法反应最差。神经元型特征较少，此亚型肿瘤浸润程度较低。经典型具有特征性的高度增殖细胞，并且伴有一致性的7号染色体上片段增加以及10号染色体上片段缺失（93%），并且常有9p21.3局灶缺失（95%），这些染色体的变化都导致EGFR基因扩增（在50%基因重排的病例中出现）和PTEN、CDKN2A基因座缺失。经典型患者对放化疗都较为敏感。

2. TCGA研究小组基于DNA甲基化芯片技术鉴定出GBM的一个特殊分子亚型——G-CIMP（Glioma-CpG island methylator phenotype）亚型。CpG岛甲基化表型（CIMP）这一表型最早是在结直肠癌的研究中定义，指肿瘤特定亚型中某些基因的肿瘤特异性CpG岛发生高甲基化状态。G-CIMP阳性GBM患者多是继发或复发肿瘤，与IDH1突变密切相关。与之前提到的基于基因表达谱的TCGA四分型系统相比，G-CIMP肿瘤也代表了前神经元型GBM的一个特殊亚型。不管是在整体GBM中还是在前神经元型GBM中，G-CIMP阳性患者的预后都较好，这也与之前关于IDH1突变的患者预后较好的报道相一致。

3. 2012年，中国脑胶质瘤协作组开展中国人群胶质瘤基因组计划（Chinese Glioma Genome Atlas，CGGA），基于mRNA表达谱芯片技术将大样本各级别脑胶质瘤分为G1、G2和G3三个亚型。G1亚型患者预后较好，年龄较年轻，IDH1基因突变率较高；G3亚型与此相反，而G2亚型介于两者之间。与前述TCGA四分型系统相比，这种三分型系统与患者年龄、IDH1突变率、1p/19q LOH等经典标记物的相关性更好，说明这种分型方法能更好地反映患者临床与分子遗传学信息。

4. 髓母细胞瘤可分为四个分子亚型：Wnt型、Shh型、Group3型和Group4型。每一型都有亚型特异性的基因突变、结构变异、可变剪切及临床特征，如Wnt型预后较好，具有Wnt通路抑制因子APC的突变导致的Turcot综合征、CTNNB1基因突变等。WNT型约占所有MB的10%。主要发生于儿童和青少年，婴儿病例未见报道。WNT型MB可能起源于胚胎脑干背部神经前体细胞，伴WNT信号通路过度表达及CTNNB1的激活突变。SHH型肿瘤大约占髓母细胞瘤的30%，呈现典型的双模态年龄分布特征，在婴儿期和青春期发病率最高，主要发生于小于3岁的婴儿以及大于16岁的较年轻的成年人。SHH型髓母细胞瘤患者预后较差，大约20%的SHH型肿瘤患者在诊断时出现转移。Group3型髓母细胞瘤约占所有髓母细胞瘤患者的25%，该型肿瘤几乎只发生在婴儿和儿童，且男性患者明显多于女性患者。本亚群极具侵袭性，目前尚未发现一种过度表达的表达通路，但在这些肿瘤中，MYC基因经常出现高表达。本型患者预后最差，有40%~45%的患者在诊断时出现软脑膜扩散。Group4型髓母细胞瘤约占所有髓母细胞瘤患者的35%，几乎影响所有年龄组的患者。虽然这一亚群最常见，但其潜在的发病机制尚不清楚，而且起源细胞尚未被确认。在几乎所有Group4型肿瘤中都可以发现同染色体17q，KDM6A基因、MYCN基因和CDK6基因在这个亚组中也经常检测到细胞遗传学改变。Group4型肿瘤在诊断时经常出现转移，但总体预后仍处于中间状态。

四、胶质瘤常用临床分子标记物

目前脑胶质瘤研究走向临床应用的分子标记物主要包括：异柠檬酸脱氢酶1/2（IDH1/2）突变、染色体1p/19q联合缺失状态、O^6-甲基鸟嘌呤-DNA甲基转移酶（MGMT）启动子甲基化、α地中海贫血伴智力低下综合征X连锁基因（ATRX）突变、端粒酶逆转录酶（TERT）启动子突变、肿瘤抑制蛋白（TP53）突变等。

IDH是三羧酸循环中的一种限速酶。IDH家族中有三种同工酶，分别为IDH1、IDH2和IDH3，其中IDH1和IDH2的突变在继发性胶质母细胞瘤和WHO Ⅱ/Ⅲ级胶质瘤［弥漫性星形细胞瘤（约83.3%）、少突胶质细胞瘤（约80.4%）、少突星形细胞瘤（100%）、间变性星形细胞瘤（69.2%）、间变性少突胶质细胞瘤（86.1%）］中发生率很高，而在原发性GBM中发生率很低（约5%）。IDH1/2基因突变对患者预后有明确的预测价值，存在IDH1/2突变的患者预后明显优于野生型IDH1/2的患者。

染色体1p/19q联合性缺失（codeletion）是指1号染色体短臂和19号染色体长臂同时缺失，1p/19q联合性缺失在少突胶质细胞瘤中的发生率为80%~90%，在间变性少突胶质细胞瘤中发生率为50%~70%，在弥漫性星形细胞瘤中发生率为15%，而在胶质母细胞瘤中发生率仅为5%。目前认为染色体1p/19q联合缺失是少突胶质细胞瘤的诊断性分子标记物，而且可以提示患者预后较好。

MGMT基因定位于10q26，编码一种修复O^6-甲基鸟嘌呤的酶。MGMT基因启动子甲基化可以导致基因沉默和抑制蛋白合成，阻碍DNA的修复。在少突胶质细胞瘤发生率为60%~80%，在少突星形细胞瘤发生率为60%~70%，在胶质母细胞瘤发生率为20%~45%，在间变性星形细胞瘤发生率为40%~50%，在毛细胞型星形细瘤发生率为20%~30%。研究发现，具有MGMT基因启动子甲基化的胶质瘤患者对化疗、放疗更敏感，并且生存期更长。所以MGMT甲基化可作为重要的预后标志物，还可以对化疗敏感性具有一定的提示作用。

ATRX 基因定位于 Xq21.1，为编码 2 492 个氨基酸的基因。到目前为止，全世界已有 100 余种该基因的突变报道。ATRX 是星形细胞瘤的诊断性分子标记物。研究表明，在所有的胶质瘤中，星形细胞瘤和少突星形细胞瘤患者多出现 ATRX 蛋白表达缺失。ATRX 的缺失或突变可提示患者预后较好。

TERT 基因启动子区突变。在多种肿瘤中都有特征性的端粒延长，这跟端粒酶的作用密不可分。有大量研究发现，在胶质瘤中存在 TERT 基因启动子区的特征性突变，C228T 和 C250T 总体频率约 55%，主要集中于原发性胶质母细胞瘤（55%~83%）和少突胶质细胞瘤（74%~78%）中。发生突变的肿瘤中 TERT 的表达量是野生型样本的 6.1 倍。TERT 启动子突变与 1p/19q 杂合性缺失重合性极高（98%）。结合 TERT 启动子突变和 IDH1/2 突变等其他分子遗传学事件可用于胶质瘤的分子分型及预后判断。

TP53 为抑癌基因，定位于染色体 17p13.1，编码蛋白称为 p53 蛋白或 p53 肿瘤蛋白。p53 蛋白能调节细胞周期和避免细胞癌变发生。TP53 基因突变在低级别星形细胞瘤中发生率为 50%~60%，在少突胶质细胞瘤中 TP53 基因突变发生率很低，少突星形细胞瘤发生率为 40%，继发性 GBM 发生率为 70%，原发性 GBM 发生率为 25%~37.5%。在低级别星形细胞瘤和继发性胶质母细胞瘤中，TP53 基因突变多在胶质瘤形成早期发生，而在原发性胶质母细胞瘤中，TP53 基因突变多在胶质瘤形成后期发生，主要是由于基因组不稳定性增加导致。

随着分子生物学技术的不断发展，使我们对肿瘤的全景图谱有了更深入、更全面、更立体的理解，神经上皮性肿瘤的分子分型在近几年也取得了长足进展，而基于多平台信息整合的分型方法仍是当今肿瘤分子分型的发展方向。相关研究有助于发现神经上皮性肿瘤中异常变化的信号通路，进一步揭示肿瘤发生发展的分子机制，开发有效的分子靶点和分子靶向药物，鉴定和优化用于指导个体化诊疗的理想分子标志物，最终实现科学合理的肿瘤个体化综合诊疗策略。

（王永志 杨学军）

参考文献

1. 中国脑胶质瘤协作组．中国脑胶质瘤分子诊疗指南［J］．中华神经外科杂志，2014，30：435-444.
2. 中国医师协会神经外科医师分会脑胶质瘤专业委员会．胶质瘤多学科诊治（MDT）中国专家共识［J］．中华神经外科杂志，2018，34：113-118.
3. 王保成，马杰．髓母细胞瘤分子分型和临床治疗的研究进展［J］．中华神经外科杂志 2015，31（8）：857.
4. Jiang T，Mao Y，Ma W，et al. CGCG clinical practice guidelines for the management of adult diffuse gliomas［J］. Cancer letters，2016，375：263-273.
5. Yang P，Cai J，Yan W，et al. Classification based on mutations of TERT promoter and IDH characterizes subtypes in grade Ⅱ/Ⅲ gliomas［J］. Neuro-oncology，2016，18：1099-1108.
6. van den Bent MJ，Baumert B，Erridge SC，et al. Interim results from the CATNON trial（EORTC study 26053-22054）of treatment with concurrent and adjuvant temozolomide for 1p/19q non-co-deleted anaplastic glioma：a phase 3，randomised，open-label intergroup study［J］. Lancet，2017，390：1645-1653.
7. Ceccarelli M.Barthel FP，Malta TM，et al. Molecular profiling reveals biologically discrete subsets and pathways of progression in diffuse glioma［J］. Cell，2016，164（3）：550-563.
8. Archer TC，et al. Medulloblastoma：Molecular Classification-Based Personal Therapeutics［J］. Neurotherapeutics，2017，14（2）：265-273.

第二节 临床表现和诊断

一、临床表现

胶质瘤患者临床表现与肿瘤大小、部位、恶性程度及相关水肿有关，主要表现为颅内压增高、神经功能障碍和癫痫发作三大类，最常见症状包括感觉异常、运动功能障碍、认知功能障碍、头痛、视物模糊、癫痫、高级神经认知功能如定向力、注意力、记忆力、情绪障碍等。生长缓慢的弥漫性低级别胶质瘤（有些甚至位于功能区）术前大多没有语言、感觉、运动、视觉等功能障碍，常规的神经系统查体往往发现不了轻微的功能障碍，可能与大脑可塑性有关。但如果进行更加详细和系统的神经认知评价，会发现与社会、职业、家庭生活质量及预后相关的高级神经认知功能障碍(执行、注意和情感等)。癫痫为少突胶质细胞瘤最常见症状,可分为简单部分性和复杂部分性发作。胶质瘤母细胞瘤是最常见的颅内恶性肿瘤,约占所有颅内肿瘤的15%,可发生在中枢神经系统的任何部位,最常见于大脑半球的深部白质,易侵犯额或颞叶。临床病史短,有些患者因肿瘤内出血,可呈卒中样发病。患者往往迅速出现颅内高压的症状和体征,也有不同程度的偏瘫、偏身感觉障碍、失语和偏盲等。脑室内肿瘤常常产生头痛、恶心和呕吐、视神经乳头水肿,共济失调、眩晕、脑积水等。后颅窝肿瘤出现视力障碍、共济失调和偏瘫、颈部疼痛。室管膜瘤占好发部位依次为第四脑室、侧脑室和第三脑室。脑室内的室管膜瘤常引起脑积水和颅内压增高,幕上室管膜瘤多表现为局部运动功能障碍、视力障碍和癫痫,并易于出现脑脊液播散种植。

二、诊断

胶质瘤的诊断主要依靠病史、临床表现及影像学检查,确诊则需多部位活检或手术标本的病理证实,病理诊断仍然是肿瘤诊断的“金标准”,尤其是一些分子病理指标对胶质瘤的预后判定、化疗药物选择等有重要意义,如MGMT启动子甲基化和低表达患者对于DNA烷化剂耐药率低,有助于选择化疗药物;1p19q杂合性缺失对少突胶质细胞瘤、IDH1或IDH2基因突变对低级别胶质瘤均为预后良好的因素。

(一)影像学诊断

影像学诊断除了传统神经影像技术MRI与CT外,一些新的MRI序列,如灌注成像(perfusion weighted imaging, PWI)、波谱成像(magnetic resonance spectroscopy, MRS)、血氧水平依赖性功能磁共振成像(blood oxygenation level dependent functional MRI, BOLD-fMRI),弥散加权成像(diffusion weighted imaging, DWI),弥散张量成像(diffusion tensor imaging, DTI)等对提高诊断、术前胶质瘤分级、为活检提供靶点、鉴别肿瘤复发和放射性坏死、评价疗效及判断预后有重要意义。通过尸检与增强CT对比扫描发现,CT影像确定的肿瘤区域比胶质瘤实际区域小2cm,但CT利于显示胶质瘤的特征性表现如钙化、出血及囊性变等(图15-2-1)。MRI优于CT,并且MRI可以显示病灶的侵袭范围。低级别胶质瘤常规MRI呈长T_1、长T_2信号影,边界不清,周边轻度水肿影,局部轻度占位征象,如邻近脑室轻度受压,中线移位不明显,脑池基本正常,病变区域内未见明显出血、坏死及囊变等表现;增强扫描显示病灶极少数出现轻度异常强化影(图15-2-2)。高级别胶质瘤MRI信号明显不均匀,呈混杂T_1/T_2信号影,周边明显指状水肿,占位征象明显,邻近脑室受压变形,中线结构移位,脑沟、脑池受压;增强扫描呈明显花环状及结节样异常强化影。出血或囊变常见,病变周围可见斑片状长T_1长T_2信号影,FLAIR呈高信号(图15-2-3)。

现代胶质瘤影像学技术应该提供肿瘤大小、范围、与周围重要结构的毗邻关系如皮质功能区及皮质下纤维束信息。术前BOLD-fMRI和DTI可活体、无创和个体化术前定位大脑运动、语言等重要功能区及白质纤维束如皮质脊髓束、语言传导通路及视放射与肿瘤的关系,利于优化手术方案,目前已广泛用于临床(图15-2-4)。

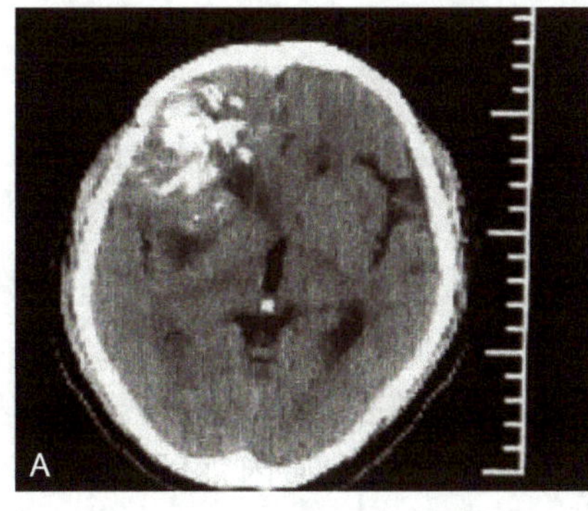

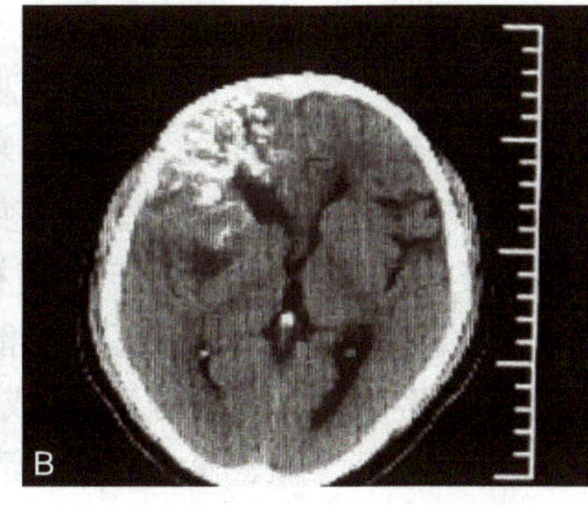

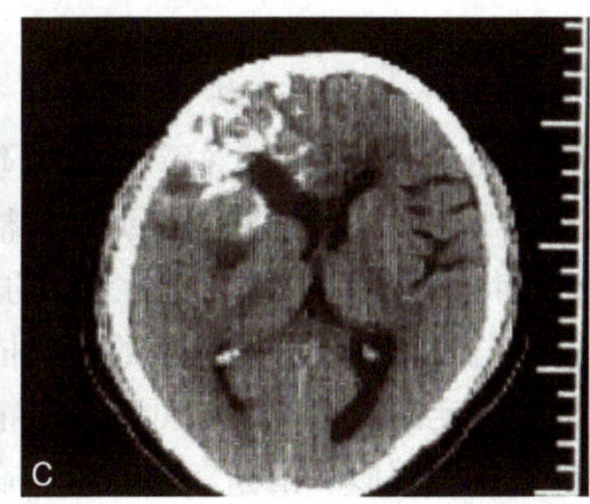

图15-2-1 胶质瘤的CT表现

右额少支胶质细胞瘤特征性弯曲条带状钙化

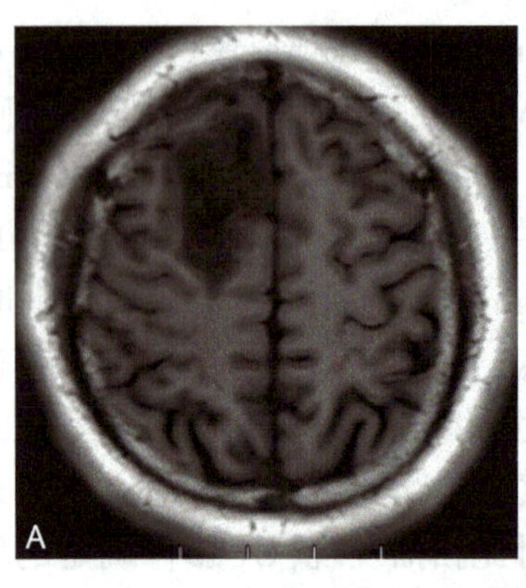
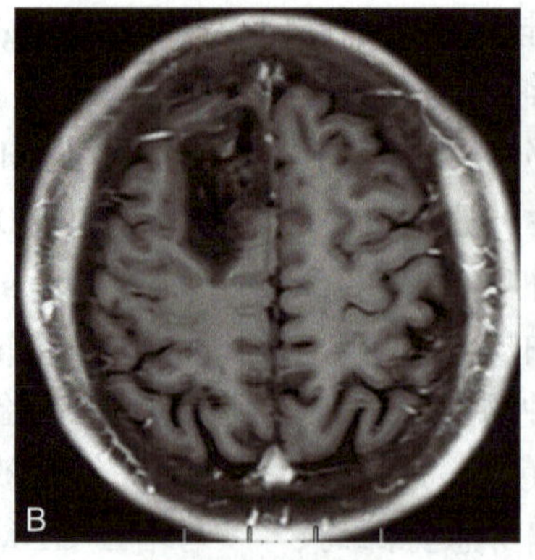
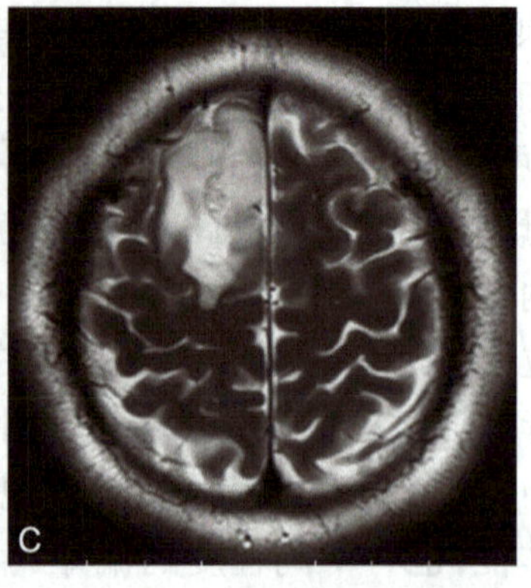

图 15-2-2 低级别胶质瘤的 MRI 表现

右额上回呈长 T_1、长 T_2 信号影，边界不清，周边轻度水肿影，局部轻度占位征象，增强扫描无明显强化

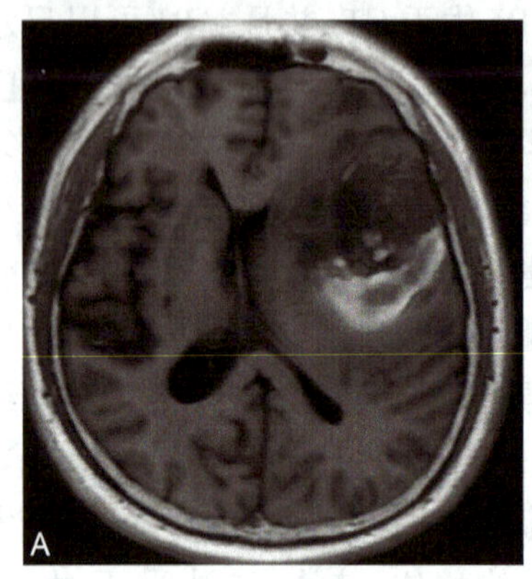
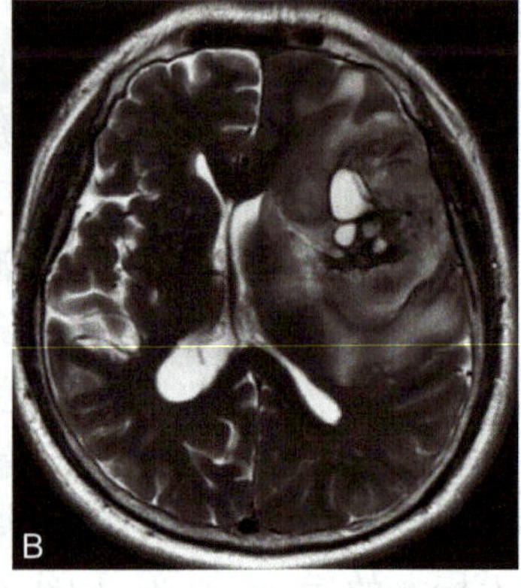
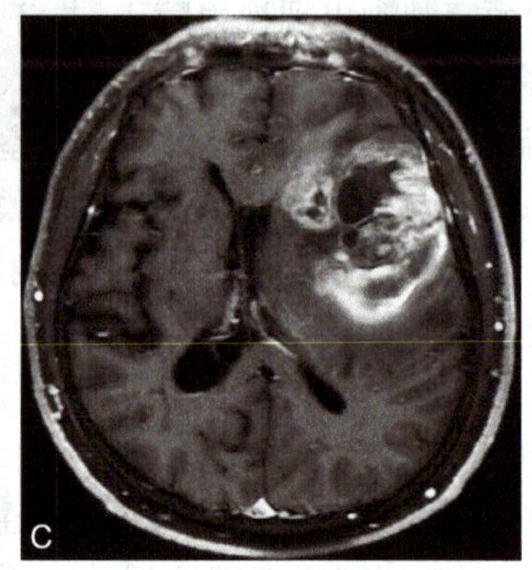

图 15-2-3 胶质母细胞瘤的 MRI 表现

左额下回混杂 T_1/T_2 信号影，占位征象明显，邻近侧脑室受压变形，中线结构明显右移，有出血及囊变，增强扫描呈明显样异常强化影

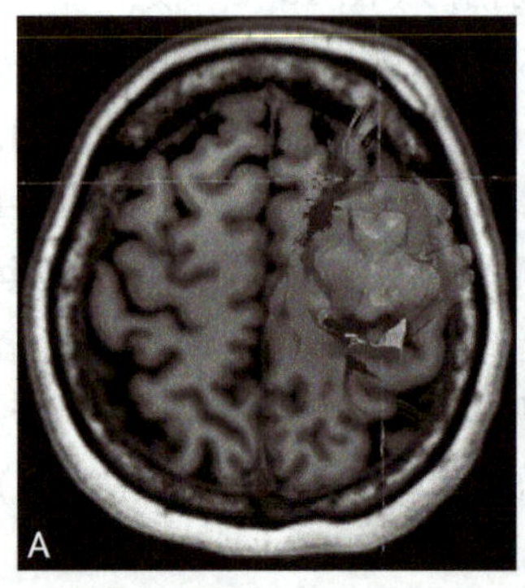
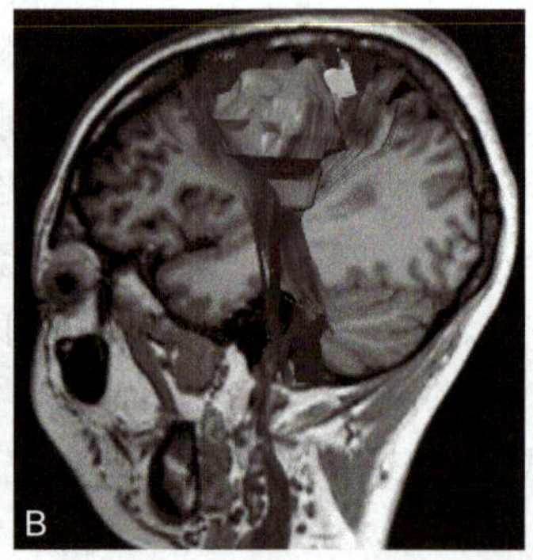

图 15-2-4 术前 BOLD-fMRI 结合 DTT 在功能区胶质瘤中的应用

红色表示右中央叶肿瘤，深蓝色表示皮质脊髓束，浅蓝色为手运动激活区

（二）病理学诊断

2016 年 WHO 发布了第 4 版《中枢神经系统肿瘤 WHO 分类》（修订版），首次整合了肿瘤的组织学特征和分子表型，提出了新的肿瘤分类标准，是目前胶质瘤诊断及分级的重要依据。通过多部位立体定向活检或手术可获得更精确、实用、客观的分子病理诊断指标。以下选择临床常见的具有代表性的胶质瘤神经病理学与分子病理学诊断进行叙述。

1. 弥漫型星形细胞瘤（IDH 突变型） 以 IDH1 或 IDH2 基因突变为特征，可伴有 TP53 及 ATRX 基因突变。细胞分化程度高，生长缓慢。可发生于中枢神经系统任何部位，额叶多见；肿瘤具有恶变潜能，可进展成 IDH 突变型间变性星形细胞瘤，甚或 IDH 突变型胶质母细胞瘤。大体上肿瘤边界不清，位于灰质或白质内，可见大小不等的囊腔、颗粒样区域及软硬度相同的区域。镜下可见肿瘤由分化好的纤维性星形细胞组成，细胞密度中等，核不典型，核分裂象少或缺如。间质疏松，常伴微囊形成。Ki-67 增殖指数常小于 4%。

2. 少突胶质细胞瘤（IDH 突变和 1p/19q 联合缺失型） 一种弥漫浸润、生长缓慢的胶质瘤，伴 IDH 基因突变和 1p/19q 联合缺失。主要发生于成年人，多数位于额叶。大体可见肿瘤界限清楚，呈灰粉色，质软，钙化、囊变、瘤内出血常见。镜下肿瘤细胞呈中等密度，大小较一致，核圆，核周空晕。其他特征包括微钙化、黏液/囊性变和致密分支状毛细血管网。Ki-67 增殖指数 <5%。

3. 胶质母细胞瘤（IDH 野生型） 恶性程度最高的星形细胞肿瘤，由分化差的肿瘤性星形细胞组成，无 IDH 基因突变，占所有胶质母细胞瘤的 90%。主要见于成人，肿瘤为原发性，多位于幕上，可累及周围及远处脑组织。检测 7 号/10 号染色体相关基因（MET、PTEN 等）及融合基因（FGFR1-TACC1、FGFR3-TACC3）有助于患者预后的评估及靶向药物的选择。大体可见肿瘤界限不清，切面颜色不一，呈灰色或灰白色，坏死区呈黄色，伴出血时呈现红色或棕色。坏死物液化后可形成含混浊液体的大囊腔。镜下由分化差的肿瘤性星形细胞组成，细胞密度高，核异型性明显，核分裂象多见，并见大量病理性核分裂象。明显的微血管增生和/或坏死是诊断的基本要点。

4. 胶质母细胞瘤（IDH 突变型） 伴有 IDH1 或 IDH2 基因突变的一类胶质母细胞瘤，由弥散型星形细胞瘤或间变性星形细胞瘤发展而来，占所有胶质母细胞瘤的 10%。镜下组织学特征与 IDH 野生型胶质母细胞瘤相似，但坏死范围更小。

5. 弥漫中线胶质瘤（H3 K27M 突变型） 位于中线的高级别星形细胞性肿瘤，伴有 H3F3A 或 HIST1H3B/C 基因 K27M 突变。主要发生于儿童，也可见于成人。最常见的发病部位包括脑干、丘脑和脊髓。预后差，2 年生存率小于 10%。

6. 室管膜瘤 由肿瘤性室管膜细胞构成。肿瘤界限清楚，细胞密度适中，核形态单一，呈圆形或卵圆形，染色质呈胡椒盐状，核分裂象罕见。血管周围假菊形团和室管膜周围菊形团是室管膜瘤的关键特征。根据形态特征可分为三个亚型：乳头型室管膜瘤、透明细胞型室管膜瘤和伸长细胞型室管膜瘤。有一类 RELA 融合基因阳性的幕上室管膜瘤，预后较其他类型室管膜瘤差。

参考文献

1. Chang EF, Potts MB, Keles GE, et al. Seizure characteristics and control following resection in 332 patients with low-grade gliomas[J]. J Neurosurg, 2008, 108(2): 227-235.
2. Louis DN, Perry A, R eifenberger G, et al. The 2016 World Health Organization Classification of Tumors of the Central Nervous System: a summary[J].Acta Neuropathol, 2016, 131(6): 803-820.
3. Nabors LB, Portnow J, Ammirati M, et al.NCCN Guidelines Insights: Central Nervous System Cancers[J]. Journal of the National Comprehensive Cancer Network, 2017, 15(11): 1331-1345.
4. Reni M, Mazza E, Zanon S, et al.Central nervous system gliomas[J].Citical Reviews in Oncology/Hematology, 2017, 113: 213-234.
5. 江涛 刘福生. 脑胶质瘤[M]. 北京: 人民卫生出版社, 2007.

第三节　治疗原则与预后

一、基本治疗原则

目前全球不同国家和地区已经制定并实施了多种版本的中枢神经系统肿瘤的治疗指南。美国国立综合癌症网络（National Comprehensive Cancer Network，NCCN）集合多家世界顶级癌症研究中心，制定的《NCCN 肿瘤学临床实践指南》成为全球肿瘤临床实践中应用最为广泛的临床指南。2012 年，中国脑胶质瘤协作组（Chinese Glioma Cooperative Groop，CGCG）成立，制定《中国中枢神经系统恶性胶质瘤诊断和治疗共识》，全面构建神经肿瘤领域多学科协作体系并规范化国内脑胶质瘤诊治程序，同期开展中国人群胶质瘤基因组计划（Chinese Glioma Genome Atlas，CGGA），为胶质瘤转化医学研究平台建设奠定基础。2016 年，CGCG 首次在国际上发表中国人群《成人脑胶质瘤临床诊疗指南》，标志着中国脑胶质瘤诊疗水平迈上了新台阶。

对于神经上皮性肿瘤，手术切除联合放射治

疗、化学治疗以及分子靶向治疗是目前公认的基本治疗原则，其中最大范围的安全切除是决定患者预后的主要因素之一。对于低级别胶质瘤手术后可辅以放射治疗或化疗，而对于高级别胶质瘤，特别是胶质母细胞瘤，强调手术后替莫唑胺同步放化疗及辅助化疗的标准治疗方法。对功能区脑胶质瘤患者手术时推荐采用术中唤醒配合术中脑功能定位，在提高肿瘤切除范围及切除程度的同时，可有效避免患者出现术后永久性功能障碍。复发脑胶质瘤的手术治疗必须个体化，应该考虑患者年龄、临床功能状态、组织学类型、初始治疗反应、复发类型（局部还是弥漫性）、第一次手术和再次手术的时间间隔、既往治疗方式等。先进手术辅助技术（如功能 MRI、导航等）有助于实现最大范围安全切除复发脑胶质瘤。而对于髓母细胞瘤，主要采取手术切除与术后全脑脊髓放射治疗，但放射治疗不宜用于 3 岁以下的患儿。化疗可以延长高危患者（已有播散或转移、脑干受累、未能完整切除）的存活期，也可用于 3 岁以下患儿，以推迟放射治疗。对于室管膜瘤，手术切除和术后放射治疗是主要的治疗方法。针对肿瘤未全切除或者复发的脉络丛肿瘤患者，放疗是绝对适应证，而化疗通常应用于肿瘤未完全切除的患者以及无法接受放疗的婴幼儿。

二、预后

对于弥漫性星形细胞瘤，肿瘤全切者 5 年生存率可达 80%，而肿瘤部分切除或行肿瘤活检者 5 年生存率仅为 45%~50%，对 40 岁以上肿瘤次全切除的患者，放射治疗可获得满意效果。若肿瘤复发一般预后不佳，约半数肿瘤复发后恶变，近 1/3 肿瘤复发后演变为胶质母细胞瘤，复发后肿瘤的快速生长是常见的死亡原因。胶质母细胞瘤预后极差，即使经过积极治疗，其中位生存期仅 14~16 个月。成人髓母细胞瘤中位生存期为 26 个月，29% 经治疗的患者 5 年后复发，复发和转移是影响预后的主要因素。对于室管膜瘤，手术后复发平均在 20 个月内，儿童恶性室管膜瘤复发较快，5 年生存率在 30% 以上。脉络丛乳头状瘤患者术后 1、5、10 年生存率分别达到 90%、81%、77% 左右，而脉络丛乳头状癌患者预后较差，五年生存率为 40%~50%。手术切除程度是决定性的预后影响因素。髓母细胞瘤中以 WNT 亚型临床预后最好，很少发生转移，5 年生存率约为 95%，属于低风险型；SHH 激活型髓母细胞瘤的预后较 WNT 型差，少有转移，5 年生存率可达 80% 以上，属于标准风险型；Group 3/4 两型髓母细胞瘤极易转移，预后最差，5 年生存率约为 45%，属于极高风险型。

三、预后相关分子标志物

随着分子生物学技术的发展，不断发现一系列与胶质瘤预后相关的分子标记物，如 1p/19q 杂合性缺失、G-CIMP 亚型、IDH1/2 基因突变、ATRX 基因突变、TERT 基因启动子区突变、EGFR 扩增和 EGFRv Ⅲ重排、MGMT 启动子甲基化、microRNA-181d、PTPRZ1-MET 融合基因等。

存在 1p/19q 杂合性缺失的胶质瘤患者，对 PCV 化疗方案的有效率较高，预后也较好。从肿瘤 DNA 甲基化谱来分析，属于 G-CIMP 特殊亚型的 GBM 患者预后较好。IDH1/2 基因突变由于位点非常集中，在各个级别的脑胶质瘤中均有诊断及预后价值，故易于临床应用，存在该基因突变的患者预后要明显优于该基因野生型的患者。ATRX 是星形细胞瘤的诊断性分子标记物，ATRX 的缺失或突变提示患者预后较好。胶质瘤中存在 TERT 基因启动子区的特征性突变，C228T 和 C250T 总体频率约 55%，TERT 启动子突变与 1p/19q 杂合性缺失重合性极高，结合 TERT 启动子突变和 IDH1/2 突变等其他分子遗传学事件可用于胶质瘤的分子分型及预后判断。在临床上，年龄大于 65 岁的 GBM 患者伴随 EGFR 扩增，提示预后不良；EGFRv Ⅲ重排在 GBM 患者的发生率为 20%~30%，有 EGFRv Ⅲ重排的患者预后较差。MGMT 低活性或低表达，预示肿瘤对烷化剂如替莫唑胺较为敏感，预后也较好。miRNA-181d 是一种微小 RNA，由于 MGMT 是 miRNA-181d 的直接靶点之一，其与启动子甲基化共同影响 MGMT 的表达，miRNA-181d 高表达的 GBM 患者，相应 MGMT 的活性表达较低，因此，miRNA-181d 既是一种预后性指标也是一种治疗反应相关的预测性指标。PTPRZ1-MET 融合基因在脑胶质瘤复发过程中发挥重要作用，是继发性 GBM 的一类特殊基因亚型，提示预后不良。

此外，室管膜瘤中RELA融合基因、NF2基因突变与肿瘤的起源与预后相关。p53、脑脊液中α-1抗胰蛋白酶（α-1-AT）的表达与脉络丛肿瘤的复发及预后相关。Myc、LDHB和CCNB1等也是髓母细胞瘤中常见的预后相关标记物。

（游　赣　江　涛）

第四节　分子靶向治疗

近年来，神经上皮性肿瘤的临床治疗已经取得明显进步。但是高度恶性的肿瘤如多形性胶质母细胞瘤，患者平均生存期改善甚微，因此迫切需要科学家们不断探索新型有效的治疗策略。当今肿瘤分子生物学研究进展迅速，极大地促进了人们对分子遗传学变异在肿瘤细胞生长、侵袭、血管生成及转移过程中作用机制的理解。分子靶向治疗是针对某些生物学事件进行分子水平的干预与调控，以肿瘤组织或细胞所具有的特异性分子为靶点，利用能与这些靶点结合的抗体、配体达到治疗目的的治疗方法，其优势在于增强抗肿瘤活性的同时，减少对正常组织的毒副作用。

目前，大量以肿瘤细胞表达分子为靶点的新型抗肿瘤药物不断问世，并不断走向临床，主要包括细胞信号转导通路抑制剂、抗血管生成抑制剂、肿瘤细胞表面抗原单克隆抗体、肿瘤耐药逆转剂、细胞代谢抑制剂、免疫检查点抑制剂等。以细胞信号转导通路抑制剂为例，所选靶点包括表皮生长因子受体（EGFR）、血小板源生长因子受体（PDGFR）、血管内皮生长因子受体（VEGFR）等及其相关信号转导通路，研究表明，许多小分子蛋白激酶抑制剂，能够调控受体型酪氨酸激酶（RTK）及相关信号通路的活性。大量临床研究表明，以EGFR为代表的RTK或相关下游信号通路上的效应分子，可能成为可供脑肿瘤靶向治疗方案选择的良好靶点，针对RTK信号通路上的关键靶点进行抑制或联合应用细胞毒性化疗药物或放射治疗等所进行的靶向治疗方案蓬勃兴起。

一、EGFR抑制剂

EGFR基因扩增、过度表达及突变，常见于多数包括神经上皮性肿瘤在内的实体肿瘤，靶向抑制在恶性肿瘤中异常表达及突变的EGFR一直是肿瘤研究的热点。抑制剂包括单克隆抗体制剂，其干扰配体与受体结合，从而抑制活化信号从细胞表面向细胞内转导；小分子EGFR酪氨酸激酶抑制剂能抑制受体磷酸化，进而阻断后续的EGFR介导信号通路活化；以及反义寡核苷酸等特异性基因阻断剂可作用于具有EGFR活性的核内作用位点，从基因水平干扰EGFR信号通路的活化及转导等。

很多小分子量的EGFR酪氨酸激酶抑制剂是喹啉类的ATP竞争抑制剂，其中吉非替尼（Gefitinib；Iressa；ZD1839）是研究较多的一种，已经获得美国食品药物管理局（FDA）的批准用于治疗化疗无效并发生进展性转移的非小细胞肺癌。另一种针对EGFR及突变型EGFR，即EGFRv Ⅲ的RTK抑制剂，埃罗替尼（Erlotinib；Tarceva；SI-774），与吉非替尼相比，与EGFR结合具有更高的亲合力。在对脑胶质瘤的临床研究中，吉非替尼仅显示出低到中度的抗肿瘤活性，在应用吉非替尼治疗恶性复发性GBM的Ⅱ期临床研究中，6个月无进展生存率为13%（7/53），但总生存期没有延长。在一些临床研究中显示，埃罗替尼较吉非替尼的抗肿瘤活性强。尼妥珠单抗（Nimotuzumab）是全球第一个以EGFR为靶点的单抗类药物，中国第一个治疗恶性肿瘤的人源化单克隆抗体。一项Ⅲ期临床试验探究了尼妥珠单抗治疗新诊断胶质母细胞瘤的临床疗效，研究结果显示，尼妥珠单抗联合标准放化疗组患者的总生存期与无进展生存期较单独标准放化疗组相比未见显著差别，进一步亚组分析表明，针对伴有EGFR扩增且MGMT启动子非甲基化的患者，联合尼妥珠单抗组患者的总生存期（23.8个月）较标准放化疗组（13.8个月）显著延长。

目前，其他多种EGFR小分子抑制剂也正处于不同的临床研究阶段，包括GW-572016（EGFR和ErbB-2抑制剂）、AEE788（EGFR与VEGFR抑制剂）、CI1033（EGFR抑制剂同时抑制EGFRv Ⅲ磷酸化）等。由于表达EGFR的肿瘤对放射治疗更容易产生耐受，并且许多实验研究证实，EGFR抑制剂可以增加肿瘤对放射治疗的敏感性。因此，目前人们对放射治疗联合应用EGFR抑制剂治疗复发恶性脑胶质瘤产生极大兴趣。

二、抗血管生成抑制剂

恶性神经上皮性肿瘤一般具有丰富的血管，因此探索如何抑制肿瘤血管生成或血液供给一直是当前的研究热点。研究的焦点主要集中于靶向抑制肿瘤血管生成因子及调节内源性血管生成抑制剂表达等方面，通过小分子抑制剂或特异性抗体等抑制在肿瘤新生血管形成不同阶段的血管生成因子，或应用可溶性内源性血管生成抑制剂来实现，其中可供选择的血管生成因子有VEGF/VEGFR、bEGF、PDGFR等。贝伐单抗（Bevacizumab；Avastin）是一种重组人源性IgG1单克隆抗体，能够特异性地与VEGF结合（主要与VFGF-A结合），减弱或阻止VEGF与血管内皮细胞表面的VEGFR-1、VEGFR-2结合，并阻断VEGFR介导的下游信号转导通路，抑制肿瘤新生血管的形成，使肿瘤生长受限。贝伐单抗是目前在恶性胶质瘤领域研究最为广泛且疗效最为肯定的抗血管生成抑制剂。

2007年完成的一项Ⅱ期临床试验（BRAIN），首先报道了联合应用贝伐单抗和化疗药物依立替康（Irinotecan）治疗复发胶质母细胞瘤，结果表明该联合用药方案是安全的，总体药物有效率为37.8%，6个月无进展生存率达50.3%。2009年，来自美国国家癌症研究院（NCI）的另一项Ⅱ期临床试验表明，贝伐单抗治疗复发胶质母细胞瘤的总体药物有效率为35%，6个月无进展生存率为29%。根据上述两项研究，美国FDA批准将贝伐单抗列为复发高级别胶质瘤的单一辅助治疗方案，但由于贝伐单抗对患者总生存期改善不明显，而且治疗后影像学评价很难界定，造成该药物的临床应用仍然存有争议，目前仍未被欧洲EMA批准。在贝伐单抗治疗新诊断胶质母细胞瘤领域，RTOG-0825和AVAglio两项Ⅲ期临床试验均证实，贝伐单抗联合替莫唑胺标准放化疗能够显著延长患者无进展生存期，但不能延长患者总生存期。新近一项Ⅲ期临床试验，评估了贝伐单抗联合洛莫司汀治疗进展性胶质母细胞瘤的临床疗效，结果显示贝伐单抗联合治疗组患者的总生存期（9.1个月）较洛莫司汀单药组（8.6个月）无明显获益，而无进展生存期显著延长2.7个月。

目前更多的临床研究也正在进行中，一些针对VEGFR-2的小分子酪氨酸激酶抑制剂亦可阻断相关RTK如PDGFR、EGFR等，包括Semaxanib、SU6668、Vatalanib、ZD6474（ZactimaTM）等。而且，抗血管生成抑制剂与细胞毒性药物联合应用，有望提高联合治疗方案的总体有效率。

三、多靶点抑制剂

酪氨酸激酶通过一个复杂的细胞内网络通路控制细胞增殖、生存、细胞凋亡、血管生成、侵袭和转移。肿瘤组织最初可能对单一RTK抑制剂有反应，但可以通过多种机制（包括自分泌或旁分泌、产生配体、受体突变、激活下游信号通路、启用代偿信号等途径）获得拮抗能力，肿瘤存在这种逃逸机制是多靶点治疗必要性的基础。

舒尼替尼（Sunitinib；Sutent）是一种口服多靶点酪氨酸激酶抑制剂，同时具有抗肿瘤和抑制肿瘤血管生成的作用，它选择性阻断VEGFRs、PDGFRA、PDGFRB、KIT、FLT3、CSF1R和RET。目前，美国和欧洲已经批准舒尼替尼用于肾透明细胞癌患者，而在中枢神经系统恶性肿瘤中的疗效还有待临床试验的进一步证实。

四、IDH抑制剂

在恶性神经上皮性肿瘤中，IDH1/2基因突变是一个常见而重要的分子事件。IDH基因突变后所编码的新型酶可以催化α-酮戊二酸（α-KG）转变为2-羟戊二酸（2-HG）。早期的临床前研究发现，2-HG在细胞中不断累积，过量的2-HG可以干扰细胞内的部分酶类发挥作用，抑制细胞分化，并对组蛋白和DNA甲基化过程产生影响，被认为是潜在的致癌物质之一，甚至在IDH突变的胶质瘤患者的血清中都能发现2-HG升高。因此对IDH突变进行分子靶向干预成为许多研究团队的方向之一。

关于IDH抑制剂的临床研究始于2013年，其作用靶点包括$IDH1^{R132}$和IDH2，药物主要通过减少2-HG的生成和累积，改善其对细胞正常代谢的干扰而发挥作用。目前，已有数种小分子IDH抑制剂进入Ⅰ期或者Ⅱ期临床研究。其中AG-221（enasidenib）与AG-120（ivosidenib）是研究较为深入的两种。AG-221主要应用于存在IDH2突变的胶质瘤患者，据报道也应用于部分白血病、胆管癌患者中，目前已进入Ⅱ期临床试验。AG-120则主要针对IDH1突变的患者，研究人员发现其在非造影剂增强的胶质瘤患者中耐受良好，现已完成Ⅰ期临床试验。此外，研究人员在动物实验中发现另一种IDH1的抑制剂BAY1436032，该药物可以显著减少颅内肿瘤2-HG的表达量，并延长了实验组动物的生存期，目前该药物已进入Ⅰ期临床试验。其他一些类似药物如AG-881、IDH305等也正在进行相关临床研究。

目前研究发现，单独使用IDH1抑制剂的效果并不理想，究其原因，IDH1基因突变后，还有一系列的原癌基因发生激活或突变，从而造成肿瘤不断增长，这可能是导致IDH1靶向治疗失败的原因之一。研究人员提出，除了抑制IDH1这一条肿瘤代谢通路，还要抑制后续激活的如NAD肿瘤代谢通路，有可能获得更好的疗效。此外，有研究发现联合使用化疗药物和IDH抑制剂可能使患者获益更多，IDH抑制剂联合免疫治疗亦是目前的研究热点之一。

五、PD-1抑制剂

PD-1（程序性死亡受体1）是一种重要的免疫抑制分子，为CD28超家族成员，主要存在于T细胞膜表面上。PD-L1（程序性死亡受体-配体1）作为跨膜蛋白，存在于正常组织以及部分肿瘤细胞上。T细胞被激活后同时表达PD-1，当PD-1与其受体结合，就会抑制免疫反应，使得正常组织免受攻击。正基于此，有些肿瘤细胞在与免疫系统反复接触的过程中，通过大量表达PD-L1伪装自己，实现免疫逃逸。研究人员发现，通过使用抗PD-1或抗PD-L1单抗，可以通过阻断PD-1与其受体结合，重新激活免疫系统来攻击肿瘤细胞，以达到治疗肿瘤的目的。

最早的PD-1抑制剂临床试验始于2006年，PD-1抗体于2014年作为抗肿瘤药物正式上市，被科学界认为是肿瘤治疗领域的重大进展。截至目前，至少已有5种PD-1相关药物已获得美国FDA批准成功上市，用于治疗包括黑色素瘤在内的多种肿瘤，PD-1抑制剂在未经选择的实体瘤患者中，总体有效率约为10%~30%。2018年8月，以Keytruda（帕博利珠单抗）和Opdivo（纳武单抗）为代表的“PD-1/PD-L1免疫治疗药物”正式进入中国。

由于血-脑屏障的存在，过去认为大脑是一个免疫豁免器官，针对大脑的免疫治疗无效。近年研究发现，胶质瘤病灶中有相当数量的肿瘤浸润淋巴细胞，而且与低级别胶质瘤相比，胶质母细胞瘤中的PD-L1表达量明显升高，这成为胶质瘤领域进行抗PD-1/PD-L1治疗重要基础。目前，在胶质母细胞瘤中仅针对PD-1的临床试验就已超过20种，大多处于Ⅰ/Ⅱ期临床试验阶段。两项已完成的临床研究分别使用贝伐单抗/洛莫司汀与纳武单抗进行联合治疗，但是研究成果暂未公开，而另一项针对复发脑胶质瘤的临床研究表明，使用纳武单抗的疗效并不优贝伐单抗。此外，还有数项研究已进入Ⅲ期临床试验。胶质瘤领域暂无已上市的抗PD-1药物，单独使用抗PD-1相关药物治疗恶性胶质瘤效果欠佳，使用该药物联合化疗、抗血管生成抑制剂或其他分子靶向药物成为主要研究方向。随着研究进展，抗PD-1相关药物将会在胶质瘤领域取得突破，成为治疗胶质瘤的重要手段之一。

六、融合基因与靶向治疗

融合基因是指两个基因的全部或一部分序列相互融合而形成的新基因，是染色体易位、插入、中间缺失或倒置的结果，融合基因能够通过改变基因的转录活性、产生新的嵌合体蛋白等方式促进肿瘤的发生和发展。使用融合基因作为肿瘤的分子标志物和治疗靶标由来已久，最具代表性的是慢性粒细胞白血病中的BCR-ABL融合基因，针对其开发的分子靶向药物伊马替尼目前已成功应用于临床。

中国研究团队在脑胶质瘤领域，通过对272例脑胶质瘤样本进行全转录组测序分析，于2014年首次构建包含214个融合基因的全级别脑胶质瘤融合基因图谱，发现PTPRZ1-MET（ZM）融合基因是继发性胶质母细胞瘤恶性进展的关键驱动因子。MET通路异常激活被认为与多种肿瘤起源和恶性进展相关。在ZM融合基因中，MET基因被完整保留，并与PTPRZ1部分序列相融合，使得MET在高表达的同时出现了与原基因不同的分子特征，促进了继发性胶质母细胞瘤的恶性进展。融合基因作为肿瘤分子标志物，能够更为方便地通过特异性临床检测方法所发现，具有高效，简便等优点。此外，研究人员发现 ZM 融合基因主要存在于继发性胶质母细胞瘤患者，其发生率大约为 14%，并针对 ZM 融合基因自主研发了小分子靶向药物 PLB-1001（伯瑞替尼），通过早期体内外实验证实 PLB-1001 能够显著抑制肿瘤细胞增殖，并能有效延长小鼠的中位生存期。随后针对 ZM 融合基因阳性的复发高级别脑胶质瘤患者开展 PLB-1001 的Ⅰ期临床试验，结果提示该药物具有较高的安全性，而且部分患者接受 PLB-1001 治疗后肿瘤出现缩小，症状也有所缓解。目前 PLB-1001 已完成Ⅰ期临床试验，即将进入Ⅱ期临床试验，有望为继发性高级别脑胶质瘤患者提供全新的治疗方案。

七、问题与展望

脑胶质瘤内存在基因异质性，即使表达一种基因的肿瘤细胞被消除，或一种信号传导通路被抑制，其他肿瘤细胞可继续增殖或通过其他信号传导通路增殖，这也是靶向药物存在耐药性的原因。在研发出更好的具有抗肿瘤活性的抑制剂之前，联合治疗是可行的，靶向抑制剂与传统的细胞毒性药物和/或放射治疗联合应用。肿瘤精准医学时代，要求为每位患者制定基于其肿瘤独特基因表达特征的个体化治疗方案，这需要我们仔细分析确定肿瘤的分子特征，应用现阶段成熟的高通量技术分析及其生物信息学方法将十分重要。2006 年正式启动美国癌症基因组图谱计划（The Cancer Genome Atlas，TCGA），选择胶质母细胞瘤、肺癌和卵巢癌为突破口，利用高通量测序技术，寻找诱发癌症的基因突变。随着 TCGA 等数据库引领生物信息学的兴起，中国脑胶质瘤基因组图谱计划（CGGA）启动，2014 年发布中国脑胶质瘤分子指南，详细描述了多种分子标志物的背景及临床检测方法，为下一步设计靶向治疗提供了基础。因此，分子靶向治疗真正推动了肿瘤的个体化诊疗，揭示药物作用机制，寻找有效的分子标记物，不断探索克服耐药的治疗新策略，真正实现脑胶质瘤患者的精准医疗。

（张伟 江涛）

参考文献

1. 中国脑胶质瘤协作组．中国脑胶质瘤分子诊疗指南［J］. 中华神经外科杂志，2014，30：435-444.
2.《中国中枢神经系统胶质瘤诊断与治疗指南》编写组．中国中枢神经系统胶质瘤诊断与治疗指南（2015）［J］. 中华医学杂志，2016，96：485-509.
3. Westphal M, Heese O, Steinbach JP, et al. A randomised, open label phase Ⅲ trial with nimotuzumab, an anti-epidermal growth factor receptor monoclonal antibody in the treatment of newly diagnosed adult glioblastoma. Eur J Cancer, 2015, 51(4): 522-32.
4. Gilbert MR, Dignam JJ, Armstrong TS, et al. A randomized trial of bevacizumab for newly diagnosed glioblastoma［J］. N Engl J Med, 2014, 370(8): 699-708.
5. Chinot OL, Wick W, Mason W, et al. Bevacizumab plus radiotherapy-temozolomide for newly diagnosed glioblastoma［J］.N Engl J Med, 2014, 370(8): 709-22.
6. Wick W, Gorlia T, Bendszus M, et al. Lomustine and bevacizumab in progressive glioblastoma［J］. N Engl J Med, 2017, 377(20): 1954-1963.
7. Sharma H. Development of novel therapeutics targeting isocitrate dehydrogenase mutations in cancer［J］. Curr Top Med Chem, 2018, 18(6): 505-524.
8. Pusch S, Krausert S, Fischer V, et al. Pan-mutant IDH1 inhibitor BAY 1436032 for effective treatment of IDH1 mutant astrocytoma in vivo［J］.Acta Neuropathol, 2017, 133(4): 629-644.
9. De Felice F, Musio D, Cassese R, et al. New approaches in glioblastoma multiforme: the potential role of immune-check point inhibitors. Curr Cancer Drug Targets, 2017, 17(3): 282-289.
10. Hu H, Mu Q, Bao Z, et al. Mutational Landscape of Secondary Glioblastoma Guides MET-Targeted Trial in Brain Tumor［J］.Cell, 2018, 175(6): 1665-1678.e18.
11. Jiang T, Mao Y, Ma W, et al. CGCG clinical practice guidelines for the management of adult diffuse gliomas［J］. Cancer letters, 2016, 375: 263-273.

第十六章　脑膜瘤

第一节　概　　述

1614 年瑞士医生 Felix Plater 首次在尸检中描述了脑膜瘤。1774 年，法国外科医生 Antoine Louis 首次发表了详细描述脑膜瘤的报道。1922 年，Cushing 以“脑膜瘤”来命名此类肿瘤沿用至今。

脑膜瘤是颅内常见肿瘤，仅次于胶质瘤，位居第二位，约占所有颅内肿瘤的 20%~30%。尸检发现大约 2%~3% 人群存在颅内脑膜瘤，其中 8%~16% 为多发脑膜瘤。脑膜瘤好发年龄为 20~40 岁，女性多见，男女比例约为 1∶2~3。随着 CT、MRI 等的广泛使用、健康人群体检的不断增加以及人口老龄化尤其是女性平均寿命的延长，脑膜瘤的发病率（也可以说是发现率）预计将持续升高。美国脑瘤备案中心 2010 年发布的最新报道称：2004~2006 年美国男女脑膜瘤的年龄校正发病率分别为每 10 万人年 3.76 和 8.44 例。儿童的发病率为 0.3/100 000，而老年人的发病率则为 8.4/100 000。2001~2010 年，美国年脑膜瘤的发病率增加了 39%，相应的脑膜瘤手术增加了 66%。

绝大多数脑膜瘤属于良性肿瘤，生长缓慢。脑膜瘤体积的年增长速度从 0.03~2.62cm^3，超过 66% 的肿瘤年增长少于 1cm^3，每年相对增大率为 0.48%~28%，肿瘤增大一倍需要的时间为 1.27~143.5 年（平均 21.6 年）。

部分脑膜瘤可间变或成恶性。约 0.1% 的脑膜瘤还可发生远处转移，脑膜瘤的转移途径包括血液、淋巴和脑脊液。

第二节　病　因　学

脑膜包括三层组织：硬脑膜、蛛网膜和软脑膜。现有观点一致认为脑膜瘤来源于蛛网膜的帽状细胞，是该细胞的衍生物。因此，凡富于蛛网膜颗粒与蛛网膜绒毛之处皆是脑膜瘤的好发部位。绝大多数脑膜瘤均与脑膜关系密切。脑室系统的脉络丛组织因有蛛网膜的帽状细胞，所以也可发生脑室内脑膜瘤，且以侧脑室三角部多见。此外，脑膜瘤还可以发生在无脑膜覆盖的组织器官，由胚胎期残留的蛛网膜组织演变而来，称为异位脑膜瘤。异位脑膜瘤的好发部位主要包括：头皮、鼻窦、腮腺、三叉神经半月节等。

脑膜瘤的发生原因尚不完全清楚。在胚胎发育过程中有些细胞或组织可停止生长而残留脑内，此后这些先天残留的胚胎细胞经病毒、放射线、化学物质及创伤等的作用，出现突变，向肿瘤的发生方向发展，最终导致脑膜瘤。和其他肿瘤一样，对脑膜瘤病因的认识也是一个逐渐的过程。脑膜瘤的发生可能与以下致病因素有关。

（一）局部创伤

1922 年 Cushing 已经提出创伤可引起脑膜的擦伤，继而局部细胞受刺激而呈病态生长，引起肉芽肿反应，一部分患者因此引发脑膜瘤。一些脑外伤伴颅骨骨折的患者几年后在骨折下方发生了脑膜瘤。

（二）电离辐射

电离辐射暴露可能是脑膜瘤最主要的危险因素，尤其是幼年时接受放射治疗的人群，但同时又是已知脑膜瘤发生的唯一可控的危险因素。放射治疗作为一种重要治疗手段广泛应用于临床，但放射治疗引发的脑膜瘤也逐渐引起了学者的更大的关注。放射治疗的时间越长，剂量越大，脑膜瘤的发生率就越高。

CT 检查已成为神经科常规影像学检查方法之一。大样本研究证实，尽管 CT 扫描的单次辐射量在下降，但是过度 CT 检查仍可能导致脑膜瘤发生，尤其是对青少年患者。对手机使用是否会引起脑膜瘤还处于研究阶段。

（三）生物学因素

病毒也可能参与脑膜瘤的发生发展过程。病毒植入细胞的染色体上，改变了染色体基因的特性，使细胞原有增殖的特性发生改变，从而导致了脑膜瘤的发生。因此，生物学因素也是造成脑膜瘤的原因之一。有学者指出，DNA 肿瘤病毒与人脑膜瘤的关联有很强的生物学证据。

（四）激素

脑膜瘤是中枢神经系统唯一女性多见的肿瘤，男女患者的比例为 1∶2~3，具有明显的激素依赖性。类固醇激素可以与细胞膜上的受体相互作用，引发细胞内一系列反应，从而影响细胞增殖。雌激素受体在脑膜瘤中无表达或低表达；孕激素受体与脑膜瘤的增殖和脑膜瘤细胞核分裂指数呈负相关，在高增殖细胞中表达下调。脑膜瘤与乳腺癌有阳性相关性，妊娠可能使脑膜瘤发病率增高和体积增大，激素替代疗法也可能增加脑膜瘤的风险，性激素受体水平可影响患者预后。

（五）遗传因素

目前认为 *NF2* 基因突变或缺失将导致其产物 Merlin 表达降低，从而诱发脑膜瘤的发生。Merlin 属于 4.1 蛋白家族，具有细胞骨架功能，并可调控细胞生长和运动。9 号染色体亦与恶性脑膜瘤的进展密切相关。现有研究发现与脑膜瘤有关的癌基因包括：*c-sis*、*c-myc*、*c-fos*、*Ha-ras*、*c-mos*、*TP53* 等，上述癌基因的 mRNA 在脑膜瘤细胞中明显升高，通过抑制细胞凋亡或者促进肿瘤生长。同时表达 TP53 和 Bcl-2 的脑膜瘤恶性级别较高。此外，调节脑膜瘤生长的信号通路主要包括 Hh 和 Wnt 通路，参与了细胞的分化，血管生成，胞外基质再塑及干细胞的稳态。

全基因组测序（genome wide association studies，GWAS）是一种检测特定物种中不同个体间的全部或大部分基因，从而了解不同个体间的基因变化的一种方法，有助于发现脑膜瘤近乎完整的遗传全景，了解脑膜瘤的基因组图谱以及它们在脑中的定位，使得判断脑膜瘤生物学行为和开发出针对脑膜瘤的个体化药物治疗成为可能。2013 年，通过大规模基因组测序的最新研究显示，其中有 15% 的脑膜瘤基因组有 SMO 和 AKT1 基因突变。更重要的是，发现这些突变与肿瘤生长位置具有直接的临床相关性，这为个体化治疗开启了大门。

第三节 临床表现和辅助检查

一、临床症状

由于脑膜瘤可生长在有脑膜存在的任一部位及脑室内等，生成及长大的过程中可对邻近脑组织产生刺激及压迫和破坏作用，从而产生一系列临床症状。根据部位及生长方式等的不同，其临床表现也多种多样。主要有以下几方面表现：①破坏脑组织引起的局灶性神经功能缺失，包括：肢体活动障碍、嗅觉丧失、视野缺损及失语等破坏症状；②部分患者最先发生癫痫及精神障碍等刺激症状；③颅内压增高的症状，如头痛、呕吐和眼底变化等。在高龄患者，颅高压的症状多不明显；④邻近颅骨的脑膜瘤可以造成骨质变薄，甚至穿破至帽状腱膜，头皮可见局部突起。

但由于脑膜瘤又多为良性，生长缓慢，早期常无特征性表现，因此在诊断中需特别关注，及时的 CT、MRI 等影像学检查很有必要，特别是注射增强剂后的三维 MRI 强化检查可以更清晰地显示肿瘤的部位、大小、形态及性状等信息，是制定手术方案的主要依据。

二、辅助检查

（一）头部 X 线片

脑膜瘤与颅骨关系密切，生长过程中可刺激颅骨发生改变。颅骨 X 线片主要有三个特点：骨性增殖或破坏，血管增粗增多和钙化。几乎所有的患者 X 线片均有骨质的破坏和增生同时存在，是脑膜瘤特征性改变。当肿瘤穿破颅骨外板时可呈针状放射。X 线片上可见板障内许多扭曲增粗的透光区为板障静脉异常增多，还可见颅骨内板上脑膜中动脉沟增粗扭曲及棘孔扩大。瘤内钙化可见斑点状或团块状致密影。在没有 CT 及 MRI 之前是诊断的重要手段之一。

（二）计算机断层成像

计算机断层成像（computed tomography，CT）检查使脑膜瘤的检出率增加了 3~3.9 倍。典型的脑膜瘤在CT平扫中呈现均一等密度或者稍高密度占位性病变，肿瘤呈圆形，分叶状或扁平状，边缘清晰，部分瘤内可见点状钙化，钙化多均匀，但可不规则。CT在观察钙化情况时比MRI更优越，特别针对颅底病变。CT增强扫描中肿瘤均匀强化，肿瘤边界清楚，并与周围颅骨或硬膜有一广泛的基底粘连。观察脑膜瘤在CT的表现，除了解脑膜瘤的位置、大小之外，更要注意其与邻近组织，如颅骨、小脑幕、静脉窦的关系。常规的水平位检查配合冠状位和矢状位的三维重建可有利于清楚显示脑膜瘤与周围血管和骨质的关系，便于手术入路的设计，尤其对于颅底脑膜瘤更有意义。CT显示瘤周水肿是判断脑膜瘤性质不可忽视的信号，通常情况下，脑膜瘤生长缓慢，引起的水肿很轻。脑膜瘤瘤周水肿可分为周边局灶性和广泛性。前者多因肿瘤长期压迫，导致脑缺血损伤造成；后者在CT上表现为肿瘤周边低密度影，常有指状突起，提示该肿瘤血供丰富，需要和恶性脑膜瘤或转移瘤鉴别。

（三）磁共振成像

与CT相比，磁共振成像（magnetic resonance imaging，MRI）具无颅骨伪影和多维成像的特点，可以更清晰地了解病变的范围及与周围结构的关系，显示肿瘤的特性，具有较高的敏感性及特异性，已成为脑膜瘤检查最重要的方法，对脑膜瘤的定性定位及生长方式和性状等诊断均有很高价值。脑膜瘤与正常的灰质相比，T_1加权像上脑膜瘤呈等信号（60%）或者轻度低信号（30%）；T_2加权像通常呈等信号（50%）或轻度到中度的高信号（40%）。T_2加权像对判断脑膜瘤质地的软硬程度有一定的指示作用。如T_2加权像呈等或低信号，提示其纤维成分或钙化成分多，质地较硬；T_2加权像呈高信号时，则提示肿瘤组织水含量较高，质地较软。MRI还可间接了解其可能的病理类型。一般认为，T_1加权像表现与脑膜瘤的病理类型关系不大。T_2加权像则有一定意义，不同病理类型脑膜瘤之间T_2加权像有一定差别。T_2加权像上，上皮型、血管瘤型为高信号或稍高信号，纤维型以低信号或稍低信号为主。此外，静脉注射增强剂后，贴附在脑膜瘤表面的硬脑膜在MRI上增强，表现为典型的“脑膜尾征”，对指导手术全切除有很好的帮助。增强扫描时，见肿瘤呈明显均匀强化时则提示肿瘤血供丰富。脑膜瘤MRI波谱学研究发现胆碱/肌酸比值、脂质/胆碱比值在不同级别的脑膜瘤中存在明显的差异。弥散加权MRI成像通过评估一些表观弥散系数，也可以提示脑膜瘤的分级。

（四）数字减影血管造影

脑膜瘤可由颈内、颈外动脉单独或混合供血。数字减影血管造影（digital subtraction angiography，DSA）可以清楚显示脑膜瘤的血供情况，了解静脉窦的受累情况，有利于设计手术方案以及术前对肿瘤的供血动脉进行栓塞等。但是术前DSA可增加患者经济负担并且具有相应风险，因此，并非所有脑膜瘤患者都需要术前进行DSA检查。DSA上，脑膜瘤具有以下特点：①正常脑膜动脉供应肿瘤及其附着的脑膜，主要供血血管呈放射状穿入肿瘤，经每个主要供血血管造影可见肿瘤部分染色，将这些影像重叠起来能够拼凑出完整均匀的肿瘤图像；②肿瘤血管成熟，静脉期和窦期可见粗大的静脉包绕肿瘤，静脉回流期延长；③可见均匀血管染色，从动脉期后期一直延续至静脉期后期，出现早消退晚，称为“婆婆染色”。判断窦旁脑膜瘤静脉窦的受累和挤压情况时，血管造影已不再作为常规的诊断方法，采用磁共振静脉造影（magnetic resonance venography，MRV）结合肿瘤增强扫描以及高分辨率MRI成像亦能清楚显示静脉窦的受压及被侵犯情况，指导术中是否将肿瘤连同静脉窦一并切除。术前栓塞主要用于体积大、位于颅底等部位血供丰富且以颈外系统供血为主、切除困难的脑膜瘤。栓塞的材料包括明胶海绵、冻干硬脑膜、乙醇及聚乙烯醇等。

（五）正电子断层扫描和PET/CT

正电子断层扫描（positron emission tomography，PET）成像生物标记物主要包括：carbon-11、fluorine-18或gadolinium-68。PET扫描显示氟脱氧葡萄糖在侵袭性脑膜瘤比良性脑膜瘤中聚集程度要高，对鉴定脑膜瘤组织学亚型或者生物学行为有一定参考价值。PET/CT是将PET和CT技术有机结合，将PET图像和CT图像同机融合，形成两种技术优势互补。PET能从分子水平上反映人体组织的生理、生化和代谢的改变，而CT可以显示机体精致的解剖结构。^{18}F-fluoride PET/CT

有助发现脑膜瘤周边的骨质增生及肿瘤对骨骼的侵犯。^{11}C-methionine PET 检查可用于分析脑膜瘤的良恶性、进展和复发。

影像学检查脑膜瘤诊断上，具有更重要的价值，可诊断脑膜瘤，进一步明确与周围脑组织的毗邻关系、血供、可能的病理特性等，为制定脑膜瘤治疗方案提供重要依据。

第四节 治疗方案

一、外科手术

绝大多数脑膜瘤位于脑外，多为良性肿瘤，包膜完整，边界清楚，若能手术全切，则较少复发，效果满意。因此，外科手术切除是脑膜瘤治疗的首选方法。但对偶然发现的脑膜瘤是否需要手术，需要谨慎把握以下手术指征。

（1）全面评估患者的手术风险、效果及预后。包括肿瘤的大小和部位、患者的临床表现、年龄、基础疾病情况以及对疾病的认识和期望等。

（2）若脑膜瘤占位效应明显，伴有神经功能障碍，及瘤周水肿明显者应积极考虑手术治疗。

（3）若脑膜瘤偶尔发现，无甚症状，体积又较小，尤其是老年患者，可先观察，定期复查 MRI 或 CT，观察肿瘤生长情况再决定是否需要手术。

（4）对于凸面、嗅沟、矢状窦前 1/3 和后颅等部位脑膜瘤应积极争取全切；而对于蝶骨嵴内侧、矢状窦后 1/3 及颅底岩斜区等脑膜瘤，若肿瘤侵袭血管及脑组织，应考虑功能的保护而留下部分肿瘤。

（5）对海绵窦内等颅底部位脑膜瘤，手术全切困难，手术可能导致脑神经麻痹等并发症，更需妥善考虑手术利弊。

肿瘤的切除程度和病理分级是影响术后复发的最重要因素。1957 年，Simpson 介绍了脑膜瘤手术切除率的 5 级分类法（表 16-4-1），至今仍为大家所采用。也有人把在 I 级切除的基础上再将周边 2cm 的硬膜切除称之为 0 级切除。Simpson 分级系统是基于切除范围有关的脑膜瘤复发预测模型。Simpson Ⅳ ~ Ⅴ级和 Simpson Ⅱ ~ Ⅲ 级相对于 Simpson I 级再手术的风险比值分别为 13.2 和 4.9。

表 16-4-1 脑膜瘤切除的 Simpson 分级系统与复发的关系

Simpson 分级	定义	复发率
Ⅰ	肉眼肿瘤完全切除，包括粘连的硬脑膜，静脉窦和颅骨	9%
Ⅱ	肉眼肿瘤完全切除，电凝硬脑膜附着物	16%
Ⅲ	肉眼肿瘤切除，不联合硬脑膜附着物的切除或电凝	29%
Ⅳ	肿瘤部分切除	39%
Ⅴ	活检减压	NA

根据肿瘤细胞的形态、间变的程度、有丝分裂的数目和坏死，2007 年 WHO 神经系统肿瘤分类中将脑膜瘤分为 3 级 15 型（表 16-4-2）。WHO 分级是脑膜瘤复发最有效的“预报器”。WHO Ⅰ级为良性，生长缓慢，具有多形性特征，偶见有丝分裂相，接近 90% 的脑膜瘤属于该级别，其中上皮型和纤维型最常见，该级别患者的平均年龄较高级别脑膜瘤患者要大；WHO Ⅱ级为介于良性与恶性之间，有丝分裂指数 ≥4 个 /10HPF（0.16mm^2）或细胞浆较多（核浆比高，核仁显著，连续的，无结构或片状生长的小细胞以及坏死）的 5 项特征中的 3 项。WHO Ⅲ级为恶性，这些肿瘤有明显间变性特征，或有丝分裂指数 ≥20 个 /10HPF（0.16mm^2），伴有大片的坏死、局部侵袭性较强、易于复发和转移。有丝分裂活性高和假栅栏状微坏死是与高复发风险相关的危险因素。

表 16-4-2 WHO 脑膜瘤的分级、分型与复发的关系

WHO 分级	WHO 分型	复发率	5 年生存率
Ⅰ	纤维型、上皮型、过渡型、砂粒体型、血管瘤型、分泌型、微囊型、化生型、淋巴细胞丰富型	7%~20%	92%
Ⅱ	透明细胞型、非典型性、脊索样型	30%~40%	78%
Ⅲ	乳头样型、间变型、横纹肌样型	50%~80%	47%

二、放射治疗

放射治疗作为非典型和恶性脑膜瘤和肿瘤未行全切除术后患者的辅助治疗手段，也可作为血供丰富脑膜瘤术前辅助治疗。主要用于：①脑膜瘤以脑实质动脉供血为主，供血动脉在瘤内有许多小螺旋状或粗糙的不规则分支形成；②恶性脑膜瘤和非典型脑膜瘤术后的辅助治疗，从而延缓复发；③多发脑膜瘤或多个复发脑膜瘤，多次手术风险大；④单独治疗症状进行性恶化而又不能手术切除的脑膜瘤。不可忽视，放射治疗可能引起照射部位短时间的皮肤损伤（皮炎、红斑），脱发，牙齿脱落，癫痫，头痛乏力等并发症。

立体定向放射外科（stereotactic radiosurgery，SRS）已成为取代外照射成为复发性或者部分切除、直径 <3cm 脑膜瘤以及因手术禁忌证或肿瘤部位而不适合手术患者的主要治疗手段，包括 γ 刀、X 刀和质子刀等。多个研究证实，SRS 与肿瘤大部切除术对于肿瘤 5 年和 10 年的复发率大致相同，尤其是颅底脑膜瘤或海绵窦内脑膜瘤。SRS 治疗效果主要取决于肿瘤体积、周围组织的耐受剂量和患者年龄。近年应用射波刀和质子刀，其精度更精确，对周围组织的损伤明显减少而应用渐趋增多。SRS 因射线可能发生迟发性并发症，也应慎重选用。

三、药物治疗

文献报道对脑膜瘤有效的药物主要包括：溴隐亭、枸橼酸他莫昔芬、米非司酮、曲匹地尔、羟基脲和干扰素 α 等。羟基脲是目前脑膜瘤药物研究的热点之一。在脑膜瘤细胞体外培养实验中，羟基脲可以诱导细胞凋亡，多个小样本临床研究也证实，无法切除或复发性脑膜瘤患者使用羟基脲后可以获得疾病稳定，中位无进展生存时间为 27 个月。基于脑膜瘤中孕酮受体水平高表达，近期研究显示，米非司酮作为黄体酮拮抗剂，使得 28 例患者中有 8 例获得轻度缓解。靶向药物治疗是近些年脑膜瘤药物治疗的新进展，包括组蛋白去乙酰化酶、血小板源性生长因子、血管内皮生长因子、表皮生长因子受体等。

四、随访观察

随着人口老龄化的进展，健康体检人群的增加及影像学检查的普及，越来越多的无症状脑膜瘤会被发现。鉴于脑膜瘤的自然史，手术本身存在的风险及相应并发症，放射治疗也会造成一定的水肿，甚至可能引起脑膜瘤的恶变等，目前认为对无症状小脑膜瘤，尤其是老年患者可以采取随访观察，建议从发现脑膜瘤开始每 3~6 个月复查影像学，若变化不大，随后 1~2 年复查一次，动态了解脑膜瘤的生长速度以确定是否进行治疗干预。

第五节　不同部位脑膜瘤的特点和治疗

一、大脑凸面脑膜瘤

大脑凸面脑膜瘤起源于大脑凸面的蛛网膜层，是颅内最常见脑膜瘤，约占 25%。按其生长方式可分为三种类型：脑膜瘤侵蚀颅骨向外生长，骨膜受累，而对大脑半球表面的压迫和粘连较轻；脑膜瘤主要向颅内生长，与脑膜粘连紧密，血供主要来源于硬脑膜动脉或者邻近的脑实质动脉，皮质被压凹陷，形成肿瘤窝；脑膜瘤长入脑实质内，在硬脑膜上的根基很小，而在脑内的肿瘤结节较大，血供主要来自脑内血管，这种类型的脑膜瘤手术时不能过多损伤脑组织。

大脑凸面脑膜瘤的症状，包括头痛、精神症状、肢体运动感觉障碍以及视野缺损等。当患者出现症状时，肿瘤通常已长得很大。癫痫的发生率较高，并常为首发症状，但癫痫大发作并不常见，部分患者表现为 Jackson 癫痫。术前和术后脑电图可以评估患者癫痫情况。

手术治疗是大脑凸面脑膜瘤首选方案，应当尽量将肿瘤累及的硬脑膜和颅骨等一并切除，手术切口要考虑能够充分暴露肿瘤，保证皮瓣的血供，还要注意患者的美观；翻开骨瓣后应立即采用电凝、压迫、缝扎等方法止血，避免出血过多；切除和暴露肿瘤应交替进行，保留肿瘤下的皮层血管，整块切除肿瘤，亦可先切除瘤内肿瘤，减压，再从表面分离，从而避免过度牵拉脑组织。有学者提倡对于大脑凸面脑膜瘤除了肿瘤全切外，还应切除肿瘤周边 2cm 的硬脑膜，做到 0 级切除。总的来说，凸面脑膜瘤手术切除效果好，术后复发少。对于幕上脑膜瘤是否需要预防性使用抗癫痫药物尚存在争议。

二、矢状窦旁和大脑镰旁脑膜瘤

矢状窦旁脑膜瘤指肿瘤基底附着在上矢状窦并充满矢状窦角的脑膜瘤。多为球状肿瘤，大小不等，其表面有光滑完整的包膜覆盖或与大脑镰粘连。肿瘤仅向单侧或向两侧生长，有时一部分肿瘤可嵌入上矢状窦，引起矢状窦的部分或完全阻塞。癫痫是矢状窦旁脑膜瘤常见的首发症状，尤其是在位于中央区的窦旁脑膜瘤。矢状窦前 1/3 的脑膜瘤通常表现为痴呆，情感淡漠或者欣快的精神障碍。大脑镰旁脑膜瘤则起源于大脑镰，大多埋藏在大脑半球纵裂中，有时呈哑铃状，由于皮层中央区受累轻，故局限性损害较矢状窦旁脑膜瘤少见。一旦出现运动障碍多表现为从足部开始逐渐影响下肢，继而上肢肌力障碍。癫痫以脑膜瘤位于大脑镰前中 1/3 多见，而颅高压症状以脑膜瘤位于大脑镰后 1/3 常见。与矢状窦旁脑膜瘤不同，因大脑镰旁脑膜瘤并未与颅板接触，因此颅骨无包块。手术切除是矢状窦旁和大脑镰旁脑膜瘤的主要方法。术前 CT 和 MRI 检查可显示肿瘤前后位置，是否向两侧生长以及形态、大小和血供情况等。矢状窦旁脑膜瘤若已侵犯矢状窦，位于前 1/3（冠状缝前）术前可不行脑血管造影，必要时术中可连同矢状窦一并切除；位于中后 1/3 者，可借助 DSA 静脉期和 MRV、判断矢状窦的闭塞情况，高分辨率 MRI 可以显示矢状窦和矢状窦壁受侵犯情况。如矢状窦已闭塞也可连同肿瘤一并切除，如矢状窦尚通畅，则需尽量保留，否则需进行修补或者使用人工血管或大隐静脉吻合等。对于窦壁的残存肿瘤可进行电灼。镰旁脑膜瘤手术应尽量将肿瘤附着的大脑镰一并切除以预防肿瘤复发。但若术中因暴露肿瘤困难，强行牵拉而致脑皮层或中央静脉损伤，则易造成术后脑水肿，肢体瘫痪等并发症，需特别注意。

三、嗅沟脑膜瘤

嗅沟脑膜瘤起自筛板部位的硬脑膜，是颅前窝肿瘤中最常见的一种，早期可有额部疼痛，伴有一侧的嗅觉减退或丧失，随后可出现记忆力减退、表情淡漠、欣快和妄想等症状。

嗅沟脑膜瘤由于生长速度慢，病程较长，早期症状不明显，往往被患者忽视。若肿瘤向两侧生长并侵袭双侧嗅神经，出现嗅觉丧失。肿瘤向后生长可压迫视神经引起原发性视神经萎缩，一侧视力下降。随着肿瘤体积不断增大，多数患者会表现为头痛，视神经乳头水肿及继发性视神经萎缩等颅内压增高症状。还可出现一些性格改变、尿失禁、自制力丧失、嗜睡甚至发生癫痫。

术前 MRI 检查有利于了解肿瘤与视神经、第三脑室前部、下丘脑和颈内动脉关系，以及肿瘤周围水肿程度等情况；MRA 可以更加清晰显示肿瘤与脑血管的关系，主要观察动脉移位。CT 检查有利于了解肿瘤钙化，以及是否侵犯额窦、与筛骨的关系等。嗅沟脑膜瘤手术入路比较成熟，单侧额部或双侧额部开颅，额部足够低的钻孔，容易暴露颅底，减少对额叶的牵拉，但需注意避免额窦开放。如果额窦开放，要用骨蜡将其严密封闭好，防止颅内继发性感染。肿瘤体积较大，可先瘤内切除部分肿瘤，然后再向四周分离。分离时注意尽量减少对脑组织的牵拉，防止双额叶或胼胝体损伤。此外，后部与大脑前动脉的分离也需要特别小心，避免损伤。

四、蝶骨嵴脑膜瘤

蝶骨嵴脑膜瘤是起源于蝶骨大、小翼上的蛛网膜，内自前床突，外至翼点。分为内、中、外三个部位，临床表现取决于肿瘤部位。外侧生长的脑膜瘤出现症状较晚，早期仅有头痛而缺乏定位体征，继而侵犯颞叶，出现癫痫发作。内侧生长的脑膜瘤早期症状明显，视神经受压出现视力下降或者类似海绵窦综合征；眼静脉回流受阻表现为眼球突出；精神症状和嗅觉障碍多见于肿瘤向颅前窝底生长。全切蝶骨嵴脑膜瘤又不增加患者的神经功能损害并非易事，特别是侵犯海绵窦和颈内动脉的内侧型脑膜瘤。手术多采用以翼点为中心的额颞入路，磨除蝶骨嵴外侧，肿瘤的深部是颈内动脉和视神经，可以先用超声吸引器将瘤内掏空，增加操作空间后，从瘤外分离。

五、鞍区脑膜瘤

鞍区脑膜瘤占脑膜瘤的4%~10%，包括附着于鞍结节、前床突、鞍膈和蝶骨平台的脑膜瘤。几乎所有此类脑膜瘤患者都有不同程度的视力、视野障碍，80%以上患者以单眼视力障碍为首发症状。由于肿瘤常偏侧生长，术前有一半患者存在单眼失明，不对称性视野缺损，但不同于垂体腺瘤的双颞侧典型的偏盲。头痛是该部位脑膜瘤的另一个常见症状。体积较大的肿瘤可压迫其他结构，继而出现尿崩、嗜睡、眼肌麻痹、脑积水和颅内压增高、嗅觉丧失等。眶上入路在手术切除鞍结节脑膜瘤时对脑组织的牵拉少，便于控制动脉血供，在处理肿瘤时需特别注意可能已受压变薄扭曲的视神经及粘连包裹拉长的大脑前动脉A1段。翼点入路也是常见的手术入路方式。对于术前有视力下降的患者，提示肿瘤可能已经长入视神经管，术中应磨开视神经管、去除前床突，彻底切除视神经管内肿瘤，以保存或改善患者的视力。

六、岩斜区脑膜瘤

岩斜区脑膜瘤是指瘤体附着于岩骨尖及斜坡区域的脑膜瘤，因其毗邻重要的血管、脑神经及脑干等重要结构，因此，常难以达到全切，是神经外科手术难点之一。多数患者早期仅表现为间断性头痛等颅高压症状，随着肿瘤的增大，当患者表现为复视、面部麻木、共济失调以及肢体活动障碍等临床症状时，肿瘤往往体积较大。诊断上需与该位置上的脊索瘤、神经鞘瘤、胆脂瘤以及向颅底侵犯的鼻咽癌等相鉴别。岩斜区脑膜瘤手术入路的选择十分重要。主要考虑的因素包括：肿瘤的大小，斜坡受累的区域以及受累的邻近区域（如海绵窦、颅中窝、斜坡中心或外侧受累），脑干受压的范围和程度，基底动脉及其分支被肿瘤包绕程度，肿瘤的血管化，血供来源和静脉回流，术前神经功能缺失程度以及术者经验。

岩斜区脑膜瘤的手术入路主要包括幕上下联合经岩骨后－小脑幕入路、翼点入路、颞下－小脑幕岩尖入路及乙状窦前入路等。选择适当的入路，充分暴露肿瘤基底是全切除岩斜脑膜瘤的关键，岩斜脑膜瘤在首次手术时全切除的可能性最大，再次手术的肿瘤，全切除率将会大大降低。达到Simpson Ⅰ级或Ⅱ级切除的患者，长期随访复发率很低（6%），也是岩斜区脑膜瘤治疗的目标。Ⅲ级及以上的肿瘤进展率26%。近年有学者尝试经鼻蝶内镜下切除岩斜区脑膜瘤，优点是直视下处理肿瘤基底、手术路径上无重要结构阻挡、不需要牵拉脑组织。不足之处是脑脊液漏、颅内感染的概率会偏高，此外由于视野或操作器械的限制，附着于硬脑膜向旁边延伸至视野之外的肿瘤－脑膜尾征－无法切除。该入路的长期治疗效果仍有待于观察。

七、桥小脑角脑膜瘤

桥小脑角脑膜瘤临床表现多为脑神经受损症状，如听力障碍、早期耳鸣、面部麻、疼痛、轻度面瘫或面肌抽搐等，以及小脑受压后出现的小脑半球体征，如行走不稳、眼球震颤及共济失调等。本病应注意与听神经瘤相鉴别。脑膜瘤造成三叉神经和面神经影响多于听神经瘤，听神经瘤则常有内听道扩大。手术入路基本以枕下入路为主，通过释放枕大池脑脊液可较充分暴露肿瘤，不必过分牵拉小脑。肿瘤作分块切除，注意周边脑神经，尤其后组脑神经的保护。附着点尽量切干净，或电凝烧灼以减少复发。

八、枕骨大孔区脑膜瘤

枕骨大孔区脑膜瘤是指起源于下斜坡上缘至第二颈椎上缘水平硬脑膜的脑膜瘤。最临床症状是枕部后颈部疼痛，发生率约65.7%~80%。其他症状包括一侧上肢无力－同侧下肢－对侧上肢－对侧下肢、共济失调、运动障碍、感觉缺失、小脑体征、后组脑神经麻痹、呼吸困难等。首选外科手术切除肿瘤，手术治疗减少致残率的情况下，尽可能首次手术全切除肿瘤。

根据肿瘤基底附着部位来选择相应的手术入路，腹侧中央型多采用远外侧入路或极外侧入路或经口内镜入路，外侧型多采用远外侧入路，背侧型宜采用枕下后正中入路。枕髁的磨除可以增加暴露空间，腹侧型建议磨除枕髁内侧1/4~1/3，以减少对延髓和上颈髓的牵拉。枕髁切除不超过1/3不影响关节稳定性，超过2/3需要采用手术固定。术后因后组脑神经麻痹造成的窒息或误吸是常见的并发症，有时会造成严重的后果，术中应重视对后组脑神经的保护，采用经鼻插管麻醉，术后延迟拔除气管插管，可以显著减少术后气管切开的概率。

九、多发脑膜瘤

多发脑膜瘤是指颅内出现两个或以上互相不连接的脑膜瘤，可首次诊断即发现亦可首次诊断后又在其他部位发现多个脑膜瘤。文献报道多发脑膜瘤占全部脑膜瘤 0.9%~8.9%，老年患者多发。其发病机制可分为多病灶学说和单病灶学说。多病灶学说认为多个脑膜瘤分别来源于多处的蛛网膜细胞；单病灶学说认为肿瘤细胞经过脑脊液循环播散产生新肿瘤，脑膜瘤术后再出现多发脑膜瘤可以用该理论解释。多发脑膜瘤的临床症状可多样化，多个脑膜瘤所在部位的体征可同时存在，一般以体积较大的部位症状最为明显。常见的症状包括：头痛、恶心、呕吐、肢体乏力等。颅内压增高较单发脑膜瘤更为常见。多发脑膜瘤的手术指征和处理原则仍需进一步探讨，一般认为需首先手术切除体积较大，通常也是引起症状的“责任”肿瘤，解除患者的主要症状。一般为先大后小，先幕上后幕下，先表浅后深部的原则，争取 I 期切除肿瘤，也可分期切除。无症状的小脑膜瘤可以密切观察。

十、恶性脑膜瘤

恶性脑膜瘤约占所有脑膜瘤的 2%~12%。可以从良性或非典型性脑膜瘤演变而来，也可以开始就是恶性。和一般脑膜瘤不同，多见于男性。好发于 50 岁以上并多见于幕上。由于恶性，生长快，可局灶坏死，呈侵袭生长。可浸润脑实质、矢状窦，导致偏瘫，癫痫及头痛等症状。突破颅骨，而表现为头皮和颅骨肿块。病程常短于 1 年。影像学表现：CT 呈高密度，中间可见低密度坏死灶，表面不规则，瘤周常有水肿，无钙化，增强不均匀。MRI T_2 加权为高信号，与脑组织之间无边界，并可见广泛脑水肿，骨质破坏等。手术及放射治疗等效果均欠佳。

（肖新如）

参考文献

1. 赵继宗．颅脑肿瘤学[M]．北京：人民卫生出版社，2006.
2. Fathi AR, Roelcke U. Meningioma[J]. Curr Neurol Neurosci Rep, 2013, 13(4): 337.
3. Ambekar S, Sharma M, Madhugiri VS, et al. Trends in intracranial meningioma surgery and outcome: a Nationwide Inpatient Sample database analysis from 2001 to 2010[J]. J Neurooncol, 2013, 114: 299-307.
4. Chamoun R, Krisht KM, Couldwell WT. Incidental meningiomas[J]. Neurosurg Focus, 2011, 31(6): E19.
5. Kunert P, Matyja E, Prokopienko M, et al. Radiation-induced tumours of meninges. Report on eight cases and review of the literature[J]. Neurol Neurochir Pol, 2012, 46: 542-552.
6. Kunert P, Matyja E, Prokopienko M, et al. Radiation-induced tumours of meninges. Report on eight cases and review of the literature. Neurol Neurochir Pol, 2012, 46: 542-552.
7. Hasseleid BF, Meling TR, Rønning P, et al. Surgery for convexity meningioma: Simpson Grade I resection as the goal: clinical article[J]. J Neurosurg, 2012, 117(6): 999-1006.
8. Sughrue ME, Kane AJ, Shangari G, et al. The relevance of Simpson Grade I and II resection in modern neurosurgical treatment of World Health Organization Grade I meningiomas[J]. J Neurosurg, 2010, 113: 1029-1035.
9. Santacroce A, Walier M, Régis J, et al. Long-term tumor control of benign intracranial meningiomas after radiosurgery in a series of 4565 patients[J]. Neurosurgery, 2012, 70: 32-29.
10. Hunter JB, Yawn RJ, Wang R, et al. The Natural History of Petroclival Meningiomas: A Volumetric Study[J]. Otology & Neurotology, 2016, 38: 123 - 128.

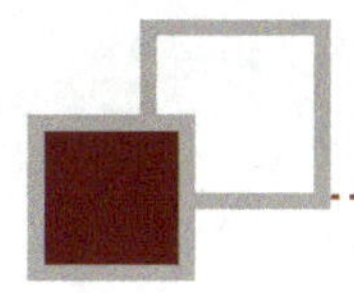

第十七章　垂体腺瘤

1889 年英国医师 Horsley 首次开颅切除垂体腺瘤，手术后 17 年方发表论文。1910 年 Cusing 经蝶（口腔）入路切除垂体腺瘤，这一经典手术延续至今。1968 年 Hardy 为一位肢端肥大症的患者手术切除垂体微腺瘤。1978 年后，CT 技术可以发现 4~5mm 垂体微腺瘤，使 90% 患者能得到及时确诊。近二十年以来，神经影像学、内分泌和神经病理诊断学不断更新，使垂体腺瘤的诊断日臻完善，为早期治疗提供了保障。立体放射治疗（X- 刀、γ- 刀）为治疗垂体微腺瘤开拓了一个新的手段。神经内镜经单鼻孔入路切除垂体腺瘤，简化了手术操作，提高了手术的安全性。

一、发病率

垂体腺瘤是常见颅内肿瘤，占颅内肿瘤总数 10%。国外文献报告，连续尸检中，垂体腺瘤检出率最高达 27%，多无临床症状（表 17-0-1）。临床常见的是泌乳素瘤（prolactinoma，PRL）、生长激素瘤（growth hormone tumors，GH 瘤）、促肾上腺皮质激素（adrenocorticotropic Hormone，ACTH）瘤及无功能垂体腺瘤（nonfunctioning pituitary adenoma）。

表 17-0-1　尸检中垂体腺瘤检出率

年代	作者	尸检例数	腺瘤	%
1909	Erdheim	118	10	8.4
1936	Costello	1 000	225	22.5
1969	Hardy	1 000	27	2.7
1971	McCormick	1 600	145	9.1
1981	Burrow	120	32	27

垂体腺瘤绝大多数为良性，恶性垂体腺癌不及 1%。肿瘤个体差异很大，体积小至肉眼不能分辨，大的直径可达 5cm 以上。一部分腺瘤无激素分泌活性，另一些则激素分泌很活跃。增大的腺瘤可有出血、坏死及囊性变，同时对周围组织结构有压迫、侵蚀或严重破坏。

垂体腺瘤通常生长缓慢，但如果长期不予治疗，可出现严重头痛、失明、心力衰竭；并发心脑血管意外、糖尿病、感染等症状，严重者可导致丧失劳动力，甚至死亡。近年来早期诊治的手段日益进步，疗效不断提高。

二、垂体腺瘤分类及命名

（一）按功能分类

1. 功能性腺瘤　激素分泌过多致血水平上升，有相应临床表现。

2. 无功能性腺瘤　激素分泌量不足，无相应临床表现。

（二）按腺瘤大小分类

1. 微腺瘤　直径 <10mm。

2. 腺瘤　直径≥10mm。

3. 大腺瘤　直径≥30mm。

（三）按是否侵袭分类

1. 非侵袭性腺瘤　对周围组织以推挤为主，侵袭、破坏不明显。

2. 侵袭性腺瘤　肿瘤表现生物学恶性行为，侵犯海绵窦硬脑膜、蝶骨、蝶窦、浸润血管壁、静脉窦或脑组织。本病与垂体腺癌不易区分（后者常以有远处转移为诊断标准）。

（四）影像学分级

1. Knosp 分级

0 级：海绵窦未受侵，肿瘤局限鞍内和颈内动脉内侧壁连线内。

Ⅰ级：肿瘤位于颈内动脉中央连线内，内侧静脉丛受侵已消失。

Ⅱ级：肿瘤位于颈内动脉外侧壁连线内侧，内侧和上方或下方的静脉丛已消失。

Ⅲ级：肿瘤长到 ICA 外侧壁连线外，突到海绵窦外,海绵窦内外侧静脉丛将消失。

Ⅳ级:海绵窦内颈内动脉被肿瘤包裹,静脉丛消失。

2. 改良 Hardy 分级

(1)分级:

Ⅰ级:蝶鞍正常或膨胀性扩大,肿瘤 <10mm。

Ⅱ级:蝶鞍增大,肿瘤≥10mm。

Ⅲ级:鞍底局限性侵蚀。

Ⅳ级:鞍底广泛破坏。

Ⅴ级:经脑脊液或血液循环扩散。

(2)分期:

1)鞍上扩展

0 期:无。

A 期:肿瘤突入交叉池。

B 期:第三脑室隐窝消失。

C 期:第三脑室肉眼可见的位移。

2)鞍旁扩展

D 期:颅内(硬脑膜内)。

E 期:进入海绵窦内或下(硬脑膜外)。

(五)病理分类(表 17-0-2)

表 17-0-2 2017 版 WHO 垂体腺瘤分类

垂体腺瘤类型	免疫表型	转录因子及其他相关因子	备注
GH 细胞腺瘤			
致密颗粒型 GH 细胞腺瘤	GH±PRL±α 亚单位、LMWCK(核周或弥漫分布)	PIT1	最常见类型
稀疏颗粒型 GH 细胞腺瘤	GH±PRL、LMWCK(点状分布、可见纤维小体)	PIT1	
PRL-GH 细胞腺瘤	GH+PRL(同一细胞可见两种激素)±α 亚单位	PIT1、ERα	
PRL-GH 混合性细胞腺瘤	GH+PRL(分泌不同激素的细胞混合)±α 亚单位	PIT1、ERα	
PRL 细胞腺瘤			
稀疏颗粒型 PRL 细胞腺瘤	PRL	PIT1、ERα	最常见类型
致密颗粒型 PRL 细胞腺瘤	PRL	PIT1、ERα	
嗜酸干细胞腺瘤	PRL、GH(局灶且不稳定)、LMWCK(不稳定的纤维小体)	PIT1、ERα	
TSH 细胞腺瘤	β-TSH、α 亚单位	PIT1、GATA2	
ACTH 细胞腺瘤			
致密颗粒型 ACTH 细胞腺瘤	ACTH、LMWCK(弥漫分布)	Tpit	最常见类型
稀疏颗粒型 ACTH 细胞腺瘤	ACTH、LMWCK(弥漫分布)	Tpit	
Crooke 细胞腺瘤	ACTH、LMWCK(环状分布)	Tpit	
促性腺激素细胞腺瘤			
稀疏颗粒型促性腺激素腺瘤	β-FSH、β-LH、α 亚单位不同组合	SF-1、GATA2、ERα(多变)	最常见类型
裸细胞腺瘤	无	无	
多激素和双激素细胞腺瘤			
PIT1 阳性的多激素细胞腺瘤	GH、PRL、β-TSH±α 亚单位	PIT1	以前称作静默 3 型腺瘤
不常见的多激素细胞腺瘤	不同组合	其他多种转录因子	
PRL 和 ACTH 混合性细胞腺瘤	PRL、ACTH	PIT1 和 Tpit	双激素细胞腺瘤常见类型

注:PIT1 为垂体特异转录因子 1(pituitary specific transcription factor 1);ERα 为雌激素受体 α(estrogen receptor α);GATA2 为锌指转录调控蛋白 GATA 家族 2;NeuroD1 为神经分化因子 1;Tpit 为 T-box 转录因子 19,TBX19;SF-1 为类固醇生成因子 1(steroidogenic factor 1);LMWCK 为低分子量角蛋白(low molecular weight keratin);FSH 为卵泡刺激素;LH 为黄体生成素

三、临床表现

（一）症状和体征

1. 内分泌临床表现　在功能性垂体腺瘤中，以PRL瘤最为多见，约占垂体腺瘤总数的30%。GH瘤在男女两性中的发生率大致相等，ACTH瘤及PRL瘤则以女性多见。发病年龄以20~40岁为高峰，此年龄段的GH瘤占54.3%，ACTH瘤为80.0%，PRL瘤为90.0%。相当一部分垂体腺瘤患者，因早期症状不明显而未能及时诊治。其具体临床表现与年龄、性别、肿瘤大小，特别是肿瘤的分泌功能有关。不同类型的腺瘤分泌激素过度或不足，均有不同的临床表现。

（1）PRL分泌过度：女性可表现为闭经－泌乳综合征，导致继发性闭经、不育、持续触发泌乳、轻中度肥胖，并可伴糖耐量减低；男性也有性功能减低，表现为性欲减退、阳痿、第二性征减退、睾丸变软小、精子生成减少、男性不育、乏力、发胖等症状，部分病例可有乳腺增生及泌乳。PRL瘤往往不易早期发现，待发现时瘤体一般都已较大。

（2）GH分泌过度

1）巨人症：GH分泌过度始于青春期前，骨骺尚未愈合时，70%以上的患者自幼身材高大，全身均匀性生长过速。成年后身高女>185cm，男>200cm。此类患者通常预后不良，平均寿命明显低于正常水平。

2）肢端肥大症：GH分泌过度始于青春期后、病情进展缓慢。过量的GH长期刺激，骨、软骨及软组织过度增生，表现为面貌丑陋、四肢末端肥大、皮肤增厚、桶状胸、声音低沉等（图17-0-1）。半数患者可合并糖尿病或糖耐量低减。患者通常体重增加，易合并高血压、动脉硬化等合并症。头痛和视野缺损亦较多见。晚期患者肌肉松弛、精神萎靡、性欲减退。常因感染、心力衰竭、心脑血管意外、糖尿病酮症酸中毒等严重并发症而死亡。

（3）ACTH分泌过度：垂体ACTH依赖型皮质醇增多症（Cushing's disease），约占皮质醇增多症的70%~80%。垂体分泌过量ACTH，双侧肾上腺皮质呈弥漫或结节性增生。垂体ACTH腺瘤中，90%为直径<10mm的微腺瘤，常规染色为嗜碱性或嫌色细胞瘤，经过特殊染色可以确诊。患者典型的临床表现为向心性肥胖、皮肤紫纹、高血压、低血钾、水肿及色素沉着。但相当一部分患者临床表现不典型，且皮质醇分泌有明显的周期性变化，不易确诊。少数Cushing病患者不存在垂体腺瘤，而仅表现为ACTH分泌细胞增生。

（4）TSH分泌过度：可导致垂体性甲亢。TSH瘤极少见，患者有甲亢症状和体征，血中甲状

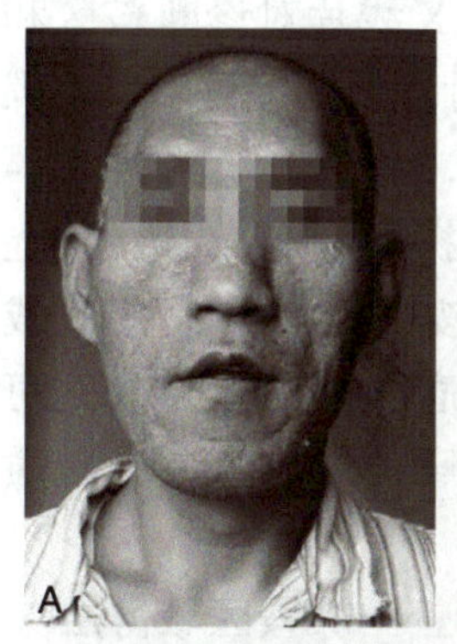
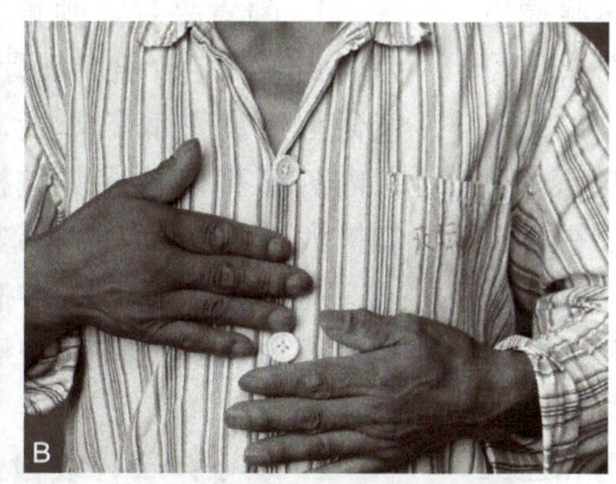
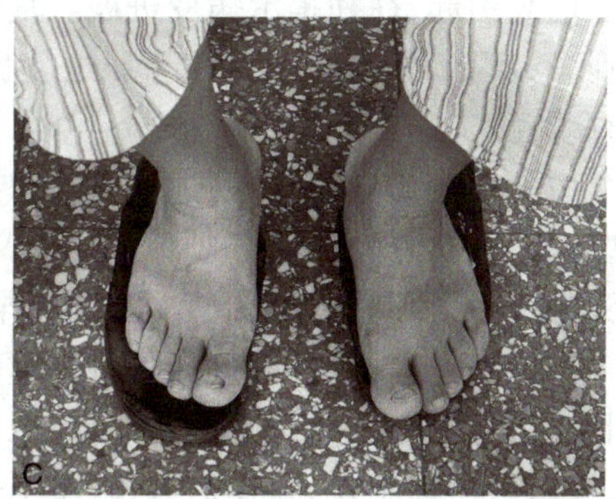
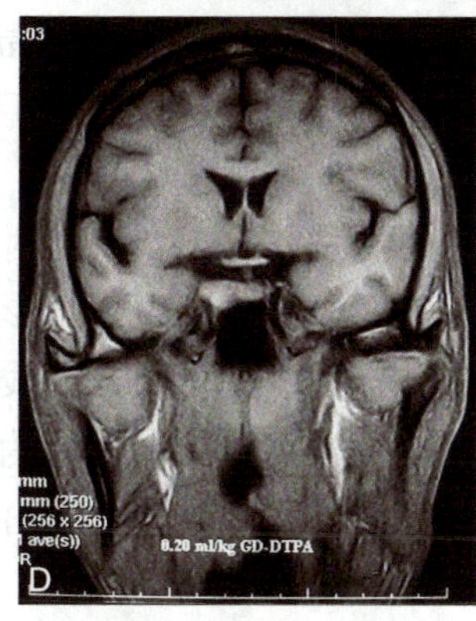
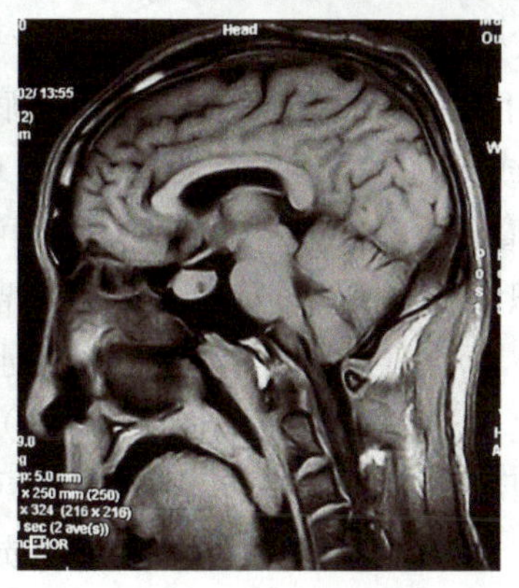

图17-0-1　生长激素型垂体腺瘤

患者男性，40岁。口唇肥厚，颧骨突出，双手、双足增大（A~C）。MRI平扫可见鞍内肿瘤（D、E）

腺素水平增高，一般无突眼。特点是血中 TSH 水平增高，TRH 兴奋试验可呈正常或过高反应。治疗上以治疗垂体病变为首要。

（5）垂体前叶功能减退：垂体腺瘤对周围正常垂体组织的压迫、侵蚀，使垂体激素分泌减少、相应的靶腺萎缩，患者血中垂体及其靶腺激素水平呈低水平、垂体功能兴奋试验呈低反应性。垂体激素分泌受损的可能性为 GH>GnTH>ACTH/TSH。垂体前叶功能减低常为无功能瘤的首要表现，但其早期临床症状多不明显，故此类肿瘤发现时体积常已较大。而功能性垂体腺瘤在一种垂体激素分泌过多的同时，也可有其他激素分泌不足，导致出现相应临床症状，如男性 PRL 瘤。儿童则以生长发育障碍和性腺功能减退症状最为常见，常表现为垂体性侏儒或性成熟障碍。在成人中，如出现甲状腺和肾上腺皮质功能减退，表示病情严重。病情严重的病例，因感染、劳累、服用安眠药等诱因，可使病情骤然恶化，出现垂体危象，伴有神志障碍、休克、低血糖、高热、胃肠道症状等，需立即抢救。

2. 垂体周围组织结构受压表现

（1）头痛：2/3 以上的垂体腺瘤患者有头痛症状。垂体本身没有痛觉纤维，头痛的出现和加重由于压迫周围硬脑膜、颈内动脉外膜及诱发颅内压增高引起，往往提示病变进展。垂体腺瘤生长到一定程度，突破鞍膈后由于压迫缓解，头痛可暂时减轻。

（2）视觉功能障碍：视力下降、视神经萎缩，尤以视野缺损为特征性表现，有定位意义，视神经乳头水肿少见，少数患者以视觉障碍为早期症状。

（3）海绵窦压迫：肿瘤压迫、侵蚀海绵窦，累及Ⅲ、Ⅳ、Ⅴ 1、2 支及Ⅵ脑神经，可见眼球运动障碍、突眼、复视、斜视、瞳孔扩大、眼睑下垂和三叉神经痛等。上述症状可缓慢出现，也可急骤发生。

（4）下丘脑受压及颅内压增高：肿瘤向上生长，侵及下丘脑，导致患者肥胖、嗜睡、多食（或厌食），也可出现尿崩症、体温调节障碍等。肿瘤压迫第三脑室，造成室间孔阻塞时，可产生脑积水、颅内压增高。

（5）脑脊液鼻漏：少数病例肿瘤向下生长，破坏鞍底、蝶窦，造成脑脊液鼻漏，可并发脑膜炎造成严重后果。

3. 垂体卒中 患者可能突然感觉头痛急剧加重，或合并恶心、呕吐及视力视野障碍，甚至眼球突出、脑神经麻痹。病情严重的患者可有神志障碍、昏迷、颅内压增高、肾上腺皮质功能衰竭等导致死亡。上述情况是因垂体腺瘤急性出血或梗死引起。垂体卒中后，如患者仍得以存活，常导致垂体功能减低，故而激素分泌过度症状可能缓解。垂体卒中在 GH 瘤中多见。卒中可分为完全型和不完全型，还有一类称为寂静型，患者可无明显自觉症状或仅有不严重的头痛史，术中可见肿瘤内有陈旧性出血。MRI 对确定垂体卒中十分有帮助（图 17-0-2）。

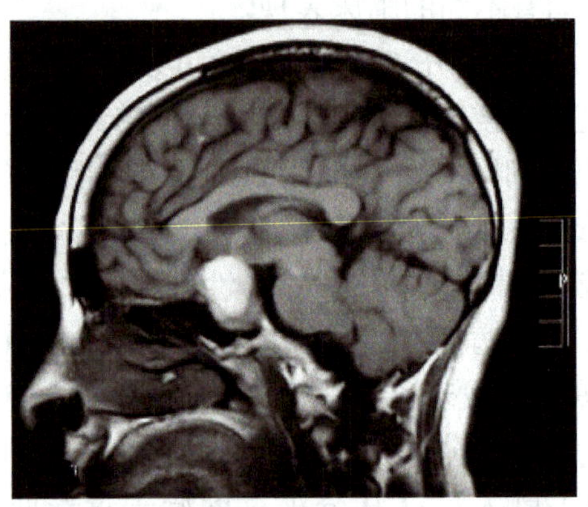

图 17-0-2 垂体腺瘤卒中 MRI 呈现 T_1 像高信号

（二）垂体腺瘤影像学检查

1. 颅骨平片 颅骨 X 线片对诊断鞍区和鞍旁病变有一定价值。颅骨侧位片上可以了解蝶窦气化程度和鞍底的厚度，为经蝶入路提供指导。鞍内肿瘤可以造成蝶鞍扩大，鞍底双边，鞍上开口扩大，鞍底骨质破坏，鞍背变薄、鞍背竖直或后倾，鞍区钙化影等。如肿瘤侵犯蝶窦，蝶窦内可见软组织影。其他鞍旁肿瘤也可造成鞍旁骨质改变等。

2. 蝶鞍体层 X 线检查 蝶鞍区域薄层 X 线检查，提高普通颅骨平片分辨率，可发现鞍区局部骨质吸收、变薄，鞍底倾斜等微小病变，有助于鞍区肿瘤早期诊断，发现鞍内 5~10mm 微腺瘤。

3. 头部 CT 可提供高分辨率鞍区放射影像，尤其对鞍区肿瘤，冠状位薄层 CT 扫描影像（范围从鞍背向前到鞍结节）比蝶鞍体层 X 线片更清晰（图 17-0-3）。CT 图像垂体腺瘤表现为鞍区均匀低密度信号，可见鞍膈抬高和垂体柄移位。骨窗像可见鞍底骨质破坏。

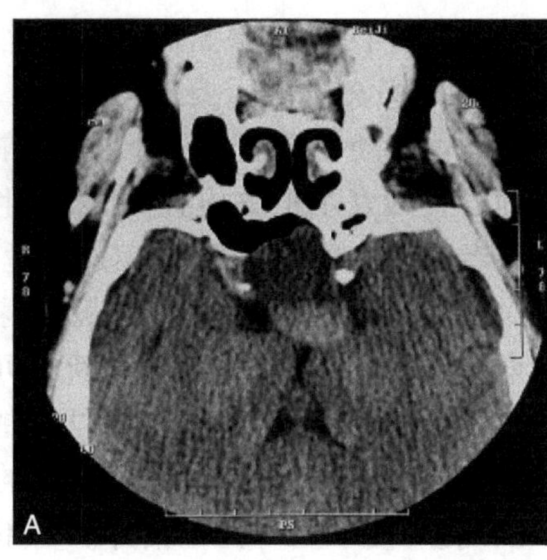
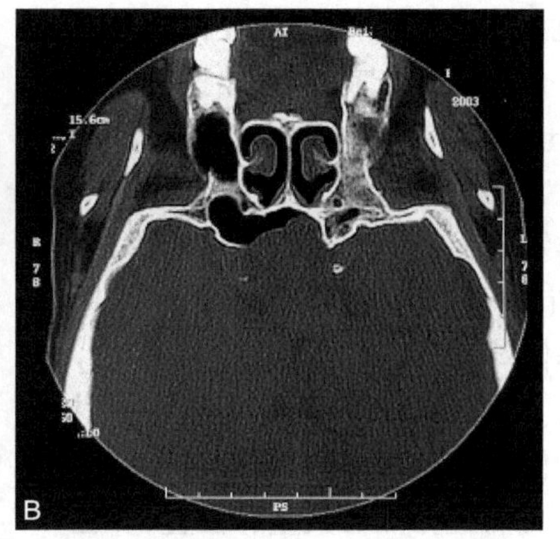

图 17-0-3　垂体腺瘤 CT 表现

A. 垂体腺瘤 CT 冠状扫描；B. 垂体腺瘤向鞍上发展，左侧明显，CT 骨窗像显示蝶窦气化比较好，鞍底破坏

4. 头部 MRI　MRI 检查已成为诊断鞍区肿瘤首选。MRI 图像垂体信号与灰质信号相同，环绕垂体周围的脑脊液表现为长 T_1 信号，垂体信号可被清晰识别。冠状位垂体切面常为四边形，两侧外缘为具流空效应的颈内动脉，上缘为呈现脑脊液信号的鞍上池，下缘是鞍底骨质信号和蝶窦内气体影。

垂体微腺瘤 MRI 阳性率可达 70% 以上，应用 1mm 薄层扫描技术，诊断准确率还可进一步提高。静脉注射造影增强剂后，正常垂体信号可明显强化，而微腺瘤信号表现为延迟强化冠状位的 T_1- 强化 MRI 影像可以很好地显示垂体、颈内动脉、漏斗部和视交叉的形态。垂体微腺瘤通常表现为 T_1 低信号和 T_2 高信号。如果使用薄层 MRI 扫描技术，甚至可以显示走行在海绵窦内的脑神经。部分 ACTH 腺瘤直径过小（1~2mm，或在镜下仅表现为 ACTH 分泌细胞局部增生），而难以依靠 MRI 检查确诊（图 17-0-4）。

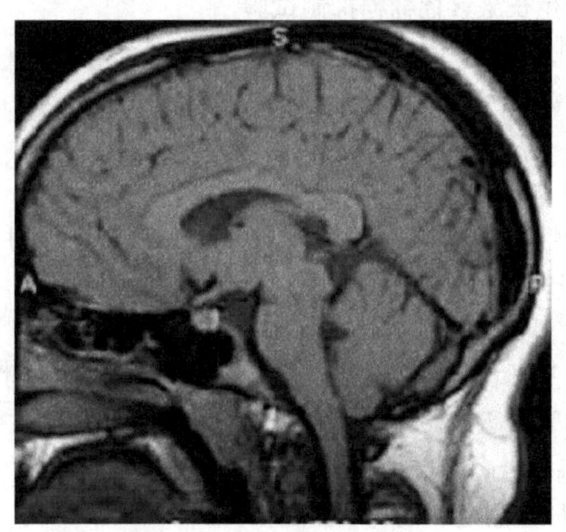

图 17-0-4　垂体微腺瘤 MRI 矢状位

垂体大腺瘤注射造影剂后增强均匀（图 17-0-5）。MRI 可更有效地显示肿瘤与周围结构（如视交叉）关系，鉴别肿瘤与动脉瘤。T_1 像垂体大腺瘤通常表现为与正常脑组织相似的信号，均匀增强。垂体大腺瘤出血，在 48~72h 后可表现为高 T_1 信号。

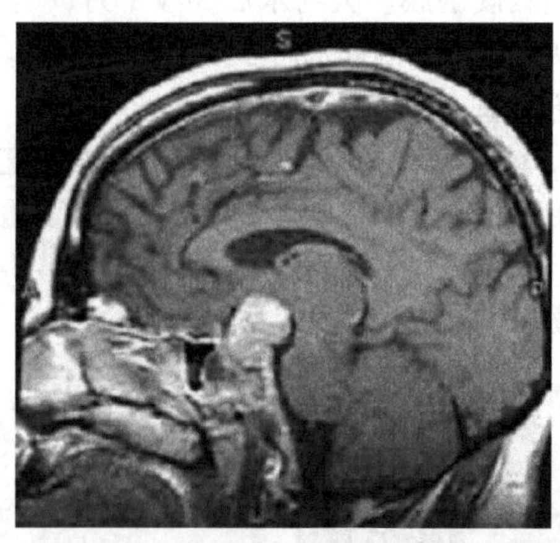

图 17-0-5　垂体大腺瘤 MRI 矢状位

采用动态 MRI 成像技术和神经网络中快速傅立叶变换（FFT）的梯度传递回声技术，可以更清晰地观察鞍区肿瘤对海绵窦和蝶窦的侵犯。海绵窦的侵犯是重要的预后相关因素，很多鞍区肿瘤虽然根据细胞学行为属于良性肿瘤，但一旦侵犯海绵窦，无论手术还是放射治疗，效果都不满意。此外，肿瘤包绕海绵窦段颈内动脉也是判断预后的重要指征。

由于脑神经从海绵窦外侧壁走行，因此鞍内肿瘤虽然可侵犯海绵窦，但通常较晚出现脑神经受压症状。泌乳素瘤如果血清泌乳素水平超过 1 000μg/dl，几乎必然存在海绵窦侵犯。

垂体腺瘤血供决定肿瘤出血或梗死倾向。如果出血量少，一般没有临床表现，如出血量大则可出现头痛、呕吐、视力障碍、全垂体功能低下等。亚急性出血在 T_1 相表现为增高密度信号。溴隐亭治疗可能诱发出血，有报道发生率高达 50%，一般无临床症状，但在 MRI 可发现。长期服用溴隐亭可诱导垂体纤维化，MRI 表现为 T_1 和 T_2 相弛豫时间缩短。

术前计划中冠扫 CT 价值不可忽视。如蝶窦气化程度，蝶窦内骨性分隔的数量和位置，鼻腔和鼻窦内是否有炎性病变等。MRI 和 MRA 用于评估周围血管情况，特别是颈内动脉向中线移位，或海绵窦段颈内动脉瘤等。如采用额下入路，则需根据放射影像了解视交叉位置。

术后高清晰度 MRI 对判断肿瘤复发非常重要，经蝶入路垂体大腺瘤手术后复发率在大于 10%，多数发生在术后 4~8 年。术后早期 MRI 有助于了解肿瘤是否残余。但需鉴别出血、填塞物以及鞍膈硬脑膜。大约术后 3~4 个月，鞍内结构基本恢复正常。因此术后 3~4 月复查 MRI。如果有脂肪填塞，需注意鉴别。

5. 脑血管造影 传统血管造影技术已经很少被用于鞍区肿瘤诊断。数字减影血管造影技术（DSA）用于鉴别肿瘤与动脉瘤（图 17-0-6）和了解肿瘤血供。

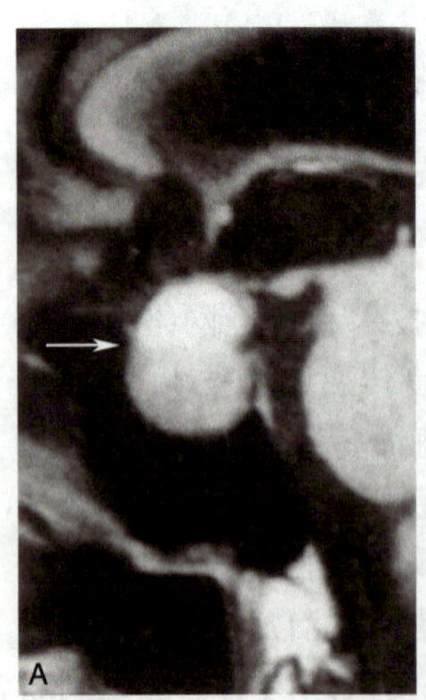

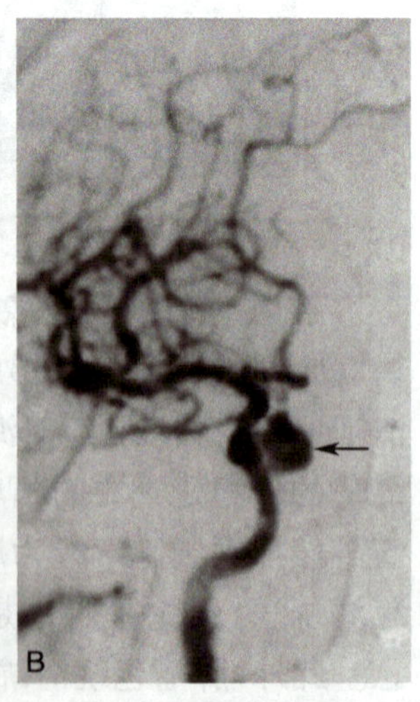

图 17-0-6 手术前将眼动脉瘤误诊为垂体腺瘤

A. MRI 矢状位；B. 手术后重新行 DSA 检查确诊为动脉瘤

（三）垂体腺瘤内分泌学诊断

包括垂体腺瘤的内分泌功能状态、垂体靶腺的内分泌功能状态、有无垂体外肿瘤异位分泌，以及多发性内分泌腺瘤病等。这些检查对明确诊断、判断疗效等有重要意义。

垂体功能检查 通过对垂体前叶和后叶分泌的各种激素水平的检查，临床医生可以全面了解患者的垂体功能情况，进而选择适当的治疗方案。对于临床常见的促性腺素、肾上腺素或促甲状腺素减低的患者，及时明确诊断后可采用靶腺激素替代疗法，使患者的病情得以控制。抗利尿激素的缺乏可以导致尿崩症，而简单的血清检测就可以确诊，便于及时指导治疗。对不易检测的激素增多或缺乏的患者，通过特殊设计的激素刺激或抑制试验，可以明确诊断。但这些试验往往费时费力，因此应有针对性的选用。主要实验室检查包括：激素调节的血中生化物质测定（如血糖、电解质等）；垂体和/或靶腺激素水平及昼夜节律；垂体功能动态试验（抑制或兴奋试验）；岩静脉插管分侧取血激素水平测定等（表 17-0-3）。需要注意的是，以上测定结果判断时必须注意可能影响测定结果的各种因素，如激素分泌的昼夜节律，各实验室的方法学误差，患者是否服用可能使结果出现偏差的药物等。

表 17-0-3 用于垂体功能检查的试验

1. 肾上腺皮质激素
皮质醇分泌昼夜节律试验
小剂量地塞米松抑制试验
大剂量地塞米松抑制试验
促肾上腺皮质激素兴奋试验
胰岛素低血糖试验
CRF 刺激试验
2. 生长激素
血清生长激素基础水平测定试验
血清生长激素葡萄糖抑制试验
3. 甲状腺素
血清游离甲状腺素和总甲状腺素测定试验
TRH 刺激试验
4. 性激素
血清性激素测定试验（LH、FSH、雌激素、睾酮）
GnRH 刺激试验
5. 泌乳素
PRL 基础水平测定试验（所有鞍区肿瘤患者都应测定）
溴隐亭敏感试验
6. 垂体后叶激素
24h 尿量测定、电解质测定
缺水试验（water deprivation test）

四、治疗

垂体腺瘤治疗目的是去除或减少功能性垂体腺瘤异常合成及分泌的激素，改善激素过度分泌对全身脏器和代谢的影响；同时解除或减轻肿瘤的压迫症状，尤其是对视交叉的压迫。防治继发的垂体功能减低、垂体卒中、肿瘤颅内扩展、糖尿病、高血压、动脉硬化、心脑血管意外、感染等并发症，保证患者的生活质量。治疗方法包括放射治疗、手术治疗和药物治疗。

（一）放射治疗

目前放射治疗主要适用于不宜手术治疗的病例，或手术后控制残余肿瘤及预防复发。

1. 垂体外照射　以 ^{60}Co 为主要放射源，或使用加速器，对肿瘤多野照射、总剂量控制在 50Gy/5~6 周，疗效约 60%~80%。本方法显效慢，对于功能性腺瘤可使激素分泌逐渐减少。主要用于垂体腺瘤的单纯放射治疗或垂体手术后放射治疗。

2. 内照射　经蝶手术或经额手术把核素 ^{90}钇、^{198}金或 ^{51}铬等植入垂体内，但副作用多，现已少用。

3. 立体定向放射外科　γ- 刀、X- 刀治疗，但这一部位有很多对放射线高度敏感重要结构，如视神经、下丘脑和脑干，因此应特别慎重。

放射治疗的辐射效应可能造成以下并发症：放射性脑坏死；视力丧失；放射治疗诱发肿瘤；脑梗死；垂体功能低下等。

发生在垂体部位的组织细胞增多症对放射治疗特别敏感，简单的低剂量放射治疗（500~1 000cGy）即可引起尿崩等症状完全消失。而对于同样可能引起尿崩症的淋巴细胞性垂体炎，则对放射治疗不敏感，后者是一种自限性疾病，往往可自愈。

（二）手术治疗

经蝶垂体腺瘤摘除手术目前广为采用，具有手术简单、费时少、不经脑、创伤小、手术死亡率低等，适用单纯鞍内生长的中小腺瘤，尤其对微腺瘤有可能完全摘除并保留正常垂体功能，疗效达 40%~80%，对 ACTH 瘤甚至达 90%。开颅垂体腺瘤部分切除、视交叉减压手术主要用于向鞍外发展的大腺瘤，尤其是出现明显视交叉压迫或其他脑神经压迫症状时，以及垂体卒中。

1. 经鼻腔 - 蝶窦入路手术　经蝶手术（transsphenoidal surgery）手术前后的内分泌检查非常重要，特别是术前存在垂体功能低下的患者。

手术前准备：①完备垂体腺瘤各项检查。②CT 和 MRI 检查确定肿瘤大小和部位，有无囊变和出血；蝶窦、筛窦有无炎症。③手术前三日开始清洁液漱口；氯霉素和麻黄素液滴鼻减轻鼻黏膜充血。手术前一日剪除鼻毛。

经鼻蝶入路（transnasal-transsphenoid approach）

1）内镜经鼻腔 - 蝶窦入路：内镜下经蝶手术切除垂体腺瘤具有微创、并发症少，肿瘤切除彻底等优点。

绝大多数垂体腺瘤可以选择内镜经鼻腔 - 蝶窦入路手术切除。但对于向主要向上方、侧方生长的巨大肿瘤，开颅手术切除仍有优势。

内镜经蝶手术并发症主要是脑脊液鼻漏和颅内感染。如鞍上蛛网膜破损，可用生物胶加人工硬脑膜修复鞍底。术野、手术器械污染及脑脊液鼻漏均是感染的原因，预防措施是严格消毒，术前、术后短期应用抗生素。

2）显微镜经鼻腔 - 蝶窦入路：显微经蝶入路的禁忌证包括①蝶窦发育不良。②蝶窦或筛窦有炎症。③垂体腺瘤在蝶鞍内外呈哑铃形生长。④巨大垂体腺瘤向鞍旁、上发展。

肿瘤切除后重建鞍底。如有脑脊液漏可取腹部脂肪填充鞍底，将鞍底骨片复位。垂体腺瘤 MRI 侧位，显示蝶窦发育良好，经蝶入路切除肿瘤后复查 MRI，可见正常垂体。

2. 开颅手术

（1）经额下入路：经额入路主要适用于瘤体巨大，向鞍上扩展，有明显视交叉压迫症状的病例。优点是可直视下充分减压。为保持患者术后美观，应取发际内双额冠状切口，将切口瘢痕藏在发际以内。如果蝶窦开放，则应仔细修补，避免脑脊液漏。

（2）翼点入路：是鞍旁病变的经典手术入路，但并非最常用的鞍区肿瘤手术入路，可用于切除向一侧鞍旁扩展的垂体大腺瘤。多数情况下选择右侧入路，也可根据肿瘤偏向一侧或视力严重受损侧决定。为降低颅内压，多在术前行腰椎穿刺，放置导管于蛛网膜下腔，术中根据需要放除部分脑脊液。

（3）经颞下入路：肿瘤大部分位于视交叉后部，可经由颞下入路减压，但无法切除肿瘤的鞍内部分。

（4）扩大翼点入路：既可满足额下入路，亦可兼顾颞下入路的需要。

（5）经眉弓微骨窗入路（supraorbital keyhole approach）：以上每种具体方法有其适应证。额下入路可清楚直视视交叉及其周围结构，颈内动脉、鞍上池、垂体柄等。但视交叉前置会妨碍手术。术前检查双颞侧半盲点。如怀疑前置，应采用翼点入路。从颈内动脉与视交叉之间的第二间隙进入。可见对侧视神经和鞍内结构。

3. 术后并发症 目前垂体腺瘤的手术死亡率已经下降到1%以内。

（1）脑脊液鼻漏：经蝶手术脑脊液鼻漏（图17-0-7）发生率较高。术后出现脑脊液鼻漏，需严格卧床休息，头位抬高后仰，以减少脑脊液漏的流速及流量，有利于漏口粘连及愈合。同时运用抗生素防止颅内感染。处理后，多数能在1~3天内好转；若无改善可行腰椎穿刺引流，患者可能在3~7天内治愈。约2周内无好转，则考虑行脑脊液漏修补术。

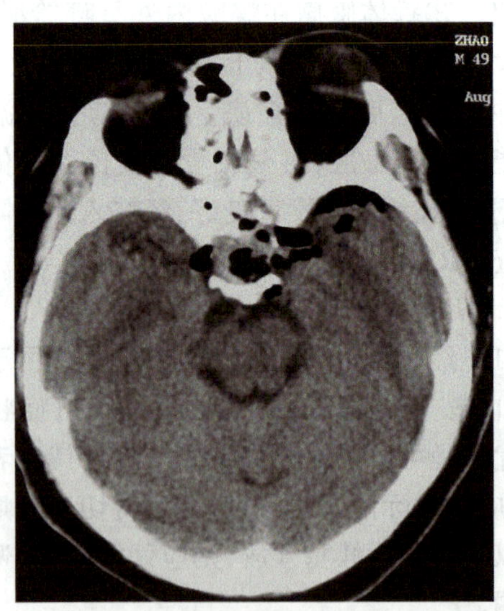

图 17-0-7 经蝶窦入路垂体腺瘤切除术后脑脊液鼻漏，同时合并颅内积气的CT所见

经颅手术发生脑脊液鼻漏的原因多数是由于作颅骨骨瓣时开放了额窦，用骨蜡密封额窦腔不严所致。少数情况是手术时损伤了筛窦而未能发现，或发现了但处理不善。术中额窦开放，应将额窦腔内的黏膜推向额窦开口，用骨蜡严密填塞及封闭。

（2）术后出血：术后出血（图17-0-8、图17-0-9）是垂体腺瘤手术的严重并发症，出血来源有：

1）经蝶手术中蝶窦内出血：包括，①蝶窦内黏膜出血。在蝶窦内操作时，可用双极电凝烧灼蝶窦内黏膜，使之皱缩，且不宜过分牵拉蝶窦内黏膜，以免引起不必要的出血。②颈内动脉出血。打开鞍底骨质的外侧不可超越颈内动脉隆起的内缘，否则有损伤颈内动脉的危险。蝶窦内颈内动脉隆凸的出现率约为53%，隆凸长度为1.5~8mm；

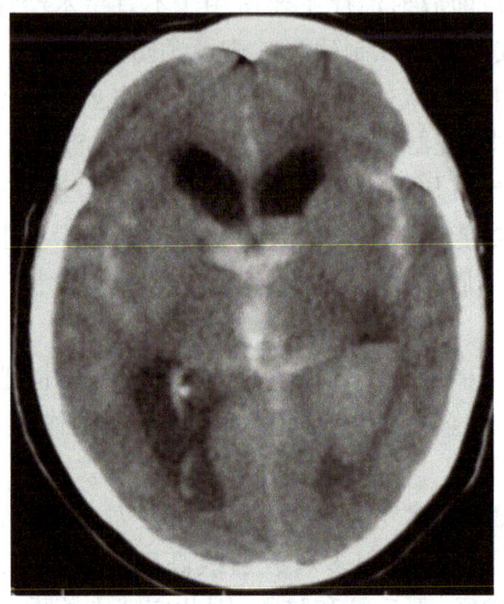

图 17-0-8 经蝶窦入路垂体腺瘤切除术后颅内出血，CT可见出血位于鞍上池、环池、侧裂池

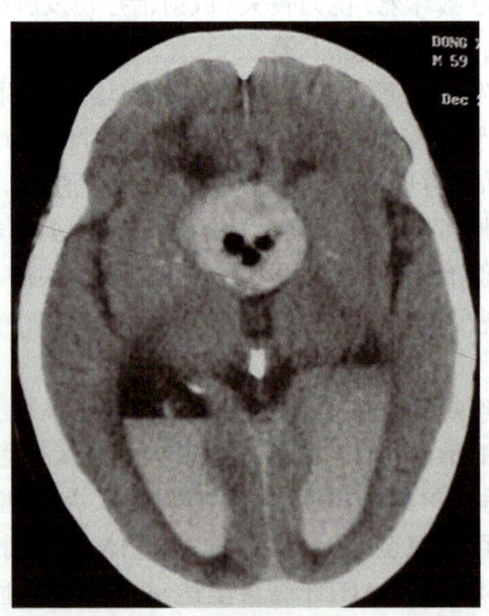

图 17-0-9 经蝶窦入路垂体腺瘤切除术后颅内出血，CT可见出血破入脑内和双侧侧脑室内

在隆起处颈内动脉有动脉外膜及窦黏膜覆盖，隆起处的骨质很薄，多数不足 1mm 甚至缺如。因此在蝶窦的外侧壁和前上壁去除骨质时应避开颈内动脉隆起。

2）海绵间窦出血：鞍底硬脑膜内含有连接两侧海绵窦的海绵间窦，包括前、下海绵间窦。这些间窦有些较宽，给经蝶手术造成一定的困难。处理办法是在切开鞍底硬脑膜前，先用双极电凝烧灼显露好的鞍底硬脑膜。然后用尖刀挑开硬脑膜。如果切口仍有血液流出，说明此处就是海绵间窦或扩大了的海绵间窦，用流体明胶注入海绵间窦是最佳的止血方法，也可以将双极电凝夹紧两层硬脑膜进行烧灼，直到变黄使两层硬脑膜粘连，不再出血时止。电灼切开时不宜太偏外侧，其宽度以 10~12mm 为宜，否则可能误伤两侧海绵窦。也可以应用流体明胶注入海绵间窦，止血效果好。

3）鞍内出血：无论采用经蝶入路或经颅入路均可发生，出血来源，①肿瘤出血。②鞍内颈内动脉及其分支出血。为预防出血，在切除海绵窦两侧的肿瘤时，应在直视下切除肿瘤，同时应用超声多普勒、导航等设备辅助定位、识别颈内动脉。

（3）垂体功能低下：即使是无功能腺瘤，也会产生内分泌功能减退，其中以性腺功能障碍（月经不调、闭经、不育、阳痿及性欲减退乃至消失）最早出现，最常见；其次是甲状腺和肾上腺功能减退的症状。当垂体柄受压迫时，即使不是泌乳素腺瘤，也会使血泌乳素升高，但往往≤100ng/L。手术后出现内分泌功能低下者较多，可以通过定期复查内分泌激素水平诊断及指导用药。

糖皮质激素替代：用药应以能恢复正常值需要的最小剂量为原则。一般氢化可的松 100mg 肌注或静滴每日 1~2 次。长期用药者，予以可的松 25mg/d 或早晨服全量的 2/3，下午服 1/3。

甲状腺激素替代：最有效的药物为甲状腺素（T4），从小剂量开始。可用左甲状腺素（L-T4）25μg/d 之后每 2 周增加 25μg，数周后最高达 75μg/d。口服甲状腺素片 40mg，每日 1~3 次。

补充性激素：男性补充丙酸睾酮每次 25~50mg，肌内注射每周 1~2 次，或甲睾酮 5~10mg/ 次，一日 2 次。女性补充己烯雌酚 0.1mg/d。

对侵袭性垂体腺瘤蝶鞍扩大者，术前出现长期乏力皮肤苍白光亮，绝大多数患者垂体功能低下，术后应早期进行肾上腺皮质激素及甲状腺素替代治疗。

（4）尿崩症：中枢性尿崩症是由于 ADH 分泌减少引起水代谢失调导致持续性排出大量稀释尿液的综合征。轻型尿崩症者，尿量≤5L/d，可鼓励饮水，动态观察病情变化，包括计算 24h 出入水量、测尿比重、测神志、血压、脉搏每 4 小时 1 次，每日测电解质 2 次等。如无好转，甚至恶化，出现高张综合征的患者应积极补水，可以将每日实际补液量的一半采用口服清开水或胃管内补充，余下的液体量考虑静脉补充。同时给予去氨加压素，成人 1~4μg（0.25~1ml）静脉注射或肌内注射，每日 1~2 次；或垂体后叶素，皮下或静脉滴注 5~10U，作用可维持 4~6h；或改成长效尿崩停（油剂鞣酸血管升压素）0.3ml 肌内注射，可维持 36~72h，注射 1.0ml 可维持 5~10 天，一般从 0.1ml 小剂量开始。使用上述药物中后，尿量、血钠均有显著变化，可能时高时低，必须密切观察病情变化，探索患者对药物反应的规律，随时测血钠、尿量、尿比重等，以便及时指导补水、补钠等治疗。

长期尿崩者可予口服双氢克尿噻 25mg、每日 3 次，卡马西平 0.1~0.2g、每日 3 次或去氨加压素 0.1mg、每日 2 次，无效者需长期注射去氨加压素或长效垂体后叶粉散等。

（5）低血钠症：最常见低钠血症有两种。

1）脑性盐耗综合征（cerebral salt wasting syndrome，CSWS）：原因欠明，术后 3~7 天患者出现多尿、精神萎靡、嗜睡、烦躁、心率快、厌水、厌食、恶心、呕吐、神志恶化，出现昏迷，甚至抽搐。

临床化验：①低血钠症，血钠≤135mmol/L；一般仅 106~120mmol/L；②低渗血症，血浆渗透压低于 275mOsm/（kg·H_2O），［正常值 275~295mOsm/（kg·H_2O）］；③血钠低时尿钠高，尿钠≥25mmol/L；④尿量多而尿比重正常。

治疗：①维持水、电解质平衡和血容量正常。②补充等渗盐水，主要为补钠。③当血钠≤120mmol/L 时，先于 1h 内给予 3% 高渗钠 200ml 静滴，之后按计算剂量的一半补充，余下的量于 24h 内分 2~3 次补入，或按再次血钠检查结果重新计算予以补充。④低血钠伴有多尿时，先于静脉补高张钠（3% 高渗盐水）或口服补盐后再用抗利尿激素，尿量 >5 000ml/24h 则用垂体后叶素或去氨加压素控制尿量；不应相反，以免引起医源性 SIADH，使血钠更低。

预后：多数于 2 周内血钠及尿钠恢复正常。

2）抗利尿激素分泌异常综合征（syndrome of inappropriate secretion of antidiuretic hormone，SIADH）：原因与下丘脑遭受直接或间接损伤或水肿有关，引起垂体后叶大量释放 ADH，增加肾小管对水分的重吸收，使水的排泄发生障碍，血液稀释血容量增加，从而引起低血钠症。患者于术后 5~7 天出现症状。体重可能稍有增加（5%~10%），但无水肿。

治疗采取严格限制水入量后，病情多能迅速好转。不严重者，饮水量每日控制在 800~1 000ml，就可以纠正低血钠状态。对严重的患者可联合应用呋塞米和高张或等张氯化钠，可迅速纠正 SIADH 的低血钠症。只要积极治疗，多数于 2 周内血钠及尿钠均恢复正常。

（6）视力视野障碍：在经蝶入路切除垂体腺瘤导致视力视野障碍者不多见，原因有：①经蝶入路开放鞍底时，过于偏前偏外偏上，损伤了视神经管及视神经。预防，应熟悉蝶窦内视神经管隆起的解剖情况。②鞍内切除肿瘤后向鞍内置入止血物品时不能填塞太紧，松紧要适度，以填平鞍底为限，以免压迫视神经或视丘下，术后出现视力下降或视丘下功能障碍。③开颅手术切除大型、巨型垂体腺瘤显露好鞍膈、视神经时，首先应切开鞍膈，尽可能切除鞍内肿瘤，使肿瘤内明显减压，视神经、视交叉得以充分松解后，再从鞍膈上将视神经、视交叉分离出来予以保护。④开颅手术用双极电凝分离视神经、视交叉下方的鞍膈时，小心不要让双极电凝导电部分接触视神经、视交叉，以免损伤。⑤在大型、巨型垂体腺瘤手术中，如术前视力逐渐下降已达 0.1 以下，此时视神经、视交叉的连接部多与鞍膈（肿瘤壁）发生明显粘连，切不可在此处强行将其分离，否则造成视力视野损伤。如果术前视力突然急剧下降或失明，多由垂体卒中所致，视神经、视交叉与鞍膈粘连不重，应小心保护神经，切不可因已经失明而切断视神经，因为术后还有复明的希望。

（7）颅内感染：颅内感染多发生在脑脊液漏患者。临床表现除脑脊液漏外，还出现发热、头痛、颈强、呕吐等症状。腰椎穿刺检查脑脊液混浊，白细胞增加，以中性为主。治疗应使用大剂量能透过血 – 脑屏障的抗生素。当脑脊液培养明确菌种后，改用敏感的药物，剂量要足够。

（8）鼻中隔穿孔：主要发生在经鼻中隔及经唇下入路时。表现为头痛、鼻塞、鼻黏膜萎缩、鼻出血或在呼气时出现哨声。与经蝶手术时撕裂鼻中隔黏膜、骨膜有关。

（9）预防：应在术中发现两侧鼻黏膜在同一水平破裂时，将较小侧的黏膜缝合封闭，或在黏膜裂孔间置入骨片之后于两侧鼻腔填塞加固。术后发现大的穿孔可行修补术。

（10）其他并发症：肢端肥大症患者可能因为垂体功能亢进，导致心肌缺血、高血糖；库欣综合征出现继发性低血钾等，术后应警惕上述情况并予相应治疗。

（三）药物治疗

近年，针对各种功能性垂体腺瘤的特异性药物治疗发展很快主要有以下几种药物的疗效已被证实：

1. 溴隐亭（bromocriptine） 为非选择性多巴胺受体激动剂，可使 90%PRL 腺瘤患者垂体腺瘤缩小、PRL 下降，泌乳消失、恢复月经或生育。可纠正高 PRL 水平造成的病理改变，而且肿瘤缩小后，对周围正常组织压迫减轻，也间接有助于恢复和保存正常垂体功能，保持较高的生活质量。尤其对未生育的妇女，手术或放射治疗可能造成永久性不育，而药物控制良好者有条件可长期服药，避免手术。但药物治疗不能根治肿瘤，仅抑制肿瘤的生物活性，因此需终身服药，一旦停药，肿瘤又会逐渐长大。

临床所用溴隐亭为甲磺盐酸 -2- 溴 -α- 麦角隐停，一般包装为 2.5mg/ 片，口服吸收良好，血浆半衰期为 3~4h，作用维持时间为 8~12h。主要副作用是恶心、头晕，重者可出现呕吐，严重者因不能耐受而被迫放弃药物治疗。判断药物剂量是否合适应以血清 PRL 浓度被抑制水平为标准。该药也可用于治疗肢端肥大症，但疗效不如泌乳素瘤。

喹高莱（Quinagolide）为选择性非麦角型多巴胺受体激动剂，半衰期长达 17h，每日只需服药一次，副作用小。卡麦角林（Cabergoline），为长效麦角类多巴胺受体激动剂，半衰期长达 62~115h，每周只需给药 1~3 次。

2. 人工合成的生长抑素类似物是治疗肢端肥大症的有效药物，但 GH 瘤的治疗效果不如 PRL 瘤。因此药物治疗目的仅为解除异常分泌的生长激素对人体组织代谢的进一步损害，抑制肿瘤生长，尽可能保存现有垂体功能。

对 GH 瘤患者一般不以药物治疗为首选，而是在手术和 / 或放射治疗的基础上，辅助应用一些抑制 GH/IGF-1 分泌的药物。主要有多巴胺受体激动剂（溴隐亭）和生长抑素类似物两大类，有效率一般在 70%，但血清 GH 水平完全降至正常者仅 20%~30%。

人工合成的生长抑素 8 肽（奥曲肽），皮下注射 0.1mg 可抑制 GH 释放约 8h。长效缓释制剂以及半衰期更长的同类药物，如善龙、索马杜林等，只需每月用药 1 次。

另外还有抑制 GH 受体的药物如培维索孟已在临床应用，控制 GH 产生症状。

3. 赛庚啶（cyproheptadine） 对治疗皮质醇增多症有一定效果，可以与抑制肾上腺皮质激素合成的药物，如氨基导眠能（aminoglutethamide）联合应用。后者可抑制皮质醇合成过程中多种酶的活性，其他类似药物还有密妥坦、酮康唑、甲吡酮等。所有抑制皮质醇或 ACTH 合成的药物，疗效均不满意，故只是作为手术前后或放射治疗后短期辅助治疗。

4. 垂体靶腺功能减低的治疗 根据缺什么补什么的原则，以适当的激素补充治疗。常用的药物有泼尼松、甲状腺素及睾酮类和女性激素类。垂体功能减低的患者手术及放射治疗前、后均应补充适当激素。同时存在肾上腺皮质功能和甲状腺功能低下的患者，应先补充糖皮质激素后再补充甲状腺激素，避免诱发垂体危象。同时存在肾上腺皮质功能低下和尿崩症的患者，注意补充糖皮质激素可能增加水的清除作用，可能导致尿崩症加重，因此抗利尿药物的用量需要增加。

（李储忠　张亚卓）

参考文献

1. 赵继宗 . 颅脑肿瘤外科学［M］. 北京：人民卫生出版社，2007.

2. 张亚卓，李储忠 . 2017 版 WHO 垂体肿瘤分类解读［J］. 中华神经外科杂志，2018，34（1）：1-5.

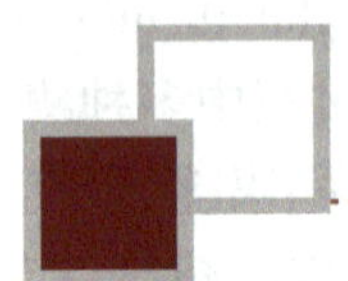

第十八章　松果体区肿瘤

一、概述

松果体区肿瘤（pineal region tumors）是以肿瘤生长部位定义的一类肿瘤。传统解剖学上定义松果体区的范围是：上界为胼胝体压部，下界为中脑顶盖与四叠体，前界为第三脑室后界，后界为小脑上蚓部。然而，无论是在放射影像诊断上，还是在松果体区肿瘤手术探查中，实际上往往不能准确区分其与周围结构的界限，故新近观点认为应将起源于上述界定范围内及其周边浸润性生长累及松果体区的肿瘤作为一个整体，统称为松果体区肿瘤。

二、肿瘤类型

松果体区肿瘤约占成人颅内肿瘤的0.4%~1.0%，而在儿童发病率明显高于成人，约为3%~8%。尽管其发病率并不高，但其组织学类型复杂多样，对诊断及鉴别诊断提出了很高的要求。目前，临床上主要以以下三种分类方法对松果体区肿瘤进行分类。

（一）组织学分类

1. 生殖细胞源性肿瘤（germ cell tumors） 生殖细胞瘤、畸胎瘤及恶性畸胎瘤、卵黄囊瘤、绒毛膜上皮癌。

2. 松果体细胞源性肿瘤（pineal parenchymal tumors） 松果体细胞瘤、松果体母细胞瘤。

3. 其他细胞源性肿瘤 胶质瘤、脑膜瘤、转移瘤等。

4. 囊肿 包括松果体囊肿、蛛网膜囊肿、皮样囊肿等。

这其中生殖细胞源性肿瘤最多见，约占35%，其次为松果体细胞源性肿瘤，约占28%。

（二）按放射敏感性分类

1. 高度敏感 生殖细胞瘤、松果体母细胞瘤等。

2. 中度敏感 胶质瘤、松果体细胞瘤等。

3. 不敏感 畸胎瘤、囊肿、脑膜瘤等。

其中以高度敏感者多见，可达75%~80%。

（三）按良恶性分类

在上述肿瘤类型中，其中良性病变包括囊肿、畸胎瘤、脂肪瘤、脑膜瘤等；肿瘤呈相对良性者包括低级别的胶质瘤及皮样囊肿等；而多数病变为恶性，这些包括生殖细胞瘤、松果体细胞瘤、松果体母细胞瘤、恶性畸胎瘤、卵黄囊瘤、绒毛膜上皮癌、内皮窦肿瘤、胶质母细胞瘤、室管膜瘤等。

正是由于该区肿瘤类型的多样性，决定了诊断思路及治疗方案的复杂性。

三、临床表现

松果体区肿瘤的病程长短不一，取决于肿瘤的组织学类型、位置和体积大小。一般病程较短，多在1年以内。其临床表现主要是由于肿瘤压迫中脑导水管、四叠体、小脑等邻近结构引起的占位效应，以及肿瘤本身分泌激素导致的内分泌症状。主要表现如下：

（一）颅内压增高

肿瘤生长引起中脑导水管狭窄或闭锁，以致发生梗阻性脑积水而引起头痛、呕吐、视力减退、视神经乳头水肿等颅内压增高症状。

（二）邻近结构受压征

1. 眼征 肿瘤压迫四叠体上丘可引起Parinaud综合征，表现为眼球上视不能，并同时伴有瞳孔散大和光反应消失，而瞳孔的调节反应存在。

2. 听力障碍 肿瘤体积较大时可压迫四叠体下丘及内侧膝状体而出现双侧耳鸣和听力减退。

3. 小脑征 肿瘤向后下发展可压迫小脑上

脚和上蚓部，引起躯干性共济失调及眼球震颤。

4. 丘脑下部损害 可能是肿瘤直接侵犯或播散、种植到丘脑下部所致，亦可因肿瘤导致中脑导水管梗阻，造成第三脑室前部扩大而影响视丘下部，主要表现为尿崩症、嗜睡和肥胖等。

（三）内分泌紊乱

主要表现为性征发育紊乱，儿童以性早熟居多。松果体腺可分泌褪黑激素，可抑制垂体前叶的功能，降低垂体前叶内促性腺激素的含量，减少其分泌，而儿童及青春期前期松果体的功能表现活跃，因而抑制了性征的过早发育。至青春期时松果体逐渐退化使得性征发育成熟。故松果体肿瘤可破坏松果体对性征发育的抑制，从而引起性早熟。男孩表现为声音变粗、长阴毛、阴茎增大；女孩表现为乳腺发育、月经提早等。而松果体细胞瘤患儿可因松果体功能亢进致使性征发育迟缓。另有观点认为来源于生殖细胞的肿瘤可自身分泌绒毛膜促性腺激素（hCG），使患儿性征提前发育。此外，松果体细胞瘤可因种植或直接压迫下丘脑引起下丘脑－垂体－性腺轴改变，从而引起患者性征发育紊乱。

（四）其他症状

由于颅内压增高和肿瘤直接压迫中脑，部分患者可出现癫痫发作、单侧锥体束征、双侧锥体束征、甚至意识障碍等症状。另外，生殖细胞瘤、松果体细胞瘤和松果体母细胞瘤可发生细胞脱落并沿脑脊液循环播散性种植，引起相应的临床症状。

四、辅助检查

（一）实验室检查

1. 肿瘤标志物 生殖细胞源性肿瘤患者血清和脑脊液中肿瘤标志物绒毛膜促性腺激素（hCG）、甲胎蛋白（AFP）含量可能增高，这将有助于诊断，还可作为疗效评价和复发监测的指标。

hCG是胎盘滋养层组织的产物，在生殖细胞肿瘤中，其升高除了绒毛膜癌，还可见于卵黄囊肿瘤、不成熟或恶性畸胎瘤、胚胎性癌。部分生殖细胞瘤患者（约10%左右）由于含有合胞体滋养层成分也可出现hCG的升高。但相比绒毛膜癌或含有绒毛膜癌成分的混合性生殖细胞肿瘤的患者，其他生殖细胞肿瘤通常较低。

AFP升高主要见于卵黄囊肿瘤，也可出现于胚胎性癌和不成熟畸胎瘤。对于绒毛膜癌患者，AFP的意义在于鉴别诊断。脑脊液中的hCG多数情况下高于血清水平，但松果体区肿瘤患者术前常有严重的脑积水，限制了其在术前诊断中的作用。此外，脑脊液和血清中hCG浓度的差异对于辨别绒毛膜癌的颅内或颅外原发部位亦有一定意义。

在术后患者，血清和脑脊液中肿瘤标志物的水平，是治疗疗效和肿瘤有无复发的良好预测指标，其升高通常发生于临床和影像学可发现复发之前。

2. 脑脊液脱落细胞学检查 对诊断生殖细胞瘤及松果体母细胞瘤最有价值，因这两种肿瘤细胞易脱落，并沿蛛网膜下腔发生播散种植，如脑脊液细胞学检查中发现肿瘤细胞即可明确诊断。但此项检查的前提是患者颅内压不高，否则有发生脑疝的风险。

（二）影像学检查

1. 生殖细胞肿瘤

（1）生殖细胞瘤：是生殖细胞肿瘤中最常见的一种类型，颅内生殖细胞瘤好发于松果体区，也是松果体区最常见的肿瘤。主要发生在30岁以前的青少年，男性明显多于女性。肿瘤呈圆形、类圆形或稍不规则有轻度分叶，绝大多数境界清楚。肿瘤多为完全实质性，CT平扫时呈稍高或等密度，质地均匀，边界清楚。正常人松果体钙化率约为75%，而有生殖细胞瘤患者的松果体钙化率近100%，这是其典型表现，故CT对有钙化的颅内生殖细胞肿瘤的观察明显优于MRI。生殖细胞瘤自身钙化少见，但其可见钙化的松果体挤压推向一侧，偏离中线，也可将钙化的松果体包埋在肿瘤中心。MRI T_1加权呈均匀的等或稍低信号，T_2加权呈稍高或等信号，瘤周无明显水肿表现。生殖细胞瘤沿第三脑室两侧壁浸润性生长，可使第三脑室后部呈"V"形改变，其尖端向后，位于肿瘤内，使整个肿瘤呈蝴蝶状，这是其较具特征性的表现。少数肿瘤可出现小的囊变和出血。多数生殖细胞瘤富含血管，因此，CT和MRI增强扫描时肿瘤多数呈均质显著强化，肿瘤内有囊变时呈不均质强化。此外，如果肿瘤细胞发生播散，增强扫描可显示室管膜下的结节状或片状异常增强信号。

（2）畸胎瘤：是松果体区发生率仅次于生殖

细胞瘤的常见肿瘤。发病年龄较生殖细胞瘤为早，主要见于20岁以前，尤以儿童多见。畸胎瘤多为囊性，囊内因含有脂肪、牙齿及骨骼而呈混杂密度，低密度区CT值可低于脑脊液而高密度区可接近骨质，故CT平扫时常为不均质混杂密度。肿瘤境界清楚，周围无水肿。MRI T_1和T_2加权呈质地不均匀信号。CT和MRI增强扫描，肿瘤的囊性部分不强化，实质部分可轻度强化或不强化。恶性畸胎瘤一般体积较大而形状不规则，实质成分较多，增强较良性畸胎瘤更为显著。

（3）绒毛膜癌：发生率较低，常见于松果体区及鞍上池。肿瘤常呈浸润性生长，形态不规则，境界不清楚。因肿瘤内易发生出血、坏死、囊变，密度常不均质。CT平扫时密度不定，少有钙化。MRI T_1加权呈低等混杂信号，T_2加权呈不均质高信号。CT和MRI增强时呈显著强化但不均匀。

2. 松果体细胞瘤和松果体母细胞瘤 松果体细胞瘤较生殖细胞瘤和畸胎瘤少见，多见于青年女性，是青年女性松果体区最常见的肿瘤。松果体母细胞瘤为恶性肿瘤，WHO分级为Ⅳ级。松果体母细胞瘤较松果体细胞瘤更为常见。

因肿瘤内很少发生出血、坏死和囊变，松果体细胞瘤的CT平扫影像通常表现为较均质的等或稍高密度，呈圆形或类圆形，轮廓较光滑，境界清楚，瘤周无水肿。肿瘤内可出现散在多发钙化，这是与生殖细胞瘤鉴别点之一。肿瘤向前可压迫第三脑室后部，使其变形扩大。MRI T_1加权图呈均质稍高信号或接近等信号，但有明显钙化时也可不均质。肿瘤一般较小，不累及邻近结构。CT和MRI增强扫描呈轻度或中度均质强化，但强化不如生殖细胞瘤显著。

松果体母细胞瘤体积常较大，向周围结构浸润性生殖，肿瘤形状常不规则，可有明显的分叶，境界欠清楚。肿瘤内坏死出血常见。CT平扫时肿瘤多成等密度或稍高密度，常因坏死、囊变、出血、钙化表现为肿瘤内密度不均质。在MRI T_1加权图和T_2加权图，松果体母细胞瘤变现为与脑灰质接近的信号。CT和MRI增强扫描时肿瘤显著强化。此外，松果体母细胞瘤有早期沿蛛网膜下腔、软脑膜和室管膜瘤种植播散的趋势。MRI可显示松果体以外区域异常信号影。

3. 脑膜瘤 松果体区脑膜瘤通常起源于大脑镰与小脑幕切迹交界处附近的脑膜，但也可与小脑幕或大脑镰关系不密切，或仅以很小的蒂附着在小脑幕/大脑镰上。CT平扫多呈等密度或稍高密度，密度较均质。境界清楚，可见钙化。MRI T_1加权呈等信号，T_2加权呈等或稍高信号，肿瘤内有钙化时可见T_1和T_2像呈点状低信号。CT和MRI增强扫描时呈均质强化，可有脑膜尾征。

4. 胶质瘤 松果体区胶质瘤多起源于松果体外组织，如脑干、丘脑、第三脑室壁、胼胝体等。肿瘤分化程度不同，影像学表现差异较大。当肿瘤分化较好时，密度/信号一致，CT上呈低密度，MRI T_1加权呈低信号，T_2加权呈高信号，无强化或仅轻度强化。当分化较差时，密度/信号不一致，强化不均匀，瘤内可见囊变、坏死，甚至出血。从肿瘤与周围脑组织的关系、水肿表现、静脉移位方向推断出肿瘤的起源部位，将有助于作出胶质瘤的诊断。

5. 松果体囊肿 松果体区最常见的囊肿系松果体囊肿。当囊肿不大时，依据囊肿处于中线松果体的位置，圆形或椭圆形，囊壁信号与脑组织相同，无强化表现等特点，可作出诊断。当囊肿较大时，应与其他囊肿如神经上皮囊肿相鉴别。松果体囊肿通常边缘光滑，境界锐利，囊内CT密度和MRI信号均质。CT平扫囊内液体常呈脑脊液密度，或因含有蛋白质而稍高于脑脊液。MRI T_1加权常等或稍高于脑脊液信号，但低于脑实质信号，T_2加权信号与脑脊液相似。囊肿壁在CT和MRI扫描时均接近等密度/信号。增强CT和MRI扫描时，囊肿本身不强化，但有时可见正常松果体强化，环形围绕于囊肿的周围，类似于囊性肿瘤或脓肿表现，需加以鉴别诊断。

6. 表皮样囊肿 表皮样囊肿在CT平扫时多呈脑脊液样低密度。因为表皮样囊肿具有在脑池内沿裂隙生长的特点，故形态多不规则，但一般境界清楚。周围无水肿。MRI信号为长T_1、长T_2信号，类似脑脊液表现，增强扫描时囊壁及囊液均不强化。DWI成像时，其囊液呈高信号是其特征性表现，可与其他种类囊肿加以鉴别。

另外，随着近年来影像基因组学和人工智能的发展，利用人工智能算法，优化影像基因组学的大数据资料，可以更好地利用术前影像学对肿瘤进行鉴别诊断，已经成为目前研究的热点。

五、诊断要点

（一）定位诊断

松果体区位置深在，且与大脑大静脉、大脑内静脉等大脑深部血管关系密切，准确的定位诊断对治疗方式以及手术入路的选择至关重要。术前的定位诊断主要依靠CT及MRI，其意义在于：①明确肿瘤位置以及肿瘤对周围结构的浸润程度；②了解周围脑组织水肿、正常结构移位情况和是否存在脑积水等并发症；③CTA或MRV检查还可明确肿瘤周围血运、肿瘤与大静脉的位置、Galen静脉系统以及直窦的解剖变异情况，对手术入路的确定极为重要。

（二）定性诊断

松果体区肿瘤组织来源多样，不同来源的肿瘤对不同治疗方法的效果不同，尽可能做到较为准确的定性诊断，是指导临床治疗的关键。

1. 血清和脑脊液肿瘤标记物 虽不能精确区分非生殖细胞瘤性生殖细胞肿瘤的具体亚型，但能筛选出是否是生殖细胞肿瘤；而脑脊液脱落细胞学检查对诊断生殖细胞瘤及松果体母细胞瘤具有确定性价值。故此类实验室检查对松果体区肿瘤治疗策略的制定及预后的判断有极大帮助。

2. 影像学检查 部分患者通过影像学检查可以预测肿瘤的病理类型。在CT和MRI影像上，松果体区不同类型的肿瘤虽有一定的特点，对于具有影像学典型特点的肿瘤有一定的定性诊断意义。但对于影像学特点不典型的肿瘤用于预测肿瘤病理类型特异性还很差。

3. 肿瘤活检 病理学检查是肿瘤性质确定的唯一标准，而当前普遍观点认为松果体区肿瘤的治疗方案应该基于病理制定，故有学者提倡应采用立体定向或神经内镜活检以确诊松果体区肿瘤的病理性质，为下一步的治疗提供可靠的依据。但活检毕竟是一项侵袭性检查，且很多情况下因风险巨大而不可行，只有较大的肿瘤且部位较好才有可能活检。此外，活检取得的标本量很少，往往只能获得肿瘤靠外周的病变组织，因此通常难以获得准确的病理标本，尤其对于囊性病变和内容物复杂的肿瘤极易误诊。因此活检的安全性及准确性问题，是目前松果体区肿瘤诊断与治疗中存在争议的地方。

4. 怀疑生殖细胞瘤时是否应考虑诊断性放射治疗 诊断性放射治疗又称实验性放射治疗，是在根据临床表现、影像学、肿瘤标记物等高度怀疑生殖细胞瘤时，在没有病理诊断的情况下采用小剂量的放射治疗，根据肿瘤对射线的敏感程度间接判定肿瘤性质的方法。由于生殖细胞瘤等对放射治疗的高度敏感性，为了降低开颅手术的难度及巨大风险性，对于那些通过病情、影像学及肿瘤标记物，而高度怀疑为生殖细胞瘤的患者，诊断性放射治疗被认为是一种简便、经济和比较准确的诊断方法，同时也是一种治疗的手段。但放射治疗可能引起患者的认知和内分泌功能障碍，特别是对于迅速生长发育的婴儿、儿童的大脑的影响更大，在成年人，放射治疗也可以造成约2/3的患者出现短期或长期的认知功能下降。此外，根据影像学等资料高度怀疑生殖细胞瘤的病例中仍有约1/3并非生殖细胞瘤，而放射治疗有效亦并不是诊断生殖细胞肿瘤的可靠依据，因为多种恶性肿瘤均可在放射治疗后迅速缩小，从而有可能造成延误或失去全切肿瘤的机会。因此，诊断性放射治疗在松果体区肿瘤的诊治中也存在争议。

总之，除非手术获取病理标本，目前的技术手段尚不足以准确定性诊断松果体区肿瘤。因此，当前观点认为：在条件允许的情况下，通过手术，尽可能全切肿瘤，并根据手术取得的准确病理结果再确定术后是否辅以放化疗等综合治疗，应为比较合理的诊治原则。

六、治疗方案

基于上述观点，大多数情况下应将积极手术作为松果体区肿瘤的首选治疗手段，但不同类型松果体区肿瘤的预后差异很大，每个患者的具体情况也不同，临床表现各异，对各类肿瘤制定统一的治疗方式是不现实的，因此建议根据不同患者临床特点而进行个体化治疗方案的制定，其中包括手术（直接切除肿瘤或分流）治疗、放射治疗和化疗。治疗方案具体选择依赖于患者身体条件、肿瘤部位、大小和病理性质等诸多因素。

（一）手术直接切除肿瘤

对于大部分身体条件允许，且术前评估手术风险可被接受的松果体区肿瘤患者，建议积极手

术切除肿瘤。其优点在于:

1. 随着显微神经外科手术技术和设备的进步,松果体区肿瘤全切除在相当多的患者中已成为现实,并且死亡率和并发症发生率已控制在可接受的范围内。

2. 目前已经证实,松果体区大部分肿瘤如果能够达到肿瘤全切除(恶性肿瘤达到较为彻底的切除),均有助于改善预后和提高后续治疗的安全性及疗效。

3. 手术较立体定向活检可取得更准确的病理结果,指导后续综合治疗。

4. 生殖细胞瘤对放射治疗敏感,但是混合性生殖细胞瘤中的一些其他的肿瘤成分可能对放射治疗不敏感。这些肿瘤成分只有通过手术切除才能使其消失。

5. 松果体区其他的非生殖细胞来源的肿瘤大多对放射治疗的敏感性不高,本应尽可能全切肿瘤,减少肿瘤负荷以利进一步治疗。

6. 放射治疗即使是小剂量的射线也对发育中的大脑有害。

7. 手术前合并有脑积水的患者,只要打通了第三脑室,并较为满意地切除了肿瘤,脑积水可以缓解而避免脑脊液分流术。

松果体区肿瘤位于颅腔的中心,位置深,毗邻中脑、丘脑、大脑内静脉、大脑大静脉、小脑前中央静脉、四叠体等脑部重要结构。手术切除这一部位肿瘤,一向被认为是神经外科领域中难度大及危险性高的手术。近年来随着显微神经外科技术的普及、局部显微解剖认识的深入,使得该区肿瘤全切除机会大大增多,手术死亡率明显降低。

(二)手术入路选择

不同手术入路的选择是多种因素综合取舍的结果。对于松果体区肿瘤而言,入路选择的基本原则:路线距肿瘤最近,能够清楚地暴露肿瘤及肿瘤周围重要的结构。最好是通过脑的自然裂隙的入路,最大限度地保留桥静脉及正常脑组织。以下介绍四种常用的手术入路:

1. 经枕经小脑幕入路(Poppen 入路) 该入路属于接近全能性的入路,不论肿瘤位于深静脉上方还是下方或后方(如镰幕交界部起源的脑膜瘤),均可采用;甚至在转为从后纵裂入路、切开胼胝体压部来切除肿瘤时也非常方便;还有联合入路的潜在优势。另外患者体位容易控制(3/4侧俯卧位或俯卧位),并发症小,同时术者操作时手臂自然下垂,术者不容易疲劳,助手配合也方便;窦汇上方约 6cm 范围内通常无桥静脉,因此该入路很少损伤正常的血管结构,在此体位脑组织自然外移,枕叶受牵拉程度轻微,避免了枕叶损伤的并发症。但是该入路对于向下生长的肿瘤有时暴露和切除困难,且操作在多条静脉之间进行,易造成损伤,同时对侧丘脑和四叠体显露不良,常因阻断桥静脉而产生同向偏盲。该入路主要适用位于小脑幕平面或在其上方且偏于手术一侧的肿瘤。

2. 幕下小脑上入路(Krause 入路) 当肿瘤位于深静脉下方时、肿瘤体积较小、预计手术时间较短时多采用此入路。该入路多采用坐位,经后颅窝入路显露中线中部,通过切断小脑上面的引流静脉和尽量向外侧切开四叠体池后壁蛛网膜,通过释放脑脊液和依靠重力的作用使小脑尽量下坠,小脑与小脑幕间形成的间隙足够满足手术的需要,该入路刚好对准肿瘤中心,除了可以较好地暴露肿瘤以外,还可以显露松果体区重要的静脉系统、中脑和双侧的丘脑枕部,在显微镜下可以清楚地分辨肿瘤和周围组织的关系。该入路的最大优点有:在深静脉下方操作,深静脉对操作的影响明显小于经枕经小脑幕入路;术中的血液、冲洗液随体位自然引流,术野清晰。最大的缺点有:一是坐位下,术者双臂处于伸直位置,术者可能容易疲劳;二是在个别患者,可能出现空气栓塞、小脑水肿、梗死的严重并发症。当肿瘤位于深静脉上方,以及患者的后颅窝发育异常狭小、小脑幕过于倾斜时,不仅体位和头位摆放困难,而且操作角度受到严重限制。

3. 幕上幕下联合入路 对于延及幕上、幕下的肿瘤,无论单独采用 Poppen 入路或 Krause 入路均有其局限性所在,幕上幕下联合手术能够集合二者的优势,同时互相弥补不足,可使术者从不同的角度去观察和剥离肿瘤,该入路几乎适合各种松果体区肿瘤,尤其对于较大的肿瘤以及累及胼胝体压部、第三脑室后部的肿瘤有明显优势。

4. 经胼胝体入路 分为经典的 Dandy 后部入路和前部入路(经胼胝体经穹窿间入路)。经胼胝体后部入路采用顶部半球间纵裂入路,切开胼胝体后部显露松果体区，此入路需牺牲较多顶叶皮层的引流静脉，易造成半球肿胀；分离被静脉系统围绕的肿瘤常导致出血、深部血栓和间脑水肿而导致死亡；切开胼胝体后部常影响海马联合，造成严重的记忆障碍，已使用较少。而经胼胝体前部入路的特点为：一是松果体区存在肿瘤时，由于肿瘤或脑积水的推挤，双侧大脑内静脉分开或被推向一侧，因此，此入路是在扩大的双侧大脑内静脉之间的间隙或少数情况下一侧的大脑内静脉和丘脑、基底静脉之间的间隙进行操作，尽管胼胝体切口小，但由于第三脑室上方的两侧的透明隔、穹窿、大脑内静脉之间自室间孔后缘至第三脑室后部均可安全打开，下方的操作空间充足，对于肿瘤向第三脑室前部扩展明显时，此入路优势比较明显；二是桥静脉损伤小于 Dandy 的胼胝体后部入路，对深静脉的保护也优于经枕经小脑幕入路；三是该入路体位摆放方便，术者不容易疲劳。该入路的局限性在于：位于深静脉下方、后方的肿瘤（如镰幕交界处脑膜瘤）不适用此入路，并且该入路操作路径较长。

（三）脑积水的处理

松果体区肿瘤多数情况下存在梗阻性脑积水情况，其处理是该区肿瘤治疗中重要的环节。如选择手术切除肿瘤，对于并未产生威胁生命的术前脑积水，可以不急于处理。因为多数情况下脑积水可在肿瘤切除、脑室通路打通后自行缓解。对于术后急性脑积水，如果症状不重，可以首先采用脱水治疗。术前或术中考虑为胶质瘤等恶性肿瘤时，切除肿瘤手术同时可考虑做脑室 – 枕大池分流，这将对肿瘤复发时延长患者生命、减轻症状有积极作用，同时也可以预防因术后术区肿胀导致脑积水发生。对于术后亚急性或慢性出现的脑积水，通常难以自行缓解，多需行内镜下第三脑室造瘘术或脑室 – 腹腔（V–P）分流手术。若首选放射治疗，只有在威胁生命或接受放射治疗过程中脑积水加重的情况下，才主动处理脑积水，大部分生殖细胞瘤对放射治疗敏感，放射治疗后肿瘤缩小，脑积水会缓解，可避免内镜或分流手术。

对于解决脑积水的两种术式，各有优缺点。

V–P 分流：患者在分流后可起到立竿见影的效果，脑室缩小，颅内压降低，头痛、呕吐消失，对后续的治疗安全有重要作用。但这种引流将脑室液引流到腹腔，有可能引起肿瘤在腹腔内种植。

脑室脑池造瘘术：可以避免 V–P 分流中感染、引流管阻塞及腹腔内种植等发生的可能，并能减少远期并发症。

（四）放射治疗和化疗

并非所有患者都适合手术治疗，在部分多发性肿瘤、年老体弱难以耐受手术或患者及家属拒绝手术等情况下，将放射治疗和 / 或化疗作为初次治疗的手段是合理的。而在积极手术后，病理证实为恶性肿瘤或肿瘤未能全切也应该采用放射治疗和 / 或化疗来控制肿瘤生长、改善预后。生殖细胞瘤对于放、化疗十分敏感，普遍认为放射治疗联合化疗与手术后辅助放、化疗效果相当，且避免开颅手术的风险，因而，进一步研究如何在术前确立诊断松果体区生殖细胞瘤的标准有重要的临床意义。

松果体区肿瘤放化疗的特殊性：

1. 放射治疗　对放射治疗的敏感度以生殖细胞瘤最佳，次为松果体细胞瘤或松果体母细胞瘤，而较良性的畸胎瘤相对不敏感。但放射治疗存在以下问题：

第一，照射剂量。生殖细胞瘤是少数可通过根治性放射治疗治愈的肿瘤之一，但放射治疗晚期并发症较多，特别是对儿童的智力、生长发育产生严重影响。如何降低照射剂量以有效减少晚期并发症成为放射治疗的一个十分突出的问题。一般对 3 岁以下的儿童生殖细胞瘤应先化疗，直到能耐受放射治疗时才加以实施。

第二，照射范围。生殖细胞肿瘤和松果体母细胞瘤的瘤细胞可脱落在 CSF 中，在脑室内和蛛网膜下腔发生种植和播散。对于不同患者采用何种照射范围并没有客观标准，选择较困难。一般有以下几种照射范围：局部，脑室系统，全脑、全脑全脊髓。后者因其照射范围大，给治疗中的患者带来较大的胃肠反应和骨髓抑制，尤其对年幼患者今后的生长发育影响严重，目前的应用存在巨大争议。目前认为局部单发的生殖细胞瘤，放射治疗范围应包括脑室和肿瘤局部，全脑全脊髓放射治疗则不宜采用；生殖细胞瘤的脊髓转移危险率极低，常规应用预防性脊髓放射治疗并不恰当，但建议对术中肿瘤有可能播散的患者、有 CSF 阳性肿瘤细胞者或室管膜下或软脑膜有已知转移灶的患者才采用预防性脊髓放射治疗的方法。

2. 化学治疗 化疗对生殖细胞肿瘤有肯定疗效，究其原因有以下两点：一方面，胚胎生殖细胞对抗癌药物具有较高的敏感性；另一方面松果体区血-脑屏障的解剖缺陷使得药物能有效地分布于靶细胞。以铂类药物为基础的化疗，特别是生殖细胞肿瘤的治疗，取得了满意的效果。针对松果体区生殖细胞肿瘤建议行化疗的适应证如下：不适用手术及放射治疗的颅内生殖细胞肿瘤患者；颅内生殖细胞肿瘤术后和/或放射治疗后的补充治疗；颅内生殖细胞肿瘤复发的治疗。

松果体区可发生多种组织类型的肿瘤，明确肿瘤的性质有助于选择合理的治疗方式。目前，发现和发展术前明确肿瘤病理类型的新技术和方法是当前松果体区肿瘤诊治的研究热点。对于恶性松果体肿瘤，放射治疗和化疗依然在综合治疗中扮演着重要的角色，然而如何合理的运用这些治疗手段，仍需更为深入的研究。

（梁宇超 王磊）

参考文献

1. 杨树源，只达石．神经外科学[M]．北京：人民卫生出版社，2008.
2. 赵继宗．颅脑肿瘤学[M]．北京．人民卫生出版社，2007.
3. Zhou M, Scott J, Hall L, et al. Radiomics in Brain Tumor: Image Assessment, Quantitative Feature Descriptors, and Machine-Learning Approaches[J]. AJNR Am J Neuroradiol, 2018, 39(2): 208-216.

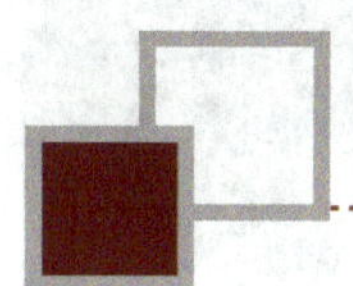

第十九章　颅咽管瘤

一、流行病学

颅咽管瘤是一种生长缓慢的轴外肿瘤，起源于颅咽管 Rathke 囊的残余细胞。颅咽管瘤占颅内肿瘤的 0.8%，鞍上肿瘤占 13%。每年估计发病率为 0.2/100 000，文献报告总发病率为 0.17~0.2/100 000。而亚洲的发病率高于其他国家。儿童颅咽管瘤占全部肿瘤的 5%~10%，鞍区及鞍上肿瘤占 56%。没有明确的遗传关系，很少有家族性的病例报道。发生率在所有年龄组中没有性别差异。颅咽管瘤发病具有年龄的双峰分布模式，在 5~14 岁和在 65 岁以上的成年人中达到高峰。

二、病理学

颅咽管瘤是鞍区复杂上皮来源的肿瘤，世界卫生组织将其分为两型，即成釉细胞型（aCP）和鳞状乳头型（pCP）。aCP 起源于颅咽管和 Rathke 囊异位胚胎残留细胞转化，这些肿瘤与牙源性肿瘤具有共同特征，提示共同的起源。pCP 的发病机制尚不清楚，但这些肿瘤可能起源于垂体前叶上皮细胞的化生转化，尤其是位于结节部的细胞。因此，颅咽管瘤不属于神经上皮性肿瘤，胚胎学观点对了解颅咽管瘤有重要意义。

颅咽管瘤主要发生在儿童期，在腺垂体形成过程中，部分 Rathke 囊的细胞残存下来，并且在一些特定的基因突变后，残留的细胞可能开始生长为 aCP。CTNNB1 exon3 突变是 aCP 启动和生长过程中的关键（可能是唯一的）遗传事件。据报道，在 CTNNB1 位点缺失 exon3 的基因工程小鼠中可以观察到类似颅咽管瘤的生长。在小鼠发育过程中，WNT 通路的过度激活将导致鞍区肿瘤与 aCP 有许多共同的病理特征。

乳头状颅咽管瘤主要发生于老年患者，pCP 的起点几乎全部位于垂体上部。随着年龄的增长，可观察到垂体细胞鳞状化生。BRAF-V600E 的突变和 MAPK 通路的过度激活能导致鳞状细胞巢形成。

胚胎发育过程中，垂体的形成晚于软脑膜的出现。因此，在腺垂体与神经垂体相互作用的过程中，腺垂体细胞完全位于神经组织外。颅咽管瘤应作为脑外来源的肿瘤，并且鞍区蛛网膜在颅咽管瘤的生长过程中起重要作用。

三、颅咽管瘤分型

颅咽管瘤属良性肿瘤，但与下丘脑 - 垂体轴和视神经等重要结构关系密切，这可能导致了部分切除的治疗方式的选择，也是部分患者术后出现严重的并发症的原因。

颅咽管瘤起源于 Rathke 囊残余的上皮细胞，因此从口咽部到鞍底，再到垂体中间叶以及垂体柄全长均可能是肿瘤的起源部位。QST 分型就是根据起源位置和与周边结构关系进行分型（图 19-0-1）。垂体柄可以分成四段：鞍膈下、袖套外、袖套间及袖套内疏松部。袖套外段是一潜在的间隙，因此根据起源于不同垂体柄的分段，可以将颅咽管瘤分三型，即：Q 型为鞍膈下蛛网膜外肿瘤，可划分为颅外起源的肿瘤。肿瘤常位于膈下。垂体柄在肿瘤后面，像字母 Q 的尾巴。MRI 上的形状类似于字母“Q”；S 型为垂体蛛网膜袖套外、袖套间段起源的肿瘤，肿瘤可以在单个或多个蛛网膜腔内生长，与第三脑室底有蛛网膜作为间隔，可划分为蛛网腔内肿瘤。垂体柄蛛网膜袖套下有残留细胞，肿瘤生长于蛛网膜袖套内。T 型肿瘤起源于垂体柄的袖套内段，由于蛛网膜具有个体差异性，肿瘤可以蛛网膜腔方向生长，但主要向第三脑室方向生长。并无脑实质起源点第三脑室内型颅咽管瘤。

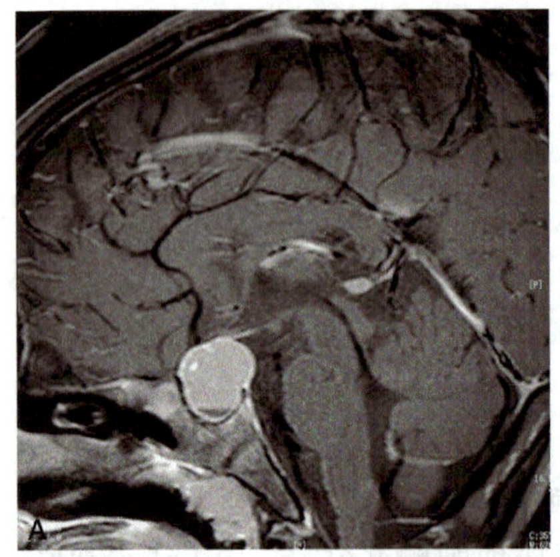

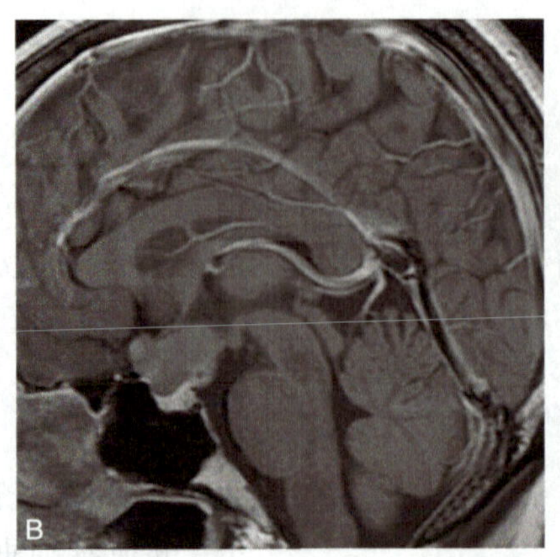

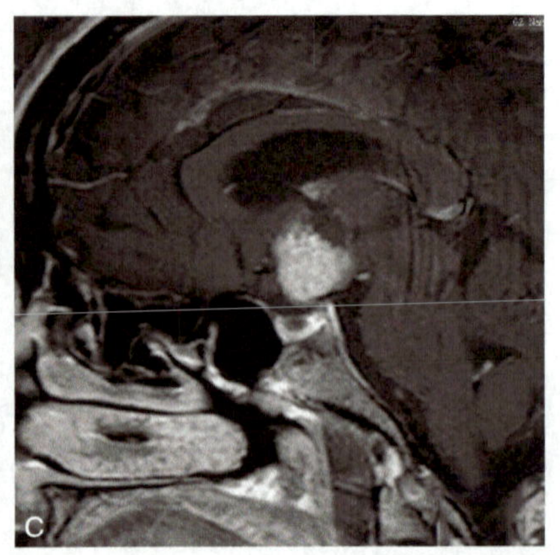

图 19-0-1 各种类型颅咽管瘤的 MRI（从左到右分别为 Q、S、T 型）

四、开颅手术治疗

颅咽管瘤手术的目标就是最终通过全切除，改善患者内分泌状态和视力，彻底治愈肿瘤。由于颅咽管瘤的位置深，其毗邻的结构非常重要，安全地全切除颅咽管瘤仍然是巨大的挑战。

Q 型颅咽管瘤：完全鞍膈下型建议采用蝶窦手术。肿瘤的位置较高时可选择前纵裂经终板入路。部分巨大肿瘤常常需要使用联合入路。肿瘤在鞍内难以充分暴露时，可通过磨除鞍结节来获得手术空间。

S 型颅咽管瘤：S 型肿瘤与第三脑室底、下丘脑等结构的粘连较轻，肿瘤大多是位于视交叉前。视交叉和前交通动脉常被推高，大多数肿瘤突入视交叉前间隙。这种类型的颅咽管瘤在成人中常见。全切除率高、术后反应小。轴外入路是治疗 S 型肿瘤的常用入路，如额颞入路和额下入路。手术操作主要在蛛网膜下腔，术中垂体柄可能部分受损，但只要存在垂体柄的形态和连续性保留，术后反应往往较轻，尿崩症多为暂时性，易于恢复。

T 型颅咽管瘤：肿瘤主要累及第三脑室或下丘脑，起源于垂体柄的正中隆起和灰结节，肿瘤实质常接近第三脑室基底部。肿瘤的顶部被软膜和室管膜覆盖，而底部是基底蛛网膜的延续。术中粘连严重是造成该类型肿瘤切除时下丘脑结构损伤的主要原因。虽然肿瘤顶部覆盖的第三脑室的室管膜层和神经组织层较薄，但其解剖结构仍然存在。因此，没有发现真正的完全第三脑室内型。了解这个解剖学概念可以在肿瘤手术中尽可能保护第三脑室底部的神经组织。如果肿瘤延伸至中间块或具有明显的向后方生长，需使用终板入路。终板被切开后，手术空间会得到扩大，可从外侧分离肿瘤。

五、经鼻蝶入路

经鼻内镜切除颅咽管瘤的优点。第一，经鼻蝶入路可充分显露 Q 型肿瘤的起源部位，明确肿瘤与外周结构的关系。第二，对于 Q 型肿瘤，在内镜下识别肿瘤及残留的垂体组织对保护垂体功能非常重要。第三，对视神经和视交叉骚扰较少，这是患者术后视力较好的原因之一。第四，能完全暴露位于视交叉腹侧的肿瘤。内镜观察能更好地识别肿瘤与周围结构关系，增强对周围结构保护。第五，经蝶手术不会留下明显的手术瘢痕，能够满足患者的美容需求。

内镜手术以下缺点：①需要主刀和辅助刀的默契配合。②内镜手术有时受限于手术设备的空间。③术后患者易发生脑脊液漏，部分患者术后出现严重的鼻部并发症。④术中血管破裂，常导致灾难性后果。⑤对涉及垂体柄肿瘤，需要切除垂体柄以确保肿瘤的完全切除，而显微镜下分离有时可以维持垂体柄的连续性。

下列情况不适合于经蝶手术：①累及多个颅底窝的肿瘤，如延伸至前颅底，甚至颅后窝的 S 型肿瘤，或侧向扩张的肿瘤。②肿瘤累及 ACA、颈内动脉、PCA 等主要血管，切除时可引起血管破裂。③复发性肿瘤，尤其是受内外照射，与周围结构粘连严重。④蝶窦气化不良或无气化是经蝶手术的相对禁忌证。

六、颅咽管的内分泌治疗

颅咽管瘤手术前后内分泌功能的水平对患者的生活质量至关重要，在精准的内分泌替代治疗的前提下，患者不但可以长期生存，甚至保留生育能力。皮质醇轴：氢化可的松的推荐剂量为15~25mg，分2~3次服用，50%~60%的氢化可的松应该在白天给药。甲状腺轴：L-T4平均治疗量为1.6μg/(kg·d)。生长激素轴：可以给予生理剂量的生长激素(0.1~0.15U/kg)，有助于患者身高增加。性腺轴：男性口服十一酸睾酮40~80mg、每日3次，女性口服雌二醇(2mg/d)，在月经前10~12天内口服醋酸甲羟孕酮10mg。

（漆松涛）

参考文献

1. Larkin S, Karavitaki N. Recent advances in molecular pathology of craniopharyngioma[J]. F1000Res, 2017, 6: 1202.
2. Maarouf M, El Majdoub F, Fuetsch M, et al. Stereotactic intracavitary brachytherapy with P-32 for cystic craniopharyngiomas in children[J]. Strahlenther Onkol, 2016, 192(3): 157-165.
3. Bao Y, Pan J, Qi ST, et al. Origin of craniopharyngiomas: implications for growth pattern, clinical characteristics, and outcomes of tumor recurrence[J]. J Neurosurg, 2016, 125(1): 24-32.
4. Liu Y, Qi ST, Wang Chet, et al. Pathological Relationship Between Adamantinomatous Craniopharyngioma and Adjacent Structures Based on QST Classification[J]. J Neuropathol Exp Neurol, 2018, 77(11): 1017-1023.
5. Qi ST, Peng JX, Pan J, et al. Hypopituitarism mode in patients with craniopharyngioma in relation to tumor growth pattern[J]. Zhong hua Yi Xue Za Zhi, 2018, 98(1): 19-24.
6. Morisako H, Goto T, Goto H, et al. Aggressive surgery based on an anatomical subclassification of craniopharyngiomas[J]. Neurosurg Focus, 2016, 41(6): E10.
7. Martinez-Gutierrez JC, D'Andrea MR, et al. Diagnosis and management of craniophary-ngiomas in the era of genomics and targeted therapy[J]. Neurosurg Focus, 2016, 41(6): E2.

第二十章　颅后窝肿瘤

第一节　小 脑 肿 瘤

一、概述

小脑肿瘤（cerebellar tumors）是发生于小脑半球或其蚓部的多种肿瘤统称。约65%儿童脑肿瘤位于小脑，尤以髓母细胞瘤、星形细胞瘤（毛细胞型星形细胞瘤多见）、室管膜瘤为主；而成人小脑肿瘤发病率低于儿童，以血管网状细胞瘤、脑膜瘤（包括幕下脑膜瘤）及转移瘤多见。小脑发育不良性神经节细胞瘤、小脑脂肪神经细胞瘤等较罕见。各种小脑肿瘤引起的小脑功能受损表现常有如其共同的表现：①小脑肿瘤甚易影响大脑导水管及第Ⅳ脑室，阻碍脑脊液循环早期引起颅内压增高症状。患者另一特点即呕吐较为突出，系肿瘤影响迷走神经背核之故。②患侧肢体共济失调，各组肌肉运动时不能协调，易向患侧倾倒。患者不能作精细动作，指鼻、跟膝胫试验均不准确。③患侧肌张力低下，肌肉松弛，腱反射减弱，被动运动时可使肢体过度伸曲，患侧Romberg征阳性。眼球震颤以水平眼球震颤为多见。其他常见体征包括视神经乳头水肿，在婴幼儿则可能出现囟门饱满、颅缝增宽。同时由于其解剖结构特点，早期病损后症状常缺乏特异性，往往是“一般性”的肿瘤症状和体征（如颅内高压）先于“特异性”（局部）的表现。患者就诊时的主要症状多由颅内高压引起，较难与其他颅后窝病变区别。

对小脑占位性病变最具有诊断价值的是CT及MRI检查。功能磁共振成像（fMRI）、弥散成像（DTI）、灌注成像、波谱分析（MRS）和代谢物浓度测定等功能成像技术不但能显示病变的形态学改变，亦能反映组织器官的功能性变化，甚至可提供肿瘤区代谢状况和动态的肿瘤病理学方面的定量信息。

手术治疗是目前颅后窝内肿瘤最有效的治疗方法，小脑肿瘤均以外科手术为首选治疗方案或综合治疗的核心手段。手术标本是获得精确病理诊断、制定下一步治疗策略的基础。随着显微外科、影像学技术以及术中电生理监测技术进步，利用多模态影像数据配准融合和三维重建的方法已使神经外科医师得以优化手术策略，既达到最大限度地安全切除肿瘤组织，又使保留神经功能得以实现。

二、常见肿瘤

（一）小脑星形细胞瘤

小脑星形细胞瘤（cerebellar astrocytoma）是小脑最常见肿瘤，是儿童最常见小脑原发肿瘤。肿瘤通常起源于小脑半球并向周围扩展，生长较缓慢，病程相对较长。星形细胞瘤可分为两类：①毛细胞型星形细胞瘤（pilocytic astrocytoma，PA）占80%~85%，WHO分类属于Ⅰ级。PA易沿着蛛网膜下腔及血管周围间隙浸润，这并非侵袭性或恶性特征，反而是PA的主要特点有助于诊断。②弥散型星形细胞瘤（diffuse astrocytoma）WHO分类属于Ⅱ级，占小脑星形细胞瘤的15%，发病年龄晚于毛细胞型，其预后较毛细胞型者差。

囊性变是小脑星形细胞瘤的显著特点，囊变可表现两种类型：一是“囊在瘤内”即肿瘤由单房或多房构成，囊壁是瘤组织，边界不清；另一种是“瘤在囊内”，即肿瘤为很大囊肿内的附壁瘤结节，而其余囊壁则为胶质增生带不是肿瘤组织。由于囊液常含有蛋白质成分，离体能自凝（Froin征阳性）。故CT平扫时呈高于脑脊液的低密度，MRI T_1WI上呈高于脑脊液的低信号，T_2WI上信号与脑脊液相似或稍低于脑脊液。附壁结节境界清楚，多呈圆形或不规则形，增强扫描时，肿瘤有明显的边界，附壁瘤结节呈均质性明显强化，而囊液囊壁均不强化。“囊在瘤内”约占40%~50%，“瘤在囊内”约占30%~40%，另外约10%~20%的小脑星形细胞瘤尽管不表现为囊性，但肿瘤内常有囊变坏死区，CT平扫时以低密度为主，MRI T_1WI 呈不均匀低信号，T_2WI 上呈不均匀高信号。增强扫描时，肿瘤呈不均质强化。周围常伴有轻度的水肿，瘤内钙化和出血少见（图20-1-1）。

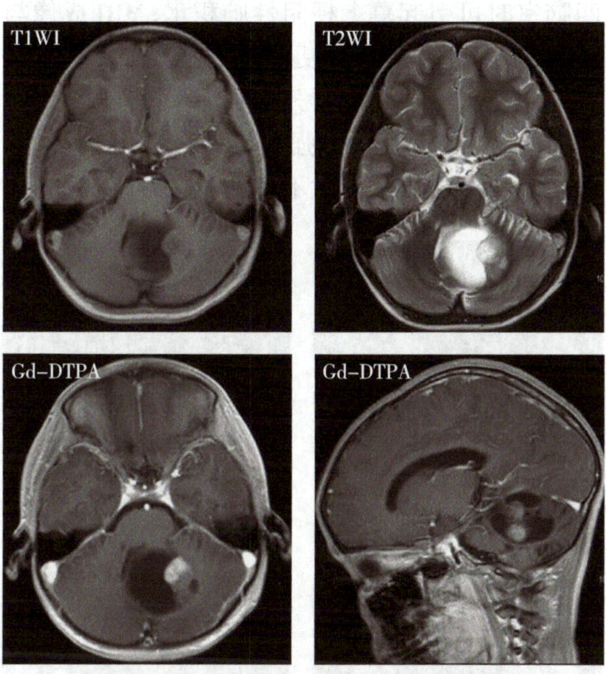

图20-1-1 小脑星形细胞瘤MRI影像

小脑星形细胞瘤对放疗及化疗不敏感，故手术切除肿瘤为首选。对于小脑星形细胞瘤的手术目的是要求肿瘤的全切除或近全切除。通过手术全切除病变后多可获得长期生存，预后优于大脑半球的星形细胞瘤。毛细胞型星形细胞瘤全切除后的复发率为0。对于不同影像学的小脑星形细胞瘤的手术切除有所不同：实性肿瘤应将瘤体切除，无强化的囊性瘤壁（瘤在囊内）无肿瘤成分，只需将瘤结节切除即可，无需切除囊壁，有强化的囊壁（囊在瘤内）是肿瘤的一部分，应将肿瘤结节一并切除。对于复发肿瘤我们主张应积极进行第二次手术，这是治愈肿瘤或延长患儿生命最有效的方法。对于残余肿瘤可给予辅助术后放疗，但相关的放射性损伤可能导致儿童发育迟滞，尤其是7岁以下的患儿可能严重影响其神经系统的发育以致影响预后。

（二）室管膜肿瘤

室管膜肿瘤（ependymal tumors）起源于室管膜细胞，归属于神经上皮组织肿瘤。室管膜肿瘤占中枢神经系统原发肿瘤的2%~8%，发病年龄呈现双峰，分别为5岁和34岁。室管膜肿瘤居于儿童原发性脑肿瘤的第三位，约占儿童颅后窝肿瘤的10%。2016年WHO分类将室管膜肿瘤分为五个主要类型：①室管膜瘤（WHO Ⅱ级），包括富于细胞型、乳头型、透明细胞型和伸展细胞型四个亚型；②间变性（恶性）室管膜瘤（WHO Ⅲ级）；③黏液乳头状室管膜瘤（WHO Ⅰ级）；④室管膜下瘤（WHO Ⅰ级）。⑤室管膜瘤RELA融合阳性（WHO Ⅰ或Ⅲ级）。

颅后窝的室管膜肿瘤主要发生于第四脑室的顶、底和侧壁凹陷处，肿瘤位于第四脑室者大多起于脑室底延髓部分。肿瘤的增长可占据第四脑室而造成梗阻性脑积水，有时肿瘤可通过中间孔向枕大池延伸，少数可压迫延髓。肿瘤为膨胀性生长，较为缓慢，但可通过脑脊液在中枢神经系统广泛播散种植或转移至神经系统以外，这是其预后不良的主要原因之一。不同文献报道播散转移率为3%~12%。CT平扫肿瘤多呈稍高密度，囊变多见，约44%室管膜瘤伴有钙化，可充满第四脑室腔。MRI T_1WI 肿瘤呈等或稍低信号，T_2WI 呈明显高信号。因肿瘤的实质部分钙化、坏死等原因，造成信号混杂。CT和MRI增强扫描肿瘤常呈不均匀强化，间变性室管膜瘤可呈明显强化（图20-1-2）。

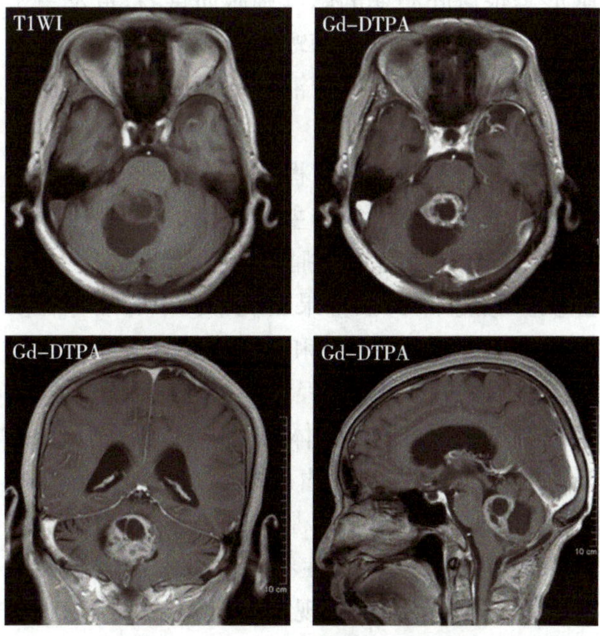

图20-1-2 室管膜瘤MRI影像

室管膜肿瘤的主要治疗手段是手术治疗，手术明确病理诊断、最大限度全切肿瘤及重建脑脊液循环通路。对伴有脑积水者，可于手术前2~3天行脑室外引流，缓解颅压高症状，但不建议行手术前分流，因其完全切除肿瘤后会改善脑脊液的循环。对于室管膜肿瘤手术要点在于处理附着于第四脑室底部的肿瘤，这是肿瘤的起源部位，如何将其完全切除而又避免损伤下方的神经核团而导致复视、面瘫等严重功能障碍。术中的电生理监测以及神经内镜辅助技术的应用有助于保护脑干功能及提高手术全切率。

室管膜肿瘤是放射治疗中度敏感的肿瘤之一，放疗是重要的辅助手段，尤其对于有肿瘤残余或肿瘤复发者更是如此。放射治疗的目的在于防止肿瘤细胞蛛网膜下腔扩散，防止复发和可能出现的转移。对有播散转移证据的患者需要行全脑脊髓放疗外，大多数采用局部放疗作为标准的术后治疗。化疗主要适用于年龄较小不宜行放疗者及恶性室管膜瘤或手术后复发者。一般化疗时机为手术后2~4周开始为宜。

（三）髓母细胞瘤

髓母细胞瘤（medulloblastoma，MB）是中枢神经系统恶性程度最高的神经上皮性肿瘤之一，是儿童中枢神经系统最常见的恶性肿瘤，绝大多数见于10岁以下儿童，约占儿童颅内肿瘤的25%。髓母细胞瘤最常起源于胚胎残余组织，因肿瘤细胞形态很像胚胎期的髓母细胞而得名，常发生于第四脑室顶之上的小脑蚓部，随着肿瘤生长并压迫第四脑室而发生脑脊液循环障碍，进而发生脑水肿和颅内高压。

髓母细胞瘤临床病程较短，75%的患者病程不足3个月。患者就诊主要症状是颅内高压，泛化或仅局限于枕部的头痛及持续呕吐是最常见的症状。癫痫不常见，如果出现常提示肿瘤存在皮层播散。肿瘤易在脊髓和其他中枢神经系统内播散，偶尔也可向中枢神经系统外转移。躯干性共济失调是最常见的客观体征，常伴有肌张力升高，反映小脑蚓部受到肿瘤破坏。1/3患者Babinski征和Hoffmann征阳性。肿瘤压迫第Ⅳ脑室底部，可以出现展神经麻痹症状。如患者出现病情的急性恶化，则多由于出现肿瘤自发出血或随脑脊液循环出现广泛播散。髓母细胞瘤易发生中枢神经系统播散，尸检发现约一半病例有脑脊液播散。约2%~7%髓母细胞瘤有颅外转移可能。髓母细胞瘤是易发生颅外转移的中枢神经细胞肿瘤之一，特别是在儿童，最常见的转移部位是骨和骨髓，骨痛是颅外转移患者的常见症状。

CT平扫时可见颅后窝的高密度占位，肿瘤多呈等或稍高密度实质性肿块，肿瘤突入和充满第四脑室时可引起幕上梗阻性脑积水；MRI成像与CT扫描相比，肿瘤具有更明显的不均匀一性影像表现，T_1WI呈等或低信号，T_2WI呈高信号。CT和MRI增强扫描多呈均质强化，少数合并小囊变时，强化也可不均匀，但钙化不常见（图20-1-3）。

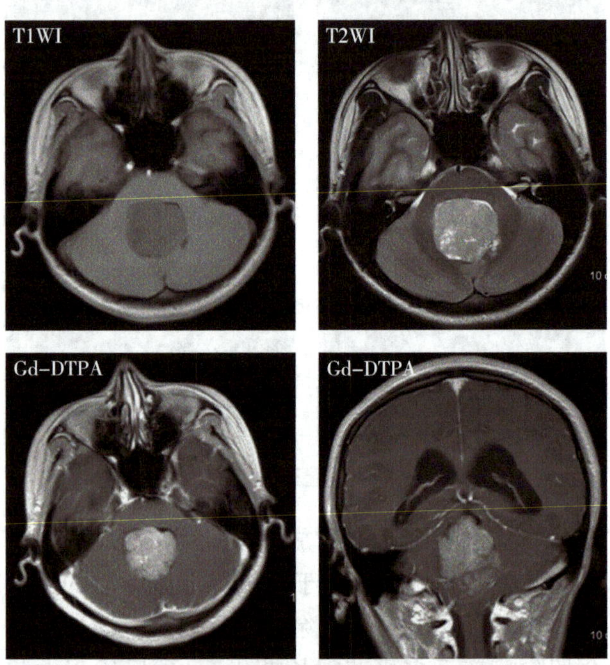

图 20-1-3 髓母细胞瘤 MRI 影像

2016 WHO中枢神经系统肿瘤分类按照组织学分型将髓母细胞瘤分为4种类型：即经典型（classic）、促结缔组织增生型/结界型（desmoplastic/extensive nodular）、大细胞型（large cell/anaplastic histology）和广泛小结节型（medulloblastoma with extensive nodularity）。经典型髓母细胞瘤型占70%，其次是促结缔组织增生型和间变性大细胞型，广泛小结节型髓母细胞瘤少见。其中经典型还可细分为小细胞大核型和椭圆细胞型；促结缔组织增生型包含传统型、细胞核少结节型和广泛结节形成型。髓母细胞瘤预后与亚型有关，复发的髓母细胞瘤仍然保持原来的分子亚型。病理分型的优化突出了全方位、多层次认识肿瘤的重要性，对于制定个体化治疗方案，避免治疗不足或过度治疗有重要意义。

手术治疗髓母细胞瘤目的：①组织学定性；②最大程度切除肿瘤；③恢复脑脊液循环通路。对于继发髓母细胞瘤所致的脑积水，应先解除颅内压增高，可尽早作肿瘤切除及脑室外引流手术，手术尽量切除肿瘤，打通第四脑室，注意避免操作影响脑干。肿瘤如为促结缔组织增生型，则可向其两侧剥离，阻断其血供来源，肿瘤常可完整取下。大多数髓母细胞瘤都能完全切除，不需要行脑室腹腔分流。有报道髓母细胞瘤行腹腔分流术后，肿瘤沿分流管播散，发生在腹腔和全身转移。

髓母细胞瘤对放化疗敏感，全脑全脊髓放疗是髓母细胞瘤术后的首选治疗，也是控制髓母细胞瘤生长的必要手段。放疗和化疗会对儿童的神经系统造成不同程度的损害，在加强放疗和化疗作用的同时，如何降低其副作用是今后的研究方向之一。放疗不适合3岁以下的低龄患儿；化疗可延长某些高危患者（已有播散或转移、脑干受累、未能完整切除）的存活期，也可用于3岁以下儿童，如长春新碱、CCNU和顺铂等不同化疗组合方案，以推迟放射治疗的施与。但化疗可以加重全脑脊髓放射治疗所致的儿童发育障碍。无论采取先化疗，3岁后再放疗，或是单一化疗，患儿的预后均很差。因此，3岁以下髓母细胞瘤的术后辅助治疗是研究重点。

目前国际通行的儿童髓母细胞瘤分级为高危组和低危组，分级的依据为：患者年龄、有无蛛网膜下腔转移和术后残留肿瘤的大小。高危患儿的5年存活率仅25%；而接受了手术、放射治疗和化疗的低危患儿5年生存率可达70%。治疗效果改进源于：显微外科及相关辅助技术提高了肿瘤全切除率；正规放射治疗（局部＋全脑＋脊髓）；对化学治疗作用的重新认识。

（四）血管网织细胞瘤

血管网织细胞瘤（angioblastomas），又称血管母细胞瘤（hemangioblastoma），起源于中胚层细胞的胚胎残余组织，为颅内血管性的良性肿瘤，占颅后窝肿瘤的7%~12%，好发于小脑半球，其次是蚓部和第四脑室底，以及颈延髓交界处。血管网织细胞瘤合并肾脏或胰腺囊肿、嗜铬细胞瘤、肾癌以及外皮囊腺瘤以及视网膜血管瘤等疾病命名为希佩尔－林道综合征（Von Hippel–Lindau disease，VHL综合征）。VHL综合征为一种常染色体显性遗传性疾病，其病因是位于染色体3p25.3的VHL抑癌基因发生突变。

目前对血管网织细胞瘤的组织发生学尚有争议。以往认为这是一种良性的脑血管性肿瘤，但其肿瘤细胞第Ⅷ因子抗原的阴性染色结果，表明其非血管来源。2016年在WHO的中枢神经系统肿瘤分类中，将血管网织细胞瘤划归到间质，非脑膜上皮性肿瘤。

绝大多数血管网织细胞瘤血管网织细胞瘤可分为囊性和实质性肿瘤，囊性约占80%。囊性血管网织细胞瘤多见于小脑半球，病程较短，偶有因肿瘤突然囊变或肿瘤卒中呈急性发病。实质性者则多见于脑干、脊髓及小脑蚓部等中线部位，生长较缓慢，可长达数年或更长时间。肿瘤的囊液为浅黄色或黄褐色透明液体，蛋白质含量很高。囊壁是受压迫的小脑组织，而非肿瘤组织。囊壁上常有瘤结节附着，位于囊壁的近脑膜侧，并突入囊内。瘤结节直径一般为2mm左右，瘤结节的血管丰富部位呈暗红色，有陈旧性出血时呈铁锈色，脂肪沉着处呈黄色，质地较软。实质性血管网织细胞瘤与囊性肿瘤的瘤结节性质相似，有丰富的血管供血。肿瘤一般与周围组织分界明显，易于分离。根据病理改变可将血管网织细胞瘤分为四型：①毛细血管型，以毛细血管为主，常伴囊肿；②网织细胞型，常为实体；③海绵型，由大小不同的血管及血窦构成，血运丰富。④混合型，为以上几型的混合表现，其中毛细血管型占50%。病理分型与临床表现亦存在相关性：毛细血管型和混合型肿瘤易形成较大的囊肿，颅内压增高症状进展快，病程短，易出现强迫头位及脑干症状。细胞型肿瘤因实质成分较高，病程进展较缓慢，症状较晚出现。海绵型易出现瘤内出血，病程较短，症状波动性较大，常可突然恶化。血管网织细胞瘤的瘤细胞中含有产生促红细胞生成素（erythropoietin，EPO）的分泌颗粒，因而部分患者可伴有红细胞和血红蛋白相应增多。红细胞 $>6.0\times10^{12}$/L、血红蛋白 >170g/L者可诊断为红细胞增多症。红细胞增多症为血管网织细胞瘤的特征性表现，是继发于肿瘤细胞产生的红细胞生长素作用的结果，故测定外周血红细胞和血红蛋白对血管网状细胞瘤的诊治和预后有一定参考价值。但具有此特征表现者不足 25%，以实质性血管网织细胞瘤较为常见。肿瘤切除后或放射治疗后红细胞增多可以恢复正常，若随访中发现回升，提示有肿瘤复发可能。

血管网织细胞瘤最常见的影像学类型为大囊小结节型，CT 平扫时囊性部分呈低密度类圆形病灶，边界清，结节通常较小，一般为单个，也可为多发。MRI 囊性部分 T_1 呈低信号，T_2 为高信号，结节在 T_1WI 上呈低信号，T_2WI 上呈中等信号。有时 MRI 上结节内或肿瘤周围可见流空的血管影。增强扫描后结节呈明显强化，囊性部分不强化。对于实质性肿瘤中 T_1 呈等信号，T_2 为高信号。瘤周水肿带常不明显，增强扫描肿瘤呈明显均匀强化。肿瘤较大时，第四脑室受压移位，幕上脑积水（图 20-1-4）。

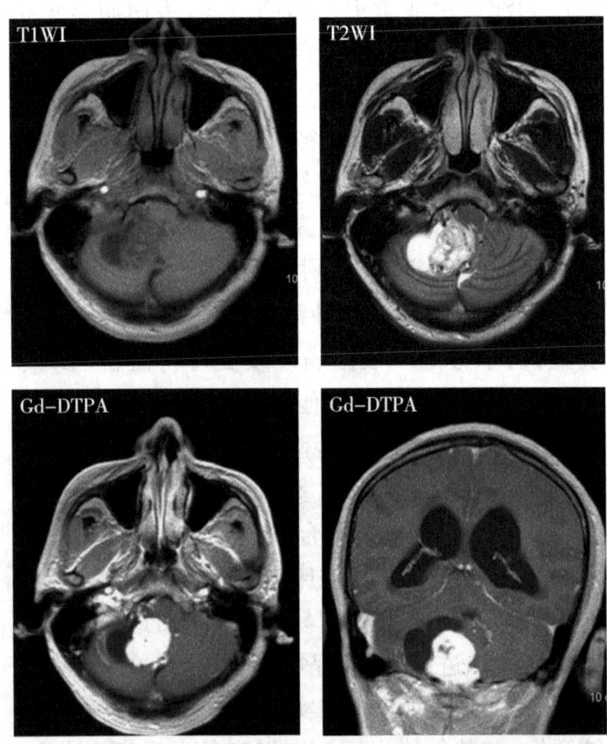

图 20-1-4 血管网织细胞瘤 MRI 影像

手术切除血管网织细胞瘤是主要治疗手段，肿瘤全切除预后良好。囊性血管网织细胞瘤和实性血管网织细胞瘤的手术方法不同。囊性血管网状细胞瘤只需切除小的肿瘤结节，无需切除囊壁。切开囊性肿瘤囊壁吸出囊液，沿囊壁仔细寻找结节并予切除，如不慎遗漏瘤结节未能切除则将引起术后复发。

实性血管网织细胞瘤则需切除整个瘤体。实体性肿瘤由血管组成，且肿瘤供血丰富，手术切除难度较大。大型血管网织细胞瘤术前可先行供血动脉栓塞术，减少肿瘤供血，利于手术全切肿瘤。切除实质性肿瘤时，应该遵循脑 AVM 的手术原则，实质性肿瘤术中沿外缘正常脑组织切开分离，尽量避免直接触动肿瘤表面，先寻找到肿瘤供血动脉后予以电凝切断，再处理引流静脉。切不可随意穿刺或活检，以免发生难以控制的大出血。若肿瘤在脑干附近或与其有粘连，不可勉强全切以免发生危险。

由于该肿瘤为良性肿瘤，经过手术可以治愈，即使复发也可以再次手术切除病灶，故常不需要放射治疗。放射治疗主要适应于多发性深部病变或脑干内不能手术者，延缓肿瘤生长。

（五）小脑转移瘤

转移瘤是颅内常见的继发肿瘤，是指身体其他系统部位的恶性肿瘤通过血液转运或其他途径侵犯至脑所形成的占位性病变。转移瘤多发生于幕上，仅 15% 左右发生于幕下小脑半球。转移瘤是晚期癌症患者的常见并发症，多见于中老年人，发病高峰年龄为 40~65 岁。脑转移瘤来源于肺癌、乳腺癌、胃肠道肿瘤、泌尿生殖系统肿瘤及黑色素瘤等。随着人口老龄化，癌症的发病率增高，以及相应癌症治疗手段的提高，延长了癌症患者的生存期，却导致了转移瘤发病率的增高。肿瘤转移以血行转移多见，故供血区血管丰富是转移瘤的好发部位，其最常见的部位是脑灰白质交界处，因瘤栓易在这些部位的血管“转折点处”停留。小脑转移瘤的分布特点也与其血供有关：小脑上动脉供应小脑蚓部、小脑上部的外侧面、小脑上脚、齿状核和小脑中脚，并有多个分支呈扇形供应小脑半球的上面。幕下转移瘤多数位于小脑半球，可同时累及小脑蚓部和小脑半球，可多发或单发，部分单发病例可同时存在大脑转移灶。

小脑转移瘤的影像学典型表现为境界清楚的类圆形病灶，CT 平扫多为圆形、边界清楚的等或低混杂密度肿块，增强后肿瘤内密度不均匀强化。MRI 上 T_1WI 上呈等低混杂信号，T_2WI 上呈高信号。增强扫描后呈多种形式强化，可表现为均匀强化，如瘤内有坏死或囊变，可表现为不均匀的边缘环形强化或结节状强化。“小病灶、大水肿”

是脑转移瘤的较特征性表现，与大脑半球转移瘤相比水肿较轻（图 20-1-5）。有无原发肿瘤病史及胸腹部的检查，对小脑转移瘤的诊断具有重要价值。

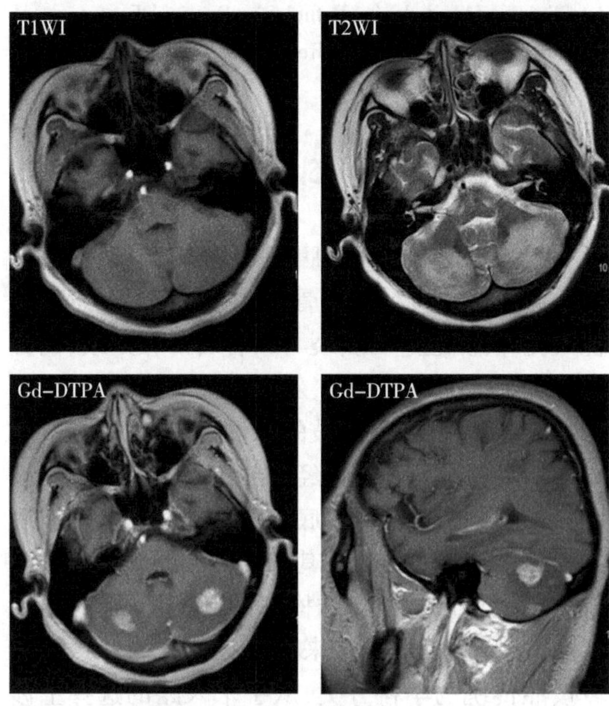

图 20-1-5　小脑转移瘤 MRI 影像

小脑转移瘤治疗与一般的颅内转移瘤相同，手术治疗时要对患者全身各系统情况充分评估，采取以手术为主综合治疗，辅助化疗、放疗、立体放射治疗等。对于颅内症状明显的患者，单发小脑转移瘤，手术切除肿瘤可以消除脑水肿的根源，迅速降低颅内压，缓解症状后再行原发灶切除。对多发小脑转移瘤或原发病广泛转移的患者，化疗药物结合放射治疗通常成为常见的选择方案。

（六）幕下脑膜瘤

幕下脑膜瘤占颅内脑膜瘤的 9%~14%，女性多见，肿瘤绝大多数为球状，临床症状取决于病变的部位。按肿瘤与硬脑膜粘连部位分为：小脑突面脑膜瘤占颅后窝脑膜瘤的 10%，肿瘤常起源于横窦和乙状窦附近或两静脉窦交界处，可侵入静脉窦内。小脑幕脑膜瘤根据肿瘤生长方向与小脑幕关系分为幕上、幕下、哑铃型，幕上型比较少见，瘤粘连点常在小脑幕的后半部接近横窦和窦汇，可侵入窦中。第四脑室内脑膜瘤少见，肿瘤从脉络丛长出，并与之粘连。

因起病隐匿，肿瘤发现时往往生长较大，因肿瘤多偏向一侧，故多出现单侧症状或一侧为著。发生于小脑幕下的肿瘤多数以小脑症状为主，如眼球震颤、闭目难立、小脑步态和肢体共济失调、指鼻及轮替障碍等。由于肿瘤起源于脑实质外，所以小脑体征出现晚于颅内压增高症状。小脑的脑膜瘤影像常表现为与小脑幕或脑膜相连，CT 平扫呈等密度或稍高密度，密度较均匀，少数可不均匀和稍低密度。MRI 检查显示以硬脑膜为其基底，T_1WI 和 T_2WI 上均趋向于等信号，T_2WI 上也可呈稍高信号。增强扫描后肿瘤呈明显的均匀强化，有时可见脑膜尾征（图 20-1-6）。瘤周围水肿不明显。

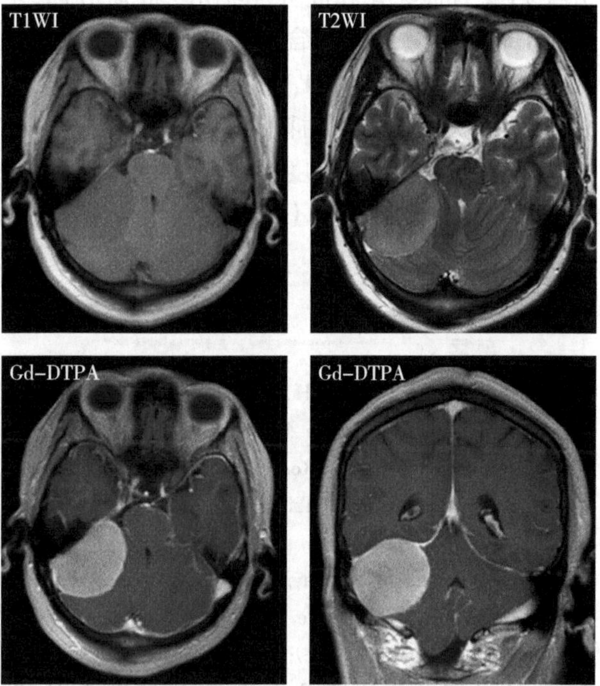

图 20-1-6　小脑幕脑膜瘤 MRI 影像

大多数脑膜瘤属于良性肿瘤，手术切除是脑膜瘤最有效的治疗手段。颅后窝正中入路适用于肿瘤位于幕下正中；旁正中入路适用于肿瘤位于幕下一侧者；乙状窦后入路适用于肿瘤附着于横窦和乙状窦者。对于小脑的脑膜瘤最好的手术入路依然存在争论，不同的手术入路各有其优缺点，应综合考虑肿瘤位置及大小、患者情况及术者习惯。

（七）其他罕见肿瘤

1. 小脑发育不良性神经节细胞瘤　小脑发育不良性神经节细胞（dysplastic gangliocytoma of the cerebellum）由 Lhermitte 和 Duclos 于 1920

年首先报道，所以又称为Lhermitte-Duelos病（Lhermitte-Duclos disease，LDD），是一种罕见的起自小脑皮层、以缓慢进展为特征的占位性病变，2016版中枢神经系统肿瘤分类中WHO将其分类归属为神经元和混合神经元－胶质肿瘤。常见症状体征为第四脑室或中脑导水管受压引起梗阻性脑积水所致的颅压增高和颅后窝占位表现。

2. 小脑脂肪神经细胞瘤 小脑脂肪神经细胞瘤（cerebellar liponeurocytoma）是中枢神经系统的罕见良性肿瘤。Bechtel于1978年首次以"脂肪瘤型髓母细胞瘤"为名报道。2016版中枢神经系统肿瘤分类中，WHO将小脑脂肪神经细胞瘤分类归属为神经元和混合神经元－胶质肿瘤，定为WHO Ⅰ级。肿瘤内含有脂肪组织成分，因此在MRI特征性表现是T_1WI及T_2WI上均可见肿块内斑片状高信号影，抑脂成像时呈较低信号，MRI增强扫描后可呈轻度不均匀强化。

（诸葛启钏 张 宇）

参考文献

1. Churilla TM, Chowdhury IH, Handorf E, et al. Comparison of Local Control of Brain Metastases With Stereotactic Radiosurgery vs Surgical Resection: A Secondary Analysis of a Randomized Clinical Trial[J]. JAMA Oncol, 2019, 5(2): 243-247.
2. Ostrom QT, Bauchet L, Davis FG, et al. The epidemiology glioma in adults: a "state of the science" review[J]. Neuro Oncol, 2014, 16(7): 896-913.
3. David NL, Arie P, Guido R, et al. The 2016 World Health Organization Classification of Tumors of the Central Nervous System: a summary[J]. Acta Neuro Pathol, 2016, 131(6): 803-820.
4. Glod J, Rahme GJ, Kaur H, et al. Pediatric Brain Tumors: Current Knowledge and Therapeutic Opportunities[J]. J Pediatr Hematol Oncol, 2016, 38(4): 249-260.
5. Pace A, Dirven L, Koekkoek JAF, et al. European Association for Neuro-Oncology (EANO) guidelines for palliative care in adults with glioma[J]. Lancet Oncol, 2017, 18(6): e330-e340.
6. Ajeawung NF, Wang HY, Kamnasaran D. Progress from clinical trials and emerging non-conventional therapies for the treatment of Medulloblastomas[J]. Cancer Lett, 2013, 330(2): 130-140.
7. Pajtler KW, Mack SC, Ramaswamy V, et al. The current consensus on the clinical management of intracranial ependymoma and its distinct molecular variants[J]. Acta Neuropathol, 2017, 133(1): 5-12.
8. Kuharic M, Jankovic D, Splavski B, et al. Hemangioblastomas of the Posterior Cranial Fossa in Adults: Demographics, Clinical, Morphologic, Pathologic, Surgical Features, and Outcomes. A Systematic Review[J]. World Neurosurg, 2018, 110: e1049-e1062.

第二节 斜坡肿瘤

斜坡是位于枕骨的腹侧（前方）部分骨质，呈向前约45°方向。斜坡骨质向上达鞍背，向下达枕大孔，两侧通过岩斜裂与颞骨岩部相延续，前方与蝶骨延续。从颅外看，斜坡的前方是鼻腔、口腔和咽腔。从颅内看，斜坡的背侧位于双侧海绵窦、双侧动眼神经至舌下神经、岩下窦之间，因此斜坡区域被覆的静脉窦（基底窦）十分发达。斜坡后方为脑干和基底动脉及其分支。因此斜坡自颅内看是包绕在重要神经结构下的、位置深在的复杂区域，这给手术操作带来了很大的风险。这个区域按照传统的学科分类，从手术入路的选择上涉及神经外科、耳鼻咽喉科、头颈外科、口腔颌面外科等学科。

一、常见病理类型

斜坡肿瘤包括发生于斜坡骨质本身的肿瘤（如脊索瘤、骨软骨瘤等），以及相邻结构的肿瘤（脑膜瘤、垂体腺瘤、鼻咽癌等）；既可以是原发性肿瘤，也可以有转移瘤。表20-2-1列举了斜坡常见肿瘤类型。

表20-2-1 斜坡肿瘤

斜坡肿瘤
脊索瘤
软骨肉瘤
黏液瘤
浆细胞瘤
垂体腺瘤
颅咽管瘤
脑膜瘤
表皮样/皮样囊肿
骨纤维异常增生
横纹肌肉瘤
鼻咽癌
转移癌（肺癌/甲状腺等）

（一）脊索瘤（chordoma）

罕见（约 1/1 000 000）的发生于骨质的肿瘤，源自胚胎发育残留的脊索样细胞不断生长。一般来讲，脊索样结构随着年龄增长而逐渐消失。在胚胎期间，脊索上端分布于蝶骨和枕骨，一部分位于颅底骨和咽壁之间。脊索的下端分布于骶尾部。因此脊索瘤好发于这些部位，尤以斜坡蝶枕连接部和骶尾部为最多见，脊柱型者次之，斜坡（30%~35%）和骶尾部（30%~45%）为好发部位，其他散在发生于其他脊柱椎体上。虽然多数脊索瘤生长较为缓慢，但是由于肿瘤发生于骨质内部，并向多个方向侵袭，为手术切除造成了很大的困难。另外，由于肿瘤生长缓慢，因此目前放射治疗的效果不理想，而化疗基本无效。因此大多数学者将脊索瘤划分为恶性肿瘤。在病理诊断类型方面一般分为 3 种类型：经典型（conventional，约 75%），软骨型（chondroid，5%~20%）和未分化型（dedifferentiated，5%~15%）。经典型可见典型的泡沫样脊索样结构，软骨型以大量的软骨生成为特点，而未分化型以细胞分化不完全，细胞形态不规则，呈恶性肿瘤的特点。近年发现，鼠短尾突变体表型（brachyury）是脊索瘤诊断上特异的分子标记物。此外，一般认为较为经典的标记物是 EMA、CK 和 S-100 呈阳性，而软骨肉瘤的 EMA 和 CK 多为阴性。

（二）脑膜瘤

颅内常见的良性肿瘤，也是斜坡肿瘤中的常见类型，多为 WHO Ⅰ级。其中以内皮型脑膜瘤为多见（58.3%~84%），其次为移行型和纤维型。

二、临床表现

斜坡肿瘤神经系统症状和体征与肿瘤部位有关。根据肿瘤累及的部位，斜坡肿瘤可以有不同的神经系统症状和体征（表 20-2-2）。最常见的症状是头疼，以枕颈部为主，可能随着颈部的活动而疼痛加重。最初症状多为复视，主要和外展神经受累有关。

表 20-2-2　斜坡肿瘤的症状特点

上斜坡	内分泌功能障碍，视觉障碍（视力视野眼底），海绵窦综合征
中斜坡	复视、外展神经麻痹、脑神经障碍、锥体束征、鼻咽肿物、桥小脑角综合征、脑积水
下斜坡	伸舌偏 / 舌肌萎缩、声音嘶哑、呛咳、锥体束征、颈项痛、脑积水

首发症状对鉴别肿瘤类型有帮助。脊索瘤患者多由于斜坡骨质破坏引起展神经受累，以复视起病多见。患者出现后组脑神经损伤症状和体征，如伸舌偏、舌肌萎缩、声音嘶哑、呛咳等，应注意患者围手术期出现窒息危险。患者出现颈项痛，甚至强迫头位，说明下斜坡区域肿瘤对脑干压迫已十分严重。头疼、恶心、呕吐、视力下降提示颅压高脑积水，由于肿瘤向后挤压脑干和小脑，引起第四脑室出口狭窄，脑脊液循环障碍。当肿瘤向后上方生长时，也可以因为引起中脑导水管狭窄出现幕上梗阻性脑积水。当患者出现疼痛范围比较局限，程度较严重，止疼药物效果不佳时，多提示为生长速度较快的恶性肿瘤，如脊索瘤和转移瘤。部分患者在放射治疗后也会出现较为顽固的疼痛。近 2/3 患者会出现视力下降、视野缺损或眼球的运动障碍，需要眼科相关检查。

三、辅助检查

利用 CT 密度差别可显示肿瘤自身软组织像，观察病变本身密度的高低，是否有囊变或钙化改变。CT 骨窗可以观察颈内动脉岩骨段骨质和视神经管周围结构。这在脊索瘤的诊断和鉴别诊断十分重要，脊索瘤常位于斜坡中间区域，而骨软骨瘤、黏液瘤等常位于斜坡侧方，而鼻咽癌、淋巴瘤和浆细胞瘤常常向斜坡前方发展。骨质破坏程度的评价不仅有诊断意义，而且对于手术计划、颅底重建的设计、避免脑脊液漏有重要参考价值。脑膜瘤常见骨质增生，但是也有部分可以出现骨质破坏，这时需要结合 CT、MRI 强化的情况进行鉴别。

MRI 不同序列的检查可以对病变及其周边神经血管结构，如脑干、垂体、视神经、视交叉、三叉神经、面听神经、颈内动脉、基底动脉和椎动脉等有十分细致的显现。不同类型的肿瘤在平扫检查时就可以有不同的表现，而经过强化扫描可以进一步区别肿瘤性质。脊索瘤在 MRI 平扫上常为 T_1 和 T_2 高信号的分叶状病变，当出现瘤内出血或钙化时，会出现相应 T_1 高信号（出血）或 T_2 低信号（钙化）。脊索瘤的实质部分明显强化，囊液和钙化强化不明显，因此脊索瘤常表现为不均匀强化，呈蜂窝状。这与脑膜瘤、垂体腺瘤、鼻咽癌、浆细胞瘤等形成明显区别。脂肪抑制序列可以分辨肿瘤和周边的斜坡脂肪的区别。这对鉴别小的肿瘤和肿瘤边界有帮助。磁共振波谱分析（MRS）对于区别浆细胞与其他肿瘤可能有帮助（表 20-2-3）。

表 20-2-3 斜坡肿瘤 CT 和 MRI 表现

	CT	MRI	其他
脊索瘤	多位于中线，肿瘤周围骨质破坏，肿瘤内可见钙化	不均匀强化，典型者呈“蜂窝状”强化	
软骨肉瘤	中线旁，钙化明显	不均匀强化	
黏液瘤	中线旁，钙化不明显	不均匀强化	
浆细胞瘤	斜坡骨质破坏	均匀强化	血液检查
垂体腺瘤	斜坡上段蝶鞍扩大	多均匀强化，垂体信号消失	内分泌症状
颅咽管瘤	斜坡上段蝶筛窦	不均匀强化	罕见
脑膜瘤	骨质多无明显改变	均匀强化，硬脑膜尾征	临床症状轻，进展较缓慢
表皮样 / 皮样囊肿	低密度	不 / 部分强化，DWI 异常	症状轻
骨纤维异常增生	骨质增生明显且广泛	强化	
横纹肌肉瘤	等密度，可强化	周边脑组织水肿严重	进展快，症状重
鼻咽癌	向鼻腔生长明显	明显强化	鼻腔出血
转移癌（肺癌 / 甲状腺等）	常可见多发病变，周边脑组织水肿严重	常可见多发	原发病史，多发病变，疼痛明显

血管造影（DSA）对病变诊断的意义不大，但对了解病变对血管的推移和压迫有帮助。需要评价脑血流情况，或估计颈内动脉术中很有可能损伤而需要闭塞时，可以考虑进行血管造影和经颅多普勒检查。CTA、MRA、DSA 等和 MRI 或 CT 影像融合，形成三维立体图像，直观显示病变对血管和周围骨质影响，对手术计划和操作很有帮助。PET 对于鉴别恶性病变和转移癌有意义。

由于肿瘤可引起脑神经和锥体束破坏，神经电生理检查和相应神经眼科、耳鼻喉科检查对于了解神经功能状态，进行手术计划，评估预后有意义。

四、治疗

根据肿瘤的病理性质治疗方案会有所不同，包括手术治疗、放射治疗和化疗。

（一）手术治疗

手术切除肿瘤是绝大多数颅底肿瘤的一线治疗方式。以脊索瘤为例，肿瘤全切除后的患者 5 年总生存率（overall survival）和肿瘤无进展生存（progression-free survival）均优于其他治疗方式。由于病变部位的差异，有多种手术入路供选择，如表 20-2-4 所示。近年内镜技术和设备的改进，使其成为斜坡病变手术治疗的重要工具。影像学检查和计算机技术等可以很直观地显示病变和周边的关系，为术前评估和手术计划的制订提供重要信息。斜坡结构为骨性结构，解剖标志明确，影像引导神经导航技术可以发挥作用，尤其在切除巨大的肿瘤过程中可提示重要的神经血管结构、具体的切除范围。斜坡骨质结构不会发生漂移，是使用神经导航的有利条件。神经电生理监测可以提示脑神经受累情况，对于神经保护有一定作用。

手术入路涉及神经外科、耳鼻喉头颈外科、颌面外科和眼科等多个学科。所有入路都要注意颅底重建，避免发生术后脑脊液漏。

表 20-2-4 手术入路

入路		肿瘤范围
经蝶窦入路（显微镜 / 内镜）		中上斜坡，体积小
经口腭入路		中下斜坡
经颅入路	经额底（双额扩展）入路	中上斜坡
	颞下岩前（硬脑膜外 / 下）入路	中上斜坡和鞍旁
	乙状窦后入路	中下斜坡，颅内发展
	乙状窦前 / 全岩骨切除 / 幕上下联合入路	全斜坡并向侧方发展
	远外侧 / 侧方入路	中下斜坡，颅颈交界，颅内外沟通型
经上颌骨入路		鼻咽部和颅颈交界处，近中线部位
经下颌骨咽后入路		肿瘤体积较大，累及斜坡中部和外侧区域，尤其是自硬脑膜外向硬脑膜内发展的病变

1. 经蝶窦入路（transsphenoidal approach） 肿瘤位于中上斜坡，体积较小，向外侧发展不多时，采用经蝶窦入路即可达到满意的显露和切除。术中既可以采用显微镜，也可以采用内镜技术进行手术切除。以往由于对向外侧和下方暴露病变的限制，认为采用经蝶窦手术的禁忌证是肿瘤向侧方发展较多，肿瘤外侧生长至海绵窦段颈内动脉外侧，或是向下斜坡方向生长的肿瘤。近年随着经蝶手术技术的提高和内镜技术的发展完善，扩大经蝶窦入路切除斜坡肿瘤的报道越来越多，效果越来越好。对硬脑膜破损病例，务必要进行确实可靠的颅底重建。自体脂肪是最常用的修补材料。采用带血管蒂的黏膜瓣极大保证了颅底重建成功，适用于较大缺损。小于 3cm 的缺损不需要骨性重建，进行软组织的填塞和碘仿纱条的支撑（4 周）即可。

2. 经额底（双额扩展）入路（transbasal or extended bilateral frontal approach） 在去除额骨骨瓣后，将眶顶取下，这样可以进一步暴露斜坡中上段。这一入路适用于肿瘤累及上斜坡并向颅内发展的情况。尤其是当肿瘤的前方累及筛窦，或是肿瘤的下方累及中斜坡时，这一入路可以充分地显露肿瘤，减轻对脑组织的牵拉，达到充分地切除病变，并减轻对脑组织的损伤。由于眶部骨质的去除、肿瘤的切除和额叶的牵拉，有时可以显露到颈静脉孔水平，国外有学者认为甚至下界可以到达舌下神经管水平。而显露的外侧界可以达到海绵窦外侧。对于颅底的缺损，可以利用额部的骨膜、自体脂肪和筋膜等“三明治”法进行可靠的颅底重建。

3. 颞下岩前（硬脑膜外 / 下）入路（subtemporal anterior transpetrosal approach） 对于累及中上斜坡并向颅内或鞍旁发展的病变可以考虑颞下岩前入路。对于硬脑膜外发生的肿瘤，如脊索瘤，可以考虑硬脑膜外入路，如 Kawase 入路，磨除后内侧三角（即 Kawase 三角，位于弓状隆起内侧，三叉神经第三支外侧，岩骨嵴前方，岩前大神经后方的区域）以增大对斜坡和后颅窝病变的显露。硬脑膜外入路减少了对颞底静脉的影响和颞叶的损伤，术后反应常较轻，这是硬脑膜外入路的优势。采用硬脑膜外入路时，颅底硬脑膜附着不利于牵拉颞叶而显露肿瘤，且出血较多。另外，由于骨质磨除常较充分，因此对颅底重建的要求较高，增加脑脊液漏风险。颞下岩前硬脑膜下入路是在经典的颞下入路基础上，根据显露病变的需要自硬脑膜下磨除部分 Kawase 三角的部分骨质。颞下入路在硬脑膜下磨除 Kawase 三角容易掌握。磨除范围并不需要像硬脑膜外那样广泛，因此出现脑脊液漏的风险相对低一些。自硬脑膜下可以充分沿着岩骨嵴剪开小脑幕，进一步显露面听神经外侧及其下方部位。肿瘤向侧方的中颅底发展，肿瘤和颈内动脉的海绵窦段 - 岩骨段关系密切，在显露和切除肿瘤的过程中要注意避免损伤颈内动脉。海绵窦区的显露要慎重，注意减少出血和对海绵窦内脑神经的损伤。使用神经内镜可以缩小骨窗范围，减少脑组织牵拉，增加显露范围。

4. 乙状窦后入路（retrosigmoid approach） 这一入路可以显露斜坡全程，对于斜坡肿瘤基本做到充分显露。对于肿瘤主体累及脑桥小脑角（CPA）区，压迫脑干的肿瘤可以很好地显露并切除。调整手术显微镜的角度,对于向上斜坡发展的肿瘤部分也可以很好地显露并切除。由于此入路要自脑神经如三叉神经和面听神经外侧到达肿瘤,增加了脑神经损伤的机会,因此在操作过程中要注意对脑神经的保护。外展神经也是这一区域容易损伤的脑神经之一。以脊索瘤为例,术前和术后的复视大多数和外展神经受损有关。这一入路同样可以显露肿瘤位于颈静脉孔区水平的部分。如果肿瘤下极位于枕大孔腹侧,可以考虑远外侧入路。

5. 乙状窦前/全岩骨切除术/幕上下联合入路(presigmoid/ total petrosectomy/ combined supra-infra tentorial approach) 对累及全斜坡并向颅内和侧方生长的巨大肿瘤,可以利用乙状窦前入路,幕上下联合入路,甚至是全岩骨切除术来切除肿瘤。全岩骨切除术适用于术前已经丧失听力的患者,术中要做面神经的移位,外耳道和咽鼓管的封闭以避免脑脊液漏。因此全岩骨切除的手术技术要求较高,涉及神经外科和耳科医生的合作。这几个入路对向侧方发展的肿瘤的显露比较充分。

6. 远外侧入路(far lateral approach) 对肿瘤累及下斜坡、枕大孔腹侧至 C_2 水平,侧方累及颈静脉孔区,即颅颈交界或是颅内外沟通时,适用远外侧或侧方入路。有学者把这一组入路统称经髁入路(transcondylar approach),或是称为髁旁、髁上和经髁入路。这一入路要注意椎动脉经枕下三角自枕骨髁后方入颅,开颅过程中避免损伤椎动脉。既往要尽可能的磨除枕髁后方的三分之一,以显露枕大孔腹侧。现在认为只需要去除枕髁内侧面,即相应的枕大孔内侧面即可。而对于向颅外发展累及咽旁咽后间隙的肿瘤,熟练掌握颈静脉孔区颅外解剖,充分解剖颈动脉鞘,自颈部侧方可以很好地显露颅颈交界区的颅外部分。这一入路要特别注意对后组脑神经保护,术后要注意避免后组脑神经麻痹引起的呼吸道梗阻。经鼻气管插管可以比经口插管提高患者术后气管插管的耐受情况,可以保留2周左右。这样可以减少因顾虑出现术后气道梗阻而行气管切开术。术后的进食也要避免误吸的危险。由于斜坡肿瘤本身和手术对寰枕关节的破坏,增加了术后寰枕关节脱位的风险,因此,对于寰枕关节破坏比较大的患者术后应该常规佩戴颈托3个月。

7. 经口腭入路(Transoral-transpalatal approach) 对于位于下斜坡至枕大孔腹侧的病变,可以考虑这一入路。这一入路较为深在,操作空间狭窄,对于切除肿瘤后的颅底重建要求较高,术后出现脑脊液漏要积极处理,防止颅内感染的发生。此入路的手术风险较高,目前采用这一入路较少。几年来,大多数被内镜所替代。

8. 经上颌骨入路和经下颌骨咽后入路 主要肿瘤向鼻咽、口咽、咽旁等间隙发展。对颅内的影响较少。主要是由颌面外科或头颈外科医生进行手术。累及颅内时需要多学科合作。神经内镜在这一入路中发挥了很大的作用。

(二)放射治疗

颅底区域由于与视神经、垂体和脑干关系密切,因此放射治疗时要注意对这些区域的保护(耐受常规放射治疗的放射剂量50Gy)。利用CT和磁共振融合三维影像技术实现对肿瘤放射方案的计划,同时减轻,甚至避免对肿瘤周围重要神经结构的损伤,如调强放射治疗(intensity modulated radiation therapy,IMRT)是三维适形放射治疗的一种。立体定向放射治疗,包括伽马刀和分次立体定向放射治疗,也是颅底肿瘤放射治疗中的重要手段。

斜坡肿瘤的周围骨质边界多比较清晰,这利于制定射线照射的区域。放射治疗是利用射线对细胞DNA的破坏来发挥作用。射线可以对细胞内部的重要结构直接产生电离作用,从而引起细胞死亡。此外,射线还可以利用其产生的自由基对细胞产生破坏。虽然总体上说放射治疗是这一区域肿瘤手术治疗之外重要的治疗手段,但是不同类型的肿瘤对放射治疗的反应有着很大的差别。

放射治疗作用方式分为直接和间接电离辐射两种,前者包括带电粒子,如电子、质子和重粒子(如碳);后者如中子和伽马射线。从物理学特性上讲,质子的电离吸收峰(Bragg peak)较光子明显集中,穿透组织过程中衰减较少,因此质子射线的肿瘤照射剂量更为准确,而对周围组织的影响更小。常用的放射治疗设备利用电子、中子或伽马射线进行治疗。由于制备带电粒子(如质子和碳粒子)的放射治疗设备十分复杂和昂贵,因此目前仅在发达国家的几家单位使用。

1. **脊索瘤** 脊索瘤对骨质侵袭破坏，但是手术很难达到完全切除。手术后放射治疗成为重要辅助治疗手段。常规放射治疗很难达到足够放射剂量。粒子放射治疗（氢质子）在对脊索瘤的放射控制5年和10年控制率分别为64%和42%（麻省总院），5年的总体生存率可以达到79%。而碳粒子比氢质子有更高的能量和生物学效应，但是由于设备复杂，目前仅在德国和日本两个单位应用于临床。其肿瘤控制率和氢质子放射治疗类似。

2. **骨软骨瘤/软骨肉瘤** 多发生于鞍旁部位，肿瘤中常见明显的软骨成分。与脊索瘤类似，放射治疗效果取决于肿瘤接受的照射剂量。立体定向放射和质子放射治疗效果较为理想（5年肿瘤控制率90%）。

3. **鼻咽癌** 鼻咽癌治疗主要以放射治疗为主。采用70Gy照射剂量。手术治疗目的以清除放射治疗没有照射的区域和放射治疗后复发。

（三）化疗

对斜坡肿瘤化疗十分有限，多处于研究阶段。

（汤 劼 张力伟）

第三节 脑干肿瘤

2018年美国脑肿瘤注册登记中心（Central Brain Tumor Registry of the United States，CBTRUS）公布数据，脑干肿瘤在原发性中枢神经系统肿瘤所占比为1.5%。脑干肿瘤好发于儿童及青少年。随着年龄增长，其在原发性中枢神经系统肿瘤中所占比呈现逐渐下降，其中0~14岁儿童为13.3%，15~19岁少年为5.3%，19~39岁人群中则降至2.5%。脑干内部结构精密而复杂，所掌管的功能涉及意识、呼吸、心跳、血压等基本的生命活动。随着显微神经外科技术、显微神经解剖、神经电生理监测技术以及多模态神经导航技术发展，脑干肿瘤外科治疗安全性取得显著提高。

一、常见脑干肿瘤

（一）脑干胶质瘤

1. **流行病学** 根据2018年CBTRUS的统计数字，胶质瘤在脑干原发性肿瘤中所占的比例约为75%。脑干胶质瘤好发于儿童，占儿童脑肿瘤的15%~20%，其中80%为弥散内生型脑桥胶质瘤（diffuse intrinsic pontine gliomas，DIPG）。儿童DIPGs发病高峰年龄为6~7岁，中位生存期仅9~12个月，2年生存率<10%，5年生存率<1%，是儿童因脑肿瘤死亡的主要原因之一，因此是神经外科领域中最复杂、最难治的疾病之一，也是脑干胶质瘤的研究热点。脑干胶质瘤在成人脑肿瘤中所占的比例为2%~4%，其中约45%~55%为DIPG。成人DIPG中位发病年龄为30~40岁，病史较长、病情进展缓慢，中位生存期约6~7年。

2. **诊断** 脑干胶质瘤的诊断主要依靠临床表现和MRI影像检查。脑干胶质瘤典型的临床表现为三主征，即：脑神经功能障碍、共济失调和长束征。除此之外绝大多数儿童DIPG患者存在其他非典型表现，主要包括：夜间多梦、呓语，伴有梦中哭或笑，睡眠中肢体“肌阵挛”样抽搐，少数患者甚至出现梦游，夜间盗汗，脾气性格改变（主要表现为需求无法得到即刻满足时对父母的攻击行为），以及大小便困难。这些非典型症状出现时间往往早于三主征，但是由于隐匿且不典型往往得不到家长重视。延髓低级别胶质瘤患者可以表现为舌肌萎缩、声音嘶哑、斜颈、生长发育迟缓甚至停滞、因消化吸收功能弱导致的营养状态差、打鼾、夜间呼吸睡眠暂停以及微误吸导致的反复肺炎。上述症状往往比较隐匿而且进展缓慢，容易被家长所忽视，部分患者会长期就诊于消化科或呼吸科。以眼球运动障碍作为孤立症状起病的患者，往往首诊于眼科，对这部分患者应该建议进行神经科的相关检查，以免延误诊断和治疗时机。

MRI对于脑干胶质瘤具有较高的诊断价值。其特殊序列如磁共振波谱成像（MRS）、灌注加权成像（PWI）、弥散加权成像（DWI）、弥散张量成像（DTI）可以在一定程度上反映肿瘤的病理性质。MRS可以鉴别肿瘤性和非肿瘤性病变，以及预测肿瘤性病变的病理级别；PWI可以反映肿瘤内部的血流灌注情况；DWI可以鉴别肿瘤与脓肿、胶质瘤与淋巴瘤等；DTI成像经过重建可以反映肿瘤与皮质脊髓束、内侧丘系等重要纤维束的关系，有助于判断内生型脑干胶质瘤是否适于手术以及选择最佳的手术入路和脑干的安全进入区。

3. 影像分型 MRI影像分型是指导脑干胶质瘤外科治疗的重要依据。2017年《脑干胶质瘤综合诊疗中国专家共识》中结合蛋氨酸成像和DTI等提出两种脑干胶质瘤分型方案。第一种方案将脑干胶质瘤分为三种类型，即：

Ⅰ型：外生型脑干胶质瘤，肿瘤向外生长，主体位于脑干外部（图20-3-1A）。

Ⅱ型：内生型脑干胶质瘤，可分为Ⅱa型，即局灶内生型（图20-3-1B）和Ⅱb型即弥散内生型。对Ⅱb型脑干胶质瘤建议行 ^{11}C-MET PET检查，综合MRI增强扫描的特点和MET摄取情况，可将Ⅱb型肿瘤分为伴有局灶性强化或高代谢的Ⅱb1型（图20-3-1 C~E）和无局灶性强化或高代谢的Ⅱb2型（图20-3-1 F~H）。

Ⅲ型：为特殊类型的脑干胶质瘤，Ⅲa型为顶盖胶质瘤（图20-3-1 I）；Ⅲb型为导水管胶质瘤，其发生率较低，以梗阻性脑积水为首发症状，病理类型以低级别胶质瘤为主（图20-3-1 J）；Ⅲc型为NF1相关的脑干胶质瘤，可分布在脑干内任何部位，可表现出各种生长方式和影像学特点。

第二种方案根据DTI成像中皮质脊髓束（corticospinal tract，CST）和肿瘤的位置关系将BSG分为3型，即：

A型：为推挤型，CST受到肿瘤推挤发生移位，患者四肢肌力为Ⅳ~Ⅴ级（图20-3-2）。

B型：为推挤+破坏型，CST同时受到肿瘤的推挤和破坏，患者受累肢体肌力为Ⅱ~Ⅲ级（图20-3-3）。

C型：为穿过型，CST从肿瘤内部穿过，患者受累肢体肌力为Ⅲ~Ⅴ级（图20-3-4）。

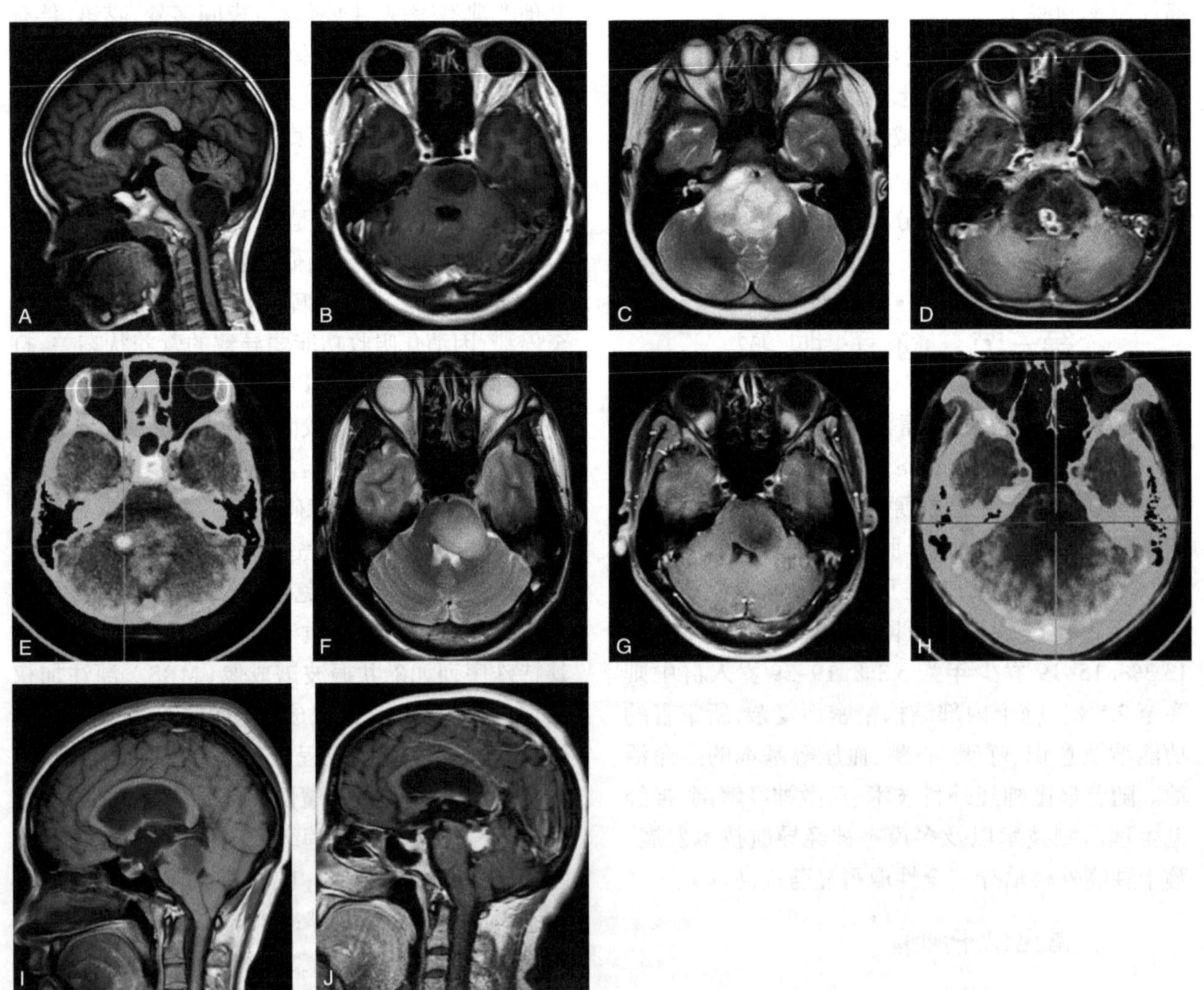

图20-3-1 基于MRI的脑干胶质瘤分型

A. 外生型；B. 局灶内生型；C~E. 弥散内生型脑干胶质瘤伴有局灶强化和高代谢；F~H. 弥散内生型脑干胶质瘤无局灶强化和高代谢；E、H为 ^{11}C-MET PET-CT显像；I. 顶盖胶质瘤；J. 导水管胶质瘤

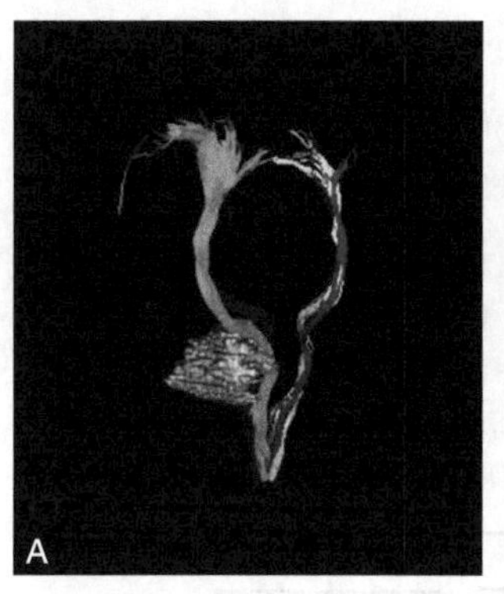
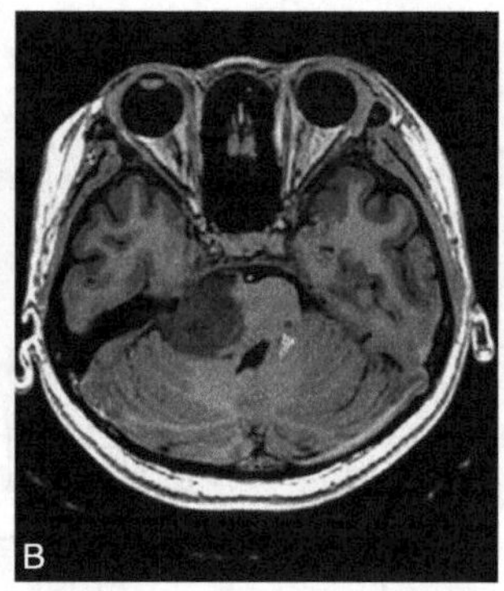
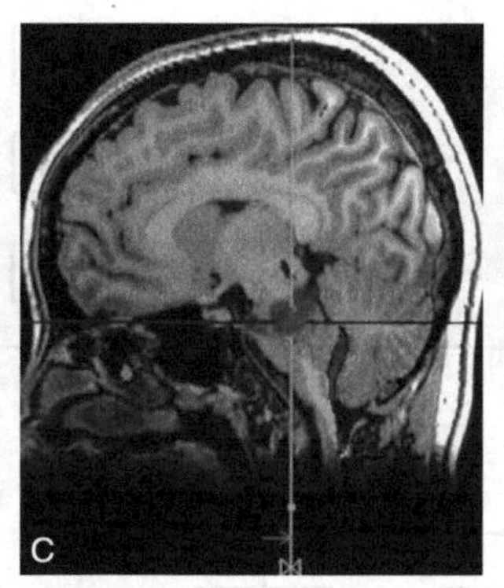
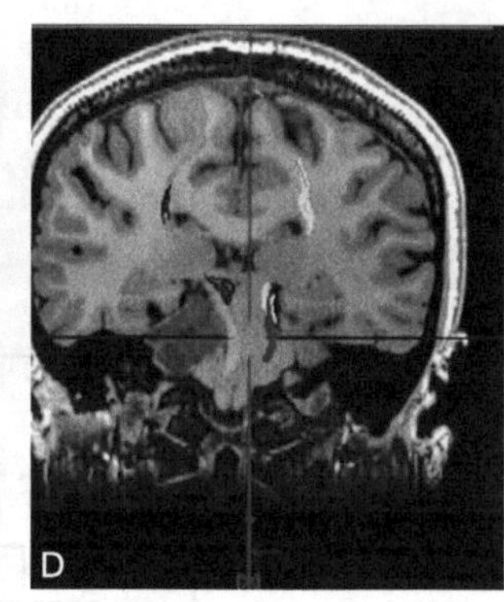

图 20-3-2　DTI 分型 A 型：肿瘤单纯推挤皮质脊髓束（推挤型）

A. 纤维束和肿瘤的三维重建结果，绿色所标注为右侧的皮质脊髓束，肿瘤将皮质脊髓束推向左侧，患者的左侧肢体肌力Ⅴ－级；B~D. 分别为磁共振 T_1WI 轴位、矢状位和冠状位与纤维束的融合图像，绿色为右侧的皮质脊髓束，红色为左侧的皮质脊髓束

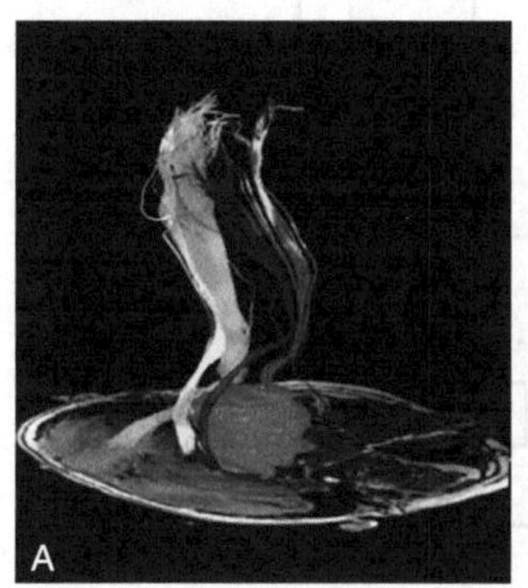
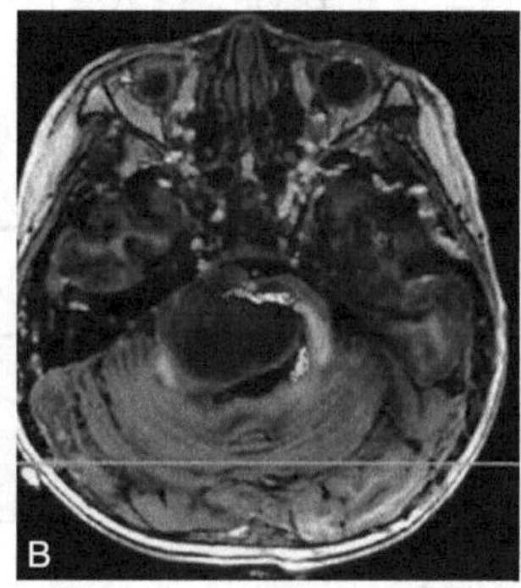
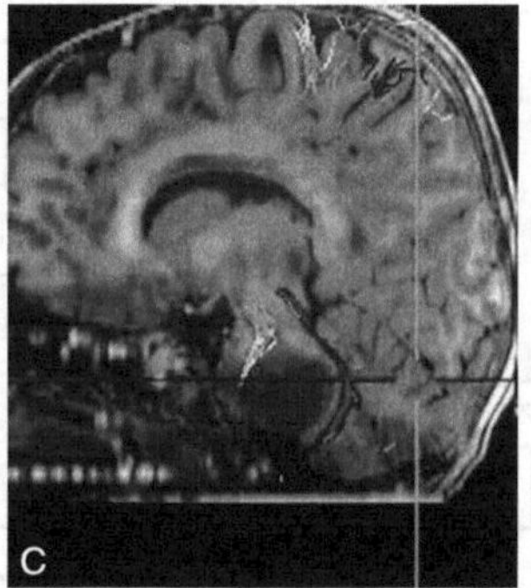
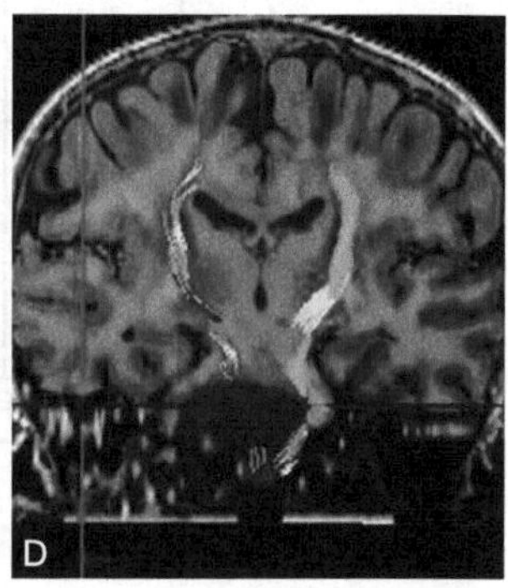

图 20-3-3　DTI 分型 B 型：肿瘤推挤并破坏 CST（推挤 + 破坏型）

A. 纤维束和肿瘤的三维重建结果，粉红色所标注为右侧的 CST，可见 CST 明显受到肿瘤明显推挤发生移位，同时患者左侧肢体肌力Ⅲ级；B~D. 分别为磁共振 T_1WI 轴位、矢状位和冠状位与纤维束的融合图像，粉红色为右侧的 CST

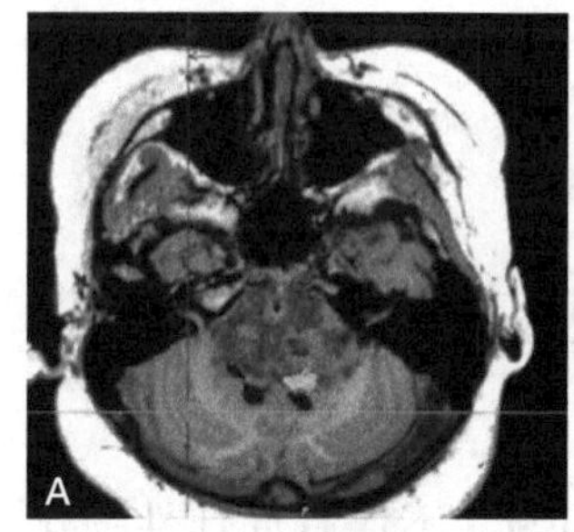
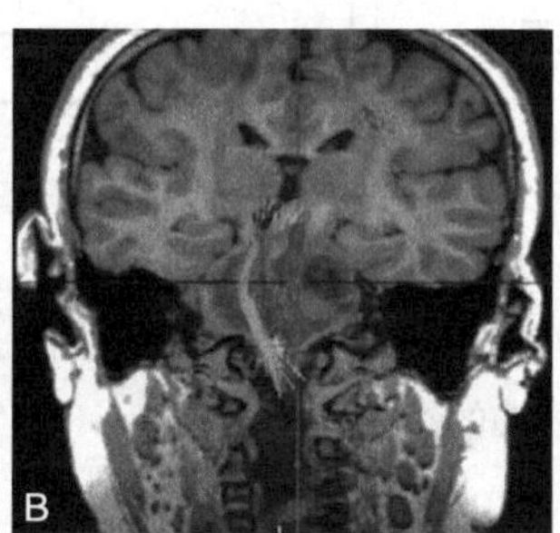
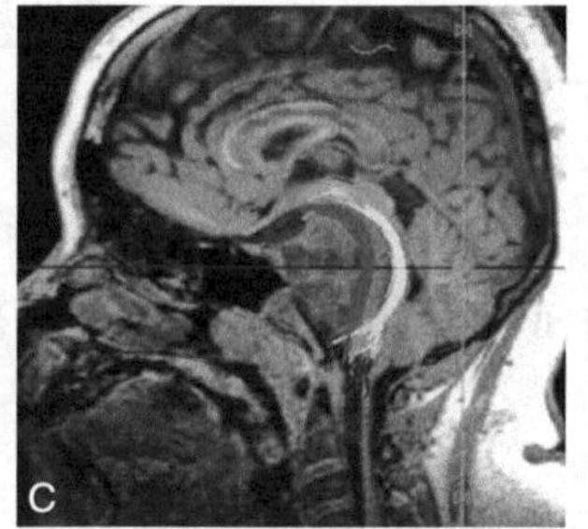
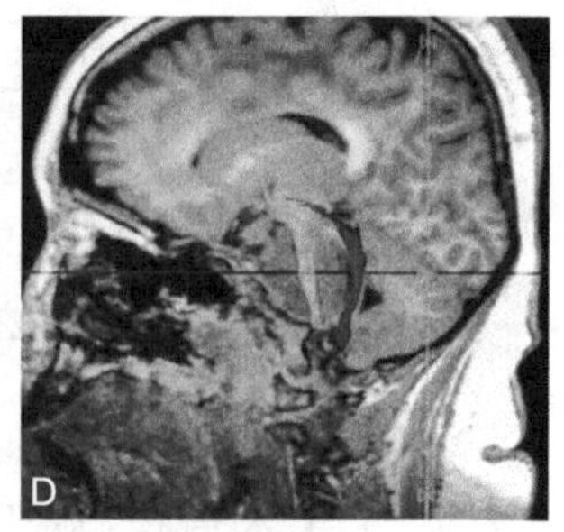

图 20-3-4　DTI 分型 C 型，CST 穿过肿瘤（穿过型）

A、B. 分别为磁共振 T_1WI 轴位和冠状位，显示双侧 CST 均从肿瘤内部穿过；C、D. 磁共振 T_1WI 矢状位，分别显示在肿瘤内部穿行的左侧和右侧的 CST（红色和绿色分别表示左侧和右侧 CST）

需要注意的是，DTI 成像所显示的纤维束是在数学模型基础上后期重建获得，纤维束形态和数量受图像采集和重建参数的影响较大。建议 DTI 作为制定手术入路的辅助性参考依据，术中应用可与电生理监测相结合。

4. 治疗　脑干胶质瘤（brainstem glioma，BSG）的治疗以综合治疗为主，包括手术、放射治疗、化疗。放射治疗是 DIPGs 的标准治疗方案，但只能短暂的改善症状，无法延长其总生存期。化疗对部分复发或术后残余的毛细胞型星形细胞瘤有效，但各种化疗方案均未能显著改善 DIPGs 的预后。手术可显著改善外生型及局灶型低级别肿瘤的预后。脑干胶质瘤综合治疗决策流程见图 20-3-5。

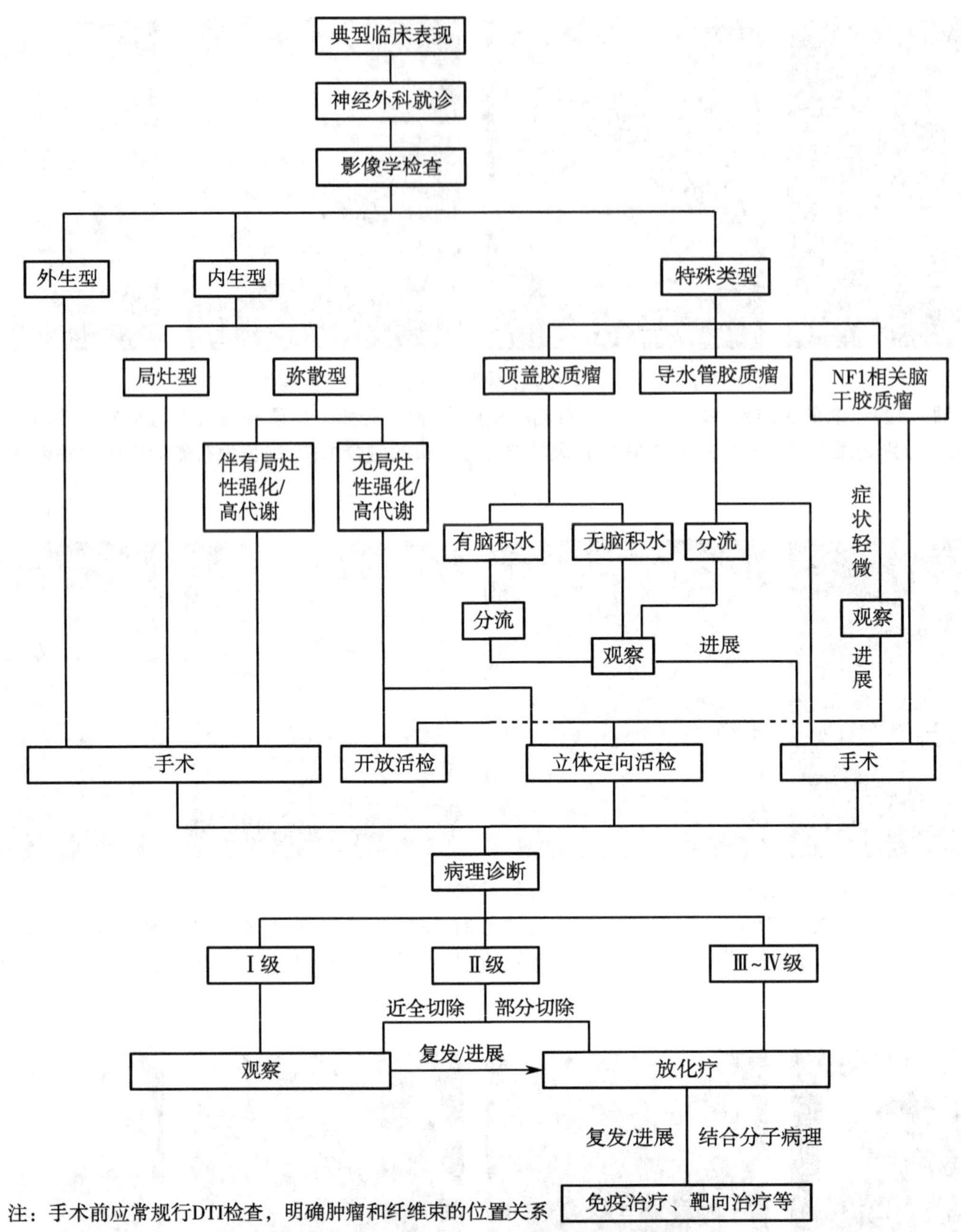

图 20-3-5 脑干胶质瘤的综合诊疗流程

（1）手术治疗：脑干胶质瘤手术有挑战性。除术者显微外科手术技艺外，术前手术适应证的选择、术中切除程度的判断是决定手术效果的重要因素。手术原则是在保护功能的前提下最大程度地切除肿瘤，以延长患者生存期；部分有脑积水或颅高压症状不适宜肿瘤切除的患者可选择减压术、分流术缓解症状。除以下所列的适应证外，最终是否采取手术治疗需结合病情的轻重、进展速度、患者的一般情况及意愿进行综合考虑。

手术适应证：外生型 BSG；局灶内生型 BSG；伴有局灶性强化或 ^{11}C-MET PET-CT 显示伴有局灶高代谢的弥散内生型 BSG；不伴有局灶性强化或 ^{11}C-MET PET-CT 成像显示不伴有局灶高代谢的 DIPGs 可选择开放活检或立体定向活检术；观察期间表现出恶变倾向的胶质瘤（体积变大、MRI 增强扫描出现强化、侵及周围结构）。

手术禁忌证：弥散型 BSG 累及整个脑干（中脑、脑桥、延髓）；伴有软脑膜播散或种植的 BSG；Karnofsky 功能状态评分（KPS）<50 分，脑干功能严重衰竭的患者；合并多脏器功能异常，无法耐受手术者。

（2）放射治疗能够缓解临床症状，特别是

3岁以上的儿童。放射治疗后，症状缓解时间不一，多数在照射后1~2个月内症状有所缓解，但亦有临床症状加重者。

放射治疗适应证：DIPGs；高级别BSG；低级别BSG，包括外生型（Ⅰ型）和局灶内生型（Ⅱ）型，肿瘤全切除术后应密切观察，出现肿瘤进展可行放射治疗；部分切除或活检者视分子病理结果，选择放射治疗和/或化疗，或定期观察，肿瘤进展时治疗。顶盖型（Ⅲ盖型）、导水管型（Ⅲ导型）和NF1相关（Ⅲc型）BSG，可以首选观察，肿瘤进展时选择手术切除或立体定向活检术，明确组织病理及分子病理类型，指导后续治疗。

放射治疗相对禁忌证：年龄<3岁者；一般情况差或脑干功能严重衰竭无法耐受放射治疗者；存在严重脑积水未处理者；伤口未愈合或局部存在感染者。建议尽可能明确病理诊断后选择放射治疗，避免误诊误治。

（3）化疗：尚未有前瞻性的临床试验结果显示化疗可以改善BSG的预后。建议对BSG患者在获取组织病理及分子病理的基础上，选择性应用化疗药物。

5. 分子病理分型及研究进展 2016过渡版WHO中枢神经系统肿瘤病理分类中提出了“伴有H3 K27M突变的弥散型中线胶质瘤”，该类肿瘤主要见于儿童患者，病理以高级别胶质瘤为主。综合BSG的发病年龄、预后特点及目前分子遗传学方面的研究结果，可以将BSG分为4种分子亚型。

（1）H3F3A K27M（编码组蛋白H3.3）突变型：H3F3A K27M为目前BSG中所发现的最高频突变，该类型BSG对放射治疗不敏感，易转移复发，预后较差，中位生存期9~12个月，2年生存率为11.6%。

（2）HIST1H3B/C K27M（编码组蛋白H3.1）突变型：常见于年龄<5岁的DIPGs患者，相比于H3F3A K27M突变型预后较好，常伴有ACVR1突变。DIPG中的长期存活者（生存期超过24个月者）多为该型。该类型在中国人群中比例相对较少。

（3）IDH1突变型：仅见于成人，主要为非DIPGs，中位诊断年龄为30~40岁，预后较好，中位生存期141.2个月，2年生存率75%。

（4）其他类型：少部分患者并无IDH1/2、H3.3/3.1突变，为双阴型，该型患者预后较好，2年生存率92.9%，现有文献报道中尚未观测到其中位生存期。该类患者建议检测BRAF V600E、BRAF-KIAA1549融合突变、NF1，K-ras突变、NTRK2融合突变以确定是否为毛细胞型星形细胞瘤。

研究发现，利用脑脊液中游离肿瘤DNA（ctDNA）可以开展脑干胶质瘤的液体活检。脑脊液ctDNA深度测序检测脑干胶质瘤基因突变的敏感性达到97.3%。根据脑脊液ctDNA突变谱所建立的分子病理分型与直接通过肿瘤组织测序建立的分子分型具有极高的一致性，可以用于指导临床实践。

H3 K27M、ACVR1、PPM1D等关键基因突变在脑干胶质瘤的发现，一方面证明了脑干胶质瘤与相同组织病理类型的大脑半球胶质瘤具有完全不同的分子病理特点，从而解释了过去近50年幕上胶质瘤放化疗方案对脑干胶质瘤（尤其是DIPG）无效的原因。另一方面，上述基因突变也为探索脑干胶质瘤的新型治疗方案提供了靶点；目前针对H3 K27M突变的免疫治疗方案、表观遗传学治疗方案（如组蛋白去乙酰化酶抑制剂、组蛋白去甲基化酶抑制剂等）、ACVR1小分子抑制剂和PPM1D小分子抑制剂已经在细胞及动物模型水平展示出显著治疗效果，随着研究的继续深入，这些新疗法有望在将来改善脑干胶质瘤患者的预后。

（二）脑干海绵状血管畸形

海绵状血管畸形（cavernous malformation，CM）通常认为是在出生时（先天性）即出现低血流量血管畸形，可发生于全身多个器官。脑干海绵状血管畸形约占颅内海绵状血管畸形的9%~35%，好发部位依次为脑桥、中脑、脑桥延髓交界。由于脑干内存在重要的神经传导束和众多神经核团，CM出血后多引起严重的神经功能障碍，给患者带来灾难性后果。虽然手术治疗的主要目的在于减少再出血的风险，另外可部分改善已形成的神经功能障碍，但手术的轻微副损伤也会造成永久性神经功能障碍，因此，学术界对BSCM是否应行手术治疗，以及手术时机等存在争议。

手术适应证：①病变靠近脑干表面或为“外生型”；②病变再出血并引起进行性加重的神经功能障碍；③出血范围已超出病灶；④病灶内部出血伴显著占位效应。临床经验证实亚急性期手术最佳，因为急性期脑干水肿明显，副损伤重，术后易发再出血。

（三）延髓血管母细胞瘤

血管网织细胞瘤来源于中胚层血管内皮细胞的胚胎细胞残余组织，为富含血管的良性肿瘤。中枢神经系统的血管网织细胞瘤主要位于幕下，其次位于脑干及脊髓，对于脑干的血管网织细胞瘤，79% 发生于延髓。延髓背侧血管网织细胞瘤的手术治疗具有相当的挑战性。血管网织细胞瘤的发病年龄一般为 30~40 岁之间，男女比例为 2∶1。延髓背侧血管网织细胞瘤的首发症状仍以头痛、头晕、肢体麻木、无力为主要表现。有一部分患者在病情加重后出现呛咳、吞咽困难等后组脑神经障碍。

头部 MRI 的 T_2 加权像有助于鉴别血管网织细胞瘤与其他肿瘤。全脑血管造影（DSA）不但能为确诊血管网织细胞瘤提供重要的依据，而且能够详细描述肿瘤血供的具体细节，包括肿瘤血管和肿瘤染色的具体范围、供血动脉来源和引流静脉途径，为制订手术计划提供详细的依据。延髓背侧血网的血供主要来源于大脑后动脉、小脑上动脉及小脑前下及后下动脉，还有报道血供来源于脉络膜后动脉以及咽升动脉，血供有时有一支或两支以上的主要动脉血管。头部 MRI 可以将延髓背侧血管网织细胞瘤分为三型，即实质型、小结节大囊型以及大结节小囊型。不同的分型对采用不同手术方式有帮助。实质型血管网织细胞瘤与囊实型血管网织细胞瘤的手术治疗往往具有不同的难度。大结节小囊型及小结节大囊型血管网织细胞瘤的手术均较实质型相对容易，对于囊实型肿瘤手术中不要试图先切除囊变再切除结节，可同时切除。对于瘤结节很小、较难寻找的病例，为防止瘤结节残留导致复发可采用超声辅助先行寻找结节逐渐切除。延髓背侧血管网织细胞瘤多为以实性为主伴有半月形小囊，肿瘤位于室管膜下，一般与延髓有明显界限，即在肿瘤与延髓之间有一明显的胶质增生带，手术要严格按照膜外操作技术在胶质增生带进行，要注意保护肿瘤被膜及瘤周组织，手术中常见肿瘤呈紫红色，表面有血管怒张，于肿瘤表面看到的大血管多为静脉引流血管，不可先行处理，动脉血管多位于腹侧需先行处理。操作过程中如果误入瘤内可引起致命的严重后果。随着荧光显微镜的问世，对于术中供血动脉与引流静脉的分辨起到较好的帮助，术者可以更直观地分辨这些血管。对于体积大于 3cm × 3cm × 3cm 的巨大实质型血管网织细胞瘤，主张采取对供血动脉先行栓塞，待一周后再予显微手术切除。由于肿瘤大多由一支以上血管供血，很难彻底栓塞，栓塞的目的是使高流量供血动脉大部分栓塞，手术切除可以减少出血，缩短手术时间，增加全切机会。

（四）其他肿瘤

脑干其他肿瘤包括脑干内神经鞘瘤、表皮样囊肿、生殖细胞瘤等，由于这些肿瘤比较少见，鉴别起来非常困难，往往通过术后病理证实。

二、入路选择

手术入路的选择对于脑干肿瘤手术至关重要，在门诊仍能见到脑干肿瘤术后严重并发症的病例，有些并发症通过入路改进可以避免，因此脑干肿瘤一定要选择个性化的手术入路。不同部位脑干胶质瘤常用的手术入路见表 20-3-1。除手术入路外，脑干安全进入区的选择同样重要，因此开展脑干胶质瘤手术需要熟练掌握脑干的显微解剖。

表 20-3-1 不同部位脑干胶质瘤采用的手术入路

肿瘤部位	手术入路
中脑顶盖肿瘤	枕下经小脑幕入路 幕下经小脑幕入路
中脑脚间窝肿瘤	额颞入路 额眶颧入路
中脑大脑脚肿瘤	额颞入路 额眶颧入路 颞下经小脑幕入路
脑桥腹侧肿瘤	颞下经小脑幕入路 颞下经岩前入路
脑桥背外侧肿瘤	乙状窦后入路 乙状窦后经小脑水平裂入路
脑桥背侧肿瘤	后正中经小脑延髓裂经髓帆入路
延髓腹侧腹外侧肿瘤	远外侧入路
延髓背侧肿瘤	后正中入路

三、电生理监测技术在脑干手术中作用

神经电生理监测是开展脑干肿瘤手术所必需的监测，在没有电生理监测的护航下进行脑干肿瘤手术后果难以想象。术中电生理监测项目包括：

（一）脑神经监测

应根据肿瘤的位置监测术中可能损伤的脑神经，脑神经监护的意义在于：定位神经走行；提示术中操作对神经的刺激和损害。通常的脑神经监测内容包括动眼神经（上睑提肌或下斜肌）、三叉神经（咬肌）、面神经（眼轮匝肌肉、口轮匝肌、颏肌）、迷走神经（环甲肌）、副神经（斜方肌）、舌下神经（舌肌）、舌咽神经（茎突咽肌）。脑神经监测方式包括自发肌电和电刺激诱发肌电。监测过程中应注意避免肌松剂对结果的干扰。

（二）脑干 BAEP

是反映听神经和脑干功能状态的指标之一，即使手术同侧的耳蜗神经术前已受损害或在术中受到损伤，仍可根据对侧脑干 BAEP 的变化了解脑干的功能状态。术中听觉脑干通路的损伤与脑干 BAEP 变化关系密切。BAEP 的Ⅲ、Ⅴ峰潜伏期和Ⅰ~Ⅲ、Ⅲ~Ⅴ、Ⅰ~Ⅴ峰间潜伏期均是术中监护的关键性参数。同侧的反应潜伏期突然延长 0.5~1.5ms 应积极寻找原因。

（三）脑干 SEP

脑干病变损伤累及内侧丘系者均可表现出相应的 SEP 改变，主要表现为 N13~N20 峰间潜伏期延长、N20 波幅和潜伏期改变。对于脑干及毗邻部位手术，SEP 要求监测双侧上肢 SEP 和外周监护电位。SEP 一般以诱发电位波幅下降 50% 或潜伏期延长 10% 为报警标准。

（四）脑干 MEP

能够反映 CST 的功能状况。建议有条件的单位综合应用经颅 MEP 技术和皮质下刺激定位技术。皮质下白质的刺激可用双极刺激器或单极刺激，皮质下刺激的关键是定位运动传导束的距离。术中需明确 CST 的位置，需结合 DTI 导航（指示纤维束的宏观位置），经颅 MEP（确保整个运动通路的完整性）和皮质下电刺激（确定 CST 的精确位置）。对于脑干背侧、第四脑室底附近的手术，建议用神经核团定位技术，目的是确定面神经和展神经核及其神经的位置，避免其损伤。

脑干肿瘤中以脑干胶质瘤为研究的核心和热点。临床研究方围绕提高手术安全性和精度的各种辅助技术不断发展，使得最大程度的安全切除脑干胶质瘤从理论性的指导原则变成了切实可行的实践。

（张力伟　泮长存　李　达）

参 考 文 献

1. 武文浩，李德志，张力伟．儿童脑干胶质瘤的化疗进展［J］．中华神经外科杂志，2011，27（2）：212-214.
2. 乔慧，王忠诚，张亚卓，等．脑干听觉诱发电位在脑干及其附近手术中的应用［J］．中华实验外科杂志，2003，20（12）：1154.
3. 张力伟，王忠诚．脑干胶质瘤治疗现状［J］．中国微侵袭神经外科杂志，2010（4）：145-147.
4. 脑干胶质瘤综合诊疗中国专家共识编写委员会．脑干胶质瘤综合诊疗中国专家共识［J］．中华神经外科杂志，2017，33（03）：217-229.
5. Pan C，Diplas BH，Chen X，et al. Molecular profiling of tumors of the brainstem by sequencing of CSF-derived circulating tumor DNA［J］. Acta neuropathologica，2019，137（2）：297-306.
6. Zhang L，Chen LH，Wan H，et al. Exome sequencing identifies somatic gain-of-function PPM1D mutations in brainstem gliomas［J］. Nature genetics，2014，46（7）：726-730.
7. Zhang L，Pan C-c，Li D. The historical change of brainstem glioma diagnosis and treatment：from imaging to molecular pathology and then molecular imaging［J］. Chinese Neurosurgical Journal，2015，1：4.

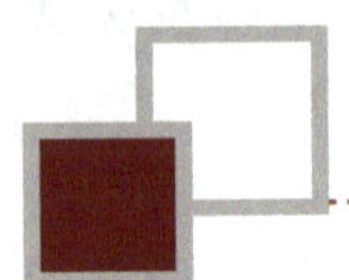

第二十一章　桥小脑区肿瘤

第一节　前庭神经鞘瘤

前庭神经鞘瘤（vestibular schwannoma）是颅内最常见的肿瘤之一，约占颅内肿瘤的 8%~10%，占小脑脑桥角区（CPA）肿瘤的 80%~90%，年发病率约为 1/10 万。

一、病理学

前庭神经鞘瘤发生于内听道（IAC）内前庭神经上支的中枢部分与周围部分移行处髓鞘（obersteiner-redlich 区，离脑干约 8~12mm，靠近内听道口）的施万细胞。大体上肿瘤有清楚的包膜，与神经的分支相连，神经干或其他分支多被肿瘤推移到其包膜下。肿瘤质地多样，可呈实质性、囊性变、脂肪变或出血。显微镜下结构：①致密型、束状型或 Antoni A 型，细胞与核呈梭形，两端可尖可圆，胞质丰富，边界不清，呈整齐栅栏状或漩涡状排列，栅行之间隔以无核的空白区；②网状型或 Antoni B 型，细胞形态不一，可呈星形、多角形、短梭形，胞核圆形、椭圆或长圆形。胞间空间大，排列疏松，方向不定，间质中有大量水肿液或积液样基质，常形成微小囊腔或融合成大囊腔。两型可同存在于一个肿瘤，一般认为：①型代表肿瘤的生长期，②型代表肿瘤的退变期。双侧前庭神经鞘瘤则多见 Verocay 体（稀疏核区周边环绕木栅状的核区）、高细胞构成、分叶和葡萄样的生长方式。电镜表现为致密区瘤细胞呈长梭形，胞突细长，紧密成束地平行排列或交替指状排列。在疏松区瘤细胞极不规则，呈星芒状或树枝状，分支交叉成网。胞质疏电子性，细胞器较少。突出的外板，有纺锤形的 Lose 小体是本瘤的特征和诊断依据。其免疫组化检测显示 S-100 蛋白，Leu-7 和波形蛋白多呈均一的强阳性反应。分子遗传学研究提示神经鞘瘤（单或双侧）的发生与 NF2 基因失活有关。NF2 基因是一种抑癌基因，在染色体上的定位是 22q12.2。NF1 基因也是肿瘤抑制基因，在染色体上的定位是 19q11.2。近年研究表明，前庭神经鞘瘤的发展趋势与抑癌蛋白 merlin（神经纤维瘤病 2 型基因产物）的穿梭特性或表达状态密切相关。

二、临床表现

前庭神经鞘瘤临床症状的出现以及发展过程受肿瘤起始部位、发展方向、肿瘤大小、血液供应情况等诸多因素影响。常见的症状为肿瘤压迫前庭神经及蜗神经，患者出现眩晕、耳鸣、听力下降、恶心呕吐。典型的临床表现特点和发生次序：①耳鸣或发作性眩晕，耳鸣（高频）大多为首发症状，继而出现一侧听力隐匿性进行性减退，进而失聪。由耳鸣或眩晕到耳聋一般历时 1 年以上，肿瘤在内听道内生长，可压迫内听动脉，造成耳蜗缺血性病变而导致患者出现突发性耳聋；②相邻脑神经受损，继听力减退之后，常伴一侧面部麻木和角膜反射减退或消失。有时对侧角膜反射也减退，属假定位体征，系脑干受压推移，对侧三叉神经在小脑幕处受压所致，三叉神经运动根受累可出现同侧咀嚼肌无力、萎缩；若肿瘤向上发展，通过小脑幕裂孔达颅中窝而牵拉动眼神经，则可出现同侧部分眼外肌麻痹，瞳孔散大、光反射消失；随着肿瘤的继续发展，部分患者外展神经受累出现复视现象；肿瘤生长过程中推移、牵拉面神经而产生不同程度的周围性面瘫；后组脑神经麻痹可引起进食呛咳。咽反射消失。声音嘶哑等；③小脑受压症状，眼球水平震颤，向患侧注视更为明显，肢体肌张力减低、共济失调、辨距不良，小脑性构音障碍等；④锥体束征：常为病变同侧肢体无力、反射亢进和病理征。后期可出现双侧锥体束征；⑤颅高压症状：主要由肿瘤压迫脑脊液通路或静脉回流受影响所致，症状主要为头痛、呕吐和视神经乳头水肿。长期的颅高压可引起视神经乳头继发性萎缩，导致双侧视力下降甚至失明。

三、辅助检查

头部MRI或CT等影像学检查常作为前庭神经鞘瘤诊断的首选检查手段。为明确患者的听力情况，可行听力测定及耳科学检查，用于对疾病进程的对比或手术治疗时术中监护及手术前后的对比。

1. 影像学检查

（1）MRI：为首选的诊断方法，敏感性接近98%，特异性几乎达100%，典型前庭神经鞘瘤表现为以内耳道为中心圆或卵圆形占位，T_1加权像上为略低或等信号，T_2加权像上为高信号（图21-1-1），如有囊变或出血，信号可不均匀。增强扫描时肿瘤实质部分强化。采用特殊的磁共振序列可清晰的显示肿瘤与周围血管（3D-TOF）及神经（DTI）结构的关系。大型前庭神经鞘瘤（直径>3cm）在MRI上可见囊变，周围脑组织水肿轻微，脑干、小脑及附近脑池受压，严重时可引起脑积水，邻近的蛛网膜池梗阻也可有类似囊肿的表现。

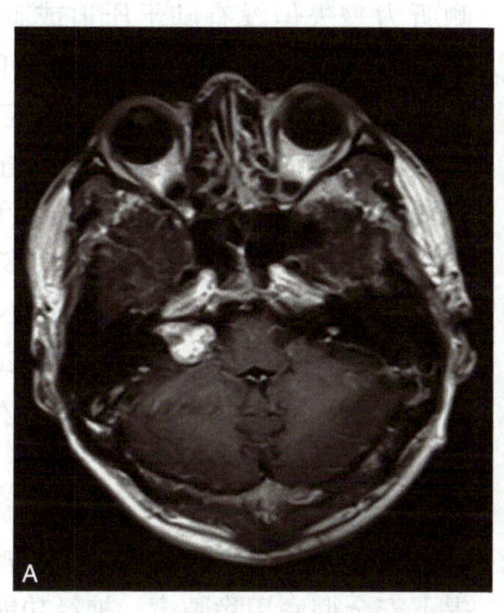

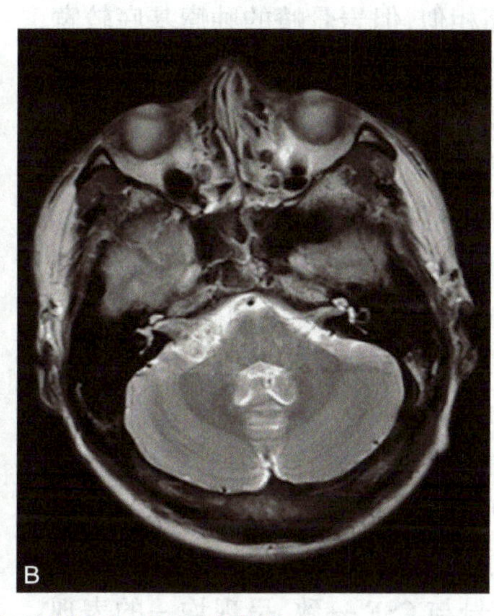

图21-1-1 听神经瘤在磁共振T_1及T_2的表现

（2）CT：平扫时肿瘤多呈均匀的等密度或略低密度，少数为混杂密度，后者多发生于肿瘤存在囊变、坏死或出血时。肿瘤边界欠清楚，呈圆形、椭圆形或不规则形。增强后实质肿瘤呈均匀增强，囊变部不增强，但囊壁可呈环形增强。手术前行高分辨率的薄层CT扫描以评价乳突气化程度、颈静脉球与内听道的位置关系、测定内听道后缘到后半规管的距离为术中操作提供指导。正常内听道的直径为5~8mm，许多前庭神经鞘瘤患者内听道扩大（图21-1-2）（呈喇叭形），但仍有3%~5%的患者CT上无内听道扩大，发病越早，肿瘤越小，这种比率越高。

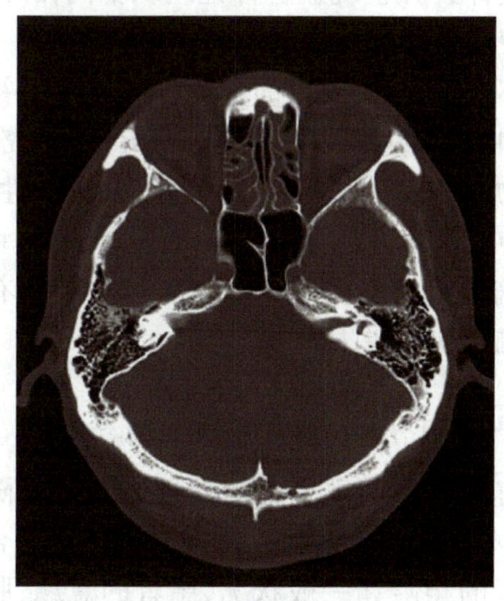

图21-1-2 岩骨薄扫CT可见右侧内听道扩大

2. 听力测定及耳科学 听力检查常可显示感觉性听力丧失、语言辨识力下降、语言感受阈值高。

（1）音叉试验：表现感音神经性耳聋，气导>骨导，韦伯（Weber）试验偏向健侧。

（2）电测听检查：表现神经性耳聋和复聪试验阴性，用于本病与其他神经性耳聋和耳蜗病变鉴别。

（3）前庭功能试验：可区别病变在听神经前庭支还是耳蜗支，前者前庭功能丧失。

（4）脑干听觉诱发电位检查：脑干听觉诱发电位反应潜伏期延长（尤其是Ⅴ波），表现正常脑干听觉诱发电位只存在Ⅰ波，有助早期发现前庭神经鞘瘤。

四、鉴别诊断

1. 脑膜瘤 在CPA病变中占10%~15%，发生于CPA的脑膜瘤常不以前庭神经损害为首发症状，常表现为颅压增高症状，可伴有患侧面部感觉减退和听力下降，CT和MRI肿瘤信号与实性前庭神经鞘瘤相似，但岩骨嵴的肿瘤基底较宽，其轴心不在内听道，可有邻近硬脑膜强化的“尾征”，可见岩骨及岩尖骨质吸收或增生。

2. 表皮样囊肿 多以三叉神经刺激症状为首发症状，面、听神经功能损害不明显，CT显示为低密度，MRI可见T_1为低或高信号，T_2为高信号，增强后无明显强化。可出现骨质的破坏。

3. 邻近脑神经鞘瘤 其起源部位不同，如三叉神经鞘瘤常扩展至颅中窝与颅后窝呈铃形，后组脑神经鞘瘤常可见颈静脉孔扩大。肿瘤的首发症状也有助于明确诊断。

4. 蛛网膜囊肿 常与前庭神经鞘瘤同时出现，囊肿内部信号与CSF一致，呈现均一的表现，与表皮样囊肿包绕血管神经组织不同，蛛网膜囊肿可使血管移位。

5. 其他原因所致的前庭神经和耳蜗神经损害 如内耳性眩晕病、前庭神经元炎、迷路炎、各种药物性前庭神经损害，耳硬化症、药物性耳聋。前庭神经鞘瘤为进行性耳聋，无复聪现象，可有邻近的脑神经的症状和体征，CT和MRI均有相应表现，脑脊液蛋白质增高。

五、治疗

前庭神经鞘瘤患者的处理方案包括随访观察、手术切除和放射治疗。方案选择要综合考虑到患者的年龄和一般状况、患者的意愿、肿瘤大小、术者的经验等各方面的因素，其他需权衡的因素包括：有用听力的保留、面神经和三叉神经功能的保留、影像学定期检查所提示的肿瘤生长速度等，对神经纤维瘤病患者，还要考虑各种方法的局部控制率以及治疗措施的远期副作用等。

前庭神经鞘瘤是良性肿瘤，生长缓慢。大量临床资料观察发现，并非所有的肿瘤都会生长。对大多数患者来说，手术彻底切除肿瘤是首选的治疗方式，但随着立体定向放射治疗的普及，在患者高龄、有系统性严重疾患等有手术禁忌的情况下，可选择伽马刀治疗，此外，在肿瘤体积巨大或与脑干粘连紧密等情况下，也不应强求肿瘤的全切除，可行肿瘤的次全切除或囊内切除，残余肿瘤可再次手术或伽马刀治疗。

（一）随访观察

对年龄较大（超过70岁）或寿命有限，有同侧听力丧失但没有脑干压迫或脑积水证据的患者，可定期行CT或MRI检查（2年内每6个月进行一次CT或MRI检查，如果稳定则每年一次），并密切观察症状，反复神经系统查体。对前庭神经鞘瘤的生长速度目前无法准确预测，通常认为其生长速度约1~10mm，且绝大多数在3年内会有不同程度的生长，但有的多年不变，6%可以变小，而另有一些每年直径可增大20~30mm。症状和体征因肿瘤增大而加重或肿瘤生长>2mm/y的患者需要积极治疗。

（二）外科手术治疗

手术治疗原则为尽可能保留神经功能完整前提下安全彻底切除肿瘤。神经功能包括面神经术中监测技术及脑干诱发电位监测、神经导航及神经内镜等技术的应用，前庭神经鞘瘤手术的全切除率和面、听神经功能的保留率均显著提高。手术入路的选择应综合考虑肿瘤的大小及生长方向、肿瘤生长到IAC内的程度、周围结构位置如高颈静脉球、患者的听力和术者的经验等各方面的因素，手术入路可选择枕下乙状窦后入路、经颅中窝入路及经迷路入路。其中枕下乙状窦后入路和颅中窝入路在听力保留方面有一定优势，枕下乙状窦后入路具有在不损伤迷路的前提下安全显露内听道的中2/3结构，而颅中窝入路对小型的内听道内肿瘤切除比较理想。对术前前庭神经鞘瘤诊断不确切、有乳突腔感染、高位颈静脉球或慢性中耳炎史的患者可选择枕下乙状窦后入路。

1. 枕下乙状窦后入路 最常用入路之，侧俯卧位为目前较多采用的体位，可使静脉空气栓塞等重大并发症的发生率明显降低，但有时头颈前屈、外旋的体位可能使枕骨大孔水平本已受阻的脑脊液通路进一步阻塞，此时可在手术开始放置脑室外引流，防止内压增高或突然减压后出现远隔部位血肿。坐位有利于手术区的静脉回流，降低颅内压，减少静脉充血和出血，但坐位有潜在并发症，如静脉空气栓塞、低血压和体位相关脑干缺血等。俯卧位对肥胖患者易引起静脉充血和通气受限，老年伴有严重颈椎病患者，容易因颈部过度扭转造成颈髓受压和椎动脉供血不足，应用时应加以注意。

枕下乙状窦后入路切口可以有各种变化：直切口、“S”形切口、“C“形切口、钩形或倒钩形切口等。应熟悉枕下三角的解剖，分离枕下肌群时注意避开位于枕骨大孔和第一颈椎后外弓之间的椎动脉水平段。颅骨钻孔的关键点在于暴露横窦移行为乙状窦的拐角处。骨窗外缘应暴露至乙状窦，上缘暴露至横窦，枕骨大孔后缘和寰椎后弓可不必显露。颅骨切除时开放的乳突气房应用骨蜡仔细封闭以防感染和脑脊液漏的发生。剪开颅后窝下部硬脑膜后，将小脑半球下外部向内上侧牵开少许，放出小脑延髓池脑脊液，对小脑充分牵拉可以获得最佳的内听道显露角度。由于小前庭神经鞘瘤其 CPA 区结构对面听神经的过度牵拉可引起失聪和面瘫，因此对于内听道基底的显露，颅中窝入路优于枕下乙状窦后入路。小肿瘤（直径 ≤2cm）应先磨除内听道后缘，辨认内听道内的脑神经及其走行，自内听道端向脑干端分离切除肿瘤。内听道口直径为 5~7mm，长约 1cm，术前应在 MRI 和岩骨薄扫 CT 上对迷路、肿瘤在内听道内的位置及内听道后壁可磨除的范围作出评估，一般内听道后壁向内侧 7mm 的骨质可以安全切除（图 21-1-3）。磨除内听道后壁时尽量避免打开颞骨岩部的气房，如打开则需要在关颅前仔细封闭。内听道内的面神经多数通过解剖关系可以确定位置，如无法明确则要通过电刺激器来认定，一般向前移位，出内耳门后伸展于肿瘤囊前壁的上方。在内耳门处，面神经通常受压，紧贴岩骨前缘向前成角，且常常被增厚的、有血管附着的蛛网膜所包绕，肿瘤与面神经之间的界面不清，一般在分离面神经的管内段之后再分离此区。在切除肿瘤的内听道内部分后，对位于 CPA 内的肿瘤可先行瘤内切除减压，然后将肿瘤包膜与脑干、脑神经和小脑分离，在延髓脑桥沟外侧端、舌咽神经腹侧以及 Luschka 孔、绒球和从外侧隐窝突出的脉络从前上方确认面神经和前庭神经，从内侧向外侧分离肿瘤。前庭神经鞘瘤属脑外病变，其与周围的脑神经、脑干和血管之间多有蛛网膜间隙，手术中应重视蛛网膜间隙的辨认和保护，仔细将肿瘤表面的小动脉和静脉连同蛛网膜剥离下来，多数情况下，镜下较易分离，可有效避免神经、血管的损伤。大型肿瘤（直径 >2cm）应先分离肿瘤周围的蛛网膜间隙，暴露肿瘤上、下、内侧，囊内分块切除肿瘤，大部切除后，游离囊壁，妥善处理肿瘤周围的神经血管及脑干面，然后再处理内听道内或其附近的肿瘤（同小型前庭神经鞘瘤）。关颅前应绝对严格止血。在磨除内听道后缘时的开放气房一定要仔细地逐个封闭，必要时可用肌肉及耳脑胶或脂肪填塞，尽量减少脑脊液漏的发生。

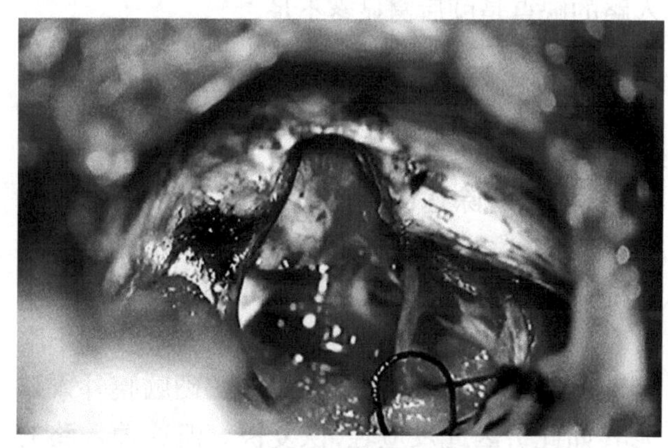

图 21-1-3 磨除内听道后壁后全切肿瘤

2. 颅中窝入路 经颅中窝入路首先处理的是内听道上壁，可以充分显露内听道内的蜗神经、面神经、前庭神经和内耳的供应血管，对耳蜗神经和迷路动脉的保护非常有利，但这种入路视野狭小，对桥小脑角的解剖结构显露差，仅适用于小型位于内听道内、生长入 CPA 不到 1cm 且需保留听力的肿瘤，CT 显示骨性迷路位置靠后、接近内听道后壁者。House 诊所的数据表明：对直径 <1.5cm 的前庭神经鞘瘤，经颅中窝入路对于患者听力的保留效果要优于乙状窦后入路，面神经功能的保留率与后者相当。该入路采取的体位为仰卧位，头转向对侧。耳前颧弓上“S”形切口，将颞肌牵向前方，骨窗 2/3 位于外耳道前方，1/3 在外耳道后方，下缘靠近颅中窝底。将硬脑膜从颅中窝底分离，辨认颅中窝底的骨性标志，如棘孔中

的脑膜中动脉、面神经孔发出的岩浅大神经和弓状隆起等,膝状神经节上有时无骨质覆盖,可能损伤膝状神经节而导致面神经麻痹,牵拉硬脑膜时应小心操作。前半规管的标志是弓状隆起,牵拉硬脑膜可以看到似一条蓝线,沿前半规管向内磨除内听道上区的骨质。位于IAC外侧末端的垂直嵴将面神经同其上方的前庭神经分隔开,辨认垂直嵴,然后从后方打开内听道内硬脑膜。从面神经、耳蜗神经和IAC边缘轻柔地分离肿瘤、前庭神经,切除肿瘤。应注意保护小脑前下动脉袢。虽然因颅中窝底标志的变异性,需要牵拉颞叶和视野角度相对较差使得这种入路在技术上有些困难,但神经导航及影像融合技术的应用增加了安全性和准确性,而且手术在肿瘤的前面进行,有利于分离保护面神经,可显露内听道的全貌,可以在保存听力的条件下,切除内听道内肿瘤。但这种入路的缺点是颅后窝显露不足。

3. 经迷路入路　神经耳科学者常选择该入路。适用于肿瘤主要位于内耳道内、几乎无CPA扩展的小型前庭神经鞘瘤患者。手术采用耳后切口,将岩骨磨除达内听道口,切除内听道内的肿瘤,整个手术可清楚看到面神经、耳蜗神经等与肿瘤的关系,可早期确认面神经,提高其保留率,小脑及后组脑神经损伤机会更小,患者不会有小脑延髓池等蛛网膜下腔出血的症状(硬脑膜外入路尤其如此),因此反应轻,恢复快。但这种入路的缺点是术后听力将完全丧失,另外在颈静脉球高位的患者或有明显的乳突气房者会受到限制。对于肿瘤较大,听力已丧失者,可通过切除后外侧颞骨(包括骨性迷路)改善肿瘤的前外侧显露。同时通过完全暴露IAC的远侧末端,可在垂直嵴前方确认面神经,然后可在直视下将肿瘤同该神经分离开。应从IAC至乙状窦前行硬脑膜切开显露CPA。随着内切除减压,包膜内陷,可将其与周围的脑神经、血管、脑干分离开。可用脂肪填塞硬脑膜缺损和乳突缺损来闭合伤口,并封闭咽鼓管以防CSF漏。对于仍保留有听力的巨大肿瘤,尤其是那些有明显喙尾的肿瘤,也可采用经岩骨的其他入路(如经乙状窦前迷路后入路)。

4. 术中注意事项

(1)脑积水处理:脑积水主要发生于肿瘤直径大于3cm的患者,但仅少数患者有颅内压增高的症状。如脑积水非常明显,可于术前2~3天预先做脑室外引流,也可在手术开始穿刺脑室引流,术后切除肿瘤后脑积水多可缓解,未缓解者可评估后行脑室－腹腔分流术。术后脑干及小脑的水肿、脑实质内血肿、颅后窝血肿等也可能导致急性脑积水的发生,可急诊行脑室外引流术。

(2)面神经保留:随着手术技术的提高及各种神经监测的应用,绝大多数前庭神经鞘瘤患者的面神经可以得到功能性保留。术中对面神经进行持续神经电生理监测,提高了前庭神经鞘瘤手术切除的精确性。应用皮下针性电极记录眼轮匝肌和口轮匝肌等的肌电图,通过音频放大实时监测,可以早期辨别神经的机械或缺血性刺激,使手术医师及时调整手术步骤。用单极或双极探针,以恒定的电压刺激,可以探知面神经,并描绘其在肿瘤周围的行径。术中运动诱发电位阈值的变化,或者术中诱发动作电位所需刺激电流的大小,反映了神经所受损伤的程度。肿瘤切除后,在脑干面神经根区刺激面神经所需刺激电流大小,也反映神经的功能状况。手术时为保持面神经监测的敏感性,一般不使用去极化肌松剂。肿瘤常起源于前庭上神经,约75%(50%~80%)的患者面神经被推至内上方,但有时也可推向上方,其次为下方,后方推移很少见。面神经在肿瘤囊壁上可被压成菲薄的窄带状。在较大的前庭神经鞘瘤,由于面神经变细或粘连在脑干上,识别其局部解剖较为困难,此时应用面神经电生理监测十分重要。手术操作时应注意锐性分离,避免牵拉和电凝,保留微小血管,囊壁蛛网膜下分离,肿瘤囊内切除接近囊后壁时应多加小心。有时由于面神经过度扩展变薄,或因肿瘤囊和硬脑膜之间的粘连非常厚,如强行将神经与肿瘤分离可能造成不可逆的神经损害,此时可将小部分肿瘤囊壁残留在面神经上。即使术中面神经仅解剖保留,多数患者术后面瘫也可逐渐缓解,但可能需要长达一年的时间。如果因面神经损伤致眼睛不能完全闭合,患眼可用人工泪液滴眼并用胶带将眼睑拉合。如果面神经完全瘫痪,眼睑闭合不能,尤其三叉神经也受影响,则极易形成角膜溃疡,导致眼内感染而失明,应术后早期行眼睑缝合,待神经功能恢复后拆开。

(3)听力保留:前庭神经鞘瘤术后听力保留与否受多因素影响,与内耳结构、耳蜗神经、供应血管或内淋巴囊的完整性等密切相关，一般情况下，内听道部位的肿瘤，听力下降出现早，术后听力不易保留，而CPA的肿瘤则听力下降出现较晚，术后听力保留较内听道部位高。肿瘤体积越大、术前听力减退或丧失时间越长，则术后听力保留的机会越小，肿瘤直径 >2cm 时听力保留的机会很小，且术后听力改善者也极少。通常有效听力要求语言接受阈值 <50dB，或语言分辨率 >50%。具备这些条件者，术后听力保存的可能性较大。管内型听神经患者听力保存率可以更高。下列情况下术后有效听力不可能保留：术前语言分辨率 <75%，术前阈值缺失 >25dB，术前 BAEP 异常波形，或肿瘤直径 >2~2.5cm。术中脑干听觉诱发电位监测有助于提高听力保留率。近年耳蜗背核动作电位（dorsal cochlear nucleus action potential，DNAP）、复合动作电位（compound action potential，CAP）、畸变产物耳声发射（DPOAE）等技术应用于前庭神经鞘瘤术中听觉监护，但仍有大片空白亟待填补。

5. 手术并发症

（1）前庭神经功能障碍：术后常因脑干的前庭传入不平衡，导致眩晕、恶心呕吐。因术前前庭功能逐步减退，可缓解肿瘤切除造成的前庭神经突然中断的影响，眩晕和平衡障碍通常 3~4 个月后可缓解。因肿瘤或手术使脑干损伤导致脑干功能障碍的患者，可产生共济失调、对侧偏瘫等症状，尽管可能会逐渐改善，但部分症状将长期存在。因小脑机械损伤、缺血或出血导致的共济失调可持续存在。一些患者术后早期前庭神经功能良好，术后数月后逐渐出现恶化，可能意味着前庭神经错误再生，或极少数患者虽然听力有所保留，但出现持续强烈的耳鸣，针对此类患者可选择再次手术切断前庭神经及蜗神经。

（2）脑脊液漏：由于乳突及内听道后壁气房封闭不严引起。缝合不严密而直接通过头皮切口漏出，或经过骨迷路及乳突气房到鼓室，通过鼓膜切口形成脑脊液耳漏，抑或经过乳突气房到达中耳，经咽鼓管到鼻腔（脑脊液鼻漏）或咽后壁漏出。磨开 IAC 外侧顶部越多，脑脊液漏出现的概率越高，脑积水可增加 CSF 漏的发生。CSF 漏多发生于术后 1 周之内，偶可见发生于数年之后，可诱发脑膜炎。大多数脑脊液漏可通过保守治疗治愈。抬高床头、伤口缝合及加压包扎、腰椎穿刺蛛网膜下腔置管引流可取得良好效果。保守治疗效果不好的患者，可手术经原切口或经乳突入路封闭气房，操作时务必在乳突或 IAC 后壁形成新的创面，再用肌肉及耳脑胶修补漏口。如果脑脊液漏是由脑积水引起，应行脑积水分流手术。脑脊液直接从伤口漏出者需将伤口重新打开清创缝合。

（3）听力下降或耳聋：尽管目前面神经和蜗神经功能的保留率较高，但听力下降或耳聋仍是前庭神经鞘瘤常见的术后结局。若对侧听力正常，单耳聋对患者日常生活能力影响不大，但可导致生活质量下降，且健侧耳听力会随年龄增加而逐渐下降。对于双侧听力丧失的患者，听觉重建对于前庭神经鞘瘤的综合治疗、提高患者生活质量极为必要。主要方法有佩戴或植入骨导助听器，人工耳蜗、听觉脑干植入或听觉中脑植入。

（三）放射治疗

可单独治疗或作为外科手术的辅助性治疗（见第七章第五节）。

六、预后

手术后复发在很大程度上与肿瘤切除程度相关。所有患者均应行影像学（CT 或 MRI）随访，复发既可发生于肿瘤全切除的患者，也可发生于肿瘤次全切除的患者。对于术中肿瘤全切除的患者，不推荐术后放射治疗，仅行影像学随访；不全切除的患者，根据术中切除情况及随访情况决定再次手术或采用立体定向放射外科治疗。

（贾 旺）

第二节 其他脑神经鞘瘤

一、三叉神经鞘瘤

三叉神经鞘瘤（trigeminal neurilemmoma）占颅内肿瘤 0.07%~0.36%，占颅内神经纤维肿瘤的 0.8%~8%。大多数三叉神经肿瘤为神经鞘瘤，少数为神经纤维瘤，后者常有家族史和神经纤维瘤病（neurofibromatosis）。

（一）分型

按肿瘤生长部位和方向，可分为下列四型：①颅后窝型，肿瘤起源于颅后窝三叉神经根鞘膜，局限于颅后窝；②颅中窝型，肿瘤起源于颅中窝三叉神经半月节的 Meckel 囊鞘膜或节后某一分支，局限于颅中窝；③哑铃型，肿瘤起源于半月节或节后神经丛，向前到颅中窝、海绵窦，向后长入颅后窝；④周围型，肿瘤起源于三叉神经节后分支，并从颅中窝或海绵窦长入眶上裂或眼眶，或经圆孔、卵圆孔长入翼腭窝。

（二）病理学

同前庭神经鞘瘤。

（三）临床表现

三叉神经鞘瘤为良性肿瘤，生长缓慢，常以一侧面部感觉异常或疼痛、麻木起病，逐渐出现咀嚼肌无力和萎缩。肿瘤生长部位不同，可有其他不同的临床表现，如肿瘤位于颅中窝，还可引起Ⅱ、Ⅲ、Ⅳ和Ⅵ脑神经症状，如视力减退、复视、眼球活动障碍等，以及突眼、颞叶内侧受压症状，如钩回发作、大脑脚和颈内动脉受压引起对侧偏瘫等；如肿瘤位于颅后窝，还可引起Ⅵ、Ⅶ和Ⅷ脑神经症状，如复视、面瘫和听力障碍，后期可出现颅内压增高症状、小脑受压症状和后组脑神经症状、锥体束征等。应注意相当部分的三叉神经鞘瘤即使长得很大，引起相应症状却很轻微，或仅有头痛、头晕。至后期，无论肿瘤位于颅中窝还是颅后窝均可出现颅内压升高症状或脑积水等，因此，本病诊断主要靠神经影像学检查。

三叉神经鞘瘤约有一半位于颅中窝，起源于三叉神经神经节（Jefferson A 型肿瘤）。80%~90% 起源于神经节的三叉神经鞘瘤可有面部麻木或疼痛、角膜反射迟钝，60% 的患者以此为初始症状。但有一些患者（10%~20%）可无三叉神经功能障碍。神经节肿瘤常比三叉神经根肿瘤更易合并面部疼痛（52% 和 58%）。15% 的患者初始症状是复视，但到确诊时可达 50%。这通常是因展神经麻痹所致。面瘫和听力下降罕见，若有上述表现，可能的病因是肿瘤侵犯了颞骨内的岩浅大神经、面神经、咽鼓管或耳蜗。

三叉神经根肿瘤占三叉神经鞘瘤的 20%~30%，常常限于颅后窝（Jefferson B 型肿瘤），常伴有听力下降、耳鸣、面神经和小脑功能障碍等症状。早期三叉神经症状可提示本病，但 10% 前庭神经鞘瘤初始表现可以是三叉神经功能障碍，而 6% 三叉神经鞘瘤初始表现可以是听力下降。

位于颅中窝和颅后窝的哑铃型肿瘤占三叉神经鞘瘤的 15%~25%（Jefferson C 型肿瘤），其临床表现是神经节和颅后窝肿瘤症状和体征的联合。

（四）诊断及鉴别诊断

CT 显示肿瘤为圆形或椭圆形、低密度或等密度肿块，增强后肿瘤均匀或不均匀强化。CT 骨窗可显示颅中窝或岩骨骨质的破坏吸收（岩尖骨质、圆孔、卵圆孔或眶上裂骨质吸收、骨孔扩大等）。MRI 检查可显示边界光滑清楚的肿块，T_1 加权为低或等信号，T_2 加权为高信号。注射造影剂后肿瘤呈均匀强化。MRI 还可显示肿瘤与邻近结构如脑干、海绵窦内颈内动脉等的关系。部分三叉神经鞘瘤可囊变，其在 T_1 加权显示为低信号，T_2 加权显示为高信号，增强后呈环形或不均匀强化。

三叉神经鞘瘤主要应与颅中窝和 CPA 的其他肿瘤鉴别。在颅中窝应与颅中窝底的脑膜瘤、海绵状血管畸形、胆脂瘤等鉴别，根据临床表现和影像学特点较易区别。

（五）治疗

与前庭神经鞘瘤相同，完全切除肿瘤常常可以治愈。根据肿瘤生长部位不同可以采用不同的手术入路。

对颅中窝型和周围型者可采用改良翼点入路及其扩大入路开颅，经硬脑膜外暴露和切除肿瘤。颅中窝及哑铃型三叉神经鞘瘤可采用扩大中颅底硬脑膜外入路，如采用眶颧入路，患者取仰卧位，头转向对侧 45°~60°，头架固定，骨窗形成后，切除上裂、圆孔和卵圆孔外侧骨质，可同时去除颧弓、眶外侧壁及前床突，首先切除颅中窝部分肿瘤，在圆孔上颌神经表面切开进入硬脑膜夹层，向后、内游离，沿三叉神经第一支向前剥离硬脑膜夹层达上裂，向后翻开海绵窦外侧壁硬脑膜，直至小脑幕游离缘，可充分显露海绵窦内及中颅底肿瘤；对于颅后窝肿瘤可磨除岩尖骨质或经扩大三叉神经骨孔（必要时可切开小脑幕）暴露幕下肿瘤，分块切除颅后窝部分的肿瘤。必要时也可采用联合入路，肿瘤局限于颅后窝者可采用枕下乙状窦后入路。对颅后窝型，则可采用枕下乙状窦后入路。手术策略同前庭神经鞘瘤。如肿瘤巨大，一种入路难以全切除时可采用幕上下联合入路。

常见手术并发症为神经功能障碍，包括新发或加重的三叉神经功能障碍、展神经麻痹、动眼神经麻痹、面瘫、听力下降等，多数情况下可逐渐恢复，但仍可以遗留不同程度的三叉神经感觉障碍和咀嚼肌萎缩。其他并发症有脑脊液漏、颅内感染、颅内血肿和脑积水等。故手术时应严密缝合硬脑膜，填补修复颅底，防止脑脊液漏。

由于显微外科技术的应用和手术入路的不断改进，三叉神经鞘瘤的手术全切除率有显著提高，大组病例报道已达90%以上，神经功能损害为9%，死亡率为0%~1%，长期随访肿复发率为0%~3%，故手术全切除肿瘤仍是提高治疗效果的关键。

二、面神经鞘瘤

面神经鞘瘤罕见，仅占CPA肿瘤的1.5%，多数面神经鞘瘤累及面神经管鼓室部或垂直部（分别为58%和48%）。大多为多部分受累。主要起源于面神经的感觉支，可发生于面神经的任何部位。颅外的面神经鞘瘤在口腔颌面外科较多见，颅内面神经鞘瘤主要位于颅中、后窝。

慢性进展性面是面神经鞘瘤的典型临床表现。但是约有11%的病例突发面瘫，27%面神经鞘瘤者没有面瘫。有报道17%的患者有面神经痉挛。另一主要临床表现是听力下降，发生率约为50%，耳鸣和眩晕（或头晕）的发生率分别为13%、10%，30%以上的患者有肿瘤的外在表现，如肿块、疼痛或伴外耳道溢液。影像学表现与前庭神经鞘瘤较难以区别，但部分面神经鞘瘤在MRI冠状位上可呈“葫芦状”表现，二者主要依据临床症状进行鉴别。

手术完全切除肿瘤可获得临床治愈。手术入路多取颅中窝或经迷路入路。罕见的小肿瘤可同神经分离，但多数病例需要面神经切除和移植。术中即行神经修补或吻合。在面神经移植后，最好的结果是House Ⅲ级面瘫。

三、舌下神经鞘瘤

舌下神经鞘瘤很少见，主要起源于舌下神经的施万细胞，为各脑神经中发生率最低的神经鞘瘤，其中10%~15%为神经纤维瘤病的患者。本病好发于女性，年龄在40岁左右，舌下神经的全程均可发生肿瘤。根据其发生部位和临床表现可将其分为三类：颅外型，主要以颌下、颈部肿块及舌下神经核下性麻痹为主；颅内型，较多见，主要表现为颅内压增高，Ⅸ~Ⅻ脑神经麻痹，小脑和脑干受累表现；混合型，肿瘤呈哑铃状生长，兼有颅内、外型的表现。

常见的症状为单侧舌肌萎缩、伸舌偏斜和舌肌震颤，也可伴有其他相邻的神经功能损害症状，在肿瘤较大时，多伴有脑干受压症状，也可伴发颅内高压、传导束征、共济失调和其他后组脑神经功能异常。一侧舌下神经麻痹和舌肌萎缩，伸舌偏向患侧为本病特征性表现，常缓慢出现而被患者忽视。有的患者肿瘤生长巨大，引起颅内压增高、Ⅸ~Ⅻ脑神经受累和颈部、颌下肿块时才就诊。舌下神经鞘瘤通常完全限于颅内，偶尔可见位于颅内和颅外的哑铃型肿瘤，也可见单纯的颅外肿瘤。

CT和MRI影像学表现同其他脑神经鞘瘤，但同时有同侧舌肌萎缩、脂肪变性，在MRI的T_1和T_2加权像上舌肌均呈高信号，且见扩大的舌下神经孔。

治疗以手术切除为主，单纯的颅外肿瘤可通过单独颈前入路，通过颈部切口手术切除；颅内型可经枕髁入路切除；混合型处理较困难，可经枕髁入路切除颅内、舌下神经管内肿瘤，颅外部分若很大时可磨开颈静脉孔（经颈静脉孔入路），结扎颈内静脉，再磨开舌下神经管切除肿瘤或二期经颈部切口切除，也可切除颅内肿瘤，颅外部分肿瘤辅以伽马刀治疗。立体定向放射外科用于术后残留、复发或肿瘤直径<3cm者。

四、颈静脉孔区神经鞘瘤

颈静脉孔区神经鞘瘤较少见，来源于舌咽神经的施万细胞，少数源于迷走神经和副神经，特别见于神经纤维瘤病。肿瘤主体在颈静脉孔，可分别向颅内或颅外生长，呈哑铃形生长。临床表现缺少特异性，早期以受累及的神经功能损害为主，如舌咽神经鞘瘤表现为舌后1/3味觉减退或消失、同侧咽反射减弱或消失等。迷走神经鞘瘤表现为颈静脉孔综合征：声音嘶哑、咽痛、吞咽困难；副神经鞘瘤表现为斜方肌痛、胸锁乳突肌萎缩、感觉迟钝。在肿瘤较大时，多伴有脑干受压症状。少数患者可有面肌抽搐、面部感觉减退、咀嚼无力和复视等。

CT和MRI可显示肿瘤位于颈静脉孔区，并引起颈静脉孔扩大。正常情况下约95%双侧颈静脉孔相差在 12mm 以下，两侧相差 >20mm 或伴有骨质破坏则有诊断意义。肿瘤可呈实质性或囊性变。肿瘤较大时可向颅内、外生长，颅底骨质破坏明显。该部位神经鞘瘤需与颈静脉球瘤等鉴别，必要时可行 DSA 检查以明确诊断。

颈静脉孔区神经鞘瘤以手术治疗为主。可选择远外侧入路或外侧入路（Fisch 颞下窝入路）。全切除病例大多伴有相应神经功能障碍，包括吞咽困难、呛咳、声音嘶哑、舌肌萎缩等。术后有肿瘤残余者可行伽马刀治疗。

五、动眼神经鞘瘤

动眼神经鞘瘤极罕见，目前报道仅有数十例，常被误诊为脑膜瘤、滑车或三叉神经鞘瘤、转移瘤、淋巴瘤或炎性疾病。根据肿瘤发生的位置可分为三类：动眼神经池型、海绵窦型、动眼神经池－海绵窦型。主要位于动眼神经池内。

动眼神经鞘瘤最常见的早期症状是一侧动眼神经麻痹，随着肿瘤进展可逐渐出现海绵窦综合征及视力损害。肿瘤在 CT 上呈等密度，MRI 的 T_1 加权像上为等或低信号，T_2 加权像为低信号，强化明显。诊断主要根据肿瘤位于动眼神经走行及动眼神经麻痹的临床症状。动眼神经麻痹并非总是首发症状，而且症状的严重程度与肿瘤的直径并不相关。因较低的发生率及非典型的影像学特点，因此术前鉴别诊断比较困难。主要与同样可引起动眼神经麻痹的颅内动脉瘤和炎症鉴别。

对无症状的动眼神经鞘瘤可观察、随访，对占位效应明显、有脑神经症状或偏瘫的患者则选择手术治疗。手术入路多选择改良翼点或眶颧入路。几乎所有病例术后动眼神经麻痹症状会加重，由于动眼神经支配眼肌运动的复杂性，术后动眼神经重建主要是以恢复美容为目的。

（贾 旺）

第三节 桥小脑角区蛛网膜囊肿

桥小脑角区（Cerebellopontine Angle，CPA）由前内侧的脑桥外侧缘、外后方的岩骨内侧缘及后下方小脑半球外侧构成的一个锥形立体三角形，是位于颅后窝前外侧的锥形窄小空间。该部位的蛛网膜池即桥小脑角池，位于脑桥的前外侧面、小脑和岩骨后面的蛛网膜之间，是正常的解剖学间隙，熟悉掌握 CPA 解剖结构对该区占位病变的认识有重要意义。CPA 解剖结构复杂，构成了该区肿瘤来源甚多的组织学基础，对该区占位病变的定位、定性带来较大难度。

桥小脑角区蛛网膜囊肿为该部位少见病变之一，即桥小脑角池的脑脊液被包裹在蛛网膜所形成的袋状结构内，为脑外良性囊肿，约占颅内蛛网膜囊肿的 11%，占颅内非创伤性占位病变的 1%，通常无任何症状，仅 15% 的患者出现症状。双侧者更为罕见，且机制不明。

一般情况下，桥小脑角区蛛网膜囊肿无临床症状。生理状态下客观存在桥小脑角池，较大的桥小脑角池与桥小脑角区蛛网膜囊肿在影像学上难以鉴别，故桥小脑角区蛛网膜囊肿通常易被忽视。

一、病因学

桥小脑角区蛛网膜囊肿为颅内良性蛛网膜内病变，内充填为脑脊液。其形成机制尚未完全清楚。根据病因基本可分为原发性和继发性两类。原发性又称先天性蛛网膜囊肿，最常见，可能为发育中的蛛网膜裂开或憩室形成时局部脑膜与蛛网膜融合失败，使蛛网膜分裂和/或蛛网膜复制异常，先天性胚胎发育畸形或组织异位发育所致。多见于儿童，常合并其他神经发育异常。继发性蛛网膜囊肿是由于颅脑损伤、颅内感染、脑出血等引起蛛网膜下腔炎症反应所致的蛛网膜粘连造成脑脊液循环障碍，在局部发生囊性变及脑脊液潴留，继而形成的颅内蛛网膜囊肿。不同于颞叶蛛网膜囊肿常见于男性，桥小脑角区蛛网膜囊肿多见于女性。

桥小脑角区蛛网膜囊肿逐渐发展的可能机制主要包括：①球阀机制，当蛛网膜中的异常解剖构造在囊肿与蛛网膜下腔间起单向阀瓣的作用时，脑脊液便会单向内流，最终导致囊肿体积不断增大；②渗透压差机制，一般而言，当脑脊液的渗透压低于囊内渗透压时，在巨大压差的驱使下，脑脊液会由囊外向囊内流动，90% 左右的囊肿会与其相邻的脑脊液产生交换，导致囊肿体积增大；③分泌机制，蛛网膜的囊壁细胞形态学特性使其具有强大的分泌功能，同时与其本身的超微结构结合，分泌作用增强，最后导致囊肿变大；④搏动异常机制，当脑组织的搏动压小于囊内压力时，强大的压力迫使囊肿进一步增大。虽然目前说法众多，但真正的病因及病理学机制目前尚未统一。

二、临床表现

桥小脑角区蛛网膜囊肿通常无症状，但随着囊肿的缓慢性进行性增大，牵拉、压迫周围不同组织结构，进而产生临床症状。出现症状的时间多在儿童早期。

常见的临床特点为慢性颅内压增高、脑积水和局部神经功能障碍。囊肿压迫周围不同的神经可出现眩晕、耳鸣、听力下降、面肌痉挛、三叉神经痛等症状；囊肿增大可以压迫小脑半球，引起眼球震颤、共济失调和其他小脑体征；继续增大可闭塞中脑导水管或第四脑室，可导致脑积水；四叠体受压可出现上视障碍、内分泌障碍。囊肿向下发展可导致小脑扁桃体下疝和脊髓空洞症。

三、辅助检查及诊断

（一）影像学表现

1. CT扫描 显示蛛网膜囊肿为边界清楚的脑脊液样低密度，类圆形或不规则形的桥小脑角区囊性占位，密度均匀，与脑脊液密度一致，邻近脑实质移位，但脑组织无明显水肿，一般不伴有钙化，邻近颅骨呈扇形改变；增强扫描病变无强化表现。头部CT还可以很好地显示小脑组织发育不良，受累颅盖骨变薄向外膨隆，是否合并脑积水、第四脑室受压等情况。此外，CT脑池造影可显示蛛网膜囊肿是否与蛛网膜下腔相通，可用于术前评估。

2. MRI扫描 显示蛛网膜囊肿为边界清晰，类圆形或不规则形桥小脑角区脑脊液样信号样囊性占位改变，其信号多与脑脊液信号相同：T_1WI呈低信号，T_2WI呈高信号，FLAIR上高信号可完全被抑制，DWI弥散不受限，增强扫描囊肿、囊壁无强化表现；偶因出血或含高蛋白使信号复杂；与毗邻结构分界清楚，且占位一般有沿脑沟裂生长的趋势，先天性蛛网膜囊肿常伴有邻近脑组织受压发育不良。此外，通过MRI脑脊液电影追踪观察可动态判断囊肿与脑脊液池间的通畅程度，评价脑脊液循环通路。

3. 超声扫描 产前检查中，高性能超声应用日益广泛，使胎儿蛛网膜囊肿得以早期诊断。

（二）鉴别诊断

1. 表皮样囊肿 桥小脑角区蛛网膜囊肿内是单纯的脑脊液，表皮样囊肿内含有其他物质如胆固醇结晶等，MRI表现信号比脑脊液高，水抑制成像有助于诊断；蛛网膜囊肿内单纯的脑脊液能被抑制呈明显的脑脊液样低信号，而表皮样囊肿因含有其他物质不能被抑制而呈高信号或等信号，并且蛛网膜囊肿缺少表皮样囊肿那样沿脑组织缝隙生长的特点。DWI也有助于二者的鉴别，表皮样囊肿的表观弥散系数明显低于蛛网膜囊肿，在弥散加权时，表皮样囊肿表现为高信号，而蛛网膜囊肿表现为类似脑脊液的低信号。

2. 脑囊虫病 多有头节，呈簇状聚集；MRI显像，T_1WI信号高于脑脊液信号。

3. 囊性肿瘤 囊性肿瘤增强扫描可见肿瘤的实性部分强化。

4. 脑穿通畸形 最主要的鉴别点就是病变与脑室贯通。

5. 颅内出血 多为急性起病，CT呈高密度，根据出血时间长短不同，MRI表现不一。

（三）病理学检查

大体所见为桥小脑角区蛛网膜囊肿囊液清亮，肉眼与脑脊液无差别，囊肿呈类圆形或不规则形，位于脑实质之外，镜下所见为囊壁为蛛网膜样结构，内衬扁平的蛛网膜细胞，偶尔见到炎症细胞，含铁血红素等异常，无胶质及上皮层。

四、治疗

无症状的桥小脑角区蛛网膜囊肿：可采取保守治疗，定期复查。近年来，有学者认为对于无症状的儿童、青少年患者，若蛛网膜囊肿直径大于3.0cm或存在脑组织移位，为减轻脑组织因长期受压对脑部发育的影响，也应及早手术治疗，同时亦可降低轻微外伤诱发囊肿出血等的风险。婴幼儿选择外科手术治疗的倾向性高于成人。

有症状的桥小脑角区蛛网膜囊肿：当桥小脑角区蛛网膜囊肿引起颅内压升高、脑积水及局灶性神经症状时，或影像学检查证实囊肿进行性增大时，需要采取手术治疗。长期听力障碍者术后听力仅部分恢复或无法恢复。

桥小脑角区蛛网膜囊肿的手术适应证包括：①明显颅内压增高症状者；②压迫第四脑室，导致脑积水者；③局灶性神经症状者；④影像学检查显示脑组织局部受压移位，囊肿呈膨胀性生长迹象者；⑤囊肿破裂合并囊内出血、硬脑膜外或硬脑膜下出血者；⑥无明显临床症状，但囊肿增大较快且趋势明显者；⑦婴幼儿、儿童巨大囊肿者（直径>3.0cm）（因囊肿易影响儿童脑组织正常发育）。

需要强调的是，虽然理论上存在上述手术适应证，但临床上必须采取手术治疗的病例甚少。

手术的目的是清除囊液，切除囊壁，解除蛛网膜囊肿内增高的压力，彻底解除囊肿对周围组织结构的压迫，充分建立囊腔与邻近脑池（室）或蛛网膜下腔之间的交通，形成有效稳定的脑脊液循环通路，保障受压的脑组织重新发育。但是，由于蛛网膜囊肿的发病部位对手术效果的影响较大，所以无论采用哪一种手术方法，其均有一定的复发率。

手术方式包括以下三种：

（一）囊壁切除并脑池（室）沟通引流术

目前被认为是最佳的外科治疗方式，也是应用最广泛的术式。不仅可一次性解决颅内占位，消除和缓解临床症状，还可避免分流管长期植入体内带来的隐患。尽可能多的切除囊壁是避免囊肿复发的最好办法。充分开放脑池和蛛网膜下腔，建立囊肿与脑池、蛛网膜下腔之间的沟通，以及确切止血是手术成功的关键。

手术中需注意以下几点：

1. 囊壁开窗后，缓慢释放囊液，逐步剥离囊壁包膜与脑组织、神经及血管之间的粘连，尽量多的切除囊壁。
2. 松解大血管周围的蛛网膜，保证局部脑供血的通畅性。
3. 尽量沟通囊腔与各脑池（室）之间的通路。
4. 止血迅速且冲洗妥当，避免囊腔与脑池再粘连，导致囊肿复发。

（二）神经内镜下囊壁切除并囊肿－脑池（室）造瘘术

神经内镜手术适用于鞍上池、四叠体池及桥小脑角池的蛛网膜囊肿患者。神经内镜术创伤小，可以使囊肿与脑池（室）系统很好贯通，减少开颅手术中因脑组织移位而引发各种不良反应。当然，神经内镜手术也存在不可控制性：其止血过程较不方便，术中一旦出血且止血不及时或效果不好，影响手术操作整个视野，甚至导致术后粘连、囊肿复发；同时，应用大量的冲洗液长时间冲洗，延长了患者的医治时间，更有甚者会因过度灌洗、未适当排气而引发颅内压增高。

神经内镜手术中操作需注意以下几点：

1. 严格掌握手术适应证。
2. 应用神经内镜系统进入囊肿腔后，先缓慢释放囊液，尽量切除囊肿的壁层。
3. 用抓钳、双极电凝和剪刀于囊肿及邻近脑池间造瘘，造瘘口至少2~5处，瘘口直径大于5mm。
4. 用生理盐水反复冲洗术腔，彻底止血，不放引流管。

（三）囊肿－腹腔分流术

不作为治疗首选方式，为上述各疗法补充治疗措施。分流手术操作简单、创伤小，可在较短时间内改善患者症状。针对较大体积的囊肿，不宜采用低压分流装置，因其分流过速，脑内压下降较快，可致使患者出现头晕、眩目，甚至硬脑膜下血肿。该术式可用于内镜手术后反复发作、中脑导水管堵塞致脑积水、年老体弱且难以耐受开颅手术的患者，尤其是对体积较大的蛛网膜囊肿患者。分流手术虽然疗效较好，但是诸如感染、堵管、消化道症状、分流管的依赖性、少数患者数年后可出现裂隙脑室综合征等并发症限制了其临床应用。

（贾桂军）

参考文献

1. Friedmann DR, Grobelny B, Golfinos JG, et al. Nonschwannoma tumors of the cerebellopontine angle[J]. Otolaryngol Clin North Am, 2015, 48(3): 461-475.
2. Giordano M, Gallieni M, Samii A, et al. Surgical management of cerebellopontine angle arachnoid cysts associated with hearing deficit in pediatric patients[J]. J Neurosurg Pediatr, 2018, 21(2): 119-123.
3. Sharma Anand, Sharma Achal, Mittal RS, et al. Bilateral cerebellopontine arachnoid cyst: A rare entity[J]. Br J Neurosurg, 2015, 29(4): 576-578.

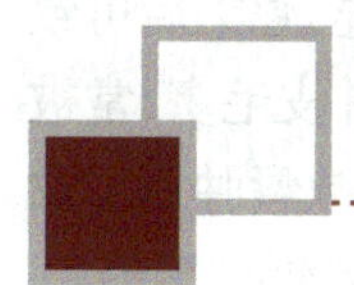

第二十二章　表皮样囊肿和皮样囊肿

表皮样囊肿（intracranial epidermoid cyst）及皮样囊肿（dermoid cyst），亦称胆脂瘤或珍珠瘤，属于良性肿瘤。1807年Pinson首次对其加以描述，Dia和Walker首先报道了表皮样囊肿的成因：在胚胎发育3~5周神经管闭合时出现变异，外胚层细胞异位残留于神经管内，逐渐发展成为先天表皮样囊肿。1954年Choremis首次报道腰椎穿刺损伤可导致产生表皮样囊肿，对外伤起因学说起到了支持作用。

1937年New and Erich根据病因组织学外观等将皮样囊肿分为3类：来源于胚叶细胞的先天性畸胎瘤类型、来源于创伤的获得性皮样囊肿、先天性包裹形成的皮样囊肿。先天性包裹形成的皮样囊肿占大多数，在胚胎早期外胚层尚未分化形成皮肤的各种结构，神经沟封闭时皮肤外胚层的剩件即包涵体发生异位残留，分化为皮肤的各种成分发展成皮样囊肿。如囊肿在形成的过程中伴有皮肤和骨质封闭缺陷，形成皮漏和脊柱裂。

第一节　颅内表皮样囊肿和皮样囊肿

一、流行病学及病理学

表皮样囊肿和皮样囊肿可发生于身体各部位，两者在颅内的发病率均较低。表皮样囊肿占颅内肿瘤的1%~2%，好发于桥小脑角区，其次为鞍区、大脑纵裂、脑室内和颅骨板障等。皮样囊肿约占颅内肿瘤的0.1%~0.2%，发病年龄多偏小，好发于中线及附近结构，最常见于颅后窝、颅前窝及鞍旁，亦可见于颅缝及脑室内。

表皮样囊肿和皮样囊肿在病理学上存在异同，肉眼下两者多呈圆形、椭圆形，表面光滑，质地柔软，血供不丰富，包膜完整。表皮样囊肿呈“钻缝匍行”的生长特点，鳞状上皮不断增生、脱落，使囊腔增大；囊肿恶变较少。而皮样囊肿囊壁较厚，外层由纤维组织构成，而内层则由皮肤构成，囊肿内容物主要是皮脂腺产物，可含有皮肤附件，少数病例可见牙齿。两者组织来源略有差异，其囊壁结构和囊内容物存在不同。两者不同点见表22-1-1。

表22-1-1　表皮样囊肿和皮样囊肿的病理性差异

	表皮样囊肿	皮样囊肿
来源	胚胎外胚层	胚胎外胚层或间充质
囊肿壁形态	薄而透明	较厚，部分有钙化
囊肿壁组织学	外层为纤维结缔组织，内层为复层鳞状上皮	复层鳞状上皮覆盖，基底层含纤维组织和真皮层
内容物成分	角化表皮和胆固醇结晶	汗腺、皮脂腺及毛囊、水和油脂，常杂有毛发，少数病例可见牙齿
内容物颜色	珍珠样光泽、结晶灰白色干奶酪样或豆渣样	淡黄色或灰黄色干酪样

二、临床表现

表皮样囊肿和皮样囊肿生长缓慢，病程较长，从首发症状开始到确定诊断，常需数年甚至数十年，特别是表皮样囊肿易沿脑池、蛛网膜下腔或环绕脑神经向邻近部位伸展，因此肿瘤范围广而临床表现迟且较轻。表皮样囊肿和皮样囊肿的临床一方面表现为占位效应引起的局灶性神经功能缺失及颅高压症状，不同生长部位产生不同的定位体征及表现。另一方面少数表皮样囊肿和皮样囊肿患者表现为无菌性炎症或感染引起的刺激症状。随着病灶体积增大，囊肿可发生自发性破裂，表皮样囊肿破裂少见，皮样囊肿破裂明显多于表皮样囊肿，囊肿内容物破入蛛网膜下腔，可以无症状或导致周期性化学性脑膜炎,急性期引起化学性脑膜炎、血管痉挛、脑梗死,甚至死亡。皮样囊肿破裂晚期后果包括脑膜的肉芽肿型改变和种植引起转移性皮样囊肿。

（一）桥小脑角表皮样囊肿和皮样囊肿

两者约占桥小脑角原发性肿瘤的5%,其中桥小脑角表皮样囊肿约占颅内表皮样囊肿的40%~61%。表皮样囊肿和皮样囊肿生长缓慢,紧密靠近或包绕敏感的神经,常以脑神经症状起病。根据其症状分为两型:单纯三叉神经痛型,肿瘤多发生在脑桥小脑角中上部三叉神经根周围,其临床特点主要表现为阵发性闪电样同侧面部剧痛,少数病例有同侧面部感觉过敏和角膜反射迟钝,常被误诊为血管性头痛和原发性三叉神经痛。脑桥小脑角肿瘤型,累及不同脑神经而出现不同症状,早期常表现为患侧面部麻木、感觉过敏、面肌阵发性抽搐、耳鸣、听力减退,随着肿瘤的生长,可出现尾组脑神经症状和小脑症状,如吞咽障碍、饮水呛咳、声音嘶哑和共济失调等;晚期出现颅内压增高和脑干受累症状等。

（二）鞍区表皮样囊肿和皮样囊肿

主要表现为视神经症状,早期有视力减退,视野缺损,长期压迫可致视神经萎缩;少数患者表现为性功能减退、多饮、多尿等垂体功能不足及下丘脑损害症状;向后上突入第三脑室者可引起梗阻性脑积水症状;肿瘤向侧方长入颞叶底面可引起癫痫发作。体积大者伸入侧裂池,向上伸入内囊和丘脑引起偏瘫;位于鞍旁者常向颅中窝底部生长引起三叉神经受压症状。鞍区表皮样囊肿发病率仅次于桥小脑角区表皮样囊肿。

（三）脑室系统表皮样囊肿和皮样囊肿

脑室系统的囊肿多位于侧脑室和第四脑室,其次是第三脑室,多发于成年。囊肿发生在第四脑室可有小脑半球及蚓部受压引起的肢体及躯干性共济失调,第四脑室底受压引起相应神经核功能障碍及锥体束症状。第三脑室囊肿较少见,临床多表现为慢性颅压增高,突然加重与肿瘤阻塞中脑导水管上口或室间孔有关。

（四）其他部位的皮样囊肿和皮样囊肿

表皮样囊肿可发生于颅骨,主要位于颅骨板障内、硬脑膜外,病程较长,常缺乏神经系统症状。首发症状常为颅骨的局限性破坏或隆起,也有耳部疼痛者,晚期可出现颅压增高及脑受压症状。可被误诊为中耳肿瘤和头皮下脓肿而切开排脓,术后形成瘘孔。皮样囊肿可发生于头皮,有皮毛窦存在,并经过颅骨孔道与颅内的皮样囊肿相连,感染后可致脑脓肿。少数病例在枕部中线区合并皮毛窦,常被视为典型的皮样囊肿。除此之外,少数囊肿还可发生在大脑半球、小脑和脑干,产生相应的症状。

三、诊断

表皮样囊肿和皮样囊肿的诊断主要根据辅助检查,结合其发病年龄、临床表现与不同部位的高发肿瘤相鉴别,一般不难诊断。

（一）CT 扫描

表皮样囊肿 CT 表现为囊肿边界清楚,形态多不规则。典型者为低密度灶或略低密度灶(图 22-1-1)。部分病例由于囊内含有较多角化物、蛋白质、出血、钙化、脂肪皂化,呈混合密度或高密度改变。CT 增强检查瘤实质与囊壁一般无强化,个别边缘部分强化。

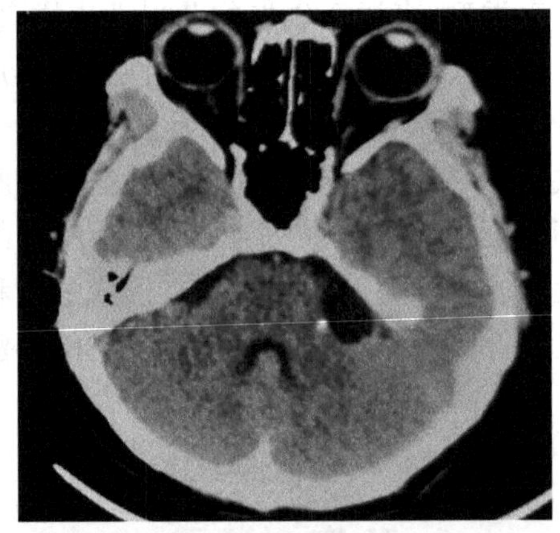

图 22-1-1 表皮样囊肿的 CT 表现
平扫示右侧桥小脑角区均匀低密度病灶

皮样囊肿 CT 表现为类圆形低密度,与脂肪组织密度接近,钙化不常见。无增强,如反复感染导致肉芽组织增生则可出现强化。

（二）MRI

表皮样囊肿 MRI 检查瘤内信号改变视角蛋白或胆固醇的量而定,一般 T_1WI 低信号,T_2WI 高信号,与脑脊液类似。但质子相为等信号,在 FLAIR 序列上呈轻度升高,对该病定性诊断,尤其是对小灶病变很有帮助。当囊内蛋白质、脂类物质、胆固醇结晶含量较多时,表现为 T_1WI 及 T_2WI 双高信号。增强扫描病变较小者无明显强化,病变较大者囊肿内部不强化,周围见淡薄线样强化(图 22-1-2)。

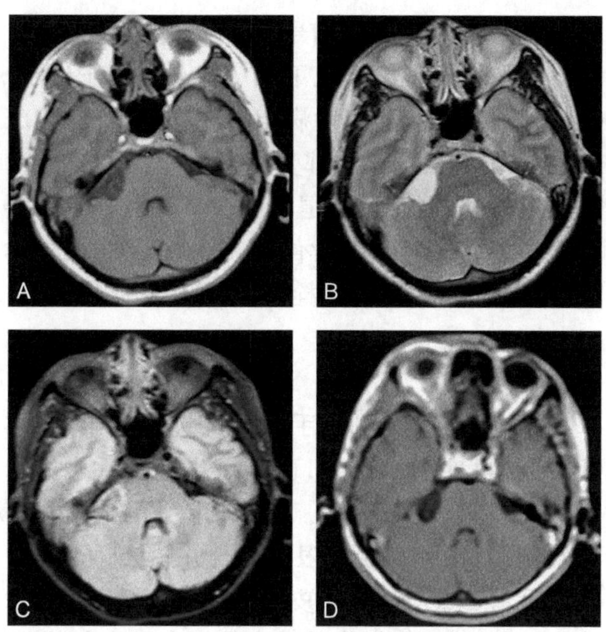

图 22-1-2　表皮样囊肿的 MRI 表现

A. 横断面 T_1 加权像显示右侧桥小脑角区低信号；B. 横断面 T_2 加权像显示高信号；C. 横断面 T_1 FLAIR 序列显示高信号；D. 横断面增强图像显示病灶未强化

皮样囊肿 MRI 表现为类圆形，在 T_1WI 上呈不均匀稍低信号或等高信号，T_2WI 为明显高信号。由于其内含有汗腺、皮脂腺等不同成分，信号不甚均匀。增强扫描病灶囊内无明显强化。当合并感染时，囊肿边缘可有不规则点条状强化影。皮样囊肿在 MRI 上有不典型表现，T_1WI 与 T_2WI 上均为高信号，被认为是高浓度的蛋白质成分或合并出血所致。若颅内皮样囊肿较大，破裂后囊内脂肪进入蛛网膜下腔，脑室内可见脂液界面；而较小的皮样囊肿破裂后，囊内脂肪外溢，囊体塌陷萎缩，只显示病变周围的脂肪滴而未见囊肿。

以上影像学表现结合患者一般发病年龄相对较早而病程较长的特点，多能作出正确诊断。表皮样囊肿与皮样囊肿非常相似，两者之间的鉴别要点：①前者壁薄，常表现为椭圆形或不规则形，常见于桥小脑角区或鞍区；后者由于囊内张力相对较大，壁厚，常表现为圆形或类圆形，常见于鞍旁或脑室内；②影像学上表皮样囊肿近似于脑脊液，病灶常向邻近蛛网膜下腔蔓延生长，有钻孔趋向等特点；皮样囊肿钙化发生频率高。增强扫描，两者囊内均不强化，而皮样囊肿壁强化程度略强于表皮样囊肿。

四、治疗

表皮样囊肿和皮样囊肿对放疗不敏感，手术切除是本病唯一有效的治疗手段。根据囊肿所在的部位选择最佳手术入路。囊内容物具有刺激性，内容物连接疏松，术中易流入蛛网膜下腔，可引起脑膜反应，其发生率可高达 40%，多数患者在术后 1~2 周内发生，为防止术后无菌性脑膜炎，术中尽可能不让囊肿内容物流入到蛛网膜下腔，术中可用脑棉覆盖周围脑组织，在手术显微镜下于肿瘤最隆起处，电凝囊膜后，先穿刺吸除内容物，待囊壁塌陷后，牵引囊壁剥除。囊肿壁残留是肿瘤复发的关键，术中应尽可能全切囊肿壁，如全切多能治愈。囊肿壁与脑干或其他部位脑组织一般粘连不紧，用脑棉轻推囊壁与脑干等组织，用小剥离器与显微剪沿其边界细心分离，逐一电凝并切断供瘤血管及粘连，如囊壁同脑干、神经或大血管粘连紧密，特别是侵及神经束内，剥离时容易造成出血及神经损伤，此时不必勉强剥离，次全切除或部分切除，以免损伤重要结构造成严重后果。为避免术后无菌性脑膜炎的发生，用加入氢化可的松的生理盐水反复冲洗瘤腔，缝合硬脑膜前用大量生理盐水或氢化可的松冲洗液洗尽残留内容物，术后给予醛固酮药物，避免无菌性脑膜炎的发生。

显微手术为单管状视野，对生长范围较广且形态不规则的病变常存在死角，近年来应用神经内镜辅助显微手术可减少显微镜直视下的盲区，使颅内肿瘤特别是那些被解剖结构遮挡的部位肿瘤更好的显露和切除，有望减少肿瘤残留及神经血管牵拉，减少并发症发生。

表皮样囊肿生长缓慢，因此部分切除肿瘤常能得到较长时间的缓解，若肿瘤长大还可再次手术。表皮样囊肿细胞增殖速度和皮肤相近，大约每个月增殖一代，临床医生应判断肿瘤术后复发时间以便叮嘱患者到时复查。

第二节　椎管内表皮样囊肿及皮样囊肿

一、流行病学及病理特征

椎管内的表皮样囊肿和皮样囊肿是一组少见的椎管内肿瘤，约占椎管肿瘤的 1%~3%，男女发病比例约 1∶1，其基本病理特征与颅内表皮样及皮样囊肿相似。囊肿较大时充满椎管，可侵蚀椎体，以致椎管扩大与马尾神经结构分界不清。椎管内表皮样囊肿和皮样囊肿各个年龄段均可发病，以青少年为主。绝大多数位于髓外硬脑膜内，极少数可发生于骨内。多数发生于腰骶部的圆锥和马尾神经段，极少数可发生于胸部，发生于颈部的肿瘤罕见。常伴有皮肤椎管窦道，并易发生感染。可伴发其他先天性脊柱畸形和脊髓空洞症，伴有皮肤毛窦者多在儿童期发病，多可明确诊断。

二、临床表现

椎管内表皮样及皮样囊肿除具有椎管内肿瘤一般表现外尚有以下特点：①病程长，进展缓慢。但合并感染者病程较短，呈急骤发病。幼年多因合并感染急骤发病。②发病年龄绝大多数在 30 岁以前。③有皮毛窦的患者易发生感染，形成化脓性脑脊髓膜炎和椎管内脓肿。④肿瘤可以发生在椎管内任何部位，但以脊髓圆锥、马尾部为最多，其临床主要表现为下肢远端软瘫，马鞍区感觉减退或消失，下肢肌萎缩，腰腿根性痛，尿失禁等。⑤脊背部常发现皮窦或皮毛窦、囊性包块、皮肤血管痣等畸形。⑥常伴发脊柱先天畸形，以脊柱裂为最多见。

三、诊断

MRI 对表皮样及皮样囊肿的诊断价值明显优于脊髓造影和 CT 扫描。由于囊肿内含有包括角蛋白、胆固醇结晶、坏死皮肤组织、毛发、脂肪衍生物及结缔组织间隔等多种成分，使 MRI 表现信号亦多样化。T_1WI 上呈现低信号、高信号或混杂信号影。T_2WI 上多呈现以高信号为主的混杂信号影。增强扫描一般无增化，肿瘤周围组织反应性改变可出现轻度增强。仅凭借影像学是很难将表皮样囊肿和皮样囊肿区分开，皮样囊肿内脂肪高信号相对多见，但见不到高信号不能排除皮样囊肿。

影像学表现结合以下临床特点有助于诊断：①病程长，进展缓慢，发病年龄在青少年；②临床表现以脊髓圆锥、马尾部受损为主，表现为下肢远端软瘫，马鞍区感觉减退或消失，下肢肌萎缩，腰腿根性痛，尿失禁；③常伴有其他畸形，包括椎体发育异常、皮毛窦、脊髓拴系、椎管内脂肪瘤等。

四、治疗

本病系良性肿瘤，手术治疗远期效果好，早期诊断，早期手术治疗，可进一步提高手术的治愈率和减少术后病残率。手术切除最佳时机是病者幼年期，在肿瘤较局限又未合并感染时切除肿瘤。手术要点与颅内表皮样囊肿和皮样囊肿手术治疗要点相同，皮样囊肿约半数并发皮肤窦道，而皮肤窦道存在引起继发性感染的风险，手术中最好包括囊壁及窦道完全切除以达治愈目的。该病常累及多个脊髓节段，形状多不规则，部分囊肿为多发、多房，甚至肿瘤中间较长一段形成条索绕行于脊髓背、腹侧，而两端膨大部分相隔数个节段。手术时应注意显露充分，彻底探查。否则，容易遗留大块肿瘤，术后不能解除脊髓压迫而需重复手术。术中肉眼观察形似脓肿难以鉴别者时，应取内容物作涂片镜检，待结果回报后再处理，以免术中误诊致手术处理失误。当皮窦感染或合并脑脊髓膜炎而脊髓压迫不严重时，可控制感染后作肿瘤摘除术，若合并感染致脓肿或炎性肉芽组织使脊髓压迫症状严重者，应立即手术，手术伤口用稀释的抗生素液冲洗，术后应用抗生素治疗。椎旁囊性肿物切除和脊膜膨出切除修补术中均应仔细探查，排除椎管内表皮样囊肿和皮样囊合并之可能。

（赵世光　杨　光　滕　雷）

参考文献

1. 周良辅．现代神经外科学[M]．上海：复旦大学出版社，2015.
2. Ren X. Clinical, radiological, and pathological features of 24 atypical intracranial epidermoid cysts[J]. J Neurosurg, 2012, 116: 611-621.
3. Li ZJ. Unusual CT hyperattenuating dermoid cyst of cerebellum: a new case report and literature review[J]. Cerebellum, 2011, 10: 536-539.

第二十三章　其他颅脑肿瘤

第一节　原发中枢神经系统淋巴瘤

原发中枢神经系统淋巴瘤（primary central nervous system lymphoma，PCNSL）属于淋巴结外非霍奇金淋巴瘤（non-Hodgkin's lymphoma，NHL）的一种，局限于中枢神经系统，具有高度侵袭性，主要累及脑、脊髓、眼、软脑膜等部位。PCNSL较为罕见，约占所有NHL的1%~2%，占原发脑肿瘤的4%。对PCNSL的治疗完全不同于其他脑原发肿瘤及系统性NHL，因其多以CNS受累症状起病，神经外科医师应提高对该疾病的认识及掌握基本诊疗原则。PCNSL可发生于免疫功能正常患者或先天性/获得性免疫功能低下患者，本章节主要涉及前者。

一、流行病学

PCNSL发病率较低，每年新发约7/100万，男性略多于女性，近年来，因AIDS发病率逐渐增高，PCNSL发病率有增加的趋势。在免疫功能正常的患者中，PCNSL患者中位发病年龄为65岁。因人口老龄化加剧，PCNSL总体发病率也有增加。先天性及获得性免疫缺陷是目前已经确定唯一影响PCNSL发生的危险因素。

二、病理学

超过90%的PCNSL病理为弥漫大B细胞淋巴瘤（diffuse large B cell lymphoma，DLBCL），其他少见病理类型包括为T细胞淋巴瘤、惰性淋巴瘤和Burkitt淋巴瘤等。PCNSL生长极度活跃，Ki-67指数常>50%，呈现血管中心性生长模式，在光学显微镜下表现为淋巴母细胞和中心母细胞在血管周围聚集，并伴有不同程度的反应性T细胞、巨噬细胞、活化的小胶质细胞浸润。

基于特定分化阶段可以将B细胞淋巴瘤分为生发中心型（germinal center B cell-like，GCB）、活化中心型（activated B cell-like，ABC）以及第三型弥漫性大B细胞淋巴瘤（type 3 large B-cell lymphoma）。95%以上PCNSL分子表型表现为ABC型，此型在系统性淋巴瘤中侵袭性强，预后差，这也可能是PCNSL预后不良的原因。此外，PCNSL还表达B细胞分子标志如CD20、CD19、CD22和CD79a等。

与系统性DLBCL相似，PCNSL也具有Bcl-6基因转位，6q缺失，MYC、PAX5癌基因突变等异常，CDKN2A基因失活也很常见。但PCNSL也体现出与系统性DLBCL不同的表观遗传学特征，尤其是与黏附等有关的基因组学改变，如MUM1、CXCL13、CHI3L1等。因PCNSL中存在抗原依赖性的重链基因高突变负荷，提示该肿瘤可能来源于外周抗原活化的B细胞。其进入CNS后定植、黏附，并发生一系列基因改变，进而导致PCNSL的发生。基因组学研究显示，PCNSL中存在与B细胞受体、Toll样受体、NF-κB活化有关基因高频突变。29%~86%的患者存在MYD88基因突变，显著高于系统性ABC型DLBCL。这也暗示针对此信号通路的靶向治疗可能会给PCNSL患者带来获益。

三、临床表现

PCNSL临床表现多样，与肿瘤部位、大小等有关，无特异性。局灶性神经功能受损（70%），神经精神症状（43%），癫痫（14%），因颅内压增高导致的头痛、恶心、呕吐等（33%）。因肿瘤多侵犯深部脑白质，其癫痫发生率低于其他脑肿瘤。与系统性淋巴瘤不同，发热、体重减轻、盗汗等在PCNSL中并不多见。

孤立性软膜淋巴瘤少见，在免疫功能正常的PCNSL中仅占7%。颅内淋巴瘤合并软膜受累者约占PCNSL的15%~20%。多数孤立性软膜淋巴瘤无明显症状，相关脑神经受累时可表现为脑神经麻痹。

PCNSL可累及眼和脊髓。孤立性眼淋巴瘤少见，10%~20% PCNSL初诊时有眶内受累。眼部受累时症状多无特异性，常表现为眼部疼痛、“飞蚊症”、视物模糊等。<5%的PCNSL患者有脊髓受累，表现为无症状、肢体感觉异常、肌力下降、大小便失禁、共济失调等。

四、辅助检查与诊断

PCNSL临床表现无特异性，诊断多依靠影像学及实验室检查，组织病理学诊断是诊断PCNSL的“金标准”。

（一）影像学

1. 头部MRI/CT 肿瘤多位于脑室旁、基底节、胼胝体等深部脑组织，约70%呈单发病灶，多发者常见于免疫功能低下或老年患者（图23-1-1A、C），个别可累及小脑、脑干、脊髓等部位。由于瘤内细胞密度高，在CT上可表现为高信号，T_1WI略低或等信号，T_2WI等或略高信号，增强扫描多呈规则均匀强化，似“握雪征”，少数患者影像学表现为无强化的浸润性生长病灶或类似炎性疾病。瘤内坏死囊变少见，瘤周见大片水肿灶，因细胞密度高，ADC多降低，^{1}H-MRS显示在无坏死背景下脂质峰明显增高，rCBV轻度增高（图23-1-1B），但低于GBM，以rCBV<2.56可以显著区分PCNSL与GBM。PCNSL可出现肿瘤周围血管间隙线性增强，即“Virchow-Robin间隙”强化，是PCNSL较为特异的MRI表现之一。怀疑脊髓受累者应行脊髓增强MRI检查。

2. 全身CT检查 所有怀疑PCNSL患者均需躯干增强CT扫描以排除系统性淋巴瘤，建议行全身PET-CT检查。由于肿瘤细胞密度高，生长极度活跃，呈异常高葡萄糖摄入状态。^{18}F-FDG最大标准化摄入值（SUVmax）有助于PCNSL的诊断，该值常达到14~22，甚至更高，是正常脑组织的2.5倍以上（图23-1-1D）。以SUVmax=15界定PCNSL与高级别胶质瘤，可以比较精确区分二者。以SUVmax肿瘤组织/正常脑组织>2.0为界限，可以显著区分PCNSL与其他恶性病变（胶质瘤、转移癌等）。

（二）脑脊液检查

腰椎穿刺及CSF检查在PCNSL诊断和治疗过程中并非必需检查。应用肿瘤细胞学检测可以在10%~20%的PCNSL患者CSF中检测到肿瘤细胞。流式细胞学检查可以提高检出率。多数学者认为，应该联合运用上述两种检测方式。在PCNSL患者CSF中可以检测到突变型单克隆IgH，在未治疗的患者中阳性率超过60%。由于CSF中检出恶性细胞量少，因此若无活检禁忌，CSF中检出恶性细胞后也应进行立体定向活检以明确诊断。因治疗前患者往往颅内占位明显，颅内压较高，应明确是否禁忌腰椎穿刺。国际PCNSL治疗协作组（the international PCNSL Lymphoma Collaborative Group）推荐对未治疗的患者，在保障安全的前提下行腰椎穿刺，以明确CSF生化性质、肿瘤细胞学、流式细胞学特征以及IgH重排情况。

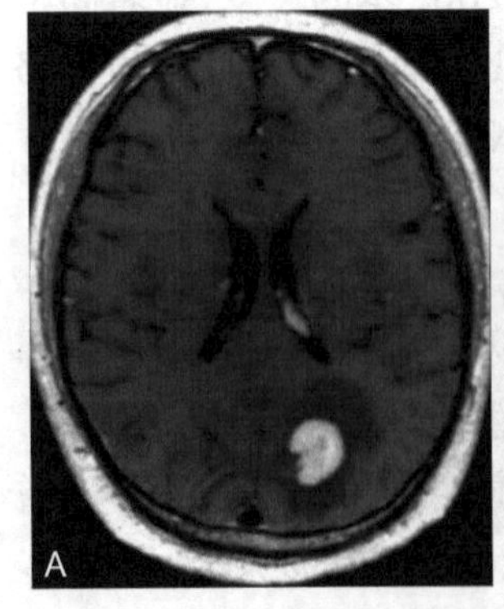

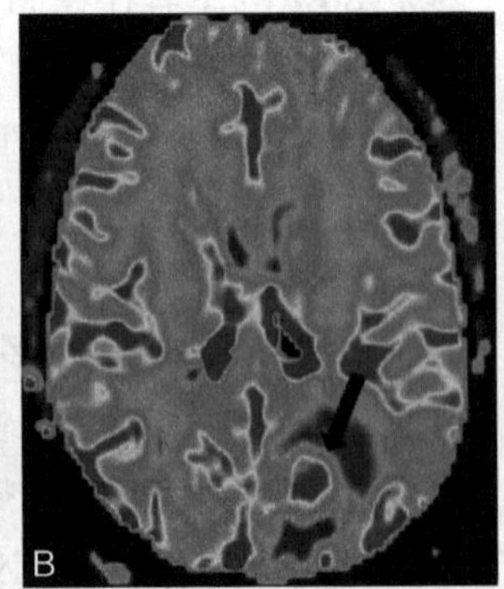

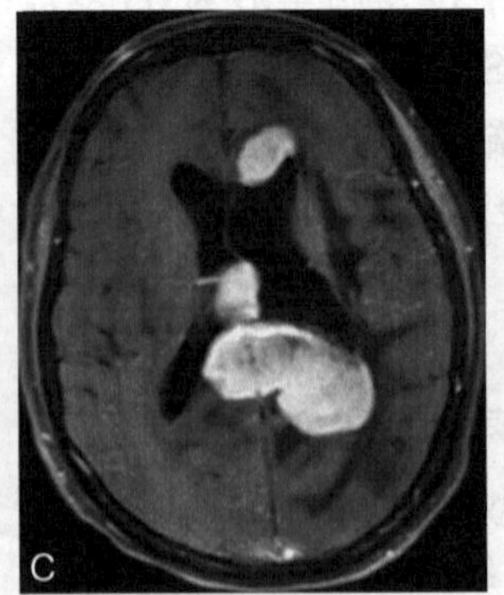

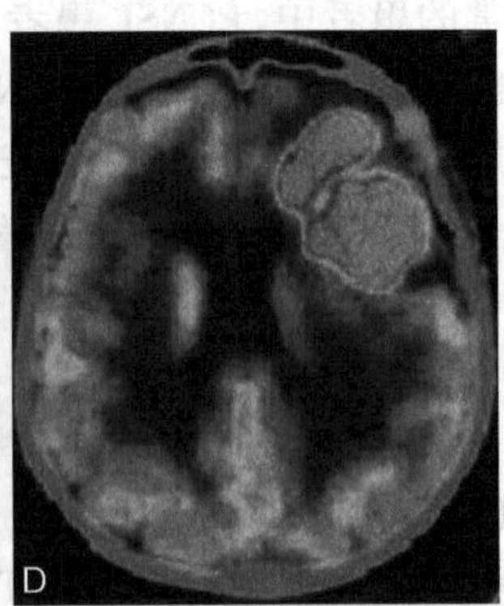

图23-1-1 PCNSL头部MRI/CT表现

（A-D）典型PCNSL呈均匀一致的强化（A），rCBV轻度增高（B），多位于脑室附近、基底节、胼胝体等大脑深部，可呈多中心病灶（C），^{18}F-FDG摄入明显增高（D，SUVmax=65）

（三）组织学活检

多数患者可经立体定向活检明确诊断。但应注意的是，活检前应用糖皮质激素可掩盖病情，对组织标本造成严重干扰。考虑 PCNSL 的患者活检前一律禁用糖皮质激素。不推荐开颅手术活检，其仅适用于诊断不明或发生脑疝、颅内压增高危及生命等急重症患者的抢救性治疗。

（四）其他辅助检查

约 12.5% 疑似 PCNSL 患者有系统性受累的表现。全身淋巴结体格检查必不可少。对老年男性患者进行睾丸超声检测明确有无睾丸淋巴瘤存在。推荐行骨髓活检评估是否存在系统性血液疾病。外周血检测包括血常规、肝肾功能、血浆乳酸脱氢酶（LDH）、HIV、HBV、HCV 病毒及免疫功能评测。所有患者都应进行眼科裂隙灯检查明确有无眶内受累。推荐进行认知功能评测。

五、鉴别诊断

PCNSL 临床症状不典型，传统 CT/MRI 影像学特征特异性不高，有时需与胶质母细胞瘤（glioblastoma，GBM）、瘤样脱髓鞘、转移癌等疾病相鉴别。

1. 胶质母细胞瘤 GBM 典型者 CT/MRI 信号不均，呈花环样强化，多有坏死，可见囊变、出血，^{1}H-MRS 多有坏死波形出现。此外，GBM rCBV 值显著高于 PCNSL，^{18}F-FDG PET/CT 检查时，SUVmax 多低于 15。

2. 瘤样脱髓鞘 因细胞密度较低，ADC 值高于 PCNSL，rCBV 值低于 PCNSL，^{18}F-FDG 摄取速率多接近正常脑组织，显著低于 PCNSL。

3. 转移癌 60% 以上转移癌呈多发病灶，中间多有坏死，呈环样强化，周围水肿重，SUVmax 低于 PCNSL。

4. 脑膜瘤 位于大脑突面接近脑表的 PCNSL 因显著均匀强化需与脑膜瘤相鉴别。脑膜瘤与脑膜有广基连接，脑膜尾征明显，常有钙化，因脑膜瘤属脑外肿瘤，^{1}H-MRS 无 NAA 峰，并出现特征性 Ala（丙氨酸）波（1.47ppm）。

5. 结核瘤 好发于青年，常合并系统性结核表现，如低热、盗汗、咳嗽等。^{1}H-MRS 有助于鉴别二者，结核瘤脑正常代谢物明显降低或缺乏，包括 NAA 波、Cr 波、Cho 波和 MI 波。而 PCNSL 表现为 Cho 升高。

6. 系统性淋巴瘤脑侵犯 发生率较低，主要见于非霍奇金病患者。病变常多发，少数单发，多位于白质内，呈大片状、小斑片状或结节状。CT 低信号，T_1WI 低信号，T_2WI 高信号，增强扫描多不强化，少数呈结节状或环形强化。全身 PET-CT 检查有助于鉴别二者。

此外，PCNSL 还需要与感染性疾病如脑脓肿、肉芽肿性疾病相鉴别。

六、治疗

1. 开颅手术 开颅手术并不能给 PCNSL 患者带来生存收益，反而会加重神经功能损伤。手术切除仅对巨大占位导致严重颅高压、脑疝危及生命的患者。

2. 化疗 大剂量甲氨蝶呤（methotrexate，MTX）化疗是 PCNSL 的首选治疗方案。PCNSL 最初的治疗方案衍生于系统性 DLBCL。

（1）甲氨蝶呤：良好的血 - 脑屏障通透性已经成为 PCNSL 治疗的基石。MTX 通过抑制二氢叶酸还原酶干扰叶酸代谢，抑制 DNA 及 RNA 合成，从而发挥抗肿瘤作用。大剂量（3~8g/m^2）和快速输注（小于 4h）可确保 MTX 在脑脊液中达到理想的药物浓度并发挥抗肿瘤作用。单独给予大剂量 MTX 后，18%~65% 患者可获完全缓解（complete response，CR），中位生存期为 25~84 个月。对 CSF 细胞学检测阳性患者可予以 MTX 鞘注。

（2）阿糖胞苷（Cytarabine）：阿糖胞苷通过抑制 DNA 聚合酶合成，干扰细胞增殖。前瞻性临床研究显示相较于甲氨蝶呤单药方案，联合应用阿糖胞苷可以提高 PCNSL 患者 CR 率（46%vs18%），但联合治疗明显增加患者出现严重不良反应的风险，尤其在国人中严重白细胞、血小板下降者发生比例高。

（3）替莫唑胺（Temozolomide，TMZ）：推荐应用于难治 / 复发性 PCNSL 患者。大剂量 MTX 治疗无效的 PCNSL 病例应用 TMZ 治疗后 1 年生存率约为 31%。

（4）培美曲塞（pemetrexed）：培美曲塞能够抑制胸苷酸合成酶、二氢叶酸还原酶和甘氨酰胺核苷酸甲酰转移酶的活性，破坏细胞内叶酸依赖性正常代谢过程，抑制细胞复制，从而抑制肿瘤生长。对复发/难治性 PCNSL，培美曲塞对 50%~60% 患者有效。对放射治疗后患者，培美曲塞神经毒性弱于 MTX，可用于放射治疗后患者的巩固或复发后治疗。

（5）大剂量化疗联合自体造血干细胞移植：根据对血液系统其他恶性肿瘤的治疗经验以及有效巩固疗效的需要，大剂量化疗（HDCT）后继以自体造血干细胞移植（ASCT）的治疗方法用于 PCNSL 的巩固治疗。

3. 放射治疗 80%~90% 患者经全脑放射治疗（WBRT）后可获完全缓解（complete response, CR）。然而长期随访发现单独 WBRT 并不能减少 PCNSL 的远期复发率。WBRT 最主要的不良反应是以脑白质病为特征的远期放射性神经损伤反应，表现为进展性痴呆、共济失调和膀胱功能紊乱等。接受大剂量（>45Gy）放射治疗的老年患者中发生率可高达 75%，严重影响患者生活质量。相比之下，单独使用大剂量 MTX 或以 MTX 为基础的多药物化疗方案的出现，使上述神经损伤反应的概率明显减少。因此，化疗后取得完全缓解的患者中加用 WBRT 巩固治疗还存在争议。因此目前一些学者支持以大剂量 MTX 为基础的化疗方案作为 PCNSL 患者的一线治疗，再根据患者对化疗的反应决定是否进行放射治疗。对 >60 岁的老年人，不推荐进行 WBRT。对于初始治疗缺乏反应或不能耐受化疗的病例，放射治疗仍是有效的治疗选择之一，如果需要放射治疗，建议化疗后进行放射治疗。2018 版 NCCN 指南将放射治疗推荐为化疗失败 PCNSL 患者的二线治疗方案。

4. 靶向治疗和免疫治疗

（1）利妥昔单抗（rituximab）：抗 CD20 的单克隆抗体 - 利妥昔单抗原则上可以用于 PCNSL 治疗，对部分复发/难治性 PCNSL 有效。需要注意，利妥昔单抗存在引起表面抗原（HBsAg）或抗核心抗体（anti-HBc）阳性的乙肝患者病毒再激活的风险。

（2）免疫调节剂：来那度胺和泊马度胺可通过多种机制干扰侵袭性淋巴瘤的生长，包括抑制 NF-κB，阻断 PI3K/AKT 信号通路，改变淋巴瘤生长的微环境，刺激细胞毒性 T 细胞和自然杀伤（NK）细胞增殖。二者都具有良好的血 - 脑屏障通透性，此外，泊马度胺还可以促进巨噬细胞由 M2 型向 M1 型转化。

（3）BTK 抑制剂：布鲁顿酪氨酸激酶（BTK）是该信号通路的核心代谢物，该酶至少影响三种 B 细胞生存关键介质，并可指挥恶性肿瘤细胞进入淋巴组织，使肿瘤细胞能够接触必要的微环境而得以生存。靶向药物依鲁替尼（ibrutinib）能 BTK 活性中心的半胱氨酸残基共价结合，从而抑制 BTK 的活性。2018 版 NCCN 指南已经将依鲁替尼作为难治/复发性 PCNSL 的推荐用药。

（4）mTOR 和 PI3K 抑制剂：雷帕霉素靶蛋白（mammalian target of rapamycin, mTOR）是一种丝氨酸/苏氨酸激酶，mTOR 信号通路具有促进物质代谢、参与细胞凋亡、自噬。mTOR 抑制剂（PQR309）的国际性单臂研究（NCT02669511）正在进行，目前尚无结果。

嵌合抗原受体 T 细胞治疗（CAR-T 细胞疗法）在系统性淋巴瘤治疗中疗效显著，已经被 FDA 批准应用于系统性 DLBCL 治疗。但对于发病率极低的 PCNSL 中尚缺乏大规模病例报道。

5. 支持治疗 PCNSL 对初始使用糖皮质激素的反应率可达 70%。然而，这种改善是临时的，停用激素后几个月肿瘤会复发。因为使用激素会改变肿瘤的组织病理学，干扰并延长病理诊断的真实结果。因此在病理确诊前禁用糖皮质激素。如果有症状性水肿或颅内压增高，可以先用甘露醇减轻水肿。

PCNSL 患者有癫痫发生的风险，但是预防性使用抗癫痫药物不影响癫痫发作频率，并且卡马西平、苯妥英钠等抗癫痫药物是肝药酶诱导剂，降低细胞毒性药物的血药浓度。如果患者没有癫痫发作病史，不推荐常规使用抗癫痫药物进行预防。

6. 治疗方案选择 诱导期推荐以大剂量 MTX 为基础的化疗方案，可配合使用阿糖胞苷、利妥昔单抗、替莫唑胺、异环磷酰胺等药物减少 MTX 用量，减轻肾毒性，提高 CR 率，应用激素改善患者症状。框内淋巴瘤系统化疗无效者可以球内注射或放射治疗，对 CSF 肿瘤细胞学检测阳性患者可予以 MTX 鞘注。巩固期可予以 MTX 巩固治疗，或考虑自体造血干细胞移植等。放射治疗后患者不宜使用 MTX 以免加重神经毒性，可使用培美曲塞等二线化疗药。对于复发的 PCNSL，部分患者再次使用大剂量MTX仍然有效，特别是最初使用大剂量MTX获得CR的患者，有效率可达80%~90%（图23-1-2）。难治性PCNSL可以考虑MTX联合使用免疫调节剂、靶向治疗、免疫治疗等。化疗无效的PCNSL患者可考虑靶区甚至全脑放射治疗。>65岁以上患者建议只进行化疗。

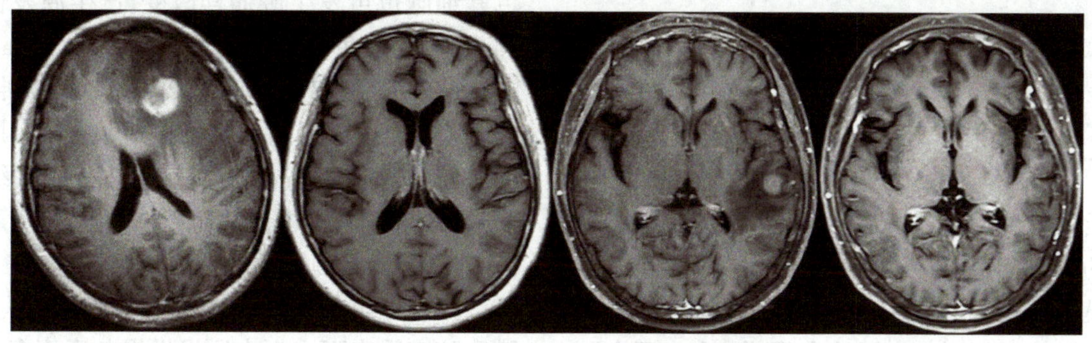

图23-1-2 MTX化疗后头部MRI变化

55岁，女性，PCNSL患者，2010年12月给以MTX为主的大剂量化疗，疾病完全缓解，并规律MTX巩固治疗。2017年9月出现复发予以MTX、利妥昔单抗、阿糖胞苷化疗，再次取得CR，随后MTX巩固治疗。患者状态良好，生存期已超过97个月

7. 随访监测 诱导期患者应每月复查头部增强MRI，巩固期每2~3月复查。眼部受累者应规律行眼科检查。PCNSL复发主要以CNS内为主，也有复发时系统性受累报道，需复查躯干增强CT或^{18}F-FDG PET-CT。

七、预后

经过系统规范治疗，PCNSL患者中位生存期可以达到61.9个月以上。1年之内复发的PCNSL患者提示预后不佳。眼部受累预后不良。国际淋巴瘤研究专业组评分系统（IELSG）进一步对378例PCNSL患者分析后显示，患者年龄>60岁、ECOG评分>1、血浆LDH水平升高、深部脑组织侵犯是预后不良的因素，具有1~2个上述危险因素的患者5年生存率高达80%，而具有4~5个危险因素的患者5年生存率仅为15%。

（林 松）

参考文献

1. Grommes C, Pastore A, Palaskas N, et al. Ibrutinib Unmasks Critical Role of Bruton Tyrosine Kinase in Primary CNS Lymphoma[J]. Cancer Discov, 2017, 7(9): 1018-1029.
2. Chapuy B, Roemer MG, Stewart C, et al. Targetable genetic features of primary testicular and primary central nervous system lymphomas[J]. Blood, 2016, 127(7): 869-881.
3. Jimenez de la Pena MD, Vicente LG, Alonso RC, et al. The Multiple Faces of Nervous System Lymphoma. Atypical Magnetic Resonance Imaging Features and Contribution of the Advanced Imaging[J]. Curr Probl Diagn Radiol, 2017, 46(2): 136-145.
4. Shan LS, Joon KS, Namkug K, et al. Histogram analysis of apparent diffusion coefficient maps for differentiating primary CNS lymphomas from tumefactive demyelinating lesions[J]. AJR Am J Roentgenol, 2015, 204(4): 827-834.
5. Nakajima S, Okada T, Yamamoto A, et al. Primary central nervous system lymphoma and glioblastoma: differentiation using dynamic susceptibility-contrast perfusion-weighted imaging, diffusion-weighted imaging, and (18) F-fluorodeoxyglucose positron emission tomography[J]. Clin Imaging, 2015, 39(3): 390-395.
6. Zou Y, Tong J, Leng H, et al. Diagnostic value of using 18F-FDG PET and PET/CT in immunocompetent patients with primary central nervous system lymphoma: A systematic review and meta-analysis[J]. Oncotarget, 2017, 8(25): 41518-41528.
7. Wang HL, Zhang ZM. [Clinical Manifestations, Imaging Features and Pathological Diagnosis of Primary Central Nervous System Lymphoma[J]. Zhongguo Shi Yan Xue Ye Xue Za Zhi, 2018, 26(1): 171-176.
8. Rubenstein JL, Geng H, Fraser EJ, et al. Phase 1 investigation of lenalidomide/rituximab plus outcomes of lenalidomide maintenance in relapsed CNS lymphoma[J]. Blood Adv, 2018, 2(13): 1595-1607.
9. Tun HW, Johnston PB, DeAngelis LM, et al. Phase 1 study of pomalidomide and dexamethasone for relapsed/refractory primary CNS or vitreoretinal lymphoma[J]. Blood, 2018, 132(21): 2240-2248.

10. Abramson JS, McGree B, Noyes S, et al. Anti-CD19 CAR T Cells in CNS Diffuse Large-B-Cell Lymphoma[J]. N Engl J Med, 2017, 377(8): 783-784.

第二节 黑色素瘤

一、流行病学

颅内黑色素瘤(melanomas)主要为皮肤黑色素瘤的颅内转移,少数为颅内原发,后者起源于软脑膜黑色素细胞,是一种少见的中枢神经系统肿瘤。Virchow 于 1859 年首先报道,约占颅内肿瘤的 0.07%~0.17%,每年每百万人群中约有 1 人发生,人群发病率则约为 0.005/10 000。本病女性好发,男女比例约为 1∶1.5,可发生于任何年龄,但多见于 40~50 岁。原发性黑色素瘤更以儿童多见。

上述原发性黑色素瘤与转移性颅内黑色素瘤构成了临床常见的颅内黑色素瘤。而转移性颅内黑色素瘤几乎是原发性者的两倍。中枢神经系统是恶性黑色素瘤最为常见的转移部位,是继肺癌和乳腺癌后最容易脑转移的肿瘤。在转移性黑色素瘤患者中,约 2/3 转移至颅内,且大脑比小脑多见。

黑色素瘤好发于白色人种,其发病与紫外线照射、先前存在的黑色素病变(如结构不良痣)、遗传因素、外伤、内分泌及化学致癌物质接触等多种因素有关。

二、病理学

20 世纪 50 年代前认为颅内的黑色素瘤均由颅外转移而来,直至 Gilbson 证明软脑膜广泛存在成黑色素细胞后才打破了这一传统观念,此后发现黑色素细胞在脑干、颈髓、颅底和大脑半球的软脑膜较为多见,与临床黑色素瘤好发于桥小脑角,并可见于松果体、延髓、颈髓、脑室和蝶鞍等部位相吻合,给原发性颅内黑色素瘤的发生提供了组织学基础。

黑色素细胞是神经嵴来源的色素生成细胞。在胚层发育过程中,原始胚细胞首先发育成黑色素母细胞,当到达皮肤表层或人体色素组织后,才演变成黑色素细胞,这种细胞正常分布在皮肤表皮的基底层、眼睛、口腔生殖器黏膜和软脑膜。因此就全身而言,黑色素瘤主要发生在皮肤、黏膜和视网膜。在极少情况下,中枢神经系统的黑色素细胞也可发生肿瘤样改变,产生原发性中枢神经系统黑色素细胞病变(primary melanocytic lesions of the CNS)。WHO(2016)中枢神经系统肿瘤分类中,将黑色素细胞肿瘤分为:黑色素细胞增生症(melanocytosis)0 级,黑色素细胞瘤(melanocytoma)1 级,黑色素瘤以及黑色素瘤病(melanomatosis)均为 3 级。

弥漫性黑色素细胞增生症可发生于幕上下脑膜和脑实质表面。颅内原发性黑色素瘤多来源于大脑底部、脑干底部、视交叉和大脑各脑叶沟裂等处的软脑膜成黑色素细胞。肿瘤沿脑膜向四周扩散,向脑内 / 外蔓延,呈浸润性生长;也可脱落并播散于蛛网膜下腔,在软脊膜上形成多发瘤结节。恶性程度高的肿瘤还可侵蚀颅骨和脊椎骨。肿瘤可呈片状或结节状,亦有广泛弥散的分布于软脑膜上,边界常清楚,大体呈黑色和红棕,有包膜,软或橡皮状肿块,血供丰富,虽然粘着软脑膜、蛛网膜,但一般不侵犯皮层。如果脑实质受累,肿瘤内有坏死,常提示可能为恶性黑色素瘤。镜下见肿瘤细胞呈圆形、多边形和梭形,成巢状、索状或腺样排列,胞浆丰富,内含黑色素颗粒,细胞核呈椭圆或梭形,核分裂象多见。黑色素细胞瘤的细胞发育分化良好,核胞浆比较小,无核分裂;相反,如果核胞浆比增大,出现核分裂、出血及坏死灶,则提示为恶性黑色素瘤。免疫组化检查,大多数肿瘤对黑色素抗体 HMB-45 或 MART-1(melan-A)和眼球转录因子有反应,表达 S-100 蛋白,不表达 GFAP、神经丝蛋白、上皮膜抗原(EMA)和细胞角蛋白。Ki-67 指数 <1%~2%(黑色素细胞瘤)或 ≥8%(恶性黑色素细胞瘤)。

三、临床表现

颅内黑色素瘤引起症状的病程可长可短,从数月到 10 年,除了局灶性神经功能障碍,还可出现头痛、恶心、呕吐和视神经乳头水肿等慢性颅高压症状和体征,以及肿瘤出血造成急性颅高压症状和继发性癫痫发作等。文献报道颅内恶性黑色素瘤临床主要表现为颅内高压和脑积水(43.20%)、局灶性神经功能缺损(34.58%)、脑出血或蛛网膜下隙出血(17.31%)和继发性癫发作(11.11%)。

肿瘤代谢产物的刺激可引起剧烈的蛛网膜反应,故脑脊液中细胞数和蛋白的含量可增高。当肿瘤细胞发生坏死时,其胞浆中的黑色素先进入脑脊液循环,后进入血液循环,经肾脏排出体外,可出现黑色素尿,其黑色素原阳性是诊断该病的标志之一,可惜这种情况发生率很低,且非黑色素性黑色素瘤的尿中不出现黑色素原。

四、影像学表现

CT 平扫可见 70% 的肿瘤表现为类圆形均匀的高密度灶,也可表现为混杂密度,出血的患者可见到出血灶,影像特点与“脑出血”或“胶质瘤”相似,增强扫描呈不同程度的强化或环形强化。单独依靠 CT 平扫容易将颅内黑色素瘤误诊,且原发性与转移性颅内黑色素瘤的 CT 表现没有特异性差别。

MRI 扫描在颅内黑色素瘤的诊断中其敏感性和特异性均优于 CT。MRI 的表现比较复杂,黑色素细胞增生症或黑色素瘤病呈脑膜广泛增强增厚,伴局灶结节状。黑色素细胞瘤则取决于肿瘤中黑色素的含量以及是否有出血,多数颅内黑色素瘤的黑色素含量丰富,常伴出血,故在 MRI 上表现为 T_1 等或高信号,T_2 低信号;也可因黑色素含量不均,而表现为高低混合信号。Isiklar I 等根据 MRI 表现将其分为黑色素型、非黑色素型、混合型和出血型。增强后多有环形或不均匀弥漫性强化。

五、诊断与鉴别诊断

转移性颅内黑色素瘤多能在术前作出诊断,这主要是因为皮肤上的黑色素瘤易被发现。如果颅内占位性病变的患者皮肤有黑色素瘤,尤其是有长毛的黑痣、其他部位以往有黑色素瘤手术史者须考虑颅内存在黑色素瘤的可能性。不过原发性黑色素瘤由于临床表现无特征性,且症状、体征弥散,诊断十分困难。加上颅内黑色素瘤生长快、病程短的特点,临床上常将颅内黑色素瘤误诊为胶质瘤、转移瘤、脑血管病、蛛网膜炎等疾病。Willis 提出诊断原发性黑色素瘤的三个基本条件:①皮肤及眼球未发现有黑色素瘤;②上述部位以前未作过黑色素瘤切除术;③内脏无黑色素瘤转移。

腰穿检查对脑膜黑色素瘤病的诊断具有重要意义。由于弥漫性脑膜受累,患者常出现脑脊液压力增高,蛋白增高,糖降低等非特异性的表现,但血性脑脊液或脑脊液红细胞明显增多对该病的诊断有一定的提示意义,这与黑色素瘤富含血管容易导致蛛网膜下腔出血有关。如果脑脊液呈黑色,或脑脊液中找到黑色素瘤细胞,则对脑膜黑色素瘤有明确的诊断意义。由于脑膜活检风险较大,因此从脑脊液中寻找黑色素瘤细胞便成为诊断的主要方法,其不足之处是常呈假阴性。

六、传统治疗

颅内黑色素瘤由于恶性程度高,病程发展迅速,与其他颅内恶性肿瘤一样,提倡早期诊断和早期治疗。传统的治疗方法包括手术切除、术后放化疗。

至今为止,手术仍然是颅内黑色素瘤治疗的主要手段,特别是黑色素细胞瘤可做全切除,但复发率 15%~50%。恶性黑色素细胞瘤的预后与手术切除程度有关,因此也应尽量争取肿瘤全切除,包括肿瘤以及受累的脑组织,在不影响重要功能的前提下可以考虑扩大切除范围。临床资料显示多数颅内黑色素瘤患者可从手术治疗中获益,手术治疗的五年生存率约为 13%~20%,明显高于非手术治疗患者。因此对于诊断明确,患者全身状况允许,无手术禁忌证的颅内黑色素瘤患者应尽早进行手术治疗。颅内黑色素瘤手术切除过程中,除了严格遵循微创理念、注意术中脑保护、采用神经导航和电生理监测等新技术外,手术须严格保护瘤周脑组织,以最大限度地避免肿瘤细胞的扩散、种植和转移。

黑色素瘤细胞对放化疗不敏感,但在手术不能根治的情况下探索辅助治疗的临床疗效是神经外科医生的必然选择。颅内黑色素瘤发病率很低,临床缺乏大样本的随机对照研究,放化疗临床疗效只见一些零星回顾性分析,因此尚不能提供强有力的循证医学证据。Gottlieb 一组采用 ^{60}Co 做全脑照射并辅以化疗和糖皮质激素应用的患者,平均生存时间可达 103 天,可见放化疗尚有一定的作用。常规分割剂量外照射的剂量建议在

30~54Gy之间。放疗可以降低局部复发风险，可是全脑放疗的治疗作用仍存在争议。近年研究表明，对于实体性肿瘤尤其是无转移和播散的患者也可以采用立体定向放射外科治疗，有报道指出，放射外科可使部分肿瘤体积明显缩小，放射外科（伽马刀）和普通外照射均能明显延长患者的平均生存时间（伽马刀组为12.3个月，普通放疗组为7.3个月），但对于已有广泛转移和播散的患者只能选择全脑照射。

黑色素瘤对化疗药物相对不敏感，目前尚无大样本循证医学证据。1975年获美国FDA批准的烷化剂达卡巴嗪（Dacarbazine，DTIC）是首个用于临床治疗黑色素瘤的药物。达卡巴嗪作用于细胞周期的G2期，抑制嘌呤、RNA和蛋白质的合成从而达到抗肿瘤作用。然而，达卡巴嗪单药治疗的反应率仅10%~20%，且患者6年存活率≤2%。虽然人们一直致力于将达卡巴嗪与其他药物联合使用以期改善达卡巴嗪单药的有效性，但多项研究结果显示联合用药与单药比较并无明显优势。对于中枢神经系统恶性黑色素瘤及转移性黑色素瘤，原则上应选择能透过血－脑屏障的药物，美国国家综合癌症网（NCCN）推荐福莫司汀和替莫唑胺均可作为转移性黑色素瘤的一线治疗用药。这两种药物在单药及联合化疗治疗中枢神经系统原发恶性黑色素瘤中均显示出抗肿瘤活性，但缺乏大样本随机对照研究的证实。

七、免疫靶向治疗

近年来，随着对黑色素瘤生物学和细胞传导信号的研究的逐步深入，免疫靶向治疗和基因靶向药物治疗渐渐成为黑色素瘤治疗的研究热点，并诞生了一系列晚期黑色素瘤的药物，已逐步在近几年开始应用于临床，与传统治疗相结合，疗效令人鼓舞。

目前用于黑色素瘤治疗的主要免疫疗法抗体药物有伊匹单抗（Ipilimumab）、纳武单抗（Nivolumab）和潘布陆利珠单抗（Pembrolizumab），是针对恶性黑色素瘤发生、发展和转移等多个环节而开发出来的，其目的是激发或调动机体免疫系统，增强肿瘤微环境的抗肿瘤免疫力。与传统疗法相比，抗体药物疗效更为明显，不良反应更低。

伊匹单抗（Ipilimumab）：针对细胞毒T细胞抗原4（CTLA-4）的全人源化单克隆抗体，2011年获美国FDA批准上市，开创了黑色素瘤治疗的新时代，是黑色素瘤免疫疗法的一大进步。CTLA-4是一种在T细胞膜表面表达的抑制性受体。正常情况下，T细胞的激活依赖于第一信号（抗原/抗体复合物形成）和第二信号（B7介导的活化信号）双活化。而CTLA-4与B7结合可抑制T细胞活化。伊匹单抗能特异性阻断CTLA-4与B7的结合，去除免疫抑制，使得T淋巴细胞活化、增殖，从而调动特异性抗肿瘤免疫反应。临床研究表明，伊匹单抗单药治疗晚期黑色素瘤的有效率为10.9%，对于晚期黑色素瘤已是重大突破。总体而言，12%的黑色素瘤患者得到了长期控制。不过，该药可能引起严重、致命的免疫介导不良反应，最常见的不良反应是小肠结肠炎、肝炎、皮炎和神经内分泌疾病腹泻和结肠炎。

纳武单抗（Nivolumab）：针对PD-1受体的全人源免疫球蛋白G4（IgG4）单克隆抗体，2014年被美国FDA批准用于黑色素瘤患者。PD-1（programmed death-1）程序性细胞死亡蛋白-1，是一种重要的免疫抑制分子，为免疫球蛋白超家族成员，是一个268氨基酸残基的膜蛋白。其最初是从凋亡的小鼠T细胞杂交瘤2B4.11克隆出来。以PD-1为靶点的免疫调节对抗肿瘤、抗感染、抗自身免疫性疾病及器官移植存活等均有重要的意义。其配体PD-L1和PD-L2也可作为靶点，相应的抗体也可以起到相同的作用。PD-1和PD-L1结合启动T细胞的程序性死亡，使肿瘤细胞获得免疫逃逸。纳武单抗通过与PD-1结合，阻断其与PD-L1和PD-L2的相互作用，逆转肿瘤免疫微环境，恢复T细胞的抗肿瘤活性，抑制肿瘤生长。临床试验证实，纳武单抗的客观缓解率和1年生存率均优于达卡巴嗪，且3~4级与药物相关的不良反应发生率更低。2017年最新研究还比较了纳武单抗和伊匹单抗在晚期黑色素瘤肿瘤中的疗效，发现前者的无复发生存期优于后者且临床耐受性更好。纳武单抗最常见不良反应为皮疹。

潘布陆利珠单抗（Pembrolizumab）：一种抑制PD-1的人源化IgG-4k单克隆抗体，2014年下半年被美国FDA批准用于黑色素瘤患者。实验结果表明，潘布陆利珠单抗单药治疗黑色素瘤的客观缓解率达41%。此外，潘布陆利珠单抗治疗黑色素瘤患者的无进展生存期和1年总生存率均优于伊匹单抗。可见，伊匹单抗治疗无效的患者可使用潘布陆利珠单抗继续治疗。潘布陆利珠单抗常见的不良反应有疲劳、红疹、腹泻和瘙痒。

八、基因靶向治疗

对黑色素瘤分子信号传导通路的研究和认识不断加深，针对关键基因的靶向药物也随之研发并趋于成熟。研究显示约有60%的转移性黑色素瘤携带有B-Raf proto-oncogene serine/threonine kinase（BRAF V600）蛋白突变体；RAF信号转导通路是调控细胞生长、分化和增殖最重要的通路之一，其中信号蛋白的过度表达或突变可导致肿瘤的发生和发展。RAF激酶家族ARAF、BRAF和CRAF中，BRAF的突变率最高，发生突变的BRAF基因超过70%是V600E突变。BRAF基因突变导致BRAF激酶激活，从而刺激黑色素瘤细胞生长；BRAF V600E突变导致BRAF通路持续激活（包括MEK1和MEK2）。mitogen-actived protein kinase（MEK）蛋白是胞外信号相关激酶（ERK）通路的上游调节器，可促进细胞增殖。目前用于黑色素瘤治疗的基因靶向药物主要有BRAF抑制剂和MEK抑制剂，KIT抑制剂。由于黑色素瘤的发生、发展和转移由多个不同环节组成，单一靶点的药物治疗有限，多靶点药物联合应用更能有效提高疗效，特别是BRAF抑制剂与MEK抑制剂的联合应用已成为当今治疗黑色素瘤的新方案。

维莫非尼（vemurafenib）和考比替尼（cobimetinib）联用。维莫非尼是一种选择性BRAF V600E蛋白突变抑制剂，于2011年8月获美国FDA批准用于治疗BRAF V600E基因突变不可切除或转移性黑色素瘤，也是最早获准在国内上市的用于黑色素瘤治疗的靶向药。维莫非尼通过抑制BRAF，阻断MAPK信号通路，抑制致癌基因活性，从而抑制恶性肿瘤细胞增殖。维莫非尼具有高选择性。有研究显示，维莫非尼仅作用于携有BRAF V600E基因突变的黑色素瘤，对无BRAF V600E基因突变的黑色素瘤不产生抑制作用，反而可能通过激活正常BRAF促进肿瘤生长。临床试验证实，与标准化疗方案相比，维莫非尼可改善BRAF V600E基因突变型黑色素瘤患者的有效率、无进展生存期和总生存率。然而，维莫非尼长期疗效并不理想，大部分患者用药后复发，并发展成耐药且致死的黑色素瘤。维莫非尼最常见不良反应有角化棘皮瘤和皮肤鳞状细胞癌，其他不良反应还有皮疹、光敏性增加、关节痛、脱发、疲劳以及心跳异常。美国FDA于2015年11月批准罗氏MEK抑制剂考比替尼与BRAF抑制剂维莫非尼联用治疗BRAF V600E或V600K突变阳性的晚期黑色素瘤。考比替尼是一种口服小分MEK抑制剂，其通过选择性阻断MEK蛋白的活性，阻断其下游的信号通路传导。临床试验证实，考比替尼与维莫非尼联用可显著增加黑色素瘤患者无进展生存期。MEK抑制剂与BRAF抑制剂联合应用可抑制因单药应用BRAF抑制剂导致的MARK通路再次活化而获得额外疗效，且不增加额外毒性。二者联用是未来治疗BRAF V600E或V600K突变阳性的晚期黑色素瘤的一大趋势。联用时常见不良反应有腹泻、光敏反应、恶心、呕吐和发热。

达拉非尼（dabrafenib）和曲美替尼（trametinib）联用。达拉非尼是一种BRAF抑制剂，美国FDA于2013年5月29日批准达拉非尼用于治疗携带BRAF V600E突变的手术不可切除性的成人黑色素瘤或转移性黑色素瘤，达拉非尼可抑制BRAF V600E、BRAF V600K和BRAF V600D。临床研究显示，达拉非尼可降低携带BRAF突变的晚期黑色素瘤患者的疾病进展及死亡风险，且对恶性黑色素瘤的脑转移表现出良好的治疗效果。达拉非尼常见不良反应有皮肤角质化过度、头痛、发热、关节疼痛、乳头瘤、脱发和手足综合征等。就在达拉非尼被批准的同一天，GSK的曲美替尼用于治疗携带BRAF V600E或V600K突变的手术不可切除性黑色素瘤或转移性黑色素瘤也获得批准。曲美替尼不适用于既往接受BRAF抑制剂治疗的患者。曲美替尼是MEK1和MEK2激动和活性的可逆抑制剂，能够抑制BRAF V600突变阳性的黑色素瘤细胞在体内和体外的生长。临床试验证实，与标准化疗相比较，曲美替尼可提高患者的应答率和无进展生存期。常见不良反应有心肌病、皮疹、腹泻和外周性水肿。美国FDA又于2014年1月10日批准达拉非尼和曲美替尼联合使用治疗不可切除的黑色素瘤或转移性黑色素瘤。

Encorafenib 和 binimetinib 联用，最新 BRAF 抑制剂的 MEK 抑制剂。2018 年 5 月发表在 *Lancet* 上的临床三期试验结果显示 Encorafenib 和 binimetinib 联用与 vemurafenib 相比，患者无进展生存期明显延长。2018 年 6 月获得美国 FDA 批准用于治疗携带 BRAF V600E 或 V600K 突变的手术不可切除性黑色素瘤或转移性黑色素瘤。

除 BRAF 抑制剂和 MEK 抑制剂外，KIT 抑制剂也被用于选择性黑色素瘤病例的治疗，有少量临床试验进行中，有甲磺酸伊马替尼（imatinib mesilate）、达沙替尼（dasatinib）、苹果酸舒尼替尼（sunitinib malate）和尼洛替尼（nilotinib）等。有数据显示，对 imatinib 治疗最敏感的是 11 号或 13 号外显子 KIT 突变的黑色素瘤患者，治疗有效率达 23%，并且有 30% 的患者可将病情稳定。相似的，nilotinib 治疗有效率达 26%，46% 的患者病情处于稳定状态。可惜的是，临床资料显示 KIT 抑制剂使用后的缓解时间往往都比较短。

九、预后

总体预后较差，黑色素细胞增生症患者，既往无组织恶性变，预后仍不良。文献报道，黑色素细胞瘤术后可存活 1~28 年，全切除比部分切除伴/不伴放疗预后要好，部分切除伴术后放疗比单纯部分切除好。传统治疗下黑色素瘤虽然经手术和放化疗，平均生存仍只有 5~10 个月，少数可达 3 年，原发性颅内黑色素瘤的预后比转移性颅内黑色素瘤好，转移性者生存期基本不超过 1 年。在免疫治疗和基因靶向治疗等新辅助治疗下，预后有明显改善。

（钟 平）

参考文献

1. Hodi FS, Chesney J, Pavlick AC, et al. Combined nivolumab and ipilimumab versus ipilimumab alone in patients with advanced melanoma: 2-year overall survival outcomes in a multicentre, randomised, controlled, phase 2 trial[J]. The Lancet Oncology, 2016, 17(11): 1558-1568.
2. Schachter J, Ribas A, Long GV, et al. Pembrolizumab versus ipilimumab for advanced melanoma: final overall survival results of a multicentre, randomised, open-label phase 3 study (KEYNOTE-006)[J]. Lancet, 2017, 390(10105): 1853-1862.
3. Schadendorf D, van Akkooi ACJ, Berking C. Melanoma[J]. Lancet, 2018, 392(10151): 971-984.
4. Tawbi HA, Forsyth PA, Algazi A, et al. Combined Nivolumab and Ipilimumab in Melanoma Metastatic to the Brain[J]. The New England journal of medicine, 2018, 379(8): 722-730.
5. Turajlic S, Larkin J. Immunotherapy for Melanoma Metastatic to the Brain. The New England journal of medicine 2018, 379(8): 789-790.
6. Wolchok JD, Chiarion-Sileni V, Gonzalez R, et al. Overall Survival with Combined Nivolumab and Ipilimumab in Advanced Melanoma[J]. The New England journal of medicine, 2017, 377(14): 1345-1356.

第三节 脂 肪 瘤

颅内脂肪瘤是一种先天性畸形，是胚胎发育异常所致的脂肪组织肿瘤，系胚胎脑膜异常分化不良所致；此类病变大多数发生在中线附近。颅内脂肪瘤很少引起临床症状，是临床上少见的一种颅内良性肿瘤。

1818 年，Meckel 最早报道一例位于视交叉的脂肪瘤。颅内脂肪瘤占脑部肿瘤不到 1%。该肿瘤生长缓慢，极少发生恶性变。病变发生无明显性别差异，各年龄均可发生。

一、发病机制

颅内脂肪瘤的胚胎学理论解释了胼胝体和其他脑发育不全的高发生率。颅内脂肪瘤属先天畸形，既不是错构瘤也非真正肿瘤。来源于中胚层的间质细胞组成的脂肪瘤，其起源仍存在较多争议。有学者认为，颅内脂肪瘤来源于原始胚胎脑膜向蛛网膜下腔分化时异常残留或异常分化，因为颅内脂肪瘤常伴有神经系统发育不全的畸形，肿瘤以脂肪为主，伴有大量血管以及其他类型间叶组织存在，且无一般肿瘤的病理学特征，多数学者认为，该肿瘤的生长模式更像是错构瘤，即由多余脂肪组织构成的瘤状结节，而不是真性肿瘤。

二、病理学

颅内脂肪瘤病理学表现以成熟的脂肪组织

为主，亦有胎性脂肪组织，但没有恶性征象，内含较多纤维组织和血管，肿瘤呈浸润性生长，边界欠清，与周围组织粘连紧密，其内可见纤维组织、血管及神经组织穿行，少部分脂肪细胞内可见钙化。

颅内脂肪瘤大多数位于大脑中线部位，约占60%~80%，如胼胝体、四叠体池、鞍上池、脚间池、第三脑室、脑干、小脑、基底节、侧脑室等，其中以胼胝体区最为常见，占到50%~64%，很少发生于大脑半球表面。中线以外的脂肪瘤，以侧裂池、脑桥－小脑角、脑神经的根部等多见。

颅内脂肪瘤常合并中枢神经系统其他先天性畸形，可高达55%，特别是中线结构部位的异常，如胼胝体缺失、脊柱裂、中线部位局限性颅裂、脊膜脊髓膨出等，其中胼胝体缺失最为常见，有报道48%~50%的胼胝体脂肪瘤伴有胼胝体发育不全或不发育。

此外，颅内脂肪瘤还可合并脑血管异常，包括动脉瘤、动静脉畸形以及异常静脉分流等。颅内脂肪瘤很少恶变，仅偶尔能够转化为神经外胚层肿瘤。

三、临床表现

颅内脂肪瘤的临床表现多样，且无特异性，约有近半数患者无明显症状。主要临床表现有头痛、癫痫、精神障碍、智力障碍，少数有偏瘫、脑积水和脑神经麻痹症状，临床表现与病灶所在的部位关系密切。

发生于胼胝体的脂肪瘤主要临床表现为癫痫发作，50%的胼胝体脂肪瘤有癫痫发作，可能是由于肿瘤浸润到周围正常神经组织，胶质增生形成兴奋灶所致，其严重程度与肿瘤大小无关。颅内脂肪瘤合并颅内异常或者畸形，则发生癫痫的概率更大，但是脑电图检查发现癫痫灶的概率很低。

胼胝体前部脂肪瘤通常体积较大，压迫双侧室间孔易引起脑积水，患者表现出颅高压症状。发生于胼胝体后部的脂肪瘤一般体积较小，少有临床表现。位于灰结节的脂肪瘤可引起丘脑功能紊乱症状。脑室周围的病灶易引起梗阻性脑积水、智力障碍等症状。位于脑桥－小脑角的脂肪瘤病程时间长短不等，临床症状与肿瘤所累及的脑神经有关，个别患者仅表现为头晕，大多数患者因肿瘤包裹及压迫面神经、耳蜗神经、前庭神经，表现为头晕、耳鸣、听力减退等，少数患者仅以面神经受刺激症状为主，表现为患侧面肌痉挛；脂肪瘤累及三叉神经时表现为三叉神经痛合并听力下降；肿瘤生长较大时可出现眼球震颤及共济失调。

多数颅内脂肪瘤患者无明显临床表现，仅在头外伤或者体检时偶然发现，尽管肿瘤有所生长，但未必都引起临床症状。

四、影像学表现

脂肪瘤具有典型的CT/MRI表现，相对易于诊断。脂肪瘤在CT影像上表现为边界光滑、均匀低密度的占位，形态多变，病灶周围的脑组织无水肿表现，病灶的CT值在-100~-50Hu之间，低于脑脊液的CT值，比空气CT值高。位于胼胝体部的脂肪瘤，CT影像上多表现为哑铃型，而位于脑其他部位的脂肪瘤多为类圆形。钙化同样是颅内脂肪瘤的一大特征，大龄患者CT影像中肿瘤周围的钙化更为明显，表现为肿瘤周围一环形亮带（图23-3-1）。增强的CT扫描肿瘤通常并不强化。

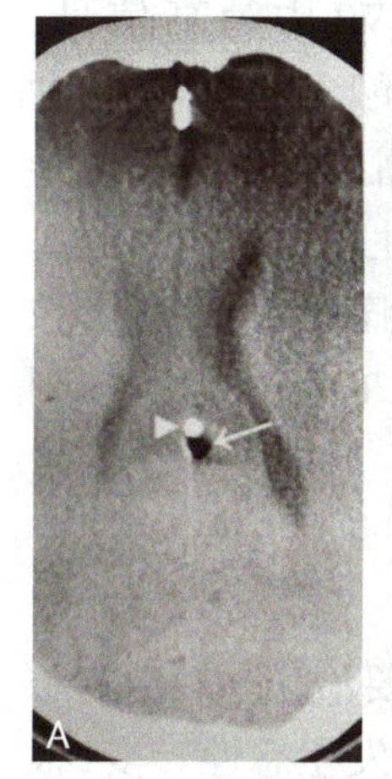

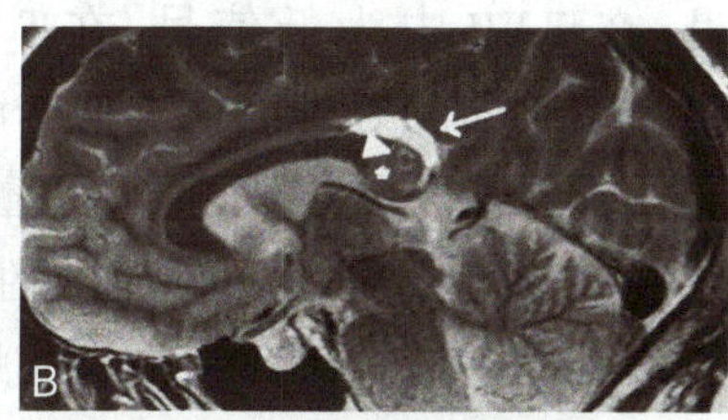

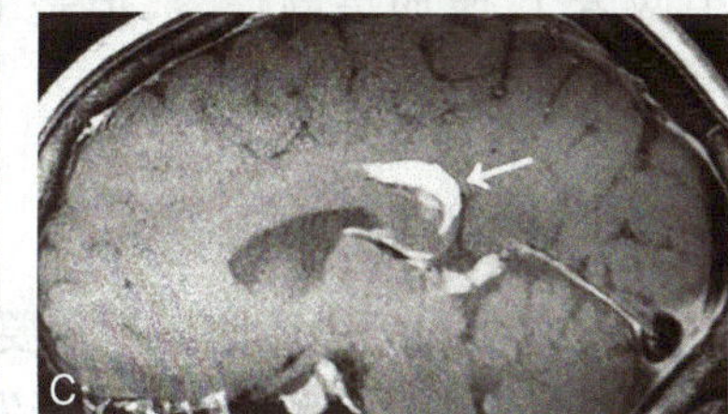

图23-3-1 胼胝体脂肪瘤，伴钙化

脂肪瘤MRI影像T_1、T_2加权像中均表现为均匀高信号，但在T_2像上相对较低，与脑组织附着处呈锯齿状，提示肿瘤与脑组织粘连紧密，少数病例可见线样或斑点样钙化，在脂肪抑制序列（STIR）可见高信号被抑制，系脂肪瘤在MRI中特征性表现（图23-3-2）。相比CT，MRI对显示较小的脂肪瘤、瘤体的整体观、合并的颅内畸形、肿瘤周围解剖结构等，均有较为明显的优势，但MRI对钙化的显示不如CT。脂肪瘤通常无占位效应及肿瘤周围水肿。

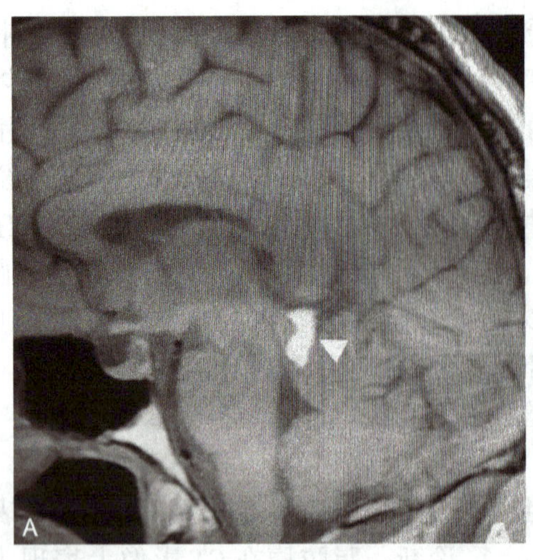

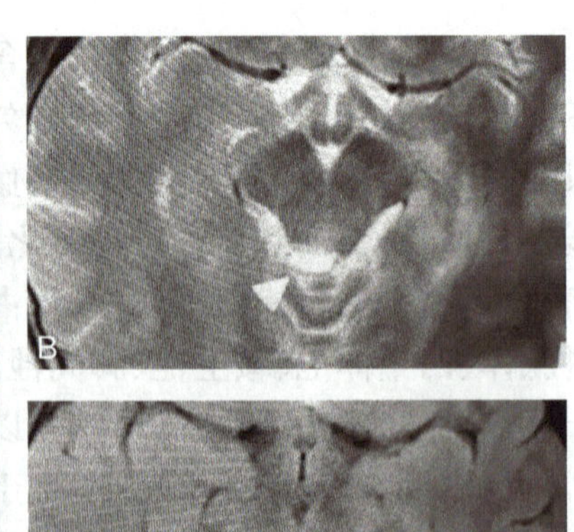

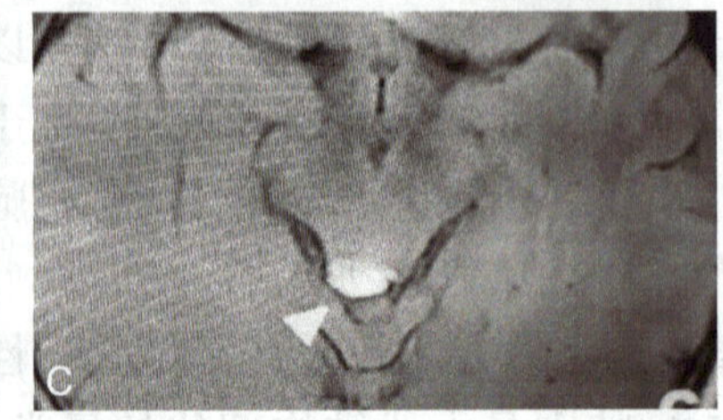

图 23-3-2 四叠体池脂肪瘤

颅内脂肪瘤需与表皮样囊肿、皮样囊肿、畸胎瘤、亚急性脑内血肿等鉴别。由于表皮样囊肿、皮样囊肿均含有脱屑的上皮组织及其他成分，CT/MRI 均表现为不均匀密度或信号。表皮样囊肿因含有大量胆固醇和角蛋白，典型的表皮样囊肿在 CT 表现为接近脑脊液密度的分叶状占位，在 MRI 影像中，表皮样囊肿同样表现为接近脑脊液的信号，在 T_1WI 中为低信号，在 T_2WI 中为高信号。颅内畸胎瘤的好发部位类似于颅内脂肪瘤，且主要成分也是脂肪组织，但畸胎瘤的影像学表现异质性更为突出，且可出现多灶性对比增强。亚急性脑内血肿同样可与颅内脂肪瘤混淆，MRI 影像中两者 T_1 像均呈高信号，但是 T_2 像及脂肪抑制序列能够帮助鉴别诊断。

五、治疗

无症状的颅内脂肪瘤不需要治疗。颅内脂肪瘤为良性病变，生长缓慢，极少发生恶性转变，很少因为压迫周围正常脑组织导致颅高压。血管和神经通过脂肪瘤，手术全切困难，术后并发症多。

只有少数患者有手术指征，如引起梗阻性脑积水者、鞍区脂肪瘤引起视力、视野损害者、脑桥－小脑角脂肪瘤引起耳鸣、耳聋者可考虑直接手术。对于合并癫痫的患者，宜首先予药物抗癫痫治疗，如癫痫控制不佳者，可行手术，有望减轻或缓解癫痫发作，但术后常仍需抗癫痫治疗；对于因颅内脂肪瘤引起颅内压增高症状的患者，需手术切除病灶，但手术不强调勉强全切，部分或者大部分切除往往能达到缓解症状的目的；脑积水者亦可以单行脑脊液分流术解除颅内高压，缓解症状。对于脑桥－小脑角或脑干背侧面的脂肪瘤，有人主张积极手术，认为即使部分切除也可缓解症状。

胼胝体脂肪瘤完全切除十分困难，因为瘤内富含血管及致密纤维组织，后者覆盖胼周动脉及其分支上，大脑前动脉也常常包裹其内，瘤壁与周围脑组织粘连，即使显微手术也难以完全保护这些血管。因此，多数情况下只能行肿瘤部分切除术。

部分患者的临床症状系因颅内脂肪瘤伴发颅内其他畸形所致，手术应针对伴发病变，对于脂肪瘤本身可不作处理。对于希望通过手术切除肿瘤，缓解难治性头晕或三叉神经痛的必要性，至今仍存在争议，但手术即使是大部切除也有望减轻症状。

手术强调显微操作，术中使用超声吸引器易于吸除脂肪组织，且可保留较大血管，但不易吸除瘤内的纤维成分。接触式激光刀的使用对脂肪瘤的切除提供了新的锐器，可在重要结构边缘，定点气化肿瘤组织，快速、有效且微创。随着微创神经外科技术的不断发展，相信手术治疗的成功率会得到不断的提高。

（刘 健）

参考文献

1. Yilmaz N, Unal O, Kiymaz N, et al. Intracranial lipomas-a clinical study[J]. Clin Neurol Neurosurg, 2006, 108:

363-368.

2. Yildiz H, Hakyemez B, Koroglu M, et al. Intracranial lipomas: importance of localization[J]. Neuroradiology, 2006, 48: 1-7.
3. Loddenkemper T, Morris HH, et al. Intracranial lipomas and epilepsy[J]. J Neurol, 2006, 253: 590-593.

第四节 中枢神经细胞瘤

中枢神经细胞瘤(Central neurocytoma)是颅内少见的神经上皮肿瘤,肿瘤常生长于侧脑室内近室间孔处、附着于透明隔,肿瘤细胞具有神经元分化特性。1982年,Hassoun等首次报道了2例经免疫组织化学及电镜超微结构证实具有典型神经元分化特点的脑室内肿瘤,自此中枢神经细胞瘤作为一种独立的临床病理类型逐渐被神经外科医师及病理科医师所认识。中枢神经细胞瘤与少突胶质细胞瘤非常相似、容易混淆。中枢神经细胞瘤的免疫组化表现为突触素(synaptophysin)弥漫强阳性而神经胶质标志物阴性,可以协助两者相鉴别。神经细胞瘤少数情况下也可生长于脑实质内,称为脑室外神经细胞瘤(extraventricular neurocytoma)。研究发现,脑室外神经细胞瘤与中枢神经细胞瘤的主要组织病理学特征相似,但是形态学表现更为广泛。脑室外神经细胞瘤可发生在额叶、颞叶、枕叶、丘脑及小脑等部位,相比于中枢神经细胞瘤预后较差,约1/3肿瘤在较短时间内复发。

2016年,世界卫生组织(World Health Organization, WHO)中枢神经系统肿瘤分类,中枢神经细胞瘤和脑室外神经细胞瘤虽被单独列出,但两者使用相同的疾病编码(ICD-O 9506/1),均为WHO Ⅱ级肿瘤,且都属于神经元和神经元-神经胶质混合性肿瘤。

中枢神经细胞瘤多表现为良性病程,虽然存在一定的复发风险(复发率18%~23%),但是肿瘤复发时间一般较晚,所以大部分患者能获得良好预后。肿瘤表现非典型改变或者发生于脑室外的部位时,其预后可能较差。中枢神经细胞瘤的非典型改变主要有肿瘤组织发生血管增生、局灶性坏死,肿瘤细胞核分裂象增多以及Ki-67指数≥2%~3%;发生非典型改变往往提示肿瘤复发率更高。有学者认为,单凭组织病理学结果并不能准确提示中枢神经细胞瘤的预后:有些具有间变特性的中枢神经细胞瘤病例,病程发展较为缓慢,而具有良性特征的中枢神经细胞瘤却因合并软脑膜播散而导致预后不良。

一、流行病学

中枢神经细胞瘤约占全部颅内原发肿瘤的0.1%~0.5%,在各个年龄段均可发病,但大多数病例为青年患者,年龄在20~40岁的患者大约为70%,儿童患者较少见。并未发现有明显的性别倾向。大多数中枢神经细胞瘤生长于侧脑室,且最常见于侧脑室前半部分,大约26%的中枢神经细胞瘤会延伸至第三脑室。然而,也有少数个案报道介绍了孤立的第三脑室或第四脑室中枢神经细胞瘤。

二、病因学及发病机制

中枢神经细胞瘤的病因目前尚不清楚。通过探究其分子病理机制发现,中枢神经细胞瘤的遗传畸变总体上少于其他中枢神经系统恶性肿瘤,这也一定程度上解释了该肿瘤大多数情况下呈现出良性病程。随着研究方法不断发展进步,一些染色体异常和基因突变在中枢神经细胞瘤中得以证实,其中染色体异常包括7号染色体三倍体、17号染色体缺失以及2p、10q、13q和18q获得等。基因芯片结果确认了多个在中枢神经细胞瘤中过表达的基因,提示肿瘤发生与胰岛素样生长因子2(IGF-2)通路和Wnt通路相关。然而这些遗传畸变并不具有很好的普遍性和特异性,尚不足以作为中枢神经细胞瘤的诊断及预后标志物。

近年研究发现,成人神经干细胞存在于脑室下区或室管膜下区,与中枢神经细胞瘤的好发位置极为接近,因此有学者提出神经干细胞异常增殖可能导致中枢神经细胞瘤发生。

三、病理学

中枢神经细胞瘤的肿瘤细胞往往较小,细胞核圆形或椭圆形,细胞质稀少(“煎蛋”征),但是这些表现与少突神经细胞瘤相似,单纯通过光学显微镜诊断较为困难,明确诊断需要依赖于免疫组织化学和电子显微镜发现证据判断其神经元细胞起源。

中枢神经细胞瘤在纤维和血管周围区域可见突触素表达阳性，被认为是免疫组织化学诊断最可靠的标记物。其他主要免疫组织化学特征包括神经元特异性烯醇化酶（neuron specific enolase，NSE）阳性和胶质纤维酸性蛋白（glial fibrillary acidic protein，GFAP）阴性。神经元核抗原（NeuN）具有较高的特异性和敏感性，也被提出作为良好的神经元标记物。

电镜有助于本病诊断。肿瘤细胞核为规则圆形，具有分散的染色质，偶尔可见核仁。往往可观察到平行微管阵列、透明囊泡和膜结合致密核心神经分泌颗粒的超微结构组分，这些特征提示肿瘤的神经元起源。

四、临床表现

中枢神经细胞瘤最常见的临床表现为颅内压增高及继发性梗阻性脑积水引起的相关症状，包括头痛、头晕、恶心、呕吐及视力改变；有时也会出现其他症状，如四肢乏力、平衡障碍、癫痫、记忆力下降及意识改变等。病程自几个小时至两年不等，一般持续数月。神经系统查体可发现患者视神经乳头水肿及共济失调。症状轻重以及持续时长与肿瘤的恶性程度无直接联系，中枢神经细胞瘤无特征性的临床症状用以提示诊断。

五、影像学检查

中枢神经细胞瘤好发于侧脑室，典型病变与室间孔关系密切，常附着于透明隔，突入侧脑室。也可发生于脑脊液循环通路的所有位置，包括第三脑室和第四脑室。肿瘤一般进展缓慢，可伴有不同程度的脑积水。

（一）头部 CT

中枢神经细胞瘤在 CT 平扫表现为混杂密度：肿瘤实质部分通常与脑实质密度相似，低密度区可能是肿瘤囊变或坏死区；可伴有钙化，为点状或局灶高密度。肿瘤生长可引起梗阻性脑积水导致脑室扩大，有时也可发现急性或陈旧性出血情况。增强 CT 对于中枢神经细胞瘤的诊断作用有限，肿瘤可表现出明显增强、不均质增强或完全不强化。

（二）头部 MRI

MRI 是中枢神经细胞瘤术前诊断的首选评估方式。由于肿瘤常同时包含实性、囊性及血管成分以及钙化、出血等改变，其在几乎所有序列上均表现为不均质肿块。T_1 加权像上肿瘤实质一般为等信号，囊变区及钙化灶呈低信号；T_2 加权像肿瘤实质呈等信号或高信号，囊变区呈高信号。肿瘤血供较丰富，可见血管流空现象。增强扫描可见肿瘤实质部分明显强化，整个肿瘤常呈不均质强化。冠状位有时可观察到透明隔受压弯曲。T_2 或 FLAIR 序列上，肿瘤周围水肿一般不明显（图 23-4-1）。

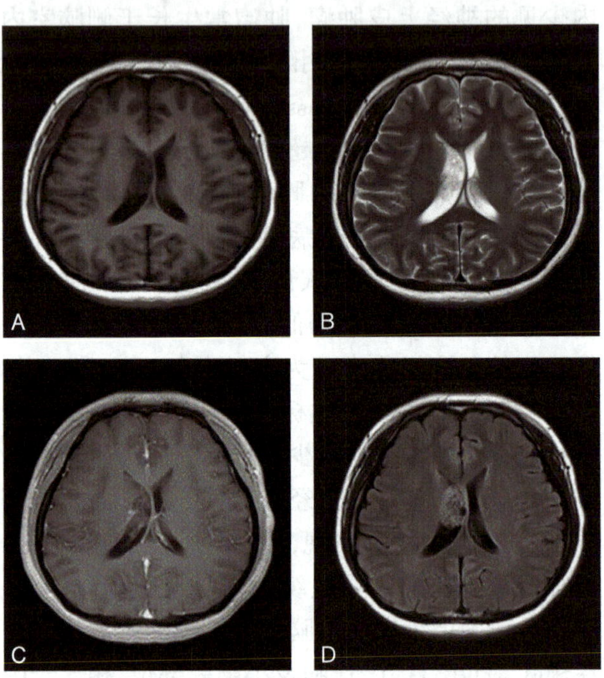

图 23-4-1　中枢神经细胞瘤 MRI 表现

A. T_1 加权像；B. T_2 加权像；
C. T_1 增强扫描；D. T_2 FLAIR 序列

中枢神经细胞瘤在磁共振波谱分析（magnetic resonance spectroscopy，MRS）具有 3.55ppm 的特征峰，该峰与甘氨酸（glycine）密切相关。其他非特异性表现包括胆碱峰显著升高、N- 乙酰天门冬盐酸盐峰显著降低以及肌醇峰出现等。由于不同研究之间结果仍存在差异，MRS 目前尚不能作为成熟的标准化诊断技术，仅供临床参考。

（三）血管成像

中枢神经细胞瘤的血管成像并无特异性，主要与脑室系统肿瘤的占位效应有关。肿瘤供养血管可来自于前循环和后循环。目前关于中枢神经细胞瘤 CTA 或 MRA 的临床数据报道较少，但这些技术可能有助于明确肿瘤与周围血管的解剖关系，从而便于制定手术计划。

六、鉴别诊断

中枢神经细胞瘤的临床症状及影像学特点特异性不足,需与少突胶质细胞瘤、室管膜瘤及室管膜下星形细胞瘤等相鉴别。

(一)少突胶质细胞瘤

好发年龄为30~40岁,癫痫为最常见症状,生长较慢。肿瘤额叶多见,其次为顶叶及颞叶,脑室内少见。80%以上可见钙化,钙化不规则,瘤周无或仅见轻度水肿。鉴别诊断主要依靠免疫组织化学或电镜检查。

(二)室管膜瘤

好发侧脑室三角区,主要见于儿童,跨脑室壁生长。约60%位于颅后窝。CT平扫呈等密度,大多数有钙化。MRI肿瘤实质部分T_1为等或低信号,T_2为高信号。中枢神经细胞瘤CT和MRI上无瘤周水肿及侵袭脑实质的征象,有助于与室管膜瘤相鉴别。

(三)室管膜下星形细胞瘤

同样起源于室间孔附近,但该病常发生于结节性硬化患者。CT平扫可见基底紧连室管膜、向脑室内生长的等密度肿块,室管膜下、侧脑室周围可见多发结节及钙化。发病年龄较中枢神经细胞瘤年轻,多见于年龄小于20岁的青少年。

(四)脉络膜丛乳头状瘤

脉络膜丛乳头状瘤发生于脉络膜丛,好发于侧脑室三角区(50%)及第四脑室(40%),也可发生于第三脑室(5%)。肿瘤大量分泌脑脊液导致脑室扩大是其特点。

(五)脑室内脑膜瘤

CT密度和MRI信号与中枢神经细胞瘤相似,但发病部位不同。脑膜瘤多发生于侧脑室三角区,增强扫描时脑膜瘤强化更为显著,囊变少见。

七、治疗

(一)手术治疗

手术切除肿瘤是首选治疗方式。手术目的是避免损伤神经功能,同时最大程度地切除肿瘤,建立或保留脑积水循环通路,以及获得病理组织确诊肿瘤性质。肿瘤全切是减少术后复发的最重要因素,大约1/3~1/2的患者可以做到。多数中枢神经细胞瘤位于脑室内,并不侵犯周围脑实质,为应用显微外科技术全切肿瘤提供可能。荟萃分析结果显示,手术全切患者的三年和五年局部有效控制率分别为95%和85%,远高于次全切患者的55%和46%。全切和次全切患者的五年生存率为99%和86%。

常用手术入路有经皮层－脑室入路及经胼胝体－脑室入路。经胼胝体入路为累及双侧侧脑室的肿瘤提供较大的操作空间和灵活性,并最大限度地减少了对脑实质的损害。然而对于肿瘤更偏向一侧侧脑室,经皮质入路更为合适。通过单孔神经内镜切除中枢神经细胞瘤也有报道。

大多数患者术前不需要放置脑室引流。扩大的脑室系统为手术切除肿瘤提供更足够操作空间。如果患者神经功能短时间恶化且有症状性脑积水,应考虑行脑室体外引流。手术切除肿瘤并建立脑脊液循环通路后,通常不需要永久性分流,但对于症状性脑积水持续存在的患者例外。

(二)放射治疗

放射治疗主要应用在以下两种情况:①患者不适合或不耐受手术;②手术后预防肿瘤进展或复发。放疗适用于肿瘤次全切的患者,对于达到全切的中枢神经细胞瘤并不必要。放射治疗将肿瘤次全切患者的局部有效控制率从39%显著提高到94%,将十年生存率从82%提高到100%。

立体定向放射外科治疗较小肿瘤残留或减少肿瘤复发有一定优势,可避免再次手术。长期随访至关重要,因为肿瘤复发发生较晚,有可能引起迟发性放射脑损害。

(三)化学药物治疗

化学药物治疗仅作为手术治疗和放射治疗的辅助。药物应用,包括依托泊苷、顺铂、环磷酰胺、拓扑替康、卡铂和异环磷酰胺等,目前对于最佳化疗药物没有达成共识,仍需进一步研究。

(李新钢 戚其超)

参考文献

1. Hassoun J, Gambarelli D, Grisoli F, et al. Central

neurocytoma. An electron-microscopic study of two cases [J]. Acta Neuropathol, 1982, 56(2): 151-156.
2. Louis DN, Perry A, Reifenberger G, et al. The 2016 World Health Organization Classification of Tumors of the Central Nervous System: a summary [J]. Acta Neuropathol, 2016, 131(6): 803-820.
3. Patel DM, Schmidt RF, Liu JK. Update on the diagnosis, pathogenesis, and treatment strategies for central neurocytoma [J]. J Clin Neurosci, 2013, 20(9): 1193-1199.
4. Kane AJ, Sughrue ME, Rutkowski MJ, Tihan T, Parsa AT. The molecular pathology of central neurocytomas [J]. J Clin Neurosci, 2011, 18(1): 1-6.
5. Donoho D, Zada G. Imaging of central neurocytomas [J]. Neurosurg Clin N Am, 2015, 26(1): 11-19.
6. Yang I, Ung N, Chung LK, et al. Clinical manifestations of central neurocytoma [J]. Neurosurg Clin NAm, 2015, 26 (1): 5-10.
7. Rades D, Fehlauer F. Treatment options for central neurocytoma [J]. Neurology, 2002, 59(8): 1268-1270.

第五节 颈静脉球瘤

颈静脉球瘤(glomus jugulare tumors)由Rosenwasser于1945年首先报道,曾被称为颈动脉体样瘤、非嗜铬副神经节瘤、血管球瘤、化学感受器瘤,后来Winship将之更名为颈静脉球瘤,并被普遍接受。颈静脉球瘤一般发生在颈静脉孔的颈静脉球囊穹窿外膜内的颈副神经节,但亦有起源于沿着舌咽神经鼓室支、岩小神经和迷走神经耳支分布的副神经节,而上述结构的副神经节多位于颈静脉窝内,难以鉴别确切起源,故通常所说的颈静脉球瘤,泛指涉及颈静脉孔区的副神经节瘤。

一、流行病学

颈静脉球瘤相对罕见,人群发病率约为0.07/100 000,并且仅占头颈肿瘤的0.6%。本病女性多见,男:女=1:3~6,临床症状出现时间介于20~90岁之间,最常见于中年。肿瘤多为单侧发生,可伴有其他化学感受器瘤。绝大多数颈静脉球瘤生长较为缓慢,但其生物学特性和病程可存在较大变异。病例多为散发,部分具有家族遗传倾向(文献报道约35%病例为家族性,认为与SDH相关等位基因突变有关)。在家族遗传倾向病例中,往往表现为男性更多见,发病年龄偏小,双侧或多灶性病变,并可能同时伴有其他嗜铬细胞瘤。

二、临床表现

大多数副神经节瘤是惰性,生长缓慢,可浸润邻近骨骼肌、软组织、神经和骨骼,并使重要血管部分或全部包裹入瘤体。肿瘤局部浸润不同部位将出现不同临床表现。

1. 脑神经受累、脑组织受压等表现 若肿瘤较大可引起相应脑神经功能障碍,出现自Ⅶ~Ⅻ神经麻痹的各种表现。其中颈静脉孔区综合征常见,为Ⅸ~Ⅺ受累,表现为声音嘶哑、饮水呛咳、吞咽困难等。查体可见病变侧咽部感觉减退、咽反射消失、声带及软腭肌瘫痪、舌后1/3味觉缺失、斜方肌萎缩等。当同时侵及颈静脉孔与枕骨髁区时,还表现为舌肌萎缩、伸舌偏向患侧。肿瘤向前方生长可包绕颈内动脉、侵及咽旁间隙内的颈交感干产生Horner综合征。侵犯海绵窦、沿颈静脉孔向颅内扩展或沿岩嵴向硬膜外生长,可导致三叉神经或外展神经功能障碍。广泛的颅内生长可产生后颅窝压迫症状,如共济失调、步态不稳等,在些病例可出现轻偏瘫或脑积水、颅压增高等表现。

2. 耳症 患者通常以听力丧失、搏动性耳鸣及眩晕起病。肿瘤侵犯外耳道、中耳迷路或直接压迫前庭神经后可造成患侧听力丧失以及明显的眩晕,可见水平眼震。由于肿瘤富含血管,所致的搏动性耳鸣也较常见。耳镜检查有时可见鼓膜后搏动性红-蓝肿物。如肿瘤穿破鼓膜进入外耳道,偶可出现外耳血性溢液,有时乳突区听诊可闻及血管性杂音。

3. 少数颈静脉球瘤还有化学感受器的功能,肿瘤细胞可分泌儿茶酚胺(肾上腺素、去甲肾上腺素、多巴胺和血清素),但是仅有1%~3%患者可因分泌足够多的激素进入循环血而导致阵发性面部潮红、心动过速及高血压症状。

三、影像学、实验室检查及评估

头部X线片常显示颈静脉孔扩大,骨质破坏。但静脉孔在正常人群只有12%两侧相等,68%右侧大,20%左侧大,需注意鉴别。

薄层颅底CT扫描是评估颅骨侵犯程度的最佳方法。CT上肿瘤表现为等或高密度影，边界不清，增强后均匀强化。可见颈静脉孔扩大，其周围的骨质有不规则破坏，范围大时颅底骨质也有不同程度破坏。CT能清晰地显示颅底骨质结构，准确判断颅底骨质破坏情况，增强扫描有助于判断肿瘤是否侵犯颅内及对颅脑结构的侵犯程度，了解肿瘤供血情况。

MRI平扫及增强扫描能较清晰地显示位于颅底的肿瘤及其与邻近神经血管结构的关系。肿瘤T_1等信号，T_2不均匀高信号，瘤内可见多个条状低信号流空的血管影，特别在T_1加权增强像上出现显著的黑白相间的"salt-and-pepper征象"，即所谓的"盐胡椒粉"征，为该疾病特征性表现。增强扫描肿瘤强化明显，可确定肿瘤的上下范围、脑神经受累情况及肿瘤与颅内外血管、脑干、海绵窦、颈内动脉的关系，并有助于与颈静脉孔区、鼓室、乳突的其他病变鉴别诊断。MRI静脉成像显示大型肿瘤的静脉回流外，更有助于判断病灶与乙状窦、颈静脉球和颈内静脉的关系。尤其是判断颈静脉系统有无闭塞，对手术方案设计帮助较大。

颈静脉球瘤术前应常规做脑血管造影，可评估动脉受累程度、肿瘤主要供血血管、脑组织动脉侧支循环等信息，必要时行颈内动脉球囊阻滞试验。静脉期造影片可显示颈静脉孔静脉窦的堵塞情况，对侧乙状窦代偿情况，还能显示肿瘤在血管腔内的扩展状况。并可在造影过程中栓塞肿瘤主要供血动脉，减少术中出血。

内分泌检查，1%~4%的颈静脉球瘤患者可检出儿茶酚胺的合成和分泌。过量的儿茶酚胺是造成术前高血压和术中切除肿瘤时血压、脉搏有较大波动的原因。术前收集24h尿液，检测香草扁桃酸、3-甲氧基肾上腺素和儿茶酚胺可明确肿瘤的分泌状态；基因检测：SDH琥珀酸脱氢酶分子和染色体11是否突变以筛查发现家族遗传性疾病。

常用的颈静脉球瘤分级（Fisch分级）目的是利于区分不同阶段的肿瘤，利于治疗方案设计和统计分析不同治疗方法的疗效与预后（表23-5-1）。

表23-5-1　Fisch分级（1984）

A型（小型）		肿瘤局限于中耳内
B型（中型）		肿瘤局限于中耳和颞骨乳突部，长入鼓室乳突内，但未破坏骨迷路
C型（大型）		肿瘤破坏骨迷路或颈骨岩尖部
	C1	局部涉及颈动脉管垂直段
	C2	侵入颈动脉管垂直段
	C3	侵入颈动脉管水平段
D型（巨大型）		肿瘤长入颅内
	D1	颅内部分≤2cm
	D2	颅内部分>2cm

四、鉴别诊断

影像学变现颈静脉球瘤应与胆脂瘤、中耳炎、肉芽肿、神经鞘瘤、脊索瘤、脑膜瘤、中耳内异常的颈内动脉、高位颈静脉球等疾病相鉴别。应注意颈静脉孔变异如高位颈静脉球和两侧颈静脉孔明显不等大（正常的右侧颈静脉孔大于左侧的颈静脉孔）的情况，CT上表现为鼓室底壁骨质缺损或一侧颈静脉孔异常大，但骨壁光整，无蚕食征；MRI上可显示为流空的颈静脉，无实性肿块。

绝大多数颈静脉球瘤在病理学上虽属良性，但其可以向多个方向生长，经解剖通道向邻近组织扩展，引起相应的临床症状，容易误诊误治。颈静脉球瘤的误诊误治可引起严重的后果。盲目活检可因病灶出血凶猛，难以止血。因此对于耳鸣、听力下降为主诉，体检发现外耳或中耳有红色肿物的患者，需考虑病灶为颈静脉球瘤的可能，需进一步行影像学检查。

五、治疗

颈静脉球瘤治疗包括手术、介入栓塞、放射治疗和动态影像学观察随访等，可单独实施或联合应用。

（一）手术治疗

手术治疗旨在根除肿瘤，而不是像放射治疗一样旨在稳定肿瘤，并且是很多神经外科中心对术前身体基础条件良好患者的最主要治疗手段。但颈静脉球瘤血供丰富，并与重要的血管、神经结构相邻，过去手术致残率很高，因此推荐在颅底手术经验丰富、并具备完善神经电生理监测的中心单位开展此类手术。

手术入路的选择决定于肿瘤的大小、侵犯范围、有无联合病变以及脑神经状况，应根据个体情况而定。耳内及耳后入路适用于早期局限于中耳的肿瘤；颞下窝入路适用于向中耳及中颅窝生长的肿瘤；迷路后入路主要用于瘤体经颈静脉孔向颅内延伸至脑桥小脑角时；侧颅底入路暴露充分，术中可暴露脑神经（Ⅶ、Ⅷ、Ⅸ、Ⅺ、Ⅻ）、乙状窦、颈静脉、颈动脉，可结扎乙状窦，磨除乳突及耳蜗。对术前听力损伤不重的患者，可采取改良侧颅底入路，保存中耳听功能，保留膜迷路。随着多种颅底入路的联合应用，显微神经外科手术、神经移植、栓塞、脑神经术中监护及术前脑血流评估等技术的发展，现已可安全地全切除肿瘤。术前发现患者儿茶酚胺水平增高时，术前可用 α- 阻滞剂，术中使用 β- 阻滞剂处理。

颈静脉球瘤的手术入路逐步由经乳突 - 颈部联合大切口入路向经乳突 - 乙状窦微创入路。根治性手术的严重并发症发生率高，包括：永久性后组脑神经功能缺损，面神经麻痹，听力减退或丧失，三叉神经或动眼神经损伤，出血及缺血性脑损伤以及脑脊液漏。

（二）栓塞治疗

栓塞联合栓塞后即刻手术（推荐 2~3 天内，最迟不超过 2 周）是手术切除副神经节瘤的最佳治疗方案。供血动脉血管内栓塞能减少术中出血、缩小肿瘤、缩短手术时间、减少患者发生危险大出血风险，并提高肿瘤全切率。同时由于需要电凝和压迫止血之处相应减少，热损伤或钝性损伤颈静脉孔区神经血管结构的风险亦会减少。

颈静脉球瘤的供血动脉主要是咽升动脉和颈外动脉分支，术前超选择性栓塞。然而，术前栓塞亦存在相关神经血管损伤风险，包括：血管性闭塞造成的脑干及脑神经供血障碍、肿瘤栓塞性脑梗死肿胀压迫脑神经、极少情况下巨大儿茶酚胺型肿瘤栓塞后血压剧烈波动。术前栓塞严重并发症是脑缺血，因栓塞材料由颈外动脉泄漏至颈内动脉或经侧支循环到达后循环所致。近年使用动脉内支架（颈内或颈外动脉）代替血管内栓塞，可以减少栓塞材料外泄风险，并可额外封堵掉除咽升动脉等主要供血动脉外更多的细小供血分支。

栓塞治疗本身可能缓解、减轻患者耳鸣，眩晕或头晕等症状，提高生活质量。

（三）放射治疗

近年来越来越多的研究结果建议将放射治疗作为该疾病的主要治疗手段。2017 年 Ibrahim 的研究结果提示，伽马刀治疗可以减少脑神经损伤、并有效控制肿瘤处于长期稳定状态。立体定向放疗有望成为颈静脉球瘤治疗的首选。

（四）动态影像学观察

对老年、肿瘤体积较小的患者，密切影像学随访下的动态观察亦是一种治疗策略。影像学提示肿瘤体积年增长超过 20% 的病变，需要及时行治疗。

（岳树源　王　东）

参 考 文 献

1. 黄德亮，杨伟炎，周定标，等．颈静脉球瘤的诊断与治疗［J］．中华医学杂志，2002，82：1381-1384.
2. 盛宏申，黄德亮，韩东一，等．颈静脉球体瘤误诊分析［J］．山东大学耳鼻喉眼学报，2008，22：120-122.
3. 刘剑锋，倪道凤，高志强，等．颈静脉鼓室球瘤诊治经验［J］．中华耳鼻咽喉科杂志，2004，39：543-545.
4. Nonaka Y, Fukushima T, Watanabe K, et al. Less invasive transjugular approach with Fallopian bridge technique for facial nerve protection and hearing preservation in surgery of glomus jugulare tumors［J］. Neurosurg Rev, 2013, 36: 579-586.
5. H. RICHARD WINN. YOUMANS &WINN Neurological Surgery［M］. 7th ed. Elsevier: Elsevier Science Publishing, 2017.
6. Ibrahim R, Ammori MB, Yianni J, et al. Gamma Knife radiosurgery for glomus jugulare tumors: a single-center series of 75 cases［J］. J Neurosurg, 2017, 126(5): 1488-1497.

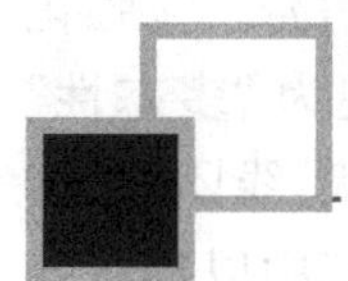

第二十四章　脑转移瘤

一、流行病学

脑转移瘤是常见的颅内肿瘤,其发病率是原发恶性脑肿瘤的3~10倍。根据国外以人群为基础的研究,脑转移瘤的发病率在8.3~14.3/100 000,癌症患者的发病率8.5%~9.6%。尸检研究发现脑转移的频率比人群研究中报道结果要高,Takakura等报道3 359例恶性肿瘤患者尸检发现26%的合并脑转移。

脑转移瘤的发病率与原发部位、分期以及癌症亚型等因素相关。成人中约10%~30%的恶性肿瘤患者会在疾病进展过程中出现脑转移,其中以肺癌脑转移最多见,约占36%~64%,其次是乳腺癌(15%~25%)、黑色素瘤(5%~20%),这三种病因约占脑转移瘤的67%~80%。约30%~50%的肺癌,特别是非小细胞肺癌易发生脑转移。约10%~16%的乳腺癌,特别是HER2阳性的转移性乳腺癌患者会出现脑转移。20%~30%的转移性黑素瘤患者在最初确诊时发现脑转移,近50%的患者在疾病进展过程中出现脑转移。泌尿生殖系统的肿瘤(主要是肾癌)与结直肠癌在脑转移瘤的病因中分居第四、第五位。睾丸、卵巢、肉瘤等其他肿瘤中发病率较低。在儿童及青年中,以肉瘤和生殖细胞瘤最常见。

脑转移瘤最常见的部位是大脑半球(85%)、其次是小脑(10%~15%)和脑干(1%~3%)。

二、临床表现

脑转移瘤大多慢性起病,但病程进展迅速。临床表现包括颅内压升高症状以及特异的局灶性症状和体征。

(一)颅内压增高

主要表现为头痛、呕吐和视神经乳头水肿,其中头痛是多数患者的早期症状,开始为局限性头痛,多位于病变侧(与脑转移瘤累及硬脑膜有关),以后发展为弥漫性头痛(与脑水肿和肿瘤毒性反应有关),此时头痛剧烈并呈持续性,伴恶心呕吐。当转移瘤囊性变或瘤内卒中时可出现急性颅内压增高症状。

(二)局灶性症状和体征

脑功能区附近的转移瘤早期可出现局部刺激症状,晚期则出现神经功能破坏性症状,且肿瘤部位、大小的不同可产生特异的定位症状和体征,包括:①运动功能障碍,累及运动区和锥体束的转移瘤,表现为肿瘤对侧肢体肌力下降或完全性上运动神经元瘫痪;②感觉功能障碍,累及顶叶的转移瘤可出现对侧肢体的各种深、浅感觉功能障碍;③言语障碍,累及优势半球语言中枢及弓形束的转移瘤,可出现各种失语症;④视野损害,枕叶及顶叶、颞叶深部肿瘤因累及视辐射,而引起对侧同象限性视野缺损或对侧同向性偏盲;⑤精神症状,常见于累及额叶的转移瘤,可表现为性情改变、反应迟钝、认知功能下降等;⑥癫痫发作,各种发作形式均可出现,见于约40%的患者,以全面性强直阵挛发作和局灶性发作多见。此外,丘脑转移瘤可产生丘脑综合征,累及小脑的转移瘤可出现步态不稳、行走困难等症状,肿瘤阻塞第四脑室的早期即出现脑积水及颅内压增高表现。

三、影像诊断

(一)头部CT

脑转移瘤在CT平扫中多表现为等密度或低密度,少数为高密度灶典型脑转移瘤在增强CT上强化明显,周围可见水肿。CT在脑转移瘤的诊断、疗效评价及随访中均有重要作用。对头部磁共振检查禁忌的患者应行CT检查。

(二)头部MRI

是脑转移瘤首选的影像学检查方法,典型脑

转移瘤在头部 MRI 上表现为 T_1 中低、T_2 中高异常信号，肿瘤周围水肿明显，增强扫描可见病灶明显强化。在和其他颅内占位鉴别中，转移瘤 MRI 特征：①好发大脑半球灰、白质交界区，尤其在大脑半球的分水岭区。脑转移瘤大多位于幕上，以大脑中动脉分布区多见，约占 78%，发生部位依次为额、顶、颞叶及其交界区，幕下以小脑为主，占 10%~15%，脑干占 2%~3%，幕上和幕下同时受累者约 10%。②以多发病灶为主（64%），单发略少（36%）。病灶具有"多形性"，结节状、环状、囊状或年轮状的瘤灶可同时存。瘤灶周围水肿程度各异。③转移瘤 T_1 加权上呈中低信号，T_2 加权上呈中高信号，常常合并囊性变，少数可合并出血（约占 4%~14%，其中以肺癌、乳腺癌、胃癌、黑色素瘤较多见），在 T_1 及 T_2 上均呈高信号。④强化特点：脑转移瘤在增强 MRI 中表现为"多态性"（图 24-0-1），可表现为环状、结节状、线团状、脑回样、头节状等多种形态的强化。其中以环状强化最为多见，表现为环壁厚薄不一，外壁光滑而内壁凹凸不平，常可见壁结节，局部环壁可见脐样凹陷，但不会发生环壁不完整情况。⑤转移瘤水肿呈大片指状水肿，瘤体大小常与瘤周水肿程度不成比例，即"小病灶大水肿"的征象，为转移瘤较为特征性的影像学表现。⑥典型的氢质子磁共振

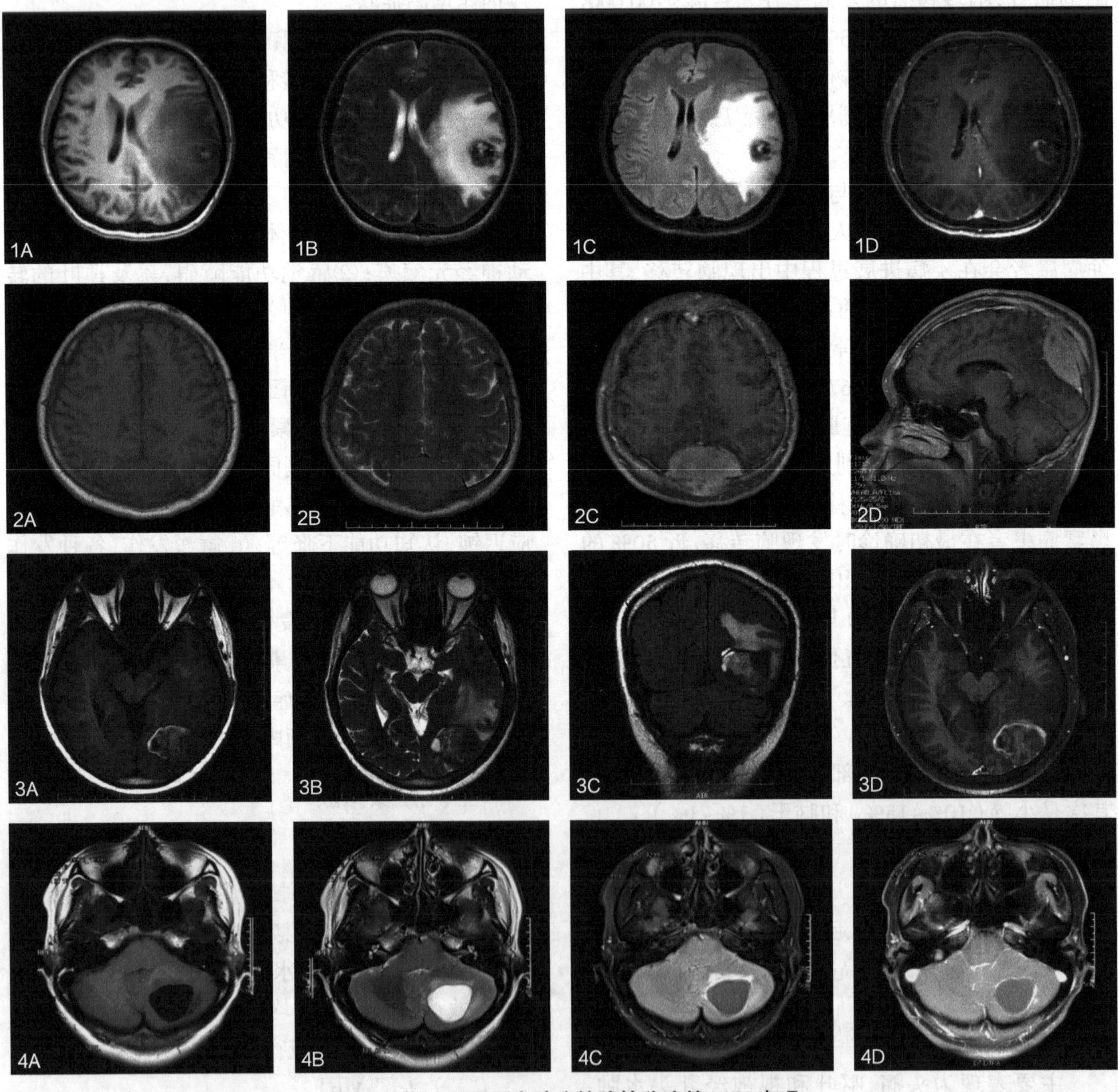

图 24-0-1 不同原发肿瘤的脑转移瘤的 MRI 表现

1A~1D. 一例肺癌脑转移瘤；2A~2D. 一例肾癌脑转移瘤；3A~3D. 一例肝癌脑转移瘤；4A~4D. 一例乳腺癌脑转移瘤

波谱分析谱线表现为 N- 乙酰天门冬胺酸（NAA）下降或消失，胆碱（Cho）显著升高，易出现可检测到乳酸（Lac）或脂质（Lip）峰。⑦动态磁敏感对比增强磁共振成像（dynamic susceptibility contrast enhanced MRI，DSC-MRI）和动脉自旋标记法（arterial spin labeling，ASL）可以评价转移瘤的灌注特点。转移瘤的新生血管不存在血 - 脑屏障，故肿瘤实质部分呈高灌注，但瘤周水肿区的毛细血管结构始终保持正常，无肿瘤细胞浸润。转移瘤与胶质母细胞瘤的实质区脑血流量无明显差异，但胶质母细胞瘤瘤周水肿区的血流量高于转移瘤。此外，利用磁共振弥散加权成像（diffusion-weighted imaging，DWI）、磁敏感加权成像（susceptibility weighted imaging，SWI）等技术辅助转移瘤的诊断。临床医生需要结合多种磁共振技术，从多角度获得有意义的信息，对转移瘤的诊断和后续治疗提供重要参考（图 24-0-2）。

（三）正电子发射计算机断层扫描（positron emission tomography，PET）

CT 或 MRI 提示颅内单发或者多发脑转移，如果原发肿瘤不明确，需要进行全身检查，包括胸部 X 线片或 CT，腹部或者盆腔 CT 或者其他检查。多发脑转移或者原发肿瘤不明确的患者可考虑 PET 检查。PET/CT 能够评价肿瘤及正常组织的代谢差异，有助于肿瘤的定性诊断，同时可寻找原发肿瘤。在 ^{18}F- 脱氧葡萄糖（FDG）PET 上，脑转移瘤具有变化多样的代谢特点，可能与原发肿瘤的组织来源、病理类型有关。大多数转移瘤的糖酵解增强，故在 PET 图像上表现为病灶局部 FDG 的浓聚，少数转移瘤由于其 FDG 浓度与邻近正常脑灰质相近或肿瘤体积过小，而无法显现。另外，PET/CT 可用于鉴别诊断放射性脑坏死与转移瘤肿瘤复发。多项研究表明氟脱氧葡萄糖 FDG-PET 对诊断放射性脑坏死没有帮助。PET 成像中利用氨基酸示踪剂包括碳 -11 蛋氨酸（MET）、氟 -1- 胸腺嘧啶（FLT）和氟乙基酪氨酸（FET）可以较好地鉴别肿瘤复发与放射性坏死。

四、治疗

（一）手术治疗

适应证：手术切除脑转移瘤的目的，除了切除肿瘤减压之外，还包括获取组织标本对原发灶的分子病理进行分析。当然转移灶与原发灶的分子病理不完全相同。

1. 活检术　明确病理、分子或基因类型，指导下一步治疗。

（1）肺原发灶隐匿或虽原发灶明确但取材困难；

（2）肺原发灶病理明确，但脑部病变不典型或难于鉴别；

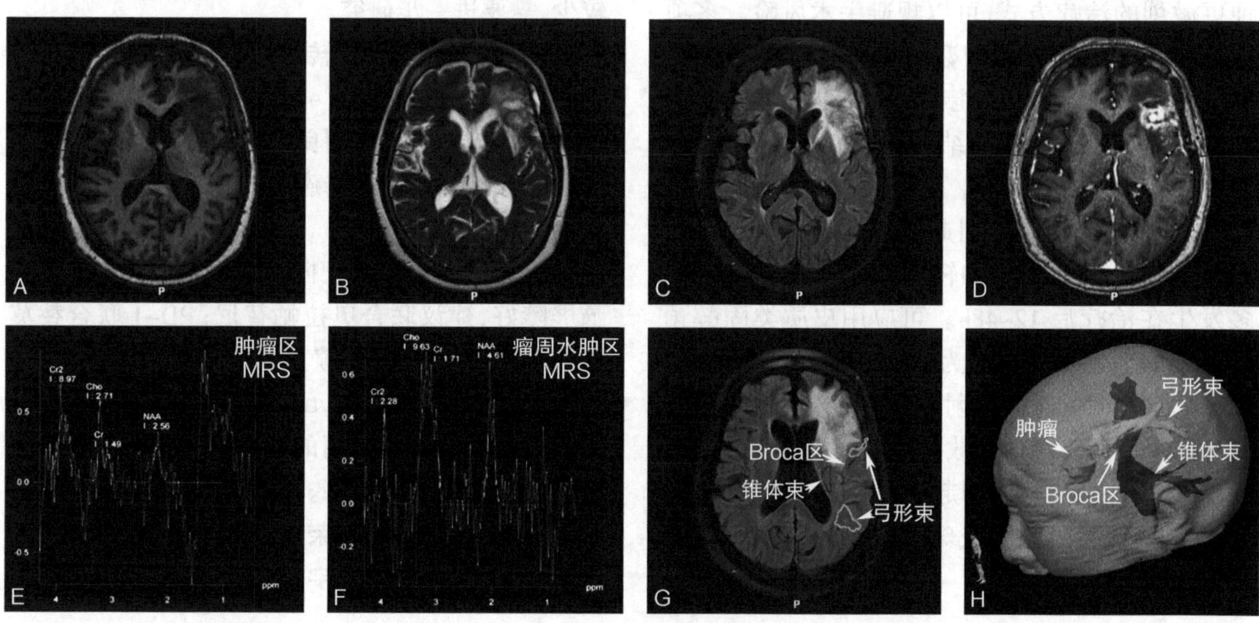

图 24-0-2　肺癌脑转移

A~F. 肺癌脑转移瘤影像学资料；G、H. 术前 MRI 显示肿瘤周边的功能区及功能传导束

(3) 明确颅内肿瘤是坏死抑或复发,评估前期放、化疗效果。

2. 手术切除

(1) 脑内单发、非重要功能区、易于切除且肿瘤或水肿占位效应重,或存在脑积水的患者适宜手术切除。

(2) 多发脑转移瘤手术治疗目前尚存在争议。

(3) 肿瘤最大径 >3cm 者宜首选手术,肿瘤最大径 <5mm 且位于脑深部(丘脑、脑干等)者宜首选放疗或化疗,肿瘤最大径介于 1~3cm 者应综合评估全身状况、手术风险等再选择是否行手术治疗。

(4) 位于脑干、丘脑、基底核的脑转移瘤原则上不首选手术。

3. 脑膜转移瘤的手术治疗

(1) 高颅压脑膜转移瘤:侧脑室腹腔分流术,侧脑室内 Ommaya 囊置入手术。

(2) 正常颅压脑膜转移瘤及脑室内转移瘤:侧脑室内 Ommaya 囊置入手术。

4. 囊性脑转移瘤姑息减症手术治疗 囊性脑转移瘤囊腔内 Ommaya 囊置入手术。

(二) 放射治疗

1. 立体定向放射治疗

(1) 适应证:立体定向放射治疗(SRT)是一种更微创的治疗方式,可以规避手术风险。多项临床研究数据支持肿瘤数量有限且直径均小于 3cm 为其适应证。SRS 能够治疗无法手术切除的深部病变或靠近脑功能结构的病变,如靠近视神经视交叉或脑干等部位。

(2) 并发症:SRS 引起的急性神经症状可能是由短暂脑水肿引起,如轻度恶心、头晕、头痛等,多发生在治疗后 12~48h。可应用皮质类固醇预防及缓解。迟发并发症为放射性坏死,原因多为同一病灶短时间重复照射,12 个月内再治疗后不良放射反应风险增加。放射性坏死可无明显临床症状,多表现为脑水肿引起的神经功能症状,治疗主要是皮质类固醇,贝伐珠单抗可能有一定作用,严重病例需手术切除。

2. 全脑放疗

(1) 适应证:虽然 WBRT 曾是治疗颅内转移瘤患者的主要方式。对不具备 SRS 或手术条件、体能状态良好的患者,WBRT 主要目标是改善由转移瘤和周围水肿引起的神经功能障碍,防止进一步神经功能恶化。对于无法接受手术及 SRS 的患者 WBRT 可以作为初始治疗,或 SRS 后复发的辅助治疗。但 WBRT 因其相关副作用造成神经认知功能减退导致生存质量下降,并未改善患者总体生存情况。

(2) 并发症:WBRT 常见的早期并发症为乏力和脱发。开始 WBRT 治疗后可能并发或加重脑水肿,因此在治疗前及治疗过程中都应使用皮质类固醇激素。即使生存期有限,对于生存期较长的患者可出现晚期并发症,包括白质脑病和脑萎缩导致的神经认知功能减退和痴呆、放射性坏死、脑积水、神经内分泌功能障碍、脑血管病等。降低 WBRT 治疗后神经认知功能减退风险的方案暂无定论。在进行放疗靶区勾画时保护海马,可以是缓解记忆力下降的一种治疗策略。

(3) 激光热疗(laser-induced thermal therapy, LITT),又称间质激光消融。LITT 为 SRS 治疗失败的患者提供一种选择,精确处理病灶,并保证不损伤周围正常结构。目前,前瞻性研究临床试验较少,需要进一步研究。

3. 内科治疗 脑转移瘤化疗以铂类联合培美曲塞为基础,考虑血 - 脑屏障可给予大剂量培美曲塞。脑外病灶控制良好或达到 CR,使用替莫唑胺联合培美曲塞。鳞癌脑转移以瑞滨类联合替莫唑胺化疗。

脑转移的化疗及靶向治疗。替莫唑胺透血 - 脑屏障好,建议联合奥拉帕替尼;PD-1 联合替莫唑胺;安罗替尼联合替莫唑胺。

4. 鞘内或 Ommaya 囊注射 鞘内注射或脑室内 Ommaya 囊内常用的化疗药物包括:甲氨蝶呤、阿糖胞苷、培美曲塞。适用于腺癌。

(余新光 陶荣杰 陈 凌 潘隆盛
刘鸿宇 张艳阳 刘嘉霖)

参考文献

1. 石远凯,孙燕,于金明,等.中国肺癌脑转移诊治专家共识(2017年版)[J].中国肺癌杂志,2017,20(1):1-13.
2. M. N. Tsao, Brain metastases: advances over the decades [J]. Ann Palliat Med, 2015, 4: 225-232.
3. Ni W, Chen W, Lu Y. Emerging findings into molecular mechanism of brain metastasis. Cancer Med, 2018, 7(8): 3820-3833.
4. F. Franchino, R. Ruda, R. Soffietti, Mechanisms and Therapy for Cancer Metastasis to the Brain[J]. Front Oncol, 2018, 8: 161.
5. M. Sharma, S. Balasubramanian, D. Silva, G. H, et al. Laser interstitial thermal therapy in the management of brain metastasis and radiation necrosis after radiosurgery: An overview[J]. Expert Rev Neurother, 2016, 16: 223-232.
6. Brown PD, Ballman KV, Cerhan JH, et al. Postoperative stereotactic radiosurgery compared with whole brain radiotherapy for resected metastatic brain disease (NCCTG N107C/CEC·3): a multicentre, randomised, controlled, phase 3 trial[J]. Lancet Oncol, 2017, 18(8): 1049-1060.
7. Mahajan A, Ahmed S, McAleer MF, et al. Post-operative stereotactic radiosurgery versus observation for completely resected brain metastases: a single-centre, randomised, controlled, phase 3 trial[J]. Lancet Oncol, 2017, 18(8): 1040-1048.
8. Burstein HJ, Lacchetti C, Anderson H, et al. Adjuvant Endocrine Therapy for Women With Hormone Receptor-Positive Breast Cancer: ASCO Clinical Practice Guideline Focused Update[J]. J Clin Oncol, 2019, 37(5): 423-438.
9. Georgina V, Axel Hauschild, Mario Santinami, et al. Adjuvant Dabrafenib plus Trametinib in Stage III BRAF-Mutated Melanoma[J]. N Engl J Med, 2017, 377: 1813-1823.

第二十五章　脊柱与椎管内肿瘤

第一节　脊柱肿瘤

脊柱肿瘤指发生于脊柱的原发性及继发性肿瘤，可见于椎体内部或周围组织，也可由远处恶性肿瘤通过循环系统和淋巴系统转移至椎体或椎旁组织。原发性脊柱肿瘤大多为良性肿瘤，继发性脊柱肿瘤一般为恶性肿瘤。

脊柱肿瘤中继发性肿瘤更常见，占全部脊柱肿瘤 97%，原发性肿瘤罕见。各种类型腺癌极易转移到脊柱，其原发灶多来自肺、乳腺、前列腺、肾、胃肠道和甲状腺。据统计，50%~70% 腺癌患者死前均有骨转移，在乳腺癌患者中这一比例高达 85%。

脊柱肿瘤好发年龄为 50~60 岁。一些全身性疾病，如骨髓瘤和淋巴瘤等，主要也是在该年龄段多发。而在原发脊柱肿瘤中，年龄和恶性程度也密切相关，年龄超过 21 岁的患者，就有 70% 以上为恶性；反之小于 21 岁的多是良性。

一、分类

根据细胞起源脊柱原发肿瘤类型有：软骨肿瘤、骨性肿瘤、血管瘤、浆细胞异常增生症、起源于先天胚胎残余的肿瘤、非肿瘤反应性病变。基于疾病进程、病理学诊断和对治疗的敏感性又可分为良性及恶性肿瘤。

血管肿瘤是最常见的脊柱原发性肿瘤，通常无症状，常为偶然发现。良性脊柱血管肿瘤包括血管脂肪瘤、血管瘤、血管内皮瘤。恶性脊柱血管肿瘤包括血管肉瘤和血管外皮细胞瘤。

软骨肿瘤来源于软骨及关节囊末端。来源于成软骨细胞的良性肿瘤包括内生软骨瘤、软骨母细胞瘤、骨软骨瘤。软骨肉瘤是来源于软骨细胞或前体细胞的恶性肿瘤，大多发生于放射线诱发外源性刺激或骨代谢性疾病。

来源于成骨细胞的良性肿瘤包括骨样骨瘤和成骨细胞瘤。来源于成骨细胞的恶性肿瘤是骨肉瘤。肿瘤特点是过度骨化和异样骨增殖，骨扫描均表现为高生长活性。来源于破骨细胞的原发肿瘤是巨细胞瘤，表现为骨吸收与低密度软组织增殖并存。

浆细胞瘤是来源于骨髓前体细胞的肿瘤，发生于脊柱的疾病包括良性肿瘤如淀粉样变和浆细胞瘤，以及非常恶性的多发性骨髓瘤。

胚源性肿瘤来源于胚胎发育不良的残余细胞。脊索瘤来源于脊椎脊索的残余组织。尤因肉瘤来源于神经或神经上皮，是一种原发神经外胚层肿瘤。

其他肿物可能是对创伤或其他肿瘤的非肿瘤性炎症反应。动脉瘤样骨囊肿是对邻近病变如肿瘤（最常见于巨细胞瘤）的反应，嗜酸性肉芽肿（Langenhans 细胞组织病）是由骨组织内含有相应抗原细胞的非肿瘤性异样增殖所引起，并导致溶骨性损害。

二、临床表现

脊柱肿瘤可表现为疼痛、运动、感觉、自主神经障碍以及其他全身症状。因肿瘤侵犯椎体导致脊柱机械性不稳定和结构改变，如脊柱侧弯或斜颈。有时患者可无明显症状，因外伤、椎间盘突出及非神经性疾病，进行影像学检查时偶然发现。

疼痛是最常见首发症状，20% 患者同时存在根性症状。与肌肉筋膜炎、颈腰椎病、椎间盘突出引起的疼痛不同。骨肿瘤性疼痛是持续性、休息时或夜晚时加重，这种局限性持续疼痛是因为骨破坏和压缩性骨折所致。脊柱畸形可伴随疼痛出现，早期常由椎旁肌肉的痉挛所致。脊柱不稳定性会导致机械性背部疼痛，如果肿瘤侵犯关节、椎体或椎体后柱时会引起运动性或负重疼痛。

70% 的患者在明确诊断时已出现了肢体无力症状。脊柱恶性肿瘤首诊时超过 40% 的患者主诉为肢体无力。脊柱良性肿瘤缓慢生长，但长期发展且未予处理也会造成神经损害，下肢无力常于疼痛出现数月或数年后出现。为避免延误诊断，对有顽固性背痛或根性疼痛的患者，尤其是存在明确的全身性恶性肿瘤病史的患者，临床医生应高度怀疑脊柱肿瘤。

部分患者瘤体侵入椎管内可造成相应节段的感觉障碍，如麻木、温觉减退。胸椎肿瘤会引发受累椎体水平的束带样疼痛、条带状感觉迟钝和感觉异常。严重程度一般与肿瘤侵犯程度成正比。

50% 左右脊柱肿瘤发生脊髓压迫症状，在明确诊断前就有进展性的大小便功能障碍。脊髓圆锥受压的患者常合并下肢功能障碍，单纯有括约肌功能障碍少见。

高龄、有肿瘤病史或家族史患者应重视排查其他系统恶性肿瘤。根据情况应完善常规实验室检查、肿瘤标记物筛查和放射性核素骨扫描等。

三、辅助检查

（一）脊柱正侧位 X 线

对可疑的肿瘤患者应首选 X 线片检查。受累脊椎正侧位 X 线片可以反映病灶的实质和生物学行为，明确某些特定的肿瘤类型。在正位 X 线片上可以显示受累病椎最典型的早期征象是“猫眼”征（“winking owl” sign）。单侧椎弓根圆环影缺失代表椎弓根皮质骨被破坏，这表示肿瘤侵犯后方结构。肿瘤侵犯后继发的椎体塌陷也是常见 X 线片征象。

（二）CT

CT 可在病变早期可以很好地显现病灶处的骨破坏、椎管内侵犯和皮质骨受损的情况。

（三）MRI 检查为首选方法

大部分肿瘤在 MRI 的 T_1 加权像呈低信号，而在 T_2 加权像上呈高信号。MRI 的患者耐受性好、安全性高、不存在放射性暴露。同时，MRI 对神经及软组织分辨率高，能清晰显示髓内、硬脊膜内和硬脊膜外的病灶侵犯范围。MRI 还可以得到多个平面的影像，这对明确诊断和制订治疗计划非常有价值。脊柱肿瘤的患者怀疑有脊髓或神经根受累时，全脊柱 MRI 是最好的评估病情和指导治疗的方法。

（四）锝 -99m 骨扫描

锝 -99m 骨扫描有助于确定存在全身性疾病患者的病变范围。对于未知原发灶的恶性肿瘤患者还可以决定最佳活检部位。骨扫描特异性较差，对于非肿瘤性病理改变（如骨关节炎）也会呈现浓聚病灶。

（五）单光子发射计算机断层扫描（SPECT）

对可疑性脊柱转移癌提供三维影像。

（六）实验室检查

包括血常规、血生化检查、尿液分析、大便潜血、肿瘤标记物等。血和尿蛋白电泳对骨髓瘤、浆细胞瘤患者的诊断有帮助，有些患者尚须检查前列腺特异性抗原和癌胚抗原水平。肝功能的异常提示肝转移，尿液检查可以查潜血及 Bens-Jones 蛋白。

四、诊断

高龄（50~60 岁）、有肿瘤病史或家族史是脊柱继发性肿瘤的高危因素。此外疼痛病程较长，脊柱侧弯或四肢无力的患者均应进一步排查脊柱肿瘤的可能性。

体检时可以发现局部的压痛、肿胀或肌肉痉挛。可触及肿块往提示脊柱后柱病变，前方肿瘤会压迫脊防腹侧或引起脊髓前动脉的梗死导致神经功能缺失。关节面的损害会导致运动性疼痛。神经系查体有助于定位损害的节段和部位。

五、鉴别诊断

（一）脊柱结核

多有低烧、盗汗等慢性中毒症状。MRI 脊柱结核常累及椎间盘和终板；脊柱肿瘤一般存在更明显的边界，且不累及椎间盘和终板，仅伴有局限水肿。

（二）化脓性骨髓炎

发病前患者多有皮肤疖肿或其他化脓灶，起病急、体温高，中毒症状明显，受累部疼痛明显，活动受限，局部软组织肿胀和压痛。X 线摄片椎体可见骨质破坏，椎间变窄，常有死骨形成，多无脓肿形成，应行细菌和组织学检查确诊。破坏脊椎可以有相似的 X 线片表现，但感染性疾病会导致椎间盘高度减小，而在肿瘤病灶中椎间盘的高度一般保持不变。

（三）脊柱骨折

恶性肿瘤在 MRI 上多表现为边界不清、椎弓根受累、信号显著增强，常伴椎旁软组织侵犯。而椎体压缩性骨折在 MRI 上可见正常脂肪组织、更明显的局灶水肿、无椎弓根侵犯和软组织占位。病理性骨折，尤其对于骨质疏松患者，很难在平片上鉴别是创伤性还是肿瘤性。如果骨膜反应不是急性创伤时的新鲜状态，或出现软组织肿块或钙化，则提醒医生需要进一步排查。

六、治疗

并非所有脊柱肿瘤患者都需要手术治疗。诊断明确为良性肿瘤，或原发肿瘤已广泛转移的患者可以选择定期观察。手术指征：①孤立的原发或转移病灶，或者是单一复发病灶；②病理性骨折或畸形，伴随神经压迫和疼痛；③放射治疗不敏感的转移或原发肿瘤；④放射治疗后肿瘤继续进展；⑤脊柱节段性不稳伴严重疼痛，或者出现神经损伤；⑥非手术方式无法得到组织学诊断。一些转移瘤术后还需配合相应的放射治疗、化疗，可降低复发率。

（一）脊柱血管瘤

脊柱血管瘤（hemangiomas）是比较常见的脊柱良性肿瘤，可分布于脊柱各部位，以胸椎下段和腰椎上段多见。成人发病率为 10%~20%，其中 25%~30% 为多发性血管瘤。好发于 30~60 岁年龄段，女性略常见。发病原因十分明确。

脊柱血管瘤一般局限于椎体，镜下可见成熟的薄壁毛细血管和海绵状血窦弥散分布于稀疏的骨小梁和脂肪间质之间。

患者大多数无明显症状，往往偶然发现，不需要治疗。部分患者因血管瘤的侵袭性生长，可造成局部疼痛，也可因骨性膨胀与硬脊膜外膨胀压迫脊髓或马尾等，造成下肢疼痛、无力，大小便障碍或截瘫等，还可造成脊柱病理性骨折。

X 线片可见平行的垂直的骨小梁。CT 轴位像上可见骨小梁包绕着血管，呈蜂窝状改变。MRI 可更好的显示椎旁成分或硬脊膜受压情况。脊柱血管瘤在 MRI 上多呈不均匀的等或短 T_1 长 T_2 信号，其中长 T_2 信号为良性血管瘤的特征性表现，其信号强度高于脂肪，随 T_2 权重的增加，病变信号也越来越高，范围和边界也越清楚（图 25-1-1）。

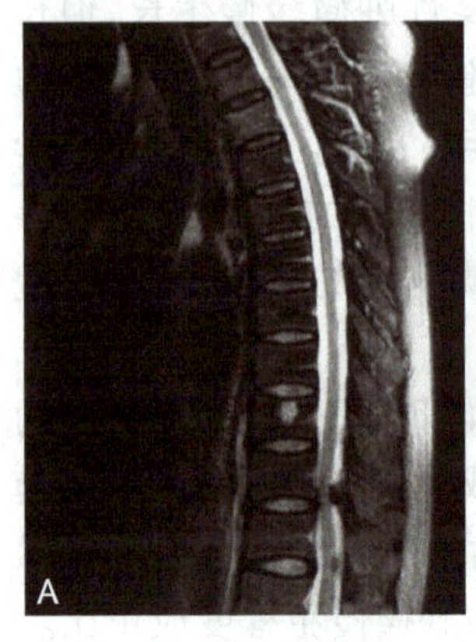

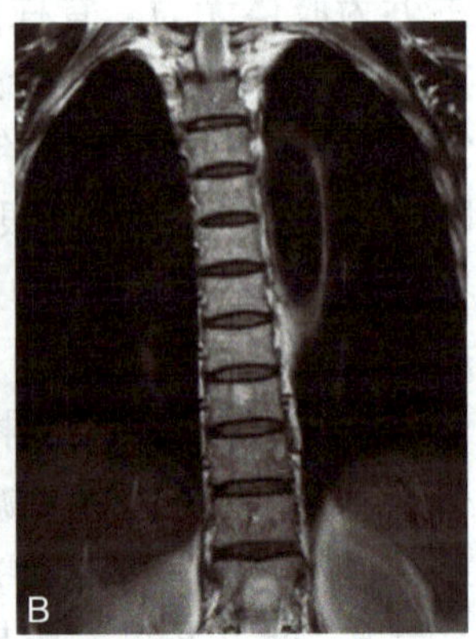

图 25-1-1 脊柱血管瘤
A. T_2WI 矢状位，T_9 椎体可见高信号影；
B. T_2WI 冠状位，T_9 椎体可见高信号影

大多数脊柱血管瘤不需要治疗，侵袭性病灶可行病灶内酒精注射、椎体成形、低剂量（30~40Gy）放射治疗或手术切除。

（二）脊柱转移瘤

脊柱转移瘤（metastatic tumour）是最为常见的骨骼系统肿瘤，脊柱又是最易被累及的区域。几乎所有的恶性肿瘤都可能出现骨转移，但最多见的是乳腺癌、肺癌、前列腺癌和淋巴网状系统肿瘤，占脊柱肿瘤的 60%。

瘤栓进入血流后在肝、肺和骨髓的毛细血管床被过滤阻止。若要转移至髓腔内，瘤栓必须首先穿越肝、肺毛细血管床，绕开这些过滤网，从不同途径到达髓质血窦。乳腺癌、胃肠道肿瘤和前列腺癌则通过椎旁静脉丛转移到脊椎。

患者早期最常见常后背和颈部疼痛，如活动时加重，休息时减轻缓解，就应该考虑合并脊柱不稳。触诊和叩诊受累节段棘突可以产生局部触痛。患者常有其他系统肿瘤病史或家族史。

1/3 的患者 X 线可见一个节段椎体以上存在病变，显示骨硬化或成骨性改变。大多数平片可见溶骨性改变，76% 有椎弓根破坏，产生“猫头鹰瞬目征”，椎体进一步破坏导致压缩性骨折，在颈段经常可见病理性骨折脱位。颈椎支撑着头的位置、颈部的运动以及无肋骨的支撑，故较易损伤。

CT能有助于了解骨结构和骨破坏的程度，对决定手术入路可提供重要信息。CT穿刺活检用于明确转移瘤的原发病灶。

MRI能提高诊断脊柱肿瘤的准确性，了解肿瘤的部位、范围（图25-1-2）。整个脊柱进行扫描可区分单发和多发病灶。

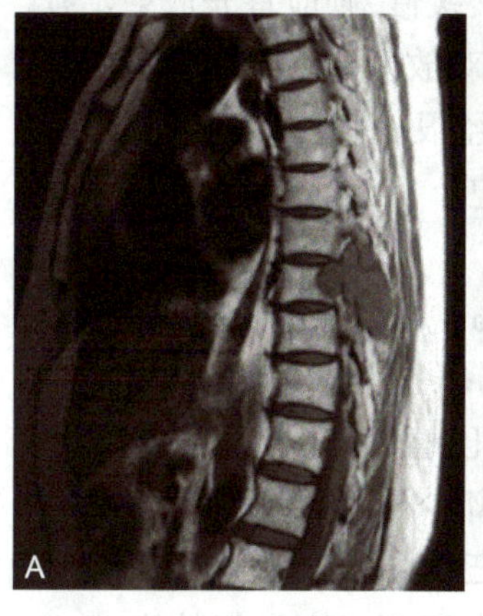
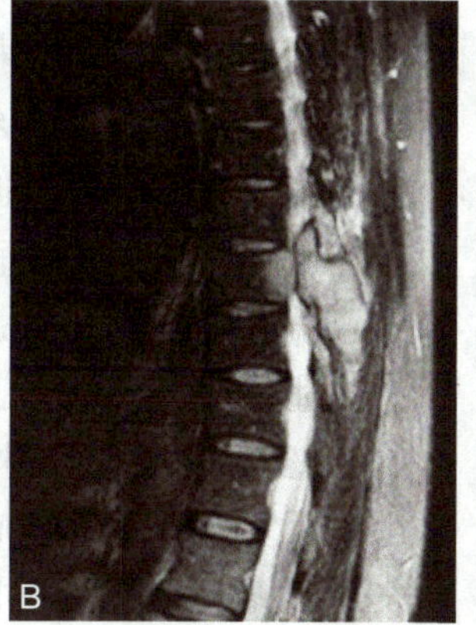
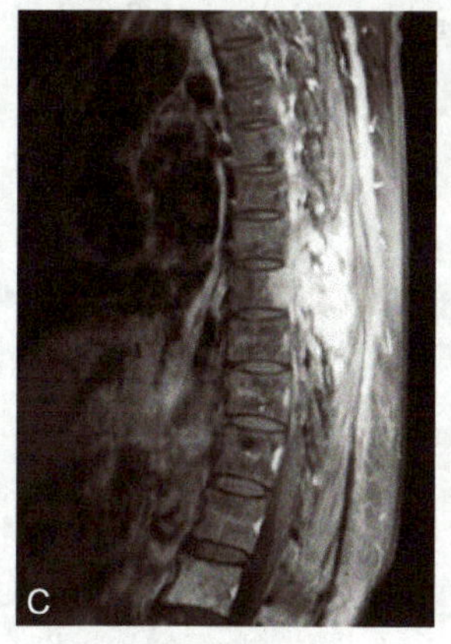
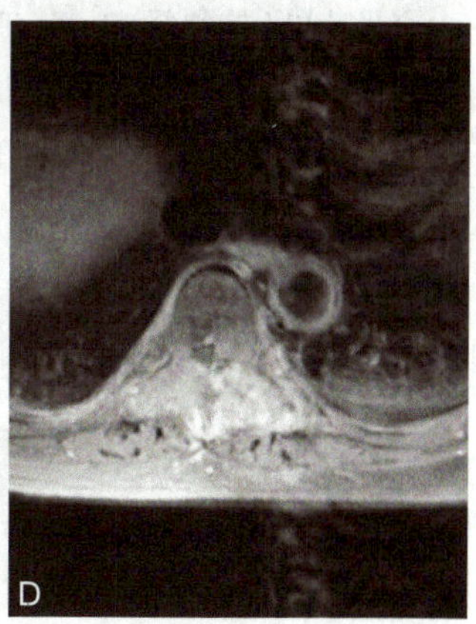

图25-1-2 脊柱转移瘤（原发病为肺癌）

A. T_1WI矢状位，病灶呈低信号，T_9椎体及附件、T_8、T_{10}附件斑片状骨质破坏；B. T_2WI矢状位，呈高信号；C、D. 增强扫描，病灶明显强化，T_9椎管狭窄，脊髓受压

PET/CT对脊柱转移瘤的诊断及原发肿瘤的寻找也有一定价值。

常规检验可出现血红蛋白降低、血红细胞减少、血白细胞增高、血沉增快、血浆蛋白下降、A/G比值倒置等。必要时可行碱性磷酸酶（ALP）、酸性磷酸酶（ACP）、乳酸脱氢酶（LDH）、血钙、血磷等项检查。

肿瘤标记物检测、肿瘤放射免疫显像和利用聚合酶链反应（PCR）在骨转移瘤中应用增多，对于诊断原发癌及肿瘤的微转移也有帮助。

治疗与脊柱原发性肿瘤不同，需要考虑患者预期寿命和某些特定的因素。Tomita等根据原发肿瘤、脏器转移及骨转移情况等3个参数对患者进行评分，对2~3分的患者行根治性切除手术；4~5分者行边缘或病灶内切除手术；6~7分者行姑息性手术；8~10分者仅行非手术支持治疗。由于该方法简单，得到临床医生的广泛认可（表25-1-1）。Tokuhashi等在原Tomita评分基础上将原发肿瘤部位参数的分值加以提高和细化，在该评分系统中，评分0~8分、9~11分、12~15分，预计生存时间分别为<6个月、6~12个月、>12个月。生存期至少6个月患者可考虑手术治疗。如患者身体状况差、手术风险较高，必须权衡手术利弊（表25-1-2）。

表25-1-1 Tomita评分标准

评估参数	得分		
生长行为	缓慢（1）	中等（2）	迅速（4）
脏器转移情况	有转移（0）	可切除（2）	不可切除（4）
骨转移情况	单方或孤立（1）	多方（2）	

表25-1-2 Tokuhashi修正评分系统

评估参数	0分	1分	2分
一般健康情况	差	中等	好
脊柱外骨转移数（个）	3	1~2	0
脊柱受累（个）	3	2	1
重要脏器转移情况	无法切除	可切除	无转移
原发肿瘤部位	肺、胃肠	肾、肝、子宫颈及来源不清	甲状腺、前列腺、乳腺和直肠
脊髓损害情况	完全瘫痪	不全瘫痪	正常

SINS评分可用于评估患者脊柱的稳定性（表25-1-3）。若患者仅有疼痛症状，无脊柱不稳定性和神经功能缺损，则常采用非手术治疗，包括激素或化疗（尤其是乳腺癌和前列腺癌）、二磷酸盐和放射治疗。

表 25-1-3 脊柱肿瘤不稳定评分

项目	评分
部位	
交界节段（枕颈部、C_7~T_2、T_{11}~L_1、L_5~S_1）	3
活动节段（C_3~C_6、L_2~L_4）	2
半固定节段（T_3~T_{10}）	1
固定节段（S_2~S_5）	0
疼痛	
有	3
非活动性疼痛	1
无	0
骨受累	
溶骨性	2
混合性	1
成骨性	0
脊柱力线影像学表现	
脱位 / 半脱位	4
原发性畸形（后凸 / 侧弯）	2
正常	0
椎体塌陷	
>50%	3
<50%	2
椎体受累 >50%，但无塌陷	1
无	0
后外侧结构受累	
双侧	3
单侧	1
无	0

最新的治疗包括放射性核素治疗、微创的经皮椎体成形以及后凸成形术。支具可有缓解患者疼痛和不稳定性的作用，在颈椎转移瘤患者存在明显不稳定时，可选择 halo 支架。

放射治疗在治疗脊柱转移瘤方面也非常重要，但如果出现不稳定即有手术指征。对于放射治疗敏感的肿瘤，应选择病变囊内刮除加后路固定，再于术后放射治疗。对于放射治疗不敏感的肿瘤或有严重骨破坏时，应采用前后路或后外侧脊髓减压内固定。若患者转移瘤是一个孤立病灶且预期寿命较长，手术医师应考虑行完整的脊柱切除术，这与原发恶性肿瘤治疗相似。

神经受压提示需紧急处理，若肿瘤对放射治疗敏感且神经受压进展缓慢，则应首先放射治疗。如压迫进展迅速，肿瘤对放射治疗又不敏感，或是骨质突出物压迫了神经根，则应以直接的方法解除脊髓或神经根的压迫。

（三）脊柱淋巴瘤

淋巴瘤（lymphoma）是起源于淋巴网状系统的恶性肿瘤，脊柱淋巴瘤是少见的结外淋巴瘤的一种，多为非霍奇金淋巴瘤，可分为原发性和继发性。原发性脊柱淋巴瘤多侵犯硬脊膜外软组织和椎体而无其他部位淋巴瘤，而继发性脊柱淋巴瘤常合并有其他部位的淋巴瘤。高发年龄为 50~60 岁。好发于胸椎，多先侵犯椎体。

脊柱淋巴瘤组织来源有 3 种可能：椎体骨髓内淋巴细胞、硬脊膜外隙的正常淋巴细胞、椎骨及椎旁淋巴结瘤变生长至椎管内。

原发性脊柱淋巴瘤以男性多见，常以脊髓压迫症状为临床表现，常无发热、乏力、淋巴结或肝脾肿大等系统性淋巴结瘤表现。继发性脊柱淋巴瘤较原发多见，多伴有全身淋巴瘤的表现。

X 线检查可发现脊柱病理骨折、疏松和较大的肿块。CT 能详细了解骨质破坏程度。MRI 多呈 T_2WI 等信号，偶呈高信号，T_1WI 多呈稍低或等信号；病变信号往往不均匀，表现为椎体内斑片状或弥漫异常信号，而软组织肿块信号一般较均匀（图 25-1-3）。PET-CT 可确定病灶数目及骨外淋巴结侵犯，可早期发现原发性脊柱淋巴瘤，对鉴别原发或继发具有重要意义。

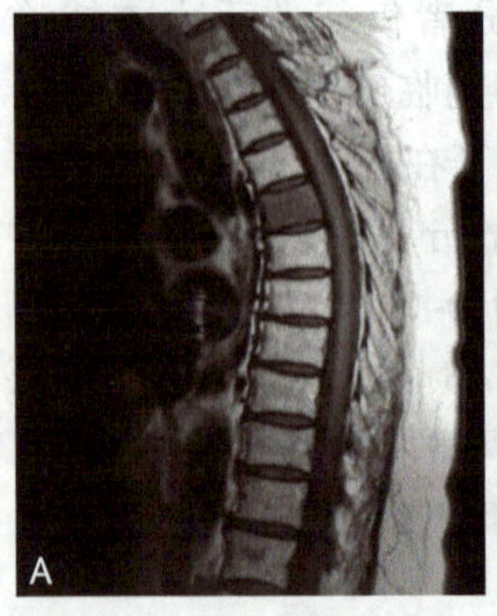

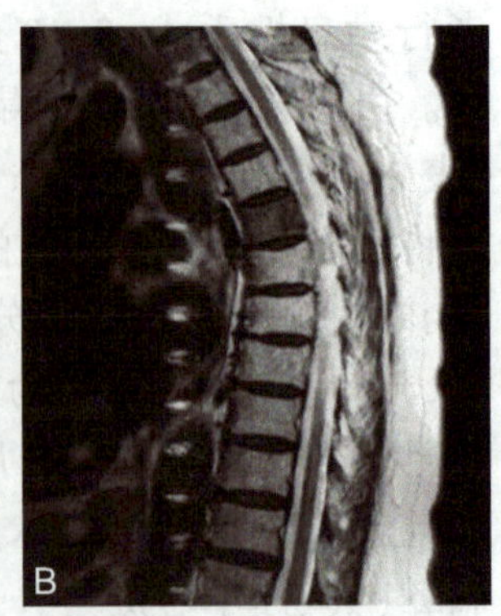

图 25-1-3 骨淋巴瘤

A. T_1WI 矢状位 T_5 椎体呈低信号；B. T_2WI 矢状位呈低信号

以放射治疗为主,可以合并化疗。手术指征主要用于活检,脊髓受压和病理性骨折后恢复脊柱稳定性,放射治疗后复发的病灶需手术切除。

(四)脊索瘤

脊索瘤(chordoma)占原发性恶性脊柱肿瘤的 2%~4%,为最常见的原发性骶骨肿瘤;脊索从斜坡延伸至骶骨,构成胎儿早期的骨骼。男女发病比例 2∶1,典型发病年龄 40~60 岁,发生在骶尾部约 50%,颅底约 5%,椎体约 15%。

肿瘤起源于胚胎脊索残余组织,大体上肿瘤组织呈局部侵袭性地分叶胶样状结构;显微镜下可见肿瘤组织由含空泡细胞组成;空泡细胞含丰富的糖原,呈索样排列,特殊染色可显示角蛋白和 S-100 蛋白,有助于明确诊断。

常见症状为疼痛,其次为麻木或无力。颈椎脊索瘤主诉常为局部疼痛,骶骨脊索瘤主诉常为便秘或局部可触及肿块。

X 线及 CT 可清楚显示溶骨、骨硬化和骨破坏区混合区。MRI 可显示瘤内分隔、囊性变和出血;T_1WI 像上 65% 呈等信号程度,25% 为低信号。T_2WI 像上病变为高信号。增强 MRI 有助于发现硬脊膜外肿瘤(图 25-1-4)。

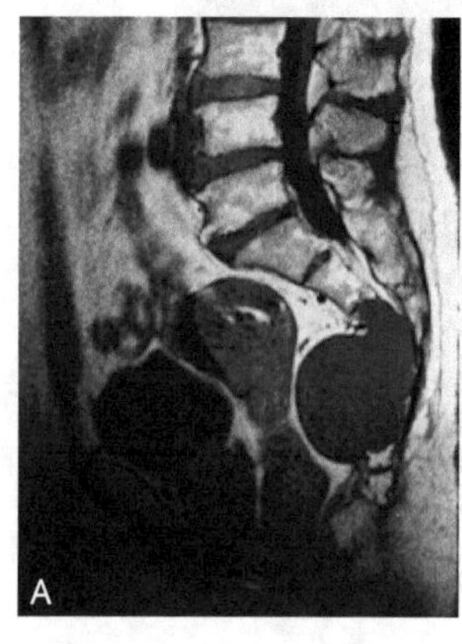

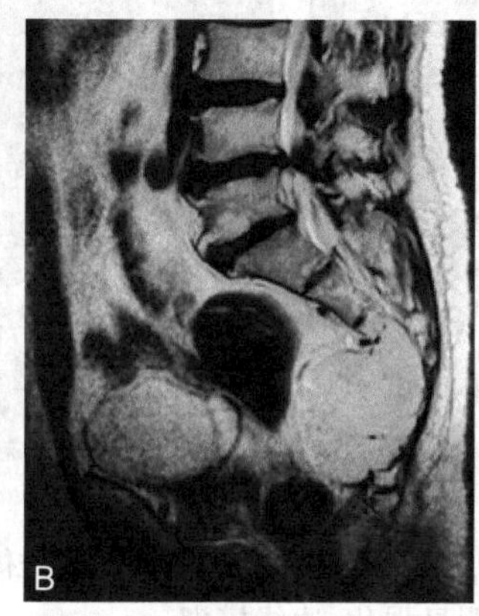

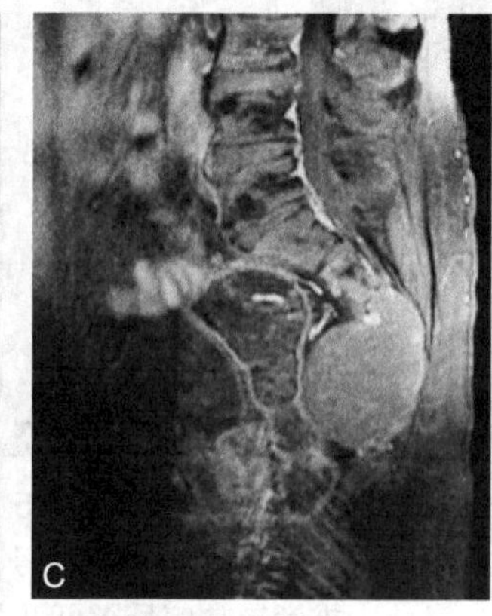

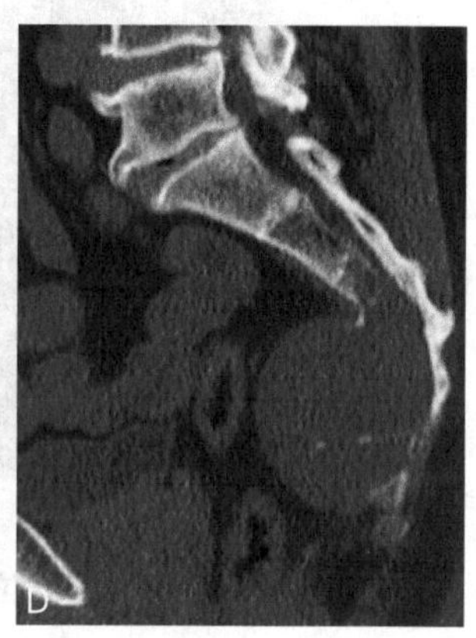

图 25-1-4　脊索瘤

A. T_1WI 矢状位 $S_{3\sim5}$ 椎体平面椎管及椎体可见异常低信号肿大;B. T_2WI 矢状位呈略高信号;C. 增强扫描病灶边缘强化;D. CT 矢状位示局部骶骨骨质破坏,病灶内少量点条状致密影

外科切除可延长生存,以整块切除后的临床预后最好。选择活检入路时,必须保证后期肿瘤切除过程可将活检路径一并切除。传统放射治疗作用有限,质子束放射治疗的疗效果较好。总体 5 年存活率为 48%~60%。

(五)脊柱骨肉瘤

骨肉瘤(osteosarcoma)为最常见原发恶性骨肿瘤之一,儿童多见,好发生于长骨干骺端,脊柱原发骨肉瘤较少见,发病率在原发骨肉瘤中低于 4%,骨肉瘤脊柱转移较常见。脊柱骨肉瘤男性较女性多发,好发于 30~40 岁,腰骶段多见。脊柱骨肉瘤中位生存期约 6~10 个月,预后差。

肿瘤肉眼观为钙化的硬性肿物,镜下可见血管基质内含恶性成骨细胞产生的网状骨。骨化或骨性表现具有多变性,骨肉瘤组织病理可分为成骨细胞型(55%)、成纤维细胞型(23%)、成软骨细胞型(22%)。

高龄、骨软骨瘤、Paget 病、放射治疗为主要诱因。脊柱骨肉瘤常继发于 Paget 病、放射治疗后,此种类型预后更差。患者常以神经症状如神经根痛或截瘫等为首诊,晚期可触及包块,也可见脊柱转移病灶。

X 线可见溶骨反应及骨硬化相融合的软组织影、骨皮质破坏、软组织钙化、椎体塌陷。CT 可见椎管内和椎旁软组织肿块。MRI 对骨肉瘤的诊断优于 CT,短 RT 像肿瘤为低密度,长 RT 像肿瘤为高密度。MRI 增强可见骨肉瘤较周围组织明显强化,诊断时应注意是否出现肺转移(图 25-1-5)。

根治性外科手术治疗联合系统放射治疗、化疗可提高患者远期生存率。新辅助化疗可带来较好的局部控制和预后,全椎体扩大切除及可能延长整体生存期并降低复发率。

(六)脊柱骨巨细胞瘤

又称为破骨细胞瘤(osteoclastoma)。好发于 20~30 岁,女性多于男性。除骶骨外,脊柱部位发生率少于 5%。一般为良性病变。

溶骨伴骨质塌陷。多数为良性伴假恶性行为。肿瘤的浸润性与基质细胞有关，基质细胞中的小核卵圆形细胞间隔有多核巨细胞。

多数病例起病隐匿。疼痛是骨巨细胞瘤最常见的临床表现，通常是最初症状，甚至是就诊时的唯一症状。病理学骨折发生率达 30% 以上。

X 线表现比较隐蔽、不典型，可显示膨胀性、溶骨性破坏，肥皂泡样改变不明显，周围没有硬化带及骨膜反应。CT 检查可见椎体及附件呈溶骨性、膨胀性和偏心性改变，多数有椎旁软组织肿块形成。骨破坏区内可有粗细不一、数量不等的骨嵴，形成椎体皂泡样改变。由于肿瘤代替了正常含脂肪的高信号骨髓，MRI 能清楚显示病变的骨性组织和软组织（图 25-1-6）。核素骨扫描或 PET/CT 检查主要用于明确全身骨骼受累情况，不作为首选。

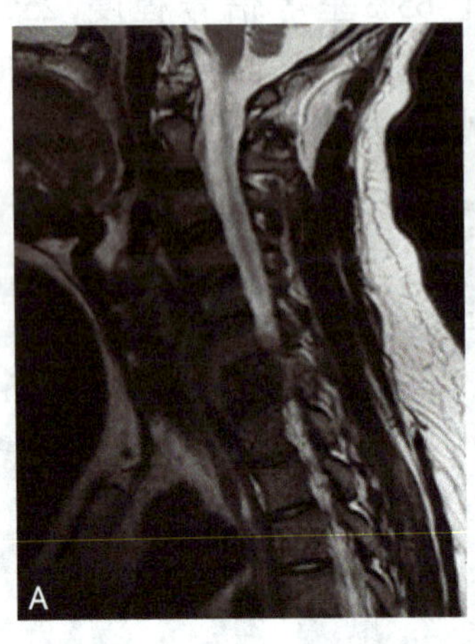

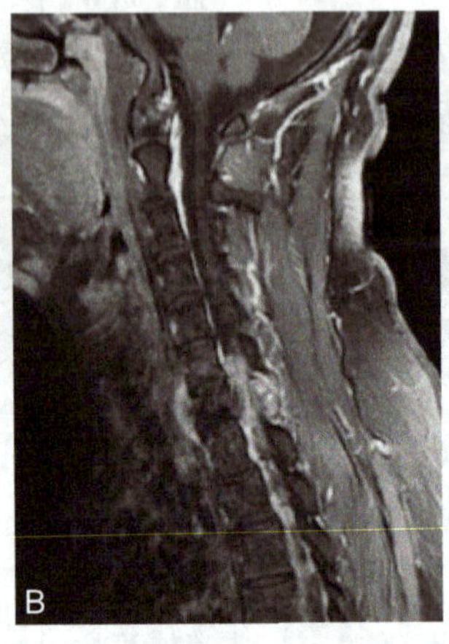

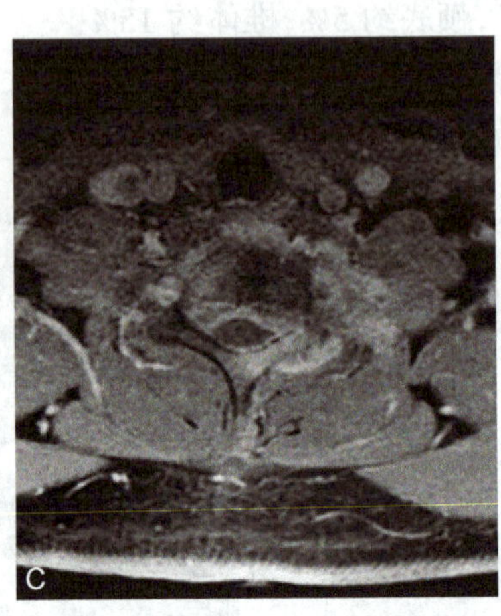

图 25-1-5 骨肉瘤

A. T_2WI 矢状位 C_7 椎体及其附件呈异常低信号，边缘不清；B、C. 增强扫描椎体、椎体附件及椎旁异常信号影可见明显强化，边缘模糊

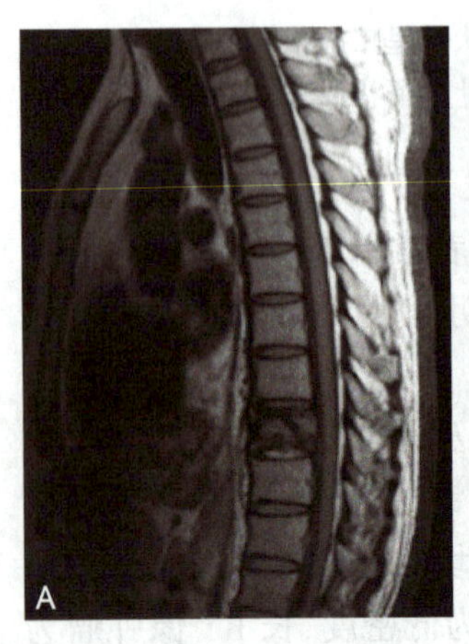

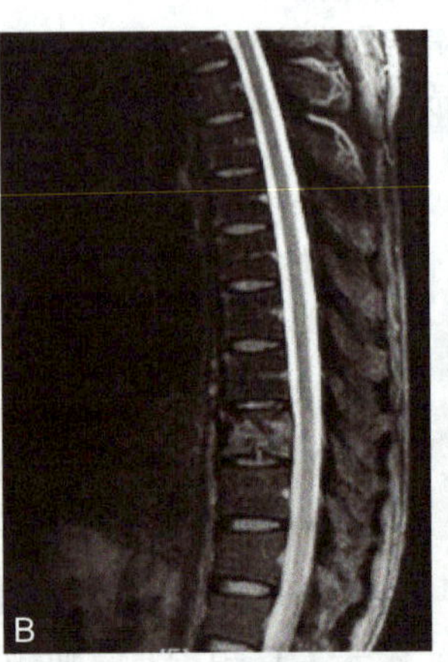

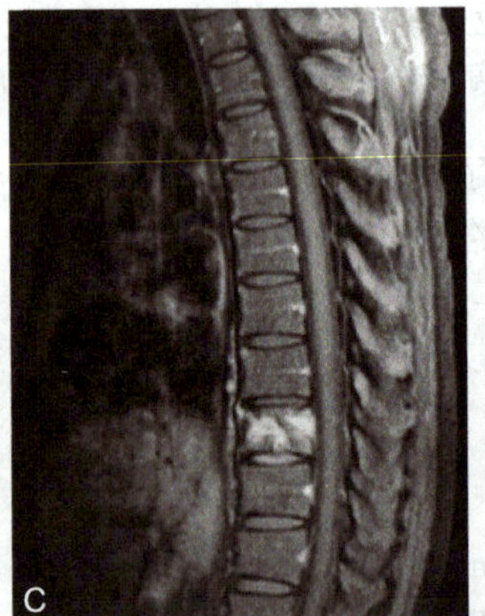

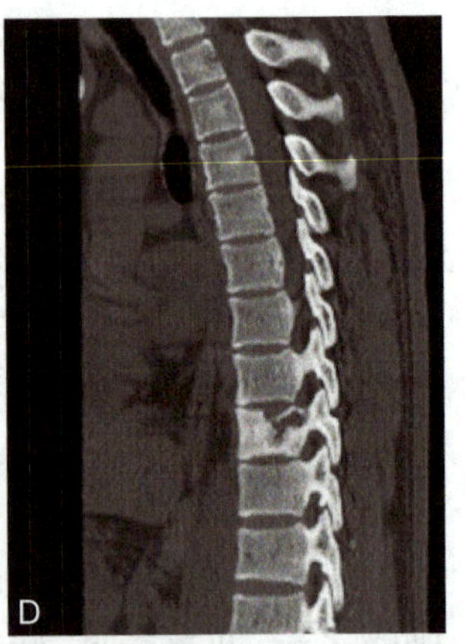

图 25-1-6 骨巨细胞瘤

A. T_1WI 矢状位 T_9 椎体稍变扁，呈低信号；B. T_2WI 矢状位呈稍高信号；C. 增强扫描病灶明显强化；D. CT 矢状位示第 9 胸椎多发斑片状低密度影，椎体骨质吸收破坏，椎体有缘局部可见低密度影突破骨质

外科手术切除是骨巨细胞瘤最常用的方法。术前选择性动脉栓塞、完整切除肿瘤及术后辅助使用地诺赛麦是目前推荐的综合治疗方法。整块广泛切除是脊柱良性侵袭性及恶性肿瘤最理想的切除方式，但由于肿瘤骨赘侵犯大部分骶骨并侵入邻近组织，肿瘤全切手术难度较大。放射治疗可作为复杂性、难治性的骨巨细胞瘤辅助治疗手段，但并不作为首选治疗方案。

（陈春美）

第二节 椎管内肿瘤

椎管内肿瘤指生长于脊髓及与脊髓邻近的组织，包括脊神经根、硬脊膜、血管、脊髓及脂肪组织等原发性肿瘤或继发性肿瘤。

一、流行病学

椎管内肿瘤可发生于任何节段，以胸段多见，约占半数；颈段次之，约占1/4；其余分布于腰段及骶尾段。每年新发病例0.9~2.5/100 000，大部分为良性肿瘤，常见类型有神经鞘瘤、脊膜瘤及室管膜瘤等。可发生于任何年龄，以20~50岁者为主，儿童约占19%，总体上男性多于女性，但脊膜瘤多发于女性。

二、分类

椎管内肿瘤的分类方法有多种，常见的有按肿瘤的解剖位置和按发生来源等两种分类方法，分别如下。

（一）根据肿瘤的解剖位置

可分为髓内、髓外硬脊膜内、硬脊膜外及椎管内外沟通性肿瘤四大类（图25-2-1）。

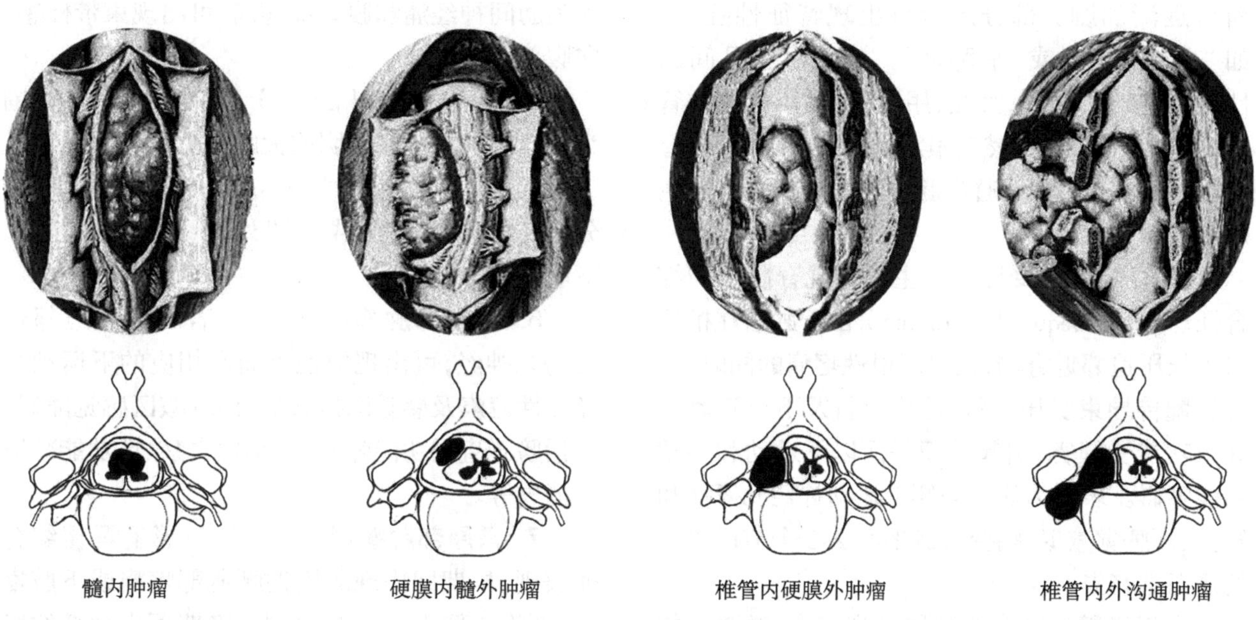

图25-2-1　按解剖结构分类

1. 脊髓内肿瘤　生长于脊髓内，约占脊髓肿瘤5%~10%，主要是神经胶质细胞瘤，如室管膜瘤、星形细胞瘤及胶质母细胞瘤等，其他有神经鞘瘤、海绵状血管瘤、脂肪瘤等。

2. 髓外硬脊膜内肿瘤　生长于脊髓外硬脊膜内。此类肿瘤最多见，占脊髓肿瘤的65%~70%。常见的有神经鞘瘤、脊膜瘤、皮样囊肿、上皮样囊肿及畸胎瘤等。

3. 硬脊膜外肿瘤　生长于椎管内硬脊膜外，约占椎管内肿瘤总数的25%。以转移瘤最为多见，其次是囊肿、肉芽肿和其他肿瘤。

4. 椎管内外沟通性肿瘤　又称“哑铃形”肿瘤，生长于椎管内的肿瘤并通过椎间孔向椎管外生长，少部分起源于椎管外，经椎间孔向椎管内生长；或椎间孔区肿瘤向椎管内外生长。以神经鞘瘤多见，多位于颈段，其次是胸段，腰骶部较少见。

（二）根据肿瘤的发生来源分类

1. 原发性肿瘤　肿瘤起源于脊髓、脊膜、脊神经根以及椎管壁组织。如神经鞘瘤、脊膜瘤、室管膜瘤、星形细胞瘤、皮样囊肿、上皮样囊肿、脂肪瘤、血管性肿瘤等。

2. 继发性肿瘤　由椎管周围组织发生的肿瘤直接侵入椎管，如椎体淋巴瘤、骨肿瘤等；或身体其他部位的恶性肿瘤转移侵入椎管内，常见的原发灶来源有肺癌、肝癌、乳腺癌、甲状腺癌、膀胱癌等。

三、临床表现

（一）临床分期

根据肿瘤进行性压迫而损害脊髓和神经根的程度，其临床表现可分为三个阶段：①刺激期，肿瘤体积较小时，表现为相应结构的刺激症状，常见神经根痛；②脊髓部分受压期，肿瘤体积较大时，脊髓受到挤压而逐渐出现脊髓传导束受压的症状。典型体征为脊髓半切综合征（Brown-Sequard syndrome）；③脊髓瘫痪期，随着肿瘤体积进展性增大，瘫痪逐渐加重，最终引起完全性瘫痪。

1. 刺激期 发病早期常见症状为神经根痛，是由于肿瘤刺激硬脊膜和脊神经后根。疼痛常为单侧，也可为双侧。疼痛常沿神经根分布区扩展在四肢呈线条状，在躯干呈束带状，可累及一个或多个神经根。随着牵张或压迫的加重，疼痛可逐渐加剧。部分患者可出现特征性症状，如“夜间疼痛”或“平卧痛”。神经根痛呈间歇性，常因咳嗽、屏气、大便、用力、变换体位或椎管内脑脊液压力的突然变化（如腰椎穿刺放脑脊液）而诱发或加重。通常髓内肿瘤早期多不发生疼痛。

2. 脊髓部分受压期 主要表现脊髓半切综合征（Brown-Sequard syndrome），由于肿瘤在椎管内生长压迫邻近脊髓，在出现根性疼痛的同时，出现脊髓传导束受压症状，造成上行及下行脊髓传导束功能受损害，引起肿瘤平面以下运动和感觉功能障碍。表现为病变同侧上运动神经元瘫痪和触觉、深感觉减退，病变对侧平面2~3个节段以下的痛温觉丧失。

由于脊髓丘脑束的分层排列特点，脊髓外的肿瘤引起脊髓受压是由外向内，其感觉障碍也就自下而上发展。脊髓内肿瘤的感觉障碍正相反，是病变节段自上而下发展。这一特点在确定脊髓内外肿瘤的诊断上意义较大。

3. 脊髓瘫痪期 由于肿瘤不断生长，加重脊髓压迫，导致横贯性损害，病变以下的脊髓功能完全丧失，脊髓的病理改变也逐渐由可逆变为不可逆，表现为病变平面以下传导束性全部感觉障碍，伴有截瘫或四肢瘫，排便障碍。腰膨大以上的肿瘤引起截瘫早期多表现为上运动神经元瘫痪，腰膨大以下的肿瘤引起下运动神经元瘫痪。

（二）定位症状与体征

位于不同脊髓节段的肿瘤，可出现不同的症状和体征。

1. 上颈髓肿瘤（C_1~C_4） 早期常出现枕颈部放射性疼痛，活动受限。晚期可出现顽固性枕颈部疼痛和肌肉萎缩，四肢痉挛性瘫痪，感觉消失。

2. 颈膨大肿瘤（C_5~T_1） 早期出现肩部、上肢疼痛或麻木，手及前臂肌肉萎缩等。随着肿瘤生长，可出现脊髓半切综合征。当引起脊髓横贯性损害时，可出现完全性瘫痪。当肿瘤位于C_8~T_1节段，可出现霍纳综合征（Homer's syndrome），表现为病变侧瞳孔缩小、眼裂变小（睑板肌麻痹）、眼球内陷（眼眶肌麻痹）、同侧面颊潮红无汗。

3. 胸段肿瘤（T_2~T_{12}） 胸背痛最为常见，表现为肋间神经痛和腹背部疼痛，可出现束带样感，向腹部放射。

4. 腰上段肿瘤（L_1~L_2） 根性疼痛分布范围为腹股沟、臀外部、会阴或大腿侧。

5. 腰下段肿瘤（L_3~L_5，S_1~S_2） 根性疼痛分布于大腿前外侧或小腿外侧，感觉障碍限于下肢。

6. 圆锥部肿瘤（S_3~S_5） 若肿瘤压迫邻近的马尾神经，可出现根性疼痛和相应的下运动神经元性瘫痪及感觉障碍，也可出现鞍区感觉障碍，包括膀胱直肠功能障碍、大小便失禁、性功能减退或消失等。

7. 马尾部肿瘤（圆锥以下） 常有马尾综合征表现，早期即出现顽固性腰骶部疼痛或下肢疼痛，先为一侧逐渐累及双侧。晚期可出现括约肌功能障碍。

8. 骶管部肿瘤 主要表现为会阴部和骶尾部疼痛，逐渐加重，感觉障碍往往局限在一侧。排便障碍多不明显，双下肢无运动和感觉障碍。

四、诊断和鉴别诊断

病史询问应包括神经根痛、感觉障碍、运动障碍、自主神经功能障碍以及特定节段的定位特征。

（一）辅助检查

1. 腰椎穿刺

（1）脑脊液生化检查：脊髓肿瘤可致蛛网膜下腔阻塞导致脑脊液循环不畅，出现蛋白细胞分离现象（即脑脊液中蛋白量增加，细胞数正常）。梗阻部位越低，蛋白含量越高。脑脊液蛋白含量在5g/L以上时，呈黄色，可在体外自凝，称为Froin征。

（2）脑脊液动力学检查：正常脑脊液可随呼吸脉搏在测量管内波动，压力60~180mmH_2O。位于腰椎穿刺上方的椎管内肿瘤可造成脊髓蛛网膜下腔不全梗阻，阻塞平面以下的脑脊液压力较正常低，压颈试验时脑脊液压力上升和下降缓慢，称奎根斯德（Queckenstedt）试验阳性。如果肿瘤位于腰椎穿刺部位以下腰骶部，压颈试验可完全通畅。

2. 影像学检查 脊柱X线片示部分椎管内肿瘤可引起脊柱形态改变，X线片检查阳性率在30%~60%。最常见改变为椎间孔和椎弓根改变，如椎弓根变窄、间距增宽、内缘变平或凹陷、轮廓模糊或消失；椎间孔增大、椎旁软组织阴影等。其他特征还有椎管内钙化，椎板、棘突和椎体骨质破坏等。

3. CT及MRI表现 CT扫描图像不清晰，且缺少矢状位、冠状位观察，但静脉注射增强对比剂可显示某些肿瘤影像，如血管网状细胞瘤。MRI平扫及增强造影是目前椎管内肿瘤最有价值的辅助检查方法，对手术切除肿瘤有指导意义。

4. 脊髓血管造影 可显示肿瘤的供血动脉、引流静脉以及病理血管，对血管性肿瘤的诊断及治疗有重要意义。

5. 椎管造影 以往用碘苯酯造影，但其对神经根不能显影，且吸收缓慢易造成蛛网膜下腔粘连。现常用水溶性造影剂，对脊髓肿瘤的定位诊断具有很大价值。椎管内肿瘤出现明显脊髓蛛网膜下腔梗阻时诊断率可达80%以上，梗阻端可出现不同的影像表现。

（二）鉴别诊断

1. 髓炎性病变 可有前驱感染病史，进展性感觉、运动、自主神经功能障碍，常有双侧的症状或体征（不一定对称），MRI上脊髓压迫不明显，脑脊液检查提示脊髓炎症的表现。

2. 结核 常伴有其他部位结核或既往有肺结核病史，脊柱多有后突畸形，临床表现多样，不易与其他椎管内占位性病变鉴别。X线片可表现为椎体破坏，椎间隙变窄或消失，椎旁可有冷脓肿阴影。

3. 硬膜外脓肿 急性硬膜外脓肿起病急，多有化脓感染的病史，可有发热，白细胞增多，血沉增快等。疼痛为突发持续性剧痛，病变部位棘突有明显压痛，短时间内可出现脊髓休克。慢性硬脊膜外脓肿和脊髓肿瘤往往不易区别。脑脊液细胞数和蛋白均增加。如果脓肿位于腰段，腰椎穿刺可能有脓液流出。病变常在椎管内扩展，累及节段较长。

4. 脊柱退行性变 原发性椎管狭窄常合并脊髓压迫，症状常与活动相关，CT、MRI等影像学上常可明确诊断。

五、治疗

首选治疗是手术切除，尽可能全部切除肿瘤组织，保留脊髓和神经功能。若肿瘤破坏脊柱稳定性，或术中影响脊柱稳定性，可行稳定性重建。椎管内肿瘤一般均应尽早手术，除非广泛转移或患者处于衰竭状态不能手术。手术效果与脊髓受压时间、程度，肿瘤的部位、病理性质和大小有关。一些肿瘤无法全切除，如胶质瘤，可行肿瘤大部切除并做神经减压，术后可辅以放射治疗。

第三节 神经鞘瘤

神经鞘瘤（Schwannoma）为最常见的椎管内良性肿瘤，约占椎管内肿瘤的40%，占髓外硬脊膜内肿瘤的70%左右。多见于青壮年，以20~40岁发病率最高。男性发病率略高于女性。

一、病理学

神经鞘瘤起源于神经根鞘膜，大部分位于髓外硬脊膜下间隙。瘤体有完整包膜，多呈圆形或椭圆形。在椎管内呈膨胀性生长，压迫脊髓而不侵入脊髓实质。一般为单发，多发者可为多发性神经纤维瘤（神经纤维瘤病）。神经鞘瘤其组织结构质韧，少数可发生囊性变，极罕见发生恶性变。镜下检查大致有两种组织类型，一种是细胞核呈栅状排列，另一种细胞核呈退行性变，组织稀松呈网状结构。

二、临床表现

神经鞘瘤生长较缓慢，病程较长，当肿瘤发生囊变或出血时，病情可突然加重。临床症状主要表现为疼痛、感觉异常、运动障碍和括约肌功能紊乱。

疼痛为最常见的首发症状。常表现为肿瘤所

在相应的部位有根性疼痛，如上颈段表现为枕颈部疼痛，下颈段表现为肩或上肢疼痛，上胸段多为胸背疼痛或束带样感，下胸段可出现腹部疼痛，腰骶部多出现下肢疼痛。

感觉异常可分为感觉过敏和减退两类。感觉过敏表现为麻木、酸胀、灼热等；感觉减退常为痛、温及触觉联合减退。

运动障碍可因神经根性或传导束性损害而产生，随着症状进展可出现锥体束的功能障碍。

当肿瘤压迫脊髓时可产生括约肌功能紊乱，如大小便失禁，常为晚期表现。

三、诊断

辅助检查

1. 腰椎穿刺及脑脊液检查 因神经鞘瘤多发生于蛛网膜下腔，可使蛛网膜下腔梗阻，导致肿瘤所在部位以下脑脊液循环发生障碍，以及肿瘤代谢细胞脱落，造成脑脊液蛋白含量增高。椎管腔内动力学改变使肿瘤加重压迫脊髓，导致腰椎穿刺放出脑脊液后症状可以加重，操作时需注意。

2. X线片表现 肿瘤较大时X线片表现为肿瘤相应部位椎弓根变窄；肿瘤位于脊髓腹侧压迫椎体后缘，侧位片可见椎体后缘有弧形硬化现象；肿瘤呈哑铃型则可见椎间孔扩大。

3. 高分辨率CT 可发现较大肿瘤，平扫密度略高于脊髓，增强后可中度强化。

4. MRI T_1加权图像上呈髓外低信号类圆形病灶，在T_2加权图像上呈高信号。增强扫描表现，实体性肿瘤呈均匀强化，囊性肿瘤呈环形强化，少数肿瘤呈不均匀强化。肿瘤所在部位的脊髓或神经出现受压移位（图25-3-1）。

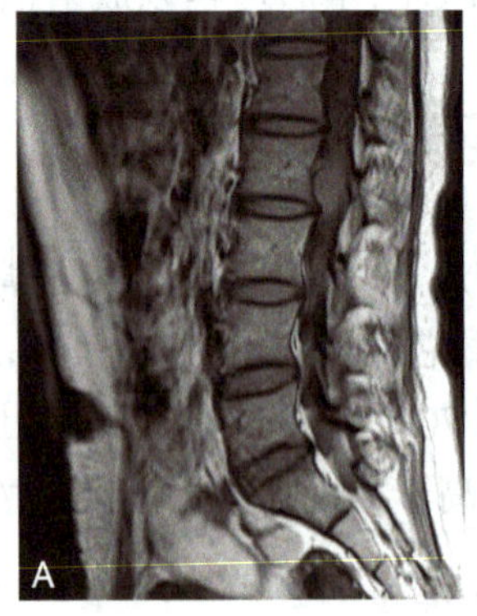

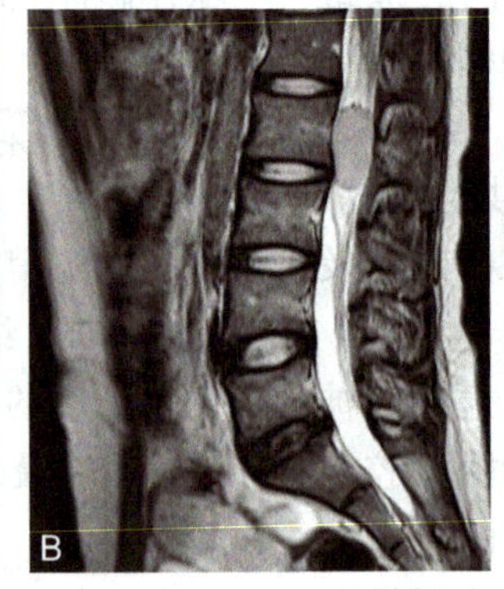

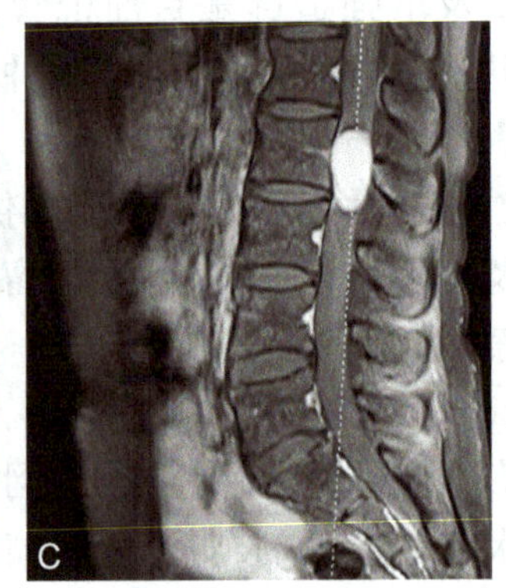

图25-3-1 神经鞘瘤

A. T_1WI矢状位呈均匀略低信号；B. T_2WI矢状位呈均匀稍高信号；C. T_1WI矢状位增强检查，均匀明显强化

四、手术治疗

手术宜早期进行，以免脊髓长期受压变性，导致神经功能恢复不理想。手术原则是尽可能使肿瘤全切除并保护好神经功能。当肿瘤破坏椎体、关节突等骨质结构，或因手术而影响脊柱稳定性时，则可行脊柱稳定性重建。

第四节 脊膜瘤

脊膜瘤（meningoma）发病率仅次于神经鞘瘤，居第二位，约占椎管内肿瘤10%~15%，女性发病率明显高于男性。

脊膜瘤多为良性肿瘤，起源于蛛网膜内皮细胞或硬脊膜的纤维细胞。在椎管内呈局限性生长，宽基底，包膜完整，与硬脊膜紧密附着。肿瘤血供来自蛛网膜或硬脊膜的血管，血运供应比较丰富。大多为单发。肿瘤多呈扁圆形或椭圆形，肿瘤组织结构较致密硬实，切面呈灰红色。有时肿瘤基底部有钙化砂粒，瘤体内出血坏死较少见。肿瘤根据病理特征分为内皮型、纤维型、砂砾型、过渡型、分泌型等15个类型，其中以前三种最为多见。

脊膜瘤生长较缓慢，早期症状多不明显。常见的症状为肢体麻痛、根性疼痛、肌力下降等。

脊膜瘤在X线检查时，有的可发现砂粒状钙化。CT可观察脊膜瘤钙化灶的形态、范围、大小、椎管狭窄程度及钙化性胸膜尾征。MRI表现为圆形、卵圆形或扁平状肿物，边缘清楚。T_1WI 呈等信号或略低信号，T_2WI 呈等信号或稍高信号，瘤体周边可见低信号包膜包绕，部分病例瘤内可见钙化，含钙化者 MRI 信号可以不均（图 25-4-1）。

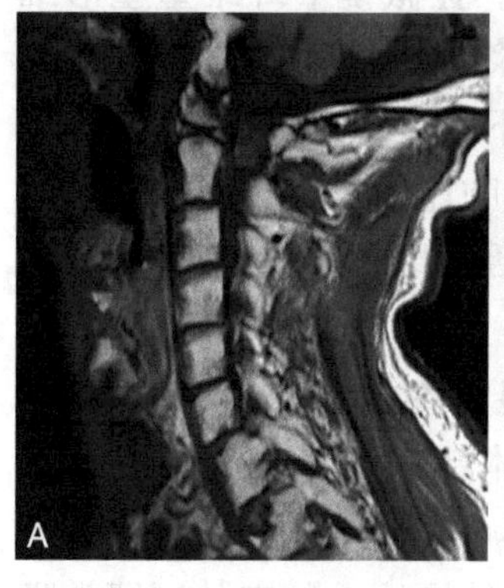
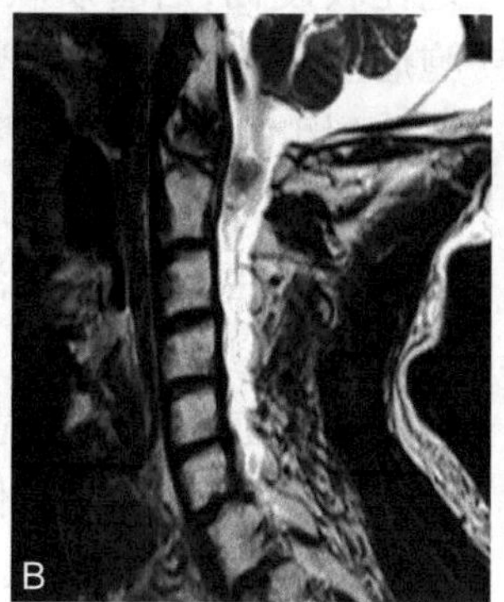
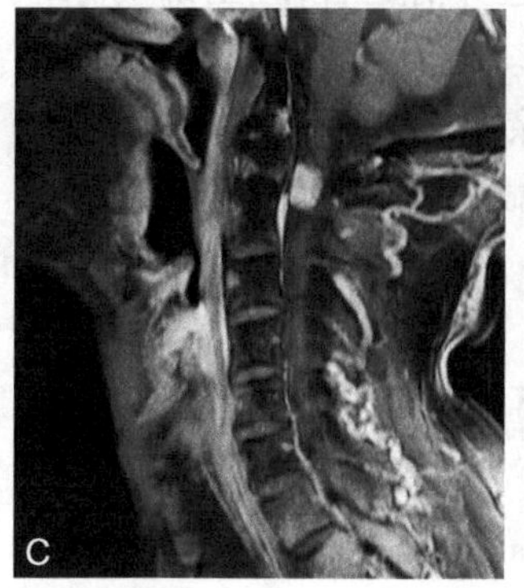
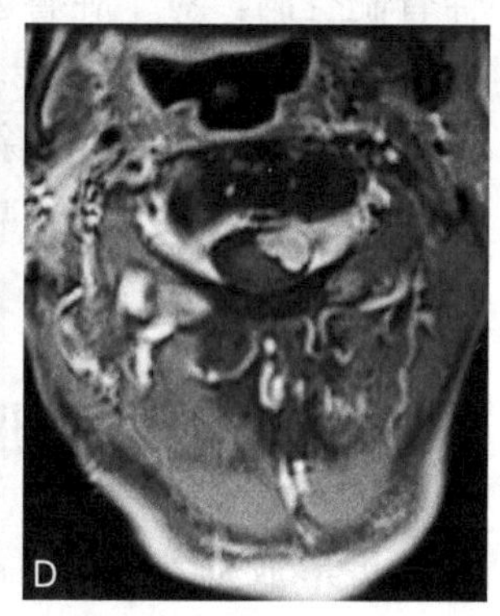

图 25-4-1　脊膜瘤

A. T_1WI 矢状位呈均匀等信号；B. T_2WI 矢状位呈均匀略低信号；C. T_1WI 矢状位增强检查，病灶明显强化，脊髓受压；D. T_1WI 轴状位增强检查，肿瘤基底位于侧腹部

脊膜瘤完全切除，预后良好。部分患者虽已出现脊髓横贯性损害，但肿瘤切除后功能仍可恢复。对于肿瘤无法全切除的患者可辅以放射治疗。

第五节　室管膜瘤

室管膜瘤（ependymoma）约占髓内肿瘤的 60%，多发生于青壮年，男女发病率大致相同。

脊髓室管膜瘤一般起源于脊髓中央管的室管膜细胞或退化的终丝。肿瘤在脊髓内沿纵轴膨胀性生长，可累及脊髓多个节段，多呈梭形。肿瘤呈灰红色，质地较软，血运不丰富。显微镜下肿瘤细胞密集呈梭形，可见有管腔样排列或乳头状排列，或呈菊花状结构，瘤组织内血管反应一般不明显。恶性室管膜瘤表现为肿瘤细胞增殖明显、形态多样、细胞核不典型、核内染色质丰富、分裂象多见，室管膜上皮细胞的排列结构丧失、间质排列紊乱、血管增殖明显、有出血和坏死。

脊髓室管膜瘤病程一般较长，早期症状多不明显。首发症状多表现为肿瘤部位相应肢体麻木不适、乏力，疼痛症状不明显。感觉障碍多为自上而下发展，感觉平面多不明显。常有不同程度感觉分离现象。自主神经障碍出现较早，早期多表现为小便潴留，晚期多表现为小便失禁。

CT 平扫可见边界清楚的稍高密度影。MRI 可见 T_1 加权为低、等信号影，质子加权与 T_2 加权呈高信号影。注射增强剂后肿瘤呈中度至明显的强化影，部分为不规则强化（图 25-5-1）。

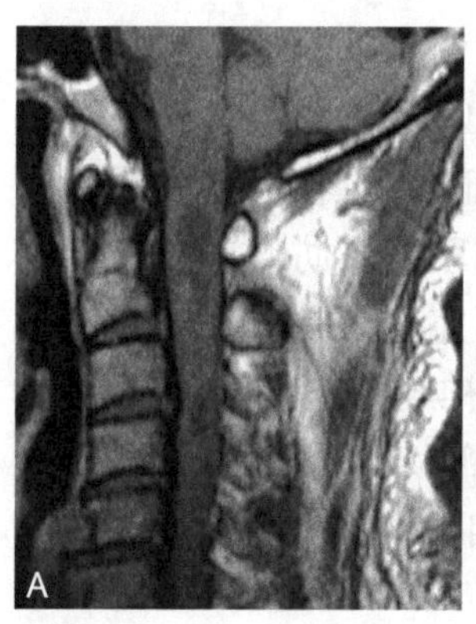
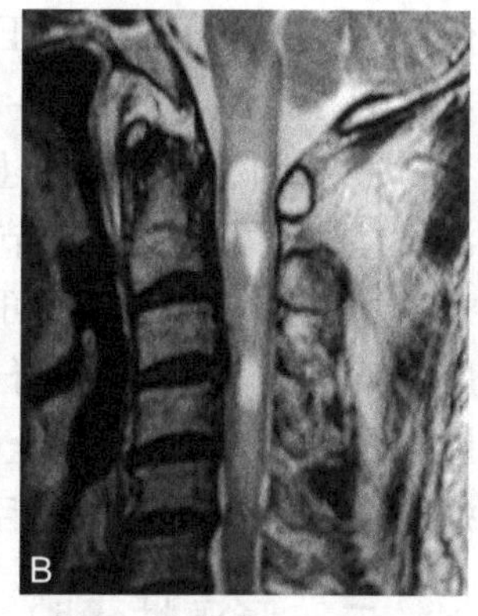
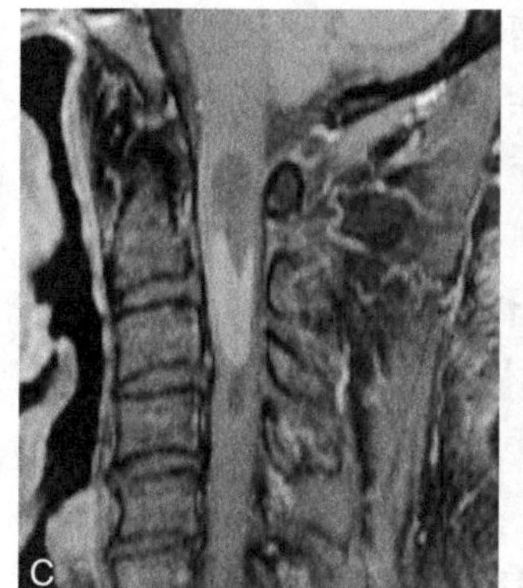
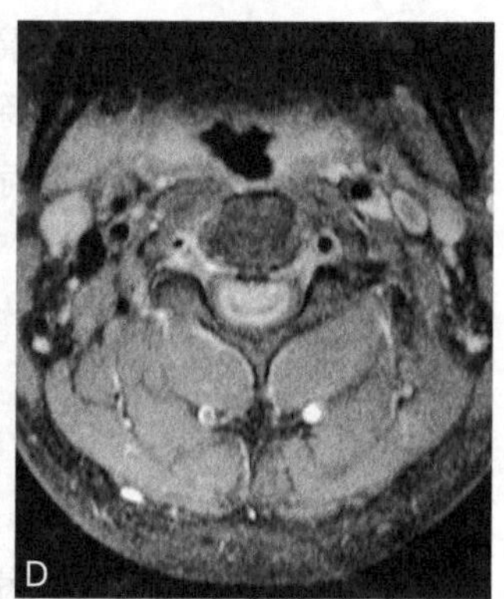

图 25-5-1　室管膜瘤

A. T_1WI 矢状位病灶呈等信号；B. T_2WI 矢状位病灶呈高信号，上下缘脊髓导水管扩张；C. T_1WI 矢状位增强检查病灶呈片状明显强化；D. T_1WI 轴状位增强检查病灶呈明显强化

脊髓室管膜瘤恶性程度略低于星形胶质细胞瘤，多数与脊髓实质有一定的边界，肿瘤上下端常伴脊髓空洞。对于肿瘤边界清楚者，应全部切除，并尽可能保留神经功能。若肿瘤累及范围较广，切除有困难，可部分切除并行减压手术。恶性室管膜瘤可行大部分切除减压。术后可进行放射治疗或化学治疗。

第六节 星形胶质细胞瘤

星形胶质细胞瘤（astrocytoma）在脊髓内肿瘤发病中仅次于室管膜瘤，居第二位，约占髓内肿瘤的30%，多发生在青年女性。

起源于脊髓的星形细胞，沿脊髓纵轴浸润性生长，并常累及多个脊髓节段。瘤体多呈梭形或不规则形，呈灰红色，常有囊性变，囊液多呈金黄色。病理分型可分为两种类型。一种是纤维型星形细胞瘤，另一种是原浆型星形细胞瘤。前者质地比较硬韧，后者质软。显微镜下纤维型星形细胞瘤富于胶质纤维，原浆型星形细胞瘤富于胞质。核分裂少见，血管反应不明显，可见有囊性变和小灶状钙化。若是肿瘤细胞比较密集，且有核分裂、细胞异型性，则称生长活跃星形细胞瘤，少部分为胶质母细胞瘤。

早期症状多不明显。疼痛者较少见，大多表现为肿瘤部位以下肢体麻木无力。病情逐渐发展，出现脊髓受压症状。如果肿瘤生长加快或瘤内出血，病情加重，可出现瘫痪。髓内肿瘤感觉障碍由上向下发展，有时感觉障碍平面不明显，可出现感觉分离现象。

X线和CT一般表现不明显。MRI平扫及增强显示脊髓内占位性病变特征（图25-6-1）。

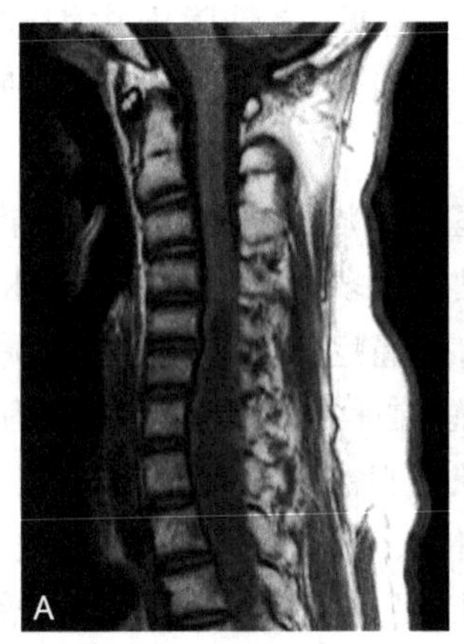

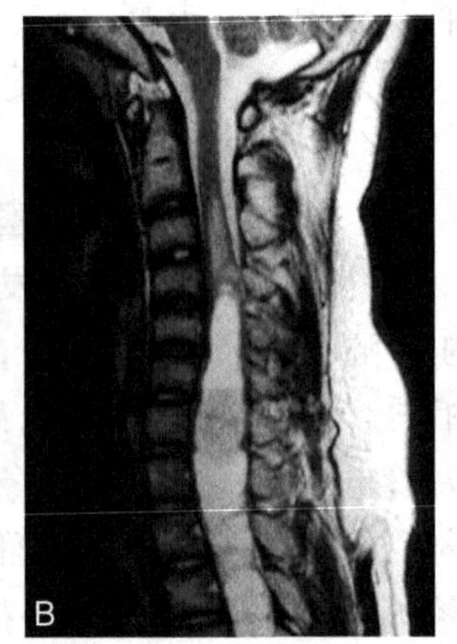

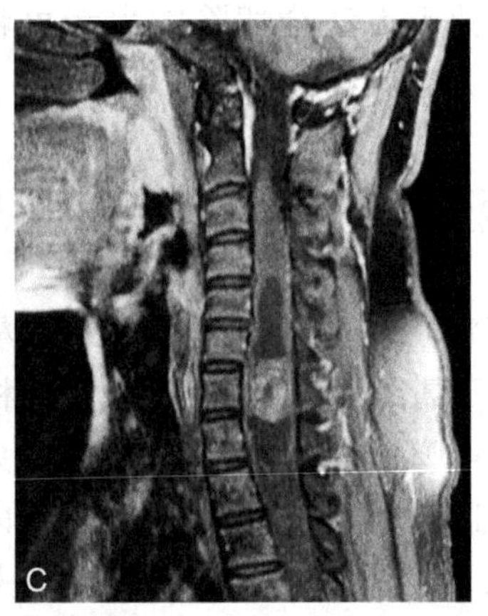

图25-6-1 星形胶质细胞瘤

A. T_1WI矢状位呈不均匀低信号；B. T_2WI矢状位呈高低混杂信号，上下缘可见脊髓空洞；C. T_1WI矢状位增强检查呈不均匀强化团块状

脊髓星形胶质细胞瘤在脊髓内呈浸润性成长，所以手术难以完全切除，可行部分切除或姑息切除，术后可辅助化学治疗、放射治疗。

第七节 其他椎管肿瘤

一、脂肪瘤

脂肪瘤（lipoma）发病率低，约占椎管内肿瘤的1%。好发于青年，起病缓慢，病程较长，常见于胸腰段，可向脊髓内外生长。主要表现为脊髓受压症状，出现相应脊髓层面以下运动、感觉障碍。肿瘤呈黄色，类似正常脂肪组织。MRI检查可以获得诊断（图25-7-1）。

肿瘤和脊髓多无明显界限，在脊髓表浅呈弥漫性生长，可累及多个节段。脂肪瘤属于良性肿瘤，硬脊膜外的脂肪瘤可完全切除。硬脊膜下的脂肪瘤因生长广泛，与脊神经粘连紧密，甚至脂肪颗粒侵入其中，故手术全部切除比较困难，可行肿瘤部分切除以达到减压目的。

二、肠源性囊肿

肠源性囊肿（enterogenous cyst）为先天性发育异常疾病，是由胚胎发育时神经肠管残存组织发育而成的囊肿，与胃肠道的组织学特征类似，故称“肠源性囊肿”。肠源性囊肿可发生于任何年龄，以男性青少年、儿童多见，多位于颈胸段，可合并脊柱畸形等。肠源性囊肿为椭圆形，囊壁薄，但也可有纤维化或钙化，囊液呈无色透明或乳白色胶冻状，蛋白含量较高，合并出血则呈黄褐色浑浊样。临床表现为病变相应部位的神经根性疼痛和脊髓压迫症状，严重时可有运动障碍、大小便障碍等。影像检查：CT表现为椎管内低密度占位性病变；在MRI上，T_1WI高信号，T_2WI低信号，均匀一致，边界清晰，囊壁无强化或轻度增强（图25-7-2）。手术是治疗本病唯一有效的治疗方法。原则上手术应完全切除囊肿，若囊肿壁残留可使复发率增高。

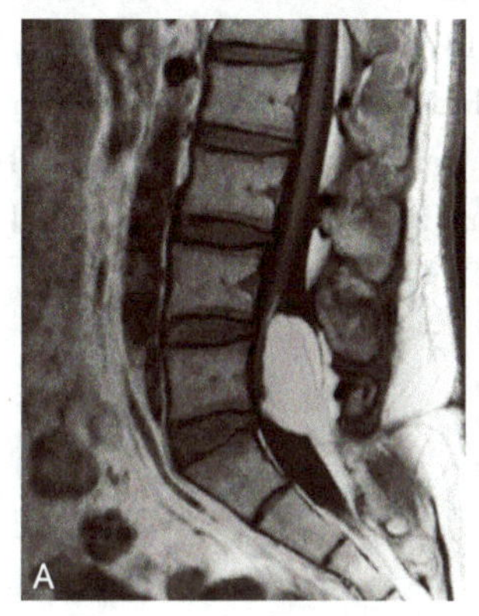

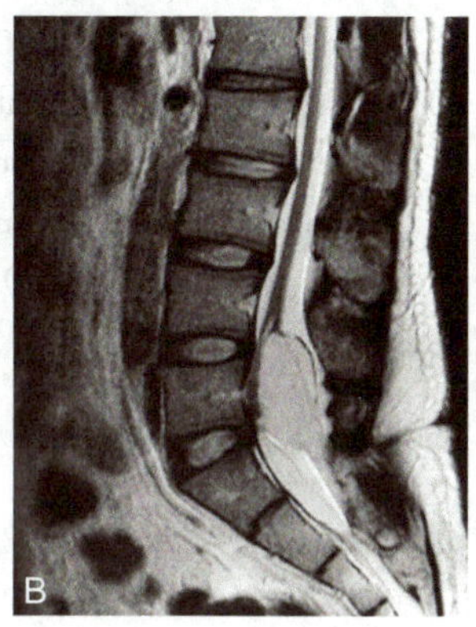

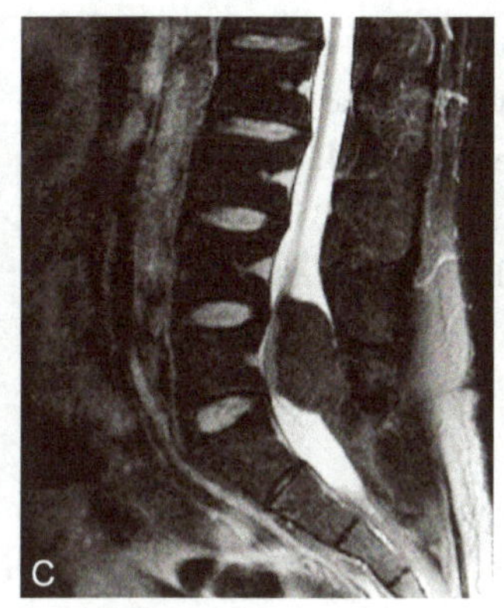

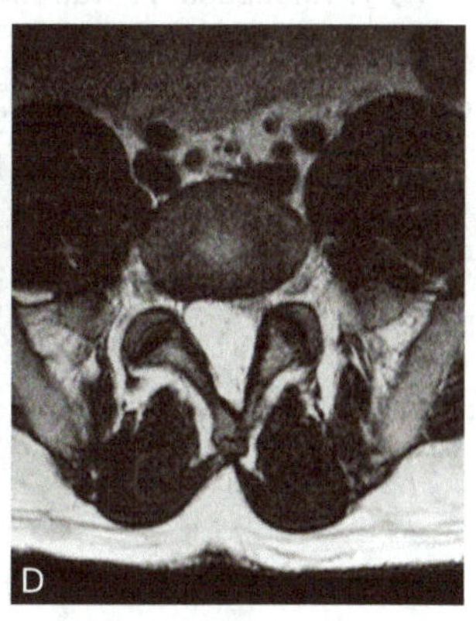

图25-7-1　脂肪瘤

A. T_1WI矢状位呈均匀高信号；B. T_2WI矢状位呈均匀高信号，局部蛛网膜下腔呈杯口样改变；C. 脂肪抑制相矢状位病灶信号明显降低；D. T_2WI轴状位可见硬脊膜囊明显受压

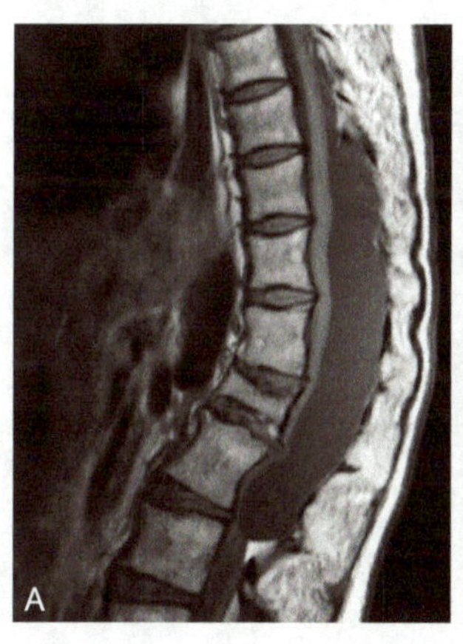

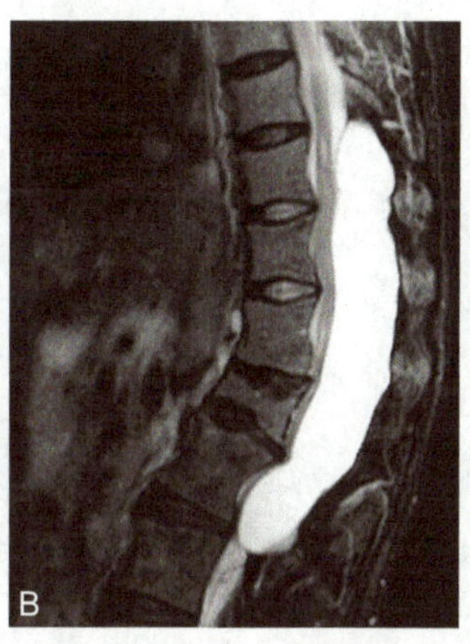

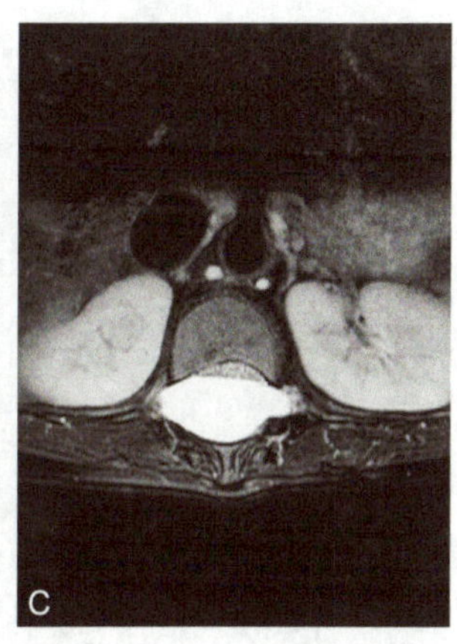

图25-7-2　肠源性囊肿

A. T_1WI矢状位呈梭形均匀略低信号，边界清楚；B. T_2WI矢状位呈均匀高信号，病灶向前推挤；C. T_2WI轴状位病灶推挤马尾神经，沿椎间孔延伸

（陈春美）

参考文献

1. Wang Y, Cai R, Wang R, et al. Outcome predictors in the management of intramedullary classic ependymoma: An integrative survival analysis[J]. Medicine(Baltimore), 2018, 97(23): e10870.
2. Zhuang Y, Cai G, Fu C, et al. Novel combination of paraspinal keyhole surgery with a tubular retractor system leads to significant improvements in lumbar intraspinal extramedullary schwannomas[J]. Oncol Lett, 2017, 14(6): 7873-7879.
3. Zhuang Y, Zhao W, Zhang W, et al. A reproducible model

of intramedullary spinal cord tumor in rats bearing RG2 cells[J]. Oncotarget, 2017, 8(19): 30971-30977.

4. Shen CX, Wu JF, Zhao W, et al. Primary spinal glioblastoma multiforme: A case report and review of the literature[J]. Medicine(Baltimore), 2017, 96(16): e6634.
5. Chunmei C, Gangfeng C, Rui W, et al. Microsurgical resection of lumbar intraspinal tumors through paraspinal approach using percutaneous tubular retractor system [J]. Zhonghua Yi Xue Za Zhi, 2015, 95(13): 969-972.
6. Dang L, Liu X, Dang G, et al. Primary tumors of the spine: a review of clinical features in 438 patients[J]. J Neurooncol, 2015, 121(3): 513-520.
7. Liu T, Liu H, Zhang JN, et al. Surgical Strategy for Spinal Dumbbell Tumors: A New Classification and Surgical Outcomes[J]. Spine(Phila Pa 1976) 2017, 42(12): E748-754.
8. Tola S, De Angelis M, Bistazzoni S, et al. Hemilaminectomy for spinal meningioma: A case series of 20 patients with a focus on ventral-and ventrolateral lesions[J]. Clin Neurol Neurosurg, 2016, 14835-14841.
9. Gu R, Liu JB, Xia P, et al. Evaluation of hemilaminectomy use in microsurgical resection of intradural extramedullary tumors[J]. Oncol Lett, 2014, 7(5): 1669-1672.
10. KrishnanKutty R, Sreemathyamma SB, Sivanandapanicker JL, et al. Hemilaminectomy for Spinal Cord Intradural Tumors: An Institutional Experience[J]. Asian J Neurosurg, 2018, 13(3): 760-765.

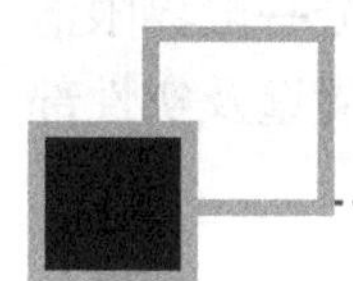

第二十六章　儿童颅脑肿瘤

导致儿童死亡的肿瘤性疾病中，脑肿瘤是最常见的实体性恶性肿瘤，是仅次于白血病的第二大癌症死因。儿童脑肿瘤的发病率约为5.42/100 000，男女比例约为1.2∶1。发病率低于成人，但是儿童原发性脑肿瘤中恶性肿瘤所占比例更高，约为65%。

儿童脑肿瘤具有自己的特殊性。对于所有组织学类型，儿童人群比成人有更好的生存率。例如，对于所有原发性恶性脑肿瘤，14岁以下儿童的5年生存率为62%，而65岁及以上的成人是5%。胶质母细胞瘤很少发生在15岁以前，但是在45岁以后发病率急剧增加。相比之下，髓母细胞瘤和其他胚胎性肿瘤在20岁以后少见。

儿童最常见的肿瘤包括：颅咽管瘤、生殖细胞肿瘤、髓母细胞瘤、室管膜瘤及胶质瘤等。

第一节　儿童颅咽管瘤

颅咽管瘤（craniopharyngiomas）是由外胚叶形成的颅咽管残余上皮细胞发展起来的一种常见的胚胎残余肿瘤组织，为颅内最常见的先天性肿瘤。约占原发性颅内肿瘤的2%~5%，好发于鞍区、垂体窝、鞍上池和第三脑室，占儿童鞍区肿瘤的50%，占儿童颅内肿瘤的12%~13%。

一、流行病学

颅咽管瘤的发病有着明显的世界性区域分布特点。北美及欧洲统计的结果显示，颅咽管瘤占儿童颅内肿瘤的6%~9%，而在亚洲的一些国家和地区发病率可高达12%~13%，是儿童最常见的鞍区肿瘤。国内尚缺乏颅咽管瘤患者普通人群的流行病学资料。从世界范围来看，在性别分布上并无明显的统计学差异，而在年龄方面呈双峰分布：一个峰为5~14岁的儿童，另一个峰为50~75岁的成人。

二、临床表现

颅咽管瘤生长缓慢，在确诊前症状通常已经存在较长时间，甚至1年以上，症状可能表现多样，取决于肿瘤的精确位置及其与邻近正常结构的关系。

视觉症状：多数患儿的眼科评估存在视力障碍、视野缺损，主要是由于肿瘤对视神经及视交叉的压迫导致。内分泌异常：包括生长激素、促性腺激素、促甲状腺激素、促肾上腺皮质激素分泌不足，当垂体柄受累时，常出现尿崩症，甲状腺功能减退或者生长激素缺乏导致生长发育迟缓。头痛：由于肿瘤自身对疼痛敏感结构的牵拉、肿瘤压迫第三脑室导致梗阻性脑积水，或者脑膜受到溢出的囊肿内容物刺激。此外，儿童患儿常因为发现较晚，肿瘤体积较大，出现神经功能障碍、步态不稳、癫痫等症状。

2016年WHO中枢神经系统肿瘤组织学分类标准，将颅咽管瘤分为：造釉细胞型颅咽管瘤和乳头型颅咽管瘤。几乎所有的儿童组颅咽管瘤均为造釉细胞型，大都伴有钙化以及囊变，囊内充满含有胆固醇晶体的浑浊液体。目前病理学、肿瘤学和临床研究已证实了该型颅咽管瘤具有侵袭性特点，所以，虽然组织学上为良性肿瘤，但该肿瘤通常会缩短患儿的生存期，应该认为其为低度恶性肿瘤。

儿童颅咽管瘤的根部起源决定生长方式。儿童颅咽管瘤囊性瘤壁的特点，瘤体常向鞍区周围阻力较小的空间生长，如视神经间隙、第三脑室底、外侧裂、脚间池、斜坡、桥小脑角等。

三、影像学检查

CT表现有三个典型特征：囊变、钙化以及实性部分及囊壁的强化。囊性部分因囊内容的成分不同，在CT上可以表现为高或者低密度，囊腔大小多变，儿童常见分叶状或者巨大的囊腔。钙化可以是沙砾样或者碎屑样，或者沿着囊壁形成蛋壳样钙化。鞍内起源的颅咽管瘤常有鞍内的钙化（图26-1-1A~D）。

MRI上造釉细胞型颅咽管瘤常表现为信号多样、分叶状的囊实性病变，囊变部分一般界限清晰，内部信号多变。注射增强剂后，囊壁及实性部分，往往有明显强化（图26-1-1E）。

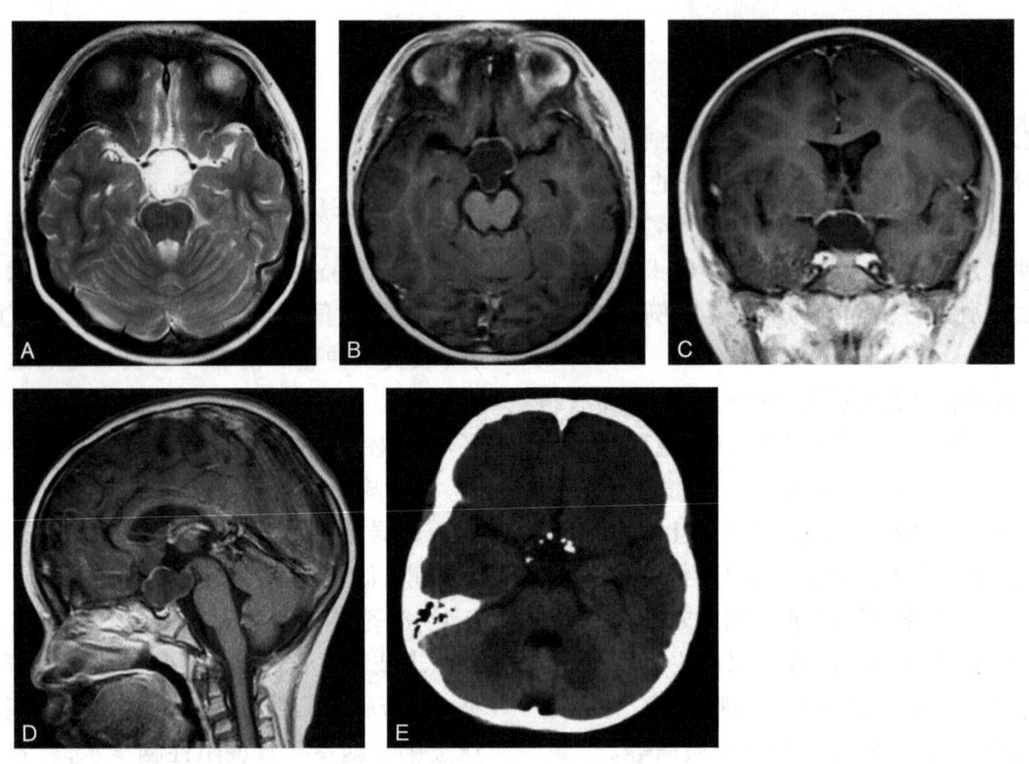

图26-1-1 颅咽管瘤MRI

A. 轴位T_2加权图像；B. 轴位T_1加权增强图像；C. 冠状位T_1加权增强图像；D. 矢状位T_1加权增强图像；E. 头部CT可见病变囊壁有不规则钙化

四、诊断及鉴别诊断

根据典型的视路、内分泌、影像学表现（钙化、囊性变）等，颅咽管瘤的诊断比较容易确立。需要与鞍区及周边的疾病相鉴别：视路及下丘脑胶质瘤、Rathke囊肿、皮样囊肿、表皮样囊肿、垂体腺瘤、鞍区生殖细胞瘤、下丘脑错构瘤、动脉瘤、蛛网膜囊肿、鞍区脓肿、朗格汉斯组织细胞增生症、鞍区脑膜瘤、动脉瘤等。

五、治疗与并发症

颅咽管瘤虽然病理学为良性肿瘤，但是临床观察及基础研究均证实肿瘤细胞有较强的增殖活性；囊壁残留后容易导致肿瘤再次快速增长；颅咽管瘤除了病变的占位效应，还容易出现下丘脑功能障碍，影响患儿生活质量，严重时可能出现病理性肥胖、人格异常等后果。

几乎所有病例都需要进行手术治疗。手术原则是在尽量减少重要结构损害的前提下追求肿瘤的全切除。因此要根据肿瘤的大小、累及部位以及肿瘤与鞍上膜性结构的形态学关系来合理选择手术入路。其中肿瘤与鞍上蛛网膜的关系是决定手术入路最重要的因素。

手术前要全面的内分泌功能评价，包括患儿的身高、体重、性征发育情况以及有无多饮多尿、嗜睡、记忆力减退、智力下降、食欲异常、睡眠障碍、骨骼发育等临床表现。要完善相关的实验室检查，包括垂体、性腺、肾上腺、甲状腺等功能测定。同时进行视力、视野、眼底的检查，建立一个术前基线。对于术前就有内分泌功能障碍的患儿，可以提前予以调整。

手术入路：经额部纵裂入路和经终板入路，

适用于肿瘤主要位于鞍区，将第三脑室底顶起，但没有突入第三脑室的颅咽管瘤；经前部胼胝体－透明隔间腔－穹窿间入路，主要适用于位于第三脑室内的颅咽管瘤；翼点入路，该入路可以充分显露鞍区结构，从而做到肿瘤的全切或近全切；经颞下－小脑幕入路，适用于位于斜坡和CPA区的颅咽管瘤；额下入路，适用于鞍内型且瘤体比较小的颅咽管瘤；经蝶窦入路，主要用于鞍内型和向蝶窦内生长的颅咽管瘤。对于肿瘤内有大量囊性成分的患儿可能需要在术前进行特定治疗，如囊液穿刺抽吸术。

术后放射治疗在延长患者生存期和延缓复发有一定作用。立体定向放射治疗（stereotactic radiotherapy，SRT）、束流调强放射治疗（intensity modulated radiation therapy，IMRT）及质子束放射治疗等，广泛用于治疗肿瘤手术部分切除后仍有残留的患儿，或是用于治疗最初认为肉眼下完全切除的复发病例。化学治疗目前仍无确定有效的药物，缺乏远期疗效的观察。

术后绝大多数患儿会出现内分泌系统并发症，如全垂体功能减退，表现为性腺功能减退、甲状腺功能减退、肾上腺功能不全和/或生长激素缺乏，下丘脑功能障碍可导致致残性肥胖、体温调节障碍、睡眠障碍或尿崩症；神经系统并发症，如智力功能受损，睡眠障碍和昼夜节律紊乱，部分患儿治疗后出现视力恶化。

第二节　儿童颅内生殖细胞肿瘤

在睾丸或卵巢中没有原发性肿瘤证据的生殖细胞肿瘤（germ cell tumor，GCT）被归类为性腺外GCT。性腺外GCT通常发生在中线部位，但具体部位随年龄不同而有差异。成人最常见部位是前纵隔、腹膜后、松果体区和鞍上区。在婴儿和年幼儿童中，颅内GCT和骶尾部畸胎瘤比其他部位肿瘤更为常见。

颅内生殖细胞肿瘤（germ cell tumors，GCTs）也被归为性腺外生殖细胞肿瘤，是一种原发于颅内的、有着特殊病理性质、临床表现和治疗方法的肿瘤。

一、流行病学

颅内GCTs占儿童中枢神经系统肿瘤的0.5%~3%。日本和其他亚洲国家，颅内GCTs明显更常见，发病率最高可占儿童CNS肿瘤的11%。即使在美国，亚裔人群/太平洋岛屿居民后裔人群的颅内GCTs风险是白种人的2~3倍，提示在GCTs的病因中遗传因素可能比环境因素更重要。

颅内GCTs好发于儿童及青少年，西方国家统计60%~70%发生在19岁以下，其发病高峰在10~19岁，诊断时的中位年龄为10~12岁。颅内GCTs极具性别特点，即男性发病明显多于女性，男女发病比例为2~3∶1，尤其是松果体区肿瘤。

依照世界卫生组织（WHO）2007及2016年的分类，GCT根据组织病理分为6个亚型（见第十四章）。

WHO分类颅内GCTs又分为两大类：即生殖细胞瘤和非生殖细胞瘤的生殖细胞肿瘤（non-germinomatous germ cell tumors，NG-GCTs）。GCTs的发生部位绝大多数在中线附近，主要分布在三个部位：松果体区、鞍区以及基底神经节区，以松果体区和鞍区更为常见。

二、临床表现及诊断

颅内GCT患儿的症状取决于肿瘤的位置。

松果体区肿瘤，常会导致梗阻性脑积水，出现颅内压增高的征象，如头痛、恶心呕吐、视神经乳头水肿、昏睡、嗜睡等，还可能有共济失调、行为改变和学习成绩下降。有约50%的患儿出现帕里诺综合征。

鞍上肿瘤最常见表现为下丘脑/垂体功能障碍，包括尿崩症、青春期发育延迟或者性早熟，单纯性生长激素缺乏症或者其他方面的垂体功能减退。也可以引起视力下降、视野缺损，典型病例表现为双颞侧偏盲。

如病变位于基底节区，可能首先表现为对侧肢体的偏瘫。

通过分泌到脑脊液和血清的肿瘤标志物，对颅内生殖细胞瘤的诊断有提示作用，通过肿瘤细胞的组织化学标志物，可进一步确定颅内GCT。脑脊液和血清中检测的分泌肿瘤标志物包括甲胎蛋白(alpha-fetoprotein,AFP)和 β-人绒毛膜促性腺激素(beta-human chorionic gonadotropin,β-hCG),免疫组织化学被用于检测肿瘤细胞的胎盘碱性磷酸酶(placental alkaline phosphatase,PLAP)和 c-Kit。通过肿瘤标记物区别生殖细胞瘤与 NG-GCT 至关重要,因为与 NG-GCT 患儿相比,生殖细胞瘤患儿的预后更良好且所需治疗强度更低。对于脑脊液和血清 AFP 和 β-hCG 正常的患儿,必须通过手术获取组织样本以进行诊断。因为肿瘤标记物阴性,常见于单纯生殖细胞瘤或成熟畸胎瘤,同时必须与其他良性和恶性病变相鉴别,包括松果体原始神经外胚叶肿瘤(primitive neuroectodermal tumor,PNET)、室管膜瘤(松果体区)、颅咽管瘤、朗格汉斯细胞组织细胞增生症(鞍上区)、低级别胶质瘤、错构瘤或来自颅外肿瘤的转移性病变(任一部位)。

（一）生殖细胞瘤

单纯生殖细胞瘤是 GCT 中最常见的一种类型,颅内生殖细胞瘤好发于松果体区,占松果体区肿瘤的 50% 以上。该肿瘤肉眼下呈圆形或类圆形,有轻度分叶,表面呈灰红色,浸润生长,边界不清,质地软而脆,部分有囊变,累及鞍区可浸润视交叉和视神经,位于松果体区的可向四周压迫浸润生长。半数的生殖细胞瘤对人绒毛膜促性腺激素(hCG)表达阳性,胎甲球蛋白(α-fetoprotein,AFP)为阴性,但血清和 CSF 中水平有时增高,说明向胚胎癌转化。CT 平扫为稍高或等密度,质地均匀,边界较清楚。MRI 上 T_1WI 为等或稍低信号,T_2WI 多为稍高信号,少数可为等信号,注药后均匀强化,边界清楚,少数伴有囊变强化不均匀。

生殖细胞瘤对于放射线高度敏感性。诊断性放射治疗不仅是生殖细胞瘤的诊断方法,同时又可起到治疗作用。凡临床确诊为生殖细胞瘤有颅内种植或播散者、诊断性放射治疗有效或经活检证实的生殖细胞瘤患儿,放射治疗非常有效。化疗可增加 GCTs 的疗效,降低放射治疗剂量,从而减少大剂量放射治疗的副作用。伴颅内压增高的患儿,可行神经内镜下第三脑室底造瘘术、脑室腹腔分流术缓解症状,然后再考虑手术切除。但切除程度与预后疗效并无明显相关性,而且手术存在并发症,所以一般不推荐对局限性生殖细胞瘤进行切除。

（二）非生殖细胞瘤的生殖细胞肿瘤

非生殖细胞瘤的生殖细胞肿瘤(non-germinomatous germ cell tumors,NG-GCTs)包括胚胎性癌、内胚窦瘤(也被称为卵黄囊瘤)、绒癌、畸胎瘤(未成熟和成熟)和含有一种以上成分的混合瘤,约 25% NG-GCT 是混合性。

一般良性畸胎瘤的肿瘤标记物为阴性,脑脊液或血清中的 AFP 水平增高可诊断为 NG-GCT,hCG 和 AFP 皆高应考虑为胚胎癌或混合性生殖细胞瘤,AFP 升高明显提示可能为内胚窦瘤,hCG 中度升高表明可能为有 STGC 的生殖细胞瘤,而 hCG 若 >1 000mIU/ml,则考虑为绒癌或含有绒癌成分的混合性生殖细胞瘤。

肿瘤组织有助于预后分类和生物学研究。β-hCG 水平升高(>50U/L)但 AFP 正常的患儿应尽可能接受手术,以区分 β-hCG 分泌型生殖细胞瘤与未成熟畸胎瘤或绒癌,因为后者可以诊断为 NG-GCT,并需要更积极治疗。

畸胎瘤占颅内肿瘤 0.5% 左右,约占 GCTs 的 20% 左右,好发于儿童和青少年,最常累及松果体区,其次为鞍区及其他部位,是松果体区第二大肿瘤,好发于男性。畸胎瘤由两种或三种胚层分化构成,按肿瘤细胞分化程度分为良性和恶性。按照 WHO 将其分为三个亚型:成熟型(mature);未成熟型(immature);畸胎瘤恶性转化(teratoma with malignant transformation)。肉眼观良性畸胎瘤边界清楚,结节状,有完整的包膜,可呈圆形、椭圆形或分叶状,切开后可见大小不等的囊腔,腔内可有水样黏液样脂样物,实性部分可由骨骼、牙齿、软骨和毛发等混杂构成。未成熟或恶性畸胎瘤,则不易鉴别上述结构,部分包膜不完整,预示着向周围浸润生长。CT 平扫显示肿物形态不规则,呈结节状或分叶状,密度不均匀,多为实性,可有囊性钙化或骨化,恶性者可看见到瘤内出血。MRI 扫描可见病变形状不规则,没有囊泡样结构,强化后实质性部分有明显强化(图 26-2-1)。

GCTs 肿瘤应综合治疗,NG-GCTs 治疗不同于生殖细胞瘤,除良性畸胎瘤应手术切除外,其他则应先化疗,继之放射治疗。如复查时见肿瘤残余可进行手术切除,术后再继续化疗至少两个疗程,称为“三明治”治疗方案。然后 3~6 个月复查

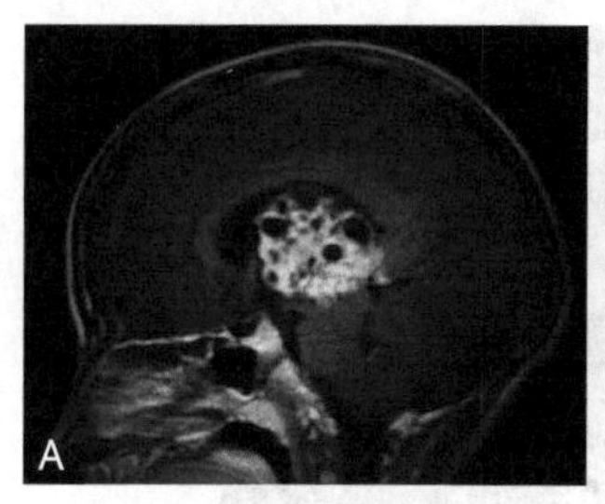
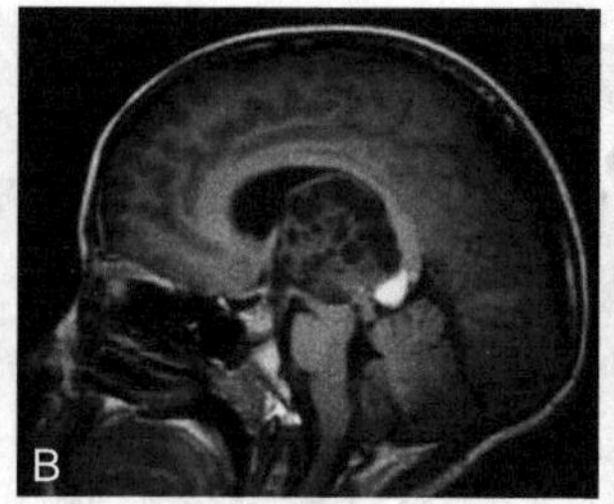
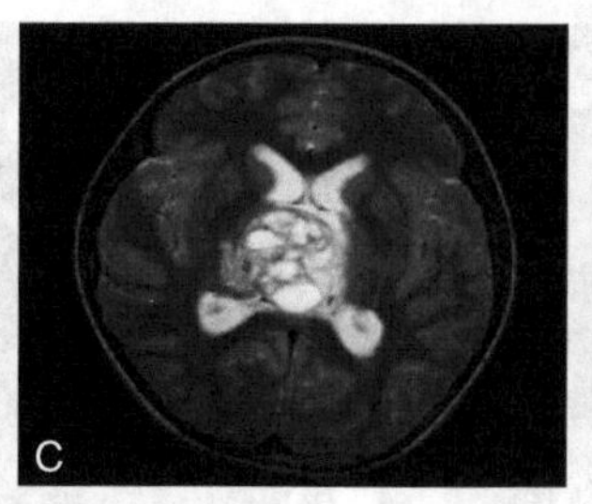
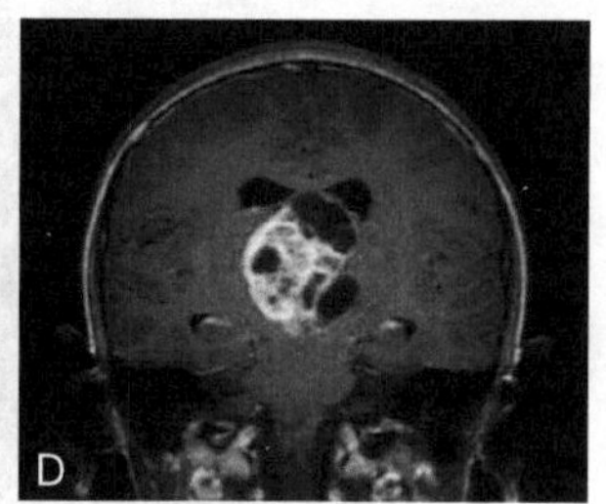

图 26-2-1　畸胎瘤 MRI 影像

可见病变位于第三脑室内，形状不规则，没有囊泡样结构，强化后实质性部分有明显强化

MRI 或 CT，及测定肿瘤标记物，如有复发迹象则再应进行化疗。

生殖细胞瘤和成熟性畸胎瘤预后好（5 年生存率超过 90%）；有未成熟性畸胎瘤和混合性生殖细胞肿瘤（生殖细胞瘤混有成熟性或未成熟性畸胎瘤成分）中等预后（5 年生存率约 70%）；有畸胎瘤恶性变、胚胎癌、内胚窦瘤、绒癌和混合性生殖细胞肿瘤中混有上述恶性成分，预后差（5 年生存率小于 50%）。

基因组学研究，约 53% 的肿瘤携带 KIT/RAS 或者 AKT/mTOR 信号通路中涉及至少一个基因的体细胞突变。26% 的生殖细胞瘤中发现了 KIT 突变。目前，多个以 KIT 为靶点的酪氨酸激酶抑制剂正在开发中，或者已被用于其他恶性肿瘤。MAPK 和 PI3K 通路的靶向治疗证实对难治性颅内 GCT 有效，显示了良好前景。

第三节　儿童髓母细胞瘤

髓母细胞瘤（medulloblastoma，MB）是中枢神经系统最为恶性的神经上皮性肿瘤之一，属于原始神经外胚层肿瘤（PNET）的一种，在 WHO 的神经系统肿瘤分级中属于Ⅳ级。有人认为，其发生是原始髓样上皮未继续分化的结果，这种胚胎残余细胞的肿瘤可发生在脑的任何部位，但绝大多数生长在第四脑室顶之上的小脑蚓部。由于肿瘤生长迅速，手术切除不易彻底，并且有瘤细胞脱落沿脑脊液播散性种植的倾向，治疗效果很差。近 20 年，手术、放射治疗和化疗综合治疗预后有很大改善。

一、流行病学

髓母细胞瘤是儿童期最常见的恶性脑肿瘤，约占儿童颅内肿瘤的 18%，占儿童后颅窝肿瘤的 29%，占所有年龄段肿瘤的 3%~4%。儿童髓母细胞瘤占所有髓母细胞瘤总数的 94%，成人只占 6%。发病高峰在 6~10 岁，且有明显的性别优势，男孩发病多于女孩。

二、临床表现及诊断

髓母细胞瘤的起源于小脑蚓部，肿瘤呈膨胀性生长，向前突入第四脑室内。瘤体压迫第四脑室底，约 1/3 的肿瘤与第四脑室底粘连。绝大多数肿瘤位于颅后窝的中线部位，有 5%~9% 的肿瘤位于小脑半球，极少数位于小脑脑桥角（CPA）。

髓母细胞瘤的血供多来源于小脑后下动脉的分支。髓母细胞瘤的病程较短，一般为 4~6 个月。病儿在早期多没有临床表现，当出现临床表现时，肿瘤往往已经非常大。80% 以上患儿首发症状是头痛、恶心、呕吐、精神萎靡，以及视神经乳头水肿、躯体性共济失调、步态异常、强迫头位、眼球震颤等颅高压表现。患儿可有视物模糊和视力下降。颅高压原因是肿瘤阻塞第四脑室和导水管引起的幕上脑积水。

头部 CT 和 MRI 正确诊断率在 95% 以上。CT 扫描可发现颅后窝中线部位圆形占位，边界较为清楚，瘤体周围可有水肿带，平扫为等密度或稍高密度，增强现象比较均匀，部分瘤体内会有坏死或囊变。头部 MRI 扫描能确定肿瘤的大小和精确的解剖关系。肿瘤在 T_1 呈低信号，向第四脑室生长，向前方压迫第四脑室底（图 26-3-1）。

三、分型与预后

2016 年世界卫生组织（WHO）中枢神经系

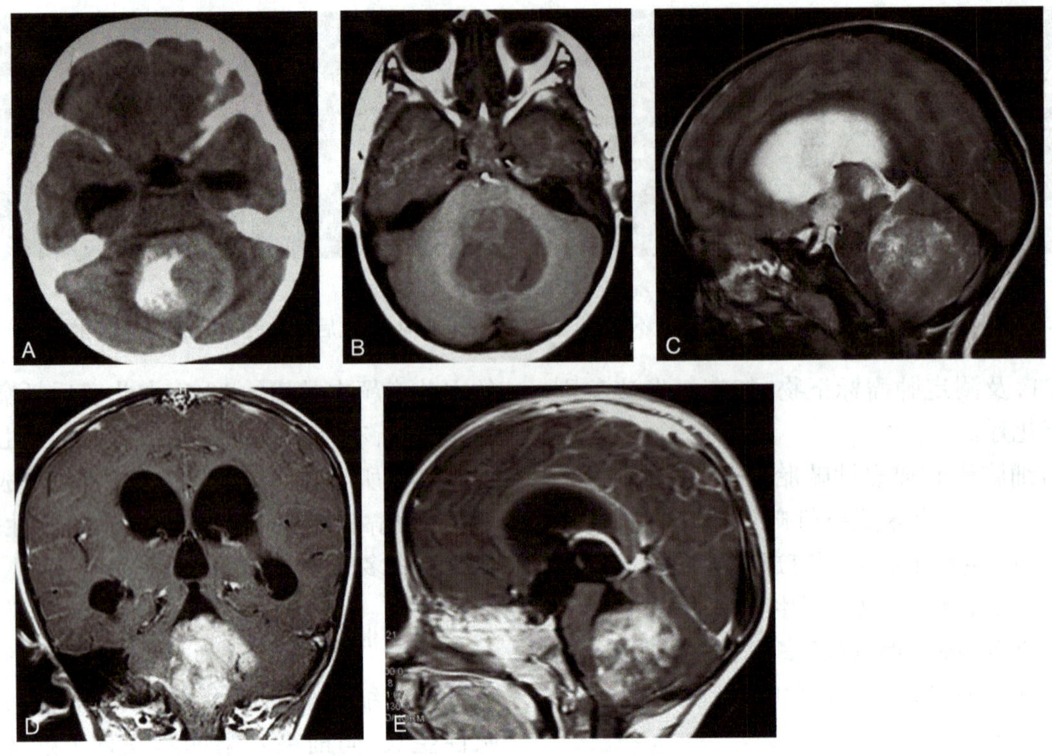

图 26-3-1 髓母细胞瘤 MRI

A. CT 示病变位于四脑室内，圆形，密度略高；B. 在 MRI T_1 加权轴位上病变成等信号；C. T_2 矢状位上略高信号；D、E. 在 T_2 加权增强图像上，病变有较明显的强化

统肿瘤分类标准对髓母细胞瘤的分类进行调整。新的分类标准中遗传学分类标准依据基因表达谱或全基因组甲基化分析的分类方法，将 MB 分为：WNT 活化型、SHH 活化型（其中又分为 TP53 突变型和 TP53 野生型）、非 WNT 和 SHH 型（其中分为 group 3 和 group 4），这种划分方式能够很好地预测患儿预后状况，得到了 WHO 专家组的认可，并推荐与组织学分型联合使用（见第十四章）。

四、治疗

最佳初始治疗包括缓解颅内压增高和针对肿瘤的特定疗法。

目前并不主张在肿瘤手术前做分流术，多选择术前 2~3 天做侧脑室持续外引流。脑室腹腔分流术是否造成肿瘤的腹腔转移，目前仍有争议。只有当肿瘤有广泛的蛛网膜下腔转移或种植、不能首先进行手术治疗时，可以首先考虑脑室腹腔分流术。

最大范围安全切除肿瘤是治疗所有髓母细胞瘤患儿的关键。手术要在不造成严重神经系统后遗症（如持续性共济失调、脑神经损害等）前提下，尽可能切除肿瘤。根据是否有蛛网膜下腔转移，患儿年龄和术后残余肿瘤大小将儿童髓母细胞瘤分为高危组和低危组（表 26-3-1）。

表 26-3-1 儿童髓母细胞瘤的分级

	低危组	高危组
年龄	>3 岁	≤3 岁
颅内播散	无	有
术后残留	<1.5cm^2	>1.5cm^2

术后放射治疗是髓母细胞瘤必不可少的治疗措施，可以明显延长病儿生存期。术后开始放射治疗越早越好，通常在术后 3~4 周内接受放射治疗。对于高危病情患儿，在放射治疗后进行药物化疗，提高病儿生存率。髓母细胞瘤对化疗药物敏感。一般不主张在放射治疗前做化疗。

影响髓母细胞瘤预后的因素很多，危险评估、术后放射治疗剂量，以及化疗应用等都影响预后。一般女孩预后明显好于男孩，年龄小患儿预后差。

第四节　儿童室管膜瘤

室管膜瘤（ependymoma）约占儿童中枢神经系统肿瘤的10%，占3岁以下儿童颅内肿瘤的30%，是发生在小儿神经系统的第三大肿瘤。

室管膜瘤呈现明显的年龄、性别、解剖部位的分布特点，其中男女发病比例约为1.9∶1，男性多于女性，多见于儿童及青少年。第四脑室室管膜瘤的患儿年龄普遍小于其他部位室管膜瘤患儿年龄。此类肿瘤的3/4位于小脑幕下，1/4位于小脑幕上，而在儿童中小脑幕下占绝大多数，几乎很少见脊髓室管膜瘤。

一、临床表现

根据解剖部位进行划分，室管膜瘤可分为颅后窝室管膜瘤，小脑幕上室管膜瘤以及脊髓室管膜瘤。

颅后窝肿瘤表现为颅内压增高症状，伴有眼震、脑膜征和测距不良，步态不稳，肿瘤侵犯颈神经根可出现颈部疼痛、僵硬。小脑幕上肿瘤多表现有局部运动功能障碍、视力障碍和癫痫。偏瘫、腱反射亢进和视野异常见于幕上肿瘤，25%发生癫痫。共济失调在幕上和幕下病变中均可见。

室管膜瘤复发率较高，尤其是位于颅后窝的预后较差，几乎所有病例在术后不同的时间内复发。近年研究，颅后窝室管膜瘤脊髓播散种植的发生率为6%，高恶性级别室管膜瘤更可能出现椎管内种植。幕下室管膜瘤比幕上肿瘤的播散转移率高。

根据2016年世界卫生组织（WHO）神经系统肿瘤分类，第一次将分子学指标纳入到了室管膜瘤的组织学分类中。新增的分型（室管膜瘤RELA基因融合阳性）是根据分子遗传学方法进行划分，能够较为准确的预测预后。

二、治疗和预后

手术切除是室管膜瘤的首选治疗手段，初始治疗包括最大范围切除，术后根据病变部位、手术切除程度及患儿年龄，再评估后续的辅助治疗。肉眼下全切除的患儿预后优于行部分切除的患儿，全切患儿的5年无进展生存率是75%；而有肿瘤残余的患儿PFS为0。颅后窝病变常紧邻脑神经和脑干，全切会引起长期神经功能障碍。术中脑干诱发电位（BAEP）监测对避免脑干损伤有一定帮助。

室管膜瘤对放射治疗中度敏感，术后放射治疗有助于改善病儿预后。对于年幼儿童，放射治疗可导致严重的神经认知功能障碍和其他放射治疗并发症。目前认为不管肿瘤的级别和部位，所有室管膜瘤儿童都应进行全脑和全脊髓的MRI以及脑脊液细胞学检查，低级别的幕上室管膜瘤未出现播散和转移，可进行局部放射治疗。颅后窝级别较高肿瘤，尤其是出现播散转移，术后进行全脑脊髓放射治疗。

顺铂、卡铂和依托泊苷有效。3岁以下儿童，化疗可能对推迟或避免术后脑照射有一定作用。

影响室管膜瘤预后的因素包括肿瘤的部位、组织学分级、分子学分类、切除范围、染色体改变以及年龄等因素。

第五节　儿童常见胶质瘤

一、小脑星形细胞瘤

小脑星形细胞瘤（cerebellar astrocytoma）是儿童最为常见的颅后窝肿瘤，多为良性，生长缓慢，预后良好。

小脑星形细胞瘤占儿童颅内肿瘤10%~28%。无明显性别差异。年龄分布主要集中在5~11岁年龄段。肿瘤起源于小脑半球和蚓部，边界比较清楚。

小脑星形细胞瘤有实性瘤体和囊性瘤体两种类型。低级别星形细胞瘤可分为两种病理亚型：毛细胞型星形细胞瘤（pilocytic astrocytoma，PA）和弥散型星形细胞瘤（diffuse astrocytoma）。根据WHO的分类标准，毛细胞型星形细胞瘤属于Ⅰ级，主要发生在20岁以下，故也称少年性毛细胞星形细胞瘤，约占小脑星形细胞瘤的80%~85%，生长缓慢。弥散型星形细胞瘤约占小脑星形细胞瘤15%，恶性度属于Ⅱ级。其中多见于大脑半球部位。小脑弥散型星形细胞瘤发病年龄多在20岁以上，平均52岁。发生在小儿的弥散型星形细胞瘤主要是其亚型：原纤维型星形细胞瘤

（fibrillary astrocytoma）。临床表现和体征较为隐匿，出现症状时肿瘤已经很大。表现为脑积水引起的间歇性头痛，伴恶心呕吐。90% 以上患儿有视神经乳头水肿，长期视神经乳头水肿导致视神经萎缩，引起视力减退。约 95% 患儿有躯干或肢体的共济失调。CT 平扫可见肿瘤呈低密度，等密度或稍高密度，多数瘤体增强不明显。MRI 多用来判断肿瘤的具体位置，以及与第四脑室和脑干的关系，T_1 相上呈等信号或低信号，瘤体不同程度增强，边界明确（图 26-5-1）。

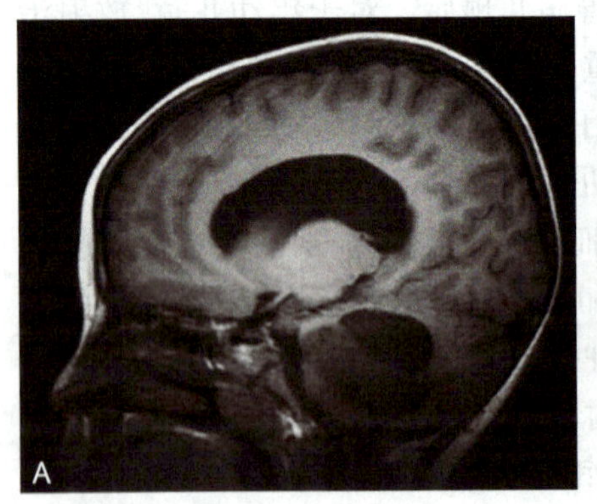

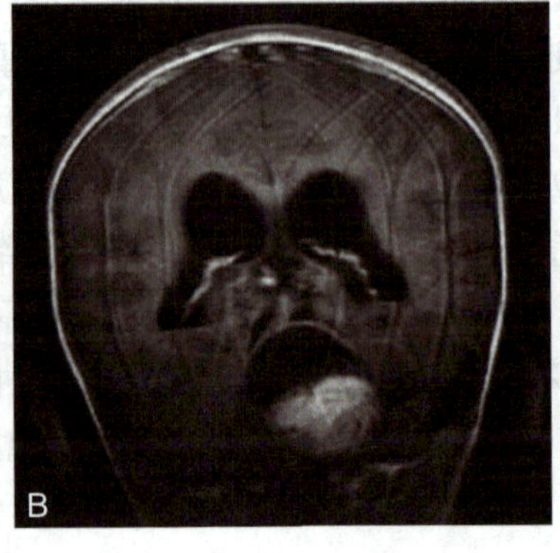

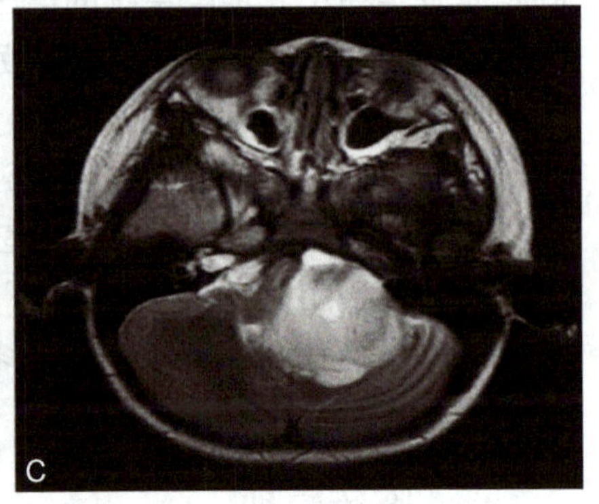

图 26-5-1 小脑半球星形细胞瘤 MRI

病变囊实性，实质性部分位于囊内，注射强化剂后，病变实质性部分有明显均匀强化，囊壁亦有强化

小脑星形细胞瘤的手术要求全切除或近全切除肿瘤，如达到肿瘤全切除或近全切除，病儿的 25 年生存率可达 95% 以上。毛细胞星形细胞瘤全切除术后复发率为 0%。对于复发小脑星形细胞瘤，治疗有四种选择：再次手术、放射治疗、化疗和观察。积极二次手术是治愈肿瘤或延长患儿生命最有效的方法。对实性肿瘤和囊在瘤内的肿瘤，术后常规外放射治疗，可有效控制肿瘤生长。儿童小脑星形细胞瘤是一种比较良性的肿瘤，如能全切除或近全切除，并做术后放射治疗，患儿可以获得长期生存或终身治愈。一般患儿的 5 年生存率为 90% 以上。

二、视路胶质瘤

视路胶质瘤（optic pathway glioma，OPG）是指发生在视神经、视交叉和视束的胶质瘤。儿童常见，具有病史长、生长缓慢特点。男女发病无明显差异。神经纤维瘤病 I 型（neurofibromatosis type 1，NF1）与视路胶质瘤密切相关。

按照部位视路胶质瘤可分为：视神经胶质瘤（眶内型和颅眶沟通型）；视交叉型胶质瘤；视交叉 - 下丘脑胶质瘤。病理学认为是一种相对良性的肿瘤，少数病例具有自限性。但 5 岁以下和 20 岁以上的患者常表现为侵袭性生长。视路胶质瘤大体所见为灰白色或灰红色，质地较软，主要为毛细胞型星形细胞瘤和毛黏液型星形细胞瘤，WHO 分级为 Ⅰ ~ Ⅱ 级（图 26-5-2、图 26-5-3）。

OPG 病程较长，临床表现：①视力视野的改变，视神经型患儿常表现为患侧进行性视力减退和同侧眼球突出，视野可呈向心性缩小或偏盲；

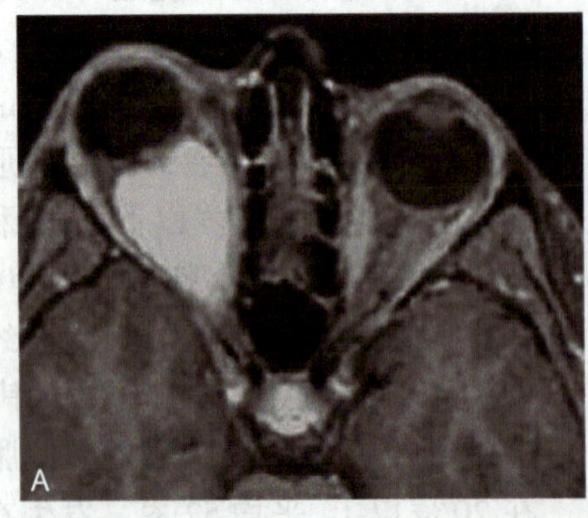

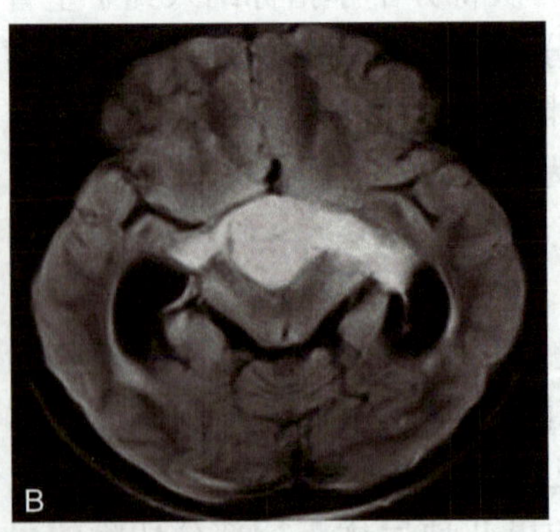

图 26-5-2 视路胶质瘤 MRI

A. 病变位于右侧视神经眶内段；B. 病变起自视交叉，沿着双侧视束向后方浸润

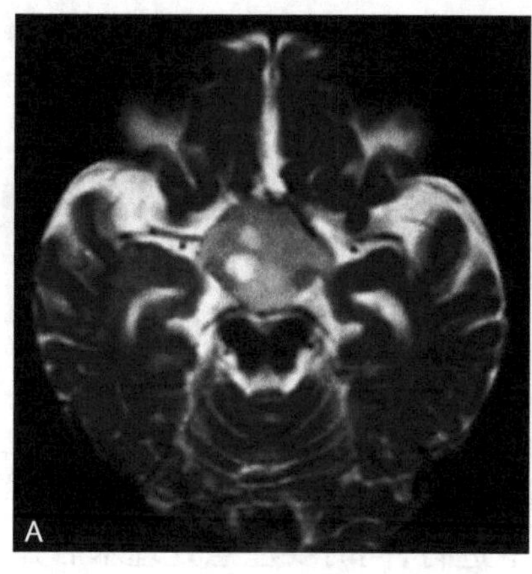
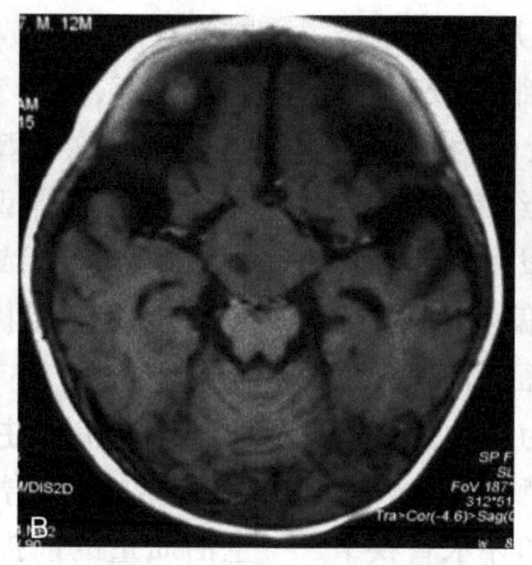
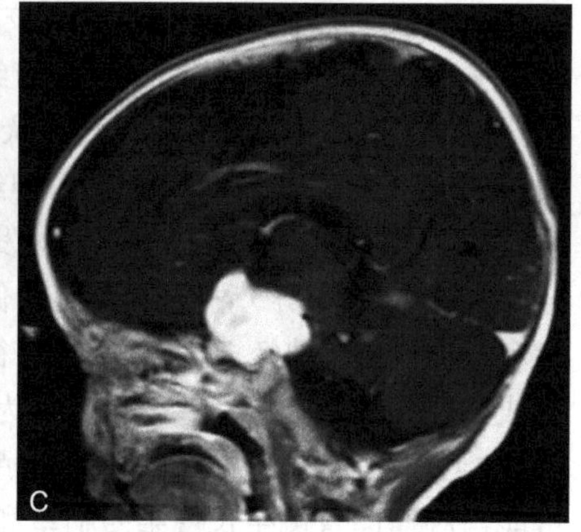

图 26-5-3　视路胶质瘤 MRI

病变呈等 T_1 等 T_2 信号，内有囊变，注射增强剂后病变呈明显均匀强化

弥漫性视交叉型主要表现为双侧性视力减退和视野缺损。②内分泌改变：视交叉－下丘脑型肿瘤往往巨大，表现为颅内压增高和下丘脑功能紊乱，如尿崩、肥胖、消瘦、生长发育迟缓或性早熟。③颅内压增高和梗阻性脑积水。

OPG 的治疗尚存争议。治疗时应考虑患儿年龄、是否伴有 NF1 以及肿瘤所在的部位。治疗目的是保存患儿视力和内分泌功能，提高患儿生存质量，减少治疗带来的损害。①保守治疗：合并 NF1 的患者倾向于保守治疗，有脑积水的患者可行分流术，并通过内科治疗调整内分泌。不伴 NF1 的患儿，若在试用化疗后仍有进行性视力丧失或影像学改变，可考虑放射治疗。②化学治疗：尽管许多 OPG 的组织学表现为良性，但化疗能使病情得到缓解。因此，初始治疗常首选选化疗而非放射治疗，特别是对 5 岁以下患儿，化疗常可推迟对放射治疗的需求，减少神经认知并发症，不会影响到患儿生存率。③放射治疗：对伴或不伴 NF1 的进展性视交叉 OPG 患儿，放射治疗使患儿有更高的 5 年及 10 年无进展生存率。④手术治疗：不管是否合并 NF1，患者出现视力恶化或神经损害且肿瘤向鞍上发展应手术治疗。切除程度由肿瘤与视束或视交叉位置关系决定，严重浸润的肿瘤不能做到全切除。绝大多数 OPG 的病理性质是低级别星形细胞瘤，因此预后较好，尤其是合并 NF1 的患儿，多数患者肿瘤长期无变化甚至自行缩小。

三、脑干胶质瘤

脑干胶质瘤（brainstem glioma，BSG）是指发生在中脑、脑桥和延髓的胶质瘤。患病率上儿童明显多于成人，性别差异不大。本病高发年龄为 8~9 岁，6~11 岁者占 67.7%。肿瘤可位于中脑、脑桥及延髓，以桥延部最为多见，多呈浸润生长及沿神经纤维束向上下蔓延。根据 MRI 将脑干胶质瘤分为弥漫型、局限型、外生型和延脊型四种（图 26-5-4）。儿童脑桥弥漫内生型胶质瘤比较常见。

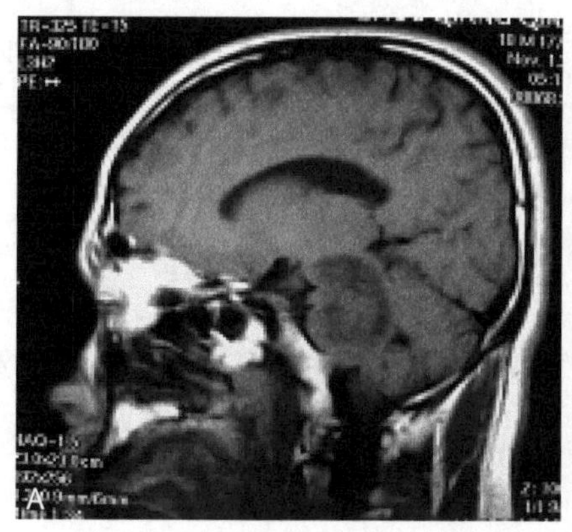
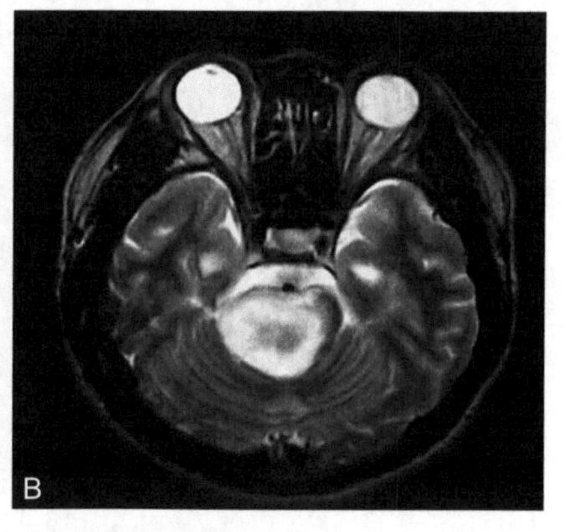

图 26-5-4　脑桥弥漫内生型脑干胶质瘤 MRI

病变呈浸润性生长，无明显边界，呈等 T_1 长 T_2 信号

脑干胶质瘤以星形细胞瘤和胶质母细胞瘤最多见,少数可有室管膜瘤或神经节细胞胶质瘤。临床表现:①脑神经麻痹,首发症状可为眼球内斜(展神经麻痹)和口角歪斜(面神经麻痹);可出现走路不稳(侵犯桥臂)和吞咽发呛(舌咽神经及迷走神经麻痹),少数可有伸舌偏斜、舌肌萎缩和震颤(舌下神经损害)。②长束征,表现为单侧或双侧锥体束征阳性。③常表现为醉酒步态和闭目难立征阳性(Romberg 征)。④颅内压增高,可能与肿瘤向背侧生长使第四脑室和导水管狭窄或闭塞有关。⑤精神及智力改变,表现为学习成绩下降,表情呆滞、强笑或强哭等。

放射治疗被认为是脑干胶质瘤的主要治疗手段,对于颅内压增高不明显、边界不清的弥散型实性肿瘤列为首选。放射治疗剂量为 50~55Gy。放射治疗后大多数患者症状可缓解半年左右,很少超过 1 年,仅有 1/5 的患者缓解可能超过 2 年。

脑干弥漫型胶质瘤不适合手术,也不必为明确组织学类型而行活检,对治疗也无帮助。肿瘤体积过大导致颅内高压的患儿,可行脑室腹腔分流术缓解症状,为放射治疗赢得时间,延长生存期。

手术治疗主要适用于局限型、背侧外生型和体积较小的延脊型脑干肿瘤。手术应在保证患者生活质量的前提下进行,同时要注意处理术后并发症。化疗对脑干胶质瘤作用不明显。

脑干胶质瘤的预后与病理性质、部位、大小、手术方式和术后放、化疗有关,但无论何种治疗方法,弥散型患儿多在诊断后 2 年内死亡。

(田永吉)

参 考 文 献

1. 周大彪,罗世祺,马振宇,等. 1267 例儿童神经系统肿瘤的流行病学[J]. 中华神经外科杂志,2007,23:4-7.
2. Pan J, Qi S, Liu Y, et al. Growth patterns of craniopharyngiomas: clinical analysis of 226 patients[J]. J Neurosurg Pediatr, 2016, 17(4): 418-433.
3. Louis DN, Ohgaki H, Wi estler OD et al. WHO Classification of Tumours of the Central Nervous System [M]. 4th ed. Lyon: IARC, 2016.
4. Brastianos PK, Taylor-Weiner A, Manley PE, et al. Exome sequencing identifies BRAF mutations in papillary craniopharyngiomas[J]. Nat Genet, 2014, 46: 161.
5. Hukin J, Steinbok P, Lafay-Cousin L, et al. Intracystic bleomycin therapy for craniopharyngioma in children: the Canadian experience[J]. Cancer, 2007, 109: 2124-2131.
6. Avery RA, Hwang EI, Jakacki RI, et al. Marked recovery of vision in children with optic pathway gliomas treated with bevacizumab[J]. JAMA Ophthalmol, 2014, 132: 111.
7. Louis DN, Perry A, Reifenberger G, et al. The 2016 World Health Organization Classification of Tumors of the Central Nervous System: a summary[J]. Acta Neuropathol 2016, 131: 803.
8. Ramaswamy V, Hielscher T, Mack SC, et al. Therapeutic Impact of Cytoreductive Surgery and Irradiation of Posterior Fossa Ependymoma in the Molecular Era: A Retrospective Multicohort Analysis[J]. J Clin Oncol, 2016, 34: 2468.

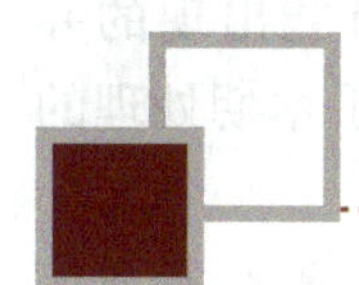

第二十七章 老年颅脑肿瘤

随着人类平均寿命的延长及生活水平提高，老年颅脑肿瘤的发病率呈逐年上升的趋势。而老年人脑的生理功能及全身各器官系统均有不同程度的老化和衰退，代偿能力较差，决定了老年颅脑肿瘤有其自身的特点，即病程及起病均不典型，易误诊、漏诊，围手术期合并症多，并发症发生率高。研究资料表明，老年颅脑肿瘤患者围手术期并发症发生率及死亡率均高于青壮年。

一、流行病学

（一）发病率

受医疗水平、地理位置、可能接受手术及得到组织学诊断的机会等诸多原因的制约，有关老年颅脑肿瘤流行病学的研究资料较少且统计数据差别较大。根据世界卫生组织1992年的统计，随地区和种族不同，原发性脑肿瘤（包括良性和恶性）的年发病率为2~19/100 000，其中良性约占40%。美国原发恶性脑肿瘤的发病率为6.6/100 000。我国上海的一项针对老年恶性肿瘤发病趋势的研究表明，中枢神经系统肿瘤在男性中约占全部老年恶性肿瘤的5.09%，在女性中约占8.07%。

（二）好发部位

老年颅脑肿瘤多位于大脑半球，成人脑肿瘤多见于幕上，儿童脑肿瘤多见于幕下及中线部位。

（三）病理类型

老年颅内肿瘤中有着良性肿瘤以脑膜瘤多见，恶性肿瘤以恶性胶质瘤居多，转移癌以肺癌脑转移为首的病理学特点。而自CT、MRI普及以来，一批临床无症状的脑膜瘤被发现，使脑膜瘤在老年颅脑肿瘤的比例不断增大。近年来，随着全身肿瘤治疗的进展和肿瘤患者生存期的延长，转移癌在老年颅脑肿瘤所占的比例也呈升高趋势。

1. 原发良性颅内肿瘤 脑膜瘤是老年人最常见的颅内良性肿瘤。部分脑膜瘤没有任何临床症状，无需治疗，直到尸检才被发现。随着CT和MRI技术普及，老年人脑膜瘤检出率逐渐增加。

2. 原发恶性颅内肿瘤 老年恶性颅内肿瘤为恶性胶质瘤，包括间变性星形细胞瘤、多形性胶质母细胞瘤、胶质肉瘤及恶性少突胶质细胞瘤。其中，间变性星形细胞瘤和多形性胶质母细胞瘤分别占50%和20%。

3. CNS转移癌 脑转移瘤发病率随年龄不同而有所差异，成人较儿童多见，高达40%的成年癌症患者诊断患有转移性疾病，约25%涉及脑部。老年颅内转移瘤中常见来源依次为肺癌、乳腺癌和皮肤癌，黑色素瘤虽少见，但其向颅脑转移的倾向在所有恶性肿瘤中最强。

二、临床特点及诊断

（一）临床特点

起病和病程均不典型，多以精神障碍、卒中样急性起病为首发症状，病程长，多为间歇性加重，早期发现困难，误诊率高。

1. 发病特点

（1）多以精神障碍为首发症状，对老年脑肿瘤具有早期诊断意义。有报道，精神症状在老年脑肿瘤的发生率高达70%，门诊易误诊为老年痴呆。肿瘤的部位和肿瘤性质影响精神障碍的表现，如额叶肿瘤表现为人格变化、智能减退；恶性肿瘤表现为意识障碍综合征，如意识模糊、反应迟钝、情感障碍；良性肿瘤常表现为记忆障碍。

（2）癫痫发作：由于脑肿瘤病灶多在脑皮质区，癫痫发作较多见，有资料显示，可占颅内肿瘤的30%~40%。

（3）颅内高压症状出现晚且症状不典型：因老年人脑组织有一定程度的退行性变和脑萎缩，使颅内代偿空间较年轻人大，且老年人痛阈高，对疼痛刺激相对不敏感，再加上动脉硬化，脑血流量减少，血管通透性降低，导致早期瘤周脑水肿可不严重。因此难以作为早期发现的依据，颅高压典型症状一旦出现，肿瘤往往已经生长较大。

（4）卒中样急性起病：由于老年人脑肿瘤早期不易发觉，病灶常常长到很大，易发生出血、坏死、液化，导致肿瘤体积迅速增大，颅内压急剧升高，表现为卒中样急性起病，需要和脑梗死相鉴别。

（5）局灶性神经功能缺失也常为首发症状，且表现突出。依肿瘤大小、位置不同，可出现肢体感觉障碍、运动障碍、失语、视力障碍等不同的神经功能缺失症状和体征。

2. 病程特点 老年人颅内肿瘤具有病程长，间歇性加重的特点。而成人典型的脑肿瘤病程呈慢性起病，进行性加重。老年脑肿瘤患者由于脑动脉硬化和脑萎缩使颅内空腔变大，在疾病的一定阶段，颅内压增高症状不易表现出来，加之老年人痛阈较高，对疼痛刺激不敏感，脑肿瘤的“三大主症”常不明显，尤其是合并高血压、动脉硬化的老年人，由于脱水剂的应用可减轻脑水肿，使病情得到暂时缓解，故病程较长，且呈现间歇性加重。

（二）诊断

由于老年脑肿瘤起病和病程的不典型，因此早期诊断较为困难，容易误诊和漏诊。对年龄较高就诊者，尤其既往无高血压、高血脂、糖尿病及心血管病史者，无明显诱因出现智力改变和精神症状，或反复癫痫样抽搐发作，头痛持续性加重，缓慢进行性偏瘫或偏身感觉障碍时，应首先考虑脑肿瘤的可能，并及时行头颅 CT、MRI 检查，以明确诊断，避免误诊、漏诊。CT、MRI 对老年脑肿瘤的诊断具有重要价值。

三、治疗

老年人身体功能下降，各器官系统衰退，常见 KPS 评分低，术前合并症繁杂，术后并发症发生率、术后病死率均高于年轻群体，手术风险高，故老年脑肿瘤患者接受手术或放射治疗的概率低，多选择保守治疗，降低了老年脑肿瘤的治愈率。但只要没有绝对禁忌证，治疗仍应首选手术切除，视情况给予放化疗、免疫治疗等综合治疗。

（一）手术治疗

对老年脑肿瘤患者予以正确的术前评估、选择合适的术式、术后及时处理可能出现的并发症并加强各器官系统监护，是围手术期处理的关键。

由于老年人有不同程度的血管硬化，脑血流量减少，使脑组织长期处于相对缺氧状态，导致老年人对缺氧的耐受性比年轻人强，对提高手术成功率有利，但老年人脑组织对手术牵拉耐受性较差，故术中动作要轻柔，止血彻底、减压满意。另外，老年人术中意外变化较多，手术时间不宜过长，防止意外发生。

1. 手术指征及治疗方法的选择 老年人围手术期并发症发生率及死亡率均高于青壮年，老年人脑肿瘤患者较之更高。但年龄并不是老年脑肿瘤患者的手术的禁忌，决定手术与否的重要标准应该是患者术前全身功能状态，再根据肿瘤的性质和部位进行综合考虑，对于深部或位于重要生命中枢的良性肿瘤，要权衡利弊，再决定治疗方案，制定个体化的治疗策略。

老年患者术前全身情况好，尽力全切肿瘤。全身情况略差，年龄过大的患者应予部分切除以达到内减压的目的。恶性颅脑肿瘤颅内压增高不明显者，尤其是复发肿瘤，以及全身状况极差者，不应勉强手术，其治疗应以延长生命为目的，可选放射治疗和化疗。

术中应心电监护及中心静脉压监测等常规麻醉监护，可应用体感诱发电位（SEP）、肌电图、脑电图等神经生理监测，全面监护患者术中各项指标。手术结束前提前通知麻醉师，酌情减少麻醉剂量，以利于患者术后复苏。

2. 术前准备 老年患者全身各系统、器官均有不同程度的功能减退及老化，代偿能力很差，故术前合并症较多。以高血压、冠心病、糖尿病、呼吸系统疾病等多见，应予以相应控制调整。术前胃肠道准备、麻醉评估、营养支持等准备要充足，但时间也不宜过长，以免延误最佳手术时机。

（1）麻醉评估：术前积极与麻醉医师沟通，根据患者脏器功能情况，尤其是心肺功能，评估全麻风险。术中尽量采用气管内复合麻醉，选用短效静脉麻醉药。老年人体质差，麻醉时间过长、药量过大，可能导致复苏困难。

（2）营养支持：由于术后进食差，组织修复也需要能量，因此术前应加强营养支持，包括热量、蛋白质和维生素，以利于术后愈合，增强机体抵抗力，防御感染。

（3）完善相关检查与术前定位：术前仔细阅片，确认解剖标记，设计合适手术入路和体位，为术者提供更合理的暴露，缩短手术时间，减少手术创伤。

（4）胃肠道准备：择期全麻手术患者应术前一天晚上进流食，术前8h禁食，术前6h禁水，保证胃排空，防止麻醉过程中出现胃内容物反流造成误吸。

（5）药物准备：给予激素治疗，可以减轻脑水肿，增加患者接受治疗的顺从性的作用。地塞米松可以降低血管的通透性及肿瘤的血供，使肿瘤体积增加导致的ICP增加幅度变小。除激素外，丙戊酸钠等抗癫痫药物的应用也是必要的。

3. 合并症的控制 对于营养情况差，患有高血压、糖尿病，恶性肿瘤接受放化疗，以及长期服用免疫抑制剂等的患者，术前应针对个体情况给予适当纠正。如：高血压、糖尿病患者要将血压、血糖调整到相对稳定的水平；营养不良的患者要加强经口能量摄入，必要时静脉补充营养；贫血患者通过输血等手段纠正贫血；低蛋白血症患者输注白蛋白或血浆来提高抵抗力，减少术后感染的情况出现；低白细胞的患者应用升白细胞药物等；电解质紊乱的尽量调整至正常。

4. 并发症的防治 老年脑肿瘤患者由于全身情况下降，更易引起术后并发症，如何减少老年脑肿瘤术后并发症备受神经外科医师关注。

（1）术后感染及中毒性休克：由于老年患者免疫功能及肺功能减退，术后卧床时间长等原因，感染作为并发症最多见，包括肺部感染、泌尿系感染、颅内感染、切口感染及中心静脉穿刺点感染等。

术后切口及中心静脉穿刺点按时换药，换药时注意切口有无红肿、渗出，有无波动感，皮下积液多时需在无菌条件下穿刺抽吸并加压包扎，穿刺液要常规送细菌培养；早日活动以减少卧床时间；加强吸痰、雾化等相关护理措施；术后及时复查血象、生化、胸片，争取早期发现，对症治疗。

（2）术后血肿：老年人可能合并脑动脉硬化及高血压，止血相对困难，因此术中应使用正确的止血方法仔细彻底止血，防止术后血肿发生。另外，因老年脑萎缩易掩盖术后血肿症状，所以术后要严密观察病情变化，及时发现及时处理。

（3）术后重度脑水肿：老年人对手术创伤的修复能力较弱，脑水肿较重，水肿期较长。同时老年人由于脑组织萎缩，术后脑水肿的症状易被掩盖，如一旦发现病情加重，脑水肿明显，应积极考虑二次手术，去骨瓣减压以度过脑水肿期。

（4）脑缺血改变（术后急性脑梗）：根据相关研究，开颅术前1天、术后1、3、7天在红细胞聚集指数、血浆黏度及血沉方程K值、全血黏度、全血还原黏度呈先升高后降低的趋势，其中术后1天达到峰值。血液黏稠度增高，再加上老年人脑动脉硬化严重，手术刺激后易发生脑血管痉挛，易造成脑缺血改变。术中可用罂粟碱浸泡痉挛血管，术后可应用抗痉挛药及血管扩张药，以减少术后脑缺血情况的发生。

（5）消化道出血（应激性溃疡）：手术等应激状态下体内大量儿茶酚胺释放，血清胃泌素水平增多，胃酸增多，同时胃黏膜血流量减低，造成消化道黏膜广泛出血，进一步引起黏膜坏死溃疡，导致上消化道出血。术后应注意使用H_2受体阻滞剂及止血药，预防消化道大出血的发生。

（6）肾衰竭和电解质紊乱：老年脑肿瘤患者常合并高血压、冠心病、糖尿病等基础疾病，各器官脏器功能可能已经受损，故术后应严密监测心、肺、肝、肾等器官功能，对凝血功能，血糖和电解质要进行常规监测，随时予以纠正。合理补液用药，不宜过分限制补液量，以免造成血容量不足增加肾功能受损的发生率，尽量少用肾毒性药物，积极纠正电解质紊乱，特别是低钠血症。

（7）术后癫痫发作：脑皮质损伤的程度是诱发癫痫发作的潜在因素，而脑牵拉时间过长和术后水肿、出血都可能增加癫痫发作的机会，低钠血症、酸中毒可能降低癫痫发作的阈值。术后要使用抗癫痫药。

（8）其他并发症见急性心肌梗死、酸碱失衡、高热及脑耗盐综合征等。

5. 术后死亡原因 术后肺部感染及中毒性

休克居老年颅内肿瘤手术患者术后死亡原因第一位，其他原因依次是：术后血肿、术后重度脑水肿、肾衰竭及电解质紊乱、急性心梗。其他术后并发症如急性脑梗、手术损伤、消化道出血、术后癫痫大发作等并发症，也可导致患者术后死亡。

6. 术后护理 术后精心护理，严密监护各器官功能。勤翻身、吸痰、雾化吸入以防止术后肺部感染；合理补液，不宜过分限制补液量，以免造成血容量不足而增加脑梗死和肾功能受损的发生率。饮食上少量多餐，摄入足够热量；尽量保证充足睡眠、排便通畅，以防止用力排便引起的颅内压增高导致意外发生；术后循序渐进，逐步增加活动量，防止久卧病床引起下肢深静脉血栓形成、坠积性肺炎等。

（二）放射治疗

放射治疗是老年颅脑肿瘤除手术外重要的治疗方法之一。转移性颅内肿瘤的治疗中应用较多。肿瘤切除术后应用放射治疗可明显减少肿瘤的复发。

立体定向放射外科（SRS）主要由伽马刀放射外科、直线加速器放射外科（包括X刀和赛博刀或射波刀）和荷电粒子束放射外科组成。SRS主要应用于不宜手术治疗的转移瘤、听神经瘤和脑膜瘤。

（三）化疗

原发脑肿瘤的一线治疗是手术和放射治疗。侵袭性生长的逃逸肿瘤细胞依赖化疗。化疗作为一种辅助治疗手段，适用于原发恶性肿瘤、进展性良性肿瘤、复发性或对放射治疗耐受肿瘤。

（四）免疫治疗

由于中枢神经系统（CNS）血-脑屏障、缺少经典抗原呈递细胞（APC）和淋巴系统、组织表达人类白细胞抗原（HLA）较低以及循环中T淋巴细胞数量少等原因，认为中枢神经系统是“免疫豁免区”（immune privileged organ）。近年，中枢神经系统免疫细胞研究提示CNS中存在免疫功能，但胶质瘤等恶性颅内肿瘤具备多种免疫逃避机制。故通过各种手段增强免疫系统对胶质瘤等恶性颅内肿瘤靶向作用，成为重要的研究方向。

（于书卿）

参考文献

1. 范月超，雷霆，王雄伟，等．老年人脑肿瘤163例临床分析[J]．中华老年医学杂志，2006，25(3)：186-188.
2. 王东春，王硕，赵继宗，等．老年性中枢神经系统肿瘤556例分析[J]．首都医科大学学报，2006，27(1)：105-108.
3. 曾先捷，姚杰民．老年人多形性胶质母细胞瘤的治疗现状[J]．中国癌症防治杂志，2015，7(2)：141-144.
4. Bray F, Ferlay J, Soerjomataram I , et al. Global cancer statistics 2018: GLOBOCAN estimates of incidence and mortality worldwide for 36 cancers in 185 countries[J]. CA, 2018, 68(6): 394-424.
5. Yamamoto J, Takahashi M, Idei M, et al. Clinical features and surgical management of intracranial meningiomas in the elderly[J]. Oncol Lett, 2017, 14(1): 909-917.
6. Johans SJ, Garst JR, Burkett DJ, et al. Identification of Preoperative and Intraoperative Risk Factors for Complications in the Elderly Undergoing Elective Craniotomy[J]. World Neurosurg, 2017, 107: 216-225.
7. Kolakshyapati M, Ikawa F, Abiko M, et al. Alumni Association Group of the Department of Neurosurgery at Hiroshima U: Multivariate risk factor analysis and literature review of postoperative deterioration in Karnofsky Performance Scale score in elderly patients with skull base meningioma[J]. Neurosurg Focus, 2018, 44(4): E14.
8. Ostrom QT, Gittleman H, Liao P, et al. CBTRUS Statistical Report: Primary brain and other central nervous system tumors diagnosed in the United States in 2010-2014[J]. Neuro-oncology, 2017, 19(suppl_5): v1-v88.
9. Isobe N, Ikawa F, Tominaga A, et al. Factors Related to Frailty Associated with Clinical Deterioration After Meningioma Surgery in the Elderly[J]. World Neurosurg, 2018, 119: e167-e173.
10. Cagney DN, Martin AM, Catalano PJ, et al. Incidence and prognosis of patients with brain metastases at diagnosis of systemic malignancy: a population-based study[J]. Neuro-oncology, 2017, 19(11): 1511-1521.
11. Ohans SJ, Garst JR, Burkett DJ, et al. Identification of Preoperative and Intraoperative Risk Factors for

Complications in the Elderly Undergoing Elective Craniotomy[J]. World Neurosurg, 2017, 107: 216-225.

12. Delgado-Fernandez J, Garcia-Pallero MA, Gil-Simoes R, et al. Validation of Grading Scores and Outcome Prognostic Factors in Intracranial Meningiomas in Elderly Patients[J]. World Neurosurg, 2018, 114: e1057-e1065.
13. Yomo S, Hayashi M. Is upfront stereotactic radiosurgery a rational treatment option for very elderly patients with brain metastases? A retrospective analysis of 106 consecutive patients age 80 years and older[J]. BMC Cancer, 2016, 16(1): 948.
14. Fritsch K, Kasenda B, Schorb E, et al. High-dose methotrexate-based immuno-chemotherapy for elderly primary CNS lymphoma patients (PRIMAIN study)[J]. Leukemia, 2017, 31(4): 846-852.

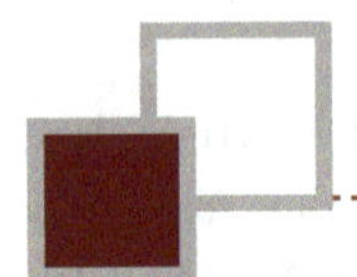

第二十八章　头皮和颅骨肿瘤

第一节　头 皮 肿 瘤

头皮肿瘤来源于头皮的各层组织，其中皮肤层是大多数病变发生的部位。头皮肿瘤发生原因包括基因、环境，或者二者的相互作用。环境因素包括日晒、辐射以及接触毒物比如砷剂。许多头皮肿瘤与染色体异常有关，如神经纤维瘤病、结节性硬化以及家族性的皮肤黑色素瘤。

一、皮肤组织的肿瘤

（一）皮肤角化病

1. 脂溢性角化病　脂溢性角化病是起源于基底的上皮细胞良性病变，随着年龄增长发生率越高，但不是癌前病变。其表现为表面为蜡状或油脂状，高出皮面，有明显界限，颜色由可由浅黄褐色到黑色。一般不需要治疗，除非存在病变影响容貌或者病变性质不明确。治疗方法可采用手术切除或激光。

2. 光化性角化病　为上皮细胞的变异，好发于易曝光部位的皮肤，如面部和头皮。生活环境中受更多紫外线照射、接收免疫治疗抑制的患者以及接触过砷剂的人有更高的患病率。该病变表现为红色或黑色，表面覆有鳞屑，突起于皮肤，边界不规则。8% 病变可能发展为鳞癌，其原因可能为紫外线诱导的 DNA 损害导致的 p53 基因突变所致。药物治疗包括 5-FU、双氯芬酸钠凝胶，免疫治疗以及光动力治疗等。外科治疗包括冷冻、电干燥法、刮除术、激光治疗等。

3. 角化棘皮瘤　角化棘皮瘤生长迅速，现为坚硬的红斑性丘疹，迅速长成圆顶的皮色小结节，有一个充满角质的脐形中心。大部分病变会自发的消退，但其临床表现与恶性肿瘤相似。该病的病因包括紫外线、化学致癌物、外伤、人乳头瘤病毒感染等。治疗首选手术切除，在某些病例可以考虑放射治疗或 Mohs 手术（MMS）。

（二）头皮癌

1. 基底细胞癌　最常见的头皮恶性肿瘤，好发于老年男性，常造成局部组织的破坏，但很少转移，死亡率低。肿瘤起源于头皮中多能基底样细胞，可以沿着颅骨骨膜或筋膜播散，导致肿瘤复发率高。该病的主要危险因素是紫外线暴露，其他因素包括免疫抑制状态，电离辐射暴露等。分子遗传学涉及两个通路：hedgehog 信号通路和 p53 基因突变。

基底细胞癌有多种不同的形态。第一种形式为结节型，最常见（包括囊性结节和溃疡结节），该型的典型表现为高于皮面的、黄褐色或粉红色的结节，与正常皮肤有明显的珍珠样、卷曲界限。这种病变经常发生于头部及颈部皮肤。第二种形式为色素沉着型，典型表现为病变逐渐增多的褐色或黑色的色素沉着。第三种形式为浅表型，主要见于躯干和四肢，皮损为红斑样鳞屑性斑片。第四种形式为硬化型，界限不清，表现为扁平、黄白色、萎缩的斑块，常被误认为瘢痕，具有很强的侵袭性和很高的复发率。

2. 鳞状细胞癌　头皮鳞状细胞癌也是发病率较高的一种皮肤恶性肿瘤，是非黑色素皮肤瘤致死的首要原因。起源于表皮或附属器角质形成细胞。发生转移的可能性比基底细胞癌高。其危险因素包括紫外线、免疫抑制、慢性瘢痕，砷剂以及 HPV 感染等。此外某些癌前皮肤病，如日光角化病、放射性皮炎、黏膜白斑或着色性干皮病等亦可继发鳞癌。和基底细胞癌相比，鳞癌在基因组学的变化形式和程度有更多的不同，涉及多个染色体区（13q，9q，17p，17q，3p）。

起初皮肤上出现结实的小结节，边缘不清，表面呈乳头状，结节逐渐增大后，病灶质地变韧，表面可形成溃疡易出血。

3. 分期和治疗 基底细胞癌和鳞癌都按照TNM分期系统进行分期，按照肿瘤深度，分化细胞的比率以及不典型的程度进行分度。在治疗前，应该仔细了解肿瘤的范围和肿瘤是否侵入颅骨或颅内。

对这两种肿瘤治疗方法多样。药物治疗主要用于原位癌，包括局部应用5-FU或者免疫调节剂以及光动力治疗。全身使用类维生素A可以有效减少新发鳞癌的数量，但不能治疗已出现的病变组织。外科治疗包括电干燥法和刮除术、手术切除，放射治疗适用不能手术患者或高度恶性鳞癌的辅助治疗，一般不用于年轻患者。全身使用卡培他滨和口服5~FU和干扰素用于治疗转移的皮肤鳞癌。

手术切除法：最大直径<2cm病变，切除范围包括肿瘤边界外4mm的正常组织，最大直径>2cm病变，切除范围应包括肿瘤边界外1cm的正常组织，外科手术的治愈率达95%。

表皮生长因子受体epidermal growth factor receptor（EGFR）抑制剂或免疫调节药物具有一定潜力。

（三）头皮黑色素瘤

头皮黑色素瘤起源于表皮的黑色素细胞，过多日晒是重要病因。目前很多研究已开始探究黑色素瘤发生所涉及的分子通路。家族性黑色素瘤占该病变10%，40%家族性黑色素瘤患者有CDKN2A基因种系突变。

头皮黑色素瘤病变为黑色，边界不规则。已存在痣的颜色、质地、大小或者形状发生改变都应考虑恶变的可能。肿瘤可能存在于头发下面，在查体时应特别注意有毛发区域的检查。

头皮黑色素瘤有四种表现形式：

表浅扩展性黑色素瘤：最为常见，占全部病变60%~75%，病灶一般大于6mm，其特征为沿着表皮和真皮的边界水平扩散生长，边界不对称。如果诊断治疗及时，预后好。

结节性黑色素瘤：占全部病变15%~30%，特点是病变垂直皮面生长，呈蓝色或黑色，病灶发展很快，预后差。

恶性雀斑样黑色素瘤：病变通常较大，生长时间一般最少10~15年，表现为有斑点的色素沉积，颜色多样，从褐色到黑色，偶尔病灶为无黑色素性。

肢体末端雀斑样黑色素瘤：占全部病变的2%~8%，位于手掌和脚底以及甲床。主要见于肤色黑的患者，由于发现较晚，预后差。

怀疑黑色素瘤的病变应行活检术，对肿瘤厚度>1mm或肿瘤厚度<1mm，但存在溃疡、广泛浸润，高有丝分裂率或侵入淋巴管的扁平型肿瘤均应行前哨淋巴结活检术。

手术完全切除是原发性黑色素瘤早期阶段的主要治疗方法。没有证据显示选择性的淋巴结切除有益于1期淋巴瘤。其他治疗包括化疗、免疫治疗、单克隆抗体和基因治疗。

黑色素瘤的非手术治疗研究已取得进展，靶向治疗和免疫治疗已经取代传统细胞毒性药物化疗。

二、来源于软组织肿瘤

软组织肉瘤是来自中胚层组织的恶性肿瘤，10%位于头部和颈部，此类肿瘤临床少见，包括血管肉瘤、皮肤纤维肉瘤、上皮样肉瘤、骨外软骨肉瘤、骨外骨肉瘤、纤维肉瘤、平滑肌肉瘤、脂肪肉瘤、恶性纤维组织细胞瘤、恶性血管外皮细胞瘤、恶性间质瘤。恶性周围神经鞘瘤、恶性施万细胞瘤、成肌肉瘤、横纹肌肉瘤以及肉瘤等。

软组织肿瘤更易发生于有遗传性疾病的患者，如结节性硬化、神经纤维瘤病等，一些肿瘤与特定的染色体异常有关。而环境因素对疾病发生的影响尚不明确。

早期软组织肉瘤应该手术切除，范围包括瘤周2cm正常组织，放射治疗可作为辅助治疗，由于低级别的肉瘤很少发生转移，因此全身化疗很少用。晚期肿瘤一般恶性度高，生存期短。很难做到全切肿瘤而不影响功能，因此术前或术后加用放、化疗。

三、源于血管组织肿瘤

血管组织的肿瘤包括各种良恶性不同的肿瘤，如毛细血管扩张症、恶性血管外皮细胞瘤等。良性肿瘤一般含有有内衬血管内皮细胞的血管组织，恶性肿瘤中一般没有明显的血管。

（一）血管瘤

血管瘤可以是动脉性、静脉性、毛细血管性或者其中两者成分的混合。毛细血管血管瘤一般出生时即出现，部分病变在一岁之内会逐渐增大，但随后会自发消退，在青春期前完全消失。而毛细血管畸形会在很多年内缓慢生长，不会自发消退，个别病例会合并颅内血管畸形。

上皮样血管瘤（epithelioid hemangioma，EH），又名血管淋巴样增生伴酸性粒细胞增多症（angiolymphoid hyperplasia with eosinophilia，ALHE），是不常见良性血管反应性增生性疾病，表现为真皮和皮下组织的单发或多发无痛性暗红色结节，表面光滑，属于良性血管肿瘤。治疗主要为手术和随访。本病复发率为33%，但不出现转移。

海绵状血管瘤是存在于皮下的血窦组织，属于头皮良性血管肿瘤。常出现于面部和头皮。表现为局部轻微隆起的青紫色肿块，质地软，有明显的压缩性，少部分有触痛。在少数病例中，是 von Hippel-Lindau 病的一部分，该病的特征是存在于小脑以及内脏的血管性病变。大部分情况下，该病为可能会自行消退，大的病变则需要手术切除。

（二）动静脉畸形

头皮动静脉畸形临床多表现为进行性增大的搏动性头皮包块，压迫供血动脉时包块可快速缩小，动静脉畸形增大到一定程度容易出现头皮出血，甚至感染、坏死。多为颈外动脉系统供血。

治疗原则同颅内动静脉畸形。治疗包括栓塞、手术切除或栓塞后切除。手术切除病变最可靠。

（三）血管肉瘤

又称血管内皮细胞瘤，是少见的血管恶性肿瘤，易复发且容易转移。其特征为间变的纺锤细胞和具有低分化内皮细胞的畸形血管。临床表现为扁平或高出皮面的红紫色病变。

治疗包括手术切除，多种药物联合化疗，放射治疗。

（四）施万细胞瘤和神经纤维瘤

施万细胞瘤和神经纤维瘤起源于外周神经的施万细胞，单发或多发。施万细胞瘤比神经纤维瘤更少见，一般为有包膜的单发肿瘤，神经纤维瘤一般无包膜。多见于老年人，表现为皮肤结节状突起，肿瘤表面会有色素沉着，偶有疼痛。

大部分神经纤维瘤见于神经纤维瘤病 1 型患者。有些神经纤维瘤为大块的带蒂分叶状肿物，也被称为丛状神经纤维瘤。少数肿瘤会恶变，如肉瘤。

治疗方法为手术切除。

（五）皮肤附属器肿瘤

一些肿瘤可起源于头皮的毛囊或者颗粒细胞。起源于毛囊的肿瘤包括外毛根鞘瘤，根据肿瘤演进可分为外毛根鞘瘤，增生性外毛根鞘瘤及恶性增生性外毛根鞘瘤。外毛根鞘瘤可单发或多发，单发者局部切除预后良好；而多发性外毛根鞘瘤（Codwen 病）合并乳腺癌、甲状腺癌或胃肠道肿瘤的风险较高。早发现并处理并发肿瘤。

起源于颗粒细胞的肿瘤包括大汗腺囊瘤、小汗腺囊瘤、小汗腺螺旋腺瘤、乳头状汗管囊腺瘤等，此类病变极少见，表现为头皮上突起的结节，一般无症状，有些病变可能恶变或转移。治疗方法为手术切除或者莫氏立体技术。

（六）头皮转移瘤

所有常见恶性肿瘤都可以转移到头皮。治疗方法根据原发肿瘤部位。如患者病情稳定应该手术切除。可以针对原发灶辅助治疗。

（李 奇　王茂德）

第二节　颅骨肿瘤

一、良性原发骨肿瘤

（一）骨瘤

骨瘤是最常见的原发性骨肿瘤。为生长缓慢的良性肿瘤，较易发生在颅面骨以及鼻窦，使正常骨质变厚。颅盖骨的骨瘤通常发生自颅骨外板，也有少数起自内板，多为颅外生长方式。大部分的颅底骨瘤起源于筛骨。骨瘤一般没有症状，但长到一定程度，可能造成局部肿胀、压痛、面部疼痛以及鼻窦炎。骨瘤还会造成颅骨膨胀，导致额叶或眶内容物移位。如果肿瘤侵蚀到了硬脑膜或者蛛网膜会造成脑脊液漏，继而导致脑膜炎或者脑脓肿。

骨瘤和正常颅骨的组织构成相似，在组织学上可以分为三型：致密型，网状型和纤维型。致密型更易发生在颅骨的外板。

X 线或 CT 片骨瘤显示为均匀的高密度区，其典型表现为从颅骨向外突出的光滑、均匀、锐利的肿块边界，对周围组织没有挤压效应。完整的切除可以治愈肿瘤，对于没有症状的肿瘤如果生长迅速或者累及眼眶均应手术治疗。

（二）骨样骨瘤

骨样骨瘤是由肿瘤细胞产生的骨样的肿瘤组织。可以造成局部的肿胀、压痛，尤其在夜间疼痛明显，但对非甾体抗炎药治疗反应极好。该病主要见于青少年，男性较多。

X 线或 CT 片表现为中心低密度灶，边界高密度。核素骨扫描“双线征”，即病变中心区域吸收增加，伴有第二个较小范围的高吸收区是骨样骨瘤具有诊断意义的表现。有证据显示 MRI 增强显示病灶比薄层 CT 扫描更显著。

有症状或者影响容貌的病变，应全切肿瘤，但有报道简单的病灶刮除术后复发率更低。

（三）成骨细胞瘤

成骨细胞瘤在组织学上接近骨样骨瘤，也被称为巨大的骨样骨瘤。一般直径 >2cm。对非甾体抗炎药缓解疼痛的反应没有骨样骨瘤那么明显。成骨细胞瘤很少恶变为骨肉瘤。肿瘤全切可以缓解疼痛且复发率很低。部分切除或者刮除术后会有 10% 的复发率。

（四）海绵状血管瘤

颅骨海绵状血管瘤较少见，多发生于颅盖骨，以额骨最多见，男女比例约 1∶3，发病高峰年龄 20~40 岁。多为单发，最常见的表现为无痛性生长的肿块。

颅骨海绵状血管瘤的血管间有大量新生骨小梁，使得肿瘤呈蜂窝状或日光放射状改变。在 CT 片上显示为日射状，外板扩张，病灶周围有完整的边界。在 MRI 扫描 T_2WI 多呈不均匀稍高信号，增强扫满呈不均匀强化，可见无强化的条状影。

完整切除肿瘤直至正常颅骨边缘，通常可以治愈。简单的刮除术可能会增加肿瘤残留及复发的可能。有人主张对手术残留以及位于颅底无法手术的肿瘤给予放射治疗。

（五）淋巴管瘤

淋巴管瘤是一种先天性软组织肿瘤，常出现在颈部，很少累及骨质。一般发生在 20 岁以下的年轻人。在颅骨平片上，病变为边界明显的囊性占位。增强效应不明显。在磁共振上，淋巴管瘤具有特征性的混杂信号的气泡状表现。治疗应手术全切病变。

（六）表皮样囊肿和皮样囊肿

颅骨表皮样囊肿和皮样囊肿都表现为珍珠样肿瘤。表皮样囊肿更为常见，多见于成年人，常位于颅骨侧方。皮样囊肿多位于中线部位，有时会伴有先天性畸形。

表皮样囊肿为良性缓慢生长的肿瘤，但可以恶变。通常表现为可以触及的无痛性肿块，但巨大的板障内的囊肿可以导致颅内压升高和头痛。该病变偶尔会侵入颅内导致癫痫或静脉窦阻塞。

表皮样囊肿的 CT 和 MRI 表现为脑脊液信号的病变，无增强效应，有时也会因囊内蛋白或脂质成分不同表现为混杂信号，包膜也会有强化效应，在 MRI DWI 序列呈高信号。CT 检查可以显示病灶对颅骨内外板的破坏以及是否向颅内扩展。

皮样囊肿多见于女性和儿童，有时会伴有先天性畸形，通常会发生在前囟和枕骨鳞部，与表皮样囊肿不同的是，皮样囊肿内容物包含皮肤附属组织，如毛囊、汗腺，偶尔有牙齿。

皮样囊肿的临床表现和表皮样囊肿相似，影像学表现与脂肪相似，增强扫描没有强化效应。

两种病变都可以通过手术切除治愈。未能全切肿瘤会导致肿瘤复发、恶化为鳞癌、感染以及脑膜炎等。

（七）软骨瘤及骨软骨瘤

软骨瘤及骨软骨瘤是缓慢生长的良性软骨肿瘤，在颅骨少见。软骨瘤界限清楚，表现为表面光滑有黏膜覆盖的肿块，主要发生于颅底，尤其是蝶骨或者枕骨的破裂孔处。生长缓慢，但会导致视力下降。眼肌麻痹、头晕、头痛及面部疼痛。偶尔会合并其他骨骼的软骨瘤。组织学上，肿瘤有完整的包膜，很少恶变为软骨肉瘤。

骨软骨瘤的 CT 表现为远离中线、分叶状、界限清楚、有增强效应、与颅骨连续、有爆米花样钙化。软骨瘤同样有明显的增强效应。

治疗方法为完全切除肿瘤，包括软骨性的包膜一并切除。

（八）巨细胞瘤

骨巨细胞瘤为良性的可局部进展的富血管性病变。通常起源于颅底，尤其是蝶骨和颞骨，多造成蝶骨和蝶鞍的骨质破坏。多发生于40岁左右人群。头痛常是颅骨巨细胞的首发症状，脑神经受损则与肿瘤生长的部位有关，包括视力障碍、眼球运动障碍、面部感觉障碍、垂体功能异常、嗅觉障碍、鼻塞、面瘫、耳鸣、听力下降等。骨巨细胞瘤不易转移，但经常局部进展，偶尔可侵入硬脑膜，复发率较高。

严重的骨巨细胞瘤通常是由囊性区和出血区构成。骨巨细胞瘤转移的概率较小，多表现为局限位置的浸润和复发。另外，骨巨细胞瘤侵犯硬脑膜和脑组织实质的病例也非常罕见。

骨巨细胞瘤在颅骨X线上很少出现典型的“肥皂泡”样改变，典型的CT表现为密度不均、膨胀性生长的颅骨肿物，强化效应明显，但无骨化组织影。磁共振检查表现为T_1等信号、T_2和弥散加权序列上的低信号影，一些学者认为肿瘤T_2加权像上出现明显低信号是颅骨巨细胞瘤在MRI上的特征性表现。

手术全切除巨细胞瘤是最为理想治疗。其复发率和预后都同手术切除的程度有一定关系，而与病理学和组织分级无关，简单的刮除术复发率高达70%，而全切除术后复发率只有7%。对于局部复发的肿瘤，由于肿瘤接受放射治疗后可能发生恶变，因此是选择再次手术还是放射治疗仍存在很大的争议，化疗在骨巨细胞瘤治疗中的效果仍存在较大争议。

（九）动脉瘤性骨囊肿

动脉瘤性骨囊肿是一种良性、非肿瘤性、具有一定侵蚀性的病变，病因未知，颅骨较少见。近30%的动脉瘤性骨囊肿继发于既往的外伤以及纤维组织发育异常、成骨细胞瘤等可能导致其他损伤的疾病。多见于30岁以下的年轻人，男女患病比例约为1∶2。典型的表现是数月内持续性的局部肿胀和软化。而颅底的病变可能会引起上睑下垂、突眼、视力下降、听力减退和面神经支配肌肉无力等症状。

影像学检查发现有溶骨性且具有分隔的病变，其内可见由于血液成分在内部腔室中分层而导致液－液平面，往往提示动脉瘤性骨囊肿，而MRI在观察这些液－液平面方面优于CT。

治疗一般选择手术全切除，而当药物治疗可行时则首选药物治疗。影响囊肿复发的最主要因素是手术切除的程度，部分切除术或刮除术的复发率高达71%。由于病变不是由肿瘤细胞引起，放射治疗和化疗均不敏感。过去曾认为术前放射治疗有助于降低术中大出血的风险，而现在的观点认为可以行术前的辅助栓塞治疗。

（十）脂肪瘤

脂肪瘤是一类良性肿瘤，一般表现为独立、边界清晰的团块，生长缓慢且无临床症状。关于脂肪瘤发生于颅骨的病因至今尚无定论。

CT和MRI检查中脂肪瘤具有与正常的脂肪组织类似的影像学特征，CT表现为病变颅骨内板呈“虫蚀样”改变，其间存在颅骨和脂肪信号，能够减少临床上进行组织活检的必要性。

大部分颅骨脂肪瘤都无明显伴随症状，一般不需治疗。对于无症状患者，可以持续影像学观察。当需要矫正外观畸形或解除局部压迫相关症状时也可考虑行外科切除，手术切除是治疗的最佳方法，切除范围达到正常颅骨组织，骨窗直径大于3cm，成人可一期行颅骨修补。

（十一）脑膜瘤

骨内或板障内的脑膜瘤临床上较为少见，典型的骨内脑膜瘤一般不影响颅骨内、外板或是硬脑膜。但颅骨非典型脑膜瘤对颅骨的侵犯以骨质吸收破坏为主要表现，可仅位于板障骨，也可发生于颅骨内外板或整个颅骨，溶骨性骨质破坏可穿破外板突入头皮软组织形成肿块，这类脑膜瘤需要与转移瘤鉴别。

临床表现为无意发现的无痛性、生长缓慢、可触及的肿块，还可出现头痛和局部压痛。由于CT能够很好地评价骨质破坏的程度，因此对于诊断有最重要的意义。骨内脑膜瘤在CT表现为在双面突起的肿块周围出现板障扩大，同时伴有颅骨内、外板骨质不连续和变薄等表现。MRI检查可见T_1呈低信号、T_2呈高信号的肿瘤影。同硬脑膜内脑膜瘤相类似，骨内脑膜瘤也表现为CT和MRI上均质强化。颅骨骨内脑膜瘤很少能够在术前得到准确诊断，外科手术是这类肿瘤的主要治疗手段。如果可行的话，沿肿瘤边缘整体切除可能能够减少其复发的风险。

二、颅骨恶性肿瘤

（一）成骨肉瘤

成骨肉瘤简称骨肉瘤，虽然在颅骨发生相对较少，但仍是最常见的骨源性恶性肿瘤，而颅顶部较颅底更容易被侵及。成骨肉瘤可能是原发性，也可能继发于放射治疗或是 Paget 病、纤维组织发育异常等可能造成骨结构异常的疾病。

成骨肉瘤多表现为局限性的无痛性可扩大的肿块。当肿瘤增长到一定体积或侵犯颅底时患者可能出现局部压痛、头痛、突眼、眼肌麻痹、面部感觉障碍、听力减退及耳鸣等症状。硬脑膜、脑组织和静脉窦很少受累。碱性磷酸酶检测对于疾病诊断有重要意义。

骨肉瘤影像学表现为成骨性、破骨性或二者兼有的混合型，其影像学表现主要基于其不同的亚型。骨肉瘤典型的 CT 表现为骨质破坏，骨皮质膨胀，伴有放射状骨膜反应。CT 可同时见到高密度的骨质硬化区和低密度的骨质破坏区。MRI 在 T_1 像和 T_2 像均表现为混合信号，同时可以反映颅内的受累情况，增强扫描的表现亦多种多样。核素骨扫描可见肿瘤组织对放射性核素的异常吸收。

保证患者安全情况下，全切除术是首选治疗方案。部分切除术后行介入栓塞术的治疗方法也较常见，术前性介入栓塞术对于手术也有一定的意义。骨肉瘤对放射治疗的敏感性相对较差。低级别、分化良好的骨肉瘤亚型一般对化疗较敏感。

（二）纤维肉瘤

纤维肉瘤是一种较少见的恶性肿瘤，多由先前存在的纤维瘤或 Paget 病等恶变产生，也可能继发于放射治疗。

颅底的纤维肉瘤可能会导致脑神经麻痹，典型的纤维肉瘤表现为不活跃的无症状性肿块，累及硬脑膜或脑实质的情况少见。纤维肉瘤是并发于垂体腺瘤放射治疗后最为常见的一类恶性肿瘤。

纤维肉瘤在影像学通常表现为伴有骨皮质破坏或扩大的破骨现象，纤维肉瘤患者的碱性磷酸酶水平一般无明显升高，这可作为与骨肉瘤相鉴别的重要指标，但是，纤维肉瘤 CT 表现为广泛的骨质破坏。MRI 对评估颅内受累情况有一定帮助，CT 或 MRI 增强扫描可见边缘强化。

无论成人还是儿童，手术全切除都是纤维肉瘤首选的治疗手段。已有成年人纤维肉瘤不全切除后放射治疗控制肿瘤效果良好的相关报道。

（三）软骨肉瘤

软骨肉瘤具有增殖缓慢、局部浸润和容易复发的特点，是一类软骨恶性肿瘤，好发于颅底，其病理学起源目前尚不明确，可能是来源于原始间叶细胞或是岩斜裂等关节融合处附近残余的胚胎期软骨基质细胞。

软骨肉瘤可引起广泛的骨质破坏，进一步累及中颅窝和后颅窝。典型的临床表现包括头痛和脑神经病变，特别是外展神经麻痹。病变对颅骨凸面的损害可表现为逐渐增大的无痛性肿块。软骨肉瘤潜在的恶性度不一，但由于其极易复发，所有类型软骨肉瘤的预后都较差。

MRI 检查多表现为分叶状，T_1 像呈等信号或低信号，T_2 像呈高信号，增强扫描时则表现为不均质强化。类似于脊索瘤的 MRI 特点，但脊索瘤多见于斜坡，而软骨肉瘤则好发于中线旁。CT 和 X 线片可见肿瘤影内的钙化和骨样组织。

外科治疗及辅助性放射治疗是颅骨软骨肉瘤首选方案。条件允许时做到切缘阴性的肿瘤全切已经是共识，但如软骨肉瘤浸润至颅底的深部骨质，手术全切多不能实现。即使采用联合治疗方案，复发率仍较高。肿瘤残留的患者可考虑放射治疗，术后质子束或结合光子束放疗亦可能对不易切除的肿瘤有效。化疗对软骨肉瘤效果不佳，虽然环磷酰胺和西罗莫司有一定作用，但是缺乏前瞻性随机研究。

三、脊索瘤

见第二十章第二节“脊索瘤”部分。

四、颅骨转移瘤

转移瘤是最常见的颅脑肿瘤之一，颅骨转移瘤可继发于几乎所有类型的原发恶性肿瘤。颅骨转移瘤主要来源于癌，多为血行转移，少数为淋巴转移。好发于颅盖部。乳腺癌、肺癌和前列腺癌是最常引起颅骨转移瘤的原发肿瘤；肾癌和甲状腺癌则较少引起颅骨转移瘤。

骨转移瘤 CT 或 X 线片可见骨质破坏为主，

前列腺癌所致转移瘤则更多地表现为骨质硬化。MRI 检查可见 T_1 像上低信号的团块影，T_2 像及增强扫描的表现则不固定。放射性核素扫描是一种特别灵敏的诊断颅骨转移瘤的检查方法。

大多数转移瘤都没有明显症状，对无症状性颅骨转移瘤，无论是诊断性手术还是治疗性手术都不是必需的。出现疼痛、出血、皮肤溃疡等症状，以及肿瘤向颅内生长引起神经系统症状需手术治疗。

彻底切除肿瘤，尽量不要分块切除，切除范围为全层骨板，周围要达到正常颅骨。肿瘤若侵犯硬脑膜严重或侵犯到硬脑膜下，可将肿瘤及硬脑膜一并切除，再取自体筋膜修补硬脑膜。颅底转移瘤的治疗应当视肿瘤部位和原发肿瘤的情况而定。只有少数颅底部转移瘤患者需要外科手术切除。

局部高剂量放射治疗应用越来越多。

五、多发性骨髓瘤

颅骨多发性骨髓瘤起源于板障，侵蚀内板。临床症状是由肿瘤对骨髓的破坏和血液中异常免疫球蛋白的产生所引起。患者头部出现局部肿块，单发或多发，生长快，有间歇性或持续性疼痛，压痛明显。肿瘤侵及颅底，可引起脑神经麻痹。X 线片和 CT 表现为凿状骨硬化边缘，周围无反应性改变。为排除多发性骨髓瘤，特别是病变位于颅底，需要全面评估骨髓活检、骨骼检查、骨扫描及血清和尿蛋白电泳等。

颅骨多发性骨髓瘤无法通过手术完全切除，以环磷酰胺、长春新碱、阿霉素和地塞米松组成的 C-VAD 化疗方案同干细胞移植和姑息性放射治疗。

六、淋巴瘤

典型颅骨淋巴瘤可触及无痛性肿块、颅内-颅外转移所导致颅内压升高症状和骨质破坏。颅内病变很少引起癫痫发作、局部神经功能缺失或精神症状。

X 线片和 CT 检查可见溶骨性损害，更典型表现为肿瘤对骨组织广泛地浸润和侵蚀。MRI 检查表现为 T_1 加权低信号、T_2 加权低信号，增强扫描可见均质强化。

治疗：阿霉素、环磷酰胺、羟基柔红霉素、长春新碱、泼尼松，CHOP 方案，以及局部放射治疗。

七、尤因肉瘤

一种高度恶性骨肿瘤，好发于儿童和青年人的骨盆、下肢长骨等位置，发病率仅次于骨肉瘤。颅骨的尤因肉瘤多为转移灶。典型的尤因肉瘤一般在硬脑膜外生长，临床症状一般都是由于硬脑膜受累、脑水肿或颅内压升高引起。尤因肉瘤男性发病率高于女性，约为 1.8 : 1，90% 的病例发生在 20 岁前。

X 线片可见骨质呈“洋葱皮”样排列，伴有骨斑点和侵蚀，同时可见骨质形成。CT 检查也可观察到独特的骨膜反应和钙化。MRI 可见混杂信号，增强扫描类似于相关软组织部分。在尤因肉瘤诊断 CT 重要性大于 MRI。

治疗尤因肉瘤占重要地位。尤因肉瘤血供丰富，术前应充分估计大出血可能性。

术后放射治疗和化疗的辅助治十分重要。包括长春新碱、环磷酰胺、顺铂、依托泊苷、放线菌素 D 和阿霉素等药物的辅助性化疗，可以提高患者的 5 年生存率。

八、朗格汉斯细胞组织细胞增生症

朗格汉斯细胞组织细胞增生症（LCH）是由异常、不受控制的组织细胞过度增殖而引起的一类疾病，包括嗜酸性细胞肉芽肿、Hand-Schüller-Christian 病、Abt-Letterer-Siwe 病和 Hashimoto-Pritzker 病。LCH 最主要的发病人群是儿童和青少年，平均发病年龄为 12 岁。LCH 的表现多样，许多组织和器官都会受到影响，包括骨骼（80%~95%）、肺脏（最常见的非骨性受累器官）、肝脏、皮肤、下丘脑、垂体后叶和淋巴系统。

LCH 的临床表现因其部位和病理性朗格汉斯细胞的增殖程度而异。最常见是孤立针对骨嗜酸性细胞的溶骨现象，占所有病例 60%~80%。颅骨最容易受侵袭，患者表现为局限性骨痛或头皮包块。出现转移的患者还可出现皮肤损害、尿崩症或淋巴结病，颅底病变可引起脑神经损害。

LCH 引起典型颅骨损害表现为“凿除状”骨质破坏而无硬化边界，而骨质破坏对颅骨外板的影响大于颅骨内板，因此颅骨呈现“斜角”外观。

LCH 治疗包括手术、放射治疗、化疗及免疫疗法或联合治疗。单发骨 LCH 适合于行外科手术切除。

九、颅骨纤维结构不良

颅骨纤维结构不良病因尚不明确，病变区正常骨质被异常的纤维组织和未分化成熟的骨质所取代。青少年患者最常见，疾病发展在青春期结束后减慢。只有不到 1% 患者可能发生肉瘤样恶变，常见于接受放射治疗患者。

骨纤维结构不良主要有三种类型：单骨型（最为常见，约占所有病例的 70%）、多骨型和 McCune–Albright 综合征。McCune–Albright 综合征的特征表现为多骨型纤维性结构不良合并内分泌功能亢进（在女性患者可能导致性早熟）、“咖啡牛奶斑”以及其骨外异常症状。骨纤维结构不良的发病率并没有明显的性别差异，但 McCune–Albright 综合征在女性中的发病率更高。

骨纤维结构不良好发生于颅底，特别是前颅底的额骨、蝶骨、筛骨以及眼眶。根据发生部位，临床表现不尽相同，最常见症状是局部膨胀性肿块，其次是视力下降、眼球突出、复视、癫痫等神经功能受损症状。

骨纤维结构不良 CT 可见骨骼膨胀，呈均一密度，根据这一典型表现常可以直接确诊。混合型常见于老年人，多有长期的症状，可见到骨膨胀性改变和“毛玻璃样”征象。“毛玻璃样”外观是区别颅骨纤维结构不良症和 Paget 病最快捷的征象。囊肿样亚型在临床少见，病变区域透亮，有硬化边界。根据病变组织内矿物质含量的不同，纤维性结构不良在 MRI 所有序列均表现为混合强度的信号，并且增强扫描有不同的强化效应。骨扫描可以排除全身多发性骨纤维结构不良可能。

病变侵犯眼眶后导致失明是纤维性结构不良最严重并发症，症状严重或呈进行性加重的患者，可考虑行视神经减压手术。由于打开眶上壁可能会对视力造成损害，因此对无症状患者并不推荐预防性视神经减压手术。将受累颅骨完全切除仍是治疗骨纤维结构不良恶性变主要方式。放射治疗可能增加颅骨纤维结构不良症发生恶变的风险。

十、颅骨膜窦

颅骨膜窦是贴附于颅骨外板的异常静脉血管团，通过颅骨扩大的板障导静脉和颅内静脉窦交通。本病常见发病位置位于中线前部并和上矢状窦相沟通。覆盖病变表面皮肤可能会有脱发、发蓝。

MRI 表现类似液体信号，即 T_1 加权低信号、T_2 加权高信号以及流空信号。

病变进行性增大和 / 或出现症状时，可考虑行外科手术治疗。有时以美容矫形为目的进行手术治疗。

外科治疗可以单纯切除颅外部分病变，以骨蜡封堵穿通道，也可以完全切除颅骨移除穿通道。

（李 奇　王茂德）

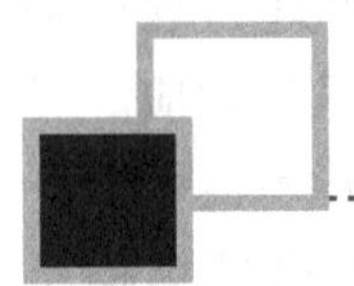

第二十九章　脑肿瘤放射治疗

放射治疗是恶性肿瘤的主要治疗手段之一，50%~70% 恶性肿瘤需要放射治疗。1895 年伦琴发现 X 射线，1896 年开始用 X 射线治疗良性疾病、胃癌和皮肤癌，1899 年在瑞典成功地应用 X 射线治愈皮肤癌。经过近百年发展，20 世纪 90 年代出现了三维适形放射治疗、调强放射治疗和图像引导放射治疗等技术，放射肿瘤学进入现代精准放射治疗时代。

一、概述

放射线杀伤肿瘤细胞的原理在于射线进入体内通过直接和间接作用打断肿瘤细胞遗传物质 DNA，从而使肿瘤细胞出现有丝分裂障碍、凋亡、自噬、坏死及衰老等变化，进而杀伤肿瘤细胞。

放射治疗敏感性与诸多因素相关，包括组织来源、肿瘤大小、周围氧合、细胞本身因素等。放射治疗抵抗的产生与放射敏感性相对，它的产生与缺血乏氧、肿瘤干细胞、自噬机制下调、微小 RNA（miRNA）调控等一系列因素相关。传统认为不同肿瘤放射治疗敏感性不同，比如鳞癌较腺癌放射治疗敏感性更高，敏感性高的肿瘤放射治疗效果好。其实临床实践中并非如此简单，如前列腺癌放射敏感性并不高，但因为其周围正常组织直肠、膀胱可以通过现代精准放射治疗技术实现良好保护，从而使前列腺可以获得更高剂量照射，可以获得非常好的疗效。局限期前列腺癌根治性放射治疗 5 年生存率可高达 99%。因此，放射治疗敏感性只是放射治疗疗效的诸多决定因素之一。

脑肿瘤中对放射治疗敏感的有生殖细胞瘤、中枢神经系统淋巴瘤、髓母细胞瘤等，而胶质母细胞瘤、脊索瘤、黑色素瘤等对放射治疗抵抗。由于中枢神经系统各部位对应特殊的功能，对于多数脑肿瘤很难给予高剂量的根治量，这也是放射治疗抵抗的胶质母细胞瘤生存时间短的重要原因，展望未来，具有更高生物学效应及更优物理学特点的重粒子、质子放射治疗可能在脑肿瘤放射治疗领域取得突破性进展。

二、放射治疗技术

（一）临床常用射线及特点（电子线，X 射线和伽马线）

放射治疗常用射线主要有光子（包括 γ 射线和 X 射线）、电子、质子和重粒子，临床上应用的 γ 射线产生于放射性核素 ^{60}Co，X 射线是由电子直线加速器（LA）加速电子击打重金属靶衍射产生。

（二）放射治疗方法

1. 常规分次外照射　最常用的放射治疗方式，方法是每周治疗 5 次，每天一次，每次剂量 1.8~2.0Gy。每周治疗剂量率 9.0~10Gy。总剂量 45~60Gy。5~6 周完成治疗。一般在术后 2~4 周开始放射治疗。治疗前 CT 或 MRI 定位，精确勾画大体肿瘤靶区体积（GTV），潜在亚临床病灶临床靶区体积（CTV），及补偿每次治疗位置误差及器官移动误差的计划靶区体积（PTV），在计算机上作出精确放射治疗的治疗计划。治疗计划包括患者的体位、固定方法、治疗靶区、治疗总剂量、治疗实施方案、机架旋转和射线角度、每个照射野剂量的权重、多叶光栅运动和开启等因素。每次治疗前均应用 CT 扫描拍照验证照射准确性。依治疗精确程度，临床治疗包括二维外照射、三维适形放射治疗（3D-CRT），调强适形放射治疗（IMRT）和影像指引下的放射治疗（IGRT）。IGRT 治疗实际上是 4D-IMRT。为达到精确放射治疗目的，对治疗设备提出很高水平的精准要求，目前临床上使用的直线加速器、断层放射治疗（TOMO）及治疗计划系统、临床验证系统都能不同程度满足临床治疗的需要。

2. 立体定向放射外科(SRS) 使用直线加速器或伽马刀,用4~40mm直径的圆形射线束,形成笔形射线束,采用非共面旋转,射性三维聚焦于非等中心的病灶上。一般用于最大径小于5cm的圆形病灶靶区。如果是非圆形靶区,可采用多个准直器组合,以满足靶区覆盖。美国放射治疗组(RTOG)90-05研究建议,针对最大径≤20mm、21~30mm、31~40mm的肿瘤,SRS治疗的最高处方剂量分别是24Gy、18Gy和15Gy。

3. 分次立体定向放射治疗(FSRT) 如果颅内病灶最大径5cm以上,或病灶位于重要区域,不适宜使用单次大剂量的SRS治疗,可采用分次立体定向放射治疗(FSRT),该项技术最常应用赛博刀(Cyber knife)完成。通过增加放射治疗次数,适当减少每次的放射剂量,可以减少病灶周围正常组织的损伤,而且因为增加非共面的治疗射线束,获得更好的适形。FSRT对每次治疗的精确性和验证技术提出更高的要求,靶区边缘剂量梯度落差仅1~3mm。

4. 近距离治疗 将粒子放射源直接置入肿瘤中,肿瘤受到较高剂量照射的同时显著减少了周围正常组织的剂量,有立体定向囊内放射源植入和组织间插植、术中置管术后照射等多种治疗方式,术中置管术后照射主要用于手术切缘不净,亚临床灶范围不清的情况,铱Ir-192和碘I-125是最常用的放射源,用于妇科肿瘤治疗。神经肿瘤邻域鲜有应用,胶质瘤常规分次放射治疗后近距离补量照射也未能显示生存获益,有极少数医院开展囊性颅咽管瘤的近距离治疗,疗效仍需进一步评价。

(三)脑肿瘤放射治疗常用治疗技术

1. 局部照射 采用面膜和头架固定,用影像学勾画靶区和验证治疗时的精确性。3D-CRT和IMRI、IGRT对提升靶区剂量,保护正常组织均优于常规照射。这种局部治疗照射范围以肿瘤为靶区,给予标准剂量,一般不超过60Gy,常规分次照射。

2. 全脑放射治疗(WBRT) 常用于脑转移瘤,或原发中枢神经系统淋巴瘤。WBRT照射野应在颅底线下1cm,眼眶部位须在照射野外或挡铅保护。

3. 全脑全脊髓放射(CSI) 常用于颅内肿瘤已有脑脊液播散,或预防脊髓腔播散的疾病。如髓母细胞瘤标准放射治疗模式:CSI加后颅窝推量、播散生殖细胞肿瘤需CSI等。传统CSI技术采用头颅两侧水平对穿野照射全脑,背后垂直野照射脊髓。背部脊髓照射野,可分为一个或几个照射野,放射过程中移动照射野的间隙,或采用特殊技术避免脊髓受量重叠,引起放射性脊髓损伤。近年来CSI多采用更为精准的断层治疗(tomotherapy)或旋转调强,可避免脊髓分野及剂量重叠或遗漏。TOMO技术对于多发病灶及全脑全脊髓放射治疗,方便快捷,同时解决了普通放射治疗技术照射野衔接的弊端,TOMO技术劣势:肿瘤周围剂量跌落慢导致低剂量体积较大,全脑全脊髓放射治疗时,放射治疗反应可能较重,以及治疗和维修价格昂贵等。

三、放射治疗效果评估

2010年哈佛医学院Patrick Y Wen的神经肿瘤治疗反应提出新的高级别胶质瘤治疗反应评价标准,即RANO标准。下面简述RANO标准评价高级别胶质瘤方法:

(一)肿瘤病灶表述

对于具体病灶,RANO标准要求必须包括对强化病灶和非强化病灶的序列评估。与Macdonald标准相同,RANO标准也是以二维评判标准进行治疗反应的评估。对于增强病灶,采用最大横截面下两垂直直径的乘积来界定肿瘤的大小,多病灶时取乘积之和,并以此作为基线。

1. 可测量病灶与非可测量病灶界定

(1)可测量强化病灶被界定为CT或MRI上边界明确的增强病灶,能够在层厚为5mm的≥2张轴位片上显影,且相互垂直的长径均>10mm。如扫描层厚较大,最小可测量病灶应>2倍层厚。手术后的腔壁和囊性肿瘤一般认为是非可测量病灶,除非有直径≥10mm的结节。在进行评估时不考虑强化的肿瘤囊壁和手术后的腔壁。

(2)非可测量强化病灶被界定为无明确边缘的病灶、一维测量的病变,或最大截面下两垂直直径<10mm的病灶。对于达到肿瘤全切除的患者,

由于没有可测量病灶，因此无法进行治疗有效的判定，病情稳定将是最好的评判结果。对于以治疗有效率作为主要研究终点的临床研究，则要求患者必须有可测量的病灶方可入组；而以肿瘤控制时间或生存时间作为主要研究终点时，则有、无可测量病灶的患者均可入组。

2. 病灶数量 如存在多个增强病灶，应至少测量 2 个最大的病灶，然后将各自最大截面下垂直直径的乘积相加。鉴于一些病灶难以测量以及高级别胶质瘤的异质性，最多仅对其中最大的 5 个病灶进行测量，且应包含最大的增强病灶。应重点测量可重复测量的病灶，因为有时最大病灶无法重复测量，此时应选择能够重复测量的第 2 大病灶。对于存在多发病灶的复发高级别胶质瘤，若仅有 1~2 个病灶增大，则这些增大病灶应作为治疗反应评估的靶病灶，对其余病灶仅予以记录。少数情况下，非靶病灶出现明显的进展导致治疗停止时，或靶病灶稳定 / 部分有效但有新发的增强病灶，也应定义为肿瘤进展。

3. 根据同步放化疗结束时间判定肿瘤进展 约 20%~30% 的胶质母细胞瘤在进行同步放化疗后出现假性进展，特别是在放射治疗结束后的前 3 个月，因此建议在复发肿瘤的临床试验中将这类患者排除，除非是在原放射野外出现肿瘤进展或经过组织病理学证实存在进展的患者。

4. 复发高级别胶质瘤入组临床研究原则 目前复发胶质瘤临床试验，多数情况仍以出现影像学的进展作为入组标准。RANO 标准建议，在患者激素用量稳定或增加时，增强病灶在最大截面下垂直直径的乘积之和增加 >25% 方可视为病情进展，可将此类患者纳入肿瘤复发或进展的试验研究。以无进展生存时间为主要研究终点的临床试验可入组存在新发的非可测量增强病灶的患者。在入组临床研究时，患者单纯出现临床恶化或激素剂量增加不足以说明其病情进展，需要进一步的影像学证实。临床上也存在一些特殊的情况，对于接受一线抗肿瘤血管生成治疗的患者，如能确定非强化病灶进展，尽管其为非可测量病灶，亦可纳入复发胶质瘤的临床研究。对于非强化病灶，尽管学术界希望能有像强化病灶那样更为客观的依据，但迄今尚无合适的方法来确定复发胶质瘤的进展。

（二）影像学评价

评定原则：在确认治疗反应前，需进行治疗前、后的影像学对比。在影像学上病灶的变化较为模糊，不足以鉴别病情稳定或进展时，允许继续治疗并观察一段时间（如 4 周）。若随后的 MRI 检查表明出现疾病进展，则病情进展日期应为首次发现病灶变化的扫描时间。对于应用影响血管通透性药物的患者，评判其影像学反应尤为困难，应于 4 周后再次扫描以确认治疗有效或疾病稳定。对于所有的可测量病灶和非可测量病灶，应尽可能使用相同的技术参数扫描，理想情况下应采用同一台 MRI 仪检查，至少应具有相同的磁场强度，以减少误判。

（三）评定标准（表 29-0-1）

1. 完全缓解 需满足以下全部条件：所有可测量和非可测量增强病灶完全消失持续 4 周以上；无新发病灶；非强化病灶（T_2 像或 FLAIR 像）稳定或改善；患者停用激素或仅使用生理替代量；临床症状稳定或改善。

表 29-0-1 放射治疗效果评定标准

	完全缓解（CR）	部分缓解（PR）	疾病稳定（SD）	疾病进展（PD）
T_1+ 增强	未见	缩小≥50%	-50%~+25%	增加≥25%
T_2/FLAIR	稳定或减小	稳定或减小	稳定或减小	增加
新增病灶	未见	未见	未见	可见
皮质激素应用	无需	稳定或减少	稳定或减少	不作为标准
临床表现	稳定或改善	稳定或改善	稳定或改善	恶化
判断标准所需条件	以上全部	以上全部	以上全部	以上任意一项

不作为标准：无临床恶化，单纯皮质激素增加不能判定为疾病进展

2. **部分缓解** 需满足以下全部条件：与治疗前基线相比，所有可测量病灶的两垂直直径的乘积之和减少≥50%，且持续4周以上；非可测量病灶无进展；无新发病灶；在同一剂量或更低剂量激素作用下，非增强病灶（T_2像或FLAIR像）稳定或改善；患者临床症状稳定或改善。

3. **疾病稳定** 若患者不符合完全缓解、部分缓解或疾病进展，且满足以下全部条件时，则视为病情稳定。与治疗前基线相比，在同一剂量或更低剂量激素作用下，非增强病灶（T_2像或FLAIR像）稳定，且临床症状稳定。

若患者因临床症状或体征加重需增加激素剂量而无影像学证实的疾病进展，但在随后的MRI复查中证实存在疾病进展，则疾病稳定的时间点应是未增加激素剂量时最后一次证实疾病稳定的影像学扫描时间点。

4. **疾病进展** 满足以下任意一项：在激素用量不变或增加的情况下，与治疗前基线（如病灶未减小）或治疗反应最佳时的最小强化病灶相比，增强病灶两垂直直径的乘积之和增加>25%；T_2像或FLAIR像上非增强病灶显著增大，但应除外其他合并症（放射治疗、脱髓鞘、感染、术后改变、缺血性损伤、癫痫等）因素；出现任何新发病灶；非可测量病灶出现明显的进展；临床症状显著恶化，但应除外非肿瘤因素（癫痫、药物不良反应、治疗并发症、脑血管事件、感染等），或激素剂量改变因素；由于临床死亡或病情恶化无法完成随访评估。

仅有激素剂量增加，而无肿瘤引起的临床症状恶化时，不能视为疾病进展。若影像学上病灶稳定，但存在非肿瘤原因引起的激素剂量增加时，不足以判定为疾病稳定或疾病进展，应进一步密切观察。若患者的激素用量可减至基线期水平，可视为疾病稳定；如与肿瘤相关的临床症状愈加明显，则应视为疾病进展。疾病进展时间点应定义为激素使用剂量增加的时间点。

临床症状恶化可由医生判定，但建议KPS评分由100分或90分降至≤70分，从≤80分减少20分以上，或KPS评分由基线水平降至50分以下，持续7天以上，应视为神经症状恶化（除非认为这些改变是由其他病因或激素剂量改变所引起）。同样，ECOG评分和WHO生存质量测定量表评分从0或1分增至2或2~3分均应视为神经症状恶化。

对于非可测量增强病灶，如出现显著增大，变为可测量病灶（最小两垂直直径>10mm），也将视为疾病进展。理想情况下，变化应显著（最大直径增加5mm或最大横截面下两垂直直径的乘积之和增加>25%）。但是，也存在病灶由9mm×9mm大小（非可测量）增大至10mm×11mm（可测量）的情况，这种较小的变化导致了理论上的进展。总之，当无法确定是否发生疾病进展时，可继续治疗（持续4周），后续评估将有助于验证是否发生真正的疾病进展。疾病进展日期应为可疑进展出现的时间点。

（四）病灶测量

对比轴位、矢状位和冠状位上各个病灶增强扫描下的截面，选取其中最大的1个病灶截面，通常为轴位下最大截面。测量最大截面下病灶的垂直直径，取两垂直直径的乘积。对多个增强病灶进行评估时，将这些病灶最大截面的垂直直径的乘积相加后，参照RANO标准进行治疗反应评估。需注意的是，在进行疗效评估时应以基线期为参考，因此在进行增强MRI扫描时，应要求影像科医生遵照标准的操作流程，尽量使用同一仪器和同一扫描条件。

（五）多发病灶

对于多发病灶，疾病进展定义为：与基线期相比，所有可测量病灶两垂直直径的乘积之和增加>25%；出现新发病灶或非靶病灶进展。部分缓解界定为：与治疗前基线相比，所有可测量病灶两垂直直径的乘积之和减少>50%，持续至少4周，同时激素用量稳定或减少。

与二维测量相比，体积测量能够使手术腔壁周围的增强病灶和非增强病灶的测量更加精准；其他一些MRI技术如磁共振灌注成像（动态磁敏感加权成像）、渗透成像（动态对比增强磁共振血管成像）、弥散加权成像、磁共振波谱以及氟胸苷、氨基酸正电子发射断层扫描均可用来判定治疗反应和其他原因引起的信号改变。然而，必须强调的是，这些技术尚需不断地完善，需要严格的临床试验研究证实方可作为评估体系。

四、放射性损伤

脑肿瘤放射治疗中和治疗后常常出现一系列与治疗相关的毒性反应，早期的如头痛、恶心、呕吐，晚期的如脑白质病、放射性坏死等，毒性反应按照出现时间分为三期：急性、亚急性和晚期毒性。

1. 急性毒性 从放射治疗开始持续到治疗结束后6周。症状表现为：①暂时性的神经症状加重，原因在于暂时的肿瘤周围水肿，通常短期使用肾上腺皮质激素可以控制。如果激素治疗下症状持续或反复，应考虑肿瘤进展的可能性较大，建议行进一步影像学检查。②在照射野较大或进行全脑全脊髓放射治疗时，患者会出现比较明显的乏力、头痛或嗜睡症状。③部分患者会出现照射区域皮肤损伤以及局部脱发，可以外用保湿成分药物控制皮肤损伤。④颅后窝及脑干放射治疗患者容易出现恶心、呕吐症状，可对症止吐治疗。⑤照射野包括耳道患者，容易出现放射性中耳炎。

2. 亚急性毒性 发生在放射治疗后6周至6个月，原因在于照射区域毛细血管渗漏及少突胶质细胞损伤后的脱髓鞘改变。患者会表现出头痛、嗜睡、乏力以及既往神经系统症状恶化表现。一般应用肾上腺皮质激素治疗有效，但必须注意与肿瘤复发以及假性进展相鉴别。

3. 晚期毒性 发生于放射治疗后6个月后，通常无法逆转。原因包括血管损伤、脱髓鞘以及坏死引起的白质损伤，具体机制较为复杂。最常见的晚期损伤是放射性脑坏死，一般发生在治疗后1~3年。脑坏死与肿瘤复发在症状、体征和影像学表现上比较接近，仅仅通过影像学很难鉴别，PET、MRS和DWI等新技术可能对区分复发或是放射性坏死有帮助，但常规定期MRI检查，仍然是主要的鉴别方法。由于放射性脑坏死与毛细血管渗漏有关，临床上应用激素和血管内皮生长因子VEGF抗体可能取得较好疗效。其他治疗手段包括B1、B12、抗凝药物、高压氧和手术等。除了放射性脑坏死还可能造成下列晚期毒性：①听觉损伤，中耳照射可能导致高频听力丧失及前庭损伤，特别是合并使用顺铂。②视觉损伤，眼睛包括在照射范围内可出现视网膜病或白内障，视神经和视交叉损伤可表现出视力下降或视野改变，视神经给予54~60Gy照射可能会导致失明。③认知损伤，全脑放射治疗后会出现生理功能和认知功能损伤，特别是与海马区域相关的记忆、学习、空间信息处理功能的下降。因此，目前研究海马保护技术是改善放射治疗后神经认知功能障碍的重要方向。

（邱晓光 李洪振）

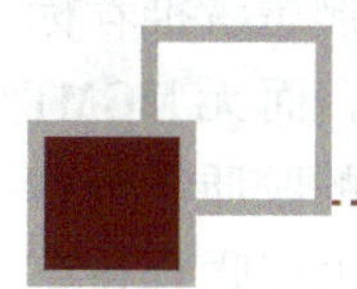

第三十章　中枢神经系统肿瘤化疗

第一节　脑胶质瘤的化疗

一、适应证和禁忌证

1. 适应证

（1）WHO 分级Ⅲ～Ⅳ级的胶质瘤，包括间变性星形细胞瘤、间变性少突胶质细胞瘤、间变性少突星形细胞瘤、胶质母细胞瘤、弥漫中线胶质瘤以及胶质肉瘤；

（2）WHO 分类Ⅱ级、合并有高危因素的胶质瘤，包括：少突胶质细胞瘤、星形细胞瘤、少突星形细胞瘤；

（3）脑干胶质瘤或者重要功能区的胶质瘤；

（4）WHO 分类为低级别胶质瘤发生脊髓转移或远处转移；

（5）复发胶质瘤。

2. 禁忌证

（1）KPS 评分 <60 分，但功能区肿瘤可适当放宽评分要求；

（2）合并严重心、肝、肾等重要脏器功能障碍的患者；

（3）出现严重的感染或脓毒血症的患者；

（4）骨髓储备差，不能耐受化疗者。白细胞计数 $<3\times10^9/L$，中性粒细胞计数 $<1.5\times10^9/L$，血小板计数 $<70\times10^9/L$（相对禁忌证）；

（5）对治疗药物存在过敏，或存在化疗后严重不良事件者；

（6）患者存在特殊情况如妊娠、严重精神障碍不能控制等；

（7）患者或家属不愿意或者不能配合治疗者。

二、胶质瘤化疗的常用方法

（1）全身化疗：采用静脉注射或口服途径给药，药物分布于全身多种器官组织。

（2）局部化疗：包括特殊途径化疗①瘤腔内化疗，通过在头皮下安装化疗泵，将化疗药物经化疗泵注入肿瘤腔进行化疗。②鞘内化疗，通过腰椎穿刺鞘内注射化疗药，可使抗癌药物进入脑脊液，以杀灭颅内肿瘤，如注射甲氨蝶呤、阿糖胞苷等化疗药物。

三、低级别胶质瘤的化疗

低级别胶质瘤辅助化疗的应用还存在一定争议。如化疗时机、化疗方案的选择，以及与放疗的先后顺序等。

对有高危因素的低级别胶质瘤患者，应积极考虑包括放、化疗在内的辅助治疗。对伴有 1p/19q 共缺失的患者，可优先考虑化疗，从而推迟放疗的时间。多项研究提出与低级别胶质瘤预后不良有关的 5 个临床因素：①年龄≥40 岁；②病理为星形细胞瘤；③肿瘤≥6cm；④肿瘤侵犯至中线对侧；⑤术前存在神经系统功能障碍。伴有≥3 个因素的患者被归为高危组，<3 个为低危组。高危组中位生存期仅有 3.9 年，低危组患者为 10.8 年。因此，基于上述危险度分级，是目前指导低级别胶质瘤辅助治疗应用的重要依据。对于高危患者，应给予积极的术后辅助治疗。而对于低危患者，可以密切随访，因为超过一半的患者最终会出现疾病进展。当然，对于仅行活检或部分切除的患者，也应考虑辅助治疗。

分子标志物也是用于判断低级别胶质瘤预后的重要指标。1p/19q 缺失是少突胶质细胞瘤的分子标志物指标。研究发现 1p/19q 共缺失的患者预后良好且化疗有效率高。IDH1/2 突变提示患者预后良好。因此，对于伴有 1p/19q 共缺失或者 IDH1/2 突变的患者，而且不伴有其他临床高危因素情况下，可以考虑术后观察。但对于 1p/19q 单缺失或无缺失的患者，以及IDH1/2野生型的患者，应考虑术后辅助治疗。对于伴有TERT单独突变的患者，也应考虑给予积极的辅助治疗。

低级别胶质瘤常用化疗方案：①PCV方案；②单药替莫唑胺方案；③替莫唑胺同步放化疗方案。

四、高级别胶质瘤的化疗

（一）间变性胶质瘤

间变性胶质瘤包括间变性少突胶质细胞瘤、间变性星形细胞瘤、间变性少突胶质细胞瘤（1p/19q共缺失）混合间变性星形细胞瘤（无1p/19q共缺失）和其他少见的间变性胶质瘤。

对具有1p/19q联合缺失的间变性少突胶质细胞瘤可行分割外照射和PCV的辅助化疗或PCV的新辅助化疗；也可以采用分割外照射加同步或者替莫唑胺辅助化疗。

对间变性星形细胞瘤、间变性少突胶质细胞瘤（1p/19q共缺失）混合间变性星形细胞瘤（无1p/19q共缺失）的混合性肿瘤以及尚未分类的间变性胶质瘤，可行替莫唑胺辅助化疗。

（二）胶质母细胞瘤

MGMT甲基化是化疗敏感性指标，对于存在MGMT启动子甲基化的胶质母细胞瘤患者推荐标准放化疗联合替莫唑胺辅助化疗。而无MGMT启动子甲基化和甲基化情况不明确的胶质母细胞瘤患者，目前常规也推荐行标准放化疗联合替莫唑胺辅助化疗。

五、复发高级别胶质瘤的化疗

（一）复发胶质瘤的诊断

胶质瘤按照复发部位包括原位复发、远处复发，还有一些包括脊髓播散等特殊方式，其中以原位复发为多见。目前比较公认的影像学的判断标准为RANO标准（表30-1-1），组织病理学判断仍然是“金标准”。由于术后放化疗的应用，GBM接受同步放疗联合替莫唑胺辅助化疗的患者有20%~30%会产生假性进展。随着功能磁共振、PET-CT等影像学技术的进步，可以通过影像学的辅助诊断技术进行肿瘤复发与假性进展的辅助鉴别诊断（表30-1-2）。

表30-1-1 RANO标准的总结

	完全缓解（CR）	部分缓解（PR）	疾病稳定（SD）	疾病进展（PD）
T_1增强	无	缩小≥50%	变化在-50%~+25%之间	增加≥25%
T_2/FLAIR	稳定或减小	稳定或减小	稳定或减小	增加
新发病灶	无	无	无	有
激素	无	稳定或减少	稳定或减少	不适用*
临床症状	稳定或改善	稳定或改善	稳定或改善	恶化
需要满足条件	以上全部	以上全部	以上全部	任意一项

*在出现持续的临床症状恶化时，即为疾病进展，但不能单纯地将激素用量增加作为疾病进展的依据

表30-1-2 肿瘤复发、假性进展和远期放射性脑坏死的鉴别方法

项目	肿瘤复发	假性进展	远期放射性脑坏死
临床症状	稳定或改善	稳定或改善	稳定或改善
发生时间	任何时间	多见于放化疗后3个月内，少数患者可见于10个月内	治疗后数月至数年
临床症状	恶化	不变或恶化	不变或恶化
MRI增强扫描	多病灶和胼胝体受侵通常是复发	大片长T_1和T_2异常信号灶，内有不规则的gadolinium强化灶，占位效应明显 瑞士奶酪样表现	MRI增强扫描可见强化，晚期表现为边界清楚的脑脊液样信号，全脑放疗中颞叶坏死多见

续表

项目	肿瘤复发	假性进展	远期放射性脑坏死
MRI 灌注	通常高灌注	通常低灌注	通常低灌注
MRI 波谱	Cho/NAA，Cho/Cr 较高，常高于 1.71	Cho/NAA，Cho/Cr 较低，常低于 1.71	Cho/NAA，Cho/Cr 较低，常低于 1.71
DWI	高信号	比肿瘤信号低	比肿瘤信号低
葡萄糖 PET	通常高代谢	高代谢或低代谢	低代谢
^{11}C-methionine 和 ^{18}F-FLT 等示踪剂 PET	高代谢	低代谢	低代谢
好发因素	几乎全部复发	RT+TMZ	RT
与放疗关系	可在放射治疗野范围外	多在放射治疗野范围内	多在放射治疗野范围内
发生率	几乎全部	总 20%~30%，在 RT+TMZ，特别是 MGMT 启动子甲基化的患者发生率更高	与剂量有关，大约在 2%~18%

（二）复发胶质瘤的药物化疗

复发胶质瘤患者一线替莫唑胺辅助化疗失败后，目前尚没有标准的二线治疗方案。可推荐的治疗方案：①亚硝脲类化疗药：尼莫司汀（ACNU）、卡莫司汀（BCNU）、洛莫司汀（CCNU）等，具有高脂溶性和较好的血－脑屏障通透性等特点。②替莫唑胺剂量密度方案：剂量密度方案旨在积累清除 MGMT 从而减少替莫唑胺的治疗抵抗。③抗血管生成治疗及其联合治疗方案：推荐抗 VEGF 的分子靶向治疗药物贝伐珠单抗（Bevacizumab）。贝伐珠单抗能够改善血管通透性，缓解组织水肿，改善患者的生活质量。但除了 BELOB 研究外，截至目前能够明确的是无论贝伐珠单抗单药或者联合使用均能够提高患者的 PFS，但对 OS 的意义尚不明确。④以铂类为基础的方案。

（李文斌　陈宝师　康　勋）

参考文献

1. Hegi M. E, Diserens C, Gorlia T, et al. MGMT gene silencing and benefit from temozolomide in glioblastoma [J]. N Engl J Med, 2005, 352(10): 997-1003.
2. Wen PY, Macdonald D R, Reardon D A, et al. Updated response assessment criteria for high-grade gliomas: response assessment in neuro-oncology working group [J]. J Clin Oncol, 2010, 28(11): 1963-1972.
3. Taal W, Oosterkamp HM, Walenkamp AM, et al. Single-agent bevacizumab or lomustine versus a combination of bevacizumab plus lomustine in patients with recurrent glioblastoma (BELOB trial): A randomised controlled phase 2 trial [J]. Lancet Oncol, 2014, 15(9): 943-953.

第二节　髓母细胞瘤的化疗

髓母细胞瘤术后全脑全脊髓照射是标准的放射治疗策略。既往脊髓的照射剂量为 30~36Gy，后颅窝部位推量至 54~55.8Gy。由于髓母细胞瘤患者绝大部分为儿童，上述照射剂量，特别是脊髓剂量对患者远期发育不利。目前研究证实，对标危的髓母细胞瘤患者，在放射治疗基础上联合化疗，可将脊髓照射剂量降至 23.4Gy，而不影响疗效。

一、化疗的策略

根据 Chang 氏分期，髓母细胞瘤分为标危组（年龄≥3 岁、肿瘤残存≤1.5cm 且无转移）和高危组（年龄 <3 岁或肿瘤残存 >1.5cm 或有转移）。

（一）标危患者化疗

对于标危患者，推荐治疗方案，放射治疗期间同步长春新碱 1.5mg/m^2 化疗，每周一次。结束后选择洛莫司汀 / 顺铂 / 长春新碱方案［洛莫司汀 75mg/m² 口服 d1，顺铂 70mg/m² 静点 d1，长春新碱 1.5mg/m²（最大剂量不超过 2mg）静推 d1、8、15]，或者顺铂/长春新碱/环磷酰胺方案[顺铂 70mg/m² 静点 d1，长春新碱 1.5mg/m²（最大剂量不超过 2mg）静推 d1、8、15，环磷酰胺 1000mg/m² 静点 d22、23]，维持化疗 8 周期。上述两个维持化疗方案的疗效类似，总的 5 年无事件生存率和总生存率为 81% 和 86%。

（二）高危患者化疗

对于高危患者，虽然术后放化疗的作用业已肯定，但对于最佳化疗方案及策略尚不清楚。为了改善这部分患者的预后，多个研究探讨了放射治疗前化疗、高剂量化疗以及放射治疗增敏等几种治疗策略的效果。放射治疗前化疗是指手术后先给予 2~3 周期化疗，然后再给予标准的同步放化疗及维持化疗。但到目前为止，尚无随机研究证实放射治疗前化疗可改善患者的预后。高剂量化疗是指对化疗敏感的肿瘤类型，采用超过常规剂量的药物联合治疗方案，并配合造血干细胞支持，以期达到提高治疗效果的一种策略。有多项研究在高危髓母细胞瘤患者中，探讨了上述治疗手段的效果。采用的化疗方案包括甲氨蝶呤、噻替哌以及环磷酰胺等，5 年生存率介于 70%~80% 之间。虽然疗效鼓舞，但例数较少，且缺乏对照。

此外，考虑到放射治疗对远期发育的影响，<3 岁病儿一般首选化疗，待患儿超过 3 岁后，再行放射治疗。

（三）成人患者化疗

年龄 ≥19 岁的患者归为成人髓母细胞瘤。虽然对于标危的儿童髓母细胞瘤，术后放化疗已经成为公认的治疗模式，而且在化疗的支持下，减量放射治疗并不影响患者预后。但这些结论，在成人患者中还缺乏数据支持。成人患者全脑全脊髓治疗后的远期毒性低于儿童，因此研究鲜采用减量放射治疗；另一方面，成人对化疗的耐受性不如儿童，治疗期间药物减量及延迟非常普遍。因此，合理的治疗方案还需进一步研究。

二、分子分型对治疗策略的指导意义

根据激活的信号通路不同，髓母细胞瘤被分为 WNT 型、SHH 型、Group3 型和 Group4 型。其中 WNT 型预后最好，SHH 型最差。其余两组预后中等，但如果伴有 MYC 基因扩增则预后差。虽然到目前为止针对各亚型的特异性治疗方案尚不明确，但至少对于预后良好的 WNT 型，是可以考虑探讨低强度治疗方案的可行性。

（李 博）

参考文献

1. Dufour C, Kieffer V, Varlet P, et al. Tandem high-dose chemotherapy and autologous stem cell rescue in children with newly diagnosed high-risk medulloblastoma or supratentorial primitive neuro-ectodermic tumors[J]. Pediatr Blood Cancer, 2014, 61(8): 1398-1402.
2. Kool M, Korshunov A, Remke M, et al. Molecular subgroups of medulloblastoma: an international meta-analysis of transcriptome, genetic aberrations, and clinical data of WNT, SHH, Group 3, and Group 4 medulloblastomas[J]. Acta Neuropathol, 2012, 123(4): 473-484.

第三节 颅内生殖细胞肿瘤的化疗

对于不伴有脑室或脊髓播散的生殖细胞肿瘤患者，联合化疗可以降低放疗的范围和剂量，从而在保证疗效的前提下，降低治疗的远期毒副作用。既往对生殖细胞肿瘤患者，全脑全脊髓放疗是标准的放疗模式。但是，由于生殖细胞肿瘤患者绝大多数为儿童和青少年，全脑全脊髓放疗对患者远期发育的影响，不容小觑。随后研究证实，对于病变局限的患者，在联合化疗的基础上，仅针对颅内病变进行照射是可行的，从而避免了全脊髓照射的远期毒副作用。但是对于伴有播散的患者，全脊髓放疗仍然是必需的。

一、化疗方案选择

颅内生殖细胞肿瘤从细胞成分上与原发睾丸的生殖细胞肿瘤类似，因此其化疗方案由治疗睾丸生殖细胞肿瘤的方案演变而来。以铂类药物为基础的联合方案，是这部分患者的主要选择。由于纯生殖细胞瘤对放化疗非常敏感，因此多选择顺铂（或卡铂）联合依托泊苷方案。而对于非生殖细胞性生殖细胞肿瘤，由于其多种成分对放化疗抗拒，因此常常在上述方案的基础上联合其他药物，如异环磷酰胺。此外，甲氨蝶呤、博来霉素、长春碱类药物也可作为方案的选择。对于铂类耐药或多次复发的患者，可考虑选择吉西他滨、紫杉类以及奥沙利铂等。

二、化疗方案实施

对于化疗方案实施的时机，尚无统一标准，各中心常常根据各自经验选择放疗前化疗、放疗后化疗或在化疗中间安排放疗。需要注意的是，放疗前化疗有助于明确肿瘤细胞敏感性。对于化疗后很快达到完全缓解的患者，提示预后良好。而对于化疗后残留的患者，提示肿瘤抗拒。特别是对于初诊为纯生殖细胞瘤患者，应考虑有合并非生殖细胞瘤成分的可能性。对于这部分患者，应考虑手术切除残余病灶或缩短放化疗间隔，避免一味化疗贻误病情。此外，对于拟行全脊髓放疗患者，缩短放疗前化疗周期，可能有助于提高患者全脊髓放疗期间的骨髓耐受性。

（邱晓光）

参考文献

1. Shikama N, Ogawa K, Tanaka S, et al. Lack of benefit of spinal irradiation in the primary treatment of intracranial germinoma: a multiinstitutional, retrospective review of 180 patients[J]. Cancer, 2005, 104(1): 126-134.

2. Rogers SJ, Mosleh-Shirazi MA, Saran FH. Radiotherapy of localised intracranial germinoma: time to sever historical ties?[J]. Lancet Oncol, 2005, 6(7): 509-519.

3. Seidel C, Oechsle K, Lorch A, et al. Efficacy and safety of gemcitabine, oxaliplatin, and paclitaxel in cisplatin-refractory germ cell cancer in routine care-Registry data from an outcomes research project of the German Testicular Cancer Study Group[J]. Urologic oncology, 2016, 34(4): 167.e21-28.

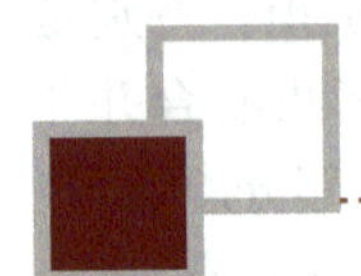

第三十一章　蛛网膜下腔出血

蛛网膜下腔出血（subarachnoid hemorrhage，SAH）是指某些疾病引起的脑血管破裂，血液流至蛛网膜下腔出现的一组症状。临床上可分为自发性蛛网膜下腔出血和外伤性蛛网膜下腔出血两类。其中自发性蛛网膜下腔出血中最常见的原因是动脉瘤性蛛网膜下腔出血，而且这部分患者预后差，死亡率高。导致蛛网膜下腔出血的病因中，如动脉瘤、动静脉畸形和肿瘤卒中等属于外科治疗范畴。

一、病因

颅内动脉瘤破裂是自发性蛛网膜下腔出血的首要病因，约占75%~80%，脑动静脉畸形占4%~5%，其他原因还包括动脉粥样硬化、脑底异常血管网症（烟雾病）、动脉闭塞、颅内肿瘤卒中、硬脑膜静脉窦血栓、血液病及口服抗凝血药物等。约14%~22%不能确定出血原因。

美国动脉瘤性蛛网膜下腔出血的年发病率为9.7~14.5/100 000，日本和芬兰较高。

二、临床表现

1. 出血症状　自发性蛛网膜下腔出血多起病急骤，可有先兆症状，主要表现为突发性剧烈头痛，同时伴恶心呕吐、面色苍白、全身冷汗等。还可出现项背痛疼痛。半数患者出现精神症状，如烦躁不安、意识模糊、定向力障碍等。以一过性意识障碍多见，严重者可出现昏迷，甚至发生脑疝而死亡。20%~30%患者出血后合并脑积水。

2. 神经功能损害　可以发生局限性的脑神经功能障碍。以一侧动眼神经麻痹常见，占6%~20%，表现为患侧的上眼睑下垂，眼球向内、向上及向下活动受限而出现外斜视和复视，并有瞳孔散大等。提示同侧颈内动脉－后交通动脉动脉瘤或大脑后动脉动脉瘤压迫动眼神经。颈内动脉海绵窦段或眼动脉段巨大动脉瘤也可因压迫周围走行的神经，而出现视力和视野缺损、复视和三叉神经分布区疼痛和麻木。出血后约20%出现偏瘫，常常是由于病变或出血累及运动区皮质及传导束所致。

3. 癫痫　约3%患者出血急性期发生癫痫，以大发作为主。5%患者手术后近期出现癫痫，5年内癫痫发生率占10.5%，尤其是大脑中动脉动脉瘤夹闭术后。

4. 迟发性脑缺血　一般发生在蛛网膜下腔出血后3~4天以后，表现为短暂性或进展性功能障碍，如出现肢体或语言的功能不全，甚至出现意识水平下降，一般持续1~2周，严重可以持续3~4周，甚至造成永久性功能障碍。这是因SAH后发生脑血管痉挛（cerebral vasospasm，CVS）所致，脑血管造影显示脑血管痉挛变细。脑血管痉挛是SAH后死亡的主要原因之一，发生脑血管痉挛后2周内的死亡率较没有血管痉挛者增加1.5~3倍。脑血管痉挛发生后的临床症状和体征同脑血管痉挛的程度和相应区域的循环代偿能力相关，脑血管痉挛的发生机制可能同细胞内大量的钙离子聚集有关，但迄今尚未完全明确。

5. 心律失常　一半患者有心电图改变，T波增宽倒置，S-T段升高或降低，高大正U波与负U波，肢体或胸导联可出现Q波。机制尚不清楚，可能与下丘脑缺血，交感神经兴奋性提高、冠状动脉反射性缺血有关。

6. 眼部出血　20%~40%的患者在SAH时可以发生眼部出血，可为视网膜前出血、视网膜出血和玻璃体出血三种类型，也可表现为混合型。发生玻璃体出血的患者死亡率明显增高。眼部出血的机制可能因中央静脉以及脑脊液压力升高，引起静脉高压导致视网膜静脉破裂所致。

三、诊断

对临床怀疑SAH的患者，首选的检查是头部CT平扫，如果CT检查阴性或可疑，建议行腰椎穿刺检查脑脊液，以确诊或有助于鉴别诊断。

1. 头部CT扫描 在SAH后48h内，CT诊断率大于95%。头部CT平扫显示脑沟和脑池密度增高，出血量大者则形成高密度的脑池铸型（图31-0-1）。同时可能见脑（室）内血肿，脑积水、脑梗死和脑水肿等。根据CT显示的出血部位，有助于临床医生判断动脉瘤的位置，特别有助于多发性动脉瘤确定责任动脉瘤的位置。静脉增强CT扫描可显示AVM、海绵状血管畸形或脑肿瘤影像。出血1周后蛛网膜下腔的出血逐渐吸收，CT可能显示不清，可以进行脑脊液检查。

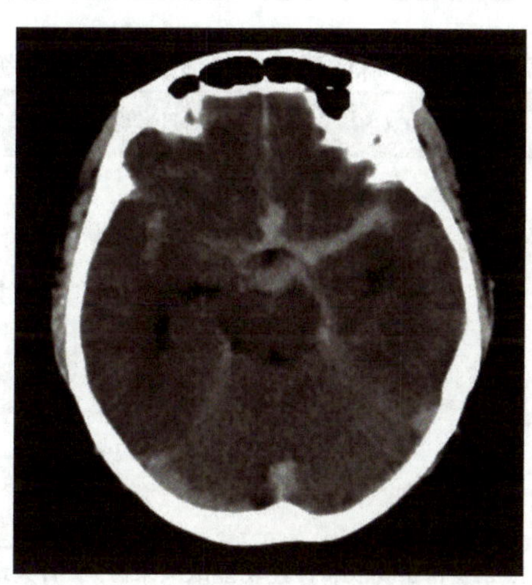

图31-0-1 CT纵裂池、侧裂池、环池内可见SAH高密度影

2. CT血管造影（CTA） 对于蛛网膜下腔出血的患者，可以进行CTA检查。CTA是快速静脉推注碘增强剂后行CT扫描而获得的影像。CTA具有快速、便捷和风险低的优点，CTA发现直径2.2mm的动脉瘤敏感性达95%，特异性达83%。CTA可以显示动脉瘤位置、大小和同载瘤动脉的三维解剖关系等，对邻近颅底的动脉瘤可以同时显示动脉瘤同颅底骨性结构的关系，有助于手术方案的确定。对于一些简单的颅内动脉瘤，如果CTA提示的动脉瘤位置和CT显示的出血位置相符，可以考虑直接外科干预，对复杂性、多发性动脉瘤，或出血位置和动脉瘤位置不符的患者建议进一步行全脑血管造影。

3. 磁共振和磁共振血管成像 急性SAH后24~48h内MRI很难查出，可能由于出血少或血液脑脊液稀释，去氧血红蛋白表现为等信号所致。但MRI对确定颅内或脊髓内AVM、海绵状血管畸形和颅内肿瘤十分有帮助。磁共振血管成像（MR angiography，MRA）是无创脑血管成像方法，二维、特别是三维MRA可以显示动脉瘤和载瘤动脉的解剖关系。

4. 脑血管造影（DSA） 是确定SAH病因的“金标准”，应尽早实施。对判明动脉瘤的位置、数目、形态、内径、瘤蒂宽窄、有无血管痉挛、痉挛的范围及程度和确定手术方案等十分重要。对SAH患者应常规行双侧颈内动脉和双侧椎动脉四根血管造影，必要时应加行双侧颈外动脉造影。多方位投照，特别是3D-DSA，可避免遗漏多发动脉瘤和微小动脉瘤的存在。同时，造影影像应包括动脉期、毛细血管期、静脉期和窦期，以便临床医生全面判断和评估SAH的病因。怀疑脊髓动静脉畸形者还应行脊髓动脉造影。

Ⅰ~Ⅲ级患者脑血管造影应及早进行，Ⅳ级及以上患者待病情稳定后，再行造影检查。五级患者只行CT除外血肿和脑积水。首次造影阴性患者应在2~4周后常规复查脑血管造影。

5. 腰椎穿刺 是诊断SAH最敏感的方法。对头部CT检查阴性，而怀疑SAH患者可行腰椎穿刺，脑脊液检查。但要注意因穿刺损伤而出现的假阳性。颅内压增高应慎用。常见SAH病因鉴别见表31-0-1。

四、SAH分级

为便于判断蛛网膜下腔出血患者病情，选择脑血管造影和手术时机，评价疗效，国际常采用SAH分级方法有四种，比较常用的是Hunt&Hess分级法和WFNS分级法。

1. Hunt&Hess分级 是动脉瘤性蛛网膜下腔出血最常用的分类方法（表31-0-2）。

表 31-0-1 常见 SAH 病因鉴别表

	动脉瘤	动静脉畸形	动脉粥样硬化	烟雾病	脑瘤卒中
发病年龄	40~60 岁	35 岁以下	50 岁以上	青少年多见	30~60 岁
出血前症状	无症状，少数动眼神经麻痹	常见癫痫发作	高血压史	可见偏瘫	颅压高和病灶症状
血压	正常或增高	正常	增高	正常	正常
复发出血	常见且有规律	年出血率 2%	可见	可见	少见
意识障碍	多严重	较重	较重	有轻有重	较重
脑神经麻痹	Ⅱ ~ Ⅵ脑神经	无	少见	少见	见于颅底肿瘤
偏瘫	少见	较常见	多见	常见	常见
眼底改变	可见玻璃体出血	少见	眼底动脉硬化	少见	视神经乳头水肿
CT 检查	SAH	脑萎缩或 AVM's 影	梗死灶	脑室出血铸型	增强可见脑瘤影
脑血管造影	动脉瘤和血管痉挛	动静脉畸形	动脉粗细不均	脑底动脉异常血管团	有时可见肿瘤染色

表 31-0-2 蛛网膜下腔出血的 Hunt 和 Hess 分级

0 级	未破裂动脉瘤
1a	无急性脑膜 / 脑反应，但有固定的神经功能缺失
1 级	无症状，或有轻微头痛和颈强直
2 级	头痛较重，颈强直，除脑神经麻痹无其他神经症状
3 级	嗜睡或有局灶性神经功能障碍
4 级	昏迷、偏瘫，早期去脑强直和自主神经功能障碍
5 级	深昏迷、去脑强直，濒危状态

若有严重的全身性疾病（高血压、糖尿病、重度动脉硬化、慢性阻塞性肺病等），或造影上显示有严重的血管痉挛则加 1 级。

临床对 1~3 级的患者，建议一旦诊断为动脉瘤应立即手术治疗，防止动脉瘤再次破裂出血，对 4~5 级的患者，则建议先保守治疗，待分级好转后再进行手术治疗。CT 等提示颅内有危及生命的血肿，则应积极手术治疗，挽救生命。

2. 世界神经外科学会联合会 / 世界神经外科医师联盟（WFNS）SAH 分级 该分级中对意识水平的评估是借用 Glasgow 昏迷评分（GCS），见表 31-0-3。

表 31-0-3 蛛网膜下腔出血的 WFNS 分级

WFNS 分级	GCS	主要局灶性神经功能缺失
0		
1	15	−
2	13~14	−
3	13~14	+
4	7~12	+ 或 −
5	3~6	+ 或 −

注：1. 2 级和 3 级依靠神经功能缺失来区别，有失语和偏瘫则为 +。

2. 0 级为未破裂动脉瘤

五、治疗

动脉瘤性蛛网膜下腔出血致残和致死的主要原因是动脉瘤再次破裂出血和脑血管痉挛。所以一旦确诊为蛛网膜下腔出血，特别是动脉瘤性蛛网膜下腔出血，在进行外科干预之前，防止动脉瘤再次破裂出血至关重要，其次是在短时间内及时稳定和改善患者病情，防治脑血管痉挛，为下一步外科干预提供一个良好的状态。

1. 一般性治疗

（1）出血急性期应卧床休息，严密观察生命体征，有明显意识障碍患者（Hun & Hess4~5 级），应当送往重症监护病房。预防深静脉血栓。头痛剧烈者给予止痛剂、镇静剂，保持大便通畅等。对高血压患者应考虑适当降低血压。

（2）伴颅内压增高时，应用甘露醇脱水治疗，给予激素减轻脑水肿。合并脑室内出血或脑积水伴意识水平下降的患者，可考虑行脑室穿刺外引流。

（3）SAH 后癫痫发生率 4%~26%，是再出血的潜在危险因素，出血早期预防性应用抗惊厥药物。

2. 防止再出血 破裂动脉瘤短时间内再次出血可能对患者是致命性的。北美每年大约有 3 000 人死于动脉瘤破裂再出血。对破裂动脉瘤，出血频率最高是在第 1 天，达 4%~13.6%，第一天之后的 13 天内，每天的出血风险是 1.5%。总体而言，14 天内出血发生率为 15%~20%，50% 的患者将在 6 个月内再出血，此后出血发生率大约为每年 3%，死亡率为每年 2%。所以对破裂动脉瘤来说，随时都有再次破裂出血的风险。防止动脉瘤再次破裂出血的最佳方法就是在患者病情允许下，及时进行血管影像的检查（CTA、DSA）明确诊断，早期进行外科干预，手术或介入栓塞治疗。

3. SAH 后低钠血症 SAH 后经常发生低血容量和低钠血症，同尿钠增多和利尿有关。文献报道动脉瘤性 SAH 发生低钠血症的概率为 10%~30%。发生的原因可能同抗利尿激素分泌异常（SIADH）、心房利钠因子（ANF）等有关，低钠血症对神经功能的影响类似血管痉挛所致的迟发性缺血性神经功能缺失，低钠血症患者 SAH 后迟发性脑梗死的发生率是正常血钠患者的 3 倍。对低钠血症的治疗要注意同脑性耗盐（CSW）鉴别。对低血容量可以积极输入晶体、浓缩红细胞液或胶体；对低钠的纠正可以用高渗盐溶液（3%）。氢化可的松可以减少尿钠的排泄，降低低钠血症的发生率。

4. 脑血管痉挛（CVS） 脑血管痉挛可以造成迟发性脑缺血（DCI）和早期脑损伤（EBI），是动脉瘤破裂后患者致死和致残的主要因素之一。脑血管痉挛的程度可以从轻度可逆性损伤至继发于缺血性梗死的严重永久性功能障碍，7%SAH 发生致命的血管痉挛。入院时，Hunt&Hess 分级同脑血管痉挛发生率相关，见表 31-0-4。同时 CT 上出血量与脑血管痉挛的严重程度相关，见表 31-0-5。脑血管痉挛是由平滑肌收缩引起，但具体发病机制不明确。

表 31-0-4　迟发性缺血性神经功能缺失与 Hunt & Hess 分级的关系

Hunt 和 Hess 分级	迟发性缺血性神经功能缺失
1 级	22%
2 级	33%
3 级	52%
4 级	53%
5 级	74%

表 31-0-5　改良 Fisher 分级系统出血量与脑血管痉挛的关系

改良 Fisher 分级	CT 出血量	症状性血管痉挛
	未见 SAH 或 IVH	
1	局灶性或弥漫性薄层 SAH，无 IVH	24%
2	局灶性或弥漫性薄层 SAH，伴 IVH	33%
3	局灶性或弥漫性厚层 SAH，无 IVH	33%
4	局灶性或弥漫性厚层 SAH，伴 IVH	40%

脑血管痉挛现在还没有有效的预防措施。动脉瘤的早期手术不能预防血管痉挛，但是可以通过清除下腔的血凝块，减少其分解产物所造成的血管痉挛。再就是破裂动脉瘤的有效夹闭，为高动力疗法提供了可能。

5. 脑积水 动脉瘤破裂出血后，因凝血块阻塞室间孔或中脑导水管，引起急性梗阻性脑积水，导致意识障碍；合并急性脑积水者占 15%，如有症状应行脑室引流术。由于基底池粘连也会引起慢性交通性脑积水，需行侧脑室 - 腹腔分流术，但可能对部分病例无效。

（王　硕）

参考文献

1. Huhtakangas J, Lehecka M, Lehto H, et al. Riskier-than-expected occlusive treatment of ruptured posterior communicating artery aneurysms: treatment and outcome of 620 consecutive patients[J]. J Neurosurg, 2018: 1-9.
2. Nussbaum ES, Kallmes KM, Lassig JP, et al. Cerebral revascularization for the management of complex intracranial aneurysms: a single-center experience[J]. J Neurosurg, 2018: 1-11.
3. Reijmer YD, van den Heerik MS, Heinen R, et al. Microstructural White Matter Abnormalities and Cognitive Impairment After Aneurysmal Subarachnoid Hemorrhage[J]. Stroke, 2018, 49: 2040-2045.
4. Roark C, Case D, Gritz M, et al. Nationwide analysis of hospital-to-hospital transfer in patients with aneurysmal subarachnoid hemorrhage requiring aneurysm repair[J]. J Neurosurg, 2018: 1-8.
5. Eom TO, Park ES, Park JB, et al. Does Neurosurgical Clipping or Endovascular Coiling Lead to More Cases of Delayed Hydrocephalus in Patients with Subarachnoid Hemorrhage? [J]. J Cerebrovasc Endovasc Neurosurg, 2018, 20: 87-95.

第三十二章 颅内动脉瘤

颅内动脉瘤（intracranial aneurysm）系颅内动脉壁瘤样异常突起，大组尸体解剖发现，成人中未破裂脑动脉瘤发生率0.2%~7.9%，其中大多数动脉瘤很小。成人脑血管造影中脑动脉瘤（无症状）发现率0.5%~1%。

脑动脉瘤可见于任何年龄，但以50~69岁年龄组好发，约占总发生率的2/3；约2%的动脉瘤在幼时发病，最小年龄仅5岁，最大年龄为70岁。女性较男性稍多发，前者约占56%。但是在50岁以前，男性多于女性，50岁以后则女性多见。

因动脉瘤破裂所致SAH约占70%，年发生率为6~35.3/100 000，其中高发生率见于芬兰和日本，低发生率见于非洲、印度、中东和中国。引起地区发生率差异的原因不清楚，可能与环境、饮食、种族（遗传）或医疗卫生条件等有关。脑血管意外中，动脉瘤破裂出血仅次于脑血栓和高血压脑出血，居第三位。本病破裂出血的患者，约1/3在就诊以前死亡，1/3死于医院内，1/3经过治疗得以生存。因此脑动脉瘤仍是人类高致死、致残率的脑血管病。

一、发病机制

获得性内弹力层的破坏是囊性脑动脉瘤形成的必要条件。内弹力层退变、脑动脉分叉处中膜缺失，或中膜纤维结构异常和排列异常及血流动力学改变，这些因素共同促使脑动脉壁更为薄弱。内弹力层退变可能因动脉硬化、炎性反应和蛋白水解酶活性增加所致。动脉硬化常与囊性脑动脉瘤伴发，但动脉硬化在动脉瘤形成过程中的确切作用尚不清楚。高血压并非主要致病因素，但能促进囊性动脉瘤形成和发展。

二、病理学

囊性动脉瘤呈球形或浆果状，外观紫红色，瘤壁极薄，术中可见瘤内血流旋涡。瘤顶部最薄弱，98%动脉瘤出血位于瘤顶。巨大动脉瘤内常有血栓形成，甚至钙化，血栓分层呈“洋葱”状。直径小的动脉瘤出血机会较多。颅内多发性动脉瘤约占20%，以两个多见，亦有三个以上的动脉瘤。动脉瘤标本经光镜和电镜检查发现：①动脉瘤内皮细胞坏死剥脱或空泡变性，甚至内皮细胞完全消失，基膜裸露、瘤腔内可见大小不等的血栓；②动脉瘤壁内很少见弹力板及平滑肌细胞成分，靠近腔侧的内膜层部位可见大量的吞噬细胞、胞浆内充满脂滴或空泡；③动脉瘤外膜较薄，主要为纤维细胞及胶原、瘤壁的全层，均可见少量炎性细胞浸润，主要为淋巴细胞。

有的患者合并多囊肾、动静脉畸形和结缔组织疾病。

三、动脉瘤的分类

（一）按其大小分类

小型动脉瘤（≤0.5cm）；一般动脉瘤（0.5~1.5cm）；大型动脉瘤（1.5~2.5cm）；巨型动脉瘤（≥2.5cm）。

（二）按其位置为类

1. 颈内动脉系统动脉瘤占颅内动脉瘤90%，分为：①颈内动脉瘤；②大脑前动脉瘤－前交通动脉瘤；③大脑中动脉动脉瘤。

2. 椎基底动脉系统动脉瘤占10%，分为：①椎动脉动脉瘤；②基底动脉干动脉瘤；③大脑后动脉瘤；④小脑上动脉瘤；⑤小脑前下动脉瘤；⑥小脑后下动脉瘤；⑦基底动脉瘤分叉部动脉瘤。

（三）按其形态分类

囊状动脉瘤、梭形动脉瘤、夹层动脉瘤。

最常见为囊状动脉瘤，具有以下特点：①起源于动脉分叉处，通常位于某一分支（如后交通动脉）的起始端；②瘤体的方向与载瘤动脉的血流方向一致；③位于载瘤动脉弯曲的外侧缘；④瘤体附近常伴有穿通小动脉；⑤有瘤颈。由于颅内脑动脉的管壁的中层发育不良，缺少外弹力层，因此颅内脑动脉较颅外动脉易发生动脉瘤。显微镜检可见囊状动脉瘤的瘤壁中层很薄或缺如，内弹力层缺少或仅残存碎片，瘤壁仅由内层和外膜组成，其间有数量不等的纤维变或玻璃样变性组织。大体检查动脉瘤，特别是破裂者呈不规则状，壁厚薄不一，可有1或多个子瘤。破裂点常在瘤顶部。

夹层动脉瘤（dissecting aneurysm），又称层间动脉瘤，它和梭形动脉瘤（fusiform aneurysm）在过去被认为很少发生于颅内。近来由于神经影像学的发展，其发生率增多。在椎动脉瘤中囊状动脉瘤占50%~60%，层间动脉瘤占20%~28%，梭形动脉瘤占10%~26%。颈和椎基底动脉系统均可发生层间动脉瘤和梭形动脉瘤，但以椎基底动脉好发。层间动脉瘤和梭形动脉瘤大多沿血管长轴异常扩大，少数CT和MRI可呈椭圆或近圆形，但血管造影可显示异常扩张和弯曲的管腔，易与囊状动脉瘤鉴别。层间动脉瘤可位于内膜与肌层或肌层与外膜之间，由于动脉壁剥离，引起真管腔狭窄，血管造影出现"线征"（string sign）。如动脉瘤真腔、假腔均畅通，造影剂在其内滞留。有时难以从血管造影区分层间动脉瘤和梭形动脉瘤，需借助MRI。层间动脉瘤有下列MRI特点：①血管腔内有内膜瓣；②瘤内有双腔；③假腔内有亚急性血块。

四、临床表现

1. 前驱症状和体征 发生率为15%~60%，包括头痛、单侧眼眶或球后痛伴动眼神经麻痹、恶心呕吐、头晕等。半数前驱症状和体征在大出血发生一周内发生，90%在6周内发生。破裂脑动脉瘤患者具有下列特征：①头痛伴有动眼神经麻痹；②突发、剧烈、前所未有的头痛；如能正确发现前驱症状和体征，及时诊治，可获得较高疗效和较好的预后。

2. 出血症状 典型症状多由动脉瘤破裂出血引起蛛网膜下腔出血（subarachnoid hemorrhage，SAH）症状和体征。具体如下：

（1）头痛：突发劈裂般剧痛，可向颈、肩、腰背和下肢延伸。

（2）恶心呕吐、面色苍白、出冷汗。

（3）意识障碍：见于半数以上患者，可短暂意识模糊至深度昏迷。少数患者无意识改变，但畏光、淡漠、怕响声和震动等。

（4）精神症状：表现谵妄、木僵、定向障碍、虚构和痴呆等。

（5）癫痫：见于20%患者，多为大发作。

（6）体征：①脑膜刺激征，在发病数小时至6天出现，但以1~2天最为多见。Kernig征较颈项强直多见；②单侧或双侧锥体束征；③眼底出血，可为视网膜、玻璃体膜下或玻璃体内出血（Terson综合征）。多见于前交通动脉瘤破裂，因颅内压增高和血块压迫视神经鞘，引起视网膜中央静脉出血。出血量过大时，血液可浸入玻璃体内引起视力障碍，死亡率高。出血可在6~12个月吸收。10%~20%患者还可见视神经乳头水肿。

非典型症状多出现在老年患者、儿童和少数成人中，患者无头痛，仅表现全身不适或疼痛、发热或胸背痛、腿痛、视力和听力突然丧失等。

无症状未破动脉瘤年出血概率为1%~2%，有症状未破的动脉瘤年出血概率约为6%。小而未破的动脉瘤无症状，出血倾向与动脉瘤的直径、大小、类型有关。直径4mm以下的动脉瘤蒂和壁均较厚，不易出血。90%的出血发生在动脉瘤直径大于4mm的病例，巨型动脉瘤内容易在腔内形成血栓，瘤壁增厚，出血倾向反而下降。

多数动脉瘤破口会被凝血封闭而出血停止，病情逐渐稳定。未治的破裂动脉瘤中，24h内再出血的概率是4%，第一个月里再出血的概率是每天1%~2%；3个月后，每年再出血的概率是2%。死于再出血者约占本病的1/3，多在6周内。也可发生在数月甚至数十年后，动脉瘤再出血。

（7）迟发性缺血性障碍（delayed ischemic deficits，DID）：又称症状性脑血管痉挛，脑血管造影或TCD显示有脑血管痉挛者不一定有临床症状，只有伴有脑血管侧支循环不良，rCBF每分钟<18~20ml/100g时才引起DID。因此脑血管造影和TCD诊断SAH后脑血管痉挛的发生率可达67%，但DID发生率为35%，致死率为10%~15%。血管造影显示的血管痉挛常发生在SAH后2~3天，但临床上DID多出现于3~6天，7~10天为高

峰，表现为①SAH 的症状经过治疗或休息而好转后，又出现或进行性加重，外周血白细胞持续升高、持续发热；②意识由清醒转为嗜睡或昏迷；③局灶体征取决于脑缺血部位。颈内动脉和大脑中动脉分布区，可出现偏瘫伴或不伴感觉减退和偏盲。大脑前动脉受累可出现识别和判断能力降低、下肢瘫、不同程度意识障碍、不动性缄默等。椎基底动脉者则引起锥体束征、脑神经征、小脑征、自主神经功能障碍、偏盲或皮质盲等。上述症状多发展缓慢，经数小时或数日才达高峰，持续 1~2 周后逐渐缓解。少数发展迅速者，预后差。一旦出现上述临床表现，即应做头部 CT，排除再出血、血肿、脑积水等，并做 TCD 和脑血管造影。CT 见脑梗死则有助诊断。另外，也应排除水电解质紊乱、肝肾功能障碍、肺炎和糖尿病，做相应的检查，并有利于权衡应用钙拮抗剂。

3. 局灶症状　大于 7mm 的动脉瘤可出现压迫症状。巨型动脉瘤有时容易与颅内肿瘤混淆，如将动脉瘤当作肿瘤手术则相当危险。动眼神经最常受累，其次为展神经和视神经，偶尔也有滑车、三叉和面神经受累。

动眼神经麻痹常见于颈内动脉－后交通动脉瘤和大脑后动脉动脉瘤，动眼神经位于颈内动脉（C_1~C_2）的外后方，颈内－后交通动脉瘤中，30%~53% 出现患侧动眼神经麻痹。动眼神经麻痹首先出现提睑无力，几小时到几天达到完全的地步，表现为单侧眼睑下垂、瞳孔散大，内收、上、下视不能，直接、间接光反应消失。海绵窦段和床突上动脉瘤可出现视力视野障碍和三叉神经痛。

颈内动脉巨型动脉瘤有时被误诊为垂体瘤；中动脉动脉瘤出血形成颞叶血肿；或因脑血管痉挛脑梗死，患者可出现偏瘫和语言功能障碍。前交通动脉动脉瘤一般无定位症状，但如果累及下丘脑或边缘系统，可出现精神症状、高热、尿崩等情况。

基底动脉分叉部、小脑上动脉及大脑后动脉近端动脉瘤位于脚间窝前方，常出现第Ⅲ、第Ⅳ、第Ⅵ脑神经麻痹及大脑脚、脑桥压迫，如 Weber 综合征、两眼同向凝视麻痹和交叉性偏瘫等。基底动脉干和小脑前下动脉瘤表现为不同水平的脑桥压迫症状，如 Millard-Gubler 综合征（一侧外展神经、面神经麻痹伴对侧锥体束征）和 Foville 综合征（除 Millard-Gubler 综合征外，还有同向偏视障碍）、凝视麻痹、眼球震颤等。罕见的内听动脉瘤可同时出现面瘫、味觉及听力障碍。椎动脉瘤、小脑后下动脉瘤、脊髓前后动脉瘤可引起典型或不完全的桥小脑角综合征、枕骨大孔综合征，以及小脑体征、后组脑神经损害体征、延髓上颈髓压迫体征。

4. 脑积水　巨型动脉瘤压迫第三脑室后部和导水管，可出现梗阻性脑积水症状。动脉瘤破裂出血后，因凝血块阻塞室间孔或大脑导水管，引起急性脑积水，导致意识障碍；合并急性脑积水者占 15%，如有症状应行脑室引流术。由于基底池粘连也会引起慢性脑积水，需行侧脑室－腹腔分流术，但可能对部分病例有效。

五、手术前评价

1. 破裂动脉瘤临床分级　根据 Hunt & Hess 分级法，Ⅰ~Ⅲ级的患者应尽早进行造影和手术治疗。Ⅲ级以上提示出血严重，可能伴发血管痉挛和脑积水，手术危险较大，待病情好转后再行手术治疗。Ⅲ级以下患者，出血后 3~4 天内手术夹闭动脉瘤，可以防止动脉瘤再次出血，减少血管痉挛发生。椎－基底或巨大动脉瘤，病情Ⅲ级以上，提示出血严重，或存在血管痉挛和脑积水，手术危险性较大，应待病情好转后手术。近来，以格拉斯哥昏迷量表（Glasgow coma scale，GCS）为基础的世界神经外科联盟分级越来越受到重视，患者术后预后与术前 GCS 有关，即术前 GCS 高分者，预后较好（见第三十一章）。

2. 辅助检查

（1）头部 CT：诊断脑动脉瘤破裂引起蛛网膜下腔出血的首选方法。①明确有否 SAH 及出血程度，提供出血部位的线索，筛选多发动脉瘤中破裂出血的动脉瘤，如纵裂出血常提示前动脉或前交通动脉瘤，侧裂出血常提示后交通或中动脉动脉瘤，第四脑室出血常提示椎动脉瘤或小脑后下动脉瘤；②结合增强 CT 检查判断出血病因，如显示增强的 AVM 或动脉瘤的占位效应，如巨大动脉瘤周围水肿呈低密度，瘤内层状血栓呈高密度，瘤腔中心的流动血液呈低密度。CT 呈现特有的“靶环征”，为密度不同的同心环形图像；③能了解伴发的脑内、脑室内出血或阻塞性脑积水；

④随访治疗效果和并发症的发生。CT检查的敏感性取决于出血后的时间和临床分级。发病后1h，90%以上病例能发现SAH，5天后85%的患者仍能从CT检出SAH，1周后减为50%，2周后30%。CT片SAH的量和部位与血管痉挛的发生有很好的相关性。临床分级越差，CT上出血程度越严重，预后越差。Fisher和改良Fisher CT SAH分级为目前临床上最常用的判断患者蛛网膜下腔出血以及脑血管痉挛风险的分级量表（表32-0-1、表32-0-2）。

表32-0-1 SAH Fisher分级表

级别	CT表现	血管痉挛危险性
1	CT上未见出血	低
2	CT上发现弥漫出血，尚未形成血块	低
3	较厚积血，垂直面上厚度 >1mm（大脑纵裂，岛池，环池）或者水平面上（侧裂池，脚间池）长 × 宽 >5mm × 3mm	高
4	脑内血肿或脑室内积血，但基底池内无或少量弥散出血	低

表32-0-2 改良Fisher分级表

Fisher分级	CT表现	发生血管痉挛危险性/%
0	未见出血或仅脑室内出血或脑实质内出血	3
1	仅基底池出血	14
2	仅周边脑池或侧裂池出血	38
3	广泛蛛网膜下腔出血伴脑实质内血肿	57
4	基底池和周边脑池、侧裂池较厚积血	57

（2）头部MRI对颅底Willis环的动脉瘤检出率、颅后窝、脑室系统少量出血以及动脉瘤内血栓形成、判断多发动脉瘤中破裂瘤体等优于CT。MRA和CTA可提示不同部位动脉瘤，常用于颅内动脉瘤筛查，有助于从不同角度了解动脉瘤与载瘤动脉关系。

（3）CTA和MRA对脑动脉瘤的检出率已显著提高，可部分替代DSA作用。CTA对动脉瘤检出率受多种因素影响，如动脉瘤大小、动脉瘤部位、CT成像设备、扫描参数及CTA后处理技术等。CTA对于≥5mm动脉瘤检出敏感度可达95%~100%，而动脉瘤直径<5mm时，其敏感度就下降为64%~83%。随着CT成像技术的进步，CTA对于微小动脉瘤的检出率有明显提高，64排CTA检测长径<3mm的敏感度可达93.7%~96.8%，对于SAH患者的动脉瘤超早期筛查具有十分重要的意义。MRA有3D TOF和造影剂增强的方法。3D TOF MRA不需要造影剂，无电离辐射，适用于孕妇，但敏感性不如增强MRA、CTA和DSA。MRA检查动脉瘤的敏感性可达70%~98%，可显示不同部位动脉瘤，旋转血管影像以观察动脉瘤蒂，动脉瘤内血流情况，还可以显示整个脑静脉系统，发现静脉和静脉窦的病变，对于判断动脉瘤颈与所属血管的关系也存在着局限性。

（4）数字减影血管造影（DSA）：确诊颅内动脉瘤必需的“金标准”，对判明动脉瘤的位置、数目、形态、内径、瘤蒂宽窄、有无血管痉挛、痉挛的范围及程度和确定手术方案十分重要。经股动脉插管全脑四血管造影，多方位投照，可避免遗漏多发动脉瘤。Ⅰ、Ⅱ级患者脑血管造影应及早进行，Ⅲ、Ⅳ级患者待病情稳定后再行造影检查。Ⅴ级患者只行CT除外血肿和脑积水。

DSA能查出大多数出血原因。如颅内血管造影仍不能显示病变者，选择性颈外动脉造影可能发现硬脑膜动静脉瘘。如颈痛、背痛明显，并以下肢神经功能障碍为主，应行脊髓血管造影以期发现脊髓动静脉畸形、动脉瘤或新生物。首次DSA阴性者，应在2周（血管痉挛消退后）或6~8周（血栓吸收后）重复DSA。由于脑血管痉挛易发生在SAH后2~3天，7~10天达高峰，再出血好发时间也在此期间，因此主张脑血管造影宜早或宜迟，避开脑血管痉挛及再出血高峰期，即出血3天内或3周后。

（5）经颅多普勒超声（TCD）为无创诊断方法之一。由于血流速度与血管腔横切面成反比，即与血管腔半径平方成反比，可以无创伤测得脑底大血管的血流速度，故可以间接测定血管痉挛的程度，对临床诊断SAH后血管痉挛有重大价值。同时也发现TCD流速增高的时限与脑血管造影血管痉挛的时限相似。大脑中动脉流速高于120cm/s，对于判断血管造影上的血管痉挛特异度为100%，但敏感度为59%。相应的检测指标和临床表现的一致性有待进一步研究。另外，TCD检查和TCD阻断试验可预测颈内动脉阻断后脑血流动力学的变化，为安全阻断颈内动脉和术后扩容提供一个较可靠的指标。

（6）腰椎穿刺属创伤性检查，可能诱发再出血和加重神经障碍危险，现已少用。

六、治疗

（一）破裂动脉瘤的非手术治疗

主要目的在于防止再出血和控制动脉痉挛，用于以下情况：①患者全身情况不能耐受开颅手术者；②诊断不明确、需进一步检查者；③患者拒绝手术或手术失败者。

1. 一般治疗　绝对卧床休息14~21天、适当抬高头部（30°）。适当给予镇痛、抗癫痫治疗。便秘者给缓泻剂。保持患者安静，尽量减少不良的声、光刺激，避免情绪激动。为预防动脉瘤再次出血，患者最好置于ICU监护。

2. 预防和治疗脑动脉痉挛　防治过程分为五步：①防止血管痉挛；②纠正血管狭窄；③防止由血管狭窄引起的脑缺血损害；④纠正脑缺血；⑤防止脑梗死。有条件者，经颅多普勒超声（TCD）监测脑血流变化，及时发现脑血管痉挛。目前主张早期使用尼莫地平改善微循环。一般应在SAH后3天内使用，愈早用愈好，按0.5~1mg/h静脉缓慢注射，2~3h血压无降低者，可增至1~2mg/h。静脉注射应维持24h，因此宜用微泵控制输液速度，通常本药50ml（10mg）经三通阀与5%葡萄糖溶液250~500ml同时输注。静脉用药7~14天，病情稳定，改口服（剂量60mg，每6小时1次）7天。

3. 根据病情退热、防感染、加强营养、维持水电解质平衡、心电监测，严密观察生命体征及神经功能变化。

4. 控制血压　降低血压是减少再出血的重要措施之一，但由于动脉瘤出血后多伴有动脉痉挛，脑供血已经减少，如血压降得过多可能引起脑供血不足，通常降低10%即可，密切观察病情，如有头晕、意识障碍等缺血症状，应适当回升。

5. 控制颅内压　降低颅内压能增加脑血流量、推迟血－脑屏障的损害、减轻脑水肿，还能加强脑保护，但颅内压低可诱发再出血，故而合理控制颅内压便由此凸显。目前认为，SAH急性期，如颅内压不超过2.66~3.99kPa（20~30mmHg），此时患者多属Ⅰ～Ⅱ级，一般不需降低颅内压。当颅内压升高或Ⅲ级以上者，则应适当地降低颅内压。

6. 止血治疗　止血剂治疗SAH的作用仍有争论。一般认为，抗纤溶药物能减少50%以上再出血，可是由于抗纤溶促进脑血栓形成，延缓蛛网膜下腔中血块吸收，从而易诱发缺血性神经并发症、脑积水等，抵消其治疗作用。但是，也可能由于止血剂减少再出血，而易发生DIC等并发症。因此，对早期手术夹闭动脉瘤者，术后可不必应用止血剂。对延期手术或不能手术者，应使用抗纤溶剂防止再出血。但是有妊娠、深静脉血栓形成、肺动脉栓塞等时为禁忌证。

（1）6-氨基己酸（EACA）：16~24g/d静脉点滴，给药3~7天，病情平稳后改6~8g/d（口服），直至造影或手术。

（2）对氨甲基苯甲酸（PAMBA）：每次0.3~0.6g/d，1日最大用量0.6g，5%葡萄糖注射液或0.9%氯化钠注射液250~500ml稀释后缓慢滴注。

（3）氨甲环酸：比EACA作用强5~10倍。应用剂量2~12g/d，与抑肽酶（30万~40万U）联合应用，疗效优于单独应用。

（二）手术治疗

对于破裂动脉瘤或者高危未破裂动脉瘤，开颅夹闭动脉瘤蒂仍是首选治疗方法。动脉瘤显微手术死亡率已降至2%以下。而保守治疗患者

70% 会死于动脉瘤再出血。

1. 手术时机 近年来随着临床前瞻性研究的逐步完善,越来越趋向于对破裂动脉瘤实施早期手术,理由:①动脉瘤再破裂出血的高峰期在初次出血后 1 周内,早期手术可减少动脉瘤再破裂危险;②术中可清除血凝块等引起血管痉挛的有害物质。但出血早期脑组织肿胀,增加手术难度。

2. 手术方法 手术目的是阻断动脉瘤的血液供应、避免发生再出血,保持载瘤及供血动脉通畅,维持脑组织的正常血运。动脉瘤孤立术在动脉瘤两端夹闭载瘤动脉,但在未证实脑的侧支供应良好的情况下应慎用。动脉瘤壁加固术疗效不肯定,应尽量少用。临床不适宜手术,而导管可到达的动脉瘤,可选弹簧圈栓塞介入治疗。

翼点微骨窗入路(keyhole approach)创伤小、有利于保护面神经额支,可以夹闭前循环和基底动脉顶端动脉瘤。前交通动脉瘤还可经额部纵裂入路。椎动脉、小脑后下动脉动脉瘤采用远外侧入路。椎 - 基底交界动脉瘤经枕下入路或经口腔入路。

处理动脉瘤前一般不需要降温、降血压。对于瘤体大、粘连紧或有破裂可能的动脉瘤应控制其血压,使收缩压短时间内降到 70mmHg 左右。术后应该常规复查 DSA 了解动脉瘤夹闭情况。

(三)术后治疗

动脉瘤术后患者应该常规进 ICU 病房监护治疗最少一天,监测生命体征、氧饱和度等,并注意观察患者的意识状态、神经功能状态,肢体活动情况。术后常规给抗癫痫药、根据术中情况适当程度脱水,可给予激素、扩血管药等。如果手术时间不很长,术中临时使用一次抗生素,术后则不需再使用抗生素。

(四)特殊类型动脉瘤治疗

1. 巨大动脉瘤 颅内巨大动脉瘤(giant aneurysm)是指直径 ≥2.5cm 的动脉瘤,约占 7.8%,多见于颈内动脉海绵窦段及其末端分叉部、大脑中动脉主干分叉部、基底动脉及椎基底动脉连接部。临床表现为自发性 SAH 和占位效应。手术治疗除防止动脉瘤再破裂出血外,还应解除其占位效应。手术是巨大动脉瘤首选的治疗方法。巨大动脉瘤手术难点:①暴露巨大动脉瘤蒂;②保持载瘤动脉通畅;③解除巨大动脉瘤的占位效应。作者等提出三种巨大动脉瘤的直接手术方法:①切除巨大动脉瘤后再造载瘤动脉,适用于瘤蒂可以辨认者;②用窗式成角动脉瘤夹再造载瘤动脉,适用于无蒂、动脉瘤内无血栓者;③颈内动脉分期结扎,二期手术动脉瘤孤立减压术,适用于颈内动脉海绵窦段巨大动脉瘤,瘤壁与海绵窦硬脑膜合二为一,无法分离直接夹闭者。

2. 多发性动脉瘤 好发生于在两侧对称的部位上,特别是颈内动脉及大脑中动脉上,出血机会较单发者多。最好一次手术能夹闭全部动脉瘤,若无法做到可分期手术,但应首先处理出血的或者有出血倾向的动脉瘤。根据临床症状和影像学特征的综合分析,大多数情况下出血的动脉瘤能被分辨出来。

3. 未破裂过的动脉瘤 随着医疗水平不断提高、新的检查技术广泛应用,未破裂过和无症状的动脉瘤被发现的机会越来越多,其中 15%~50% 有继续变大和出血的可能性。部分学者主张保守治疗,定期检查。但多数人提倡尽早手术治疗。

影响动脉瘤预后因素与患病年龄、动脉瘤大小、部位、临床分级、术前有无其他疾病、就诊时间、手术时机的选择等有关,尤其是动脉瘤患者 SAH 后,是否伴有血管痉挛和颅内血肿对预后有重要影响。其他如手术者经验、技巧,有无脑积水等均影响预后。

(倪伟 毛颖)

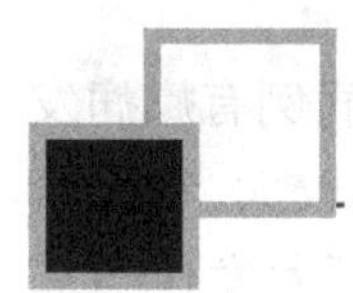

第三十三章　脑血管畸形

脑血管畸形包括动静脉畸形、海绵状血管畸形、静脉畸形以及毛细血管扩张症，以动静脉畸形最常见，依次是海绵状血管畸形、静脉畸形以及毛细血管扩张症。本章介绍脑血管畸形，脊髓血管畸形见第三十五章。

第一节　脑动静脉畸形

脑动静脉畸形（arteriovenous malformation，AVM）是一种先天性中枢神经体统血管发育异常，主要的病理特征是病变部位动脉与静脉之间直接相通，没有正常的毛细血管床存在，从而导致一系列血流动力学上的变化。临床上主要表现为颅内出血、癫痫发作、头痛及进行性神经功能障碍等。动静脉畸形能够通过手术治愈。如何采取显微外科手术、立体定向放疗及血管内介入治疗联合治疗复杂性 AVM 仍尚待研究。

一、病因和病理

动静脉畸形的病因不明，目前普遍认为动静脉畸形是发生于胚胎时期的先天性疾病。在人体胚胎发育过程中，胎龄达 3 个月以上的胚胎中其脑血管基本上已形成了正常人的模式。Streeter 将脑血管这一段发育过程分为：①原始血管芽胚期；②原始血管网期；③血管分层期；④脑血管成型期；⑤血管壁成熟期。近年研究，脑血管生成发育，是由于各组织、脏器内存在血管生成调控机制。这一复杂的分子信息通道，由多肽类及蛋白质组成的血管内皮细胞生长因子（vascular endothelial growth factors，VEGFs）及其他许多生长因子，与细胞受体酪氨酸激酶（receptor tyrosine kinases，RTKs）及血管内皮细胞生长因子的许多受体协同活动完成。

脑动静脉畸形的发病机制不明，至今仍无公认的疾病模型，主要认为系先天起源，后天可能仍存病理生理学变化。绝大多数动静脉畸形为无明确遗传学背景的散发病例。HHT1 型由 ENG 单倍不足缺失引起，END 编码 endoglin 为 TGFβ 受体的修饰蛋白，HHT2 型中发现 ALK1 单倍不足缺失，ALK1 同样编码 TGFβ 受体超家族，两者主要影响血管生成过程中内皮细胞及平滑肌细胞分化，从而引起血管发育异常。现有研究中动静脉畸形动物模型的主要方向，即通过 ALK1 及 ENG 基因敲除动物局部 VEGF 过表达，刺激形成有动静脉分流的粗大异常血管。但在散发人脑动静脉畸形标本中，未发现 ALK1 及 ENG 突变致病作用。由于脑动静脉畸形可能为先天性，因此考虑其发病机制可能与动静脉发育过程异常有关。在血管发育过程中，内皮细胞获得动脉或静脉表型，分割成为血管床并由平滑肌细胞及周细胞等支持细胞包被，形成具有不同管壁结构及血流动力学状态脉管系统。

AVM 由一支或几支动脉供血，不经毛细血管床，直接向静脉引流。小型畸形血管团直径不及 1cm，巨大型可达 10cm，内有脑组织，体积可随人体发育而增长，其周围脑组织可因缺血而萎缩，呈胶质增生带，有时伴陈旧性出血。畸形血管表面的蛛网膜色白且厚。大脑半球 AVM 多呈楔形，其尖端指向侧脑室。

二、脑动静脉畸形自然史

脑动静脉畸形的自然史研究及 Meta 分析表明，脑动静脉畸形年平均破裂出血率为 2%~4% 左右，其中未破裂动静脉畸形年平均破裂出血率为 2.2%，破裂动静脉畸形年平均再破裂出血率为 4.5%。对破裂动静脉畸形，出血第一年内平均再破裂出血风险增高，约 6%~7%，而随后年破裂出血率恢复至往年平均水平。5%~10% 动静脉畸形破裂出血后死亡，30%~50% 留有神经功能损伤后遗症。既往破裂出血史，深部动静脉畸形，完全深静脉引流，合并动脉瘤为病变破裂出血的危险因素，而部分深静脉引流对破裂出血影响不显著。现有证据可能并不支持动静脉畸形病变较小或老年患者出血的风险高。根据 Staph 等的研究结果，无既往出血史的动静脉畸形，深静脉引流及位置较深两项危险因素全无者，年破裂出血率约 1%，有其中一项者，年破裂出血率为 3%，两项全有者，年破裂出血率为 8%，如有既往破裂出血史，则以上各组年破裂出血率分别为 5%，11%~15%，35%。

基于对脑动静脉畸形年破裂出血比例，可通过公式粗略估算其终生破裂出血风险，即（至少一次）出血率 =1-（1- 年破裂出血率）预期寿命。近期一项研究发现，166 例有症状脑动静脉畸形平均随访 23.7 年，无论有无出血，脑动静脉畸形破裂出血率基本稳定在 4%，出现症状到出血的平均时间约为 7.7 年，年死亡率约 1%，年致死率及严重致残率共计约 2.7%。因此终生破裂出血风险也可用简化公式估算，即（至少一次）出血率 = 105- 患者年龄。

三、临床表现

本病男性稍多于女性，64% 在 40 岁以前发病。

1. 出血 是比较常见的临床表现，30%~65% 的 AVM 首发症状是出血，高发年龄 15~20 岁。可表现为蛛网膜下腔出血、脑（室）内出血或硬脑膜下出血。发病较突然，往往在患者作体力活动或有情绪波动时发病。出现剧烈头痛、呕吐，有时甚至意识丧失，颈项强直，Kernig 征阳性。

根据国外近期大宗队列、人群统计报道及最近一项 Meta 分析，约 39%~53% 的动静脉畸形以出血为主要表现，既往研究多认为出血来源于扩张的静脉出血，因此出血量较动脉瘤出血相对少，致死率及致残率也相对动脉瘤破裂所致蛛网膜下腔出血低。除症状性出血外，近期有研究表明约有 10%~20% 的动静脉畸形无临床出血症状，但在磁共振及病理检查中可发现病灶周围有陈旧血液成分，因此提出动静脉畸形在症状性出血以外，可能存在亚临床性隐匿微出血，同时该研究显示类似的隐匿微出血可能增加动静脉畸形症状性出血风险，即动静脉畸形可能由隐匿的微量出血进展为破裂出血。

2. 癫痫发作 约 40%~50% 的病例有癫痫发作，其中约半数为首发症状，多见于较大、有大量“脑盗血”的动静脉畸形患者。癫痫大发作与局灶性癫痫发生率几乎相等，精神运动性发作和小发作较少出现，动静脉畸形发生癫痫主要有两种学说，一种为动静脉短路使脑组织局部缺血，邻近脑组织胶质样变；另一种为动静脉畸形对脑组织的刺激作用，即点火作用。

3. 头痛 60% 以上的患者有长期头痛史，可能与脑血管扩张有关。常局限于一侧，类似偏头痛。头痛的部位与病变的位置无明显关系。动静脉畸形出血时头痛的性质即有改变，变得比原有的头痛为剧烈，且多伴有呕吐。

4. 进行性神经功能障碍 运动或感觉性障碍约占 40%，其中 10% 左右以动静脉畸形为首发症状。引起神经功能障碍原因：①“脑盗血”引起的短暂脑缺血发作，常见于较大的动静脉畸形病例中，多于患者活动（如跑步、驾车等）时发作，历时短暂，但随着发作次数增多，障碍历时越来越长，瘫痪程度亦越趋严重；②伴发脑水肿或脑萎缩所致的神经功能障碍，见于较大动静脉畸形，特别当病变有部分血栓形成时，这种瘫痪常长期存在，且随着时间进行性加重，临床上有时可疑为颅内肿瘤；③出血引起的脑损害或压迫，出血逐渐吸收，瘫痪可逐步减轻甚至完全恢复正常。

5. 智力减退 见于巨大型动静脉畸形，由于严重“脑盗血”，导致脑弥漫性缺血及脑发育障碍。有时因癫痫频繁发作，频繁出现脑缺氧，以及患者受到癫痫放电及抗癫痫药物双重抑制的影响，亦可使智力衰退。轻度的智力衰退在动静脉畸形切除后常可逆转，但较重的智力衰退则不能逆转。少数病例以痴呆为首发症状就诊。

此外，脑动静脉畸形的临床表现还包括颅内杂音，颅内压增高、眼球突出、精神症状等。

四、辅助诊断

1. 头部 CT CT 平扫 AVM 为等密度或稍高密度区，加强扫描 AVM 明显强化，表现为不规则的混杂高密度区，大脑半球中线结构无移位，无明显的占位效应。出血急性期，CT可以确定出血部位及程度。

计算机断层扫描血管造影（CT angiography，CTA）因操作简便、快速和创伤性小，在颅内AVM的诊断方面，特别是急性颅内出血中有应用价值。

2. 头部MRI　磁共振成像为脑动静脉畸形诊断与治疗所需的重要检查手段。其能够更清晰地显示复杂畸形血管团与毗邻神经血管结构关系。磁共振成像具有特殊的“流空效应”，AVM中的快速血流在MRI中均显示为无信号阴影。病变的血管团，供应动脉及引流静脉在T_1W1和T_2W1上均呈黑色而被清楚显示。另外，T_2加权成像及梯度回波序列（GRE）上血管团周围低信号为含铁血黄素沉积，可能提示既往无症状出血。近期有研究表明，磁共振上病灶周围陈旧出血信号可能为脑动静脉畸形新发破裂出血的危险因素，因此梯度回波序列对未破裂脑动静脉畸形自然病程判断及筛选有破裂倾向的高危人群有重要意义。

磁共振血管成像（MRA）及磁共振静脉成像（MRV）仅能够显示部分进出畸形血管团的大血管，对畸形血管的整体显示较差。磁敏感加权成像对血管内脱氧血红蛋白敏感性高，含脱氧血红蛋白较多的血管（一般为静脉血管）为显著低信号，对血管畸形中静脉成分的显示相对MRV更理想，而在强度图像与相位图像整合的SWI成像，正常动脉及有动静脉分流的血管表现为高信号，因此可能从某种程度弥补断层影像的主要问题，即目前检查序列缺乏对血管畸形的血流动力学评估。

3. 脑血管造影（DSA）　DSA可以确定畸形血管团位置、大小、范围、供血动脉、引流静脉、血流速度、是否合并动脉瘤或静脉瘤和盗血现象。动脉期摄片中可见到一堆不规则、扭曲的血管团，有一根或数根粗大而显影较深的供血动脉，引流静脉早期出现于动脉期摄片上，扭曲扩张，导入颅内静脉窦。病变远侧的脑动脉充盈不良或不充盈。

4. 脑电图检查　有癫痫发作的患者在病变区及其周围可出现慢波或棘波。癫痫患者术中脑电图监测，切除癫痫病灶，可减少术后抽搐发作。

五、诊断

脑血管造影及断层影像的发展，使得更多未破裂或无明显症状的脑动静脉畸形在检查中被发现。除极少数畸形血管内有血栓形成的造影阴性动静脉畸形外，多数脑动静脉畸形不需要病理诊断即可确诊。

由于脑动静脉畸形最主要的危害是破裂出血和癫痫发作，需要在治疗前或随访过程中监测或评估脑动静脉畸形变化状态，从而发现破裂出血倾向和预测癫痫治疗情况。目前对脑动静脉畸形完整诊断包括：血流动力学及血管形态学特点；病变的解剖及功能定位；既往出血情况。明确上述病变特点有助于患者的风险预测、选择治疗方案及治疗手段。

六、治疗方案

（一）脑动静脉畸形分级

临床常用的脑动静脉畸形分级系统为1986年提出的Spezler-Martin分级（SM分级）：①AVM直径<3cm为1分，3~6cm为2分，>6cm为3分；②AVM位于非功能区0分，位于功能区1分；③AVM表浅静脉引流0分，深部静脉引流1分。根据AVM大小，是否位于功能区，有无深部静脉引流三项得分相加数值定级，级别越高手术难度越大。完全位于功能区的巨大AVM或累及下丘脑和脑干的AVM视为6级，任何方法治疗危险性都极大。

2011年，Spetzler提出简化的三级分类方法，即将Ⅰ级与Ⅱ级的动静脉畸形合并成为A级，Ⅲ级保留为B级，Ⅳ级与Ⅴ级合并成为C级，这一改进不仅有助于临床使用，同时能够提高临床研究中不同病例对照或队列研究比较的统计学检验效能。

尽管Spetzler-Martin分级为目前较普遍采用的临床分级，但此分级系统存在局限性。首先，SM分级的制定决定其只能评价手术治疗预后，而对其他治疗手段疗效无法评价。其次，该分级不能反映不同医疗中心或手术医师治疗效果存在的差异。另外，尽管该分级较简明实用，但临床应用中仍可能存在评价者间的误差。

动静脉畸形的立体定向放疗与病变体积有显

著关系，因此治疗效果与病变体积、血流阻力、是否存在供血动脉扩张及病灶周围血管增殖有关，提示动静脉畸形的血流动力学状态可能影响疗效。其中，动静脉畸形血流动力学分型，可按照脑血管造影分为三型：低阻力型，脑血管造影时，畸形血管的引流静脉与动脉同时充盈；中阻力型，引流静脉充盈在畸形血管团显影后 1s 之内；高阻力型，引流静脉充盈在畸形血管团显影后 2s 或以上。

国内学者也曾提出过脑动静脉畸形外科治疗分级。史玉泉教授提出的 4 项标准分级法，根据脑血管造影所示，将脑动静脉畸形的大小、部位、供血动脉和引流静脉 4 项要素各分为四个等级，给予评分。如果有两项因素都为某一级别则定位该级，如只有一项因素高于其他三项时，则将该项级别减去半级。

（二）脑动静脉畸形脑出血

自发性颅内出血是脑动静脉畸形常见的症状。脑动静脉畸形破裂出血需要根据出血严重程度及患者神经功能障碍情况选择治疗。与动脉瘤不同，脑动静脉畸形破裂出血后短期内再出血的风险相对较低，但如缺乏对畸形血管影像学评价而早期施行手术，对脑动静脉畸形治疗危险性较高。因此，血肿危及生命、造成功能损伤，应尽快手术清除血肿，挽救生命降低神经功能损伤。对复杂性出血的动静脉畸形进行病灶构筑和血流等术前充分评估，有助于治疗方式选择。如果患者在保守治疗期间出现进行性神经功能恶化，可考虑急诊治疗。

急性自发性脑内血肿危急患者生命，行 CT 和 CTA 检查。如果前未行 DSA 或 CTA 检查、挽救患者生命的急诊手术，手术中只对血肿进行清除，降低颅内压，不要盲目切除畸形血管，以免造成动静脉畸形再次破裂出血。急诊手术未能切除畸形血管，脑肿胀明显可考虑硬脑膜补片减张缝合，去骨瓣减压。4~6 周二次根治手术。手术中剪开硬脑膜前使用 B 超扫描，对了解血管畸形大小和位置很有帮助。

（三）显微神经外科手术治疗

完全切除脑动静脉畸形是最有效防止出血、降低癫痫发生的治疗。SM 分级Ⅰ级或Ⅱ级的脑动静脉畸形建议首选手术治疗。非功能区、SM 分级Ⅲ级和Ⅳ级患者，也推荐手术治疗。病变小、位置深在的病灶，可采用立体定向放射治疗。SM 分级Ⅲ级和Ⅳ级（包含功能区的病灶）和Ⅴ级患者，选择手术治疗应慎重，必要时可以采用联合治疗，努力降低手术后合并症。近年复合手术（hybrid operation）将手术和血管内栓塞治疗有机结合，充分发挥二者优势，对一些复杂性动静脉畸形的治疗也取得良好效果。

以癫痫发作为临床表现的脑动静脉畸形，80% 在术后得到缓解或有效控制。术前多次癫痫发作的脑动静脉畸形，术后约 66%~76% 获得癫痫完全缓解，癫痫加重者不足 2%。尽管术后可能有 6%~15% 的病例在术后出现新发癫痫，但多数在术后 1 年内发生，68% 的患者在术后两年停用抗癫痫药物且不再出现癫痫发作。

脑动静脉畸形的手术关键，不仅要求术中导航能够提供病变定位及当前操作对周围神经结构影响的解剖评估，同时需要能识别供血动脉和引流静脉。但无论 CT 血管成像或 MRI 血管成像，各血管显示强度无明显差异，需要通过对所显示血管的走行方向以及与周围明确性质的大血管延续关系等间接判断，推测指定血管的动静脉性质。而脑动静脉畸形的复杂血管结构，在三维重建的断层影像上受重叠和角度限制，可能降低上述方法的准确程度。因此目前对脑动静脉畸形的术中导航效果至少部分依赖术者经验。磁敏感成像等磁共振序列不依赖于血管解剖关系，通过血管内血液成分的差异，对动静脉血管进行标记，随着分辨率及三维重建技术的提高，可能在未来被用于术中导航影像。

（四）立体定向放射治疗

立体定向放疗通过离子放射线使动静脉分流闭塞。放疗治疗脑动静脉畸形的闭塞率约 60%~85% 不等，主要优势在于防止开颅损伤，对手术切除困难或风险较大的病变可考虑立体定向放疗。病变直径小于 3cm，放射治疗成功率高。大剂量放疗介导畸形血管团血管壁炎症反应，内皮细胞缺失，平滑肌细胞增生。通过术前栓塞减小血管畸形体积，但完全闭塞比例低 30% 左右。

放射治疗局限性。放射线介导的生物学效应依赖于细胞有丝分裂，因此治疗后可能需 2~5 年时间病变才会闭塞，在此期间病变出血风险并未降低。

有研究提示在此期间,年破裂出血风险为 2.7%。

（五）血管内介入栓塞

对多数动静脉畸形,介入栓塞仍不是单独治疗方法,主要作为脑动静脉畸形术前、放疗前的辅助治疗手段。介入栓塞治疗脑动静脉畸形致病率为 4%~14%。

（王 硕）

参 考 文 献

1. 赵继宗. 血管神经外科学[M]. 北京: 人民卫生出版社, 2013.
2. 赵继宗, 王硕, 隋大立, 等. 2086 例脑 AVM 临床特征和手术治疗结果分析[J]. 中华神经外科杂志, 2004, 20(2): 113-117.
3. Cenzato M, Dones F, Boeris D, et al. Contemporary tools in arteriovenous malformations surgery[J]. J Neurosurg Sci, 2018, 62: 467-477.
4. Jiao YM, Lin FX, Wu J, et al. A supplementary grading scale combining lesion-to-eloquence distance for predicting surgical outcomes of patients with brain arteriovenous malformations[J]. J Neurosurg, 2018, 128: 530-540.
5. Shotar E, Debarre M, Sourour NA, et al. Retrospective study of long-term outcome after brain arteriovenous malformation rupture: the RAP score[J]. J Neurosurg, 2018, 128: 78-85.
6. Roark C, Vadlamudi V, Chaudhary N, et al. ABC/2 Method Does not Accurately Predict Cerebral Arteriovenous Malformation Volume[J]. Neurosurgery, 2018, 82: 220-225.
7. Abid KA, Sobowale OA, Parkes LM, et al. Assessing Inflammation in Acute Intracerebral Hemorrhage with PK11195 PET and Dynamic Contrast-Enhanced MRI[J]. J Neuroimaging, 2018, 28: 158-161.
8. Cheng FX, Nussinov R. KRAS Activating Signaling Triggers Arteriovenous Malformations[J]. Trends Biochem Sci, 2018, 43: 481-483.
9. Xu M, Liu XX, Mei GH, et al. Radiosurgery reduces plasma levels of angiogenic factors in brain arteriovenous malformation patients[J]. Brain Res Bull, 2018, 140: 220-225.
10. Goldberg J, Raabe A, Bervini D. Natural history of brain arteriovenous malformations: systematic review[J]. J Neurosurg Sci, 2018, 62: 437-443.
11. Yu JF, Nicholson AD, Nelson J, et al. Predictors of intracranial hemorrhage volume and distribution in brain arteriovenous malformation[J]. Interv Neuroradiol, 2018, 24: 183-188.

第二节 海绵状血管畸形

见第三十四章。

第三节 静 脉 畸 形

静脉畸形(venous malformatios, VMS),又称为静脉血管瘤(venous angiomas)。通常分为发育性静脉异常(developmental venous anomalies, DVAs)和孤立型静脉曲张。

一、病因学

CT 和 MRI 应用前,静脉畸形的报道很少。静脉血管瘤确切病因不明确。可能是先天胚胎发育异常,造成静脉引流闭塞或静脉发育不良引起,证据: ①此病在婴幼儿有发现; ②解剖学上无其他支持引流静脉; ③手术中病灶切除后,其相应引流区脑组织即刻发生淤血肿胀。

二、病理学

约 65%~70% 的病灶位于幕上。最常见于额叶(占 40%),小脑病灶占 27%,顶叶或顶枕叶病变占 15%,基底节和丘脑占 11%。病变主要位于皮层下的白质,常可合并有 AVM、海绵状血管瘤或面部血管瘤。

肉眼上看发育性静脉异常是由放射状排列的扩张髓质(白质)静脉组成,包括增大的穿皮质或室管膜下引流静脉,在显微镜下静脉血管瘤由扩张的静脉管道构成。扩张的静脉被正常的脑组织隔开,并给后者提供主要的静脉引流。

常合并海绵状血管畸形。静脉畸形由许多异常扩张的髓样静脉汇集和一个中央引流静脉组成。髓样静脉多起自脑室周围区域,中央引流静脉向大脑表面浅静脉系统或室管膜下深静脉系统引流; 幕下病灶多直接向硬脑膜窦引流。显微镜下可见畸形血管为静脉,管壁少有平滑肌和弹力组织,管壁也可发生透明样变而增厚。血管间散布正常脑组织。这些特点明显不同于其他脑血管畸形,如 AVM、海绵状血管畸形和毛细血管扩张症。

三、临床表现

多数患者很少有症状或脑出血表现。幕上病灶可有慢性头痛、癫痫、运动障碍或感觉障碍。幕下病灶表现为步态不稳或其他颅后窝占位症状。

四、影像学

1. 脑血管造影 脑血管造影的动脉期正常。具有诊断特征性的血管造影表现在脑血管造影静脉期。一个楔形或伞形扩张的髓静脉聚集，即所谓“蛇头征”（caput medusae），是指数条扩张的髓静脉扇形汇集成一条扩张的中央静脉，从中央静脉再向浅静脉系统、深静脉系统或硬脑膜窦引流（图 33-3-1）。

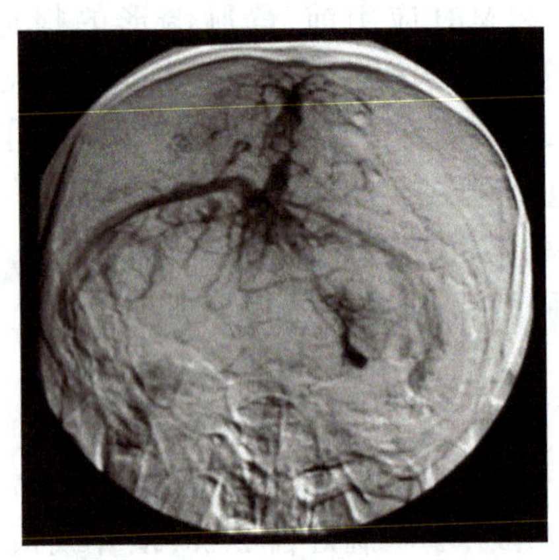

图 33-3-1 左侧椎动脉造影

静脉期，示“蛇头征”（caput medusae），数条扩张的髓静脉扇形汇集成一条扩张的中央静脉

2. 头部 CT 扫描 增强扫描可见脑实质内一条粗线状的增强影指向皮层和脑深部，其周围无水肿和团块占位。有时也可表现为圆点状病灶。这种粗线状或圆点状影是中央静脉的影像。

3. 头部 MRI 扫描 表现与 CT 相似，T_1 加权像病灶为低信号，T_2 加权像多为高信号，少数为低信号。

五、治疗

大多数患者无临床症状，其自然预后良好，不需要治疗。

海绵状血管畸形合并静脉畸形，手术切除海绵状血管畸形时，处理要慎重，只切除海绵状血管畸形，尽量避免切除病灶周边的静脉畸形。一旦切除后静脉畸形，即刻引起脑组织肿胀，淤血，甚至脑坏死。静脉瘤对伽马刀治疗反应不佳，治疗后病灶消失率很低且可引起放射性脑损伤。

第四节 毛细血管扩张症

毛细血管扩张症（capillary telangiectasia）是一种微小病灶，最常见部位是脑桥和基底节。尸体解剖发现率为 0.1%~0.15%。病理学表现为异常扩张毛细血管的集合，缺乏平滑肌组织与弹力纤维，其间含正常脑组织，可与其他血管畸形同时存在。

毛细血管扩张症极少出现临床表现，文献中有症状性病例个案报道，尸体解剖也发现有颅内出血证据。临床表现包括颅内出血、癫痫发作，以及局灶性脑缺血。发生颅内出血的毛细血管扩张症患者，常合并海绵状血管畸形，提示出血来源可能是海绵状血管畸形。组织学检查发现毛细血管扩张症有向海绵状血管畸形转化趋势，极少合并静脉畸形，因此难以明确颅内出血来源。

（赵继宗）

参考文献

赵继宗 . 神经外科手册［M］. 8 版 . 南京：江苏凤凰科学技术出版社，2017.

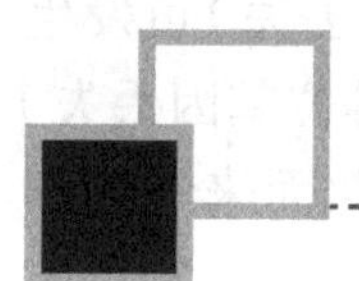

第三十四章 脑海绵状血管畸形

海绵状血管畸形(cavernous malformation, CM),也称海绵状血管瘤(cavernous angiomas),是指由众多薄壁血管组成的海绵状异常血管团。这些畸形血管紧密相贴,血管间没有或极少有脑实质组织。它并非真性肿瘤,按组织学分类属于脑血管畸形,占中枢性神经系统血管畸形的5%~13%。

海绵状血管畸形可位于脑内或脑外,多位于脑内,但不包含神经实质、大的供血动脉和引流静脉。脑外海绵状血管畸形病灶多较大,有的直径可达5cm以上,常见于颅底,以海绵窦区多见。脑内CM病灶通常较小,少数也可很大,多数位于幕上,以颞叶最常见,常位于皮层下,多为单发,也可多发。10%~23%在颅后窝,位于小脑或脑干,常见于脑桥。

一、脑内海绵状血管畸形

CM通常在脑血管造影不能显示,曾被归为隐匿性血管畸形(cryptic vascular malformation)或血管造影隐匿性血管畸形(angiographically occult vascular malformation, AOVMs)。

现代影像学技术应用前,CM曾被认为是一种少见病。1976年,Voigt和Yasarg发表文章,描述了他们对1例CM的临床诊疗过程,当时全世界仅有126例CM的相关报道。计算机断层成像(CT)广泛应用,但对CM的显像和诊断仍然缺乏敏感性和特异性,只有部分钙化或新近有出血病灶才能被CT发现,CM诊断仍然需要病理证实。1986年MRI临床应用后,由于CM在MRI具有典型影像学表现,因此绝大多数病灶依靠MRI即能确诊,对CM认识和诊疗发生了变化。

20世纪80年代,Otten和McCormick等经超过30 000具尸体解剖发现人群CM发病率约为0.37%~0.5%;90年代进行的两项总病例数超过22 000的MRI筛检结果显示,该疾病的发病率约为0.4%~0.5%,两者数值非常相近。

(一)病理学

海绵状血管畸形是先天性脑血管疾病。但Wilson提出本病有可能是后天获得,因为有些病例先前MRI病灶部位无异常,还有报道既往头部曾接受放射治疗的患者发生CM。

海绵状血管畸形外观为紫红色,表面呈桑球状,剖面呈海绵状,是由单层内皮细胞构成的囊状血窦组成的血管畸形。这些血窦大小差异极大,通常不规则,提示有继发性改变。这些血窦很可能就是异常的毛细血管,因为在病变中没有可辨认的动脉和静脉,而且血窦在结构上与毛细血管扩张相似。这些血管畸形可有边界,但无包膜,可呈分叶状。和毛细血管扩张一样,它们也没有异常的供血动脉和引流静脉。多见于大脑皮层、脑桥,脊髓中少见。

海绵状血管畸形内一般都有机化血栓、富含含铁血黄素的巨噬细胞及新鲜和陈旧出血、纤维增生和/或胶质增生、局限性钙化,甚至可有骨形成。其表面的软脑膜和蛛网膜常被染黄、增厚和纤维化。在这些异常血管之间没有正常的神经组织,神经组织很可能因进行性的反应性纤维增生和胶质增生而被彻底破坏。

(二)病理生理学

1. CM病灶内以静脉性血液为主,间有少量动脉性血液,血流缓慢。血流动力学的这种特性极易使红细胞及血小板淤滞,使畸形内扩张的管腔再扩张导致局部压力升高和小血管破裂,不断缓慢地向周围脑组织渗出血液,渗出物在病变周围机化。异常小血管及红细胞释放出血管生成因子,促使新生小毛细血管向病灶内生长,成为血肿机化的一部分。异常小血管反复破裂出血,病灶内小血肿壁血管内皮细胞不断化生,促进了小血管增生,终使病灶逐渐增大。出血或血性渗出形成病灶周围含铁血黄素沉积和胶质增生环化增强是CM磁共振的特征性影像。CM生长缓慢，对周围脑组织形成慢性刺激往往导致临床癫痫和/或神经功能缺失等症状。

2. 由于一个或多个海绵状窦腔内血栓形成、间隔融合或活动性出血使窦腔过度充盈，病灶急性扩张。病灶对周围脑组织的突发压迫可导致急性神经功能缺失、头痛或癫痫发作。

3. CM破裂出血可形成病灶内较大血肿。血肿在缓慢吸收过程中，内容物形成高渗状态，吸收间质内水分，造成病灶体积逐渐增大；CM出血也可破入周围脑组织，出现出血性卒中征象。由于CM病灶内的血流压力低，出血量较少，症状轻微，出血可逐渐吸收。

（三）遗传学

本病有遗传性，CM呈两种发病形式——散发性和家族性。

1. 散发性CM 一般认为是先天性病变，也可能与中枢神经系统放射性损伤、外伤及特异性感染有关。动物实验研究提示肠道革兰氏阴性菌或是脂多糖介导TLR4/CD14信号通路促使脑内CM发生。

2. 家族性CM 家族性CM以多发病灶和明显的家族发病倾向为特征，病灶数目在3个以上，符合常染色体显性遗传方式。40%以上家族性CM患者可无明显的临床症状，尤其在小型家族，该病呈常染色体显性遗传的特点常难以体现。患者详细病史询问及MRI检查，50%的CM有明显家族遗传史，散发病例也可能存在同样遗传机制。

遗传型CM的遗传方式是孟德尔常染色体显性遗传。目前认为，与CM发病有关的基因主要有CCM1、CCM2和CCM3，可能的突变基因定位于7q11.2–q21者称CCM1，定位于7p13–15区者称CCM2，而定位于3q25.2–27区者称CCM3。40%的家系致病基因位于CCM1，20%位于CCM2，40%位于CCM3。CCM1–CCM3均有家族遗传倾向。最近，许多学者报告CCM1、CCM2、CCM3可能存在于同一个信号复合体中，且完整的CCM2是CCM1–CCM2–CCM3蛋白复合体组装的重要结构分子。

有学者认为：Knudson两次突变机制（two-hit）可解释CM病理生理学机制，CM形成需要受累细胞特定CCM基因的两个等位基因完全损失。CCM第1次突变（第1个等位基因丢失）可发生在胚胎细胞，第2次突变（第2个等位基因丢失）发生在由此突变胚胎细胞分裂分化而来的体细胞；或2次突变均发生在体细胞。

（四）临床表现

脑内CM可以分成静止期和活跃期，处于静止期的病灶可以长期处于稳定状态，不发生出血，处于活跃期病灶可在短时间内反复出血，病灶不断增大而产生临床症状。

脑内CM发病以20~50岁成人多见，也有报道在婴儿和儿童存在海绵状血管畸形。主要症状有癫痫、出血、头痛、进行性神经功能障碍（占位效应）。约15%~20%的患者为偶然发现。另外，约40%家族性CM患者也可以无任何症状。

癫痫发作在幕上CM最常见，约占60%。癫痫发作或程度，与MRI所见CM病灶急性或亚急性出血相关。虽然CM引起癫痫确切机制尚未明了，可能与含铁血黄素沉积有关。含铁血黄素所含铁离子是癫痫诱发剂，在实验室中常被用于制作癫痫模型。除非病灶位于基底核或丘脑，幕上海绵状血管畸形很少由于占位效应而引起局灶性神经功能缺失。

海绵状血管畸形出血约占20%。无论病灶是否产生临床症状，不同时期出血病灶及其周边脑组织中的含铁血黄素沉积，构成MRI上CM特有的影像学表现。病灶内反复小出血和/或海绵状血窦腔内自发血栓形成，导致病灶体积不断增大。在此基础上组织机化和新生血管形成使病灶进一步增大。病灶内出血很少突破囊壁，在周边脑组织中产生“大出血”。因为在血流动力学，CM属低压、低流量的血管畸形，因此出血通常只压迫或推移周边脑组织，而非侵犯脑组织。

进行性神经功能障碍多见于脑干CM，其次是底节区和丘脑。脑干CM病灶可能紧邻重要的传导束和神经核团，因此即使很小的海绵状血管畸形出血病灶亦可引起明显症状。

脑干CM出血引起各种症状急性发作，当出血灶机化或被吸收，症状可以逐步得到缓解。当病灶再次出血使症状加重或引起不可逆的神经功能缺损。脑干不同部位CM引起的损害不尽相同，尤其是脑桥CM引起的症状却很轻微，除非引起症状的出血反复发生。这是因为脑桥内有空间，允许紧密排列的上、下行传导束被CM病灶逐步推移。

（五）影像学检查

1. 头部CT 病变呈圆形或类圆形、边界清楚的混杂性高密度影，病灶周围一般无水肿和占位表现。病灶合并出血时可有占位表现。血肿可占据病灶的部分或全部。病灶常伴钙化，严重者可全部钙化形成“脑石”。增强扫描多有强化，少数病灶不强化。病变内血栓程度轻、钙化不明显时强化明显。

2. 头部MRI MRI是诊断CM最敏感的方法。T_1加权像CM大部呈等信号，也可呈低信号；在T_2加权像呈高信号。流空现象不明显。无明显占位效应。如近期瘤内有出血，信号可出现变化，并可有占位效应。亚急性出血在T_1加权像上呈高信号，在T_2加权像上在高信号的外缘往往有一环行低信号区，为含铁血黄素沉积所致。肿瘤易反复出血，血肿由新、旧出血成分组成，故信号常不均匀。肿瘤大多靠近脑表面，出血易破入蛛网膜下腔，造成邻近脑池中正铁血红蛋白形成，线条状高信号可勾画出附近脑回。8%~33%的CM伴发静脉畸形。

3. 脑血管造影 脑血管造影（DSA）往往不显影，原因可能是供血动脉太细或已栓塞，病灶内窦腔太大、血流缓慢使造影剂被稀释。个别情况，脑血管造影可见无血管区，或造影晚期可见静脉染色。MRI可明确诊断，不需脑血管造影。

4. 正电子放射扫描（PET） PET可供与脑肿瘤鉴别。脑肿瘤对放射性核素的吸收程度很高，而CM的吸收度很低。

5. 脑电图检查 有癫痫的患者，特别是多发CM患者，手术前应行脑电图检查确定责任CM。

（六）治疗

治疗包括保守治疗和手术治疗。

1. 保守治疗 对偶然发现、无症状CM应进行临床观察，定期随访。建议6个月复查一次MRI。如病变稳定则以后每年复查一次。

下列情况建议保守治疗：①患者无临床症状；②伴有药物可控制的癫痫，可选择先行药物控制。目前尚缺乏对比早期手术与药物控制癫痫治疗效果的临床试验；③多发病变，且不能确定症状是由哪个病变产生；④患者高龄、身体虚弱且症状不严重。保守处理的患者应随访，3~6个月后再行MRI头部扫描，如病变发展应及时手术治疗。

2. 手术治疗 海绵状血管畸形手术治疗可以切除病灶预防出血、去除占位效应、消除或减少癫痫发作。病灶反复出血、有占位效应和癫痫的患者是CM手术适应证。

（1）反复出血的病灶，应考虑手术切除。

（2）CM新发癫痫概率为每年2.4%。如癫痫可被药物控制，可先保守治疗，定期随访。也有学者认为，早期手术（癫痫病史小于2年）的患者预后较好。长期或顽固性癫痫，应积极手术治疗，不仅切除病灶，而且应切除病灶周边胶质瘢痕层和含铁血黄素层，有利于术后癫痫控制。

儿童颅内CM致癫痫发生率显著高于成人，早期手术可以防止癫痫对儿童智力长期损害，因此对儿童患者应积极手术。

（3）脑干海绵状血管畸形：无症状脑干CM和单次发作、未导致严重后果的出血患者，可以保守治疗。患者反复出血、有明显占位效应、快速或进行性神经功能障碍、位置表浅（到达软脑膜表面）时必须外科手术治疗。手术全部切除病灶，减少对正常脑干组织的影响，保留周围静脉回流。术中应注意：病灶产生的功能破坏是基于占位效应和间断性出血。手术切除病灶时，含铁血黄素层是手术的界面，只切除病灶，保留含铁血黄素层，以免加重术后神经功能损害。

（4）颅内多发CM：对多发CM病灶患者治疗目的是处理引起症状的病灶。多数情况下可以看到其中一个病灶曾出过血或者特别大，或经脑电图、神经心理学检查证实引起的癫痫症状病灶。手术方案需要考虑引起症状的病灶及附近的病灶，如果切除这些病灶不增加手术风险，可以在同一手术切口内切除。

多发CM且伴有癫痫，往往难以确定责任病灶，临床处理困难，需要严密随访及慎重考虑增大或有症状的病灶。

手术前评估：术前可行多模态磁共振，包括血氧水平依赖功能磁共振成像（BOLD-fMRI）、弥散张量成像（DTI）等，对病灶及功能区、功能性白质纤维束进行三维重建，明确病灶与功能区的位置关系，对手术风险进行精确评估。有研究提示皮层下纤维束与病灶边界的距离有助于更为合理地选择手术患者，提高整体手术预后。

合并癫痫的CM患者，手术前应行脑电图（EEG）检查，确定CM是否与癫痫发作有关。长时程脑电图监测有助于鉴别多发CM病灶中的责任癫痫灶。

手术适应证：①具有临床症状，手术容易到达切除的CM；②病变出血，或具有明显临床症状的深部CM；③CM诱发癫痫，尤其是药物治疗无效的顽固性癫痫，推荐早期切除；④病变增大，占位效应明显；⑤部分无症状、非功能区、容易切除的CM，手术切除可降低出血率，减少患者心理负担与随访经济负担；⑥脑干CM出现第二次出血，或病情进展快。

3. 放射治疗 立体定向放射（SRS）治疗CM效果仍存争议，应该极为谨慎。

（七）预后

CM为良性病变，手术治疗能有效地预防出血和控制癫痫发作。癫痫发作频率低或持续时间1年以内的患者，CM切除可以有效控制70%~90%的癫痫发生。CM手术预后与病灶位置相关。手术整体死亡率及致残率约为6%，深部病灶，如岛叶、基底节区和丘脑位置的CM，术后致残率为5%~18%。

二、轴外海绵状血管畸形

轴外海绵状血畸形（extra-axial cavernous malformations），亦称轴外海绵状血管瘤（extra-axial cavernous hemangiomas），指位于脑实质外的海绵状血管畸形，区别于脑内海绵状血管畸形。

（一）流行病学

轴外CM发病率明显低于其他颅内血管畸形。绝大多数位于颅中窝底，因此也称为颅中窝海绵状血管瘤，通常侵入鞍旁海绵窦区，也可发生于小脑幕、桥小脑角、眶内、Meckel腔、窦汇、岩静脉窦、枕骨大孔以及脊髓外蛛网膜下腔，但较为罕见。文献未见多发及家族性轴外CM报道。

（二）病理学

轴外CM的组织病理学表现与身体其他部位海绵状血管瘤相同。病变富于血管，其血管壁由单层内皮细胞构成，缺少肌层和弹力层。管腔内充满血液，可有新鲜或陈旧血栓。异常血管间为疏松纤维结缔组织，其间无脑组织。其外观常为紫红色，呈海绵状或蜂窝状。病变可侵犯硬脑膜以及骨质破坏。

（三）临床表现

头痛比较普遍，但没有定位价值。头痛可引起恶心、呕吐。病变巨大可造成高颅压，可见视神经乳头水肿。

轴外CM出现症状及体征时往往体积巨大。病变起源于海绵窦，通常位于硬脑膜外，病变与硬脑膜形成一层假膜。随着病变的生长，对第Ⅲ、Ⅳ、V1、V2和Ⅵ脑神经麻痹比较常见。病变可经视神经孔进入眶内侵蚀蝶窦，也可沿视神经及视交叉生长，对其造成压迫，造成视觉障碍，包括眼球突出、视野缺损、视神经萎缩等。

轴外CM可表现为第Ⅻ脑神经麻痹，导致周围性面瘫。也可有轻度肢体偏瘫、闭经/肥胖、溢乳、眩晕、耳鸣、肢端感觉障碍和癫痫等少见的症状和体征。增大的病变可包裹颈内动脉。海绵窦海绵状血管瘤以海绵窦综合征（包括第Ⅲ、Ⅳ、V1、V2和Ⅵ脑神经）为主，突眼比较少见。

当妊娠时或病变血管腔突然充血时，症状和体征会突然加重恶化。

（四）影像学表现

1. X线片 头部X线片的典型表现为骨质破坏，包括鞍背、前后床突、视神经孔上部和颅中窝底。少见骨质增厚，钙化也较少见。

2. 脑血管造影 脑血管造影（DSA）可见供血动脉和引流静脉的染色区域。中颅窝的病变一般由颈外动脉的分支（特别是脑膜中动脉）和颈内动脉的海绵窦段分支特别是脑膜垂体干供血。血管造影还可显示由于病变占位造成的动脉及静脉移位。

3. 头部计算机断层扫描 CT表现易与脑膜瘤混淆。脑膜瘤CT骨窗像可见骨质破坏或增生。轴外CM少有骨质增厚。CT平扫表现为高密度，也可为等或低密度，在静脉注射增强剂后一般表现为均匀一致的增强。

4. 头部磁共振扫描 MRI对术前诊断有重

要作用，有助于鉴别海绵窦区脑膜瘤。轴外CM在MRI T_1像表现为等或稍高信号影，T_2像表现为明显均一高信号影，增强MRI可表现为均一或混杂增强。海绵窦区脑膜瘤除血管型脑膜瘤在T_2像表现为显著的高信号影外，大约80%的海绵窦脑膜瘤在T_1和T_2像上均表现为等信号或低信号影。

（五）与脑内海绵状血管畸形比较

虽然二者具有相同的病理组织学特征、轴外CM临床表现、影像学以及治疗方法等，但与脑内CM有着显著差异。

脑内CM症状表现决定于病变是否出血。幕上CM，特别是脑干内CM再出血，比癫痫的危险更严重。脑干及脊髓内CM常因再出血，导致神经体征反复发作进行性进展。轴外CM出血少见。轴外CM症状及体征主要由于其不断增长，对周围组织压迫及侵害造成，一旦被发现，CM体积已经很大。

（六）治疗

轴外CM手术中极易出血，应尽量完整切除，避免分块切除。病变与周围的神经血管结构关系紧密，术后常出现脑神经麻痹。巨大轴外CM主张手术前先行放射治疗，可以减少手术中出血。完整切除病灶手术后不会复发。在次全切除病例中，手术后放射治疗能抑制复发。

放射治疗后可取得明显治疗效果。病变在放射治疗后4~6个月体积缩小。

（王 硕 焦玉明 曹 勇）

参考文献

1. Akers A, Al-Shahi Salman R, I AA, et al. Synopsis of Guidelines for the Clinical Management of Cerebral Cavernous Malformations: Consensus Recommendations Based on Systematic Literature Review by the Angioma Alliance Scientific Advisory Board Clinical Experts Panel [J]. Neurosurgery, 2017, 80(5): 665-680.
2. Li D, Jiao YM, Wang L, et al. Surgical outcome of motor deficits and neurological status in brainstem cavernous malformations based on preoperative diffusion tensor imaging: a prospective randomized clinical trial[J]. J Neurosurg, 2018, 130(1): 286-301.
3. Lin F, Wu J, Wang L, et al. Surgical Treatment of Cavernous Malformations Involving the Posterior Limb of the Internal Capsule: Utility and Predictive Value of Preoperative Diffusion Tensor Imaging[J]. World Neurosurg, 2016, 88: 538-547.
4. Otten P, Pizzolato GP, Rilliet B, et al. 131 cases of cavernous angioma(cavernomas) of the CNS, discovered by retrospective analysis of 24, 535 autopsies[J]. Neurochirurgie, 1989, 35(2): 82-83, 128-131.
5. Tang AT, Choi JP, Kotzin JJ, et al. Endothelial TLR4 and the microbiome drive cerebral cavernous malformations [J]. Nature, 2017, 545(7654): 305-310.
6. Chibbaro S, Cebula H, Ganau M, et al. Multidisciplinary management of an intra-sellar cavernous hemangioma: Case report and review of the literature[J]. J Clin Neurosci, 2018, 52: 135-138.
7. Simonin A, Passaplan C, Sancho S, et al. Giant Extra-Axial Cavernous Angioma of the Falx: Case Report[J]. Neurosurgery, 2019, 84(3): E211-E214.

第三十五章　脊髓血管畸形

第一节　概　　述

脊柱脊髓血管畸形是一种罕见病。1885 年，Heboldt 就曾提出脊髓血管畸形可引起蛛网膜下腔出血，直到 20 世纪 60 年代脊髓血管造影术出现后，才对这种疾病的认识不断深入。文献中报道，脊髓血管畸形占椎管内占位病变 2%~11.5%，Lasjaunias 和 Berenstein 认为脊髓血管畸形发病率与脑血管畸形发病率相比有如脊髓与脑的体积之比，约为 1 : 4~8。

一、致病机制

脊髓血管畸形的致病机制比较复杂，其临床表现常是不同因素共同作用的结果，但各个因素在疾病进程的不同时期起主导作用。这些因素包括：

1．出血　有蛛网膜下腔出血或脊髓内血肿。蛛网膜下腔出血多表现为颈胸疼痛，逐渐出现头痛。伴有或不伴有脊髓功能障碍或局部神经根刺激症状。有的患者因病情进展迅速，甚至会出现意识障碍，临床常忽略较轻的脊髓功能障碍，首先诊断为自发的颅内蛛网膜下腔出血。头部 CT 显示第四脑室出血，也可向上布满整个蛛网膜下腔。有的病例头部 CT 未显示明显出血，而腰椎穿刺证实为蛛网膜下腔出血。脊髓内血肿都会造成严重的脊髓功能障碍，通过查体和磁共振检查，可以得到定位和定性诊断。

2．动脉偷流　有较大或较多动静脉瘘的脊髓血管畸形，脊髓正常血供向动静脉短路偷流，造成脊髓灌注减少，引起进行性脊髓功能障碍。

3．占位效应　血管畸形团对脊髓造成直接压迫、血管畸形内存在逐渐扩大的动脉瘤、血管畸形的引流静脉有瘤样扩张，均可以形成占位效应压迫脊髓引起症状。

4．椎管内静脉高压　正常的脊髓静脉直接接受来自血管畸形的动脉血，造成静脉压力增高，而且部分病例中，向椎管外的静脉引流出路明显减少，造成脊髓静脉压进一步升高，引起脊髓淤血性水肿。

二、临床表现

脊髓血管畸形临床表现可分为“逐渐进展性脊髓功能障碍”以及“突发脊髓功能障碍”两大类。约 85% 的脊髓血管畸形患者表现为进展性脊髓功能障碍，表现为持续数月甚至数年的进展性感觉缺失、下肢力弱伴或不伴有二便障碍。约 10%~20% 的脊髓动静脉畸形患者表现为突发脊髓功能障碍，主要发生在出血起病的病例，包括蛛网膜下腔出血、脊髓出血、硬脊膜外血肿等。

第二节　分　　类

目前脊柱脊髓血管畸形的定义和分类还没有得到统一。2002 年 Spetzler 等基于病理生理、神经影像学特征、手术中所见和神经解剖，提出分类系统（表 35-2-1）。

表 35-2-1　Spetzler 脊柱脊髓血管畸形的分类

一级分类	二级分类	三级分类		
肿瘤性血管病变	血管母细胞瘤			
动脉瘤				
动静脉病变	动静脉瘘	硬脊膜外		
		硬脊膜内	背侧	小型瘘
				中型瘘
				大型瘘
			腹侧	单支供血
				多支供血
	动静脉畸形	硬脊膜外		
		硬脊膜内	髓内	致密
				弥散
			髓内外	
			圆锥部位	

首都医科大学宣武医院神经外科组提出分类标准（表 35-2-2）。

表 35-2-2　脊柱脊髓血管畸形的分类标准

脊柱脊髓血管畸形的分类
一、硬脊膜内病变 1. 脊髓 2. 脊髓毛细血管扩张症 3. 脊髓动静脉畸形（SAVM） 4. 髓周动静脉瘘（SAVF） 5. 终丝动静脉瘘 6. 神经根动静脉瘘 7. 脊髓动脉瘤
二、硬脊膜动静脉瘘（SDAVF）
三、椎管内硬脊膜外病变 1. 动静脉畸形 2. 动静脉瘘
四、椎管外病变 1. 椎旁动静脉畸形（PVAVM） 2. 椎旁动静脉瘘（PVAVF）
五、椎体血管瘤
六、体节性脊柱脊髓血管畸形 1. 皮肤－肌肉－脊柱－硬膜－脊髓血管畸形（完全型，Cobb 综合征） 2. 累及相同体节两个结构以上的血管畸形（部分型）

注：部分病变可伴有其他遗传性（HHT、NF 等）、先天性（皮肤、肌肉、脊柱异常）或获得性（外伤、退行性变、感染等）疾患

脊柱脊髓血管畸形不仅累及脊髓，还累及脊髓周围的解剖结构，如椎体和椎旁的软组织，并且大部分可以造成脊髓功能障碍，所以不应仅称为脊髓血管畸形，而应称为脊柱脊髓血管畸形。其中脊髓、脊髓动静脉畸形、髓周动静脉瘘、硬脊膜动静脉瘘和 Cobb 综合征最为常见。

脊髓磁共振影像是临床诊断主要依据（图 35-2-1）。与毛细血管扩张症和动静脉畸形之间是否存在移行关系，尚存在争论。

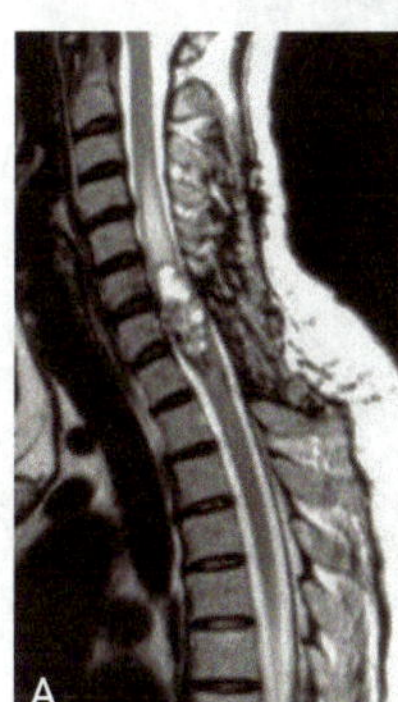

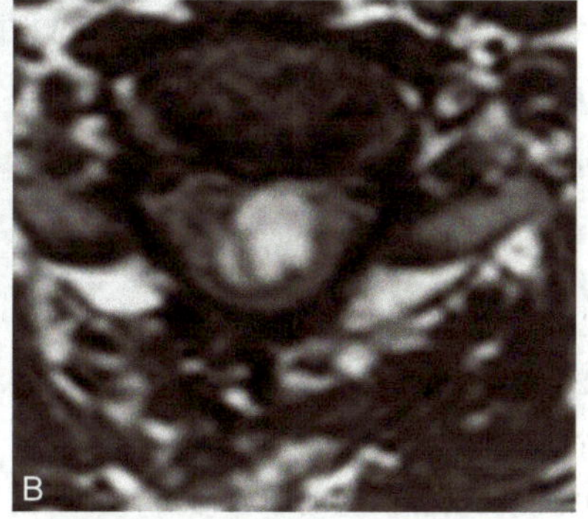

图 35-2-1　脊髓海绵状血管畸形 MRI 表现

脊髓动静脉畸形可以完全位于软膜外脊髓表面，也可以部分位于软膜下、部分在软膜外，而仅有少部分完全位于软膜下，即髓内脊髓动静脉畸形（图 35-2-2）。

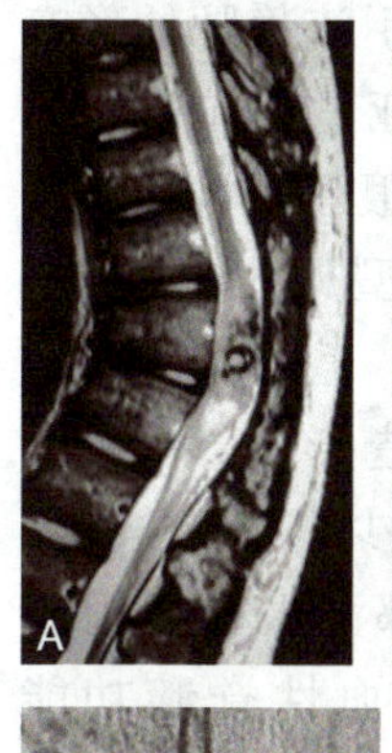

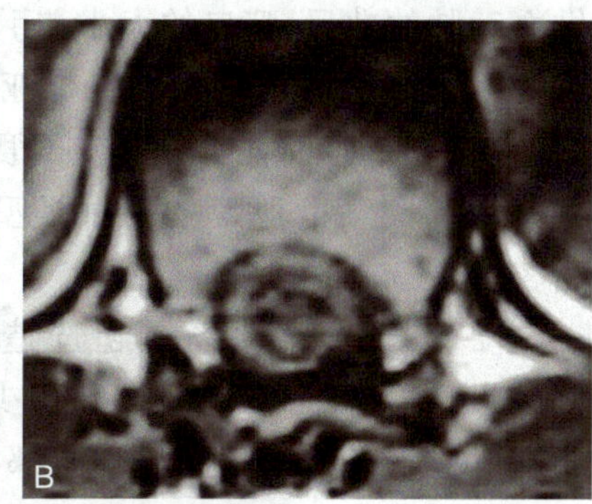

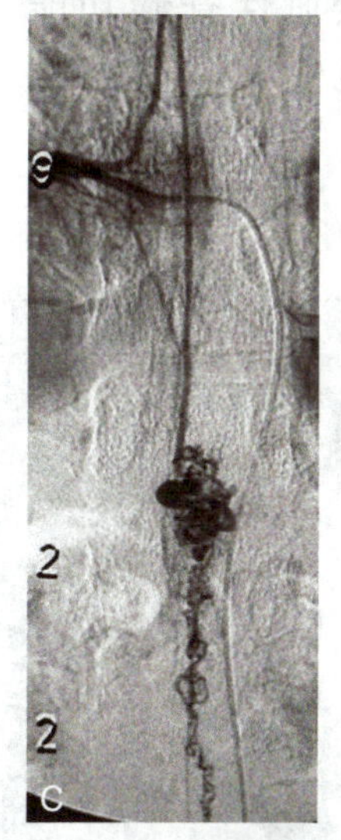

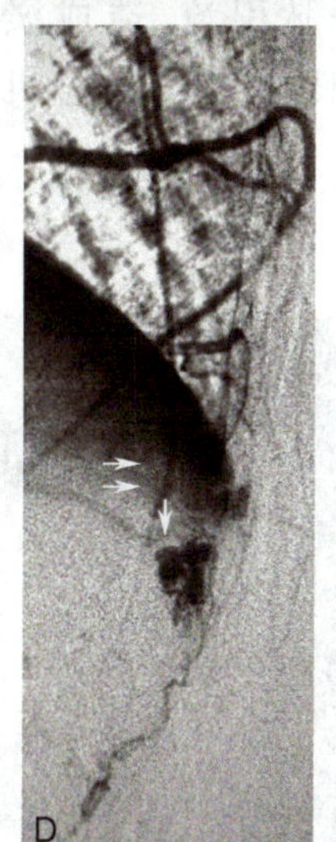

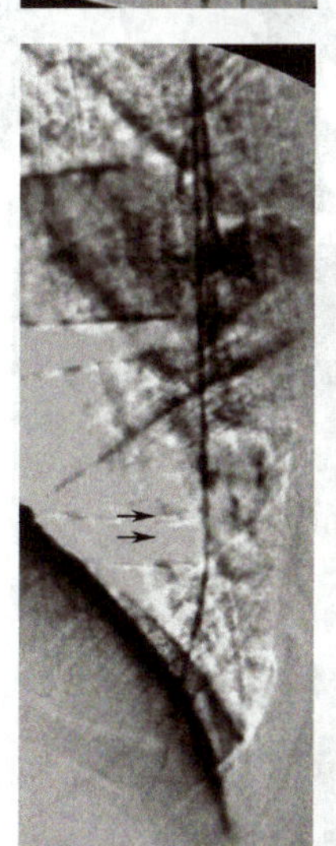

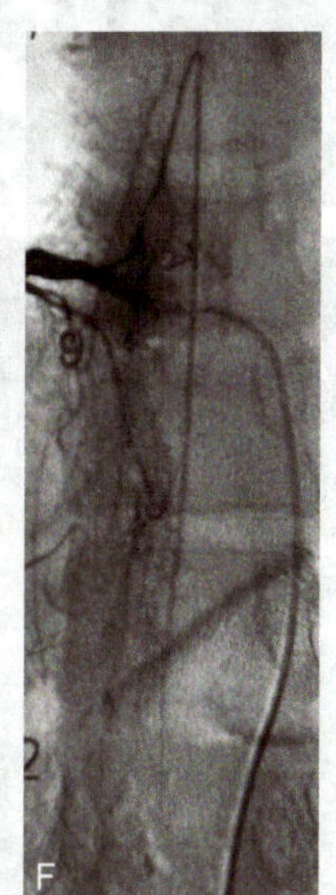

图 35-2-2　脊髓动静脉畸形（髓内型）

患者，男，15 岁。突发截瘫后部分恢复。A、B. MRI 显示髓内动静脉畸形和血肿。C、D. 脊髓血管造影显示由脊髓前动脉（双箭头）发出的前正中沟动脉（单箭头）向畸形团供血。E、F. 手术切除畸形血管团，术后造影复查，畸形团消失，脊髓前动脉保持通畅

脊髓动静脉瘘一般都位于髓周，所以直接将这一类型称作髓周动静脉瘘，它与脊髓动静脉畸形的最主要区别是有无畸形血管团，二者是一个相对的概念。本文仍然遵循以往的分类，按照供血动脉的数目、瘘口的大小和引流静脉的形态结构将髓周动静脉瘘分为三个亚型。在一些典型的病例中，通过脊髓血管造影很容易将二者区分开。髓周动静脉瘘的三种类型见图 35-2-3~图 35-2-5。

硬脊膜动静脉瘘在超选造影中，不同病例的硬脊膜上的瘘口大小和多少有所不同，甚至有一些是畸形团的表现，但都汇入一条根髓静脉向髓周静脉引流，造成淤血性脊髓功能障碍，而且一般认为其发生机制都是一致的（图 35-2-6）。

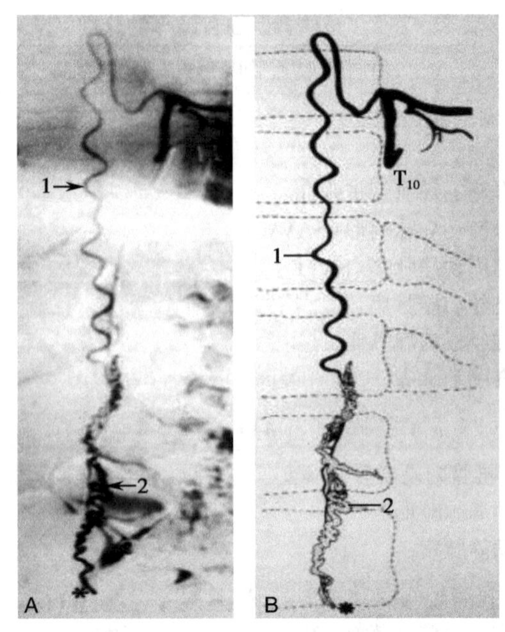

图 35-2-3 Ⅰ型，有单一小瘘口

供血动脉（1）和引流静脉（2）较细，治疗的方法是手术切断瘘口

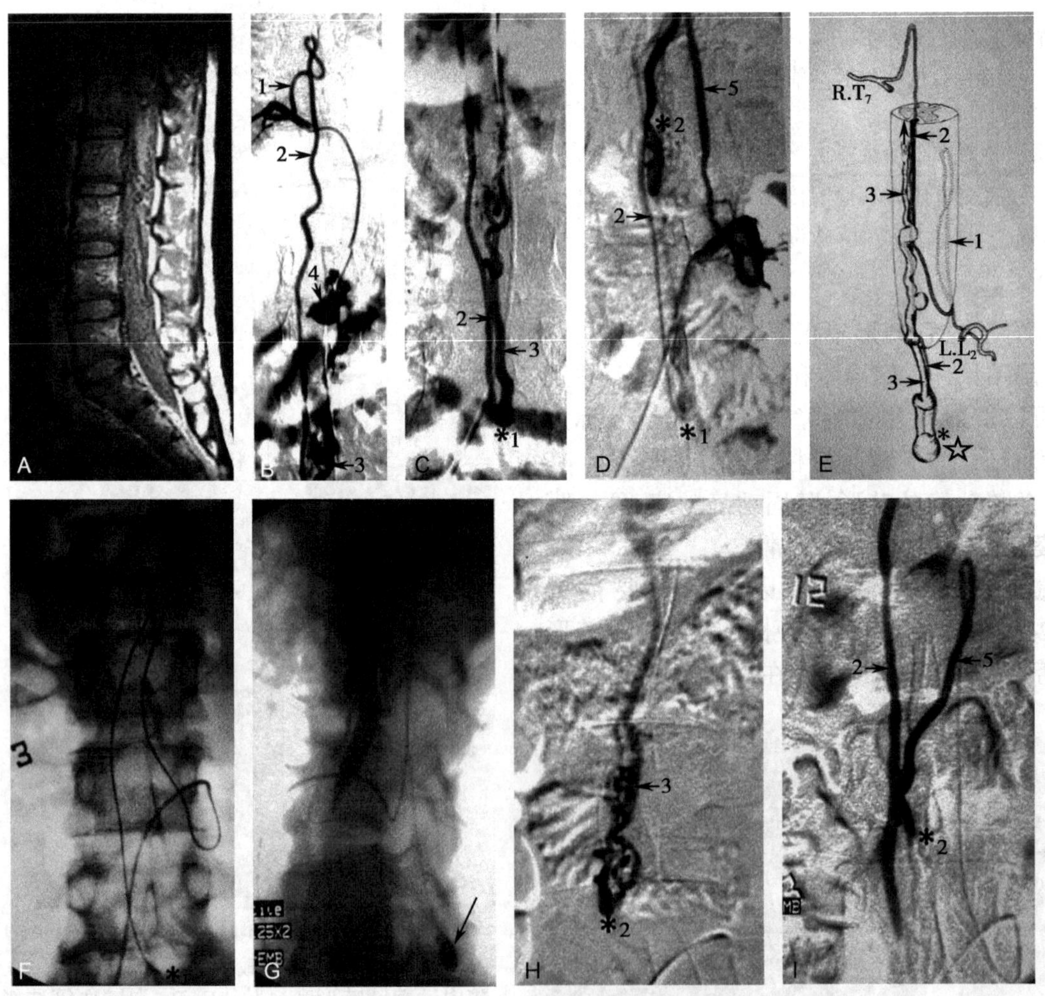

图 35-2-4 Ⅱ型，有一个或多个瘘口

动脉（1、2）和静脉（3、4）稍粗。本例为脊髓前动脉供应的单一瘘口，瘘口处有一个小的动脉瘤，用弹簧圈栓塞瘘口，造影复查，瘘口消失

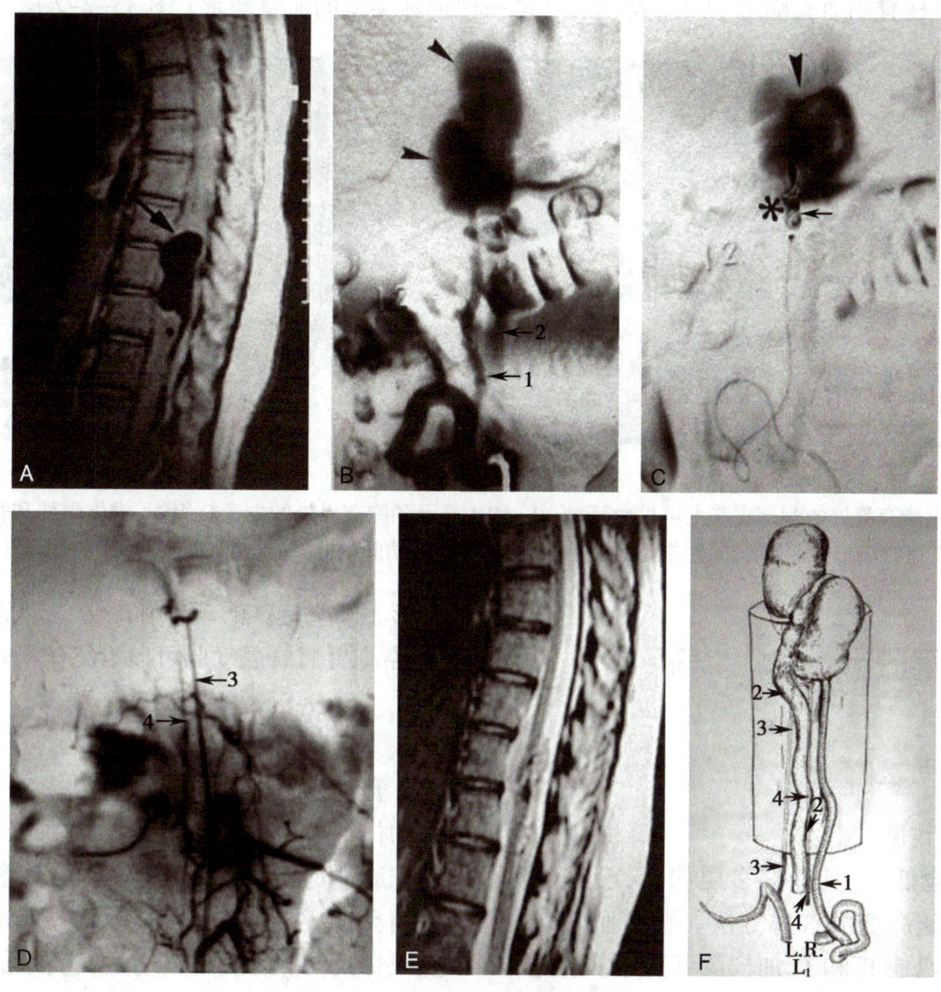

图 35-2-5 Ⅲ型，有多个瘘口

多支动脉供血（1、3、4），静脉（2）粗大，有巨大的静脉球（箭头），用弹簧圈和球囊栓塞瘘口，一年后造影复查（P），瘘口和静脉球消失，患者恢复到正常（图中星号代表瘘口）

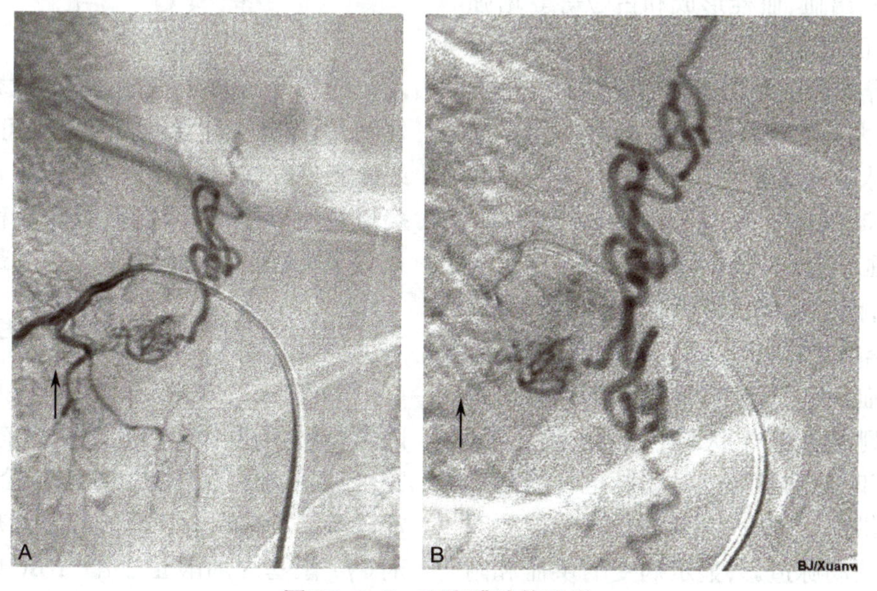

图 35-2-6 硬脊膜动静脉瘘

R-T_{10} 肋间动脉造影（A）和超选择性血管造影（B），显示神经根袖套处呈畸形团样表现

体节性脊柱脊髓血管畸形（Cobb 综合征）是一种特殊类型的血管畸形（图 35-2-7）。

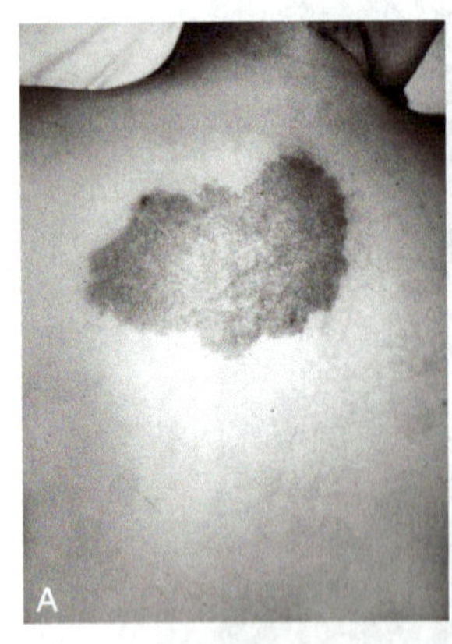

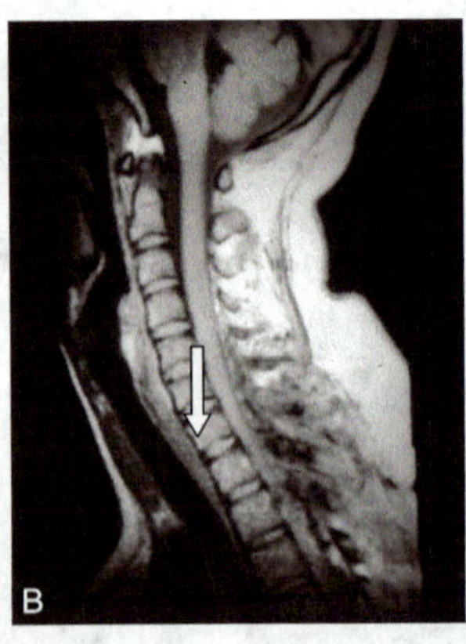

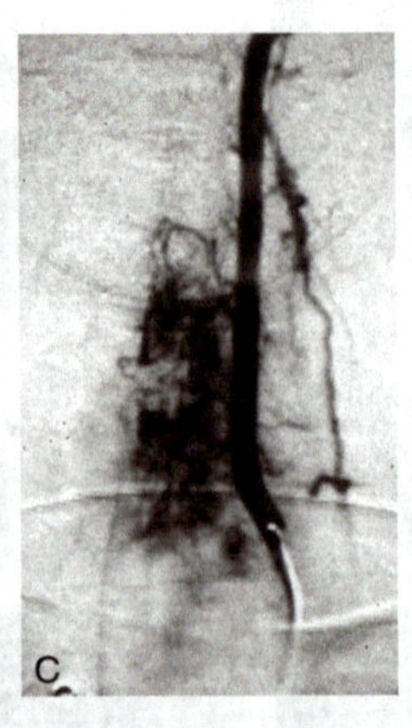

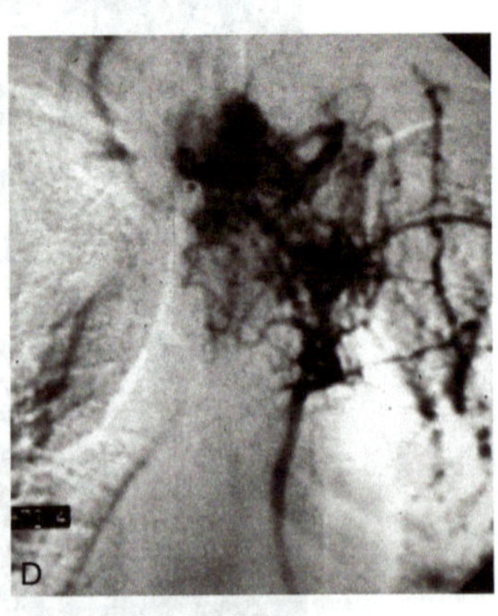

图 35-2-7　Cobb 综合征

A. 颈胸交界处的背部皮肤上可见血管瘤；B. MRI 显示颈胸交界处的椎旁软组织、椎体附件和脊髓都有血管畸形（箭头）；C. 左椎动脉造影；D. 左胸 3、4 肋间动脉造影显示椎旁及脊髓动静脉畸形

第三节　诊　　断

一、辅助检查

（一）磁共振（MRI）

MRI 风险低，并且能够多层扫面，已经成为初步诊断脊髓病变的首选方法。脊髓血管畸形在 MRI 的表现是 T_1 和 T_2 加权像可见异常的蛇样血管流空信号，这些流空信号是血液在迂曲扩张的脊髓血管中流过造成的，可以位于脊髓内，也可以位于脊髓周围。MRI 对评价相关病变也很有价值，如脊髓水肿、出血、血栓形成和占位等。增强 MRA 可以显示正常或异常的硬脊膜内或椎旁引流静脉。发现异常静脉有助于诊断脊髓血管畸形和血管性肿瘤，尤其在硬脊膜动静脉瘘中，可以通过检查引流静脉确定动静脉瘘的节段。

（二）数字减影血管造影

数字减影血管造影（DSA）是评价脊髓血管畸形的"金标准"，能够明确诊断并进行分类和决定进一步治疗方案。DSA 显示病变的血管构筑、附近脊髓的正常血供和脊髓前、后动脉的走行。颈部病变需行双侧椎动脉、甲状颈干、肋颈干及上肋间动脉造影，有时枕动脉和咽升动脉也可能通过侧支吻合间接供血。胸段和上腰段造影，需要双侧肋间动脉和腰动脉造影，显示病变的供血和附近脊髓的正常供血。如果腰动脉造影仍不能发现异常，则需进一步行双侧髂内动脉及骶正中动脉造影。某些特殊的动静脉畸形或动静脉瘘发生在骶尾部，并且脊髓动脉可以沿终丝上升供应脊髓。

二、鉴别诊断

脊髓血管畸形临床表现缺乏特异性，没有单一的体征或具体症状提示脊髓血管畸形，需要与颈椎病、肌萎缩性侧索硬化症、椎间盘疾患、肿瘤、脊髓炎、脊髓空洞症、多发硬化等疾病相鉴别。虽然硬脊膜动静脉瘘可以通过发病年龄和临床表现等与硬膜内动静脉畸形进行鉴别，但准确诊断必须依靠影像学资料。

第四节　治　　疗

随着介入神经放射学和显微神经外科飞速发展，一部分脊柱脊髓血管畸形可以通过手术和/或栓塞手段进行根治。治疗原则是去除或者闭塞瘘口及畸形团，不损伤供血动脉和引流静脉。而且对于脊髓组织的损伤要减少到最小。

一、各类脊髓血管畸形治疗

1. 脊髓动静脉畸形　尽早去除导致出血的因素，最大限度保全脊髓功能的前提下，尽可能地完全消除畸形团。治疗方法有栓塞治疗、手术治疗以及二者结合。理想的栓塞治疗是用液体栓塞剂（γ- 氰基丙烯酸正丁酯，NBCA）栓塞，将微导管超选择导入畸形团内，确定没有向脊髓供血的侧支存在。脊髓血管一般细而长，栓塞时需要选择细而柔软的微导管和微导丝。栓塞剂的浓度要适当,注入要精确。以出血为起病表现的畸形中,如果发现明确的动脉瘤或假性动脉瘤,应将其作为主要栓塞目标。如果动脉瘤位于畸形团内或者是引流静脉近端,导管可以到达目标部位,则使用NBCA进行栓塞,NBCA的致凝性很强,较少量的胶就可以达到闭塞动脉瘤的目的,注入过多反而会引起脊髓内占位效应。导管无法到达目标部位者,可以在供血动脉中注入PVA颗粒,颗粒随血流漂入畸形和动脉瘤内。如无法避开正常脊髓的供血动脉,可采用可控式弹簧圈栓塞动脉瘤。如果出血原因是位于畸形供血动脉主干上的动脉瘤破裂,应选用可控式弹簧圈进行栓塞,但是不仅要保证载瘤动脉的通畅,还要防止由于畸形团消灭后血管收缩引起的载瘤动脉闭塞。

有的畸形团比较弥散,手术切除较为困难。有的动静脉畸形完全位于脊髓前方,常规后正中手术入路较为困难。其他位于脊髓背面、侧方、侧前方,甚至脊髓实质内的动静脉畸形,均可以手术切除。手术的关键是在高倍手术显微镜下,结合脊髓血管造影和部分栓塞的畸形血管,辨别供血动脉和引流静脉的来龙去脉,分辨畸形血管与正常脊髓组织界限,用精细的显微手术器械仔细将畸形团分离并切除。有的血管畸形需要切开脊髓才能显露,可根据病变具体部位,选择后正中沟、脊髓后根入髓区腹侧以及脊髓背面最薄的部位将脊髓切开,然后切除畸形血管。

2. 脊髓海绵状血管畸形 脊髓海绵状血管畸形(CM)出血可以引发症状,发作间歇期可有数年,病情的间歇期,患者神经系统症状稳定。复发出血患者神经功能障碍加重。

出现症状的脊髓海绵状血管畸形应采用手术治疗。术中发现病变和脑内海绵状血管畸形类似。显微镜手术,可以发现在病变周边有分界明显的胶质增生层。手术治疗的目的应该是全部切除病变。

3. 髓周动静脉瘘 无论何种类型的髓周动静脉瘘,其治疗的原则都是消灭瘘口。治疗的方法包括手术和栓塞。理想的治疗是闭塞或者切除瘘口和引流静脉近端。Ⅰ型髓周动静脉瘘的供血动脉段细,瘘口很小,手术切除瘘口是理想选择。Ⅱ型和Ⅲ型的髓周动静脉瘘,可通过粗大的供血动脉进行栓塞,无法栓塞的瘘口,可以手术切除。栓塞材料可以用球囊、弹簧圈或者液体栓塞剂。如果引流静脉长而迂曲,栓塞和手术后需要行抗凝治疗,以防止血栓过度形成,使脊髓的正常引流静脉发生闭塞。

4. 硬脊膜动静脉瘘 治疗的原则是阻断引流静脉的近端。治疗方法有手术或者栓塞,手术的方法是切断硬脊膜内引流静脉近端。栓塞只能选用液体栓塞剂通过瘘口弥散到引流静脉近端。使用固体栓塞物栓塞硬脊膜动静脉瘘的复发率很高。用液体栓塞剂栓塞前必须确认该节段和相邻节段没有正常脊髓动脉发出,以避免脊髓缺血并发症的发生。栓塞或手术后可根据引流静脉形态考虑是否进行部分抗凝治疗,以防止血栓过度形成,闭塞了脊髓的正常静脉引流。

5. 体节性脊髓血管畸形 例如Cobb综合征,这类血管畸形累及了发生于同一体节的脊髓、椎体、肌肉和皮肤。造成脊髓功能障碍的原因可以有出血、占位压迫、动脉偷流和静脉高压等。目前这种疾患不可能达到解剖治愈。但是可以通过栓塞减少偷流、减少出血危险和减轻椎管内静脉高压等,达到改善症状的目的。以出血或者压迫脊髓起病者,可以在栓塞的基础上,用手术切除椎管内畸形部分。

二、预后及转归

硬脊膜动静脉瘘是可以通过显微外科手术或血管内治疗达到解剖治愈,阻止患者脊髓功能进一步恶化。但术前脊髓功能状态是影响预后最重要因素,术后45%~70%的患者运动及二便功能得到不同程度改善,约30%患者脊髓功能与术前持平。

脊髓动静脉畸形和脊髓动静脉瘘因其构筑复杂,文献报道的脊髓动静脉畸形的解剖治愈率仅为27%,术后长期随访发现其术后脊髓功能的改善率为31%,46%的患者术后临床症状稳定,仍有23%患者脊髓功能在术后持续恶化。脊髓动静脉瘘解剖治愈率可达72%,长期随访结果:44%的患者脊髓功能得到改善,56%的患者症状基本同术前。脊髓的疗效受多种因素影响,包括患者术前神经功能状态、病变部位、手术时机、术中神经电生理监测等。

(张鸿祺)

参考文献

1. 凌锋,李铁林,刘树山. 介入神经放射学[M]. 北京:人民卫生出版社,1991.
2. 缪中荣,凌锋,王大明,等. 64例髓内血管畸形的血管结构与出血关系的探讨[J]. 中华放射学杂志,1998,10(32):29-31.
3. 张鸿祺,凌锋,李萌,等. 脊髓血管胚胎发育的研究对脊髓血管畸形治疗的指导[J]. 中华神经外科杂志,2002,18(3):153-156.
4. Hashimoto H, Iida J. Spinal dural arteriovenous fistula with perimesencephalic subarachnoid haemorrhage[J]. J Clin Neurosci, 2000, 7(1): 64-66.
5. Lee JH, Chung CK, Choe G, et al. Combined anomaly of intramedullary arteriovenous malformation and lipomyelomeningocele[J]. AJNR Am J Neuroradiol, 2000, 21(3): 595-600.
6. Gross BA, Du R, Popp AJ, et al. Intramedullary spinal cord cavernous malformations[J]. NEUROSURG FOCUS, 2010, 29: E14.
7. Lee YJ, Terbrugge KG, Saliou G, et al. Clinical Features and Outcomes of Spinal Cord Arteriovenous Malformations: Comparison Between Nidus and Fistulous Types[J]. STROKE, 2014, 45: 2606.

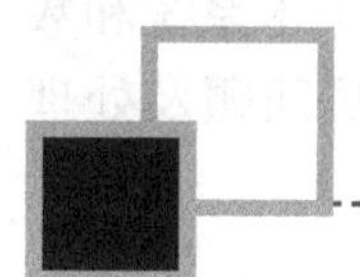

第三十六章 脑血管病复合手术

第一节 复合手术室

神经血管疾病主要指脑或脊髓血管异常所致的疾病，以神经血管疾病为主要研究对象，诞生和发展了以手术为主要干预手段的神经血管外科和神经介入外科。然而，面对复杂的神经血管疾病，如复杂颅内动脉瘤、巨大或功能区脑动静脉畸形、颅内动脉瘤合并多节段脑和/或冠状动脉狭窄等，单纯显微外科手术或单纯介入手术难以提供安全、微创和有效的诊治。随着血管神经外科与介入技术的进步及临床需求的凸显，神经血管复合手术及手术室应运而生，并逐渐成为神经血管疾病诊疗领域的一项重要内容。

复合手术室（hybrid operating room，HOR）是集外科手术室功能、介入导管室功能和信息集成功能为一体的新型手术操作空间。依照临床医学学科可分为神经外科 HOR、胸外科 HOR、创伤外科 HOR 等。复合手术室的出现从真正意义上实现了显微外科与血管内介入手术的无缝衔接和转换，明显提高了诊疗效率和诊疗效果，降低了治疗发风险，减轻了患者痛苦。

一、复合手术室的诞生与发展

最早的复合手术可以追溯到 20 世纪 60 年代，首先血管外科开展的“血管切开取栓”手术。不久，复合手术被心脏外科医生用于治疗动脉导管未闭，随即在心血管领域得到快速发展和应用。早期的复合手术多为分期完成，即血管内治疗操作在外科手术前或后，在介入导管室单独进行。20 世纪末期，随着数字减影血管造影（digital subtraction angiography，DSA）设备不断发展，血管外科开始提出复合手术室的概念，即在洁净外科手术室内配备有如固定 C 型臂（后期包括 CT、MRI）等先进医疗成像设备，形成一个可以同时进行血管内治疗与外科微创手术治疗的环境，不仅解决了单一手术模式的不足，还减少了患者的转运，缩短治疗时间，降低治疗费用。

早在 2000 年，美国耶鲁大学医学院 PUAY-YONG NG 等报道了在复合手术室内治疗床突旁动脉瘤的经验。2006 年，MURAYAMA 报道了在神经外科手术室配备双平板 DSA 进行 332 例脑血管外科手术，并指出复合手术室是未来治疗神经血管疾病的重要方向。可以说，神经血管 HOR 的应用虽不及心血管领域广泛，但发展迅速，是脑血管疾病治疗领域不可或缺的关键内容。本节将重点阐述神经血管 HOR 的主要配置与要求。

二、基础设施与设备

（一）一般性配置

无菌性、温度、通风、照明、消防安全等一般的手术室要求同样适用于神经血管复合手术室。此外，需满足诊断性血管造影导管室的条件，墙壁、门、地板、天花板的射线防护应达到国家标准，满足放射防护要求。高压注射器、麻醉机、监护仪、铅衣或铅屏风等一般性配置不赘述。

（二）必备配置

1. 空间大小 与普通手术室相比，复合手术室内设备多而且活动性强，手术室所需空间应大于普通手术室。为了满足设备安装及临床使用需求，除了手术的操作间外，还应该包括：设备间、控制室和储藏室等辅助性功能用房。

一般要求复合手术室装修完成后的使用面积大于 $70m^2$（建议尺寸为 8m×9m）。同时，为满足血管造影系统机柜的安装要求及医技人员操作空间要求，必须设置独立的设备间和控制室。设备间面积应大于 $20m^2$，控制室面积应该大于 $15m^2$。手术室结构高（梁下高度）宜大于 4m，以满足天花固定设备和净化风管等安装要求。

神经血管外科复合手术室必需配备有充足的（无菌及非无菌）储藏室，用于储藏显微外科设备、体外循环设备和介入器材等。在设定神经血管外科复合手术室时，应预留一部分空间，以便满足未来更多的血管内治疗、显微外科或其他（如高频聚焦超声）治疗相关设备。经屏蔽的控制室也应该包含足够的空间放置所有的手术系统和数据存储系统，便于非无菌的工作人员回顾及处理术中影像数据（图 36-1-1）。

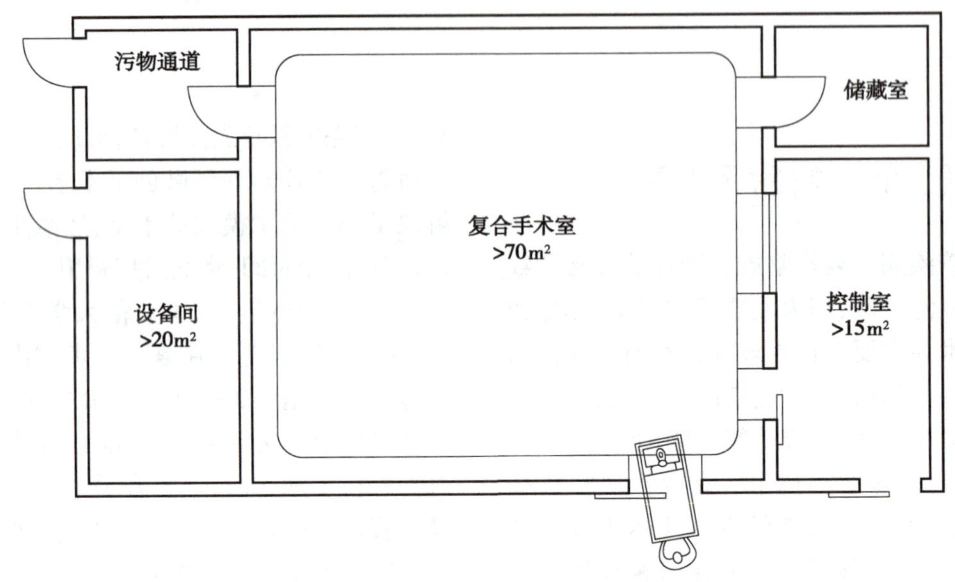

图 36-1-1 复合手术室空间布局图

复合手术室空间布局示例，除手术室外，还包括设备间、控制室和储藏室等辅助性功能用房。

2. 洁净度要求 神经血管外科复合手术室洁净等级必须为Ⅰ级，手术区空气洁净度级别为Ⅴ级（百级），周边区空气洁净度级别为Ⅵ级（千级）。主要辅助用房洁净等级宜符合表 36-1-1 的规定。

表 36-1-1 辅助用房洁净等级标准

	用房名称	洁净用房等级
洁净区内的洁净辅助用房	需要无菌操作的特殊用房	Ⅰ～Ⅱ
	体外循环室	Ⅱ～Ⅲ
	手术室前室	Ⅲ～Ⅳ
	刷手间	
	术前准备室	
	无菌物品存放室、预麻室	
	精密仪器室	Ⅳ
	护士站	
	洁净区走廊或任何洁净通道	
	恢复（麻醉苏醒）室	
	手术室的邻室	无

3. 吊塔 由于复合手术室洁净度要求较高，且移动设备较多，地面上的管道线路等不利于洁净度控制，会给移动设备带来不便，所以要尽量多利用吊塔来提供电力、气体通路及放置小型设备等。此外，一体化手术室中的吊塔还具备了提供各种视音频线缆通路的功能，最大限度地对手术室线缆进行合理管理，如麻醉塔和外科设备塔。

吊塔有电动和非电动、单臂和双臂的区别（图 36-1-2）。电动吊塔是通过马达升降，而非电动吊塔只能机械的移动位置而不能升降。另外双臂吊塔的活动半径比单臂吊塔的活动半径更大，且双臂吊塔可以折叠，在操作过程中更为灵活，其覆盖面包含了整个活动半径围成的圆面。

复合手术室中吊塔数量及类别的选择应根据具体临床需求并结合所选择的血管造影系统来决定，在满足临床需求的同时，还应该避免与其他手术室内的设备发生碰撞。

通常复合手术室的吊塔，在功能上与常规百级手术室类似，主要用于麻醉科、外科（包含开放类和微创类手术）、显示器悬吊等功能。因此在气体、电源、弱电接口、仪器平台、附件的选择上可根据临床实际需求进行选择。需要特别留意的是臂

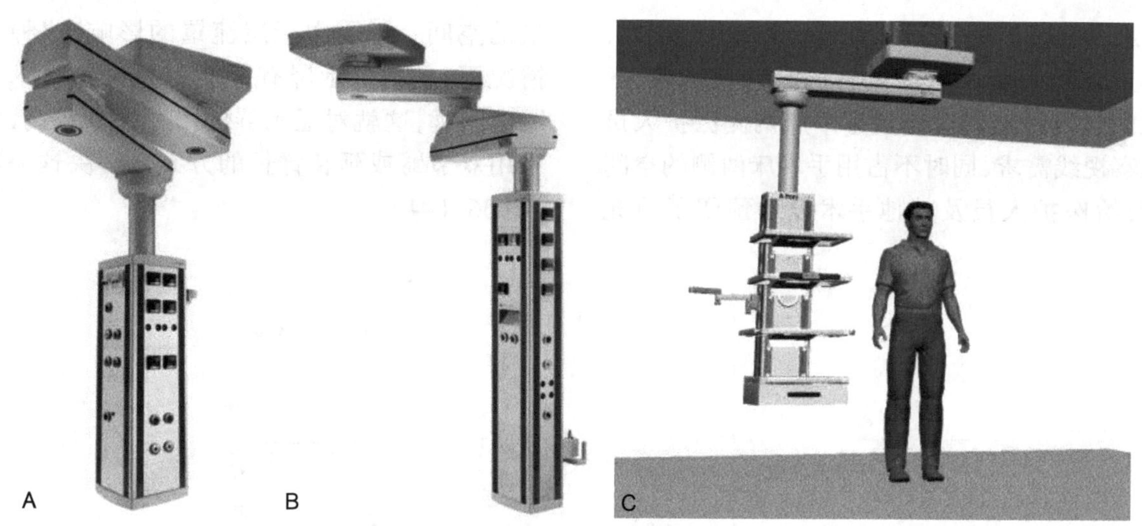

图 36-1-2　手术室吊塔

示双臂非电动吊塔、双臂电动吊塔、单臂非电动吊塔

长选择。由于复合手术室面积大，且影像设备对于活动空间及装修吊顶空间有较大要求，因此宜选择加长型电动双臂吊塔，推荐臂长在 2 米以上，确保操作方便、灵活并有足够的活动空间，确保吊塔能够避开影像设备的活动空间。

4. 悬吊显示屏　神经血管复合手术室需要强大的影像技术支撑，因此手术室必须配有足够的高质平面屏幕电视监视器，或通过透视、外科显微镜为所有手术人员提供术前和术中影像。另外，十分重要的是所有手术相关人员都应能看到患者的生命体征及其他术中监测参数。比如手术时有时需要控制患者血压，实时生命体征的可视化就十分重要，突然变化的生命体征往往提醒术者可能存在潜在的并发症。

复合手术室中悬吊显示屏分为吊塔式和轨道式（图 36-1-3）。吊塔式悬吊显示器天花占用空间较小，覆盖范围可根据吊塔的臂长进行调节，布置相对灵活，在避免与其他设备部件发生碰撞的前提下，可根据临床需要放置于手术室任意位置。轨道式悬吊显示器可根据布置形式满足不同的屏幕观察视线要求，布置形式通常分为平行于手术床放置于手术床单侧或双侧，及垂直于手术床放置于床尾端，轨道式悬吊显示器覆盖范围广，但天花占用空间较大，需要避免与其他天花固定设备发生碰撞。

悬吊显示屏布置于手术床左侧时，显示屏在沿手术床的方向移动范围较大，手术床右侧的医生可随时根据需要调整显示屏的位置以达到最佳观察效果。但这种布局情况下不利于手术床左侧的医生对显示屏的观察，若需满足手术床两侧医生的观察视线需求，可在手术床两侧布置悬吊显示屏。同时，这种布局由于显示屏的移动需要占用一部分空间，在手术床的单侧或双侧不利于医护人员的站位。

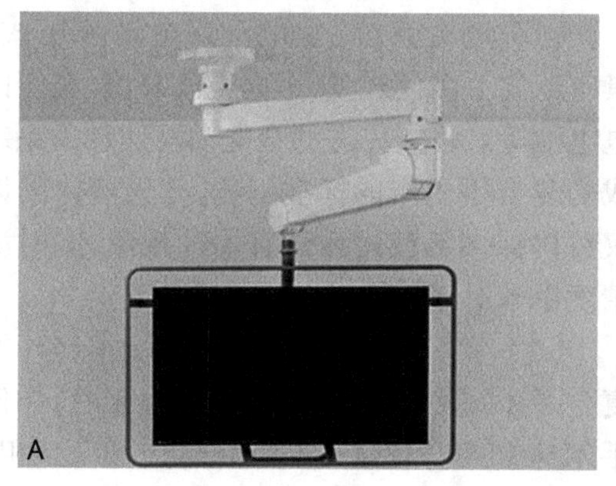

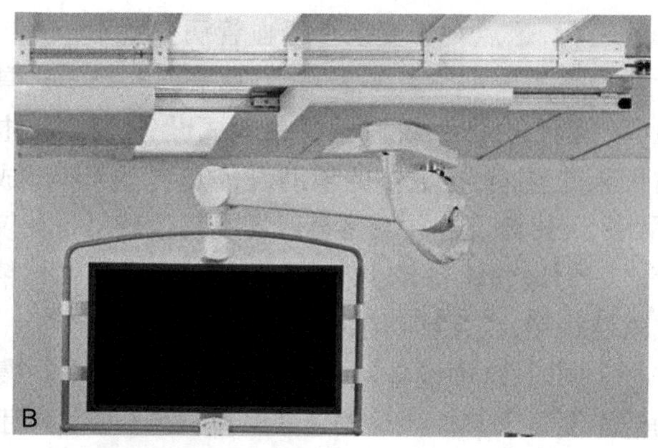

图 36-1-3　悬吊显示屏

示吊塔式悬吊显示器、轨道式悬吊显示器

悬吊显示屏垂直于手术床布置于床尾端时，显示屏在垂直于手术床的方向移动范围较大，最大的优点是能同时满足手术床两侧医护人员的观察视线需求，同时不占用手术床两侧的空间位置，给医护人员及其他手术设备预留了更充足的空间。但受限于层流罩的影响，这种布局情况下，悬吊显示屏有可能距离医生手术位的距离稍远，这就对显示屏的吊臂要求较高，如可采用双节臂或延长臂长的方案来解决这一问题（图 36-1-4）。

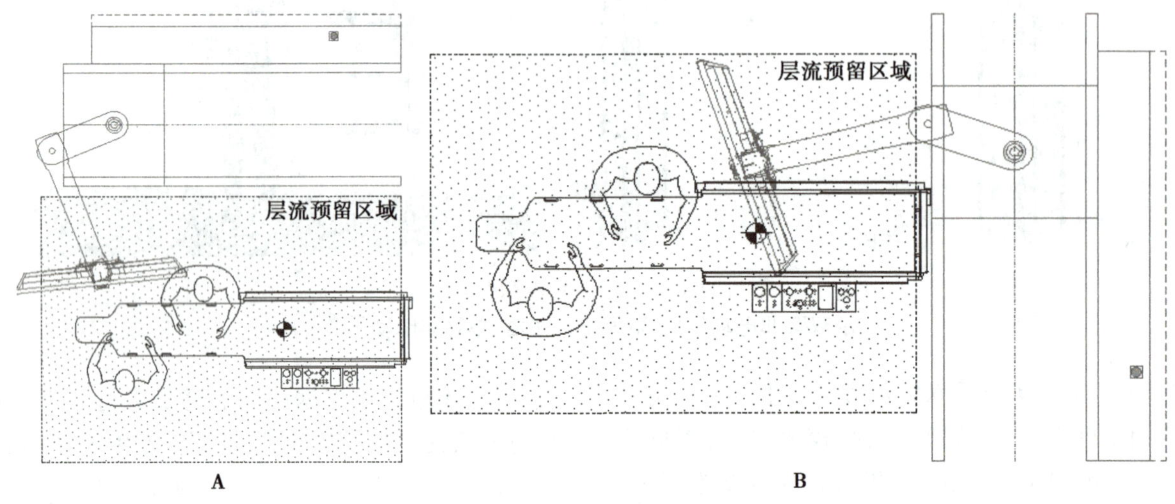

图 36-1-4　悬吊显示屏布局

示悬吊显示屏布置于手术床左侧、悬吊显示屏垂直于手术床

综上所述，神经血管复合手术室对悬吊显示屏的要求很高，这就需要在选择显示屏的形式及布置方式时结合临床需求及手术室空间大小进行综合考虑。

5. 血管造影和介入系统　多轴全方位机器人式血管造影和介入系统是复合手术室内最为重要的设备。该系统由多轴机器人 C 臂及手术床构成，能在不移动手术床的情况下进行术中 2D/3D 造影及 DynaCT 成像。该系统不但能提供无框架导航及大容量横断面 CT 成像，更方便了血管内治疗与外科手术间的切换，几乎不影响术中麻醉的施行，这点对于复杂神经血管病变手术而言十分重要。

血管造影和介入系统宜选择落地式设备，尽量少占用天花空间，让更多的辅助设备安装于天花，如吊塔、无影灯、层流、悬吊显示器及其他悬吊设备等。因为地面设备越少，医护人员在手术室的动线就越顺畅，相互影响越小，越有利于手术的顺利进行。同时，地面设备越少，也有利于满足手术室的洁净度要求。

6. 可透线床板与头架及其附加系统　影像设备所配置的床可以分为影像设备公司提供的血管床和由专业的手术床公司提供的多功能复合手术室手术床两大类。前者比较适合于介入手术，床板虽具有透光性，但无法形成多种体位角度，通常用于对体位相对要求比较简单的导管室；而后者除具备透光性能，更可为神经外科提供多种不同手术和扫描所用体位，如仰卧、俯卧、沙滩椅位、床面倾斜等，且其独特的台面更换功能，可根据不同手术类型（介入或外科），配置 2 种甚至多种不同功能的手术台面，物尽其用。按驱动类型分类，手术床分为电动和非电动两种。电动手术床是目前主流配置。电动手术床主要参数包括：

（1）动力系统：全电动或电动液压式、是否具有双向手术模式、床下净空间高度、是否配置充电电池等。目前先进的全电动马达动力系统逐渐成为复合手术床的标准配置，其无液体的设计不仅可确保多年使用后没有漏油现象，同时满足高精度手术对于体位精度的要求。

（2）手术床与影像设备的联动配合：在使用复合手术室专用手术床替代血管床时，如何确保手术床和影像设备之间的行动一致、互相联动，避免设备之间的碰撞，减少为患者、医护人员、设备带来的风险，是首要考虑的因素。因此手术床通常采用地面固定安装的方式，预埋电源和相应的通信线路，在机房内与影像设备互联，让 2 台设备之间可以自由通信，不仅可以联动和避免碰撞，更可以使用影像设备的控制平台对手术床进行控制，犹如一体。

（3）操作方式：有线控制、台柱应急控制、无线控制、影像设备集成控制、数字一体化系统集成控制（如配有数字一体化系统）。

（4）材料：床面材料、床垫材料、基座材料、是否透 X 线等。

（5）结构：整体床面分为几段、运动机构和锁止机构采用的方式等。

（6）此外，还包括各个部件的倾斜角度、床整体承重等。

神经血管复合手术室的手术床必须满足血管神经外科医生和神经介入外科医生的力学及人体工程学需求，也要考虑到复合手术室整体的布局与流程。碳纤手术床不但能透过射线，并且有足够的强度承受患者及介入设施的重量。碳纤手术床的另一个优势在于对患者和术者的射线暴露少，且图像质量高。对于介入手术，操控台最好在手术床旁，安装在手术床侧边的标准金属边轨上，便于简单调控手术床、透视角度和选择有关的功能。对于神经外科手术，手术床最好能在各个平面移动，包括侧向倾斜、头高脚低位以及沙滩椅体位（图 36-1-5）。理想情况下，头架应内置有可透过射线的牵开器系统，如可透线手术头部固定系统及附加系统，而传统的牵开器系统不能透过射线。除了手术床旁操控台，另外必须有可供麻醉师或巡台护士控制术中手术床位置的控制通道，以防手术床旁操控台被器械护士台阻挡。

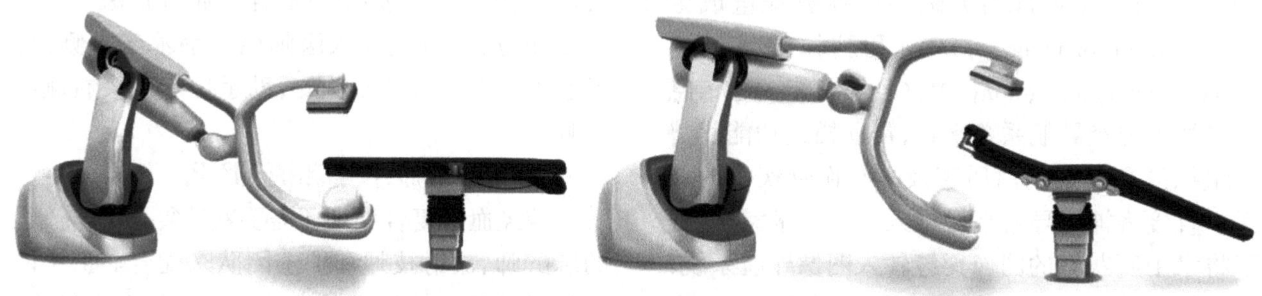

图 36-1-5　手术床沙滩椅示意图
A. 手术床水平位；B. 手术床沙滩椅体位

7. 手术灯　神经血管复合手术室对于手术灯的照明要求不是很高，仅需满足常规手术室的手术照明即可。但由于复合手术室的特殊布局，对于手术灯的活动空间和安装方式有特别要求。根据选择的影像设备采用不同的安装方式，如落地式 DSA 可按照常规方式安装；如悬吊式 DSA 或者滑轨 CT，宜采用子母灯分开的安装方式，分别安装于手术床的两侧，并按需配备显示器吊臂（悬臂采用加长臂，灯头或显示器的活动半径在 2.3M 以上），以保证足够的活动空间，并避免与装修吊顶上的其他设备或者轨道碰撞。

8. 显微镜　神经血管复合手术室要配备高质量的显微镜，为整个手术室提供实时闭路成像。荧光造影技术可以成为有益补充但非必需。

9. 术中电生理监测系统　目前神经外科常规应用的术中电生理监测方法包括感觉诱发电位（somatosensory evoked potentials，SEP）、运动诱发电位（motor evoked potential，MEP）、听觉诱发电位（brainstem auditory evoked potential，BAEP）、肌电图（electromyography，EMG）和术中皮质脑电图监测（electrocolticography，ECoG）等。在脑动静脉畸形、胶质瘤等切除术中，术中电生理监测能为避免神经功能损伤提供客观指标，保证手术安全，提高手术效果。在颅内动脉瘤夹闭或血管内治疗术中，术中电生理监测可分析血流情况，指导断流时间，调整手术方式及选择动脉瘤夹大小及夹闭位置，其在脊髓血管疾病中也有应用。

（三）附加配置

每一项附加配置都有其优势，合理的添加附加配置有助于提高复合手术整体水平。

1. 造影介入治疗专用床板和外科专用床板　前者头端为窄，可较方便的实施 3D 造影及

DynaCT成像，其床板较长可较方便的实施介入治疗。后者头端宽，有安装透射线头架的凹槽，通过床面平移可形成较大的扫描透视范围。

2. 移动CT　移动CT体积小，便于移动，配置于神经血管复合手术室内，可进行术中CT，快速、无干扰地提供高质量的血管、血流灌注图像，在某些病例中甚至可以替代术中/术后DSA。从医学经济学角度讲，根据术中CT结果即时进行修正手术降低了手术相关花费，减少了患者的搬动，提高了手术效率，更经济、安全。

3. 神经导航系统　它是将所有神经影像整合为一体的平台，是神经血管复合手术室有益补充。将术前CT、CTA、MRI、MRA等信息在无框神经导航平台下输入、融合所得到的3D参考模型，可提供重要的神经解剖结构的定位。此外，功能磁共振成像（functional magnetic resonance imaging，fMRI）、磁共振弥散张量成像（diffusion tensor imaging，DTI）和脑核磁描记术（magnetoencephalography，MEG）等功能成像信息也能加入神经导航系统平台，帮助描述功能优势脑组织区和相关的白质束及其与血管疾病的关系。直接将神经导航平台纳入复合手术室，保证了将术中所获取的图像无缝转入图像导航系统，同时其占据的地面空间也比目前的系统少。未来神经血管导航平台可能还会整合越来越多的术中血管造影图像和横断面图像信息，便利脑动静脉畸形等血管病变的定位与切除。

4. 神经内镜、术中超声、超声外科吸引器　神经内镜使神经外科医生能在微创的情况下准确地完成复杂的脑部手术，但由于鱼眼镜效应，还未普遍应用于血管神经外科领域。术中超声很久以来一直都是神经外科手术中一项重要的辅助检查手段，能在血管外对脑血流速度进行直接评估。多普勒超声可帮助判断脑动静脉畸形、颅内动脉瘤、硬脑膜动静脉瘘等神经血管疾病的血流。超声血流探头可用于搭桥术中的定量测量血流量。不断进展的3D超声目前已在神经导航综合平台中展现出前景，帮助解决术中脑组织移位等难题。对于一些有附壁血栓的巨大动脉瘤，应用超声外科吸引器有助于去除血栓。

5. 信息系统工作站　包括专门的信息集成管理系统和视频采集传输系统。工作站如医院信息系统（hospital information system，HIS）、放射学信息系统（radiology information system，RIS）、医学影像计算机存档与传输系统（picture archiving and communication systems，PACS），后者包括影音实时转播、录制设备，对手术过程进行直播或录制。

三、手术团队人员配置和术中工作位置

（一）手术医师团队

具有神经外科、神经介入、神经影像专业背景的临床医生团队是神经血管复合手术的主要执行者。同时具备神经外科、神经介入科、神经影像科专业背景的临床手术医生是最佳选择；若不可求，则侧重具备两项专业背景的医生；倘均不能实现，则团队成员必须包括各专业背景医生。术中工作位置：神经介入医师位于手术床右侧；外科手术主刀医师位于头侧，助手位于床头右侧或左侧。

（二）麻醉师、技师和护士团队

神经血管复合手术还需要熟悉复合手术流程的麻醉师、放射技师和护士团队来配合。护士团队包括神经血管外科手术护士和神经介入护士。他们各司其职、相互配合，对保障神经血管复合手术的安全性起到至关重要的作用。麻醉医师位于手术床左侧后部；手术护士位于手术床左侧前部或右侧前部；介入护士活动于手术床尾侧。

（三）手术团队领导

要有足够的专业知识和经验，较强的组织协调能力，较开阔的视野和较博大的胸襟，要组织团队进行个体化复合手术设计。

复合手术室人员工作位置布局较标准神经外科手术室更为复杂，在合理放置器械护士台和手术显微镜、神经电生理监测设备、神经导航设备、超声设备等外科辅助工具的情况下，需为麻醉、神经生理监测及术中切换神经影像学工具的护士提供足够的空间。不同手术对手术室布局的要求略有不同，但保证患者整个手术过程安全，术者操作方便、快捷是共同的原则。图36-1-6为复合手术室人员及设备布局示例。

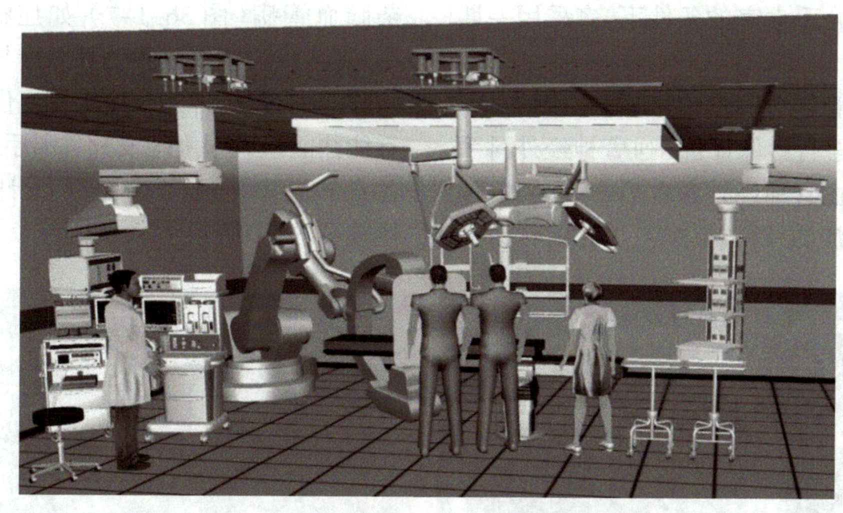

图 36-1-6　复合手术室人员及设备布局图
示各种设备、人员位置及足够空间留置

四、神经血管疾病复合手术

（一）围手术期要点

1. 术前讨论　目前在神经血管疾病复合手术适应证、禁忌证和手术模式转换等方面尚缺乏统一的规范，术前个体化讨论制度尤为重要。重点讨论的内容包括：①在明确手术指征后，确定单纯外科手术或单纯介入手术的难点；②明确介入医师和外科医师各自希望对方提供的帮助；③确定介入和外科的手术顺序及步骤；④确定技师要提供的后处理图像；⑤确定外科体位对随后造影和介入操作不便利的影响和解决方案；⑥此外，还需要征求麻醉师、放射技师、护士和其他手术相关工作人员的意见。复合手术室的效率效能最终基于一个训练有素团队的高效配合。

2. 无菌管控　神经血管复合手术常常涉及介入与外科手术的术式转换，故尤为强调无菌观念和无菌套的使用。C 臂增强器必须使用无菌套。在术式切换时，动脉穿刺区需用无菌贴膜固定留置鞘，而头颈部手术区在造影时需遮挡无菌单。有些手术术式切换时，因需改变体位而重新铺单。

3. 特殊药物应用

（1）抗生素：复合手术室内工作人员较多，术式切换较多，上述等原因造成术后感染概率上升，需格外警惕术后感染并发症，一旦明确感染，则根据原则尽早使用抗生素。

（2）肝素：术中肝素对于介入手术而言不可或缺，故在介入手术转换头颈部外科手术时，需用适量鱼精蛋白中和此前团注使用的肝素。当监测的全血活化凝固时间（activated clotting time of whole blood，ACT）小于 120s 时再进行外科手术。对于外科手术中在特定血管部位保留有球囊导管者，外科手术期间仅用 500U∶500ml 肝素生理盐水以每小时 40 单位的速度持续加压灌注。

（3）抗血小板药：行血管内支架植入术前，需要标准的双联抗血小板治疗。对于颈动脉内膜剥脱术等颈部外科手术，抗血小板药可以正常使用。但在常规开颅手术前使用抗血小板药物仍有争议。一般认为，术前使用单一抗血小板药物是可以接受开颅手术的，但同时实施支架植入则血栓形成可能性较高。为防止支架内血栓形成，可采用双联抗血小板治疗，缺点是开颅手术术中出血较多，术后迟发性血肿发生率较高。这就要求在神经血管复合手术前需仔细研究手术方案及用药方案，避免抗血小板药物不足出现血栓形成，或抗血小板药物过量而导致出血并发症。

（4）其他：复合手术实施过程中还有很多细节需不断通过积累实践经验进行调整，如开颅铺单时需将大单及洞巾在头端拢起、固定，以方便 C 臂的移动及旋转等。

（二）临床应用

神经血管疾病复合手术模式包括一期复合手术和延迟复合手术。前者指在一次手术安排中，利用介入和外科技术完成手术治疗。后者指在大于一次的手术安排中，利用介入和外科技术完成手术治疗。在复合手术室的条件下，多采用一期复合手术。

目前神经血管复合手术治疗方式主要包括：脑血管外科术中进行影像评价（血管神经外科手术+术中造影）、血管神经外科术后介入补救、神经介入手术并发症的外科补救等。另外，针对复杂脑血管病（图 36-1-7），如症状性颈内动脉闭塞、复杂难治性硬脑膜动静脉瘘与脑动静脉畸形、脑膜瘤、头颈副神经节瘤等富血供脑瘤，复合手术室往往能最大限度地发挥外科手术与血管内治疗各自的优势，强强联合之下，设计出最优的、侵入性较小的、一站式手术方案。

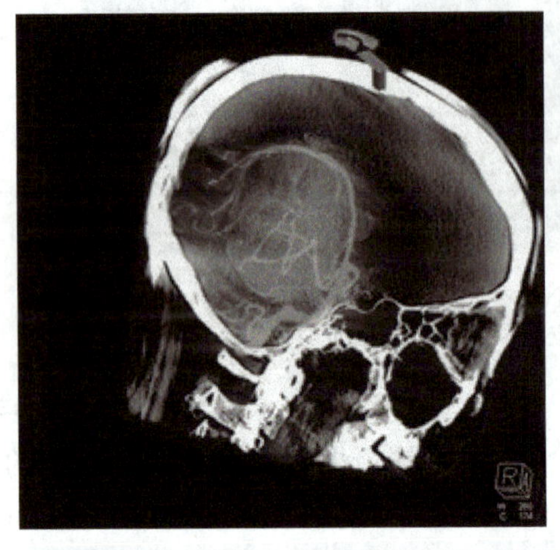

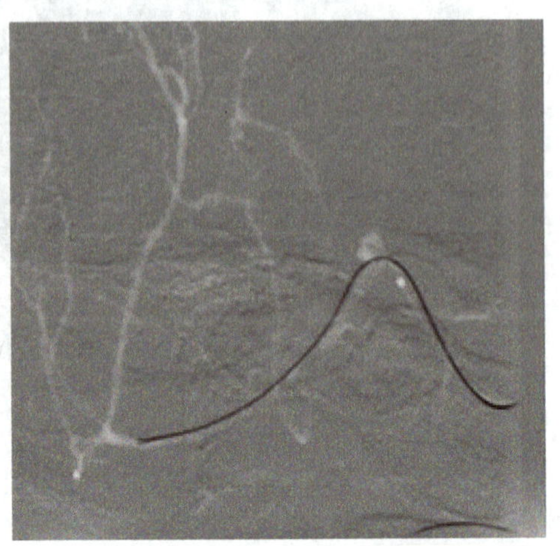

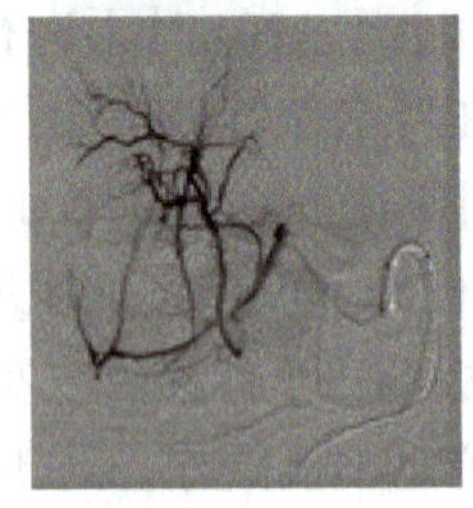

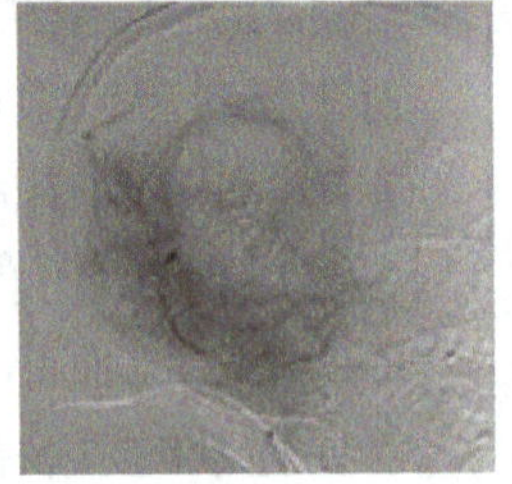

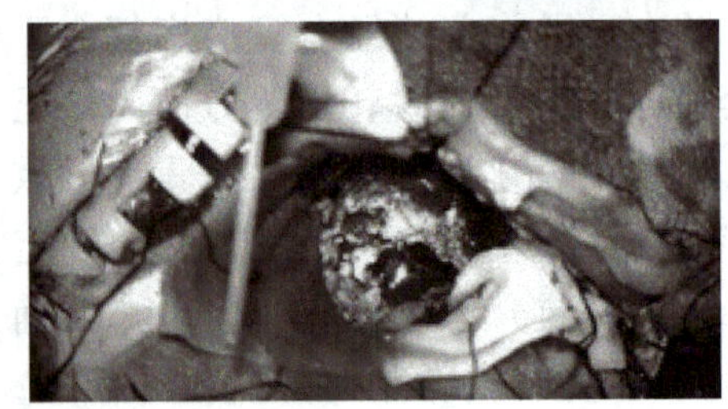

图 36-1-7 复杂脑血管病复合手术

神经血管复合手术室内治疗富血供脑膜瘤

五、展望

复合手术室和复合手术技术是近年脑血管外科发展的最新理念和最大亮点。复合手术室的理念与实践均在国外发达国家起始，借助于国外医疗公司自身手术导航、设备控制等方面的优势，欧美等发达国家复合手术室的发展水平处于领先地位。我国复合手术室的整体建设水平与国外相比有一定差距，但近年来发展迅速，也取得了显著进步。全国目前已有越来越多的综合型医院配备有专门的专科复合手术室，并在复合手术室内治疗复杂血管疾病，逐渐积累了很多相关经验。

未来，我国复合手术室的发展方向除了高端医疗装备技术方面的拓展外，还在于将各类信息技术、信息系统的采集与控制与复合手术室有机结合，建立有重要数字化信息网络支持的数字化复合手术室。这也是目前我国复合手术室与发达国家相比差距最大的地方。对医务人员而言，复合手术室和复合手术技术代表未来神经血管疾病处理的新模式，无论是神经外科医生、神经介入医生，还是神经放射医生、神经重症医生、手术室护士、麻醉医师、技师等都需要更新自身处理神经血管疾病的思维与技术模式。

神经血管外科复合手术室为用复合手术方法治疗神经血管疾病提供了一个有效平台，特别是对于复杂疑难神经血管疾病更是具有革命性意义，大大提升了此类疾病诊治的成本效益。虽然目前国内神经血管复合手术室尚处于研究探索初期，许多相关经验还需不断摸索积累，但可以预见它会在未来造福越来越多的脑血管病患者。

（赵继宗　仇汉诚）

参考文献

1. Murayama Y, Arakawa H, Ishibashi T, et al. Combined surgical and endovascular treatment of complex cerebrovascular diseases in the hybrid operating room[J]. J Neurointerv Surg, 2013, 5(5): 489-493.
2. 神经血管疾病复合手术规范专家共识编写委员会. 神经血管疾病复合手术规范专家共识[J]. 中华医学杂志, 2017, 97(11): 804-809.
3. 中国建筑科学院. 中华人民共和国国家标准 GB 50333-2013: 医院洁净手术部建筑技术规范[J]. 中国建筑工业出版社, 2014.
4. Ashour R, See AP, Dasenbrock HH, et al. Refinement of the hybrid neuroendovascular operating suite: current and future applications[J]. World Neurosurg, 2016, 91: 6-11.
5. Tsuei YS, Liao CH, Lee CH, et al. Intraprocedural arterial perforation during neuroendovascular therapy: Preliminary result of a dual-trained endovascular neurosurgeon in the neurosurgical hybrid operating room[J]. J Chin Med Assoc, 2018, 81(1): 31-36.

第二节　复杂性颅内动脉瘤的复合手术治疗

颅内简单的动脉瘤无论手术治疗还是血管内栓塞治疗，均已经达到了比较满意治疗效果，但是一些颅内复杂性动脉瘤，无论是手术还是血管内栓塞治疗均具有一定挑战。复杂难治性颅内动脉瘤主要包括以下几种类型。以部位区分，靠近颅底不易显露和控制载瘤动脉的动脉瘤，如颈内动脉床突旁段动脉瘤、椎－基底动脉动脉瘤等；以形态区分，巨大动脉瘤（常伴有硬化斑和瘤内血栓形成）、梭形或蛇形动脉瘤等；以瘤壁结构区分，夹层动脉瘤、假性动脉瘤和血泡样动脉瘤等。

一、复杂性动脉瘤的治疗方式

传统的颅内动脉瘤的治疗途径和方式分为血管外和血管内，即神经外科开颅夹闭术和血管内栓塞术。开颅夹闭术和弹簧圈栓塞术已广泛应用于颅内破裂动脉瘤的治疗。2002 年，国际蛛网膜下腔动脉瘤临床试验（International Subarachnoid Aneurysm Trial, ISAT）研究后，弹簧圈栓塞术迅速成为动脉瘤主流治疗手段，尤其在欧洲的临床医疗中心。BRAT 临床试验（the Barrow Ruptured Aneurysm Trial）采用前瞻性、意向性治疗和随机对照方式，开展符合入组条件的脑动脉瘤破裂致蛛网膜下腔出血（SAH）患者研究，比较两种治疗方式疗效和安全性。BRAT 临床试验与 ISAT 试验的结果有所不同。BRAT 临床试验指出，随访 6 年时的预后评估，前循环动脉瘤的开颅夹闭术与弹簧圈栓塞治疗之间无显著性差异；对于后循环动脉瘤，弹簧圈栓塞治疗具有显著的优势；但动脉瘤分布部位影响结果的精确性，必须开展进一步研究加以证实。与弹簧圈栓塞治疗相比，动脉瘤夹闭术的动脉瘤治愈率更高，再次治疗率更低。

代表着血管内介入治疗的新技术 Pipeline 栓塞装置（PED），逐渐成为大型、巨大型动脉瘤治疗的新材料，6 个月动脉瘤闭塞率超过 80%，12 个月闭塞率 90% 以上，无复发，疗效明显超过传统支架辅助弹簧圈栓塞办法。而且并发症发生率并不高于传统治疗，放置 PED 后动脉瘤破裂出血的发生率 0.6%，颅内出血发生率 2.4%，缺血性脑卒中发生率 4.7%。然而放置 PED 后动脉瘤破裂可能原因：瘤腔内压增高；瘤壁自溶；机械作用，动脉瘤腔内快速形成的血栓膨胀动脉瘤瘤壁被撕裂；瘤腔内残留血流，共同导致了较高的破裂风险。

面对一些复杂难治性动脉瘤，开颅手术夹闭与血管内途径各有优势与不足，尚不能互为替代。近年来，神经外科手术医师与神经放射介入医师合作，开启了复合手术的新模式，治疗复杂性动脉瘤。手术中通过血管内途径控制血流，为血管外治疗动脉瘤提供保障；在手术中复查造影，以便术中及时判断动脉瘤夹闭程度和载瘤动脉的畅通性，以及搭桥血管通畅程度；对部分夹闭不全的动脉瘤进行栓塞补救；介入过程中发生动脉瘤破裂出血可以立即开颅清除血肿，将手术中载瘤动脉急性形成的血栓取出，从而降低治疗风险。复合手术为复杂难治性动脉瘤的治疗带来新的曙光。

二、颈内动脉眼动脉动脉瘤

眼动脉动脉瘤是指发生在颈内动脉、穿过海绵窦后与后交通动脉起始部之间的动脉瘤，又称床突旁动脉瘤，约占所有颅内动脉瘤 5%。常发生在双侧（镜像），中年女性多发。眼动脉动脉瘤发现时多未破裂，诊断时就很大。这种动脉瘤显微手术夹闭比较困难，完整影像评估显得尤为必要。

1. 临床表现 破裂动脉瘤临床表现蛛网膜下腔出血，未破裂动脉瘤可因体积小而无临床症状，多为体检无意中发现。动脉瘤体积比较大时，压迫周围结构出现临床症状，如动脉瘤向内侧生长，压迫内侧的视神经出现视力和视野缺损；向内下生长压迫垂体腺出现内分泌改变症状；向外侧生长压迫海绵窦内结构，出现面部麻木和复视等。

2. 术前评估 颈内动脉眼动脉瘤的诊断依靠脑血管造影，特别是 3D-DSA。CTA 在近颅底的动脉瘤诊断中有明显优势，可以同时显示载瘤动脉、动脉瘤，以及邻近骨性结构，手术前可以充分了解三者的解剖关系，便于确定手术方案。

球囊闭塞试验（BTO）对于体积大、钙化或形态复杂的动脉瘤患者，手术夹闭技术具有挑战性甚至不可能。因此采用带或不带远端搭桥的亨特法结扎近端颈内动脉可能是一种选择。对于这些患者，球囊闭塞试验（BTO）虽然在评估结扎后脑缺血的风险上不能达到 100% 准确性，但可以预测手术风险。如果术前不做 BTO，颈内动脉结扎后，约 25% 患者会出现脑梗死。若加做 BTO 及血流研究，出现脑梗死的概率将小于 10%，新的辅助手段，如低血压测试可能在改善预后的同时增加假阳性结果。

3. 治疗策略 眼动脉瘤处理包括观察、血管内治疗、显微手术夹闭以及带或不带搭桥的颈动脉阻断。破裂动脉瘤需要及时治疗，但是小的、无症状的未破裂动脉瘤可以通过影像学资料随访观察。颅内未破裂动脉瘤国际性研究（ISUIA）发现 <7mm 的前循环动脉瘤破裂概率小于 1%，因此，对中老年患者观察是非常合适的选择。

手术治疗眼段动脉瘤的问题是，因解剖结构，眼动脉动脉瘤与前床突和视神经解剖关系密切，手术中往往因前床突和视神经的遮挡，不能充分显露载瘤动脉近端、动脉瘤和动脉瘤瘤颈，无法有效控制载瘤动脉的近端，增加了手术风险。传统手术治疗眼动脉段动脉，特别是大型或巨大型动脉瘤，为更好和有效地控制载瘤动脉近端，降低手术中风险，开颅前需在患侧颈部显露颈总动脉，以备手术中动脉瘤破裂临时阻断。复合手术技术患者全麻后，在开颅前通过股动脉将未充气球囊预留在载瘤动脉的近端或动脉瘤蒂部。常规开颅，在分离显露动脉瘤过程中，磨除前床突、夹闭动脉瘤时将预留的球囊充气膨胀，临时阻断颈内动脉血流，降低动脉瘤张力，使动脉瘤显露和夹闭更加容易，也可在夹闭动脉瘤时，使用颈部球囊导管的逆向抽吸技术，使动脉瘤体积明显缩小，便于动脉瘤夹闭和颈内动脉塑形。在动脉瘤夹闭满意后，抽出球囊内气体，撤出球囊。动脉瘤夹闭后立刻术中造影，评估动脉瘤夹闭和载瘤动脉血流通畅情况，必要时调整动脉瘤夹的位置，提高手术夹闭动脉瘤的安全性和有效性。手术中要有神经电生理（SEEP 和 MEP）监测，保证手术的安全性。

三、椎－基底动脉动脉瘤

颅内椎－基底动脉动脉瘤，特别是位于椎－基底动脉主干的动脉瘤，由于位置深在、毗邻重要组织结构、显露空间狭小、近端控制困难等原因，开颅夹闭动脉瘤颈的难度很大。血管内治疗已成为许多后循环动脉瘤治疗的首选。然而长期随访发现，介入治疗的动脉瘤复发率高达 41%，其中 26% 患者需要再次手术，血管内治疗并不能完全替代显微神经外科，对某些类型后循环动脉瘤，开颅手术夹闭动脉瘤依然具有重要作用。例如，有明显占位效应巨大动脉瘤，或者因各种原因导管不易到达的动脉瘤等，开颅夹闭术仍具有较大的优势。另外，一些后循环重要穿支起始部动脉瘤，常规血管内外治疗技术无法保证穿支动脉通畅时，需要进行血管搭桥手术重建血液循环。

四、颅内巨大、梭形及蛇形动脉瘤

对于颅内巨大、梭形及蛇形动脉瘤，开颅夹闭或血管内治疗均具有挑战性，难以达到消除动脉瘤并重建载瘤动脉的治疗目标，常不得已选择闭塞载瘤动脉，这需要充分评估动脉供血区域血流代偿情况。尽管血管内血流导向装置的临床应用较以往支架辅助弹簧圈栓塞技术在治疗理念有进步，但长期效果仍需进一步评估，并且不适用于颅内主干分叉部位动脉瘤治疗。显微神经外科夹闭动脉瘤并重塑载瘤动脉，以及各种“血管搭桥”手术技术，对该类型动脉瘤治疗依然占据重要位置。

搭桥技术包括颅外－颅内（EC-IC）动脉旁路搭桥或颅内－颅内（IC-IC）动脉搭桥等。典型的复杂性动脉瘤，如中动脉动脉瘤包括瘤腔内血栓形成、真菌等感染所致动脉瘤、瘤颈处动脉粥样硬化性内膜增厚或钙化、瘤径直径≥25mm、呈梭形或扩张延长形、蛇形动脉瘤、分支动脉起源于动脉瘤侧壁或呈钝角起源于动脉瘤基底，以及涉及或不涉及豆纹动脉（LSAs）的动脉瘤。依据动脉瘤与MCA分叉处的关系将其分为分叉前动脉瘤、分叉处动脉瘤和分叉后动脉瘤。MCA动脉瘤手术的搭桥选择取决于动脉瘤的位置、豆纹动脉的解剖和动脉瘤破裂情况。

随着复合手术应用，该类型动脉瘤治疗的安全性和有效性不断提高。对于海绵窦外的各种大型动脉瘤，只要能分辨出明确的瘤颈，采用复合手术技术处理和塑形已不再是难题。梭形动脉瘤开颅夹闭手术有相当难度，但也要个体化分析，大多数梭形动脉瘤并非完全均匀一致向四周膨胀，而是瘤体向一个或两个方向膨出或突出，或是在梭形增粗的基础上主要偏向一个或两个方向，突出部分才是最易破裂出血的部位。因此，采用复合手术处理突出部分动脉瘤体，并重塑及加固载瘤动脉，能达到治疗目标。对病变血管较长，并有明显有占位效应的蛇形动脉瘤，通常需要颅内外搭桥重建血流后再予以切除。

五、血泡样动脉瘤

血泡样动脉瘤（blister aneurysms or blood blister-like aneurysms，BBA）是一类位于颈内动脉床突上段背侧、非分叉处的无明确瘤颈、极脆的小动脉瘤。BBA体积小、宽基底、壁薄或者没有真正意义上的瘤壁，处理困难，致残率和致死率较高。其影像学上和术中所见的形态特点，将血泡样动脉瘤分为4型：

1型：仅表现为颈内动脉的小突起，没有明显的瘤颈，首次造影很容易漏诊。瘤体很少与额叶粘连，术中可采用直角动脉瘤夹，以平行颈内动脉的方向夹闭动脉瘤，并应夹入小部分正常动脉壁。

2型：最常见，类似于浆果样的动脉瘤，宽颈，但未超过颈内动脉的直径。动脉瘤较1型大，与额叶部分粘连，瘤周的动脉壁亦发生病变，在夹闭时需要夹入部分正常动脉壁进行塑形重建。

3型：纵向累及颈内动脉，瘤颈较颈内动脉直径长，与额叶明显粘连。因瘤周血管亦存在病理改变，累及范围较广，因此至少采用两个动脉瘤夹，带入部分正常血管壁以重塑颈内动脉。

4型：累及颈内动脉的大部分甚至全部周径，因此DSA多表现为颈内动脉增粗，而在病变的最薄弱部分会有一个囊性突起。建议采用包裹术，用动脉瘤夹加固的方法进行处理。

目前，诊断性血管造影仅能了解动脉瘤瘤腔形态，不能揭示BBA瘤壁结构、很难评估载瘤动脉的受累程度和影响血液循环重建的不良因素。对于BBA，很难采用常规的开颅手术或血管内栓塞得以治愈。因为开颅手术导致薄壁动脉瘤的破裂风险较高。采用血管内介入治疗，由于动脉瘤的形态不规则，致使支架辅助栓塞的残留率和复发率较高；同时支架延迟动脉瘤腔闭塞，具有较高的再治疗率。

显微手术夹闭血泡样动脉瘤治疗，术前评估至关重要。如果血泡样动脉瘤的瘤颈宽度大于载瘤段颈内动脉直径的1/2和（或）动脉瘤邻近的颈内动脉有明显硬化斑形成时，夹闭动脉瘤并保证颈内动脉通畅则非常困难，术前应行颈内动脉球囊闭塞试验评估，以及血管搭桥手术的准备。如果血泡样动脉瘤靠近前床突，由于解剖显露动脉瘤时可能意外出血，控制近端血流困难，则应提前做好近端控制血流的准备，选择复合手术，使用球囊临时阻断颈内动脉。

六、栓塞后复发动脉瘤

动脉瘤栓塞术后复发的治疗策略应个体化，需要根据患者年龄、健康状况、治疗意向和复发动脉瘤的形态学特点决定。大多数栓塞后复发动脉瘤可以直接夹闭。夹闭术中没有必要取出动脉瘤内弹簧圈，因为这将会撕裂动脉瘤瘤颈或损伤邻近结构，导致严重并发症甚至死亡。

下列栓塞后复发的动脉瘤建议行复合手术夹闭：

1. 动脉瘤再次破裂出血。
2. 复发明显（超过40%），瘤颈处夹闭空间较大。
3. 宽颈动脉瘤，动脉瘤颈：体比超过2∶1。
4. 动脉瘤腔内弹簧圈低容积填塞率。
5. 前循环动脉瘤。

对于该类动脉瘤，术中出现载瘤动脉撕裂及

狭窄的可能性很大，在复合手术室中进行治疗，术中随时进行血管造影明确治疗效果，同时可以球囊辅助临时阻断载瘤动脉。

七、复合手术发展方向思考

血管外和血管内治疗是当今颅内动脉瘤治疗的两大主要方式，治疗途径不同，各自的优势和指征不尽相同，发挥各自优势，两种治疗方式结合，可能开创新的治疗策略，治疗更复杂难治性颅内动脉瘤。血管外治疗技术发展至今，治疗模式已较为成熟。与血管内治疗相比，其优势是动脉瘤处理更为可控和可靠，复发率更低；另外，血管搭桥手术是血管内技术无法替代的，缺点是创伤相对较大，减少创伤并改善患者的治疗体验无疑是未来血管外治疗技术的发展方向。

血管外和血管内的多模式治疗能提高治疗的有效性和安全性。这种多模式治疗可以是血管内和血管外不同技术途径的分期序贯治疗，也可能是同期的联合治疗，目的是针对颅内复杂难治性动脉瘤个体化治疗。同时，培养精于两种技术的医师，是神经外科刻不容缓的任务。

（王 硕）

参考文献

1. 赵继宗. 神经外科手册[M]. 8版. 南京：江苏凤凰科学技术出版社，2018.
2. Owen CM, Lawton MT. Microsurgical management of recurrent anterior communicating artery aneurysms after endovascular coiling: 3-dimensional operative video[J]. Oper Neurosurg (Hagerstown), 2016, 12: 89.
3. Bojanowski MW, Magro E, Darsaut T, et al. Letter to the editor: Improving arteriovenous malformation research and care[J]. J Neurosurg, 2015, 122: 1250.
4. Daou B, Valle-Giler EP, Chalouhi N, et al. Patency of the posterior communicating artery following treatment with the pipeline embolization device[J]. J Neurosurg, 2017, 126: 564-569.
5. Thompson BG, Brown RD, Jr., Amin-Hanjani S, et al. Guidelines for the management of patients with unruptured intracranial aneurysms: A guideline for healthcare professionals from the american heart association/american stroke association et al. Stroke, 2015, 46: 2368-2400.
6. Molyneux AJ, Birks J, Clarke A, et al. The durability of endovascular coiling versus neurosurgical clipping of ruptured cerebral aneurysms: 18 year follow-up of the uk cohort of the international subarachnoid aneurysm trial (isat)[J]. Lancet, 2015, 385: 691-697.
7. Bohnstedt BN, Ziemba-Davis M, Sethia R, et al. Comparison of endovascular and microsurgical management of 208 basilar apex aneurysms[J]. J Neurosurg, 2017, 127: 1342-1352.
8. Malinova V, Schatlo B, Voit M, et al. The impact of temporary clipping during aneurysm surgery on the incidence of delayed cerebral ischemia after aneurysmal subarachnoid hemorrhage[J]. J Neurosurg, 2018, 129: 84-90.
9. Munich SA, Brunet MC, Starke RM, et al. Clipping of basilar perforator pure arterial malformation aneurysm: 2-dimensional operative video[J]. Oper Neurosurg (Hagerstown), 2019, 17(2): E67.
10. Hara T, Arai S, Goto Y, Takizawa T, Uchida T. Bypass surgeries in the treatment of cerebral aneurysms[J]. Acta Neurochir Suppl, 2016, 123: 57-64.
11. Keskin F, Erdi F, Kaya B, Poyraz N, Keskin S, Kalkan E, et al. Endovascular treatment of complex intracranial aneurysms by pipeline flow-diverter embolization device: A single-center experience[J]. Neurol Res, 2015, 37: 359-365.
12. Konczalla J, Gessler F, Bruder M, Berkefeld J, Marquardt G, Seifert V. Outcome after subarachnoid hemorrhage from blood blister-like aneurysm rupture depends on age and aneurysm morphology[J]. World Neurosurg, 2017, 105: 944-951 e941.

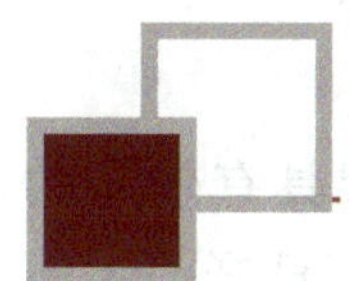

第三十七章 血管内治疗

第一节 颅内动脉瘤

1991年，Guglielmi等推出崭新材料可电解脱弹簧圈（Guglielmi detachable coil，GDC），开创颅内动脉瘤治疗新纪元。Coil呈弹簧一样的螺旋形，以提高其柔软度，降低填塞动脉瘤时对瘤壁的张力刺激，故有此命名。

一、颅内动脉瘤血管内治疗决策

2012年美国卒中协会有关动脉瘤性蛛网膜下腔出血的诊疗指南指出，对于破裂出血的颅内动脉瘤患者，都应该尽早进行动脉瘤的外科夹闭或血管内治疗，而对于那些既适合开颅夹闭又适合介入栓塞治疗的患者，应该首选考虑血管内治疗（Ⅰ类B级证据）。这点也获得了中国专家共识的支持。对于年龄超过70岁，病情重（WFNS Ⅳ / Ⅴ级），基底动脉尖的动脉瘤患者，应该首选血管内治疗。虽然血管内治疗多数可作为首选，但尽量致密栓塞动脉瘤仍然重要（Ⅰ类B级证据）。最近美国心脏协会科学声明指出，对于适合治疗的颅内动脉瘤，血管内栓塞为破裂动脉瘤Ⅰ级推荐治疗方法和未破裂动脉瘤的Ⅱa级推荐治疗方法。破裂动脉瘤需要紧急治疗以防止再次破裂已成为医学界共识。

对于基底动脉动脉瘤，应该首选血管内治疗；而大脑中动脉动脉瘤是目前争议较多的动脉瘤，虽然多数神经外科专家认为目前的血管内治疗技术治疗大脑中动脉动脉瘤仍有困难，但是并没有高级别的证据证明开颅夹闭治疗的疗效和安全性优于血管内治疗。美国2012年指南也指出，对伴有50ml以上脑内血肿的大脑中动脉瘤，应进行开颅夹闭手术（Ⅱb类C级证据）。

二、颅内动脉瘤血管内治疗材料

1. 三维形态弹簧圈 主要分为预制型弹簧圈和顺应型（随机转点）弹簧圈两大类，预制型可以提高弹簧圈栓塞形成的篮筐样结构的稳定性，而顺应型更容易顺应不同的动脉瘤形态，避免预制形态对瘤壁的张力刺激，尤其对不规则形态动脉瘤，可以提高栓塞安全性。

2. 修饰弹簧圈 不同形制的弹簧圈提高了动脉瘤栓塞的安全性，在提高动脉瘤血管内治疗的有效性方面，修饰弹簧圈被寄予厚望。最早的修饰弹簧圈是有可吸收材料PGLA涂层修饰的Matrix弹簧圈，同样类型的还有水凝胶涂层修饰的Hydrocoil弹簧圈、Cerecyte弹簧圈、微纤毛修饰的Axium MicroFX弹簧圈等（图37-1-1）。

3. 液体栓塞材料 金属弹簧圈本身固有的形态决定其无法将动脉瘤腔完全致密填塞，导致较高复发率。液体材料能将动脉瘤腔完全填充，

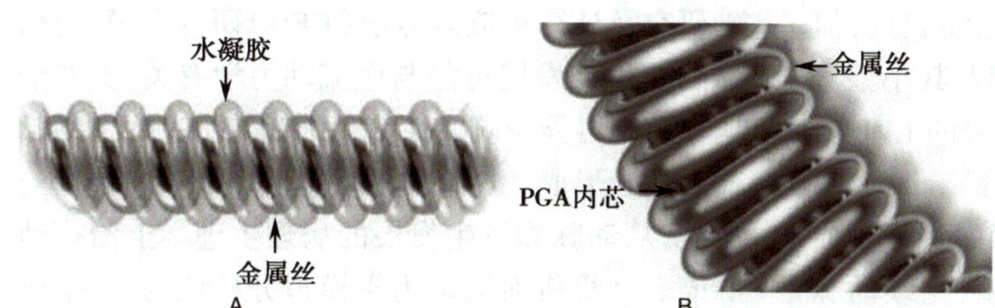

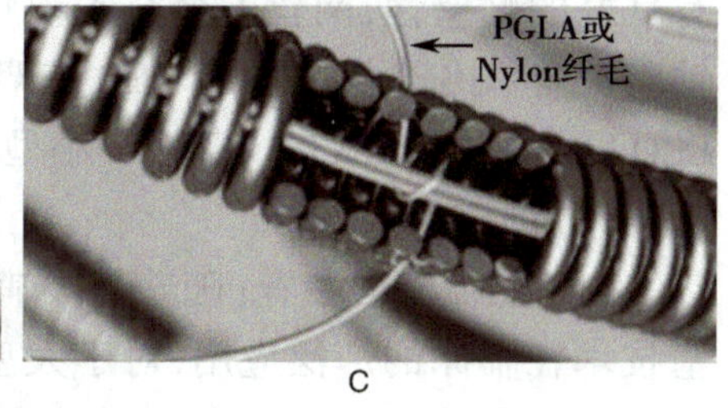

图37-1-1 各种修饰弹簧圈结构

A. Hydrocoil弹簧圈；B. Cerecyte弹簧圈；C. Axium MicroFX弹簧圈

从而提高动脉瘤介入治疗的疗效。Onyx是由次乙烯醇异分子聚合物（EVOH）、二甲基亚砜溶剂（DMSO）和微粒化钽粉（提供X线可视性能）组成的混合物，当Onyx注射至血管内后，由于血液将溶剂DMSO稀释冲走，使得EVOH析出并在血管内固化，从而达到栓塞靶血管的目的。Onyx理论上可以完全栓塞动脉瘤，并在瘤颈处可以达到内皮细胞重新覆盖，取得良好的栓塞效果。Onyx胶在某些形态的动脉瘤，尤其是在假性动脉瘤的栓塞治疗上有着其他材料替代不了的优势。颅内假性动脉瘤由于形状不规则、瘤壁易破裂等因素，单独使用弹簧圈，或者应用支架辅助弹簧圈，常不能满意栓塞动脉瘤，而且在弹簧圈移位和再出血的问题上，Onyx联合弹簧圈为这些动脉瘤治疗提供了新的选择。

4. 动脉瘤辅助栓塞支架

（1）激光雕刻支架：该类支架具有较高的血管顺应性，易通过迂曲的血管；有良好的柔韧性，不易发生形变；金属网孔大，避免闭塞侧支血管；且径向支撑力较好等特点。缺点是在置入过程中，因支架多为两侧头端才有标记点，使得支架整体显影差。如Enterprise支架、Neuroform支架、Solitair支架等，各有其设计特点和优缺点（图37-1-2）。

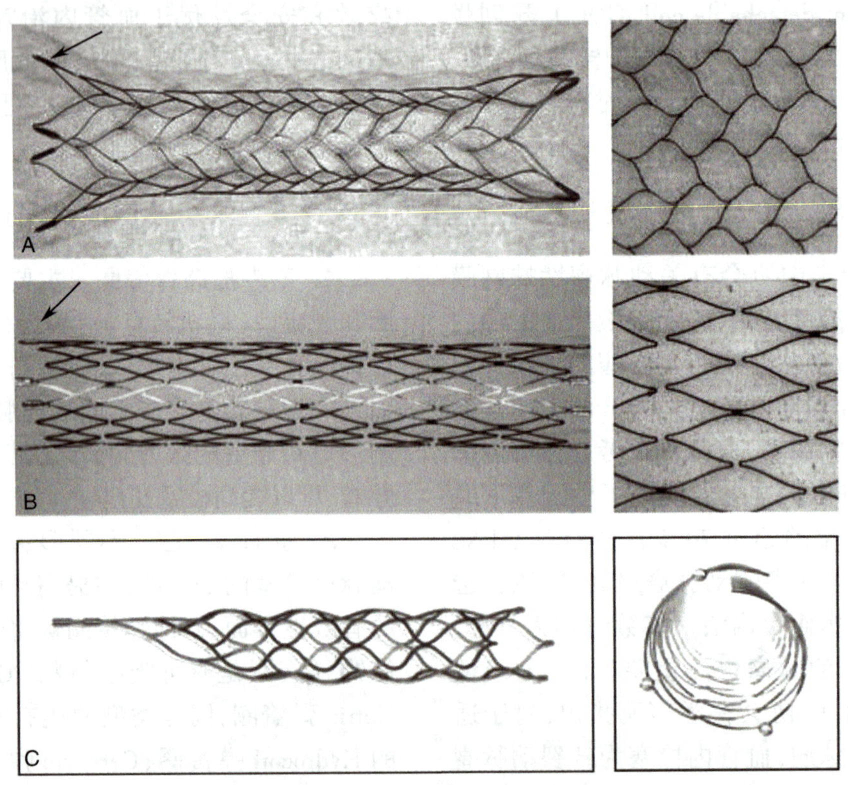

图37-1-2 动脉瘤辅助栓塞支架

A. Enterprise支架：闭环设计；B. Neuroform支架：开环设计；C. Solitair支架：一侧完全开放，兼具开环闭环特点。箭头提示支架尾端形状的不同

（2）编织支架：编织支架由于其编织特点，有良好的贴壁性，网丝不会突入动脉瘤腔内，但轴向短缩率比较大，主要有LEO支架及其小型号LEO baby支架和LVIS支架及其小型号的LVIS Jr支架等（图37-1-3）。

（3）血流导向装置：随着支架辅助弹簧圈栓塞技术在临床的广泛应用，对于大型、宽颈动脉瘤的治疗有了极大进展，但随着临床随访结果发现，大型动脉瘤的介入治疗后高复发率对神经介入医师而言仍然是巨大挑战。通过动脉瘤病理基础研究及计算机流体力学（CFD）研究发现，动脉瘤的发生与发展可能与血流动力学有关，支架金属覆盖率可能影响其血流动力学特征并促进动脉瘤内血栓形成。这些发现促使着血流导向装置的出现，从动脉瘤发生发展的病理生理学上治疗动脉瘤。计算机血流动力学模拟分析认为，当金属覆盖率达到30%~50%，能显著减少动脉瘤腔内血流。因此，高金属覆盖率的密网孔支架，即血流导向装置营运而生。

5. 特殊栓塞材料

（1）WEB血流干扰装置（Woven EndoBridge）：WEB是一种镍钛记忆合金编织成的网笼样装置，具有更高金属覆盖率，以便更加完全地覆盖瘤颈，金属覆盖率从55%~100%不等，并且为内膜增生提供更加坚强的附着，最终达到治愈动脉瘤的目的。WEB术后不用服用抗血小板药物，因此在破裂宽颈动脉瘤的应用中占据优势（图37-1-4）。

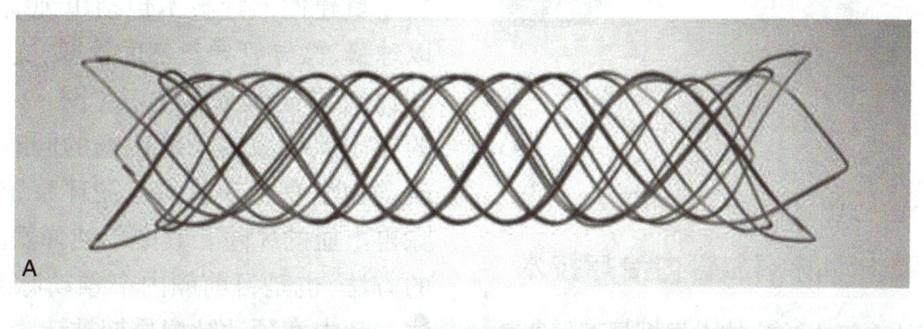

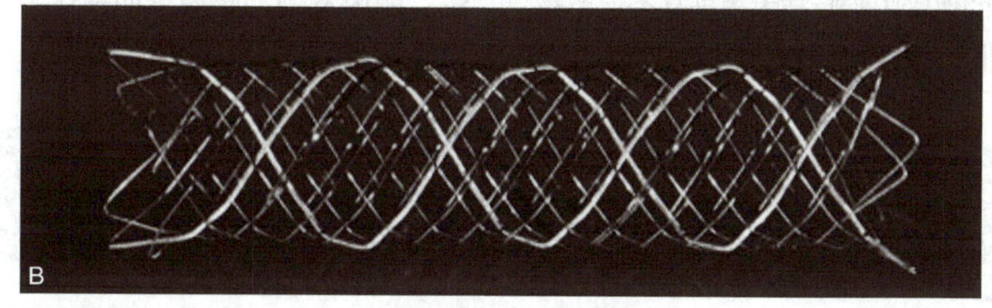

图37-1-3　编织支架

A. LVIS支架；B. LEO支架

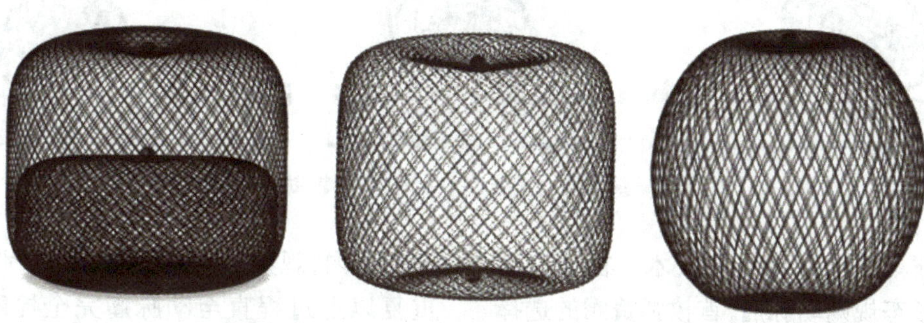

图37-1-4　不同形状的WEB血流干扰装置

（2）pCANvas装置：由瘤颈辅助装置pCONus衍生而来的血流干扰装置，在其远端花瓣有一层膜覆盖，花瓣在动脉瘤内打开后即可阻止血流流入瘤内，从而增强长期稳定性。此外，这层膜还可以通过常规微导管和微导丝穿过，因此可以继续填塞弹簧圈。血流动力学研究证实pCANvas可显著降低瘤内血流量，及再通风险，初步临床结果证实pCANvas治疗WNBA安全有效，但长期效果还待验证（图37-1-5）。

（3）LUNA AES（Luna aneurysm embolization system）：LUNA AES是一款自膨式镍钛合金编织支架，双层卵圆形，近端和远端含有铂金标记以便术中定位，动物实验中，30min内LUNA AES便可完全阻断瘤内血流，组织学研究显示内膜完全覆盖装置，并且瘤颈处内皮细胞增生（图37-1-6）。

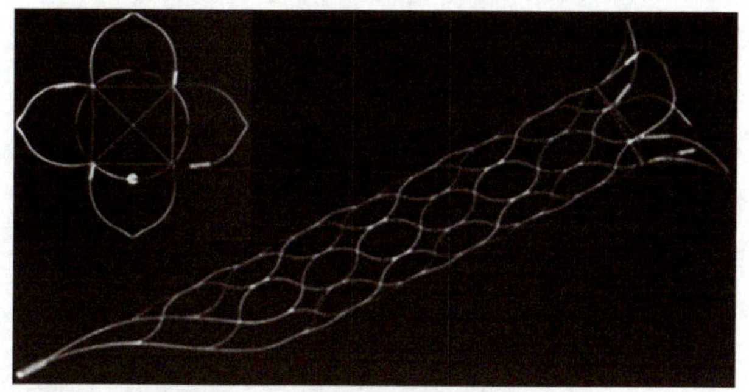

图37-1-5　pCONus瘤颈辅助支架

左上图显示顶端花瓣样瘤颈辅助结构，pCANvas即在此部分覆盖有一层可以通过常规微导管和微导丝的膜状结构

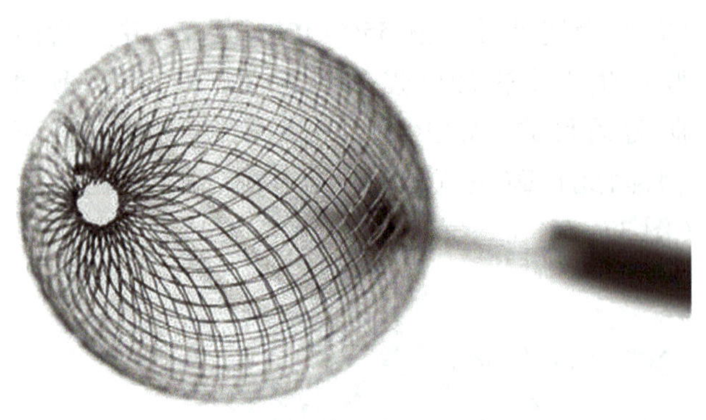

图 37-1-6 LUNA AES 瘤内扰流装置

三、常用颅内动脉瘤血管内治疗技术

颅内动脉瘤的血管内治疗技术根据是否保留载瘤动脉可以分为非重建性治疗和重建性治疗两大类。

非重建性治疗主要包括动脉瘤体及载瘤动脉的原位闭塞术（trapping）和近端载瘤动脉闭塞术（proximal occlusion）。非重建性治疗目前仅作为部分难治性动脉瘤，如假性动脉瘤、末梢动脉瘤和夹层动脉瘤的可选方法。

重建性治疗技术包括单纯瘤囊弹簧圈栓塞、以球囊、微导管导丝辅助栓塞、支架辅助栓塞技术和血流导向装置等方法（图 37-1-7），其治疗目的在于保持载瘤动脉通畅的同时，改变瘤内的血流动力学直至动脉瘤与循环系统完全隔离，以消除再出血的风险。其中单纯弹簧圈栓塞是最主要的方法，也是目前颅内窄颈动脉瘤的首选治疗方法。颅内宽颈动脉瘤早期被认为不适于采用血管内治疗，多采用开颅夹闭治疗。

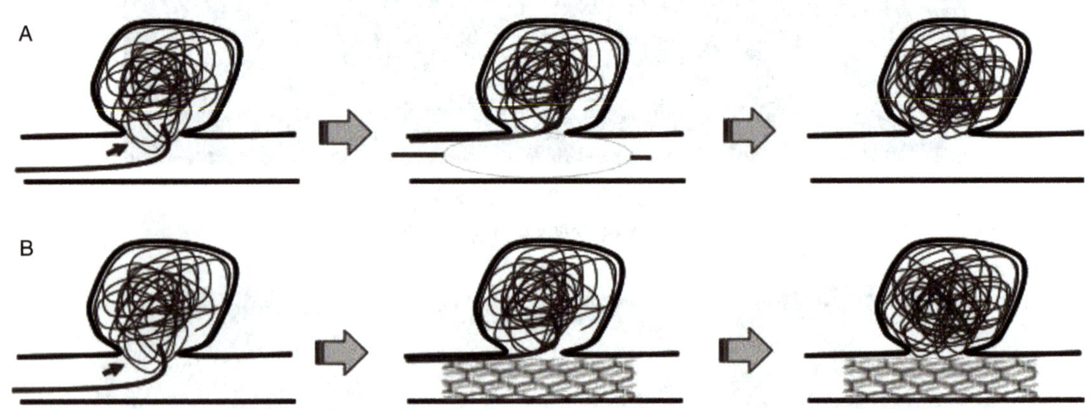

图 37-1-7 球囊辅助栓塞技术（A）和支架辅助栓塞技术（B）

1. 动脉瘤单纯瘤囊内栓塞技术 在栓塞动脉瘤时，对于形态规则动脉瘤，首枚弹簧圈的选择应略大于动脉瘤的最大径以利于成篮；但对于微小或者形态不规则的动脉瘤则选择等于或略小于瘤体最大径的弹簧圈。部分呈“腊肠状”动脉瘤可以采取分部填塞（piece-by-piece）的方法，根据动脉瘤的宽度选择合适弹簧圈，而非最大径。其后根据填塞过程中微导管的位置及输送阻力选择后续的弹簧圈直径和长度；在收尾时弹簧圈的选择应采取“软、小、短”的原则。对于破裂动脉瘤，尽可能选择水凝胶弹簧圈或纤毛弹簧圈以提高即刻栓塞密度。

对于部分复杂宽颈动脉瘤，可以采用双导管技术进行栓塞治疗，即在动脉瘤腔内放置两个不同塑形角度的微导管系统，经两个微导管交替送入弹簧圈使两个弹簧圈在瘤内互相挤压支撑而稳定在瘤内，观察弹簧圈稳定后再分别解脱弹簧圈，重复以上过程直至动脉瘤完全栓塞。该技术使术者有机会在动脉瘤内先后或同时操控两枚弹簧圈，使弹簧圈适应动脉瘤形状既分布均匀又能稳定成“篮”。适用于相对宽颈（瘤颈 / 体比值 <1）的颅内宽颈动脉瘤。该技术具有以下优点：交互编织的弹簧圈在动脉瘤腔内的稳定性强，不易突入载瘤动脉，提高了囊内弹簧圈稳定性；双微管技术受血管的影响较小，适用于载瘤动脉迂曲的动脉瘤栓塞。但也有一定风险，如术中应用 2 根微导管同时操作，因技术难度增加而使缺血性并发症的发生率也相应增加；仍有微弹簧圈脱出瘤体的风险。

2. 球囊、微导丝或微导管辅助栓塞技术 颅内宽颈动脉瘤是血管内治疗的难题，为避免弹簧圈填塞过程中突入载瘤动脉，可在载瘤动脉内采取临时性或永久性的辅助栓塞策略。其中临时性辅助栓塞技术包括，微导丝或微导管辅助瘤颈成形技术以及球囊辅助栓塞技术。该技术采用不可脱的球囊在动脉瘤颈部的载瘤动脉临时充盈，通过预置于动脉瘤内的微导管填塞弹簧圈，在解脱每枚弹簧圈前均需要回抽球囊内造影剂，以观察弹簧圈是否稳定于动脉瘤内。该技术的应用使得颅内动脉瘤的血管内治疗适应证得到很大的拓展。所使用的球囊从非顺应性球囊逐渐过渡到高顺应性球囊；双腔球囊导管出现，使得球囊辅助技术难点得以克服。与其他辅助栓塞技术比较，球囊辅助技术优点：①瘤颈重新塑型，成篮更稳定，栓塞更致密；②由于血管内不需要置入异物，围手术期可避免抗血小板聚集治疗；③并发出血时可以充盈球囊临时止血。但由于需要阻断血流，可能引起血栓栓塞并发症及加重脑组织肿胀。同时，由于缺乏对载瘤动脉的永久保护而无法适用特别宽颈、梭形及夹层动脉瘤。相对支架辅助技术，需要反复多次的循环操作使其更繁琐。同时由于球囊限制微导管头端活动，张力不能释放，增加出血风险。

所谓微导丝或微导管辅助栓塞技术，是指根据血管成角及瘤颈宽窄塑形微导丝或微导管，并将其放置于跨瘤颈的载瘤动脉内，对瘤颈起到暂时性保护作用。此类技术往往应用于血管直径较细的病变或者动脉瘤远近端载瘤动脉成角较大的相对宽颈动脉瘤，如大脑中动脉分叉部或前交通动脉瘤。

3. 支架治疗技术 支架在动脉瘤的血管内治疗中，除了发挥机械阻挡作用，防止弹簧圈突入并保证载瘤动脉通畅，还可以改变载瘤动脉和动脉瘤流入道及流出道的血流动力学特性，促进瘤内血栓形成；同时，支架可促进瘤颈的生物学修复，有助于载瘤血管重建，降低动脉瘤复发的风险。特别是重叠多支架植入更加明显的改变血流动力学，而成为梭形动脉瘤的重要治疗策略。此外，如果采用 Jailing 技术（首先将微导管超选至动脉瘤内填入部分弹簧圈，然后再释放支架），支架也会有第四种作用，即稳定动脉瘤内的微导管并防止在栓塞过程中微导管移位。但支架辅助技术需要应用抗凝和抗血小板的药物，有可能导致待栓塞的动脉瘤破裂出血、干扰和延迟动脉瘤内的血栓形成、增加后续开颅手术的难度和风险，这也是支架治疗技术值得关注的问题之一。

4. 血流导向装置 血流导向装置（flow diverter，FD）为复杂性动脉瘤治疗的全新方法。与传统的血管内治疗技术不同的是，FD 作为血流导向和腔内血管重建作用的结合，为颅内动脉瘤提供更加符合生理条件的治疗手段，这一因治疗理念和靶点的转变而产生的新器械具更接近动脉瘤病变的实质。

四、动脉瘤血管内血管内治疗并发症及处理

1. 术中动脉瘤破裂出血 术中动脉瘤破裂出血是颅内动脉瘤血管内治疗中最严重的并发症，发生率约 2%~4%，其中出血性动脉瘤的术中破裂发生率约 3%~4%，未破裂动脉瘤的术中破裂发生率约 1%~2%。介入栓塞治疗术中动脉瘤破裂的原因有：

（1）微导管、微导丝操作刺穿动脉瘤，特别是在动脉瘤近端扭曲，动脉瘤较小，微导管超选困难的情况下；

（2）填塞弹簧圈的过程中刺穿动脉瘤破裂；

（3）过度填塞瘤颈破裂出血。

预防的措施主要有：

（1）将导引导管放置得尽量接近动脉瘤，以减少弯曲；

（2）微导管头端的合适塑形有利于微导管的安全超选和后续的弹簧圈填塞，尽量避免导丝在动脉瘤内导引微导管，特别是当动脉瘤较小时；

（3）避免选择过大和过硬的弹簧圈；

（4）栓塞过程中密切注意微导管的头端和填塞弹簧圈的阻力，避免将微导管头端直接对着动脉瘤的破裂小泡，通过调整微导管的张力以避免弹簧圈穿破动脉瘤；

（5）在最后填塞动脉瘤的残颈时要仔细评价残颈的大小以选择合适大小且较为柔软的弹簧圈，以免过度填塞而撑破瘤壁；

（6）当采用支架辅助或球囊辅助时，微导丝往往超选较远，为降低微导丝刺穿分支血管，需要良好的微导丝塑形，双 C 臂透视下操作有利于提高安全性；

（7）导丝导管或球囊支架等器械到位后，可引起血管显著移位，路径图需要重新建立；

（8）支架辅助栓塞时，采用支架外后释放技术和半释放技术可以减少微导管超选的风险，降低术中出血率。

出血后的处理原则：

（1）立即静脉推注鱼精蛋白中和肝素；

（2）控制血压保持合理的脑灌注；

（3）同时尽快致密栓塞动脉瘤；

（4）必要时可采用球囊临时阻断动脉瘤处的血流；

（5）降低颅内压，必要时在导管室紧急行脑室外引流；

（6）尽快行头部 CT 的检查（有 C 臂 CT 更佳），必要时行血肿清除和 / 或去骨瓣减压术。

2. 血栓栓塞并发症 颅内动脉瘤血管内治疗中最常见的并发症，原因有：

（1）手术操作造成的血管夹层及内膜损伤，进一步导致血栓形成、脱落造成栓塞；

（2）围手术期抗凝、抗血小板不足；

（3）血管腔内植入物诱发血栓形成；

（4）血管内支架打开不满意等情况影响血流，并诱发血栓形成阻塞血管；

（5）血管内治疗器具周围，乃至全身其他部位的血栓形成、脱落造成栓塞。

预防措施：

（1）术前术中规范化的抗凝和抗血小板聚集，有条件应监测术中的 ACT 和血小板聚集程度；

（2）细致准确规范的操作，防止血管壁机械损伤；

（3）介入术中持续动脉鞘内、导管内正压滴注的维持，可防治介入器具周围的血栓形成；

（4）放置血管内支架尤其是血流导向装置时，应用 C 臂 CT 有助于判断支架打开及贴壁情况，必要时需要采用球囊扩张。

处理原则：

（1）即刻造影评估远端血管栓塞的情况，对于新鲜形成的血栓，首选静脉或动脉内给予糖蛋白Ⅱb/Ⅲa 受体拮抗剂；如为较大血管，有条件时行接触性溶栓或机械碎栓、取栓；

（2）如形成夹层或血管内膜受损严重，必要时使用血管内支架覆盖夹层或受损的内膜，重建管腔。

颅内动脉瘤血管内治疗缺陷，动脉瘤致密栓塞率，动脉瘤的残留和复发可能导致再出血是主要关注点，致密栓塞和严密随访仍然是防止术后再出血主要措施。

（刘建民）

参考文献

1. 中华医学会神经外科学分会神经介入学组．颅内动脉瘤血管内介入治疗中国专家共识（2013）［J］．中国脑血管病杂志，2013（11）：606-616.
2. 刘建民，洪波，许奕，等．血管内支架及电解可脱卸弹簧圈治疗颅内椎动脉梭形动脉瘤［J］．第二军医大学学报，2000，21（11）：1052-1054.
3. 杨鹏飞，刘建民，洪波，等．支架半释放技术辅助栓塞颅内复杂动脉瘤［J］．介入放射学杂志，2009，3（5）：3-8.
4. Lawson MF, Neal DW, Mocco J, et al., Rationale for treating unruptured intracranial aneurysms: actuarial analysis of natural history risk versus treatment risk for coiling or clipping based on 14, 050 patients in the Nationwide Inpatient Sample database［J］. World Neurosurg, 2013, 79（3-4）: 472-478.
5. Jin SC, Kwon Ok, Oh CW, et al. Simple coiling using single or multiple catheters without balloons or stents in middle cerebral artery bifurcation aneurysms［J］. Neuroradiology, 2013, 55（3）: 321-326.
6. Yang PF, Zhao KJ, Zhou Y, et al. Stent-assisted Coil Placement for the Treatment of 211 Acutely Ruptured Wide-necked Intracranial Aneurysms: A Single-Center 11-Year Experience. Radiology, 2015, 276（2）: 619.
7. Walcott BP, Stapleton CJ, Choudhri O, et al. flow diversion for the treatment of intracranial aneurysms［J］. JAMA Neurol, 2016, 73（8）: 1002-1008.
8. Brouillard AM, Sun X, Siddiqui AH, et al. The use of flow diversion for the treatment of intracranial aneurysms, expansion of indications［J］. Cureus, 2016, 8（1）: e472.
9. Liu JM, Zhou Y, Y Li, et al. Parent Artery Reconstruction for Large or Giant Cerebral Aneurysms Using the Tubridge Flow Diverter: A Multicenter, Randomized, Controlled Clinical Trial（PARAT）［J］. AJNR Am J Neuroradiol, 2018, 39（5）: 807-816.
10. Brinjikji W, Lanzino G, Cloft HJ, et al. Risk factors for ischemic complications following pipeline embolization device treatment of intracranial aneurysms: Results from

the IntrePED Study[J]. AJNR Am J Neuroradiol, 2016, 37(9): 1673-1678.

第二节 硬脑膜动静脉瘘

硬脑膜动静脉瘘(dural arteriovenous fistula, DAVF)是指硬脑膜上的动脉与静脉出现直接交通的一类血管性疾病,主要或全部由硬脑膜动脉供血,引流至静脉窦、硬脑膜或蛛网膜下腔的静脉。其交通最常发生于静脉窦壁上或者紧邻静脉窦的硬脑膜。DAVF可发生在颅内任何部位,但以海绵窦、横窦、乙状窦、小脑幕及上矢状窦多见,多数发生于成年人,约占所有颅内血管畸形的10%~15%。

一、病因学

1946年Sachs最早描述DAVF,对于其是先天性还是后天性疾病早期存在争议。DAVF在婴幼儿期即可发病,以及可与脑动静脉畸形或囊性动脉瘤并存的临床特点,支持该疾病具有先天性的特点。支持后天性发病三阶段假说:

1. 脑静脉窦内形成血栓,可能还伴有影响脑静脉回流的疾病,如脑静脉窦或静脉狭窄等。实验模型已证实脑静脉窦血栓与DAVF密切相关,脑静脉窦血栓可使动脉供血改道进入蛛网膜下腔静脉。

2. 位于脑静脉窦壁,连接滋养动脉与微小静脉分支的初期微小瘘口出现扩张。硬脑膜上密布微小动脉及静脉,血管之间具有丰富的侧支循环,微小瘘口是存在于整个硬脑膜的正常结构,动静脉之间的交通支增粗,瘘口扩张是出现DAVF的必要条件。

3. 脑静脉窦内血栓再通。在血栓机化再通的过程中,静脉窦上的动脉穿透壁内机化的血栓,从而形成了动脉与静脉窦间的交通。如果是部分再通或存在静脉窦狭窄等其他回流障碍,就可能出现皮层静脉的逆向引流。

二、临床症状

DAVF的部位决定其临床症状和体征,也影响自然病程。Lasjaunias和Berenstein对DAVF的解剖部位,以及相应的静脉引流途径更具体描述(表37-2-1)。

表37-2-1 DAVF的不同部位以及相应的静脉引流途径

cDAVF发生部位	cDAVF可能的静脉引流途径
前颅窝	嗅静脉、额静脉
海绵窦区	对侧海绵窦、眼静脉、岩下静脉、颞静脉
横窦、乙状窦	乙状窦、颈静脉、直窦、岩上窦、颞枕静脉
窦汇区	上矢状窦、直窦、横窦、枕静脉、颞静脉
天幕区	岩上窦、岩静脉、基底静脉、外侧中脑静脉、椎管内髓周静脉
枕大孔区	斜坡静脉丛、椎管内髓周静脉

DAVF临床表现复杂多样,轻者可自愈,重者可表现为致命性颅内出血;主要与其瘘口部位、静脉引流方向及流量有关。常见临床表现:

(一)颅内杂音

约2/3的患者杂音为主观性,被称为“搏动性耳鸣”,部分患者杂音为客观性。颅内血管杂音与心跳同步,常在收缩期最强,多位于病变附近,根据流量大小可向病变周围、对侧,甚至全颅传导。

(二)头痛

持续钝痛或阵发加重偏头痛。静脉窦内压力增高所致的颅内压升高、血流对硬脑膜的刺激或者硬脑膜下或蛛网膜下腔出血均可引起头痛。

(三)蛛网膜下腔出血

约20%患者以蛛网膜下腔出血为首发症状。蛛网膜下腔出血是由于负担引流的蛛网膜下腔或皮层静脉扩张、无法耐受高流量造成的血管内压力改变的结果。

(四)颅内压升高

静脉窦内压力升高甚至血流逆流会影响正常颅内静脉的回流和脑脊液的吸收,继发性静脉窦血栓形成会导致颅内静脉回流障碍或脑脊液吸收障碍,巨大的硬脑膜下静脉湖可引起占位效应,造成颅内压升高。

(五)神经功能障碍

静脉回流受阻造成的充血性脑缺血以及扩张的静脉或静脉湖造成的占位效应常会造成语言、运动障碍或视野缺损等。

(六)其他

扩张的静脉或静脉湖的压迫、刺激可以诱发癫痫;如果伴有向脊髓表面静脉的引流还会出现脊髓功能障碍;高流量的硬脑膜动静脉瘘,特别是婴幼儿,还会造成心脏损害。

DAVF 引起临床症状可能的致病机制包括：静脉瘀滞、静脉高压引起的周围脑组织血流灌注降低以及动脉盗血等。DAVF 如果静脉瘀滞累及软脑膜（皮层）静脉，其出血和非出血性神经功能障碍的风险相对升高，临床症状较重。

脑出血的危险因素有：颅前窝、颅中窝、小脑幕缘病变，大脑大静脉引流，瘤样静脉扩张或引流静脉迂曲扩张，相关静脉窦狭窄或闭塞。

三、DAVF 分型

颅内 DAVF 自然病程可以动态演变。据文献报道，4% 患者恶化，12.5% 病例（多见于海绵窦及横窦区）会自发性闭塞。每年出血风险 1.8%，出血患者死亡率 20%。DAVF 的临床症状主要与其解剖部位相关，而其自然病程则主要由其静脉引流方式决定。

Djindjan 分型，Borden 分型，Geibprasert 的 DAVF 分型方法（表 37-2-2）。

表 37-2-2 根据静脉引流方式制定的三种 cDAVF 分型

cDAVF 静脉引流方式		cDAVF 分型		
瘘口的位置	静脉回流部位及方向	Djindjan	Cognard	Borden
静脉窦 / 硬脑膜静脉	静脉窦，正向	1	1	1
静脉窦 / 硬 / 脑膜静脉	静脉窦，正向或反向	1	2/A	1
静脉窦 // 硬脑膜静脉，静脉窦闭塞	静脉窦，正向	1	2/A	1
静脉窦 // 硬脑膜静脉，	静脉窦，正向 + 反流至蛛网膜下腔静脉	2	2/B	2
静脉窦 / 硬 / 脑膜静脉，	静脉窦，正向 / 反向 + 反流至蛛网膜下腔静脉	2	2/A+B	2
蛛网膜下腔静脉	蛛网膜下腔静脉	3	3	3
静脉窦孤立，返流至蛛网膜下腔静脉	蛛网膜下腔静脉	3	3	3
静脉湖形成	蛛网膜下腔静脉	4	4	3
椎管内髓周静脉	蛛网膜下腔静脉		5	3

四、影像学检查

脑血管造影是目前确诊和研究该病治疗最可靠的手段。

（一）脑血管造影（DSA）

DAVF 的血供相当丰富，全面的造影是必需的。不仅常规行双侧颈内动脉、颈外动脉及其分支和双侧椎动脉造影，有时还需行双侧甲状颈干、肋颈干，甚至双侧锁骨下动脉造影，以防漏诊。

DAVF 血管造影基本表现：

1. 硬脑膜上出现异常的动静脉交通，供血动脉常来自颈内动脉、颈外动脉和椎动脉的分支，瘘口多位于静脉窦壁或者其附近的硬脑膜上。

2. 供血动脉、引流静脉均有不同程度的迂曲扩张，当静脉窦压力过高，皮层静脉回流不畅时，特别是直接由皮层静脉引流的 DAVF，可见有弥漫性皮层静脉扩张、迂曲呈蚯蚓状或动脉瘤样扩张。

3. 引流静脉或静脉窦在动脉晚期即可显影，正常脑组织引流则多在静脉晚期显影，且廓清时间延长明显，提示静脉瘀滞。

4. 供血动脉的许多分支，常因瘘口“盗血”而不显影或显影浅淡。

血管造影要达到的目的：全面弄清瘘口的供血动脉；明确瘘口的部位、引流类型；基本了解瘘口的流量、大小；评价瘘口存在对脑血流的影响；了解可能存在的“危险吻合”；根据瘘的特点制订治疗计划，包括介入入路、栓塞材料以及治愈的可能性、治疗的危险性等。

（二）其他检查

CT 和 MRI 可以显示颅内压增高引起的继发征象、脑水肿以及颅内出血。增强 MRI 可以显示 DAVF 中增粗的皮层静脉和静脉湖；MRA/MRV 能比较清楚地显示瘘口、供血动脉、迂曲扩张的引流静脉以及静脉窦狭窄或闭塞的情况；CTA 空间分辨率较 MRA 更高，但尚不能取代 DSA。

五、治疗原则

DAVF 的治疗方法包括保守观察、外科手术、放射治疗以及血管内治疗或综合采用上述措施等。

（一）保守治疗

约 10% 的海绵窦区 DAVF 能够自愈。对于症状能够耐受的1型DAVF可以观察，只有症状进展或者患者不能耐受时才推荐积极治疗。对于无症状的1型或2a型DAVF可以进行供血动脉压迫，主要是坐位或卧位时用对侧手指压迫同侧的颈内动脉或枕动脉，这样可使20%~30%患者出现DAVF内血栓形成，当然这种方法不适用与动脉粥样硬化严重患者。

（二）外科手术

单纯手术结扎DAVF的供血动脉不合理。有时需要对DAVF周围硬脑膜进行骨骼化，切断瘘口、静脉窦和静脉引流，如横窦孤立术、海绵窦填塞术等。这种方法可用于有直接皮层静脉引流的情况，如颅前窝DAVF。

（三）放射治疗

立体定向放射治疗能够达到44%~87%的完全闭塞率，且没有严重并发症。缺点是起效慢，因此适用于流量较低或栓塞后残留而瘘口又比较集中、风险较低或者其他方法不太适合的病例。

（四）血管内治疗

血管内治疗是DAVF最主要治疗方法。2型DAVF推荐血管内治疗；对于3型和4型DAVF，推荐尽早行手术或血管内治疗。对有出血史、难以耐受颅内血管杂音、进行性神经功能缺失、局部压迫症状和颅内压增高者，应早期行血管内治疗。

六、血管内治疗技术

（一）栓塞材料

1. 真丝线段 较早治疗DAVF材料之一，优点是取材方便、价格便宜，可根据瘘口情况随意掌握线段的粗细、长短，适应范围较广。缺点在于不能很好地向细小瘘口弥散，而且远期效果欠佳。

2. 聚乙烯醇（Polyvinyl alcohol，PVA）颗粒 PVA颗粒更容易向微小瘘口弥散，更利于选择微导管栓塞，使颈内动脉的超选择栓塞成为可能。PVA颗粒利用血管的炎性反应闭塞瘘口。术后再通率较高，因此目前仅用于外科手术前栓塞或用于缓解临床症状。由于颗粒较小，容易通过“危险吻合”造成误栓，所以选用颗粒要严格，术前对可能存在的“危险吻合”要有充分估计。选用PVA颗粒的直径大于150μm，脑神经麻痹极少出现。

3. NBCA（N-butyl-2-cyanoacrylate，α-氰基丙烯酸正丁酯）胶 治疗可靠，栓塞后极少再通。该材料适用于中、小型的DAVF，对栓塞技术要求较高，使用时应根据瘘口大小、血流速度，选择合适的浓度，推注速度要恰到好处，否则极易误栓或闭塞引流静脉远端，或者胶仅在供血动脉近端铸型，不能弥散入瘘口而影响栓塞效果。

4. 微弹簧圈 主要用于栓塞瘘口较大、流量较高的DAVF，常常与其他材料配合使用，比如先行弹簧圈栓塞流速度降低后，再用NBCA胶进行栓塞。另外，微弹簧圈是经静脉途径进行栓塞最常用的材料。

5. Onyx胶 注射操控容易，能够相对较慢但很好地弥散至DAVF及其静脉端，以达到永久性治愈的目的。现在经常被用于DAVF的栓塞，既可经动脉途径，也可经静脉途径。使用Onyx胶栓塞时要注意避免胶逆流误栓正常动脉，必要时可采取保护措施，如栓塞海绵窦区DAVF时，可用球囊在颈内动脉海绵窦段实施保护。

（二）栓塞治疗入路选择与操作技术

DAVF的栓塞入路有经动脉入路和经静脉入路两种，其选择取决于DAVF的位置和静脉引流形式等，3型和4型DAVF有时需要联合应用两种入路。

1. 经动脉入路栓塞 动脉入路是常选择的途径之一，大多数DAVF可以经此途径进行栓塞。DAVF供血动脉多明显扩张，因而微导管可随高速血流或在微导丝导引下达到瘘口进行血管内治疗。但由于DAVF供血动脉通常为多支且存在多个微小瘘口，早期经动脉途径应用NBCA、颗粒或弹簧圈栓塞有一定风险且很难达到完全栓塞，通常需要经静脉途径使用纤毛弹簧圈、NBCA或者球囊进行栓塞。近年来，弥散性更好的Onyx胶使得许多以往经动脉途径不能治疗的病例变得可以治疗。

经动脉入路的基本步骤如下：

（1）常规穿刺股动脉并放置6F导管鞘，全身肝素化。

（2）用4F或5F造影导管行双侧颈内、外动脉及椎动脉造影，全面了解瘘口部位、供血动脉、流量和引流静脉。

（3）绝大多数DAVF，除非颈内或椎动脉供血急需栓塞，为安全起见，常规应从颈外动脉的供血开始栓塞。

（4）颈外动脉的供血，如咽升动脉、脑膜中动脉等，供血动脉常为数支，且较细小或丛状，可以直接用4F造影导管超选进入咽升动脉、脑膜中动脉主干或主要分支，用固体颗粒进行栓塞。

（5）颈内动脉或椎动脉的瘘口，常用微导管经6F导引导管超选进入供血动脉，并行超选造影后用NBCA或Onyx胶或固体颗粒进行栓塞。如果流量较大，可先用弹簧圈栓塞供血动脉远端，将流量降低后再用NBCA胶进行栓塞，效果会更好。

（6）有学者认为，一些软膜动脉也会供应瘘口，形成软膜上的动静脉瘘，这些异常血管结构薄弱，容易出血，往往是栓塞后再出血的原因，需优先处理。

（7）栓塞后进行全面脑血管造影复查，以明确治疗效果。如果存在无法一次性治疗的残留，可考虑二次治疗或选用其他途径进行治疗。

2. 经静脉入路栓塞　部分患者由于种种原因，经动脉入路无法将导管送至瘘口处进行栓塞，或经动脉途径无法达到彻底栓塞，可经静脉途径进行栓塞。现在，经静脉途径栓塞已是经常选择的途径，因为多数研究显示：DAVF的病理结构主要位于静脉窦的硬脑膜壁、引流静脉以及软脑膜（皮层）静脉上，动静脉分流的病理生理作用也主要是作用于静脉系统，只有闭塞所有动脉端与静脉端的病理性交通才能达到完全和永久性的治愈。因此，经静脉途径栓塞的目的在于闭塞瘘口及其引流（通常为静脉窦）。尽管静脉窦内压力可能暂时性增高，但极少出现破裂出血，因为DAVF的瘘实际上位于硬脑膜之间，而硬脑膜壁较厚并且周围结缔组织通常呈增生样改变，这一点与动静脉畸形有所不同。

经静脉入路的基本步骤如下：

（1）穿刺股静脉置入6F~8F导管鞘，同时应放置股动脉导管鞘，全身肝素化。

（2）经股静脉、下腔静脉和上腔静脉将6F~8F导引导管送至颈内静脉颈2椎体水平，因静脉壁较薄弱，操作时须轻柔，以防戳穿静脉壁。

（3）根据病变情况选择适当的微导管进入相应的目标静脉/静脉窦，如：经岩上窦、岩下窦入海绵窦，经乙状窦入横窦、上矢状窦等。

（4）栓塞材料可选择球囊、弹簧圈、NBCA、Onyx胶等。其他操作同动脉入路。

需要注意的是，经静脉途径栓塞DAVF时应认真评价被栓塞的静脉/静脉窦的功能，其应该是完全丧失正常生理功能。血管造影时应评估双侧前循环和后循环的静脉引流情况，造影时间也应相应延长。如果同一静脉窦（或皮层静脉）在造影早期和晚期均显影，提示该结构内有正常的脑组织静脉引流，如果栓塞该静脉窦（或皮层静脉），则可能出现静脉高压及静脉淤血性梗死。对于静脉窦有引流功能或静脉窦狭窄的病变，可采用静脉窦内球囊保护技术，保留已狭窄静脉窦的引流功能。Copernic球囊是目前用来保护静脉窦常用的高顺应性球囊，与其他高顺应性球囊相比，它的顺应性和可视性更强，大尺寸（8mm×80mm，10mm×80mm）的球囊能满足大部分静脉窦内保护的需求。Hyperglide和Hyperform球囊是另一种常用的高顺应性球囊，因直径的限制（最大为7mm）仅适用于累及静脉窦节段较短、管腔较小的情况，或用于超选窦前扩张的引流静脉或平行窦。

另外，因静脉走行迂曲成角、发育低下或血栓形成等原因，有时通过该途径难以进入静脉窦，部分医生采用直接的静脉窦入路。例如：乙状窦、横窦或上矢状窦的DAVF在无法经颈内静脉进入时，通过颅骨钻孔或小骨窗开颅，直接穿刺乙状窦、横窦或上矢状窦进行栓塞。同时，也有人尝试单纯采用导丝或微导丝血管内穿通造影上不显影、已经闭塞的“路径”静脉，从而到达病变的静脉窦。Krings报道，1998—2010年间采用0.035英寸导丝穿通闭塞静脉治疗了62例DAVF，51例获得技术成功，其中46例是作为首选的治疗方法，无永久性操作并发症。

（三）海绵窦区硬脑膜动静脉瘘栓塞

海绵窦区DAVF区域解剖复杂，通常可以选择经岩下窦、经岩上窦、经眼上静脉入路及海绵窦直接穿刺入路等。

1. 经岩下窦入路　经岩下窦入路栓塞治疗海绵窦区DAVF最便捷，经过同侧岩下窦逆行将微导管头端插至海绵窦与同侧眼上静脉的汇合处，采用纤毛弹簧圈由前向后填塞海绵窦。在实际临床中，多数DAVF岩下窦发育低下或者血栓形成，血管造影上并不显影，但仍可使用微导丝试行"打通"并将微导管送至海绵窦;如同侧岩下窦不能打通,也可尝试经过对侧岩下窦-对侧海绵窦-海绵间窦或者经过同侧岩上窦到达同侧海绵窦。

2. 经眼上静脉入路

(1)切开法:局部麻醉或全麻下,于眉缘下内1/2处切开皮肤、眶隔,暴露内眦静脉,仔细分离,游离约1~1.5cm,判断远心端和近心端,穿两条线以备阻断或结扎;结扎远心端,套管针向近心端穿刺,退出针芯,导入超滑导丝,将套管推入,造影或透视下推注造影剂证实无误后,活扣结扎近心端并固定套管。套管尾端连接Y阀、三通阀并连接滴注。然后可经其选用弹簧圈、NBCA、Onyx胶等进行栓塞。栓塞后拔除套管并结扎眼上静脉,然后逐层缝合切口。

(2)穿刺法:在眉缘下内1/2处触及"动脉化"的眼上静脉搏动,用细穿刺针(16G或18G)直接穿刺。喷血后经穿刺针导入导丝,然后置入导引器。其余操作同"切开法"。直接穿刺法失败率较高,一旦形成血肿很可能导致眶内高压、视力丧失,所以应慎用。

3. 经面静脉-内眦静脉-眼上静脉入路 面静脉明显扩张的患者,可以考虑此入路。可以经颈外静脉进入面静脉,也可以在下颌角处切开/穿刺面静脉进入。

4. 直接穿刺海绵窦 主要用于治疗难治性CCF,其基本操作是在X线导引下,经外眦穿刺眶下裂,然后进入海绵窦。这种方法技术要求较高,难度较大。

(四)血管内治疗的并发症

DAVF血管内治疗的并发症主要由于"危险吻合"存在,栓塞时未有效避开造成,少部分是因血流动力学的骤然改变而造成,也有的是在手术入路时损伤所致。

七、介入治疗后并发症

1. 神经功能障碍 经动脉途径栓塞DAVF时尤其需要警惕"危险吻合"的存在,即使超选择造影未能发现,潜在的吻合仍可能存在于颌内动脉与眼动脉之间、脑膜中动脉与眼动脉以及颈内动脉之间、咽升动脉前支与颈内动脉之间、咽升动脉后支与椎动脉之间以及枕动脉与椎动脉之间等。栓塞材料可通过"危险吻合"进入正常的脑供血动脉,从而导致相应的神经功能障碍。

2. 脑神经麻痹 主要是填塞海绵窦治疗DAVF时出现的滑车神经和动眼神经麻痹,也有栓塞剂经"危险吻合"误入脑膜中动脉颞骨岩部后支,栓塞同侧面神经的供血动脉,造成同侧面瘫。

3. 出血 因较大流量的瘘口突然堵塞,血流动力学改变较大,造成过度灌注;或栓塞时没有很好地控制,在供血动脉未有效栓塞以前闭塞了引流静脉,引流静脉壁薄,耐受不了血流而破裂出血。

4. 失明 眼静脉入路操作时出血、栓塞材料通过"危险吻合"进入眼动脉均可导致失明或视力下降。

5. 迷路功能障碍 填塞乙状窦治疗DAVF时可能会引起内淋巴囊积水,从而引起眩晕、呕吐、耳鸣、听力下降等症状。

(王利军 王大明)

参考文献

1. 王大明,赵继宗.血管神经外科学[J].北京:人民卫生出版社,2013.

2. Geibprasert S, Pereira V, Krings T, et al. Dural arteriovenous shunts: a new classification of craniospinal epidural venous anatomical bases and clinical correlations [J]. Stroke, 2008, 39: 2783-2794.

3. Kim DJ, Willinsky RA, Krings T, et al. Intracranial dural arteriovenous shunts: transarterial glue embolization—experience in 115 consecutive patients [J]. Radiology, 2011, 258: 554-561.

4. Cognard C, Januel AC, Silva NA, et al. Endovascular treatment of intracranial dural arteriovenous fistulas with cortical venous drainage: new management using Onyx [J]. AJNR Am J Neuroradiol, 2008, 29: 235-241.

5. Byrne JV. Cranial dural arteriovenous fistulas. Tutorials in endovascular neurosurgery and interventional neuroradiology [M]. Berlin Heidelberg, Springer, 2012.

6. Jittapiromsak P, Ikka L, Benachour N, et al. Transvenous balloon-assisted transarterial Onyx embolization of transverse-sigmoid dural arteriovenous malformation [J]. Neuroradiology, 2013, 55: 345-350.

7. Lekkhong E, Pongpech S, Ter Brugge K, et al. Transvenous embolization of intracranial dural arteriovenous shunts

through occluded venous segments: experience in 51 Patients[J]. AJNR Am J Neuroradiol, 2011, 32: 1738-1744.

8. Ye M, Zhang P. Transarterial Balloon-Assisted Glue Embolization of Pial Arteriovenous Fistulas[J]. World Neurosurg, 2018, 115: e761-e767.

第三节 颅内动脉狭窄

一、概述

颅内动脉粥样硬化性狭窄(intracranial atherosclerotic stenosis, ICAS)是导致缺血性卒中重要原因之一，不同人种之间差异明显，亚裔人群中颅内动脉粥样硬化性卒中患者占30%~50%，北美人群中仅有8%~10%。2014年中国症状性颅内大动脉狭窄与闭塞研究(Chinese Intracranial Atherosclerosis, CICAS)结果显示，中国缺血性卒中或短暂性脑缺血发作(transient ischemic attack, TIA)患者中颅内动脉粥样硬化发生率为46.6%，伴有ICAS的患者症状更重、住院时间更长，卒中复发率更高，且随狭窄程度的增加复发率升高。

颅内动脉粥样硬化性狭窄后造成脑卒中的机制有：①低灌注/栓子清除下降；②狭窄部位的斑块破裂、出血或斑块增大而造成血栓形成，致血管闭塞；③血栓脱落致血管远端栓塞；④狭窄部位的穿支血管闭塞。动脉狭窄的程度与缺血性卒中的危险性相关，颅内动脉狭窄度每提高10%，缺血性脑血管病的风险会增加26%。规范抗血小板聚集等药物的治疗，平均随访症状性的颅内动脉严重狭窄(狭窄率为70%~99%)患者1.8年卒中复发率超过22.1%，狭窄区的缺血性卒中年发病率为12%。颅内动脉严重狭窄患者正规内科治疗，1年内卒中复发率达12.2%。随着血管内治疗手段的不断进步和材料学的发展，颅内支架治疗技术成功率越来越高，为颅内动脉狭窄的治疗带来新的希望。

二、评估

血管内治疗作为症状性ICAS治疗手段之一，术前评估非常重要，包括：患者临床状况、手术时机、缺血性卒中病因分型、血管情况(狭窄率、位置、长度、形态、成角、斑块性质、钙化分级、血流分级、路径、远端导丝着陆区、病变与分支关系、合并其他血管病变等)、脑侧支循环等。

由于亚急性期责任血管斑块不稳定，容易在术中操作时发生脱落导致远端栓塞等并发症。ICAS患者在急性缺血性卒中2周后行血管内治疗可能安全。

血管狭窄率越高，患者卒中复发风险越高。目前缺乏高质量无症状性ICAS血管内治疗的研究，部分症状性ICAS血管内治疗研究得到了阳性结果是基于以下患者筛选条件：①由CTA或DSA证实≥70%颅内大动脉狭窄；②有非致残性卒中或TIA发作，且考虑狭窄部位为责任血管；③合并动脉粥样硬化危险因素，病因考虑动脉粥样硬化性，除外夹层、血管炎等其他病因。符合上述条件患者最可能从血管内治疗中获益。

影响支架治疗ICAS患者的危险因素。严重颅外段血管迂曲是导致手术失败或增加手术操作风险的主要因素。ICAS行支架治疗的患者中存在串联狭窄者与亚急性期支架内血栓形成有关，提示ICAS的病变长度可能与支架术后血栓形成有关。夹层导致血流动力学性梗死且经抗凝治疗无效的患者也可酌情考虑血管内治疗。一般应用WASID法计算颅内动脉狭窄率，狭窄段远或近心端血管直径≥2mm，且病变血管远端血管正常可考虑血管内治疗；狭窄段远或近心端血管直径1.5~2mm，且远端血管正常，也可酌情考虑血管内干预。

动脉狭窄率在70%~99%的症状性ICAS患者，良好脑侧支循环有助于减少卒中再发可能性，因此脑侧支循环评估是筛选适合血管内治疗患者重要环节。术前应用结构影像学和功能影像学方法充分评估脑侧支循环，筛选血流动力学障碍引起缺血症状发作的患者，可能最适合血管内治疗。结构影像学评估方法：TCD、经颅彩色双功能超声(transcranial colour-coded duplex sonography, TCCS/TCCD)、CTA原始图像(CTA source images, CTA-SI)、CTA多平面重建图像(multiplanar reconstruction, MPR)、CTA最大密度投影图像(maximum intensity projection, MIP)、非时变CTA技术(time-invariant CTA, TI-CTA)、三相(triphase)计算机断层扫描灌注成像(computed tomography perfusion, CTP)、多时相CTA/动态CTA、CTA静脉期成像、三维时间飞跃法磁共振血管成像（3-dimensional time of flight magnetic resonance angiography，3D-TOF-MRA）、定量磁共振血管成像（quantitative magnetic resonance angiography，QMRA）、相位对比磁共振血管成像（phase-contrast MRA，PC-MRA）以及DSA。功能影像学评估方法包括TCD血流储备功能测定、氙增强计算机断层扫描（computed tomography，CT）、单光子发射CT、正电子成像术、CTP、磁共振灌注加权成像（perfusion weighted imaging，PWI）、动脉自旋标记（arterial spin labeling，ASL）、对灌注图像进行动态因素分析（factor analysis of dynamic studies，FADS）。

ICAS血管内治疗适应证：症状性ICAS狭窄率≥70%，强化药物治疗无效或脑侧支循环代偿不良，责任血管供血区存在低灌注。

ICAS血管内治疗禁忌证：①>80岁或预计生命存活<2年；②合并严重全身系统性疾病或不适合/不耐受双联抗血小板药物治疗；③本次卒中或TIA发作之前存在严重神经功能障碍（mRS评分≥3分）；④2周内曾发生严重心肌梗死；⑤烟雾病、活动期动脉炎、不明原因等非动脉粥样硬化性狭窄；⑥国际标准化比值（international normalized ratio，INR）>1.5；⑦怀孕期女性；⑧神经内外科医师、神经介入科医师判定不适合行血管内治疗的患者。

三、血管内治疗

症状性ICAS的血管内治疗手段主要有球囊血管成形术（percutaneous transluminal balloon angioplasty，PTBA）、球囊扩张式支架置入术、自膨式支架置入术。根据患者具体病变及路径特点选择合适的血管内治疗方式。

球囊扩张式支架置入术治疗症状性ICAS时，术后残余狭窄率显著低于单纯球囊血管成形术（<10% vs 40%）。对于强化药物治疗仍有缺血事件发作的ICAS患者，有条件的中心仔细评估后进行球囊扩张式支架置入治疗是可选择的治疗方式。

经导管释放的自膨式支架是ICAS治疗的新探索。颅内动脉狭窄抗栓失败的患者应用Solitaire支架治疗的安全性及有效性研究中技术成功率为100%，30天并发症率为9.09%，支架内再狭窄率为11.36%。

四、围术期管理

阿司匹林325mg/d，术前至少5天连续服用氯吡格雷75mg/d，或术前6~24h氯吡格雷600mg顿服。VISSIT研究抗栓方案：术前至少3d联合服用阿司匹林325mg/d和氯吡格雷75mg/d，或术前4h服用负荷剂量氯吡格雷300mg联合阿司匹林325mg。SAMMPRIS研究中血小板糖蛋白Ⅱb/Ⅲa受体拮抗剂适用于血栓形成的患者。应用氯吡格雷抗血小板治疗需关注药物抵抗。研究发现血栓弹力图（thromboelastography，TEG）与基因多态性检查可用于预测ICAS患者血管内治疗术后缺血事件复发。症状性ICAS患者应用氯吡格雷治疗，CYP2C19*3基因突变患者与缺血事件风险增加有关，而CES1突变可降低缺血事件的复发风险。因此，多数研究建议术前氯吡格雷75mg/d，阿司匹林100~300mg/d，联合应用≥5天，或一次性给予负荷剂量氯吡格雷300mg和/或阿司匹林100~300mg。双联抗血小板药物持续使用至术后3~9个月酌情改为单一抗血小板药物。可以参考血小板功能或相关基因检测的结果调整抗血小板药物治疗方案。

围术期抗凝药物应用，术前予以静脉肝素100IU/kg团注，经股动脉置管使患者术中活化凝血时间（activated clotting time，ACT）接近300s。SAMMPRIS及其他研究提出术中根据体重持续使用肝素预防操作导致血栓形成，静脉内肝素应用维持ACT在250~300s。

颅内动脉走行迂曲，尤其是严重动脉粥样硬化的血管。对于血管路径较迂曲的患者，术前弓上CTA或DSA检查有助于评估手术路径。如果术中反复尝试支架不能到位，可以选择适时终止手术。

出血性并发症常导致严重后果，其原因有高灌注综合征、血管穿通、血管破裂、使用抗栓药物等。引起血管内治疗术后高灌注综合征关键的危险因素是高血压。有研究建议将术后收缩压控制在100~120mmHg甚至更低。控制血压可选择应用α受体阻滞剂、CCB、β受体阻滞剂等静脉药物预防。术后密切观察患者临床表现，TCD及CTP可用于监测相关指标。其他技术相关并发症的预防包括选择合适的术式及材料，以及精细、规范操作。建议测量靶血管直径，在选择扩张球囊或球囊扩张支架时,其直径不应超过狭窄远近端正常血管直径。允许血管内治疗后一定程度残余狭窄。

缺血性并发症有穿支动脉闭塞、支架内血栓形成、血管痉挛、残余狭窄及再狭窄等。在穿支动脉发出较多的部位,在行如大脑中动脉 M1 段或基底动脉支架置入时可能会导致穿支动脉闭塞(2.5% 左右)。血管内治疗发生围术期缺血性卒中大部分为穿支动脉闭塞。高分辨 MRI 等血管壁成像检查可根据斑块位置、性质等因素发现穿支事件高危患者。急性支架内血栓形成可给予动脉溶栓或静脉血小板糖蛋白Ⅱb/Ⅲa 受体拮抗剂。亚急性血栓形成发生率可达 4.1%,可能与抗血小板药物抵抗有关。术后残余狭窄和支架内再狭窄与再发缺血事件相关。允许血管内治疗后一定程度的残余狭窄。术后应进行规范的药物治疗及危险因素控制,定期复查,尽可能避免或及早发现支架内再狭窄发生。

五、展望

寻找循证医学证据支持的、能有效降低症状性颅内动脉粥样硬化性狭窄卒中复发率的干预手段仍是未来临床研究热点。迄今为止美国支架置入试验规模最大(152 例)WEAVE 研究结果显示,标签内治疗组围术期(72h)并发症发生率仅为 2.6%。国内报道,治疗颅内动脉粥样硬化性狭窄短期疗效结果,术后 30 天内卒中及死亡率为 1.9%~6.3%。中国症状性颅内动脉粥样硬化性狭窄血管内介入治疗多中心登记研究显示,个体化血管内介入治疗的 30 天主要终点事件率为 4.3%。

鉴于颅内动脉粥样硬化性狭窄是国人中发生缺血性卒中的重要原因,以及国内实施血管内介入治疗现状,期待针对国人颅内动脉粥样硬化性狭窄的卒中复发高危患者的血管内介入治疗与内科药物治疗的疗效对比研究。

(缪中荣)

参考文献

1. 中国卒中学会脑血流与代谢分会.缺血性卒中脑侧支循环评估与干预中国指南(2017)[J].中华内科杂志,2017,56(6):460-471.
2. ZAIDAT O O, FITZSIMMONS B F, WOODWARD B K, et al. Effect of a balloon-expandable intracranial stent vs medical therapy on risk of stroke in patients with symptomatic intracranial stenosis: the VISSIT randomized clinical trial[J]. JAMA, 2015, 313(12): 1240-1248.
3. LIU L, WONG K S, LENG X, et al. Dual antiplatelet therapy in stroke and ICAS: Subgroup analysis of CHANCE[J]. Neurology, 2015, 85(13): 1154-1162.
4. FLYNN J T, FALKNER B E. New Clinical Practice Guideline for the Management of High Blood Pressure in Children and Adolescents[J]. Hypertension, 2017, 70(4): 683-686.
5. PARK J H, OVBIAGELE B, HONG K S, et al. Association of Systolic Blood Pressure with Progression of Symptomatic Intracranial Atherosclerotic Stenosis[J]. J Stroke, 2017, 19(3): 304-311.
6. CHENG L, JIAO L, GAO P, et al. Risk factors associated with in-hospital serious adverse events after stenting of severe symptomatic intracranial stenosisJ/OL]. Clin Neurol Neurosurg, 2016, 147: 59-63.
7. JIA B, FENG L, LIEBESKIND D S, et al. Mechanical thrombectomy and rescue therapy for intracranial large artery occlusion with underlying atherosclerosisJ]. J Neurointerv Surg, 2018, 10(8): 746-750.
8. DUAN G, FENG Z, ZHANG L, et al. Solitaire stents for the treatment of complex symptomatic intracranial stenosis after antithrombotic failure: safety and efficacy evaluation[J]. J Neurointerv Surg, 2016, 8(7): 680-684.
9. SUN X, TONG X, LO W T, et al. Risk Factors of Subacute Thrombosis After Intracranial Stenting for Symptomatic Intracranial Arterial Stenosis[J]. Stroke, 2017, 48(3): 784-786.
10. HAN Y F, LIU W H, CHEN X L, et al. Severity assessment of intracranial large artery stenosis by pressure gradient measurements: A feasibility study[J]. Catheter Cardiovasc Interv, 2016, 88(2): 255-261.
11. MIAO Z, LIEBESKIND D, LO W, et al. Fractional Flow Assessment for the Evaluation of Intracranial Atherosclerosis: A Feasibility Study[J]. Interv Neurol, 2016, 5(1-2): 65-75.
12. GRUBER P, GARCIA-ESPERON C, BERBERAT J, et al. Neuro Elutax SV drug-eluting balloon versus Wingspan stent system in symptomatic intracranial high-grade stenosis: a single-center experience[J/OL]. J Neurointerv Surg, 2018.http://dx.doi.org/10.1136/neurintsurg-2017-013489.
13. DUAN G, FENG Z, ZHANG L, et al. Solitaire stents for the treatment of complex symptomatic intracranial stenosis

after antithrombotic failure: safety and efficacy evaluation [J]. J Neurointerv Surg, 2016, 8(7): 680-684.

14. LI X, MA N, SUN S, et al. Association of genetic variant and platelet function in patients undergoing neuroendovascular stenting [J]. Postgrad Med J, 2017, 93(1103): 555-559.

15. ZHAO Z, LI X, SUN S, et al. Impact of genetic polymorphisms related to clopidogrel or acetylsalicylic acid pharmacology on clinical outcome in Chinese patients with symptomatic extracranial or intracranial stenosis [J]. Eur J Clin Pharmacol, 2016, 72(10): 1195-1204.

第四节 椎动脉起始部狭窄

一、概述

后循环缺血性卒中占卒中的25%~40%，70%后循环缺血性卒中是动脉-动脉栓塞所致。椎动脉起始部（vertebral artery origin，VAO）由于血流动力学紊乱等原因最容易形成动脉粥样硬化，是后循环缺血发生重要的原因之一。9%~33%后循环缺血性患者有椎动脉起始部狭窄（vertebral artery originstenosis，VAOS）或者闭塞。脑血管系统中椎动脉是除颈动脉分叉部之外最易发生狭窄的部位，以开口处和颅内段最多见。颅外血管狭窄患者中，25%~40%发生于椎动脉开口处。尸检和脑血管造影均显示，在有心血管危险因素的人群中，50%以上都存在椎动脉开口处狭窄或闭塞。

无症状的VOAS患者仅需积极控制动脉粥样硬化性危险因素；有症状的VAOS的患者应该积极治疗，VAOS血管内治疗逐渐成为VAOS治疗安全、有效的选择，在最佳药物治疗后仍然有症状发作时可以考虑。

二、研究进展

2013年为Thompson单中心回顾性研究，作者观察接受血管成像（DSA、MRA或CTA）检查的358例卒中患者，发现16.2%患者有VAOS。有VAOS的患者与该中心匹配的无VAOS的患者进行随访研究，结果发现有VAOS的患者出现后循环TIA、卒中及病死率分别是没有VAOS患者的1.6、1.7及6倍。在观察的5年期间，有VAOS患者的生存率为67%，而无VAOS的患者生存率为89%，无VAOS的患者生存率明显高于有VAOS的患者（$p<0.01$）。研究提示VAOS与后循环卒中的高发病率、密切相关。

三、评估

VAOS的诊断“金标准”仍然是DSA检查。然而DSA检查为有创的检查，涉及一定的卒中的风险及其他并发症。经颅彩色多普勒（transcranial color Doppler，TCCD）CT及磁共振的血管成像检查等无创检查方法可以作为VAOS筛查及辅助诊断工具。经颅彩色多普勒对VAOS检查有很高的特异性（93%~98%），但是敏感性较低（70%），将PSV>140cm/s作为超声诊断VAOS>50%的指标。一项系统分析提示，应用对比剂的CTA、MRA对50%~99% VAOS的诊断敏感性分别为100%和94%，两者的特异性达95%。

四、血管内治疗

目前有关VAOS的治疗尚无统一标准。虽然多种治疗措施，如药物治疗、开放性手术治疗和血管内治疗均已应用于临床，但这些治疗方案尚未得到大样本临床随机试验的证实。

尽管支架置入术成功率高且并发症少，但血管内治疗后再狭窄发生率也很高。支架置入术治疗有症状动脉粥样硬化性椎动脉或颅内动脉病变研究（stenting of symptomatic atherosclerotic lesiorls in the vertebral or intracranial arteries，SSYLVIA），VAOS支架置入技术成功率为98.8%，技术相关并发症为2.4%，手术后30天卒中/TIA发生率及病死率为2.8%，再狭窄率为20.8%。

VAOS支架置入围手术期并发症发生率0%~5%，围手术期卒中/TIA发生率低于2%。高达20%~50%支架后的再狭窄率成为VAOS支架治疗的挑战。目前支架内再狭窄的发生机制尚不清楚，药物包被支架在冠脉狭窄能明显降低再狭窄率。更多的研究开始探索用药物包被支架治疗VAOS。药物涂层支架的远期预后更好，可预防支架内再狭窄。有关药物包被支架治疗VAOS研究，再狭窄率的差异也很大。

一项研究提示支架后再狭窄最为相关的因素为病变长度，≤5mm、5~10mm及>10mm病变长度支架置入后再狭窄的发生率分别为21%、29%及50%。

7. VAOS 支架置入治疗逐渐成为 VAOS 治疗的安全、有效的选择。但是仍缺乏高证据级别的研究证据，因此，还需要开展多中心随机对照研究以提供更有力的证据支持。

五、围术期管理

支架置入术后抗血小板聚集治疗尤为重要。支架置入术后，因过早停用阿司匹林及氯吡格雷等易引发再狭窄。一般推荐阿司匹林与氯吡格雷联合治疗术后两者联用至少维持 3 个月，并且术前 3~5 天应开始双抗治疗，口服阿司匹林 100~300mg/d 加氯吡格雷 75mg/d，如患者需急诊介入，立即予负荷剂量的抗血小板药物（阿司匹林 300mg 和氯吡格雷 300mg）。目前仍缺乏有力的证据证实 VOAS 狭窄的最佳治疗措施。尽管目前的研究对药物涂层支架置入预防再狭窄寄予高度的期望，再狭窄发生率仍是面临的主要问题。

（缪中荣）

参考文献

1. 中华医学会神经病学分会脑血管病学组缺血性脑血管病血管内介入诊疗指南撰写组．中国缺血性脑血管病血管内介入诊疗指南[J]. 中华神经科杂志，2011，44(12)：862-868.
2. 刘新峰．2010 年神经血管介入治疗进展[J]. 国际脑血管病杂志，2011，19(4)：241-244.
3. 李华军，石进．抗血小板药物在脑动脉狭窄血管内支架置入治疗中的应用[J]. 中华老年心脑血管病杂志，2008，10(9)：718-720.
4. Thompson MC，Issa MA，Laxxaro MA，et al. The natural history of vertebral artery origin stenosis[J]. Journal of stroke and cerebrovascular diseases，2014，23：e1-e4.
5. Eberhardt O，Naegele T，Raygrotzki S，et al. Stenting of vertebrobasilar arteries in symptomatic atherosclerotic disease and acute occlusion：case series and review of the literature[J]. J Vasc Surg，2006，43(6)：1145-1154.
6. Stayman AN，Nogueira RG，GuptaN R. A Systematic Review of Stenting and Angioplasty of Symptomatic Extracranial Vertebral Artery Stenosis[J]. Stroke，2011，42：2212-2216.
7. Haghighi AB，Edgell RC，Flores SC，et al. Vertebral Artery Origin Stenosis and its Treatment[J]. Journal of Stroke and Cerebrovascular Diseases，2011，20：369-376.
8. James I. Ausman，David S. Liebeskind，et al. A review of the diagnosis and management of vertebral basilar (posterior) circulation disease[J]. Surgical Neurology International，2018，9：10.
9. Jun Young Chang，Hyun Park，Oki Kwon，et al. Restenosis after stenting in symptomatic vertebral arterial orifice disease and considerations for better outcome[J]. Interventional Neuroradiology 2017，23(2)：180-185.

第五节　锁骨下动脉狭窄

一、概述

锁骨下动脉狭窄是一种常被人忽视的血管疾病。大多数患者由于疾病进展缓慢和侧支循环的形成而无症状，常在体检时意外发现或狭窄程度较重时才被发现。锁骨下动脉狭窄是导致上肢、脑及部分心脏缺血事件的重要危险因素之一。动脉粥样硬化是锁骨下动脉狭窄的最主要的病因，其他病因还包括：动脉炎、放疗后血管炎、压迫综合征、纤维肌发育不良和神经纤维瘤病等。锁骨下动脉狭窄在一般人群中的发病率约为 3%~4%，但在周围血管病的人群中发病率高达 11%~18%。另一方面，在锁骨下动脉或无名动脉狭窄的人群中，约 50% 的患者伴有动脉粥样硬化性心脏病，27% 的患者合并下肢动脉病变，29% 的患者伴有颈动脉狭窄或闭塞性病变。因此，锁骨下动脉狭窄患者出现心脑血管事件的风险较一般人群高。

二、研究进展

左锁骨下动脉狭窄更常见，发病率是右锁骨下动脉或无名动脉狭窄 4 倍。当狭窄位于右侧时，1/3 位于无名动脉，2/3 位于右锁骨下动脉。由于存在潜在的侧支循环，孤立的锁骨下动脉狭窄导致的缺血症状较其他脑动脉狭窄少见。但一旦合并其他弓上血管受累，如颈动脉、椎动脉等，锁骨下动脉狭窄导致的缺血及“盗血”症状会明显加重。锁骨下动脉狭窄导致的常见的上肢缺血症状包括臂跛、肌肉疲劳、疼痛、手指发冷、手指远端栓塞，甚至“蓝指综合征”。锁骨下动脉“盗血”所致的神经系统的典型特征是椎基底动脉供血不足，包括视觉障碍、晕厥、共济失调、眩晕、失语、构音障碍和面部感觉障碍等症状。另外，锁骨下动脉狭窄可能导致冠状动脉旁路移植术（CABG）后发生冠状动脉－锁骨下盗血而引起缺血心绞痛等心肌缺血症状。

三、评估

（一）体格检查

查体可发现手指溃疡、皮肤坏疽、甲床裂片样出血等体征。脑血管查体应全面，如颈动脉、椎动脉的触诊和听诊等，对临床有指导意义容易被忽视。常见体征包括双上肢收缩压差较大（>10mmHg）、无脉或搏动减弱（腋动脉、肱动脉、桡动脉及尺动脉）、锁骨上窝或颈部收缩期血管杂音，提示存在血流动力学异常，建议进一步行锁骨下动脉的影像学筛查。

（二）辅助检查

锁骨下动脉狭窄诊断的“金标准”仍是影像学检查，但不能忽视体格检查的重要性。

1. 超声多普勒检查　最常用、最便捷的筛查锁骨下动脉狭窄无创性检查手段。典型锁骨下动脉重度狭窄或闭塞表现为锁骨下动脉狭窄远端血流流速减慢、椎动脉血流反向（狭窄位于椎动脉口近端，提示存在椎动脉窃血）。对于狭窄性病变，可发现狭窄处血流流速加快、频谱呈涡流或湍流。

2. CTA 及 MRA　CTA 和 MRA 检查是明确诊断重要手段，可清晰显示病变部位，分析狭窄程度以及闭塞远端血管情况，对于钙化病变诊断优于动脉造影，同时对椎动脉的发育情况也可进行分析判断。另外，CTA/MRA 还能评估其他弓上血管的情况。

3. 血管造影　诊断血管狭窄性病变“金标准”，可对锁骨下动脉狭窄病变进行准确分析、判断，但由于其有创性，故不作为首选筛查、诊断技术。但对可疑病例、需要手术干预的病例进行术前风险评估，包括椎动脉窃血、颅内供血、侧支循环等情况。另外，血管造影对于准备行冠状动脉旁路移植术的患者也有重要意义。如果患者双侧肱动脉收缩压差 >10mmHg，特别是既往有胸前区疼痛、血管炎或者合并其他外周血管病变，则建议行锁骨下动脉造影以明确或排除锁骨下动脉狭窄。

四、血管内治疗

（一）适应证

包括上肢缺血症状，如臂跛、疼痛和栓塞；盗血综合征引起椎基底动脉供血不足；冠状动脉旁路移植术后因冠状动脉－锁骨下动脉盗血导致心肌缺血；腋－股动脉旁路移植术后跛行等。

（二）血管内治疗

1. 手术入路及保护装置　锁骨下动脉狭窄或闭塞性病变，都可以通过股动脉途径完成治疗。当髂股动脉本身存在狭窄或闭塞、导管不能到位或到位后不稳定、导丝支撑力不足或无法通过闭塞段等情况时，可考虑肱动脉或桡动脉逆行入路，甚至可以采用双路径形式以提供更稳定的系统。另外，术中还可采用双导丝技术、悬吊技术、同轴技术等提供更充分的支撑和更强的开通力量。在行锁骨下动脉狭窄或闭塞血管内治疗时，大多数情况下不使用远端保护装置。但对于合并溃疡斑块、无名动脉狭窄伴不稳定斑块等特殊情况，可根据术者经验选择脑保护装置。

2. 支架选择　锁骨下动脉支架成形术中常用的支架分两类：自膨式支架和球囊扩张式支架。对于支架的选择取决于病变部位、长度、迂曲程度和钙化程度等。自膨式支架的优点为抗压缩力强、韧性好，尤其适合于病变长闭塞严重及扭曲的血管，缺点是顺应性较差，定位欠准确。球囊扩张式支架径向支撑力强，定位准确，不易移位和变形，但顺应性差，有支架断裂、变形的报道。有研究显示，行球扩式支架再狭窄率较自膨式支架者高，但目前尚无头对头试验对两者进行比较。

3. 血管内治疗和外科治疗　目前尚无循证医学证据证实两者孰优孰劣。常见的外科手术术式有腋动脉－腋动脉搭桥术、颈动脉－腋动脉搭桥术、锁骨下动脉转流术等。2018 年一篇综述共纳入既往 7 项研究 731 例患者，锁骨下动脉狭窄外科手术治疗在 1 年、3 年、5 年的通畅率均优于血管内治疗，但在 5 年复发率、生存率方面两种手术方式并无显著差异。近年来，得益于器材及技术的进步，血管内治疗得到了快速的发展，更由于创伤小、恢复快，成为很多患者首选的治疗方式。

五、围术期管理

无论是单纯球囊扩张成形术还是球囊扩张加支架成形术，围手术期急性闭塞、血栓形成的发生率均较低，这可能与血管直径较大有关。锁骨下动脉狭窄支架成形术围手术期卒中并发症的发生率约为 1%；而锁骨下动脉闭塞介入开通术围手术期并发症的发生率也低，脑卒中的发生率在 0.9%~1.4%。主要的并发症，包括穿刺部位血肿、远端栓塞等，发生率也不高，提示锁骨下动脉狭窄或闭塞的血管内治疗成功率和安全性均较高。因此，有研究推荐行锁骨下动脉血管内治疗的患者可常规口服 1 个月的双联抗血小板药物后改为单抗即可，且未见缺血风险升高。锁骨下动脉支架置入术后应在 1 个月、6 个月和 12 个月进行随访，此后每年进行一次随访。除病史和体格检查外，每次均需测量双侧肱动脉血压，如有任何症状或双侧肱动脉收缩压压差 >10mmHg，应进行彩色多普勒超声检查，必要时行其他影像学评估。

锁骨下动脉狭窄起病隐匿，发展缓慢，未来关注重点应放在早期筛查。及早发现，及早干预，预防为主，治疗为辅。鉴于锁骨下动脉狭窄伴发其他血管病的比例明显高于正常人群，应该建立多学科联合诊疗新模式。

（缪中荣）

参考文献

1. English JA, Carell ES, Guidera SA, Tripp HF. Angiographic prevalence and clinical predictors of left subclavian stenosis in patients undergoing diagnostic cardiac catheterization[J]. Catheter Cardiovasc Interv, 2001, 54: 8-11.
2. Gutierrez GR, Mahrer P, Aharonian V, Mansukhani P, Bruss J. Prevalence of subclavian artery stenosis in patients with peripheral vascular disease[J]. Angiology 2001, 52: 189-194.
3. Brountzos EN, Petersen B, Binkert C, Panagiotou I, Kaufman JA. Primary stenting of subclavian and innominate artery occlusive disease: a single center experience[J]. Cardiovasc Intervent Radiol, 2004, 7: 616-623.

第六节 脑静脉(窦)血栓形成和狭窄

脑静脉及静脉窦血栓形成（CVST）是一种较少见的脑血管疾病，约占脑卒中患者的 1%，是因各种病因导致机体高凝状态所致、在脑皮层静脉、静脉窦和脑深部静脉血栓引起脑静脉回流受阻、脑脊液吸收障碍而导致颅内高压以及神经功能缺损。CVST 准确的发病率不清，一般认为，发病率在 5/100 万 ~8/100 万之间，常累及婴幼儿及青壮年人群，女性高于男性，男女比例为 1∶3。MRI 等影像普及，脑静脉（窦）血栓检出率不断提升。

CVST 可发生于脑静脉系统的任何部位，如静脉窦、皮层静脉和深静脉。由于脑静脉回流受阻，脑组织淤血而并发梗死或出血。颅内血栓形成后，随着静脉回流受阻，脑内静脉和颅内外静脉侧支循环通路逐步开放或形成。血栓形成的部位、范围、静脉受累数量、速度和潜在侧支循环代偿能力决定了疾病的病理生理改变和临床症状。颅内静脉（窦）有以下特点：①脑静脉及静脉窦均无静脉瓣，静脉血流方向可逆流；②颅内外静脉有丰富的吻合，颅外感染可直接进入颅内，引起颅内静脉窦及静脉的炎性感染；③当静脉窦部分血栓形成，或不完全梗阻时，可不出现任何临床症状；当完全梗阻或静脉窦与静脉吻合处形成血栓时，脑血液循环将发生严重障碍，导致脑脊液吸收障碍、脑淤血、脑水肿。CVST 可导致颅内静脉高压，血流速度减慢，从而使脑组织缺血和缺氧。轻者出现不同程度的脑水肿，重者可进展为大范围的出血和常见的双侧脑梗死。CVST 引起脑水肿分为两种：一种是缺血、缺氧导致细胞膜表面能量依赖的转运系统受损，引起细胞内水肿，即细胞毒性水肿；另一种是血 - 脑屏障破坏及血浆渗出进入细胞间隙引起水肿，即血管源性水肿。

CVST 的病因复杂，起病形式不一，自然病程多变，临床表现多样。抗凝是 CVST 首选治疗手段，约 80%CTSV 患者抗凝治疗有效，但 20% 患者病情持续加重，重症 CVST 因颅内压增高、癫痫持续状态、意识障碍而预后不佳，死亡率既往可高达 50%，近年病死率降至 5%~10%。

一、致病危险因素

1. 全身疾病贫血、血小板增多、红细胞增多、红斑狼疮、肾病综合征、干燥综合征以及炎性结肠病等。

2. 易栓体质蛋白 C 缺乏、蛋白 S 缺乏、抗凝血酶Ⅲ缺乏，抗磷脂抗体和抗心磷脂抗体、高同型半胱氨酸血症、凝血酶原基因 G2020A 突变、凝血因子 LeidenV 基因突变等。

3. 诱发因素妊娠及围产期高凝状态、避孕药、脱水、外伤、手术、感染、肿瘤、药物以及腰椎穿刺等。

4. 解剖变异颅内静脉窦内的分隔以及狭窄常导致静脉血流缓慢或形成涡流，如同时遇到诱发促凝因素，会导致急性脑静脉（窦）血栓形成。

二、诊断

1. 临床表现 颅内静脉系统血栓形成可呈急性、亚急性或慢性进程，临床症状与体征复杂多样、缺乏特异性，主要取决于血栓部位、性质、范围和脑组织损害程度。CVST引起的临床表现与以下两种机制有关：①高颅压症状：当颅内主要的静脉窦发生血栓栓塞时，静脉压力随之升高，进而阻碍蛛网膜颗粒回吸收脑脊液，引起颅内压升高；②局灶性神经功能损害：颅内静脉血栓栓塞时，可导致静脉性脑梗死，病理检查可以发现局部静脉扩张肿胀、神经元水肿、缺血改变、点状出血（可以融合成大的血肿）。头痛是CVST最主要的临床表现（79.0%~85.4%），其中，仅有头痛或孤立性颅内高压者约占31%，其次为局灶性神经功能缺损（34.5%~62.0%）、癫痫发作（21.2%~58.0%）、硬脑膜动静脉瘘（39%）、视神经乳头水肿（25.2%~35.8%）、颅内出血（34.2%）、视物模糊（27.2%）、精神改变（25.2%）、复视（11.9%）、意识障碍或昏迷（6.0%~12.4%）等，此外，还可表现出眩晕、失语、构音障碍、畏光、颈部疼痛、耳鸣等少见症状。因此，对于头痛、视物模糊、局灶性神经功能缺损、癫痫发作、颅内高压、精神改变和不明原因的硬脑膜动静脉瘘患者，应考虑颅内静脉系统血栓形成的可能，并进行相关检查。

CVST患者中部分性或全面性癫痫发作较常见，发生率约为40%。其次，脑静脉系统血栓往往双侧大脑半球或小脑受累。在血栓累及深部引流静脉时，尤为明显，此时可出现双侧基底节区梗死、水肿甚至出血，患者常出现意识障碍，但可不伴有局灶性神经功能缺损。

CVST患者症状常表现为缓解与发作交替、慢性进行性加重。由于CVST起病隐匿、临床表现复杂多样，延迟诊断很常见，在综合的区域医学中心，患者从早期症状出现到明确诊断短于一周患者比例不足10%，这是导致患者预后差的重要因素。

2. 实验室检查

（1）常规血液实验室检查：对怀疑CVST患者，需常规检查血常规、生化全项、红细胞沉降率、凝血功能检查。发现提示潜在高凝状态、感染或炎症等情况，可能是CVST的危险因素。

（2）D-二聚体：是一种纤维蛋白降解产物。CVST急性期D-二聚体会明显升高，D-二聚体水平升高诊断急性颅内静脉系统血栓形成的敏感度和特异度分别为94.1%和97.5%，随着病程的延长而逐渐下降，在亚急性期或慢性期，可能是阴性。如临床高度怀疑，即使D-二聚体水平正常，也不能排除CVST诊断。

（3）脑脊液检查：CVST患者脑脊液检查无特异性，腰椎穿刺可发现颅内压升高，但如果血栓累及范围不广或只累及深静脉、皮层引流静脉，颅压可不高或仅轻度升高。如果临床怀疑脑膜炎，则脑脊液检查有帮助，脑脊液脱落细胞学检查可发现癌细胞。

三、影像学诊断

影像学检查的目的是检测CVST相关的血管和脑实质改变，一般分为两种类型：无创性检查（CT/MRI/血管超声等）和有创性检查（脑血管造影）。

1. 血管超声 受到颅骨厚度限制，血管超声或经颅多普勒对颅内静脉或静脉窦血栓形成的诊断价值有限。但很容易观测颈静脉内的血栓，包括血栓的性质、稳定性、侧支循环引流情况等。

2. CT检查 广泛用作新发神经系统症状（如头痛、癫痫发作、局灶性神经体征以及精神意识改变）患者的初步神经影像学检查手段。非增强头颅CT平扫可发现颅内静脉窦血栓的征象（图37-6-1），即沿着静脉窦走行的条带高密度血栓影和位于皮层和皮层下组织间的脑出血灶。需要提示的是约30%CVST伴有脑实质出血或血肿，少数患者还会并发蛛网膜下腔出血，应注意与单纯蛛网膜下腔出血鉴别。CVST导致的脑出血特征包括前驱头痛症状，常累及双侧以及出血量较小但水肿严重等特征（图37-6-2）。由于颅内静脉窦的解剖变异以及血栓性质、成分不同，非增强头颅CT平扫对CVST诊断不太敏感，仅能在约30%的CVST患者中发现异常。增强CT扫描检查，由于血栓的存在，颅内静脉窦中存在造影剂充盈缺损,表现为“空三角征”。脑静脉CT成像(CTV)具有良好的空间分辨力,且无血流相关伪影,具有较高的敏感度和特异度,可同时显示静脉窦闭塞和窦内血栓。CT结合CTV对静脉窦血栓作出确定诊断,可作为CVST疑似患者的首选影像学方法,其敏感度可达75%~100%,特异度可达81%~100%。

3. MRI检查 用MRI检测CVST,其敏感性要明显优于CT检查。颅内静脉窦血栓在MRI上的表现与血栓形成的病程密切相关(表37-6-1)。临床实践中,CVST病程往往迁延变化,血栓形成的时间并不确切,血栓在MRI上常表现为混杂信号,说明在不同时期形成的血栓(图37-6-3)。脑静脉核磁成像(MRV)可发现相应的静脉窦主干闭塞,皮层引流静脉显影不良,侧裂静脉等侧支静脉扩张,板障静脉和头皮静脉显像等征象(图37-6-4),显示了脑静脉系统以及血栓最常累及的部位(图37-6-5)。头颅MRV包括时间飞跃MRV(TOF MRV)、相位对比血管成像(PCA)和对比增强MRV(CE MRV)3种成像方法,与TOF MRV和PCA相比,CE MRV由于消除了血管内湍流,使颅内静脉和静脉窦显示更为清晰,因此CEMRV可作为CVST检查的首选成像方法(图37-6-6)。

表37-6-1 颅内静脉窦血栓形成不同时期的MRI表现

血栓形成时间	T_1W1	T_2W1
急性期(<1周)	等信号	低信号
亚急性期(<3周)	高信号	高信号
慢性期(>4周)	低信号	低信号

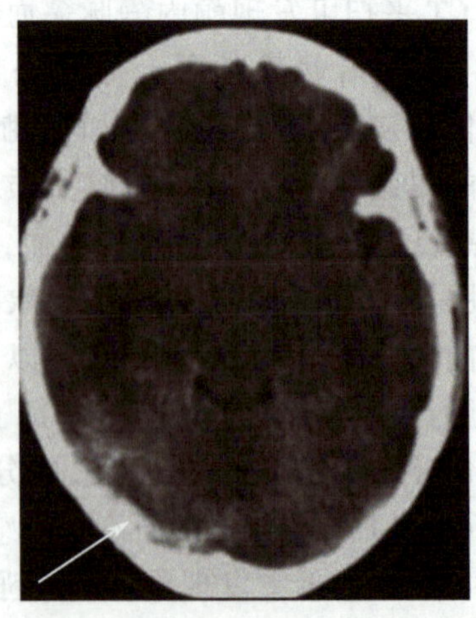

图37-6-1 颅脑非增强CT扫描显示右侧横窦部位高密度影

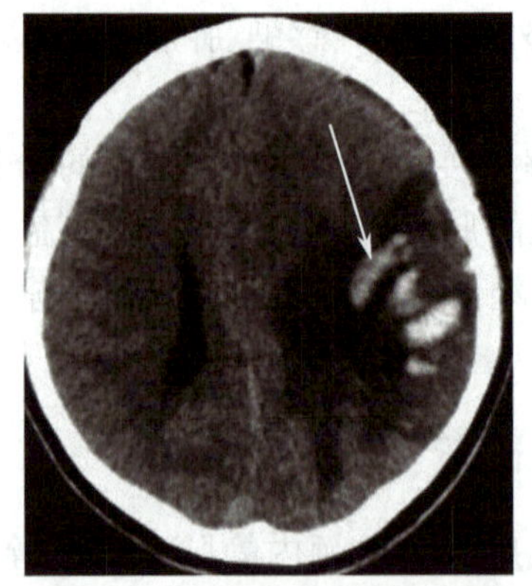

图37-6-2 静脉性脑梗死伴出血

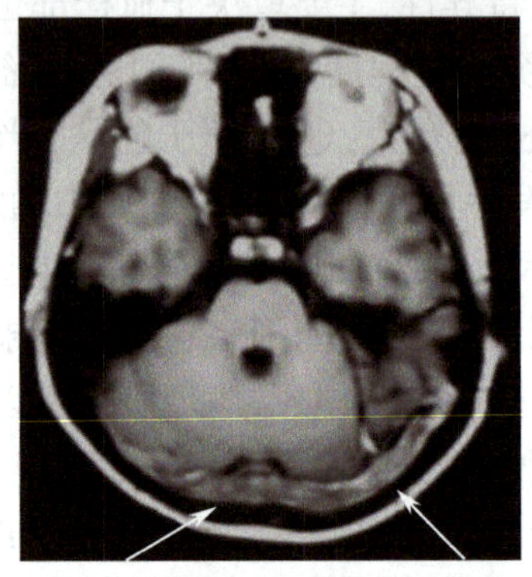

图37-6-3 MRI示双侧横窦内血栓形成

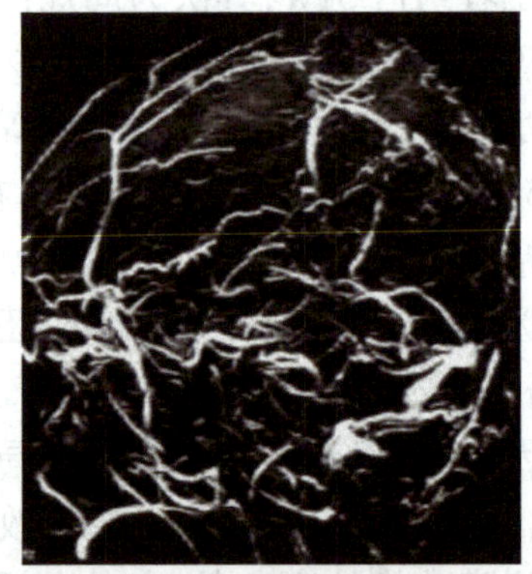

图37-6-4 MRV示颅内静脉窦闭塞、皮层引流静脉显影不良

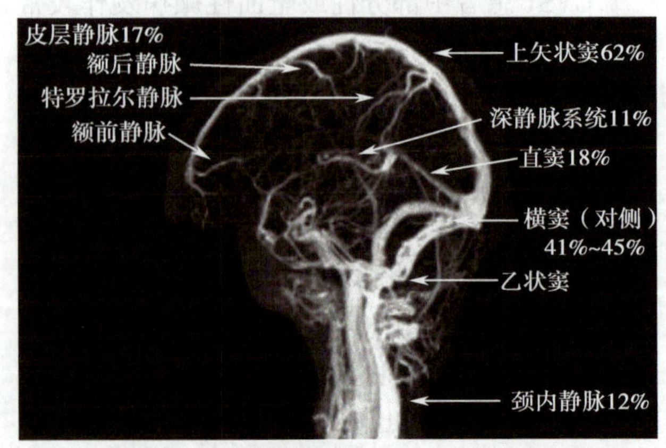

图37-6-5 脑静脉(窦)血栓常累及部位

常规序列的MRI/MRV检查，对于皮层引流静脉血栓或判断非优势侧横窦、乙状窦是否先天发育纤细或闭塞，存在一定局限性。特殊序列MRI检查如T_2梯度回波序列、磁敏感加权成像（SWI）对脑出血检测更敏感，血栓中的铁沉积在SWI上表现为低信号，有助于发现孤立皮层引流静脉或非优势侧窦中的血栓。而颅内静脉窦血栓的"黑血"成像（BTI）序列，能更突出的显示静脉窦中的血栓，对海绵窦等少见部位的血栓，显示更清晰（图37-6-7）。

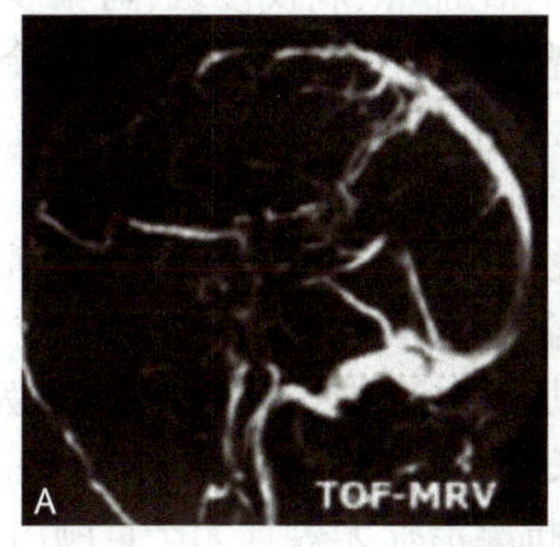

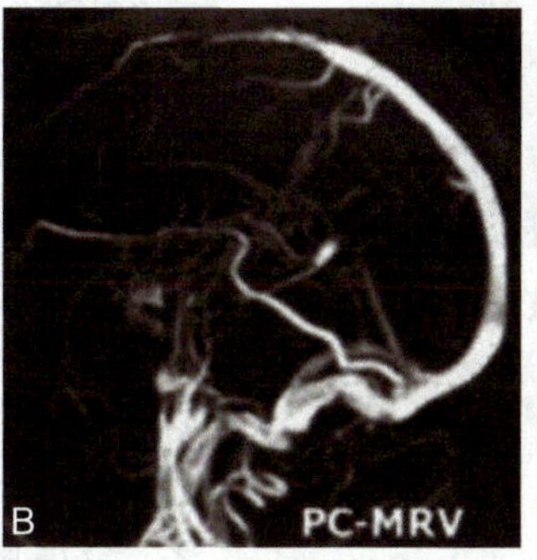

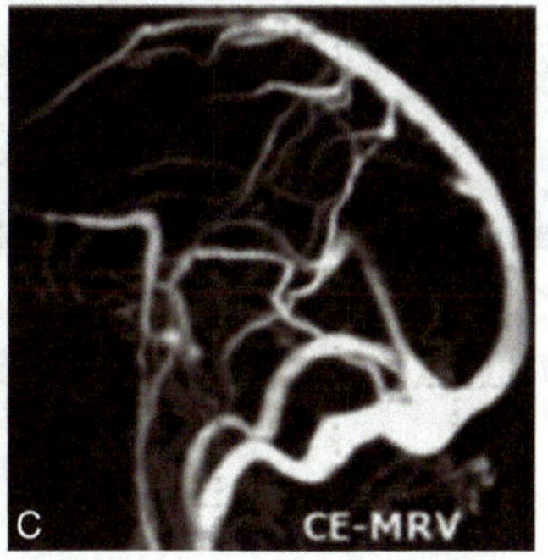

图37-6-6　不同的头颅MRV成像方法

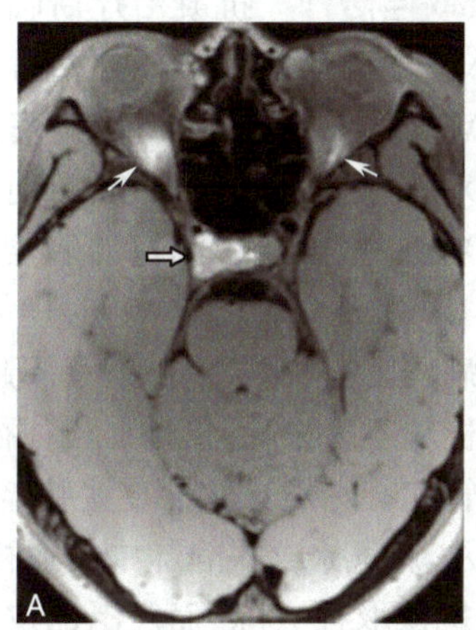

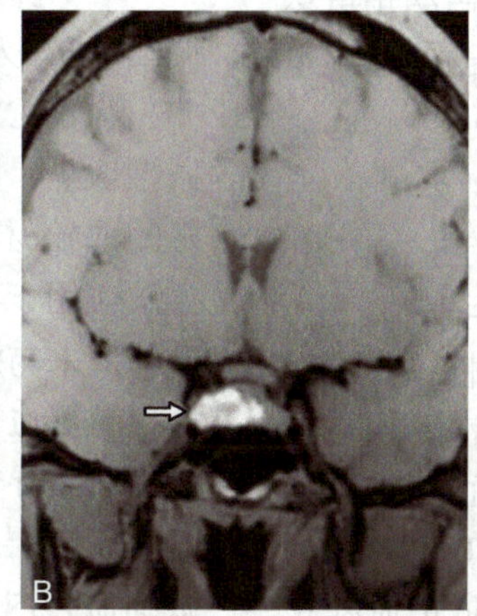

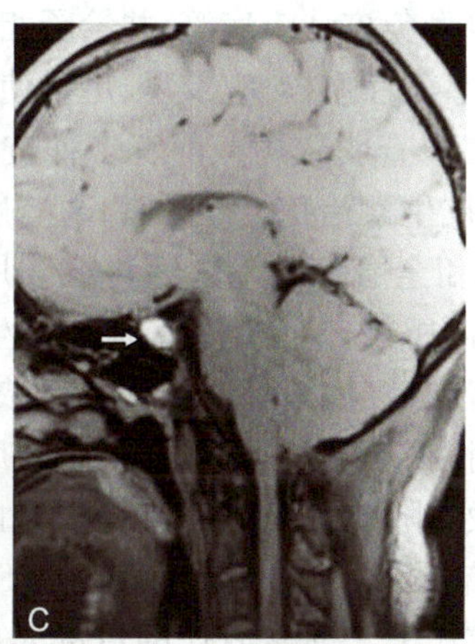

图37-6-7　MRI"黑血"序列显示海绵窦（箭头）双侧眼静脉（三角）亚急性血栓形成

4. 脑血管造影（DSA）　DSA是CVST诊断的"金标准"，包括动脉造影和静脉窦逆行造影。相对于CTV/MRV检查，DSA检查对脑静脉以及颅内静脉窦显影更清晰、精细，而且还能动态观察脑静脉的充盈、排空全过程。DSA检查可发现：颅内静脉窦闭塞、充盈缺损或狭窄；皮层引流静脉淤滞、充盈缺损甚至逆流；头皮静脉、板障静脉以及硬脑膜静脉代偿扩张；动静脉循环时间明显延长（从眼动脉显影到脑静脉窦排空时间 >11s）（图37-6-8、图37-6-9）。DSA检查也存在一些缺陷：对一侧颅内静脉窦不显影或显影不佳，不能明确是先天闭塞、发育不良，还是血栓形成所导致；DSA检查是有创操作，具有一定风险；因此对于CVST，DSA不作为首选和常规的检查方法。

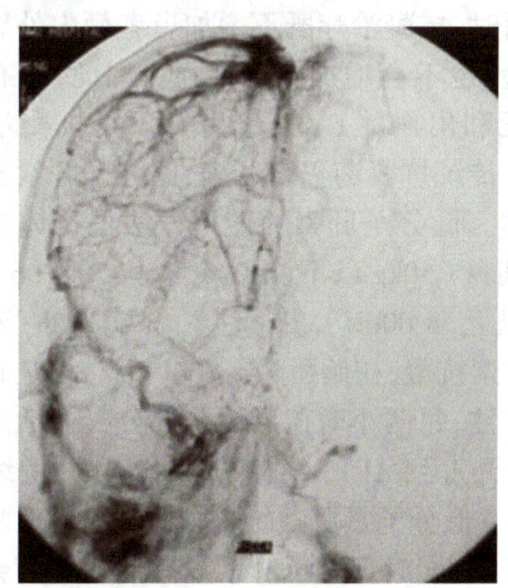

图37-6-8　DSA造影
示颅内静脉窦不显影，皮层引流静脉淤滞（动态显影可发现动静脉循环时间延长）

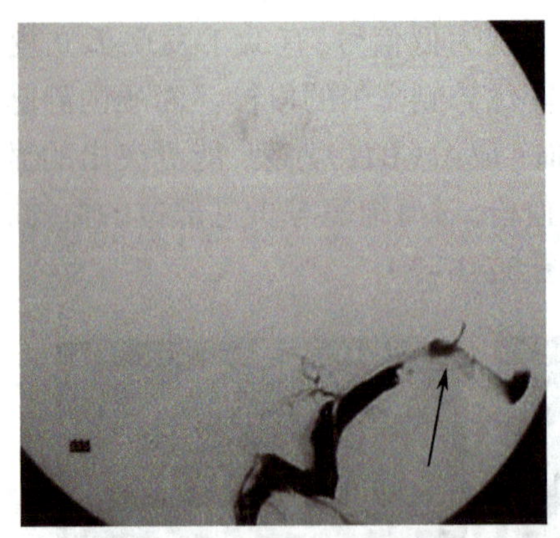

图 37-6-9 颅内静脉窦内逆行造影显示横窦内造影剂充盈缺损，提示血栓形成

四、治疗

1. 病因治疗 必须积极查找引起 CVST 的可能病因，如各类感染性疾病、血液高凝状态、结缔组织疾病、自身免疫性疾病等，并给予相应的积极治疗。如为感染性血栓，应及早、足量使用敏感抗生素治疗，在未查明致病菌前宜多种抗生素联合或使用广谱抗生素治疗。疗程宜长，一般 2~3 个月，或在局部和全身症状消失后再继续用药 2~4 周，以有效控制感染、防止复发。应用抗生素基础上，可行外科治疗彻底清除原发部位化脓性病灶。对于非感染性血栓，也应在原发疾病治疗基础上，积极纠正脱水、降低血液黏度、改善局部血液循环。

2. 抗凝治疗 抗凝治疗是 CVST 的首选的基础治疗方法。抗凝治疗的目的是防止血栓扩展，促进血栓溶解，预防肺栓塞和深静脉血栓形成。同时，抗凝治疗既不增加患者颅内外新发出血风险，也不会增加新的出血。因此，伴有静脉性梗死和出血的 CVST 患者并不是抗凝治疗的禁忌。传统抗凝药仍以肝素、低分子肝素和华法林为主。低分子肝素的使用方法根据体重计算药物剂量（50kg 以下，4 000U；50~70kg，6 000U；70kg 以上，8 000U），皮下注射，1 次 /12h；若给予普通肝素抗凝，初始团队 4 000U 后，800U 每小时持续泵注，每两小时监测活化部分凝血活酶时间（APTT），直到 APTT 维持于 46~70s，可持续治疗 1~4 周。低分子量肝素的安全性和有效性略优于普通肝素，同时低分子肝素没有致畸也不会增加胎儿出血风险，常用于妊娠期及围产期的抗凝治疗。但低分子肝素需要监测活化 X 因子，临床普及度不高，过量后目前缺少有效的中和药物。急性期后常予华法林治疗，目标是将国际标准化比值（INR）控制在 2~3，治疗时间由血栓形成倾向和复发风险决定，一般病因明确的 CVST，病因接触后至少抗凝 3 月，病因不明的需要抗凝 6 月 ~1 年，易栓症患者可能需长期抗凝。而闭塞静脉再通是否可作为停止抗凝治疗的依据尚未明确。新型抗凝药：达比加群、利伐沙班、阿哌沙班和依度沙班等新型抗凝药在颅内静脉系统血栓形成治疗中的临床经验和证据有限，因此上述抗凝药的疗效尚待进一步观察。

3. 溶栓治疗 CVST 一般血栓负荷量大，单纯药物溶栓，常需要大剂量、长时程应用溶栓药物，这会增加颅内及全身出血并发症的发生率，因此不建议长期静脉全身用药。对于重症 CVST 患者，经足量抗凝治疗无效且无严重颅内出血的患者，可密切监测下慎重实施局部溶栓治疗。

4. 机械取栓治疗 抗凝治疗后临床症状仍持续加重、入院时有意识障碍或严重静脉性梗死伴出血的 CVST 患者，可行颅内静脉窦血管内机械性取栓。对于颅内静脉窦血栓，目前尚缺乏良好的取栓材料，一些大动脉闭塞的取栓材料也在尝试应用于 CVST 的取栓（图 37-6-10）。机械取栓的效果与病程密切相关，一般病程不超过 4 周，病程越短血栓越容易去除，慢性血栓往往较坚韧，需用球囊导管和特殊静脉取栓装置破碎清除。目前对于皮层引流静脉或深静脉中的血栓，还不能做到血管内机械取栓去除，而广泛的皮层引流静脉血栓形成是影响 CVST 患者预后，导致癫痫和发作性头痛持续存在的重要原因。

5. 颅内静脉窦狭窄 CVST 患者病程超过 4 周，血栓会纤维化或钙化，导致局部静脉窦狭窄，重度狭窄常影响静脉回流，导致颅高压，如颅压超过 250mmH_2O，会压迫视神经、外展神经等，出现临床症状，影响视力。慢性节段性颅内静脉窦狭窄导致的严重颅高压，可以通过血管内支架置入解除狭窄，缓解颅高压。因为静脉窦缺少肌层，不建议对狭窄进行单纯球囊扩张血管成形。如果颅内静脉窦狭窄未导致显著颅高压（颅压 >250mmH_2O），一般不需特殊处理。同时对于伴单侧或双侧横窦狭窄的“良性颅内高压”患者，静脉窦内支架植入术也显示出良好的疗效，一般逆行脑静脉造影，狭窄静脉窦远近端压力梯度至少 >4mmHg，行静脉窦内支架植入才能有效缓解颅高压，但其长期疗效和安全性仍需进一步评价。

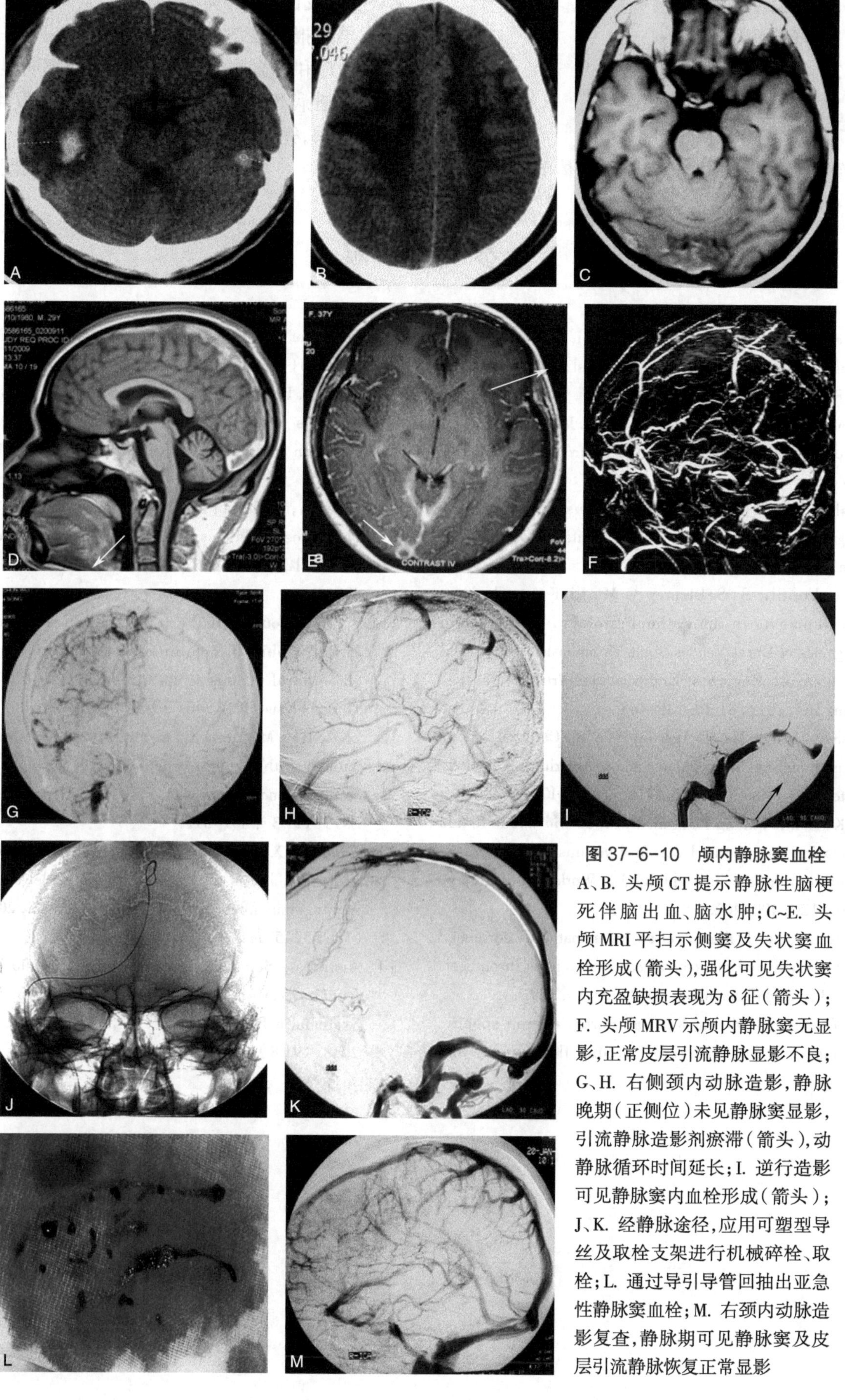

图 37-6-10 颅内静脉窦血栓

A、B. 头颅CT提示静脉性脑梗死伴脑出血、脑水肿；C~E. 头颅MRI平扫示侧窦及失状窦血栓形成（箭头），强化可见失状窦内充盈缺损表现为δ征（箭头）；F. 头颅MRV示颅内静脉窦无显影，正常皮层引流静脉显影不良；G、H. 右侧颈内动脉造影，静脉晚期（正侧位）未见静脉窦显影，引流静脉造影剂瘀滞（箭头），动静脉循环时间延长；I. 逆行造影可见静脉窦内血栓形成（箭头）；J、K. 经静脉途径，应用可塑型导丝及取栓支架进行机械碎栓、取栓；L. 通过导引导管回抽出亚急性静脉窦血栓；M. 右颈内动脉造影复查，静脉期可见静脉窦及皮层引流静脉恢复正常显影

6. 对症治疗

（1）降低颅压治疗。

（2）抗癫痫治疗。

五、预后

颅内静脉窦血栓（CVST）总体预后良好。CVST 复发比率在 3% 左右。

早期报道 CVST 病死率高达 30%~80%，随着溶栓治疗和抗血栓治疗的开展，病死率明显下降。近来报道病死率 6%~15%，各种并发症发生率为 15%~25%，完全康复者大约占 35%~86%。

（吉训明）

参考文献

1. Capecchi M, Abbattista M, Martinelli I. Cerebral venous sinus thrombosis[J]. J Thromb Haemost, 2018, 16(10): 1918-1931.
2. Suzanne M. S, Diana Aguiar de Sousa, Jos é M. F, et al. Cerebral venous thrombosis[J]. Neurology, 2017, 13: 555-565.
3. Alshoabi SA. Cerebral venous sinus thrombosis: A diagnostic challenge in a rare presentation[J]. Brain Circ, 2017, 3: 227-130.
4. Konakondla S, Schirmer C M, Li F, et al. New Developments in the Pathophysiology, Workup, and Diagnosis of Dural Venous Sinus Thrombosis(DVST) and a Systematic Review of Endovascular Treatments[J]. Aging Dis, 2017, 8(2): 136-148.
5. Kashkoush A I, Ma H, Agarwal N, et al. Cerebral venous sinus thrombosis in pregnancy and puerperium: A pooled, systematic review[J]. J Clin Neurosci, 2017, 39: 9-15.
6. Li K, Ren M, Meng R, et al. Dural arteriovenous fistula formation complicated cerebral venous sinus stenosis following venous sinus stenting[J]. World Neurosurgery, 2018, 120: 400-402.
7. Wang L, Duan J, Bian T, et al. Inflammation is correlated with severity and outcome of cerebral venous thrombosis [J]. J Neuroinflammation, 2018, 15(1): 329.
8. HuY, Meng R, Zhang X, et al. Serum neuron specific enolase may be a marker to predict the severity and outcome of cerebral venous thrombosis[J]. J Neurol, 2018, 265(1): 46-51.
9. Cheng Y, Li W A, Fan X, et al. Normal anatomy and variations in the confluence of sinuses using digital subtraction angiography[J]. Neurol Res, 2017, 39(6): 509-515.
10. Steven A, Raghavan P, Altmeyer W, Gandhi D. Venous Thrombosis: Causes and Imaging Appearance[J]. HematolOncolClin North Am, 2016, 30(4): 867-885.
11. Ding J, Zhou D, Hu Y, et al. The efficacy and safety of Batroxobin in combination with anticoagulation on cerebral venous sinus thrombosis[J]. J Thromb Thrombolysis, 2018, 46(3): 371-378.
12. Li K, Ren M, Meng R, et al. Efficacy of stenting in patients with cerebral venous sinus thrombosis-related cerebral venous sinus stenosis[J]. J Neurointerv Surg. 2018, 11(3): 307-312.
13. Wang J, Ji X, Ling F, et al. Comparison of anticoagulation and thrombolysis treatments in a rat model of superior sagittal sinus thrombosis[J]. Int J Neurosci, 2014, 124(7): 532-541.
14. Aguiar de Sousa D, Lucas Neto L, Canhão P, et al. Recanalization in Cerebral Venous Thrombosis A Systematic Review and Meta-Analysis[J]. Stroke, 2018, 49(8): 1828-1835.

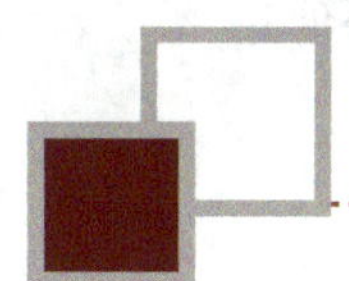

第三十八章　颈动脉内膜切除术

19 世纪中叶，Savory（1856）、Kussmaul（1872）、Penzoldt（1881）等通过尸检认识到颈动脉狭窄闭塞性疾病，并开启了探索颈动脉狭窄闭塞性疾病的大门。20 世纪初，Chiari（1905）、Hunt（1914）等指出颈动脉粥样硬化性狭窄可能是导致脑卒中的重要原因。20 世纪中叶，Seldinger（1953）改良造影技术为颈动脉狭窄闭塞性疾病的诊断提供了更为便捷、安全、准确的方法；同时，Fisher（1951）、Gurdjian（1953）和 Webster（1953）等学者证实颈动脉粥样硬化闭塞性病变是脑缺血的主要原因，颈动脉狭窄受到人们普遍关注。美国神经外科医师 William 与阿根廷神经外科医师 Carrea 在 1951 年各成功完成 1 例颈动脉内膜切除手术，Eastcott 在 1954 在 Lancet 杂志发表首篇颈动脉内膜切除手术的文章，DeBakey 在 1953 年完成首例颈内动脉闭塞再开通手术。此后，颈动脉内膜切除术不断完善、迅速发展，到 20 世纪 80 年代早期，美国每年实施颈动脉内膜切除术 8.5 万 ~10.0 万例。相比之下，我国颈动脉内膜切除术发展较为缓慢；但近十余年来，随着医疗卫生事业的发展，人们对颈动脉狭窄性疾病认识逐步加深，以颈动脉内膜切除术为代表的缺血性脑血管病的外科治疗在我国有了长足发展。

一、危险因素及斑块进展

通常情况下，颈动脉狭窄被认为是老年疾病，高龄是最重要的独立危险，男性发病率高于女性，常合并其他外周血管硬化。其他独立危险因素还有：高血压、糖尿病、冠心病、高脂血症、吸烟、久坐（缺乏锻炼）等。适当锻炼、健康饮食对于颈动脉狭窄有一定保护作用。同时，颈动脉狭窄患者同型半胱氨酸（THCY）、C 反应蛋白（CRP）、血小板聚集率、尿酸等指标常高于正常人。对于颈动脉狭窄患者，控制危险因素对控制疾病进展十分重要，应建议患者控制血压、糖尿病、血脂水平，健康饮食，戒烟，适当锻炼等。

颈动脉粥样硬化是一种慢性疾病，早期斑块通常呈条状，在出生 6 个月后便可形成。随后，斑块内脂质成分逐渐增多形成脂质核心，斑块表面纤维成分逐渐增加形成纤维帽。斑块继续发展形成晚期斑块，常伴有脂质核心内大量脂质聚集，纤维帽退化变薄，斑块内出血，斑块表面出现溃疡，附壁血栓形成等特点，此类斑块容易引发脑卒中。

二、症状与体征

1. 症状　颈动脉狭窄患者可以完全无症状，于体检或检查无意中发现，也可以表现为脑组织灌注不足所致的脑缺血症状。

患者既往 6 个月内无颈动脉狭窄所导致的一过性黑蒙、短暂性脑缺血发作（transient ischemic attack，TIA）、脑卒中及其他相关的神经系统症状，或只有头晕或轻度头痛等临床表现可视为无症状性颈动脉狭窄。而患者既往 6 个月内有一过性黑蒙、TIA、狭窄侧轻度或非致残性脑卒中症状中的一种或多种症状发作称为有症状性颈动脉狭窄。

脑卒中是指由于脑局部供血障碍导致的局灶性脑组织坏死或软化，伴有相应的急性神经系统障碍且持续 24h 以上。颈动脉粥样硬化导致的脑卒中占总脑卒中的 8% 左右，这主要与斑块破裂、附壁血栓脱落所形成的栓子随血流栓塞脑血管有关；其次与重度狭窄导致的血流受限加之颅内血流代偿不足有关，该情况常表现为分水岭区脑卒中。

短暂性脑缺血发作（TIA）是指由脑血流障碍引起短暂性、局灶性的神经系统功能障碍，症状与脑卒中相似，多数患者数分钟后即可缓解，最长不超过 24h。

颈动脉主要供应脑前循环的血流，因此脑卒

中和TIA的症状主要表现为大脑前动脉供血区和/或大脑中动脉供血区受累相关的症状。运动障碍常表现为病变对侧肢体无力，甚至轻度到重度偏瘫；感觉障碍常表现为对侧肢体麻木、感觉减退，甚至部分感觉功能丧失。一过性黑蒙是颈动脉疾病TIA症状的经典表现，常表现为短暂的视力丧失或视野缺损，与栓子沿眼动脉顺行栓塞视网膜动脉有关。

颈动脉狭窄患者的认知功能障碍受到普遍关注。有研究指出，近40%颈动脉狭窄患者有不同程度的认知功能障碍，常表现为智力下降、记忆力减退、注意力下降、视空间能力降低、执行力减退等，严重时可出现中度到重度的痴呆。同时，有研究发现1/6的卒中患者在脑梗发生前就有一定程度的认知功能障碍，因此早期发现认知障碍并予以干预可能对脑梗死有一定的预防作用。

颈动脉狭窄导致认知功能障碍的机制可能与脑组织低灌注、白质病变、微栓子栓塞及炎性反应有关。①颈动脉管腔狭窄，顺应性降低，可能导致颅内相应区域低灌注，引起神经功能活性降低，导致起认知功能障碍；②脑白质病变（white matter lesion，WML）是指病因上非特异性，在排除了炎性、免疫性、肿瘤性、中毒性等病因后，在MRI T_2加权像上的高信号区和CT上的低密度区。有研究证实颈动脉狭窄与WMLs的严重程度密切相关，同时WMLs病变严重程度与认知能力下降明显相关。③颈动脉斑块及其附壁血栓破裂可形成微小血栓，引起微小、无症状脑卒中。随着病程延长，这些微小的脑损伤逐渐累积，可能导致认知功能障碍。此外，微栓塞的长期累积也可导致严重的WMLs和脑萎缩，加重认知障碍。④颈动脉粥样斑块形成后可以延长小胶质细胞和星形胶质细胞的活化时间，激活的小胶质细胞可分泌的白细胞介素-1和其他细胞因子可通过干扰突触可塑性而导致认知功能障碍，且小胶质细胞激活后引起的慢性炎症被认为是多种神经退行性疾病的危险因素，加重认知功能的下降。

2. 体征 部分颈动脉狭窄患者颈动脉搏动减弱，提示近心端病变；听诊区域在双侧颈三角及锁骨上方区，部分患者可闻及血管杂音。一般来说，音调高、时间长的杂音提示狭窄严重，但轻度狭窄和完全闭塞前可由于血流速度变慢而没有杂音。颈动脉狭窄患者神经系统体格检查包括语言、意识、运动功能、肢体张力、共济失调试验、感觉功能等，部分患者可有脑卒中的体征。

三、辅助检查

（一）颈动脉狭窄程度的判定

颈动脉狭窄程度多采用北美症状性颈动脉内膜切除试验（North American Symptomatic Carotid Endarterectomy Trail，NASCET）提出的分级标准进行评估，该方法根据血管造影将颈动脉内径缩小的程度，即颈动脉的狭窄程度，分为4级：①轻度：颈动脉内径狭窄<30%；②中度：颈动脉内径狭窄30%~69%；③重度：颈动脉内径狭窄70%~99%；④闭塞前状态：狭窄>99%，⑤完全闭塞：颈动脉完全闭塞，未见血流通过。

1. 颈动脉超声 优点如下：①花费低；②方便快捷；③相对较高的敏感性；④可以为术者提供足够的信息。有学者认为术前4周以内DU结果可以直接指导手术治疗；如果超过4周，建议术前行CTA或MRA进一步确认病情。但是DU对于50%~69%的颈动脉狭窄的检查敏感度较低，建议检查者将超声探头的敏感范围从125~230cm/s（心缩期峰值流速）调致140~230cm/s（心缩期峰值流速）以下，以提高DU结果的敏感性。

2. 磁共振血管造影（magnetic resonance angiography，MRA） 对于狭窄度在70%~99%的患者TOF-MRA和DU相似，都有较高的敏感性和特异性；同样，对于狭窄50%~69%的患者敏感性和特异性又较低。3D TOF-MRA对于狭窄的管腔有较高的空间分辨率，且能更好地发现盗血现象。但缺点是易受运动干扰、扫描时间长，且扫描范围有限。CEMRA（contrast-enhanced magnetic resonance angiography）相比于TOF-MRA扫描速度较快，可以在保证高分辨率的前提下进行从主动脉弓至颅内血管的大范围的扫描成像。

3. CT血管造影（computed tomography angiography，CTA） 颈动脉CTA检查（图38-0-1）有以下优势：①扫描及影像数据处理迅速；②费用较低；③空间分辨率高，可达亚毫米级；④易于获得高质量的2D和3D重建影像；⑤可将血管与组织、骨骼同时重建融合；⑥易于反映血管异常结构如闭塞、钙化等；⑦扫描范围可从主动脉弓致颅内动脉，了解颅内血管代偿情况。

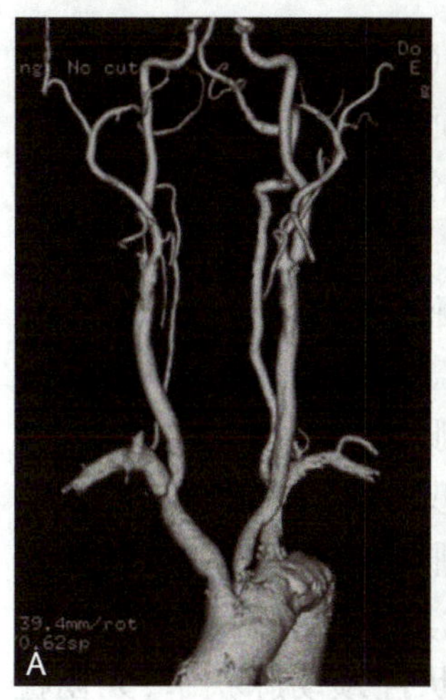
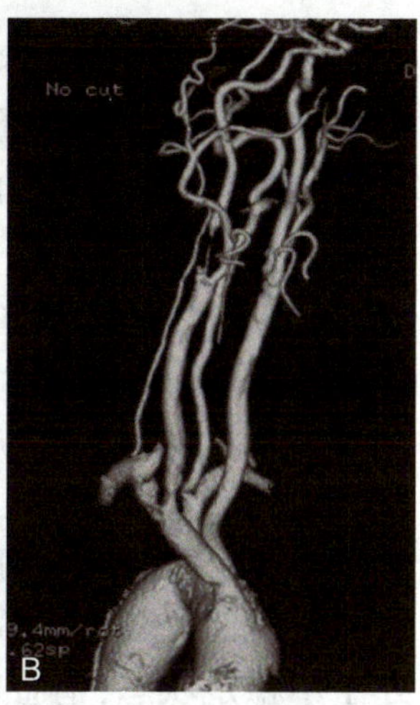

图 38-0-1　颈动脉 CTA 正侧位图
A 为正位图，B 为侧位图；右侧颈动脉分叉处及颈内动脉重度狭窄，颈内动脉血流纤细呈线状

4. 数字减影血管造影（digital subtraction angiography，DSA）　DSA（图 38-0-2）是诊断颈动脉狭窄的"金标准"，但随着 CTA 和 MRA 技术的进步，已不作为首选检查方法，但它在判定狭窄的部位、范围、程度上仍有一定优势。对于合并有颈内动脉远端串联狭窄和管腔纤细的患者，DSA 相比于 CTA 和 MRA 能提供更为准确的信息。缺点是有创操作，术中有斑块和（或）血栓脱落、动脉痉挛等风险。

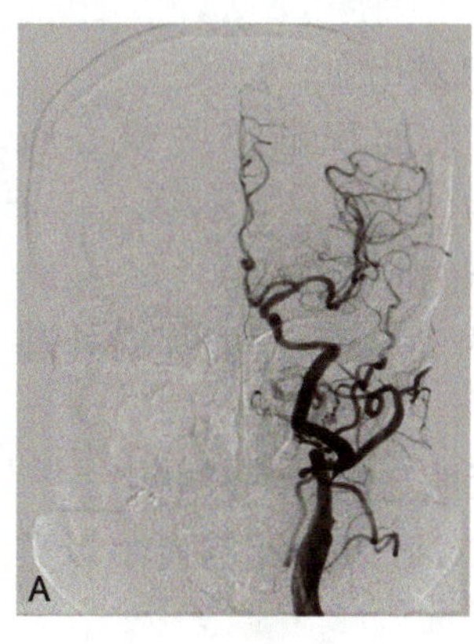
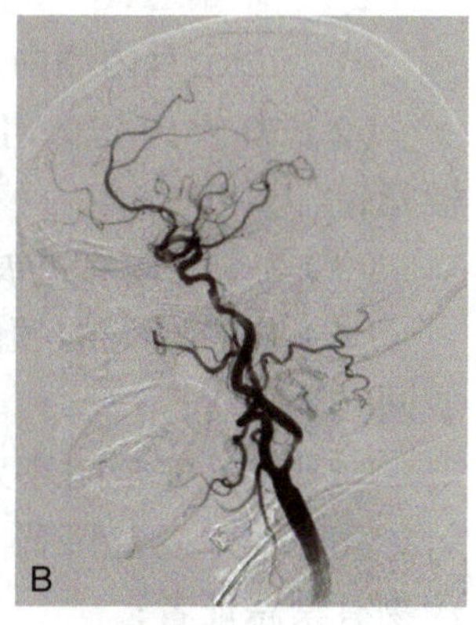

图 38-0-2　DSA 正侧位图
A 为正位图，B 为侧位图；左侧颈动脉分叉及颈内动脉重度狭窄

（二）颈动脉斑块性质的判定

ACAS（Asymptomatic Carotid Atherosclerosis Study）和 ACST（asymmetric carotid Surgery Trial）研究发现，大多数药物治疗的无症状颈动脉狭窄患者在长期随访中并没有出现脑卒中，后续研究发现一小部分无症状颈动脉狭窄患者斑块不稳定，这部分患者在随访中出现脑卒中。这提示颈动脉斑块可能分成稳定性斑块和不稳定性斑块两类。稳定性斑块占绝大多数，不易出现破裂引起梗死；不稳定性斑块占少部分，易于破裂形成栓子，引发脑卒中。

在文献回顾中，一般把具有以下组织病理学特征的斑块视为不稳定斑块：①大范围脂质核心液化坏死；②脂质核心靠近管腔内表面；③斑块内出血；④纤维帽破裂；⑤斑块表面合并溃疡。相反，表面光滑的纤维斑块相对稳定，不易破损，常被认为是稳定斑块。

1. 超声检查　超声检查根据 Gray-Weale 分类将斑块分为以下四类：Ⅰ类－完全低回声，Ⅱ类－低回声掺杂少量高回声，Ⅲ类－高回声掺杂少量低回声，Ⅳ类－完全高回声；其中Ⅰ类、Ⅱ类斑块出现临床症状的风险显著升高。后续研究将斑块中层的灰度定义为 GSM（Grayscale Median value），并发现纵向斑块和斑块 GSM≤40 是脑梗死的危险因素。还有研究指出脂质核心内出现低回声的面积在 8~10mm^2 的患者年脑卒中发生率为 3.2%，大于 10mm^2 为 5.0%。

2. 高分辨磁共振检查　磁共振（MRI）对斑块组织有较好的空间分辨率，且在颈部线圈和高场强下成像效果更佳。高分辨磁共振可直观显示斑块的形态及组成成分。脂质核心在 T_1WI 上一般为等 / 高信号，但在 T_2WI 上不同质地可有不同表现，固态或半固态表现为低信号，液态表现为稍高信号（图 38-0-3）。高分辨磁共振不仅可以显示斑块内出血（图 38-0-4），而且可以根据 T_1WI 和 T_2WI 的信号不同推测出血的时间。有研究认为斑块内出血的信号强度是周围组织 1.5 倍以上时，高度提示新鲜出血。纤维帽的厚度一般在 200~500μm，超出了高分辨磁共振的空间分辨范围，因此一般不能通过扫描精确测量纤维帽厚度，但通过高分辨磁共振我们可以主观地了解纤维帽是厚是薄及有无破裂。

高分辨磁共振在临床应用价值已被广泛证实。大范围脂质核心液化坏死，斑块内出血，纤维帽纤薄或破裂，斑块表面合并溃疡等被认为是脑

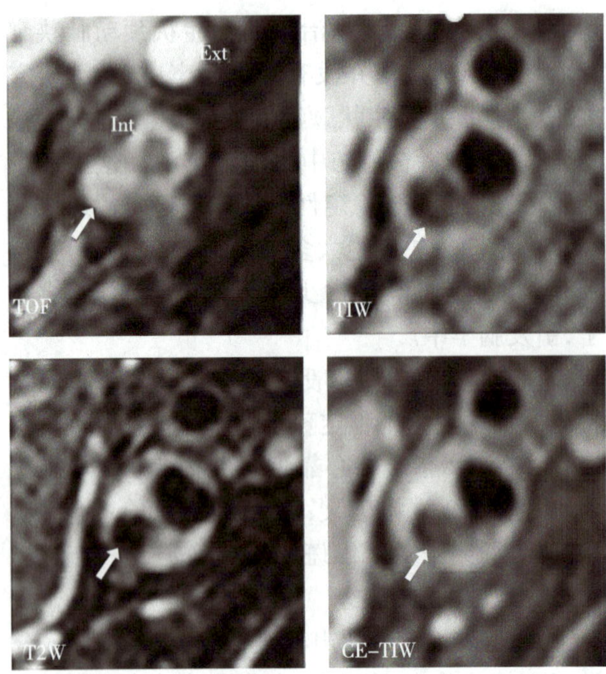

图 38-0-3 脂质核心

脂质核心：T_1WI 等 / 高信号；T_2WI 低信号（固态 / 半固态）/ 稍高信号（液态）

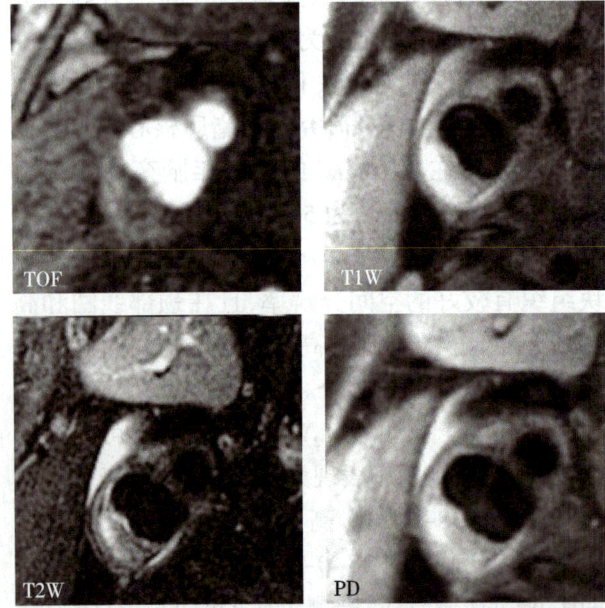

图 38-0-4 斑块内出血

斑块内出血：为 T_1WI 高信号，PDW、T_2WI 等 / 低信号

卒中发作的危险因素。同时，高分辨磁共振也可以用于观测和评估药物的作用，如大剂量他汀类药物对于斑块及其成分的影响等。另外，通过注射不同种类的对比剂可以显示不同的病理状态，比如使用特异性巨噬细胞对比剂可以显示患者斑块内的炎性改变。巨噬细胞在斑块的形成及进展中有重要作用，因此该成像能一定程度预测粥样硬化的进展速度，为临床诊治提供参考。

四、手术适应证、禁忌证及手术时机

颈动脉内膜切除术（CEA）是治疗颈动脉狭窄的最经典术式，也是预防和缓解由颈动脉狭窄导致的脑缺血和脑卒中的有效方法。

1. 手术指征

（1）症状性颈动脉狭窄，无创检查颈动脉狭窄程度≥70% 或血管造影发现狭窄 >50%。

（2）无症状性颈动脉狭窄，且无创检查狭窄度≥70% 或血管造影发现狭窄≥60%。

（3）无症状性颈动脉狭窄，且无创检查狭窄度 <70%，但血管造影或其他检查提示狭窄病变处于不稳定状态；有症状性颈动脉狭窄，无创检查颈动脉狭窄度处于 50%~69%。同时要求该治疗中心有症状患者预期围术期卒中发生率和病死率 <6%，无症状患者预期围术期卒中发生率和病死率 <3%，患者预期寿命 >3~5 年。

（4）慢性完全性闭塞患者：鉴于该类患者的脑卒中发生率可能并不高，不推荐对该类患者行 CEA 治疗，但近年来部分中心的闭塞再通尝试似乎有所帮助，因此，建议仅在下述情况下尝试闭塞再通治疗：①症状性患者；②脑灌注影像证实闭塞侧大脑半球呈现血流动力学障碍；③仅在有经验的中心或医生实施；④建议在严谨的前瞻性临床试验中实施。

2. 手术禁忌证

（1）12 个月内颅内自发出血；

（2）30 天内曾发生大面积脑卒中或心肌梗死；

（3）3 个月内有进展性脑卒中；

（4）伴有较大的颅内动脉瘤，不能提前处理或同时处理者；

（5）慢性完全闭塞无明显脑缺血症状者；

（6）凝血功能障碍，对肝素以及抗血小板类药物有禁忌证者；

（7）无法耐受麻醉者；

（8）重要脏器如心、肺、肝和肾等严重功能不全者；

（9）严重痴呆患者。

3. 手术时机

（1）急性缺血性脑卒中在发病 6 周后手术较

为安全，对于近期出现症状发作，影像学检查提示为不稳定斑块时应尽量争取尽早手术，可以建议于2周内手术；

（2）对于TIA或轻微卒中患者，如果没有早期血管重建术的禁忌证，可以在事件出现2周内进行干预；

（3）如为双侧病变，根据临床情况两侧手术间隔可以在2~4周，有症状侧和/或狭窄严重侧优先手术。

五、术前准备

1. 对于心电图、胸部平片异常和既往有高血压、糖尿病、脑出血、脑梗死等病史的患者应请相关科室会诊评估，确定能否耐受手术，行控制血压、血糖等相应处置。

2. 围术期用药

（1）β受体阻断剂：POISE实验证实围术期使用β受体阻断剂能使患者受益。美国颈动脉手术指南（Society for Vascular Surgery carotid guidelines）建议围术期使用β受体阻断剂将心率控制在60~80次/min。

（2）抗血小板治疗：阿司匹林可以明显降低围术期脑卒中发生率，绝大多数研究建议单独使用阿司匹林或与其他抗血小板药物联合使用。近期有研究表明氯吡格雷能降低围术期栓塞风险，且不增加出血性并发症风险。其他抗血小板药物如噻氯匹定和糖蛋白Ⅱb/Ⅲa拮抗剂对CEA手术的作用并未完全明确，且副作用比阿司匹林和氯吡格雷多。因此，基于现有的循证医学证据，建议围术期使用阿司匹林或氯吡格雷。

（3）右旋糖酐：右旋糖酐是一种多聚糖，可以抑制血小板聚集。可以用于术前和术后预防血栓形成。一项研究对CEA患者注射右旋糖酐，术后通过超声证实血栓形成率为0。现一些学者推荐CEA术后24h内使用右旋糖酐以预防血栓形成及脑卒中的发生。

（4）他汀类药物：颈动脉狭窄患者服用他汀类药物的益处是多方面的。他汀类药物在降低胆固醇的同时，可能也一定程度降低血小板活性。无症状性颈动脉狭窄进展研究（Asymptomatic Carotid Artery Progression Study，ASAPS）证明洛伐他汀可抑制颈动脉内－中膜增厚，并可以降低心血管并发症的风险。有多项研究证实他汀类药物在脑卒中预防中效果显著。此外，有研究证实他汀类药物可以降低术后脑卒中、TIA、心脏并发症和死亡的发生率。因此，建议颈动脉狭窄患者长期（术前和术后长期）服用他汀类药物。

六、麻醉及监测

（一）麻醉

CEA可以在全麻、局麻＋神经阻滞或单纯局麻下进行。局麻的优点是心肺等器官负担小，缺点是患者易焦躁不安，有癫痫和过敏反应的风险，并可能对术者操作造成影响。相比之下，全麻可避免患者的焦虑，易于保存呼吸道通畅、调控血压血气，且部分全麻药物对缺血脑组织有一定保护作用。

（二）术中监测

1. 残端压力监测 残端压是指阻断颈动脉后，所测得的颈内动脉远端反流血的压力值，一定程度上代表了颈内动脉阻断后脑血流的代偿能力。Hays等学者研究发现对于残端压力低于50mmHg的患者未使用转流，CEA术后神经系统并发症发生率为50%，显著高于使用转流的患者（其神经系统并发症发生率10%）。但Kelly研究发现有6%的残端压高于50mmHg的患者在EEG监测下出现脑缺血征象。对于脑卒中患者残端压与EEG有很好的关联性，但是对于椎动脉疾病的患者残端压存在77%的假阴性率。Harada进一步研究发现以EEG为标准11%的患者存在出现脑缺血而未放置转流管的现象，而以残端压为标准，有64%的患者放置了不必要的转流管。Finocchi和其同事使用TCD验证残端压预测脑缺血的效果，发现对于术后出现缺血并发症的患者残端压与TCD的一致性不佳。因此，残端压监测对于脑缺血预测的准确性尚有争议。

2. 脑电监测和体感诱发电位监测 脑电监测是应用最广泛的术中脑检测方式。但脑电图（electroencephalography，EEG）过于敏感，有时增加术中不必要的转流。Blume等人研究发现术中未使用转流管且EEG提示异常的患者术后脑卒中率仅为9%。此外，一些研究指出使用转流管且无EEG异常的患者术后出现了神经系统症状。且Tempelhoff研究发现，103名患者中6名患者出现术后并发症，其中5名患者术中EEG异常出现太晚，以至于无法放置转流管。同样，体感诱发电位监测（somatosensory evoked potential monitoring，SSEP）对于脑缺血非常敏感，当脑局部血流灌注小于15ml/（100g·min）时即可出现变化。尽管有个别报道称EEG和SSEP在监测脑缺血和预测术后并发症方面并不完全可靠，但是大量文献证实EEG和SSEP是术中监测脑缺血的有效手段。

3. 经颅脑多普勒超声 Schneider与其同事在1988年将TCD引入术中监测。Visser指出1/3的术中TCD正常患者无使用转流管的必要，但是在预测脑缺血方面TCD与EEG的一致性仅为60%。TCD在发现术中微血栓方面有独一无二的优势，微血栓提示术者谨慎操作、避免导致进一步损伤。

七、手术方式及相关内容

1. 体位摆放 患者取仰卧位，肩下垫枕，使头颈部处于过伸位并旋向对侧。一般颈外动脉居前内侧，颈内动脉居后外侧，两者之间常有一定程度的前后重叠；因此，适当地向对侧转头部可使颈内动脉转向更外侧，避开颈外动脉的遮挡。此外，如果采用局麻或区域阻滞，可使用支架将头部铺巾适当撑起，以避患者幽闭恐惧症发作。

2. 皮肤切口 CEA手术有两种皮肤切口，纵向切口和横向切口。标准切口是平行于胸锁乳突肌内侧边缘的纵向切口（图38-0-5）。如果要暴露下颌角以上的远端颈内动脉，此切口上端应向耳垂后延长。另一种切口方式为横向切口，该方式可将切口隐藏在皮肤皱褶处，通常位于下颌角下1~2cm。如果切口过于低，为暴露更多远端结构，可以将切口向后延伸或分离皮下组织。如果切口过高，为暴露更多近端结构，可以将切口向前延伸或分离皮下组织。

3. 颈动脉暴露 对颈动脉的操作应该最小化以避免术中栓子。颈外静脉位于颈阔肌深面，沿皮肤褶皱斜切口更容易显露。位于这一层的其他结构还有耳大神经，损伤这一神经可导致耳垂麻木。打开颈动脉鞘后，可见面静脉横向走行于切口基底且常有分叉，可为两支或者三支，术中面静脉及其分支常需结扎。将颈内静脉拉向颈内动脉外后方，可暴露颈动脉鞘里的迷走神经，该神经常位于颈静脉和颈动脉之间且靠后的位置（少部分位于靠前的位置），游离颈总动脉并用皮筋环绕控制。颈神经袢常位于颈总动脉远端，明确该神经有助于在游离颈动脉分叉部时避免损伤舌下神经（舌下神经在此处从颈动脉表面移行入动脉内侧）。颈动脉游离应该沿着颈袢后缘进行；如果从前缘游离，有损伤舌下神经和颈袢的风险。

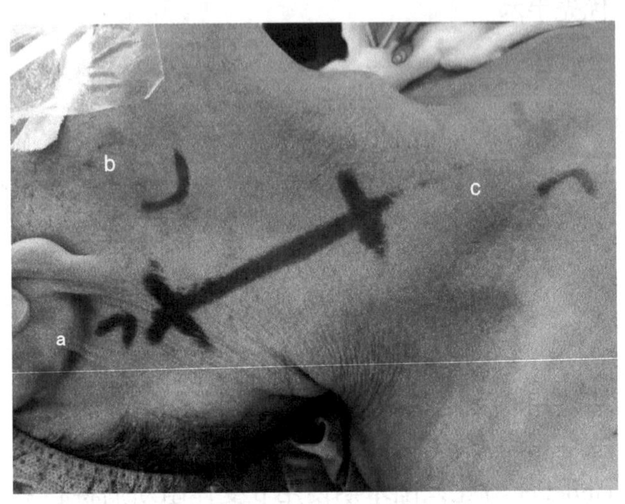

图38-0-5 纵行切口

纵行切口为沿胸锁乳突肌前缘走行的斜切口。
a. 乳突；b. 下颌角；c. 胸锁关节

甲状腺上动脉起源于颈总动脉分叉处或颈外动脉近段，游离颈外动脉和甲状腺上动脉并用皮筋环绕控制。游离颈内动脉，识别斑块末端，并在斑块远端用皮筋环绕控制颈内动脉。在分离颈动脉时，应避免在颈动脉分叉处的裆部进行操作，以减少对颈动脉体的牵拉，从而降低血流动力学不稳定和出血的风险。如果出现血流动力学不稳定，可以用1%的利多卡因注射颈动脉体。

夹闭前可注射70~100U/kg的肝素进行肝素化，也可不进行肝素化，切除斑块后用肝素冲洗管腔。首先夹闭颈内动脉，避免夹闭后续血管时血栓或斑块脱落形成栓塞。操作时应确保夹闭位于斑块远端的正常血管壁（图38-0-6）。

夹闭后持续进行术中检测（EEG、SSEP、TCD等）3min，观察有无脑缺血迹象，如有撤去阻断恢复血流，待灌注3min以后再行转流和斑块切除。

4. 斑块剥除 颈动脉内膜切除术手术方式可以分为两种，分别为标准颈动脉内膜切除术（standard carotid endarterectomy，SCEA）和翻转式颈动脉内膜切除术（eversion carotid endarterectomy，eCEA）。标准颈动脉内膜切除术（SCEA）是在经胸锁乳突肌前缘切口显露并临时阻断颈内动脉、颈总动脉、颈外动脉和甲状腺上动脉后，纵行切开颈总动脉远段和颈内动脉近段前壁，分离切除粥样硬化斑块，再连续缝合动脉壁切口。

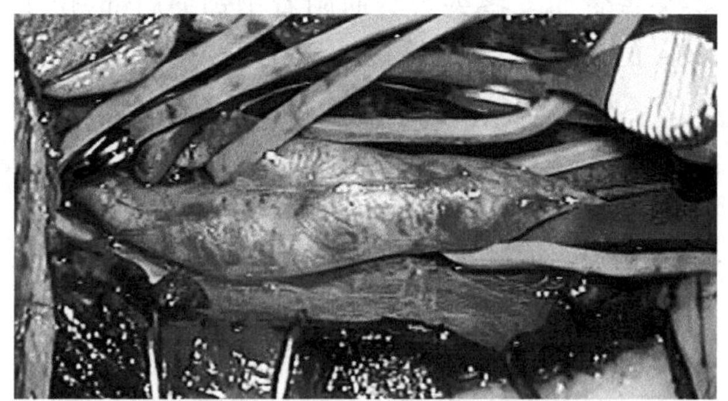
图 38-0-6　术中颈动脉暴露及阻断
充分暴露颈动脉狭窄段，并按颈内动脉、颈总动脉、颈外动脉及甲状腺上动脉的顺序阻断血流

翻转式颈动脉内膜切除（eCEA）是在颈内动脉起始端横断，提起横断的颈内动脉，找到并分离斑块，同时将颈内动脉壁外层向上翻转，直至斑块终点，取出斑块，然后将上翻的颈内动脉外层拉下复位，并将颈内动脉断端与颈总动脉开口对拢吻合。以下详细讲解标准颈动脉内膜切除术。

标准颈动脉斑块切除包括动脉壁纵向切开、斑块剥除与血管缝合三部分。辨认斑块位置及长度，纵向垂直切开血管壁，充分暴露斑块（图 38-0-7）。剥除斑块从颈总动脉部分开始，用无创血管镊提起动脉壁切口缘，分离粥样硬化斑块，分至中线附近，再从内侧切口边缘分离，直至会合。修剪斑块近端残端，使其呈斜面移行为正常管壁内膜（图 38-0-8）。处理远端残端更为重要，一般情况下，远端切除范围应超过斑块范围到达正常血管壁，以完全剥除斑块并形成平滑的残端（图 38-0-9）。因此，剥除斑块远端时，可侧向牵拉斑块形成一横向断端，以避免斑块剥除后远端内膜松脱游离。若远端内膜缘游离，为避免形成血管夹层，应将之“钉合”（tacking sutures），通常在 4 点和 8 点处各缝一针即可。但钉合会增加术后脑卒中的风险，因此应妥当处理远端残端避免钉合。

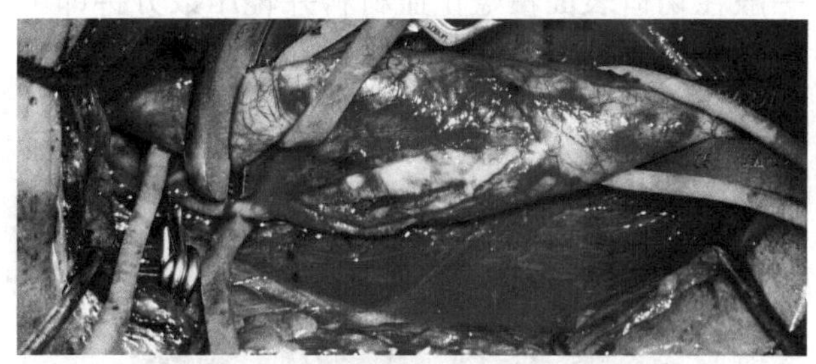
图 38-0-7　切开颈动脉管壁暴露斑块
沿血管壁长轴切开，充分暴露斑块

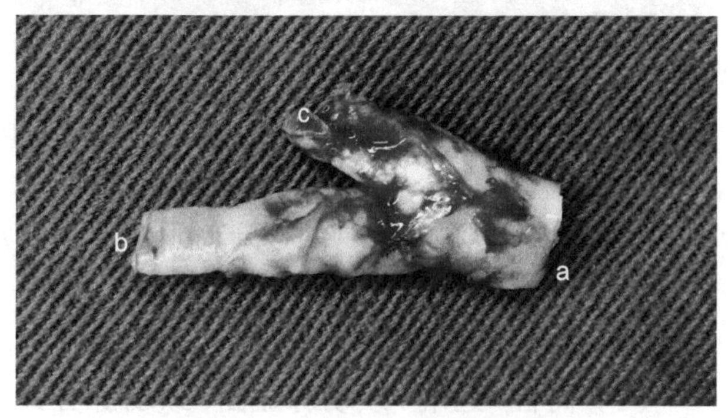

图 38-0-8　术中切除的斑块标本
a. 颈总动脉端；b. 颈内动脉端；c. 颈外动脉端

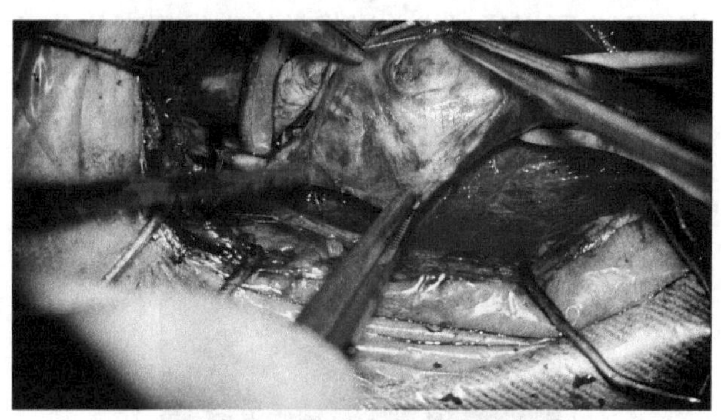
图 38-0-9　剥除残留斑片，使管腔壁光滑
斑块切除后，仔细检查有无残留斑片；如有，必须剥除，使管腔光滑

用血管缝合线自远端开始连续缝合动脉壁切口，缝合应严密，尤其是两端。缝合完成前，应先后松开 CCA 和 ICA 的控制夹，使血流冲出术中形成的血栓及进入的空气，并观察回血情况，再夹闭血管；助手用肝素盐水进一步冲出血管腔内的气泡，并完成最终缝合。

切口缝合结束后，先撤除 ECA 及其分支 STA、CCA 的控制夹（或钳），约 20s 后再撤除 ICA 的控制钳，以确保所有可能残留的组织碎片、气泡等冲入 ECA，避免栓塞脑组织（图 38-0-10）。检查缝合后的动脉壁切口有无漏血，并妥善止血。

一般在切口表面覆盖止血材料并轻压数分钟即可控制出血，必要时补缝血管壁。术区仔细止血后，缝合颈动脉鞘、颈阔肌、皮下及皮肤。

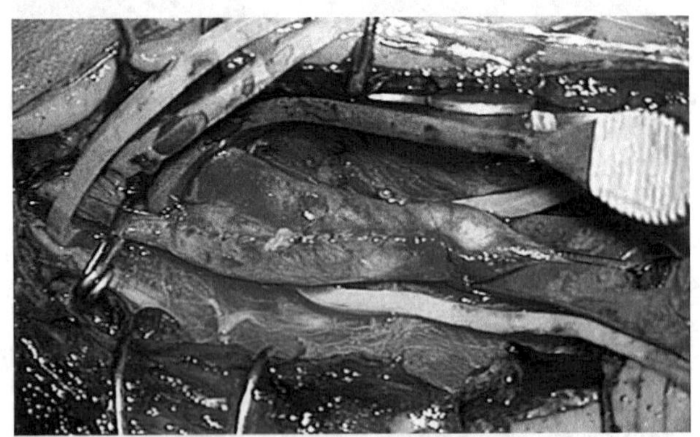

图 38-0-10 严密缝合管壁，撤去阻断

严密缝合管壁后，按颈外动脉及其分支、颈总动脉、颈内动脉的顺序撤去阻断

5. 相关技术问题

（1）高位（远端）颈动脉显露：颈动脉分叉可以在第 2 颈椎至第 7 颈椎的任意部位。而高位分叉可以增加围术期脑卒中和脑神经损伤的发生率。医生可以通过术前影像学检查发现高位分叉患者，CTA 可以附带显示骨性结构，在高分叉患者的鉴别中具有优势（图 38-0-11）。

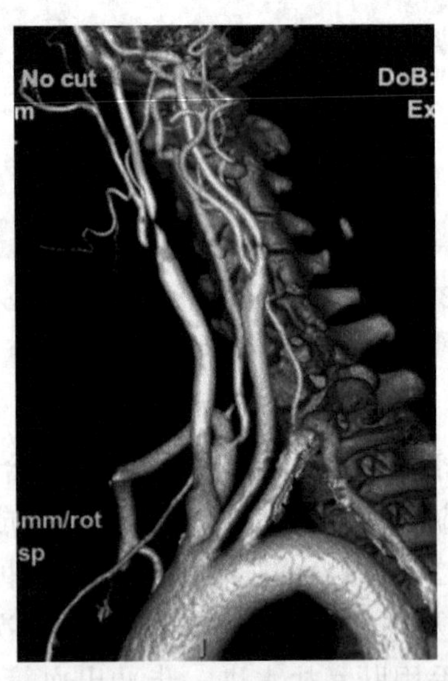

图 38-0-11 CTA 颈动脉 + 透明骨相

骨性标志有助于术前评估颈动脉斑块的高度及长度

1）经鼻气管插管：经鼻气管插管后，患者闭口可使下颌骨的垂直部相比于经口气管插管开口时位置向前移动 1~2cm。额外显露的部分对于高位分叉的患者常常至关重要。

2）切开二腹肌：为进一步扩大暴露范围，可切开二腹肌后腹部。必须谨慎寻找舌下神经，切断二腹肌前充分保护舌下神经。切开二腹肌后腹部时，还可能损伤到的神经有副神经和舌咽神经。前者通常在二腹肌的上三分之一处进入胸锁乳突肌的肌腱内，而后者位于二腹肌深部。

3）切除茎突：切除茎突以及附带肌肉可以有效暴露颈内动脉远端。二腹肌后腹切断后，切除附着于茎突的肌肉，包括茎突舌肌、茎突咽肌和茎突舌骨肌。茎突舌骨肌附着于颈突后部，位于 ECA 的后上方。此外枕动脉位于二腹肌后腹的下方。确认和分离枕动脉可以防止由创伤后收缩引起的继发性出血。用咬骨钳仔细切除茎突，这可以暴露额外的 4~5mm 颈内动脉。

4）其他方法：下颌骨向前半脱位可增加暴露范围，需要与口腔科或者整形外科医生合作实施，同时采取经鼻气管插管。

（2）术中转流：术中放置转流管在部分病例，一定程度上可能减少缺血性卒中风险，但同时也增加了血栓形成、斑块脱落及动脉内膜松脱诱发颈动脉夹层等风险，因此术中是否应使用转流在国际专业领域存在争议。

（3）补片成形术：术中是否使用补片尚有争议。一些学者认为使用补片可以适当扩大血管管腔，减低再狭窄发生率。但反对者认为是否使用补片对术后并发症无明显影响，而降低再狭窄率仅限于颈动脉纤细的女性患者，且使用补片会增加手术时间、出血风险和医疗费用等。因此，有学者提出应该选择性的使用补片，并有研究证实对于术中 ICA 外径小于 6mm 的患者应使用补片成形以避免再狭窄。再者，有以下再狭窄危险因素的患者应考虑使用补片成形，包括女性、高脂血症、高血压、吸烟。

6. 复合（杂交）手术 复合手术（hyrbrid operation）中的 hibrid 同时有“杂交”之意，故又常被称为杂交手术。复合手术是指将血管内（介入）治疗和开放手术结合一期完成相关疾病的治疗。复合手术不是 2 种治疗方法的简单叠加，而是通过介入治疗和手术治疗的有机结合达到 1+1≥2 的效果。目前国内外医疗机构已开展颈动脉闭塞再开通术和一系列复杂颈动脉疾病（如颈动脉串联性狭窄疾病、双侧颈动脉狭窄疾病、一侧狭窄伴对侧闭塞的颈动脉疾病等）的一期血运重建术，达到了一台手术解决多处病变的目的，但还需进一步完善相关研究与积累经验为临床治疗提供依据。

八、术后并发症

1. 脑卒中 脑卒中是CEA术后最严重的并发症之一，既往文献报道CEA术后致残性脑卒中和非致残性脑卒中的发生率分别为0.9%和4.5%。术中操作不当使血栓形成、斑块破裂形成栓子，颈动脉夹闭期间引起脑缺血，术后血管壁创面血栓形成，或术后出现脑出血等，均可造成脑卒中。如术后出现神经功能障碍，应立即行头部CT明确有无颅内出血。如果没有，再行DSA明确术区有无血栓形成、栓塞位置，以便行溶栓或介入拉栓等治疗，并争取在1~2h内恢复血流灌注。

2. 血栓形成 术后血管管腔创面可引起血小板附着并进一步形成附壁血栓，导致术后管腔狭窄，同时附壁血栓脱落也可引起脑卒中。Taylor提倡术后24h内常规应用肝素静脉滴注，但多数学者主张术后口服阿司匹林（最佳剂量尚未确定）或其他抗血小板凝集剂（如吲哚布芬、苯丙香豆醇等）即可预防血栓形成。但如有下列情况，可使用抗凝治疗：①粥样斑切除后管腔欠平滑；②粥样斑过长；③颈动脉完全闭塞；④伴对侧颈动脉狭窄或闭塞；⑤伴心房纤颤。

3. 心肌梗死 心肌梗死占CEA围术期死亡的25%~50%。此外，心肌梗死导致的远期死亡率也显著高于脑卒中等其他因素。国外报道40%~50%的CEA手术患者患有症状性冠心病（coronary artery disease，CAD）。在一项前瞻性血管造影研究中，约20%接受治疗的颈动脉疾病患者合并有严重的有手术指征的CAD。在过去20年里，因为辅助检查手段的提升以及围术期药物治疗的完善，显著降低了术后心血管事件的发生及死亡率。

4. 血流动力学不稳定 CEA术后发生低血压，通常发生在术后2h，常与心动过缓同时出现，可能是压力感受器功能紊乱所致。有证据证实分叉处有稳定性斑块附着的患者术后易出现低血压，可能是由于斑块对感受器的慢性抑制作用导致压力感受器灵敏度提高，狭窄解除后对中枢交感神经活动抑制增强所致。

术后高血压与术前高血压密切关联，其机制仍然未知。通常认为主要与术后颈动脉体压力感受器功能障碍有关，但有很多证据反对这一假说，其他可能机制包括高去甲肾上腺素和高肾素状态。对于80%以上的患者，高血压在术后24h就可以得到缓解；对于约60%的患者，高血压在术后16h内就可一定程度缓解。

5. 脑神经损伤 脑神经损伤是CEA最常见的神经系统并发症，术后发生率达5%~20%。脑神经的医源性损伤是由于这些结构与颈动脉分叉相接近误伤所致，大多数损伤是由于分离期间的钝性损伤、过度牵拉引起的牵拉伤、电凝损伤等，再者术后血肿或瘢痕粘连也可能造成继发性损伤。同时，有研究指出脑神经功能障碍的发生率与手术时间有关，当CEA持续时间超过2h，神经损伤的发生率有所提高。有研究表明，近1/3术后神经功能受损的患者症状轻微，如不详细询问、仔细查体很难发现。绝大多数的神经功能损伤是暂时性的，术后数周至数月内就可完全恢复，极少患者出现永久性神经功能障碍。

6. 高灌注综合征 脑高灌注综合征通常在CEA的几天后发生，与严重高血压密切相关。文献报道其发生率为0.4%~7.7%，其症状包括头痛、癫痫和出血型卒中。尽管少见，但该并发症与术后死亡率密切相关，在一些研究中甚至占死亡率的75%~100%。

高灌注综合征的原因主要是狭窄解除后脑血管自动调节功能紊乱，导致局部脑血流急剧增加，从而引发症状。因此严格控制术后血压十分重要，尤其是对合并对侧颈动脉严重狭窄或闭塞的患者。高灌注综合征可能与抗凝药和抗血小板药使用有关，但这一观点缺乏证据支持。另一项研究发现一侧CEA术后3个月内行对侧CEA的患者高灌注综合征风险显著增高。

7. 颈动脉再狭窄 文献报道CEA术后颈动脉再狭窄的发生率为5%~22%。一项研究对MEDLINE数据库系统分析后指出，术后第1年的再狭窄率为10%，第2年的再狭窄率为3%，第3年为2%，这可能提示术后颈动脉再狭窄发生率与时间不是线性关系。109例术后颈动脉再狭窄多集中于女性、吸烟、高胆固醇血症、糖尿病、高血压患者。并有研究指出由于动脉夹闭、术中转流操作不当、内膜钉合等操作导致的血管二次损伤可引起管壁肌源性增生肥厚,增加再狭窄风险。

早期颈动脉再狭窄主要发生在术后2年内,由内膜增生、炎症反应形成稳定、质韧的斑块导致,斑块主要由胶原蛋白和酸性黏多糖包绕纤维细胞、平滑肌细胞组成,且斑块多位于术区动脉壁。晚期颈动脉再狭窄多由粥样硬化性斑块导致,可分布于管壁的任意位置。

有症状中/重度狭窄和无症状重度狭窄可行CEA或CAS治疗。颈动脉再狭窄患者的颈动脉游离暴露、斑块剥除、转流和补片的应用较首次CEA手术更为困难,且术后脑卒中、脑神经损伤、术区血肿的风险均有增加。但CEA对于再狭窄患者确实可行,且一项研究发现再狭窄患者CEA术后48个月内均未出现再狭窄。

8. 术区出血形成和感染 术区出血发生率约为0.7%~3%,多数是由于毛细血管渗血引起,并无明显症状,无需特殊处理。如果术后引流管/条短时间内引出大量鲜红色血性液体,这多数提示颈动脉缝线断裂出血且为急诊性手术探查的指征。颈部血肿形成多是由于引流管/条堵塞,不能将液体引出所致,少数严重的血肿可压迫气管,需急诊手术探查并处理血肿。

CEA术后感染十分少见,可为切口感染和蜂窝织炎,发生率为0.09%~0.15%。补片引起的感染就更为罕见,尚无系统研究。

(赵继宗 张东 张岩)

参考文献

1. de Weerd M, Greving JP, Hedblad B, et al. Prevalence of asymptomatic carotid artery stenosis in the general population: an individual participant data meta-analysis [J]. Stroke, 2010, 41: 1294-1297.
2. Berger JS, Hochman J, Lobach I, et al. Modifiable risk factor burden and the prevalence of peripheral artery disease in different vascular territories [J]. J Vasc Surg, 2013, 58: 673-681.
3. Rockman CB, Hoang H, Guo Y, et al. The prevalence of carotid artery stenosis varies significantly by race [J]. J Vasc Surg, 2012, 57(2): 327-337.
4. Greco G, Egorova NN, Moskowitz AJ, et al. A model for predicting the risk of carotid artery disease [J]. Ann Surg, 2013, 257: 1168.
5. Lovrencic-Huzjan A, Rundek T, Katsnelson M. Recommendations for management of patients with carotid stenosis [J]. Stroke Res Treat, 2012, 2012: 175869.
6. Brott TG, Halperin JL, Abbara S, et al. 2011 ASA/ACCF/AHA/AANN/AANS/ACR/ASNR/CNS/SAIP/SCAI/SIR/SNIS/SVM/SVS Guideline on the Management of Patients With Extracranial Carotid and Vertebral Artery Disease. Executive Summary A Report of the American College of Cardiology Foundation/American Heart Association Task Force on Practice Guidelines, and the American Stroke Association, American Association of Neuroscience Nurses, American Association of Neurological Surgeons, American College of Radiology, American Society of Neuroradiology, Congress of Neurological Surgeons, Society of Atherosclerosis Imaging and Prevention, Society for Cardiovascular Angiography and Interventions, Society of Interventional Radiology, Society of NeuroInterventional Surgery, Society for Vascular Medicine, and Society for Vascular Surgery Developed in Collaboration With the American Academy of Neurology and Society of Cardiovascular Computed Tomography [J]. J Am Coll Cardiol, 2011, 57: 1002-1044.
7. Stary HC, Chandler AB, Glagov S, et al. A definition of initial, fatty streak, and intermediate lesions of atherosclerosis. A report from the Committee on Vascular Lesions of the Council on Arteriosclerosis, American Heart Association [J]. Circulation, 1994, 89(5): 2462-2478.
8. Stary HC, Chandler AB, Dinsmore RE, et al. A definition of advanced types of atherosclerotic lesions and a histological classification of atherosclerosis. A report from the Committee on Vascular Lesions of the Council on Arteriosclerosis, American Heart Association [J]. Arter Thromb Vasc Biol, 1995, 15(9): 1512-1531.
9. Stary HC. Natural history and histological classification of atherosclerotic lesions: an update [J]. Arter Thromb Vasc Biol, 2000, 20(5): 1177-1178.
10. Redgrave JN, Lovett JK, Gallagher PJ, et al. Histological assessment of 526 symptomatic carotid plaques in relation to the nature and timing of ischemic symptoms: the Oxford plaque study [J]. Circulation, 2006, 113(19):

2320-2328.
11. 郭伟，符伟国，陈忠．卢瑟福血管外科学[M]．7版．北京：北京大学医学出版社，2013.
12. Golledge J, Greenhalgh RM, Davies AH. The symptomatic carotid plaque[J]. Stroke, 2000, 31(3): 774-781.
13. Ringelstein EB, Sievers C, Ecker S, et al. Noninvasive assessment of CO2-induced cerebral vasomotor response in normal individuals and patients with internal carotid artery occlusions[J]. Stroke, 1988, 19(8): 963-969.
14. Sander K, Bickel H, Förstl H, et al. Carotid-intima media thickness is independently associated with cognitive decline. The INVADE study[J]. Int J Geriatr Psychiatry, 2010, 25: 389-394.
15. Jing X, Tao Z, Qing-Wu Y, et al. Carotid intima-media thickness and cognitive function in a middle-aged and older adult community: A cross-sectional study[J]. J Clin Neurosci, 2013, 20: 1571-1575.
16. Van Oijen M, de Jong FJ, Witteman JC, et al. Atherosclerosis and risk for dementia[J]. Ann Neurol, 2007, 61: 403-410.
17. Newman AB, Fitzpatrick AL, Lopez O, et al. Dementia and Alzheimer's disease incidence in relationship to cardiovascular disease in the Cardiovascular Health Study cohort[J]. J Am Geriatr Soc, 2005, 53: 1101-1107.
18. Smith EE. Clinical presentations and epidemiology of vascular dementia[J]. Clin Sci(Lond), 2017, 131: 1059-68.
19. Nouri A, Martin AR, Mikulis D, et al. Magnetic resonance imaging assessment of degenerative cervical myelopathy: A review of structural changes and measurement techniques[J]. Neurosurg Focus, 2016, 40: E5.
20. Smith EE, Schneider JA, Wardlaw JM, et al. Cerebral microinfarcts: The invisible lesions[J]. Lancet Neurol, 2012, 11: 272-282.
21. Safouris A, Hambye AS, Sculier C, et al. Chronic brain hypoperfusion due to multi-vessel extracranial atherosclerotic disease: A potentially reversible cause of cognitive impairment[J]. J Alzheimers Dis, 2015, 43: 23-27.
22. Rocque BG, Jackson D, Varghese T, et al. Impaired cognitive function in patients with atherosclerotic carotid stenosis and correlation with ultrasound strain measurements[J]. J Neurol Sci, 2012, 322: 20-24.
23. Berman SE, Wang X, Mitchell CC, et al. The relationship between carotid artery plaque stability and white matter ischemic injury[J]. Neuroimage Clin, 2015, 9: 216-222.
24. Birdsill AC, Koscik RL, Jonaitis EM, et al. Regional white matter hyperintensities: Aging, Alzheimer's disease risk, and cognitive function[J]. Neurobiol Aging, 2014, 35: 769-776.
25. Van Veluw SJ, Shih AY, Smith EE, et al. Detection, risk factors, and functional consequences of cerebral microinfarcts[J]. Lancet Neurol, 2017: 16(9): 730-740.
26. Smith EE, Schneider JA, Wardlaw JM, et al. Cerebral microinfarcts: The invisible lesions[J]. Lancet Neurol, 2012, 11: 272-282.
27. Viticchi G, Falsetti L, Vernieri F, et al. Apolipoprotein E genotype and cerebrovascular alterations can influence conversion to dementia in patients with mild cognitive impairment[J]. J Alzheimers Dis, 2014, 41: 401-410.
28. Cagnin A, Kassiou M, Meikle SR, et al. In vivo evidence for microglial activation in neurodegenerative dementia[J]. Acta Neurol Scand Suppl, 2006, 185: 107-114.
29. Purandare N, Burns A, Daly KJ, et al. Cerebral emboli as a potential cause of Alzheimer's disease and vascular dementia: Case-control study[J]. BMJ, 2006, 332: 1119-1124.
30. 中华医学会外科学分会血管外科学组．颅外段颈动脉狭窄治疗指南[J]．中国实用外科杂志，2008，28：913-915.
31. Halliday A, Mansfield A, Marro J, et al. Prevention of disabling and fatal strokes by successful carotid endarterectomy in patients without recent neurological symptoms: randomised controlled trial[J]. Lancet, 2004, 363(9420): 1491-1502.
32. Falk E. Why do plaques rupture? [J]. Circulation, 1992, 86(6 suppl): III30-III42.
33. Bassiouny HS, Sakaguchi Y, Mikucki SA, et al. Juxtalumenal location of plaque necrosis and neoformation in symptomatic carotid stenosis[J]. J Vasc Surg, 1997, 26(4): 585-594.
34. Avril G, Batt M, Guidoin R, et al. Carotid endarterectomy plaques: correlations of clinical and anatomic findings[J]. Ann Vasc Surg, 1991, 5(1): 50-54.
35. Fisher M, Paganini-Hill A, Martin A, et al. Carotid plaque pathology: thrombosis, ulceration, and stroke pathogenesis[J]. Stroke, 2005, 36(2): 253-257.
36. Stary HC. Natural history and histological classification of atherosclerotic lesions: an update[J]. Arter Thromb Vasc Biol, 2000, 20(5): 1177-1178.
37. Gray-Weale AC, Graham JC, Burnett JR, et al. Carotid artery atheroma: comparison of preoperative B-mode ultrasound appearance with carotid endarterectomy specimen pathology[J]. J Cardiovasc Surg, 1988, 29(6): 676-681.
38. el Barghouty N, Nicolaides A, Bahal V, et al. The identification of the high risk carotid plaque[J]. Eur J Vasc Endovasc Surg, 1996, 11(4): 470-478.

39. Nicolaides AN, Kakkos SK, Kyriacou E, et al. Asymptomatic internal carotid artery stenosis and cerebrovascular risk stratification[J]. J Vasc Surg, 2010, 52(6): 1486-1496, e5.
40. Saam T, Ferguson MS, Yarnykh VL, et al. Quantitative evaluation of carotid plaque composition by in vivo MRI [J]. Arter Thromb Vasc Biol, 2005, 25(1): 234-239.
41. Yuan C, Mitsumori LM, Ferguson MS, et al. In vivo accuracy of multispectral magnetic resonance imaging for identifying lipid-rich necrotic cores and intraplaque hemorrhage in advanced human carotid plaques[J]. Circulation, 2001, 104(17): 2051-2056.
42. Takaya N, Cai J, Ferguson MS, et al. Intra- and interreader reproducibility of magnetic resonance imaging for quantifying the lipid-rich necrotic core is improved with gadolinium contrast enhancement[J]. J Magn Reson Imaging, 2006, 24(1): 203-210.
43. 周定标. 颈动脉内膜切除[M]. 北京: 人民军医出版社, 2005.
44. 中华医学会外科学分会血管外科学组. 颈动脉狭窄诊治指南[J]. 中国血管外科杂志, 2017, 9(3): 169-175.
45. Devereaux PJ, Yang H, Yusuf S, et al. Effects of extended-release metoprolol succinate in patients undergoing non-cardiac surgery(POISE trial): a randomised controlled trial: POISE Study Group[J]. Lancet, 2008, 371(9627): 1839.
46. Colledge J, Wright R, Pugh N, et al. Colour-coded duplex assessment alone before carotid endarterectomy[J]. Br J Surg, 1996, 83: 1234-1237.
47. Webster SE, Payne DA, Jones CI, et al. Anti-platelet effect of aspirin is substantially reduced after administration of heparin during carotid endarterectomy [J]. J Vasc Surg, 2004, 40: 46-48.
48. McMahon GS, Webster SE, Hayes PD, et al. Low molecular weight heparin significantly reduces embolisation after carotid endarterectomy-a randomized controlled trial[J]. Eur J Vasc Endovasc Surg, 2009, 37: 633-639.
49. Mauney MC, Buchanan SA, Lawrence WA, et al. Stroke rate is markedly reduced after carotid endarterectomy by avoidance of protamine[J]. J Vasc Surg, 1995, 22: 264-270.
50. Dellagrammaticas D, Lewis SC, Gough MJ, et al. Is heparin reversal with protamine after carotid endarterectomy dangerous? [J]. Eur J Vasc Endovasc Surg, 2008, 36: 41-44.
51. Stone DH, Nolan BW, Schanzer A, et al. Protamine reduces bleeding complications associated with carotid endarterectomy without increasing the risk of stroke[J]. J Vasc Surg, 2010, 51: 559-564.
52. Sobel M, Adelman B, Greenfield LJ. Dextran 40 reduces heparin-mediated platelet aggregation[J]. J Surg Res, 1986, 40: 382-387.
53. Lennard N, Smith J, Dumville J, et al. Prevention of postoperative thrombotic stroke after carotid endarterectomy: the role of transcranial Doppler ultrasound[J]. J Vasc Surg, 1997, 26: 579-584.
54. Lennard N, Smith JL, Hayes P, et al. Transcranial Doppler directed dextran therapy in the prevention of carotid thrombosis: three hour monitoring is as effective as six hours[J]. Eur J Vasc Endovasc Surg, 1999, 17: 301-305.
55. Lennard NS, Vijayasekar C, Tiivas C, et al. Control of emboli in patients with recurrent or crescendo transient ischaemic attacks using preoperative transcranial Doppler-directed dextran therapy[J]. Br J Surg, 2003, 90: 166-170.
56. Hayes PD, Lloyd AJ, Lennard N, et al. Transcranial Doppler-directed dextran-40 therapy is a cost-effective method of preventing carotid thrombosis after carotid endarterectomy[J]. Eur J Vasc Endovasc Surg, 2000, 19: 56-61.
57. Farber A, Tan TW, Rybin D, et al. Intraoperative use of dextran is associated with cardiac complications after carotid endarterectomy[J]. J Vasc Surg, 2013, 57: 635-641.
58. Amarenco P, et al. Statins in stroke prevention and carotid atherosclerosis: systemic review and up-to-dated meta-analysis[J]. Stroke, 2004, 35: 2902-2909.
59. Amarenco P. Effect of statins in stroke prevention[J]. Curr Opin Lipidol, 2005, 16: 614-618.
60. Becker K, et al. Role of statins in the treatment and prevention of stroke: introduction[J]. Stroke, 2004, 35: 2706-2707.
61. Berwanger O, et al. Statins for the prevention and treatment of stroke: a meta-analysis of randomized controlled trials[J]. Stroke, 2006, 37: 664-745.
62. Callahan A. Cerebrovascular disease and statins: a potential addition to the therapeutic armamentarium for stroke prevention[J]. Am J Cardiol, 2001, 88: 33J-37J.
63. Crouse JR 3rd, Raichlen JS, Riley WA, et al. Effect of rosuvastatin on progression of carotid intima-media thickness in low-risk individuals with subclinical atherosclerosis-The METEOR trial[J]. JAMA, 2007, 297: 1344-1353.
64. Gedikli O, Baykan M. Statins in stroke prevention. Anadolu Kardiyoloji Dergisi-Anatolian[J]. J Cardiol, 2008, 8: 217-222.

65. Byington RP, Jukema JW, Salonen JT, et al. Reduction in cardiovascular events during pravastatin therapy-pooled analysis of clinical events of the Pravastatin Atherosclerosis Intervention Program[J]. Circulation, 1995, 92: 2419-2425.

66. AbuRahma AF. Shunting during carotid endarterectomy [J]. J Vasc Surg, 2011, 54: 1502-1510.

67. Boontje AH. Carotid endarterectomy without a temporary indwelling shunt: results and analysis of back pressure measurements[J]. Cardiovasc Surg, 1994, 2: 549-554.

68. Frawley JE, Hicks RG, Gray LJ, et al. Carotid endarterectomy without a shunt for symptomatic lesions associated with contralateral severe stenosis or occlusion [J]. J Vasc Surg, 1996, 23: 421-427.

69. Hamdan AD, Pomposelli FB Jr, Gibbons GW, et al. Perioperative strokes after 1001 consecutive carotid endarterectomy procedures without an electroencephalogram: incidence, mechanism, and recovery[J]. Arch Surg, 1999, 134: 412-415.

70. Riles TS, Imparato AM, Jacobowitz GR, et al. The cause of perioperative stroke after carotid endarterectomy[J]. J Vasc Surg, 1994, 19: 206-216.

71. McKinsey JF, Desai TR, Bassiouny HS, et al. Mechanisms of neurologic deficits and mortality with carotid endarterectomy[J]. Arch Surg, 1996, 131: 526-532.

72. McDowell HA Jr, Gross GM, Halsey JH. Carotid endarterectomy monitored with transcranial Doppler[J]. Ann Surg, 1992, 215: 514-518.

73. Halsey JH. Risks and benefits of shunting in carotid endarterectomy[J]. Stroke, 1992, 23: 1583-1587.

74. Hertzer NR, Beven EG. A retrospective comparison of the use of shunts during carotid endarterectomy[J]. Surg Gynecol Obstet, 1980, 151: 81-84.

75. Gumerlock MK, et al. Carotid endarterectomy: to shunt or not to shunt[J]. Stroke, 1988, 19: 1485-1490.

76. Cao P, Giordano G, De Rango P, et al. A randomized study on eversion versus standard carotid endarterectomy: study design and preliminary results: the Everest Trial [J]. J Vasc Surg, 1998, 27: 595-605.

77. Kelly JJ, Callow AD, O'Donnell TF, et al. Failure of carotid stump pressures: its incidence as a predictor for a temporary shunt during carotid endarterectomy[J]. Arch Surg, 1979, 114: 1361-1366.

78. De Vleeschauwer P, Wirthle W, Höller L, et al. Is venous patch grafting after carotid endarterectomy able to reduce the rate of restenosis? Prospective randomized pilot study with stratification[J]. Acta Chir Belg, 1987, 87: 242-246.

79. Scott EW, Dolson L, Day AL, et al. Carotid endarterectomy complicated by vein patch rupture[J]. Neurosurgery, 1992, 31: 373-376.

80. Frawley JE, Hicks RG, Gray LJ, et al. Carotid endarterectomy without a shunt for symptomatic lesions associated with contralateral severe stenosis or occlusion [J]. J Vasc Surg, 1996, 23: 421-427.

81. Nonent M, Serfaty JM, Nighoghossian N, et al. Concordance rate differences of 3 noninvasive imaging techniques to measure carotid stenosis in clinical routine practice-results of the CARMEDAS Multicenter Study [J]. Stroke, 2004, 35: 682-686.

82. Rubin JR, Goldstone J, McIntyre KE Jr, et al. The value of carotid endarterectomy in reducing the morbidity and mortality of recurrent stroke[J]. J Vasc Surg, 1986, 4: 443-449.

83. Takolander RJ, Bergentz SE, Ericsson BF. Carotid-artery surgery in patients with minor stroke[J]. Br J Surg, 1983, 70: 13-16.

84. Thompson JE. Don't throw out the baby with the bath water: a perspective on carotid endarterectomy[J]. J Vasc Surg, 1986, 4: 543-545.

85. Fleisher LA, Beckman JA, Brown KA, et al. ACCF/AHA focused update on perioperative beta blockade incorporated into the ACC/AHA 2007 guidelines on perioperative cardiovascular evaluation and care for noncardiac surgery: a report of the American College of Cardiology Foundation/American Heart Association Task Force on Practice Guidelines[J]. Circulation, 2009, 120: e169-e276.

86. Collaborative overview of randomized trials of antiplatelet therapy-I: prevention of death, myocardial infarction, and stroke by prolonged antiplatelet therapy in various categories of patients. Antiplatelet Trialists' Collaboration [J]. BMJ, 1994, 308: 81-106.

87. Brott TG, Howard G, Roubin GS, et al. CREST Investigators: Stenting versus endarterectomy for treatment of carotid artery stenosis[J]. N Engl J Med, 2010, 363: 11-23.

88. Wennberg DE, Lucas FL, Birkmeyer JD, et al. Variation in carotid endarterectomy mortality in the Medicare population: trial hospitals, volume, and patient characteristics[J]. JAMA, 1998, 279: 1278-1281.

89. Stoner MC, Abbott WM, Wong DR, et al. Defining the high-risk patient for carotid endarterectomy: an analysis of the prospective National Surgical Quality Improvement Program database[J]. J Vasc Surg, 2006, 43: 285-295.

90. Healy DA, et al. Immediate and long-term results of carotid endarterectomy[J]. Stroke, 1989, 20: 1138-1142.

91. Vermassen F, Flamme A, De Roose J, et al. Long-term results after carotid endarterectomy for carotid artery stenosis with contralateral occlusion[J]. Ann Vasc Surg, 1990, 4: 323-327.

92. O'Donnell TF Jr, Callow AD, Willet C, et al. The impact of coronary artery disease on carotid endarterectomy[J]. Ann Surg, 1983, 198: 705-712.

93. Hertzer NR, Arison R. Cumulative stroke and survival ten years after carotid endarterectomy[J]. J Vasc Surg, 1985, 2: 661-668.

94. Hertzer NR, Beven EG, Young JR, et al. Coronary artery disease in peripheral vascular patients: a classification of 1000 coronary angiograms and results of surgical management[J]. Ann Surg, 1984 199: 223-233.

95. The Stroke Prevention by Aggressive Reduction in Cholesterol Levels (SPARCL) Investigators. High-dose atorvastatin after stroke or transient ischemic attack[J]. N Engl J Med, 2006, 355: 549-559.

96. Tucker JA, Gee W, Nicholas GG, et al. Accessory nerve injury during carotid endarterectomy[J]. J Vasc Surg, 1987, 5: 440-444.

97. Verta MJ Jr, Applebaum EL, McClusky DA, et al. Cranial nerve injuring during carotid endarterectomy[J]. Ann Surg, 1977, 185: 192-195.

98. Matsumoto GH, Cossman D, Callow AD. Hazards and safeguards during carotid endarterectomy: technical considerations[J]. Am J Surg, 1977, 133: 458-462.

99. Bageant TE, Tondini D, Lysons D. Bilateral hypoglossal-nerve palsy following a second carotid endarterectomy [J]. Anesthesiology, 1975, 43: 595-596.

100. Pine R, et al. Control of postcarotid endarterectomy hypotension with baroreceptor blockade[J]. Am J Surg, 1984, 147: 763-765.

101. Lehv MS, et al. Hypertension complicating carotid endarterectomy[J]. Stroke, 1970, 1: 307-313.

102. Bove EL, Fry WJ, Gross WS, et al. Hypotension and hypertension as consequences of baroreceptor dysfunction following carotid endarterectomy[J]. Surgery, 1979, 85: 633-637.

103. Thompson JE. Complications of carotid endarterectomy and their prevention[J]. World J Surg, 1979, 3: 155-165.

104. Imparato AM, Ramirez A, Riles T, et al. Cerebral protection in carotid surgery[J]. Arch Surg, 1982, 117: 1073-1078.

105. Evans WE, Mendelowitz DS, Liapis C, et al. Motor speech deficit following carotid endarterectomy[J]. Ann Surg, 1982, 196: 461-464.

106. Jacobowitz GR, Adelman MA, Riles TS, et al. Long-term follow-up of patients undergoing carotid endarterectomy in the presence of a contralateral occlusion[J]. Am J Surg, 1995, 170: 165-167.

107. Garg J, Frankel DA, Dilley RB. Carotid endarterectomy in academic versus community hospitals: the National Surgical Quality Improvement Program data[J]. Ann Vasc Surg, 2011, 25: 433-441.

108. Ballotta E, Meneghetti G, Manara R, et al. Long-term survival and stroke-free survival after eversion carotid endarterectomy for asymptomatic severe carotid stenosis [J]. J Vasc Surg, 2007, 46: 265-270.

109. Hafner DH, Smith RB 3rd, King OW, et al. Massive intracerebral hemorrhage following carotid endarterectomy[J]. Arch Surg, 1987, 122: 305-307.

110. Nielsen TG1, Sillesen H, Schroeder TV. Seizures following carotid endarterectomy in patients with severely compromised cerebral circulation[J]. Eur J Vasc Endovasc Surg, 1995, 9: 53-57.

111. AbuRahma AF, Hopkins ES, Robinson PA, et al. Prospective randomized trial of carotid endarterectomy with polytetrafluoroethylene versus collagenimpregnated Dacron (Hemashield) patching: late follow-up[J]. Ann Surg, 2003, 237: 885-892.

112. Weiss JS, Dumas P, Cha C, et al. Safety of carotid endarterectomy in a high-risk population: lessons from the VA and Connecticut[J]. J Am Coll Surg, 2006, 203: 277-282.

113. Nolan BW, De Martino RR, Goodney PP, et al. Comparison of carotid endarterectomy and stenting in real world practice using a regional quality improvement registry[J]. J Vasc Surg, 2012, 56: 990-996.

114. Karp HR, Flanders WD, Shipp CC, et al. Carotid endarterectomy among Medicare beneficiaries: a statewide evaluation of appropriateness and outcome [J]. Stroke, 1998, 29: 46-52.

115. International Carotid Stenting Study Investigators. Carotid artery stenting compared with endarterectomy in patients with symptomatic carotid stenosis (International Carotid Stenting Study): an interim analysis of a randomized controlled trial[J]. Lancet, 2010, 375: 985-997.

116. Greenstein AJ, Chassin MR, Wang J, et al. Association between minor and major surgical complications after carotid endarterectomy: results of the New York Carotid Artery Surgery study[J]. J Vasc Surg, 2007, 46: 1138-1146.

117. Lamuraglia GM. Carotid endarterectomy at the millennium: what interventional therapy must match [J]. Ann Surg, 2004, 240: 535-544.

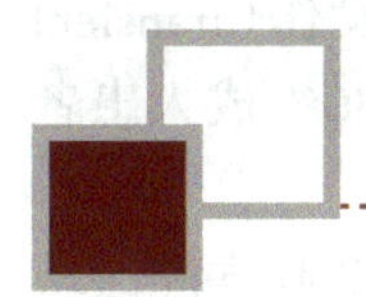

第三十九章　烟雾病

烟雾病（moyamoya disease），又称脑底异常血管网症，为双侧颈内动脉末端慢性进行性狭窄和闭塞，脑底出现异常纤细网状血管，这些网状血管又称为“Moyamoya 血管”（烟雾血管），因患者的脑血管造影形似“烟雾”而得名。

烟雾病好发于亚洲地区，尤其以日本、韩国、中国为高发国家，随着影像学发展和检查普及，我国烟雾病检出率逐渐提高，烟雾病已成为我国儿童缺血性卒中常见原因，也是中青年脑卒中的重要病因之一。目前本病的病因及发病机制尚不十分清楚，药物治疗无明显疗效，外科血管重建术是目前的主要治疗手段。

一、流行病学

1957 年，日本学者 Takeuchi 和 Shimizu 首先以颈内动脉发育不全报道此病。1963 年，Suzuki 教授在日本神经外科学会报道 6 例病例特点，认为颅底异常血管网是由于获得性的颈内动脉狭窄导致的侧支循环形成。1967 年首次使用“烟雾”描述此疾病，并将此病分为 6 期。1969 年，Suzuki 和 Takaku 教授将其正式分类为新的脑血管病，并用“烟雾病”命名。本病在脑血管造影像中的异常血管网形如烟雾（日语为 Moyamoya），该病名称亦由此而来。

烟雾病的发病率有明显的种族差异。亚洲地区的日本、韩国、中国发病率高。日本 1995 年报道患病率及发病率分别为 3.16/100 000 和 0.35/100 000。本病女性稍多，男女比例为 1∶1.8。近年来，烟雾病发病率呈现逐年升高趋势。2008 年日本北海道的一项全民调查结果显示，烟雾病的年患病率与发病率分别为 10.5/100 000 及 0.94/100 000，和 1995 年的流调数据对比明显增加。韩国流行病学研究报道的年患病率为 8/100 000~16.1/100 000。目前国内尚无大的烟雾病流行病学数据，2010 年来自我国南京的一项研究显示该地区的烟雾病患病率为 3.92/100 000，与日本发病率相当。欧洲、美洲等地区也有病例报告，欧洲烟雾病患病率为日本的 1/10，2005 年美国研究报道烟雾病患病率为 0.086/100 000，亚裔美国的发病率明显高于美国其他种族。遗传可能是烟雾病重要病因，日本家族性烟雾病约占 10%，美国约为 6%。种族易感性及家族聚集性等现象提示遗传因素可能在烟雾病的发病中起着重要作用，近年研究发现环指蛋白 213（RNF213）基因与该病的遗传易感性相关。

二、烟雾综合征和单侧烟雾病

1. 烟雾病综合征　烟雾综合征又称类烟雾病，目前其定义仍不明确，通常定义为与基础疾病相关的颈内动端或大脑前和 / 或中动脉近端血管狭窄或闭塞伴有异常血管网形成。烟雾综合征缺少流行病学相关数据。其脑血管造影表现和烟雾病类似，但特点有所不同。烟雾综合征的临床症状也和烟雾病类似。类烟雾病分为先天性和获得性两类。常见的基础疾病有动脉粥样硬化、自身免疫性疾病（系统性红斑狼疮、抗磷脂抗体综合征、结节性周围动脉炎、干燥综合征）、脑膜炎、多发性神经纤维瘤病、颅内肿瘤、Down 综合征、头部外伤、放射性损伤、甲状腺机能亢进、特纳综合征、Alagille 综合征、Williams 综合征、努南综合征、马方综合征、结节性硬化症、先天性巨结肠、Ⅰ型糖原贮积症、Prader-Willi 综合征、肾母细胞瘤、草酸盐沉积症、镰状细胞性贫血、Fanconi 贫血、球形细胞增多症、嗜酸细胞肉芽肿、Ⅱ型纤维蛋白原缺乏症、钩端螺旋体病、丙酮酸激酶缺乏症、蛋白质缺乏症、肌纤维发育不良、成骨不全症、多囊肾等。已证实血运重建术（直接和间接）对合并神经纤维瘤病、唐氏综合征、放射损伤的烟雾综合征有效。同时，基础疾病的自然病史会影响烟雾综合征患者的预后。

2. 单侧烟雾病 典型烟雾病为双侧病变，近年有学者提出单侧烟雾病概念，逐渐被大家接受。单侧烟雾病也指可疑烟雾病，其表现为单侧颈内动脉端狭窄或闭塞，伴有烟雾血管的形成。这种单侧病变可能合并基础疾病，如甲状腺功能亢进、唐氏综合征、Apert 综合征、神经纤维瘤病、系统性红斑狼疮、干燥综合征等。当和基础疾病并发时，仍然称为烟雾综合征。如果儿童患者一侧颈内动脉端狭窄伴有烟雾血管形成，而对侧病变轻微，也可以确诊为烟雾病，这些患者最终可进展为典型的双侧烟雾病，有研究报道 10%~39% 的单侧烟雾病患者进展为双侧病变，也有成人患者从单侧进展为双侧。

三、病因和发病机制

烟雾病的病因和发病机制尚不明确，遗传和免疫因素是目前研究的关注点。

（一）遗传因素

烟雾病好发于亚裔人群，其中 6%~12.1% 有家族史，同卵双胞胎同时罹患烟雾病的概率为 80%，烟雾病患者同胞及其后代罹患烟雾病的风险较一般人群分别要高 42 和 34 倍。基因组扫描已经发现了多个基因位点与家族性烟雾病相关。近几年，全基因组测序（genome-wide association studies，GWAS）发现了一个新的易感基因环指蛋白 213（RNF213）与烟雾病发病高度相关。日本的一项研究在 95% 的家族性烟雾病和 80% 的散发烟雾病病例中发现了 RNF213 基因位点突变。国内学者同样发现国人烟雾病患者 RNF213 突变。

（二）免疫因素

烟雾病可同时伴发有其他免疫系统疾病，相关研究表明烟雾病可能与自身免疫功能异常有关。研究发现烟雾病患者自身抗体如甲状腺自身抗体、抗心磷脂抗体等抗体水平较正常人明显增高；烟雾病病变血管的内弹力膜中有免疫复合物沉积，提示免疫介导的病理改变可能参与了烟雾病的发病过程。最近的高通量蛋白芯片技术发现多种自身免疫抗体在烟雾病患者中表达异常，这一发现再次提示烟雾病的发病可能与免疫功能异常相关。

四、临床表现

烟雾病两个发病年龄高峰，5~10 岁的儿童和 35~45 岁。儿童和成人烟雾病的临床表现各异，以脑缺血和脑出血为最常见临床表现。大多数儿童患者表现为短暂性脑缺血发作（transient ischemic attack，TIA）或脑梗死，约 30% 成人患者首发症状为颅内出血。

缺血症状：颈内动脉和大脑中动脉支配区域缺血引起相应症状，偏瘫、构音障碍、失语及认知功能障碍较常见，癫痫发作、视野缺损、晕厥或性格改变等症状也可出现。儿童常因紧张或过度换气（如吹奏乐器、哭喊）出现症状。

出血症状：颅内出血常见于成人烟雾病，儿童患者很少见。脑出血是目前烟雾病死亡最主要原因，研究报道的首次出血死亡率为 4%~10%，再出血死亡率高达 17%~28%。出血部位可位于脑室内、脑实质（通常为基底节区）及蛛网膜下腔（图 39-0-1），其中以脑室出血铸型最为典型（图 39-0-1）。出血原因主要为扩张的烟雾样血管及微小动脉瘤破裂。根据不同出血部位，可表现为意识障碍、肢体瘫痪、言语障碍或精神异常。大多数患者症状能恢复，或留神经功能缺损。少数患者预后不佳，半数死于脑出血。

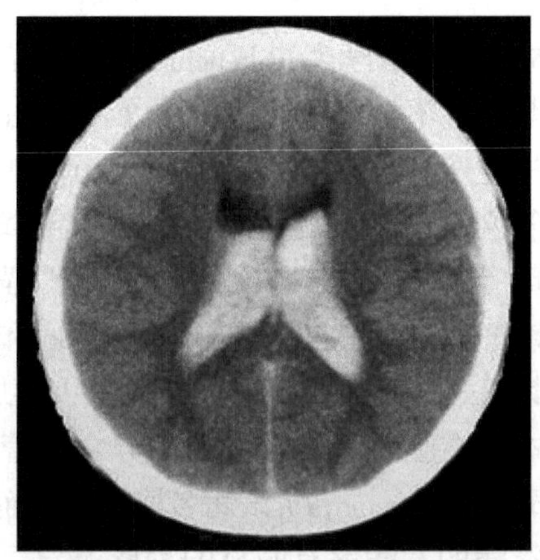

图 39-0-1 烟雾病脑室出血

无症状烟雾病：烟雾病最初病理改变为颈内动脉末端狭窄，如侧支循环能够代偿缺血脑组织血流时，患者早期不会出现临床症状。

其他非特异症状：头痛是烟雾病，特别是儿童患者较为严重的症状，常为额部或偏头痛，不自主运动常见于儿童患者，其他可有认知功能障碍，癫痫发作等。

作者完成“十一五”国家科技支撑计划，收集全国 18 家神经外科 402 例烟雾病患者，缺血型

271例(女性135例,男性136例),多表现为多发脑梗死灶。出血型131例(女性85例,男性46例),女性出血比例明显高于男性。出血型患者以脑室出血或合并脑实质出血最常见。

五、影像学表现

1. 数字减影血管造影　数字减影血管造影(DSA)是诊断烟雾病的"金标准"。通过造影可以选择性地观察颈内动脉、椎动脉、颈外动脉,可以清楚地看到颈内动脉的闭塞程度和代偿血管的起源,也是术前评估必不可少的检查。烟雾病的典型造影改变为双侧颈内动脉末端、大脑前动脉、大脑中动脉狭窄或闭塞,且烟雾样血管出现。约25%烟雾病者出现大脑后动脉近端狭窄或闭塞。Suzuki根据脑血管造影将烟雾病分为6期(表39-0-1、图39-0-2)。

表39-0-1　烟雾病脑血管造影Suzuki 6分期

时期	脑血管造影发现
1	鞍上颈内动脉(C1~2)狭窄,通常为双侧
2	颈内血管狭窄进一步加重,颅底异常血管网初步形成(烟雾样血管)
3	颈内动脉进重度狭窄,大脑前和大脑中闭塞,烟雾样血管明显增多,茂密
4	烟雾病血管开始减少,狭窄累及大脑后动脉,颅外侧支循环建立
5	颅外侧支循环增多,烟雾样血管减少,大脑后动脉闭塞
6	颈内动脉完全闭塞,烟雾样血管消失,颅内血供完全依靠颈外血管代偿

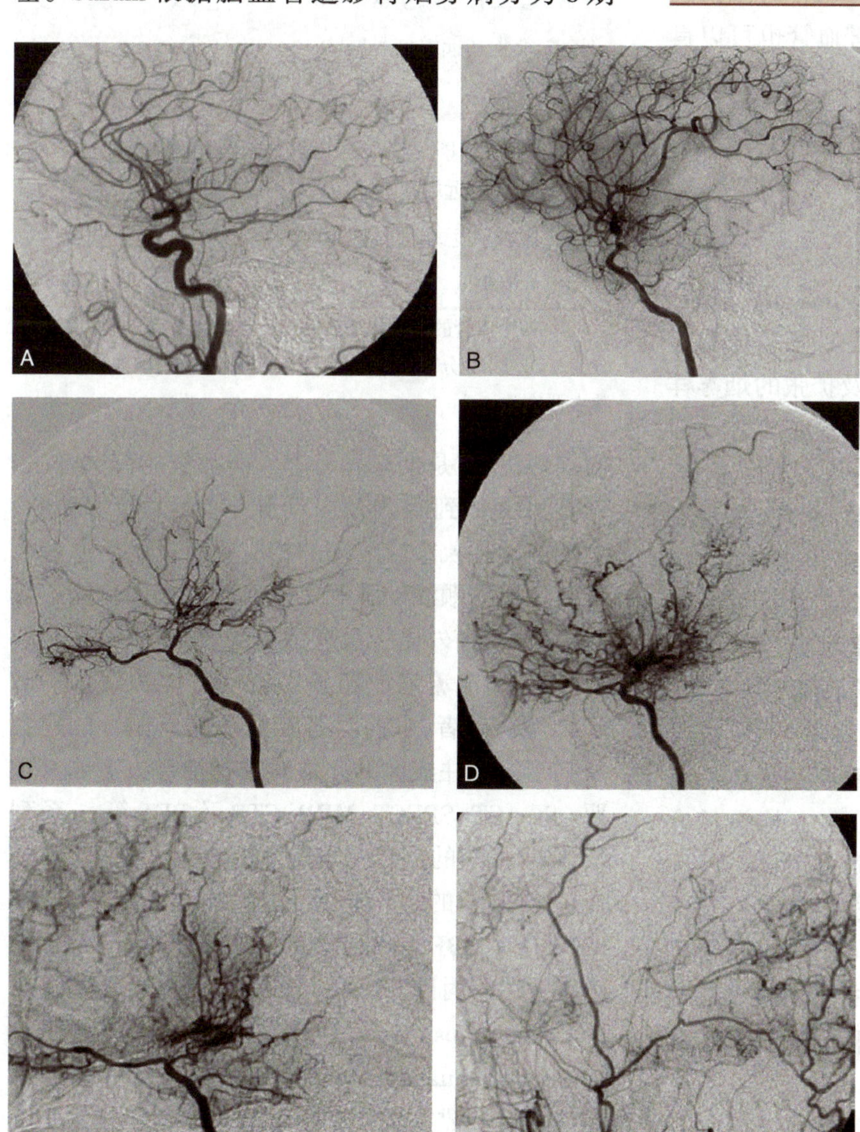

图39-0-2　DSA Suzuki分期

A. Ⅰ期:颈内动脉床突上狭窄;B. Ⅱ期:大脑中动脉扩张和颅底开始形成烟雾样血管;C. Ⅲ期:大脑中动脉、前动脉闭塞,但是后交通动脉通畅,烟雾血管进一步增多;D. Ⅳ期:烟雾血管大量形成,后交通动脉闭塞;E. Ⅴ期:烟雾血管减少,颈外动脉代偿形成;F. Ⅵ期:颈外动脉造影图像显示烟雾血管进一步减少甚至缺失,主要由颈外动脉代偿颅内供血

作者研究的402例烟雾病中，361例（90%）经DSA确诊，其中单侧烟雾病患者占40例，依据Suzuki的烟雾病脑血管病的（DSA）6期分类法，以3，4期最常见。

2. 计算机体层扫描（CT） CT可显示脑出血、脑梗死和脑萎缩。在卒中发作或出血急性期应首选CT检查。脑室内、脑实质内和蛛网膜下腔出血可通过CT诊断，指导急诊治疗（如分流或血肿清除）。CT显示脑缺血造成的低密度区常局限于皮质或皮质下，倾向多发和双侧，多见烟雾病患儿大脑后动脉供血区域。约40%缺血症状的烟雾病患者CT检查正常。

CTA技术是烟雾病DSA外最常见脑血管评估手段，和DSA相比，CTA的检查费用低，可行性和实用性更高。目前64排及以上CTA可以清楚显示颈内动脉闭塞或狭窄，对烟雾血管也可以良好的显示，对于可疑烟雾病患者首先CTA检查。同时，CTA也是血管重建术后复查的常规，可评价旁路血管的通畅程度。

3. 磁共振成像 磁共振成像（MRI）是评价烟雾病急性、慢性缺血和卒中最佳方法。磁共振弥散加权成像（diffusion-weighted imaging，DWI）可早期（<1h）诊断脑梗死，磁共振T_2加权成像可明确大脑Willis环闭塞血管部位及扩张的烟雾样血管。磁共振T_1加权成像能明确基底节区及丘脑部位扩张的烟雾样血管，表现为基底节区多发、点状的流空现象；磁敏感加权成像（SWI）能观察到15%~44%成人患者无症状性微出血，而微出血可能是烟雾病出血性卒中的重要预测因素。此外，缺血型烟雾病患者的磁共振常可见“分水岭”区卒中，这表明患者存在血管末端血流灌注不足，是脑血运重建术重要指征。

磁共振血管造影（MRA）是重要的无创性诊断手段。对于儿童患者，MRI及MRA检查符合以下标准，也可诊断为烟雾病：颈内动脉末端、大脑前动脉及中动脉起始段狭窄或闭塞；基底节区异常血管网形成；双侧受累。2005年，有学者根据烟雾病在DSA上的铃木分期提出了烟雾病的MRA分期（表39-0-2），通过该评分系统，对烟雾病的病情进展情况进行评估。

表39-0-2 烟雾病MRA分期

MRA结果	分数
颈内动脉（internal carotid artery，ICA）	
正常	0
C1段狭窄	1
CI段信号中断	2
ICA消失	3
大脑中动脉（middle cerebral artery，MCA）	
正常	0
M1段正常	1
M1段信号中断	2
MCA消失	3
大脑前动脉（anterior cerebral artery，ACA）	
A2段及其远端正常	0
A2段及其远端信号减少	1
ACA消失	2
大脑后动脉（posterior cerebral artery，PCA）	
P2段及其远端正常	0
P2段及其远端信号减少	1
PCA消失	2

将四个血管的分数相加。0~1分为1期，2~4分为2期，5~7分为3期，8~10分为4期（大脑半球左侧和右侧单独计算总分、独立评价）

4. 经颅多普勒超声 经颅多普勒超声（transcranial Doppler sonography，TCD）具有无创、价廉、便携等优点，是烟雾病易感人群筛查的首选方法。TCD可探测到双侧颈内动脉末端、大脑中动脉、大脑前动脉狭窄或闭塞的相应频谱。术后患者也可通过探测颞浅动脉等重建血管的颅内化频谱程度，评估颅内外血管重建手术的效果。

5. 脑血流灌注和脑血流储备能力评估 对于烟雾病患者，术前对其脑血管侧支循环的建立及脑组织灌注成像的评估对选择治疗方案非常重要。Xe-CT、SPECT、MRP、CTP及PET等一系列影像学技术的兴起，烟雾病评估越来越多选择，血流动力学的评价指标包括脑血流量（cerebral blood flow，CBF）、脑血容量（cerebral blood volume，CBV）、达峰时间（time to peak，TTP）、平均通过时间（mean transit time，MTT）及脑血管储备功能（cerebrovascular reserve，CVR）等。核素显像、CT灌注成像和磁共振动态磁敏感对比增强技术是临床常用的脑血流灌注成像技术，但是这些技术需要注射或吸入外源性对比剂，因此具有放射性及过敏反应等危险。

（1）单光子发射计算机断层扫描（SPECT）和正电子发射断层显像技术（PET）是评价脑血流灌注和脑血流储备能力最为可靠的方法。SPECT通过乙酰唑胺（AcetazolamideSodium）或二氧化碳（CO_2）刺激下局部脑血流量变化，评价脑循环储备能力（cerebrovascular reserve capacity，CVRC）。PET检测脑氧摄取分数（oxygen extraction fraction，OEF）和脑氧代谢率（cerebral oxygen metabolism，$CMRO_2$），评价脑代谢储备能力。PET检查费用高，在产生放射性粒子时必须使用回旋加速器或高能直线加速器，因此，目前国内PET不是烟雾病常规检查方式。

（2）磁共振灌注成像：MRI灌注成像是通过钆对比剂或血管内源性对比剂形成动脉自旋标记序列。通过测定所关注脑区示踪剂的浓度随时间变化的曲线，可计算出平均血流通过时间（MTT）并预估脑血流容积（CBV），脑血流量（CBF）是通过平均血流通过时间和脑血流容积算出的。常规的MRI灌注成像有创，需要注射对比剂，不适用于儿童烟雾病患者。近年来，无创新型的磁共振序列得到快速发展。

动脉自旋标记技术（arterial spin label，ASL）是一种完全无创性的磁共振灌注技术，其主要原理是利用反转脉冲将动脉血中的质子进行磁标记而充当内源性对比剂。ASL技术根据标记方式不同可分为连续式（continuous arterial spin labeling，CASL）和脉冲式（pulsed arterial spin labeling，PASL）两大类。近年来，介于二者之间的伪连续动脉自旋标记技术（pseudo continuous ASL，PCASL）已研发出来。PCASL兼具有CASL标记区域窄、信噪比较高和PASL标记效率高的优点，提供了一个较好的平衡标记效率与信噪比的方法（图39-0-3）。该技术可以无创性的定量计算脑血流量及脑血容量，但血液经过动脉到达脑组织的时间不同是造成脑血流量计算误差的主要原因。特别是在具有缺血性脑血管疾病的患者中，由于血流速度变慢以及侧支循环的建立使这一误差更为明显。对于不适合CTP及其他有创检查的儿童烟雾病患者，ASL是脑血流灌注评价的重要方法。

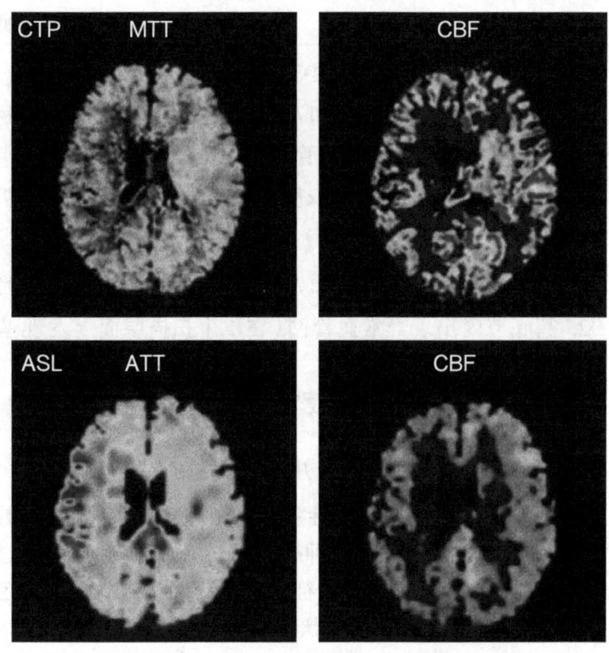

图39-0-3 CTP灌注成像和ASL成像对比

（3）计算机断层扫描灌注成像（computered tomography perfusion，CTP）：是通过外周静脉注射应用放射性对比剂跟踪脑血管血流。其计算方法和磁共振灌注成像相同，可显示MTT、TTP、CBV、CBF。同时，CTP可以通过乙酰唑胺激发试验可以评估脑血管储备力和盗血现象。目前国内烟雾病术前脑血灌注评价中CTP应用最为普遍。

6. 脑电图 脑电图在成人无特异性。在少儿患者休息时可见高电压慢波，主要在枕叶和额叶。过度换气可产生一种单相慢波，过度换气20~60s后恢复正常。一半以上病例，在慢波之后出现一个二相的慢波（这种特征性的表现被称为“重组波”），该二相慢波还可能与前一个慢波相延续，且比早期的慢波更不规则、更慢，通常在10min内恢复正常。Kodama等发现烟雾病特征性脑电图改变，并称为“慢波再现现象”，认为其可作为诊断指标。

六、诊断标准

目前烟雾病的诊断均采用日本制定的诊断标准。基于2012年日本厚生省烟雾病研究委员会修定烟雾病诊断指南，我国2016年制定了烟雾病和烟雾综合征诊治的中国专家共识（表39-0-3）。

表 39-0-3 烟雾病的诊断标准

A. 数字减影脑血管造影（DSA）表现： 1. ICA 末端狭窄或闭塞，和 / 或 ACA 和 / 或 MCA 起始段狭窄或闭塞； 2. 动脉相出现颅底异常血管网； 3. 上述表现为双侧性，但双侧的病变分期可能不同（分期标准参考表 39-0-1）
B. MRI 及 MRA 表现： 1. ICA 末端狭窄或闭塞，和 / 或 ACA 和 / 或 MCA 起始段狭窄或闭塞； 2. 基底节区出现异常血管网（在 1 个扫描层面上发现基底节区有 2 个以上明显的流空血管影时提示存在异常血管网）； 3. 上述表现为双侧性，但双侧的病变分期可能不同（分期标准参考表 39-0-2）
C. 确诊烟雾病须排除的合并疾病： 动脉粥样硬化、自身免疫性疾病（系统性红斑狼疮、抗磷脂抗体综合征、结节性周围动脉炎、干燥综合征）、脑膜炎、多发性神经纤维瘤病、颅内肿瘤、Down 综合征、头部外伤、放射性损伤、甲状腺机能亢进、特纳综合征、Alagille 综合征、Williams 综合征、努南综合征、马方综合征、结节性硬化症、先天性巨结肠、Ⅰ型糖原贮积症、Prader-Willi 综合征、肾母细胞瘤、草酸盐沉积症、镰状细胞性贫血、Fanconi 贫血、球形细胞增多症、嗜酸细胞肉芽肿、Ⅱ型纤维蛋白原缺乏症、钩端螺旋体病、丙酮酸激酶缺乏症、蛋白质缺乏症、肌纤维发育不良、成骨不全症、多囊肾、口服避孕药以及药物中毒（可卡因）等
D. 对诊断有指导意义的病理表现： 1. 在 ICA 末端内及附近发现内膜增厚并引起管腔狭窄或闭塞，通常双侧均有；增生的内膜内偶见脂质沉积； 2. 构成 Willis 动脉环的主要分支血管均可见由内膜增厚所致的程度不等的管腔狭窄或闭塞；内弹力层不规则变厚或变薄断裂以及中膜变薄； 3. Willis 动脉环可发现大量的小血管（开放的穿通支及自发吻合血管）； 4. 软脑膜处可发现小血管网状聚集

烟雾病的诊断标准：

1. 具备 A 或 B+C 的病例可作出确切诊断；

2. 儿童患者一侧脑血管出现 A 或 B+C 也可作出确切诊断；

3. 无脑血管造影的尸检病例可参考 D。

说明：使用 MRI/MRA 作出烟雾病的诊断只推荐应用于儿童及其他无法配合进行脑血管造影检查的患者，在辨认自发代偿及制定手术方案等方面应慎重。

标准的不足：虽然诊断标准中排除了烟雾病综合征，但在临床实践中，烟雾病和烟雾综合征的鉴别诊断有时很困难。诊断标准中限定狭窄或闭塞病变部位为“颈内动脉末端和 / 或大脑前动脉起始段和 / 或大脑中动脉起始段”，未提及大脑后动脉，然而，目前在烟雾病患者中有近三分之一的患者累积后循环。因此对于这部分患者的评估很有必要。

七、治疗

（一）内科药物治疗

对烟雾病而言，目前尚无确切有效的药物。文献报道应用血管扩张剂、抗血小板聚集药物、改善微循环药物、自由基清除剂及神经保护剂等可以缓解烟雾病的症状，但随访研究表明药物治疗对患者的再卒中率和死亡率等远期疗效均无改善。

（二）手术治疗

脑血运重建手术（surgical revascularisation）是目前治疗烟雾病的主要方法。脑血运重建手术主要包括直接血运重建术（direct bypass）、间接血运重建术（indirect bypass）及联合手术（combined bypass）。脑血运重建手术能增加脑血流量，改善脑血流储备不足，缓解临床症状和降低卒中风险。现有的研究表明，脑血管重建手术在预防和减少烟雾病和烟雾综合征缺血性卒中的效果确切，尤其是儿童缺血型患者，手术有效率超过90%。同时，越来越多证据表明脑血管重建手术也能有效降低烟雾病的出血风险，但仍有争议。

出血型烟雾病脑出血急性期，是否需要急诊手术，取决于出血部位、量及症状等。症状严重、生命体征不稳定等可以行紧急手术如脑室外引流术、血肿清除术等。

1. 直接血运重建术（direct bypass） 直接血运重建术以颞浅动脉－大脑中动脉搭桥术（STA-MCA bypass）最为经典，其他有枕动脉－大脑中动脉分支吻合术。选择头皮颞浅动脉分支作为供体血管，在大脑皮层或浅部钩回选择直径1mm以上的动脉血管作为受体血管，根据患者缺血位置，受体血管可为前动脉分支，也可为大脑中动脉分支。手术后能够迅速增加脑血流量，改善脑组织缺血。绝大多数儿童因血管管径等原因不适合直接血运重建术，选择间接血运重建术；与儿童相比，成人行间接血运重建术后，侧支循环难以形成，因此建议采用直接血运搭桥术或联合手术。对于出血型烟雾病，手术后长期随访可见烟雾状血管减少及粟粒状动脉瘤消失，从理论上降低了出血性卒中发生风险。STA-MCA吻合术不足：①对血管的管径、位置走行等血管条件要求较高，部分血管条件差的患者无法应用该术式；②对显微操作技术要求高，出血型烟雾病皮层血管的血管壁脆性高，吻合口和皮层微血管极易出血；③术后可能会引起过度灌注综合征，引发神经功能障碍；④吻合口狭窄和闭塞。为降低吻合狭窄和堵塞风险，推荐术中荧光造影能评价吻合口通畅性及灌注改善情况（图39-0-4）。

2. 间接血运重建术 脑－肌肉贴敷术（encephalo-myo-synangiosis，EMS）：该术式将颞肌缝合于硬脑膜，颞肌与脑组织建立侧支循环。手术后可能出现颞肌水肿、肥厚及钙化造成占位效应，压迫脑组织；吃饭或说话时颞肌的牵拉形成神经冲动向皮层传导，诱发癫痫。

脑－硬脑膜－动脉贴敷术（encephalo-duro-arterio-synangiosis，EDAS）：该手术较好地解决了EMS的缺点，且手术难度较小，得到广泛运用。但是该术式应用颞浅动脉，再次手术时，不能再行颞浅动脉－大脑中动脉搭桥术。

脑硬脑膜－动脉－颞肌贴敷术（encephalo-duro-arterio-myosynangiosis，EDAMS）：此手术方法优点是将颞浅动脉及颞肌同时贴于脑表面，增加侧支循环建立的概率。

颅骨多点钻孔术：手术操作简单，对脑组织创伤甚微，同时对脑组织血流动力学影响小，且可用于直接血运重建术难以覆盖区域，如大脑前动脉、大脑后动脉支配区域。

相对直接血运重建术，间接血运手术优点是手术操作简单，手术风险小，手术适应证宽，缺点是不能立即改善患者颅内血供。在这些术式中，EDAS因其手术操作简便，血供来源丰富，被广泛应用于各种类型烟雾病患者的治疗中。

3. 联合血运重建术 联合血管重建术是指将直接与间接血管重建术或几种不同的间接血管重建术联合应用，不仅扩大脑血流改善范围，同时增加侧支循环建立的概率。目前观点多认为联合血管重建术效果更佳，但有关手术方式的选择尚无规范和标准，选择何种术式多取决于术者的经验和偏好。北京天坛医院联合血管重建术多

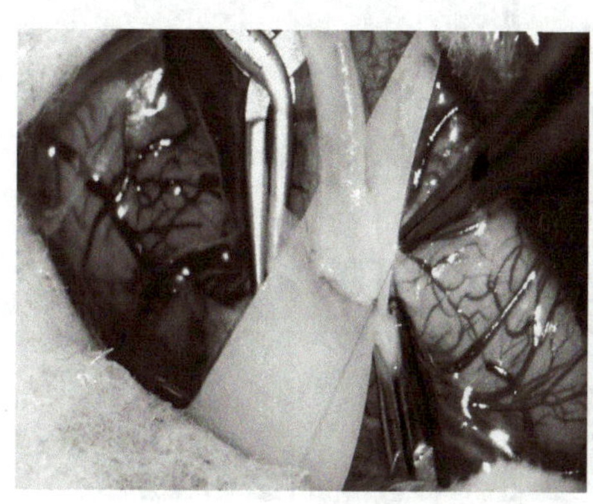

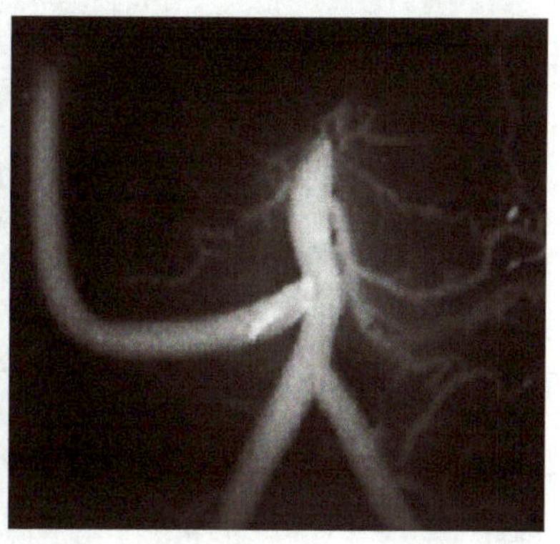

图39-0-4　STA-MCA吻合术及术中荧光造影

以颞浅动脉前支－大脑中动脉吻合＋颞浅动脉后支EDAS术。一项荟萃分析纳入57个研究的1 448例患者，其中73%的患者仅接受了间接重建手术，4%的患者接受了直接重建手术，23%的患者接受了直接＋间接联合手术，术后87%（1 003/1 156）的患者临床症状得到改善，间接重建、直接重建以及联合手术之间的疗效无显著差异。

4. STA-MAC搭桥术后管理

（1）保持血压平稳。避免高血压，预防吻合处和脑内灌注增高区域出血。避免低血压过低，导致移植血管闭塞。手术切口禁止加压包扎。

（2）缺血型烟雾病术后第1天复查CT无出血表现者开始服用阿司匹林。

（3）观察手术切口有无脑脊液漏。

（4）术后7天复查脑血流（CTP或SPECT），术后3~6月复查脑血管造影。

5. 术后并发症及预防 烟雾病患者手术前常合并脑萎缩，脑萎缩严重患者搭桥手术过程中脑脊液流失过度。为保证供血动脉（颞浅动脉）不受压迫，关颅缝合硬脑膜时留有孔洞，脑脊液可能继续流失，由于脑下陷造成硬脑膜下积血和硬脑膜下积液。预防搭桥手术后颅内血肿和硬脑膜下积液方法：开颅时颞肌彻底止血；暴露皮层受血动脉时，尽量缩小蛛网膜开窗范围；熟练吻合血管技术，缩短吻合血管时间等。

术后脑梗死：患者术前的血流动力学状态是评估术后脑梗死最为重要的参考。合并主要分支血管狭窄，脑血流储备能力下降严重的患者易在围手术期发生脑梗死。为降低手术后发生脑梗死，手术中保持患者血压稍高水平，手术后给予扩容和补液治疗。

烟雾病直接血运重建术游离颞浅动脉，头皮血运减少，手术后容易发生头皮愈合不良。为避免头皮坏死，开颅时注意不要过分电凝头皮血管，仔细缝合头皮。

6. 手术指征及手术时机 烟雾病是进展性疾病，对有症状患者早期治疗有利。烟雾病推荐手术指征：①反复出现临床症状，血流动力学检查有明确的脑缺血，CBF下降，脑灌注或血管储备功能（rCVR受损），“分水岭”脑梗死；②对于出血型烟雾病患者的初始治疗主要是对症治疗，包括脑室外引流术、脑血肿清除术，对于行去骨瓣减压或血肿清除术患者，手术的同时可考虑行颞肌贴敷术，手术中尽可能将可用于血管重建的动脉保护完好，如颞浅动脉、枕动脉、脑膜中动脉等。血管重建手术作为二期治疗，手术时机一般选择在出血后1~3个月不等。脑梗死急性期患者也不宜行手术干预。

7. 烟雾病伴发动脉瘤治疗 烟雾病合并动脉瘤根据动脉瘤位置分为两类：①主干动脉动脉瘤（图39-0-5）：动脉瘤位于Willis环动脉和主干动脉，其治疗应根据动脉瘤位置、大小形态和破裂出血风险高低决定，未破裂出血者，手术应慎重。破裂出血者可选择血管内治疗和显微外科夹闭，如行开颅手术，对于术前已经形成的颅内外自发吻合血管应注意保护和避让；②周围型动脉瘤（图39-0-6），通常不必处理，如短时间内反复出血，建议直接栓塞或显微外科切除。

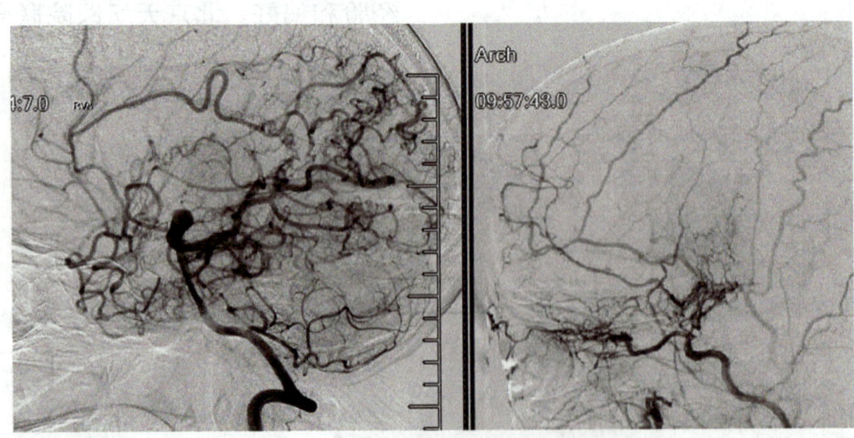

图39-0-5 烟雾病合并基底动脉瘤

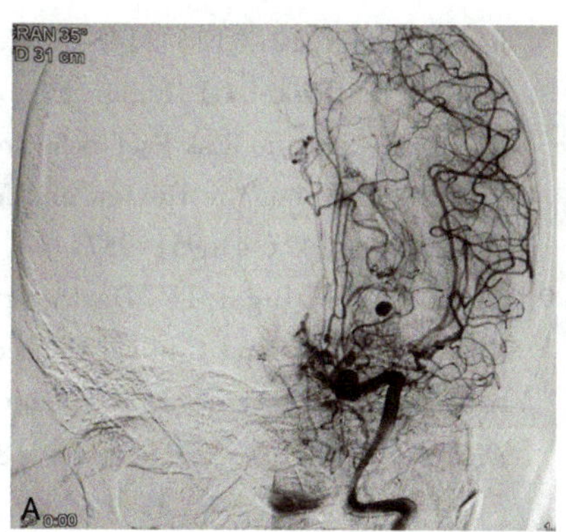

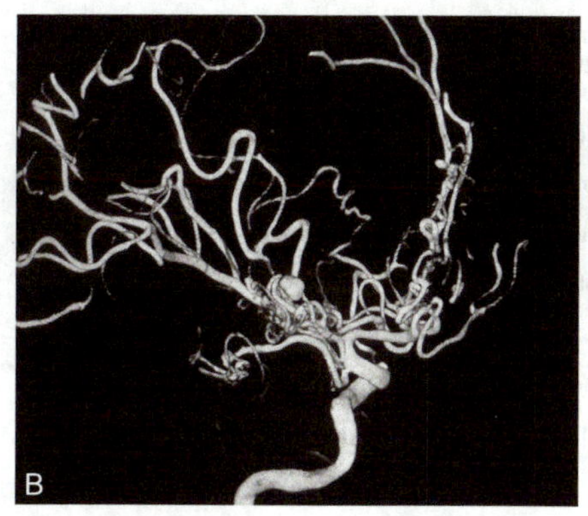

图 39-0-6 烟雾病合并周围型动脉瘤

八、预后

脑血管重建手术能够有效降低缺血型烟雾病患者的再缺血事件,总体脑卒中风险可降低 70% 以上,其中儿童缺血烟雾病手术疗效要明显好于成人,相关报道儿童患者脑血运术后的年卒中率仅为 0.2%。对于具体手术方式的选择上目前尚无统一意见,儿童患者一般选择间接血管重建术,而成人患者基于患者术前影像学评估,选择个体化血运重建术。对于出血型烟雾的手术疗效目前仍有争议,但越来越多的研究表明,手术能降低烟雾病的再出血风险,最近的研究报道手术组再出血率 12%~18%,较保守治疗组,再出血率降低了 50%。日本研究小组从 2001 年开始对成人出血型烟雾病进行了多中心的前瞻性随机对照临床研究,结果显示手术组疗效优于保守治疗组,但其入组病例偏少,只有 80 例,平均随访时间为 5 年,其长期疗效有待进一步随访。

笔者对比研究手术与保守治疗 132 例出血型烟雾病远期疗效,完成随访 97 例。手术治疗与保守治疗脑血流改善率有明显差别,Log-rank 多因素回归分析发现年龄、性别、出血类型、血压、DSA 分期与患者再次出血无明显相关。

九、总结展望

烟雾病好发亚洲国家,其自然病史尚不明确,作为一慢性进展性脑血管疾病,目前该病的病因和发病机制尚不明确,基因突变在烟雾病的发病中起关键作用,也是将来药物治疗突破点。儿童患者以 TIA 和脑梗死等缺血性症状为主,成人患者的出血型比例较儿童高。脑出血是烟雾病致死的主要原因。现代影像学进步在早期诊断烟雾病起到重要作用,DSA 仍是烟雾病诊断的“金标准”,MRA 也可以用于无创性诊断。目前尚无特异的药物治疗能改善患者预后,脑血管重建手术是目前治疗烟雾病最为有效的治疗方法,手术方式的选择尚无统一标准。加强对烟雾病患者的随访,进行多中心、大样本的前瞻性随机对照研究,对制定烟雾病手术标准具有重要临床意义。

(刘兴炬　张 东　赵继宗)

参考文献

1. 赵继宗 . 血管神经外学[M]. 北京:人民卫生出版社,2013.
2. 赵继宗 . 神经外科手册[M]. 6 版 济南:山东科技出版社,2009.
3. Xingju Liu, Dong Zhang, Wang Shuo, et al. Long term outcome after conservative and surgical treatment of haemorrhagic moyamoya disease[J]. J Neurol Neurosurg Psychiatry, 2013, 84: 258-265.
4. Gesang Dunzhu, Zhang Dong, Jizong Zhao, et al. Laser Doppler flowmeter study on regional cerebral blood flow in early stage after standard superficial temporal artery-middle cerebral artery bypass surgery for moyamoya disease[J]. Chinese Medical Journal, 2009, 122(20): 2412-2418.
5. Mingxing Wu, Zheng Huang, Dong Zhang, et al. Color Doppler Hemodynamic Study of the Superficial Temporal

Arteries in Superficial Temporal Artery-Middle Cerebral Artery (STA-MCA) Bypass Surgery for Moyamoya Disease [J]. World Neurosurgery, 2011, 75 (2): 258-263.

6. Lian Duan, Xiang-Yang Bao, Wei-Zhong Yang, et al. Moyamoya Disease in China Its Clinical Features and Outcomes [J]. Stroke, 2012, 43 (1): 56-60.

7. Deng Zhenghai, Wang Shuo, Li Zhon, et al. Unilateral moyamoya disease associated with cerebellar arteriovenous malformation: one case report [J]. Chinese Medical Journal, 2008, 121 (12): 1145-1147.

8. Backes D, Rinkel GJ, Laban KG, et al. Patient- and Aneurysm-Specific Risk Factors for Intracranial Aneurysm Growth: A Systematic Review and Meta-Analysis [J]. Stroke, 2016, 47 (4): 951-957.

9. Jabbarli R, Dinger TF, Darkwah Oppong M, et al. Risk Factors for and Clinical Consequences of Multiple Intracranial Aneurysms A Systematic Review and Meta-Analysis [J]. Stroke, 2018, 49 (4): 848-855

第四十章 脑出血外科治疗

第一节 高血压脑出血

高血压脑出血是由于高血压病伴发的脑小动脉病变在血压骤升时破裂所致，称为高血压性脑出血。其原发于脑实质，为非外伤性自发性出血，出血也可扩展至脑室或蛛网膜下腔。

一、流行病学

每年全球200万~300万人发生脑出血，占所有新发脑卒中的10%~15%，脑出血全球总发病率为24.6/(10万·年)。在我国，脑出血发病率为60~80/(10万·年)，该数据远远高于西方国家和其他亚洲国家。脑出血中原发性脑出血占80%~85%，原发性脑出血合并高血压者占50%~70%。尽管脑出血约占脑卒中发病的20%，但其致死和致残率却远高于后者。

二、病理学

高血压脑出血的发病原因是脑内小动脉在长期高血压刺激发生慢性病变基础上破裂所致。由颅内大动脉直接发出小动脉的直径约为100~200μm的穿通血管，包括豆纹动脉、丘脑穿通动脉以及基底动脉的脑干穿通支等。这些微小动脉的慢性病变主要包括脑小动脉硬化、脑血管透明脂肪样变性以及粟粒状微动脉瘤形成等。

粟粒状动脉瘤又称微动脉瘤，主要指脑内小动脉某些局部呈纺锤样扩张，好发于基底核、丘脑、脑干等部位，是高血压脑出血的可能原因。出血多在脑实质，出血到一定程度形成血肿。血肿形成后，随时间进展而呈现不同的病理特点。超急性期(6h内)，血肿形成边缘多不规则，血肿内一般无脑组织。血肿周围血管充血，局部高压引起周围脑组织受压移位、缺血、水肿和坏死。急性期血肿周围脑水肿明显，半球体积增大，压迫该侧脑室变形并向对侧移位甚至形成脑疝，脑疝常为脑出血致死的直接原因。24h后局部出现白细胞浸润，血肿开始溶解，呈果酱状或渐渐液化，周围新生毛细血管形成，巨核细胞浸润，血肿液化后连同周围液化坏死的脑组织一起被由小胶质细胞和血管外膜来源的细胞所吞噬，血肿因而逐渐被吸收。血肿液在早期呈黑褐色，渐呈棕色，最后变成草黄色液体。血肿周围的胶质和结缔组织增生，上有含铁血黄素沉着而呈棕黄色。少数血肿可机化。

三、临床表现

脑出血患者多长期伴有高血压史，少部分为隐匿性高血压。导致出血的诱因包括血压突然升高，如剧烈运动、情绪波动、咳嗽排便等，也有休息、睡眠等安静状态下发病。部分患者可在发病前数小时或数天前有先兆，如头晕、头痛、恶心、呕吐、精神恍惚、视物模糊。

起病突然，进展迅速。多数是突然发作剧烈头痛、呕吐，很快出现意识障碍和神经功能缺失。出血量少患者可清醒，但多数有意识障碍，轻者嗜睡，重者迅速昏迷。少部分以癫痫发作或大小便失禁为首发症状。脑血肿对侧偏瘫和偏身感觉障碍，优势半球出血者可有失语。

如病程进展快，发生脑疝，出现肌张力增高，病理征阳性等。眼底可能有视网膜出血或视神经乳头水肿。部分患者可发生急性消化道出血呕吐咖啡色胃内容物。

出血部位不同临床特点各异。

1. 基底核出血 最常见部位，约占所有脑出血半数以上。出血尤以壳核为最好发部位，因为血肿主要位于内囊外侧，故称外侧型，出血来源多为豆纹动脉外侧组。出血常始于壳核后半部分，可向不同方向扩散，累及放射冠，或占据岛叶，甚至扩展至颞叶皮质下。相对的位于内囊内侧（丘脑）的血肿，则称内侧型。主要临床表现除了头痛呕吐意识障碍等一般症状外，因为内囊受压或被破坏而表现为出血对侧偏瘫，偏身感觉障碍和同向偏盲，即所谓“三偏”征象。出血如果破入脑室，可使病情迅速加重，因为血液对脑干丘脑的刺激以及血块引起急性脑积水可令患者出现不同程度的意识障碍，甚至迅速昏迷。此外，还可能有双眼向病灶侧凝视。优势半球出血可有失语表现。

2. 丘脑出血 约占脑出血的 10%~15%。丘脑出血的源动脉为供应丘脑的穿动脉，主要为供应丘脑外侧核的丘脑膝状体动脉和供应丘脑内侧核的后丘脑穿动脉。临床表现视血肿大小和范围而有不同。当血肿较小且局限在丘脑本身时，可出现嗜睡及表情淡漠、对侧偏身感觉障碍，如病变累及脑干背侧可出现双眼向上凝视、瞳孔大小不等，累及内囊则可有不同程度的“三偏”，下丘脑出血会出现高热、昏迷、脉搏加快、血压升高以及内环境紊乱等反应。

3. 脑干出血 脑桥是脑干出血的常见部位。约占脑出血的 10% 以上。出血源动脉为基底动脉发出的供应脑干的穿支。临床表现为起病急骤，突发剧烈头痛呕吐，可以立即出现意识障碍，甚至迅速陷入深昏迷。针尖样瞳孔常是脑桥出血特征性改变，四肢瘫以及核性面瘫，双侧锥体束征阳性。脑桥出血还常有中枢性高热和呼吸节律紊乱。如出血量较大，累及全脑干甚至丘脑，或出血破入脑室系统，预后极差。

4. 小脑出血 约占脑出血 10%，多位于一侧小脑半球齿状核及其附近。出血源动脉主要为小脑上动脉和小脑前下动脉及小脑后下动脉分支。主要表现为突发剧烈呕吐、枕部头痛、眩晕，以及因共济失调而摔倒。查体可能有颈项强直、眼球震颤以及构音不清。如出血量较大致第四脑室受压，或者血肿破入脑室引起梗阻性脑积水时，可致颅内压迅速增高，甚至发生急性枕骨大孔疝，出现生命体征紊乱，严重者可迅速死亡。

5. 脑叶出血 脑白质和脑皮质下出血，约占所有脑出血 10%。额、颞、顶、枕叶均可发生。出血源动脉多为脑皮质和软脑膜发生淀粉样变性小动脉。不同脑叶出血表现：额叶，高级神经活动障碍，精神异常，抽搐发作，对侧偏瘫，优势半球出血有失语；颞叶，可出现部分性偏盲，癫痫发作以及感觉性失语；顶叶，偏身感觉障碍，失语，失用；枕叶，出血对侧视野同向偏盲。

6. 脑室出血 脑实质内出血破入脑室所致。临床表现为脑膜刺激症状和脑脊液循环阻塞引发颅内高压症状，以及出血部位脑组织损伤或受压引起神经功能障碍。

7. 多发性出血 脑内多部位同时发生出血者较少，但有时脑出血可在对称部位发生，即所谓镜像现象。其临床表现除了颅内高压进展更快外，还出现双侧损害表现。

四、辅助检查

1. 实验室检查可发现血白细胞增高、尿蛋白增高、血尿素氮增高及电解质紊乱。

2. 头部 CT 快速诊断脑出血最有效检查，显示血肿大小、形态、出血部位和范围，了解周围脑组织受压情况、脑水肿严重程度、是否合并脑积水等。随时视病情变化重复检查，动态观察出血变化。对于继发性高血压脑出血和缺血性脑卒中 MRI 较 CT 检查有优势。如果怀疑血管结构异常，可行 CTA 或 MRA 检查必要时可行全脑血管造影 DSA 检查。

急性期脑出血 CT 表现为质地均匀高密度肿块。随着时间推移，血肿溶解吸收，血肿从周边密度逐渐降低，直至形成低密度的软化灶。血肿吸收速度取决于血肿大小、出血部位和患者年龄。脑室内出血吸收速度快于脑实质内出血，前者多在 2~3 周内能完全吸收，而较大的脑实质内血肿可在 6~7 周后方可彻底消散。

MRI 血肿信号强弱受血肿内红细胞铁离子影响。诊断急性期脑出血 MRI 信号缺乏特征性，检查时间长，价值不如 CT。出血后期、脑干和小脑少量出血，MRI 有其优越性。

五、鉴别诊断

高血压脑出血需与下列疾病鉴别：

1. 动脉瘤 动脉瘤破裂出血多在蛛网膜下腔，少部分脑实质内者多位于侧裂附近的额叶或颞叶内，少见于基底核或丘脑等处。动脉瘤的确诊有赖于CTA或DSA。

2. 动静脉畸形 动静脉畸形破裂出血后血肿，好发于青少年。MRI可见血肿部位异常流空现象，DSA检查可确诊。

3. 肿瘤出血 增强CT和MRI上多见有不同程度强化效应肿瘤影像。

4. 烟雾病 多见于儿童和青壮年，出血破入脑室铸型，DSA可确诊。

5. 出血性脑梗死 与高血压脑出血鉴别主要依赖CT，前者表现为混杂密度，后者则为均匀的高密度影。

6. 血液病 某些血液系统疾病可能导致颅内出血，如血小板减少性紫癜、血友病等。病史和相关血液学检查可资鉴别。

六、外科治疗

对高血压脑出血的外科治疗尚有争议，应根据患者全身情况、血肿部位、大小及病情的演变等情况进行具体分析。

1. 手术适应证 患者全身情况、年龄、意识状态、血肿量、出血部位、是否合并脑积水等进行综合评估。意识清醒的少量出血患者不需手术。而深度昏迷、双瞳散大甚至生命体征不稳定者，手术效果不佳。脑叶和基底核出血，可行开颅手术清除血肿；丘脑出血的手术治疗应更慎重，破入脑室者可行脑室钻孔引流；脑干出血多以内科治疗为主；对小脑出血应比较积极，如血肿超过10ml或压迫第四脑室形成脑积水者，应尽早手术。

2. 手术时机 手术指征明确应尽早手术。出血后6h内、甚至更早手术，在血肿周围脑组织出现不可逆损害之前清除血肿，有望更好地挽救神经功能。

3. 手术方法 ①根据血肿部位设计手术入路，开颅血肿直视下清除血肿，充分减压（必要时去骨瓣）；②神经内镜辅助清除脑内血肿，是在立体定向引导下，将内镜导入血肿腔，通过反复冲洗抽吸清除血肿。可有效止血，并对可疑组织进行活检；③情况紧急或不能耐受全麻手术者，可以钻孔引流血肿的液性成分。局部使用尿激酶或链激酶等溶栓剂促进血肿溶解以利引流，此法减压不彻底；④脑室出血或颅后窝出血引发梗阻性脑积水者可行脑室穿刺引流。

（曹相军）

参考文献

1. 赵继宗，周定标，周良辅，等. 2464例高血压脑出血外科治疗多中心单盲研究[J]. 中华医学杂志，2005，85(32)：2238.
2. 唐亚娟，赵继宗，李永，等. 自发性脑出血与淀粉样脑血管病相关性研究[J]. 中华医学杂志，2010，90(15)：1016-1019.
3. Fu X, Wong KS, Wei JW, et a1. Factors associated with severi— ty on admission and in—hospital mortality after primary intrae—erebral hemorrhage in China[J]. Int J Storke, 2013, 8: 73-79.
4. Li Y, Fang W, Tao L, et a1. Efficacy and safety of intravenous nimodipine administration for treatment of hypertension in patients with intracerebral hemorrhage[J]. Neuropsychiatr Dis Treat, 2015, 11: 1231-1238.
5. Meretoja A .Strbian D. P utaala J, et al. SMASH-U: a proposal for etiologic classification of intracerebral hemorrhage[J]. stroke, 2012, 43(10): 2592-2597.
6. Yajuan Tang, Yong Li, Shuo Wang, et al. The incidence of cerebral amyloid angiopathy in surgically treated intracranial hemorrhage in the Chinese population[J]. Neurosurg Rev, 2013, 36(4): 533-539.

第二节 脑淀粉样血管病脑出血

脑淀粉样血管病（cerebral amyloid angiopathy，CAA）是一类以脑皮层和软脑膜中、小血管壁β-淀粉样肽（β-amyloid peptide，Aβ）沉积为特征的脑血管病变，是造成老年人颅内多发脑叶出血的重要原因，即脑淀粉样血管病相关的脑出血。CAA有时以散发性疾病的形式发生，有时与阿尔茨海默病并发。通常CAA没有临床症状，而CAA相关的脑出血可表现为急性颅内出血，也可以是MRI上偶然发现的微出血或者含铁血黄素沉着，还可出现一过性的神经功能受损症状以及炎症相关的脑白质病变，进而造成认知功能障碍。

1909年，德国Gustav Oppenheim首先注意到脑内存在淀粉样物质沉积，即β-淀粉样肽，多沉积在大脑皮层和软脑膜的中、小动脉壁的中膜和外膜下，从而提出脑淀粉样血管变性的概念。但直到20世纪70年代，随着人类寿命增长，临床高血压有效治疗，高血压脑出血患者比例下降，CAA相关的脑出血逐渐凸显出来，引起重视。

一、流行病学

CAA的发病类似于阿尔茨海默病，年龄相关性，年龄越大则发生率越高。国外一项784例尸检研究发现，65~74岁CAA发生率为2.3%，75~84岁为8%，85岁以上则高达12.1%。国内许丹等在连续尸检病例中有362例老年脑标本，共发现114例CAA，总发生率为31.7%，60~69岁CAA发生率为22.1%，70~79岁为26.7%，80~89岁为46.5%，90岁以上则为66.7%，其中自发性脑出血的CAA占18.4%。CAA的发生率随年龄增加，没有显著的性别差异。

自发性颅内出血年发生率大约为15~19/100 000。CAA相关脑出血占总的脑出血的2%，笔者在国家"十一五"课题"出血性脑卒中及淀粉样变脑血管病研究"中，针对国内30家医院105例自发性脑出血经过开颅手术的病例进行回顾性分析，在国内首次提出，脑血管淀粉样变在自发性脑出血发生率为14.29%，平均年龄为55±13岁，填补了国内CAA相关脑出血在自发性脑出血中的空白位置。关于老年人非外伤性脑出血致病因素，5%~20%是与CAA相关，而尽管CAA相关脑出血与高血压之间关系存在争议，但是有一点很明确，38%~74%的CAA相关脑出血为非高血压人群。

二、发病机制

1. 基因突变 研究发现与CAA相关的基因突变类型包括有淀粉样前体蛋白（APP）基因、早老素基因突变、荷兰型CAA以及冰岛型CAA，诱发家族遗传性CAA。

2. β-淀粉样肽（Aβ）清除能力下降 病理状态下血-脑屏障破坏，年龄因素导致脑血管硬化以及纤维化改变，血管壁弹性减弱，血管壁搏动幅度降低，间质液体内Aβ浓度过高，脑啡肽酶受抑制等，均可导致脑血管Aβ沉积，诱导巨噬细胞凋亡，致使清除Aβ能力下降。

3. 载脂蛋白（ApoE）转运Aβ功能受损 ApoE是一种多态性蛋白，参与转运Aβ，ApoE ε2和ε4是CAA的危险因素，ε4促进沉积于脑血管内的Aβ集聚，形成大颗粒物质损害血管壁，ε2直接作用于平滑肌细胞，造成血管壁内部结构发生病理改变，导致血管破裂并出血。

4. 血管平滑肌破坏 Aβ沉积引起血管壁纤维素样坏死、血管壁破裂以及微小动脉瘤形成等改变是导致相关性脑出血反复发作的结构基础。此外，Aβ沉积于血管壁可引导未受损的血管平滑肌出现收缩功能异常，纤维形成，进一步加重Aβ沉积，血管脆性增加、通透性增强，是CAA相关脑出血的重要发病机制。

5. 其他因素 Aβ沉积引起中枢神经系统自身免疫及炎症反应，淋巴细胞浸润，补体蛋白活化等，进一步破坏脑血管的完整性，与CAA相关脑出血的发生率及复发率相关。

三、病理改变

1. HE染色 脑淀粉样血管病受累血管壁常规染色在光镜下不成形，强嗜伊红的玻璃样即淀粉样改变（图40-2-1）。

2. 刚果红染色 刚果红染色呈粉红阳性物质在血管及其周围沉积表现为嗜刚果红血管病，脑膜及皮质中、小血管受累，淀粉样物质一般沉积于中膜及外膜，血管壁增厚，管腔狭窄，脑细胞轻度水肿，脑血管扩张伴出血。用刚果红染色并在偏振光下观察时，呈现出一种特征性的黄绿色（即苹果绿）双折射（图40-2-2）。

3. β淀粉样蛋白（Aβ）免疫组化染色 Aβ蛋白免疫组化法检测阳性率较刚果红染色法高，但Aβ蛋白缺乏特异性，不是"金标准"，因Alzheimer病的老年斑、Lewy体痴呆、帕金森相关的痴呆等疾病亦检测出Aβ蛋白沉积，故其诊断价值还有待于进一步界定（图40-2-3）。

4. 超微结构 脑淀粉样血管病软脑膜和新皮层的动脉、小动脉和毛细血管的超微结构发现，8~10nm的淀粉样纤维首先随机沉积在围绕平滑肌细胞的基底膜的血管腔侧，逐渐向动脉内弹力层和小动脉内皮层扩展，随着沉积增加，平滑肌细胞开始退行性变。在毛细血管中淀粉样纤维沉积在基底膜并向周围的神经毯扩展。免疫电镜显示Aβ沉积的最初阶段，基底膜既无明显变化，也不显示淀粉样纤维产生的电子密度增高和网状结构，两者见于疾病晚期阶段。

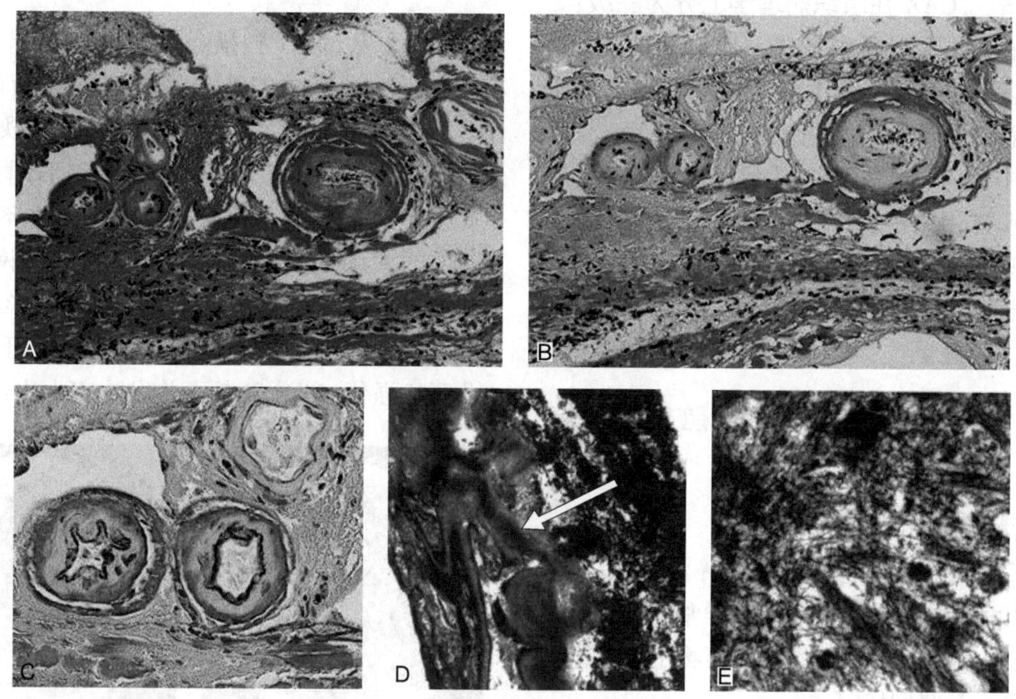

图 40-2-1　脑淀粉样血管病病理

32 岁男性患者组织学检查示中膜水肿型增厚，外膜有嗜酸性环形染色部分（A、B），该外膜嗜酸性沉积物与中膜的外侧部分的 DFS 染色阳性（C）。电镜下检查以确认诊断，电镜示中膜直径 10nm 的微纤维沉积（D、E），电镜所示确认了脑淀粉样血管病的诊断

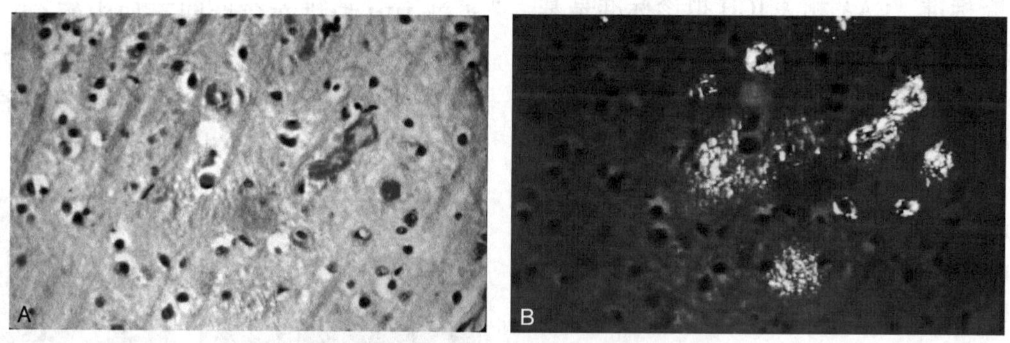

图 40-2-2　皮层脑组织的刚果红染色

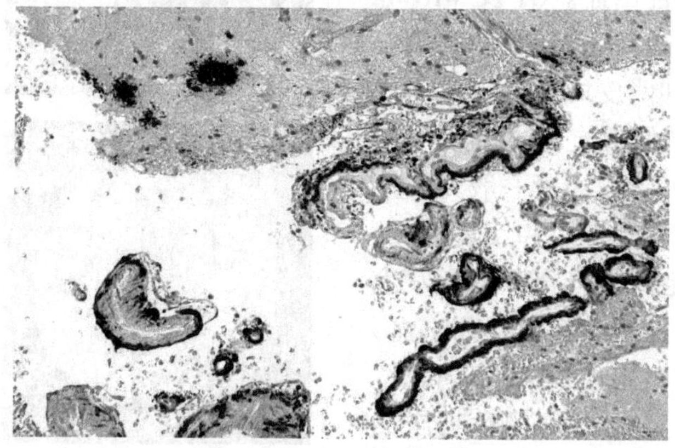

图 40-2-3　脑淀粉样血管病相关脑出血患者的脑组织的 Aβ 免疫组化染色

5. 分级 CAA在组织病理学上分为三级:

(1)轻度:平滑肌细胞的形态以及层数、血管的结构基本完好,血管中膜及外模的平滑肌细胞周围仅有少量淀粉样蛋白沉积。

(2)中度:平滑肌细胞数目明显减少,血管中膜被淀粉样蛋白占据,血管中膜变薄。

(3)重度:淀粉样蛋白广泛沉积在血管壁,可见双腔样改变、微小动脉瘤形成,血管壁破坏,纤维蛋白样坏死。

四、脑淀粉样血管病相关脑出血的高危因素

1. 老龄及阿尔茨海默病患者。

2. 家族型CAA病例存在CAA相关基因突变;散发型病例中存在ApoE基因异常。

3. 抗血栓、抗凝及抗血小板药物的使用;高血压;轻微的头部创伤等。

4. 抗淀粉样变药物治疗。

五、诊断

1. 诊断标准 CAA相关ICH拟诊标准是基于波士顿诊断标准。①明确的CAA:完整尸检证实为脑叶、皮质或者皮质下出血,伴有严重血管淀粉样物质沉积的病变;②病理学证据支持CAA:临床症状和病理组织(清除的血肿或者皮质活检标本)证实为脑叶、皮质或者皮质-皮质下的特征性出血和一定程度的血管淀粉样物质沉积;③高度怀疑的CAA:年龄≥55岁,局限于部分脑叶、皮质或者皮质-皮质下出血(含小脑出血),排除其他出血原因的多发性出血。CT及MRI等影像学检查支持;④可能的CAA:年龄≥55岁,排除其他原因的单发性脑叶、皮质或者皮质-皮质下出血。CT及MRI等影像学检查支持。

2. 临床表现 大部分CAA患者一般无临床症状。仅部分患者出现老年性痴呆和反复、多发性脑出血。25%~40%脑淀粉样血管病患者发生痴呆先于症状性脑出血。反复或多发性脑出血,表现为数月或数年之后有再出血,或者不同部位同时发生血肿。5mm以上出血灶会导致临床症状,如偏瘫、失语症、视力障碍、急性头痛、癫痫发作等,小于5mm微小出血则无明显临床表现,在梯度回波MRI检查可见多发微出血。

3. 影像学特点

(1)头部CT扫描(图40-2-4):针对临床表现为急性神经功能缺失或者可疑短暂脑缺血发作,怀疑CAA相关ICH的患者,首选头颅CT平扫。头颅CT表现为:不同部位和不同阶段的皮质或皮质-皮质下多发性血肿,大小不等;浅表部位的大脑皮质下血肿病灶可累及蛛网膜下腔;血肿可表现为不同密度影同时存在,形状呈多腔状、分叶状或者指样放射状;增强CT可见血肿边缘环状强化;部分患者可并发脑室内出血。

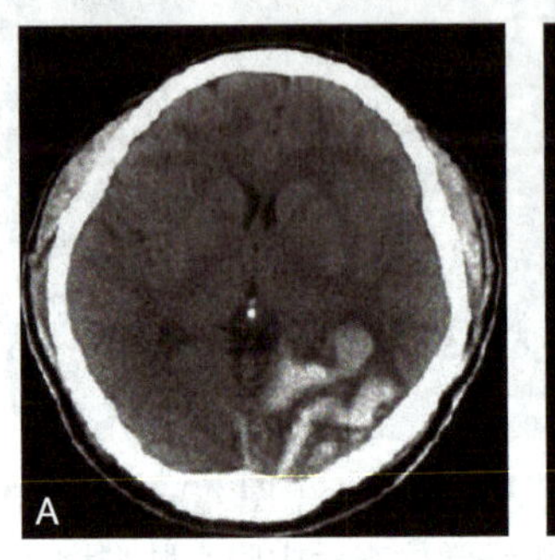

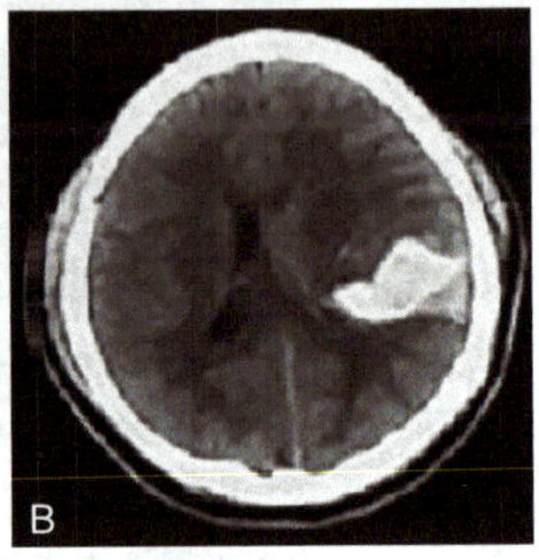

图 40-2-4 CT示左侧枕叶出血

(2)头部磁共振(MRI)扫描(图40-2-5):头部MRI扫描在急性期不如头颅CT,但是MRI弥散张量检查有助于对脑淀粉样血管病患者脑白质变性分布的评定。磁敏感成像序列(SWI)能够发现更多的微小出血灶,显示多发性皮质和

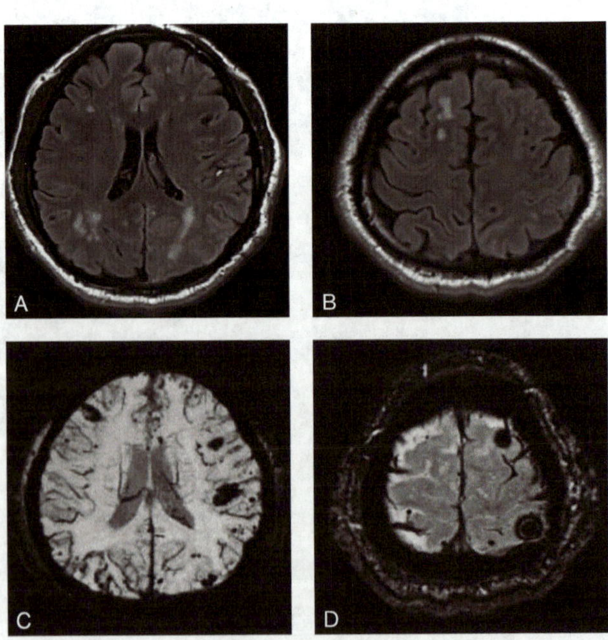

图 40-2-5 脑淀粉样血管病相关脑出血MRI表现

A、B. MRI FLAIR序列示弥漫性白质损伤;C、D. SWIs序列示小脑幕上与幕下均有多灶性陈旧性出血灶

皮质下大小不等的斑点样出血，对无症状性 CAA 微出血或者含铁血黄素沉积的情况有更高的敏感性。

（3）脑血管造影：脑血管造影（DSA）仅在脑淀粉样血管病相关性血管炎者中表现为异常，特异性及敏感性不高，有助于排除脑动静脉畸形、烟雾病、动脉瘤等引起 ICH 的脑血管疾病。

4. 组织学检查 完整的尸检或者对病变活检组织及清除的血肿进行病理学检查可明确 CAA 诊断。常规检查项目包括 HE 染色、刚果红染色、β 淀粉样蛋白（Aβ）免疫组化染色，还可以进行电镜检查超微结构变化（见病理改变部分）。

六、治疗

1. 手术适应证 以往认为，淀粉样物质代替了血管壁的中层结构，影响血管收缩和止血，因此容易引起大出血，因此是否对 CAA 相关的脑出血实行血肿清除以及手术治疗是否会增加其再出血危险仍有争议。

血肿引起显著占位效应并有脑疝形成倾向时应积极手术，血肿清除术能降低颅内压，挽救生命。多发的脑内血肿选择血肿体积大手术清除。年龄 <75 岁、血肿量在 20~60ml 之间、GCS>8 分患者，应积极手术治疗。血肿量小 <20ml 的患者保守治疗效果较好，如患者年龄≥75 岁，血肿量≥60ml、GCS≤8 分、且为多发血肿行血肿清除术的预后较差，也应考虑保守治疗。另外，术后血肿复发也是影响预后的最重要因素之一。

2. 手术方法 见高血压脑出血。

脑淀粉样血管病多呈进行性发展，病程 5~19 年，平均 13.3 年。脑淀粉样血管病引起脑叶出血总体死亡率 10%~40%，预后与年龄、体质、意识水平、血肿大小和扩散范围有关。

（李 昊）

参考文献

1. 赵继宗，周定标，周良辅，等. 2464 例高血压脑出血外科治疗多中心单盲研究[J]. 中华医学杂志，2005，85（32）：2238.
2. 唐亚娟，赵继宗，李永，等. 自发性脑出血与淀粉样脑血管病相关性研究[J]. 中华医学杂志，2010，90（15）：1016-1019.
3. Nan Ji, Jing Jing Lu, et al. Imaging and clinical prognostic indicators for early hematoma enlargement after spontaneous intracerebral hemorrhage[J]. Neurological Research, 2009, 31: 362-366.
4. Yajuan Tang, Yong Li, Shuo Wang, et al. The incidence of cerebral amyloid angiopathy in surgically treated intracranial hemorrhage in the Chinese population[J]. Neurosurg Rev, 2013, 36(4): 533-539.
5. Greenberg S M, Vonsattel J G. Diagnosis of Cerebral Amyloid Angiopathy Sensitivity and Specificity of Cortical Biopsy[J]. Stroke, 1997, 28(7): 1418-1422.
6. Banerjee G, Carare R O, Cordonnier C, et al. The increasing impact of cerebral amyloid angiopathy: essential new insights for clinical practice[J]. J Neurol Neurosurg Psychiatry, 2017, 88(11): 982-994.
7. Yamada M. Brain Hemorrhages in Cerebral Amyloid Angiopathy[J]. Seminars in Thrombosis and Hemostasis, 2013, 39(08): 955-962.
8. Baron J, Farid K, Dolan E, et al. Diagnostic utility of amyloid PET in cerebral amyloid angiopathy-related symptomatic intracerebral hemorrhage[J]. Journal of Cerebral Blood Flow and Metabolism, 2014, 34(5): 753-758.

第四十一章　颈椎病

颈椎病是严重的颈椎退变性疾病。其基本概念是颈椎间盘退变本身包括相邻椎节及其继发性改变刺激或压迫神经根、脊髓或血管及相关组织，并引起与之相关的临床症状和体征者，称之为颈椎病。颈椎病早期的概念尚不能准确量化界定，但本病已存在椎间盘退行性变为主要的病变基础，与多种因素有密切关系。颈椎间盘的退变及其相关组织的继发性改变，引起症状和体征。这些继发性改变包括器质性改变和动力性异常。器质性改变的最基本变化有髓核突出和脱出、韧带骨膜下血肿、骨赘形成和继发性椎管狭窄等。动力性改变包括颈椎不稳，如椎间松动、位移和生理弧度的改变。器质性改变加重了动力性改变，动力性改变又促进了器质性改变，互为关系。这些改变构成了颈椎病病变的实质。

一、颈椎病分类

（一）神经根型颈椎病

神经根型颈椎病是较为多见的一种，主要表现为与脊神经根分布区相一致的感觉、运动障碍及反射变化。

（二）脊髓型颈椎病

脊髓型颈椎病比较多见，且症状严重，一旦延误诊治，常发展成为不可逆性神经损害，由于主要损害脊髓，且病程多慢性进展，遇诱因后加重，临床上主要表现为损害平面以下的感觉减退及上运动神经元损伤症状。损害平面以下多表现为麻木、肌力下降、肌张力增高等特征。

（三）椎动脉型颈椎病

椎动脉第 2 段通过颈椎横突孔，在椎体旁走行。当钩椎关节增生时，可对椎动脉造成挤压和刺激，引起脑供血不足。产生头晕头痛等症状。

（四）混合型颈椎病

同时合并两种或两种以上症状者称为混合型。

（五）其他类型颈椎病

包括表现为交感神经兴奋或抑制症状的交感型颈椎病，由于巨大骨赘形成压迫食管引起吞咽障碍的食管型颈椎病等。

二、临床表现

各种不同类型颈椎病早期表现都以局部症状为主，如颈酸痛、乏力、头昏或上肢和手指麻木等、行走困难或步态不稳，但较轻微。颈项局部疼痛是较常见的症状，上肢和手指一过性麻木、乏力、手部精细动作偶有一过性障碍是常见表现。

其中脊髓型颈椎病是最严重的一种类型，表现为：快速变换运动减慢或不协调，串联步态困难，精细运动不完整，深反射活跃，轻度或不连续阵挛。颈屈伸状态下 Hoffmann 征阳性。病情进一步发展则表现典型症状和体征：痉挛，常规步态困难，明显运动缺失，反射明显亢进，平衡功能明显障碍，Babinski 征阳性。不同类型颈椎病可以互为演变。

临床表现也与脊髓、神经根压迫的程度、部位有关，神经根的压迫具有非常明确的分布区域感觉障碍，但在脊髓前方受压表现为运动功能障碍，侧后方受压则表现感觉障碍，支配骶、腰、胸、颈的神经纤维在皮质脊髓束中呈从外到内的排列顺序，因此脊髓受压后运动障碍症状出现的次序为先下肢后上肢。典型的临床发病表现为下肢无力、步态笨拙、颤抖等，逐步发展为肌张力增高、容易摔跌，并出现下肢痉挛性功能障碍，而躯干肌痉挛引起胸或胸腹束带感，这是脊髓型颈椎病临床典型表现。感觉障碍出现的次序也是根据脊髓丘脑束在脊髓内排列的顺序，多数先下肢后上肢，逐渐向上发展，但感觉平面不明显，可出现非典型

Brown-Sequard 征。近年有些研究证明，以上肢运动功能障碍型颈椎病患者，主要以上肢肌萎缩为主要表现而无感觉障碍，此种类型应与上运动神经元疾病相鉴别。

脊髓损害节段以下，可表现为下运动神经元体征，如肢体无力和反射减弱或消失，上肢的影响可能是单侧，而下肢通常多为双侧。在出现无力或不正常足底反射之前，通常手部精细运动减退或出现步态不稳。Hoffmann 征、桡骨倒错反射、Lhermitte 征和阵挛是脊髓病变的重要标志之一。Hoffmann 征可在疾病早期出现，也可在晚期出现。研究发现头颈体位变化可诱发 Hoffmann 反射的发生，当患者头颈后伸状态下即动态位，如 Hoffmann 反射阳性，则可作为早期诊断脊髓型颈椎病的重要体征。

三、影像学表现

1. X 线摄片　前后位、斜位、侧位 X 线片及伸屈动力位的摄片，几乎所有类型的颈椎病都通常能观察椎管矢状径变化、椎间隙狭窄、骨赘形成、椎体不稳或滑脱。X 线图像上尤其在下颈段，可提示脊髓型颈椎病的病因基础（图 41-0-1）。椎管矢状径绝对值 <11mm、Pavlov 比率 <0.75 以及椎间不稳等与脊髓型颈椎病的发生、发展密切相关，认为是本病发病基础。必须注意颈椎关节突骨性关节炎是颈椎病重要病理变化特征，近年已引起重视。

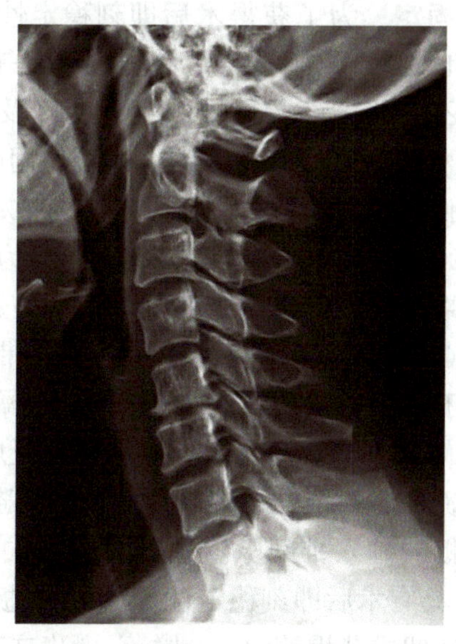

图 41-0-1　X 线片示椎体骨赘形成，椎间孔变窄

2. CT 扫描对脊髓型、神经根型颈椎病诊断同 MRI，但各有特点。在轴状位和矢状位，MRI 能清楚地显示脊髓结构。但骨赘的确定 CT 优于 MRI，可以发现早期或者细小的后纵韧带骨化。CT 和 MRI 区别是椎间盘组织还是骨赘（图 41-0-2、图 41-0-3）。

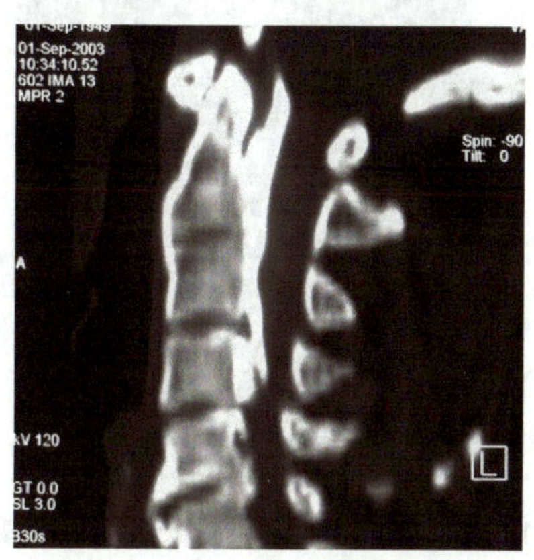

图 41-0-2　矢状位 CT 示后纵韧带钙化，椎管变窄

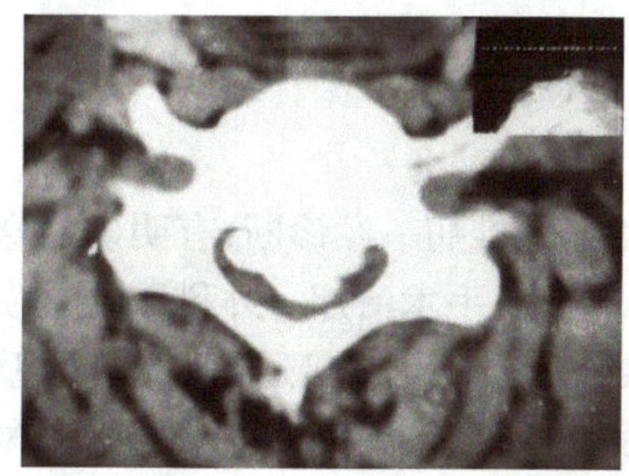

图 41-0-3　轴位 CT 示椎管前方骨赘形成

3. MRI 是颈椎病用于评估椎间盘结构病理形态变化和脊髓、神经根受压状况。T_2 加权成像显示信号强度增加表明脊髓受损害。MRI 能显示由于张力降低的黄韧带或动力性纤维环膨出引起的脊髓受压，也可显示由于椎体后缘骨赘、椎间孔周边骨赘以及肥厚的小关节的骨性变化。动力性 MRI 可以显示早期的或潜在的脊髓压迫性因素，对脊髓型颈椎病的早期诊断有极大帮助。退变的椎间盘在 MRI 影像可有以下特征：椎间盘脱水、变薄，在 T_2 加权像信号强度降低，髓核的纤维化、纤维环钙化在 T_1、T_2 加权像表现为均匀的低信号。椎间盘脱水皱缩、积气在 T_2 加权像显示低信号。当椎间盘严重退变，纤维环裂隙性变时，整个椎间盘可表现为信号明显改变。尤其在横断面上，对于显示病变节段脊髓和神经根形态、位置及其受压状况最为有益（图 41-0-4）。

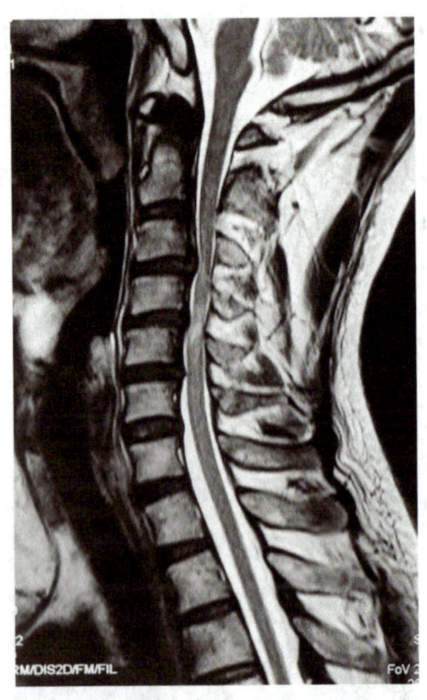

图 41-0-4 MRI 显示颈椎 3~6 节段椎管变窄，椎间盘退变，椎体不稳和滑脱，局部脊髓受压水肿

四、手术治疗

（一）手术时机

脊髓型颈椎病一经诊断，有明确的脊髓功能障碍者，应考虑手术治疗。外科干预是恢复脊髓功能重要手段。手术时机通常一临床发病后 6 个月内为限。早期诊断、适时外科干预、恢复颈椎的稳定性、前柱高度和生理曲度，术后尽早功能锻炼是颈椎病治疗成功的关键。

手术效果取决于以下几个方面：①脊髓和/或神经根减压范围和程度；②颈椎前柱高度和颈椎生理曲度重建和恢复状况；③是否恢复了与脊髓相适应的椎管容量和形态；④是否手术创伤最小，并发症最少。

（二）手术方法

手术治疗颈椎病原则是通过创伤小、并发症少的合理手术方式，有效的脊髓及神经组织减压，恢复颈椎生理曲度及椎间高度，获得与脊髓相适应的椎管容量和形态，关注病变节段的稳定。

1. 入路 手术方式主要分为前路与后路两种。前路手术包括椎间盘切除椎间融合术和椎体次全切除植骨融合术。后路手术包括椎管扩大成形术和椎板切除减压螺钉内固定术。若致压物来自前方，且为单或双节段，则宜行前路手术直接去除压迫；若有明显的黄韧带肥厚内褶、后纵韧带广泛骨化或者多节段的病变，而至前路无法减压、减压困难或者预计前路手术植骨融合率较低、生物力学稳定性差，则改选用后路手术；有时前后均有明显致压物，MRI 显示脊髓受压呈串珠样改变，此时可行一期或二期前后联合入路手术，但两次手术需间隔 3~6 个月。大多认为前路手术为直接减压，较后路间接减压更为合理，手术效果确切，后路手术可作为前路手术的补充阶段。

2. 减压 颈椎病的致压因素包括“软性”的组织，如突出的椎间盘、增生肥厚的黄韧带或后纵韧带。“硬性”的组织如增生的骨赘、骨化的黄韧带及后纵韧带等。从解除脊髓及神经根压力角度而言，直接减压应更加理想；但对于致压因素广泛或压迫严重无法直接减压者，可行间接减压。减压应尽量彻底，但彻底减压并非等同于广泛减压，应同时兼顾颈椎的稳定性。椎间孔容积的扩大以及由椎管序列恢复所产生的椎管容积扩大亦属于间接减压的范畴。

3. 植骨融合 植骨融合作为获得颈椎远期稳定性保证仍为标准手术，自体三面皮质骨髂骨植骨是颈前路植骨融合的“金标准”。近年来，几种不同类型的人工骨已应用于临床。以 BMP（骨形态蛋白）为主要成分的骨诱导因子与自体骨的混合物具有促进骨融合的作用，以逐步在临床上使用并开始总结经验；单独使用块状磷酸钙陶瓷可以获得骨性融合，但临床病例尚少。异体骨植骨由于其融合率及抗原性等问题，已逐渐少用。

4. 固定 为了获得术后即刻稳定性以便于早期下地活动，减压植骨后行内固定是有益的；内固定还有助于维持颈椎的生理曲度及椎间高度、防止植骨块塌陷等并发症。通过使用内固定，植骨块脱落、塌陷等并发症从以往的 7%~8% 下降到 2%~3%。颈椎病的内固定同样分为前路固定和后路固定。前路固定系统包括颈前路钢板、颈前路 Cage 及人工椎间盘等。颈前路带锁钢板系统由于采用单皮质螺钉固定技术，使操作的安全性大大增加。颈前路钢板固定时钢板应预弯，以适应矫正后的颈椎生理弯度；螺钉应避免穿透椎体终板或拧入椎间隙。颈前路旋入式 Cage 操作方便，具有术后即刻稳定性，但由于终板被破坏可引起远期椎节塌陷，Cage 脱落、滑出亦有发生。嵌入式 Cage 由于保留了椎体终板，可有效防止椎节塌陷，对于单节段或非相邻间隙减压者可选择应用。人工椎间盘可有效保留颈椎椎节间的活动度，有待进一步积累临床经验。

颈后路椎板切除达三个椎节以上者可考虑行后路固定。后路侧块螺钉技术具有较强的生物力学稳定性，可满足一般的颈后路固定患者，但操作时应注意避免损伤椎动脉及神经根。椎弓根螺钉技术生物力学稳定性优于侧块螺钉技术，但操作技术要求更高。

5. 恢复颈椎的生理曲度及椎间高度 恢复颈椎的生理曲度及椎间隙高度的观点越来越受到重视。椎间隙高度及生理曲度的恢复是维持正常颈椎生物力学性能的基础，同时，椎间隙高度恢复后，椎间孔容积的扩大对神经根的间接减压作用亦有明显的临床意义；颈椎生理曲度的恢复可使椎管容积得以恢复，可同样达到间接减压的目的。术中使用椎体间撑开器有利于颈椎生理曲度及椎间高度的恢复。

五、手术治疗存在的问题

由于对颈椎病手术治疗原则把握不严格，以及技术、条件等方面的不足，手术治疗方面仍存在一些问题。

1. 减压不彻底或过分减压 减压是获得良好疗效的关键，减压的原则为彻底去除致压物，应尽可能地保留椎节本身结构。合并有椎体后缘骨赘及后纵韧带骨化者，致压因素往往难以去除；由于技术操作的原因，未能切除增生的后纵韧带也可导致减压不彻底；脱出的髓核组织游离于后纵韧带下方者，如未施行后纵韧带切除则有可能造成髓核组织残留。因此彻底减压应包括切除病变节段的骨赘、退变或突出的椎间盘及后纵韧带组织。此外，颈后路减压时在减压区域的上下极处，去除的椎板不够或椎板的尖锐边缘未去除，可导致二次致压。相反，有些单一节段病变应采用单间隙减压，而行椎体次全切除，增加了创伤，还因融合节段的增加，也增加了邻近节段退变的潜在风险。

2. 植骨融合方面存在的问题

（1）植骨物塌陷、脱落：不管使用自体髂骨还是 Cage 或钛网植骨，由于植骨物修剪不当或术后固定欠牢固，均可出现不同程度植骨块塌陷、脱落，Cage 退出或钛网滑移。

（2）假关节形成：尽管钢板等内固定技术发展，前路植骨融合后的假关节形成率已显著下降，但仍有 2%~10% 患者由于螺钉松动、钢板断裂或本身骨质疏松等因素而出现骨不融合。螺钉拧入植骨块 – 椎体界面上或椎间隙，也是术后假关节形成原因之一。术中透视可避免，应引起术者足够重视，长节段融合者假关节形成率高于短关节者。

（3）恢复颈椎的生理曲度及椎间高度：既往依靠台下人员徒手牵引来恢复椎间高度及生理曲度的作用有限；使用 Caspar 撑开器可有效恢复椎间盘高度及颈椎生理曲度，螺纹式 Cage 中前部直径大于后部直径的设计有恢复颈椎曲度的作用，但远期的 Cage 下沉会使椎节高度丢失。嵌入式 Cage 保留了椎体终板的完整性，降低了术后 Cage 沉降率，因此有逐步取代螺纹式 Cage 的趋势。由于撑开器使用不当，部分病例出现椎节过度撑开，导致术后颈肩痛，或椎体后部结构过度牵张导致稳定性下降，应引起重视。

（4）固定方面的问题：①内固定适应证掌握不严；②盲目或过分依赖内固定，颈椎病手术治疗最关键是减压，使用内固定仅仅是满足早期活动或提供植骨融合条件的辅助手段。致压因素未去除或未彻底去除是影响术后疗效首要因素。植骨的数量和质量是植骨融合关键，不注重彻底减压和重植骨技术，过分依赖内固定只能带来负面效果；③内固定并发症：钢板螺钉松动、滑脱甚至断裂，前路螺钉植入椎间隙或跨越正常椎节固定等。医源性螺钉植入椎管、误伤椎动脉、神经根或由于螺钉滑脱导致食管瘘。

（5）邻近椎节退变：确切因素尚不清，可能与过于坚强的内固定、固定节段过多等因素有关；在非生理状态下（颈椎生理曲度未恢复）骨融合容易导致邻近节段退变；滥用内固定也使邻近节段退变发生率增高。

六、术后康复

1. 围领保护 卧床期间不需要佩戴围领。只要内固定坚强，开始离床活动也不需要全天围领保护。一般情况下颈部可以自由活动，术后 6 周内出门、乘车时需要佩戴围领，保护颈椎以免意外损伤。

2. 颈部锻炼 手术后及早开始颈部肌肉的锻炼，不仅可以加快术后康复的速度和质量，还有助于预防其他颈椎节段以后发生颈椎病。颈部肌肉中项背肌是最重要的肌群，练习颈部活动时应该循序渐进，练习颈部前屈、后伸、左右旋转活动。

3. 神经功能锻炼 神经功能锻炼对于四肢力量和灵活性的恢复非常重要。可以在康复医师指导下进行。

七、展望

颈椎病临床治疗已取得重大进展，但有诸多问题尚待深入研究。如脊髓和神经根机械性压迫或压迫后产生的血供障碍；影像学提示的病变与临床表现的相关性；外科干预致压物切除与脊髓、神经根功能恢复的相关性；切除椎间盘和椎体间融合对颈椎动态生物力学功能影响；相邻椎间盘载荷重新分布后，附加代偿导致退变对远期疗效关系等。

近年研究认为，颈椎周围肌肉组织是维系颈椎骨关节结构稳定和生理功能动力系统，病变或退变对颈椎退行性变和脊髓型颈椎病的发生发展具有意义。对肌肉动力系统的进一步研究很可能改变目前的传统认识。

颈椎病的认识和防治尚有许多待解决问题，有赖于脊柱外科和神经外科共同努力，同时更需要与生物力学、信息技术、材料学等学科合作。

（王振宇）

参考文献

1. Shammssian B, Hart DJ. Complications in surgical treatment of cervical spondylotic myelopathy: what we think we know [J]. World Neurosurg, 2015, 84(3): 627-629.
2. Wen ZQ, Du JY, Ling ZH, et al. Anterior cervical discectomy and fusion versus anterior cervical corpectomy and fusion in the treatment of multilevel cervical spondylotic myelopathy: systemetic review and a meta-analysis [J]. Ther Clin Risk Manag, 2015, 11: 161-170.
3. Kiely PD, Quinn JC, Du JY, et al. Posterior surgical treatment of cevical spondylotic myelopathy: review artical [J]. HSSJ, 2015, 11(1): 15-25.
4. Duetzmann S, Cole T, Ratliff K. Cervical laminoplasty developments and trends. A systemetic review [J]. J neurosurg Spine, 2015, 23(1): 24-34.
5. Ai Barbarawi MM, Allouh MZ. Cervical lateral mass screw-rod fixation: surgical experience with 2500 consecutive screws, an analytical review and longterm outcomes [J]. Br J Neurosurg, 2015, 29(5): 699-704.

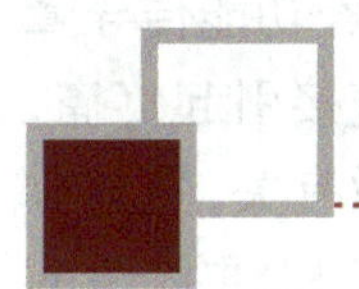

第四十二章　腰椎管狭窄

腰椎管狭窄是指构成椎管、神经根孔的结构，由于退变等因素造成椎管容积减小或神经根孔狭窄，导致椎管所容纳的神经、马尾及血管等受压，并产生相应的临床症状的一类疾病。腰椎管狭窄患病率很高，是导致腰腿痛或腰痛的常见病之一。腰椎管狭窄症是脊柱外科常见的疾病之一。

一、流行病学

老年人群发生率较高，腰椎管狭窄患者通常为60岁以上，平均年龄64.6岁。在50岁以上的正常人群中腰椎管狭窄的发生率为1.7%~8%。在日本的一项人群调查中发现，症状性椎管狭窄在成年人群中的发病率高达9.3%。在男女比例方面男性比例稍高，约为1.55∶1，但腰椎管狭窄合并腰椎滑脱的发生率女性高于男性。目前，腰椎管狭窄已经成为65岁以上人群中最常见的腰椎手术指征，在美国65岁以上的人群中，约1.4%接受了腰椎管狭窄的手术治疗。

二、病因学

1954年，Verbiest首先提出“腰椎管狭窄症”这一疾病诊断。此后，人们对腰椎管狭窄有了越来越深入的认识，椎管狭窄的概念也得到了广泛共识。目前，相对公认的腰椎管狭窄病因分类见下表42-0-1。

表42-0-1　腰椎管狭窄病因学分类

腰椎管狭窄病因学分类
先天性（发育性）椎管狭窄
特发性
软骨发育不良
获得性椎管狭窄
退行性
中央型
侧隐窝
腰椎滑脱型
先天性合并退行性椎管狭窄
医源性椎管狭窄
椎板切除术后
腰椎融合术后
峡部裂
创伤性椎管狭窄
其他病因导致的椎管狭窄
糖皮质激素使用
Paget病
肢端肥大症

脊柱退行性变（spondylosis），表现为强直或僵硬或影响脊椎的退行性关节炎，是腰椎管狭窄最常见病因，通常累及60岁以上的个体。肥胖也可能是危险因素。衰老导致的进行性椎间盘变性、创伤或其他因素可引起椎间盘突出和/或椎间盘高度降低及随之而来的脊椎后部结构（包括关节突关节）负荷增加。随后发生关节突关节病和骨赘形成，伴黄韧带肥厚。所有这些病理过程（关节突关节骨赘、黄韧带肥厚和椎间盘膨出）均可侵犯中央椎管和神经根孔。对于退行性腰椎病引起的腰椎管狭窄，自然病程相对良好。

脊椎滑脱即一个椎体相对于另一个相邻椎体前移或后移，也可能发生，使椎管狭窄加重。$L_{4\sim5}$节段最常被累及，其次是$L_5\sim S_1$和$L_{3\sim4}$。在腰椎狭窄患者中，退行性改变可累及椎弓峡部，导致腰椎不稳定，从而造成骨折和椎体移位。

腰椎管狭窄可以分为骨性椎管狭窄和非骨性椎管狭窄两大类：骨性椎管狭窄，又有发育性、退变性和创伤性之分；而非骨性椎管狭窄的原因更多，如黄韧带肥厚、钙化、腰椎间盘突出、椎管内占位性病变等，临床上往往多种原因并存，很难区分哪一种单纯狭窄。通常所说的腰椎管狭窄症系指退变性骨性椎管狭窄，约97%，真正的发育性椎管狭窄很少见，约占3%。从狭窄部位上划分，一般将腰椎管划分为中央椎管、侧隐窝、神经根孔以及神经孔外侧区（极外侧区）四个分类。也有将其分为中央椎管和椎间管（包括侧隐窝和神经根孔）。中央椎管狭窄多表现为马尾神经压迫症，而椎间管狭窄多为神经根压迫症状，往往多数情况下是混合性的压迫症状。该病好发于下腰椎，且多为2个间隙以上发病，椎管狭窄的常见节段为$L_{4/5}$及$L_{3/4}$。其典型症状表现为直立或行走时出现双下肢麻木、疼痛或无力等症状，多为一侧重一侧轻，休息或弯腰时症状可缓解，称为“间歇性跛行”。直立、伸展的体位通过下述作用使腰椎管变窄：减小椎板间隙、引起相邻椎体的椎板边缘重叠、使黄韧带松弛并向内弯折、上关节突向头侧－前侧偏移。这也许可以解释长时间站立时症状的发生或持续。还有可能的是，行走时脊神经根的代谢需求增加，超过微血管血流的供应能力，特别是当鞘内压力升高时更明显。

三、发病机制

目前对其发生机制尚不十分清楚，多数学者认为与三种因素有关：①压迫因素，神经功能受损与神经受压的强度和时间成正相关。同样的受压时间，其压迫的强度不同，在去除压迫后，压迫强度重者其神经功能的恢复时间延长，且功能恢复的程度也明显减弱，甚至不能完全恢复，神经受压强度反映了椎管狭窄的严重程度。神经受压的时间长短对神经功能的恢复有显著差异。受压时间越长，神经功能损害越重，解除压迫后神经功能的恢复时间和程度均明显受到影响。因此有的作者主张急性马尾压迫症，应急诊手术解除压迫，争取神经功能更好的恢复。此外，受压症状与体位改变的关系，临床所见的患者其症状与体位姿势改变十分密切，站立和行走时由于腰椎处于伸直位或后仰位，症状立即发生；卧位或下蹲位腰椎屈曲位，症状得以缓解或消失。实验研究表明，腰椎屈曲位时椎管内容量大于伸直位。②血液循环障碍因素。腰椎管狭窄症神经源性间歇性跛行的另一个重要因素是血液循环障碍。实验发现，神经受压时首先是静脉回流受阻，其次是毛细血管受阻，最后才影响到动脉供血，无论是静脉充血或动脉缺血，均可造成神经功能损害，所有研究者都证实腰椎管狭窄症均存在着血供不足的问题。③炎性介质刺激。压迫可以造成神经功能传导障碍，可以引起神经根缺血，但不会直接引起疼痛，其间歇性下肢痛与炎症性产物刺激有关，静脉血流受阻或动脉供血不足解除压迫后缺血再灌注的过程，均可引起局部充血和水肿等炎性反应过程，炎性反应会释放缓激肽组织胺、前列腺素E以及白介素三烯等炎症介质，这些物质具有强烈的致痛和刺激作用。

四、临床表现

（一）症状

病程多隐袭，发展缓慢，多数患者有长期下腰、背、臀部及大腿后部酸痛史。肌肉易疲劳，休息或转移体位可以好转，以后逐渐加重发展到间歇性跛行。疼痛部位可逐渐下移到小腿前外侧及足部，常伴有麻木，有的患者鞍区麻木胀热感，少数患者有性功能改变。有的患者因为腰部暴力搬动或过劳后，可以骤然症状加重，出现急性马尾压迫症，如足趾背伸或足伸肌肌力下降或消失、急性尿闭等症状。腰椎管狭窄症其腰、腿痛表现随体位变动可以明显减轻，如站立、行走或腰部过伸时疼痛加重，卧床休息、弯腰行走或下蹲位休息时，可以使疼痛减轻或消失。这种现象临床称为“间歇性跛行”，是本病的典型症状。临床症状（通常指疼痛）倾向于随行走、站立和/或维持某些姿势时加重，随坐位或卧位缓解。许多腰椎管狭窄患者仅在活动时有症状。关于腰椎管狭窄临床检查结果的一项系统评价中，神经源性跛行对该病有中度敏感性，见于82%的患者。在直立姿势下长时间站立造成病情加重，是一种敏感性更高但特异性较低的体征。坐位时无疼痛是最具特异性的表现。有报道称，一半以上的腰椎管狭窄患者坐位或腰部弯曲（下蹲、前倾）时症状缓解；这些表现对于腰椎管狭窄相对具有特异性（分别为84%及92%），但敏感性较低。

腰椎管狭窄的主要症状包括不适、感觉丧失和下肢无力，反映了腰椎管内脊神经根的受累。在上述临床病例系列研究中，疼痛是最常见的症状（发生于93%的患者），其次是麻木和/或麻刺感（发生于63%的患者），以及无力（发生于43%

的患者)。症状在大多数患者(68%)中为双侧性,但常常不对称,通常累及整条腿(78%)而不仅是大腿(15%)或小腿(6%)。呈单条神经根分布的疼痛仅发生于6%患者中。腰痛发生于65%患者,被描述为机械性的且程度较轻。在腰椎管狭窄中,腰痛不一定伴跛行症状。

(二)体征

腰椎管狭窄症的症状与体征多不一致,一般症状重、体征轻,主诉重、体征少为本病的特点,狭窄程度轻的病例,卧床检查时可能缺乏应有的体征。站立位腰部过伸时可诱发本病症状为重要的阳性体征。腰椎过伸时,在狭窄平面施加压力,腰痛加重并有下肢放射痛,受压神经在其所支配的区域皮肤感觉减弱或消失,肌力也有改变。如踝部背伸肌力、足趾背伸肌力减弱或消失。小腿肌肉萎缩变细,狭窄程度严重者,可以出现鞍区感觉改变和括约肌障碍症状,如二便自控困难等。

患者可能具有单条或多条腰骶神经根病变的症状或神经系统体征,并与更典型的腰椎管狭窄症状相叠加。神经系统检查可显示一条或多条脊神经根分布区域的局部无力和/或感觉丧失。43%的患者踝关节腱反射缺失,18%的患者膝关节腱反射缺失。37%的患者存在无力,通常为轻度,且局限于L_5和S_1神经根分布区域。出现腰痛时,宽基步态和/或Romberg征阳性对诊断腰椎管狭窄的特异性大于90%。

马尾综合征是腰椎管狭窄的少见并发症,但可导致显著的神经失能。临床表现主要为双下肢多条神经根分布区域(L_3-S_1)无力,并可能伴S_2~S_4脊神经根受累所致的肠、膀胱和勃起功能障碍。这是一种神经系统急症,需要立即外科会诊。

当受压迫的椎管介于T_{12}和L_1之间时,脊髓圆锥也可能受损,引起脊神经根和脊髓功能障碍(脊髓病)的混合表现。在这种情况下,脊髓病的临床表现包括:肠、膀胱和勃起功能障碍、弥漫性下肢无力、T_{11}或以下节段感觉缺失、马鞍状分布麻痹、腿部肌张力增加和伸肌足跖反射。这是一种神经系统急症,需要立即外科会诊。

(三)影像学改变

1. X线片 多为一些间接征象,如腰椎普遍退行改变,椎间隙变窄,椎体缘骨质增生,关节突肥大内聚,退行性侧凸或后凸,腰椎失稳或滑脱。关节突关节半脱位,腰椎侧位片在上位椎体下缘划一平行线向后的延伸线,它穿越下位腰椎上关节突顶端为正常,如上关节突超越该线即是关节突关节半脱位。腰椎管矢径、横径和侧隐窝矢径的测量,国内外学者在这方面做了许多工作,认为X线测量若腰椎管横径<20mm,矢径<15mm,侧隐窝矢径<2~3mm,应考虑椎管狭窄。但这些数据只能作为诊断的参考指标,因为X线片显影的放大率以及照片时体位旋转、倾斜,均可使显影不够确切,其测量结果的真实性不够可靠,X线片腰椎骨性椎管的测量远不如CT测量结果真实可靠。

2. CT检查 CT检查可取之处在于它能准确地显示异常组织的性质、椎间盘突出的范围、大小。可以显示椎管横断面的骨性结构,准确地测量骨性椎管的横径和矢径以及侧隐窝的矢径,黄韧带肥厚、椎间小关节突增生性改变,对神经孔周围及外侧型椎间盘突出的显示有其独特的诊断价值(图42-0-1、图42-0-2)。CT不足之处是对软组织的分辨率低,对软组织异常为主的腰椎管狭窄的诊断,远不如椎管造影和MRI更有价值。

3. 磁共振检查 MRI检查是一项无创检查,易被接受。而其检查能够进行矢状面、冠状面和横断面扫描,根据处理后可以三维立体成像,能清晰地分辨椎管内各种组织。利用T_1加权相信号的特点,能清楚地显示椎间纤维环突出的程度大小及脊髓、马尾神经和神经根受压的状态,而且根据T_2加权相能清楚显示蛛网膜下腔的真实形态、硬膜囊受压的部位来自何方,是骨性压迫还是软

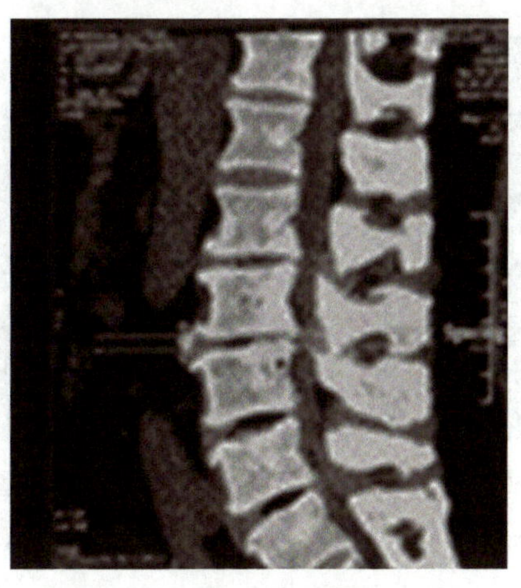

图42-0-1 腰椎CT间骨质增生、椎间盘退变明显,椎管变窄

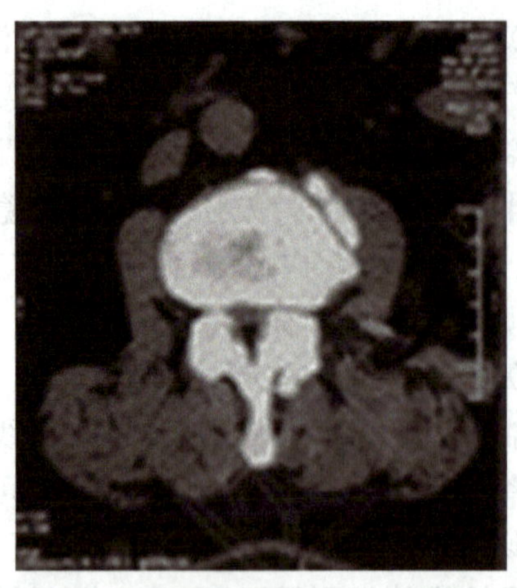

图 42-0-2 腰椎轴位 CT 见小关节突增生变厚，侧隐窝狭窄，黄韧带增厚钙化

组织性压迫，为手术提供直观的资料，其诊断价值优于 CT（图 42-0-3）。MRI 神经根冗滞征（nerve root redundancy）（图 42-0-4）对腰椎管狭窄的敏感性和特异性较高。

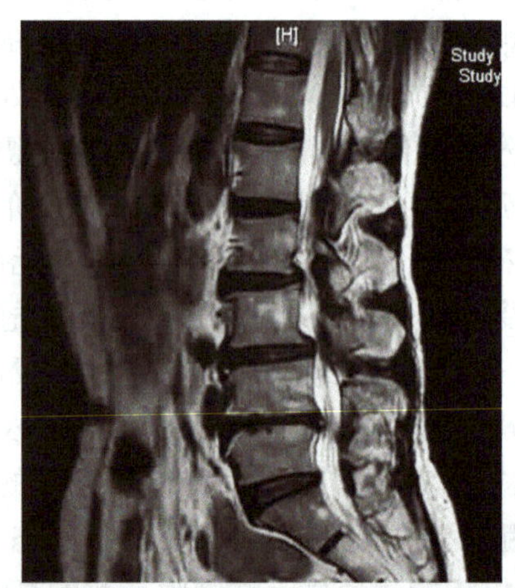

图 42-0-3 腰椎 MRI 示椎管明显狭窄，黄韧带肥厚钙化，腰 3~4 椎体轻度滑脱

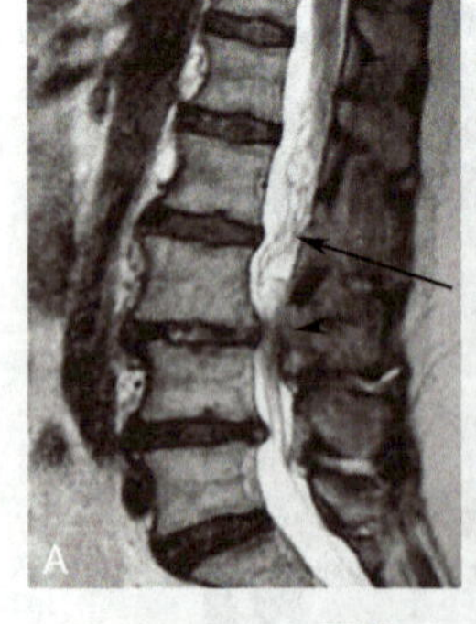

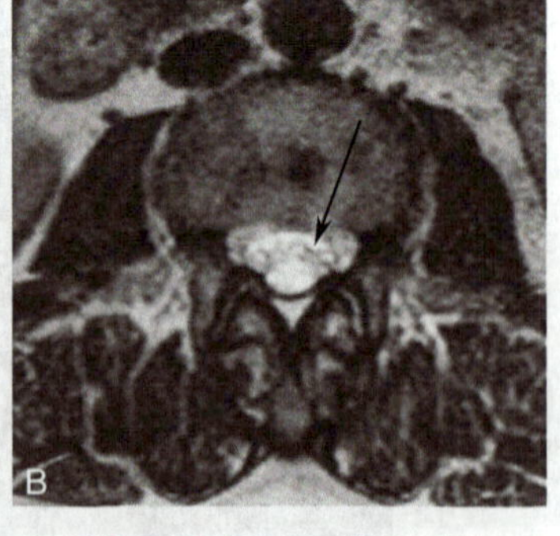

图 42-0-4 腰椎 MRI 示腰椎间盘突出、腰椎管狭窄，$L_{3/4}$ 椎体Ⅰ度滑脱，其上节段可见神经根冗滞征

椎管造影和 MRI 均能精确地反映硬膜囊的真正矢径和横径，并能反映受压部位、程度和何种致压物质。而且 MRI 具有非侵入性和无放射性的优点。

4. 肌电图 肌电图（electromyography，EMG）在诊断腰椎管狭窄时通常不是必要的；但当考虑其他诊断时（如神经病变），则需要上述检查提供关于神经根损害的信息。腰椎管狭窄患者最常见的 EMG/NCS 异常是 H 反射缺失，这是 S_1 神经根受累的一种轻微表现。许多腰椎管狭窄患者的 EMG/NCS 评估结果正常。存在神经根损伤的固定临床症状和体征的患者，更可能有异常的 EMG/NCS；但是，EMG/NCS 比临床检查更敏感。当并发神经根病时，EMG/NCS 可有助于神经根损伤定位，也可提供一些预后信息。

五、诊断与鉴别诊断

（一）诊断

腰椎管狭窄的诊断必须依靠症状、体征和相应的影像学改变，三者缺一不可，且症状体征需与影像学表现相吻合，方可作出确定的诊断。影像方面，X 线、CT、MRI 各有优势，不能相互替代：X 线可在站立体位拍摄，能够反映出腰椎在负重情况下的形态，动力位片可提供腰椎稳定性的信息，脊柱全长片对于评估脊柱的力线与序列（冠状面、矢状面）以及骨盆参数（PI、PT、SS）十分重要；CT 对骨质情况显示优于 MRI，能够明确慢性椎间盘突出是否伴有钙化、小关节增生情况、后纵韧带或黄韧带的钙化情况，这些对于手术规划十分重要；MRI 对于椎间盘、硬膜囊、神经根孔的区别显著优于前二者。

确诊腰椎管狭窄后，还应对狭窄部位和程度进行分类，以指导后续的治疗。狭窄部位方面，目前公认的分类方式为将腰椎管狭窄划分为中央型狭窄、侧隐窝狭窄、神经根孔狭窄以及神经孔外侧区（极外侧区）狭窄四个分类（图 42-0-5）。

狭窄程度目前尚无统一共识。Lee 等 2011 年提出中央型椎管狭窄程度分类（图 42-0-6）较易应用，且该分类中，0 级（无狭窄）患者均无神经系统症状，3 级（重度狭窄）患者几乎均有神经功能缺损症状，而 1 级和 2 级狭窄与症状的关联性仍然不强。对于侧隐窝狭窄或神经根孔狭窄也有类似的分型。

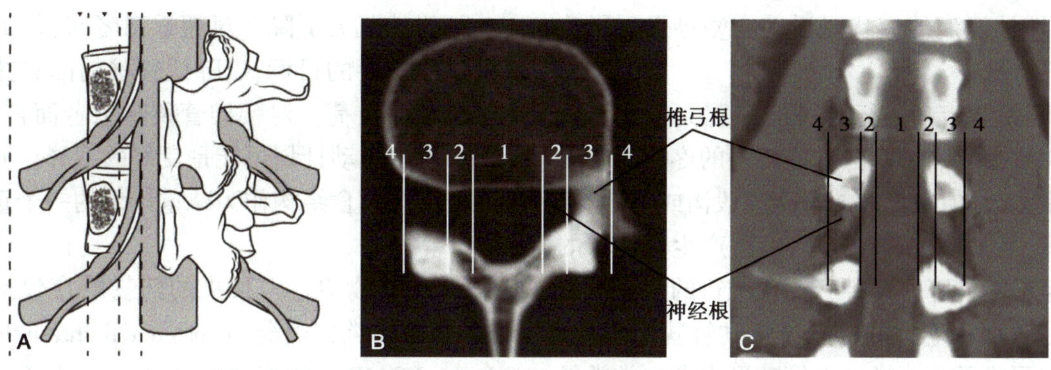

图 42-0-5 腰椎管分区示意图及 CT 实例

1. 中央椎管；2. 侧隐窝；3. 神经孔；4. 神经孔外侧区（极外侧区）

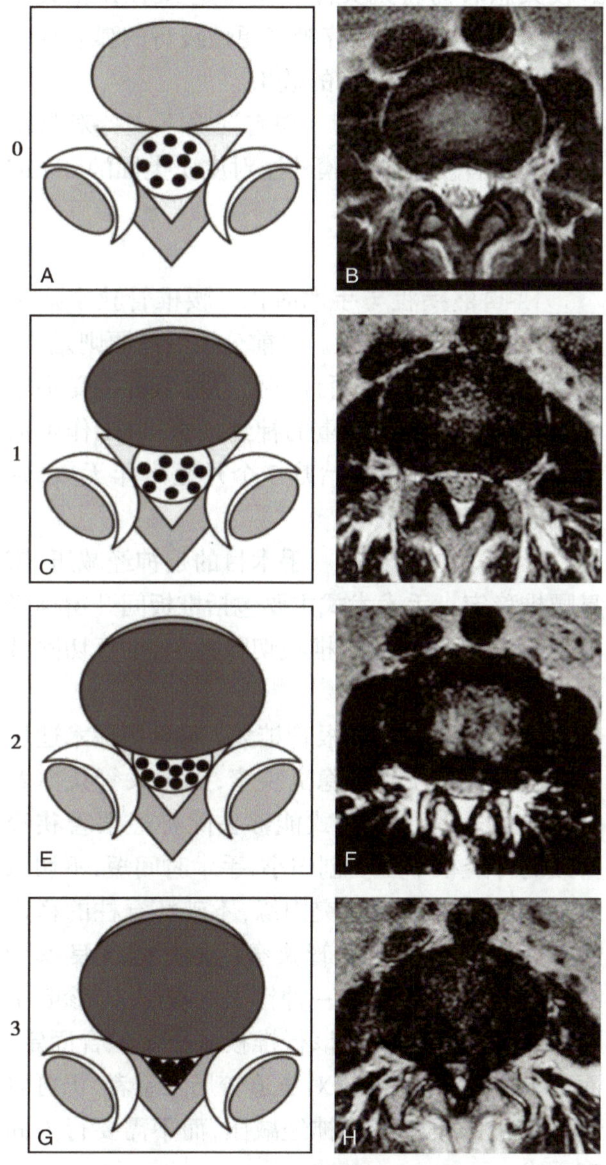

图 42-0-6 中央型椎管狭窄程度分级

由上至下分别为 0 级——椎管无狭窄，硬膜囊形状正常，神经根沉降于仰卧位最低处；1 级——轻度狭窄，脑脊液信号消失，神经根之间可分辨；2 级——中度狭窄，脑脊液信号消失，硬膜外脂肪信号仍可见，神经根堆聚无法分辨；3 级——重度狭窄，硬膜外脂肪信号消失

（二）鉴别诊断

1. 周围血管疾病可能被误诊为腰椎管狭窄，因为两者均存在劳累时病情加重，但是神经源性跛行的症状通常可与血管性跛行相区分（表 42-0-2）。当以直立姿势站立不动时，神经源性（非血管性）跛行常常在休息时持续存在，可通过采取弯腰、屈曲姿势多少得到改善（即使不休息也可改善）。同样，与类似强度的行走相比，腰椎管狭窄患者常常更好地耐受骑自行车，但血管性跛行患者并非如此。

表 42-0-2 神经源性间歇性跛行与血管源性间歇性跛行的鉴别

	神经源性	血管源性
症状	疼痛 / 刺痛 / 无力	肌肉痉挛 / 紧缩感
行走时加重	是	是
弯腰行走减轻	是	否
直立休息时减轻	否	是
坐下或平躺休息时减轻	数分钟内	立即
上坡或上楼梯时加重	否或较轻	是
下坡或下楼梯时加重	是或较重	是
弯腰骑车时加重	否	是
直腰骑车时加重	是	是

2. 腹膜后感染或肿瘤 由脊柱退行性变（无腰椎管狭窄）所致非特异性背痛和由感染或恶性肿瘤引起的来自腹膜后的牵涉痛，均可能与腰椎管狭窄的一些特征类似；但是，典型的神经源性跛行不常见。

3. 多发周围神经病 肢体远端多神经病可能产生双侧不对称性疼痛、感觉异常和麻木。但是,多发性神经病的症状受活动或姿势强烈影响的情况不常见。

4. 髋关节疾病 行走可能使髋关节或膝关节的骨关节炎疼痛加重。这些疾病的疼痛通常局限于受累关节,但也可能放射至腹股沟或臀部。

5. 脊髓血管畸形 罕见,但可产生有症状的腰骶神经根功能障碍和神经源性跛行的症状。该病的症状常常是波动的;但与腰椎管狭窄相比,它们通常更难预测。脊髓血管畸形患者也常常具有长束征,但可能不明显。

6. 炎症性疾病 累及腰骶神经根或马尾的许多炎性疾病可产生与腰椎管狭窄的神经功能障碍相重叠的表现。但是不会出现神经源性跛行。这些疾病包括脊髓蛛网膜炎、慢性炎症性脱髓鞘性多神经病、结节病、癌性脑膜炎和多种感染(如巨细胞病毒、单纯疱疹病毒、带状疱疹病毒、EB 病毒、莱姆病、支原体和结核)。

7. 先天性脊髓拴系综合征 通常在儿童期发病,但偶尔隐性椎管闭合不全的患者首次就医时已是成人。此类患者就诊时的主诉可能与腰椎管狭窄类似,表现为腿痛和背痛、运动和感觉症状以及肠道或膀胱功能障碍的混合情况。神经影像学检查将发现该疾病,常常适合行手术解除拴系。

六、治疗

(一)非手术治疗

首先尝试非手术的保守治疗,其次再考虑手术治疗。具有进展性神经系统功能缺陷(特别是马尾综合征,提示应给予更紧急的手术减压)罕见患者则属例外。

腰椎管狭窄的非手术治疗包括理疗、镇痛和抗炎药物治疗,以及硬膜外类固醇注射。目前尚无高质量的临床试验为上述疗法的效用提供支持。

1. 理疗 理疗是保守治疗的主要方法,但缺乏循证医学支持。目前治疗方案尚无标准可循。通常推荐腰椎功能锻炼、加强锻炼和有氧健身,以期达到增加肌肉稳定性和纠正姿势的目的。加强腹部肌肉可以增加腰椎屈曲度和减少腰椎前凸。束腹内衣或腹部支架也能帮助减少脊柱前凸和提高运动耐量;但是,对于它们的应用存在有争议,因为过度使用可能会增加腹部肌肉和其他核心肌群的肌力下降。对超重患者来说,减肥运动是一项重要的目标,以降低腰椎前凸和减少对脊柱的轴向负荷。对腰椎管狭窄患者而言,骑自行车和水中运动计划可能是良好的选择。同时也推荐将调整饮食结构作为减重计划的一个重要组成部分。

2. 药物治疗 腰痛的药物治疗包括阿司匹林、非甾体类抗炎药(nonsteroidal anti-inflammatory drugs, NSAIDs)和阿片类药物。具体某一患者最终医疗决策时,必须考虑每类药物的并发症。年龄较大患者需特别关注发生特定 NSAID 相关心血管事件的风险。治疗神经源性跛行的孤立症状时,尚不清楚这些药物的效果。

3. 硬脊膜外注射 现有证据不支持对腰椎管狭窄患者使用硬脊膜外注射皮质类固醇和/或麻醉药。

(二)手术治疗

1. 自然病程与手术时机 腰椎管狭窄症进展因人而异,变化较大。目前公认治疗原则是,首先应尝试保守治疗,而且不要力劝患者接受手术治疗。若患者出现严重的神经损害,对工作生活影响较大;经过保守治疗 3 个月至半年无效,则应考虑手术治疗。

2. 手术方式选择 手术目的是神经减压、恢复腰椎稳定。手术术式主要包括椎板间开窗神经根管扩大/间盘切除、椎板切除减压、椎板切除减压+内固定融合术。

椎板间开窗神经根管扩大/间盘切除术适用于间盘突出和/或侧隐窝狭窄,无中央管狭窄及不稳定的患者。此术式能够去除神经根管狭窄所致的神经根卡压。创伤小,手术时间短,不切除或只切除小部分关节突内缘,不破坏脊柱的稳定性。此术式治疗腰椎管狭窄症的疗效优良率为 82%~91%。临床存在一种错误的理解,即诊断了腰椎管狭窄症后就应该行椎板减压+融合固定。而基上所述,不难看出对压迫较局限患者,仍可以通过较小的手术完成神经减压,而不需要行内固定手术。

第二种术式为椎板切除减压+内固定植骨融合术。由于椎板切除减压的减压范围充分,因此适用于中央管狭窄;神经根管中央区和出口区狭窄,需要切除小关节;中央管无狭窄但侧隐窝狭窄，而且小关节内聚严重，减压需切除大部分或全部关节突；或术前存在腰椎侧弯、滑脱或不稳定。但由于大多数学者认为单纯椎板切除将导致医源性腰椎不稳定，因此目前最常应用的术式为椎板切除减压 + 融合内固定术。

3. 手术技术及相关问题 腰椎管狭窄症的后路椎板减压技术应是广大医师所熟悉的。其中部分技术依然值得重视。

（1）手术节段的确定：首先要详细问诊，通过患者的临床症状来定位神经损害节段，同时结合查体和影像学结果，综合判断患者的神经损害节段。当然，目前尚存在难以确定损害节段的病例，这依然是困扰我们的一个难题。神经根封闭、间盘造影等技术对精确地位有一定帮助。

（2）减压范围：切除范围包括减压最上方一节段的下部分椎板、椎板间黄韧带、下位椎板的上部、小关节内侧部分 / 全关节和 / 或相应椎间盘。这样可以保护拟融合节段两端相邻节段的棘上韧带、棘间韧带、椎板间黄韧带。同时在显露两侧小关节时，要保护相邻节段小关节囊，避免破坏小关节的稳定性。神经根减压要充分，避免减压不充分而二次手术。若神经卡压发生在神经根管中央区或出口区，则应大部或全部小关节以实现充分减压，要避免只减压到神经根管入口区而影响手术效果。

（3）植骨融合方法的选择：对需要植骨融合的患者，可选择后外侧横突间植骨融合术及后路椎间融合术（PLIF/TLIF）。对于退变性椎管狭窄症患者而言，椎间融合能够到达很好的植骨融合率。横突间植骨的融合率 60%~85%，如果植骨床准备充分、植骨量充足，则融合率较高，可达 85%~100%。即使未融合，但大多数患者没有临床症状，内植物失败的情况较少。但如果患者合并有真性腰椎滑脱或Ⅱ度退变性滑脱，则建议行椎间融合，原因是一旦后外侧横突间融合失败，绝大多数患者出现了内固定失败或临床症状，常需二次手术治疗。

腰椎管狭窄症的手术治疗技术发展迅速。目前棘突间融合器不断发展，已在临床上得到应用，但其相应的适应证及疗效还有待观察。

（4）哪些患者不能单纯减压：目前尚无可靠的证据表明，对于以腰背痛为主和退行性腰椎管狭窄的患者，单纯减压可以获得较好的临床治疗效果。

（5）减压和融合：如何选择，有直接证据支持有腰椎滑脱以及椎体失稳的患者可进行腰椎融合。

（6）哪些患者不宜融合：退行性腰椎椎管狭窄不伴腰椎滑脱或不稳患者，目前文献中没有充足证据证明常规需要进行脊柱融合。建议对于没有腰椎滑脱或者椎体失稳的脊柱退行性腰椎椎管狭窄的患者并不需要常规进行椎间融合。

（7）何时（以及是否）需要使用内固定：虽然目前几乎任何类型的腰椎融合都在使用内固定器械，但是有直接证据证明，不使用内固定治疗有症状的腰椎退行性狭窄可以提高症状的缓解率。因此对于单节段退行性滑脱，器械内固定虽然可以获得更高的融合率，但临床结果却显示融合与否对与改进下腰痛及腿痛没有相关性。

（菅凤增）

参 考 文 献

1. 侯树勋，吴闻文 . 腰痛机理的新认识［J］. 中华骨科杂志，1995，15（1）：11.
2. 王葵光，胡有谷 . 腰椎闻盘突出症的自身免疫状态［J］. 中华骨科杂志，1994，14：258.
3. Lurie, J. & Tomkins-Lane, C. Management of lumbar spinal stenosis［J］. BMJ, 2016, 352, h6234.
4. NASS. Diagnosis and Treatment of Adult Isthmic Spondylolisthesis［J］. NASS Evidence-Based Clin Guidel Comm, 2014, 1-87.
5. Schroeder, G. D., Kurd, M. F. & Vaccaro, A. R. Lumbar Spinal Stenosis: How Is It Classified?［J］. J Am Acad Orthop Surg, 2016, 24: 843-852.
6. Lee GY, Lee JW, Choi HS, Oh KJ, Kang HS: A new grading system of lumbar central canal stenosis on MRI: An easy and reliable method［J］. Skeletal Radiol, 2011, 40（8）: 1033-1039.
7. Katz, J. N. & Harris, M. B. Lumbar spinal stenosis［J］. N Engl J Med, 2008, 358: 818-825.
8. Genevay, S. & Atlas, S. J. Lumbar Spinal Stenosis［J］. Best Pract Res Clin Rheumatol, 2010, 24: 253-265.

第四十三章 脊柱侧凸

脊柱侧凸(scoliosis)是复杂的、动态进展的矢状位和冠状位脊柱畸形。包括冠状位侧弯畸形及矢状位畸形(通常为后凸畸形)。未治疗的脊柱侧凸,若大于50°,胸弯每年进展1°,胸腰弯每年进展0.5°,腰弯每年进展0.24°。脊柱侧凸治疗的首要目的是达到各个平面的平衡,缓解疼痛,阻止畸形进一步进展。次要目的是纠正侧凸畸形,改善患者外观。

一、脊柱侧凸分类

1. 非结构性脊柱侧凸 脊柱及其支撑组织无内在固有改变,侧方弯曲或牵引像上畸形可矫正,累及椎体未固定在旋转位。如姿势不正、腰腿疼痛、双下肢不等长、髋关节挛缩、炎症刺激及癔症等引起的脊柱侧凸。去除病因,脊柱侧凸可以得到纠正。

2. 结构性脊柱侧凸 伴有旋转、结构固定的脊柱侧凸,侧凸不能通过平卧或侧方弯曲自行矫正,或矫正但无非维持。根据病因分为以下类型:

(1)特发性脊柱侧凸(idiopathic scoliosis):最常见,占总数的75%~85%,发病原因不明的脊柱侧凸。根据发病年龄不同,可分为:婴儿型(0~3岁),幼儿型(3~9岁),青少年型(9~17岁),成人型(大于17岁)。

(2)先天性脊柱侧凸(congenital scoliosis):由于脊柱在胚胎时期出现椎体的分节不完全、一侧有骨桥或者一侧椎体发育不完全或者混合有上述两种因素,造成脊柱结构异常、生长不平衡,从而引起脊柱侧凸。

(3)神经肌肉型脊柱侧凸(neuromuscular scoliosis):由于神经或肌肉方面的疾病导致肌力不平衡,特别是脊柱旁肌左右不对称所造成的侧凸。可分为神经性(脑瘫、脊髓空洞及小儿麻痹后遗症)和肌源性(肌营养不良及脊髓病性肌萎缩)两种。

(4)神经纤维瘤病合并脊柱侧凸:为单一基因病变常染色体显性遗传病,50%患者来自基因突变,2%~36%的患者伴有脊柱侧凸,约占脊柱侧凸总数的2%。分为非营养不良型脊柱侧凸(X线表现与特发性脊柱侧凸患者相似)和营养不良型脊柱侧凸。

(5)间充质病变合并脊柱侧凸:如马方综合征、E-D综合征等,查体有韧带松弛、鸡胸、漏斗胸、蜘蛛手等表现。

(6)骨软骨营养不良并发脊柱侧凸:如多种类型侏儒,脊柱骨骺发育不良。

(7)代谢性疾病并发脊柱侧凸:粘多糖病,高胱氨酸尿症。

(8)后天获得性脊柱侧凸:外伤、放疗、广泛椎板切除、感染、肿瘤等

二、脊柱侧凸的评估

1. 对于脊柱侧凸患者,详细了解病史十分重要。必须充分了解患者的一切健康状况,包括年龄、性成熟情况等。既往史包括患者的心、肺功能,以及其母亲妊娠情况、分娩过程中有无并发症。

2. 观察皮肤有无牛奶咖啡斑、皮下组织肿物、背部异常毛发及囊性物,观察胸廓是否对称,有无漏斗胸、鸡胸。检查者从前方及侧方观察,患者双肩、双侧髂骨是否对称,嘱患者向前弯腰,观察其背部是否对称,若背部向一侧隆起(剃刀背),则说明存在椎体及肋骨的旋转。全面的神经系统查体也十分重要。

3. 辅助检查 X线检查对评估脊柱侧凸至关重要,可以了解脊柱侧凸的病因、类型、位置、范围和严重程度。标准的X线检查为脊柱正侧位全长片。

通常通过Cobb法测量脊柱侧凸的角度(上

端椎上终板的垂线与下端椎下终板的垂线的交角即为 Cobb 角）。

通过 Nash-Moe 法评价椎体旋转度将一侧椎体分为 3 份。0 度：双侧椎弓根对称；Ⅰ度：凸侧椎弓根移向中线，但未超过第一格，凹侧椎弓根变小；Ⅱ度：凸侧椎弓根移向第二格，凹侧椎弓根消失；Ⅲ度：凸侧椎弓根移向中央，凹侧椎弓根消失；Ⅳ度：凸侧椎弓根越过中线，靠近凹侧。

生长潜力的判断：Risser 征，将髂嵴骨骺分为 4 等份，骨化由髂前上棘向髂后上棘移动，骨骺移动小于 25% 为Ⅰ度，25%~50% 为Ⅱ度，50%~75% 为Ⅲ度，75%~100% 为Ⅳ度，髂嵴骨骺与髂骨融合为Ⅴ度；20 岁以下的患者还可以通过手腕部 X 线摄片了解骨龄；椎体骺环，侧位 X 线片骨骺环与椎体融合，说明脊柱停止生长，为骨骺成熟的表现；髋臼 Y 形软骨，若髋臼 Y 形软骨闭合，说明脊柱生长接近停止。

CT 对 X 线显示不清的部位（枕颈、经胸段）具有优势，同时可以了解椎体、椎弓根、椎板等情况。MRI 可显示椎管内病变及脊髓的情况，对查体发现神经功能缺陷的患者尤其重要。

脊柱侧凸患者肺总量和肺活量减少，残气量多正常。肺功能下降与脊柱侧凸的严重程度相关。部分脊柱侧凸患者合并有心脏先天疾病可以做心脏超声检查。

三、治疗

脊柱侧凸的治疗目的为：恢复平衡、矫正畸形、获得稳定。对于不同类型的脊柱侧凸其治疗原则和方法也不尽相同。

（一）青少年脊柱侧凸

治疗策略依据侧弯的严重程度、骨骼成熟程度和侧弯进展程度决定。多数不进展的脊柱侧弯患者不需要治疗，侧弯进展可能性大的患者需要治疗。保守治疗的目的在于阻止侧弯进展，而手术治疗的目的在于纠正侧弯并维持矫形。

保守治疗。支具治疗是保守治疗的主要方式，目的是在骨骼成熟前，阻止侧弯进展。支具治疗适用于骨骼未成熟的青少年，其 Cobb 角在 25°~40° 间。其治疗效果与年龄、骨骼成熟度和 Cobb 角相关。

手术治疗的目的是对脊柱进行三维矫形，再平衡躯干，改善外观，预防近期和远期的并发症。对于青少年特发性脊柱侧弯，手术指征是：侧弯度数大于 45°~50°，存在矢状位失衡，外观异常。对于成年人，手术指征包括侧弯进展、疼痛和功能障碍，且保守治疗不能改善。

特发性脊柱侧弯分型最早由 Schuthess 提出。此后，又有一系列分型提出，都是基于侧弯位置和度数进行分型，以便于对描述侧弯并进行系统性治疗。1983 年 King 提出特发性脊柱侧弯的分型，根据不同的侧弯分型提出治疗策略，帮助医师确定恰当的融合弯和融合节段。然而，该分型也存在局限性，仅对胸弯进行了分型，且没有认识到脊柱侧弯是三维畸形，仅在冠状面进行矫形。Lenke 提出了全新的青少年脊柱侧弯的分型系统，全面对所有侧弯进行分型；重视矢状位序列；强调选择性融合，只融合必须融合的侧弯；用特定的标准客观的区分侧弯；分型可靠；易于理解和临床实践。

选择性融合是手术治疗的主要方式。根据脊柱全长相进行测量，依据 Lenke 分型进行选择性融合。融合尽量少的节段达到矫形目的，近端至中立椎，远端融合至最后一个柔韧性良好的椎间盘（侧方弯曲相见双侧弯曲均为楔形）。

（二）先天性脊柱侧凸

先天性脊柱侧凸患者进展的可能性大，同时先天性脊柱侧凸还常伴有椎管内病变。保守治疗效果有限。早期手术阻止侧凸进展比处理复杂畸形更重要和有效。

保守治疗。轻微侧凸（无立刻进行支具和手术治疗指征者）可随诊观察畸形的进展情况及相关的临床问题。每 6 个月随诊一次，进行临床和影像学评估。每次随诊时都应进行神经系统查体。

支具对柔软的侧凸有一定效果，也可用于治疗侧方失代偿，还可用于头部倾斜（通常是先天性脊柱侧凸，顶椎位于颈胸交界处）。

手术治疗。绝大多数先天性脊柱侧凸患者的畸形都会进展，保守治疗对往往无效，最终需要手术治疗。手术治疗的方式包括：后路融合、后路与前路结合的融合、半椎体切除、凸侧骨骺阻滞、胸廓成形、椎体截骨矫形及非融合脊柱矫形技术等。对于合并有椎管内病变的先天性脊柱侧凸，尤其对于已经出现神经功能障碍的患者，目前有文献认为应该处理椎管内病变后再进行脊柱矫形。

（三）神经肌肉型脊柱侧凸

神经肌肉型脊柱侧凸与潜在的神经肌肉疾病相关。由于控制躯干的肌肉力量减弱或力量不对称导致脊柱侧凸。神经肌肉疾病越重，脊柱畸形越严重。潜在的神经肌肉疾病的治疗、患者年龄、性别等均会影响侧凸的进展。侧凸常合并骨盆倾斜及下肢挛缩，导致患者难以维持正常姿态，比如难以坐下，从而严重影响患者的生活质量。畸形还会合并有肺功能障碍、泌尿系感染、心机病变、营养不良，使得畸形治疗更加复杂。支具治疗通常难以阻止畸形进展。手术治疗需在患者一般状况允许，相关合并症控制得当的情况下进行。

保守治疗。年龄小的患者通常先给予支具治疗使脊柱获得生长的机会，但支具并不能阻止侧凸进展。通常支具治疗到10~11岁再进行融合手术，使躯干不会过分短缩。

手术治疗的目标是改善生活质量。为了实现此目标，手术治疗需要纠正冠状位畸形，改善矢状位序列，水平化骨盆，恢复脊柱平衡，并且需要达到坚强的固定。手术技术包括：后路融合、前路短节段融合及非融合脊柱矫形技术。对于明确存在椎管内病变，且为神经肌肉型侧凸致病因素，需要优先考虑椎管内病变的治疗。

（吴 浩 王 凯）

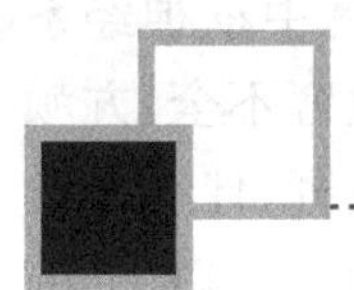

第四十四章 脑和脊髓先天性疾病

中枢神经系统先天畸形发生率很高，约占所有产婴（含死婴）先天性畸形总数的60%，其中有64%为神经轴及相应节段中胚叶发育缺陷所致的神经管与椎管闭合及发育异常。主要包括颅裂及脑膜膨出脑膨出、狭颅症、脊髓拴系综合征、脊柱裂、脊膜膨出与脊膜脊髓膨出、先天性脑积水、枕骨大孔区畸形、脊髓空洞症、脊髓分裂症及蛛网膜囊肿、颈肋等疾病。

第一节 脑膨出

脑膨出（encephalocele）是指疝出的内容物超出了正常的颅骨界限。在这个定义中，医学术语脑膨出包括：脑膜膨出（脑膜和脑脊液疝出）、脑膜脑膨出（脑组织和脑膜疝出）以及积水性脑膜脑膨出（一部分脑室、脑膜和脑组织膨出）。

脑膨出的发病率约占颅脊神经管闭合不全的10%~20%。在新生儿中其发病率约为0.8/10 000~4/10 000。因为大多数的脑膨出的患儿可以引起流产，真正的发病率被认为更高。

一、分类

大多数脑膨出的分类标准是基于颅骨缺损的部位。主要有枕骨型、枕颈型、顶骨型、前顶型、前颅底型、颞部型。有关顶骨型、前顶型、前颅底型脑膨出的亚分类也已经被提出。借助CT或MRI扫描的影像，根据脑膨出内是否包含有脑脊液、脑膜和脑组织，大多数脑膨出能被准确分类。

脑膨出分类

1. 颅骨后部脑膨出（图44-1-1） 枕骨型、窦汇上型、窦汇下型、枕颈型、顶骨型、额骨间型、顶骨间型、前囟型、后囟型。

2. 颅骨前部脑膨出（图44-1-2） 前顶型、额筛骨型、鼻额骨型、鼻筛骨型、鼻眶骨型、额骨间型、颅面裂型。

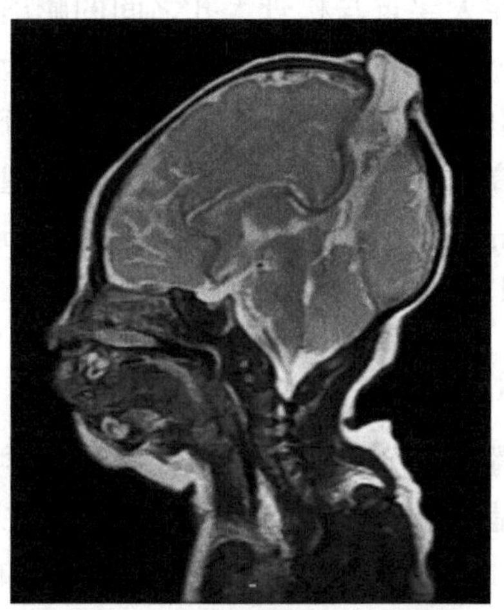

图44-1-1 颅后部脑膨出MRI表现

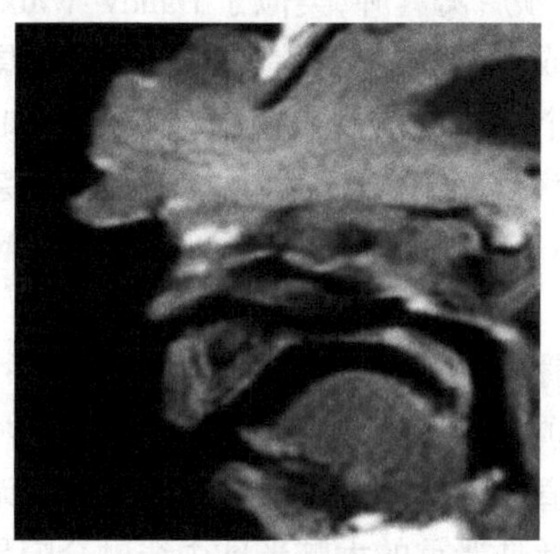

图44-1-2 颅前部脑膨出MRI表现

3. 前颅底脑膨出（图44-1-3） 翼咽骨型、翼眶骨型、翼上颚型、翼筛骨型、经筛骨型。

二、发病机制

脑膨出的发病机制仍不完全清楚。

颅骨后部脑膨出主要有枕骨型、枕颈型、顶骨型脑膨出。

顶骨型脑膨出发生在前囟与人字点之间，也包括这两点之间发生的脑膨出。枕骨型脑膨出是

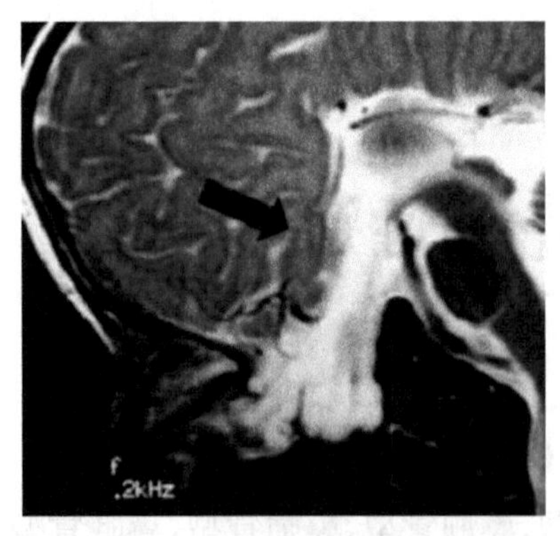

图 44-1-3 前颅底脑膨出 MRI 表现

指发生在人字点与枕骨大孔之间的膨出，还可以进一步分出窦汇上和窦汇下膨出两个亚型。枕颈型脑膨出是指同时合并颈椎缺损时的脑膨出。低枕部和高颈段的脑膨出合并 Chiari Ⅱ型畸形，被称为 Chiari Ⅲ型畸形或枕骨颅裂脑露畸形。颅后部脑膨出，枕骨型较顶骨型更普遍。

三、临床表现

枕骨型脑膨出具有特征性的形态学改变，最常见的是脑干畸形，通常呈 S 状扭曲，合并小脑的异常，可能出现小脑缺如，小脑蚓部缺如或反转，小脑半球反转压迫脑桥并且脑干向后移位，颅后窝狭小，颅后窝囊肿，类似于 Dandy-Walker 畸形，小脑幕或硬脑膜的静脉窦抬高，枕骨向尾侧移位等。这个部位的脑膨出只包括脑脊液和脑膜，因此称为脑膜膨出，这实际上代表了脑室系统的一种突出（脑室膨出），并且经常合并小脑的重要畸形。

顶骨型脑膨出比枕骨型脑膨出预后更差，这是因为顶骨型脑膨出合并的脑畸形通常包括：背侧囊腔直接与脑室系统沟通以及前脑无纵裂畸形。后者是严重的大脑半球中线融合畸形。在这些病例中，静脉引流很有特点，引流静脉通常是一个分离的矢状窦和异常的大脑大静脉。

颅后部脑膨出的患者表现为颅外畸形，可与其他综合征相关，也可见散发病例。最常见的畸形包括心脏异常、多囊肾、肢体复位缺陷和多指畸形。

四、相关综合征

即使发病率较低，但仍必须认识到与颅后部脑膨出相关的综合征，因为这可以让医师推测出患儿的预后和提供遗传咨询。

1. Meckel-Gruber 综合征 发病率约为 5.8%，亦称 Meckel 综合征，其特点是中枢神经系统畸形，例如枕骨型脑膨出，前脑发育不全，方颅畸形，小脑蚓部发育发育不全，多囊肾，伴有导管增生的肝门区纤维变，多指（趾）畸形。其他的畸形包括小眼畸形、唇腭裂、长骨弯曲、内脏反转、心脏缺如、生殖器异常等。

2. Knobloch 综合征 一种罕见疾病，临床表现有高度近视，儿童时期玻璃体视网膜变性，视网膜剥离，含有很少量发育不良的神经胶质和神经组织的小脑枕骨型脑膨出，在脑膨出的部位还可以见到中线部位的先天性头皮缺损，如血管瘤、簇状毛发或暗色毛发。影像学研究显示大脑镰和小脑幕缺损。

3. Walker-Warburg 综合征 临床特点包括脑积水，无脑回畸形二型，小脑畸形，眼部畸形或先天性肌营养不良，脑膨出也可存在，本病是常染色体隐性遗传病。

五、产前诊断

脑膨出的诊断可以通过羊膜腔穿刺，而更普遍的是依靠超声检查法。羊膜腔穿刺术能测定甲胎蛋白和乙酰胆碱酯酶。妊娠期超声可发现胎儿神经系统先天畸形。

六、影像学检查

高分辨率 CT 或 MRI。MRI 检查是鉴别囊内容物以及这些内容物与周围神经血管结构关系的“金标准”。CT 或 MRI 能显示胼胝体或小脑蚓部发育不全、无脑回畸形、灰质异位和其他静脉引流异常。

七、手术治疗

手术目的是切除囊袋，保留神经组织功能。

八、前颅底型脑膨出

前颅底型脑膨出在出生时已存在，成年时才显示出来。脑膨出物包括硬脑膜和脑脊液，还有发育不全的脑组织，这些组织的细胞结构紊乱。其他与前颅底型脑膨出有关的病变包括唇裂、腭裂、鼻尖部畸形、小眼畸形、角膜混浊、组织缺损、颅缝早闭、胼胝体发育不全和脂肪瘤等。

颅前窝底型脑膨出分为前顶型和前颅底型脑膨出。前顶型脑膨出存在内部缺损，穿透盲孔到筛板前部，而前颅底型脑膨出穿透筛板和蝶骨体。

鼻塞、经口呼吸、打鼾、鼻腔分泌物是前颅底脑膨出突入到鼻咽部的典型表现。婴儿期常有这些症状。有时反复脑膜炎后才被确诊。

CT 和 MRI 检查观察颅骨解剖结构并测量眼球内直径，通过 MRI 可显示囊内容物。并且估测脑组织异常的程度。MRI 比 CT 区别脑组织与炎性鼻部团块更优越。

采用硬脑膜下入路修补术。单独硬脑膜外修补术，脑脊液漏发生率 10%。

前颅底的脑膨出缺损极大，额叶向前移位使中脑导水管扭曲梗阻，可能导致脑积水。

除发育延迟，颅前部脑膨出手术并发症主要是整容变形、视觉异常和嗅觉丧失，尽管矫正面部畸形可改善面部外观，但许多孩子在青春期仍面临精神问题。

对脑膨出以下几点尤其值得注意：

（1）脑膨出的内容物与预后密切相关。

（2）脑膨出解剖部位决定其治疗方案。

（3）治疗过程中要关注脑积水的风险。

（4）伴有脑积水性脑膨出可先行脑室腹腔分流术，然后再手术治疗脑膨出，CSF 分流术能有效降低脑积水风险。

（李奇峰　马 杰）

第二节　狭　颅　症

狭颅症（craniostenosis），亦称颅缝早闭，是指一个或多个婴幼儿的纤维性颅缝过早骨化闭合，以致颅骨生长模式异常。颅缝早闭在新生儿中的发病率约 1∶2 000~2 500。颅缝早闭发生的分子机制研究获得众多进展，多种潜在的病因得到了确认，但是骨缝生理学特性以及早闭的准确致病机制仍未完全明了。

一、分类

颅缝早闭不同时期有不同分类方法，临床上比较实用的分类见表 44-2-1。

表 44-2-1　颅缝早闭分类

类型	临床表现
综合征	
90 多种已经明确	不一
非综合征	
单纯型	
矢状缝	舟状头
单侧冠状缝	前额斜头
额缝	三角头
单侧人字缝	后斜头
复合型	
双侧冠状缝	尖头
双侧人字缝	短头
两条及以上骨缝	不一

单纯型颅缝早闭（仅累及一条颅缝）和复合型颅缝早闭（累及两条及以上颅缝）。

根据头部畸形的临床特征分为舟状头、三角头、斜头、短头、尖头和小头畸形。

根据是否存在特定综合征分为两大类。没有颅脑以外畸形的颅缝早闭叫做非综合征颅缝早闭，合并颅脑以外的畸形，比如合并肢体畸形、心脏畸形、呼吸道畸形、中枢神经系统畸形等，叫做颅缝早闭综合征。其中以 Apert 综合征和 Crouzon 综合征最常见。

二、临床表现

颅缝早闭可单独发生，约 20% 颅缝早闭与综合征相关。

1. 颅内高压　颅缝早闭致使颅内容积固定，与不断生长发育的脑组织相矛盾导致颅内压升高。患儿表现呕吐，视物模糊，前囟膨隆，精神状态萎靡，视神经乳头水肿和头痛。长期的视神经乳头水肿可继发视力障碍和认知功能损害。

2. 阻塞性睡眠呼吸困难　睡眠中间断发生呼吸暂停，打鼾，白天瞌睡等。颅缝早闭患者，尤其是颅缝早闭综合征多合并有面中部发育不全，如腭骨发育不全导致阻塞性睡眠呼吸困难，眼眶发育不全，眼球突出等。

3. 颅底畸形　颈静脉孔发育不全致颅内静脉流出受阻，继而颅内高压。Arnold-Chiari 畸形致阻塞性脑积水，继而颅内高压。Arnold-Chiari 畸形可无临床症状，也可表现为共济失调，吞咽困难，呼吸困难以及强直体位等。

4. **脑积水** 颅缝早闭可合并 Arnold-Chiari 畸形以及颈静脉流出受阻等继发脑积水，尤其颅缝早闭综合征患者多见。6.5%~8%Apert 综合征，25.6%Crouzon 综合征和 27.8%Pfeifer 综合征合并脑积水。

5. **神经性行为异常** 常见的神经性行为异常包括注意力下降，计划感缺失，语言能力、阅读能力、拼写能力以及空间辨别能力下降等。

三、影像学检查

头部 CT 扫描成像，尤其是 CT 三维重建，是诊断颅缝早闭的“金标准”。CT 有助于准确诊断颅缝早闭的范围和评估颅脑畸形程度，用于颅骨重建的手术计划。CTA 能提供硬脑膜窦的解剖信息，辅助手术前计划降低手术并发症发生。尤其颅缝早闭综合征涉及颈静脉孔狭窄，CTA 更加重要。

四、治疗

手术治疗颅缝早闭目的在于恢复颅盖骨的正常发育，矫正颅骨畸形，而不仅仅限于处理闭合的骨缝。为了满足美容，改善颌面中部的发育缺陷，手术需要与颌面骨科和矫形科医师合作。

（一）手术时机

理想的手术时间是颅骨骨缝未完全闭合之前。在婴幼儿 6~12 月龄手术。3 月龄之前手术麻醉风险增加，6 月龄之前手术中失血风险增加。

（二）手术要点

颅盖骨成形的手术要点：

1. 尽量减少出血，切皮前妥善备血。

2. 尽量使用可吸收材料，避免使用钛板固定颅骨。

目前采用内镜辅助下微创颅缝再造+矫形头盔塑型，手术创伤小，肿胀轻微，失血少，住院时间短，痛苦轻而大受推崇。内镜手术多限于 6 月龄以下婴儿。

（三）不同狭颅症手术治疗

1. **舟状头（矢状缝早闭）** 矢状缝早闭手术有两种。

（1）基于传统颅骨切除术基础上改进的大范围条状颅骨切除：手术中没有修复颅骨正常形态。大范围条状颅骨切除术可在内镜辅助下微创性操作。

（2）全颅盖骨成形术：术中涉及额骨、顶骨和枕骨。直接矫正颅骨畸形，并且切除早闭的骨缝组织。

两种手术方案孰优孰劣，临床上仍无定论。

2. **三角头（额缝早闭）** 三角头患儿颅前窝容积小，额缝骨脊和眶部间距缩短。术中通过前移额骨和眶缘增加颅前窝容积，切除下的额骨通过青枝样骨折塑形增加额部间距，通过骨缝切除和打磨消除骨脊。

3. **前斜头（单侧冠状缝早闭）** 手术治疗要点：眶上缘的前移和不对称眼眶的矫正。手术目标就是将眶骨上缘连同额骨前置于角膜垂直面前 3mm 以上，通过术前矢状位的影像资料可预估术中前置额骨的活动范围，根据畸形的严重情况，一般可前置 7~15mm 左右。眼眶的不对称往往是颅缝早闭同侧眼眶高位且狭窄，对侧眼眶宽，矫正眼眶对称性是通过取出对侧眼眶上缘骨片减少对侧眼眶宽度，取出同侧眼眶少许骨片降低眼眶高度。而鼻尖偏移（多指向对侧）在儿童时期多不予矫正。

4. **后斜头（单侧人字缝早闭）** 手术切除扁平的枕骨成形+骨缝再造。

5. **短头（双侧冠状缝早闭）** 与单侧冠状缝早闭手术治疗基本相同，术中需要设计颅盖骨增加的高度。

6. **全颅骨缝早闭** 手术涉及前颅盖骨成形和后颅盖骨成形，可以一次性手术完成，但临床上大多推荐分两次手术完成。

手术目标是重建正常头部轮廓和容积，以适应大脑持续生长发育的必要。

（王保成 马 杰）

第三节 脊髓拴系综合征

脊髓拴系综合征（tethered cord syndrome，TCS）是指由于先天或后天因素使脊髓受牵拉、圆锥低位，造成脊髓出现缺血、缺氧、神经组织变性等病理改变，临床上出现下肢感觉、运动功能障碍或畸形、大小便障碍等神经损害的综合征。

一、病因与病理生理

（一）病因

脊髓拴系病因很多，如先天性脊柱裂，硬脊膜内、外脂肪瘤，脊髓脊膜膨出，腰骶椎管手术后脊髓粘连、脊髓纵裂畸形、妊娠早期病毒感染、缺乏叶酸等导致的发育畸形等。脊髓拴系可见于脊髓的各个部位，最常见于脊髓末端，也就是脊髓下端被拴系固定，像颈、胸段脊髓被各种因素牵拉，形成各种神经损害的症状也属于脊髓拴系综合征的范畴，其特点是病变对脊髓远端和神经根的牵拉固定效应。

脊髓拴系综合征的病因可分为原发性和继发性。原发性脊髓拴系综合征病因：在胚胎发育初期（3个月前），脊髓与脊柱节段一一对应，脊髓和椎管等长，随后脊柱生长快于脊髓，由于脊髓头端固定，脊髓相对向上移位。胚胎20周时脊髓圆锥上移达$L_{3\sim4}$椎体水平，40周时位于L_3椎体水平，出生婴儿脊髓末端位于$L_{1\sim2}$水平。出生3个月后脊髓升至成人水平，即圆锥末端位于L_1水平。脊髓圆锥向下变细移行为终丝（成人直径小于2mm）。在脊髓上移过程中，如存在神经管闭合不全、椎管内脂肪瘤、脊髓圆锥皮样囊肿或畸胎瘤、脊髓纵裂等原因导致脊髓牵拉，圆锥低位等病理改变，就会造成脊髓末端回缩不良，马尾终丝被粘连、束缚而导致发育不良，称为原发性脊髓拴系综合征。

继发性脊髓拴系综合征多见腰骶部脊柱裂修补术后或椎管硬膜内手术后，该部位瘢痕组织与脊髓和马尾粘连，瘢痕收缩导致脊髓受牵拉，也可见于椎管蛛网膜炎或者椎管内蛛网膜下腔局部出血后形成的粘连，称为继发性脊髓拴系综合征。

（二）病理生理

脊髓拴系固定后引起脊髓和脊神经的血液循环障碍而发生不同程度的缺血、缺氧，逐渐变性坏死或呈退性行改变。血液循环障碍导致拴系部位代谢率降低，产生进行性神经损害，约20%脊髓拴系合并脑积水。不同的病因还可导致相应的直接损害，比如脂肪瘤型的脂肪组织经缺损的椎板、硬脊膜拴系脊髓，不仅可直接浸润脊髓，还会与神经纤维包裹粘连，直接损害脊髓与脊神经。

脊髓拴系综合征的主要病理为改变灰质，灰质内线粒体氧化代谢障碍是脊髓拴系综合征的发病基础，先引发神经元变性，后影响轴突。

二、临床表现

1. 腰骶部皮肤异常 脊髓拴系综合征患者常有特征性的皮肤表现，如腰骶部皮肤出现小的凹陷、皮肤窦道，局部多毛或皮毛窦，腰部中线部位血管瘤，不对称臀裂等。腰骶部皮下脂肪瘤则提示脂肪脊髓脊膜膨出（lipomyelomeningocele）。此外，合并脊柱侧弯也常见。

2. 疼痛 疼痛为成人TCS最常见的症状。特点是后背痛，并向单侧或双侧下肢放射，无皮肤节段分布的特点。范围可包括直肠肛门部、臀中部、会阴区、腰背部和下肢。下肢疼痛常分布广泛，超过单一神经根支配区，也有单侧根性分布，直腿抬高试验阳性，有时可与腰椎间盘突出症相混淆。疼痛常因久坐、身体过度屈曲等引起，腰部前屈动作可（手触碰脚）因疼痛受限。

3. 膀胱和直肠功能障碍 脊髓拴系综合征患者的膀胱和直肠功能障碍较运动、感觉障碍较早发生不可逆的损害，并常同时出现。膀胱功能障碍包括遗尿、尿频、尿急、尿失禁和尿潴留，常有频繁尿路感染，严重的可以合并肾功能损害。根据膀胱功能测定，可分为痉挛性小膀胱和低张性大膀胱。前者常合并痉挛步态、尿频、尿急、压力性尿失禁和便秘，系上运动神经元受损的表现。后者表现为低流性尿失禁、残余尿量增多和大便失禁等，系下运动神经元受损的表现。直肠功能障碍多表现为便秘，少数可有大便失禁。

4. 感觉功能障碍 主要表现为鞍区皮肤麻木或感觉减退。由于TCS的损害主要发生于灰质，因此患者很少有明显的感觉障碍平面。此外，由于神经营养状况不佳，有些患者常合并难以愈合的足部或会阴部溃疡。

5. 运动功能障碍 常表现为单侧或双侧下肢无力和步行困难。运动功能最常受累部位是踝部，而近端肌群一般不受累。儿童患者可不明显，患者常出现频繁摔倒。运动功能障碍可以是上运动神经元损害或下运动神经元损害，前者表现为下肢痉挛性瘫痪，肌张力增高，腱反射亢进等。后者表现为下肢软瘫，肌张力降低，肌肉萎缩，腱反射减弱甚至消失。上、下运动神经元损害也可以合并出现，腱反射检查可不对称。

6. **肌肉骨骼畸形** 足畸形是最常见的肌肉骨骼畸形，如双足不对称、高弓内翻足、鹰爪趾、营养不良性溃疡等。这种畸形形成的原因是因为一些肌肉无力造成足部与趾拮抗肌平衡失调所致。此外，脊柱侧弯和脊柱前凸畸形也较为常见。

三、辅助检查

1. **B超** 对年龄<1岁的患者因椎管后部结构尚未完全成熟和骨化，B超可显示脊髓圆锥位置，并可根据脊髓搏动情况来判断是否有拴系。

2. **X线片** 可了解有无脊柱裂，脊柱侧弯及椎体分节不全等畸形，对TCS的诊断具有提示作用，但仅能显示骨质异常，不能直接显示神经畸形和异常。

3. **CT** CT脊髓造影能显示脂肪瘤、脊髓圆锥、马尾神经和硬脊膜之间的关系。另外，CT能显示骨骼畸形、脊柱裂、椎管内肿瘤等。

4. **MRI** MRI是诊断TCS首选，可清楚显示脊髓圆锥的位置和形态以及增粗的终丝，发现椎管内（外）脂肪瘤、脊髓空洞症、脊髓纵裂及其他合并的畸形，对制定手术方案有重要意义。但目前多数认为MRI对术后随访价值有限，因为术后患者圆锥位置多无改变，单纯依靠MRI也不能确定是否存在拴系。

5. **膀胱功能检测** 尿流动力学可客观反映神经性膀胱尿道功能障碍的类型、性质、病变程度，预测上尿路的损害，为临床提供客观依据及判断预后，已成为判断手术疗效的客观指标，包括膀胱内压测定、膀胱镜检查和尿道括约肌肌电图检查。

6. **体感诱发电位（SEP）及其他电生理检查** 下肢和会阴部的SEP检查有助于评估脂肪瘤和终丝增粗等病变造成脊髓拴系的程度和偏侧，有时对术前制定治疗方案有一定参考意义。手术前后对比有助于评估拴系松解程度，间接反映手术疗效。

四、诊断

本病早期症状隐匿，一旦出现典型临床症状后又缺乏特别有效的根治性措施，因此早期诊断、早期治疗对患者预后至关重要。对于存在以下症状的患者尤其是儿童：腰骶部皮肤异常、隐性脊柱裂、双足和双腿发育不对称、原因不明的尿路感染及尿失禁，应高度警惕患本病的可能。辅助影像学检查不仅能尽快明确诊断，可以了解引起拴系的原因。

鉴别诊断：

（1）腰椎间盘突出：椎间盘纤维环破裂后髓核突出压迫神经根或脊髓，造成疼痛和神经功能障碍为主要表现。

（2）椎管狭窄：最常见的为腰椎管狭窄症，颈椎椎管狭窄症常归于脊髓型颈椎病，胸椎管狭窄症较少见。颈椎椎管狭窄按解剖部位分为中央型（主椎管）狭窄、侧隐窝狭窄和神经根孔狭窄。

（3）腰肌劳损：主要是指腰骶部肌肉、筋膜等软组织慢性损伤，在慢性腰痛中本病占的比例最大。多由急性腰扭伤后失治、误治，反复多次损伤所致；或由于劳动中长期维持某种不平衡体位，如长期从事弯腰工作；或由于习惯性姿势不良等引起。

（4）脊髓肿瘤：发生于椎管内各种组织，如脊髓、神经根、硬脊膜、血管和脂肪组织的原发性或继发性肿瘤。

五、治疗

脊髓拴系综合征的治疗前须明确三点：①由于神经元都是不能再生的，手术的目的在于防止症状进一步加重，因此早期诊断和早期治疗最为重要；②并不是所有的脊髓末端位置低都是脊髓拴系，如果成年人脊髓低位不明显，无症状则不需要手术；③脊柱裂、脊髓脊膜膨出合并脊髓拴系时，仅将皮下的包块切除并不能解决脊髓拴系。

脊髓拴系松解术手术目的是解除脊髓下端的拴系。

合并脂肪瘤以松解拴系和减容为主，在保证神经完整的前提下尽量切除肿瘤，减少脊髓损伤等并发症。

六、预防

脊髓拴系综合征是出生缺陷中常见的一类疾病，预防干预措施包括加强科普教育，提高群众对补充叶酸制剂的认识。产前检查应用B超发现异常及时采取补救措施。

（李世亭）

参考文献

1. 陈旭义，张赛，蒋显锋，等．神经电生理监测在儿童脊髓拴系综合征显微外科手术中的应用及意义[J]．中国脊柱脊髓杂志，2013，5：449-453.
2. 亓连玉，刘冬艳，凌宗艳，等．脊髓拴系综合征的MRI表现及临床诊断[J]．医学影像学杂志，2012，9：1519-1521.
3. 崔志强，修波，萧凯，等．脊髓拴系综合征再手术的治疗效果——附85例分析[J]．中国脊柱脊髓杂志，2010，12：1034-1035.
4. 吴军，孙天胜．成人脊髓拴系综合征[J]．中国脊柱脊髓杂志，2008，11：875-878.
5. 常志田．脊髓拴系综合征显微外科治疗15例临床观察[J]．中国临床神经外科杂志，2012，17(08)：498-499.
6. 修波，刘宗惠，黄红云．脊髓拴系综合征的显微外科手术治疗[J]．中华神经外科杂志，1999，15(05)：314-315.
7. 汤锋武，修渡，崔之强，等．168例成人脊髓拴系综合征的显微外科治疗[J]．中外医疗，2008，27(26)：5-6.
8. 李振东，王振宇，谢京城，等．脊髓拴系综合征的诊断和治疗体会[J]．中国微侵袭神经外科杂志，2005，10(09)：418-419.
9. 段波，秦军，罗杰，等．脊髓纵裂合并脊髓拴系综合征的显微手术治疗[J]．中国临床神经外科杂志，2012，17(07)：388-389.

第四节　脊柱裂、脊膜膨出与脊髓脊膜膨出

脊髓先天畸形是胚胎发育过程中，中枢神经系统因为各种致病因素的影响，导致的先天性发育异常。脊髓脊膜膨出新生儿发病率为1/1 000~2/1 000。美国每年大约有2 500~6 000例脊柱裂（spina bifida）和脊髓脊膜膨出（myelomeningocele）出生。

一、常见脊柱裂类型

脊柱裂种类繁多复杂，每个患者可能是一种畸形，也可以是几种畸形的混合体，临床诊断必须个体化。脊柱裂主要分为显性脊柱裂和隐性脊柱裂，前者主要包括脊膜膨出和脊髓脊膜膨出，后者包括各种脊髓拴系。主要类型如下：

1. 脊膜膨出和脊髓脊膜膨出　脊膜膨出是指先天性脊突和椎板缺如，椎管内容物向背外侧膨出，椎体异常向腹侧膨出者较少见。可发生在脊柱任何节段，腰骶部多见，有时需要与先天性骶骨发育不良鉴别。

脊膜膨出患儿出生时脊背中线即可发现包块，大小不一，通常为圆形，表面有正常皮肤。皮肤表面可有毛发、色素沉着，部分患儿顶部皮肤菲薄，可发生破溃感染，脊髓和/或神经可突入并与囊内壁粘连。哭闹时包块张力可增加。脊膜膨出的部位不同，膨出物不同，临床表现也不同，常见的腰骶部脊膜膨出患者可出现双下肢瘫和大小便功能障碍，并发足部畸形。

脊髓脊膜膨出患者出生时局部皮肤可见裸露、无皮肤覆盖的红色神经板，时间久后神经板可被上皮覆盖或瘢痕化，常合并脑积水、脊髓拴系和Chiari Ⅱ型畸形。由于多伴有严重神经功能障碍，预后差，生活多不能自理。

2. 张力终丝（tight filum terminal）　指异常的脊髓圆锥低位，但是有时脊髓圆锥位置正常但是终丝异常。张力终丝有两种表现，一种是终丝增粗，MRI检查发现终丝直径大于2mm，另一种是终丝部位出现脂肪，可称为脂肪终丝或终丝脂肪瘤。可见于正常人，不需手术，如出现临床症状可在电生理监测下切断终丝和切除脂肪瘤。

3. 脂肪瘤性脊膜膨出（lipomyelomeningocele）圆锥或终丝脂肪瘤通过硬脊膜和椎板缺损突入皮下形成的肿物，与骶部脂肪垫不同，不局限于骶骨，也无神经组织膨出，可随年龄生长。

4. 脊髓纵裂畸形（split cord malformation，SCM）　指胚胎发生来源相同的脊髓双干畸形。SCM分两型，Ⅰ型是双干脊髓位于独立的硬脊膜管内，中间为硬脊膜包绕的骨性中膈。Ⅱ型是双干脊髓位于同一硬脊膜管内，中间为纤维性中膈分开。有90%以上的患者合并局部皮肤异常，最常见的是多毛。所有腰部SCM都合并脊髓圆锥低位和至少一种脊髓拴系病变。

5. 皮毛窦（dermoid/dermal sinus tract）　颅内或椎管内异位的皮肤组织，通过皮毛窦窦管与皮肤相连，可合并颅内或椎管内表皮样囊肿或皮样囊肿，并可引起脑脊膜炎或脓肿。皮毛窦可发

生在中线任何部位，头部多发于前颅凹底和后颅凹，脊柱最常见部位是腰部和腰骶部，皮毛窦的窦壁由上皮组织构成。

脊髓皮毛窦可表现为局部皮肤凹陷或窦道，有或无毛发，常靠近中线，窦口大多只有 1~2mm，周围皮肤可正常，也可有色素沉着，或由于局部皮下肿块而变形。

骶尾部皮毛窦一端在皮肤表面，另一端止于尾骨，腰部皮毛窦可贯穿正常脊突或经脊柱裂止于硬脊膜或突入椎管。窦道可增宽扩大为囊肿，如窦道壁由复层鳞状上皮构成，其内只含有脱落上皮细胞形成的角蛋白，则称为表皮样囊肿，如窦壁由皮肤成分构成，内含皮脂和毛发则称为皮样囊肿。如窦道在硬脑膜下膨大形成囊肿，则可表现为硬脑膜下皮样囊肿或表皮样囊肿，并可合并脊髓拴系，出现大小便和双下肢功能障碍。

皮毛窦是硬脑膜下感染的一个潜在途径，可导致细菌性脑脊膜炎，并可以反复发作，或形成脓肿。窦道内容物具有刺激性，如进入硬脑膜下腔可引发无菌性（化学性）脑脊膜炎。

窦道内不能进行探入检查或打药增强对比，以免引发细菌性或无菌性脑脊膜炎。发现皮毛窦应行 MRI 检查，可以发现皮毛窦的起止走向以及椎管内有无肿物。

皮毛窦应在发生硬脑膜下感染和神经功能缺失前行手术全切除，止于尾骨尖的皮毛窦很少穿通硬脑膜，在除外椎管内无病变后可简单切除缝合。

二、病因学

遗传因素目前被广泛关注，因为在不同人种间发病率差异很大。20 世纪 80 年代中叶后，随着人们对孕期营养高度重视，特别是叶酸和锌的补充，NTDs 发病率已经大幅下降。其他一些危险因素如氨蝶呤、水杨酸、克罗米酚、利尿剂、抗组织胺药、磺胺药都可能影响神经管发育。孕妇服用卡马西平和丙戊酸治疗癫痫，NTDs 发生率高达 1%~2%。1 型糖尿病孕妇 NTDs 发生率达 1%。

三、产前诊断要点与产前咨询

甲胎蛋白（AFP）是胎儿头三个月胎肝产生的，测量孕妇血浆 AFP 的最佳时间是孕 16~18 周，有 79% 开放性 NTDs 和 3% 正常单胎 AFP 水平在正常均值 2.5 倍以上。如果发现孕妇 AFP 异常应该复查。

高分辨率超声对 NTDs 的诊断接近 100%，如果确定存在，应做羊水穿刺查胎儿 AFP 和乙酰胆碱酯酶（AChE），并行家族遗传学调查。

如果孕妇 AFP 和胎儿超声检查异常，应行羊水穿刺，由于 AFP 假阳性较高，应检查羊水乙酰胆碱酯酶。AChE 在开放性 NTDs 可通过脑脊液漏到羊水中，但在有皮肤覆盖的闭合性 NTDs，乙酰胆碱酯酶为阴性。

四、手术治疗

1. 手术前准备 术前还应做神经系统评估，观察双下肢运动情况，检查感觉平面水平，了解大小便情况，测量头围，检查脊柱、髋、膝、足部有无畸形。检查膨出肿块大小、颜色、皮肤薄厚、有无破溃和感染。如有感染，除局部换药、做细菌培养外，需要全身使用抗生素至感染得到控制。

CT 和 MRI 检查，明确椎板缺损的部位、膨出物的种类、与椎管内外结构的关系、有无脊髓低位、脊髓拴系以及合并其他占位，如脂肪瘤、皮样囊肿等。另外应行头部 CT 和 / 或 MRI 检查，明确是否存在脑积水和其他异常，并为将来出现脑积水的患者提供比较资料。

2. 手术时机 脊髓脊膜膨出最佳手术时间是生后 48h，最迟 72h。再往后，脑脊膜炎和脑室炎的发生率会升高，早期手术脑脊膜炎发生率是 7%，延迟发生率是 37%。如果因为各种原因延迟到 72h 后，必须做局部细菌培养，并抗炎、行腰穿外引流，直到炎症消失后方可手术。

15% 脊髓脊膜膨出患儿生后合并严重脑积水，是否先行分流术再行修补术存在争议，因为先行修补术很容易导致伤口不愈和脑脊液漏。但有文献报告如果在脊髓脊膜膨出手术前行分流术，分流管感染的可能性为 83%，与脊髓脊膜膨出修补术同时行分流术，分流管感染可能性是 23%，如果在修补术后行分流术，感染率仅为 7.3%。分流后一旦发生感染，死亡率在 13% 以上。如果脑脊液蛋白升高，远期分流管堵塞的可能性是 91%。因此最稳妥的方法是在行修补术的同时行侧脑室外引流，待无明确感染后再行分流术。

3. 手术 手术时患儿取头低位以减少脑脊液外流，注意暴露的神经盘上不能用碘剂等可能损伤神经的药物消毒并避免用力刮擦。

手术目的是神经管再造。通过保护还纳神经组织，保护神经功能，避免脑脊膜炎。完整松解与周围粘连的神经盘并保护其上的神经，如果发现神经盘附近有增厚的终丝，需要切断终丝，其他合并畸形也应尽量修补如皮毛窦、脂肪瘤、神经源性囊肿、脊髓纵裂畸形等。神经盘上的表皮和皮下组织需要仔细切除防止将来长出皮毛窦和脂肪瘤。如果可能，神经盘可用7-0不可吸收线缝合为管状，目的是防止再粘连，软膜缝合以及人工硬脑膜的使用也对再粘连有一定作用。周围硬脊膜需要松解并做椎管成型，有时神经盘过大，置入椎管有困难，椎管成型后可因为继发性粘连可能导致脊髓拴系，发生率大约10%~15%，可能需要再次手术松解。最后可用不可吸收线，行邻近部位筋膜和肌肉加强多层缝合，以修补缺口。

巨大脊髓脊膜膨出修补中需要注意勿造成周围肌肉大面积损伤，这些胸腰部肌肉对将来坐轮椅和使用拐杖的患者非常重要，损伤这些肌肉还可能导致脊柱侧弯和驼背。工程巨大的修补完全没有必要，特别是使用转移皮瓣，发生缺血坏死达20%。患儿经过局部和周围松解，绝大多数可以在中线部位修补缝合。

约15%的脊髓裂合并驼背，特别是胸部。最理想的是待患儿长大后再行脊柱矫形，但有的时候不得不与脊髓脊膜膨出一同手术，术后需要带2年的矫正器。

皮毛窦手术切口的设计可选择围绕皮毛窦的纵行切口，脊髓皮毛窦通常自皮下斜向上生长。根据MRI上皮毛窦的走向设计切口的长度以求充分暴露。小心分离皮下组织至皮毛窦穿入腰背部筋膜部位，从中线切开筋膜，向两侧分离牵开椎旁肌肉，暴露椎板和脊突，辨别皮毛窦穿入的位置，通常可见脊突上有一个切迹或一个孔洞，咬除上下椎板，暴露皮毛窦进入硬脊膜的部位，沿中线纵行切开硬脑膜并环状切除皮毛窦入口。完整切除整个皮毛窦，分离过程中应保护皮毛窦完好无损。一些皮毛窦仅终止于硬脑膜，其他可穿入硬脑膜止于终丝或脊髓圆锥。止于终丝者可行单纯分离切断，而进入脊髓圆锥者必须将皮毛窦全切除。术野用抗生素生理盐水反复冲洗，分层缝合硬脑膜、肌肉、筋膜和皮肤。

五、术后注意事项

术后全程全身抗感染治疗。手术部位应避免受压并高于头部以减少脑脊液漏的发生。在术野和肛门之间贴敷塑料膜，避免粪便污染，术后3天要密切观察避免窒息。

脊髓脊膜膨出手术死亡率很低，但残疾率很高。术后近期最常见并发症是伤口不愈，患儿皮肤娇嫩，术后皮肤容易缺血坏死和脑脊液漏，特别是合并脑积水和大面积松解、剥离皮肤的患儿很容易皮下积液。术后营养支持很重要。伤口感染的发生率是1%~1.5%，常发生在术后5~7天，除了局部伤口换药，需要全身静脉抗感染治疗。术后脑脊膜炎非常麻烦，需要做核磁除外椎管内脓肿，需要行脑脊液外引流，如果已经行分流术，需要拔出分流管外引流，除静脉抗炎外，可行鞘内注射。90%以上的坏死性小肠结肠炎是发生在低于孕36周的早产新生儿，表现为生后2周内腹胀，脊髓裂易合并本病，在胸部病变时合并本病常诊断困难，因为腹部征象不明显。

80%~90%脊髓脊膜膨出患者需要行分流术，脊髓脊膜膨出修补术后需要密切观察颅压变化，可通过量头围、摸囟门、做CT观察脑室大小变化来确定。如果出现脑积水加重，在证明无颅内感染情况下应行侧脑室—腹腔分流术。如果患者住院期间未出现，也要告知家属院外密切观察事项，如果出现上述症状和头皮静脉怒张、脑干症状等需及时就诊。对于已经分流的患者要教会家属观察分流管堵塞后孩子可能出现的症状。

六、胎儿脊柱裂和脑积水治疗进展

如果出生时脑组织厚度低于1cm，患儿常会有严重的神经系统残疾。西方20世纪80年代开始做宫内脑积水分流术，但死亡率和残疾率较高，后来发现待肺部成熟后行剖宫产再行分流术效果好于宫内分流术。宫内脊柱裂手术是被提倡的，主要依据是动物实验发现，如果正常脊髓去除椎板使神经管末端开放，将导致严重的神经功能障碍，如果封闭神经管，脊髓将发育正常。所以人们假设如果把脊髓脊膜膨出胎儿的脊髓和神经盘回纳入椎管，避免羊水侵蚀，神经功能可能会好转。Bruner 报道 4 例 22.5~24.5 周胎儿脊髓脊膜膨出宫腔镜手术，采用转移皮瓣和胶水修补缺口，死亡率 50%，存活 2 例生后需要再次手术，远期仅有一肢体力弱。文献报道，宫内修补还可减轻小脑下疝，但由于仅有低于 20% 的脊柱裂患者合并症状性 Chiari Ⅱ畸形，其中 70% 患者在行脊柱裂修补术后好转，所以是否宫内手术仍存争议。

对于脊髓脊膜膨出胎儿在肺部成熟后，超声显示胎儿膝部和脚踝活动正常、脊髓脊膜膨出增大且无其他禁忌证，于预产期前选择剖宫产是恰当。驼背、脊髓发育不全和臀位非剖宫产指征。

（姚红新）

第五节 寰枕畸形

寰枕畸形系指枕骨大孔区、上颈椎以及此区域的脑、脊髓先天性畸形。包括：①扁平颅底（platybasia）；②颅底压迹（basilar impression）和颅底凹陷；③寰椎枕化；④寰枢椎脱位；⑤颈椎融合（Klippel-Feil 综合征）；⑥小脑扁桃体下疝（Arnold-Chiari 畸形）。主要是颅后窝及寰枢椎畸形骨性畸形，造成颅后窝体积减小，解剖结构改变及相应节段的脊髓受压、变性。

一、骨性寰枕畸形

1. 临床表现 畸形造成脑、脊髓受压产生相应的临床症状及体征。①颈神经根受累：颈枕部疼痛，上肢麻木、酸痛、无力，肌肉萎缩，腱反射减低或消失；②后组脑神经损害：声音嘶哑、吞咽困难、舌肌萎缩、言语不清；③颈髓及延髓受压：四肢无力或瘫痪、有锥体束征、感觉障碍、小便障碍；④小脑损害：眼球震颤、共济失调；⑤椎动脉供血不足表现：眩晕、恶心、呕吐，步态不稳；⑥合并小脑扁桃体下疝畸形、脊髓空洞症、中脑导水管狭窄表现。若有颅内压增高脑积水症状，甚至可发生枕骨大孔疝。

2. 影像学检查 头部 X 线检查。磁共振已成为首选诊断方法，能发现骨性畸形，了解是否造成脑、脊髓受压及受压的程度。

3. 治疗

（1）手术适应证：①有神经系统症状和体征；②病情进行性发展。

（2）手术目的：缓解神经压迫，恢复正常颅颈解剖关系，保持颅颈稳定性。

（3）手术方法：经枕下入路减压术、经口腔入路或经枕髁入路切除齿状突等。

（4）注意事项：①由于患者颅颈关节不稳定，易出现呼吸抑制现象，搬动患者、麻醉插管时应避免颈部过屈或过伸；②枕大孔减压时，小心咬除颅骨至枕大孔上缘，再咬除寰椎后弓，最后咬除向内凹陷增厚的枕大孔上缘，切忌从枕大孔处向上咬除颅骨；③经枕髁入路切除齿状突，可同时植骨稳定颅颈关节植骨后，术后应颅骨牵引 3~4 周，改石膏或支架固定数月；④术后应用颈托外固定三个月，包括行枕颈后固定术后。

无临床症状可动态观察。脑、脊髓受压不明显者可理疗等对症治疗。并发脑积水时可先行分流手术，症状多可得到缓解。

二、小脑扁桃体下疝

（一）分型

Arnold-Chiari 畸形，又称 Chiari 畸形或小脑扁桃体下疝畸形，以颅后窝容积狭小，小脑扁桃体、蚓部及延髓等脑组织被挤入枕骨大孔平面以下为特点。根据下疝的程度及疝入的内容物可分为：

Ⅰ型：小脑扁桃体及小脑蚓部疝入椎管，但第四脑室在枕骨大孔平面以上。

Ⅱ型：小脑扁桃体及颅后窝内容物包括脑干，第四脑室，小脑蚓部均疝入椎管内。

Ⅲ型：在Ⅰ型和Ⅱ型基础上合并有上颈部及枕部的脊柱裂、脑脊膜膨出。

Ⅳ型：小脑发育不全，但不疝入椎管内。Ⅲ、Ⅳ型少见。

（二）临床表现

1. 延髓、上颈髓受压症状 表现为偏侧或四肢运动与感觉不同程度的障碍，腱反射亢进，病理反射阳性，膀胱及肛门括约肌功能障碍、呼吸困难等。

2. 脑神经、颈神经根症状 表现为面部麻木、复视、耳鸣，听力障碍，发音及吞咽困难，枕下部疼痛等。

3. 小脑症状 表现为眼球震颤，步态不稳等。

4. 颅内压增高征 由于脑干和上颈段受压变扁、周围蛛网膜粘着增厚，有时可形成囊肿；延髓和颈髓可因受压而缺血及脑脊液压力的影响，形成继发性空洞病变，颈髓积水等。

（三）影像学检查

磁共振能直观了解下疝的程度及内容物，能对术后减压效果作出判断。

（四）存在的问题

小脑扁桃体低于枕骨大孔平面以下 >5mm 即可诊断为 Chiari 畸形。由于小脑扁桃体随着年龄增长呈逐渐回缩趋势。因此探讨与小脑扁桃体位置有关的疾病时，应该按照不同年龄区别对待。小脑扁桃体下疝诊断标准：0~10 岁为 6mm；11~30 岁为 5mm；31~79 岁为 4mm；80 岁为 3mm 以上。小脑扁桃体下疝 <5mm 者，诊断 Chiari 畸形需结合临床症状体征。

（五）治疗

合并有脊髓空洞时也可行空洞—蛛网膜下腔分流术、空洞—腹腔分流术、空洞—胸腔分流术及切开引流和穿刺引流术。合并脑积水时可先行分流术。

（六）术后并发症

1. 感染 包括切口感染和颅内感染。出现原因：①术中未严格无菌操作，手术时间过长，伤口创伤大。②术中置入人工材料。③术后患者伤口换药不及时等。

2. 术后脑脊液漏 术中硬脊膜修补不严密，切口分层缝合不够严密。脑脊液漏会导致颅内感染。

3. 头痛、头晕 术后脑脊液漏致低颅压、颅内感染、手术操作对脑组织及脑神经牵拉及术后血性脑脊液对脑组织的刺激等原因。

4. 眼震 由于颅后窝减压范围过大或术中对后组脑神经牵拉发生神经激惹症状。

（七）预后

颅后窝减压手术治疗 Chirai 畸形合并脊髓空洞，患者近期疗效尚可，远期效果不佳。

（刘 藏）

参考文献

1. Arnett B. Arnold-Chiari malformation [J].Arch Neurol, 2003; 60(6): 898-900.
2. Levine DN. The pathogenesis of syringomyelia associatedwith lesions at the foramen magnum: a critical review of existing theories and proposal of a new hypothesis [J]. JNeurolSci, 2004, 15, 220: 3-21.
3. Tubbs RS, Elton S, Grabb P, et al. Analysis of the posterior fossa in children with the Chiari 0 malformation [J]. Neruosurgery, 2001, 48: 1050-1055.
4. Mikulis DJ, Diaz O, EgglinTK, et al. Variance of the position of the cerebellar tonsils with age: preliminary report [J]. Radiology, 1992, 183(3): 725-728.
5. 郭检，高述礼，汪凯，等．手术治疗脊髓空洞症远期疗效分析[J]．中国临床神经外科杂志，2005，10(3)：164-166.
6. 王任直．尤曼斯神经外科学（第 3 卷）[M]．5 版．北京：人民卫生出版社，2009：2687-2690.

第六节 脊髓空洞症

脊髓空洞（syringomyelia）中词根 syrinx 系指一种乐器排箫，起源希腊拉丁语 surinx，是为管道的意思。意指脊髓内管道形成，可为正常的中央管的扩张，也可为非中央管空腔形成。脊髓空洞症的发病率为 8.4/100 000，多见于 20~50 岁的成年人，多见于颈髓。脊髓空洞症见于约 70% 的 Chiari 畸形，及 10% 的颅底凹陷。

脊髓积水多伴发于脑积水，而成为脑积水在脊髓的延续。目前脊髓积水与脊髓空洞目前统称为脊髓空洞积水症（syringohydromyelia）。

一、病因学

1950 年，James Gardner 等提出脑脊液的波动压力促使脑室系统，蛛网膜下腔及脑组织的空间形态形成。认为幕上和第四脑室脑脊液波动性的流动促使脑组织发展的方向性。Chiari 及 Dandy-Walker 畸形则分别是幕下及幕上这种波动过度反应的结果。由于第四脑室出口的封闭导致脑脊液水锤样作用经第四脑室直接传达到脊髓中央管，由于脊髓中央管液体动力学的改变，长期中央管的扩张便形成了空洞。Chiari 畸形颅后窝减压后脑脊液通路改善所致的脊髓空洞改善也支持上述理论。1999 年 Heiss JD 等提出枕骨大孔区脑脊液循环障碍,使小脑扁桃体如一个在颈髓蛛网膜下腔的活塞,导致颈髓区蛛网膜下腔压力变化。脑脊液从外面对脊髓形成挤压,加重了空洞内液体流动,促进空洞形成。

脊髓空洞形成过程中,脑脊液动力学的改变至关重要,而这种改变可以是脑脊液通路上占位性病变继发效应(髓内或髓外病变),也可是先天畸形所致。治疗脊髓空洞时应首先治疗原发病,畅通脑脊液通路。

二、病理组织学

脊髓空洞多分为两类:交通性及非交通性脊髓空洞。交通性脊髓空洞多和 Chiari 畸形相伴随而外伤、出血、炎症、肿瘤、手术皆可导致交通性脊髓空洞。非交通性脊髓空洞不和蛛网膜下腔相通,成为密闭空间,脊髓内疾病,如梗死、出血及挫伤的邻近区皆可形成非交通性脊髓空洞。

脊髓空洞可呈连续性,形成间隔,可与中央管无关系。而其中的囊液可为无色透明的脑脊液,也可为高蛋白的黄色透明液体。空洞可随时间而出现向远端或近端扩展。囊壁可以是室管膜细胞(囊腔为中央管时),也可以是胶质细胞(非中央管扩张时)。随着脊髓空洞逐渐增大,这种由中心向外周的扩张,可导致不同板层神经元变性、坏死。神经功能选择性的缺失在动物实验中已经得到证实。同时也会出现神经通路传导束中神经元相互间抑制功能的改变。脊髓空洞对灰质及白质结构都有压迫变性作用,空洞的纵向压力梯度可使脊髓前角及后角神经束受到不同程度的影响。同时空洞周围的水肿也会导致神经胶质增生、神经脱髓鞘及神经纤维网稀疏。长期的压力梯度可以导致空洞周围细胞间隙间水肿。从中脑至脊髓皆可为空洞的发生区,如果发生在延髓,成为延髓空洞。

三、症状及诊断

症状表现根据空洞部位不同而异,多为双侧受累,可有双侧感觉丧失(多见于上肢)、肌无力、肌肉萎缩及痛温觉丧失,而轻触觉可以存在。大小便失禁,腱反射消失或减退。下肢远端痉挛。

可伴有脊柱侧凸及驼背。80% 患者腰背疼痛,提示脊髓背侧角损伤可能和疼痛有关。疼痛多成灼烧样刺痒或皮肤的蚂蚁爬行感觉。可有痛觉过敏、感觉超敏、感觉异常、感觉迟钝各种表现形式。脊髓空洞症状波及的范围也会因空洞增加而增加。咳嗽和用力可导致神经功能急性障碍。

MRI 对脊髓空洞诊断中至关重要。脊髓空洞需要进行脑,颈髓及胸髓的 MRI,对继发于肿瘤的空洞,需行强化 MRI 检查以查明原发病变。如果存在脊髓拴系,应考虑腰髓 MRI。在 T_1 及 T_2 相空洞为边界清楚的髓内占位性的液性病变。磁共振脑脊液电影成像可以更好查明空洞形成与脑脊液循环关系。

四、手术原则

首先应行病因治疗,包括诸如椎间盘突出症、感染、外伤、肿瘤、动静脉畸形、脊髓拴系、隐性脊柱闭合不全等脊柱畸形治疗。

少数脊髓空洞症患者症状较轻可自愈,可动态观察。症状不明显先天性脊髓空洞症患者手术远期效果不理想。脊髓受压严重,脊髓太薄,减压手术后可出现四肢痉挛性瘫,应予以重视。

两种手术方式:

1. 恢复正常的脑脊液通路,包括颅颈区减压,但对 C_1~C_4 区减压手术应注意脊柱的稳定性。

2. 脑脊液转流。包括脊髓空洞胸膜腔及脊髓空洞腹腔的分流。外伤后脊髓空洞可通过手术行椎管及蛛网膜下腔空间重建,或行空洞胸腔/腹腔分流术。继发于肿瘤或动静脉畸形的行原发病变切除术。继发于蛛网膜炎粘连,可行空洞胸腔/腹腔分流术。对于特发性脊髓空洞症,症状明显的脊髓空洞症患者,可考虑颅颈交界区手术探查及减压术,打开蛛网膜及硬脑膜修补减张缝合,能够使空洞缩小,但存在减压术后,小脑扁桃体下疝加重的可能。

术后患者需在 ICU 观察神经功能变化。上肢和胸部感觉迟钝性痛,术后症状缓解不明显。可据症状采用止痛药、肌松剂及非甾体类抗炎药物。注意下肢静脉血栓防治。术后临床症状无进展或好转,多伴有空洞体积的缩小及脊髓水肿的缓解。脊髓空洞术后 3 月 ~1 年进行 MRI 复查。

(刘 藏)

参考文献

1. Rusbridge C, MacSweeny JE, Davies JV, et al. Syringohydromyelia in Cavalier King Charles spaniels [J]. J Am Anim Hosp Assoc, 2000, 36(1): 34-41.
2. Thimineur M, Kitaj M, Kravitz E, et al. Functional abnormalities of the cervical cord and lower medulla and their effect on pain: observations in chronic pain patients with incidental mild Chiari I malformation and moderate to severe cervical cord compression [J]. Clin J Pain, 2002, 18(3): 171-179.
3. Yezierski RP, Liu S, Ruenes GL, et al. Excitotoxic spinal cord injury: behavioral and morphological characteristics of a central pain model [J]. Pain, 1998, 75: 41-55.
4. Todor DR, Harrison TM, Milhorat TH. Pain and syringomyelia: a review [J]. Neurosurgical Focus [electronic resource], 2000, 8: 1-6.

第七节　脊髓分裂症

脊髓分裂症(split cord malformation, SCM)是一种非常罕见的脊髓或脊柱畸形,属于"椎管闭合不全"(spinal dysraphism)的一种。SCM多见于儿童,成人少见。

大多数脊髓分裂症在婴幼儿期就能确诊,其临床表现多种多样。产前诊断的SCM通常通过孕期超声检查发现。新生儿及婴儿,常根据开放性椎管闭合不全(包括脊膜膨出和脊髓脊膜膨出,或多毛症、血管瘤、色素痣、畸胎瘤等背部腰部中线区域皮肤异常)确诊。

其他年龄阶段儿童,除通过以上述症状诊断外,还可根据下肢(长度、营养及发育程度)不对称、畸形足、步态异常、痉挛、脊柱侧弯、小便失禁、下背疼痛、坐骨神经痛等一些神经功能障碍确诊。成人SCM患者常因轻微外伤后腰痛或坐骨神经痛就诊,当然也有因皮肤异常、神经功能缺陷等就诊。

高分辨率CT显示骨刺以及椎体、后弓、椎管等改变,需要薄层(3mm厚度)扫描或超薄扫描(1.5mm厚度)。MRI对判断圆锥水平、评估马尾终丝的直径以及是否合并如脊髓空洞症、皮样或表皮样囊肿等很有价值。

超声波检查对于有皮肤侵犯表现婴幼儿及开放性闭合不全患者检查具有诊断价值。脊髓体感诱发电位(SSEP)和尿动力学研究主要用于评估患者脊髓及马尾功能。

脊髓分裂症分裂畸形有两种类型:

1. Ⅰ型SCM　Ⅰ型SCM是指双半侧脊髓位于各自独立的硬脊膜管内,中间有一个硬脊膜包绕的骨软骨性(骨性)中膈。

治疗:除行脊髓拴系松解术外,尚需切除骨性中膈,通过硬脊膜重建成为单一硬脊膜管。多数患者伴有终丝拴系形成,在切除中膈前不可切除终丝,以避免中膈切除时脊髓受牵拉。

2. Ⅱ型SCM　Ⅱ型SCM是指双半侧脊髓位于同一硬脊膜管内,被一软的纤维性中膈分开。有时称为双脊髓畸形。各自均可发出神经根。裂开水平的脊椎一般正常,但常合并腰骶部隐性脊柱裂。

治疗:包括隐性脊柱裂水平的脊髓拴系和脊髓纵裂水平的脊髓拴系松解术。

(蒋宇钢)

参考文献

1. Tubbs RS, Salter EG, Oakes WJ. Split spinal cord malformation [J]. Clin Anat, 2007, 20(1): 15-18.
2. Zuccaro G. Split spinal cord malformation [J]. Childs Nerv Syst, 2003, 19(2): 104-105.
3. Pang D, Dias MS, Ahab-Barmada M. Split cord malformation: Part I: A unified theory of embryogenesis for double spinal cord malformations [J]. Neurosurgery, 1992, 31(3): 451-480.
4. Mahapatra AK. Split cord malformation-A study of 300 cases at AIIMS 1990-2006 [J]. J Pediatr Neurosci, 2011, 6(Suppl 1): S41-45.
5. 罗意革,李伟,董淳强,等.小儿脊髓纵裂诊疗分析[J].临床小儿外科杂志,2013,1:31-35.
6. Ayvaz M, Akalan N, Yazici M, et al. Is it necessary to operate all split cord malformations before corrective surgery for patients with congenital spinal deformities? [J]. Spine (Phila Pa 1976), 2009, 34(22): 2413-2418.
7. 王亭,邱贵兴,沈建雄,等.先天性脊柱侧凸合并脊髓分裂症的诊治探讨[J].中华外科杂志,2005.43(12):770-773.

第八节　蛛网膜囊肿

蛛网膜囊肿是良性、非肿瘤性的脑外病变,位于脑脊液池和主要脑裂中充满液体的先天性囊腔，囊腔内充满了几乎与脑脊液一致的无色澄清液体。原发性蛛网膜囊肿指先天形成的由单层扁平的蛛网膜细胞形成，完全位于蛛网膜内。囊肿可以是分叶状、多房性，或者与周围的脑脊液池自由交通。继发性蛛网膜囊肿是由如脑膜炎、外伤或者出血等其他原因造成的结果，囊壁内可有胶质增生和含铁血黄素沉积。囊液可为黄色、黏性或血性。本章拟对原发性先天性的蛛网膜囊肿进行探讨。

一、流行病学

随着产前检查、CT、MRI的广泛应用，蛛网膜囊肿也越来越多地被发现，很多囊肿是在头部外伤后行神经影像学检查时或者体检时被偶然发现。蛛网膜囊肿成人发病率为0.3%~1.7%，儿童发病率2.7%，且男性较女性更为常见。蛛网膜囊肿约90%位于幕上。

二、发病机制

蛛网膜囊肿也可能合并胼胝体异常、颅骨畸形、Charis畸形、血管畸形等其他疾病，而在神经纤维瘤病Ⅰ型、Pallister-Hall综合征、Acardi综合征等基因相关型疾病中也经常可以看到蛛网膜囊肿。

蛛网膜囊肿与蛛网膜的先天发育异常有关。在蛛网膜发育的早期阶段，脑脊液流动的改变能导致正在发育的网状蛛网膜破裂，脑脊液流入形成小囊；也有一部分学者认为蛛网膜在硬脑膜分层时发生分裂；而临床研究发现创伤也可能导致蛛网膜囊肿发生。因此，对于蛛网膜囊肿的发病机制，尚需要进一步的研究与探讨。

三、临床表现

主要由蛛网膜囊肿的位置所决定。最常见表现为头痛，可由局部占位效应、颅内压升高或者脑积水。婴儿表现为巨颅、前囟张力增高、颅缝增宽并伴有易激惹以及生长发育迟缓。颅中窝的蛛网膜囊肿可能会表现为少见的出血形成。

蛛网膜囊肿分为幕上蛛网膜囊肿和幕下蛛网膜囊肿。

（一）幕上蛛网膜囊肿

1. 大脑外侧裂囊肿 蛛网膜囊肿最常见的类型，占成年蛛网膜囊肿患者约一半，儿童蛛网膜囊肿的1/3。多见于儿童及青少年，男女比例为3∶1。以眶上或颞区单侧头痛，其次包括各类型癫痫发作。也可以出现突眼、恶心、呕吐和对侧手部无力等症状。

2. 鞍上囊肿 最常见于鞍上池内，约一半为5岁以下儿童，男女发病比例为2∶1。常见症状有脑积水、视力损害、内分泌功能障碍，如果囊肿巨大，可能出现局灶性神经系统体征，包括共济失调和角弓反张。

3. 大脑凸面囊肿 此类囊肿沿着大脑凸面分布，女性中多见，儿童患者鲜有神经系统症状。成人中症状往往比较明显，包括疼痛、眶后疼痛、轻瘫或者癫痫发作。

4. 大脑纵裂囊肿 发病率低，仅占蛛网膜囊肿5%~8%，缺乏临床症状及体征，可表现为巨颅症或非特征性头痛。

5. 四叠体囊肿 四叠体囊肿及第三脑室后部蛛网膜囊肿少见，其症状与松果体区占位相似，表现为骨缝分离的巨颅畸形、头痛、伴发脑积水及颅内压升高的临床综合征，如囊肿压迫顶盖区，也可出现瞳孔功能障碍及双眼向上凝视麻痹，囊肿想外膨大可压迫膝状体及内侧顶枕叶致视野改变。

（二）幕下蛛网膜囊肿

颅后窝蛛网膜囊肿比幕上蛛网膜囊肿少见。青少年患者症状与Chiari Ⅰ型畸形相似，出现枕下疼痛，儿童与成人中多表现为头痛及继发的脑积水，可出现巨颅畸形及躯干共济失调。囊肿压迫小脑半球外侧则可能出现震颤、动作失调。

桥小脑角区的蛛网膜囊肿非常少见，可表现为头痛、共济失调及耳鸣，面肌痉挛及三叉神经痛。

四、影像学检查

1. 超声波检查 可用于囟门未闭的婴儿的检查，可正确显示蛛网膜囊肿及伴发的脑积水、皮层组织移位或相应的占位效应，超声最早可以在怀孕后13周就发现胎儿的蛛网膜囊肿，但是大多数确诊是在妊娠中期。

2. X线 X线可以发现毗邻蛛网膜囊肿的颅骨局部增大，也可以发现有些巨大囊肿所致的颅骨变薄及脑积水相关的骨缝分离和颅骨变薄。

3. CT 表现为边界平滑，充满囊液的囊性病变，囊壁不会被增强，囊液的信号与CSF一样，如有颅骨改变，骨窗可以发现。蛛网膜囊肿囊壁不增强，周围组织也无明显水肿。

4. MRI 首选检查方法。可以提供清晰三维图像显示其与周围脑池和蛛网膜下腔的关系，发现较小的囊肿和判断其与周围骨质结构关系。囊液呈长T_1，长T_2信号，与脑脊液表现近似，T_1加权成像可以很好地显示囊肿的位置及其与周围皮质、血管的关系，且T_1加权成像、增强MRI、质子像及弥散加权成像可以将蛛网膜囊肿和其他病变很好地区分开来。磁共振弥散加权成像（DWI）的出现更有助于本病诊断和鉴别，通过信号不同和表现弥散系数（ADC）差异，对脑脓肿、肿瘤坏死囊变部分、表皮样囊肿与蛛网膜囊肿的鉴别诊断有重要价值。表皮样囊肿表现为质子弥散受限，囊内容物与CSF不同，在ADC图上表现为低信号，而在DWI上表现为高信号。

5. 幕上蛛网膜囊肿应行脑电图检查。

五、治疗

大部分无症状蛛网膜囊肿患者可以观察，影像学随访。

手术指征：确定由蛛网膜囊肿引起局灶神经功能障碍、癫痫、脊髓压迫、梗阻性脑积水的患者可外科手术。

伴发癫痫蛛网膜囊肿患者，虽然术后癫痫发作次数减少，但仍需服用抗癫痫药物。

囊肿外科治疗主要包括开颅囊壁切除术、内镜下囊肿—蛛网膜下腔或脑室开窗术、囊肿腹腔分流术。

（蒋宇钢）

参考文献

1. Rengachary SS, Watanabe I, Brackett CE. Pathogenesis of intracranial arachnoid cysts[J]. Surg Neurol, 1978, 9: 139-144.

2. Cincu R, Agrawal A, Eiras J. Intracranial arachnoid cysts: current concepts and treatment alternatives[J]. Clin Neurol Neurosurg, 2007, 109: 837-843.

3. Harsh 4th GR, Edwards MS, Wilson CB. Intracranial arachnoid cysts in children[J]. J Neurosurg, 1986, 64: 835-842.

4. Weber F, Knopf H. Incidental findings in magnetic resonance imaging of the brains of healthy young men[J]. J Neurol Sci, 2006, 240: 81-84.

5. Eskandary H, Sabba M, Khajehpour F, et al. Incidental findings in brain computed tomography scans of 3000 head trauma patients[J]. Surg Neurol, 2005, 63: 550-553.

6. Elhammady MS, Bhatia S, Ragheb J. Endoscopic fenestration of middle fossa arachnoid cysts: a technical description and case series[J]. Pediatr Neurosurg, 2007, 43: 209-215.

7. Greenfield JP, Souweidane MM. Endoscopic management of intracranial cysts[J]. Neurosurg Focus, 2005, 19(6): E7.

8. Dhooge C, Govaert P, Martens F, et al. Transventricular endoscopic investigation and treatment of suprasellar arachnoid cysts[J]. Neuropediatrics, 1992, 23: 245-247.

第九节 颈 肋

颈肋（cervical rib）是指先天性多长出的畸形肋骨，起自第7颈椎，位于臂丛第7、8颈神经之间。由于人体的身长与发育，致使双侧肩胛带逐渐下垂，加之劳动负荷的递增，而使前斜角肌的张应力增加，胸腔出口处内压升高，最后引起臂丛神经及锁骨下动脉受压而出现一系列临床症状，称颈肋综合征（cervical rib syndrome）。

一、临床表现

1. 以20~30岁为多发年龄，女性居多，男女之比为1∶4。右侧多于左侧，两者之比约为3∶1。以体力劳动多者容易发病。

2. 常见的起病症状

（1）尺侧及小指麻木感：约占40%，源于臂丛下干受刺激引起的尺神经症状。

（2）持物易落及手无力感：约占30%，臂丛中构成正中神经的纤维受累引起。

（3）小鱼际肌萎缩：尺神经受累所致，约占10%。

（4）其他：手部发胀、笨拙感、桡动脉搏动减弱及患肢酸胀感等。

3. 临床体征

（1）患侧锁骨上窝（亦可双侧性）消失，甚至略向上方隆起，呈饱满状。

（2）锁骨上窝加压试验阳性：检查者以手部鱼际肌压迫患者患侧锁骨上窝，由于正好将臂丛神经干挤压与颈肋和前斜角肌之间而出现疼痛及手部麻木感，此即属阳性，尤以深吸气时为明显。

（3）手部的小鱼际肌，骨间肌及前臂的尺侧肌群（当尺神经受累时），其次为正中神经支配的鱼际肌，偶尔亦可为肱二头肌及肱三头肌等。

（4）如颈肋引起锁骨下动脉受压，则可出现手部肿胀、发冷、苍白及刺痛感；严重者可出现手指发绀，甚至手指尖端坏疽样改变。

（5）Adson 征：患者端坐凳上深呼吸，并使其维持在深吸气状态，嘱患者仰首，向对侧转头；检查者一手托住患者下颌（颏部），另手触摸桡动脉；之后让患者用力回旋下颌，并与检查者手对抗。此时如诱发或加重神经症状，或桡动脉搏动减弱、消失为阳性。阳性者具有诊断意义，但阴性者不能否定诊断。

二、影像学检查

X 线片和 CT 可了解有无颈肋、第 1 肋骨异常、横突过长、骨疣、骨痂或锁骨异常等情况。

CTA 有助于了解锁骨下动脉的受压、走行及与周围组织的关系，MRI 在显示神经根及臂丛神经干的受压、水肿及走行，可全面了解血管和神经受压，为制定治疗方案提供依据。

三、鉴别诊断

本病需与周围神经炎、前斜角肌综合征、根型颈椎病和风湿病鉴别。

四、治疗

无症状者无需治疗。症状较轻者增强肩部肌力，预防病变发展。

症状持续者多需手术治疗。通常采用胸廓出口扩大减压术，切除颈肋或过长横突。第 1 肋骨切除临床症状完全缓解占 85%，症状有改善占 10%，症状改善不明显占 5%，5 年复发率达 15%。复发原因多半是肋骨再生或瘢痕组织形成压迫，或者是由前斜角肌切除引起的瘢痕、索带组织压迫，可再次施行瘢痕松解术。

（陈谦学　易　伟）

参考文献

1. 皮国富，王义生，王利民，等. 颈肋畸形的外科治疗[J]. 中国矫形外科杂志，2004，12(3)：205-206.
2. 赵继宗. 神经外科学[M]. 3 版. 北京：人民卫生出版社，2013.
3. Aljabri B，Al-Omran M. Surgical management of vascular thoracic outlet syndrome：a teaching hospital experience[J]. Ann Vasc Dis，2013，6(1)：74-79.

第十节　痉挛性斜颈

痉挛性斜颈（spasmodic torticollis），简称斜颈，是肌张力障碍的颈部表现，又称颈部肌张力障碍。年发病率为 1.2/100 000（Rochester，1995）。

一、临床表现

斜颈症状主要包括头位不正、疼痛和肌肉震颤。多数患者为隐匿起病，部分患者在发病前 1~2 个月内有精神创伤、焦虑、忧伤等病史。少数患者有家族病史。另有部分在起病前与某些因素有密切关系，如颅脑创伤、高热、一氧化碳中毒、服用抗精神病药物、妊娠、脑血管畸形和尾状核梗死等。

痉挛性斜颈分为 5 种类型：

（1）旋转型。

（2）后仰型。

（3）侧屈型。

（4）前屈型。

（5）混合型。

痉挛性斜颈分为轻、中、重三级（表 44-10-1）。

表 44-10-1　痉挛性斜颈轻、中、重分级

分级	病情	临床表现
Ⅰ级	轻度	活动时出现症状，头的偏斜 <30°，在不依靠外力情况下能将偏斜的头纠正至中立位，并能越过中线向对侧做一定范围内的移动（>60°）
Ⅱ级	中度	静止时也出现症状，头的偏斜 >30°，能将偏斜的头纠正至中立位但不能越过中线，活动范围 <45°，维持时间短
Ⅲ级	重度	须用手扶头以减轻痛苦，头的偏斜 >45°，头的随意运动范围很小（<30°）

二、诊断和鉴别诊断

依据患者的临床表现，即可建立痉挛性斜颈的初步诊断。依靠影像学和肌电图检查，可进一步确定痉挛肌的存在和肥大等级，从而为治疗提供参考。

影像学检查的目的在于从图像中识别痉挛肌群，并区分它们在斜颈中的作用。在标准体位行颈部肌肉的CT或MRI扫描，通过比较两侧颈部同名肌的体积大小，判断其是否存在肥大以及肥大的级别，从而甄别出最主要痉挛肌、次要痉挛肌和协同肌。

颈肌电图（EMG）描记则为斜颈的诊断和发生机制提供了客观依据。

痉挛性斜颈需与继发性肌张力障碍、癔症性斜颈、急性感染性斜颈、假性斜颈等疾病鉴别。

三、治疗

发病早期可选择非手术治疗，但当症状进展到一定程度时，肌肉松弛药只能暂时缓解。

选择性周围神经去支配术对生理干扰小，并发症少，疗效也比较持久，已成为目前国际上治疗痉挛性斜颈的主要方法，具体手术方法因斜颈的类型和受累的颈肌不同而不同，基本原则是必须治疗所有受累的肌肉。手术指征：

1. 发病3年以上，稳定1年以上。

2. 无法坚持药物治疗或药物治疗无效者，距最后一次肉毒素治疗已4个月以上。

3. 肌痉挛范围应局限在颈项，或虽兼有全身其他部位肌张力障碍，但以颈部症状突出者。

手术后短期内肌肉的异常运动可能会复发，6个月后手术疗效趋于稳定，多数患者能一定程度地缓解头位不正和肌肉疼痛。

（陈谦学　易　伟）

参考文献

1. 刘宗惠. 实用立体定向及功能神经外科学［M］. 北京：人民军医出版社，2006：353-386.

2. H Richard Winn. Youmans Neurological Surgery［M］.6th ed. NY：Elsevier，2011：2293-2322.

第四十五章　脑积水

第一节　概　　述

由各种原因引起的脑脊液分泌过多、循环受阻或吸收障碍而导致脑脊液在脑室系统和/或蛛网膜下腔积聚，使脑室扩大、脑实质相应减少，称为脑积水。临床上常伴有颅内压升高。

一、脑积水病理生理研究的现状与进展

脑积水的总发病率不清楚，在新生儿的发病率约为 0.3%~0.4%。如脑积水作为婴幼儿单一先天性病变，其发生率为 0.09%~0.15%；伴有脊膜膨出和脊柱裂者中，其发生率为 0.13%~0.29%。

脑脊液是存在于脑室和蛛网膜下腔内的一种无色透明的液体，总量约 130~150ml，比重为 1.005。人体每天分泌脑脊液约 21ml/h，正常人的脑脊液约 2/3 由脑室内的脉络丛分泌产生，其余来源于室管膜和脑实质的毛细血管。正常脑脊液的循环通路为从侧脑室经室间孔进入第三脑室，再经中脑水管进入第四脑室，然后经第四脑室的正中孔和侧孔到达脑干、小脑和脊髓周围的蛛网膜下腔，向上通过小脑幕切迹到达大脑半球的蛛网膜下腔，由上矢状窦两旁的蛛网膜颗粒吸收而进入上矢状窦中。

过去认为脑积水后脑皮质基本无明显的病理改变，星形细胞也仅有反应性改变，无细胞水肿表现。Castejon 等（1995）用电镜检查 Chiari 畸形Ⅱ型伴脑积水患者的大脑皮质，发现锥体细胞以及非锥体Ⅱ~Ⅴ层神经细胞间均存在水肿；大脑皮质的神经纤维网出现明显的细胞外腔增大，提示脑积水性水肿；突触联系减少，树突增加和水肿，束间少突神经胶质细胞出现极度水肿；细胞核孔扩大，出现明显的核－胞质染色体物质转移，部分区域坏死；肿胀的星形细胞出现薄片状体、微丝和单核糖原颗粒，形成空泡。另外，皮质毛细血管显示内皮细胞的空泡运送增加、内皮细胞连接开放、基底膜不完整等，这是脑脊液通过形成组织液，再由皮质毛细血管回吸收的一条通道，也是脑积水性水肿自行消退的一种机制。不同类型的脑积水还可引起相应的生化改变，如脑脊液蛋白质含量增高，电泳异常，脂肪酸、黄嘌呤、次黄嘌呤和神经节苷脂浓度等变化，且与预后有关。

部分脑积水可能因脑脊液分泌和吸收重新建立平衡而使疾病过程缓解，成为静止性脑积水，脑室不再进行性扩大，临床症状也不再进展。其原因可能有：①长期颅高压而使脉络丛萎缩，分泌减少；②脑室系统极度扩张，使粘连或中脑水管的瓣膜被撑开而通畅；③脑脊液通过退行的室管膜渗进脑组织，形成组织液，再由通透性增加的脑组织毛细血管吸收；④血块或炎性组织被吸收，脑脊液循环畅通；⑤脑室壁溃破，脑室与蛛网膜下腔之间建立交通。

另有一种情况是，当升高的压力促使脑室扩大后，压力也逐渐下降，扩大的脑室与压力之间重新建立平衡而出现代偿状态，颅内压降至正常范围而脑室仍维持扩大状态，于是形成正常压力脑积水。它实际上属于交通性脑积水的一种特殊类型，见于蛛网膜下腔出血、脑外伤、脑膜炎、脑肿瘤、脑手术后或其他原因。

二、脑积水的病因认识的过程与分类

导致脑积水产生的原因有很多，总体上可归纳为脑脊液分泌过多、循环受阻、吸收障碍或三者兼而有之。病变性质可以有先天性发育异常、炎症、出血、肿瘤和外伤等，一般在婴幼儿以先天性发育异常多见，在成人则以继发性病变为主。

1. 交通性脑积水　以脑脊液分泌过多和吸收障碍的病变为主。

（1）脑脊液吸收功能障碍：交通性脑积水多属此种情况。常因颅内感染、外伤、蛛网膜下腔出血等引起蛛网膜粘连，使蛛网膜下腔、蛛网膜颗粒及其他表浅的血管间隙、神经根周围间隙发生闭塞，脑脊液吸收受阻。

（2）蛛网膜颗粒发育不良、脑池发育不良和静脉窦闭塞：先天性脑池发育不全，双侧横窦或乙状窦闭塞、狭窄，导致脑脊液吸收障碍。

（3）脑脊液成分改变或浓缩：如先天性肿瘤等可引起脑脊液中蛋白质含量升高，影响脑脊液吸收。

（4）脑脊液分泌过多：见于脑室内脉络丛乳头状瘤或癌以及少见的脉络丛增生者。

2. 阻塞性脑积水

（1）先天性畸形：

1）中脑水管狭窄或闭塞。

2）Dandy-Walker 综合征：表现为脑积水、小脑蚓部发育不全或缺少、与第四脑室相通的颅后窝巨大蛛网膜囊肿。第四脑室出口闭塞，可以是正中孔或侧孔或全部堵塞。

3）小脑扁桃体下疝畸形（Arnold-Chiari deformity）、颅底凹陷等也可以引起脑脊液循环受阻，产生脑积水。

4）约 7% 的男性脑积水病例可能有家族遗传史，这是一种 X 染色体连锁的隐性遗传性疾病，其特征为大脑导水管狭窄和重度的智能发育迟缓。

（2）炎症或出血：可发生于任何年龄。如各种脑膜炎、外伤、手术、高血压脑出血、脑动脉瘤和血管畸形破裂等引起的颅内出血。血块可迅速堵塞室间孔、导水管或第四脑室出口而形成急性脑积水，也可因上述部位继发粘连引起亚急性或慢性脑积水。

（3）颅内占位性病变：如肿瘤、寄生虫、囊肿等，可阻塞脑脊液循环通道引起脑积水。

脑积水也可以按照其他方法分类。如按年龄可分为婴幼儿脑积水和成人脑积水；按压力可分为高压性脑积水和常压性脑积水；按部位可分为脑室内脑积水和脑外脑积水（即蛛网膜下腔扩大）；按时间可分为急性（数天）、亚急性（数周）和慢性（数个月 ~ 数年）；按症状有无可分为症状性脑积水和无症状性脑积水；按脑积水病情发展与否分为进展性脑积水和静止性脑积水。

第二节 先天性脑积水

先天性脑积水（Congenital Hydrocephalus），又称婴儿脑积水。

一、临床特点

1. 出生后数周或数月内出现头颅快速增大，少数出生时头颅就明显大于正常。

2. 前囟扩大、隆起、张力较高，患儿直立时仍不凹陷，严重时枕囟甚至侧囟门均扩大。

3. 颅缝分开、头形变圆、颅骨变薄变软、甚至透明。头部叩诊呈“破壶音”（Macewen 征阳性），重症者叩诊时有振动感。

4. 头发稀疏，头皮薄而亮，额部头皮静脉怒张。

5. 脑颅大而面颅较小，严重时，因眶顶受压，眼球下移，巩膜外露，形成“落日征”。

6. 神经系统体征眼球震颤、共济失调、四肢肌张力增强或轻瘫等，虽然头颅增大，但视神经乳头水肿及视网膜出血少见。

7. **其他** 极度扩大的侧脑室枕角损伤枕叶皮质，或扩大的第三脑室搏动性压迫视交叉时，可引起视力减退、甚至失明，眼底可见视神经萎缩。中脑顶盖受压，可引起分离性斜视及上视障碍。当双侧皮质延髓束断裂时，可引起下脑干功能障碍，表现为吮吸和进食困难，有时可出现特征性的高音调啼哭。如展神经受牵拉时，可引起眼内斜；迷走神经受牵拉时，常出现喉鸣音。当病情进展迅速时，患者可出现精神不振、迟钝、易激惹、抬头困难、痉挛性瘫痪、智力发育障碍，甚至出现抽搐发作或嗜睡、惊厥。如病情继续进展，可发生脑疝而死亡。也可死于营养不良、全身衰竭、呼吸道感染等并发症。长期颅内高压所致的脑功能障碍以及脑室壁突然破裂或因大量的脑脊液由嗅丝脑膜裂口经鼻腔流失而引起颅内低压或出血，甚至死亡。

二、诊断与鉴别诊断的困惑与思考

根据典型的临床表现，脑积水诊断不困难。正常新生儿头周围径为 33~35cm，出生后头 6 个月内增长较快，每月增加1.2~1.3cm，前半年可达8~10cm，后半年增加2~4cm，1岁时头围平均约46cm。第2年增加2cm，第3~4年增加2cm，5岁时达50cm，15岁时接近成人头围，约54~58cm。脑积水病儿头围可达正常值的2~3倍。头围测量一般测3个径，即①周径：为最大头围，自眉间至枕外粗隆间；②前后径：自眉间沿矢状线至枕外粗隆；③横径：两耳孔经前囟连线。颅骨X线片在婴儿可见头颅增大、颅骨变薄、板障结构稀少甚至完全消失，血管沟变浅或消失，颅缝分离、囟门扩大及颅面骨的比例失调等。在儿童则可见蝶鞍扩大、后床突吸收、脑回压迹加深等颅高压表现。部分病儿可见额骨孔。CT和MRI是诊断脑积水的主要和可靠方法，有助于明确病因、分类和区别其他原因引起的脑室扩大，且可观察分流术后脑室变化情况以追踪分流术的效果。无论何种类型的脑积水，在MRI或CT片上均表现为病变部位以上的脑室和脑池扩大，以侧脑室的颞角和额角变钝、变圆最为典型。第三脑室的扩大也较为明显。

先天性脑积水需与以下疾病进行鉴别：

1. 婴儿硬脑膜下血肿或积液 虽然硬脑膜下血肿或积液的婴儿也有头颅增大，颅骨变薄，但常伴有视神经乳头水肿，而缺少落日征。前囟穿刺可鉴别，从硬脑膜下腔可抽得陈旧血性或淡黄色液体。

2. 维生素D缺乏病 维生素D缺乏病的颅骨不规则增厚，致使额骨和枕骨突出，呈方形颅，貌似头颅增大，但无颅内压增高症状和脑室扩大，却有全身骨骼异常。

3. 脑发育不全 虽然脑室也扩大，但头不大，无颅内压增高表现。却有神经功能及智力发育障碍。

4. 积水性无脑畸形 CT片上除在枕区外无脑皮质，还可见突出的基底核。

5. 巨脑畸形 虽然头颅较大，但无颅内压增高症状，CT扫描显示脑室大小正常。

三、治疗进展及展望

先天性脑积水的治疗可分为药物治疗及手术治疗两种。药物治疗主要是减少脑脊液分泌和增加脑脊液排出，一般常用的药物有呋塞米、乙酰唑胺、氨苯蝶啶等，尤以乙酰唑胺抑制脑脊液分泌作用最强，主要用于轻型患者以及作为术前的临时用药。本病治疗主要以手术为主，可分为病因治疗、减少脑脊液生成及脑脊液分流术三种。早期手术效果较好，晚期因大脑皮质萎缩或出现严重神经功能障碍，手术效果较差。

1. 病因治疗 对阻塞性脑积水，解除阻塞病因是最理想的方法，如中脑水管成形术或扩张术、第四脑室正中孔切开或成形术、枕骨大孔先天畸形者行颅后窝及上颈椎椎板减压术、切除阻塞脑脊液流通的肿瘤、囊肿等。

2. 减少脑脊液生成 如侧脑室脉络丛切除或电灼术，主要用于大脑导水管无阻塞的交通性脑积水，因疗效差，现已很少采用。

3. 脑脊液分流术 脑脊液分流术是将脑室或腰椎管腔的脑脊液分流至其他体腔，可用于治疗交通性脑积水和阻塞性脑积水。具体方法包括：

（1）脑室与体腔分流，如脑室（或脑池）腹腔分流术、脑室胸腔分流术等。

（2）将脑脊液引入心血管系统，最符合生理，如脑室心房分流术、脑室颈内静脉分流术等。

近来，采用腹腔镜放置腹腔管、应用深静脉插管术将分流管置入心房以及借助神经内镜技术放置脑室管或行第三脑室造瘘术等，传统的脑脊液分流手术将向着微创、便捷和安全方向发展。

第三节 正常压力脑积水

1965年Adams提出正常颅内压脑积水（intracranial normal pressure hydrocephalus）的概念。由于脑室内脑脊液过量聚积压迫脑组织而产生神经学症状，但脑脊液压力正常，因而称之为正常压力脑积水。也有称其为隐性脑积水、低压脑积水、正常压力脑积水、脑积水性精神错乱等。

一、概述

正常压力脑积水发展机制不完全清楚，多继发于动脉瘤性蛛网膜出血、脑损伤或颅内手术（多数见于颅后窝手术）、脑膜炎等引起的蛛网膜下腔闭锁；年龄在60~70岁。无特殊病史者称其为特发性正常压力脑积水。主要症状是心理改变与步态失调。一般不表现头痛，疾病延展时常有尿失禁。心理改变发展较慢，常超过数周或数月才出现。发病初起有轻度健忘合并步行缓慢，常见手活动和对话减少、行为异常、妄想、幻视、不合理性言语、计算缓慢与不准确，严重的运动减少并发展至主动活动减少（语言、运动、思考和情绪反应减低）。步态障碍，初起行走缓慢，步态宽；继而站立不稳或不可能行动，但无明显小脑征象。神经学检查无眼底水肿，眼球运动正常，可出现眼球震颤，肢体活动缓慢，膝反射增高特别下肢，晚期有吸吮与抓握反射。无症状性正常压力脑积水多由自限性先天性脑积水演变而来，或是脑膜炎等治疗后的后遗症表现，因而可以不行处理。

二、病理学特点

正常压力脑积水病理表现为软脑膜纤维化，伴有或不伴有蛛网膜颗粒纤维化，也可由导水管阻塞而引起。形态学脑回扁平，脑沟变浅。冠状切面最显著的改变为脑室系统高度对称性扩大。有时各脑池可有蛛网膜变厚及粘连的表现。有时亦可找不到明确的病变，偶然在基底核、下丘脑可见腔隙增宽和反应性星形细胞增多。组织学反应轻者脑白质可有脱髓鞘和水肿，重者除白质变性严重外，尚有灰质变性。蛛网膜有纤维样变，常与软膜粘连，有时大脑半球外侧面几乎没有完整的蛛网膜下腔，蛛网膜颗粒有时亦可见纤维样变。

三、诊断与鉴别诊断

1. 腰椎穿刺测压及脑脊液释放试验 此法是脑积水最常用的检查。正常压力脑积水患者早期虽有一定程度颅内压增高，但脑室扩大后颅内压即下降，腰椎穿刺测压检查都低于正常（<2.4kPa）。放出一定脑脊液后症状可暂时缓解。这种检查对预测手术效果有一定帮助。

2. 颅内压监护 颅内压力连续描记48~72h，可有两种压力变化：一种为压力稳定或仅有轻微波动，平均颅内压在正常范围；另一种为压力呈阵发性升高的锯齿形高波或高原波，间歇出现，超过测压时间的10%。提示正常压力脑积水时颅内压并非完全正常。

3. 超声波检查适用于婴幼儿，简便易行，无损伤性，影像直观，可以重复检查。

4. 放射学检查颅骨X线片无颅内压增高征象。

5. 头部CT和MRI扫描可准确判断脑室大小、皮层的厚度、鉴别脑积水的病因。正常压力脑积水脑室明显改变而无脑萎缩或仅有轻度脑萎缩。

6. 脑血流量检测 ^{133}Xe廓清试验发现，脑萎缩时脑血流量减少约20%，而正常压力脑积水则减少约40%，以大脑前动脉供血区最为明显，这与脑室扩大时脑血管阻力增加有关。

本病应与Alzheimer病鉴别。两者临床表现相似，但脑萎缩性痴呆一般在50岁后发病，症状进展缓慢，多有数年以上病史；正常压力脑积水则在蛛网膜下腔出血后、颅脑外伤后或脑手术后数周、数月出现症状。CT扫描可明确诊断。

第四节 脑积水的手术治疗

1881年Carl Wernicke应用脑室外引流治疗脑积水。1918年Dandy实施脉络丛切除术治疗交通性脑积水。这类手术可减少、但不能完全停止脑脊液分泌。20世纪50年代开始出现各类分流手术是目前临床治疗各类脑积水最常用的方法，其中包括脑室－腹腔分流术、脑室－心房分流术等。近年来应用神经内镜第三脑室造瘘术治疗脑积水获得显著疗效并在临床推广。

一、脑积水的外科治疗

自19世纪末开始应用外科手术治疗脑积水，到20世纪50年代开始出现分流手术，脑积水的手术方法先后经历过各种探索和不同术式的发展，总的可以归纳为解除梗阻病因的手术、减少脑脊液分泌手术和脑脊液分流手术。

（一）解除脑室系统梗阻病因的手术

对于梗阻性脑积水且有明确梗阻性病因的，手术切除梗阻病变始终是首选方案。颅内肿瘤因为占据或推挤第三脑室或第四脑室、造成梗阻性脑积水，首要的是切除占位病变、恢复脑室系统通畅。肿瘤全切后脑积水即可缓解，但术后有可能因为手术粘连再次形成脑积水，需要行分流或第三脑室造瘘术。对于松果体区占位病变造成梗阻性脑积水，如果血清肿瘤标志物检查强烈提示生殖细胞瘤,可先行第三脑室造瘘或脑室腹腔分流手术,再行放射治疗而无需手术切除肿瘤。随着现代导航技术和脑室内镜应用的成熟和普及,两者结合应用可以在第三脑室造瘘的同时,利用脑室镜取松果体区病变的标本活检,对放疗更有指导意义。

(二)减少脑脊液分泌的手术

减少脑脊液分泌手术包括早期Dandy实施的脉络丛切除术和后来的内镜脉络丛电灼术,现已弃用或少数情况下仅作为脑积水手术的辅助手段。

(三)脑脊液分流手术

脑脊液分流手术种类较多,目前最常用是脑室腹腔分流术、脑室心房分流术和第三脑室造瘘术,脑室-矢状窦分流术、脊髓腰大池-腹腔分流术在特殊情况下也有应用;侧脑室-枕大池(Torkidsen)内分流术仅在手术切除第三脑室以下梗阻病变时配合使用,或在一些特殊情况下偶尔应用。既往曾经出现过的脑室-颈静脉分流术、脑室-乳突造瘘术、脑室-胸导管分流术、脑室-胸膜腔分流术、脊髓蛛网膜下腔-输尿管分流术、导水管内置管术等因为效果不确切或并发症多均已不用。

1. 脑室-腹腔分流术(V-P) 是目前最为常用的分流手术方法。手术穿刺侧脑室额角,借助于隧道套管探针所做的皮下隧道,继续经由颈部向胸壁及腹壁皮下伸延,在下腹壁麦氏点出打开腹腔,将导管末端置入腹膜腔。如患者有过腹腔手术病史或较为明确的腹膜粘连,可做上腹壁腹直肌切口,将分流管末端置于膈下,并用丝线固定于附近韧带。

2. 脑室-矢状窦分流术 脑室矢状窦分流术的优点在于,分流后的脑脊液动力学接近生理环境,不会随着体位和活动而显著变化,不会导致过度引流,不需要颅脑以外的脑脊液接受部位,因此避免了相应部位可能发生的并发症。通常选择矢状窦的中后段穿刺置入分流管,也有选择一侧横窦作为靶点以尽量避免可能的并发症。El-Shafei等首创将分流管末端逆血流方向置入静脉窦内,认为借此可以保持脑脊液和静脉窦之间的压力梯度而不受体位和胸腔压力的影响,还可以减少静脉窦穿刺部位的血流停滞和血栓形成。为了避免因为剧烈的活动或体位变化导致的管内静脉血逆流,Borgesen等专门设计了用于静脉窦分流的Sinushunt分流管。由于Sinushunt尚不普及,可以选择已有的低压阀分流管替代。脑室矢状窦分流术后脑室缩小的程度往往不及脑室腹腔分流手术后明显,在婴儿患者,头围缩小也不及脑室腹腔分流手术明显,但症状缓解多较为理想。脑室和头围缩小不明显可能与静脉窦分流手术的脑脊液压力变化更接近生理状态有关。目前报道脑室静脉窦分流术的静脉窦血栓形成、空气栓塞及手术出血等并发症并不突出。然而需要指出的是,目前尚缺乏长期的随访资料,且已有报道的临床病例也并不均一,因此,尚不能断言脑室静脉窦分流术优于腹腔或心房分流手术。

3. 脑室-心房分流术(V-A) 手术穿刺侧脑室额角,再作颈部切口,切口位于胸锁乳头肌前缘的下颌角处,此处容易显露面总静脉进入颈内静脉的交叉点。如面总静脉不适用,改选颈内静脉。分流管穿刺静脉的深度最好在食管超声监测下确定,分流管进入右心房时可见相应影像,管内注水可见水流影像,分流管尖端置入心房内约1cm。然后连接分流管脑室端、阀门与心房端。

4. 神经内镜三脑室造瘘术(endoscopic third ventriculostomy) 神经内镜第三脑室造瘘术治疗梗阻性脑积水是神经内镜良好的手术适应证之一,具有简便、微创、安全、更符合生理性脑脊液循环的特点。第三脑室造瘘术的优点包括:①无异物(脑室-腹腔分流管)体内置入;②重建的脑脊液循环通道为直径>5mm的薄膜瘘口,其下方有基底动脉的持续、有力搏动,极少发生瘘口堵塞及闭合,疗效稳定、可靠;③手术使脑脊液在脑室与蛛网膜池之间形成颅内分流,更接近脑脊液生理循环,不会产生分流过度或分流不足及体位改变引起的流体虹吸效应;④不受患者身高增长、分流管相对变短的影响;⑤可同时消除病因或处理合并因素,如脑室内囊肿、导水管成形、脑积水分隔囊腔造瘘或透明隔造瘘等;⑥内镜手术创伤小,死亡率低,其并发症包括出血、第三脑室神经结构损伤等,但发生率很低。然而,第三脑室造瘘术仍可能因为术后瘘口闭合、梗阻性脑积水合并不同程度脑脊液吸收障碍等因素而失败。

二、脑积水手术的方案选择和展望

（一）脑积水手术方案的选择

脑积水手术方案需要根据脑积水的病因、脑脊液循环障碍的部位、患者年龄、既往分流手术病史等因素综合分析决定。对于梗阻性脑积水且有明确肿瘤占位病因，手术切除肿瘤、恢复脑室系统的通畅始终是首选方案。对于非肿瘤占位引起的脑积水，则首先需要区分是交通性脑积水还是梗阻性脑积水。对于交通性脑积水，目前最常用的还是分流手术，最常用的是脑室腹腔分流术。对于梗阻性脑积水，手术方案选择较为复杂。对于诊断明确的梗阻性脑积水，除了小于2岁、特别是小于6个月大的婴儿，选择内镜第三脑室造瘘术是理想方案。文献报道婴儿患者第三脑室造瘘术的失败率较高，其中6个月以下患儿的失败率是6个月以上患儿的5倍。Kulkarni等设计的ETV成功量表（Endoscopic Third Ventriculostomy Success Score），包括年龄、脑积水病因、既往分流手术史三个指标，得分≥80的患儿EVT失败率较脑室腹腔分流术低；得分≤70则反之，但3~6个月后的失败率又较分流术逐渐降低（表45-4-1）。

表45-4-1 ETV成功量表

计分	年龄	脑积水病因	分流手术史
0	<1月	感染后	有
10	1~6月	—	无
20	—	脊髓脊膜膨出，脑室内出血后，非中脑被盖肿瘤	—
30	6月~1岁	导水管狭窄，中脑被盖肿瘤，其他	—
40	1~10岁	—	—
50	>10岁	—	—

梗阻性脑积水也可能同时合并有交通性脑积水的成分，即在脑脊液通路堵塞的同时还存在脑脊液吸收障碍。因此部分患者在第三脑室造瘘术后脑积水并不能立即缓解，但并不意味着手术失败，可先行观察或行脑脊液腰穿持续引流或脑室外引流，等待脑脊液吸收功能的恢复，其中仅部分患者脑脊液吸收障碍仍然不能恢复、脑积水持续不能缓解，需要采取其他分流手术。此外，MRI的脑脊液电影检查可以观察瘘口的脑脊液流通状态和鞍上池、脚间池以及桥前池的脑脊液通畅程度，对于第三脑室造瘘术的术前和术后评估具有一定价值。

（二）复杂脑积水的手术方案

婴幼儿颅内感染和脑室内出血易导致复杂形式的脑积水，如脑室分隔、囊肿形成、单纯第四脑室扩大等。近年来可以利用神经导航和内镜进行脑室内分隔造瘘、导水管成形或植入支架或导入连通第四脑室和第三脑室的分流管等，结合第三脑室底的造瘘术，可以不再依赖脑室腹腔分流术或减少脑室颅外分流的次数。对于脑室腹腔分流术失败的病例，也可以利用神经内镜探查分流管脑室端的状况、行第三脑室底造瘘并结合脉络丛电灼术等。因此，脑室腹腔分流术、内镜技术和神经导航的综合应用，为脑积水的手术治疗提供了更多的选择和可能。

（三）脑室腹腔分流术中分流阀压力的选择

儿童脑积水脑室腹腔分流术后较成人更容易出现脑脊液引流过度。以往认为儿童颅内压力较成人低、选用低压的分流阀更容易出现过度引流。实际上婴幼儿及儿童脑积水患者因为剧烈哭闹和活跃多动等因素，腹腔压力变化幅度显著，起着泵吸作用，往往导致脑脊液的过度引流。近年来随着抗重力和可调压分流管的应用，此类并发症有所改善。根据患儿的年龄建议分流阀的压力选择为，<1岁：6~8cmH$_2$O；1~2岁：8~10cmH$_2$O；3~13岁：10~12cmH$_2$O；14~18岁：8~12cmH$_2$O，还需要根据患儿的日常活动度、脑室扩大程度、颅内压力测量值等综合考虑，决定分流阀的压力设定，术后每隔3~6月进行随访和影像检查。对于脑室显著扩大、脑皮质菲薄的婴幼儿患者，有必要增加分流阀的压力2~4cmH$_2$O，以避免术后颅内出血，术后随访根据脑室变化逐渐调低。

（四）脑积水外科治疗的展望

近年来，脑积水外科治疗的进展主要体现在抗重力和可调压分流管的应用、神经内镜第三脑室造瘘术。但脑积水术后的并发症和失败率在术后1~2年仍然高达40%以上，而10年的失败率更高达98%。

展望脑室腹腔分流术的进展，更多地依赖新材料和新科技：开发具有更好的生物相容性、抗感染和防管内堵塞的新生物材料；设计能够实时监测颅内压和脑脊液流量的植入元件，以及在体外能够读取相应数据的设备；体外能够重置分流阀各项参数的精控装置；基于上述装置获得更为精准的脑脊液动力学模型和临床试验方案，甄别分流系统的正常压力波动和设置能够及时发现分流功能失败的阈值；同时，兼顾该分流系统的经济型和普及可能。此即所谓“智能分流”（smart shunt）的概念，目前已有公司在进行其研发和推广工作。

神经内镜和神经导航结合也是近年来脑积水外科治疗的发展趋势，对于复杂的多囊腔脑积水，可在导航下应用内镜进行囊腔分隔造瘘、并结合第三脑室底的造瘘术或腹腔分流术。对脑室腹腔分流失败病例，神经导航下的内镜探查和造瘘，可以解除对脑室腹腔分流管的依赖或减少脑脊液颅外分流的次数。今后，随着神经导航和内镜系统的进一步完善，以及术前、术后影像评估方法的进展，这种更接近生理条件的脑脊液转流手术有着更广阔的应用空间。

第五节 脑积水分流手术并发症防治

脑积水分流术并发症不仅导致分流失败，甚至带来严重的后果，因此对于脑积水分流术的开展必须严格把握手术指征。脑积水分流术并发症包括感染、分流管堵塞和低颅压等，下面分别介绍如何把握手术指征、选择术式以及术前、术中对并发症的预防。

一、脑脊液分流术后感染可以预防和控制吗？

感染是CSF分流术最重要的阻塞原因之一，这不仅在于它有较高的发病率，更重要的还在于其后果严重。一旦出现了脑室炎，其死亡率要高达30%~40%。即使感染得到控制仍会遗有癫痫、认知障碍和精神运动性障碍等不良后果。

有关感染发病率各家报道不一（2%~39%），1978年后（Gaskil等报道发病率在5%~10%），可能与外科技术进步、抗生素预防以及外科医师经验积累有关。

（一）分流术后感染的危险因素

分流感染的危险因素很多，包括患者年幼、皮肤损害、分流时伴有其他部位感染，如盆腔炎等、术后切口裂开、手术时间过长、术者对分流手术经验不足、手术无菌操作不严格，分流管消毒不充分，脑积水病因、分流方式（脑室腹腔分流；脑室心房分流）、手术间人员多少、分流系统的调整与否及次数等。

（二）分流术后感染的细菌学

最常见致病菌是表皮葡萄球菌，50%~75%感染是由它引起。其次是金黄色葡萄球菌、革兰氏阴性杆菌、厌氧菌等。早期的感染70%发生于分流后两个月之内，提示由皮肤共生菌在分流过程中导入人体内而引起感染。

革兰氏阴性菌的感染不多见，许多病例报道发生CSF分流革兰氏阴性细菌感染是在分流术的同时存在着其他部位的局部革兰氏阴性菌感染灶，如肠穿孔、腹部严重病变、脑膜炎等，并且其血培养有革兰氏阴性菌生长。另外也有报道分流管从肛门穿出并未引起上行感染。可见，在脑室腹腔分流中，细菌的血性播散起着重要作用。

厌氧菌是分流感染的重要致病菌，其中痤疮杆菌是其代表，广泛存在于人体皮肤表面。真菌感染较少见，但其感染与高死亡率密切相关，因此遇到无法完全控制的颅内感染时，应考虑合并真菌感染，考虑长期抗真菌治疗。

（三）分流术后感染的临床特点

分流术后感染包括颅内感染，腹腔感染和外周局部感染。各种分流感染的临床表现极不一致，既可无症状，也可能为危及生命的感染，决定于感染部位、病原微生物种类及患者体质。70%分流后颅内感染发生于术后2个月内，80%发生于6个月内。新生儿表现为情绪改变、易怒、呕吐、发热、嗜睡、囟门饱满、厌食、生长迟缓等。大些的儿童或成人，临床表现复杂，变化多端常难以琢磨，也并不存在一些特征性的表现，可有头痛、发热、呕吐、假性脑膜炎、分流阻塞征象和腹痛。V-P分流后的腹腔感染，其腹部体征表现为无痛性局部积液或急腹症不等，很少表现为急腹症，一旦出现这类表现的患者，需要用抗生素并尽力维持分流通畅，应避免不必要的剖腹探查。脑室心房分流后感染的临床表现是以发热为主的菌血症、败血症。反复的CSF分流后败血症可致慢性肾衰竭死亡。与脑室心房分流后感染相关的疾病还有肺栓塞/肺动脉高压等。分流术后外周局部感染多于手术后近期发生,多由于皮下隧道过浅,可能导致分流管摩擦皮肤引起皮肤破溃外露,增加感染机会。其主要表现为沿分流系统外表皮肤的红肿、触痛和硬结等局部感染,CSF可以从切口中渗出,它一般不伴有CSF感染与分流系统梗阻。在出现感染迹象时可在分流系统周边组织穿刺抽吸渗出液进行涂片检查和细菌培养,具有一定诊断价值,禁止行分流系统穿刺检查。

(四)分流术后感染的临床诊断与抗感染药物的选择

CSF感染临床症状的非特异性增加了临床诊断的难度。常规的周围血象检查就整体而言无特异性。对于脑室心房分流者如怀疑感染可做血培养,80%脑室心房分流的感染可表现有周围血象升高与细菌培养阳性。在不能确定是否存在分流感染时,应做分流系统的穿刺抽取脑脊液检查,但此检查应在使用抗生素前进行。CSF中淋巴细胞增多提示感染可能。合并颅内感染时,CSF中糖的水平略有下降,蛋白升高。CSF培养结果为阳性时应注意排除杂菌的污染,应结合临床表现及其他指标综合判断。另外还可做凝固酶阴性的葡萄球菌抗体检查。也有人把C反应蛋白(CRP)升高为作为感染的一种指标。分流系统中的真菌感染常被忽略,如果患者已有CSF中淋巴细胞增高又出现分流功能障碍,而CSF普通细菌培养阴性时则需要考虑做真菌培养。

抗生素治疗仍然是分流感染最主要的治疗。药敏结果未出时抗生素的选择,靠分流感染的细菌学、流行病学、医师治疗经验与患者临床表现决定。低热伴周期性梗阻可能提示为厌氧菌感染;高热、具有脑膜炎体征可能为革兰氏阴性菌感染。CSF革兰氏染色标本也可为确定感染细菌类型提供参考。所以治疗起始阶段抗生素必须广谱和强效,抗感染最终用药还得根据CSF细菌培养与药物敏感结果来确定。

(1)葡萄球菌感染:万古霉素,儿童45~60mg/(kg·d),分3~4次给药;成人每天1g,分4次给药,很少有葡萄球菌对其产生耐药性。万古霉素在正常情况下,很快进入CSF,静脉注射时CSF浓度为0.1~1.5μg/ml。在脑膜有炎症时CSF有较高浓度,静脉注射后CSF浓度可达30~40μg/ml。万古霉素鞘内给药20mg后,CSF峰值为200~300μg/ml。当万古霉素CSF浓度超过200μg/ml时会引起耳聋与肾毒性,因此考虑鞘内注射的安全性时应慎重使用。

替考拉宁(Teicoplanin)是一种氨基糖苷类抗生素,类似于万古霉素,对葡萄球菌感染有很好的疗效,其在中枢神经的渗透性较差,欧洲人推荐鞘内注药5~40mg,认为对耐药的分流感染有效。

广谱抗生素氯霉素可用来治疗葡萄球菌的感染,25~100mg/(kg·d),口服或静脉给药,在过去是治疗脑室炎的首选药物。它在中枢神经系统中有良好的渗透性。血中氯霉素的峰值为10~25μg/ml,在没有脑膜炎时CSF氯霉素的浓度为血浆的30%,患脑膜炎时,CSF氯霉素水平为血浆浓度的45%~90%。但它有抑制骨髓及引起灰婴综合征的风险。

(2)革兰氏阴性菌感染:临床表现为急骤起病应考虑为革兰氏阴性感染,可选用氨基糖苷类抗生素,庆大霉素、妥布霉素、阿米卡星等,但是它们透过血-脑屏障的能力低。鞘内注射氨基苷类抗生素已用来治疗革兰氏阴性菌引起的生命垂危的分流感染,疗效良好。鞘内注射剂量为6.5~8.0mg。虽个别报道认为脑室内因庆大霉素浓度高会增加死亡率,但多数报道认为是安全的。毒副作用主要是肾脏毒性和前庭蜗神经损害。细菌培养提示庆大霉素耐药时,可选择妥布霉素和阿米卡星。

头孢曲松(Ceftriaxone)是一种长效三代头孢菌素,有良好的血-脑屏障通透性及广谱的抗菌效能,当静脉给药50~75mg/(kg·d)后,CSF中浓度为98~484μg/ml,这一浓度是葡萄球菌及某些革兰氏阴性菌最小抑菌浓度的几百倍至1 000倍。

头孢他啶(Ceftazidime)具有最低的蛋白结合率,对血-脑屏障有高度的穿透力,使用2g静脉注射后,CSF中药物浓度为9.8μg/ml,可达到抑菌和杀菌作用。对铜绿假单胞菌、葡萄球菌、大肠埃希菌有高度活性,对于病原菌不明的重症分流感染,尤其是并有脑室炎者,第三代头孢菌素使用是必要的选择。

(3)厌氧菌感染:厌氧菌对多种抗生素及抗

菌药物敏感，包括庆大霉素、利福平、克林霉素、氯霉素、甲硝唑。当病原菌是痤疮杆菌时，青霉素是一好的选择，因为痤疮杆菌对青霉素敏感，青霉素透血－脑屏障能力强，毒性也低。

（4）真菌感染：可考虑使用氟康唑（Fluconazole）。此药有良好的血－脑屏障的通透性，CSF中药物浓度可达到血浆浓度的70%~90%。

最后需指出，要控制分流感染，单纯使用抗生素而不结合分流管内给药不能得到确实疗效。有许多学者通过全身给药，加上分流系统内给药，不更换分流装置也能成功治疗部分分流感染。采用这种疗法应特别注意脑脊液中抗生素的浓度，要反复进行CSF细菌培养，如果治疗效果不佳则采取外科疗法。

（五）分流术后感染的外科处理

分流手术后出现感染，应首先采用抗感染治疗，无效时需要尽早拔除感染的分流管，待感染得到有效控制后，再行相关处理。但是不是所有合并感染的分流系统都能拔除：①由于脑室内脉络膜丛有时可通过分流管的侧孔进入分流系统脑室端的开孔内，拔除脑室管可引起致命出血；②分流依赖的患者拔除分流以后会出现高颅压危象；③脑室心房分流者重新分流要废弃原有置管的静脉，重新脑室穿刺困难等因素；因而不可能对每例分流感染都拔除已感染分流管。

分流拔除后处理如下：

（1）脑室外引流，日后再择期重置分流：适用于患者存在严重脑室炎，细菌毒力甚强（表皮葡萄球菌、短棒菌苗属菌）者。外引流同时规范使用抗生素治疗，待感染控制后，其标准是连续3次CSF培养阴性，再能拔除外引流管。也可以将原分流系统腹腔端外置替代重新实施脑室外引流，长期持续引流待感染控制后拔除。之后根据病情需要在另外位置重新置入新的分流系统，或使用脑室心房分流，脑室上矢状窦分流等。

（2）延期再置分流：拔除原分流装置不做脑室外引流也不立即安置新的分流装置，仅规范使用抗生素治疗，待感染清除后再给予分流手术，仅适用于某些交通性脑积水患者。

（六）分流感染的预防

1. 严格把握分流适应证 目前分流手术有泛滥趋势，许多诊断不确定的疑似脑积水或静止期脑积水患者被实施分流手术。一旦发生感染等并发症，给患者带来无尽的痛苦。对于分流适应证的脑积水患者，必须充分评估分流手术的利弊，同时完善术前检查，排除颅内感染，腹腔感染和手术部位局部感染，排除盆腔炎症、肠梗阻、胆囊炎等慢性腹腔内疾病，避免术后发生邻近部位感染波及分流系统。

2. 抗生素的预防应用 预防性使用抗生素能降低分流手术感染率。预防用抗生素于术前半小时足量静脉注入，以期待术中达到高的血液浓度和组织浓度，如手术时间超过4h，术中失血量大，可于术中追加一次抗生素。根据Ⅰ类切口围手术期预防使用抗生素指南，术者根据手术情况，术后24h内可再次给予抗生素预防治疗。但是需要强调的是“抗生素代替不了无菌术”。

3. 术中细菌种植的防范 分流感染分离出的细菌多属邻近切口皮肤寄生的细菌，因此严格皮肤管理尤为重要。目前的观点认为术前备皮不是感染预防的必备步骤，术前备皮应避免破坏正常的皮肤屏障。研究发现皮肤消毒后两小时后，位于皮脂腺汗腺内的细菌即可迁移至皮肤表面。因此将皮肤与手术创口隔离开，严格避免分流管和受术者皮肤接触非常重要。目前常用的手术膜可满足这一要求。空气尘埃中的细菌也是感染来源，应尽量把分流手术安排在手术间一个工作日的前面，减少手术室人员。

二、分流功能障碍的研究现状与进展

分流功能障碍以分流系统阻塞和过度分流最为多见。

（一）分流系统阻塞

1. 病因 分流系统阻塞可以由近端管、远端管、阀本身以及整个分流装置阻塞所造成，其阻塞原因分别论述。

（1）脑室管堵塞：脑室管阻塞原因，①凝血块和脑组织碎块阻塞脑室管，发生于脑室穿刺的近期；②脉络膜丛阻塞，即在脑室管开口接近脉络丛时，由于CSF引流可使脉络丛进入脑室管开口引起阻塞；③脑室管与阀失连接，分流阀与脑室管没有接牢导致两者分离；④脑室缩小，脑室端嵌入脑室壁或插入脑白质中；⑤纤维素性渗出物也可阻塞脑室管。

（2）远端管阻塞：远端管阻塞原因，①管与阀失连接；②V-P分流中的腹腔并发症及V-A分流中的心肺并发症，尤其是远端移位，均可影响远端管通畅（见本章第三第四节）；③分流管因置入时间过久折断，V-P分流折断大多在锁骨处。行脑室心房分流折断大多在颈部切口上2~4cm，折断的管子85%会进入右心室、肺动脉、右心房和肝静脉等处不等，需手术取出。

（3）阀的阻塞：不同类型的阀本身阻塞率不同。这种并发症均出现于V-A分流，V-P分流少见。

（4）分流术后感染：23%~65%分流感染可导致分流障碍。

2. 临床表现 分流系统出现故障时，患者会出现刻板、反应迟钝、言语含糊不清、步态不稳。当有颅内高压症状时，出现头痛、呕吐、易激动等。也可出现非特异性视力下降及Ⅵ、Ⅳ对脑神经功能障碍。V-P分流后感染伴随分流功能障碍者可出现腹痛。原有癫痫发作者可表现为发作次数增多。幼儿出现囟门膨隆、头颅增大、视神经乳头水肿、阀周围及沿分流管周围可有液体包绕。由于没有特异性临床症状及体征，给早期诊断带来困难。

梗阻发生于近端或远端有一时间规律，术后近期多见近端管堵塞，远期远端管堵塞多见。这种时间的差异可供分析阻塞部位时参考。

3. 诊断

（1）阀的触诊：如果阀门压瘪后10min不能被充盈提示存在脑室端阻塞。在压闭阀的进水管之后松开阀门无法排空提示存在远端阻塞，但此法诊断分流功能障碍仅有18%~20%的准确性。

（2）超声波和CT检查：了解脑室大小（是否脑室扩大）与脑室周围水肿情况，但此检查仅供参考。因为放射学征象迟于临床征象。单据脑室系统大小与周围是否存在水肿判断分流系统功能仍有困难。

（3）阀的穿刺检查：阀的穿刺与测压及抽吸CSF同时进行，测得阀压高，并容易抽吸CSF提示为远端管阻塞；阀压低，难以抽得CSF则提示为近端管阻塞。抽吸CSF行常规检查与细菌培养是必需的，因为分流功能障碍有可能由于分流感染引起。

4. 预防 预防分流管阻塞的方法主要包括术前检测CSF蛋白、细胞数，尽量确保正常或接近正常再手术，脑室端植入深度应适宜，一般是将脑室端穿刺后见CSF涌出时，再送入脑室端分流管约2~4cm为宜，术中操作时尽可能避免分流管扭曲和折叠，腹腔端置管尽可能精准，可使用腹腔镜辅助。

5. 处理 当怀疑分流系统阻塞时，可用手指挤压阀进行初步判定，再行后续检测。确诊分流阻塞后因进行分流管校正，尤其对于分流管依赖者。

（二）分流管阻塞后CSF水肿

在通常情况下置入室管后，由于室管膜在脑室管周围的粘连可防止CSF经分流管侧洞孔进入脑实质。儿童脑室在分流后相对变小，使得脑室管的侧孔一段在脑实质内，一段在脑实质外。遇上远端的腹腔管发生阻塞，而脑室管仍通畅时，增高的脑室压力可使CSF经由游离在脑室内的脑室导管的远端侧孔向嵌在脑实质中的近端侧孔排放CSF，使CSF排到管周脑组织中形成CSF水肿，水肿区域增大时可使脑组织裂开，水肿液在脑中局部潴留形成囊性损害。

（三）分流过度

CSF分流过度包括裂隙样脑室综合征、导水管狭窄或闭锁、颅内血肿、颅缝早闭或颅内低压综合征等。

1. 裂隙状脑室综合征（slit ventricle syndrome，SVS）是分流过度的主要并发症，发病率5%~5.3%，其发病年龄高峰在4~6岁，幼儿少见。SVS发生时间多为首次分流后4~10年。分流过度与分流系统的虹吸作用有关。过度引流导致颅压降低、脑室缩小与脑室壁合拢，这种状态又引起了间隙性脑室管阻塞，从而又产生颅内压增高形成SVS。由于脑室管被脑室壁粘附，经过一段时间还可能因CSF聚积脑室使之扩张而再度得以开放，这样就会产生颅低压与颅高压交替，从而产生慢性间隙性发作的头痛，常伴有恶心、呕吐、嗜睡、易激怒、括约肌功能障碍及原有神经系统症状加重等临床症状。加上分流阀储液囊按压后再充盈延迟及影像学检查显示的缝隙状脑室，三者一并构成了SVS的特征，并作为SVS的诊断依据。对于SVS尚没有一种成熟有效的治疗方案，可使用镇痛药、利尿剂及抗偏头痛对症处理，从而颅内压以减轻症状。SVS外科治疗效果不肯定，可更换高阻阀分流装置，或高阻阀与抗虹吸装置并用。

现代神经外科处理SVS强调颅内压监测。经过72h监测，如果患者无症状，临床检查无异常，CT扫描稳定则认为患者不需此分流系统，可取出分流装置。如患者ICP增高则优先采用神经内镜下第三脑室造瘘术，并同时放置外引流，并持续到术后72h，经监测无ICP增高后拔除。经第三脑室造瘘术后仍不能维持正常ICP的患者可能存在两种情况：①造瘘处不能保证开放，持续存在脑积水，这类患者需行V-P分流；②造瘘处可持续开放，但存在着CSF吸收障碍，将阻塞性脑积水转换成交通性脑积水可优先采用L-P分流术。

2. 颅内血肿 因为分流过度产生硬脑膜下血肿多于首次分流后1~2年内发生。其产生机制通常是认为分流过度后使脑表面与硬膜之间的间隙增大，使脑表面回流到硬脑膜中的桥静脉处于紧张状况，在头部轻微外伤或震动后，就能使静脉拉断出血。因此在分流后又出现ICP增高症状时，要考虑到硬脑膜下出血的可能，但因为有分流系统的存在，有时血肿要发展到相当大才出现症状。

3. 颅缝早闭 过度分流发生后，对于小儿可以出现颅缝早闭、颅骨增厚、蝶鞍变小、颅底孔骨化变小、颅骨畸形（小头畸形、长头畸形）等，发病率约6%，均见于幼儿，多于首次分流术后2~3年。

4. 颅内低压综合征 常发生于首次分流后5~17年，表现位于额部和枕部的头痛，和体位有明显关系，坐位或站立时头痛加重，平卧时很快消失或减轻，患者以致被迫卧床不起。需与分流梗阻后引起的ICP增高相鉴别，此时可通过改变体位、观察原有症状的加重或减轻以资鉴别。与之伴发的症状可有眩晕、恶心、呕吐、厌食、头昏乏力、全身不适、畏光、复视、视力下降、自主神经功能紊乱、精神障碍、意识障碍等诸多症状。患者可出现原有的神经系症状加重，在囟门未闭的小孩可见到前囟下陷、颅骨重叠，部分患者可见到颈部轻度抵抗，对于难以明确诊断者还需作颅压测定以明确诊断。治疗亦是保持平卧位，大量饮水，成人每日静脉滴注生理盐水1 000~2 000ml，使用脑血管扩张，小量（20ml）蒸馏水静脉注射等方法。

分流过度的预防需注意如下几点：①正确慎重选择CSF分流的病例；②选择适当的手术方式；③选择适当分流阀；④采用抗虹吸装置。

三、导致分流失败的腹腔相关并发症的思考与启示

脑室-腹腔分流术后腹腔并发症大致分为如下几类：

1. 腹股沟疝或鞘膜积液大多数疝发生于男孩，女孩也可以发生。右侧多于左侧，也可双侧同时出现。从分流到出现疝的平均时间是6~8个月，约有25%会发生嵌顿。

尽管疝经体检即能诊断，但是由于分流管的腹腔端可进入阴囊，避免寻找或切开疝囊时引起导管损伤，术前仍需拍摄阴囊腹部平片。一经诊断应尽快手术，只发生单侧疝也强调要对对侧是否有睾丸鞘突未闭进行探查。

2. 内脏穿孔分流管可向多种脏器穿入

（1）肠穿孔：报道最多，一般仅行导管取出即可，肠管穿孔部位可自行愈合不需手术处置。但是取出远端腹部导管后仍应观察腹部情况，一旦病情有变化或已存在腹部体征者则须行剖腹探查术。

（2）膀胱穿孔：一旦出现发热、腹痛、腹胀、脐和耻骨间皮肤红肿，腹部X线片可证实腹腔导管位于膀胱。除了取出导管之外还要行膀胱修补、耻骨上膀胱造瘘术。

3. 肠梗阻 多是手术后导致肠粘连所引起。粘连可因形成束带、粘连成角扭转等而致肠梗阻。

4. 腹腔脑脊液囊肿形成（intra-abdominal CSF cysts）发病原因尚不清楚。囊肿壁是由肠的浆膜面构成，并不是纯纤维素囊壁，所以认为其成因与腹腔粘连有关。临床症状有腹痛、恶心、厌食、便秘等，并发分流功能障碍可出现颅内压增高征象。局限性腹部膨隆具有诊断价值，但囊肿特别大者也可扩展到全腹。腹部触诊可触到边界规则肿块，一般没有腹膜刺激征。阀常难以压瘪。腹腔囊肿内的CSF可沿分流管周围反流而聚积于皮下。腹部超声能显示囊肿轮廓，有时可见到分流管在其中。CT可显示出囊肿与周围脏器的相邻关系。

处理：可分为囊肿处理与分流管处理两个方面。囊肿在合并有感染时均应做腹腔引流。没有感染时仅需将囊肿内的 CSF 经由远端导管抽吸出大部分即可，残余部分可被吸收。

所有病例都需做导管调整的手术，腹腔无感染者可仍在远离囊肿的部位放置分流管，有腹腔感染者在感染控制之后改做 V-P 分流，发生有脑室炎者均需做脑室外引流。

5. 腹水形成 发病以 2 个月以下婴儿多见，其成因是腹腔吸收 CSF 不良，可以是先天或继发。腹水在腹腔呈弥散性分布，严重时可以经脐孔渗漏。辅助利尿等抗腹水治疗后仍不得缓解时，应拔除分流管。

四、脑积水分流术后其他少见并发症的研究进展

1954 年 Wosf 首次报道了第三脑室恶性胶质瘤经脑室 - 胸腔分流转移到胸腔，其后不断有类似病例的报道。颅外转移最常见的脑肿瘤是髓母细胞瘤，其次为松果体生殖细胞起源的恶性肿瘤，恶性胶质瘤、脑膜瘤及脉络丛乳头状瘤也可引起。颅内恶性肿瘤细胞从原发肿瘤脱落后进入 CSF 循环，经 CSF 分流管而致颅外远处转移。

发生颅外转移者，以年龄 20 岁以下者居多，因为在这个年龄阶段最易发生转移的髓母细胞瘤、生殖细胞瘤的发病率最高，其次这类原发肿瘤导致脑积水时需做 CSF 分流的比例也高。

癫痫的发生是因 CSF 分流手术做脑室穿刺造成皮质损伤所致。多数学者认为癫痫的产生与脑皮质穿刺部位无关。Mclaurin 认为一旦出现了脑电图异常即应使用抗癫痫药预防，特别是对于癫痫的高发病组，如脑出血及脑穿通畸形的患者，但这种预防也如同其他开颅手术后预防癫痫一样是一个尚有争议的问题。

去骨瓣治疗术后并发脑积水的重型颅脑损伤患者行分流手术是一类特殊情况。分流术后除了可能存在以上常见的并发症以外，还存在一些特殊类型的并发症，如反常性脑疝。反常性脑疝是一种罕见的危及生命的并发症，多发生于去骨瓣患者行分流术后，由大气压力、脑组织重力作用、分流过度等所产生的低颅压相对于去骨瓣侧脑组织形成一种背离去骨瓣侧的反向脑疝。CT 表现为中线偏向去骨瓣对侧，基底池受压。患者病情多进行性发展，国外也有急性进展性脑疝的报道，治疗要求早期行颅骨修补术。面对这些并发症，颅骨修补和 V-P 分流是否应同时进行的问题各家观点不一，疗效上无明显差异（图 45-5-1）。

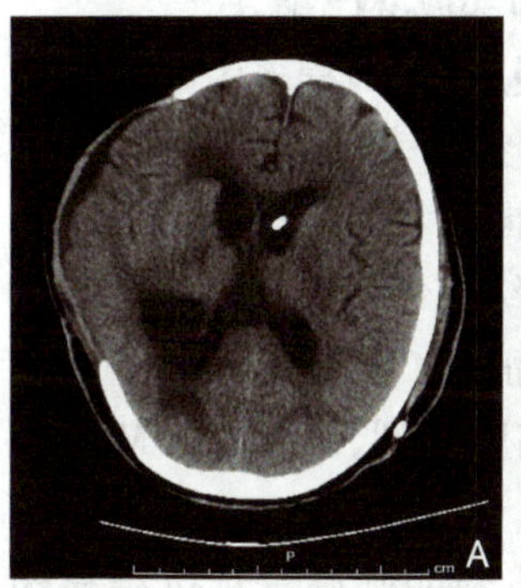

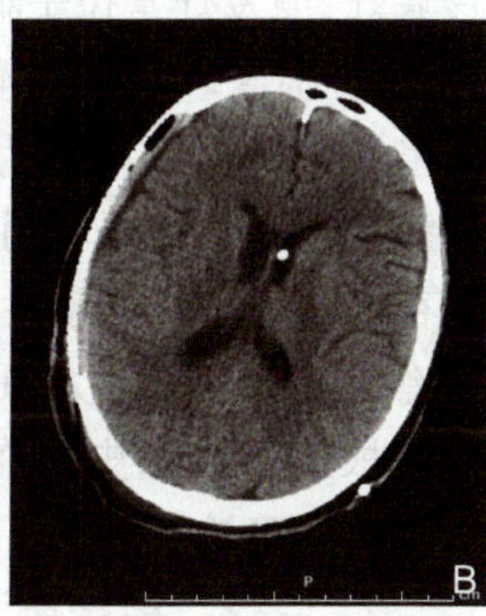

图 45-5-1 脑外伤术后合并脑积水给予脑室腹腔分流术术后头部 CT（A），三个月后行颅骨修补术术后头部 CT（B）

（雷 霆 舒 凯）

第四十六章　中枢神经系统感染和寄生虫疾病

第一节　颅内特异性感染性疾病

一、脑结核球

脑结核球（结核瘤）是形成于脑实质内的结核性肉芽肿性肿块，多继发于身体其他部位的结核病灶，原发灶常位于肺部或淋巴结。

1. 临床表现　缓慢起病，病程多为数周。局限型患者以颅内病变为主要表现有颅内压增高、癫痫、轻偏瘫、失语和同向偏盲等。全身型患者同时存在其他脏器活动性结核性病灶，全身情况差，伴有发热、盗汗、乏力和消瘦。

根据结核病史和临床表现，结合 CT、MRI 检查多可明确诊断。

2. 治疗　结核瘤诊断明确后首选抗结核药物治疗。经抗结核药物治疗后，绝大多数结核瘤会缩小或消失。采用吡嗪酰胺、乙胺丁醇、利福平和异烟肼联合用药方案，用药周期为 12~18 个月。药物治疗 4~8 周，CT 和 MRI 检查，结核球不缩小，可考虑手术切除。

多数情况下结核球可作完整切除。切除结核球时，应避免干酪样或脓性物质进入脑室系统或污染术野。术后抗结核药物继续使用至少 3~6 个月。

二、颅内真菌感染

隐球菌、念珠菌、曲霉菌、毛霉菌和放线菌等是中枢神经系统感染常见真菌。颅内真菌感染多继发身体其他部位的感染，主要通过血行侵入。

1. 临床表现　中枢神经系统真菌感染比较少见。可表现为局限性化脓或肉芽肿形成。毛霉菌和曲霉菌有时还可以侵犯血管，导致血栓形成引起脑梗死或出血。

2. 治疗　两性霉素 B 与氟胞嘧啶联合治疗时非常有效。单发的真菌性脑脓肿采取手术切除。

三、脑蛛网膜炎

脑蛛网膜炎又称粘连性蛛网膜炎、浆液性脑膜炎，是继发于急性或慢性软脑膜感染，如结核性脑膜炎、化脓性脑膜炎或真菌性脑膜炎等引起的脑蛛网膜炎，其他如中耳炎、鼻窦炎、结核病、流感、颅脑外伤、手术、脑寄生虫病、鞘内注入抗生素、麻醉药、造影剂等引起软脑膜、蛛网膜的炎症反应。少数病例病因不明。

本病多见于中青年，男性多于女性，表现出颅压增高和脑膜刺激症状。

对早期、急性、亚急性发病的病例应先采用药物控制蛛网膜炎症，降低颅内压力，可用肾上腺皮质激素类药物防止蛛网膜粘连。已形成粘连的病例可行手术松解神经，切除囊肿。明显脑积水者可行脑室－腹腔分流术。

四、艾滋病的神经系统损害

获得性免疫缺陷综合征即艾滋病（AIDS），是由人类免疫缺陷病毒 -1（HIV-I）或人类免疫缺陷病毒 -2（HIV-2）病毒感染引起，前者多见。超过 60% 的患者中枢神经系统受累，20% 以上 HIV-1 感染患者首发症状是中枢神经系统症状，死于艾滋病的患者尸检只有 5% 的脑组织正常。

HIV-1 感染后，病毒可直接破坏中枢神经系统细胞，出现脑膜炎和 HIV-1 相关性痴呆，也会引起肌病和脊髓病。

AIDS 的原发性神经疾病包括 HIV 相关性脑膜炎和 HIV-1 相关性痴呆（HIV 脑病）。

HIV 常见的机会性感染包括脑弓形虫病、巨细胞病毒(CMV)性脑炎、进行性多灶性白质脑病(PML)和原发性中枢神经系统淋巴瘤(PCNSL)。

(刘伟国)

参考文献

1. 李亚楠,高钟生,王冰洁,等.结核性脑膜脑炎的综合治疗[J].脑与神经疾病杂志,2011,19(3):234-236.
2. 李平,温海.隐球菌病的诊治进展[J].中国真菌学杂志,2011,6(3):186-189.
3. 项永生,刘灵慧,陈善成,等.脑结核瘤的诊断和手术治疗[J].中华神经医学杂志,2005,4(10):1051-1052.
4. 杨涤,韩宁,王凌航,等.艾滋病合并中枢神经系统病变61例分析[J].中国艾滋病性病,2010,16(4):344-346.
5. Zunt JR, Baldwin KJ. Chronic and subacute meningitis[J]. Continuum (Minneap Minn), 2012, 18(6 Infectious Disease): 1290-1318.
6. Roy M, Chiller T. Preventing deaths from cryptococcal meningitis: from bench to bedside[J]. Expert Rev Anti Infect Ther, 2011, 9(9): 715-717.
7. Harris JR, Lindsley MD, Henchaichon S, et al. High prevalence of cryptococcal infection among HIV-infected patients hospitalized with pneumonia in Thailand[J]. Clin Infect Dis, 2012, 54(5): e43-50.
8. Liu TB, Perlin DS, Xue C. Molecular mechanisms of cryptococcal meningitis[J]. Virulence, 2012, 3(2): 173-181.
9. Letendre S. Central nervous system complications in HIV disease: HIV-associated neurocognitive disorder[J]. Top Antivir Med, 2011, 19(4): 137-42.
10. Alkali NH, Bwala SA, Nyandaiti YW, et al. NeuroAIDS in sub-Saharan Africa: a clinical review[J]. Ann Afr Med, 2013, 12(1): 1-10.

第二节 颅内非特异性感染疾病

颅内非特异性感染主要由细菌、病毒、霉菌和寄生虫引起,多数急性发病,病情危重,早期、正确诊断与及时恰当处理,对于挽救患者的生命和使其神经功能得到较满意恢复至关重要。根据病变部位与性质,临床上常见的有化脓性脑膜炎、脑脓肿以及硬脑膜下和硬脑膜外脓肿,它们可单独出现,也可同时出现。

颅内非特异性感染通常为爆发性或急性起病,少数为隐匿性发病。临床表现可出现急性感染及全身中毒、颅高压,以及局灶性神经缺损症状,但脑疝和感染灶广泛播散时病情可急剧恶化,出现昏迷、寒战、高热、全身抽搐,甚至角弓反张。少数病例由于细菌的毒力很强,或机体的抵抗力很差,脑组织迅速发生较大范围的坏死和严重水肿,颅内压增高和局灶症状,预后极差。

辅助检查:①血液临检,血常规白细胞数增加,以中性粒细胞为主;血培养可能检出致病菌等;②脑脊液检查,压力升高,外观浑浊或呈脓性,除硬膜外脓肿,其他情况都有白细胞数明显升高,急性期以中性粒细胞为主,恢复期以淋巴细胞为主。脑脊液中蛋白含量增高,糖含量下降,氯化物降低。脑脊液培养可能检出致病菌;③影像学检查,CT及MRI已经逐渐成为临床诊断的主要依据。

治疗上强调综合性治疗,要兼顾全身情况和原发病灶的治疗。诊断一经确定,应立即使用抗生素进行治疗。在明确病原菌前,可按一般发病规律选用药物,三代头孢常作为首选用药。若病原体明确者应针对病原菌选用敏感的药物。对全身给药效果欠佳的脑膜炎病例,可结合鞘内给药,应根据药敏和对血-脑屏障的通透性选择正确的抗生素。若临床上考虑为多种致病菌混合感染,则需联合用药。同时,多数脑脓肿、硬脑膜下和硬脑膜外脓肿病例需要结合外科治疗。

一、化脓性脑膜炎

化脓性脑膜炎(purulent meningitis)是指由化脓性细菌所引起的脑脊膜炎症,感染主要波及蛛网膜下腔,故无论是脑、脊髓还是脑神经、脊神经均可受累,甚至有时还伴脑室壁及脉络丛炎症。基本病理变化为软脑膜炎、脑膜血管充血和炎性细胞浸润。

MRI诊断价值较高。早期可正常,随病情进展T_1WI显示蛛网膜下腔高信号,可不规则强化;T_2WI脑膜高信号。后期弥漫性脑膜强化、脑水肿等。CT扫描在病变早期无异常,随着病情进展,CT增强扫描时可见脑膜呈线状强化。如并发硬膜下积液,CT可见颅骨内板下方出现新月形低密度区。包膜形成时,内膜可强化。炎症波及室管膜及脉络丛时,可显示脑室壁线状强化,如并发脑积水则可见脑室扩大等。如脑实质受累则显示低密度区和占位效应。

正确选择抗生素应该根据药敏和对血－脑屏障的通透性，同时也应该针对患者局部的常见病原菌。抗生素治疗疗程一般是症状（包括发热）消退后用药5天。

二、脑脓肿

脑脓肿（brain abscess）是化脓性细菌侵入脑内所形成的脓腔，是一种严重的颅内感染。可发生于任何年龄，但儿童及青壮年常见。脑脓肿形成的过程可分为四个阶段（表46-2-1）。

不同时期影像学表现不同。CT扫描可以确定脑脓肿的存在及位置，脓肿大小、数目和形态。MRI（表46-2-2）：脓肿包膜形成前，表现为脑内不规则，边界不清的长T_1长T_2信号影，占位征明显，需与胶质瘤、转移瘤相鉴别。DWI（弥散加权序列）通常为高信号，在脑脓肿诊断中具有特异性，鉴别价值突出（图46-2-1）。

表46-2-1 脑脓肿的四个阶段

阶段	病史特点
1	早期脑炎期：（1~3天）炎症早期，病灶与周围脑组织分界不清，神经中毒性改变，血管周围炎性侵润
2	晚期脑炎期：（4~9天）出现网状基质（胶原前体细胞）和坏死中心
3	早期脓肿期：（10~13天）无血管，坏死中心，网状结构环绕（脑室侧网状结构发展不完善）
4	晚期脓肿期：（14天以上）胶原囊壁形成，坏死中心，囊壁周围神经胶质增生

表46-2-2 脑脓肿MRI表现

阶段	T_1WI	T_2WI	DWI
脑炎期	低信号	高信号	
脓肿期	病灶中央：低信号； 囊壁：中等信号； 周围水肿带：低信号	病灶中央：等或高信号； 囊壁：清晰的环； 周围水肿带：高信号	高信号，特异性显示脓液溶质成分

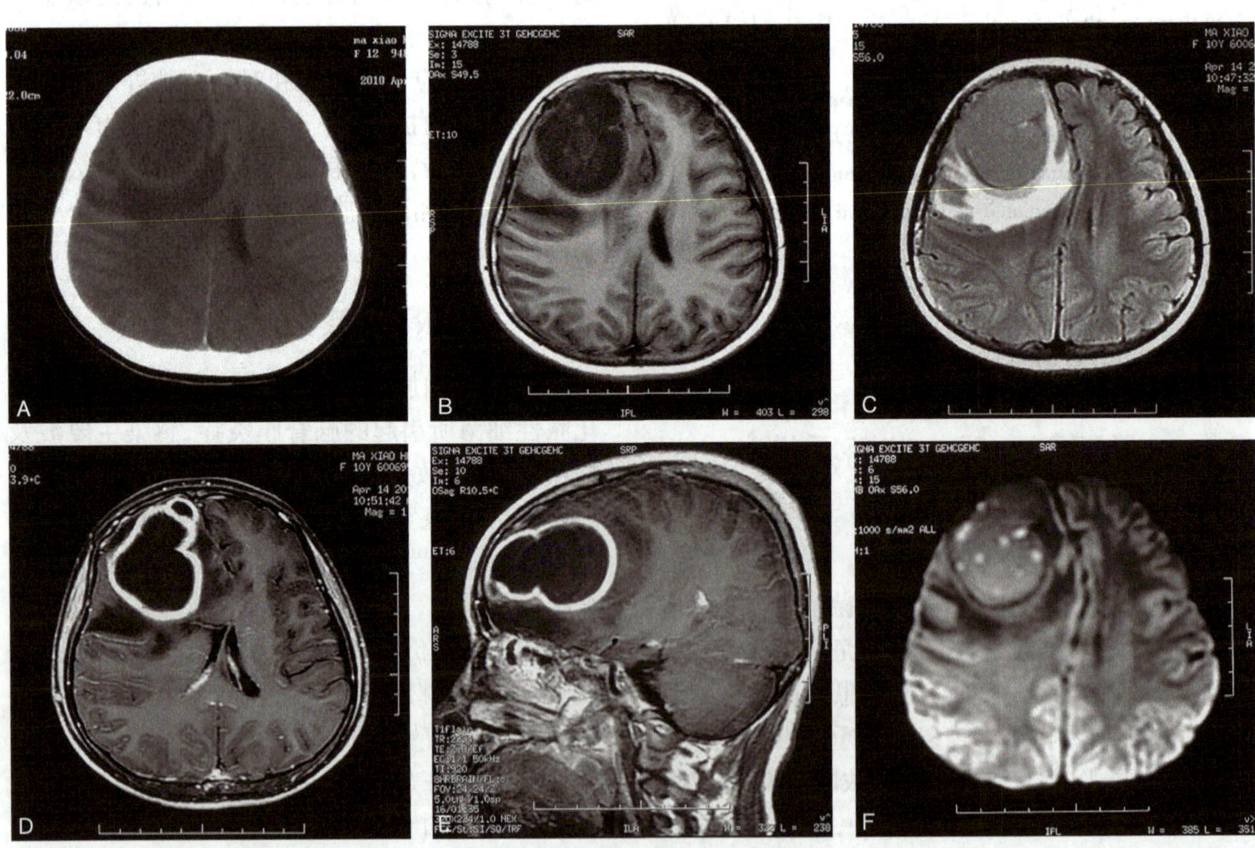

图46-2-1 脓肿形成阶段

CT平扫描可显示一低密度病灶占位，增强病灶周围可呈完整但不规则环状强化。周围明显不规则脑水肿，有占位效应。MRI包膜形成时，T_1WI清楚，信号均匀的类圆形低信号影或等信号影。T_2WI高信号，可见血管流空影。DWI为高信号

脑脓肿的原则是综合治疗：处理原发灶和长期应用抗生素，外科引流或切除，尽早取得组织标本以证实诊断，确定病原菌的种类。外科治疗：①穿刺抽吸，尤其适合多发深部病灶。②外科切除，通常用于需要清除异物的外伤后脑脓肿和抗生素相对不敏感的真菌性脑脓肿，外科切除只能在脓肿晚期实施。

抗生素治疗静脉给药6~8周，再口服4~8周。完整切除脓肿可缩短用药时间。占位效应严重使病情恶化者可用激素，激素减少脓肿纤维包裹的概率，但可能降低抗生素进入脓腔的穿透力。近年，脑脓肿死亡率已显著下降，但致残率仍很高。

三、硬脑膜下脓肿

硬脑膜下脓肿（intradural abscess）较少见，但病情危重。病理改变主要是硬脑膜的内层发生炎症性改变。慢性期在硬脑膜和蛛网膜或蛛网膜和脑之间形成粘连或较厚的包膜，抗生素难以进入包膜内。

CT扫描表现为靠近颅骨内板范围广泛的新月形低密度区，增强后可出现边界清楚、厚度均匀的细强化带，位于硬脑膜下积脓处和脑表面之间。MRI检查，T_1WI为信号低于脑实质而高于脑脊液，T_2WI信号高于脑实质而略低于脑脊液，覆盖于大脑半球表面，呈新月形并向脑裂特别是外侧裂延伸，新月形的内缘不出现低信号的弧形带。DWI为高信号（图46-2-2）。

绝大多数病例须急诊行外科引流。病程早期，脓液较稀，更应引流，婴幼儿可行前囟穿刺，成人行钻孔抽出脓液。晚期有分隔形成，需开颅病灶切除。无明显神经功能缺失、扩散和占位效应、早期对抗生素反应良好可考虑非外科治疗。抗生素治疗原则与脑脓肿的治疗相似。预后取决于病情的严重程度与病变波及的范围。大脑镰旁的硬脑膜下脓肿，由于手术处理较难，预后较差。

四、硬脑膜外脓肿

硬脑膜外脓肿（epidural abscess）取决于细菌的毒力、机体的抵抗力和感染的期限。早期反应为硬脑膜外层轻度充血和渗出，继而纤维蛋白沉积或脓肿形成。若细菌毒力小和机体抵抗力强时，局部可形成肉芽组织，甚至转变成致密的纤维组织瘢痕。

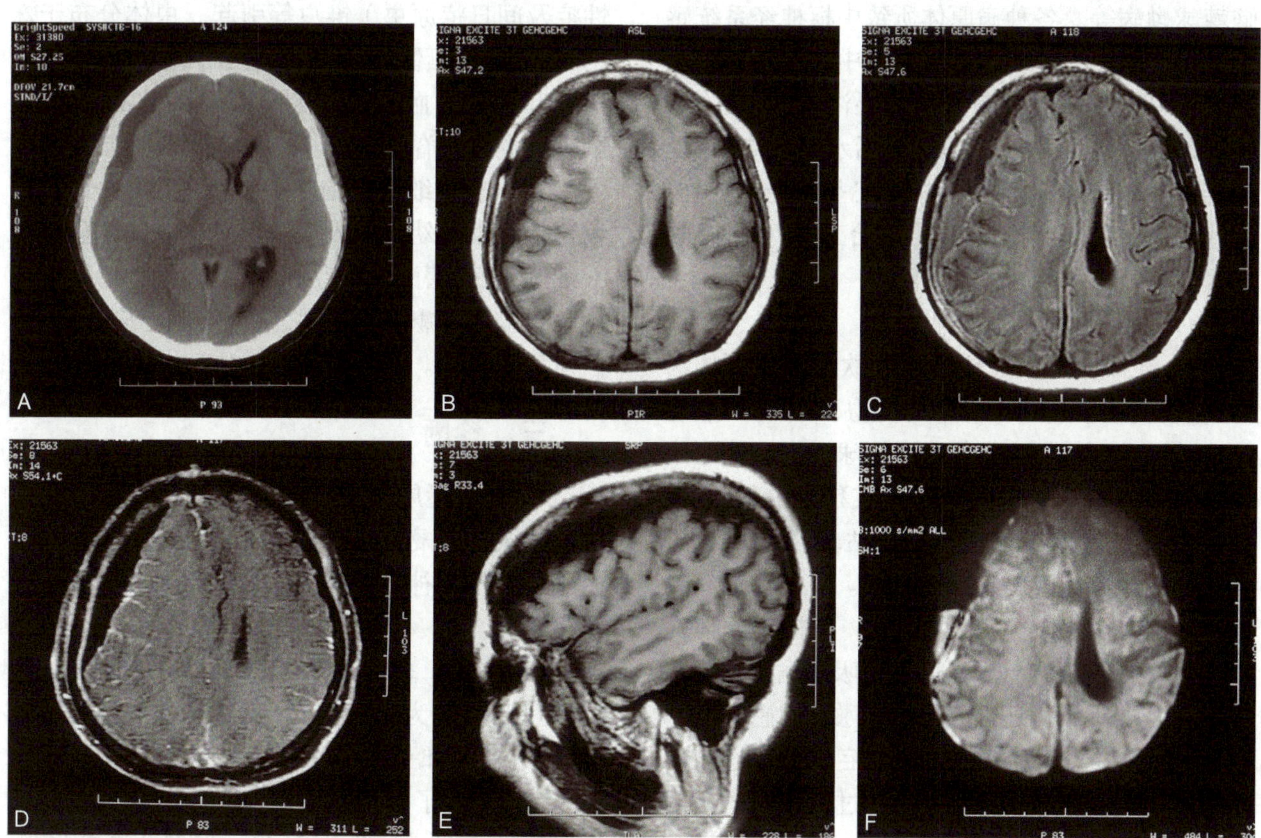

图46-2-2 CT扫描表现为广泛的新月形低密度区，增强后可出现边界清楚、厚度均匀的细强化带。MRI：T_1WI低信号，T_2WI略高信号，呈新月形。DWI为高信号

CT扫描在颅骨内板下方、脑外出现梭形低密度区，范围比较局限，增强扫描其内缘有明显的带状强化，还可能发现颅骨骨髓炎等原发感染病灶。MRI检查显示颅骨内板下边界清楚的梭形异常信号区，T_1WI信号介于脑组织与脑脊液之间，T_2WI呈高信号。梭形区内缘在T_1、T_2WI均呈高信号的弧形带。DWI可特异性显示为高信号。

硬脑膜外脓肿的治疗也应进行钻孔引流术以彻底排除脓肿。外伤或开颅术后引起的，应手术去除碎骨片或异物。颅骨骨髓炎引起的应切除死骨，对其他各种原发病灶同样应当进行根治手术。由于硬脑膜对化脓性炎症的扩散有阻挡作用，所以多数炎症只局限在硬脑膜外间隙，如处理及时恰当，预后较好。

（孙 涛 马 辉）

第三节 寄生虫感染

中枢神经系统寄生虫病是寄生虫侵犯中枢神经系统而导致的疾病。该组疾病种类较多，常见的有脑猪囊尾蚴病、脑血吸虫病、脑型肺吸虫病、脑棘球蚴病等。各种病原体所致中枢神经系统感染皆属临床重症。寄生虫引起的中枢神经系统感染常与其他中枢神经系统疾病混淆，且易被临床医师忽略。近年来随着国民生活水平提高、环境改善以及防治措施得力，发病率已呈下降趋势，但有些寄生虫病尚有抬头趋势，防治工作仍需加强。

一、流行病学

1. 经口食入病原体感染 饮用被病原体污染的水，食入被病原体污染的食物、蔬菜等可引起脑血吸虫病、脑弓形虫病及脑棘球蚴病。脑裂头蚴病可因进食未熟的蛙、蛇、鸟或猪肉引起，脑并殖吸虫病因进食未熟的溪蟹、蝲蛄，脑囊虫病因进食未熟的含有包囊的猪肉而引起。

2. 经皮肤接触病原体感染 在被病原体污染的江、河、湖中游泳可引起脑血吸虫病及脑裂头蚴病。脑裂头蚴病还可经局部贴敷蛙肉感染。

3. 经虫媒传播感染 脑型疟疾是通过被感染的蚊虫叮咬、非洲锥虫病是通过被感染的舌蝇叮刺后将病原体注入体内感染。

4. 其他途径感染 脑棘球蚴病可通过呼吸道感染。脑型疟疾、脑弓形虫病可通过输血，脑弓形虫病还可通过器官移植及胎盘感染。

二、发病机制

寄生虫可寄居脑部任何部位，细胞内、血管内、脑膜间隙、组织间、脑脊液、脑室内。可刺激局部组织，诱发炎症，造成出血，导致局部脑组织损伤。

1. 寄生虫引起脑损害的因素 寄生虫对人体的损害主要是通过机械作用、化学作用和夺取营养。对脑的损害主要是前两者所致。机械作用是虫体本身造成，化学作用系虫体代谢产物、分泌的毒素及酶类的作用。

2. 寄生虫中枢神经系统病变类型 寄生虫引起的中枢神经系统改变，常见者有三种类型：脑部占位性脑变、脑炎或脑膜炎、嗜酸细胞性脑膜脑炎。

（1）占位性病变：可由蠕虫成虫（如卫氏并殖吸虫）、幼虫（猪绦虫）及虫卵（血吸虫）或原虫的孢子虫囊（肉孢子虫）、脓肿（溶组织内阿米巴）等所致。

（2）脑炎或脑膜脑炎：可由疟原虫（见于恶性疟及间日疟原虫）、锥虫等引起。虫体分布于蛛网膜、颅底及延髓，可见脑水肿、脑回变平、蛛网膜下腔和脑室有血性脓样渗出物。临床表现脑炎、脑膜脑炎和脑脊髓膜炎。

（3）嗜酸细胞性脑膜炎或脑膜脑炎：见于动物寄生蠕虫的幼虫进入人体后发生。脑部可见嗜酸细胞浸润、嗜酸性肉芽肿或脓肿，发生嗜酸细胞性脑膜脑炎。患者有发热、嗜酸细胞增多、高球蛋白血症等表现。

三、诊断

1. 脑猪囊尾蚴病又称脑囊虫病，是猪带绦虫的幼虫囊尾蚴寄生于人体组织中所引起的疾病。由于囊虫侵入神经组织的数目、部位不同，临床症状复杂。

病程缓慢，多在5年以内，具备下列三项的两项者可以诊断为脑囊虫病：①有局灶或弥散的脑症状和体征，如头痛、癫痫发作、颅内压增高、精神症状者，排除了其他原因；②脑脊液囊虫免疫学试验阳性；③头部CT、MRI显示典型的囊虫改变。

如果仅具备上述第一项，则应具备下列三项

中的两项：①病理检查证实皮下结节为猪囊虫尾蚴，或者眼内、肌肉内发现囊虫，或血囊虫免疫学试验阳性；②脑脊液淋巴细胞增多或蛋白含量增高，或找到使酸性粒细胞；③头部 X 线片显示囊虫钙化影。

2. 脑棘球蚴病属慢性人畜共患寄生虫病。多见于牧区，患者有与狗、羊密切接触史，慢性颅内压增高和癫痫为特征。血象嗜酸性粒细胞增多，皮内试验阳性率 80%~95%。补体结合试验阳性，CT 和 MRI 检查可确诊。

3. 肺吸虫病者多有生食或半生食淡水蟹或蝲蛄经历。曾有咳嗽、咳铁锈色痰和头痛、呕吐、癫痫、视神经乳头水肿等中枢神经系统症状和体征。脑脊液中嗜酸性粒细胞增多，蛋白含量增高，偶可检出虫卵。在组织破坏期可出现血性脑脊液。在囊液形成期脑脊液压力升高、蛋白增多等。周围血中嗜酸性细胞百分比可高达 80%。痰液、大便、胃液及其他体液中可发现成虫、童虫或虫卵均是诊断的有力证据。CT 平扫在急性期主要为脑水肿，脑实质可见大小不等的低密度水肿区、脑室狭小、不强化。肉芽肿囊肿形成期出现高密度占位，边界模糊，病灶可强化。纤维瘢痕期可见钙化灶。

4. 脑血吸虫病是蚴血吸虫寄生进入人静脉系统，其中 2%~4% 引起脑血吸虫病。根据疫源接触史、粪便和免疫学检查，脑部症状诊断，吡喹酮治疗有效。

四、治疗

1. 脑囊虫病可以吡喹酮及阿苯达唑药物治疗，用药过程中如出现颅内压增高反应可用皮质类固醇和甘露醇。可应用神经内镜或开颅行囊虫摘除术。脑实质内多发性囊虫无法全部摘除，如果颅内压增高危及患者生命或影响视力，可行颞肌下减压术。脑池和蛛网膜下腔型出现交通性脑积水，可行第三脑室、终板造漏术或侧脑室腹腔分流术。

2. 目前尚无杀灭脑棘球蚴病特效药物。手术为根治的唯一疗法。注意勿将囊壁弄破，以免囊液外溢，使囊内头节种植造成复发或过敏性休克。如术中包虫囊破裂，可用过氧化氢、大量盐水冲洗，防止病灶种植。

3. 脑肺吸虫病可用阿苯达唑和吡喹酮治疗，如病变有明显占位压迫症状，有颅内压增高可行一侧或双侧颞肌下减压术，若病灶局部或已有包膜形成的囊肿和脓肿，可开颅术切除病灶。

4. 脑血吸虫病采用吡喹酮治疗。有明显临床症状者可施行开颅手术切除。

（刘伟国）

参考文献

1. 顾福祥，顾金保，陈晓光. 脑寄生虫病的影像学表现[J]. 热带医学杂志，2009，9(6)：709-711.
2. 王淑梅，杨飞飞，黄玉仙，等 .78 例脑寄生虫病病例分析[J]. 中国寄生虫学与寄生虫病杂志，2009，27(3)：245-248.
3. 王忠磊，寇景轩，胡颖新，等. 阿苯达唑、吡喹酮联合应用治疗脑囊虫病临床研究[J]. 中国热带医学，2008，8(11)：1873-1876。
4. 张强，线春明. 脑包虫病 12 例手术报告[J]. 中华神经外科杂志，2006，22(1)：60.
5. 付强，周庆九，刘波，等. 脑包虫病的诊断及误诊原因分析[J]. 中华神经外科疾病研究杂志，2010，9(1)：58-61.
6. 侯春阳，李梅. 脑型肺吸虫病 38 例临床分析[J]. 第三军医大学学报，2011，33(2)：214-215.
7. 李黎，王荣科，蒋朝东，等. 肺吸虫病 62 例临床分析[J]. 寄生虫病与感染性疾，2010，8(3)：166-168.
8. 骆翔，喻志源，唐荣华，等. 脑血吸虫病的影像学特征及诊断意义[J]. 中国血吸虫病防治杂志，2008，20(5)：358-360.
9. Xu HZ, Tang LF, Zheng XP, et al. Paragonimiasis in chinese children: 58 cases analysis[J]. Iran J Pediatr, 2012, 22(4): 505-511.
10. Koh EJ, Kim SK, Wang KC, et al. The return of an old worm: cerebral paragonimiasis presenting with intracerebral hemorrhage[J]. J Korean Med Sci, 2012, 27(11): 1428-1432.
11. Abdel Razek AA, Watcharakorn A, Castillo M. Parasitic diseases of the central nervous system[J]. Neuroimaging Clin N Am, 2011, 21(4): 815-841.
12. Nash TE, Garcia HH. Diagnosis and treatment of neurocysticercosis[J]. Nat Rev Neurol, 2011, 7(10): 584-594.
13. Del Brutto OH.Neurocysticercosis[J]. Continuum (Minneap Minn), 2012, 18(6 Infectious Disease): 1392-1416.
14. Baird RA, Wiebe S, Zunt JR, et al. Evidence-based guideline: treatment of parenchymal neurocysticercosis: report of the Guideline Development Subcommittee of the American Academy of Neurology[J]. Neurology, 2013, 80(15): 1424-1429.

第四节　脊髓蛛网膜炎

脊髓蛛网膜炎是蛛网膜的一种慢性炎症过程。此病引起蛛网膜增厚，与脊髓、脊神经根粘连；或形成囊肿阻塞髓腔；或影响脊髓血液循环，最后导致脊髓功能障碍。本病的临床症状常缺乏特异性，且影像学典型征象出现均在病变后期，较易引起漏诊、误诊和误治。

一、病理

1898 年 Schlesinger 首先称为脊髓局限性脊髓炎，后称为脊柱浆液性脑膜炎、慢性脊膜炎、慢性腰椎脑膜炎、伴神经根病变的脊柱脑膜炎。

脊髓蛛网膜炎在脊髓各段均可发生，以成人或老年人多见。继发性与椎管内炎症、外伤、出血、肿瘤及其他椎管内疾患有关。脊髓造影一度成为医源性脊髓蛛网膜炎重要原因。原发性少见。

脊髓蛛网膜炎病变范围常累及几个脊髓节段，以胸段多见，通常脊髓后部病变较前部病变严重。病变蛛网膜增厚，呈乳白色、浑浊状，正常光泽消失，晚期可形成坚韧的纤维瘢痕组织。蛛网膜粘连和囊肿形成所产生的脊髓缺血和受压是本病的病理基础。

二、临床表现

脊髓蛛网膜炎多为亚急性或慢性起病，病程可由数月至数年，根据受累范围可分为局限性和弥漫性两种。

1. 局限性脊髓蛛网膜炎　可有急性感染病史，一段时间后出现神经根刺激症状如神经根性疼痛、麻木、蚁行感等首发症状，累及脊神经前根时，可出现下运动神经元瘫痪，左右侧可以不对称。按病变情况分为囊肿型及单纯局部粘连型两类，以后者多见。囊肿型临床表现与脊髓肿瘤很相似，早期诊断困难，病程中常有缓解；单纯局部粘连型的炎症仅侵及几段脊蛛网膜，临床上呈节段性的感觉障碍、相应节段的肌肉萎缩及无力，括约肌功能障碍不明显。

2. 弥漫性脊髓蛛网膜炎　中年人较多见，由粘连性蛛网膜炎引起，病程缓慢，病情反复，患者常不能回忆发病初期情况。病变往往由胸段脊髓开始，数月到数年内逐渐出现感觉异常、过敏及麻木。病变范围较广者可出现多发节段性感觉障碍，也可为进行性感觉障碍水平上升，束带样感觉。运动障碍可较明显，为渐进性肌无力或瘫痪，常伴有肌萎缩。括约肌障碍出现较迟。如蛛网膜炎起始于马尾部，则临床表现为进行性坐骨神经痛，有较明显的下肢肌萎缩、肌无力，腱反射减弱或消失以及感觉缺失、括约肌功能障碍。

脊髓蛛网膜炎更突出多灶性损害特点，即“患者主诉与临床特征不一致；运动、感觉和反射不对称；定位诊断与影像检查不吻合”。若患者集中出现如下症状：①亚急性或慢性起病，呈波动性发展；②发病前有椎管造影、麻醉穿刺、创伤和感染病史，继而出现肢体或躯干顽固性疼痛，且症状逐渐加重；③体征分散，以多灶性和不对称性为特征；④抗炎及激素治疗有一定效果。就应考虑到脊髓蛛网膜炎的可能。

三、辅助检查

腰椎穿刺检查：由于蛛网膜与软膜、脊髓广泛粘连，故初压一般较低；脑脊液呈无色透明或略带淡黄色，白细胞可增高，蛋白质含量明显增高。

体感诱发电位：不仅能客观反映脊髓传导功能，而且也为脊髓病变部位的判断提供依据，提高了诊断率。

CT 检查表现为硬膜囊内局部充盈缺损、脊髓移位、椎管矢状径缩小、黄韧带增厚等，但无诊断特异性。

CT 脊髓造影检查可清晰显示病变的形态、位置、大小、脊髓受累情况。但是椎管内注射药物和脊髓造影会引发蛛网膜炎，对脊髓受累程度判定不及 MRI，现已少用。

MRI 检查病变段脊髓呈慢性萎缩性改变，软化灶呈长 T_1、长 T_2 信号特点，其 T_1 值短于脑脊液；还能准确区分脊髓蛛网膜炎与椎管内占位性病变，但对于硬膜囊的厚度显示差且对钙化灶显示不佳。

四、治疗

以内科治疗为主综合治疗，包括抗生素（急性感染时）、皮质类固醇激素、B 族维生素和血管扩张剂等药物治疗。

根据病情发展可分为 4 期：①软脊膜炎期；②

蛛网膜炎期；③粘连性蛛网膜炎期；④神经变性期。此期对判断手术繁易及疗效评估有帮助：1 期属可逆型，偏向于非手术治疗；2 期和 3 期若及时手术可能获得理想效果；4 期由于坚实的纤维瘢痕组织压迫，脊髓严重变性和功能丧失，不宜手术。

手术治疗仅限于局限性粘连及囊肿形成的病例，以减压为主要目的，不强求粘连的充分松解。如为弥漫性粘连性蛛网膜炎不宜手术。术后早期开始康复治疗，重视对截瘫的护理，以及尿路感染与压疮的防治等。

（孙 涛　刘 诤）

参考文献

1. Ishizaka S, Hayashi K, Otsuka M, et al. Syringomyelia and arachnoid cysts associated with spinal arachnoiditis following subarachnoid hemorrhage[J]. Neurol Med Chir (Tokyo), 2012, 52(9): 686-690.
2. Vaughan D, Bolger C, O'Brien DF. An interesting case of primary spinal arachnoiditis[J]. Br J Neurosurg, 2012, 26(4): 555-557.
3. Koyanagi I, Iwasaki Y, Hida K. Clinical features and pathomechanisms of syringomyelia associated with spinal arachnoiditis[J].Brain Nerve, 2011, 9(9): 969-977.
4. Douglas MR, Daniel M, Lagord C, et al. High CSF transforming growth factor beta levels after subarachnoid haemorrhage: association with chronic communicating hydrocephalus[J].J Neurol Neurosurg Psychiatry, 2009, 80(5): 545-550.

第五节　椎管内脓肿

椎管内脓肿多由血行感染或脊椎骨髓炎蔓延所致，根据发生部位，可分为脊髓硬脊膜外脓肿(spinal epidural abscess, SEA)、脊髓硬脊膜下脓肿和脊髓内脓肿，SEA 最常见，后两者极为少见，临床症状和治疗方式也相似，本节探讨 SEA。

SEA 为椎管内硬脊膜外脂肪组织和静脉丛的局限性化脓性感染，引起硬脊膜外间隙内有脓液积聚或大量肉芽组织增生，造成脊髓受压。因脊髓压迫损害症状急、重，及时治疗多可治愈，如诊治不及时将造成严重后果。

一、病因

SEA 可发生于任何年龄，以青少年多见，男女比例为 1：0.56。

绝大多数 SEA 为继发感染，以皮肤疮疖或蜂窝织炎为最常见。近年，随着局部封闭和穿刺增多，医源性感染机会也在增加。

二、病理

SEA 好发于胸段脊椎背侧，腰骶段次之，颈段和上胸段极少见。SEA 可分为急性、亚急性及慢性，以急性最多见。①急性期：病理改变为组织充血、渗出，大量白细胞浸润，脂肪组织坏死，在硬脊膜外腔有大量脓液积存，常形成大小不同的袋状脓腔，脓液在硬脊膜外腔不断积存，腔内压增高而呈纵向扩散，可累及多个脊髓节段。②亚急性期：在硬脊膜外腔可有脓液与肉芽组织共存；③慢性期：硬脊膜外为肉芽组织，外观上无明显的脓液，甚至无感染征象，但有时可培养出细菌，脊髓损伤以粘连和缺血为主，而并非是压迫。

三、临床表现及影像学检查

SEA 的主要临床表现为早期持续高热、乏力、腰背部疼痛，继之出现神经根性放射痛、肢体瘫痪、尿潴留、括约肌功能障碍以及脓肿相应节段以下感觉丧失等急性横贯性脊髓损害表现。

实验室检查可见白细胞增多、C 反应蛋白升高和血沉升高。应尽量避免腰椎穿刺，以免病原微生物在蛛网膜下腔扩散。

影像学检查：CT 平扫可见硬脊膜外脂肪间隙消失，可见硬脊膜移位，蛛网膜下腔变窄。亚急性和慢性病例见邻近椎体骨质不规则破坏和轻度增生。同时发现邻近椎体有化脓性骨髓炎和椎旁软组织感染灶。MRI 能显示原发病灶和硬脊膜外脓肿的范围，以及硬脊膜、脊髓的受压移位情况和蛛网膜下腔的狭窄程度，显示脊髓有无水肿、缺血、感染和坏死软化等优于 CT；增强扫描后脓肿壁呈线样或环状强化，脓液和坏死区无明显强化，较小的肉芽组织呈均匀性强化；DWI 上脓肿呈高信号，有助于鉴别诊断。

四、治疗

SEA 的治疗效果与治疗时机有密切关系，应在出现完全性截瘫以前予以治疗，一旦出现完全性截瘫，治疗效果不佳。治疗目的是迅速清除病灶，充分减压与引流，恢复神经功能，重建脊柱稳定性和缓解疼痛。

对可疑或已确诊而无脓液形成的患者，早期均应严格卧床，全身应用足量高效广谱抗生素，MRI的动态观察和密集的神经功能检查有助于及时掌握疾病的进展。短期内症状无好转或脓肿形成者应果断采取手术治疗。

1. 椎板切除术 采用后正中入路，椎板切除减压，引流脓肿，刮肉芽组织，解除脊髓压迫，脓液做细菌培养及药敏感试验，以指导用药。

2. 经皮穿刺抽脓及冲洗术 术前行MRI评估，术中X线透视或CT引导定位，经椎间隙反复穿刺抽脓、冲洗及注射抗生素，甚至考虑穿刺置管，双管对冲引流。这种方法可以维护脊柱解剖结构的完整性，减小腰椎板切除术后长期并发症的危险，对儿童患者尤为重要。

（孙 涛 刘 诤）

参考文献

1. Ellanti P, Morris S.Spontaneous spinal epidural abscess [J]. Ir Med J, 2011, 04(9): 281-282.
2. Shah NH, Roos KL.Spinal epidural absces and paralytic mechanisms[J]. Curr Opin Neurol, 2013, 26(3): 314-317.
3. Van Bergen J, Plazier M, Baets J, et al. An extensive spinal epidural abscess successfully treated conservatively[J]. J Neurol Neurosurg Psychiatry, 2009, 80(3): 351-353.
4. Connor DE Jr, Chittiboina P, Caldito G, et al.Comparison of operative and nonoperative management of spinal epidural abscess: a retrospective review of clinical and laboratory predictors of neurological outcome[J]. J Neurosurg Spine, 2013, 19(1): 119-127.
5. Ekici MA, Ozbek Z, Gökoğlu A, et al.Surgical management of cervical spinal epidural abscess caused by Brucella melitensis : report of two cases and review of the literature [J]. J Korean Neurosurg Soc, 2012, 51(6): 383-387.

第六节 椎管内结核瘤

椎管内结核瘤（intraspinal tuberculosis，ITB）是指侵犯脊髓涉及硬脊膜内外的结核性肉芽肿，不包括脊柱结核引起的椎旁脓肿。ITB约占全身结核病的2/100 000，中枢神经系统结核的2%，可见于任何年龄，青壮年多见，临床表现多样，致残率和病死率高，临床诊断困难。

结核分枝杆菌感染脊髓或脊髓膜是由体内活动性结核灶（尤其是肺结核）经血液循环或脑结核经脑脊液播散引起，少数可由结核性脊柱炎病灶局部扩散所致。病变可发生于脊髓任何节段，以胸段最多，其余依次为颈、胸椎交界，胸腰椎交界和腰椎。可发生于硬脊膜内髓内外，以及硬脊膜外。

一、临床症状

ITB临床表现依据受侵部位和程度不同而异，主要是进行性脊髓受压症状和体征，全身中毒症状不明显。ITB病程发展较快，通常为6个月，很少超过1年。早期表现为神经根性痛，肢体麻木、无力，继而出现截瘫、大小便失禁。硬脊膜外结核瘤常有背痛或神经根性痛，脊髓内结核瘤很少引起疼痛症状。

二、辅助检查

1. 脊柱X线片 多无骨质破坏，也无椎旁寒性脓肿。

2. MRI 结核性脊髓炎及结核性肉芽肿MRI表现为片状或结节状强化。后期病灶中央干酪坏死，形成成熟结核瘤，T_2WI表现为环形强化，可见"靶征"。即病变由中心到外周依次为低信号靶心－高信号环－低信号环。脑脊液小房、蛛网膜下腔消失伴脊髓轮廓不清和神经根增厚为结核脊膜受累的MRI征象。

三、治疗

TB的治疗原则是手术联合化疗。在全身抗结核治疗同时手术治疗。术后给予规范的足疗程、多联抗结核治疗。手术前不全瘫、病程短的患者通常可取得良好效果。

1. 抗结核化疗 异烟肼、利福平、吡嗪酰胺和乙胺丁醇等，其中异烟肼是治疗ITB主要药物。一般异烟肼配合其他2~3种抗结核药，采用三联或四联疗法为宜。

2. 手术治疗 以椎板切除减压术为主，术中应在不损伤神经组织前提下尽量全切病灶；对病灶与脊髓粘连紧密不易分离者，可做病灶部分切除，不应勉强分离，以免损伤正常脊髓组织；不缝合硬脊膜以减轻脊髓压迫。硬脊膜外结核瘤因未侵犯到脊髓,术后预后良好;硬脊膜下结核瘤常侵犯脊髓,手术效果不如前者。

（孙涛 王峰）

参考文献

1. Menzies D, Joshi R, Pai M. Risk of tuberculosis infection and disease associated with work in health care settings[J]. Int J Tuberc Lung Dis, 2007, 11(6): 593-605.
2. Mirzai H. Tuberculoma of the cervical spinal canal mimicking en plaque meningioma[J]. J Spinal Disord Tech, 2005, 18(2): 197-199.
3. Delance A R, Safaee M, Oh M C, et al. Tuberculoma of the central nervous system[J]. J Clin Neurosci, 2013.
4. Kumar S, Jain A K, Dhammi I K, et al. Treatment of intraspinal tuberculoma[J]. Clin Orthop Relat Res, 2007, 460: 62-66.
5. Wang Z, Shi J, Geng G, et al. Ultra-short-course chemotherapy for spinal tuberculosis: five years of observation[J]. Eur Spine J, 2013, 22(2): 274-281.

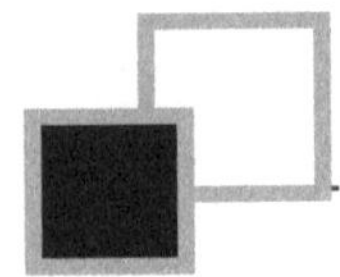

第四十七章　神经外科手术后感染及抗生素应用

颅内感染是神经外科术后可致死、致残的严重并发症，是一个影响波及脑、脊髓、被覆组织及其邻近结构的多种病理过程，临床需要及时诊治。患者常伴随高颅压、意识障碍、脑水肿、癫痫等多种并发症。而病原菌的耐药性逐年上升使临床治疗难度加大。有资料表明，开放性颅脑外伤、颅内肿瘤及手术本身使脑组织和血－脑屏障（blood brain barrier，BBB）受到破坏，加上医源性因素使颅内感染的发生率明显升高。术后3~7天是颅内感染的高发时间。金黄色葡萄球菌仍是最常见的致病菌，约占70.6%，厌氧菌占25%。目前，国外颅脑手术后颅内感染的发生率为1%~10%。术后有脑脊液漏、术后切口皮下积液、长时间脑室引流及术后急症再次手术者，颅内感染的发生率要明显增高，术后脑脊液漏及术后切积液者发生颅内感染的概率分别高达42.2%和31.87%。由于血－脑屏障的存在，使许多敏感的抗菌药物不能有效透过并在脑脊液及脑组织间液中形成有效杀菌浓度，从而使颅内感染变得难以控制。国内大多数医疗机构常规应用抗菌药物预防神经外科术后感染，2011年卫生部开展抗菌药物临床应用专项整治活动，限制抗菌药物使用后，许多医院也加大抗菌药物管控力度，大幅度降低抗菌药物预防使用率。

一、术后颅内感染的病因与危险因素

神经外科术后颅内感染主要发生于开颅术后、脑室外引流术后、颅脑损伤、脑脊液耳鼻漏等，重型颅脑损伤开颅术后昏迷患者存在早期免疫缺陷亦是感染原因之一。术后颅内感染根据部位可分为：脑膜炎、脑脓肿、硬脑膜外积脓或硬脑膜下脓肿。颅内感染的相关因素有手术环境、手术时程、消毒方法、手术部位、麻醉方式、术后处理等。神经外科手术后导致颅内感染的高危因素有：①手术时间较长>4h；②术后脑脊液漏；③有脑室外引流；④放置各种引流管；⑤合并糖尿病；⑥开放性颅脑损伤等。其中构成比最高的是手术时间>4h，占54.81%，其他依次为脑室或腰椎穿刺置管引流占51.60%，颅后窝手术占39.95%，开放性颅脑损伤占38.56%，急诊手术占33.52%和脑脊液漏占16.81%。其发生机制主要是血－脑屏障等自然防御结构被破坏、各种医源性因素及患者的个体差异、各种致病菌可通过皮肤切口、引流管、腰椎穿刺等多种途径侵入中枢神经系统，由于脑脊液中的抗体、补体及白细胞含量低，对细菌的抵抗力弱，且脑脊液是良好的细菌培养基，侵入的细菌将迅速繁殖，从而引起颅内感染。此外，由于患者病后或术后机体抵抗力下降，糖皮质激素的应用，各种侵入性操作或操作的不合理（如污染、异物、死腔等）均可成为颅内感染的诱导和促发因素，加重颅内感染。因此，尽量缩短手术时间，严密缝合防止脑脊液漏，尽可能缩短脑室外引流时间，减少各种引流管的放置或缩短置管时间对减少神经外科手术后感染有积极的作用。尽量减少或避免术后颅内感染发生的危险因素，根据具体情况于术前采取相应的措施，对预防或减少术后颅内感染的发生有重要意义。

二、术后感染的预防及用药的选择

神经外科术后颅内感染治疗困难，死亡率高，应积极预防术后感染的发生。

1. 手术备皮应在手术开始前3h内进行，如超过6~8h清洁切口可能变为污染切口。

2. 颅内肿瘤手术多为择期手术，术前应积极治疗患者的伴发疾病，尤其应注意控制血糖。

3. 由于手术时间每延长1h，感染率增加0.5%~1%，因而手术应在仔细切除肿瘤组织的同时缩短手术时间。

4. 尽量减少术中出血，移除污染的组织和小骨片，有植入操作时应戴双层无菌手套。

5. 应严密缝合切口，防止发生术后脑脊液漏，尤其是幕下手术。

术前预防性使用抗菌药物只能预防手术切口的感染，对预防术后脑膜炎、脑脓肿等无效。

（一）预防应用抗菌药物的方法

1. 给药的时机极为关键，应在切开皮肤前30min（麻醉诱导时）开始给药，以保证在发生细菌污染之前血清及组织中的药物已达到有效浓度。不应在病房给药，而应在手术室给药。

2. 应静脉给药，30min内滴完，不宜放在大瓶液体内慢慢滴入，否则达不到有效浓度。

3. 血清和组织内抗菌药物有效浓度必须能够覆盖手术全过程。常用的头孢菌素血清半衰期为1~2h，因此，如手术延长到3h以上，或失血量超过1 500ml，应补充一个剂量，必要时还可用第三次。如果选用半衰期长达7~8h的头孢曲松，则无需追加剂量。

（二）预防手术部位感染的其他措施

1. 尽量缩短手术前住院时间，减少医院内固有致病菌定植于患者的机会。

2. 做好手术前准备工作，使患者处于最佳状态，如控制糖尿病、改善营养不良状况、积极治疗原有感染等。

3. 传统的术前一日剃毛已证明是外科领域中的一个误区。剃毛后细菌会在表皮创面上定植，成倍增加SSI的机会。在毛发稀疏部位无需剃毛。在毛发稠密区可以剪毛或用电动剃刀去毛。开颅手术必须用剃刀剃毛时，应在手术开始前在手术室即时剃毛。

4. 严格遵守手术中的无菌原则，细致操作，爱护组织，彻底止血。切口的感染与失活组织多、残留有异物、血块、死腔等关系密切。

5. 可放可不放的引流物尽量不放，能用密闭式引流的不用开放式引流，不起作用的引流物尽早拔除。长时间放置引流物不是持续应用预防性抗菌药物的指征。

6. 局部用生理盐水冲洗创腔或伤口有助于清除血块、异物碎屑和残存细菌，但抗生素溶液冲洗创腔或伤口并无确切预防效果，不予提倡。

（三）预防用抗菌药物种类和疗程

1. 清洁手术　一般头颈部的清洁手术不需要预防应用抗菌药物，如果有人工植入物可术前预防性给予1g头孢唑林或者1.5g头孢头孢呋辛。如果对β-内酰胺类过敏，可以用克林霉素。耐甲氧西林金黄色葡萄球菌（Methicillin-resistant Staphylococcus aureus，MRSA）对某些抗生素耐药，很难治疗。MRSA流行的医院可用万古霉素替代（表47-0-1），美国也有医院推荐用替考拉宁预防。

2. 清洁－污染手术　可选用：①头孢唑林或者头孢呋辛联合甲硝唑；②氨苄西林舒巴坦。如果对β-内酰胺类过敏，可选用克林霉素，如果术区感染革兰氏阴性菌风险比较大，可加用氨基糖苷类药物。

3. 多数研究支持预防感染术前单次给药，择期手术结束后不必再用。若患者有明显感染高危因素，或应用人工植入物，或术前已发生细菌污染（如开放性创伤）时，可再用一次或数次到术后24h，特殊情况可以延长到48h。连续用药多日甚至用到拆线没有必要，并不能进一步降低感染发生率，反而会增加细菌耐药率的发生，并降低细菌培养的阳性率。手术中发现已存在细菌性感染，手术后应继续用药直至感染消除。

三、术后颅内感染的特点及诊断

（一）神经外科术后颅内感染的特点

1. 发生时间　开颅术后颅内感染的1/3发生于术后第1周，1/3发生于术后第2周，其余1/3发生于第2周以后。有报道术后3~7天最多，术后4天内感染发生率最低。引流时间大于1周者，第10~12天发生率最高。因此，建议术腔引流管达到引流目的后一般在术后24~48h内拔除，如果是脑室引流管，应尽量缩短引流时间5天为佳。如果留置时间超过10天尚不能拔管时，应考虑改行内引流术，尽量缩短引流管留置时间，减少颅内感染的发生。

2. 病原菌特点　主要来源为皮肤：金黄色葡萄球菌（90%）、表皮葡萄球菌，痤疮丙酸杆菌常见于脑室腹膜分流。住院时间延长的患者革兰氏阴性菌，如铜绿假单胞菌和鲍曼不动菌等院内获得性感染发生率增加。

表 47-0-1 英国诺丁汉大学医院神经外科手术预防应用抗菌药物的选择

手术		常规	如果有 MRSA（+）流行	青霉素 / 头孢过敏
清洁和清洁－污染（包括分流）		头孢呋辛 1.5g（4h）	替考拉宁 400mg	替考拉宁或万古霉素
开放性脑外伤	除去异物	头孢呋辛 1.5g（4h）	替考拉宁 400mg	替考拉宁或万古霉素
	保留异物	头孢呋辛＋甲硝唑（72h）	替考拉宁 400mg（q12h×3+qd）+ 甲硝唑 500mg（72h）	替考拉宁或万古霉素 400mg（q12h×3+qd）+ 甲硝唑 500mg（72h）
脊髓手术		氟氯西林 2g+ 庆大霉素 2mg/kg	氟氯西林 2g+ 庆大霉素 2mg/kg	替考拉宁或万古霉素 + 庆大霉素 2mg/kg
		氟氯西林轻度过敏，头孢呋辛 1.5g+ 庆大霉素 2mg/kg	如氟氯西林轻度过敏头孢呋辛 1.5g+ 庆大霉素 2mg/kg	
特殊植入装置（ACD，ce-space graft，discocerv，巴氯芬泵，脊髓刺激，颅骨整形术）		氟氯西林 2g，1g，q6h×3dose+ 庆大霉素 2mg/kg	氟氯西林 2g，1g，q6h×3dose+ 庆大霉素 2mg/kg	替考拉宁或万古霉素 + 庆大霉素 2mg/kg
		如氟氯西林轻度过敏 * 头孢呋辛 1.5g+ 庆大霉素 2mg/kg	如氟氯西林轻度过敏头孢呋辛 1.5g+ 庆大霉素 2mg/kg	

注：皮肤切开前半小时给药预防感染效果较好，预防性应用抗菌药物与抗感染治疗是不同的概念，应避免长期、大量使用广谱抗菌药物预防覆盖术中可能发生的感染。开颅手术必须用剃刀剃毛时，应在手术开始前在手术室即时剃毛

3. 临床表现

（1）手术切口与骨瓣感染：发热、局部红肿、疼痛、伤口裂开或排脓。

（2）脑膜炎：发热、头痛、意识障碍、脑膜刺激征、恶心呕吐、抽搐。

（3）脑脓肿：多表现为发热、头痛、进行性意识障碍、癫痫、局部神经功能缺陷。

（4）硬脑膜外积脓或硬脑膜下脓肿：硬脑膜外积脓可能没有特异的神经症状，但 10% 的患者可同时并发硬脑膜下脓肿。硬脑膜下脓肿患者可表现为发热，中度意识状态改变。硬脑膜下脓肿如果外科处理不及时可迅速进展致死（20% 的死亡率，30% 的神经功能缺陷）。

（二）神经外科术后颅内感染的诊断

1. 头部 CT 及 MRI 脑膜炎 CT 的表现是软脑膜增强征，MRI 可见血管增强征。脑脓肿的典型 CT 表现为边界清楚或不清楚的低密度灶，静脉注射造影剂后，脓肿周边呈均匀环状高密度增强，脓肿附近脑组织可有低密度水肿带，脑室系统可受压、推移等。硬脑膜外积脓 CT 表现为两面凸形，而硬脑膜下脓肿形状为新月形。增强 MRI 于鉴别硬脑膜下脓肿与血肿或渗出，由于炎性水肿引起邻近大脑皮层的高信号可提示硬脑膜下脓肿。

2. 脑脊液检测与诊断标准 国外文献报道术后脑膜炎发生率为 0.8%~1.5%，8% 的脑膜炎患者脑脊液葡萄糖 <40mg/dl，正常脑脊液糖与血糖比值是 0.6，70% 的患者比值小于 0.31。革兰氏染色结果依赖于细菌的浓度，一般阳性结果表示细菌浓度大于 10^5cfu/ml，当细菌浓度低于 10^3cfu/ml 时，革兰氏染色阳性率只有 25% 左右。60%~90% 患者革兰氏染色阳性，而我国的脑脊液革兰氏染色阳性率非常低，与预防用抗菌药物有关。脑脊液中多形核淋巴细胞增多，脑脊液抽取后应及时送检，因为白细胞在脑脊液中 90min 后开始溶解。

（1）颅内感染诊断“金标准”是细菌培养或涂片革兰氏染色阳性。

其他辅助诊断标准：颅内压 >180mmH_2O。

脑脊液：白细胞 1 000~10 000/μl；白细胞：红细胞 >1∶100；蛋白质 >50mg/dl；葡萄糖 <40mg/dl（2.2mmol/L）；乳酸 >3.5mmol/l；脑脊液糖 / 血糖 <0.4。

99% 脑膜炎可能性的标准：脑脊液白细

胞 >2 000/μl；脑脊液 / 血糖 <0.23；蛋白质 >2 200mg/dl；葡萄糖 <34mg/dl（1.9mmol/L）。

硬脑膜外积脓、硬脑膜下脓肿、脑脓肿的脑脊液检查通常无特异性改变，脓液细菌培养阳性是诊断的"金标准"，根据细菌培养结果针对性选择抗菌药物治疗疗效较好。

（2）细菌性与无菌性脑膜炎的鉴别：脑脊液中的乳酸、溶菌酶、C 反应蛋白、血清淀粉样蛋白在细菌性脑膜炎浓度都明显高于无菌性脑膜炎。脑脊液乳酸浓度是国外脑脊液检查的常规指标。

四、术后颅内感染治疗

1. 外科治疗

（1）手术切口和骨瓣发生感染时，如果伤口深部有波动感，需要作局部引流或者清创术。骨瓣缺乏血供，更易发生感染，可移除骨瓣，进行 4~6 周的抗感染治疗，感染控制后至少半年后方可进行颅骨成形术。硬脑膜外积脓、硬脑膜下脓肿、脑脓肿的患者除了抗菌药物治疗，通常需要外科干预治疗，如开颅或立体定向抽吸脓液。

（2）腰大池脑脊液持续外引流，同时注入抗菌药物：其优点为持续引流感染的脑脊液至体外，可以缓慢降低颅内压力，刺激脑脊液分泌，新分泌的脑脊液可以起到很好的稀释和冲洗的作用，可视为一种自身置换作用。感染的脑脊液被引流到体外，可降低脑脊液中细菌浓度，减轻颅内感染。另外鞘内给药后，药物直接进入蛛网膜下腔，缓慢向颅内弥散，能够达到有效的药物治疗浓度，但鞘内应用抗生素的种类及浓度应严格控制。

（3）如果有脑室外引流的患者发生细菌性脑膜炎，移除引流管可以提高脑膜炎治愈率。尽快移除导管，尽早使用抗菌药物可治愈 65% 导管相关的感染，而保留导管，静脉抗菌药物保守治疗，仅能治愈 35% 左右的导管相关感染。

凝固酶阴性葡萄球菌或丙酸杆菌引起的脑室 - 腹腔分流感染的患者，经抗菌药物治疗感染控制至少 7 天后才可以再次进行分流术。如果脑脊液再次细菌培养阳性，抗菌药物治疗应持续至连续 10 天细菌培养阴性，才可再次进行分流手术，另外一些专家建议如果细菌培养是革兰氏阴性菌，需要更长的治疗时间。无论何种治疗，来源于脑脊液分流术后感染都容易复发，复发率约 26%，2/3 的患者都感染同一种细菌。

2. 抗菌药物选择　近年由于头孢菌素广泛应用于神经外科手术的预防，使得甲氧西林耐药的 β- 内酰胺酶阳性的金黄色葡萄球菌和表皮葡萄球菌不断增多，细菌对三代头孢菌素和新的 β- 内酰胺类抗菌药物的耐药率逐年上升，这使得对神经外科术后颅内感染的预防和治疗的有效率大大降低。由于大多数患者在发生颅内感染前已预防使用了抗菌药物，细菌培养结果往往呈现阴性，对抗菌药物的选择造成一定困难，国外报道脑脊液细菌培养 60%~80% 的阳性率，而国内大多数医院脑脊液细菌培养阳性率只有 8%~20%。医师只能经验性选用万古霉素联合头孢曲松、头孢他啶、头孢吡肟或美罗培南等脑膜炎治疗方案（表 47-0-2）。

表 47-0-2　常见神经外科术后感染的推荐治疗方案

感染部位	病原体	首选方案	备选方案
神经外科手术 / 腰椎穿刺导管 / 脑室腹腔分流术后	表皮葡萄球菌，金黄色葡萄球菌，痤疮丙酸杆菌。兼性和需氧革兰氏阴性杆菌，包括：铜绿假单胞菌，鲍曼不动菌	万古霉素 +（头孢吡肟，头孢他啶或头孢曲松）	万古霉素 + 美罗培南
颅底骨折	肺炎球菌，流感嗜血杆菌，化脓链球菌	万古霉素 +（头孢曲松或头孢噻肟）+［地塞米松 0.15mg/kg，iv，q6h × 2~4d］	

开放性颅脑外伤和神经外科术后感染常见菌为需氧革兰氏阴性杆菌（包括铜绿假单胞菌）、金黄色葡萄球菌、凝固酶阴性葡萄球菌（尤其表皮葡萄球菌），脑脊液分流术后引起感染常见菌为凝固酶阴性葡萄球菌（尤其表皮葡萄球菌）、金黄色葡萄球菌、需氧革兰氏阴性杆菌（包括铜绿假单胞菌）、痤疮丙酸杆菌等。高度怀疑为术后颅内感染的患者应尽早经验性用药，原则上应用通过血 - 脑屏障较好抗菌药物。IDSA 指南推荐选用万古霉素联合第三代头孢菌素（头孢曲松或头孢他啶）、头孢吡肟或美罗培南。

对厌氧菌感染者，可在其基础上加用甲硝唑

治疗。随着万古霉素应用增加，其最低抑菌浓度（MIC）也呈不断增高的趋势，细菌的敏感性逐渐下降，一般 MIC ≤2mg/L 为敏感，MIC4~8mg/L 为中介，MIC ≥16mg/L 为耐药。万古霉素耐药的肠球菌也开始出现。天坛医院近年脑脊液培养出大多数表皮葡萄球菌和金黄色葡萄球菌只对万古霉素和利奈唑胺敏感，对 β- 内酰胺类药物基本都耐药。文献报道利奈唑胺和达托霉素在治疗葡萄球菌引起的脑膜炎取得很好的疗效，利奈唑胺 70% 可通过血 – 脑屏障，尽管目前 FDA 尚未批准其用于颅内感染的治疗，但其对万古霉素耐药的葡萄球菌和肠球菌引起的颅内感染有效。

3. 多药耐药革兰氏阴性菌治疗 随着抗菌药物在医院的广泛应用，耐药菌株逐年增多，治疗相当困难。泛耐药的不动杆菌属是引起院内获得性脑膜炎常见的致病菌，这些菌株通常对三代和四代头孢耐药，对碳青霉烯类耐药也有报道。因此，静脉用药在脑脊液中很难达到有效的杀菌浓度，对于经验性治疗鲍曼不动菌，可以静脉给予美罗培南，联合脑室或鞘内给予氨基糖苷类药物，如庆大霉素或阿米卡星等。如果培养的不动杆菌属对碳青霉烯类也耐药，可选用多粘菌素 B（5mg）或多粘菌素 E（10mg）代替美罗培南，通过脑室或鞘内给药，但是国内无此类药物生产（建议泛耐药鲍曼不动菌感染流行的医院应自备一定数量多黏菌素）。住院时间比较长的患者易感染铜绿假单胞菌，多数菌株对氨曲南、头孢他啶、哌拉西林/他唑巴坦等敏感。多尼培南、多黏菌素 B 和利福平联合对多药耐药菌株呈杀菌活性，磷霉素与氨基糖苷类对部分菌株有协同作用。

4. 脑室或鞘内给药 脑室外引流可能成为重复感染或继发感染的根源，国外有报道显示脑室外引流后发生感染的机会是未行引流的 9.4 倍。传统脑室外引流感染率高达 27.2%，而采用封闭式颅压监护脑脊液外引流方法感染率为零。但缺点是脑室内脑脊液置换术时需进行脑室穿刺术，对脑组织是一种侵袭性损伤。2004 年美国感染性疾病学会（IDSA）指南中推荐鞘内给药治疗颅内感染（表 47-0-3）。抗菌药物鞘内注射治疗颅内感染，万古霉素自从应用鞘内给药治疗甲氧西林耐药表皮葡萄球菌或金黄色葡萄球菌引起的术后颅内感染，已治愈大量病例，取得了良好的疗效，但同时也存在失败病例，临床应用仍然存在争议。鞘内注射给药的优点：可配合腰椎穿刺同时进行，由于药物不经过血 – 脑屏障而直接进入蛛网膜下腔，脑脊液中药物浓度高。鞘内给药的缺点，多数患者需要反复多次腰椎穿刺进行鞘内注药，操作烦琐，给患者带来很大的痛苦，并且反复穿刺易造成再次感染的机会，鞘内给药浓度过高可引起化学性脑炎和神经根刺激，药物过量还可导致惊厥、昏迷等不良后果。因此应尽量避免鞘内给药。目前，FDA 尚未批准任何抗菌药物用于鞘内注射，美国感染病学会（Infectious Diseases Society of America，IDSA）指南推荐的常用于鞘内给药的药物见表 47-0-3。但是鞘内注射一般仅用于在静脉用药无法控制颅内感染的情况下才可慎重考虑选择鞘内或脑室内给药。

表 47-0-3 脑室或鞘内给药常用抗菌药物及其使用剂量

抗菌药物	每日用量/mg	药物浓度/（mg/ml）
万古霉素	5~20	0.2~1
庆大霉素	1~8[1]	1~2
妥布霉素	5~20	1~2
阿米卡星	5~50	0.5~5
多黏菌素 B	5[2]	0.2~1
多黏菌素 E	10	0.2~1
奎奴普丁/达福普汀	2~5	0.2~1
替考拉宁	5~40[3]	0.4~4

1. 婴幼儿 1~2mg，成人 4~8mg；2. 幼儿每日 2mg；3. 每 48~72h 给药 1 次

五、术后颅内感染预后

神经外科术后颅内感染是一种严重的感染，目前抗菌药物的滥用导致有效抗菌药物逐渐缺乏，直接导致其预后差，患者出现严重后遗症，甚至导致死亡。其中脑脓肿是由化脓性细菌侵入脑组织而引起化脓性炎症及局限性脓肿，由于脑组织被严重破坏，医治不及时可出现脑疝，也可出现不同程度的后遗症，如偏瘫、癫痫、视野缺损、失语、精神意识改变、脑积水等，甚至危及患者生命。

细菌性脑膜炎和结核性脑膜炎则可能出现脑水肿、脑出血、癫痫、智力迟钝、失明、肢体瘫痪等严重的后遗症。脑脓肿在神经外科手术术后发病率约0.1%，但却是严重危及生命的并发症，患者会留有严重的神经功能缺陷，死亡率达24%~43%。

对于颅内感染的处理，临床常规应用大剂量静脉抗菌药物给药治疗，但由于下列因素的存在而使治疗效果不理想：①颅内感染的致病菌对大多数抗菌药物成分耐药；②血－脑屏障的存在使脑脊液中不能获得有效抗菌药物浓度；③感染的脑脊液中内在调理素和杀菌活性的缺乏，提示需要杀菌药物而不是抑菌药物；④高额医疗费用使部分患者中途终止治疗。如术后鲍曼不动杆菌引起的颅内感染，如果用替加环素治疗，需要几十万的费用，最终导致许多患者放弃治疗。

目前，由于担心术后颅内感染，神经外科医师普遍存在过度依赖抗菌药物的现象，术中带头孢呋辛4.5g或头孢曲松2~3g，术中用抗菌药物冲洗术野，用抗菌药物浸泡引流管，术后连续3天持续用抗菌药物或者术后1~3天患者发热或者血中白细胞数升高立即使用抗菌药物。这些不规范预防使用抗菌药物不仅没有循证医学证据，反而增加细菌耐药率，降低细菌培养率，给感染后的靶向微生物抗菌治疗带来困难。因此，应根据我国卫生部2012年颁布的《抗菌药物临床应用管理办法》（卫生部84号令），合理规范应用抗菌药物，减少细菌耐药产生。

（陈瑞玲　崔向丽　赵志刚）

参考文献

1. Antimicrobial prophylaxis in neurosurgery and after head injury: Infection in Neurosurgery Working Party of the British Society for Antimicrobial Chemotherapy [J]. LANCET, 1994, 344(8936): 1547-1551.
2. Tunkel AR, Hasbun R, Bhimraj A, et al. 2017 Infectious Diseases Society of America's Clinical Practice Guidelines for Healthcare-Associated Ventriculitis and Meningitis* [J]. Clinical Infectious Diseases, 2017, 64(6): e34-e65.

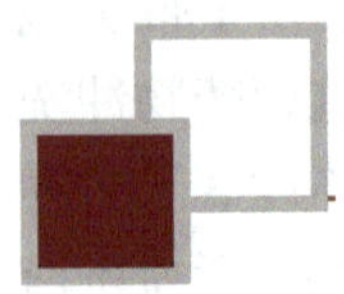

第四十八章　疼痛外科治疗

神经外科治疗慢性疼痛的历史悠久。早期神经损毁（neuroablative）是慢性疼痛治疗的主要手段。近年来，神经调控（neuroaugmentative）方法使治疗手段更加多样，更安全，包括周围神经电刺激（peripheral nerve stimulation，PNS）、脊髓电刺激（spinal cord stimulation，SCS）、运动皮层电刺激（motor cortex stimulation，MCS）、脑深部电刺激（deep brain stimulation，DBS）、鞘内输注系统植入（intrathecal infusion system implantation）等。

慢性疼痛的治疗应采用综合治疗，包括药物治疗、神经阻滞、物理治疗、手术治疗等，单一的治疗方法有时无法获得满意的疼痛缓解。对初诊的慢性疼痛患者，应先明确诊断，了解疼痛的病因，首选病因治疗。当病因无法彻底治愈或病因治愈后疼痛仍不缓解时，可选择药物治疗、物理治疗、神经阻滞等，这些治疗无效，再考虑神经毁损或神经调控方法。

一、手术方式选择

慢性疼痛的外科治疗方法包括解剖性手术、神经调控和神经毁损三类（表 48-0-1）。因解剖结构异常所致的疼痛，手术适应证很明确，应首选解剖性手术以纠正结构异常，手术方法也很经典。神经调控指利用植入性和非植入性技术，依靠电或化学手段，来改善中枢、周围神经或自主神经系统的功能，从而使疼痛减轻。神经毁损指对神经系统的不同部位施行选择性破坏以减轻或缓解疼痛。由于神经调控手术创伤小，并发症少，常被作为首选的手术方案。但是，神经毁损在一些疼痛综合征中的作用仍不能忽视。应根据患者的需要和医师的经验选择手术方案，充分考虑患者疼痛原因、部位、性质、生存期以及疼痛相关的心理、社会和经济因素，权衡神经调控和神经毁损的利弊进行选择。

表 48-0-1　疼痛的外科治疗

解剖性手术	神经调控手术	神经毁损手术
脑神经微血管减压术	周围神经电刺激术	周围神经毁损术
周围神经减压术	脊髓电刺激术	交感神经毁损术
肿瘤切除术	脑深部电刺激术	背根神经节毁损术
椎间盘摘除术及骨性结构的内固定等	运动皮层电刺激术	脊髓背根毁损术
	鞘内输注系统植入术	脊髓背根入髓区毁损术
		脊髓前侧柱毁损术
		脊髓前联合切开术
		脊髓后正中切开术
		三叉神经尾核背根入髓区毁损术
		三叉神经束毁损术
		中脑毁损术
		丘脑内侧毁损术
		扣带回毁损术
		垂体毁损术

二、解剖性手术

解剖性手术包括脑神经微血管减压术、周围神经减压术、针对压迫神经引起疼痛的肿瘤、椎间盘或骨性结构的手术等。

脑神经微血管减压术用于治疗原发性三叉神经痛和舌咽神经痛。原发性三叉神经痛的病因有两种：一种是中枢性的功能异常，病因在三叉神经脊束核；另一种是周围神经的功能异常，病因在神经根。近年研究认为，三叉神经根的冲动传导异常，该处正是血管压迫的位置，血管压迫导致三叉神经根脱髓鞘，促使假突触形成，神经根压迫改变了粗的感觉纤维传入的冲动，使三叉神经脊束核内的疼痛环路去抑制。微血管减压手术是减轻三叉神经痛的有效手段，术后长期疼痛缓解率约为 85%，长期随访的复发率低于射频和放射治疗。

周围神经减压术主要用于治疗周围神经卡压综合征，包括腕管综合征、尺管综合征等。通过外科手术切开肌腱、韧带或者纤维组织，松解神经通路上的解剖性狭窄部位，对周围神经进行多处减压，改善神经血供，增加神经顺应性，可以缓解疼痛，改善肢体麻木。周围神经减压术可以使约 80%~90% 的糖尿病性周围神经病患者疼痛缓解，感觉改善，越早治疗，术后功能恢复越好。周围神经减压术可改变糖尿病性周围神经病的自然病程，减少溃疡和截肢的发生率。

三、神经调控

神经调控治疗的优点是安全、可逆和可调节，最主要的缺点是费用昂贵，需要维持治疗。

（一）脊髓电刺激

SCS 是目前最常用的神经调控治疗方法。将电极植入椎管内，以脉冲电流刺激脊髓后柱以减轻或缓解疼痛。SCS 作用机制包括闸门控制学说、脊髓丘脑通路的阻断、脊髓以上机制的激活以及神经调质的激活或释放等。另一种可能的机制是 SCS 能引起血管舒张物质释放，如血管活性肽、P 物质或降钙素基因相关肽等。

SCS 的主要适应证包括背部手术失败综合征（failed back surgery syndrome，FBSS）、复杂性区域疼痛综合征（complex regional pain syndrome，CRPS）、带状疱疹后神经痛、幻肢痛、周围神经损伤后疼痛、周围血管性疾病所致的肢体缺血性疼痛以及心绞痛等。SCS 对一侧肢体的神经源病理性疼痛，疼痛相对局限，性质固定者，疗效较好。在 FBSS 患者中，SCS 的 5 年有效率约为 60%（疼痛缓解 >50%），CRPS 患者的疗效与此类似。SCS 对周围性血管疾病引起缺血性疼痛，效果良好，疼痛可明显减轻，缺血性溃疡也可部分愈合，截肢率明显下降。

并发症发生率约为 10%。与手术相关的并发症包括脊髓损伤、脑脊液漏、感染等；与机械相关的并发症包括电极移位、电极断裂、失连接、刺激器不工作等。最常见的是电极移位，其次是局部感染。

（二）周围神经电刺激

PNS 是将电极植入周围神经附近，以脉冲电流刺激神经以减轻或缓解疼痛。PNS 镇痛的机制与闸门控制机制激活有关，周围神经中粗纤维的刺激抑制了传导痛觉的 C 纤维活性，从而降低了脊髓后角神经元对伤害性刺激的反应。此外，还发现 PNS 影响了由 5- 羟色胺、脑啡肽、γ- 氨基丁酸和谷氨酸等介导的脊髓下行调制系统。

PNS 主要适用于单个周围神经损伤或病变所致的慢性顽固性疼痛，疼痛应局限于某根周围神经支配的区域，如周围神经外伤、CRPS、枕大神经痛、带状疱疹后神经痛等。PNS 长期随访的有效率约为 60%。近年，许多学者尝试用枕大神经刺激治疗偏头痛，取得一定的疗效。PNS 的并发症主要是局部感染。

（三）颅内电刺激

包括脑深部电刺激术和运动皮层电刺激术，主要用于治疗中枢性疼痛，约 30% 的患者可获得长期的疼痛缓解。

MCS 来自对丘脑痛治疗的研究。介导非疼痛性体感信息的系统可在中枢神经系统的多水平抑制伤害性神经元的活动，电刺激周围神经、脊髓后柱或感觉丘脑可降低动物的伤害性反应，亦可在临床上缓解某些患者的疼痛症状。当刺激的部位位于病灶水平或其尾侧时，激活粗纤维介导的非伤害性体感神经元对慢性疼痛通常不能发挥作用，而只有电刺激的水平高于病灶部位的水平时，才能有效发挥镇痛作用。1991 年 Tsubokawa 等首先将 MCS 应用于临床，取得了良好的疗效。近 20 年，MCS 最主要的适应证是丘脑痛，有效率为 60%~70%，对非典型性面痛也有效，约 50%~80% 的患者可获得长期疼痛缓解。

（四）鞘内输注系统植入术

通过可永久植入体内的微电脑泵，将药物持续输入蛛网膜下腔或脑室内，以达到减轻疼痛的目的。该系统早期用于治疗癌痛，输注的药物是盐酸吗啡或硫酸吗啡，效果良好，约 90% 患者疼痛明显减轻（疼痛减轻 >50%），吗啡的副作用明显下降，生活质量提高。近几十年来，越来越多的非癌性疼痛患者也开始接受该治疗，例如，骨质疏松、背部手术失败综合征、带状疱疹后神经痛等。输注的药物也由单纯的吗啡发展为包括布比卡因、罗哌卡因、巴氯芬、可乐定等在内的多种药物，提倡配伍用药。

鞘内输注吗啡的急性副作用包括瘙痒、恶心、呕吐、嗜睡、呼吸抑制、尿潴留和低血压等，吗啡过量会导致呼吸暂停、昏迷、癫痫发作和高热等。长期鞘内吗啡输注过程中，极少出现吗啡急性副作用和过量，但是会导致迟发副作用，包括男性的性欲减低甚至阳痿、女性月经紊乱、肌阵挛、便秘、尿潴留和水肿等。对副作用采用对症治疗，大多数患者经过一段时间均能耐受或缓解。对副作用严重的患者应停止吗啡输注。

最常见的手术并发症是脑脊液漏和局部感染。机械相关并发症中最常见的是导管缠结、破损或被纤维瘢痕包绕而闭塞。罕见导管尖端形成肉芽肿，多见于输注高浓度吗啡的患者，出现脊髓受压的症状和体征，需要手术切除肉芽肿。

四、神经毁损

在疼痛治疗中毁损性手术仍然占有重要地位。毁损性手术针对周围神经至中枢神经系统的任何靶点进行，在各个水平阻断伤害性刺激向中枢神经系统的传递。毁损通过微创介入或采用开放性手术。毁损方法包括化学、射频、放射、机械、激光和超声等。

交感神经毁损术可缓解内脏痛或血管痉挛所致的交感神经相关性疼痛，在影像引导下采用射频或化学方法进行。但在非癌性疼痛的治疗中，交感神经毁损术并不流行，因为其疗效不能持久。在一些交感神经相关性非癌性疼痛治疗中，SCS 长期疗效较好且并发症较少，已替代交感神经毁损术。

周围神经毁损术对周围神经损伤所致的疼痛有效，其使用较局限，因为单纯源自感觉神经的疼痛较少见，而感觉运动混合神经不能被毁损以免引起运动功能障碍。背根神经节毁损术和脊髓背根毁损术都以去除躯体或内脏组织的神经支配为目的。但是一些传入神经纤维通过前根进入脊髓，不受背根毁损术的影响，而背根神经节毁损术有效去除了背根和前根传入神经纤维的传入冲动，其去神经支配作用更完全，优于背根毁损术。由于去神经支配不仅去除了伤害性传入也去除了本体感觉的传入，导致肢体功能缺失，因此两者都不能用于治疗肢体的疼痛，除非肢体的功能已经缺失。这些方法更适用于癌性疼痛，尤其是胸壁或腹壁疼痛、有膀胱、直肠和性功能障碍的会阴部疼痛或有运动功能缺失的肢体疼痛，对非癌性疼痛的疗效不能持久。

脊髓背根入髓区毁损术对神经根撕脱伤（臂丛或马尾神经）和脊髓损伤所致的疼痛疗效最好，80%~90% 的患者疼痛有明显改善，是最常使用的神经毁损手术方法。该方法也用于治疗其他周围神经损伤所致的神经病理性疼痛，如带状疱疹后神经痛、幻肢痛和残肢痛等。

脊髓前侧柱毁损术常用于治疗 C_6 以下部位的癌性疼痛，可做开放性手术，也可经皮穿刺。术后镇痛水平会随着时间的推移而下降，术后 3 周内镇痛水平下降 3~6 个脊髓节段，6 个月后下降 6~8 个节段。该方法对 C_6 以下的疼痛效果更好，可使 60%~80% 的患者获得疼痛缓解。但疼痛易复发，大约 1/3 患者在 3 个月之内复发，1/2 患者在 1 年后复发，长期随访有 2/3 患者复发。由于该技术复发率较高，并存在感觉缺失的并发症，目前仅用于晚期癌症患者。

脊髓前联合切开术是切断在前联合处交叉的脊髓丘脑束的神经纤维，可提供双侧脊髓前侧柱毁损术的效果。后来发现高颈段脊髓前联合切开术和节段性脊髓前联合切开术效果相似。在此基础上，发现了后柱中的内脏疼痛传导通路，开展了脊髓后正中点状切开术，主要用于治疗下腹部、盆腔或会阴部的癌性疼痛和内脏痛。术后早期大多数患者（>90%）可获得完全的疼痛缓解，约 50%~60% 的患者可获得长期疼痛缓解。

丘脑毁损术通过立体定向射频技术或放射外科技术完成，适合于疼痛广泛，且对其他治疗方法无效的患者。其疼痛缓解率较中脑毁损术低，并发症的发生率也较低。该方法对伤害性疼痛更有效，30%~50% 的患者可获得长期疼痛缓解，而神经病理性疼痛的效果不会持久，仅有约 1/3 的患者可获得长期疼痛缓解。

扣带回毁损术常用于治疗精神疾病，而较少用于治疗慢性疼痛。50%~70% 的患者可获得短期疼痛缓解，长期疼痛缓解率较低约为 20%。适用于其他治疗方法无效的癌性疼痛患者。

垂体毁损术对癌性疼痛疗效较好，尤其是对激素有反应的癌症（如前列腺癌、乳腺癌），也适合癌症转移和疼痛弥散患者，45%~85% 患者疼痛可减轻，疼痛的缓解与肿瘤的缩小无关，其机制尚不清楚。

总之，慢性疼痛治疗应严格掌握适应证，根据患者的疼痛性质、基础疾病、生存期、生活质量、社会保障和经济承受能力等选择手术方法。要充分认识慢性疼痛是生理心理性疾病，过度强调疼痛的治疗而忽略心理因素会影响治疗效果。

（陶 蔚 李勇杰）

参考文献

1. Aszmann O, Tassler PL, Dellon AL. Changing the natural history of diabetic neuropathy: incidence of ulcer/amputation in the contralateral limb of patients with a unilateral nerve decompression procedure [J]. Ann Plast Surg, 2004, 53: 517-522.
2. Taylor RS, Van Buyten JP, Buchser E. Spinal cord stimulation for chronic back and leg pain and failed back surgery syndrome: a systematic review and analysis of prognostic factors [J]. Spine, 2005, 30: 152-160.
3. Sindou MP, Blondet E, Emery E, et al. Microsurgical lesioning in the dorsal root entry zone for pain due to brachial plexus avulsion: a prospective series of 55 patients [J]. J Neurosurg, 2005, 102: 1018-1028.
4. Kanpolat Y, Savas A, Ugur HC, et al. The trigeminal tract and nucleus procedures in treatment of atypical facial pain [J]. Surg Neurol, 2005, 64: S96-100.

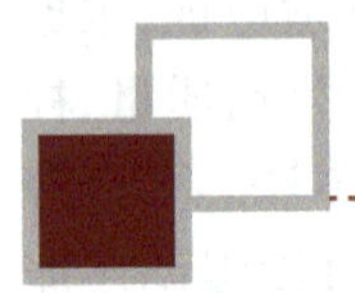

第四十九章　癫痫的外科治疗

第一节　概　　述

癫痫(epilepsy)是由多种病因引起的慢性脑部疾病,以神经元过度放电导致反复、发作性和短暂性的中枢神经系统功能失常为特征。

一、发病率

各国癫痫发病率报道差异较大,在24/100 000~53/100 000之间。近20年妊妇和儿童保健不断改善,特别是产伤、婴幼儿期颅内感染减少,儿童癫痫的发病率有所下降。但随着寿命的延长及以及脑血管病、痴呆等神经系统疾病发病率的增加,老年人癫痫的发病率呈上升趋势。

二、诊断和分类

癫痫不是一个独立的疾病实体,病因不同,以反复出现癫痫发作为共同特征的一组神经系统疾病状态。癫痫的诊断包括临床症状学和神经电生理学两个方面,即具有典型的癫痫发作表现,同时在脑电图上能记录到棘波、棘慢波等异常的癫痫波。

2001年国际抗癫痫联盟(International League Against Epilepsy,ILAE)提出新的癫痫发作分类和癫痫患者诊断方案,建议对每例癫痫患者,从五个层面(levels)作出诊断,其中第1~4层面是必须包含的诊断内容(表49-1-1)。

五个要点中癫痫发作类型、癫痫综合征和癫痫性疾病三项是最重要的核心内容,必须作出诊断。中华医学会神经病学分会脑电图与癫痫学组指出,在确定为癫痫后,应该对癫痫发作类型、癫痫综合征和癫痫病因作出诊断,即必须确定:患者为何种发作类型、何种癫痫综合征以及何种病因。确立这些诊断要点将为后续的治疗方案制定、药物选择等提供基础。

表49-1-1　ILAE推荐的癫痫患者诊断要点

层面	诊断要点和要求
第一层面	癫痫发作症状:用规范化术语描述
第二层面	癫痫发作类型:按照分类方案确定
第三层面	癫痫综合征:按照分类方案确定
第四层面	癫痫的病因:癫痫性疾病或遗传缺陷等
第五层面	损伤情况:可以任选

神经外科为制定合理手术方案,也需要对癫痫进行定性和定位诊断。对癫痫进行正确的诊断和分类,了解癫痫灶与周边重要结构的关系,以便手术中加以保护。确定癫痫波的起源,有的放矢地切除致痫灶或阻断癫痫波的传导。

三、治疗

新诊断的癫痫人应用一种或两种抗癫痫药物治疗,70%~80%患者发作可以得到控制或好转,而单药治疗的有效率在60%左右,合理的多药治疗有效率可以提高20%左右。经典的一线抗癫痫药(例如丙戊酸、卡马西平、苯妥英钠、苯巴比妥等)可使80%新诊断的癫痫患者发作得到控制,然而仍有20%左右部分性发作得不到控制,或不能耐受药物治疗。近年来多种抗癫痫新药(托吡酯、奥卡西平、拉莫三嗪、左乙拉西坦等)很大程度上解决了这一问题。

近年随着神经影像和神经电生理学的发展和临床应用,提高了对致痫灶的术前定位的准确性,促进了癫痫外科发展。显微神经外科、导航神经外科技术使手术定位更精确、创伤更小,降低手术并发症,更多的患者获得手术治疗。

第二节 癫痫外科治疗

一、手术适应证和禁忌证

手术适应证:①应用各种抗癫痫药物及不同组合,仍无法控制发作;②继发性癫痫,颅内有明确责任病灶者,例如海马硬化、脑皮质发育不良等;③特殊类型的癫痫综合征。手术前应由神经内外科、神经影像科、神经心理学、神经电生理学医师共同术前评估,与患者及其家属进行充分沟通,以得到其理解和配合。

手术禁忌证:①具有神经系统变性疾病或者代谢性疾病;②合并严重的全身性疾病者;③合并有严重精神障碍、认知功能障碍者,特别是智商低于80的患者外科手术应该慎重;④由于身体以及营养状况不能耐受手术者。

对于药物治疗的观察时间以及何时进行外科干预。大部分学者认为,需要观察3~4年后方可决定手术,但是对儿童如此长时间癫痫发作得不到有效控制,会造成认知功能严重损害。也有主张,正规药物治疗2年后,仍无法控制癫痫,应早期外科干预。

二、术前评估

1. 询问病史,了解临床发作形式、发作频率、既往药物治疗过程。

2. 神经电生理检查,特别是长程多导视频脑电图,了解患者发作时行为学表现和脑电图特点。

3. 影像学检查了解颅内有无导致癫痫发作的结构性异常。

4. 神经心理学测评(包括智力、注意、记忆等全套测定)。

5. 抗癫痫药物的血药浓度监测。

6. 患者及家属对手术的认可和接受程度(术前沟通和告知)。

三、致痫灶定位

(一)不同皮质区与致痫区的关系

通过临床症状和行为学分析、神经电生理及神经影像学检查,术前寻找和确定与癫痫发作相关的脑区,这些脑区在癫痫发作过程中起到不同的作用,实际是癫痫发作连锁反应的不同环节。癫痫术前评估的重点是要精确地寻找致痫区,了解其部位和范围大小,与周边结构的关系;手术时尽可能做到全部切除致痫区,又不至于产生严重的神经功能障碍,才能达到癫痫手术的预期效果(表49-2-1)。

表49-2-1 与癫痫发作相关的脑区及其定义

名称	定义
致痫病变	直接引起癫痫发作的脑结构异常区
致痫区	大脑皮质兴奋-抑制功能失常的区域,引起临床癫痫发作的脑皮质区(手术中重点关注的区域,如果能全切,则手术疗效良好)
起搏区(发作起始区)	引起临床癫痫发作开始的脑皮质
症状产生区	产生初期临床症状的脑区
刺激区	发作间歇期产生棘波的脑皮质区
功能缺失区	发作间歇期表现为功能失常的皮质区域

(二)致痫灶定位

致痫灶的术前精确定位极为重要,是手术治疗的关键,同时决定着手术方法的选择、手术范围的大小和预后。有关致痫灶的定位诊断,应该利用目前的各种检查设备,结合临床症状学,采用综合性方法进行定位,而非使用单一的定位方法,其包括症状学定位、解剖定位和功能定位,而近年来出现的多模态神经影像学方法能将解剖与功能定位进行有机结合,直观地在脑三维图谱中显示致痫灶,从而有利于制定手术方案。

1. 根据临床发作形式,判断致痫灶的位置 癫痫患者发作时的症状和体征是确定致痫灶的重要依据,可协助对致痫灶定侧或定位;通过仔细的病史询问结合长程视频脑电图中发作录像,可以观察到发作时的症状,结合记录到发作前后及发作时的脑电变化,将提高致痫灶定侧或定位的确诊率(表49-2-2)。

2. 解剖定位

(1)CT:CT可以发现患者脑结构性异常,以脑肿瘤、脑萎缩、蛛网膜囊肿、脑血管畸形为多见,还包括皮质发育不全、脑裂畸形、颅内异常钙化、

表 49-2-2 癫痫发作征象的出现频率、定侧准确性及评估价值(引自 Lachhwam)

征象	频率 /%	发作起始的准确定侧率
扭转(头眼偏斜)	45(31~58)	100
张力障碍姿势	37(24~50)	94
嘴偏斜	34(22~47)	92
局部阵挛运动	2.2	100
同侧自动症	21(10~32)	100
发作性言语	16(6~25)	83
发作后的命名困难	21(10~32)	100
一侧发作轻瘫	5.3	100
单侧瞬目	1.5	83
不对称强直肢体姿势	68	85~94
自动症(保护性反应)	5.6	100
发作性呕吐	10	87.5
发作后擦鼻(颞叶癫痫患者)	60	89~100

结节性硬化等,但是对于细小病变、密度无异常的病变,其分辨率较差,特别是对于皮质发育不全、灰质异位等的检出率较低。

(2)MRI:MRI 检查发现引起癫痫发作的结构和病理性改变,如颞叶内侧面和海马硬化、脑肿瘤、皮质发育不全等。对细微的病变,如胶质细胞增生、皮质发育不良等,液体衰减反向恢复序列(fluid-attenuated inversionrecovery,FLAIR)检查,可以显示高信号病变。

颞叶癫痫是最常见、手术疗效较好的一种癫痫。通过 MRI 扫描,尤其是冠状位 T_1 像扫描能够发现海马结构萎缩,T_2 像扫描可以发现颞叶信号增强,通过 MRI 扫描来测量海马体积,可以对海马硬化进行定量分析,制定诊断标准。海马体积的变化程度与海马(尤其是内侧颞叶)的萎缩和硬化成正比,但是与癫痫大发作的发作频率和持续时间并无明显关系。

3. 功能定位

(1)脑电图(EEG):脑电图是最早应用于癫痫的诊断和定位的客观工具,能够发现患者癫痫波的起源,提高致痫灶定位的阳性率。但是由于脑电传导速度快、电极易受头皮等外界干扰,电极可能距离颅内癫痫灶较远,影响定位准确性,有时很难了解癫痫灶起源于哪一侧或哪一脑叶。癫痫发作的间歇期,常规 EEG 可能无法记录到典型的癫痫波。多导脑电图,如 32、64、128 导联脑电图具更高的分辨率,但是由于电极多,安装烦琐,电极之间产生干扰,会影响定位准确性。

(2)长程视频脑电图:由于癫痫发作的无规律性,大多数癫痫患者可以长时间无发作或者癫痫发作发生于夜间,而发作间期脑电图正常,在普通头皮脑电图中很难描记出癫痫波,对此类患者则可以进行长时间视频脑电图监测。长程脑电图亦称为 24h 动态脑电图或脑电 Holter,通过 24h 连续监测脑电变化,发现常规脑电图无法发现的异常改变,尤其在睡眠中发作的癫痫患者,有时能够记录到癫痫波;结合 24h 视频脑电图监视,观察癫痫发作时脑电图变化以及癫痫发作时的行为学表现,从而对致痫灶进行定位。常规脑电图对癫痫患者的棘波和棘慢波的检出率大约为 30%,24h 的动态脑电图的阳性检出率则为 80% 左右。

(3)偶极子定位法(DLM):20 世纪 90 年代出现偶极子定位法。头皮表面记录的脑电活动来源于颅内一个或多个偶极子活动,通过各种球体模拟真实人头颅的解剖和生理学特征,从而使用 DLM 对癫痫灶定位。DLM 定位癫痫灶准确、误差小,与深部电极、皮质电极相比是无创性检查;通过偶极子定位后,还可将偶极子定位点与 MRI 相融合,在 MRI 图像上直接读出致痫灶。但是发现,DLM 方法是一种数学模式,定位客观性与准确性仍值得商榷,只能作为一种辅助方法,还需通过 EEG 等验证。

(4)放射性核素计算机断层扫描(PET):癫痫发作时由于脑血流量的增加和代谢的增强,致痫灶区出现放射性核素的聚集,发作停止后则出现脑血流量的减少和代谢的减低,使得癫痫灶处的放射性核素的分布明显减少。放射性核素计算机断层扫描 SPECT 和 PET,定位致痫灶创伤小、定位较准确,其中 PET 空间分辨率高于 SPECT。

^{18}F-FDG PET-CT 检查对大脑半球致痫灶

检出率为65%，大脑半球以外致痫灶检出率为15%，比较适用于常规MRI检查无异常发现的患者。对于海马硬化或萎缩的颞叶癫痫患者，PET/CT检查可以发现60%患者海马或内侧颞叶存在代谢异常。GABA是中枢神经系统的一种抑制性神经递质，能抑制癫痫的发作，而苯二氮䓬类药物（地西泮等）能增强GABA的功能从而发挥抗癫痫作用；氟马西尼（FMZ）是一种对苯二氮䓬类药物具有很强亲和力的拮抗剂，在PET/CT扫描中，^{11}C标记的FMZ进行PET检查亦能发现海马或颞叶内侧面的萎缩或硬化，灵敏度明显优于^{18}F-FDG PET。

（5）脑磁图（MEG）：神经元兴奋时会产生微弱的电流，该电流又会产生一个微弱的磁场。脑磁图是利用超导磁力计来测量脑内磁场的变化，使用偶极子建立模型和求逆原理，通过与MRI信息的整合建立脑功能的解剖图像。脑磁图具有良好的时间分辨率和空间分辨率，能够检测出直径<3.0mm致痫灶，其时相分辨率达到1.0ms。癫痫发作时的镜像辨别是目前致痫灶定位的难题，由于异常放电可以由致痫灶通过胼胝体等传导束很快传导至对侧半球，从而形成镜灶，其时间相差约为20ms，常规EEG无法确定致痫灶与镜灶之间的时间差，通过MEG则能辨别出致痫灶与镜灶的区别。对于多个致痫灶，MEG的分辨率也明显优于EEG。但是MEG定位可靠性仍无法与脑电图相比，同时价格昂贵，不能作为一种常规检查，可以与脑电图进行互补提高定位准确性。

（6）侵入性电极：开颅手术或立体定向手术置入深部电极或硬脑膜下皮质电极，术后回神经外科监护病房进行长程视频脑电图监测，了解癫痫发作间期和发作期的脑电变化，进行定侧和定位；在手术切除致痫灶过程中，使用深部电极或皮质电极（electrocorticogram，ECoG）也是必需的，降低麻醉深度可以直观确定致痫灶的位置和范围，指导手术切除的区域。手术切除致痫灶后再次行皮质电极描记，了解棘波或棘慢波是否消失，决定是否需要扩大切除范围。

4. 多模态神经影像学

（1）功能磁共振成像（functional magnetic resonance imaging，fMRI）：癫痫发作间期，虽然没有癫痫发作，脑内的癫痫灶仍然存在异常放电，这种微弱的异常放电也会引起局部脑组织血流量和耗氧量变化，引起磁共振信号改变。癫痫发作间期对患者进行fMRI扫描，采集数据后进行相关分析，可以发现异常脑电所导致的磁共振信号变化定位致痫灶。利用纤维束（DTI）可以了解癫痫波传导所引起的纤维束变化，从而构建一个完整的癫痫波起源、传导的神经网络。

（2）同步EEG-fMRI：同步EEG-fMRI是一种将时间和空间定位相结合的无创MRI检查方法，利用EEG提供癫痫发作间期癫痫波的发放时间点，将此时间点中与血氧水平依赖信号相关的fMRI数据进行分析确定激活的位置和范围，从而对致痫灶进行相对精确定位。由于融合了时间和空间信息，具有无创、定位较准确等优点，但是仍存在不足，如对设备要求高、检查过程中需要有棘波发放、定位相对较弥散。

（3）磁共振波谱分析（magnetic resonance spectroscopy，MRS）：MRS是根据磁共振现象和化学位移原理来检测化学物并且形成波谱的无创性的扫描方法，常用的核素有^{1}H、^{31}P等。在癫痫发作的患者中，N-乙酰门冬氨酸（NAA）含量下降，而胆碱（Cho）、肌酸（Cr）含量上升，从而可以用于颞叶癫痫患者中颞叶内侧面、海马萎缩和硬化的检查。

第三节 手术方法

1. 致痫灶切除手术，切除癫痫灶和消除局部或大块的致痫脑组织。此类手术有单纯致痫皮质切除术、前颞叶切除术、选择性杏仁核-海马切除术、大脑半球切除术等。

2. 阻断癫痫放电传播通路的手术，破坏癫痫放电的传播通路。常用的手术是胼胝体切开术和多处软脑膜下横切术，近年来我国栾国明教授提出的皮质热灼术也是基于此理论。

3. 毁损手术，即通过立体定向方法对脑内与癫痫发放和传导相关的核团或通路进行射频毁损术。立体定向放射外科治疗癫痫是间接的毁损手术。

4. 神经电刺激术，包括慢性小脑刺激术、慢性丘脑刺激术和迷走神经刺激术。

一、手术方式

（一）前颞叶切除术

前颞叶切除术是治疗难治性颞叶癫痫（复杂部分性发作）的一种经典而最常使用的手术方法。标准的前颞叶切除术是切除颞叶内侧结构（杏仁核、海马、海马旁回及钩回）及5~6cm的前外侧颞叶皮质（在优势半球是颞极尖向后4~4.5cm的皮质）。前颞叶切除术手术指征：①手术前脑电图或24h脑电监测提示致痫灶位于一侧颞叶者；②术前CT、MRI或SPECT、PET等检查证实在一侧颞叶或颞叶内侧面有比较明显的致痫灶存在者（例如海马硬化）；③临床表现为比较典型的复杂部分性发作，且发作前有比较典型的先兆；④术前检查发现颞叶区域器质性病变，且有可能引起癫痫发作患者。

（二）选择性杏仁－海马切除术

显微镜下经侧裂入路选择性切除杏仁核、钩回和海马，不切除颞叶外侧皮质，也能控制或减轻颞叶癫痫发作，极少有功能障碍发生，操作简单方便，对海马结构暴露良好，对大脑中动脉及Sylvian静脉无影响，术后并发症少。手术指征：①起源于单侧颞叶内侧基底结构的癫痫发作，并有典型临床先兆或症状；②癫痫发作起源于手术不能切除的部位，而且癫痫放电迅速扩散至同侧半球的颞叶内侧基底边缘结构者；③颞叶内侧基底边缘结构有形态学病变，有典型的内侧基底边缘叶癫痫发作，经卵圆孔电极可记录出癫痫放电。

（三）脑皮质切除术

脑皮质切除术是治疗致痫灶位于大脑半球非功能区皮层的主要手术方式之一。切除皮质致痫灶时，要注意保护局部软脑膜的完整性。手术指征：①患者服药期间仍有癫痫间断发作，脑电图、MRI等检查发现致痫灶位于大脑半球可切除的皮质区域内；②各种原因引起的局限性癫痫，致痫灶位于大脑半球非功能区皮层范围内；③经术前综合评估后，考虑术后不会引起严重的神经功能障碍。

（四）胼胝体切开术

胼胝体切开术治疗癫痫的是由于胼胝体切开后阻断了癫痫放电的扩散通路，但是由于人脑除了胼胝体通路外，还存在其他的传导通路（如丘脑、中脑等皮质下传导通路），该方法仅作为一种姑息性手术，手术后仍需继续服抗癫痫药物。胼胝体部分切开术，切开胼胝体前部2/3~3/4，保留胼胝体的压部，适宜于跌倒性发作为主的患者；若术前综合评价证明主要是顶、枕叶的病变，则考虑切开胼胝体后部。手术指征：①诊断明确，临床发作以失张力、强直和/或强直－阵挛发作为主者；②多灶性或广泛性癫痫，原发致痫灶位置不明确，位于一侧或两侧大脑半球，采用其他手术方法不能缓解癫痫发作者；③致痫灶呈弥漫性的广泛分布，脑电图上呈继发性的全面化改变。包括Rasmussen综合征、Lennox-Gastaut综合征，婴儿偏瘫、Sturge-Weber综合征等。

（五）大脑半球切开术

大脑半球切除术后并发“脑表面含铁血黄素沉着症”，死亡率高；为了避免术后晚期并发脑表面含铁血黄素沉着症，目前多采用功能性大脑半球切除术。手术指征：①婴儿偏瘫伴有患者；②一侧大脑半球有广泛的多灶性致痫灶（如由围产期疾病、头外伤、血管性疾病等引起的病变），已引起对侧肢体严重的功能障碍者，包括运动、感觉、语言等；③一侧大脑半球存在有进行性恶化的基础疾病，并引起癫痫发作者。如Sturge-Weber综合征、慢性大脑炎等。

（六）多处软脑膜下横纤维切断术

癫痫放电的扩散途径依赖脑浅表皮层内水平方向走行纤维间的互相联系。使用多处软脑膜下横纤维切断术，将致痫灶的皮质切割成多个垂直薄片，使皮质内失联系，不仅可控制癫痫发作，还保留了该区域相应的功能。手术指征：①其致痫灶主要局限于脑主要功能区，或致痫灶累及多个功能区者；②非主要皮层区的致痫灶切除后，在脑主要功能区仍有持续性癫痫样放电者；③位于运动区的Rasmussen大脑炎患者，而不适于行大脑半球切除者；④可替代大脑半球皮层切除术治疗婴儿偏瘫伴癫痫发作；Landau-Kleffner综合征（LKS）。

（七）立体定向毁损术

癫痫放电的途径包括锥体系统和锥体外系统，如丘脑、纹状体、苍白球、大脑的边缘系统等结构；在整个癫痫传导系统中，放电优势灶即为主要“扳机点”，该“扳机点”为脑立体定向手术要破坏的目标结构。立体定向毁损术治疗癫痫理论依据：①明确并破坏致痫灶；②破坏癫痫活动的传导通路，阻断癫痫放电向周围皮质的传播，从而控制癫痫发作。手术指征：①各种发作类型，不能选择手术切除治疗的患者；②致痫灶虽然局限于一侧半球，但无明显的局灶性器质性病变者；③术前检查发现致痫灶位于脑深部或脑重要结构周围。

（八）立体定向放射治疗

立体定向放射治疗是采用立体定向放射技术一次性聚焦γ射线损毁脑内靶点；致痫神经元对γ射线的高度敏感和射线对兴奋性神经递质的抑制可能是放射治疗的主要抗痫机制。立体定向放射治疗适用于致痫区无法手术切除、脑深部肿瘤所继发的癫痫和不愿手术的患者；立体定向放射治疗前应明确致痫区范围，同时术中应严格控制放射剂量。

二、新的手术方法

（一）迷走神经刺激

迷走神经刺激（vagus nerve stimulation，VNS）能使的发作得到控制或使其发作次数明显减少，迷走神经刺激作为的一种新疗法已经愈来愈多地应用于临床。1997年7月美国FDA正式批准VNS可作为成人和大于12岁的青少年难治性部分性发作的辅助治疗方法。迷走神经刺激治疗机制可能是：①迷走神经传入纤维直接通过孤束核和上行网状系统所形成的广泛分布与多种效应有关，如加压素、消化液的分泌、胃的排空等，从而通过下行及上行网状系统控制脊髓及调节大脑皮质功能发挥效应；②VNS可能通过改变外周神经元网络的活动来抗癫痫；③VNS可能类似某些抗癫痫药物通过改变脑部某些区域脑血流量和代谢来治疗癫痫；④与脑内GABA水平升高以及该系统的兴奋有关；⑤神经内分泌－免疫调节网络在VNS抗癫痫中可能发挥重要作用。

迷走神经刺激系统包括：①刺激电极（stimulation electrode）；②脉冲发生器（pulse stimulator）；③编程棒（program wand）。

迷走神经刺激术是将一个类似起搏器的脉冲发生器埋藏于左侧锁骨下的皮下，并且将两个连接的电极包绕着左侧迷走神经。由于右侧迷走神经主管窦房结的功能，左侧迷走神经主管房室结的功能，所以为了减少对房室传导纤维的影响，选择刺激左侧迷走神经来治疗癫痫。术后根据患者的耐受情况和癫痫发作频率来调节刺激参数，参数主要包括输出电流、频率、波宽、开启/关闭刺激时间。

（二）脑深部刺激

脑深部电刺激（deep brain stimulation，DBS）是通过立体定向方法进行精确定位，在脑内特定的靶点植入刺激电极进行高频电刺激，从而改变相应核团兴奋性，以达到控制或减少癫痫发作。1987年Velasco等首次报道对人的双侧丘脑中央核进行电刺激以治疗，DBS能够显著降低强直－阵挛性发作的发作次数和发作间期癫痫波放电次数，并通过增加背景电活动频率而使脑电图正常化，已被证明是一种安全有效的治疗方法。治疗各种癫痫综合征最佳的刺激靶点仍不明确，目前大多选择中央核、丘脑底核、丘脑前核等。

（三）低功率电凝热灼术

低功率脑皮质电凝热灼术是一种热损伤手术技术，其机制与多处软脑膜下横纤维切断术治疗癫痫的机制基本相同，通过阻断癫痫波的传导而减轻癫痫发作，又无严重功能缺失。手术适应证：①致痫灶完全位于功能区或部分位于功能区者；②较大致痫灶切除后，皮质脑电图描记在周围皮质仍有癫痫样放电者；③致痫灶涉及广泛的皮质区域，不适合切除性手术者；④Rasmussen脑炎的早期手术治疗。

低功率电凝热灼术治疗脑功能区有其独特优势：①手术操作在软膜外显微镜直视下进行，可避免对较大血管的损伤；②热灼时将双极镊镊尖斜行垂直脑回的长轴，每隔5mm左右热灼一道，等同于软脑膜下横切刀的使用；③对脑组织的牵拉损伤小，热灼时不会出血，不会出现皮质裂开，可减少术后瘢痕及继发性致痫灶的出现；④热灼时可根据脑皮质的不同部位、不同厚度，调节相应的输出功率和作用时间；⑤耗时少，减少了脑组织暴露的时间，减少术后感染机会；⑥易于掌握和操作，容易在临床推广，有很大的发展潜力。

第四节 预 后

通过规范化治疗，70%~80% 的癫痫发作能得到完全控制，20%~30% 癫痫患者发作得不到缓解，其中 1/4~1/2 可以通过外科手术治疗而控制或减少发作。通过外科治疗后仍然需要长期服药，发作完全缓解 2~4 年后，可以考虑在脑电图监测下减药或停药。停药后大部分的患者可获终身缓解，部分患者可能复发；大部分复发发生在停药后 1 年之内，停药早期特别是 3~6 个月内复发率高；儿童癫痫的复发率较低，成人癫痫的复发率较高。

（傅先明）

参考文献

1. 谭启富．癫痫外科学［M］．北京：人民卫生出版社，2006：405-409.
2. 谭启富．试评我国癫痫外科的发展［J］．中国临床神经外科杂志，2012，17（10）：577-578.
3. 钱若兵，傅先明，魏祥品，等．同步脑电图－功能磁共振成像技术在癫痫灶定位中的应用研究［J］．中华神经外科杂志，2010，26（5）：387-390.
4. 钱若兵，傅先明，魏祥品，等．同步 EEG- 功能性 MRI 对颞叶癫痫致痫灶的定位作用［J］．临床神经病学杂志，2012，25（5）：321-324.
5. 柯以铨．重视癫痫的外科治疗［J］．实用医学杂志，2010，26（12）：2067-2069.
6. 周建鹏，周洪语，钟志宏，等．改良小骨窗胼胝体切开术治疗［J］．中华神经医学杂志，2012，11（9）：920-922.
7. Lee KJ，Shon YM，Cho CB. Long-term outcome of anterior thalamic nucleus stimulation for intractable epilepsy［J］. Stereotact Funct Neurosurg，2012，90（6）：379-385.
8. Pressler RM.Vagus nerve stimulation in children with intractable epilepsy［J］. Dev Med Child Neurol，2012，54（9）：782-783.
9. Widjaja E，Li B，Medina LS.Diagnostic evaluation in patients with intractable epilepsy and normal findings on MRI：a decision analysis and cost-effectiveness study［J］. AJNR Am J Neuroradiol，2013，34（5）：1004-1009，S1-2.
10. Vadera S，Moosa AN，Jehi L. Reoperative hemispherectomy for intractable epilepsy：a report of 36 patients［J］. Neurosurgery，2012，71（2）：388-392.
11. Desai A，Bekelis K，Thadani VM. Interictal PET and ictal subtraction SPECT：sensitivity in the detection of seizure foci in patients with medically intractable epilepsy［J］. Epilepsia，2013，54（2）：341-350.

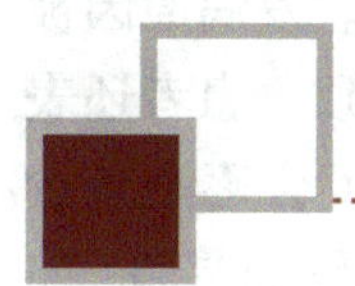

第五十章　运动障碍性疾病的外科治疗

第一节　帕金森病的外科治疗

一、概述

帕金森病（Parkinson's disease，PD）即原发性帕金森病或特发性帕金森病，是一种常见于中老年人的渐进性神经变性疾病，也是中老年人最常见的锥体外系疾病。主要表现为震颤、僵直、运动减少等症状。1817年，英国医生詹姆斯·帕金森（James Parkinson）首先对其症状进行描述，1841年Hall等教授称其为震颤麻痹，此后J. M. Charcot教授对此病进行了大量研究，撰写了多篇论著，将此病与多发性硬化等表现为震颤的疾病加以区别，并在1884年将此疾病称为帕金森病。自1997年开始，欧洲帕金森病联合会将每年的4月11日定为"世界帕金森病日"，以纪念发现该病的帕金森医生（图50-1-1）。

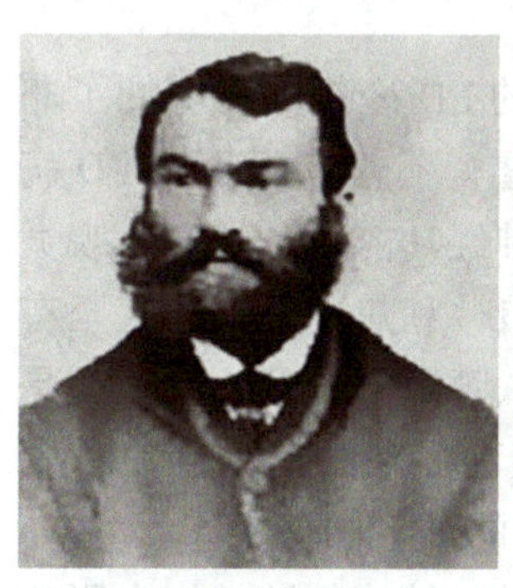

James Parkinson
（1755—1824）

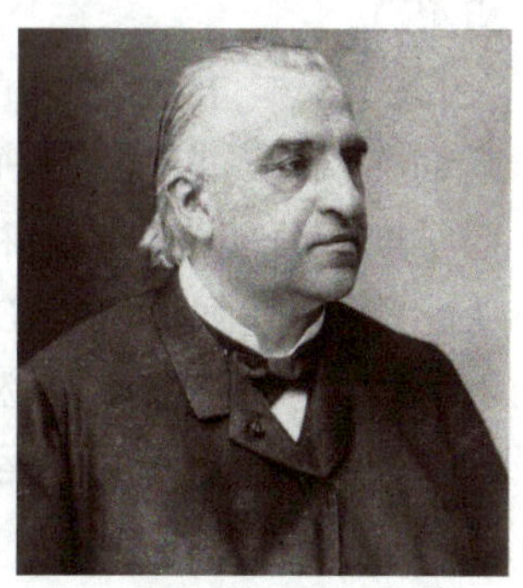

J. M. Charcot

图 50-1-1　James Parkinson 与 J. M. Charcot

临床上，根据震颤、僵直、运动减少等症状病因的不同分为三类：①原发性帕金森病，是由黑质-纹状体变性所致，该病的病理变化主要表现为黑质（致密部）和蓝斑等处的多巴胺（dopamine，DA）能神经元缺失超过60%，尤以黑质处明显，但引起黑质变性的原因尚不清楚。临床上所说的帕金森病即指原发性帕金森病（PD）；②继发性帕金森病即帕金森综合征（Parkisonism），是由脑血管病、脑炎、毒物（MPTP、一氧化碳）、药物（抗精神病药、止吐药）、脑外伤或其他因素引起；③帕金森叠加综合征，具有帕金森病的症状和体征，并伴有自主神经、动眼神经、大脑皮质、小脑、锥体束障碍的一组疾病，如进行性核上性麻痹（progressive supra-nuclear palsy，PSP）、皮质基底神经核变性、Shy-Drager综合征等。

二、流行病学

PD属于神经系统退行性疾病，发病率随年龄增长而增高。多在50~70岁之间发病。世界各国的发病率在（4.5~21）/10万之间。男女比例为1∶1或男性发病率较女性稍高。而65岁以上人群患病率为1%~2%，85岁以上则增加至3%~5%。在世界范围内，一般认为PD的发病率具有种族分布差异，白种人发病率最高，黄种人次之，而黑种人最低。这可能不仅仅是受到基因因素的影响，也与环境因素及寿命有关。

三、临床表现

该病表现为起病隐匿，早期无特征性症状或体征，渐进发展至症状显著，包括运动症状和非运动症状，运动症状四主征（TRAP）包括静止性震颤（Tremor at rest）、肌僵直（Rigidity）、运动迟缓（Akinesia或bradykinesia）、姿势及平衡障碍（Postural instability）；非运动症状包括嗅觉丧失、快速动眼期睡眠行为障碍（REM sleep behaviour disorder，RBD）、自主神经紊乱、精神认知功能障碍等。

（一）运动症状（motor symptoms，MS）

1. 震颤　PD患者的震颤主要出现在静止时，为静止性震颤（rest tremor或static tremor），是由于肢体的主动肌和拮抗肌的节律性收缩与松弛所引起。据报道69%的PD起病初期即有震颤，75%的PD在疾病进程中均会出现震颤。震颤多先由单肢发病，随疾病进展逐渐累及同侧及对侧肢体，然后扩展至下颌、舌、口唇等部位。肢体的震颤常开始于远端，上肢较下肢出现早。上肢多从手指开始，为每秒4~6Hz的“搓丸样（pill rolling）”动作；下肢多从踝关节开始。由于发病时间不同，一般先起病肢体震颤较严重，早期为静止性震颤，运动时震颤减轻或消失，情绪激动时加重，睡眠时消失。后期可合并动作性和姿势性震颤，运动中也难消失。

2. 僵直（rigidity） 僵直是由于运动时主动肌与拮抗肌同时收缩所致的一组临床综合征，一般病程长的患肢僵直较重。PD患者和其他形式的帕金森病患者的疼痛与僵直相关，常被误诊为风湿病或骨骼肌损伤，包括关节炎、滑囊炎和肩袖损伤。①因患者肌张力增高，在被动运动时，可感到阻力。如僵直同时伴有震颤，在伸屈患者肢体时，可感到在均匀的阻力上出现断续的停顿，似齿轮样运动，称为“齿轮样强直（cogwheel rigidity）”。如果僵直在被动运动中始终存在，称为“铅管样强直（lead-pipe rigidity）”。②由于口唇及舌肌张力增高，构音缓慢而含糊，声调低沉。③因患者颈部肌肉及躯干肌僵直形成特征性的前倾体态，表现为头部前倾，躯干俯屈，上肢肘关节屈曲，腕关节伸直，髋关节与膝关节屈曲（图50-1-2）。

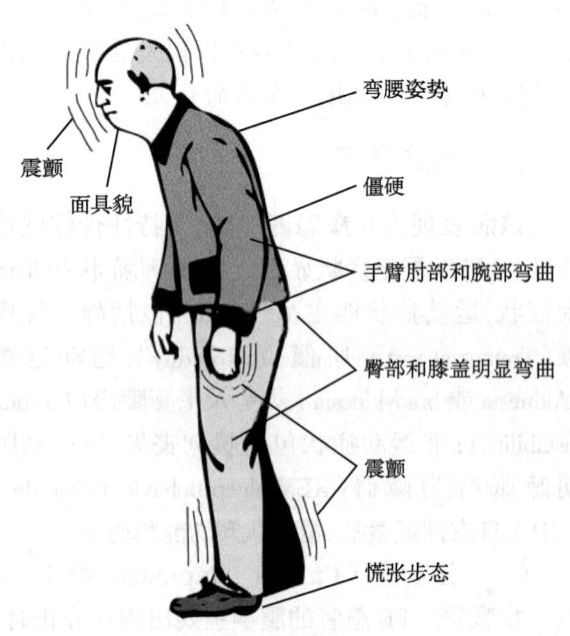

图50-1-2 帕金森的运动症状

3. 运动迟缓 运动迟缓表现为运动计划、起始及维持缓慢，随意运动减少，尤其在完成连续性任务或同时完成多任务时较为明显。发病原因被认为是动作起始后肌力补充不足所致。患者还表现为行走的速度变慢，手臂摆动幅度会逐渐减少甚至消失；因不能主动吞咽导致流涎；面具脸（亦有学者认为是面部肌肉僵直所致）以及书写（小写征）、步速（缓慢、拖曳）、言语（低缓）等方面的障碍，晚期时患者常卧床不起，连翻身都不能。由于其许多继发症状影响日常生活，在PD的早期，运动迟缓通常被认为是最主要的症状。

4. 姿势及平衡障碍 患者行走时起步困难，双脚如被吸在地面表现为“冻结步态（freezing of gait，FOG）”；而一旦迈步则小步向前冲，越走越快，加之患者身体前倾，如同追逐重心，不能立即止，表现为“慌张步态（festinating gait）”。在PD的后期，患者开始失去正常的姿势反射并且站立不稳，包括前冲、歪斜、跌倒等。姿势平衡障碍通常出现在PD的其他临床特征之后，并且与疾病严重程度相关。而进行性核上性麻痹可以在病程早期即出现跌倒现象。后拉测试即患者被快速地向后或向前拉到肩部，可以容易地检测到PD患者姿势平衡障碍。与PD相关的姿势及平衡障碍是跌倒的最常见原因，使患者易罹患骨折，严重降低生活质量，明显增加患者的致残及致死率。

（二）非运动症状（non-motor symptoms，NMS）

2015年，MDS发布的PD诊断标准增加了非运动症状在诊断中的权重。有学者发现在PD病程早期即可能出现自主神经功能紊乱、便秘、嗅觉功能障碍、睡眠障碍（RBD）和焦虑、抑郁，甚至有学者提出嗅觉减退、便秘、睡眠障碍及心境改变是PD的4大前驱特征。运动症状波动的同时亦常伴有心境等非运动症状的波动，PD患者大多存在焦虑和抑郁等情况，心境、情绪的波动也会影响PD的治疗。因此PD的治疗还要注意对非运动症状尤其是焦虑、抑郁、睡眠障碍等的治疗，帮助缓解运动症状的波动，提高患者的整体生活质量。

四、影像学表现

包括神经影像学检查、电生理检查和实验室检查。

（一）神经影像学

1. 单光子发射计算机断层显像（SPECT）、正电子发射计算机断层显像（PET） 该技术利用示踪剂，选择性对脑内代谢、神经递质、受体及转运体等的改变进行显像，可以用于PD的早期诊断和鉴别诊断。目前主要用于多巴胺转运体显像（DAT）、多巴胺 D_2 受体显像和代谢成像。

（1）多巴胺转运蛋白（dopamine transporter，DAT）功能显像：PD患者存在多巴胺转运蛋白数量和功能的异常。DAT含量与PD的严重程度是存在着正相关性。DAT的检测可作为PD的早期甚至亚临床诊断的客观指标。

（2）多巴胺受体的功能显像：多巴胺受体（dopamine receptor，DAR）广泛分布于中枢神经系统中多巴胺能通路上，其中主要是黑质、纹状体系统。多巴胺受体传统上分为 D_1 和 D_2 两型，目前已发现共有5种类型（D_1~D_5），而PD主要以 D_2 受体受损为主，常用显像剂为 ^{123}I－IBZM。早期患者的 $DARD_2$ 常上调。另外，D_2 受体显像对PD的鉴别诊断也有帮助。

（3）代谢显像：一般采用 ^{18}F－葡萄糖测定脑代谢的PET检测，发现PD患者、无症状的孪生同胞等壳核、尾状核对 ^{18}F－多巴的摄取率均较健康对照显著减少。在PD患者早期，纹状体局部葡萄糖代谢率就有中度降低，晚期葡萄糖代谢率进一步降低。

2. 磁共振成像（MRI） 包括常规的MRI检查、功能磁共振（fMRI）和基于MRI开放的体积测量技术。

（1）常规MRI检查：PD患者表现以各种脑萎缩征象为主：①脑皮质萎缩：显示蛛网膜下腔增宽，脑沟、脑裂也明显增宽，以双颞区较明显。有时可显示尾状核萎缩。②脑白质萎缩：显示整个脑室系统中度或重度对称性扩大，以双侧侧脑室前角最明显。另外，2013年Stefan Schwarz等报道发现正常人的MRT2/SWI上黑质尾部呈一种类似燕尾的形态，将其命名为“燕尾征”，而PD患者这种征象消失，其诊断敏感性可达90%（图50-1-3）。

（2）功能磁共振检查：主要用于临床的是磁敏感成像（SWI），它是利用不同组织间磁敏感性差异而产生图像对比，对血流缓慢的铁质沉积十分敏感；而PD患者的脑组织存在铁代谢和铁分布异常，认为PD患者黑质区域铁沉积增加，且与病情程度有关，可利用SWI的相位值来定量测定，另外SWI显示“燕尾征”较MRT2相更清晰。一些研究也显示PD患者的血氧水平依赖功能磁共振成像（BOLD-fMRI）、弥散加权成像（DWI）和弥散张量成像（DTI）较正常人异常，但目前用于临床较少。

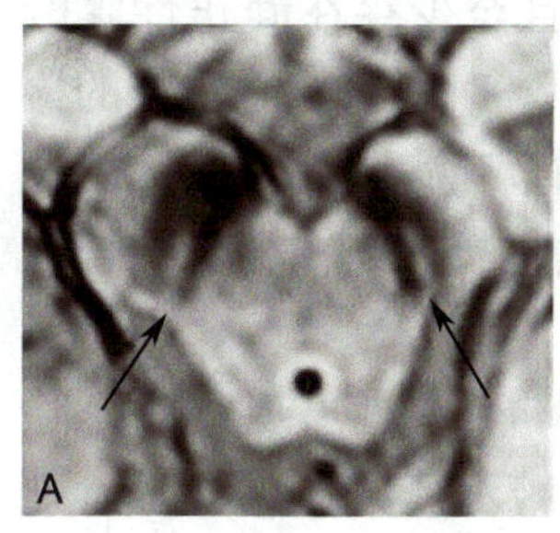

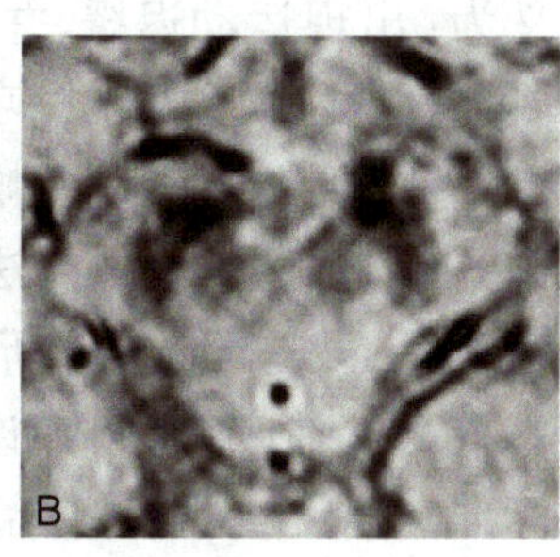

图50-1-3 正常人与PD患者MRI

PD患者MRT2加权像上“燕尾征”消失。

A. 正常人黑质；B. PD患者黑质

3. 经颅超声成像（TCS） 多个研究显示，67%~95%的PD患者TCS显示黑质回声增强，这可能与PD患者黑质的异常铁沉积有关。

（二）电生理学检查

1. 脑电图 PD患者可有非特异性的脑波慢化。

2. 事件相关电位（ERP） PD患者可出现P300存在波幅降低、潜伏期延长。

（三）实验室检查

血液常规和生化、脑脊液常规和糖、蛋白质、氯化物生化均无异常。脑脊液中多巴胺代谢产物高香草酸以及5-羟色胺代谢产物5-羟吲哚醋酸含量下降。

五、诊断与鉴别诊断

目前PD的诊断为临床诊断，主要依据的标准有1988年发表的英国脑库诊断标准和2015年MDS发布的修订版的最新诊断标准，另外在确诊PD后进行病情程度的诊断。

（一）2015年MDS帕金森病诊断标准

该标准与英国脑库标准相比，增加了非运动症状在诊断中的作用，并且对诊断的确定性进行了分类（包括确诊PD和很可能PD）。

1. 诊断步骤 首先诊断为帕金森综合征，定义为：出现运动迟缓，并且至少存在静止性震颤或强直这两项主征的一项。对所有核心主征的检查必须按照MDS-统一帕金森病评估量表（MDS-UPDRS）中所描述的方法进行。当帕金森综合征明确后，再进行分类诊断。

（1）临床排除PD诊断：一旦出现绝对排除标准，或者出现超过2条警示征象（red flags），则排除PD诊断。

（2）临床确诊PD的诊断：患者不符合绝对排除标准，至少有两条支持性标准，且没有警示征象。

（3）很可能PD的诊断：患者不符合绝对排除标准；如果出现警示征象（red flags）需要通过支持性标准来抵消，如果出现1条警示征象，必须需要至少1条支持性标准，如果出现2条警示征象，必须需要至少2条支持性标准，且警示征象不能超过2条。

2. 备注

（1）支持性标准

1）对多巴胺能药物治疗具有明确且显著的有效应答。在初始治疗期间，患者的功能恢复正常或接近正常水平。在没有明确记录的情况下，初始治疗显著应答可分为以下两种情况：

a. 药物剂量增加时症状显著改善，减少时症状显著加重；不包括轻微的改变。以上改变通过客观评分（治疗后UPDRS-Ⅲ评分改善超过30%）或主观（可靠的患者或看护者提供明确证实存在显著改变）记录；

b. 明确且显著的"开/关"期波动；必须在某种程度上包括可预测的剂末现象。

2）出现左旋多巴诱导的异动症。

3）临床体格检查记录的单个肢体静止性震颤（既往或本次检查）。

4）存在嗅觉丧失或心脏MIBG闪烁显像法显示存在心脏去交感神经支配。

（2）绝对排除标准

出现下列任何一项即可排除PD诊断：

1）明确的小脑异常，比如小脑性步态、肢体共济失调或者小脑性眼动异常（持续凝视诱发的眼震、巨大的方波急跳、超节律扫视）。

2）向下的垂直性核上性凝视麻痹，或者选择性的向下的垂直性扫视减慢。

3）在发病的前5年内，诊断为很可能的行为变异型额颞叶痴呆或原发性进行性失语（根据2011年发表的共识标准）。

4）发病超过3年仍局限在下肢的帕金森综合征的表现。

5）采用多巴胺受体阻滞剂或多巴胺耗竭剂治疗，且剂量和时间过程与药物诱导的帕金森综合征一致。

6）尽管病情至少为中等严重程度，但对高剂量的左旋多巴治疗缺乏可观察到的治疗应答。

7）明确的皮层性的感觉丧失（如在主要感觉器官完整的情况下出现皮肤书写觉和实体辨别觉损害），明确的肢体观念运动性失用或者进行性失语。

8）突触前多巴胺能系统功能神经影像学检查正常。

9）明确记录的可导致帕金森综合征或疑似与患者症状相关的其他疾病，或者基于整体诊断学评估，专业评估医生感觉可能为其他综合征，而不是PD。

（3）警示征象（red flags）

1）在发病5年内出现快速进展的步态障碍，且需要规律使用轮椅。

2）发病5年或5年以上，运动症状或体征完全没有进展；除非这种稳定是与治疗相关的。

3）早期出现的延髓球部功能障碍：发病5年内出现的严重的发音困难或构音障碍（大部分时候言语难以理解）或严重的吞咽困难（需要进食较软的食物，或鼻胃管、胃造瘘进食）。

4）吸气性呼吸功能障碍：出现白天或夜间吸气性喘鸣或者频繁的吸气性叹息。

5）在发病5年内出现严重的自主神经功能障碍，包括：

a. 体位性低血压——在站起后3分钟内，收缩压下降至少30mmHg或舒张压下降至少15mmHg，且患者不存在脱水、其他药物治疗或可能解释自主神经功能障碍的疾病。

b. 在发病5年内出现严重的尿潴留或尿失禁（不包括女性长期或小量压力性尿失禁），且并不是简单的功能性尿失禁。对于男性患者，尿潴留不是由于前列腺疾病引起的，且必须与勃起障碍相关。

6）在发病 3 年内由于平衡损害导致的反复（>1 次 / 年）摔倒

7）发病 10 年内出现不成比例地颈部前倾（肌张力障碍）或手足挛缩

8）即使是病程到了 5 年也不出现任何一种常见的非运动症状，包括睡眠障碍（保持睡眠障碍性失眠、日间过度嗜睡、快速眼动期睡眠行为障碍），自主神经功能障碍（便秘、日间尿急、症状性体位性低血压）、嗅觉减退、精神障碍（抑郁、焦虑、或幻觉）。

9）其他原因不能解释的锥体束征，定义为锥体束性肢体无力或明确的病理性反射活跃（包括轻度的反射不对称以及孤立性的跖趾反应）。

10）双侧对称性的帕金森综合征。患者或看护者报告为双侧起病，没有任何侧别优势，且客观体格检查也没有观察到明显的侧别性。

（二）病情程度诊断

目前多采用改良的 Hoehn–Yahr 分级量表（表 50–1–1）以及 UPDRS 评分，进行 PD 病情程度诊断。

表 50–1–1　改良 Hoehn–Yahr 分级量表

级别	表现
0 级	无症状
1 级	单侧疾病，轻度功能障碍
1.5 级	单侧 + 躯干症状
2 级	双侧症状，无平衡障碍
2.5 级	轻度双侧症状，后拉试验可恢复平衡
3 级	轻至中度双侧疾病，某种姿势不稳，但仍可独立生活
4 级	严重障碍，但仍可独立行走或站立
5 级	无帮助时只能坐轮椅或卧床

目前，将 0~2 级认作为 PD 的早期阶段，一旦患者出现姿势异常（进入 2.5 级），即认作为进入病情中期，而至 4~5 级时，认作病情进入晚期。

UPDRS 评分是目前国际上普遍采用的病情程度量表，第一部分是判断帕金森病患者的精神、行为和情绪的障碍程度（1~4 项），第二部分（5~17 项）是判断帕金森病患者日常生活能力，第三部分（18~31 项）是判断帕金森病患者的运动功能，第四部分（32~42 项）是判断帕金森病患者治疗 1 周内出现的治疗并发症。UPDRS 总分为 199 分，分值的 0~50 分，51~100 分，101~199 分相当于 Hoehn–Yahr 分级的 1~2 级、3 级，4~5 级，症状越重，评分越高。

（三）鉴别诊断

需要与以下疾病进行鉴别诊断。

1. 进行性核上性麻痹（prograssive supranuclear palsy，PSP） 本病也是一种中老年的脑变性病，以少动 – 肌强直为主要表现，与 PD 相似。但是，患者常伴有双眼核上性凝视障碍、抗帕金森病药物疗效差可资鉴别。头颅 MRI 见到中脑和三脑室周围萎缩以及四叠体变薄是本病的影像学特征。

2. 多系统变性（multiple system atrophy，MSA） 是由三种少见的散发性进行性神经变性综合征组成，分别是以帕金森综合征为主要表现的纹状体黑质变性、以自主神经系统损害为特征的 Shy–Drager 综合征、以小脑病变体征为特点的橄榄脑桥小脑萎缩。共同病理特点是神经元丧失、胶质细胞增生和小胶质细胞胞浆内存在特征性包涵体。绝大多数的多系统变性的患者均有 PD 的表现，需要鉴别。临床上有下述情况者需要确定或排除是否多系统变性：①疾病早期出现严重的反复发作的体位性眩晕和晕厥；②小便失禁或尿潴留；③男性性功能减退；④出现腱反射亢进或病理征等锥体系损害表现；⑤小脑性共济失调和眼震；⑥夜间睡眠性呼吸困难；⑦常做噩梦，情感释放等症状；⑧更重要的是对左旋多巴制剂治疗反应差。总之，多系统变性多见 50 岁后发病，90% 的患者有帕金森综合征，有锥体系、小脑和自主神经系统损害症状可资鉴别。

3. 皮质基底节变性（corticobasal degenerarion） 是 1968 年首先由 Rebeiz 描述的，临床上除了非对称性锥体外系损害外，以失用、额叶皮质感觉损害、核上性共视障碍肌阵挛和失语为特征。

4. 弥散型路易小体病（diffuse Lewy body disease） 包括弥散型路易小体病、路易小体痴呆和老年性痴呆路易小体型三种疾病，这些疾病的共同点是首先出现痴呆，然后逐渐出现帕金森综合征表现以及颞、顶叶损害所致的认知功能障碍（包括记忆、语言和视空间觉障碍）。患者的症状往往有波动的特点（即异常和正常状态交替出现）。约 80% 的患者有视幻觉等特点可以与老年性痴呆鉴别。PD 也可以合并痴呆，但与弥散型路易小体病比较，在运动障碍方面，前者出现较早，而后者出现较晚。

5. 原发性震颤(essential tremor，ET) 或称特发性震颤，是姿势性和运动性混合震颤而无其他神经病学的异常的疾病。起病早，多有家族史，震颤累及上肢(95%)、头(34%)、面(5%)、声音和躯干(5%)，节律较PD震颤快，主动活动时出现。需要注意有些患者会发展为PD。

6. 老年性震颤 震颤细而快，病初只见于随意运动时(动作性震颤)，以后静止时也出现，多累及上肢，更多见于头部。无肌强直和肌无力。

7. 继发性帕金森综合征 脑炎后帕金森综合征有明确的流行性脑炎病史，发病年龄轻，易抽搐、动眼危象和皮脂溢出、流涎增多等可以鉴别。药源性帕金森综合征有服用抗精神病药物病史。血管性帕金森综合征发生在多次卒中后，震颤少，头颅MRI多有缺血性改变。CO中毒所致，多有中毒、昏迷史，头颅MRI可能显示对称性底节区缺血性损害。

六、帕金森病的外科治疗

PD的外科治疗是随着神经外科定向技术、医学影像学技术(CT、MRI)以及计算机技术的进步而逐步发展的。在开展立体定向手术治疗PD之前，从中枢到周围神经系统的每一个可以达到的部位，都有人尝试手术治疗。对于PD先后进行的脊髓外侧束切断术、大脑脚切断术、大脑皮质区域切除术、脉络膜前动脉结扎术、内囊毁损术、豆状袢和豆状束破坏等手术，由于手术并发症多，疗效差而逐渐废弃。

PD早期立体定向手术主要是应用立体定向技术，将普鲁卡因、酚甘油或乙醇等药物注射到苍白球和丘脑内侧区域，或是采用丘脑腹外侧核毁损术。常用的毁损靶点主要是丘脑腹中间核(Vim)和苍白球内侧部(Gpi)。其中Vim对震颤的控制效果最为理想，对肢体僵直仅有轻度改善，对其他症状无效；双侧Vim毁损会引起认知功能障碍等严重并发症，已被摒弃。苍白球毁损术PVP对症状的改善比较全面，但PVP手术主要缓解手术对侧症状，对中线结构的症状改善不明显，而同期或分期双侧PVP手术也存在许多问题，有些患者出现了严重的并发症，如言语障碍、吞咽困难、认知功能障碍等，故对双侧手术持慎重态度。毁损手术已逐渐被刺激性手术替代。

(一)脑深部电刺激(deep brain stimulation，DBS)

DBS手术是将微电极植入脑内特定靶点，通过调整微电流刺激参数达到对症状的最佳控制。法国Benabid教授于1987年开始应用丘脑腹外侧核微电流刺激治疗震颤，开创了DBS治疗PD的先河。DBS手术具有可逆、可调节、非破坏、不良反应小和并发症少等优点，成为PD外科治疗的首选方法。

1. DBS治疗PD的机制 DBS治疗PD的机制可能与以下几方面有关：①抑制学说：如前所述，黑质纹状体多巴胺能神经元变性导致运动环路的调节异常，苍白球内侧部(Gpi)与丘脑底核(STN)均处于兴奋状态，而电刺激抑制了核团的病理性放电活动，从而改善临床症状；另外，研究发现PD患者运动环路存在15~30Hz的β震荡波，而DBS可以抑制这种异常的震荡波。②共振效应学说：认为高频的DBS(130Hz)可以与“基底节－丘脑－皮层系统”的内在电活动产生共振效应，起到调节运动环路的作用。③神经保护作用学说：高频电刺激可促进神经营养因子的释放，或者激活支配黑质致密部(SNc)的GABA能纤维，从而起到神经保护作用。

2. 靶点的选择 DBS治疗PD的靶点主要包括Vim、Gpi和STN。但三者效果不相同(表50-1-2)。

表50-1-2 刺激不同靶点对PD症状改善程度

症状	Vim	Gpi	STN
震颤	+++	+++	+++
僵直	++	+++	+++
运动迟缓	+/-	++	+++
步态冻结	+/-	+	++
异动症	++	+++	++
肌张力障碍	+	+++	++

3. DBS治疗PD的手术适应证与禁忌证

(1)手术适应证

1)具备单侧或双侧症状的原发性帕金森病，病史一般应该在5年以上。

2）服用左旋多巴类药物有效或曾经有效，但因长期服药，药物用量增加，而疗效减退；或出现药物副作用如异动症、剂末效应、开关反应等。

3）立体定向毁损术后复发，相关核团结构完好，或一侧毁损术后，对侧仍有症状者。

4）年龄一般小于75岁，但年龄不是限制手术的标准。

（2）手术禁忌证

1）病情严重的晚期PD，不能配合手术者；

2）有明显的认知或精神障碍者；

3）严重的心、肺、肝、肾疾病，不适合或不能耐受外科手术者。

4）其他如PSP、多系统萎缩、痴呆或血管性帕金森综合征等不适合手术。

4. 设备介绍　DBS的治疗装置由植入电极、脉冲发生器（IPG）、延伸导线、临时刺激器和程控仪组成（图50-1-4），不同生产厂家有不同的型号。

5. 手术步骤与方法　DBS手术器械包括立体定向系统、微电极和电生理记录系统、植入系统（植入电极和刺激器）等。手术步骤包括：安装定向仪框架，靶点坐标的影像定位，电生理记录和刺激以功能定位，电极植入及脉冲发生器的埋藏，其中靶点的精确定位是手术成功的关键（图50-1-5）。

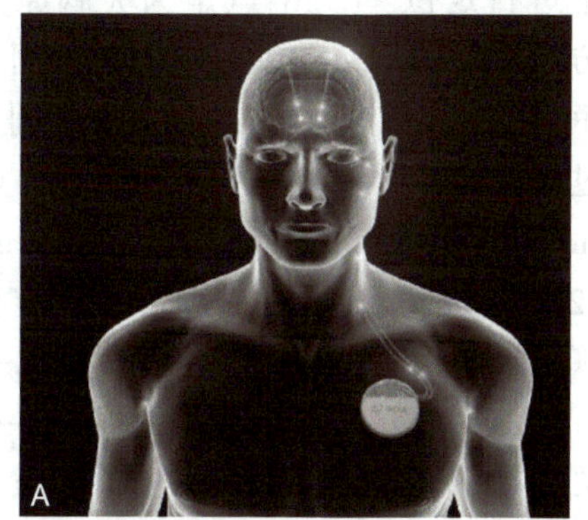
A

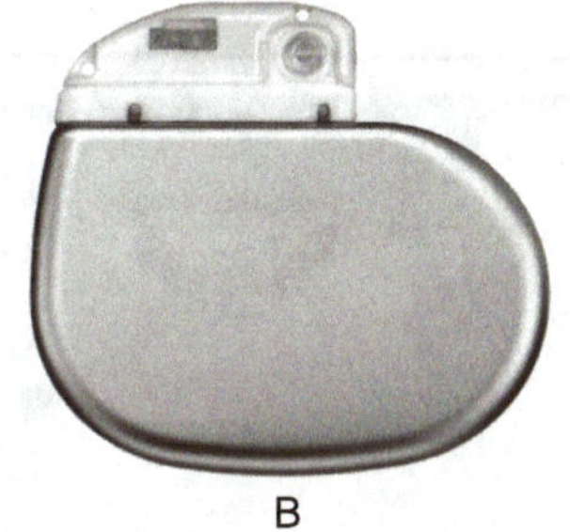
B

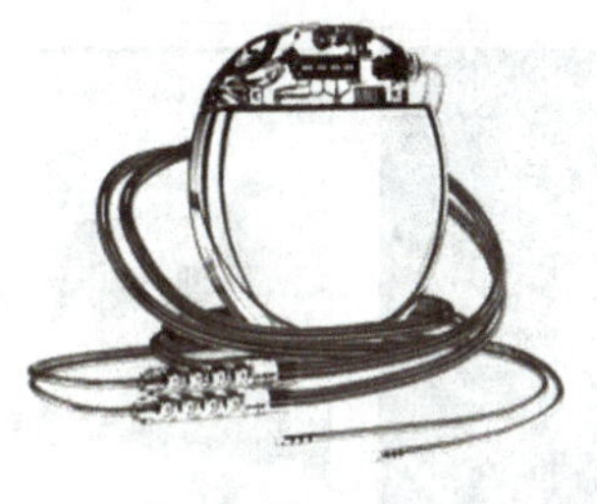
C

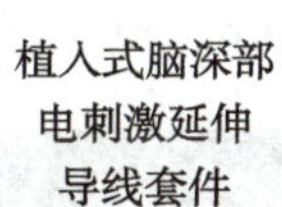

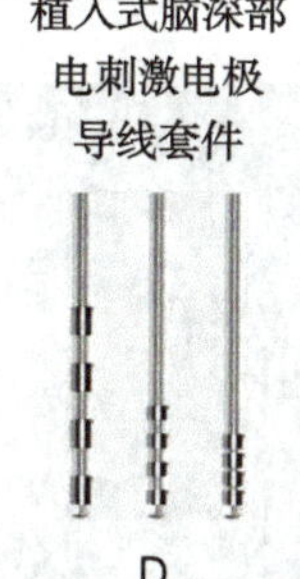
D

植入式脑深部
电刺激延伸
导线套件

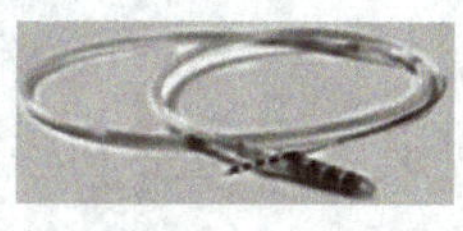
E

图50-1-4　DBS装置的组成

A. 总体观；B. 进口刺激器；C. 国产刺激器；D. 脑内刺激电极；E. 延长导线

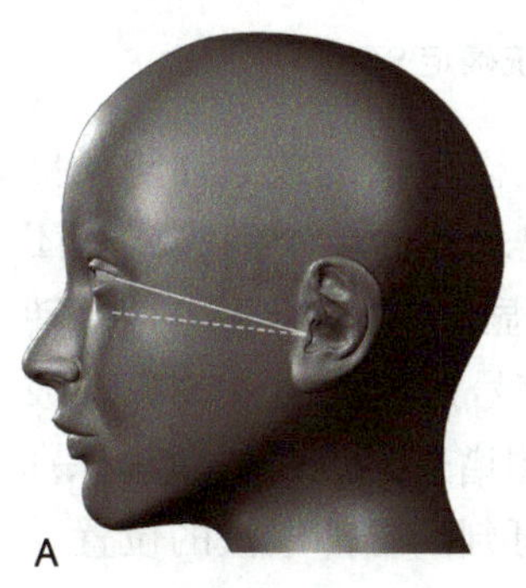
A

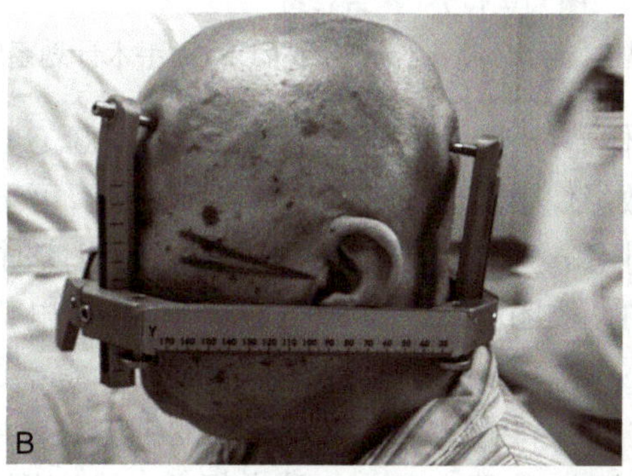
B

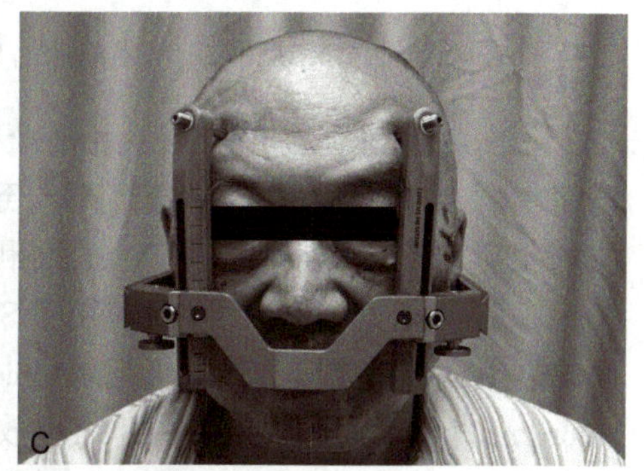
C

图50-1-5　安装定向仪框架示意图

A. 实线为外眦－外耳道连线，虚线与实线的夹角为9°~11°，虚线与AC-PC平面平行。B. 侧面观；C. 正面观

（1）定位扫描和 STN 靶点的影像学定位

1）安装定向仪框架。局麻下安装立体定向头架，安放时使立体定向基架与前后联合线（AC-PC 线）平行，以减少计划系统校正引起的误差。

2）影像学定位：目前 3.0T MR 定位已取代既往的脑室造影和 CT 定位，STN 核团的 MR 定位法包括了标准解剖坐标的经验法定位和可视下定位。手术当天，患者佩戴头架后可以直接进行头部 MR 扫描，术者在计划系统内通过 MRI 图像进行定位。也可以让患者术前进行头部 MRI 扫描，手术当天佩戴头架后进行头部 CT 薄层扫描，然后在工作站内将头部 MRI 及 CT 进行融合（图 50-1-6），在融合后的核磁图像上进行定位。目前采用的 CT 与 MRI 融合的定位方法，既可以减少患者佩戴头架后影像检查的时间，还可以减少因 MRI 图像扭曲导致的定位误差过大。

MR 扫描参数如下：①层厚 1~2mm；②层间距为 0mm；③矩阵 256 × 256；④FOV 为 280~300mm。CT 薄层扫描参数：①层厚 0.625mm；②层间距为 0mm 的螺旋扫描。

在手术计划工作站，确定前联合（anterior commissure，AC）、后联合（posterior commissure，PC）层面，前连合位于胼胝体下方、丘脑前方，后连合位于胼胝体下方、丘脑后方，将 AC-PC 线的中点定为大脑原点。T1 相上 AC、PC 显示清晰，T2 相上 STN 核团显示清楚，可用于可视下定位。

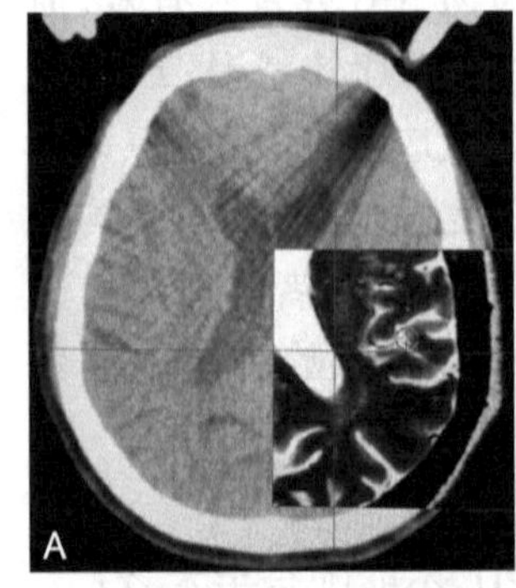

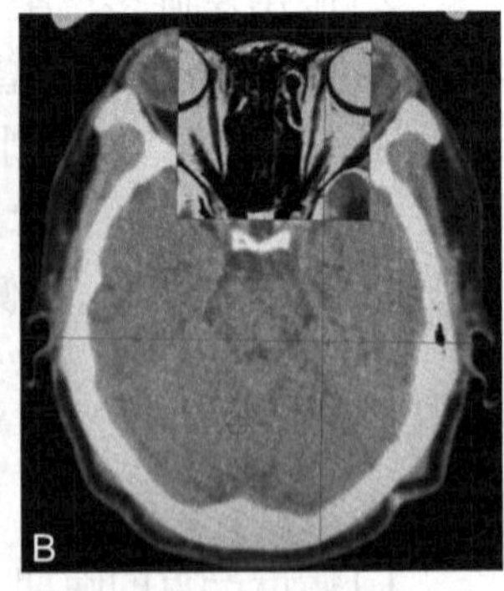

图 50-1-6 CT 与 MR 融合后验证融合边界

a. 标准解剖坐标的经验法定位：相对于大脑原点，STN 靶点一般取 X=10~12mm，Y=-1~-2mm，Z=-4~-5mm。

b. 可视下定位：STN 核团在 T2 冠状位上呈倒“八”字，在水平位上呈正“八”字（图 50-1-7），其 DBS 靶点一般选取为水平位上红核最大层面，红核上缘连线与 STN 相交部分的中外 1/3 处，定位后计算该靶点的框架坐标。

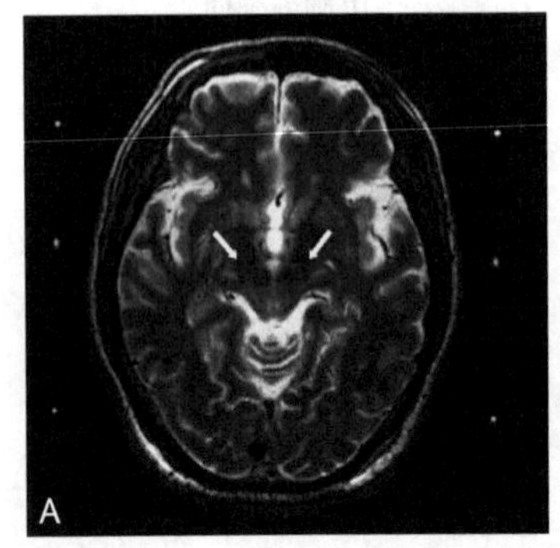

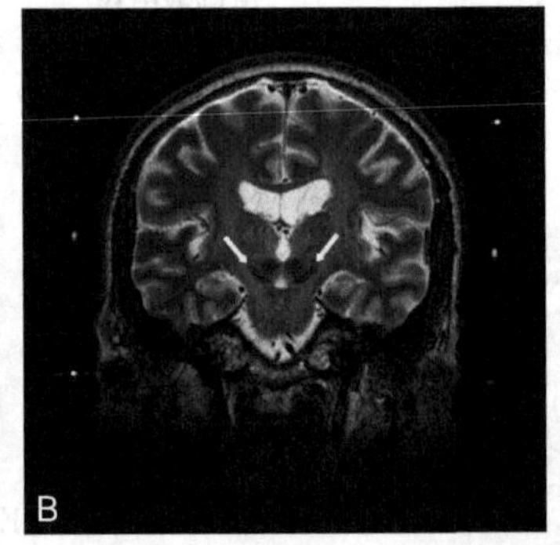

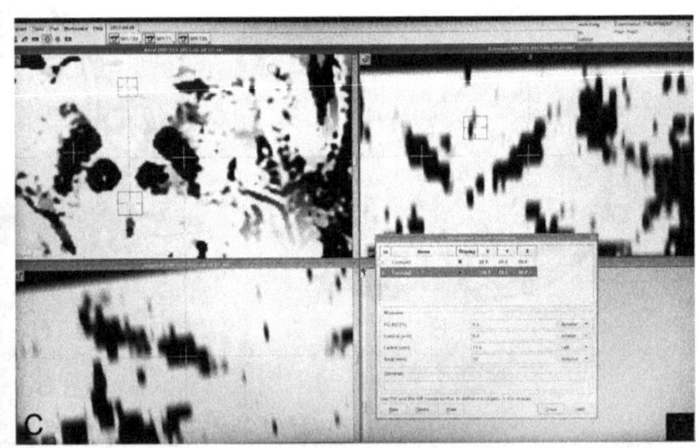

图 50-1-7 靶点定位

A. 术前轴位 MRI 图像；B. 术前冠位 MRI 图像（箭头为 STN 核团）；C. 手术计划系统确定 STN 核团位置

（2）电生理学的功能定位：由于个体差异、脑萎缩、术中脑脊液的丢失等因素可以导致影像学定位的靶点与实际核团存在偏差，故而利用电生理技术来验证靶点十分必要，目前用于 STN 核团验证的电生理技术主要为微电极记录（microelectrode recording，MER），原理在于 STN 细胞放电的特异性。微电极定位是 PD 术中常用的定位方法，采用微电极和电生理记录系统确认靶点。微电极一般由钨或铂 - 铱制成，尖端纤细，直径 2~5μm，微电极阻抗为 300~1 500kΩ。微电极的放大器与微推进器电生理仪相连，可记录到的单个细胞或核团电信号，经放大后可实时显示，可同时将电信号转换成声音输出，并对电信号的放电方式、频率、波幅及背景噪音结合解剖图谱进行分析。通过识别微电极周围的细胞放电可判断脑部电极的位置。

手术操作：局麻下于额部中线旁 3~4cm 做头皮切口，冠状缝前行颅骨钻孔。在头架上安装立体定向弧形弓架和导向器后，进行 MER。进行

STN核团的MER时，一般从靶点上10mm开始，初期电信号背景噪声低；待进入STN后细胞密度和背景噪声增高，放电频率显著增高，表现为高频、高幅及背景噪声较同的簇状放电，伴有不规则间隙性爆发式细胞放电，也可记录到与肢体震颤节律基本一致的簇状放电节律神经元，即“运动相关神经元”或称“震颤细胞”，STN电信号长度4~7mm；穿过STN核团进入未定带后细胞放电模式突然改变，背景噪声显著下降；而进入黑质后，背景噪声较低，但放电节律规整（图50-1-8）。

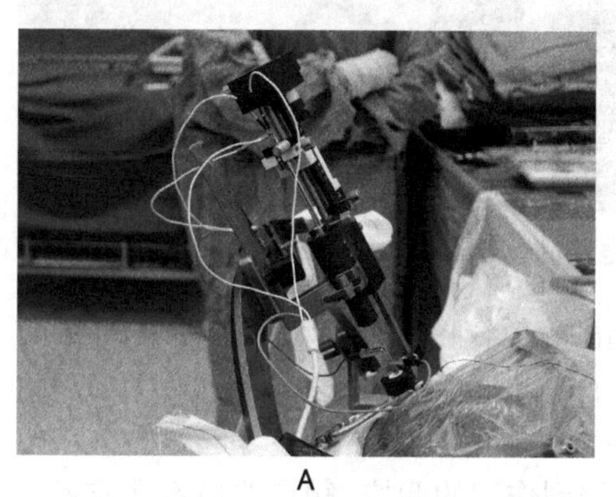
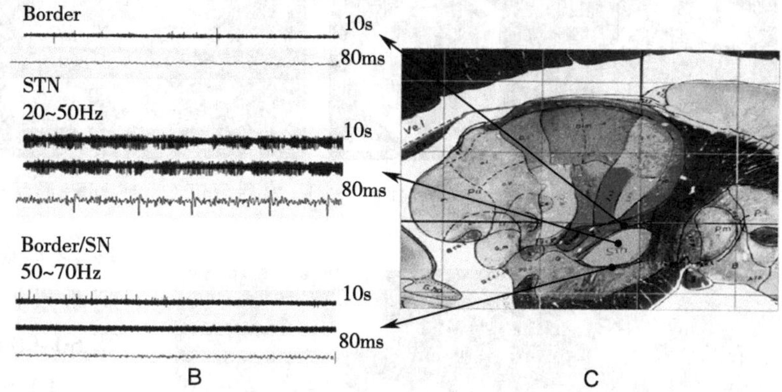

A B C

图50-1-8 术中MER

A. MER设备；B. 典型STN信号；C. STN核团示意图

当MER微电极进入未定带前记录典型STN电信号长度大于4mms时，证明穿刺路径接近STN长轴，此时可以植入刺激电极。如记录长度小于4mm或电信号不典型，则需要重新调整坐标，再次进行MER监测。

（3）电极的植入：保持穿刺针外套管原位不动，植入刺激电极，连接体外临时测试线。

（4）术中临时电刺激验证：待电极植入后，可利用术中临时刺激器实施临时刺激，观察PD症状改善情况（图50-1-9）。临时刺激参数：脉宽60~90μs，频率130~160Hz，电压从1.5V开始，步进0.1~0.2V，观察疗效和有无刺激副作用。参考症状包括：僵直、运动缓慢以及震颤，其中因电刺激改善僵直具有瞬时性而被作为主要的参考症状；副作用的观察：患者出现异动，提示靶点准确；如出现复视、斜视，说明电极偏前内；如出现构音障碍提示电极偏外；如出现抽搐，说明电极偏前外；另外，患者可出现一些非特异症状，如头晕、头昏等不适症状。

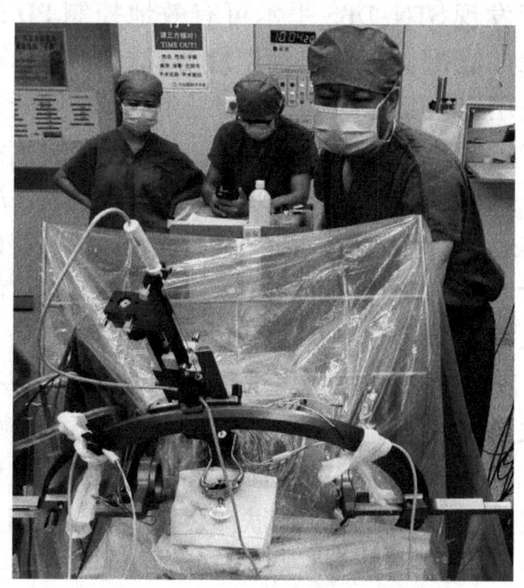

图50-1-9 术中临时电刺激验证

（5）刺激器IPG的植入：待术中验证靶点准确后，将刺激电极埋于切口皮下，切口临时缝合，撤除头架，将患者进行气管插管或喉罩全麻。患者全麻后，取左侧锁骨下方1cm位置行5cm皮肤横切口至肌肉深筋膜，沿肌肉深筋膜浅层向下分离造一“囊袋”，将IPG埋于囊袋内，经皮下隧道导入可植入性连接导线，分别连接IPG及颅内电极。IPG一般埋于左侧锁骨下方以减少对右利优势肢体活动的影响，但有时也需根据情况调整，如延长导线经过的皮肤条件等；最后缝合切口。

（6）术后复查头部CT或MRI（图50-1-10）。术后早期复查头部CT可以发现可能的脑内继发出血，以及时处理。最好进行薄层头部CT扫描，扫描参数同定位CT，以便与术前MRI进行图像融合，还可将数据导入Matlab程序，用Matlab下的工具包DBS-lead进行电极重建，观察电极位于STN核团的具体位置（图50-1-11）。

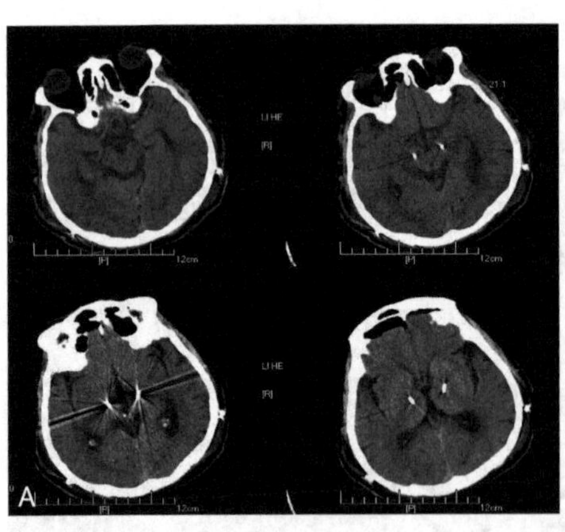
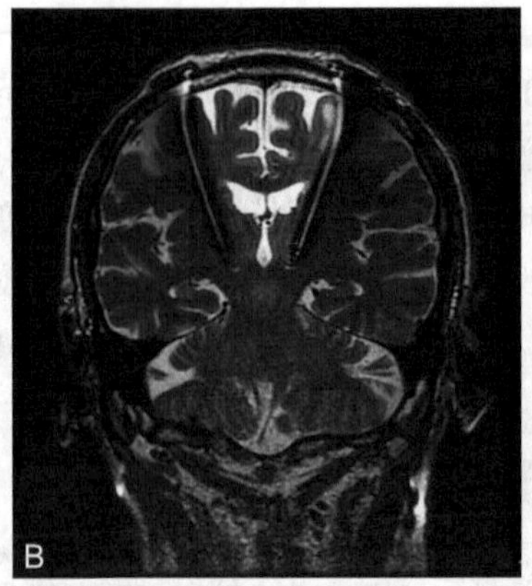
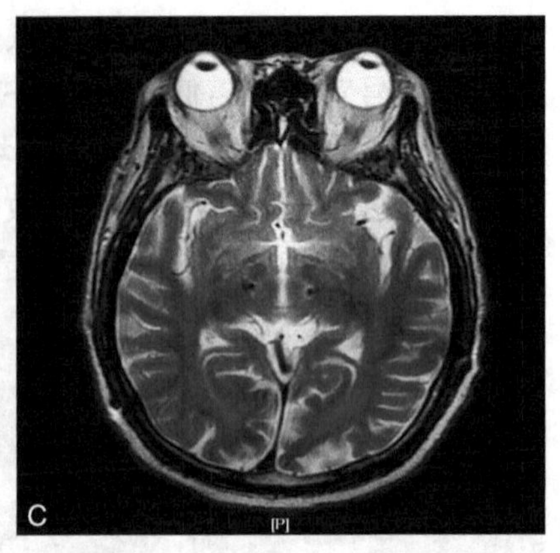

图 50-1-10 术后复查 CT 或 MRI 显示电极位置准确

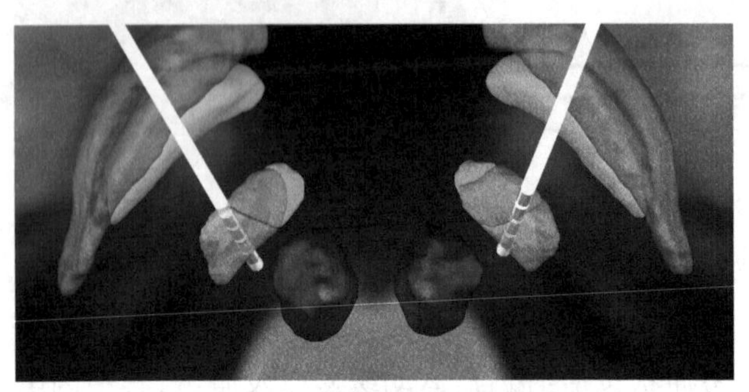

图 50-1-11 DBS-lead 重建电极与基底节、STN、红核等结构

6. 患者术后管理

（1）程控管理：程控，即程序控制，是通过事先编制的固定程序实现的自动控制。DBS 术后程控是指利用程控仪来调节 IPG 电刺激触点和参数，以达到合适的疗效。

1）首次程控时机：首次程控即开机，一般为术后 2 周至 1 个月，以规避核团微毁损效应对疗效判断的干扰。

2）触点选择：电极上的四个“触点”均可作为负极或者正极，而 IPG 只可作为正极，组合起来刺激模式有单负模式（如 C+1-）、双负模式（如 C+1-2-）和双极模式（如 1+2-），一般为单负模式，随着时间的推移，双负设置的比例稍有增加。触点的选择可以通过以下方法帮助选择：①术后完善 MRI 检查，根据电极位置预估触点；②根据术中电生理描记结果来预估触点；③依次给予四个触点电刺激，分别记录“治疗窗”，即治疗阈值（起效最小刺激量）到副作用阈值（副作用最小刺激量）的范围，选取治疗阈值小而副作用阈值高的触点。

3）参数设定：术后前几年参数需要较多调整，之后刺激疗效较稳定，调节次数减少。常用的刺激量如下：电压 1.5~3.6V，频率 130~180Hz，脉宽 60~90μs。

4）程控副作用的调控：触点选择不准或者刺激量过大，电刺激到 STN 核团周边结构可能导致相关副作用的出现，部分副作用（如感觉异常、异动）在刺激一段时间后患者可以耐受，而一些副作用（如构音障碍、运动不能恶化）患者不能耐受，这种副作用可以通过程控来调节。

（2）药物管理：初始同术前，根据患者的反应调整用药，以最小有效剂量控制患者的运动症状。术后 1 个月内即可减少服药的数量及种类，大多数患者在术后 3 个月至半年开始进行药物调整，LED 减少 30%~70%。DBS 治疗后多巴胺受体激动剂及复方多巴制剂是最常使用的抗 PD 药物。

7. STN-DBS 治疗 PD 的疗效和并发症

临床发现 STN-DBS 手术可有效地控制 PD 运动症状如震颤、僵直、运动迟缓等，减少抗 PD 药物的使用，延长药物开期，减少症状波动，降低异动症持续的时间以及严重程度，改善患者的生活质量。也有研究显示 STN-DBS 也可改善 PD 患者的非运动症状，包括睡眠、排便等。另外一些研究显示 STN-DBS 可加重 PD 患者认知障碍和语言症状等。

DBS 并发症主要表现在三个方面：①与手术相关的并发症：主要有颅内出血、脑梗死、癫痫、意识障碍等；②植入装置相关的并发症：主要有电极折断、局部感染、皮肤溃疡等；③治疗相关的并发症：是由高频刺激引起的暂时性副作用，其症状取决于刺激参数和电极的位置，它可以通过调整刺激参数的大小和刺激的触点来调整。

（二）机器人立体定向 DBS 手术

传统的 DBS 为框架式立体定向手术（患者需要安装头架，术中安装立体定向弧弓）。而机器人技术是近些年发展的新的立体定向手术技术，属于无框架的立体定向手术。患者术前扫描头部 MRI，手术当天头皮或颅骨放置标志点后扫描头部 CT。然后将 MRI 或 CT 数据导入计划系统内进行融合，手术医生在工作站的屏幕上确定靶点并设定到达靶点的路径；机械臂与患者头部位置配准后，机械臂就会根据医生的要求到达预设靶点的正上方，然后在机械臂末端安装 DBS 针道适配器 lead-holder，活检针就会沿着预设路径进入脑内预定靶点，可以完成 DBS 手术。机器人手术定位精度可以达到误差小于 0.5mm（图 50-1-12）。

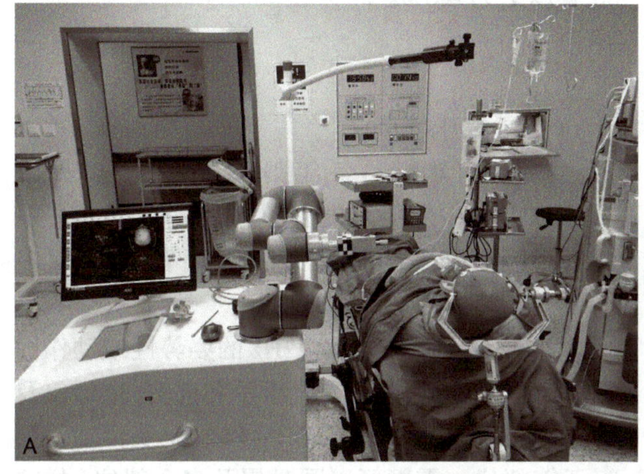

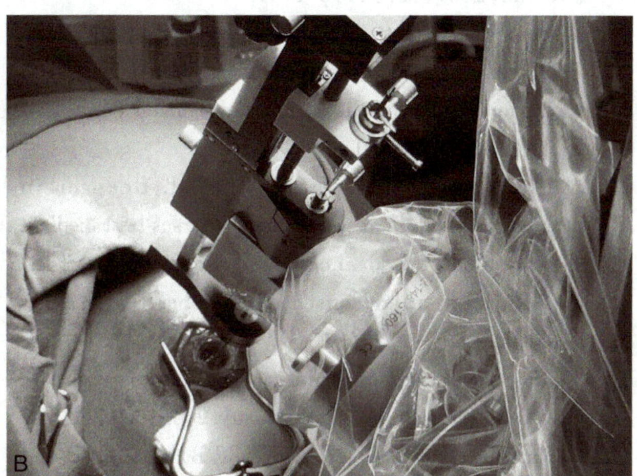

图 50-1-12　机器人立体定向 DBS 手术

A. 机器人全貌；B. 应用机器人术中进行 MER

（三）其他的手术进展

目前的药物和手术（毁损术、DBS）治疗 PD 均只能缓解症状，改善生活质量，而不能治愈疾病，一些新的手术方法也在被研究中，包括干细胞移植和基因治疗。前者是利用干细胞分化出多巴胺神经元，替代变性坏死的多巴胺能神经元，从而达到治愈 PD 的目的。而基因治疗是将外源正常基因导入靶细胞，以纠正或补偿因基因缺陷和异常引起的疾病，达到治疗目的。目前 PD 的基因治疗研究集中在三类机制，包括抑制 STN、生物性多巴胺替代和生物性疾病修饰作用。目前，这些技术仍处于试验中，一些问题亟待解决，如干细胞的来源、诱导分化、基因载体等，临床实验也涉及伦理问题。

（张建国　杨岸超　张　凯）

参考文献

1. 中华医学会神经病学分会运动障碍及帕金森病学组．帕金森病的诊断．中华神经科杂志，2006，39（6）：408-409.
2. 中华医学会神经病学分会运动障碍及帕金森病学组．帕金森病治疗指南．中华神经科杂志，2006，39（6）：409-412.
3. 张建国，王忠诚，张小英，等．丘脑腹中间核损毁和电刺激治疗以震颤为主的运动障碍性疾病的临床价值．中华医学杂志，2001，81（13）：792-794.
4. 王忠诚，张建国．帕金森病的外科治疗现状和未来．中华神经外科杂志，2002，18（1）：1-3.
5. 张建国，王忠诚，张小英，等．丘脑底核电刺激治疗帕金森病．中华神经外科杂志，2002，18（1）：4-7.
6. 葛明，马羽，张凯，等．脑深部电刺激术的手术并发症及防治．中华神经外科杂志，2010，26（9）：794-796.
7. 孟凡刚，张建国．我国功能神经外科的过去、现在和未来．中国现代神经疾病杂志，2009，9（3）：205-208.
8. 孟凡刚，马羽，葛明，等．脑深部电刺激治疗特发性震颤．中华医学杂志，2012，92（15）：1037-1040.
9. 毕永峰，张建国．脑深部电刺激的作用机制研究进展．中华神经外科杂志，2010，26（8）：758-761.
10. Krames ES，Peckham PH，Rezai AR. Neuromodulation. Academic Press，2009.
11. Okun MS. Deep-brain stimulation for Parkinson's disease. N Engl J Med，2012，367：1529-1538.
12. Schuepbach WM，Rau J，Knudsen K，et al. Neurostimulation for Parkinson's disease with early motor complications. N

Engl J Med, 2013, 368: 610–622.

13. Tanner CM. A second honeymoon for Parkinson's disease? N Engl J Med, 2013, 368: 675–676.
14. Castrioto A, Lozano AM, Poon YY, et al. Ten-year outcome of subthalamic stimulation in Parkinson disease: a blinded evaluation. Arch Neurol, 2011, 68: 1550–1556.
15. Simonin C, Tir M, Devos D, et al. Reduced levodopa-induced complications after 5 years of subthalamic stimulation in Parkinson's disease: a second honeymoon. J Neurol, 2009, 256: 1736–1741.
16. Weaver FM, Follett K, Stern M, et al. Bilateral deep brain stimulation vs best medical therapy for patients with advanced Parkinson disease: a randomized controlled trial. JAMA, 2009, 301: 63–73.
17. Williams A, Gill S, Varma T, et al. Deep brain stimulation plus best medical therapy versus best medical therapy alone for advanced Parkinson's disease (PD SURG trial): a randomised, open-label trial. Lancet Neurol, 2010, 9: 581–591.
18. Jankovic J. Parkinson's disease: clinical features and diagnosis. Neurol Neurosurg Psychiatry. 2008; 79: 368 76.
19. Koller Wc, Glatt S, Vetere Overfield B, et al. Falls and Parkinson's disease. Clin Neuropharmacol, 1989, 12: 98–105.
20. Mantri S, Morley JF, Siderowf AD.The importance of preclinical diagnostics in Parkinson disease. Parkinsonism Relat Disord, 2018.
21. Olfati N, Shoeibi A, Litvan I.Progress in the treatment of Parkinson-Plus syndromes. Parkinsonism Relat Disord, 2018.
22. Meles SK, et al. Metabolic Imaging in Parkinson Disease. J Nucl Med, 2017, 58(1): 23–28.
23. Hamel W, et al. Targeting of the Subthalamic Nucleus for Deep Brain Stimulation: A Survey Among Parkinson Disease Specialists. World Neurosurg, 2017, 99: 41–46.
24. Wyman-Chick KA, et al. Cognition in Patients With a Clinical Diagnosis of Parkinson Disease and Scans Without Evidence of Dopaminergic Deficit (SWEDD): 2-Year Follow-Up. Cogn Behav Neurol, 2016, 29(4): 190–196.
25. Wood H. Parkinson disease: Progression markers for early PD - finding the right tools for the job. Nat Rev Neurol, 2016, 12(6): 311.

第二节 特发性震颤的外科治疗

特发性震颤(essential tremor, ET)又称家族性或良性特发性震颤，是一种常见的锥体外系疾病，临床上以上肢远端的姿势性或动作性震颤为特点，可伴有头部、口面部或声音震颤，30%~50%的ET患者有家族史。传统观点认为ET是良性、家族遗传性、单症状性疾病，但目前认为ET是缓慢进展的、可能与家族遗传相关的复杂性疾病。ET患病率为0.3%~1.5%，约30%~50%的ET患者有家族史，并随年龄增高而上升。一组来自30个研究的Meta分析表明，ET患病率为0.4%~0.9%，60岁以上为4.6%。

一、概述

(一)临床特点

1. 起病年龄 各年龄均可发病，多见于40岁以上的中老年人，也有人认为青少年是另一发病高峰。家族性比散发性ET患者起病早，多在20岁前起病。

2. 临床症状 以4~12Hz的姿势性或动作性震颤为主要特征，多数发生于手和前臂，也可累及头部(如颈部)、下肢、声音等，偶尔累及舌、面部、躯干等部位。震颤可以同时累及多个部位(如前臂和头部)。日常活动如书写、倒水、进食等可加重震颤，多数患者饮酒后症状减轻。随着病程的增加，震颤频率下降，而幅度增加，导致较为严重的功能障碍。震颤累及部位可逐步增多，一般在上肢受累后数年出现头部震颤，躯干和下肢通常最晚累及。

3. 震颤临床分级 根据1996年美国国立卫生研究院特发性震颤研究小组提出的震颤分级标准以供参考。0级：无震颤；1级：轻微，震颤不易察觉；2级：中度，震颤幅度<2cm，非致残；3级：明显，震颤幅度在2~4cm，部分致残；4级：严重，震颤幅度超过4cm，致残。可应用震颤评分量表(Fahn-Tolosa-Marin Tremor Rating Scale, FTMTRS)进行评价。

除了症状评分以外，DBS的疗效还包括生活质量等评价。如震颤影响患者的日常生活和工作，随着症状的加重甚至出现生活难以自理，患者常有自卑绝望感，从而产生抑郁症状，国内研究表明，ET伴发抑郁的发生率为53.2%，常见症状多为情绪低落、工作和兴趣减退、忧虑等。

(二)诊断标准

1. 核心诊断标准 ①双手及前臂明显且持

续的姿势性和/或动作性震颤;②不伴有其他神经系统体征(齿轮现象和 Froment 征除外);③可仅有头部震颤,但不伴有肌张力障碍。

2. 支持诊断标准 ①病程超过 3 年;②有阳性家族史;③饮酒后震颤减轻。

3. 排除标准 ①存在引起生理亢进性震颤的因素;②正在或近期使用过致震颤药物或处于撤药期;③起病前 3 个月内有神经系统外伤史;④有精神性(心理性)震颤的病史或临床证据;⑤突然起病或病情呈阶梯式进展恶化。

(三)鉴别诊断

主要与下列疾病相鉴别:生理性震颤、精神心理性震颤、帕金森病震颤、小脑性震颤、肌张力障碍性震颤、红核性震颤、原发性直立性震颤、肝豆状核变性性震颤、内科系统疾病(如甲状腺功能亢进、肝性脑病等)引起的震颤等。

1. 帕金森病震颤 主要为静止性震颤,可合并动作性震颤,手部搓丸样震颤和下肢静止性震颤是帕金森病的典型表现。除震颤外,帕金森病患者常伴有动作迟缓、肌强直、姿势步态异常等。

2. 小脑性震颤 主要为上肢和下肢的意向性震颤,常伴有小脑的其他体征,如共济失调、轮替运动异常、辨距不良等,而 ET 患者通常不伴有小脑症状。

3. 精神心理性震颤 多在有某些精神因素如焦虑、紧张、恐惧时出现,与 ET 相比,其频率较快(8~12Hz)但幅度较小,有相应的心理学特点,去除促发因素症状即可消失。

(四)治疗

1. 治疗原则 ET 的治疗分为药物(口服药物及 A 型肉毒毒素)和手术治疗。其治疗原则为:①轻度震颤无需治疗;②轻到中度患者由于工作或社交需要,可选择事前半小时服药以间歇性减轻症状;③影响日常生活和工作的中到重度震颤,需要药物治疗;④药物难治性重症患者可考虑手术治疗;⑤头部或声音震颤患者可选择 A 型肉毒毒素注射治疗。

2. 药物治疗 根据循证医学的 A、B、C 级推荐水平,结合我国的实际情况,将治疗 ET 的药物分为一线、二线和三线用药。其中一线药物有普萘洛尔、阿罗洛尔、扑米酮;二线药物有加巴喷丁、托吡酯、阿普唑仑、阿替洛尔、索他洛尔、氯硝西泮;三线用药有氯氮平、纳多洛尔、尼莫地平、A 型肉毒毒素。普萘洛尔、阿罗洛尔和扑米酮是治疗 ET 的首选初始用药,当单药治疗无效时可联合应用;A 型肉毒毒素多点肌内注射可能对头部或声音震颤患者有效。

3. 手术治疗 手术治疗则适用于症状严重、药物难治性的患者。ET 手术治疗方法主要包括立体定向丘脑毁损术和深部丘脑刺激术(DBS),两者都能较好地改善震颤。双侧丘脑损毁术出现构音障碍和认知功能障碍概率较高,同时会增加术中及术后的风险,因此不建议用于临床治疗。而 DBS 具有低创伤性、可逆性、可调控性的特点,是药物难治性重症 ET 患者的首选手术治疗方法;其副作用包括感觉异常、局部疼痛、构音障碍、平衡失调等,部分通过改变刺激参数可以使之得到纠正。

二、手术治疗方法

(一)毁损性手术

丘脑腹中间核(Vim 核)毁损性手术,均获得一定效果。由于双侧毁损性手术容易出现构音障碍、认知功能障碍和平衡障碍等严重并发症,因此毁损性手术仅适用于单侧 ET 患者。毁损灶过小,疗效差,易复发;毁损灶过大,影响周围重要结构出现严重的并发症,而且损害有时是不可逆的。因此,毁损性手术应用受到一定程度的限制。

(二)电刺激手术

对于药物治疗无效,症状严重影响日常生活的 ET 患者,可选择外科治疗。近年逐渐兴起的 Vim 核脑深部电刺激术,因其可调控性逐渐成为外科手术的首选方法。

1. Vim 核团 Vim 核接受小脑与苍白球的传入冲动,投射到中央前回,中央前回又发出冲动,控制 Vim 核的电活动,Vim 核是皮质下的运动整合中枢。因此,Vim 核是 ET 外科治疗的理想靶点。DBS 技术比以往的手术方法有其突出的优点。首先,DBS 是可逆的和可调节的。手术不毁损神经核团,只是改善神经功能,神经核团麻痹的程度、范围可通过设定脑深部电极的电流、电压、频率及电极位置等多个因素来调节,可以长期控制不断发展变化的特发性震颤症状。DBS 手术保留正常脑组织的神经功能,为以后可能出现的新方法创造条件，也就保留了患者获得新生的权利和希望。

自从1987年Benabid应用Vim-DBS治疗帕金森病震颤以来，Vim一直是治疗ET的首选靶点。Vim核前后径3~4mm，高度和宽度约为10mm，由内向外依次为面部、下颌、上肢和下肢。电极位置与患者疗效显著相关，靶点在后联合前6.3mm，中线旁12.3mm，或第三脑室旁10.0mm最佳。尽管如此，Vim电刺激仍有一些缺点需要进行改进。例如，不同的神经外科医师选择的Vim的位置可能不同。刺激疗效随着时间的延长而下降。在开和关状态下，对步态和平衡无明显改善，而且Vim电刺激对术前存在的不宁腿综合征无效。Vim-DBS治疗ET的耐受性可能与以下因素有关：首先，ET的进展可能导致震颤加重，要求增加刺激参数以达到控制震颤的目的；其次，由于微毁损效应的下降，出现早期的耐受性；第三，也可能由于刺激的神经网络对刺激引起的生物学效应产生耐受有关。脑深部电极位置与ET治疗的疗效息息相关。

目前，Vim-DBS治疗ET的效果已较肯定，肢体震颤缓解率可达60%~90%。单侧电刺激对中线症状有一定程度缓解，但比肢体震颤缓解程度低。文献报道22例ET患者分期行双侧DBS，术后中线症状改善比单侧术后提高81%，术后随访发现对头部和声音震颤缓解有持续疗效。很多ET患者同时伴步态异常，主要表现为纵列步态异常伴平衡障碍。双侧DBS术后对纵列步态异常和平衡障碍也有改善。作者应用双侧Vim-DBS和STN-DBS治疗ET，通过患者书写、震颤填表、术前术后录像进行对比术后近期疗效。随访的DBS患者，术后震颤控制率约为80%~90%。行毁损治疗的1例患者，术后震颤基本消失，但有对侧肢体沉重感，行动缓慢。

进行Vim-DBS时，应用微电极记录细胞放电，首先进入丘脑腹外侧的腹后嘴核（Vop），进入Vim核时，神经元放电活动增多，可记录到与对侧肢体震颤同步的异常电信号，即患者的震颤节律与电信号的节律一致，这些细胞的簇状放电节律与肢体震颤的节律基本一致，即所谓的"震颤细胞"（图50-2-1）。Vim-DBS的电极位置见图50-2-2。

2. 其他核团 近年来，研究者都在寻找比Vim核更加优越的刺激靶点。有报道对严重的双侧意向性震颤患者，丘脑底核慢性刺激效果优于Vim-DBS。医生也尝试用丘脑底后区（位于底丘脑后方，主要由未定带和前丘素放射冠组成）作为刺激靶点，术后上肢震颤改善率为95%，手部功能改善率为87%，术后日常生活能力提升66%，未出现严重并发症。有文献报道将丘脑底后区DBS对手部震颤及手部功能改善效果强于Vim-DBS。另外，有报道丘脑底核的未定区和前丘系的放射冠区DBS比丘脑区DBS更加高效，术后震颤评分、肌电图改善及生活质量改善。

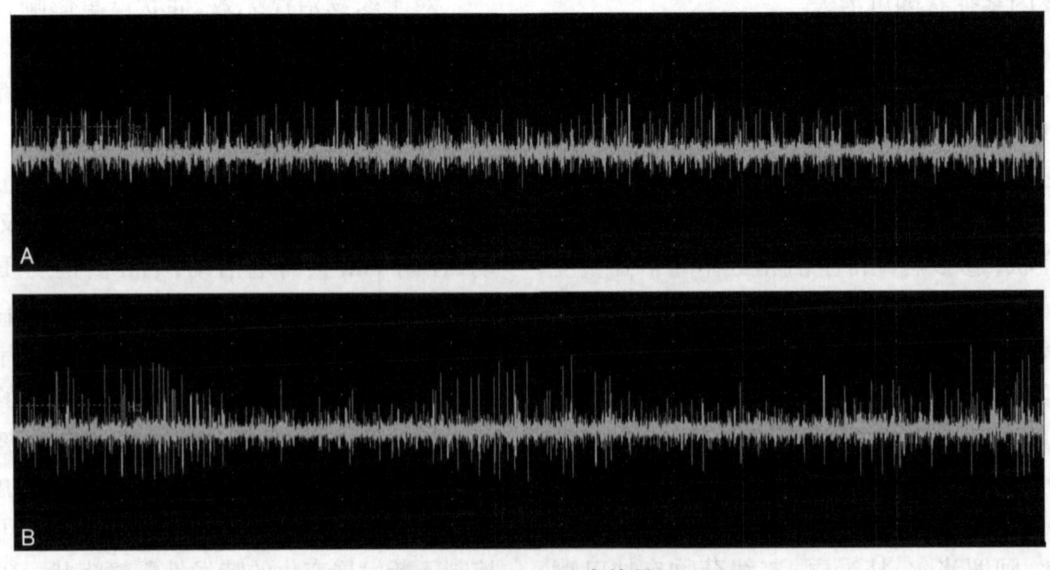

图50-2-1 Vim电信号

A. Vim核团的细胞放电；B. Vim"震颤细胞"

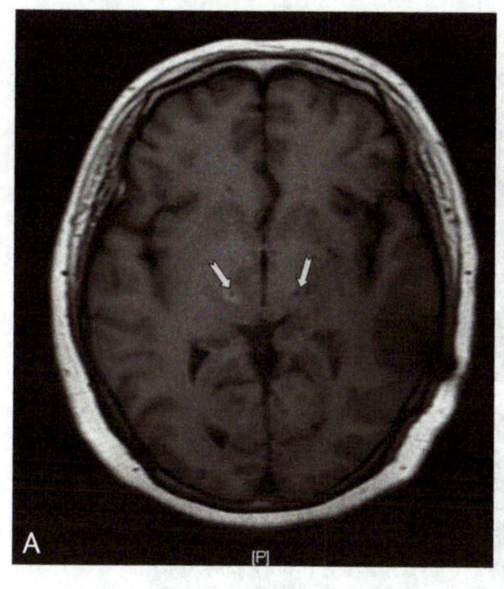

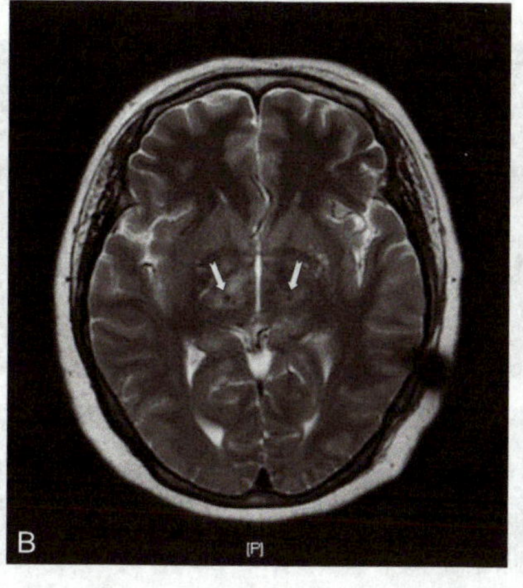

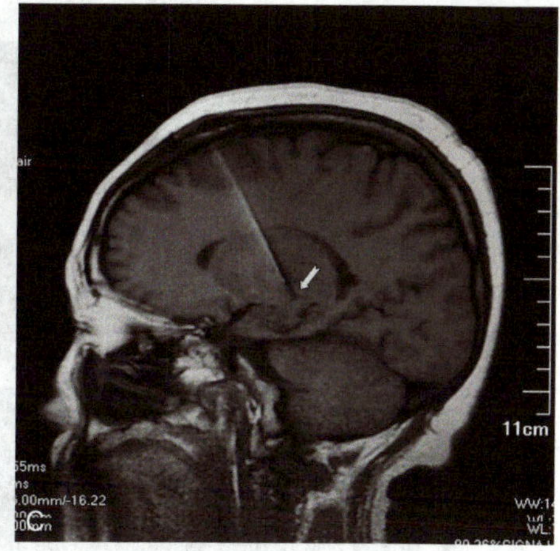

图 50-2-2　电极位置（Vim 靶点，MRI）
A. 轴位 T1；B. 轴位 T2；C. 矢状位（箭头为电极位置）

STN-DBS 也可以达到良好效果。如一组应用 STN-DBS 治疗的 ET 患者，疗效稳定可达 9 年以上。进行 STN-DBS 时，也可借助 STN 神经元的电生理特征可与周围结构区分。进入 STN 时，细胞密度和背景噪音增高，放电频率显著增高，表现为高频、高幅及背景噪音较同的簇状放电，伴有不规则间隙性爆发式单个细胞放电。此时，STN 的细胞放电可以随着对侧肢体的被动活动有所反应。一般记录到典型 STN 的电信号长度为 4~6mm，微电极穿过 STN 后进入未定带，放电模式突然改变，背景噪音显著下降。微电极进入黑质（Nigra，Ni）后，背景噪音亦较低，但神经元放电节律规整（图 50-2-3）。STN-DBS 的电极位置见图 50-2-4。应用 STN-DBS 治疗 ET 取得良好治疗效果的原因可能与以下有关：首先，STN 对治疗 PD 或其他原因引起的震颤有效；其次，作为 MRI 的可见靶点，STN 的位置相对固定；再次，既往的动物研究表明，STN-DBS 能够减轻毒性物质对黑质纹状体系统的神经毒性作用，如在大鼠的黑质，在给予 6- 羟基多巴胺（6 -hydroxydopamine，6-OHDA）后 2~4 周，应用 STN-DBS 可对多巴胺神经元提供神经保护作用。STN 对黑质细胞发挥神经保护作用可能与抑制谷氨酸释放有关。研究表明，虽然 PD 是一种缓慢进展性疾病，STN-DBS 的长期刺激对 PD 具有治疗作用，可以使症状稳定控制达 5~10 年。在一组随访达 10 年以上的患者，STN-DBS 能够显著改善 UPDRS 震颤总评分和运动迟缓评分。虽然 STN-DBS 有神经保护作用，但是对 ET 患者是否具有这种作用尚不清楚。也可能这种保护作用在 PD 和 ET 患者同时存在，所以 STN-DBS 的长期疗效优于 Vim 刺激。Vim 刺激可以使人的神经网络的结构与远端结构重新连接，STN 刺激与 Vim 刺激的连接方式可能不同。当然，STN 刺激与 Vim 刺激可能激活不同的区域，这使 ET 患者对 Vim 刺激产生耐受性，而对 STN 刺激缺乏耐受性。STN-DBS 对 ET 患者是否存在神经保护作用，仍需要临床和实验数据进一步验证。

此外，有研究表明，丘脑的后下部区域（posterior subthalamic area，PSA），包括 cZi 区域（caudal zona in-certa，cZi）作为刺激靶点有效。在 Vim-DBS 治疗失败的 ET 患者，重新采用 cZi-DBS 也能达到治疗效果。术前 Vim-DBS 对手的功能和震颤改善 25%，而应用 cZi-DBS 的改善率可达到 57%。有些学者采用未定区作为刺激靶点，对 15 例患者行双侧 DBS，术后总体震颤缓解率达 73.8%，其中姿势性震颤和动作性震颤缓解率分别达 88.2% 和 82.2%，日常活动能力提高 80.0%，术后仅有一过性构音障碍，无意识障碍、嗜睡等并发症。新靶点的报道仍集中在丘脑 - 丘脑底核区，表明 DBS 定位越来越精细，刺激范围越来越准确，提高疗效的同时又减少并发症的发生，这无疑会使患者受益。

近年来有应用超声聚焦治疗 ET 的报道，取得了一定疗效，但是尚未得到普及。

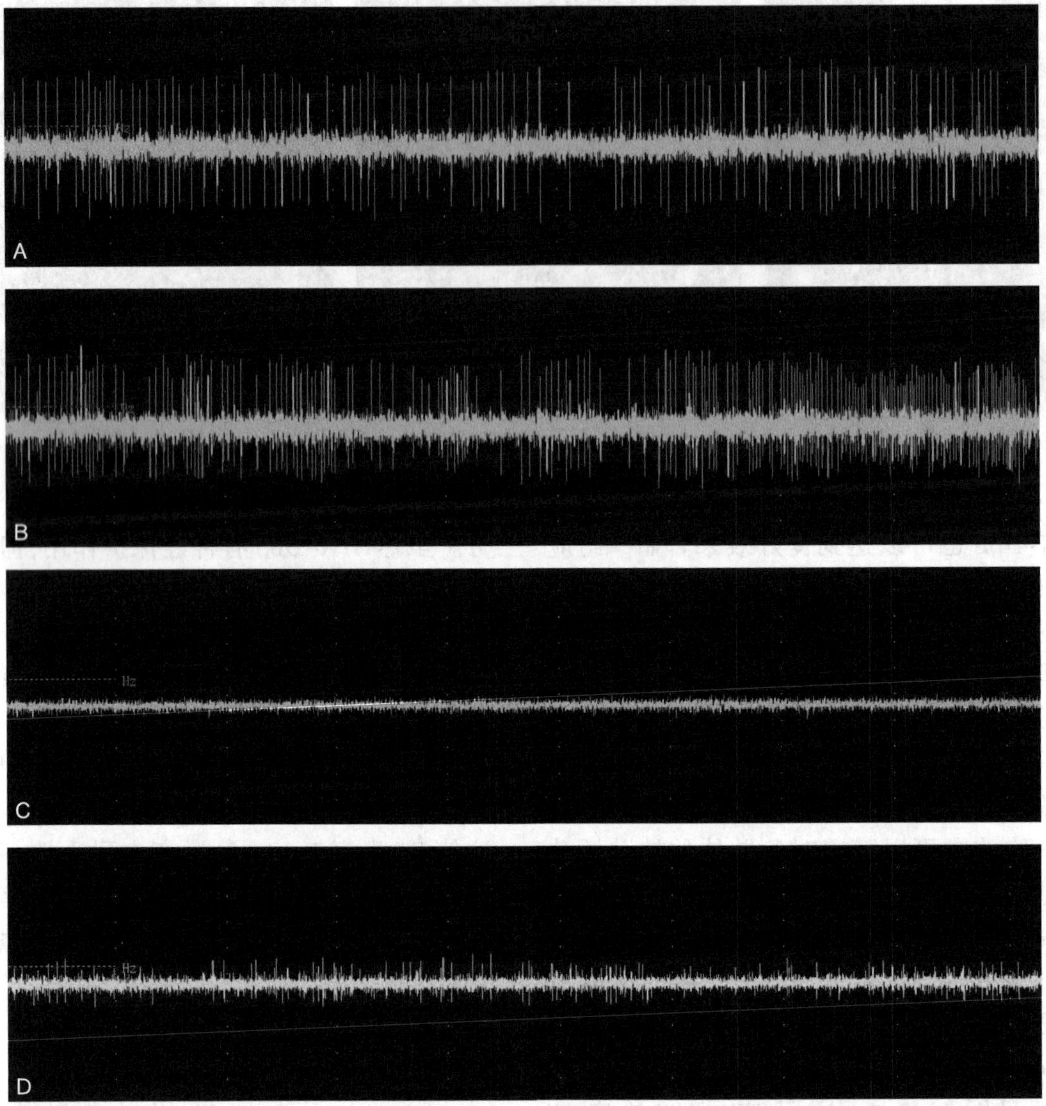

图 50-2-3 STN 电信号

A. STN 的细胞电活动，高频、高幅伴有不规则间隙性爆发式单个细胞放电；B. STN“震颤细胞”，簇状放电节律基与肢体震颤一致；C. 未定带细胞的背景噪音显著下降；D. 黑质放电的背景噪音低，神经元放电节律规整

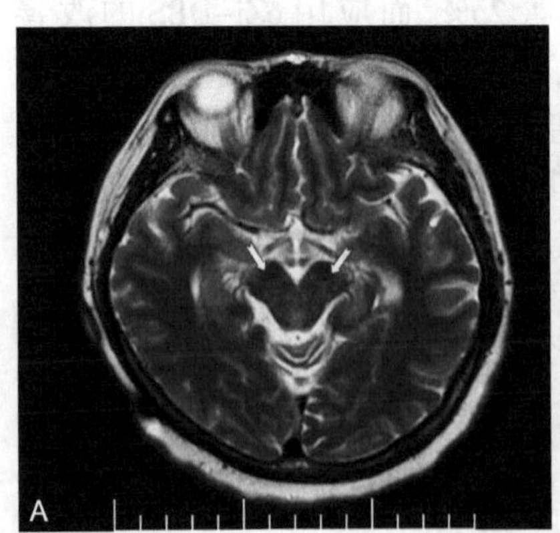

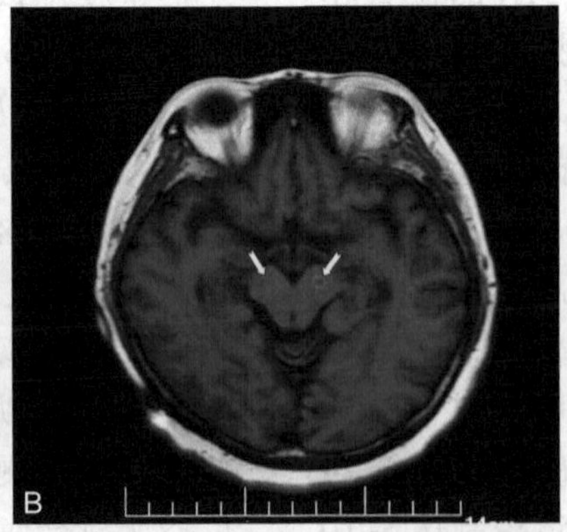

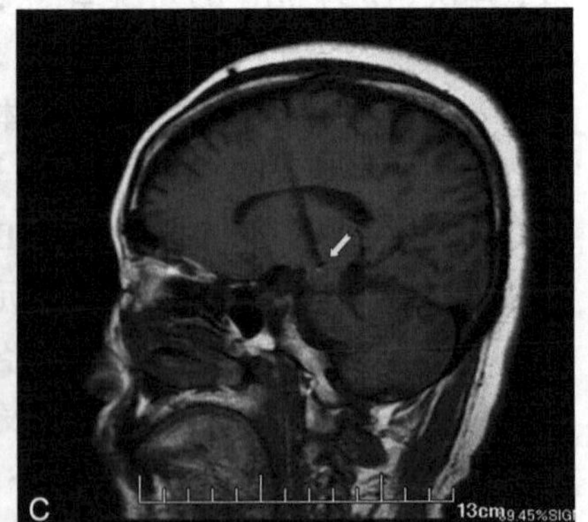

图 50-2-4 电极位置（STN 靶点，MRI）

A. 轴位 T1；B. 轴位 T2；C. 矢状位（箭头为电极位置）

（张建国 孟凡刚 杨岸超 刘焕光）

参考文献

1. 张建国,孟凡刚. 神经调控技术与应用. 北京:人民卫生出版社,2016.
2. 中华医学会神经病学分会帕金森病及运动障碍学组. 原发性震颤的诊断和治疗指南. 中华神经科杂志,2009,42:571-572.
3. 张建国. 脑深部电刺激术的现状与未来. 中华神经外科杂志,2010,26(5):385-386.
4. 孟凡刚,马羽,葛明,等. 脑深部电刺激治疗特发性震颤. 中华医学杂志,2012,92(15):1037-1040.
5. 陈宁,孟凡刚,马羽,等. 丘脑底核脑深部电刺激治疗特发性震颤2例临床分析. 立体定向和功能神经外科杂志,2013,26:34-37.
6. Isaacs DA, Butler J, Sukul V, et al. Confined Thalamic Deep Brain Stimulation in Refractory Essential Tremor. Stereotact Funct Neurosurg, 2018, 96(5): 296-304.
7. Blomstedt P, Sandvik U, Tisch S. Deep brain stimulation in the posterior subthalamic area in the treatment of essential tremor. Mov Disord, 2010, 25(10): 1350-1356.
8. Plaha P, Javed S, Agombar D, et al. Bilateral caudal zona incerta nucleus stimulation for essential tremor: outcome and quality of life. J Neuro Neurosurg Psychiatry, 2011, 82(8): 899-904.
9. Lind G, Schechtmann G, Lind C, et al. Subthalamin stimulation for essential tremor. Short-and long-term results and critical target area. Stereotact Funct Neurosurg, 2008, 86: 253-258.
10. Buijink AWG, Caan MWA, ContarinoMF, et al. Structural changes in cerebellar outflow tracts after thalamotomy in essential tremor. Parkinsonism and Related Disorders, 2014, 20: 554-557.
11. Louis ED, Gillman A. Factors Associated with Receptivity to Deep Brain Stimulation Surgery Among Essential Tremor Cases. Parkinsonism Relat Disord, 2011, 17(6): 482-485.
12. Elias WJ, Lipsman N, Ondo WG, et al. A Randomized Trial of Focused Ultrasound Thalamotomy for Essential Tremor. N Engl J Med, 2016, 375(8): 730-739.

第三节 神经调控在神经外科应用

神经外科常用的神经调控技术有脑深部电刺激(DBS)、经颅磁刺激(transcranial magnetic stimulation, TMS)、迷走神经刺激(vagus nerve stimulation, VNS)、脑皮层电刺激术(CCS)、药物微量泵等,用于治疗运动障碍类疾病、癫痫、慢性疼痛及难治性精神病等各种疾病。神经调控术在运动障碍类疾病治疗中应用最为广泛。

一、神经调控技术治疗运动类障碍疾病

在运动障碍类疾病的治疗中,神经电刺激技术,尤其是DBS具有刺激参数可调、可控、可逆,术后永久性并发症低,已逐渐代替立体定向核团损毁手术,成为神经外科治疗帕金森病(Parkinson's disease, PD)、肌张力障碍等运动障碍类疾病的新选择。此外,TMS和CCS也在运动障碍类疾病治疗中发挥重要作用。

(一)脑深部电刺激

1987年,法国的Benabid教授首次应用丘脑腹中间核慢性电刺激成功治疗PD患者肢体震颤,开创DBS治疗PD的先河。DBS通过立体定向手术将刺激电极植入脑深部特定神经核团,对核团进行慢性电刺激,调控异常电活动,从而消除或改善患者症状,达到临床治疗目的。

1. 手术适应证 PD早期患者对于药物治疗反应良好,故不建议患者早期接受DBS疗法。2012年《中国帕金森病脑深部电刺激疗法专家共识》推荐DBS疗法主要适用于:①原发性PD;②服用复方左旋多巴曾经有良好疗效;③疗效已明显下降或出现严重的运动波动或异动症,影响生活质量;④除外痴呆和严重精神疾病。

2018年《肌张力障碍脑深部电刺激疗法中国专家共识》推荐DBS主要首选应用于以下类型肌张力障碍患者:口服药物治疗等非手术疗法无法有效改善致残性运动症状、日常生活能力和剧痛的单纯型(特发性或遗传性)全身型肌张力障碍、单纯型节段型肌张力障碍、局灶型肌张力障碍以及诊断明确的DYTl全身型、节段型肌张力障碍。2018年《我国Meige综合征诊断和治疗专家共识》,对于口服和/或注射药物疗效不满意或对药物不良反应不耐受,症状较重影响日常生活的患者,DBS是一个有益的治疗选择。

对特发性震颤(essential tremor, ET)和抽动秽语综合征,DBS是症状严重、药物难治性患者首选的手术治疗方法。

2. 常用靶点 运动类障碍疾病的常用靶点主要有丘脑底核（subthalamic nucleus，STN）、苍白球内侧核（globus pallidus internas，GPi）和丘脑腹中间核（Vim）（图 50-3-1）。

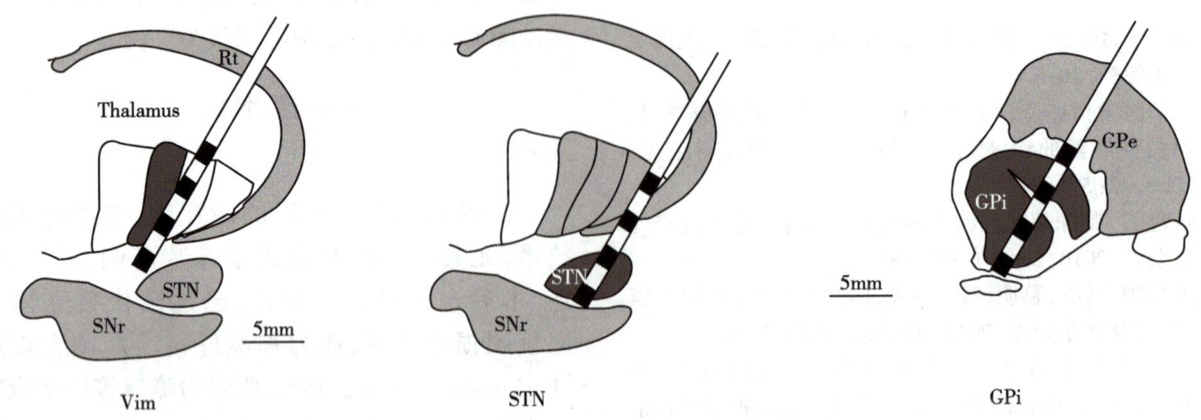

图 50-3-1 DBS 在运动障碍类疾病治疗中的常用靶点

就 PD 而言，STN-DBS 和 GPi-DBS 均能显著改善运动功能，STN 核团不仅影像学上可视，而且对僵直和震颤症状均有效，术后还能减少近一半美多巴的服药量，用电量也低于 GPi-DBS，故而被广泛采纳，但 STN-DBS 可能较 GPi-DBS 有更多的认知功能和精神副作用。鉴于 STN-DBS 对震颤症状的缓解要差于 GPi-DBS，因而对于以震颤为主的患者而言，可以选择 GPi 核团作为刺激靶点，但其不能减少术后服药量。此外，Vim-DBS 虽然可以改善震颤症状，但对僵直和运动迟缓无效，逐渐被 GPi 刺激所取代。然而，上述三个靶点 DBS 治疗，对 PD 姿势障碍和步行困难基本无效，脚桥核（pedunculopontine nucleus，PPN）逐渐成为改善此症状的新靶点。

肌张力障碍的刺激靶点多选择 GPi 核，经长时程刺激后能取得理想的疗效，甚至有部分患者经 1~3 年刺激后可完全治愈而无需终身刺激。当前也在尝试 STN 作为治疗肌张力障碍的靶点之一，但效果还不肯定。因此，STN-DBS 治疗肌张力障碍如 Meige 综合征、痉挛性斜颈、扭转痉挛等临床疗效需长期随访和大宗病例的研究。

对于特发性震颤（ET），尽管存在长期疗效下降，以及构音平衡障碍和共济失调等刺激副作用，Vim 核仍然是 DBS 治疗 ET 的临床常用靶点。肢体近端、姿势性或动作性震颤的患者，可选择丘脑底后区（posterior subthalamic area，PSA）作为刺激靶点，也能取得很好疗效。此外，Voa/Vop-DBS 对原发性书写痉挛（震颤）疗效肯定。

采用多种药物治疗无效的难治性抽动秽语综合征患者，可针对不同部位进行 DBS 手术治疗。目前应用例数尚少，最佳靶点未能确定。

3. 程控技术 术后程控是保障 DBS 疗效重要因素。DBS 手术可以根据患者不同临床表现和严重程度，通过调整刺激参数（幅度、脉宽、频率和变频刺激）及不同刺激电极组合（单极刺激、双极刺激、交叉电脉冲）达到最佳疗效和最少副作用。医师可通过专业的程控仪对各种参数进行程控，患者也可通过患者程控仪进行开关机和简单的刺激电压调整。2016 年，神经内外科制定《帕金森病脑深部电刺激疗法术后程控中国专家共识》，为术后程控提供依据。

开机（开启脉冲发生器）是 DBS 术后程控最重要步骤。开机时可测试植入电极每个触点在不同刺激电压的疗效及副作用，确定每个电极触点的“治疗阈值”，最终选择最佳的触点进行长期刺激。建议术后 2~4 周首次开机，微毁损效应消退、电极阻抗相对稳定、患者一般情况较好时开机。程控前复查 MRI（条件性安全的 MRI）或 CT 薄层扫描以明确电极的位置。首次程控应在患者药物“关”期状态下实施。开机时首先连接体外连接程控仪和脉冲发生器，测试电极线上对应各个触点的阻抗值确定通路连接完好，结合患者的症状对相应触点进行逐个测试，观察 DBS 的疗效和患者的不良反应情况，确定每一个电极触点的治疗窗。在增加电压过程中，建议逐步增加

（每次 0.2~0.5V）。可参考 DBS 术中电生理、临时测试反应等过程辅助程控。刺激模式首选单极刺激模式，亦可根据患者病情，选用双极刺激或双负刺激模式，调整刺激参数（频率、脉宽、电压或电流）。常用的刺激参数应该被视为程控的起点而非终点。开机时绝大多数开机参数设定为脉宽为 60μs，频率为 130Hz，根据患者的反应来调整电压，逐级增加刺激电压以减少刺激诱发的运动障碍和行为方面的不良反应。开机程控流程。

长期程控总体原则：开机后 3~6 个月可能需要数次程控以优化刺激参数、电极触点并进行药物调整，总体目标是缓解症状和防止不良反应，应以最小刺激强度和最少药物剂量获得临床症状最大程度改善。随着刺激时间的推移，使用双极、双负或其他刺激模式的比例会有增加。DBS 疗法的频率较少超过 190Hz，脉宽较少超过 120s。使用原电池时，电压一般不超过 3.6V，但可充电脉冲发生器的电压则不受此限制。如增加电压至患者出现不良反应，而其症状无明显改善时，应适当增加脉宽，同时降低电压来改善患者的临床症状。通常高电压与窄脉宽的组合对患者症状的改善最为有效。当患者出现冻结步态等中线症状时，可以尝试使用交叉电脉冲、程序组、低频刺激、变频刺激或其他刺激模式。

DBS 植入患者体内后，需要进行定期随访，不仅给患者增加精神和经济负担，同时不能及时发现装置的异常状态，如电池提前耗竭、电极断裂等。远程监控技术发展搭建的医师和患者非面诊平台，利用网络和数据传输方式实现患者的长期随访和跟踪治疗。远程监护系统主要包括患者客户端、医师客户端和远程服务器三部分远程监护系统框架。医师可以在任何有网络连接的地方对植入了脑深部电脉冲发生器的患者进行随访和程控，主要完成：①与患者进行实时视频沟通，了解患者症状变化；②遥测脉冲发生器，获取脉冲发生器工作状态信息和电池电量信息；③调节脉冲发生器的刺激参数；④获取脉冲发生器电极阻抗信息；⑤管理患者的程控历史等相关病历信息。

（二）经颅磁刺激

经颅磁刺激（TMS）技术是基于法拉第的电磁原理，患者头部附近放置一导电线圈，在数毫秒内通过快速变化的电流产生可穿透头皮及头骨变化的磁场，场强不断变化的磁场可以使线圈下放的局部大脑面积（约 3cm^2，深度约 2cm）产生动作电位，产生持续数百微秒的电流，并激活相应区域大脑皮质及皮质下神经元轴突。组织内磁场分布可以通过计算机获得，而相应感应电流的大小及方向则取决于不同组织电特性。TMS 实现了“无电极”电刺激，是一种无痛、无创的治疗方法，很大程度上是针对电刺激缺陷而发展起来的新技术。

TMS 基本结构包括电容充电电源和经颅磁刺激感应线圈两部分。大型电容充电电源通过 TMS 线圈快速放电以产生磁场脉冲，根据刺激脉冲不同，可分为单脉冲经颅磁刺激（single pulse TMS，sTMS）、双脉冲经颅磁刺激（pair-pulse TMS，pTMS）和重复性经颅磁刺激（repetitive TMS，rTMS）三种刺激模式。感应线圈表明可产生约 1.5~2.5T 的峰磁场，线圈的感应系数影响脉冲的发生。磁场的精确度取决于线圈的几何形状，也决定其散热的程度和过热的情况。感应线圈主要有圆形和 8 字两种形状。圆形线圈直径通常为 8cm，为一圈或多圈低电阻的纯铜线缠绕在一个平面的环形结构上。单个的圆形线圈没有真正的焦点，磁场在毗邻线圈处最强，且周围磁场相同，随着距离增加，其强度比邻近线圈的磁场强度迅速减弱。8 字形线圈是由 2 个相邻的环形或 D 形线圈在同一平面上连接而成，其电流方向相反。这个结构使 2 个回路在其交叉处的磁场增强，形成了一个锥体形磁场，降低了峰值强度。由于 8 字线圈定位比圆形线圈精准，大脑的 TMS 研究更倾向于使用 8 字线圈，而圆形线圈常用于周围神经刺激。

rTMS 用于治疗是通过改变刺激频率达到兴奋或抑制局部大脑皮质功能的目的。高频率、高强度重复经颅磁刺激可产生兴奋性突触后电位总和，导致刺激部位神经异常兴奋。低频刺激作用则相反，通过双向调节大脑兴奋与抑制功能之间平衡治疗疾病。

采用 rTMS 治疗不同疾病时，参数、部位可以不同，但可在一定基础上依据不同疾病的特点进行调整，实现个体化治疗。运动阈值（motor threshold，MT）的确定和参数设定是关系到TMS疗效最关键的因素。步骤如下：确定运动阈值、立体定位经颅磁刺激线圈、调节强度和参数。MT是刺激运动皮质，在响应靶肌能记录到>50μV的运动诱发电位（motor evoked potential，MEP）输出时，为最小的头部刺激强度。测定MT需在TMS刺激前，首先测定基础的MEP，MEP是肌肉抽动产生，可用表面电极记录。确定刺激诱导的最佳位置（该位置可以为被测肌肉提供最大的MEP振幅），随后固定TMS线圈，进行通过序贯试验确定最佳参数。

应用TMS治疗运动障碍疾病时，应依照个人不同MT值个性化地设置刺激强度。但刺激不应选用过低强度。关于TMS治疗运动障碍疾病史应使用的刺激频率尚无明确的定论，相关试验为我们提供了参考，低频刺激（≤1Hz）对M1区皮质兴奋性有抑制作用，而高频刺激则具有异化作用。TMS治疗其他刺激参数包括每次序列脉冲数、序列数、序列间隔时间及治疗持续时间，这些参数设置的不同均可影响刺激效果，但具体关系仍不明确。

目前尚无统一的rTMS治疗运动障碍类疾病方案，不同参数的设置也使rTMS治疗效果存在较大的差别。因此，rTMS仅作为一种试验手段，而非常规治疗工具。rTMS对改善PD症状有帮助，但程度取决于刺激参数的设定。此外，也有研究探索rTMS治疗左旋多巴引起的异动症、肌张力障碍及特发性震颤的方案与疗效。

（三）脑皮层电刺激术

脑皮层电刺激术（CCS）现阶段开展的主要是运动皮层电刺激。运动皮层电刺激是通过大脑运动皮层的硬膜外放置4触点的条片状电极，再与埋藏在锁骨皮下的脉冲发生器连接，对运动皮层进行持续的微电流刺激。该方法具有操作简单、容易掌握、脑组织损伤小、并发症少等优势，主要用来治疗顽固性疼痛以及脑卒中后神经功能的恢复等。对运动障碍类患者的应用多为不适合DBS及拒绝行DBS的PD患者。研究发现运动皮层电刺激可改善PD患者的运动症状，明显减少左旋多巴的用量，而且无认知损害，但是由于运动皮层电刺激治疗的患者数量较少，对于适应证的选择、手术方法、刺激参数选择及疗效的预测仍缺乏统一的标准。

皮层电刺激的手术方法较简单，手术成功的关键在于精确定位功能区。术前首先通过颅骨标记、功能核磁及核磁导航等方法确定功能区在颅骨表面的投影位置，然后患者在局麻或全麻后术中植入电极，应用钻孔或打开骨瓣的方法将电极置入硬膜外，术中再次应用电生理功能区定位确认电极的位置，然后固定电极、连接导线、埋置脉冲发生器。

术后程控方面，电极触点设置与DBS相同，既可进行单极电刺激，也可行双极电刺激。目前对刺激参数的设置没有统一的标准，电压一般设定为引起异常运动或异常感觉的的阈下刺激的电压，脉宽范围从60~450μs不等。

二、神经调控技术新进展

（一）DBS研究进展

DBS已在多种神经、精神类疾病的临床治疗中取得成功，其直接对大脑进行调控的作用为研究大脑打开了一扇新的窗口，同时也对DBS系统的临床应用提出了更高的要求。一方面，随着脑深部电脉冲发生器应用越来越广泛，植入患者需要满足多元化的需求，如提高刺激的疗效、进行高场强（3.0T）的MRI检查等，另一方面，随着大脑研究成为热点，DBS作为目前唯一植入大脑深部的设备，通过优化和改造装置，可以成为脑科学研究的利器，帮助我们更深一步的认识大脑及理解疾病发生的机制，为寻找新的治疗方法提供良好的工具。近年来，DBS技术发展迅速，在更好的解决患者需求和提供研究工具方面均取得了不少进展。

高场强（3.0T）MRI核磁相容的DBS系统：磁共振成像（MRI）是临床中最重要的辅助诊断手段之一。当前的DBS系统MRI下应用存在安全隐患，仅能在有限的条件下进行扫描。清华大学研制了高场强（3.0T）MRI相容电极，解决了电极在高场强MRI下的温升效应，保障了DBS系统在3.0T核磁扫描下的安全性。新电极结构与传统电极相比，结构类似，但在外壁上添加了一层金属编织层，可以降低电极触点射频感应致热导致患者组织损伤的风险。目前，新型系统已进入临床试验，效果良好。

感知型DBS脉冲发生器：脑疾病包括PD、阿尔茨海默病、抑郁症、药物成瘾等神经精神疾病，已逐渐超过心血管疾病和肿瘤，成为社会的主要负担。DBS作为治疗的手段，若同时能成为长期监测脑内信号的载体，对推动脑科学研究，改变目前的电刺激模式并实现闭环刺激模式下的个性化治疗等方面均具有重大意义。

变频刺激治疗冻结步态：冻结步态（FOG）是中晚期PD患者常见且具有严重致残性的症状，通过DBS的低频刺激（low frequency stimulation，LFS）可以改善，然而，PD患者主要运动症状（震颤、僵直和运动迟缓）的改善则会恶化。

（二）脑机接口

脑机接口（Brain-computer interface，BCI）系统由脑电数据信号获取部分、脑电信号处理部分、脑电特征提取部分、脑电特征的分类识别部分、效应器部分等几部分组成。脑电数据信号获取部分主要完成对脑电信号的采集，以便获得大脑的指令；脑电信号处理部分实现对采集信号的带通滤波，去掉环境、肌电或其他非脑电信号的干扰信号；脑电特征提取是指将处理后的各波段脑电信号进行特征提取，依据出现时间、频率、波幅等发现该段脑电信号的特征，同时标记该段脑电，以便后期的分类识别；脑电分类识别是将具有一定特征的脑电信号迅速识别，以对大脑指令进行迅速解码；最后效应器根据接收识别的脑电信号作出反应，从而发出动作，完成大脑的一个动作指令的全过程。前三个部分以处理、加工脑电为主，后两个部分以效应器对脑电的利用为主。脑机接口现主要应用于康复锻炼、沟通交流等领域，在神经外科的应用中，主要尝试肌萎缩性脊髓侧索硬化症（amyotrophic lateral sclerosis，ALS）、癫痫的治疗，以及脑梗死患者肢体康复。

2013年，美国和欧盟分别公布了大型脑科学计划，提出发展创新性的神经科学技术，拉开了脑科学的序幕。2016年，中国公布“一体两翼”脑计划，预期通过了解大脑及疾病的机制，为诊断和治疗相关疾病提供更好的手段。神经调控技术不仅能够治疗疾病，而且可以通过这项技术，如DBS可采集脑电技术、MRI核磁相容技术、远程程控技术、脑机接口技术等，让更多患者受益。另外，神经调控技术可通过装置优化和改造，将脑内电活动信号等通过无线方式传输至计算机，为脑研究提供第一手大脑工作信息，作为脑科学研究利器，进一步了解大脑，探索疾病治疗的机制。神经调控技术很可能成为脑研究计划研究平台。

（李路明）

参考文献

1. 张建国，孟凡刚．神经调控技术与应用［M］．北京：人民卫生出版社，2016.
2. 中国医师协会神经外科医师分会功能神经外科专家委员等．肌张力障碍脑深部电刺激疗法中国专家共识［J］．中华神经科杂志，2018，34（6）：541-545.
3. 中华医学会神经外科学分会功能神经外科学组等．帕金森病脑深部电刺激疗法术后程控中国专家共识［J］．中华神经科杂志，2016，32（12）：1192-1198.
4. 中华医学会眼科学分会神经眼科学组．我国Meige综合征诊断和治疗专家共识［J］．中华眼科杂志，2018，54（2）：93-96.
5. 中国帕金森病脑深部电刺激疗法专家组．中国帕金森病脑深部电刺激疗法专家共识［J］．中华神经科杂志，2012，28（8）：855-857.
6. Alison Abbott. Neuroscience：Solving the brain［J］. Nature，2013，499（7458）：272-274.
7. Hu W，Stead M. Deep brain stimulation for dystonia［J］. Transl Neurodegener，2014，3（1）：2-5.
8. Jia FM，Guo Y，Wan S，et al.Variable frequency stimulation of subthalamic nucleus for freezing of gait in Parkinson's disease［J］. Parkinsonism & Related Disorders，2015，21（12）：1471-1472.
9. Liu HG，Ma Y，Zhang K，et al. Subthalamic deep brain stimulation with a new device in Parkinson's Disease：An open-label trial［J］. Neuromodulation，2013，16（3）：212-218.
10. Miocinovic S，Somayajula S，Chitnis S，et al. History，applications，and mechanisms of deep brain stimulation［J］. JAMA neurology，2013，70（2）：163-171.

11. Odekerken VJ, van Laar T, Staal MJ, et al. Subthalamic nucleus versus globus pallidus bilateral deep brain stimulation for advanced Parkinson's disease(NSTAPS study): a randomized controlled trial[J]. Lancet Neurol, 2013, 12(1): 37–44.
12. Okun MS. Deep-brain stimulation–entering the area of human neural-network modulation[J]. N Engl J Med, 2014, 371(15): 1369–1373.
13. Qian X, Hao HW, Ma BZ, et al. Implanted rechargeable electroencephalography(EEG) device[J]. Electronnics Letters, 2014, 50: 1419–1421.
14. Yoo SS, Kim H, Filandrianos E, et al. Non-invasive brain-to-brain interface(BBI): establishing functional links between two brains[J]. Plos one, 2013, 8(4): 132–132.
15. Zhang JG, Ge Y, Stead M, et al. Long-term outcome of globus pallidus internus deep brain stimulation in patients with Tourette's syndrome[J]. Mayo Clin Proc, 2014, 89(11): 1506–1514.

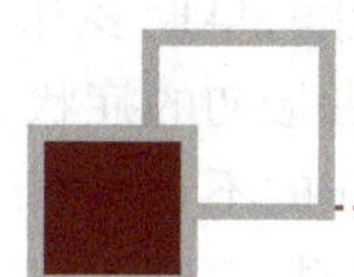

第五十一章 面肌痉挛与痉挛性斜颈

第一节 面肌痉挛

面肌痉挛（hemifacial spasm，HFS）是指一种不受自主意志控制、间歇发作的面部肌肉收缩或抽搐，发生于面神经分布区域。面肌痉挛是常见的脑神经疾病，其发病率在白种人中为9.8/10万~11/10万，亚洲人群中发病率更高，女性略多于男性，多发生于一侧。原发性面肌痉挛患者发病年龄通常在50~60岁间，30岁之前发病的仅占1%~6%。

一、病因学

根据病因面肌痉挛分为原发性和继发性。继发性面肌痉挛是指病因明确，如桥小脑角肿瘤压迫面神经或颅底蛛网膜炎累及面神经引起的面肌痉挛。原发性面肌痉挛与三叉神经痛发病原因类似，是面神经发出区（root exit zoon，REZ）血管压迫面神经引起的神经脱髓鞘病变。REZ区是面神经中枢段和周围段交界处。面神经的中枢段和周围段不同，其髓鞘不是由施万细胞而是由胶质细胞组成，没有紧密的胶质细胞突起和基膜，该处细胞外间隙较宽，缺乏神经外膜仅受蛛网膜保护。因此该部位的面神经极易受伤，其对血管压迫十分敏感，而被施万细胞包裹的周围段对血管压迫则较为耐受。血管压迫可能成为面神经传导通路上的病理刺激，而长期刺激将导致神经髓鞘变形，神经轴突间动作电流发生短路，从而引起痉挛发生。另有一种假说认为，REZ区受血管压迫，血管的搏动性刺激类似点燃效应，冲动逆行上传至面神经核，诱使面神经核兴奋性增高。面神经核的兴奋因髓鞘脱失不能正常下传，兴奋在中枢内不断蓄积，当电兴奋叠加到一定程度，便形成爆发式下传，从而使其功能发生异常，出现面肌抽搐症状。

面肌痉挛的责任血管为邻近的动脉或静脉，其中最常见的血管是小脑后下动脉（posterior inferior cerebellar artery，PICA）、小脑前下动脉（anterior inferior cerebellar artery，AICA），其他血管包括椎基底动脉（vertebrobasilar artery）、小穿支动脉、静脉。现在多数学者认为动脉的波动性压迫才是面经痉挛的成因。颅后窝容积可能是面肌痉挛发病的相关因素，颅后窝容积狭小导致血管神经“拥挤”，是增加面肌痉挛发病风险的相关因素。

二、临床表现

面肌痉挛症多为单侧起病，无法控制的抽搐常先自一侧眼轮匝肌开始，逐渐波及同侧面神经所支配的全部表情肌，进展到整个半侧面部，一般额肌很少受累。发作前多无先兆，发作时表现为脸部肌肉的快速抽动，每次发作可持续数秒至数分钟，间歇期如常人。在极少见的病例中，面部肌肉的抽动表现为快速、高频、持续，无明显间歇期。痉挛的频率及强度常因情绪紧张、寒冷、劳累等因素加重，而休息或情绪稳定后症状缓解。痉挛不受主观意志控制，有的患者即使在睡眠时亦可持续不停。随着痉挛频率增加，有的患者可出现患侧耳鸣、听力下降，严重者可出现轻面瘫、患侧眼睛视物能力会受到不同程度的损伤等。在检查时可通过让患者快速重复睁、闭眼动作诱发面肌痉挛发作，以明确诊断。本病属于慢性疾病，可迁延多年。本病可导致功能性失明和社会活动的尴尬，对患者的工作、生活产生一定的影响。

三、辅助检查

1. 影像学检查 面肌痉挛患者应进行MRI

或CT检查以排除肿瘤等继发因素。原发性面肌痉挛患者进行磁共振断层血管成像检查（magnetic resonance tomography angiography，MRTA）十分必要，MRTA能在一定程度上显示血管与面神经的关系，以帮助判断血管的类别、粗细以及对面神经的压迫程度，并能预测手术操作的难易度。MRTA检查与术中证实责任血管的符合率在80%~90%。

2. 电生理检测 面神经电生理检查是目前最常用也最具指导意义的检查方法，具有良好的客观性、敏感性及可重复性，对于面肌痉挛的诊断及指导手术具有重要价值。

（1）异常肌反应（abnormal muscle response，AMR）监测：AMR波是HFS患者特征性电生理表现。在生理情况下，刺激面神经的某一支，只引起该分支支配肌肉的收缩。在病理情况下，给面神经某一分支施加电刺激时，不仅该分支所支配肌肉收缩，同时在其他分支所支配的肌肉上也可以记录到稍微滞后的肌电活动。典型HFS患者患侧面部术前监测到AMR波的概率为90%~100%。AMR监测方法：刺激面神经颞支，在颏肌记录或者刺激面神经下颌缘支，在额肌记录。

（2）面肌电图：一般采用同芯针电极插入额肌、眼轮匝肌等，记录其运动单位变化情况，在面肌痉挛患者中可记录到一种阵发性高频率的自发电位（最高每秒可达150次），面肌痉挛患者进行肌电图检查时能够发现高幅F波及异常肌反应波形；刺激面神经下颌缘支可诱发眼轮匝肌的肌电位。

四、诊断及鉴别诊断

1. 面神经麻痹后联带运动 面神经损伤或面神经炎引起的面神经麻痹，可出现面肌抽搐，这种面肌抽搐常伴有联带运动（如张口时眼睛不自主闭合），在进行自主运动如露齿时，健侧面肌收缩正常，而抽搐侧的面肌并不收缩，口角歪向健侧。联带运动具有明显的特征，在眨眼时同侧面颊或嘴角出现抽动，抽动与眨眼动作同步发生，紧密联系。该症状与面肌痉挛十分相似，发病前面神经麻痹病史有助于鉴别，但面瘫病史不是诊断依据，有的患者没有明确的面瘫病史，有部分患者在面瘫数年后出现面肌痉挛，应注意区分。

2. Meige综合征 多为双侧起病，早期多有畏光和眼睛干涩等症状，大多数患者最初的症状是眼睑痉挛，常以双侧眼睑反复发作的不自在闭眼起病，逐渐出现眼裂以下面肌的抽动，表现为双侧面部不自主的表情肌运动增多，肌张力障碍运动模式随着时间的推移会蔓延到下颌、颈部等其他区域。

3. 习惯性面肌抽动 多见于儿童及青年，主要症状是短暂的强迫性双侧面肌运动，与精神因素有关，肌电图检测出的肌收缩和自主运动时产生的一样。对于发生于儿童的面部肌肉抽动，随着年龄增长部分可逐渐减轻甚至消失，诊断面肌痉挛应谨慎。

4. 咬肌痉挛 患者可出现上下颌咬合障碍、磨牙和张口困难，三叉神经运动支病变是可能的原因之一。咬肌痉挛发病于一侧咀嚼肌群，发病时咀嚼肌强直收缩，张口困难，不同于表情肌的收缩。

五、治疗

1. 口服药物和肉毒素注射 目前用于面肌痉挛治疗的口服药物包括抗惊厥药，如卡马西平、氯硝西泮、加巴喷丁和其他药物如巴氯芬、抗胆碱能药和氟哌啶醇。口服药物疗效不确切且副作用较多。注射肉毒素是缓解症状的方式之一，在抽动最活跃区域注射肉毒素虽然有效，但需3~6个月内反复注射，随着治疗次数增多效果逐渐减弱。肉毒杆菌毒素的不良反应还包括轻度面部麻痹、复视和眼睑下垂。

2. 手术治疗 面神经显微血管减压术是治疗面肌痉挛的首选方式。

老年患者常规术前检查外，还需进行心肺功能评估。高血压是术后脑出血的高危因素，术前达到血压有效控制。术前口服抗凝药物患者，应停药一周以上。术前同侧听力下降患者，术后听力丧失风险增高，需向患者详细告知并在术中及术后采取相应预防措施。术前对侧听力已严重下降或完全丧失患者，术后出现术侧听力严重下降或丧失，将严重影响患者生活质量，术前应仔细评估相关风险，并采取预防措施。预防措施包括术中冲洗时使用糖皮质激素和罂粟碱,术后及时给予抗血管痉挛药物。

显微血管减压术手术方法。

手术入路-枕下乙状窦后入路。颅骨钻孔形成直径约2cm×2cm骨窗,骨窗前上缘需暴露乙状窦边缘。"T"形切开硬脑膜。逐渐释放脑脊液,寻找面神经及后组脑神经的标志-小脑脉络丛绒球小结。绒球小结位于面听神经和后组脑神经之间浅部。牵拉小脑时要轻柔,分离蛛网膜确认责任血管后以适度蓬松的Teflon垫棉将责任血管垫起,达到减压的目的。术中应避免对面、听神经的直接骚扰。所有血管都应注意保留,特别是耳蜗动脉和小穿支血管,以保护听力和防止发生缺血性并发症。手术结束时使用地塞米松及罂粟碱冲洗,预防血管痉挛及减轻局部无菌性炎症反应发生。

手术过程中电生理监测十分必要,术中减压有效标志是侧方扩散消失。释放脑脊液时即可出现侧方扩散消失的情况,也有术中已减压充分而侧方扩散不消失情况。手术中脑干听觉诱发电位(brain stem auditory evoked potential,BAEP)可反映听觉传导通路的功能,如Ⅰ、Ⅲ、Ⅴ波潜伏期延长说明神经传导障碍。BAEP的应用可以在术中更好的保护听神经,降低听力并发症的发生。

减压充分主要依据:①所有责任血管均被隔离;②神经电生理监测AMR波形消失。手术探查要全面,避免血管遗漏。

MVD治疗面肌痉挛总体有效率在97%~99%,大部分患者术后症状当即消失,但少部分患者症状并不是立即消失,而是经过一段时间后才会逐步消失达到治愈的效果,称之为延迟治愈。延迟治愈现象的原因,可能跟神经纤维受压部位出现的脱髓鞘变以及面神经核的高兴奋性有关,这些改变均需要一定时间恢复,从几周到几个月甚至几年。对于术后面部抽动没有消失的患者,要适当延长随访时间,不要过早判断预后结果,观察时间最好不少于2年。

少数患者会复发,多数患者复发在术后2年内。复发可能和以下因素有关:①置入的垫棉脱落或移位;②垫棉放置位置不当,垫的范围不够,周围粘连后导致责任血管复位,重新形成压迫;③置入垫棉过薄过实,仍可将责任血管的搏动性冲击传导至面神经REZ区;④新的责任血管构成压迫;⑤局部蛛网膜粘连对面神经根形成包裹性压迫。对于复发的患者,进行第二次MVD手术是有效的,但二次手术由于局部粘连、解剖关系不清楚而难度增加。因此,在首次手术时准确判断、妥善处置是减少复发的重要一环。

3. MVD术后并发症

(1)听力障碍:绝大多数发生手术同侧,偶有双侧听力障碍报道。听力障碍可能由于术中牵拉导致听神经直接损伤、脑干压迫导致神经核受损,也可能由于供应耳蜗或听神经的血管痉挛造成的缺血性损伤所致。另外,有一种听力障碍,是乳突气房完整性受到破坏,血液或脑脊液进入气房引起。这种情况引起的听力障碍为传导性听力障碍。临床需要注意患者主观感觉听力障碍发生率要低于实际听力障碍发生率,原因是由于对侧听力正常,患者容易忽略患侧听力下降。术中脑干听觉诱发电位监测应用有助于减少听觉并发症的发生。开颅时充分骨窗暴露能够减少牵拉小脑,也有助于降低听力障碍发生。

(2)面瘫:一种是术后即刻出现面瘫,一种是术后几天甚至十几天出现面瘫称为迟发性面瘫。即刻出现的面瘫与面神经的直接损伤和骚扰有关,迟发性面瘫与血管痉挛导致面神经缺血、面神经水肿、疱疹病毒感染等因素有关。绝大多数面瘫能够自行恢复,在功能恢复期间应注意眼角膜的保护。

其他并发症还包括吞咽困难、复视、脑脊液漏、脑出血、脑梗死、感染等。

MVD是治疗面肌痉挛确切、有效且安全的治疗方式。完善术前评估、有效的术中监测、娴熟的手术操作能够减少并发症发生。

(武广永 刘如恩)

参考文献

1. Chaudhry N, Srivastava A, Joshi L. Hemifacial spasm: The past, present and future[J]. Journal of the neurological sciences, 2015, 356(1-2): 27-31.
2. Yaltho TC, Jankovic J. The many faces of hemifacial

spasm: differential diagnosis of unilateral facial spasms [J]. Mov Disord, 2011, 26(9): 1582–1592.

3. Miller LE, Miller VM. Safety and effectiveness of microvascular decompression for treatment of hemifacial spasm: a systematic review [J]. British journal of neurosurgery, 2012, 26(4): 438–444.

4. Green KE, Rastall D, Eggenberger E. Treatment of Blepharospasm/Hemifacial Spasm [J]. Current treatment options in neurology, 2017, 19(11): 41.

第二节 痉挛性斜颈

痉挛性斜颈(spasmodic torticollis),简称斜颈,是肌张力障碍的颈部表现,又称颈部肌张力障碍。患者颈部肌肉接受中枢神经的异常冲动,造成不可控制的痉挛或阵挛,严重者呈残疾状态,生活不能自理。这种异常冲动起源于锥体外系统,或起源于某些经过锥体外系统结构传递到周围神经。痉挛性斜颈是锥体外系统独立性疾病,属于局限性肌张力障碍,年发病率为1.2/100 000(Rochester, 1995)。本病不是颈部骨骼、关节或肌肉结构病变引起的头位不正(先天性骨性或肌性斜颈)、舞蹈病、手足徐动症、眼或前庭病变引起的代偿性斜颈,属于独立的疾病。

痉挛性斜颈病因尚未明确。可能与遗传、环境等多种因素有关。一部分斜颈患者有家族史。多种基因与该病发病相关,CIZ1基因突变可能导致痉挛性斜颈的发生。

一、临床表现

包括头位不正、疼痛和肌肉震颤。多数患者为隐匿起病,部分患者在发病前1~2月内有精神创伤、焦虑、忧伤等病史。部分患者起病前有颅脑创伤、高热、一氧化碳中毒、服用抗精神病药物、妊娠脑血管畸形和尾状核梗死等病史。

斜颈出现前多数患者有颈部发僵、胀痛、"落枕"等先兆症状,1~2周后逐渐出现头向一侧偏斜,或由旁人指出后才发现。少数可急性起病。初期头的偏斜多能自行纠正,表现为阵挛,头不可控制地来回抽动或震颤,而后进展为强直性(肌收缩超过10次/s),或在强制的基础上伴随震颤,少数可始终表现为阵挛。2/3的患者伴有局部肌肉疼痛,多位于颈后部或颈肩部。站立、行走、用力、焦虑或急躁会使症状加重,端坐或平卧则减轻,严重者入睡困难,失去工作或生活能力。

根据头位在笛卡尔坐标轴的方向(水平轴、矢状轴、冠状轴),可将痉挛性斜颈分为简单型(包括旋转、侧斜、后仰、前屈四种亚型)和复杂型(包含2种或2种以上简单运动)。

1. 旋转型 头绕体轴向一侧做强直性或阵挛性旋转。包括三种亚型:①水平旋转,单纯的旋转,头与体轴无倾斜,颈前和颈后旋转肌肌力均等。②后仰旋转,头的姿势由旋转和后仰两种成分组成,颈的后仰旋转肌的肌力大于前屈旋转肌。③前屈旋转,前屈旋转肌的肌力大于后仰旋转肌。旋转型是斜颈中最常见的一种型别,其中水平型多见,后仰次之,前屈型少见。

2. 后仰型 又称后仰痉挛,表现为间歇性头向背侧强直性后伸,颜面仰天,行走时尤为困难,必须用双手扶枕对抗痉挛肌群,一松手头便向后迅速过伸。为了腾出双手常将颈部使劲顶在墙上,如此周而复始,坐卧不宁,几乎完全陷于残疾。

3. 侧屈型 头的长轴向一侧侧屈,耳向肩峰逼近,不少患者伴随同侧肩部向上抬举,拉近了两者的距离,鼻尖基本上不离开体轴。依据有无头向前或向后倾斜,可细分为三种亚型:①单纯侧屈型:头向肩侧屈,无向前或向后倾斜,颈前和颈后侧屈肌肌力均等。②前屈侧屈型:头的姿势由侧屈和前屈两种成分组成,颈的前屈侧屈肌肌力大于后伸侧屈肌。③后仰侧屈型:头的姿势由侧屈和后仰两种成分组成,颈的后仰侧屈肌肌力大于前倾侧屈肌。

4. 前屈型 头持续向前屈曲,颏屈向胸前。重者除头前屈外尚有前移,且伴随双肩上举,构成一种特殊姿势。阵挛型表现为持续不断地"点头"状态。

5. 混合型 以两种型别相间出现的斜颈,常见的是旋转和后仰,患者时而旋转时而后仰。还可见到不规则、杂乱无章、无规可循的颈部异常运动,头忽而旋转,忽而前屈后仰,在阵挛基础上伴有震颤,日常生活难以自理。

根据头位偏斜的程度,可将痉挛性斜颈分为轻、中、重三级(表51-2-1)。

表 51-2-1　痉挛性斜颈轻、中、重分级

分级	病情	临床表现
Ⅰ级	轻度	活动时出现症状，头的偏斜 <30°，在不依靠外力情况下能将偏斜的头纠正至中立位，并能越过中线向对侧做一定范围内的移动（>60°）
Ⅱ级	中度	静止是也出现症状，头的偏斜 >30°，能将偏斜的头纠正至中立位但不能越过中线，活动范围 <45°，维持时间短
Ⅲ级	重度	须用手扶头以减轻痛苦，头的偏斜 >45°，头的随意运动范围很小（<30°）

二、诊断和鉴别诊断

依据患者临床表现，即可初步诊断痉挛性斜颈。影像学和肌电图检查可确定痉挛肌等级，为治疗提供参考。

影像学检查从图像识别痉挛肌群，并区分在斜颈中的作用。标准体位行颈部肌肉的 CT 或 MRI 扫描，通过比较两侧颈部同名肌体积大小，判断其是否存在肥大以及肥大级别，从而甄别出最主要痉挛肌、次要痉挛肌和协同肌。

颈肌电图（EMG）描记则为斜颈的诊断和发生机制提供客观依据。根据痉挛肌 EMG 描记结果，将痉挛肌分成 3 个等级：

1. 最主要痉挛肌（原动肌）　被测肌肉的全部运动单位都参与收缩，在荧光屏上可记录到大量运动单位电位互相重叠，波形不易区分，募集充分，呈完全干扰相，振幅大于 1 200μV，频率 20~50Hz，较对侧同名肌肥厚 50%~100% 不等。

2. 主要痉挛肌（协同肌）　被测肌肉非全部运动单位都参与活动。荧光屏可记录到较干扰波为弱的电活动形式，基线上无静息区，但能区分出单个动作电位，募集不充分，振幅在 400~1 200μV，频率 10~20Hz。较对侧同名肌肥厚 50% 以内。

3. 次要痉挛肌　被测肌肉在 EMG 表现为运动单位动作电位，间断成串出现，基线上有静息区。振幅小于 400μV，频率 5~10Hz，募集少，较对侧同名肌同体积或稍肥大。

痉挛性斜颈需注意与以下疾病鉴别：

1. 继发性肌张力障碍　继发性斜颈继发于脑部疾病，如脑炎、颅脑外伤、进行性豆状核变形（威尔逊并）、围生期脑损伤（窒息）、胆红素脑病、脑瘤、舞蹈病、基底节梗死或出血、多发性硬化、帕金森病、中毒（锰、一氧化碳、甲醇中毒等）等，往往可从病史、神经系统检查、实验室和神经影像学方面获得有关脑基底节及其通路异常的依据。

2. 癔症性斜颈　本病多与精神创伤一并出现，其特征是骤然急起，头的位置或异常运动变化多端，无论是临床或肌电图检查均证实存在肌痉挛现象，即使临床表现是一种固定的斜颈型别，但常夹杂一些额外、矛盾、不协调、不合乎生理解剖的动作，而且症状在某些背景下易变化。癔症性斜颈常常在无人注意时，思想涣散或高度集中时症状缓解，头位自然复正。

3. 急性感染性斜颈　本病多于春、秋发病，女略多于男。前驱期一般为上呼吸道感染症状和消化道症状，持续 1~4 天。最主要的症状是发作性痉挛性斜颈，包括头后仰痉挛、旋转痉挛，每次发作数分钟至半小时，重者可出现 1 天。身体其他部位也可出现肌痉挛，常伴随自主神经系统功能紊乱及精神症状。病程一般为 3~10 天，痉挛后不留后遗症，一般认为该病与肠道病毒感染有关，主要侵犯锥体外系及下丘脑，阻滞多巴胺受体，胆碱能系统功能增强。多巴胺与乙酰胆碱平衡失调所致。

4. 假性斜颈　假性斜颈泛指非由颈肌痉挛引起的斜颈，可因脊柱骨骼畸形（如先天性短颈、先天性寰椎 - 枕骨融合症、颈椎楔形畸形等）、眼外肌麻痹、颈肌挛缩等造成。

三、治疗

早期可选择非手术治疗，肌肉松弛药只能暂时缓解。

1. 口服药物　抗胆碱能药物、抗多巴胺能药物、多巴胺受体激动剂、γ- 氨基丁酸能激动剂、苯二氮䓬类、抗癫痫药物等可用于痉挛性斜颈的治疗。

2. 肉毒素注射　A 型肉毒毒素用于治疗痉挛性斜颈起效较快，应用广泛。A 型肉毒毒素治疗斜颈注射后 1 周左右起效，疗效维持 3~6 个月。需反复注射，部分患者注射后产生肉毒毒素抗体，治疗效果减退。常见不良反应有吞咽困难、颈部无力和注射部位疼痛；少见不良反应包括头晕、

口干、流感样综合征、全身无力和发音困难等。

3. 选择性周围神经切断术 选择性周围神经去支配术对生理干扰小，并发症少，疗效比较持久，已成为治疗痉挛性斜颈的主要方法。因斜颈类型和受累颈肌不同而异，原则是必须治疗所有受累肌肉。

去神经支配术手术指征：①发病3年以上，稳定1年以上；②无法坚持药物治疗或药物治疗无效者，距最后一次肉毒素治疗已4个月以上；③肌痉挛范围仅局限在颈项，或虽兼有全身其他部位肌张力障碍，但颈部症状突出者。

手术后短期内肌肉的异常活动可能会复发，6个月后手术疗效趋于稳定，多数患者能一定程度地缓解头位不正和肌肉疼痛。术后疼痛未完全缓解是患者不满意的最常见原因，其次是对头颈部的姿势与术前期望不符。部分患者经过一段时期的缓解后又再复发，这部分患者可再次手术。少数患者术后肌张力障碍呈进行性加重，并蔓延至全身其他部位，外科手术不能治愈这种进展性的疾病。

4. 神经调控手术 脑深部核团毁损术治疗痉挛性斜颈，改善满意率50%~70%，且双侧改善率好于单侧。但双侧核团毁损，并发构音障碍和吞咽困难概率较高，应谨慎。高频电刺激脑内神经核团，能够调节核团的功能，达到治疗目的。脑深部电刺激（deep brain stimulation，DBS）疗法因其脑组织损伤轻微，具有可逆性、可调性和安全性高，成为帕金森病等运动障碍性疾病的外科治疗首选方式。最常用刺激点为苍白球内侧部（GPi）。GPi-DBS对包括痉挛性斜颈在内的部分性肌张力障碍有效，且长期疗效肯定。

（武广永 刘如恩）

参考文献

1. 刘宗惠. 实用立体定向及功能神经外科学[M]. 北京. 人民军医出版社，2006：353-386.
2. H Richard Winn. Youmans Neurological Surgery[M]. 6th ed.NY.Elsevier, 2011: 2293-2322.
3. L Dinkelbach, J Mueller, W Poewe, et al. Cognitive outcome of pallidal deep brain stimulation for primary cervical dystonia: One year follow up results of a prospective multicenter trial[J]. Parkinsonism & Related Disorders, 2015, 21(8): 976-980.

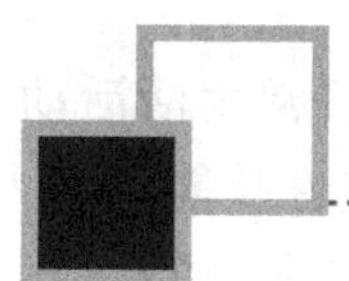

第五十二章　脑与神经损伤康复

第一节　脑损伤康复

脑损伤康复主要包括运动、语言、认知、吞咽、意识康复几个主要方面。运动康复是神经康复最为基础和最为重要的内容，主要通过运动疗法（movement therapy）和作业疗法（occupational therapy，OT）来实现。运动疗法和作业疗法主要由康复治疗师来实施。随着患者对脑损伤预后要求的不断提高，更复杂的高级神经系统功能康复如语言、认知、吞咽等功能的康复越来越受到重视。语言、认知、吞咽等的治疗主要由康复医师来完成。

神经外科医师与康复科医师和康复治疗师的作用有所重叠，如昏迷患者的促醒。但在运动康复、语言康复、认知康复、吞咽康复等，需要专业康复医师和康复治疗师介入。

一、脑损伤的康复形式和过程

脑损伤后神经功能恢复的形式可以分为自发性恢复和治疗性恢复。自发性恢复是指无论有无特殊治疗神经功能障碍均可得到不同程度恢复的过程。自发性恢复多见于发病后急性期，可能与局部病理解剖和病理生理状态的自行好转有关，也可能是脑可塑性的结果。治疗性恢复是指在特殊治疗干预下的功能恢复过程，主要是脑可塑性的结果。

脑损伤一旦发生，即激活脑的可塑性。康复开始越早脑可塑性的潜能越大。延迟康复治疗，有可能使患者失去最佳的康复时机。对于神经重症患者，只要患者生命体征稳定，就可以进行康复治疗。

脑损伤后的恢复可以分为以下几个时期，不同时期康复治疗的重点不尽相同。损伤后 1 个月内为急性期，损伤后 1~3 个月为恢复早期，损伤后 3~6 个月为恢复中期，损伤后 6 个月 ~2 年为恢复后期，损伤后 2 年以后为后遗症期。

恢复的时间和程度与损伤性质、损伤程度、损伤部位，以及年龄等因素有关。大多数脑损伤的功能恢复发生在损伤后 6 个月内，可以持续至伤后 1~2 年。其中运动功能的恢复发生最早、最快，脑损伤后 3 个月内可达到顶峰；语言能力在伤后 6 个月内达到最佳状态，而感知运动技巧的恢复比较晚，常在 12 个月达到高峰。脑损伤 2 年后恢复速度明显减慢，只有少数患者仍可通过不断学习和训练而获得改善。

二、脑损伤康复的可塑性机制

脑的结构和功能并不是固定不变的，损伤后具有在结构上和功能上进行重新组织的能力，具有高度的可塑性。脑的可塑性不是通过神经再生而是通过动态的功能重新组织来实现，脑功能重组可以分为系统内重组和系统外重组。系统内功能重组是指功能相近的系统通过重新组织原来的系统或损伤部分以外的系统来承担因病损而丧失的功能，其机制可能与突触侧支长芽和突触更新、轴突离子通道改变、突触效率提高等因素有关。系统外功能重组是指由功能上不完全相同的另一系统来承担损伤的系统的功能，可能通过古旧脑代偿、对侧半球代偿或者由在功能上几乎完全不相干的系统代偿来实现。某些癫痫患者接受一侧大脑半球切除术后，经过学习和训练，剩下的一侧大脑半球仍能维持基本的运动、感觉和社交能力，就是人脑可塑性的一个例证。

神经元之间进行信息传递和处理的关键部位是突触，而突触进行信息传递和处理的能力是可以改变的，即具有可塑性。其分子机制包括突触前可塑性、突触后可塑性、突触效能的长时程增强、突触效能的长时程抑制、电活动依赖性突触连接精细修饰、动作电位时间依赖性的突触可塑性、神经元兴奋的可塑性、树突兴奋性与整合的可塑性、轴突导向和神经可塑性、胶质细胞对突触的调节等。康复治疗通过专业的系统性学习和训练可以诱导和促进可塑性的发生和完善。

三、康复评定

根据患者的临床表现，对患者的功能状况进行准确定性和定量评价。康复评定是制订康复计划的前提，也是评定康复治疗效果客观标准。由于在治疗过程中患者神经功能不断发生变化，因此康复治疗过程中需要多次评定，根据患者不同时期的不同状态制定适宜的康复治疗方案。

四、常用康复治疗技术

1. 运动疗法 物理治疗（physical therapy，PT）是指运用力、电、光、声、磁和温度等物理学因素来治疗患者疾患的方法，其中徒手以及应用器械和仪器进行运动训练、治疗患者、恢复或改善功能障碍的方法称为运动疗法，是物理治疗的主要部分。运动疗法是康复医学最重要的治疗技术，主要用来治疗肢体功能障碍、矫正运动姿势异常。

（1）传统运动疗法：包括维持关节活动范围的运动疗法、增强肌力和耐力的运动疗法、增强平衡、协调功能的运动疗法、恢复步行能力的运动疗法、增强心肺功能的运动疗法等。

（2）神经生理学方法：又称神经发育疗法。依据神经正常生理和发育过程，运用诱导或抑制的方法，使患者逐步学会如何以正常的运动方式来完成日常生活动作。

（3）新运动疗法技术：主要包括运动再学习疗法、强制诱导运动疗法、减重步行训练、运动想象疗法以及虚拟现实技术等。

2. 作业疗法 将作业作为一种治疗的方式，从日常生活、生产劳动、休闲游戏及社会交往等活动中有针对性地选择和设计一些作业活动，使患者在日常生活各种功能和独立性尽可能达到最高水平。

（1）作业性训练：功能性作业训练，主要用于治疗肢体功能障碍或残疾，改善肢体活动能力，尤其是上肢的活动能力。

（2）ADL 训练：如吃饭、个人卫生、穿衣、移动、洗澡、如厕等，必要时应用生活辅助具。

（3）家务活动训练：训练患者学会安排并进行家务活动，如烹调、洗衣、居室清洁装饰、家电使用、抚育幼儿、照顾老人、购物、理财、交通等作业的训练。

（4）创造性技能训练：在完成日常生活活动训练后，逐步进入有一定难度的创造性技能训练，如缝纫作业、机械装配作业、手工作业（泥塑、陶器、刺绣、剪纸、手工艺编织）、园艺、打字、绘画、资料分类归档等办公室作业。

（5）文体活动：文体活动有利于改善患者的心身功能，帮助恢复健康。

（6）心理作业训练：使用的手段是一些轻松有趣的消遣性活动。此种训练有助于改善患者的情绪和精神状态，还有助于主动配合临床治疗与康复治疗。

3. 其他 包括经颅直流电刺激、生物反馈训练、神经肌肉电刺激、高压氧等。

五、脑损伤康复目标及原则

1. 训练目标 康复治疗可以缩短卧床时间，减轻功能障碍程度，改善患者身体状态，防治并发症和继发性障碍。急性期康复治疗的目标主要为保持呼吸道通畅，改善肺活量，防止肺部感染；改善循环，防止肢体肿胀和压疮；维持关节活动范围，预防关节挛缩、变形；提高患者觉醒程度和认知；诱发主动运动，提高患者对运动适应能力和耐受能力等。恢复期康复治疗的目标是在急性期康复的基础上，进一步提高患者运动功能，增强患者运动的耐久性和协调性，提高患者日常生活活动能力，提高患者生活质量和活动参与能力。

2. 训练原则

（1）主动参与原则。

（2）循序渐进原则。

（3）持之以恒原则。

3. 康复训练注意事项 康复治疗过程中要注意避免出现下列三种情况。

（1）废用综合征：是因各种原因导致机体处于不活动或活动量不足和刺激减少的状态，造成局部或全身的生理功能衰退。主要表现为肌肉萎缩、关节挛缩、骨质疏松、脱钙、体位性低血压、心肺功能下降、肺部感染、压疮、深静脉血栓、便秘、智力减退及精神衰退等。

（2）过用综合征：是因不科学的盲目训练强

化了异常模式，造成肌肉痉挛；或训练强度过大，超过了肢体或机体的承受能力，从而导致局部肌肉和关节损伤或全身疲劳，最终造成功能障碍加重。

（3）误用综合征：误用综合征是指由于康复手法或方法不当，造成关节肌肉损伤、骨折、异位骨化、肩部和髋部疼痛、痉挛加重、异常运动模式和异常步态，以及足跖屈、内翻等问题；或者未受过专业训练的护理人员贸然在患肢做过度或过多被动运动，导致关节损伤。

六、脑损伤康复治疗方法

意识障碍康复

意识障碍是由于上行网状激活系统和大脑皮质广泛受损所致。目前均无特效治疗。

1. 意识障碍评定　常用格拉斯哥昏迷量表（Glasgow Coma Scale，GCS）和全面无反应性量表（Full Outline of Unresponsiveness Scale，FOUR）。

2. 意识障碍康复　对生命体征稳定、颅内压控制平稳、无颅内活动性出血和脑室外引流的意识障碍患者，尽早进行综合康复治疗。

（1）高压氧治疗（hyperbaric oxygen，HBO）：无严重肺损伤及脑脊液漏患者，应尽早开始高压氧治疗。HBO可显著增加脑组织氧分压，改善脑组织代谢，降低颅内压，降低死亡率，改善患者预后。

（2）电刺激促醒治疗：无严重心血管疾病伴心功能不全或心脏起搏器植入，无外伤后频发癫痫或有癫痫病史的意识障碍患者，应早期应用电刺激促醒治疗方法。正中神经电刺激（median nerve stimulation，MNS）通过增强脑电活动和改善病灶局部血流量从而起到改善意识水平的作用。深部脑电刺激（deep brain stimulation，DBS）和脊髓电刺激（spinal cord stimulation，SCS）技术对意识障碍的促醒治疗也具有一定疗效。

（3）药物促醒治疗：许多营养神经、改善循环的药物和具有神经保护及修复作用的药物对促醒有一定疗效。

（4）综合感觉刺激治疗：给予患者听觉、视觉、味觉、触觉刺激及关节挤压刺激等各种感觉刺激传入，促进意识水平的改善。

七、认知障碍康复

认知功能障碍是脑损伤后常见症状之一，是阻碍肢体功能与日常生活活动能力改善与提高的重要原因。

1. 认知障碍表现　包括意识障碍、注意力障碍、记忆力减退、计算障碍、知觉障碍、失认症（视觉失认、听觉失认）、视空间认知障碍（空间定位、方向距离判断、地理定向、半侧空间忽略等）、失用症（意念性失用、肢体运动性失用、口颜面失用等）。认知障碍康复适用于神志清醒并有配合能力的患者。

2. 认知障碍的评定　常用的认知功能筛查量表有简易智力状态检查量表（Mini-Mental State Examination，MMSE）和蒙特利尔认知评价量表（Montreal Cognitive Assessment，MoCA）。综合性评估量表有神经行为学认知状态检查表（Neurobehavioral Cognitive Status Examination，NCSE）和洛文斯顿作业疗法认知评定成套测验（Loewenstein Occupational Therapy Cognition Assessment Battery，LOTCA）。

3. 认知障碍的治疗

（1）认知功能训练：包括注意力、记忆力和执行功能训练。注意力训练包括注意广度训练、注意集中训练、注意维持训练等。常用记忆训练方法有联想、背诵、记忆技巧和应用记忆辅助物等方法。常用的执行功能训练方法有视觉搜索、计划连接、数字匹配等训练方法。

（2）高压氧治疗：患者昏迷程度与认知障碍密切相关，高压氧具有较好的促醒作用，同时也可改善患者的定向力、记忆力、计算力，尤其可显著改善患者的近期记忆。

（3）药物治疗：谷氨酸受体阻断剂、乙酰胆碱酯酶抑制剂、γ羟基丁酸环型衍生物、钙拮抗剂和健脑益智类中药等改善认知功能。

（4）便携式经颅直流电刺激（tDCS）：对记忆和学习障碍、注意力障碍、空间认知障碍等各种类型的认知障碍均有一定的改善作用。

（5）计算机辅助和虚拟现实认知训练新方法：计算机辅助认知训练系统可不同程度改善患者的注意力、记忆力、视空间知觉和时序性等认知功能，且具有较好的长期预后。

八、运动功能康复

运动功能康复是神经康复最基本和最重要

的内容，对恢复患者基本生活自理能力、减少并发症、减轻残疾程度具有重要意义。在脑损伤后的最佳可塑期进行专业的康复治疗，可使患者获得最佳的运动功能。

1. 运动障碍表现形式 脑损伤后运动功能障碍有多种表现形式，主要表现为肌张力异常、肌肉瘫痪和选择性运动丧失。三者各自独立又相互联系，其核心是运动控制失调。肌张力异常多表现为异常的痉挛模式，典型的痉挛模式为上肢屈肌模式和下肢伸肌模式。上肢屈肌模式为肩胛骨回缩、上提，肩关节后伸、外展、外旋，肘关节屈曲，前臂旋前、腕和手指屈曲；下肢伸肌模式为骨盆旋后、上提，髋关节伸展，内收、内旋；膝关节伸展；足趾屈曲、内收。上运动神经元受损，下运动神经元及其所支配的肌肉失去高位中枢的控制，产生异常运动模式即联带运动。联带运动是由于不同的肌群以错误的时空关系组织在一起而导致分离运动消失，不能随意、独立地进行单关节运动，从而产生肢体刻板、不协调、不灵活的非功能共同运动。

2. 运动功能评定内容 包括关节活动度、肌力、肌张力、平衡能力、协调性和步态等几个方面的内容。

（1）运动功能分期：周围性瘫痪和中枢性瘫痪的恢复过程存在本质不同（图 52-1-1）。周围性瘫痪随意运动的恢复过程呈直线“量”变，即瘫痪仅有肌力程度的变化。中枢性瘫痪时，由于肌张力的变化参与了运动功能的恢复，运动模式存在质的变化，其恢复过程呈抛物线形式。临床上最常应用的中枢性瘫痪运动功能分期方法为 Brunnstrom 分期（表 52-1-1）。

（2）肌力评定：脑损伤后通常表现为痉挛性瘫痪，肢体运动时常出现异常的共同运动模式，常用 Brunnstrom 运动分期替代徒手肌力检查法。

（3）肌张力评定：肌张力是指被动活动肢体或按压肌肉时所感觉到的阻力。常用改良 Ashworth 量表进行评定，将肌张力分为 0~4 级（表 52-1-2）。

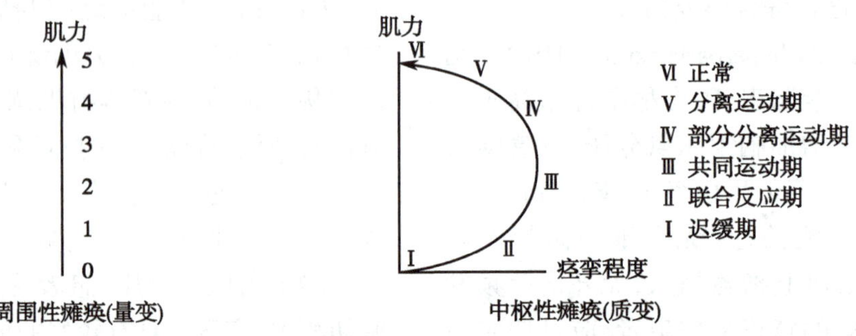

图 52-1-1 周围性瘫痪与中枢性瘫痪的恢复过程

表 52-1-1 Brunnstrom 分期评定标准

分期	评价标准
1 期（弛缓期）	肢体无随意运动，腱反射减弱或消失
2 期（联合反应期）	肢体出现联合反应，肌张力开始增高
3 期（共同运动期）	肢体可随意发起共同运动，肌痉挛达高峰
4 期（部分分离运动期）	肢体脱离共同运动，出现部分分离运动，肌痉挛开始减弱
5 期（分离运动期）	肢体分离运动充分，肌痉挛明显减弱
6 期（正常）	运动正常或接近正常

表 52-1-2 改良 Ashworth 量表

等级	标准
0	无肌张力增高
Ⅰ	肌张力轻微增高：在 ROM 之末时呈现最小阻力或突然卡住
Ⅰ+	肌张力轻度增高：在 ROM 后 50% 内出现突然卡住，并呈现最小阻力
Ⅱ	肌张力明显增高：ROM 大部分增加，但可较容易被动活动
Ⅲ	肌张力显著增高：被动运动关节时较困难
Ⅳ	肌张力高度增加，关节僵直于某个部位不能活动

（4）平衡能力评定：平衡分为坐位和立位两种姿势下的三级平衡，包括静止状态下的静态平衡（一级平衡）和运动状态下的自动平衡（二级平衡）及他动平衡（三级平衡）。

（5）协调性评定：协调是指人体产生平滑、准确、有控制的运动能力，包括按照一定的方向和节奏，采用适当的力量和速度，达到准确目标等几个方面。协调与平衡密切相关。协调运动主要分为粗大运动和精细运动两大类。

3. 昏迷患者的运动康复训练

（1）良肢位摆放：良肢位即抗痉挛体位，对预防痉挛的发生、减轻痉挛的程度具有重要意义。

仰卧位时，注意患侧肩部垫起使肩关节处于轻微屈曲位，患侧下肢髋关节下方垫薄枕以维持屈曲中立位，下肢外侧垫起以防止大腿外旋，膝关节下方支撑使之轻微屈曲（图 52-1-2）。

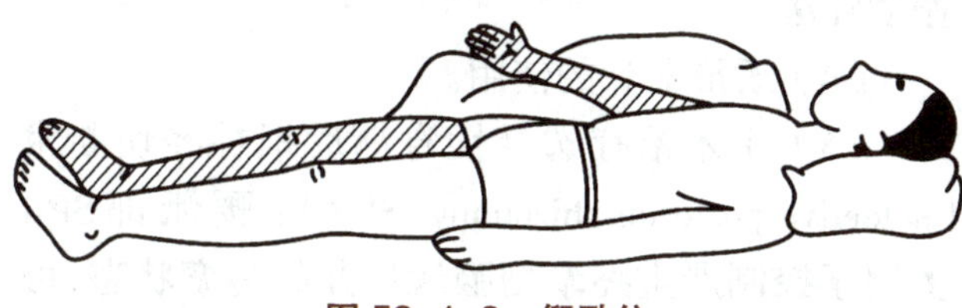

图 52-1-2　仰卧位

健侧卧位时，患侧上肢处于前屈位，放于身前枕头上自然伸展，患侧髋和膝屈曲置于前面枕头上（图 52-1-3）。

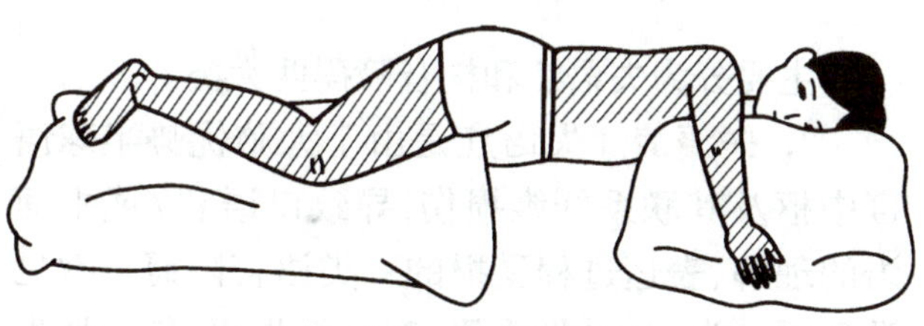

图 52-1-3　健侧卧位

患侧卧位时，患侧上肢自然前伸，患侧髋中立位，膝轻度屈曲，非患侧下肢屈曲并予以支撑（图 52-1-4）。

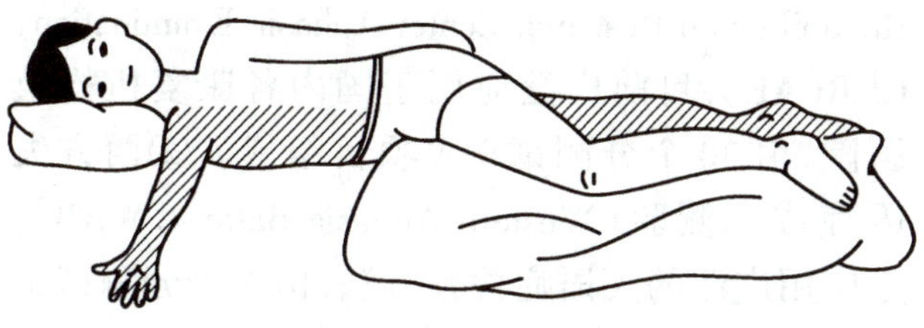

图 52-1-4　患侧卧位

注意足底不放任何支撑物，手不握任何物品，以免诱发或加重痉挛的发生。

（2）体位变换：主要目的是预防压疮和肺部感染，预防出现痉挛模式。卧位可采用患侧卧位、健侧卧位和仰卧位，每 2h 变换体位一次。仰卧位可作为过渡体位，时间不宜过长，建议多采取侧卧位，患侧卧位可增强患侧感觉输入并且可牵拉患侧躯干肌群，缓解躯干痉挛。床上坐位训练可采取躯干倾斜的半坐位和躯干直立的长坐位，注意下肢微屈，双侧髋关节处于中立位下屈曲，双侧膝关节微屈曲，双侧上肢放于枕头或小桌板上自然伸展，掌心向上。

（3）关节被动运动：维持关节活动度，预防关节活动受限或挛缩，促进肢体血液循环和增加感觉输入。活动时先健侧后患侧，从近端到远端，肢体每个关节向各个方向活动 2~3 次，一天 1~2 次。活动时要握住近端关节，牵拉活动远端关节。

4. 清醒患者的运动康复训练

（1）床上训练：包括翻身、坐起、移动躯体、伸髋训练（桥式运动）、腰背肌腹肌和呼吸肌训练，以及洗漱、进餐、使用便器等 ADL 训练。

（2）上肢训练：通过各种方法诱发患者上肢主动运动，并逐步提高上肢运动控制能力和功能性活动能力。包括上肢自我主动辅助训练、肩肘关节功能训练和手功能训练。

（3）下肢训练：包括仰卧位抬臀训练（桥式运动）、仰卧位双下肢旋转训练、仰卧位下肢屈伸训练、膝关节控制训练、下肢负重、支撑训练。

（4）站立训练：训练时应注意对患者的保护避免跌倒。包括站起动作训练、站立位重心转移训练、立位下患侧单腿支撑和步行训练。步行训练又包括支撑期的动作训练患侧膝屈曲、伸展动作训练、下肢摆动动作训练和步行中辅助器具的应用。

（5）平衡能力训练：包括坐位平衡训练、立位平衡训练和行走中练习平衡。

5. ADL 能力康复　日常生活活动指一个人为了满足日常生活的需要每天所进行的必要活动，分为基础性日常生活动和工具性日常生活活动。

基础性日常生活动指人维持最基本生存、生活需要所必需的每日反复进行的活动，包括自理和功能性移动两类。自理活动包括进食、梳妆、洗漱、洗澡、如厕、穿衣等,功能性移动包括翻身、从床上坐起、转移、行走、驱动轮椅、上下楼梯等。

工具性日常生活活动指人维持独立生活所必需的一些活动,包括使用电话、购物、做饭、家事处理、洗衣、服药、理财、使用交通工具、处理突发事件以及在社区内的休闲活动等。

6. 痉挛的预防与处理 痉挛是上运动神经元损伤后失去了对脊髓牵张反射的控制而出现的一种因牵张反射兴奋性增高而导致的以速度依赖性肌张力增高为特征的运动障碍。多见于脑外伤、脑出血、脑梗死、脑瘫,特别是脑疝造成的中脑损害,一般在发病后 3~4 周内出现。适度的痉挛有助于防止肌肉萎缩、预防深静脉血栓;严重的痉挛状态可产生疼痛、肌腱挛缩和关节畸形,并可加重运动障碍,降低脑损伤患者的日常活动能力,严重影响生活质量。

早期康复治疗可以预防或减轻痉挛的发生和程度,许多患者随着运动功能的恢复痉挛逐渐减轻或消失。对于持续性的严重痉挛,特别是重度颅脑损伤造成的全身性痉挛、卒中造成的局部性痉挛,单纯康复训练作用并不持久,停止训练后痉挛很快复发,此时即需要康复训练之外的特殊干预。

治疗颅内血肿、脑组织水肿、脑积水等颅脑创伤常见并发症,防治感染、压疮、尿潴留/尿路结石、便秘/肠梗阻、异位骨化、疼痛等不良刺激可减少脑损伤后痉挛状态的发生。

7. 痉挛状态的干预措施

(1)药物治疗:①替扎尼定为中枢性 α_2 受体激动剂,用于各种原因所致的脑损伤后痉挛状态,对脑损伤后交感兴奋状态也有较好治疗效果。②乙哌立松为中枢性肌松剂,通过降低肌梭敏感性,减少牵张反射传入神经兴奋抑制肌肉痉挛状态,还可有效控制因痉挛状态导致的疼痛。③氯硝西泮通过增强 GABA-A 受体的抑制效率,降低脑干网状系统兴奋性,从而控制痉挛状态。④巴氯芬通过激活 GABA-B 受体降低脊髓内突触反射的敏感性,主要用于脊髓损伤后痉挛状态的治疗,也可不程度地降低脑损伤后痉挛的程度。

(2)局部药物干预

肉毒毒素注射:通过阻断神经突触末梢乙酰胆碱的释放产生剂量依赖性抗痉挛状态效果。肉毒毒素可安全有效地管理脑损伤后痉挛状态,是局部肌痉挛状态的首选治疗方法。肌电图和肌肉骨骼超声是肉毒毒素注射常用的引导定位方法,可提高操作的准确性。

诊断性神经阻滞:对神经行局麻药阻滞,可暂时性减轻痉挛状态,并评估使用更长久治疗方案的潜在获益。

化学性神经毁损:肌电引导下将酒精或苯酚注射至神经干可使神经脱髓鞘及轴突崩解,能够长时间控制痉挛状态。

鞘内治疗:鞘内注射巴氯芬或鞘内植入巴氯芬泵持续给药可显著降低脑损伤后的肌张力增高,并可改善患者的运动功能。但巴氯芬注射剂型尚未获得国家卫生管理部门的批准。

(3)物理治疗:牵伸训练、神经电刺激、重复经颅磁刺激、重复周围神经磁刺激、冲击波治疗和振动疗法。

(4)矫形器具的使用。

(5)手术治疗选择性脊髓后根神经切断术(selective posterior rhizotomy, SPR):腰骶部 SPR 多用于控制严重痉挛型脑瘫患儿的痉挛状态,可有效减轻痉挛状态并可改善下肢步态。对重度脑外伤所致的成年全身性痉挛,根据具体表现可以选择腰骶部 SPR 或者颈部 SPR。

九、语言功能障碍康复

主要分为失语症和构音障碍两大类。

1. 失语症 失语症是由于大脑优势半球语言中枢及其联系纤维损伤,导致口语和/或书面语的理解、表达过程受损的一类语言障碍。常见类型可分为:运动性失语、感觉性失语、传导性失语、经皮质运动性失语、经皮质感觉性失语、命名性失语、完全性失语和皮质下失语。

(1)失语症的评估:常用评估量表有①中国康复研究中心汉语标准失语症检查(Chinese Rehabilitation Research Center Aphasic Examination, CRRCAE),目前广泛应用于国内各康复机构及医院,由 30 个分测试 9 大项目组成。②西方失语症成套测验(Western Aphasia Battery, WAB),是应用广泛的失语症检查方法,由 7 个分测试组成,检查结果可用做失语症分类和严重程度分级依据。③汉语失语症成套测验(Aphasia Battery of Chinese, ABC)。④波士顿诊断性失语症检查(Boston Diagnostic Aphasia Examination, BDAE)等。

(2)失语症的训练:①Schuell 刺激法应用最为广泛的失语症训练方法,该方法以应用强的、控制下的听觉刺激为基础,最大限度地促进失语症患者语言再建和恢复,是多种失语症治疗方法的基础。②实用交流能力训练,可使失语症患者最大程度地利用其残存的交流能力,尽可能与他人发生或建立有效联系,尤其是日常生活中必要的交流能力。③对于一些重症患者,治疗效果不佳的情况下,应考虑利用代偿手段进行交流,如用手势语、图画进行交流,使用交流板进行交流。④强制诱导治疗、音乐疗法、经颅直流电刺激等对失语症也有一定疗效。

2. 构音障碍 构音障碍是指由于脑功能受损使发声和语言活动相关的器官和肌肉产生运动麻痹或不协调,从而导致患者说话费力、不清晰以及韵律异常等一系列异常的语言表现,但构音障碍患者理解能力正常,可理解说话者所表达的内容及意愿,并可通过手势或其他替代途径进行表达。

(1)构音障碍评定:主要包含构音器官测查和构音测查。构音器官测查包括肺(呼吸情况)、喉、面部及口部肌肉、硬腭、腭咽功能、下颌反射等。构音测查包括会话、字词朗读、音节复述、句子篇章朗读和构音类似运动共 5 项。常用评价方法为中国康复中心构音障碍检查表、汉语版 Frenchary 构音障碍评价法。

(2)构音障碍康复:主要包括构音器官的运动训练、语音训练、强化治疗、生物反馈或者扩音器治疗和增强和替换交流系统等。构音器官的运动训练包括下颌运动功能训练、口唇运动功能训练、舌运动功能训练、软腭运动功能训练。语音训练包括呼吸训练、构音改善训练、韵律训练、克服鼻音化、费力音和气息音的训练。严重构音障碍的患者可考虑使用增强和替换交流系统,提高其日常生活中的交流能力。

十、吞咽障碍康复

吞咽障碍的康复尽管不是神经外科医师的专长,但也应该掌握相关内容。昏迷患者普遍存在吞咽功能障碍,神经外科和康复医学科对此均无特殊治疗,但昏迷患者的误吸、反流、误吸性肺炎以及气管切开后的处理均与此有关。对于清醒的吞咽障碍患者,要尽早请康复医师和康复治疗师进行专业的评估和治疗。

1. 吞咽障碍的表现 吞咽障碍是指由于下颌、唇、舌、软腭、咽喉、食管的结构和/或功能受损,不能安全有效将食物正常送到胃内而产生的进食困难。不能进食、吞咽延迟和食物误吸是吞咽障碍的特征性表现。并发症为误吸所致的误吸性肺炎和营养不良。

2. 吞咽的分期 根据食团在吞咽时所经过的解剖部位,将吞咽过程分为口腔准备期、口腔期、咽期和食管期。

3. 吞咽的调控 吞咽是一个复杂的反射动作,涉及口腔、舌、咽和食管等相关的 25 对肌肉以及至少需要 6 对脑神经的调控。吞咽的高级中枢位于大脑皮层,基本中枢位于延髓。传入神经包括三叉神经、舌咽神经(软腭、咽喉壁)、迷走神经(会厌)及其喉上神经(食管)。传出神经有三叉神经、舌咽神经、副神经和舌下神经(舌、咽、喉肌)和迷走神经(食管)。大脑半球是吞咽的高级中枢。吞咽功能受双侧大脑皮质支配;如果优势半球受损,大脑皮质的可塑性可提高非优势半球在吞咽功能恢复中的替代作用。双侧大脑半球损伤导致顽固性的吞咽障碍,对昏迷患者应该禁止经口进食。

4. 吞咽障碍的危害 吞咽障碍不仅影响患者的进食造成营养不良和脱水,而且误吸还会导致误吸性肺炎。鼻肠管比鼻胃管具有更低的胃内容物反流。对长期吞咽障碍的患者应该进行胃造瘘或者空肠造瘘解决进食问题。

5. 气管切开与吞咽障碍 气管切开术会破坏正常的吞咽机制。气管切开破坏了声门下呼吸道的完整性,造成呼吸阻力下降。吸气阻力下降会导致气道直径变窄和分泌物阻塞,呼气阻力下降则无法形成有效的声门下压力。正常的声门下压力丧失会引起声带的本体感觉丧失,而没有正常的本体感觉传入、传出反射,声带的内收就会不足;同时气管切开套管限制了气管和喉上抬,两者均可影响声门关闭,造成误吸。正常的声门下压力丧失无法形成有效咳嗽,也就难以把误吸物排出气道。所以不要轻易让气管切开患者经口进食。

正常人每两分钟有一次吞咽动作来咽下口鼻部分泌物。气管切开以后的吞咽障碍妨碍了正常口鼻部分泌物的排除,会造成分泌物从气管套管周围漏入下呼吸道。所以对气管切开患者吸痰时必须同时经口鼻吸除积聚在咽部的分泌物。

6. 神经外科手术与吞咽障碍 术后要注意有无声音嘶哑,区别气管插管造成的声音嘶哑与声带麻痹造成的声音嘶哑;注意观察患者咳嗽的声音和力度,判断患者是否存在吞咽障碍。术后首次进食宜采用一口量清水,如顺利吞咽无呛咳则可逐渐恢复正常进食;如有呛咳则应请康复医师评估和处理。

7. 吞咽功能障碍评定

(1)饮水试验:临床上多采用饮水试验对吞咽功能进行筛查。通过患者饮水 30ml 的情况对吞咽功能进行分级。Ⅰ级:5s 内 1 次喝完无呛咳;Ⅱ级:分 2 次以上喝完且无呛咳;Ⅲ级:可 1 次喝完但有呛咳;Ⅳ级:分 2 次以上喝完仍有呛咳;Ⅴ级:频发呛咳而难以全部喝完。

(2)改良饮水试验:通过向患者口腔底部注入 3ml 冷水后的吞咽运动进行评价,根据呛咳、呼吸变化和湿性嘎声分级。改良饮水试验安全性更高,适用于重度吞咽障碍患者。

(3)反复唾液吞咽试验:被检查者原则上应采用坐姿,检查者将手指放在患者的喉结及舌骨处,让其尽量快速反复吞咽,喉结和舌骨随着吞咽运动,越过手指,向前上方移动再复位,确认这种上下运动,下降时刻即为吞咽完成时刻,观察在 30s 内患者吞咽的次数和动度。

(4)染料测试:用于气管切开患者,给予进食一定量的蓝色染料混合食物,以评估患者是否存在误吸风险。

(5)仪器评估:主要包括视频 X 线透视吞咽检查和纤维光学内镜吞咽功能检查。

8. 吞咽障碍的治疗 治疗目标是使患者能够安全、充分、独立地摄取足够的营养及水分。主要有以下几种方法:

(1)改变吞咽的姿势:吞咽时通过头颈等部位的移动或转动使吞咽通道的走向、腔径的大小、某些吞咽器官组成结构的位置有所改变和移动,避免残留和吸入。

①侧方吞咽和转头吞咽:咽部两侧的梨状窝有食物残留的患者在吞咽的同时分别向左侧或右侧转头,挤出对侧梨状窝内残留的食物。

②空吞咽与交互吞咽:咽部有食物残留的患者每次进食吞咽后,再反复做几次吞咽动作,使食物全部咽下后再进食。或者每次吞咽食物后再饮少量水,称为交互吞咽。

③低头吞咽:适用于咽期启动延迟、舌根部后缩不足、呼吸道入口闭合不全的患者。

④从仰头到点头吞咽:适用舌运动能力不足和会厌谷有食物残留患者。

(2)感觉促进综合训练:通过对口咽部进行感觉刺激,改善吞咽功能。

(3)吞咽器官运动训练:加强唇、下颌、舌运动、软腭及声带闭合运动控制,强化肌群力量及协调性。

(4)呼吸训练:正常吞咽时呼吸停止,吞咽障碍患者如果在吞咽时吸气,就会造成误吸。腹式呼吸训练的目的是将腹式呼吸转化为咳嗽动作,缩口呼吸训练能够调节呼吸节奏,强化声门闭锁训练能够强化声门的闭锁功能、强化软腭肌力和去除残留在咽部的食物。

(5)气道保护训练:通过声门上吞咽法和超声门上吞咽法训练,增强患者口、舌、咽等结构的运动能力,增强对感觉和运动协调性的自主控制,保护气道避免误吸。

(6)直接摄食训练:不能坐位的患者至少取躯干 30° 的仰卧位,头部前屈。这种体位下不仅食物不宜从口中漏出,有利于食团向舌根部移送,而且还可以减少向鼻腔逆流和误吸的风险。要根据吞咽障碍的具体原因和程度,选择不同质地的食物。进食时尽量把食物放在健侧舌后部或健侧颊部,不仅适合部分或全部口咽部有感觉障碍的患者,也适合所有舌肌力弱的患者。进食前要给予详细的宣教和提醒,给予适当的一口量即每一口的进食量,过多会造成食物从口中漏出或引起误吸,过少则刺激强度不够难以诱发吞咽反射。注意合适的进食速度,前一口完全下咽之后再进食下一口,避免食物残留。必要时给予相应的吞咽辅助手法提高进食的安全性。

十一、继发性障碍康复

1. 肩手综合征　肩手综合征（shoulder hand syndrome，SHS），又称反射性交感神经性营养障碍，分为肿胀期、疼痛期和挛缩期三期。表现为患侧手突然出现肿胀和疼痛，并伴随肩关节疼痛，手运动功能受限制，发展至后期严重者可出现手部肌肉萎缩、手指关节挛缩畸形，呈特征性的手伸直畸形，手功能完全丧失。肩手综合征多由于患肢长时间缺乏活动，肢体处于不良姿势，尤其是腕关节长时间处于过度掌屈位，刺激颈交感神经使其功能状态异常，同时患肢输液、过度过多的腕背屈也可诱发手部水肿和疼痛。

防治方法：①保持良肢位，尽量避免患手输液、避免患侧腕关节过度背伸等，预防被动关节活动时手指过度伸展造成关节损伤。②鼓励患者做患手主动运动和无痛范围内的被动关节活动。③肿胀期可用向心缠线手指压迫法、冰水浸泡法或冷温水交替浸泡法。④早期水肿明显时，可局部外用多磺酸黏多糖（喜疗妥）软膏或敷用25%硫酸镁溶液；疼痛显著时可给予扶他林乳剂涂擦并按摩疼痛处，也可服用中药或非甾体类解热镇痛剂。⑤疼痛明显不能耐受的患者，可给予星状神经节阻断和局部封闭治疗。

2. 肩关节半脱位　肩关节半脱位，通常发生于迟缓期，多由于早期坐位时患侧上肢长时间垂放于体侧，出现明显肩痛及肩关节活动受限，也可由于护理或训练过程中对患侧上肢过度牵拉。触诊时可用手触及肩峰与肱骨头之间存在凹陷，X线肩关节正位片可见肩峰与肱骨头间隙<14mm。

防治方法：①平卧时防止肩关节下沉后撤；坐位和立位时，避免上肢自然垂于体侧，自身重力牵拉肩关节。②不损伤关节及其周围组织前提下，保持肩关节无痛性全范围被动活动。③诱发和促进肩周肌肉正常肌张力的恢复和主动收缩以稳定肩关节。④对存在发生肩关节半脱位危险患者，使用电刺激联合传统运动疗法降低肩关节半脱位。⑤对已发生肩关节半脱位患者可使用肩吊带防止加重，但当患侧上肢肌张力异常增高且出现屈肌共同运动模式时不宜使用肩吊带。

3. 阵发性交感神经功能亢进　多见于重症脑外伤，表现为呈短阵发作的交感神经功能亢进（包括心跳加快、血压升高、呼吸频率加快、体温升高和大汗淋漓）和肌肉强直症状。

吗啡、α受体阻滞剂、β受体阻滞剂、抗惊厥药、多巴胺受体激动剂以及苯二氮䓬类是常用药物。

（孙　炜）

参考文献

1. 燕铁斌，窦祖林，冉春风．实用瘫痪康复［M］．2版．北京：人民卫生出版社，2010.
2. 黄晓琳，燕铁斌．康复医学［M］．5版．北京：人民卫生出版社，2013.
3. 吴江，贾建平．神经病学［M］．3版．北京：人民卫生出版社，2016.
4. 倪朝民．神经康复学［M］．3版．北京：人民卫生出版社，2017.
5. 张正梅，宋鲁平．康复评定常用量表［M］．北京：科学技术文献出版社，2018.
6. 中华医学会神经病学分会，神经康复学组，脑血管病学组．中国脑卒中早期康复指南［J］．中华神经科杂志，2017，50（6）：405-412.
7. 中华医学会神经外科分会，中国神经外科重症管理协作组．中国重症颅脑创伤早期康复管理专家共识（2017）［J］．中华医学杂志，2017，97：1615-1623.
8. Dones I，Nazzi V，Broggi G. The guidelines for the diagnosis and treatment of spasticity［J］. J Neurosurg Sci，2006，50：101-105.
9. Lee WK，Yeon J，Lee WH，Seo HG，Oh BM，Hank TR. Characteristics of Dysphagia in Severe Traumatic Brain Injury Patients：A Comparison With Stroke Patients［J］. Ann Rehabil Med，2016，40：432-439.
10. Geert Meyfroidt，Ian J Baguley，David K Menon. Paroxysmal sympathetic hyperactivity：the storm after brain injury［J］. Lancet Neurol，2017，16：721-729.

第二节　脑机接口与可穿戴设备研究

脑机接口（Brain-computer Interface，BCI）是一种将大脑与外界设备交互关联的技术，在一些文献中也被称为Brain-machine Interface（BMI）或者Direct Neural Interface（DNI）。因此，脑机接口技术的构建往往依赖三大部分内容，第一是大脑端，通常是指脑电信号，需要借助现有的无创或有创技术将其作为输出源或标的;第二是外界端,通常包括运动型设备(如机械手、机械臂等)、康复型设备(如轮椅、外骨骼等)或刺激器(如经颅电刺激仪、反应性刺激器等),作为大脑控制的终端或神经刺激的输入源;第三是桥接,通常利用计算机及各种神经信号的处理算法实现大脑端与外界端的信号交互关联,从而实现大脑对外界设备的控制或外界设备对大脑的神经调控(脑机接口的一种经典构成示意图,见图52-2-1)。脑机接口这一前沿技术整合了临床医学、神经科学、神经信息学、生物医学工程、计算机科学、机械工程等诸多交叉学科,其主要目标有二:其一是借助该交互技术来探究脑网络的特性并对其加以合理利用;其二是通过该交互技术研制新的临床诊治方法,从而改善患者的神经功能损伤状态。近年来神经外科学,尤其是功能神经外科在脑机接口及相关可穿戴设备研究及临床实践中发挥着越来越重要的作用。

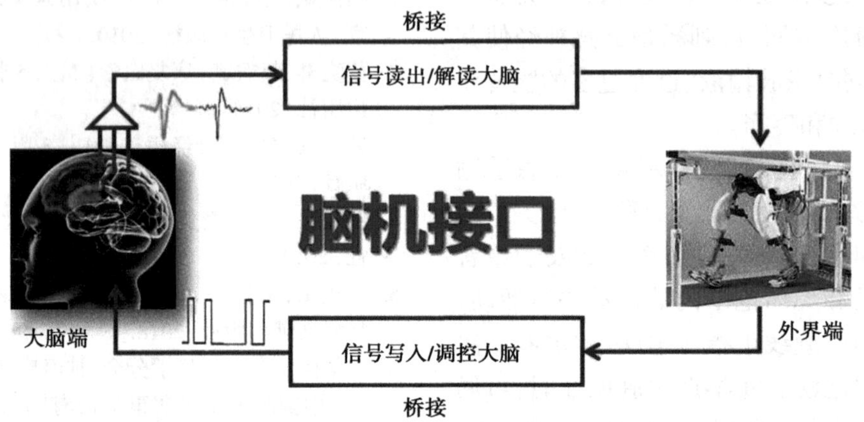

图 52-2-1 脑机接口的一种经典构成示意图

一、脑机接口的发展历史

脑机接口概念的提出源于我们人类对大脑神经信号发生机制的深入思考。人类的大脑神经元数量庞大,在了解到神经元的基本电生理活动特性后,科学家们就开始思考神经元的个体活动与整体大脑信号发生之间存在着怎样的关联。随着研究的深入,逐渐形成了两派理论:一派是以 Ramón y Cajal 为代表的神经元学说(neuron doctrine),他们认为神经元不仅是解剖学上的大脑组成单元,而且也是功能学上的神经信号发生单元;另一派则是以 Camillo Golgi 为代表的神经网络理论(reticular theory),他们认为大脑之所以能工作,主要源于大量神经元之间形成的特殊神经网络,并不直接依赖单个神经元电活动表现。上述两派理论虽看似是神经科学领域的争论,但其对脑机接口概念的发生发展产生了巨大的影响。由于脑机接口的主要输入源之一是神经电信号,直至今日,脑机接口领域的研究仍存在两种不同的理念:其一是主张通过采集脑电信号记录区域中一定数量的单个神经元放电情况来作为信号分析源;其二是主张通过采集脑电信号记录区域中离散的神经集群信号(如局部场电位)来作为信号分析源。从近年来的研究情况来看,采用后一理念的居多。

由于脑机接口技术是在神经科学及神经工程学不断发展的基础上逐渐形成的,因此目前对于脑机接口技术发生的确切时间尚难界定。虽然早期有诸多关于实验动物脑神经元信号的采集及记录研究,但技术层面真正推动脑机接口领域实质性发展的仍应是20世纪50年代 John Cuningham Lilly 团队成功研发多通道神经元细胞外记录电极,当时已实现了25~610个电极同步采集成年恒河猴软脑膜表面或脑内神经信号;同时他们还记录包括第一运动区及第一感觉区在内的多个与脑机接口技术密切相关的脑功能区神经电信号活动情况。

至20世纪60~70年代,在上述电极信号采集技术的基础上发展出了"神经反馈(neurofeedback)"这一概念,这直接影响了脑机接口闭环理论并发展出了相关的闭环式神经反馈调控,这一时期的脑机接口研究大多将被试者(猴或人)的脑电信号分析处理后控制外部简单装置实现诸如压杆、标的移动等任务，同时采用视觉或听觉作为反馈刺激源，让被试者可根据这些反馈刺激源进一步调节自身脑电活动，加强对外部装置的脑电控制，这样就形成了“脑电－外部装置－反馈刺激源－脑电”这一闭环式神经反馈调控。这一时期脑机接口技术也第一次在人脑中实现了应用，根据 Daniel Dennett 的报道，1963 年牛津大学的 Grey Walter 研究团队第一次将多通道电极植入神经功能障碍患者大脑运动皮层中并采集皮层场电位，用于实现运动功能的控制。到了 20 世纪 60 年代末期及 70 年代，美国 NIH 神经控制实验室开始利用记录皮层神经元信号来控制人工执行器（artificial actuators），并利用大脑与外部设备的直接连接探索耳聋患者、下肢瘫痪患者及盲人的神经功能康复。此外，Eberhard Fetz 及其研究团队则开始利用猴子第一运动区的单个神经元信号作为神经反馈的发生源，并借助视觉反馈使得猴子利用该装置实现了自我调控大脑运动皮层单个神经元发放频率这一目标，这意味着脑机接口技术可实现对单个神经元发放频率的自主调控。

在脑机接口的整个发展历程中，20 世纪 60~70 年代可谓第一高峰，而在随后 20 年中，由于电极材料及技术瓶颈等问题，研究进展一度停滞。至 20 世纪 90 年代，随着 Teflon 包衣的不锈钢微电极阵列的成功研发，脑机接口研究获得了进一步长足推进。Miguel A.L. Nicolelis 教授团队利用这些微电极阵列采集了从大鼠到猴子等模式动物大脑功能皮层及皮层下核团（如丘脑）的神经电信号，并让这些模式动物利用这些自身的神经电信号控制外部压杆－饮水装置、二维或三维机械臂装置。此外，Niels Birbaumer 团队率先将脑机接口技术应用于闭锁综合征患者（locked-in patients），使其利用无创头皮 EEG 采集皮层慢波场电位来控制计算机拼写软件，实现了自主撰写文字信息这一功能目标。

进入 21 世纪后，脑机接口领域蓬勃发展。2004 年 Nicolelis 团队第一次证实了人脑皮层下神经元的集群放电可被利用作为控制手部运动的信号源；2006 年 John Donoghue 团队成功研发了 Utah 电极，这是一种 10×10 的阵列电极，这也是目前美国 FDA 唯一批准可用于人脑的植入式电极；2011 年基于多通道电极直接刺激躯体感觉皮层这一理念而形成了“脑－机－脑（brain-machine-brain interface，BMBI）”的新闭环概念；而近 10 年来脑机接口技术更是逐步渗透至运动功能障碍、神经康复、神经调控、难治性癫痫、难治性精神疾病等诸多疾病的临床诊治，同时其作为一种前沿创新技术及全新诊治理念，也不断推动了新时代神经外科学的长远发展。

二、脑机接口的分类

要进一步探索脑机接口这一全新技术，首先需要了解其分类及不同类型的特点。对于脑机接口的分类并不一概而论，通常根据其功能、侵入性程度、神经信号来源、系统设计等会有不同的分类。

（一）功能分类

根据脑机接口技术所服务的大脑功能不同，大致可分为运动型、感觉型、感觉运动型、认知型四大类。

1. 运动型脑机接口　这是目前研究最广泛的脑机接口类型，根据具体解剖部位不同又可进一步分为上肢运动型、下肢运动型及全身关节导航型。这类脑机接口的特点是“脑→机开环式”，利用完好的大脑运动皮层神经信号，绕过已损伤的运动神经通路下游（如脊髓前角），替代性实现肢体的运动功能。

2. 感觉型脑机接口　这类脑机接口主要目的是模拟并再生人类的感觉，如触觉、痛觉、温度觉等，这类脑机接口技术难度远大于运动型脑机接口，因此目前研究进展相对缓慢。这类脑机接口的特点是“机→脑开环式”，通过电、化学等刺激源刺激完好的大脑感觉皮层模拟感觉功能。

3. 感觉运动型脑机接口　这类脑机接口是上述两类脑机接口的有机整合，其特点是“脑－机－脑闭环式”，具有最大程度的自适可调节特性，但目前仍处于初步探索阶段。

4. 认知型脑机接口　这类脑机接口通常涉及人类的高级神经功能，如记忆、注意力、决策制定等，目前仍以神经调控等手段通过“机→脑开环式”的模式来研究，并主要面向精神类疾病的诊治。

除了上述四大功能类型外，近年来有研究者提出了所谓“脑网（Brainet）”的概念，是指利用脑机接口三大构建部分中的桥接具有一定的虚拟性及区域不受限等特点，可以将不同个体的大脑端与外界端相互关联而形成一个网络化结构，从而实现不同个体脑机接口功能的共享。

（二）侵入性程度分类

根据脑机接口电极是否具有侵入性一般可大致分为非侵入式脑机接口与侵入式脑机接口，前者最常见的是头皮脑电（EEG），后者则通常指皮层脑电（ECoG）、立体定向脑电（SEEG）和Utah电极脑电。

1. 非侵入式脑机接口 这类脑机接口具有无创性，其可操作性强，目前临床中比较常见的非侵入式脑电采集或刺激方法有EEG和经颅直流电刺激（tDCS）、经颅磁刺激（TMS）。然而，就脑电信号采集质量而言，非侵入式并不占优。由于EEG所采集到的脑电信号已经过颅骨、头皮等组织阻挡并部分吸收，因此脑电信号弱、分辨度低，需要借助一定的脑电信号分析方法来部分弥补这些缺陷，所得到的信号控制精度也会随之受到影响。尽管如此，考虑到患者安全性及手术相关风险，目前国际上很多临床转化研究仍立足于非侵入式脑机接口。

2. 侵入式脑机接口 这类脑机接口是有创的，需要借助神经外科手术干预并将电极片或电极针植入到大脑脑皮层或深埋至皮层下核团内，这也是我们神经外科参与脑机接口研发与临床转化的最主要领域。不同的侵入式电极有不同的适用范围及自身特点，其中ECoG是一类平铺于大脑皮层软脑膜表面的电极片，其主要可采集脑皮层神经元集群信号。相比于EEG，因其没有颅骨及头皮等的干扰，脑信号强度及分辨率均较高，同时可以较大范围内采集皮层脑电，也可通过不同位置电极所采集到的脑电信号分析脑表面空间上脑电信号的起始、传播与终止情况，在难治性癫痫等疾病的诊治中可发挥重要作用。SEEG是一类利用有框架或无框架定位导航系统将电极阵植入到大脑内部，从而由浅及深地记录不同深度皮层下神经元集群信号，所记录到信号的分辨率与ECoG相近，有文献研究认为可达到局部场电位（local field potentials，LFPs）的程度，即大约采集到万数量级的神经元集群放电情况；Utah电极是目前美国FDA唯一批准的可用于人脑的脑机接口电极，其为10×10大小电极阵列，每根电极长度均为1mm（目前临床使用的一般为1.5mm长度），相互之间间距400μm，然而由于其有创性，有文献明确报道了植入Utah电极后脑组织局部微血管损伤及生物相容性改变等不良反应，因此目前对这一唯一的可植入人脑的电极是否真正适用于临床推广仍存在争议。

（三）神经信号来源分类

由于目前脑机接口的神经信号主要来源于大脑皮层及皮层下核团，根据具体来源不同有如下分类：

1. 第一运动皮层（M1） 这是目前研究最广泛的脑机接口神经信号来源，既往已有大量神经科学领域研究证实M1区神经元活动与运动、运动准备、运动策略等神经功能有直接或间接关联。其中与手部运动有关的M1手功能区（又称Ω区）是侵入式脑机接口研究运动功能时最常选择的皮层区域。虽然存在个体差异，但由于目前多采用神经元集群信号（如LFPs）来进行神经信号解码等分析，因此进一步精确区分M1亚区来追求解剖上的精准定位意义不大，且现有的研究结果大多提示即使存在一定程度的定位偏差，仍能较好地实现神经信号的解码分析。目前国际国内均有多个研究团队在不同程度上实现了利用侵入式或非侵入式脑机接口采集M1区神经信号来解码并控制外部运动设备。

2. 运动前区皮层（premotor cortex）与辅助运动区（SMA） 这个部位的神经科学研究支持其参与运动功能并主要在运动指令控制、规划等方面发挥重要作用。目前大多数侵入式脑机接口在进行运动功能研究时并不会单纯仅选择这些脑区，而是在采集M1区脑电信号的同时将其作为辅助信号加以解码分析，有助于提高被试者的运动控制精度及运动路线规划。

3. 皮层下核团 这一来源主要包括腹外侧丘脑（压杆运动的控制）、丘脑底核及丘脑腹中间核（光标一维运动的控制）、纹状体（抽象性技能的控制及新运动技能的学习）等。此外这类皮层下核团在神经调控中对某些特殊功能疾病，如难治性癫痫、帕金森病、难治性抑郁症等扮演着重要角色，这也是脑机接口可研究的方向之一。

（四）系统设计分类

根据脑机接口系统的设计大致可分为内源性脑机接口系统与外源性脑机接口系统。其中内源性系统是指那些不需要借助外部指令或刺激，被试者可独立操作并发出指令的脑机接口系统，譬如利用自主脑电活动发出想象性运动指令来控制外部运动设备。外源性系统则需要借助外部指令或刺激方可激发相关的脑电活动，譬如在观察到计算机显示屏的光感刺激后，被试者大脑产生特定的P300事件相关电位，并以此来控制外部运动设备。

就目前脑机接口研究进展来看，外源性脑机接口系统在技术层面相对比较直接且特异，因此更容易被计算机程序解码识别，但被试者较难有自我发挥的空间，其利用脑机接口控制外部设备时的控制模式也大大受限；而内源性脑机接口系统虽然在被试者自主控制性方面显优，但由于目前神经科学对自主想象等主观过程的脑电信号研究尚不成熟，无法获得比较有效且稳定的特征值，因此在技术层面对其的解码效果相对较差，脑机接口控制性能及稳定性相对较弱。

三、脑机接口的关键技术

上文已经提到，脑机接口是一种整合了临床医学、神经科学、神经信息学、生物医学工程、计算机科学、机械工程等诸多交叉学科的前沿技术，因此我们需要对部分关键技术进行简单介绍，以便使大家对脑机接口的理解更充实。

（一）多通道记录技术

目前主流的脑机接口仍以采集的大脑脑电信号为输出源，控制外部设备。而这一领域的研究推进主要依赖多通道记录技术的不断发展。以下简要介绍几种目前常用的多通道记录技术。

1. 微电极记录管（microwire recording cubes） 为了能同步获得大量神经元电活动信号，人们最先使用的就是微电极记录管。这类电极通常采用金属导电材质（如不锈钢）被覆绝缘材料（如Teflon），可以单根或成簇的形式植入到脑皮层表面或皮层下组织。对于成簇形式的微电极记录管，也可根据实际需要设计成同一长度或不同长度的模式，以适用于固定深度或逐级深度的脑电信号记录的需求。目前这类微电极记录管仍被广泛用于脑机接口的动物实验中，其中在猴脑中该类电极持续有效记录的时间可长达7年以上。

前文已提过的Utah阵列电极也属于这类电极，是目前美国FDA唯一批准的可用于人脑临床试验的脑机接口采集电极。

此外，由于考虑到生物相容性、单神经元可辨性等更高的电极属性需求，近年来对微电极记录管这一技术领域有不断的进展。譬如“浮漂式”电极放弃了传统的将电极基座固定于颅骨这一设计理念，取而代之以将电极末端贴敷与脑组织表面，从而最大程度避免脑搏动对电极植入深度的影响；四电极技术（tetrodes）是一种将四根电极缠绕在一起形成一股电极组，并利用四电极的相对位置及各自所采集到的信号差异及后期软件分析，实现单个神经元放电模式的采集，从而弥补了目前所有的微电极记录管只能采集到神经元集群的场电位放电而无法记录单个神经元放电这一缺陷；此外，近年来纳米材料及技术的发展也大大提高了微电极的导电能力及生物相容性。这些都是在传统微电极记录管技术基础上的创新与发展。

2. 神经营养性电极（neurotrophic electrodes） 这类特殊电极的发明主要目的是尽可能延长电极的使用寿命。由于植入脑内的电极随着时间推移，脑组织会排斥性地产生电极端包裹，从而大大降低电极的导电性，影响脑机接口的使用寿命。为了解决这一问题并使得采集电极能更好地用于瘫痪、闭锁综合征等慢性功能性障碍患者，早在20世纪80~90年代就有研究人员尝试将一些神经营养因子整合到传统的微电极表面，在增强电极生物相容性的同时降低脑组织对电极这一异物的免疫识别程度，减少电极包裹的发生率。这类电极通常采用中空的玻璃圆锥体型，其内安置3~4根镀金的Teflon包衣的微电极并加以神经生长因子。有研究报道，这类神经营养性电极在猴脑中的有效寿命可达15个月，在人脑中则可超过4年。

3. 神经尘（neural dust） 神经尘是一种利用10~100μm大小的神经感受器（称之为“尘dust”）来探测神经元胞外电位并通过超声技术将探测到的信号与埋藏在颅骨下的解调器关联，而每个神经感受器均包含一组记录神经元电活动的电极组、金属-氧化物-半导体放大器以及压电式传感器，从而可将神经元活动时所发出的电信号转换为超声波或电磁波。这是目前比较先进的神经信号采集技术，也是未来神经元芯片的研发基础之一。

4. 血管内电极（endovascular electrodes） 这一技术所基于的理念是利用大脑血管作为脑信号的采集场可在避免破坏血-脑屏障的基础上有效感知神经元活动。这类电极通常借助血管内支架技术（这一技术在心脏病学领域的转化应用已较成熟，可探知心脏电活动并予以自主放电调节心脏电节律），将微型电极植入沿着血管内通道延伸至毛细血管/微血管层面，而近年来纳米材料及技术的不断发展也为这类电极的改进提供了有效支持。

5. 光学记录（optical recordings） 随着近年来光学成像技术的不断发展及传统光电转换理论，目前利用光学记录的方式采集并转换脑电信号越来越受到关注。这类技术通常基于神经元细胞膜的电压敏感或钙敏感通道可被特定波长光波所激活这一原理，从而实现对神经元电活动的调控。虽然目前这一技术仍处于动物研究及应用阶段，且需要特定病毒转染，但神经科学界对其今后的前景仍充满信心。

6. 皮层脑电（electrocorticographic，ECoG） 这类电极目前已广泛应用于临床，在诸如难治性癫痫的有创性诊断等方面发挥着重要作用。ECoG通常为条片状或网格状，通过平铺于软脑膜表面可采集脑皮层神经元电信号活动情况，虽然相比于植入式微电极无法获知深部脑电信号，但由于采集面广、单位面积上电极密度高，可实现多个脑区脑电信号的同步记录，其所采集到的脑电信号也基本可达到LFPs级别的分辨程度。

（二）神经解码技术

计算机信号处理对于脑机接口工作性能是至关重要的环节，其中神经解码技术是核心。由于这部分内容主要涉及计算机科学、信号工程等信工类专业，作为神经外科临床医生仅需略做了解。

1. 神经解码原则 目前大多数脑机接口的神经解码均采用“多进多出（multiple-input and multiple-output，MIMO）”模式；神经解码的有效性与解码器线性/非线性模式、信号滤波、解码前训练及信号分类等多个因素直接相关。

2. 线性解码器 其解码所输出的变量与所记录到的神经元放电频率之间存在加权求和关系，是最简单也最易实现的解码器；虽然其仍是目前大多数脑机接口的解码模式，但由于存在不同神经元电活动的各向异性及难以克服的较大的解码误差，线性解码器往往无法获得最优解码效果。

3. Kalman 滤波器 这是目前脑机接口解码过程中较普遍采用的滤波算法，其主要包括两个步骤：第一步称为预测（predict step），是以前一状态的数据为基础预测下一状态的可能模式，譬如利用机器人臂前一时段已生成的运动数据来预测下一时段其可能的运动模式；第二步称为更新（update step），是通过现有的已检测到的神经元电活动频率来修正或调整上一步所预测的模式。

4. 点处理模型 点处理（point-process）是指利用似然函数（likelihood function）描述某一神经元产生动作电位的概率，这个过程往往与该神经元既往的放电历史、其所在神经元集群中其他神经元放电模式、外部刺激及生物体行为等因素密切相关。

5. 人工神经网络 人工神经网络（artificial neural networks）这一概念最先在20世纪90年代后期被提出用于脑机接口的解码研究，包括多层感知器（multilayer perceptron）、自适性逻辑网络（adaptive logic network）、树型神经网络（tree-based neural network）及学习矢量量化（learning vector quantization）等。

6. 自适性解码器 这种解码器可在被试者进行持续操作时动态改进解码行为，以适应其结果的输出。近年来比较热门的增强学习或机器学习算法也是一种类似的解码器，有助于脑机接口设备实现一定程度的自我学习及改进。

7. 离散分类器 离散分类器可将神经元活动转化为离散的选择性输出，这类解码器目前通常应用于非侵入式脑机接口中，其所生成的输出变量往往有限且通常以二分类的形式呈现。离散分类器的数学算法有很多，包括线性判别分析（LDA）、支持向量机、非线性贝叶斯分类器等。

四、脑机接口的临床实用

近年来脑机接口的一系列重大突破都与临床

实际应用密切相关。虽然目前尚无规范化的脑机接口相关临床指南或流程，但国际国内诸多探索性研究及临床实践已初步构建了脑机接口在临床实用中的雏形。

（一）脑机接口的临床适应证

目前脑机接口主要可在如下临床病患中开展应用研究。

1. 运动功能障碍性疾病　如脊柱损伤所致截瘫、脑血管病所致偏瘫、进行性运动功能障碍疾病（如肌萎缩侧索硬化）等。

2. 意识功能障碍性疾病　如植物状态或微意识状态。

3. 难治性神经网络性疾病　如癫痫、阿尔茨海默病、帕金森病、抑郁症、强迫症、精神分裂症等。

除此以外，未来脑机接口技术可能还会被应用于感知及认知功能障碍等更高级的大脑功能损伤性疾病的诊治中。

（二）几种重要的临床实用型脑机接口技术

1. 侵入式运动控制型脑机接口　这种脑机接口主要应用于严重的运动功能障碍性疾病患者中，如高位截瘫、肌萎缩侧索硬化症等，患者不得不接受有创的手术从而借助较高精准的脑机接口技术完成一些最基本的运动行为。

这种脑机接口的技术依据是：其可将来自大脑运动皮层的部分神经元电活动信号提取并进行信号分析处理，结果输出并控制外部运动设备以实现简单的空间三维及关节旋转等维度改变。而这种脑机接口的神经科学理论则基于运动皮层神经环路的生理学属性，包括神经元固有的信息编码、神经元集群放电在运动学习方面的作用以及神经元的可塑性改变。在临床实用方面，这种脑机接口旨在康复学层面修复患者的运动行为（如手臂屈伸及旋转运动），是一种替代性治疗。

目前这类脑机接口的临床实操关键步骤如下：

（1）术前准备：主要目的是排除手术相关禁忌及明确手术运动区解剖及功能定位。一般包括基本生命体征评估及手术风险相关心肺功能等的检查，头颅 CT 及 MRI（尽可能满足导航所需），功能影像学评估（主要包括 fMRI，有条件的可予以脑磁图 / 脑电图评估）。

（2）手术主要步骤：①常规消毒铺巾；②术中导航及神经监测，明确中央沟及中央前回 M1 区，有条件的可进一步明确运动前区或辅助运动区；③设计手术切口并常规开颅，打开硬脑膜，必要时剥离较厚蛛网薄层，暴露运动区脑皮层；④予以植入 ECoG 电极或 Utah 电极；⑤术中测试电极基本性能（如阻抗）；⑥合理规划并安置电极引线并与颅骨及皮肤相固定，严密缝合脑膜并放回颅骨；⑦逐层缝合并包扎切口、固定电极引线及转接口。

（3）根据患者术后恢复情况，一般术后 2~5 天即可开始予以脑电信号测试，随后根据脑电信号质量及实际需求予以持续进行每天的调试及运动控制训练。

（4）运动训练一般持续数周，后根据数据分析解码情况，可正式予以行脑机接口运动控制。

需要指出的是，目前脑机接口的研究水平对脑电信号变化（大多源于神经元可塑性改变）的适应性仍较弱，因此即使对于已完成运动控制训练及解码参数调试并进入正式脑机接口运动控制的患者，每天的解码准确度仍可能存在波动，从而影响脑机接口运动控制的整体效果，有时仍需每天例行的信号采集及调试。

2. 基于 EEG 的非侵入式脑机接口　基于 EEG 的脑机接口系统是目前最常见的可临床实用的非侵入式脑机接口，由于其无创、便捷，即可应用于患者也可应用于健康志愿者。虽然其实际解码技术因无法获得较高分辨率的神经元活动信号而有别于侵入式脑机接口，但在神经元集群放电的信号分析层面两者的基本原理是相似的，譬如在 EEG 通道增多而可获神经元集群信号体量增大时，其解码的精准度往往也会有所提高。

在临床实际应用方面，这类脑机接口目前最受欢迎且应用最广泛。即使对于那些严重运动功能障碍（如闭锁综合征）患者，基于 EEG 的非侵入式脑机接口仍能实现一定程度的运动控制，帮助患者改善生活质量。

这类脑机接口根据是否需要借助外界刺激可进一步分为外源性与内源性两大类（详见上文脑机接口的“系统设计分类”章节），两者在技术层面存在较大差异：外源性往往需借助视觉刺激或听觉刺激，因此大多采集到的是事件诱发电位，如SSVEP、P300等；内源性则主要产生于自主想象，因此大多分析特征性频域的脑电信号，如μ波（8~12Hz）、β波（18~30Hz）、γ波（30~70Hz）等。

这类脑机接口的临床实操相对简单，主要包括以下三大关键步骤：

1）被试基本生命体征评估及基础脑电测试，明确是否存在所需分析的EEG特征信号；

2）配戴EEG电极帽等采集设备并将其与外部控制设备相连接；

3）根据脑电信号质量及实际需求予以持续进行每天的调试及实际控制。

3. 神经调控类型脑机接口 这部分脑机接口是目前临床常用的神经调控技术的延伸，具体详见下文“其他可穿戴设备研究”章节。

五、国外脑机接口临床应用实例

（一）高位截瘫患者手臂运动控制型脑机接口

2012年Nature杂志报道了来自美国Brown大学及麻省理工学院研究团队的个例报道——两例长期高位截瘫患者利用侵入式脑机接口技术完成对外部机械臂的运动控制，并实现了喝水等基本生活功能。

该研究所选取的两例均为脑干卒中导致四肢全瘫患者（一例患病15年，另一例患病5.5年），但术前评估其大脑运动皮层神经功能及脑电活动尚健全，因此具备利用M1区脑电信号进行侵入式脑机接口治疗的条件。研究所采用的是96通道Blackrock硅质微电极阵列（Utah电极），电极长度1.5mm。两例患者的脑电信号质量均较好，其中一例患者的有效脑电信号采集持续长达5年之久。

值得注意的是，该研究中对两例患者的神经信号选择均仅选取了M1区皮层神经元电活动，因此该研究结果也进一步证明对于部分运动皮层功能健全的患者，单纯选取M1区局部神经元集群放电信号完全可以实现对外部机械臂三维运动模型的控制。

同样在2012年，Lancet杂志在线报道了来自另一研究团队——美国匹兹堡大学的脑机接口临床个例报道，该研究报道了一例长期脊髓小脑退行性变的四肢全瘫患者，在接受侵入式脑机接口治疗并经13周训练后可稳健控制外部假肢系统完成7个维度的机械手臂运动功能。

该研究所采用的也是96通道Blackrock硅质微电极阵列，但在M1区同时植入了两个电极，大大增加了神经元电活动信号的采集数量，在实际运动控制精细程度方面也有相应提高。

（二）肌萎缩侧索硬化患者语言交流型脑机接口

肌萎缩侧索硬化（ALS）患者通常表现为进行性加重的全身肌肉运动功能丧失，晚期需借助呼吸机等外部设备维持基本生命体征，且长期卧床，行动及对外交流都受到极大限制。2016年《新英格兰医学杂志》报道了一例来自荷兰与德国研究团队合作的ALS患者在接受侵入式脑机接口治疗后实现了语言拼写及对外交流的能力。该患者已进展至ALS晚期且仅残留眼动及眨眼运动功能，其余躯体及呼吸肌运动功能完全丧失。研究团队利用四根条状ECoG电极采集了患者感觉运动区及前额叶背外侧区大脑皮层神经元集群信号，并通过埋藏于胸前皮下的发射器将信号无线传输至外部传感器，以实现对外部计算机拼写系统的控制。

虽然该侵入式脑机接口最终实现了患者语言拼写功能，但其本质仍是一种运动控制型脑机接口。患者通过运动想象，并结合计算机评估拼写字母表控制光标移动至所需拼写的字母位置，从而逐个字母地拼写。研究结果显示，该患者平均每分钟可实现两个字母的拼写速度（虽然这一结果并不卓著，但对于这一晚期ALS患者运动功能丧失水平而言仍是令人满意的）。此外，该脑机接口的另一优势是将无线传感系统引入并结合在传统脑机接口系统中，使得电极连接线可完全埋藏于患者身体内部，不需要外接电极线，不仅去除了有线式脑机接口对患者行动的限制，而且可降低手术术后感染及电极损坏等风险，是脑机接口技术未来发展的一个新方向。

（三）闭锁综合征患者非侵入式脑机接口

虽然被认为在解码有效率等方面存在不足，但非侵入式脑机接口由于其无创这一巨大优势目前仍被许多研究团队所青睐，也有不少文献报道支持其在语言交流、运动控制等方面的行之有效。

2014年Science子刊《科学转化医学》杂志

报道了来自美国东田纳西州立大学及维克森林大学研究团队的一例闭锁综合征（locked-in）患者在接受无创头皮EEG脑机接口治疗后，可利用P300事件相关电位（ERPs）较好地控制计算机屏幕光标，完成逐级字母选择并最终完成拼写任务。

当然，非侵入式脑机接口的选择需要有一定的客观条件限制，诸如上一例ALS患者若无法有效诱发出P300事件相关电位或其他类似标志性电位（如SSVEP），单纯凭借运动想象等引起的EEG特定频域脑电波改变，有时很难实现稳定的脑机控制。这也是为何目前国际上真正实现稳健脑机接口控制的个例报道基本均采用侵入式脑机接口模式的一个重要原因。

六、国内脑机接口研究现状

虽然我国的脑机接口研究及临床应用起步较晚，但近年来发展迅速，国内已有多家研究单位在不同类型脑机接口领域做了大量前沿性工作。

清华大学通过动态窗稳态视觉诱发电位脑机接口系统，通过视觉感知不同频率闪烁的标记，大脑会产生特征性的信号改变，从而控制外部设备，这一脑机接口系统可应用于社交、游戏、导航、医疗康复等多个领域；天津大学神经工程团队基于微弱事件相关电位及P300-SSVEP混合范式研发脑机接口康复系统；华南理工大学脑机接口与脑信息处理中心团队主要利用非侵入模式探究脑电及fMRI信号的算法，应用于神经康复的临床转化；上海交通大学仿脑计算与机器智能研究中心利用脑电及系统建模技术，重点研发脑机接口系统相关的信号分析处理技术、多模态信息集成编码等；浙江大学脑机接口集医工信为一体，包括求是高等研究院、医学生物工程学院、浙江大学医学院附属第二医院神经外科等多个交叉学科团队，着眼于侵入式脑机接口研发与临床转化，近年来在国内率先在人脑上实现了基于ECoG技术的脑机接口控制外部机械手完成各种手势动作。

七、其他可穿戴设备研究

严格意义上讲，真正的脑机接口仅指那些通过大脑直接控制外部设备的系统及相关技术，但由于脑机制念及闭环（close-loop）思维的引入，广义的脑机接口还包括一些外部可穿戴设备对大脑神经的调控。以下就目前临床上已开展的这类可穿戴设备研究做简要阐述。

（一）闭环式脑深部电刺激研究

闭环式脑深部电刺激（DBS）也被称为自适性DBS（adaptive DBS），是在传统DBS的基础上通过同步植入脑电信号采集电极获得相关神经元电活动改变情况，并指导DBS参数的自适性调整，形成“脉冲刺激器－脑－信号分析系统－脉冲刺激器”的脑机接口闭环模式。

传统DBS设备通常包含刺激电极与脉冲发生器两部分结构，两者之间通过单向控制连接，在预设的刺激模式下由脉冲发生器产生电流输送至刺激电极末端，对脑深部靶点进行固定模式的刺激。而闭环式DBS则是在传统DBS的基础上，新增了放大器及信号处理器，可将采集到的电信号放大并提取其中有用的生物学标志，进而指导脉冲发生器产生合适的电流，自适性地刺激脑深部靶点。其中，电信号采集点可选择刺激靶点本身（如丘脑底核STN）或结合靶点以外的其他脑区（如内侧苍白球与大脑皮层M1区）；所采集的电信号经过放大器放大后在信号处理器中予以模电/数电转换，利用上述各种可能机制所发现的生物学标志进行信号的筛选处理后，将刺激指令再次转换为模电信号输出并指导脉冲发生器产生电流刺激。

2013年Peter Brown教授团队的一项里程碑式的临床研究开启了闭环式DBS在帕金森病患者中的应用探索。该研究利用既有的DBS刺激电极（model 3389，Medtronic），将其中两个电极位点作为信号采集点，在不增加额外手术创伤的基础上可获得刺激靶点STN处的LFP，并经滤波等信号处理后获取生物标记物——β波，根据β波振幅是否超过预设值来决定是否给予DBS电流刺激。虽然该研究仅报道了8例帕金森病患者的临床试验结果，且为短时程、单侧刺激，但其疗效评分显示闭环式DBS较传统DBS在运动功能改善方面有显著优势，同时可缩短一半以上的刺激时间，从而大大延长了脉冲发生器的使用寿命。这些均提示闭环式DBS是一种临床有效且值得进一步研究应用的技术。

（二）反应性神经刺激器研究

反应性神经刺激（responsive neurostimulation，

RNS)也是一种已投入临床应用(虽然国内这方面尚落后)的、主要治疗难治性癫痫的脑机接口系统,相关设备的研发目前主要由美国 NeuroPace 公司承担。2013 年美国 FDA 已批准 NeuroPace 公司生产的 RNS 系统可用于治疗成人药物难治性部分发作型癫痫。

RNS 的基本工作原理是通过皮层电极探测提示癫痫发作的预警信号,从而激发电刺激器产生刺激电流,予以抑制相关皮层癫痫样放电,从而作为一种癫痫大发作的预警及保护系统,在临床症状改善层面控制癫痫发作。

(三)经颅直流电刺激/经颅磁刺激

经颅直流电刺激(tDCS)及经颅磁刺激(TMS)也是目前临床神经康复领域应用较广泛的可穿戴设备。虽然目前临床使用的 tDCS 与 TMS 为开环式构架,且严格意义上将并非真正的脑机接口系统,但其在运动、认知等神经康复方面局部一定的临床治疗效果,因此在今后的进一步研发中,通过增加脑功能实时监测等环节,同样可以实现闭环式调控及类似脑机接口式样的神经刺激与反馈。

(张建民)

参考文献

1. Collinger JL, Wodlinger B, Downey JE, et al. High-performance neuroprosthetic control by an individual with tetraplegia[J]. Lancet, 2013, 381(9866): 557-564.
2. Hochberg LR, Bacher D, Jarosiewicz B, et al. Reach and grasp by people with tetraplegia using a neurally controlled robotic arm[J]. Nature, 2012, 485(7398): 372-375.
3. Hochberg LR, Serruya MD, Friehs GM, et al. Neuronal ensemble control of prosthetic devices by a human with tetraplegia[J]. Nature, 2006, 442(7099): 164-171.
4. House PA, MacDonald JD, Tresco PA, et al. Acute microelectrode array implantation into human neocortex: preliminary technique and histological considerations[J]. Neurosurg Focus, 2006, 20(5): E4.
5. Lebedev MA, Nicolelis MA. Brain-Machine Interfaces: From Basic Science to Neuroprostheses and Neurorehabilitation[J]. Physiol Rev, 2017, 97(2): 767-837.
6. Little S, Pogosyan A, Neal S, et al. Adaptive deep brain stimulation in advanced Parkinson disease[J]. Ann Neurol, 2013, 74(3): 449-457.
7. Sellers EW, Ryan DB2, Hauser CK. Noninvasive brain-computer interface enables communication after brainstem stroke[J]. Sci Transl Med, 2014, 6(257): 257re7.
8. Vansteensel MJ, Pels EGM, Bleichner MG, et al. Fully Implanted Brain-Computer Interface in a Locked-In Patient with ALS[J]. N Engl J Med, 2016, 375(21): 2060-2066.
9. 郑宇新,朱君明,郑筱祥,等.脑机接口技术在神经修复中的应用[J].国际神经病学神经外科学杂志,2014,14(1):58-61.

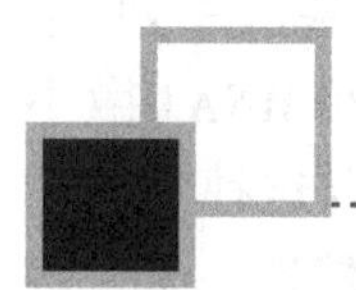

第五十三章　分子生物学在脑肿瘤中的应用

脑肿瘤分子生物学水平研究对肿瘤的认识达到新的深度，了解这些信息产生了更有效治疗手段。

肿瘤病理诊断是确定术后放射治疗和化疗治疗方案的基础，然而普通组织病理所提供的信息有限，而分子生物学和肿瘤基因的成果，更加深入地了解从肿瘤的发生起源、增殖、移动和浸润等不同阶段的生物学行为，为找到肿瘤发展各个环节中以往不知道的、可能的治疗时机和靶点以及耐药机制。随着攻击特有肿瘤靶点临床试验的逐渐成熟，成功的分子治疗结合合理的放射治疗和化疗已经为难治肿瘤患者的希望。虽然胶质瘤的研究最为成熟，但是近几年在儿童胶质瘤、髓母细胞瘤和胚胎来源肿瘤、室管膜瘤、非典型脑膜瘤，甚至于复发的颅咽管瘤等都有新的基因和突变的发现，为这些难治性肿瘤的预后、治疗方案选择、新的药物的开发提供了重要的依据和线索。

一、脑胶质瘤分子生物学

从起源的细胞看，以最常见的胶质瘤为例，以往组织学的认识是：这是一组从低分级到高分级的起源于胶质细胞的肿瘤，而胶质细胞对神经细胞的主要提供支持，比如营养、氧气、发育引导、免疫、机械支持和废物处理等。但实际上，胶质细胞功能远不止这些，它和神经元之间关系密切并参与复杂的工作，比如信号传递和神经介导。越来越多的研究表明，胶质瘤和神经细胞一样，很可能起源于同一祖先如神经干细胞或神经前体细胞，这也产生了胶质瘤肿瘤干细胞的概念，为肿瘤的分子分类和治疗方向奠定了基础。所以，在这一层面上考虑，胶质瘤实际所造成的脑功能损伤和生活质量的改变比以前的想象要更严重，无疑也使治疗的选择需要更加谨慎。

从基因层面上，作为一种相对罕见肿瘤，恶性胶质瘤的研究方向一直在跟随着其他肿瘤的轨迹，从逻辑上讲，因为它符合恶性肿瘤的生物学特性，所以它也就应该有着类似的控制其生物学行为的基因基础，比如癌基因激活和抑癌基因沉默，日积月累的基因损伤修复失败的累积，使得不正常的细胞存活并进展成肿瘤。

从胶质瘤的基因研究进展看，有一些重要的发现值得回顾。1984年，发现恶性胶质瘤中有第7号染色体的多余拷贝，对应的扩增癌基因被认为是EGFR基因，编码表皮生长因子受体。1989年，核型分析和杂合缺失分析定义了位于9、10和17号染色体肿瘤抑制基因的位置；TP53肿瘤抑制基因在胶质母细胞瘤中是第17号染色体移位的主要驱动子，进一步的研究表明p53蛋白在监测基因组DNA损伤修复方面的重要作用，它可控制细胞周期停止而允许DNA修复或引导凋亡来清除损伤的细胞。1993年和1997年，分别发现p16细胞周期抑制剂和磷酸酯酶与张力蛋白同源物（PTEN）这两种肿瘤抑制基因分别在第19和10染色体的丢失。p16能减慢细胞周期的进程，而PTEN是一种主要的生长因子刺激细胞增殖的PI3K（磷脂酰肌醇3激酶）通路的负向调控物。最近的重要的突破性发现是2008年，编码异柠檬酸脱氢酶1（IDH1）的基因发现在低分级胶质瘤和一类胶质母细胞瘤中发生突变（神经前类型或来自低分级肿瘤）。很有趣的是，仅仅1个拷贝的基因在肿瘤中突变，说明这种突变不会造成简单的功能缺失。这种突变非常独特并导致IDH1激活点单一氨基酸变化（精氨酸132通常变为组氨酸）。在这里酶失去了催化异柠檬酸转换为酮戊二酸的能力，因此有可能间接地通过激活缺氧诱导因子（HIF）通路达到癌基因效应。HIF通路是肿瘤对于厌氧代谢下生长的适应调节和新的血管再生及生成很重要的一步。也有人发现这种酶获得了一种新的功能：底物识别的转换（比如可以催化酮戊二酸到羟戊二酸 NADPH 依赖性降低）。总的来说，这些发现可以根据分子分类将患者分层，这样可以弥补传统组织学的分类。

在胶质母细胞瘤之外的其他胶质瘤中，还有一些基因的改变被 2016 年的 WHO 的病理诊断的标准应用（详见病理诊断有关章节），除了 IDH1/2 突变，MGMT 启动子甲基化外，还有常用于少突胶质细胞瘤的 1p/19q 的杂合性缺失、端粒酶反转录酶（TERT）基因启动子突变、PTEN 基因突变和 TP53 基因突变以及 EGFR 基因扩增和 EGFRvⅢ重排等。

二、胶质母细胞瘤分子分类基础和发展

完整的临床病理的诊断和评估对于肿瘤分级和预后判断至关重要，也是目前肿瘤术后综合治疗方案制定的必要依据。然而，近来的胶质母细胞瘤基因组计划和患者临床预后的结果，根据循证医学综合分析，提供了每一种分级中的亚型。大量的胶质母细胞瘤基因表达谱研究揭示出转录结果，反映了肿瘤的生物学特点，并能预测肿瘤类别、患者预后结果和对于治疗的反应。这一成果的最大特点是认识到每个肿瘤的基因表达都是独一无二的。所以药物治疗的选择应该也应个性化。虽然要达到理想的精确化治疗仍然有很多路要走，但是目前至少可以将胶质母细胞瘤通过结合基因过度表达和低表达的图谱进行分子归类，而一个特定的分子亚型肿瘤可能会表现出对于某种特定治疗更加同一性的反应，这样就可以实现通过每组共同的生物学特性来量身定做并设计出特异性的治疗方案，并通过临床试验来进一步验证和测试其最终疗效，这无疑提供了一种符合现代技术和逻辑的循证医学临床治疗胶质瘤的思路。同时，这一结果也提示以往的临床试验结果可能忽视了一些成功的有效的制剂，因为当时测试患者的肿瘤在分子水平上太缺乏同一性。

现在胶质瘤的分子亚型是根据美国国家卫生院资助的肿瘤基因组图（The Cancer Genome Atlas，TCGA）计划对于美国主要的脑肿瘤中心（加利福尼亚大学旧金山分校、得克萨斯大学、安德森癌症中心、亨利福特医院、埃默里大学等）的 500 例胶质母细胞瘤标本进行分析的结果。由于这个计划本身采取严格的质量控制，并由多个基因中心进行 DNA（基因拷贝数、基因序列、甲基化）、mRNA（基因表达谱）和微小 RNA（微小 RNA 可以调节表达）水平分析，所以这种交叉平台研究的结果可靠性值得信赖。虽然这一研究仍在继续和完善，但初期的结果基本勾勒出胶质母细胞瘤的几个亚型。这里简单介绍一下，作为临床治疗的参考。

第一类称“经典型”。主要特点为高度增生的细胞，第 7 染色体基因增加，伴随第 10 染色体基因丢失（93%）和第 9 染色体局部短臂（9p21.3）丢失（95%）。这些染色体变化的结果是 EGFR 基因扩增（50% 基因重组）和 PTEN 和 CDKN2A 基因局部丢失，但是没有 TP53、NF1、PDGFRA 或 IDH1 基因明显改变。“经典型” GBM 表现出对于经典放射治疗和化疗的有效性，可能是因为这组患者 p53 DNA 损伤的反应是完整的。这也提示 p53 的反向调节子 Mdm2 对于这一肿瘤可能会有疗效。在基因表达水平，经典型的肿瘤出项以下基因的高表达：神经前体和干细胞标志 NES，Notch（NOTCH3、JAG1 和 LFNG）和 Sonic hedgehog（SMO、GAS1 和 GLI2）传导通路。

第二个亚型为“间充质型”。主要表达与间充质和血管生成相关的基因，以及过度表达 CHI3L1/YKL40 和 MET 基因，还有星形细胞的标志 CD44、MERTK 以及 TNF 超级家族和 NF-B 通路的基因。而对于以下基因失活明显：NF1（37%），TP53（32%），和 PTEN（32%）。这类 GBM 表现出激进的化疗和放射治疗的有效性，并可能对于 Ras，PI3K 和血管生成抑制剂治疗有较好的反应。临床试验发现这类肿瘤对于树突状细胞（DC）免疫治疗疗效最好。

第三个亚型为“前神经”型（proneural）。主要由于神经发育期基因的表达，包括高度表达的少支胶质细胞（PDGFRA、OLIG2、TCF3 和 NKX2-2）和早期神经（SOX、DCX、DLL3、ASCL1 和 TCF4）发育基因。本组患者比较年轻，最显著的基因改变为编码血小板来源生长因子受体（PDGFRA）基因的高表达或扩增 / 突变以及 IDH1 基因突变（30%）。其他基因突变，如 TP53（54%）和 PIK3CA/PIK3R1（19%）也能观察到。

虽然第7号染色体的基因扩增和第10号染色体基因丢失（不到50%）也可以看到，但是没有经典型频率高。由于IDH1/2基因突变见于低分级胶质瘤，所以继发性胶质母细胞瘤可能也属于这一亚型。这一类型可能对于缺血诱导因子（HIF），PI3K和PDGFRA抑制剂治疗反应率会比较高。即使前神经型肿瘤对于经典的激进治疗反应最弱，这类肿瘤患者的生存期比其他亚型的要长。

第四种亚型称为"神经"型。目前定义不是很完善。其基因表达和正常脑组织十分相似，比如神经元标志物如NEFL、GABRA1、SYT1和SLC12A5的激活。这些肿瘤表现出正常细胞的低程度渗入，但是表达分析时已经去除这种影响，而肿瘤细胞本身确实在表达上说明细胞有分化的表型。

TCGA的意义从分子层面理解了GBM基因突变和表达谱，并圈定了对于每个亚型应该靶向治疗的关键信号通路，虽然有些通路在所有亚型中都可能常见［如p53Rb肿瘤抑制通路失活和受体络氨酸激酶（RTK）通路激活］。因此，靶向治疗和临床试验病例选择会更加精确。同样的道理也适合其他颅内肿瘤，而其他肿瘤的基因谱结果还需等待。

三、其他肿瘤的新研究线索

1. 高和低级别的儿童胶质瘤　儿童高级别胶质瘤比较特异，典型的突变有H3F3A、ATRX和DAXX；而低级别胶质瘤则包含BRAF、FGFR1或MYB的突变或重排，而IDH的突变比较少见，除非到了青少年。边界清晰的低级别肿瘤，比如毛细胞星形细胞瘤、毛黏液性星形细胞瘤、神经节胶质瘤和黄色星形细胞瘤经常带有BRAF V600E或FGFR1突变，或者包含KIAA1549或FAM131B和BRAF基因融合。值得注意的是，组蛋白H3的K27M、K36和G34突变应该对于儿童中线肿瘤予以研究，如丘脑、脑桥和脊髓。而组蛋白G34突变见于5%的成人脑高级别弥漫性胶质瘤，而K36突变则在儿童中线胶质瘤很少见。BRAF V600E突变容易在低级别的胶质神经肿瘤中发现，比如60%的黄色星形细胞瘤、25%的神经节胶质瘤、15%的毛细胞星形细胞瘤、50%表皮型GBM和100%的乳头型颅咽管瘤。

2. 髓母细胞瘤和其他的胚胎肿瘤　从分子生物学角度，根据特异性的驱动子突变，髓母细胞瘤最近被分为很多亚型，目前包括有：WNT、SHH、group3和group4。位于Wnt通路上的CTNNB1、DDX3X或单体6突变的髓母细胞瘤预后非常好；而MYC或MYCN/CDK6扩增则特征性的见于group3和group4，表明更易转移，预后很差，即使很激进的治疗也疗效不佳。有PTCH和SMO的属于SHH型，预后介于Wnt和group3和group4之间。CTN-NB1突变见于经典型髓母细胞瘤和造釉细胞型颅咽管瘤。SMARCB1（INI1）或SMARCA4（BRG1）基因突变或缺失对于诊断AT/RT很重要，并提示不良预后。ETMR的分子基因标志性改变是染色体19的miRNA簇（C19MC）扩增。如果某些肿瘤在形态学上和这些肿瘤类似，如横纹肌样特征，但是分子上没有这些基因方面的异常或者没有做分子检测，中枢神经胚胎肿瘤具有横纹肌样特征或者ETMR，病理学诊断应该注明NOS。所以，髓母细胞瘤和胚胎性肿瘤的分子特征有着持久性的临床价值。

3. 脑膜瘤和脑膜孤立性纤维瘤（meningeal solitary fibrous tumor）/血管外皮细胞瘤　脑膜瘤经常会有NF2、AKT1、SMO和KLF4基因突变，进一步研究表明，具有NF2突变的脑膜瘤很可能会表现出比其他亚型更明显的非典型性Ⅱ级特征，反复出现的KLF4、AKT1和SMO基因突变常见于NF2阴性的散发脑膜瘤中。目前针对进展性脑膜瘤SMO/AKT/NF2突变抑制剂临床试验已经在进行。脑膜血管外皮细胞瘤和孤立性纤维瘤有着同样的如NAB2-STAT6基因融合的基因修饰，被认为是同一种肿瘤，这种基因融合对于识别组织学上类似的肿瘤至关重要。

4. 室管膜瘤　室管膜瘤虽然大多为良性，但是仍然有很多肿瘤容易复发和播散，对于放疗和化疗的敏感性较差，预后不佳。最新的研究进展主要是在2016年WHO增加了一项由基因型定义的室管膜亚型，称为RELA融合基因阳性型室管膜瘤。其特征是染色体11q13.1碎裂重排形成C11orf95-RELA融合基因，虽然组织学上相当于Ⅱ或Ⅲ级，但与其他室管膜相比，预后较差。

四、分子靶向药物的临床应用实践和问题

分子基因的变化可以作为预后和预测的标志物和治疗肿瘤的靶点。总的来说，多个分子标志物的分析，不仅能帮助建立一个正确的形态学上的诊断，而且还能够鉴别形态学上类似的肿瘤。同时还可以协助临床患者的管理。如具有 IDH1/TERTp/CIC/FUBP1 阳性的低级别胶质瘤（WHO grades Ⅱ ~ Ⅲ）比那些有 IDH1/TP53/ATRX 突变的患者有明显更长的中位生存期。更重要的是，很多分子生物标志物可以预测靶向药物治疗的有效反应率，比如 EGFRv Ⅲ突变的 GBM 治疗，vemurafenib 治疗 BRAF V600E 突变的胶质瘤、FGFR3-TACC3 阳性患者的 FGFR 抑制剂治疗也已经观察到疗效。作为精准治疗的一部分，很多高通量基因分析的检测也逐渐应用到神经肿瘤，并不断提供一些潜在的肿瘤治疗分子靶点。

理论上，既然已经知道很多种细胞信号传导通路在胶质瘤中不正常，那么抑制这些通路的靶向性分子药物应该具有治疗价值。然而，根据目前恶性胶质瘤临床试验结果，过高地估计了期望疗效，因为大多数靶向药物对于恶性胶质瘤治疗令人失望，反应率在 10%~15%，而且并没有延长患者的生存期。以最经典的 EGFR 的抑制剂为例，虽然在肺癌等其他肿瘤上表现良好的疗效，并且选择性的胶质瘤患者确实有反应，但是预期的可靠反应率并没有达到。只有一种药例外，就是对抗 VEGF 的人单克隆抗体 - 贝伐单抗 bevacizumab。对 VEGF 或 VEGFR 的抗血管生成治疗在很多患者身上产生了放射影像学上的反应，并明显减轻症状和延长了无进展生存期 PFS，也是由于这种较高的影像学反应率和较小的毒性反应，FDA 加速批准了贝伐单抗对于复发 GBM 的治疗，即使是总生存期的研究仍没有最后评估。然而，随着抗血管生成治疗的临床应用和普及，这种治疗耐药和最终失败的例子逐渐显现出来，而失败后肿瘤的快速生长会减弱任何的生存获益。这也促使了临床治疗中的最优化方案组合的产生。研究表明，抗血管治疗本身是改变了肿瘤生存的微环境，减少了血管的通透性，降低了组织间压和脑水肿，使得肿瘤内血管正常化，改善了肿瘤内缺氧环境，这样改善了放射治疗和化疗的敏感性。然而，这种作用与剂量和时间相关，因此临床上如何合理地应用贝伐单抗和其他 VEGF 或 VEGFR 抑制剂，并如何联合应用放射治疗和化疗制剂，实现最优化治疗是目前研究的重点。实际上，即使对每个肿瘤进行仔细的分子分类，但具体每个患者肿瘤还是具有差异，而且这种差异可能会很显著。那么，临床上如果能够实现实时监测肿瘤组织和分子最终去向，将会进一步了解有些药物成功或失败的具体原因，为制定最优的个性化治疗方案提供依据。所以，虽然目前在胶质瘤方面大多数分子靶向治疗的初期结果不尽人意，但是仍然对这一方向寄予厚望，长期的稳定的疗效值得期待。

五、分子生物学对肿瘤耐药机制贡献

细胞毒性化疗药物曾经在历史上不被重视，主要是由于疗效差和毒性明显。2005 年后替莫唑胺和放射治疗结合，通过大量的临床试验证实其疗效显著且耐受性良好。但是，随着替莫唑胺应用逐渐普及，耐药的问题就更显突出。而替莫唑胺耐药的机制研究最为成功的是 MGMT 基因启动子区 DNA 甲基化。O_6- 甲基鸟嘌呤 -DNA 甲基转移酶（MGMT），是一种高效的 DNA 直接修复酶，所以可能会对细胞毒性药物烷化剂（如替莫唑胺和亚硝脲类药物）造成的肿瘤细胞 DNA 断裂有修复作用，当肿瘤产生的 MGMT 增加后将引起烷化剂疗效不敏感。MGMT 基因启动子区 DNA 甲基化是后天修饰的结果，会降低 MGMT 酶的表达，从而增加烷化剂治疗的敏感性。进一步的临床研究发现，MGMT 基因启动子甲基化也和放射治疗的疗效正相关，因此，很有可能是 GBM 治疗反应的一种标志。这就激发了研究抑制 MGMT 活性的兴趣，比如替莫唑胺剂量密度治疗，将以往的 28 天内只用 5 天药改为每间隔 7 天就连续用 7 天药，期望能消耗肿瘤的 MGMT；或者化疗时加用 O_6- 苄基鸟嘌呤或其他 MGMT 抑制剂。然而，目前的临床研究结果并没有显示疗效上的显著改善。其中的研究还需要继续。另外，聚 ADP 核糖聚合酶（PARP）可能也是恶性胶质瘤患者产生化疗耐药的一种重要的 DNA 修复酶，其抑制剂如 BSI-201、ABT-888 也都在临床试验

中，期待会有所疗效。

近来，越来越多证据支持恶性胶质瘤中肿瘤干细胞的存在，而肿瘤干细胞是肿瘤复发、恶变、浸润、对抗化疗和放射治疗的重要原因。这些细胞已经从人的很多脑肿瘤中分离出来，比如胶质母细胞瘤、髓母细胞瘤和室管膜瘤等。这些细胞虽然只占肿瘤中的一小部分，但是它的生物学行为和其他肿瘤细胞截然不同，它不进入细胞周期，其分裂为非对称性，所以每次分裂的结果总是有一些细胞不进入细胞周期，从而保持其干细胞的特性。这样的结果是，化疗和放射治疗对于他们很难起到杀伤作用。最近也有研究表明，替莫唑胺的耐药也和肿瘤干细胞存在有关，因为肿瘤干细胞可以通过提高表达转运子而泵出化疗制剂。那么，逻辑上讲，如果能破坏肿瘤干细胞，就有可能治愈肿瘤。所以，要考虑几个重要的分子信号通路，比如 PI3K OLIG2、SHH、NOTCH 和 Wnt 等通路，这些通路和神经干细胞和发育相关。而在神经肿瘤中，这些细胞和神经干细胞共享一些特性，比如其携带者神经干细胞同样的表面标记 Nestin 和 CD133，说明神经干细胞至少与其密切相关。现在发现这些通路在 GBM、髓母细胞瘤和室管膜瘤中的肿瘤干细胞上十分活跃，所以抑制这些通路可能是阻止肿瘤干细胞的手段之一。由于干细胞的研究逐渐成熟，分化和成熟的诱导的方法对于肿瘤干细胞也可能会有效，所以有研究已经证实，通过骨形态生成蛋白（特别是 BMP4）诱导分化试验，可以明显地减少肿瘤干细胞数量，并降低肿瘤生长。另外，破坏提供肿瘤干细胞营养的血管微环境，比如应用贝伐单抗等抗血管生成制剂，也可能会抑制这些细胞的生存和存在。

六、肿瘤免疫治疗

分子靶向的治疗在很多方面是通过生产针对某种特定分子抗体来达到目的，最成功的就是 VEGF 的单克隆抗体贝伐单抗。其他抗体，还有对抗与肿瘤增生相关的 EGFR 尼妥珠单抗等。随着肿瘤免疫治疗在其他肿瘤上的成功，尤其是主动免疫和肿瘤特异性疫苗的成熟，恶性胶质瘤的治疗也进入了临床试验。但是，目前的结果显示，只有少部分人可能获益，尤其是自体树突状细胞（DC）和自体肿瘤疫苗的治疗。由于这种疫苗是所有肿瘤表面的抗原，其特异性的鉴定仍不是很清晰，很难推广和批量生产。所以，随着肿瘤分子生物学的发展，肿瘤表面的特异性抗原被重视起来，曾经抱有期望的 EGFRv Ⅲ作为特异性肿瘤抗原，制成特异性的容易普及的肿瘤疫苗，以 VGFRv Ⅲ为基础的疫苗治疗胶质母细胞瘤的Ⅰ期（VICTORI）以及Ⅱ期（VICTORE）临床试验证实这种方法是安全和有效的，明显地延长了无肿瘤进展期和总生存期，但是Ⅲ期临床结果并不理想。而近来比较流行的免疫检查点的抑制剂 PD-1 和 PD-L1 的抗体临床试验，在胶质瘤上的结果也不让人满意；而一些融合基因作为靶点的免疫治疗可能在特异性表达的人群中会受益。

七、分子生物学在肿瘤手术及影像学应用

神经外科手术虽然早已经进入显微外科时代。但是，肿瘤的边界用普通光很难辨别，影响了肿瘤的全切除率。所以，根据原卟啉Ⅸ（Pp Ⅸ）能够聚集在 WHO Ⅲ级以上的胶质瘤中的代谢特点，口服的非荧光前体药 5- 氨基乙酰丙酸（5-ALA），可以在肿瘤中代谢为带荧光的 Pp Ⅸ，而正常组织 Pp Ⅸ水平非常低，这样产生了内源性肿瘤和正常组织的反差，在显微镜一定波长“蓝光”下，可以激发并显示出“红色”肿瘤，从而增加了术中切除肿瘤的程度。德国的Ⅲ期临床试验证明，这种荧光指导下的肿瘤切除技术可以让无肿瘤生存期（PFS）延长 2 倍以上。由于 5-ALA 一直没有在国内批准，而在中国蔡司公司利用荧光素钠造影剂（Yellow 560）结合它具有荧光功能的显微镜，也可以提供肿瘤和血管信息，并且其成本远低于 5-ALA，正在被广泛接受。

另外一个应用肿瘤荧光的技术是光动力治疗，同样利用肿瘤中卟啉类物质（Temoporfin 替莫泊芬，喜泊芬）有特异性聚集的特性，在特定波长光（比如激光）的照射下会产生单态氧离子破坏肿瘤细胞的细胞器和肿瘤血管，导致肿瘤组织坏死。这项技术在食管癌中效果可靠，但是在脑肿瘤中仍在试验中。

影像学上对于脑肿瘤诊断有很大参考价值的是磁共振波谱分析（MRS），这一技术基础是脑肿

瘤进展或残留中含胆碱化合物(比如磷脂甘油胆碱和磷脂胆碱)明显升高,而放射性坏死和瘢痕组织几乎没有。同时脑恶性胶质瘤中 N-乙酰天冬氨酸(NAA)、肌酸(Cr)、肌醇(MI)等降低;而乳酸(Lac)和脂质(Lipid)升高。这样通过氢质子 MRS 可以无创地分析脑病变中以上分子的含量,从而指导临床治疗。

在胶质瘤的诊断上,PET-CT 作为一种无创性的功能代谢显像方法,曾经利用 ^{18}氟-脱氧葡萄糖来帮助鉴别肿瘤,并被广泛应用。然而由于葡萄糖在脑组织中代谢旺盛,在炎症等情况下更处于高代谢状态,所以对于脑胶质瘤漏诊和假阳性不容忽视。近来,发现 ^{11}C-甲基-L-蛋氨酸(^{11}C-MET)的组织摄取与细胞增殖和微血管密度等相关,而正常脑组织并不能直接利用氨基酸,因此这种分子示踪剂特异性较强,目前的技术可以做到胶质瘤的诊断特异性为 70%~100%,灵敏性 75%~100%。另外,其他的分子,如胸苷、酪氨酸和多巴等也在作为示踪剂的试验中。

综上所述,分子生物学对于脑肿瘤的研究,不仅对脑肿瘤了解越来越深,而且也带来新的治疗方向和思路,而这一思路所开启的新治疗方法,也使人们看到了治愈这类肿瘤的希望。

(韩小弟)

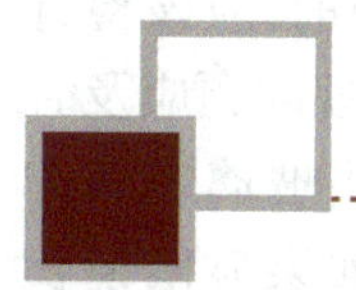

第五十四章　动物实验和显微外科技术训练

动物实验是神经外科基础研究工作不可缺少的重要手段。

显微外科基本技术训练，是现代神经外科医师做好显微神经外科手术的必修课程。具有代表性的显微神经外科训练基本功—血管吻合技术是显微神经外科技术的基石。通过显微外科基本技术训练，神经外科医师方能熟悉显微神经外科手术器械，掌握显微手术技巧，逐步向临床显微手术过渡，不经过这个培训，很难胜任现代神经外科手术。当然，只具备显微神经血管外科基本技术还远远不够，要完成显微神经外科手术，还需要掌握显微解剖知识，并不断积累临床操作经验。

第一节　大鼠的麻醉和实验前准备

大鼠性情较温顺，易于捉取，能较好地耐受长时间的麻醉，是练习显微血管吻合最常用的动物。大鼠的血管壁比人类血管薄，操作难度大，如能熟练掌握大鼠的血管吻合，再为患者吻合血管时就会得心应手。

一、麻醉

练习血管吻合时，使用体重300~400g的清洁级大鼠。

抓取大鼠时取出大鼠放在盒盖或实验台上，轻轻向后拉尾，当大鼠向前爬行时，用左手拇指和示指夹住大鼠颈部，不要过紧，其余三指及掌心握住大鼠身体中段，将其拿起，初学者在抓取大鼠时，最好戴防护手套。

大鼠麻醉前要称量体重。用戊巴比妥钠麻醉（50mg/kg）或用水合氯醛麻醉（400mg/kg）时，采用腹腔注射。2~5min后即可进入麻醉状态。大鼠安静地腹式呼吸，对痛刺激无反应，麻醉最佳。将大鼠仰卧固定在固定板上，使四肢伸展开，用胶带固定住，头颈部展平固定，剃除颈部、腿部和腹股沟区的被毛。

麻醉过程中，如果大鼠出现进行性呼吸窘迫（气道湿啰音，吸气时胸壁内陷等），需要清理呼吸道。手术结束后用过量麻醉药腹腔注射处死动物，待大鼠脉搏呼吸完全停止，确认大鼠伤口内没留下任何器械，在专门的焚烧炉焚烧动物尸体。

二、乳胶片练习板的制备

初学缝合练习，多采用手套乳胶片练习板。练习者可以自己制备一块手套乳胶皮片练习板。方法是，取一张10cm正方形硬纸板作为练习板支撑，在中间剪2cm洞（图54-1-1A），从外科手套上剪下5cm见方乳胶皮片，铺展在上面（图54-1-1B）。去除皱褶乳胶皮片，用胶布将其平整地粘在板中央。练习时，把整个练习板固定在工作台上，避免移动。

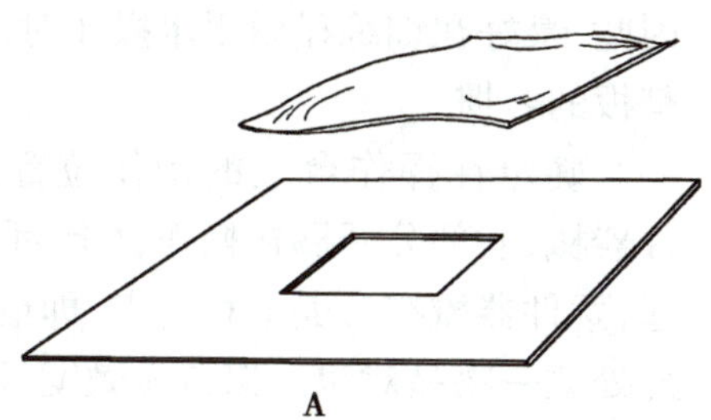

A

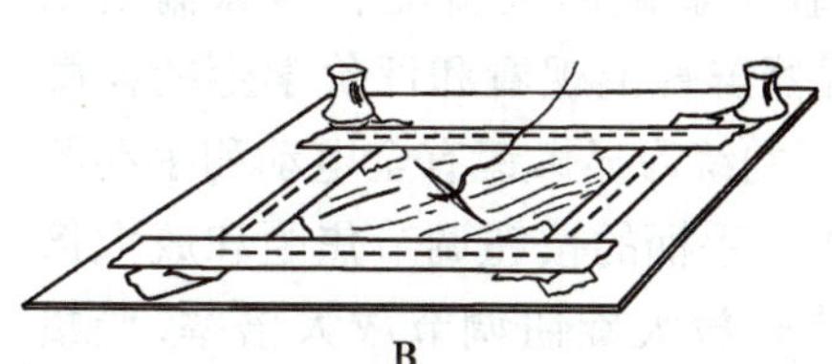

B

图54-1-1　用医用手套乳胶制作的缝合练习板

三、鼠板

练习显微手术多采用实验大鼠。作为固定大鼠的鼠板长30cm，宽20cm。可以用木板或泡沫塑料做成鼠板，便于图钉固定，并且容易洗涤。用两个用曲别针做成一端是钩，另一端是环的拉钩，将一根橡皮筋穿过环对折。暴露颈总动脉或股动脉时，钩放在切口皮缘，橡皮筋拉伸用图钉固定在鼠板上。

第二节 手术显微镜的性能和使用

显微手术操作训练包含两部分：①适应在手术显微镜下的手眼配合、熟悉利用本体觉和眼的余光更换手术器械；②训练在手术显微镜下暴露、分离、止血和缝合组织等基本显微手术操作技术。在实验室，吻合动脉的动物实验是显微手术技术训练的基本内容。初学者不应将吻合血管作为自己的训练最终目的，应该通过吻合血管操作，训练暴露、分离、止血和缝合等基本显微手术操作技术，为实际手术应用这些基本技术打下良好的基础。同时，显微手术操作训练是长时间的过程。这种训练过程更是对熟练手术显微镜下操作、训练各种显微器械的正确使用的过程。实际显微手术与实验室训练并不完全相同，单纯依靠实验室进行培训远远不够，特别是如何适应在手术显微镜下的手眼配合，还需要在临床实践中不断的积累总结，领会提高，才能逐步掌握。

一、手术显微镜性能

在专门用于培训的显微神经外科实验室，多采用装在工作台上的单人双目显微镜。教师如果需要纠正练习者操作，可以在双人双目显微镜下进行。现代的教学显微镜大多配有影像输出系统，可以在监视器屏幕上观看和评价学生的显微操作。目前常用的练习显微镜有全电动和手动两种：前者可以通过手柄的按钮调节焦距和放大倍率；后者通过旋转放大旋钮调节放大倍率，调整焦距则通过调整显微镜高度实现。初学者放大倍率多为8~16倍，熟练后应该适应20~40倍率的操作。

手术显微镜的保养。每次使用前，应该检查手术显微镜是否齐备，有无毁损，发现问题应及时报告管理人员。目镜和物镜的镜头玻璃表面需要用专用镜头纸清洁避免划伤。如果显微镜长时间不用，须用塑料袋将整个手术显微镜的头部包好。

二、显微手术操作时身体的姿势

在显微外科手术操作中，手术医师保持放松状态是成功的前提，紧张情绪会影响注意力和降低自信，无法正常发挥技术水平。放松包括心理和身体姿势的放松，在操作过程中应该保持放松。

正确的坐姿是保证身体放松的基础，直接影响手的动作和手术显微镜的使用。为了保障精细动作手不抖动，手臂应该倚放在操作台上（实际手术操作时可以放在托手架上）。为了获得满意的显微图像，练习者应保持头部不动，要做到这一点，关键是保持身体稳定。练习者不应依靠肘部支撑自己的身体，这样会造成手臂肌肉抖动。应尽量向前移动凳子，使身体靠近操作台边。操作台下面不应放任何物品。两脚在地板上踏稳，跷二郎腿或将两脚缩拢在座椅下面，都不能保证稳定放松的身体姿势。

实际显微手术中，需要用脚踏板调节显微镜焦距、控制双极电凝器、电（气）钻和超声吸引器等设备，这些脚踏板应放在适当固定位置，保证可以依靠本体觉随时准确找到。有的医师喜欢由台下人员或助手踩踏脚踏板，控制双极电凝器、电（气）钻和超声吸引器等设备，笔者认为不妥，因为台下人员或助手很难根据手术者的指令开启和停止，尤其是在深部重要部位的操作，如用高速钻磨除前床突、内听道、电凝重要血管时非常危险。因此，最好在训练显微手术操作时，就养成自己踩踏板的习惯。

确定在操作台上的操作位置。双手各拿一件器械，肘部分开搁在操作台上，手在胸前合在一起，两件器械在台面上相遇点，即最佳操作处。在此处放一物品对焦。保持显微镜目镜与水平面成50°左右倾角，根据自己身高调节座椅高度。打开显微镜光源，调整显微镜使光斑照在操作处。上下调节显微镜，直到对焦清晰，使自己能舒服地进行操作。

三、调节手术显微镜焦距

1. 调节目镜屈光度　如果练习者的视力正常，显微镜的目镜屈光度调至零位；如果屈光度介于正1（远视）和负3（近视）之间，可以摘下眼镜，在通过调整目镜的屈光度操作；如果练习者的屈光度超出上述范围，应该佩戴眼镜。如果不佩戴眼镜，当视线离开显微镜时，难以看到其他手术器械。调节目镜不能校正散光，如果练习者有散光，也必须戴眼镜。目镜调焦时，应先调整一只眼睛，然后再调整另一只眼，分别调整好两个目镜的焦距。

2. 调焦　在视野中央放一张有字的小纸片，用显微镜主调焦（不是目镜调节），将放大倍数调至最大，调焦至小纸片的字迹最清晰，获得完美的立体视觉效果。

3. 根据练习者的瞳距，调节两个目镜的距离。完全调好手术显微镜，可以开始操作。

四、练习操作台

操作台高75~85cm，桌面下面避免有障碍物，以保证练习者坐下时，膝盖放在操作台下面，脚能舒服地伸向前方。

座椅应有稳定的底座，不带轮子（或轮子可以固定），练习者根据要求调整至舒服的高度。

五、显微手术器材

见第六章第一节。

第三节　手术显微镜下基础缝合练习

基础缝合练习采用本章第一节介绍的乳胶片练习板。练习的目的是初步熟悉手术显微镜下操作，学习缝合和打结，初步掌握手的正确姿势，避免多余废动作。

本节谈及练习者的左、右手，是以右利手介绍的，如果练习者是左利手，应变换。

一、显微手术操作基本要求

避免手抖动。身体某些部位有意或无意出现不受控制的动作统称抖动。手的抖动无疑是显微手术的大敌，需要在练习过程中逐步克服。手稳不是天生的，要通过练习努力实现，条件有三，平静的心情、舒适的身体姿势和良好的手支撑。切忌靠屏住呼吸来防止手抖动，应养成自然平静呼吸状态下进行操作。

手的姿势。吻合血管时，只需要移动手指尖。手的其他部位必须直接或间接地靠在固定的台面，否则易出现抖动。最基本的显微手术操作姿势，与手部书写姿势相同，稳定性最大（图54-3-1）。肘、腕和手的尺缘靠在手托（台面）上。前臂稍后旋，使手的重量落在尺侧。用拇指、示指和中指拿器械，像写字执笔（图54-3-2）。拿器械的三手指依次排列，拇指和示指紧挨中指，最低的为中指，应直接或间接地通过无名指紧靠在工作台上，这样能精细地控制器械的开合，减少拇指或示指产生的抖动。

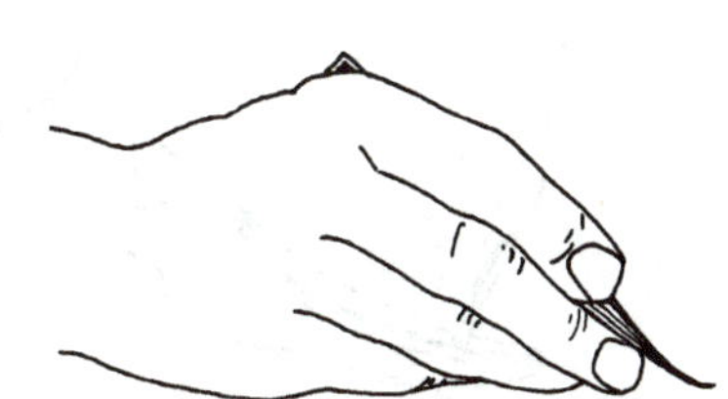

图54-3-1　手的姿势

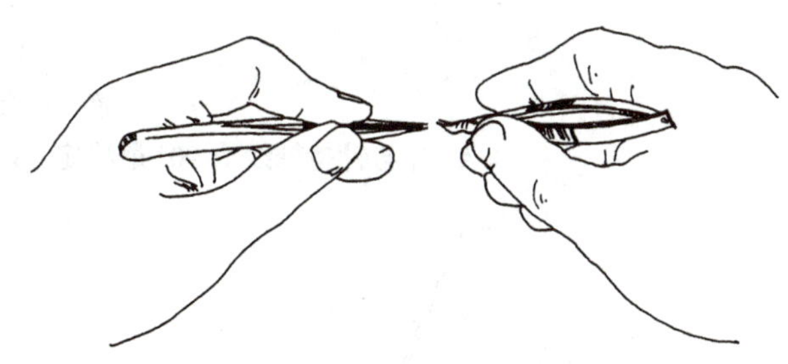

图54-3-2　手持器械的姿势

二、镊和针持夹针练习

缝合时通常左手持显微直镊，右手握针持，取一根10/0带线吻合针，线长不超过12cm。因为针不稳定，开始很难夹住针并控制针的方向。练习用针持（镊子）夹针方法如下。

左手镊夹住离针2~3cm远的线（图54-3-3A），轻轻摆动，直到针停靠在下方（图54-3-3B）。此时，针就可以向任何方向转动，右手可以用角镊容易地将针夹住（图 54-3-3C）。在白纸上，裸眼或显微镜下反复练习这个动作。如果针尖指向的方向不合适，可稍放松针持，修正针尖位置。针与针持轴线摆成 90° 最稳定（图 54-3-4A），如果针的长轴偏离太多则不稳定（图 54-3-4B、C）。

除了针尖的指向，夹针的位置也很重要。如果夹得离针尖过近（图 54-3-5A），针尖会指向下方；如果夹得离线端过近（图 54-3-5C），针尖会指向上方。正确的夹针位置，是夹在针的中点稍偏后（图 54-3-5B），保证针尖指向水平方向。针尖过高，不便缝合；针尖过低，会伤及下方组织，吻合血管时，可能穿透对面血管壁，这是吻合血管容易犯的错误之一。

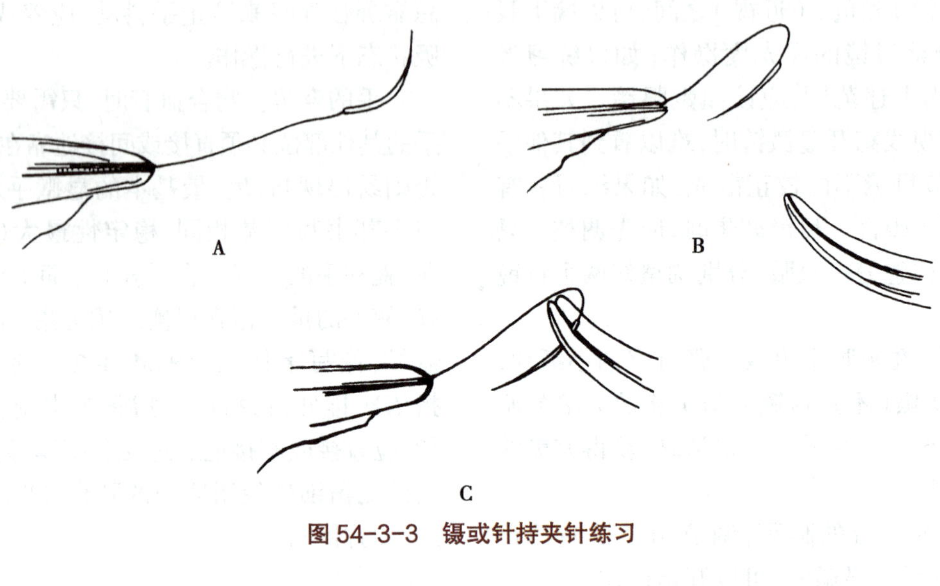

图 54-3-3 镊或针持夹针练习

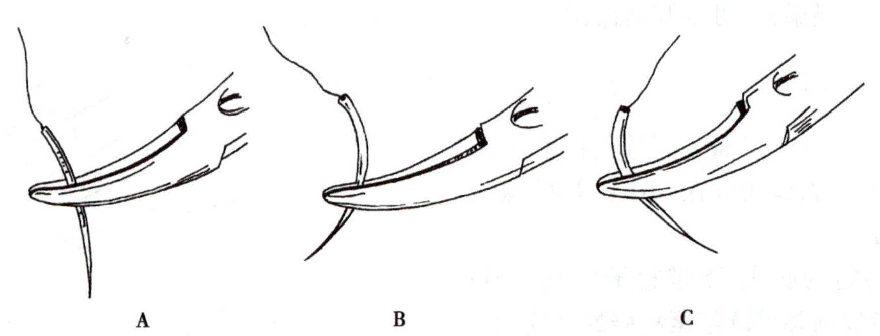

图 54-3-4 持针法

A. 针与针持轴线成 90° 最稳定；B、C. 针与针持的长轴偏离太多则不稳定

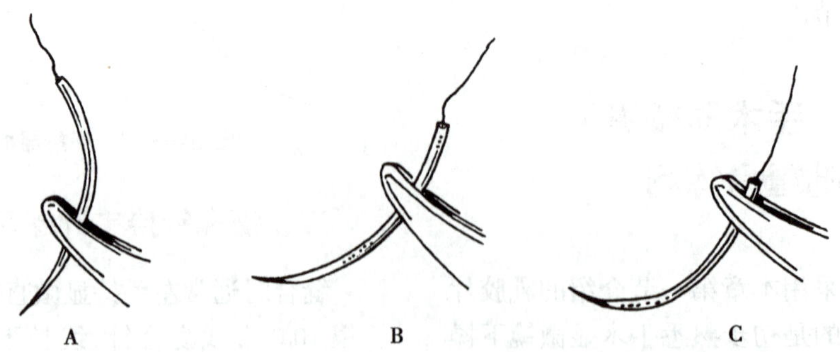

图 54-3-5 夹针方法

A. 持针器距离针尖太近，针尖指向下方；B. 正确持针部位在针体后 1/3 处；C. 距离针尾部太近，针指向上方

三、针持的握法

手握针持的姿势决定运针的方向。右手握针持时，针尖指向左前方，适合从右上向左下运针。经初步练习后，为学习其他的握姿，可以改变缝合的方向。转动针持，或改变手腕的弯曲和伸展姿势，改变缝合方向，而手指的姿势应保持相对不变。

四、运针方法

针应垂直地穿过组织表面。为此，组织边缘必须稍加外翻（图 54-3-6），左手镊的尖端放在组织下面，在用针刺组织同时，向上轻推组织的边缘，不要违背无创技术，过多的夹组织。为了将要缝合的组织置于合适位置，有两个办法：一是夹起邻近缝线并轻轻上提，或夹住距缝合组织边缘稍远处的表面组织，外翻血管边缘，不要夹组织全层。

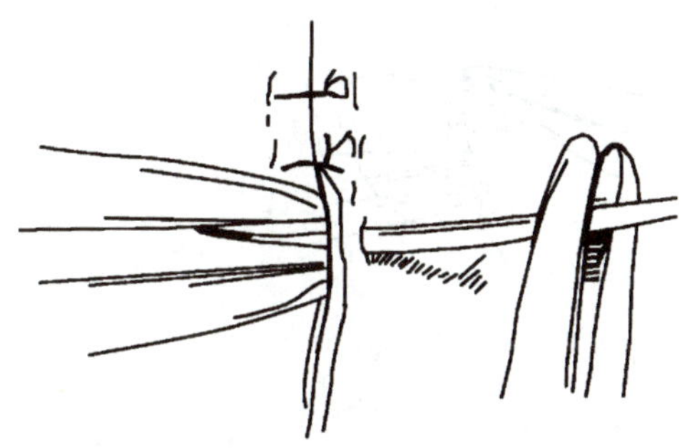

图 54-3-6 进针方法，垂直组织表面进针

在血管组织另一边，针尽可能垂直穿出，将左手镊尖端放在准备出针的血管外方（图 54-3-7）。

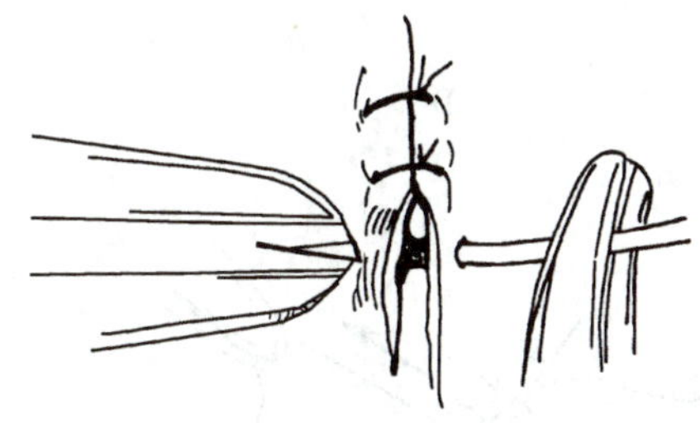

图 54-3-7 出针方法，针垂直穿出组织

针距宽度，即距组织边缘和针孔之间的距离，应为针自身厚度的 3 倍左右。被缝合组织两侧的针距应相等，针应呈直角穿过缝合组织（图 54-3-8）。

开始练习时，不要将两层组织一起进针，针穿过第一边并完全拔出针来，然后再穿过第二边。经过一段时间练习后，可以两层组织一起穿过。

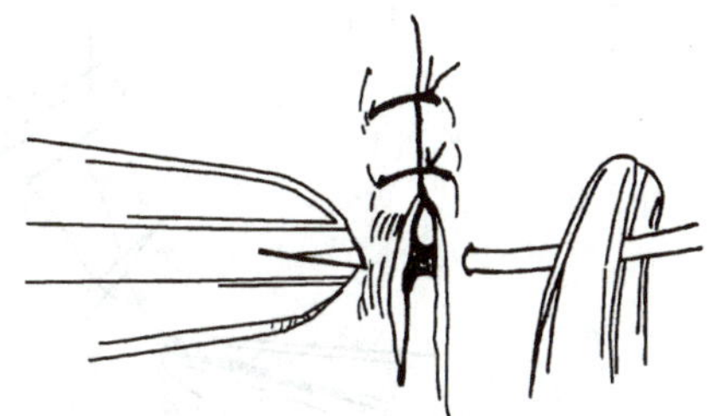

图 54-3-8 针距均匀，针距是针体直径的 3 倍

五、拉线和打结

拉线时保持进、出针两点连线方向一致，用右手镊尖端将线压平，这样可以避免线在进针孔成角（甚至打结），损伤血管组织。当线的末端进入视野时，线短端应保留约 3mm，停止拽线，右手放开针，让针垂落。

夹起缝线短端后，用针持轻轻拉紧圈套，让圈套从针持尖端滑落，完成第一个半结（图 54-3-9），稍稍拉紧。左手镊别放松缝线，继续打第二个结。

打第二个半结时，重复做圈套（夹短端和把短端拉过线圈）动作。此时，如果缝线短端角度不佳，镊子不宜夹起（图 54-3-10A、B），比打第一个结更困难。解决的办法是摆好针持的姿势后再做圈套。首先，转动针持，使之朝向易于夹起短端的方向（图 54-3-10C），然后，把针持的开口放在靠近短端的地方，以便一旦做成圈套，不必再拿针持，远距离找缝线短端。

做圈套的动作是用缝线围着针持旋转，而不要相反，用针持夹起短端后，打好第二个半结，把结滑紧。直视下拉紧双结，不要凭感觉。打好双结后，组织边缘正好接触，不要把结打得太紧损伤组织。

如果结在组织边缘闭合前过早锁紧，缝合失败。为了保证结被锁紧后，组织边缘对合恰到好处，常使用滑动法打结：先打两个松结（图 54-3-11A），然后向一侧拉住缝线短端，保持缝线长端放松（图 54-3-11B）。这样，第一个结逐渐锁紧，而第二个结仍松弛。继续拉住缝线短端，将长端交叉地牵向对侧拉（图 54-3-11C），打紧第二个结。使用滑动法打结，实际两个结是“一根直线和两个半活结”，为了安全，应多打两个结。

打外科结。在显微外科手术中，不应该有张力缝合。然而，在很多情况下，必须克服缝合时组织的自然回缩。为此，打第一个结时，用绕两圈的

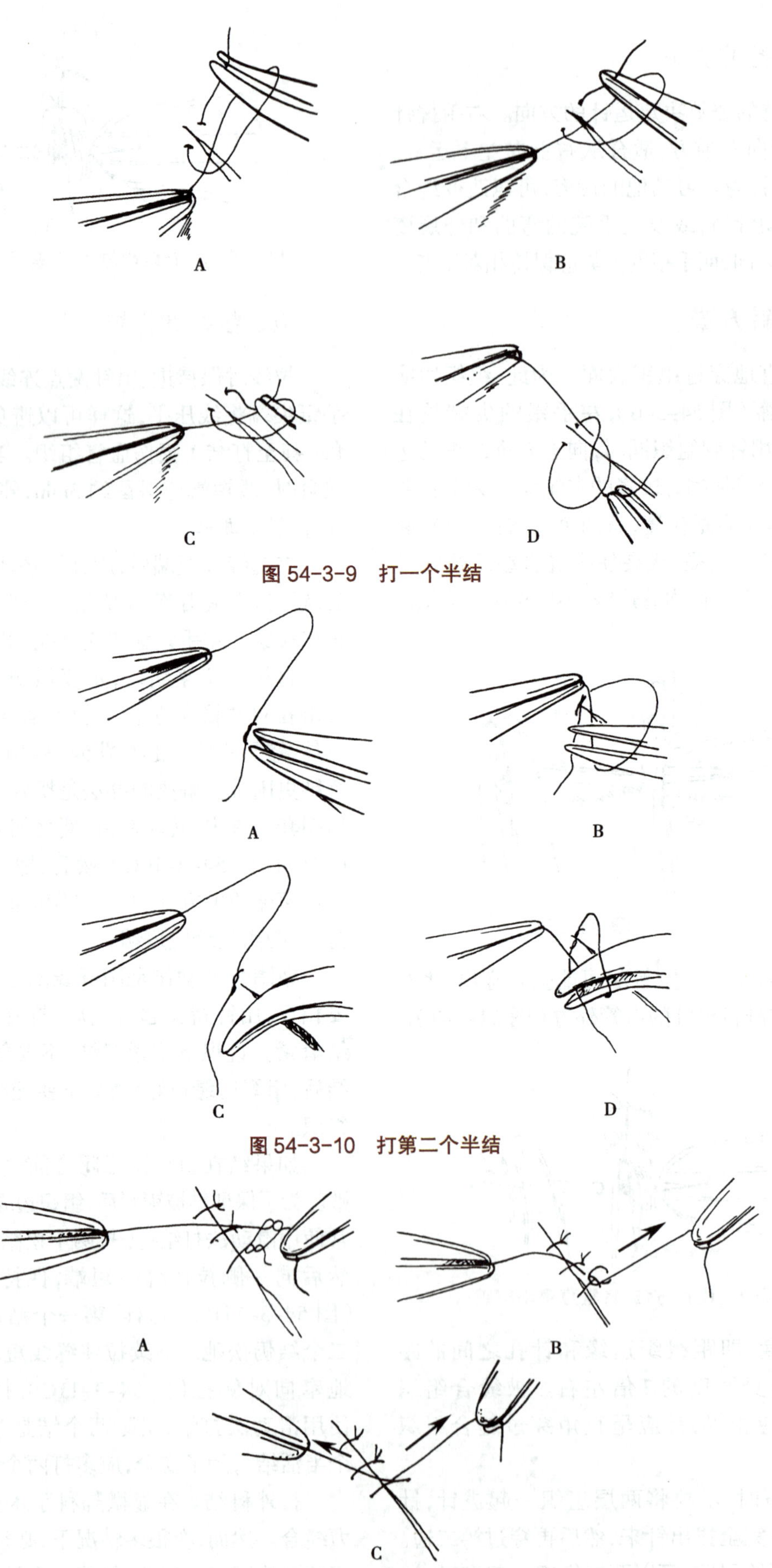

图 54-3-9　打一个半结

图 54-3-10　打第二个半结

图 54-3-11　滑动法打结

外科结非常有效。把双圈套放在针持离尖端较远处，以预防它脱离器械。外科结比图 54-3-11 所示滑动法打结安全。

六、剪线

正确的剪线顺序，先剪短端，再夹起长端，在靠近结处剪断，将带线缝针移出手术野，交给器械护士。缝线末端，应剪得短而整齐。如果线头过长，会与下一针缝线相混。如果方结打得好，两线端与切口成直角，不易落入血管腔内。

练习缝合应该先易后难。首先从左上向右下缝合切口，这个方向容易缝合。经过一段时间练习，再转动练习板，使切口成水平位置练习缝合，这时，要保证正确的进针方向，需要稍屈手腕。最后，再练习缝合垂直切口。上述动作熟悉后，进行最难的缝合练习，缝合从右上向左下切口。这种“反手”位，要把握针持方向，使针尖朝向反方向。

左手缝合。显微外科中偶然会遇到特殊情况，此时右手运针困难，为此，应进行左手缝合的训练。

第四节　动脉端 - 端吻合

通过大鼠的颈总动脉吻合，学会动脉的端 - 端吻合。

一、暴露颈总动脉

在喉头与胸骨之间沿颈腹正中线做一个 3~5cm 的皮肤切口，切开皮肤、浅筋膜，用拉钩将切开的皮肤向两侧拉开，或用牵开器将切口开张。用蚊式钳分离皮下结缔组织，将胸骨舌骨肌与胸骨甲状腺肌分开，即可找到颈动脉鞘，内有颈动脉和颈部神经。可见其中呈粉红色，触之有搏动的粗大血管即是颈总动脉。然后用钝性分离法将血管神经束分离出来，将颈总动脉与其并行的颈神经分离开，使颈总动脉游离出来（图 54-4-1）。

为防止组织变干，间断用林格液湿润伤口。为避免解剖过程中损伤血管，应注意不在出血区域、对焦不良的镜下操作，不在视野以外剪切。把动脉从血管鞘中分离出来后，左手用显微直镊提

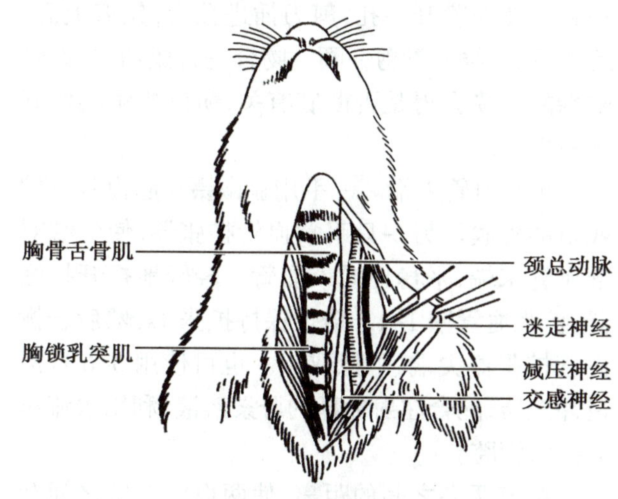

图 54-4-1　暴露颈总动脉

起动脉，轻柔地分离与鞘之间的结缔组织，不要夹血管。彻底游离出颈总动脉，保证上夹子和翻转血管的过程中不出现困难。

血管痉挛。动脉暴露后可能发生痉挛，寒冷和血管外壁接触到出血是痉挛原因。血管表面敷 1% 利多卡因 3min，可以解除痉挛。动脉未充分解除痉挛时，不要行血管吻合，否则吻合后血管仍处在痉挛状态。

血液流空后，血管末端是无色透明的，可用亚甲蓝给血管染色，以衬托出血管的外形。

二、准备吻合动脉

将双夹缝合器的每个夹，移至滑槽末端。缝合器放在动脉附近，并用上夹钳打开第一个夹，提起动脉放在夹口，关闭夹子。打开第二个夹，并把动脉放在夹口。在关闭第二个夹前，提起两夹之间的动脉，使夹间的血管有足够长度。在血管中间用显微剪刀剪断。

血管末端处理如何决定吻合质量。彻底清出血液，以免在管腔中形成血栓。用镊子夹住血管末端，用注射器射出林格液细水柱冲洗，血管末端内的血液会很快消散。

彻底去掉外膜，显示血管中膜。血管末端湿润时，很容易看到松软的白色纤维组织外膜。外膜像衬衫袖子一样，疏松套在中膜周围。修剪外膜时，不需要在血管末端剥得很长。左手持显微直镊，右手持细直剪刀，用镊夹住血管末端外膜，沿血管长轴把外膜从血管末端拉出。外膜几乎透明，能看到中膜末端，紧贴中膜末端，用剪刀剪开

外膜。在外膜开一孔，剪刀插进孔内，先剪上面，后剪下面，绕血管剪一圈。吻合是否成功，与血管末端的外膜去得是否彻底有关，所以要耐心作好这一步。

扩张血管末端。一手用显微镊夹起血管末端残留的外膜。另一只手拿血管扩张器，使尖端对准血管末端，平稳地插入血管。轻轻地打开扩张器，扩张血管壁 1~1.5 倍。保持扩张 1s，然后合拢血管扩张器尖端，平稳取出。也可使用 5~6 号泪道冲洗器，配合注射稀释的肝素溶液，利用水流压力扩张管腔。

调节两夹之间的距离，使两血管末端之间距离，大约有一个血管的宽度。

三、吻合动脉

三针固定吻合法。三针固定吻合法的优点是，向相反方向牵拉固定针时，血管的后壁因更长而离开前壁，缝前壁时不会有带上后壁之忧。头两个固定针最重要，也最难，必须保证三针位置在血管周长相等三分之一处。

第一固定针缝在最易操作的部位。用直镊的尖端给一个反作用力，不要用镊子夹血管壁全层。进针（图 54-4-2A）和出针（图 54-4-2B）时都要翻转血管边缘，令针垂直地穿过血管壁。

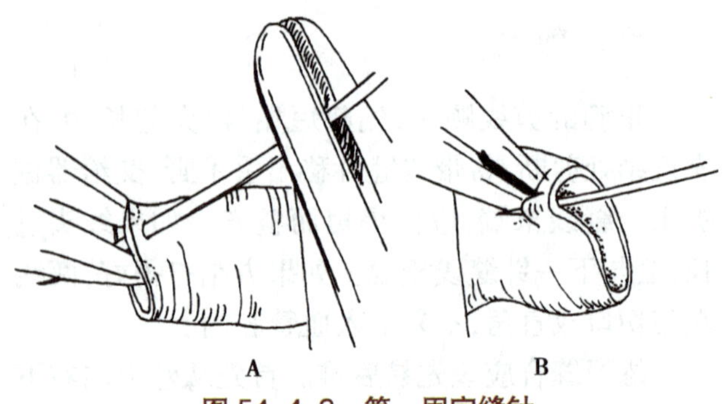

图 54-4-2　第一固定缝针

小心打第一个结。缝第二固定针时需要小心，在距第一针三分之一处进针，小心从另一边出针（图 54-4-3）。

在两个固定针中间，缝第三个固定针（图 54-4-4A），把尚未缝合的血管缘均等分为两部分。打紧结，一端留长，系在距自己较远的羊角上。仍然用两、三针完成血管缘缝合（图 54-4-4B）。

在三个缝好的固定针之间，间断缝合，完成血管吻合。

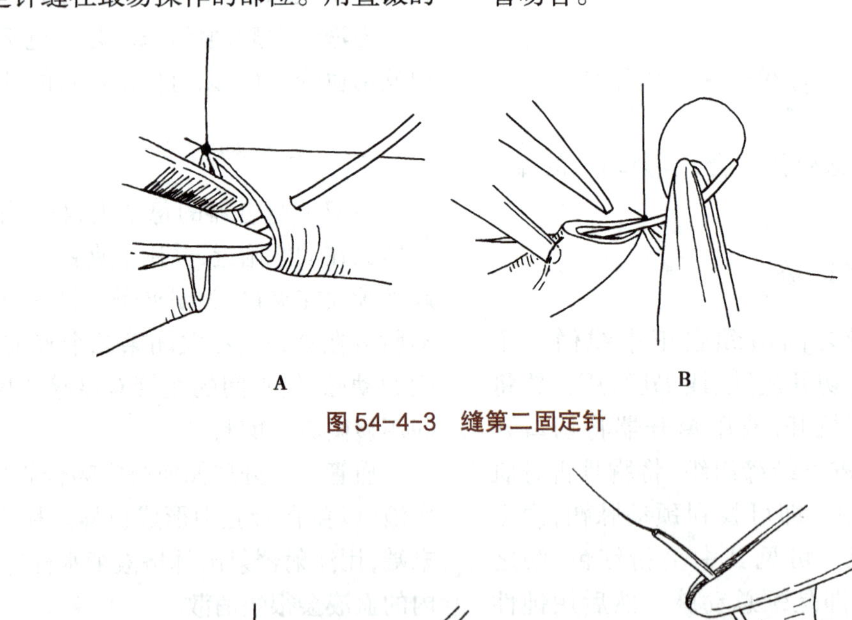

图 54-4-3　缝第二固定针

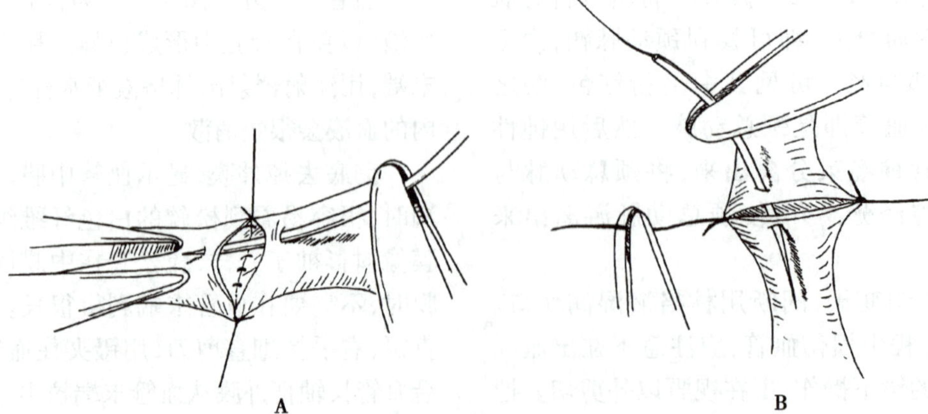

图 54-4-4　缝第三个固定针

避免透缝。造成吻合口闭锁原因，通常是对侧血管被针带上，并缝在吻合处。在血管正面，发生这种机会比较少，背面透缝的机会很大。为避免发生透缝，每次进针时，针尖应沿血管表面指向水平方向，不要向下；要直视下看清针尖在哪里，而不要猜。

释放阻断夹子。释放阻断夹前用新配利多卡因在血管上敷 3min，然后用生理盐水冲掉。从血管下面取走背景物。

松开大鼠头部，解除血管张力，有助于血管闭合和缝合口渗漏。

松开夹子顺序：先远心端，后近心端。有活动出血，在血管吻合口上面用一块明胶海绵压迫，拉过脂肪垫，轻压 2min。然后，轻轻地抬起脂肪垫观察血管吻合口。

四、判断动脉是否通畅

首先观察搏动，吻合口近心端的搏动，不能表明吻合通畅，只有吻合口远心端有搏动，才能说明通畅。可以在吻合口远心端进行下列通畅试验。

上提试验。在吻合口远心端血管某点下面，放一弯器械并轻轻上抬，施加压力，几乎阻断血管内的血流。观察跨过器械处血管，如果血管通畅能看到血管随每次脉搏交替充盈和萎陷。

排空和再充盈试验。一种有创、确切的通畅试验，尽可能少用。用一把镊子阻断吻合口远心端的血管，再用第二把镊子从第一把镊子向远心端排空一段血管。然后，保持第二把镊子紧闭，松开近心端第一把镊子，观察排空的血管是否再充盈。注意用于试验的镊子要平口，而且要在吻合口远心端做排空后再充盈。

最终通畅试验。拿一把剪刀剪开吻合口远心端血管，看是否有血流出。

第五节　血管端－侧吻合

显微神经外科临床工作中，动脉端－侧吻合最常用。练习血管端－侧吻合，可将大鼠股动脉与股静脉吻合，建立一个静脉－动瘘模型。

一、准备血管

在盆腔内的髂外动脉，出盆腔移行于股部，称股动脉。行走于大腿的内侧面，缝匠肌与股薄肌的下方。沿腹部和后肢根部之间的凹陷部处做 3~5cm 长斜切口，只切开皮肤。用拉钩拉开皮肤切口，扩大手术野，用止血钳分离皮下结缔组织，可见到股部内侧面的浅层肌肉缝匠肌和股薄肌，用蚊式止血钳沿缝匠肌后部内侧缘小心分离，并将缝匠肌后部轻轻向外拉开，其下方即见深筋膜包围着的血管神经束。仔细分离深筋膜后，血管、神经即完全暴露。股静脉位于内侧，股神经位于外侧，股动脉位于中间。仔细分离各血管、神经之间的结缔组织，充分暴露股动脉和股静脉。伤口彻底止血。

解剖出股动脉能上双夹的长度。在股静脉中间上一个单夹，在出盆腔处切断。排空血液，扩张末端。在动脉上安两枚动脉夹，尖朝向自己。在动脉上剪两口，与血管呈 45°，用左手剪第一口，清除血管内血液，剪刀换手，用右手剪第二个口，形成“V”形会合，切口如图 54-5-1。

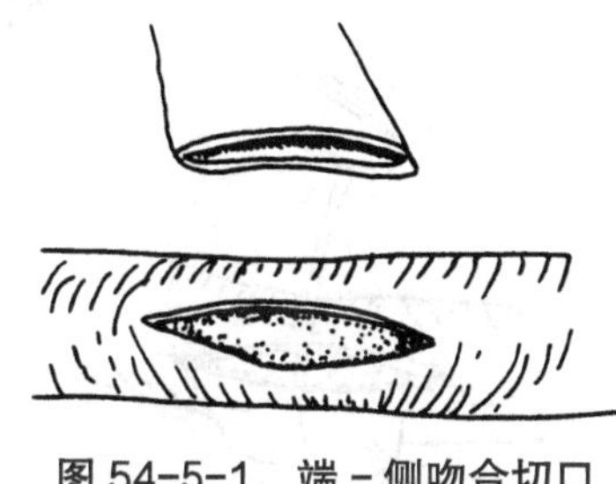

图 54-5-1　端－侧吻合切口

二、间断缝合吻合血管

缝合前确定静脉没有扭曲。缝合时从动脉切口的右边开始。先从动脉壁外侧进针（图 54-5-2A），然后重新摆好位置，从静脉壁内侧向外侧出针（图 54-5-2B）。右手操作，避免从静脉端内侧进针困难。

然后缝合左侧端，左手握针持比较容易。用相同方法缝合，即从动脉外侧进针，然后从静脉壁内侧进针，向外侧出针（图 54-5-3）。

避免透缝。缝合吻合口两边中的任何一边，由于静脉的前、后缘靠在一起，有透缝的风险。为避免透针，牵拉静脉，暴露吻合口远侧，在中间先缝一针（图 54-5-4）。松松地打半个结，缝线两端留长。

从吻合口两端向中间间断缝合吻合口近侧，全部缝完后再打结。

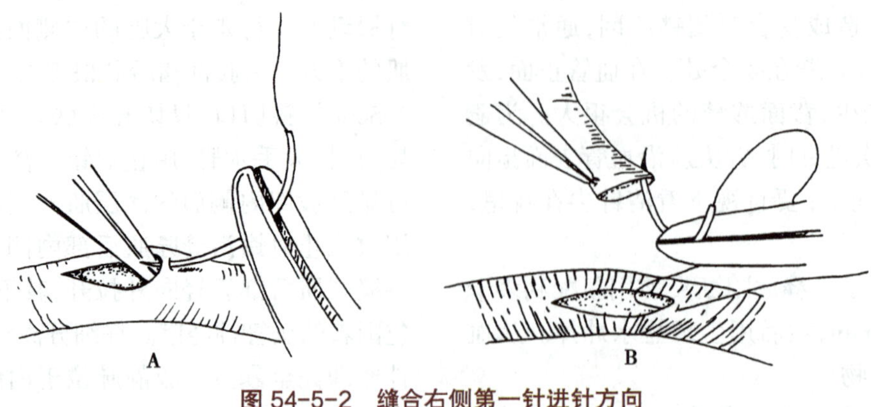

图 54-5-2　缝合右侧第一针进针方向

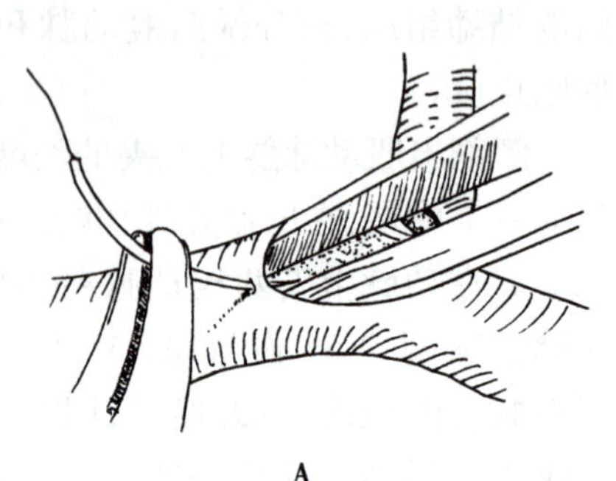

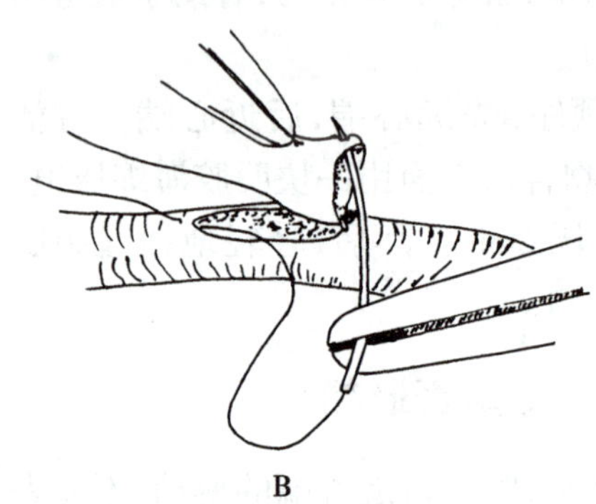

图 54-5-3　缝合左侧进针方向

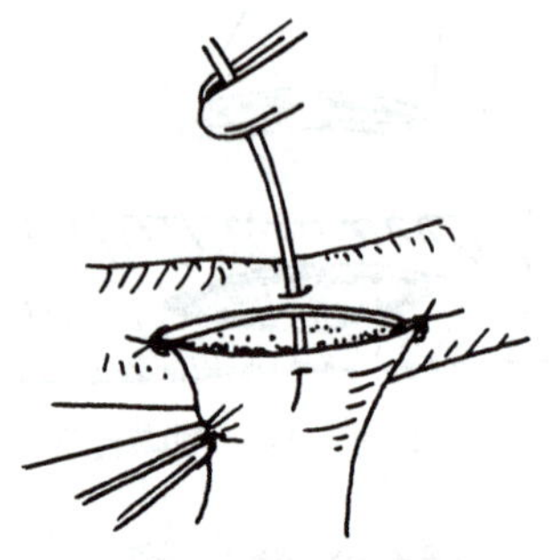

图 54-5-4　缝合中间一针

近侧缝完后，翻转静脉，缝合对侧。

释放动脉近心端的阻断夹检查渗漏。如果缝合口有间隙，血液涌出血管，要重上夹子，用林格液冲洗吻合口，洗出血液，在出血处补缝一针。

最后释放全部阻断夹，用脂肪垫轻压 2min。

显微外科基本技术练习中应该注意的问题。需要完全脱离临床工作至少一周时间，避免任何工作干扰显微外科基本技术培训，才能初步掌握神经血管显微外科基本功。做临床工作同时，抽零散时间练习显微技术不现实。

同时也要避免一次练习时间太长，每工作 1h 休息应该 10min。连续工作一整天，会适得其反，判断力、协调性和灵活性都会降低。

（赵继宗　郭德玉　王　嵘）

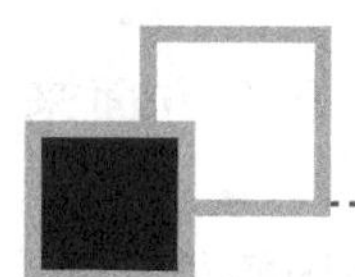

第五十五章　科学研究的选题与设计

第一节　科学研究的选题

科学研究简称科研，是研究生教育的一个非常重要的组成部分，科研能力的培养是研究生教育的主要目标之一，科研水平的高低也是衡量研究生教学水平的一个重要指标。在讨论科研选题之前，我们首先来探讨什么是科研。科学研究是人类探索未知、创造、发展和应用知识的认识活动过程；是追求真理、探索学问的行为；是科学领域中的探索和应用，包括对已有知识的整理、收集和分析研究工作；是为了增进知识以及利用这些知识去发明新的技术而进行的系统的创造性工作。医学科学研究是探索人体生命活动本质和疾病相互转化的规律，寻求防病治病和恢复健康的认识活动。

一、科研的程序

科研程序主要包括以下几个步骤：

1. 科研选题　科研选题来源于实践中需要解决的问题或探索未知领域，发现并提出科学问题是第一步也是最重要的。

2. 科研设计　研究设计的科学性，直接决定着研究结果的可信性，科研结果的可信度很大程度上取决于课题设计是否科学合理，因此课题设计是否合理直接关系到科学研究的质量。

3. 组织实施

4. 数据管理与统计分析

5. 科研结论与研究报告

二、科学研究选题意义

爱因斯坦曾经在《物理学的进化》一书指出："提出一个问题往往比解决一个问题更重要，因为解决问题也许仅仅是一个数学上或实验上的技能而已。而提出新的问题、新的可能性、以新的角度去看旧的问题，却需要创造性的想象力，而且标志着科学的真正进步。"由此可见，发现并提出问题是科研选题的先决条件。科学学家贝尔纳也曾指出"课题的形成和选择，无论是作为外部的经济技术要求抑或作为科学本身的要求，都是科研工作最复杂的一个阶段。一般说来，提出课题比解决课题更困难。"这里他们都特别强调，"提出问题"和"选择问题"的重要性。科研选题是科学研究过程中具有战略意义的首要问题和关键环节。选题恰当与否关系到整个科研工作的成败与成果水平的高低，关系到国家目标能否得到体现，关系到科研管理活动的效能，包括人力、物力、财力的节约与浪费等。科研选题是对某一科学问题在理论上和实验技术方面的概括。它集中反映了选题者基本理论与专业知识的丰富程度，实验技术与方法的熟练程度，科学思辨能力的强弱程度，知识结构的合理程度与知识面的广度。因此，它充分体现了选题者的科学智慧、经验和技巧。

三、科学研究选题遵循的原则

科研课题的选择必须遵循以下原则：

1. 创新性原则　创新性是科学研究的灵魂，是科学研究最本质的特征，是衡量科研课题最重要的价值标准，因此选题时要着眼于创新，要善于从医学领域中的难点、疑点和空白点中选题。要选择"人无我有，人有我新"的内容，切忌重复别人的研究，造成浪费。创新性主要表现在以下几个方面：

（1）原来没有的，有人研究了，提出了自己的看法，或做出来了。这是开创性的、奠基性的工作。

（2）前人虽然研究过、做过，但不成功或是错了，有人通过研究，发现并纠正了前人的错误，使之成功了。这是突破性的工作。

（3）前人研究过、做过，也发现是正确的、成功的，有人在此基础上进一步研究，增添了自己独到的、新的东西，把前人的研究工作向前推进、发展了。

2. 科学性原则　选题要做到有根有据，不能主观臆造凭空想象。要充分了解拟选课题的国内外现状和发展趋势，要有足够的信息量，才能达到自己研究课题的起点，避免重复研究。只有遵循科学性原则才能保证科研方向的正确性。

3. 可行性原则　选题必须注意可行性，要具备一定的条件和研究基础，不能超脱现实承受能力，否则往往难以达到预期目的。可行性主要从以下方面考虑。

（1）技术可行性：研究中需要的技术能力是否可以满足，如自己是否能从业务水平和能力上胜任；是否具备满足研究要求的材料与仪器设备等。

（2）经费可行性：经费来源是否有保障。

（3）操作可行性：是否有实验场所，研究对象是否可获得等。

4. 意义性原则　科研的任务是为人类造福，临床研究要为患者服务。注重效益主要是要预计课题自身的科学意义和学术价值、社会效益和经济效益等。总的原则是尽可能做到投入少、成本低、见效快、收效大。如果所选课题研究费用高，而预计成果价值不大，这样的课题最好不选；如果所选课题预计成果应用能产生一定的经济效益和社会效益，但推广应用时需要较大投入，这样的课题也要三思而后行；如果所选课题预计成果价值很大，能产生重大的社会效益或经济效益，这样的课题即使研究费用和推广应用投入大一些，也值得。

5. 伦理性原则　医学科学研究，尤其是临床医学科学研究是以人作为研究对象，涉及人道主义与伦理学的要求。保证在不危害受试者的生命、健康及伦理准则的前提下才能进行研究，不允许用有可能致病或使病情加重的因素作为实验因素，对一些疗效尚不确定或是否有可能引起严重的毒副作用尚未弄清楚之前绝不允许贸然进行临床试验。一切试验措施均需要得到受试者的知情同意，并应遵循国内外广泛接受的《赫尔辛基宣言》。

四、科学研究选题的来源

科研课题的选择可以从以下几个方面来进行：

1. 从临床实际中选择课题　我国幅员辽阔，各地自然条件、环境因素、生活习惯、经济、文化发达程度等差别甚大，常见病、地方病也有差异，因此，选题首先要考虑我国或本省、本地区发病率、死亡率或致残率高、对人民群众危害大、对国家社会带来沉重负担的那些疾病。来自于实际工作当中的科研课题一旦得到解决，将带来直接的经济效益和社会效益。尽管近年来医学科学得到了极大的发展，但仍然有大量未知的领域有待于探索。如大部分恶性肿瘤的治疗效果仍不理想，针对恶性肿瘤治疗的放射治疗和化学治疗仍有较严重的副作用。此外，一些良性肿瘤如垂体瘤的治疗效果也不够理想，不管是手术还是放疗，对垂体的功能都将造成严重的后果，严重影响患者的生存质量。所有的这类问题都可以作为科研课题，都需要我们去研究解决。

2. 从学术争论中选择课题　参加各种学术讨论、学术讲座、学术会议和疑难病例讨论等，也是选题的极好机会。对于同一现象同一问题，存在着不同观点不同认识，甚至产生激烈争论，这是科学中常有的事。相反，没有争论反而不正常。如对某一疾病的发病机制可能会有多种解释，对临床某一症状会有不同看法，争论时都有一定的事实根据和理由。因此，了解这种争论的历史、现状及争论的焦点，抓住这样的问题去选题意义比较大。临床上经常进行的病例大讨论，就是选题的较好时机。由于这种选题直接来自临床，有着极强的针对性，所以一旦攻克，意义都比较大而且易于推广。

3. 从项目指南中去选择课题　国家、部队和地方卫生部门每年或每五年计划都定期不定期下达科研项目指南。如国家科技部会在项目申报指南中，明确提出研究的领域和重点资助范围，比较详细地提出了一系列可供选择的研究项目和课题。我们可以根据自身条件选择适合于自己的研究课题。但项目指南中所列出的项目或课题，都是比较宏观，立题时应在这个范围内再进行具体化，可以从不同角度、不同方面或某一侧面探讨这个问题。实际上这就给每位选题者增加了一定的灵活度和留下了一定的思维空间，以利于发挥每个选题者的能动性。

4. 从学科交叉边缘区和空白区选择课题　随着医学科学飞速发展，一方面学科高度分化，分支越来越多；另一方面学科高度综合，一门学科往往又包含着众多学科。高度分化与高度综合的结果，必然产生相互交叉和相互渗透。如研究癫痫病，就要寻找其病因和发病机制，这就与社会科学、心理行为科学发生了交叉。在这些学科的边缘区、交叉区有着大量需要解决的问题。控制论的创始人维纳曾指出：在科学发展上可以得到最大收获的领域，是各种已经建立起来的各部门之间的无人区。

5. 学会借鉴移植，建立自己的课题　借鉴移植是科学研究的重要方法，它是把应用于某疾病、某学科、某专业、甚至某领域的先进方法、技术等移植过来，应用于另一疾病、学科、专业或领域，为己所用。如居里夫人发现X射线，不到1周就获得临床应用；又如美国1977年研制的"深蓝"计算机，现已应用到遗传基因的研究。你中有我，我中有你，甚至看起来不相邻、不相近的学科，其中的思想、观点和方法也会给人以启迪。因而，借鉴相关学科和相关领域的新成果、新技术、新方法进行应用，已成为科研选题的一个重要方法。

第二节　科研设计必须遵循的原则

医学科学研究是以揭示人体生命的本质，认识健康与疾病相互转化规律，并据此而达到提高人民健康水平为目的。科研设计是医学科研中至关重要的一个环节，需要注意其创新性、科学性、可行性、意义性和伦理性原则外，还需要注意以下原则：

一、设置对照

对照是实验设计中的首要原则。科学研究中有些非处理因素也可以产生与处理因素相似的效应，这样就会掩盖或混淆处理因素的作用。设置对照组时，实验组与对照组间除了处理因素不同外，其他条件要求尽量一致，以排除非处理因素所产生的效应，剩下的就是处理因素的效应。医学研究的对象主要是人，人的生命现象和疾病规律极其复杂，受多种因素如自然条件、实验条件、社会、经济、文化、遗传、营养、健康素质、心理因素以及某些未知因素的影响。在这些因素中，有些可控，有些不可控。对于可控的影响因素要千方百计加以控制，尽量使之达到实验组与对照组相等，消除系统误差。对于不可控的影响因素，必须通过严格的统计学设计，尽量使随机误差降低至最小。

医学科研中对照组的设置必须达到以下三个要求：一是对等，除处理因素外，对照组与实验组要具备对等的非处理因素。二是同步，对照组与实验组设立后在整个研究过程中始终处于同一时间和同一空间。三是专设，任何一个对照组都是为相应的实验组专门设立的。

（一）对照的形式

1. 空白对照　空白对照指对照组不给任何处理或干预措施。例如，研究脑外伤后使用激素是否会使患者的胃溃疡发生增加时，应以伤情相同或相近、同年龄组、不使用激素的脑外伤人群作为对照。如果不设立对照组，就可能把病外伤导致的应激性溃疡误认为是由于使用激素导致的。

2. 实验对照　在许多情况下，部分实验操作，实验溶媒和试剂均可对实验结果产生影响，因此，应该设立对照实验，排除这些影响因素。

3. 安慰剂对照　人体各个系统功能受生理活动和心理活动两方面的影响，因此临床药物的疗效可以来自药物本身，也可以来自精神或心理的放松，有些疾病可以通过安慰剂和暗示疗法使病情得到缓解或治愈。安慰剂是指外观与受试药物相同但无药理活性的物质，在研究中用来代替受试药物，以排除精神、心理等非药物因素的影响。

4. 标准对照　如果某一疾病已经有了疗效较好的标准疗法（常规疗法），在研究新的治疗方法或措施时就不能采用安慰剂对照，而应采用标准疗法作为对照。

5. 历史对照　历史对照是将研究者以往的研究结果或文献上他人的研究结果与本次研究结

果作对照,这种对照缺乏齐同对比的前提条件,可比性较差,一般不主张采用。

6. 阴性对照与阳性对照 科学研究中通常要设立阴性对照与阳性对照组。如研究某化合物是否具有致癌作用,需要使用不具有致癌作用的化合物作为阴性对照,以排除癌症自然发生的影响;同时应使用明确致癌物作为阳性对照,以排除因操作等其他因素所造成的假阴性结果。

(二)对照设置的方法

在实际研究中,常用对照方案有以下几种:

1. 配对对照(paired control) 配对对照的抽样误差最小,统计学效率最高,包括:

(1)同源配对:同源配对可以是同一个体前后不同时间比较对照期与试验期结果的差异,也可以是同一个体左右两个部位或器官分别作为对照组和处理组,比较两组间的差异。这种配对消除了个体差异。但是对有短期自愈倾向或有周期性发作倾向的疾病,则不宜采用这种方法,否则会把疾病的自愈或周期性发作误认为是处理效果。

(2)异体配对:如果实验对象是动物,应选择同窝、同性别、体重一致的动物;如果实验对象是人,应选择相同疾病、性别年龄、病情相当的患者配成对子,在每个对子内部随机分至对照和实验组。

2. 组间对照 将条件基本一致的不同个体随机分组,分别接受对照处理和实验处理,比较两组或几组间的差异。适用于不能应用配对对照的情况。由于存在个体差异,故仍存在抽样误差,需要较多样本数量。

3. 交叉对照 为了减少组间因个体差异大造成抽样误差,可将先接受对照处理的随后接受试验处理,先接受试验处理的随后接受对照处理,通过交叉减少个体差异。但交叉间隔时间应该足够长,以便第一次处理后的作用完全消失。

二、随机化和组间均衡

科研设计在进行分组时,应使所有非研究因素(包括已知与未知)在两组间均衡,以保证研究结论真实可靠。在实际工作中,如无法完全做到,也应尽力按此原则进行。为保证组间的均衡可比,最佳方法是在实验性研究时将研究对象进行随机分配,在观察性研究时使用配比法。当无法或无条件进行随机研究时,应尽力控制非随机所致的偏倚,提高科学性。

(一)随机化方法

随机化方法有很多种,包括简单随机、系统随机、分层随机、区组随机、整群随机以及多级随机等,在实际操作过程中,可根据情况进行合理选择。

1. 简单随机 简单随机又称单纯随机法。最常用的是按随机数字表数字进行分配,目前可用计算机进行按有关软件经随机数发生器产生随机数,常用于大样本抽样。

2. 系统随机 系统随机抽样又称机械随机抽样。系统随机抽样是将源人群按某种与调查指标无关的特征(如门牌号、出生日期、住院号或门诊号)顺序给各个体(或家庭)编号,再随机地抽取一编号("抽样起点")作为第一调查个体(或家庭),此后则机械地每间隔某数量抽取个体(或家庭)。

3. 分层随机 分层随机是先在研究对象的主要特征中选出几个(常为 2~3 个)对治疗效果(或研究因素)影响较大的特征,如性别、年龄、病情、临床类型等,然后按这些特征将样本分成若干层,然后在每层内用简单随机的方法将患者分配至试验组和对照组。

4. 区组随机 区组随机法是将研究对象先分成例数(如 4 例或 6 例)相等的区组,然后在区组内再按单纯随机法分配至两组。由于区组内例数为偶数,故此法保证分到两组的患者数相等;因为各区组的例数均相等,所以此法使两组例数在区组内或区组间均相等。

(二)随机化分配隐藏

随机化分配隐藏指采取某些技术措施使参与研究的所有人员,包括研究人员、医生与研究对象等均不知道随机化分配的顺序,以保证随机化分配方案在执行过程中不受人为因素干扰。随机化分配隐藏常用的方法为编号、不透光的密封信封或药品容器。有条件的,也可用中心随机化系统。

(三)组间均衡性

在科研中,部分研究无法对研究因素进行随机化操作,即需要进行非随机研究,如观察性研究。在此情况下,为增加非随机研究结果的可靠性和科学性,应尽量保持研究各组之间的均衡性

和可比性。其措施主要为:

1. 匹配 匹配是观察性研究保证两组间均衡的重要手段。病例-对照研究可按病例的某些主要特征选择相应的对照匹配;队列研究则按暴露组成员的特征选择对照。匹配时应注意:①选择需要匹配的特征(匹配条件)不能过多,一般2~4个,常用于匹配的特征如性别、年龄、职业、民族、入院日期等。若匹配的特征过多,则合适的对照不易筛选,且易产生匹配过度(over matching),造成偏倚。②选择的匹配条件中不能含研究的因素,否则此因素无法被研究。此外,有些学者认为,匹配可能丧失某些信息,因为除了作为匹配条件的因素不能被研究外,与匹配条件密切相关的一些因素也受到一定影响,不能被全面而确切地研究。

2. 控制组间的混杂 可采取两类措施:①和随机研究相比较,非随机研究对研究对象、研究因素或诊疗措施及其影响因素和观察指标等,应有更明确的规定,更多层次的分类,更清晰具体的描述和翔实的记录,对出现的混杂偏倚可以更清楚地加以识别和分析;②应用更多、更好、更新的统计学方法,识别、控制和分析存在的混杂偏倚并测定其大小。

三、盲法观察

盲法(blindness)是指按实验方案的规定,不让参与研究的受试者、观察者、其他有关工作人员知道所接受的干预措施,从而避免他们主观心理作用对试验结果的人为干扰。盲法主要分为三类:

(一)单盲

在研究中,受试对象不知道自己接受的是什么处理,而观察者知道,称为单盲法。避免了研究对象的主观因素导致的偏差,但不能避免研究人员主观因素导致的偏差,因此,可信度低于双盲法。

(二)双盲

研究中,受试者和研究者均不知道每个受试对象的分组和接受处理的情况,可避免来自受试对象和研究者的人为偏差。双盲法较为复杂,设计应周密,相应要求和条件也更严格,在有些研究中(如外科手术)较难实行。但双盲法科学性强,应尽可能采用。

(三)三盲

三盲法是指研究对象、研究者和统计分析人员均不知道研究对象的分组情况,仅有研究者委托的进行随机编盲的特定人员知道盲底。三盲法在双盲法的基础上,进一步避免了相关人员在统计分析阶段可能出现的倾向性,使结果与分析结论更客观。

(王伊龙)

参 考 文 献

1. 江志雄,阎利.医学科研选题需把握的几个方面[J].中华医学科研管理杂志,2004(03):22-23.
2. 詹思延.临床流行病学[M].2版.北京:人民卫生出版社,2015.

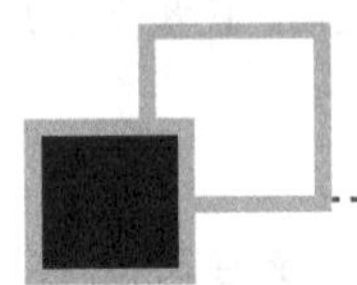

第五十六章　脑科学研究与神经外科学

当代自然科学面临的最大挑战之一是揭示脑奥秘。随着全球老龄化社会的到来，脑疾病日益成为严重威胁人类健康的重大疾病。2001年世界卫生组织报道，22种脑疾病占20 000种人类疾病总量的比例不足1.5%，但疾病总负担却高达23%。

2013年美国和欧盟相继启动“大脑活动图谱计划”（Brain）和“人类大脑工程计划”（HBP）。这是继“人类基因组计划”完成后，神经科学领域更具有挑战性的大科学计划。脑科学研究计划最终目的是揭示大脑奥秘并使其为人类生产生活服务。

随着世界各国脑计划的推进，我国科技创新2030——“脑科学与类脑研究”，将展开以探索大脑秘密、攻克大脑疾病为导向的脑科学研究和以发展人工智能技术为导向的类脑研究。神经机制的基础研究、对脑疾病的诊断及干预将是中国脑计划（The China Brain Project）的重要组成部分。深入探索脑疾病相关脑神经环路及其重塑性，揭示大脑奥秘和脑疾病发病机制，将为常见脑病开发有效的预防、诊断和治疗方法。神经外科学作为脑科学研究的转化基地应积极主动参与其中。

第一节　脑疾病与脑神经环路

脑疾病种类繁多，如脑损伤、脑肿瘤、脑卒中，以及阿尔茨海默病（AD）、帕金森病（PD）、精神分裂症、药物依赖、自闭症、抑郁症等。脑疾病的共同特点：繁——病种多；惑——病因欠清；难——治愈困难；缠——后遗症经久难愈。脑重大疾病患者普遍存在认知、运动、社会交往多方面神经功能障碍，影响人类健康。创新开发早期诊断脑疾病技术、预防和治疗手段是脑科学研究的最终目的之一。

脑神经环路是构成大脑神经系统的基本单元，是脑功能的基础，承担脑信息传递和处理的重要功能。脑内各种不同类型和功能的神经元通过各种形式的复杂连接，在不同水平构成神经环路，进而进一步构成神经网络。神经环路发挥形式多样的功能，包括串联、并联、前馈、反馈、正反馈及负反馈等，但是具体神经机制尚存在很多未解之谜。脑神经环路的建立和调节涉及多种因素，各种因素之间既各自独立又相互作用。神经环路的建立和调节在各种疾病发病机制中的作用远未精确阐明，有待深入的研究。

凝练认知障碍性脑疾病与脑神经环路关系的科学问题并开展临床研究，可以在一定程度上揭示脑损伤（脑手术后）的脑神经环路重塑与脑疾病的关系。

第二节　神经外科学在脑科学研究中的地位

脑科学研究需要神经科学基础研究与临床神经科学两个领域共同完成。临床神经科学包括神经内科、神经外科、精神科和神经放射科属于神经科学之一。神经外科积极主动参与以临床需求为导向的脑科学研究，有助于在脑认知基础原理、类脑研究和脑重大疾病诊治水平取得突破。

神经外科的脑部手术直接面对人类病患大脑，可以为脑科学研究突破，提供强有力的支撑，成为发现人的神经系统疾病科学问题的起点、验证和实践科学发现的终点、参与研发生物工程产品的脑科学研究转化基地。

神经外科医师，是唯一有机会手术打开颅腔、直面大脑的研究者。脑认知功能的环路科学新发现，应用在临床脑部手术中可以保护患者的神经功能免于受损，同时可通过脑部手术得以验证。神经外科医师在手术中采用神经导航技术、精确到毫米级的皮层/皮层下神经电刺激技术，结合手术中唤醒（awaken）患者，可以完成认知任务设计，准确定位和精确勾画出人脑各种高级认知功能责任区域。

当前现代科技支撑的脑组织损伤模型研究，不仅可以用于绘制更加精细的脑功能静态图谱，同时又可动态记录脑可塑功能，制作具有时间轴维度的四维脑功能图谱。如功能神经外科常见疾病-癫痫，手术前和手术中可以检测到大脑不同功能部位的异常放电，并可以植入脑深部电极，长期、持续监测脑电活动，从而捕捉导致兴奋性增强的相关性，这些异常突触联系和病理性神经环路直接提示脑疾患突触的可塑性。

在脑部手术治疗后及康复训练、经颅磁刺激（TMS）、电极刺激等远期恢复过程中，脑功能区协同代偿（术后急性期）或重塑（术后长期）机制和信息流通途径等脑复杂网络的动态改变，有助于深入研究大脑可塑特性，提供术后治疗新模式。

感觉和行为是神经系统的两个端点，在脑与机器之间架起一座桥梁，即脑机接口。植入式脑机接口需要实施脑部手术，在患者颅内埋藏电极采集其皮质脑电信号，利用植入式脑机接口实现人类意念控制机械手，并完成多种手势运动，为脑卒中、脊髓及肢体神经损伤、肌萎缩侧索硬化（渐冻人）及其他神经肌肉退化患者的康复开拓新途径。

建立中国大规模、标准化研究队列，脑库、脑重大疾病遗传信息和脑成像图谱是脑研究的重要基础。中国拥有脑疾病丰富临床资源，具备得天独厚获取人体生物学标本（血、脑脊液、脑疾病标本）的条件，是中国脑库的建设保障。我国多个地区存在遗传成分比较纯的群体，人口遗传背景多样化为脑疾病临床样本提供了丰富的资源，适合于遗传家系、大样本临床研究和疾病流行病学研究。

第三节 脑疾病的神经环路重塑

脑结构及功能可塑性是大脑认知功能的基础，患病大脑是天然的研究神经环路可塑性的模型。神经外科学以脑疾病神经环路重塑作为主要研究方向站位脑科学研究。

一、神经可塑性

1930年Bach Y首先提出脑的可塑性理论。脑可塑性是指神经系统在内在或外在因素影响下，转变到另一个构造态或功能态。脑通过学习和训练完成因病损伤丧失的功能。

Ganguly将脑可塑性分为四种类型：

1. **正常可塑性**（normal plasticity） 学习、记忆、认知。

2. **可塑性失常**（impaired plasticity） 智障、自闭症、精神分裂。

3. **适应性可塑性**（adaptive plasticity） 创伤后网络重构。

4. **危害性可塑性**（maladaptive plasticity） 成瘾、慢性痛。

二、脑环路损伤及其重塑

大脑具有十分复杂的功能，如语言、运动、视觉、听觉、嗅觉，甚至情绪情感等。大脑功能最大的特点在于其可塑性。这种可塑性可能是大脑认知功能的基础，对于大脑功能可塑性的研究也必然会对类脑研究产生重大影响。与正常人群和不同种类，如先天性疾病与后天性疾病、血管性病变与肿瘤性病变等、不同部位的脑内病变进行对比，使用高通量测序、超高场强磁共振、功能磁共振（包括任务态功能磁共振、静息态功能磁共振）、弥散张量成像（DTI）、脑电图、脑磁图、电生理、神经导航、术中皮层电刺激和皮层下电刺激等技术，从遗传学水平、蛋白组学水平、影像学水平和电生理水平等不同水平，揭示大脑不同功能的重塑性机制，同时也为类脑研究奠定基础。

脑外伤、脑出血、脑梗死、脑肿瘤和脑功能区手术具有很高的致残率。临床发现部分患者经过后期康复后，神经功能有一定恢复，但恢复程度具有很大的个体差异。现有的基础研究和影像研究发现神经元具有可塑性，近年有研究发现，成人齿状回每天产生数百新神经元，成人海马具有持续产生新神经元功能，而近期的动物试验发现猕猴伏隔核在脊髓损伤后能上调大脑皮层运动区活动，从而促进肢体功能的恢复。功能区脑损伤后对周围脑组织的神经网络环路产生怎样的影响?功能区周围甚至远隔边缘系统等哪些结构参与功能代偿?其参与代偿程度和机制是什么?不同病因的功能区代偿机制是否一致?临床上的康复手段和新的功能代偿是否存在相关性?基于人工智能大数据分析和新的磁共振技术将帮助探寻上述问题,建立预后恢复评价指标,开发新的功能康复方法。

(一)构建脑医学多模态研究体系及其应用

以人脑为研究对象,从宏观、介观、微观和纳观水平,采用功能磁共振、脑电图、脑磁图、电生理、神经导航、高通量测序、共聚焦显微镜和光遗传等技术和手段,构建多模态脑医学转化研究平台,研究人脑结构、血流和功能的变化规律。将动物模型(猴、小鼠、斑马鱼)等发现的与脑功能相关的规律在人脑中验证并加以利用。重点研究脑血流异常、结构异常和昏迷状态等病理状态下脑功能状态,揭示脑功能重塑的可能机制,进而探索脑结构和血流改变后维系脑功能的最优化治疗方案,重点关注严重危害我国居民健康的脑血管病、脑肿瘤和昏迷状态等脑疾病。并将脑医学研究成果转化应用于类脑和人工智能的研发。

(二)脑功能及脑可塑功能的四维图谱

目前脑功能图谱多通过磁共振成像和后期基于虚拟数学模型计算获得,是否能够反映活体大脑真实环路及其运行模式尚待明确和验证。脑功能具有高度可塑性,对于脑损伤后可塑功能图谱的绘制具有巨大的基础研究和临床应用价值。

脑手术中通过精确到毫米级的皮层/皮层下神经电刺激技术,结合患者唤醒状态的认知学任务设计,可以准确地定位和精确勾画出人脑各种高级认知功能的责任区域。当前,现代科技支撑的脑组织损伤模型研究不仅可以用于绘制更加精细的脑功能静态图谱,记录脑可塑功能,制作具有时间轴维度的四维脑功能图谱。

(三)类脑智能与临床神经科学的交互优化

类脑智能是脑科学研究计划的重要组成部分。医学人工智能(artificial intelligence, AI)可以促进诊断、风险预测、辅助临床水平提高。神经科学是类脑智能的来源,类脑智能的框架最早来源于对神经细胞间连接结构的认识和学习。但是人类大脑是目前唯一真正的智能系统,受大脑启发而得的算法和结构对于人工智能进步至关重要。

类脑智能和临床神经科学两者可以相互促进发展。接触到大量临床数据和资源,包括医学图像 CT、MR、fMRI 和病理学图像等,临床监测数据(直接监测、术中监测),临床标本(生物脑细胞连接研究、人脑突触连接相关研究)等。类脑智能的重点是对这些资源的获取和训练,不仅可以通过建立智能模型进行诊断和风险防控,还可以通过研究人脑相关结构、连接等推动机器智能开发。

目前已经完成部分神经系统疾病的单纯数据的智能模型(ANN)开发,有可用的相关临床影像数据。需要与互联网和计算机专业合作,开发更深层次的联合医学图像。

三、神经外科脑科学研究技术平台

1. 术中功能磁共振神经导航指导下手术 进入21世纪,神经外科建立起微创神经外科技术平台,实现了从脑解剖结构保护到脑功能保护的飞跃。设计最优开颅手术入路,以保护患者的重要脑神经环路;术中皮层电刺激、皮层下电刺激、术中唤醒等可验证相应的脑神经功能。

2. 脑深部电刺激(deep brain stimulation, DBS)是将电极植入大脑特定区域后,进行不同模式的电脉冲刺激,进而调控异常的神经冲动。使用 DBS 激活神经环路中的重要节点,促进患者语言、视觉和肢体运动功能恢复,促醒植物状态患者等。包括帕金森病(PD)和阿尔茨海默病(AD)等多种疾病,在脑深部电极植入后,DBS 通过调节异常的脑功能环路起到治疗作用。植入式神经电刺激干预患者,在提供电刺激的同时进行多位点、多模态、多时间点的生物信息采集。同步记录脑深部核团的电生理信号。通过结合高密度脑电图,功能磁共振兼容设备及脑磁图等,进行大脑对刺激响应的研究。从多维度研究 DBS 的作用环路,通过结合行为任务分析研究脑功能环路,验证并为脑科学基础研究提供人脑环路佐证。

3. 通过神经外科手术后跟踪患者神经环路重塑与脑功能康复的关系,验证基础研究准确性,实现基础研究与临床实践的转化。发现常见脑疾病相关神经环路的特征及动态演变特征,并研发基于超精细神经结构影像、多模态神经功能影像、综合认知评估手段的脑疾病发生发展的预测指标；发现急性脑疾病或神经外科手术状态下，与重要神经认知功能相关的神经环路损伤特征性指标，得出基于超精细神经结构影像、多模态神经功能影像、综合认知评估数据的预测手术后认知功能的脑连接组学指标；找到神经功能损伤康复过程中相关神经环路重塑状态下脑网络指标的变化，并得出脑损伤后长期功能预后的预测指标。

第四节　医工结合与人才培养

当前我国的医师科研群体以掌握临床资源为主，科研院所研究员群体以基础科研为主，研发群体以工程技术研发、新药创制等为主，不同研究群体需要根据学科发展的需求，构建开放、共享、有效协作的脑科学研究协同攻关。在科研成果转化和脑疾病药物、医疗器材开发方面加强转化推广。

“脑科学与类脑研究”旨在研发脑重大疾病诊治新手段，需要与计算机科学、临床神经科学、光电子学、材料学、智能控制、数学和药学等学科多方位、多层次的研发合作。学科交叉和外部技术吸收融合。脑疾病研究需要理工学科科学家涉足医学——“医工结合”。脑科学研究将为培养复合型人才，探索青年人才培养的新机制。

中国拥有世界上最大、所有脑部疾病的患者群体，开展脑疾病研究在国际具有绝对优势。基于脑科学的常见脑疾病研究将进一步丰富脑科学研究的内容，推动脑科学与临床医学的紧密联系，促进转化医学发展。临床神经病学是发现和凝练脑重大疾病科学问题的起点、验证和实践科学发现的终点、参与研发生物工程产品的归宿。以人脑重大疾病防治为切入点，还原临床医学和脑科学研究本质关系，努力跨越基础研究与临床应用的鸿沟，逐渐淡化神经内科、神经外科、精神科等医学专业之间的界限，不同专业领域关注焦点相互连接，以创新驱动脑研究，将我国脑科学研究推向国际先进水平。

（赵继宗）

参考文献

1. 熊志奇，徐林，周江宁．脑重大疾病的机理和诊治[J]．中国科学院院刊，2016，31(7)：765-772.
2. 中国科学院生物物理研究所．脑与认知科学国家重点实验室[J]．中国科学院院刊，2016，31(7)：839-840.
3. 张建国．功能神经外科在脑研究中的地位和价值[J]．中华神经外科杂志，2016，32(10)：973-975.
4. 赵继宗．临床神经科学发展面临的新机遇与挑战[J]．中华医学杂志，2018，98(29)：2297-2298.
5. 赵继宗．神经病学临床：脑科学研究转化基地[J]．科技导报，2016，11.
6. Levav I, Rutz W. The WHO World Health Report 2001 new understanding--new hope[J]. Isr J Psychiatry Relat Sci, 2002, 39(1): 50-56.
7. Poo MM, Du JL, Ip NY, Xiong ZQ, Xu B, Tan T. China Brain Project: Basic Neuroscience, Brain Diseases, and Brain-Inspired Computing[J]. Neuron, 2016, 92(3): 591-596.
8. Sugie A, Marchetti G, Tavosanis G. Structural aspects of plasticity in the nervous system of Drosophila[J]. Neural Dev, 2018, 13(1): 14.
9. Young JC, Vaughan DN, Paolini AG, et al. Electrical stimulation of the piriform cortex for the treatment of epilepsy: A review of the supporting evidence[J]. Epilepsy Behav, 2018, 88: 152-161.
10. Feng W, Kautz SA, Schlaug G, et al. Transcranial Direct Current Stimulation for Poststroke Motor Recovery: Challenges and Opportunities[J]. PM R, 2018, 10(9S2): S157-S164.
11. Grossman N, Bono D, Dedic N, et al. Noninvasive Deep Brain Stimulation via Temporally Interfering Electric Fields[J]. Cell, 2017, 169(6): 1029-1041.
12. Ganguly K, Poo MM. Activity-dependent neural plasticity from bench to bedside[J]. Neuron, 2013, 80(3): 729-741.

中英文名词对照索引

M

N

P

T

W

Y

Z

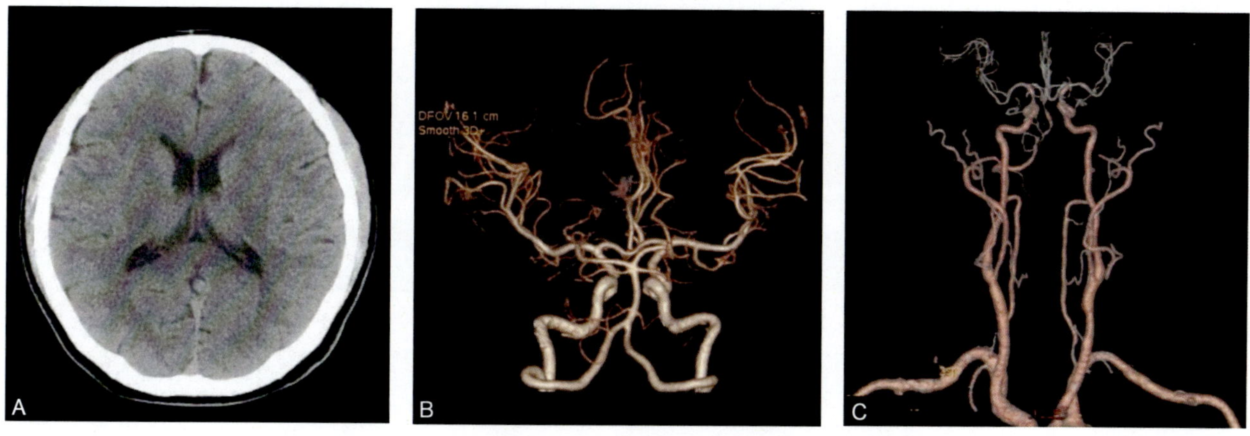

图 1-3-2 头部 CT 及 CTA

A. 头颅 CT 平扫,轴位;B. 颅内动脉 CTA;C. 头颈动脉 CTA

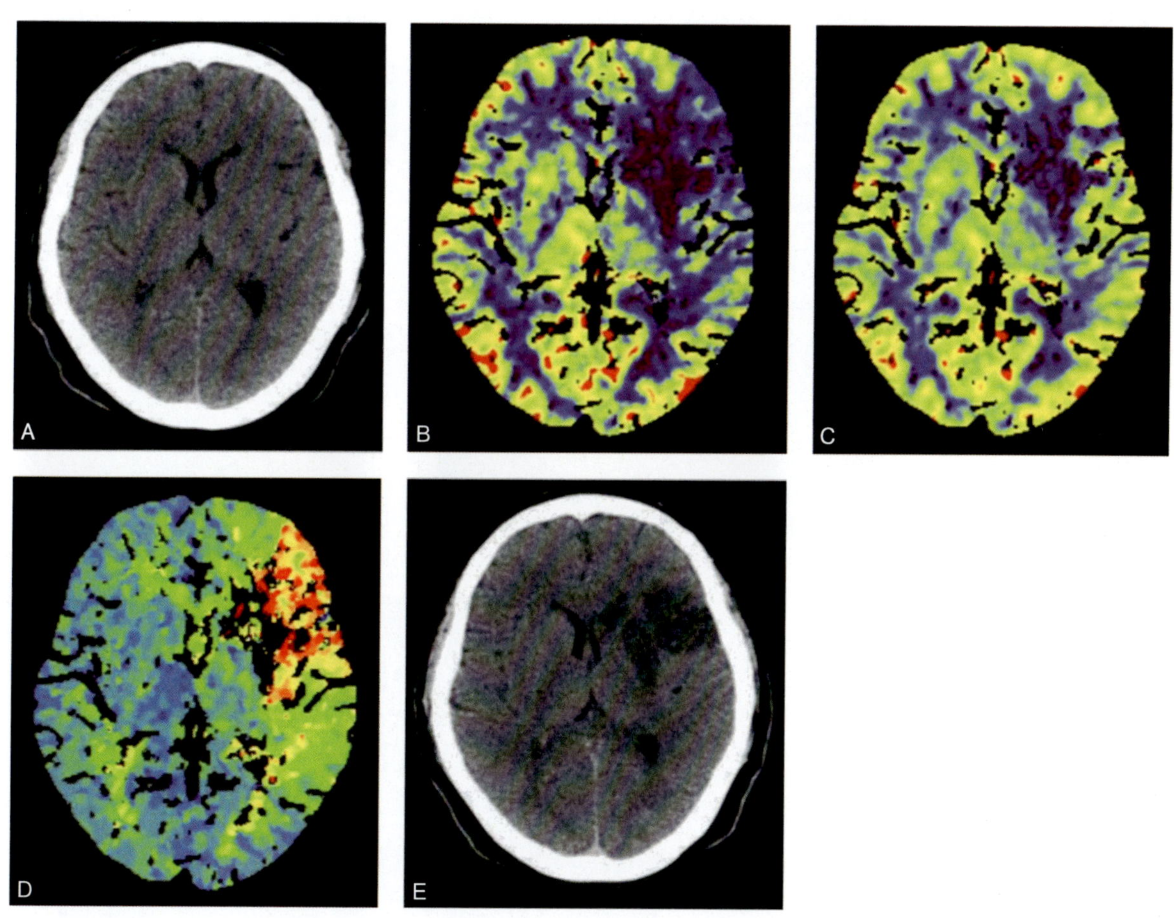

图 2-2-1 超急性期脑梗死 CT 与 CTP

A. 患者右侧肢体无力 3 小时,CT 平扫未见异常;B. CBF 显示左侧基底节区、左额颞叶皮质及白质脑血流量明显降低;C. CBV 显示左侧基底节区及左额叶白质脑血容量降低,左额颞叶皮质脑血容量正常;D. TTP 显示左侧大脑中动脉供血区 TTP 延迟;E. 3 天后复查 CT 平扫示左侧基底节区及左额叶脑梗死

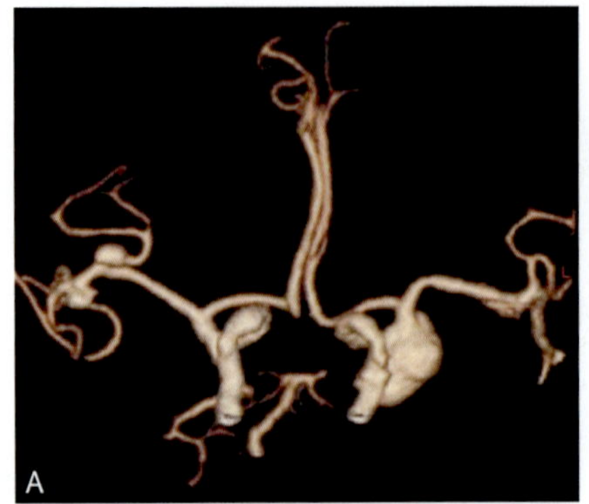

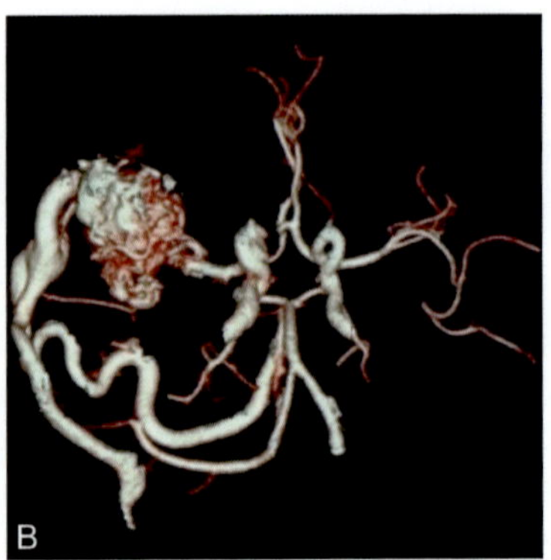

图 2-2-2　脑动脉瘤和脑动静脉畸形 CTA

A. CTA 显示脑内多发动脉瘤；B. CTA 显示右颞动静脉

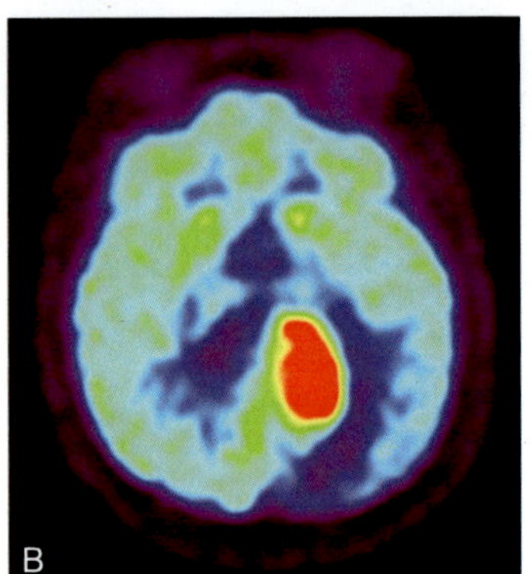

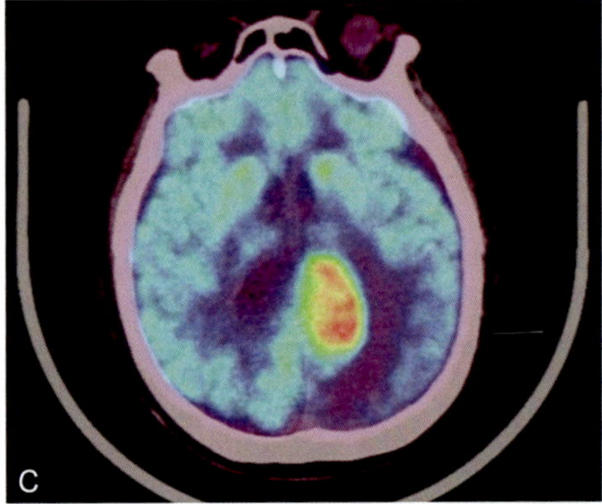

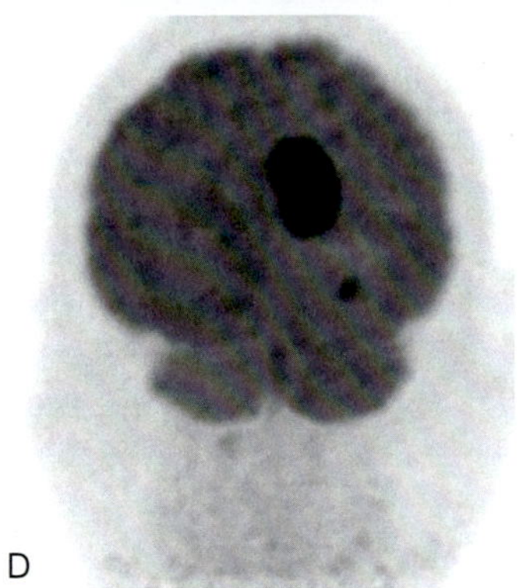

图 2-2-7　胶质母细胞瘤的 ^{18}F-FDG PET/CT 成像

肿瘤摄取 FDG 明显增加

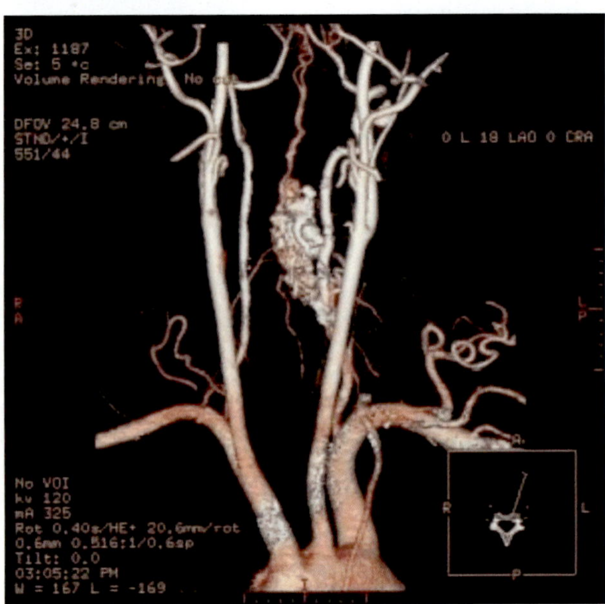

图 2-2-10　CTA 显示颈段脊髓动静脉畸形

可见畸形血管团和多支扩张的供血动脉

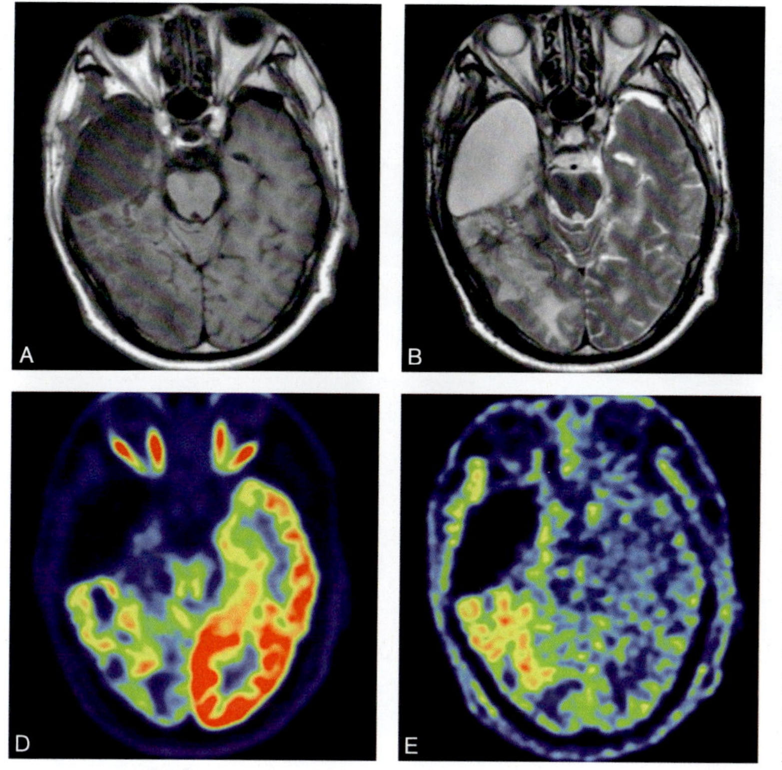

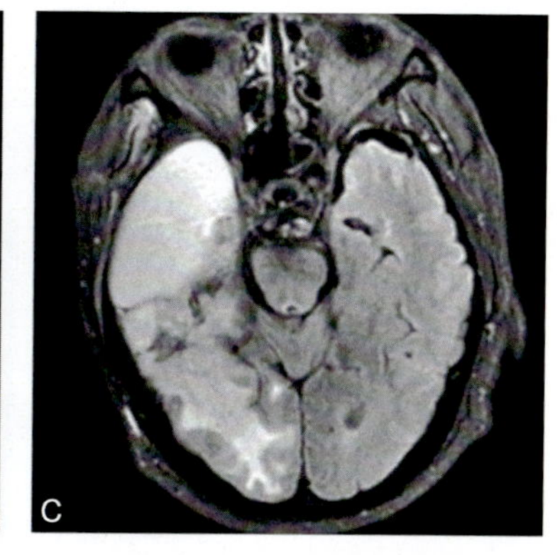

图 2-3-1 右颞叶胶质母细胞瘤术后复发

A~C. 分别是 T_1WI、T_2WI、FLAIR；D、E. 分别是 ^{18}F-FDG-PET、FMISO-PET。常规检查提示右侧颞叶术后改变，可见囊性异常信号伴周围大片实性异常信号。^{18}F-FDG-PET 显示囊性异常信号未见摄取，偏后实性异常信号较对侧呈现低摄取；FMISO-PET 可见偏后实性异常信号呈高摄取，提示局部复发

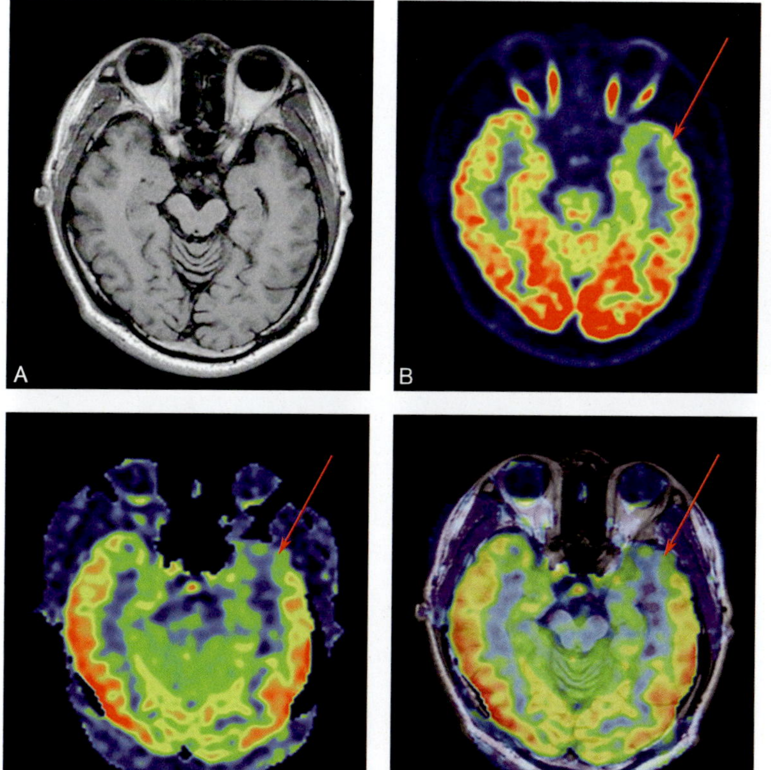

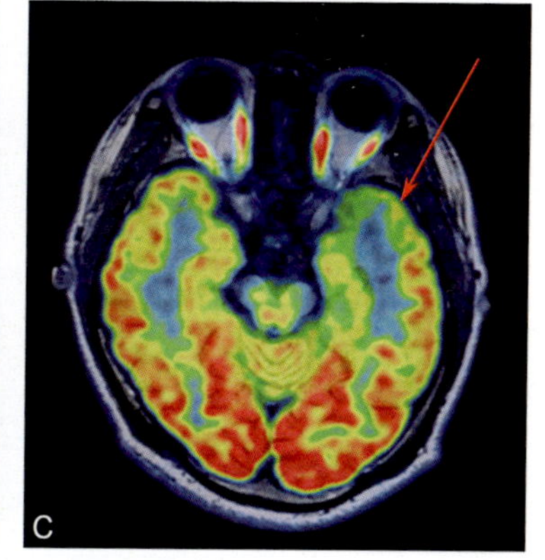

图 2-3-2 左颞叶局灶性发育不良术前定位

A. T_1WI 未见异常发现；B、C. 分别为 ^{18}F-FDG-PET 和 PET-T_1WI 融合图，显示左侧颞叶局部低代谢；D、E. 分别是 ASL 和 ASL-T_1WI 融合图，显示左侧颞叶局部低灌注。手术后随访 1 年疗效为 Engel Ⅰ级

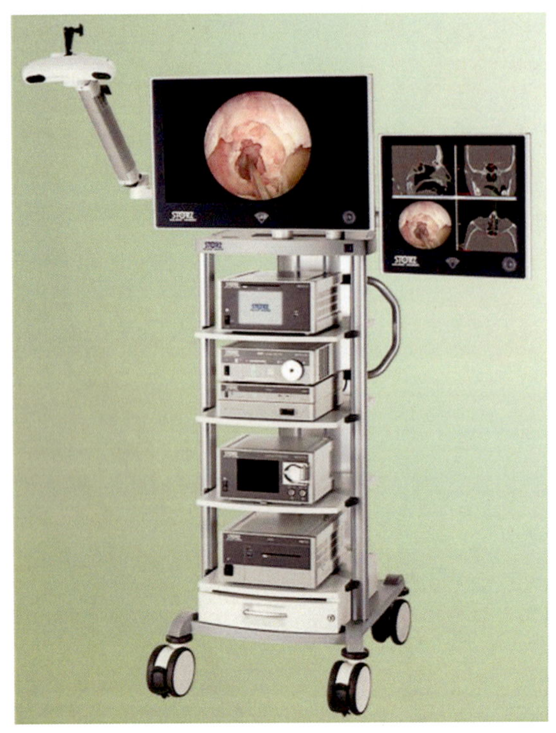

图 7-7-1　神经内镜系统的主体部分

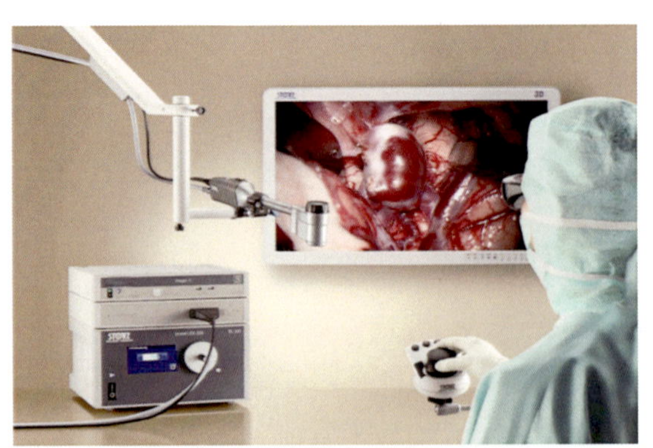

图 7-7-10　3D 内镜摄像系统

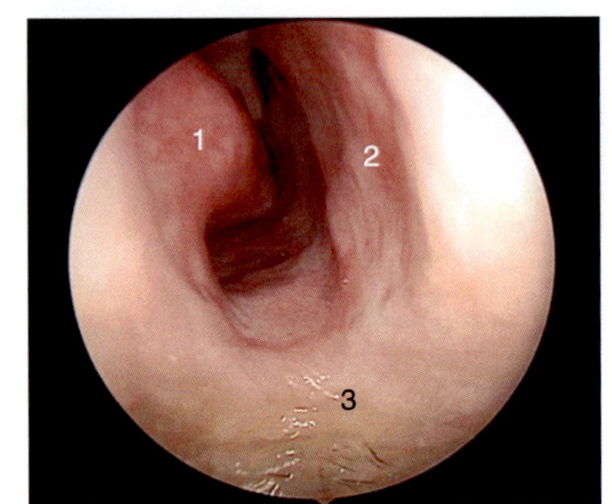

图 7-7-24　内镜下探查右侧鼻腔

内镜下显示：1. 下鼻甲；2. 鼻中隔；3. 鼻前庭

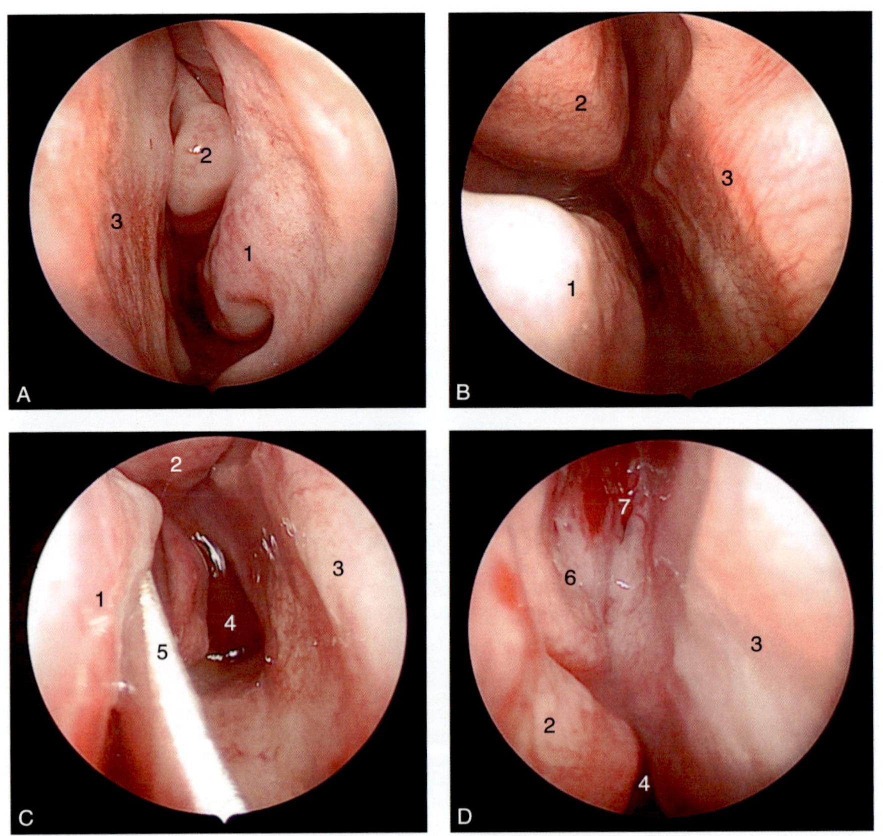

图 7-7-25　内镜下显示鼻腔内结构

内镜下分离扩张鼻道：1. 下鼻甲；2. 中鼻甲；3. 鼻中隔；4. 后鼻孔；5. 吸引器；6. 上鼻甲；7. 蝶窦开口

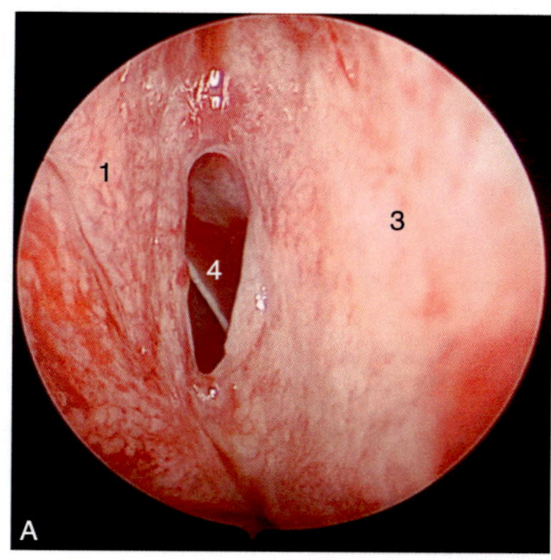

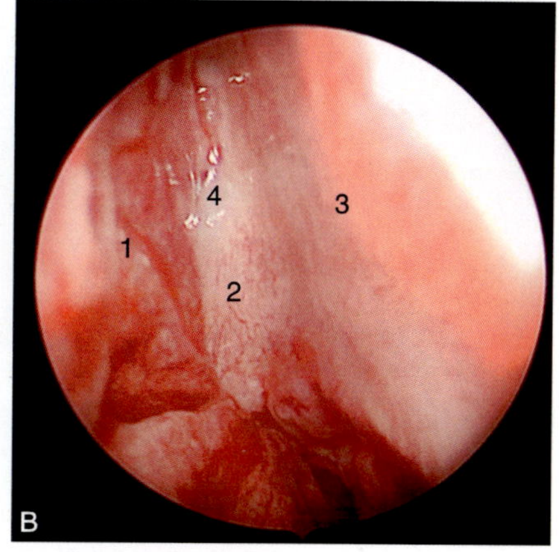

图 7-7-26 在蝶筛隐窝内寻找蝶窦开口

A. 清晰的蝶窦开口；B. 裂隙状蝶窦开口

1. 上鼻甲；2. 蝶筛隐窝；3. 鼻中隔；4. 蝶窦开口

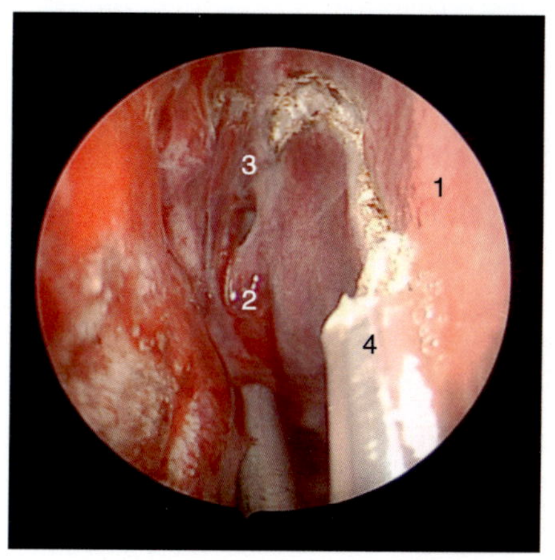

图 7-7-27 在蝶窦开口内侧，用直镰状刀（电刀）弧形切开蝶窦前壁黏膜

1. 鼻中隔；2. 蝶窦前壁黏膜；3. 蝶窦开口；4. 电刀

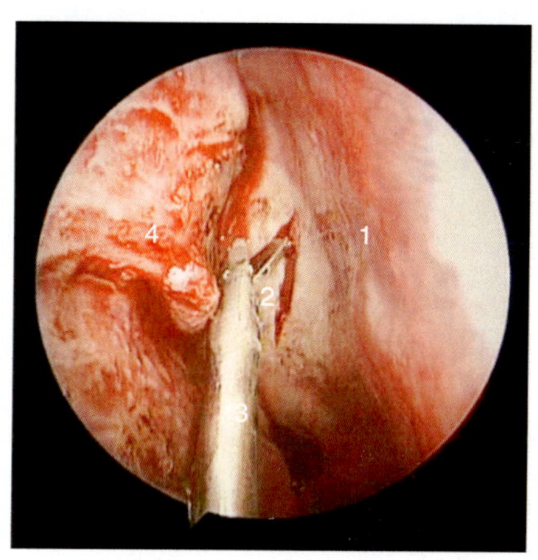

图 7-7-28 用枪状剪刀将鼻腔黏膜和蝶窦黏膜的连接部剪开

1. 鼻中隔；2. 切开的黏膜瓣；3. 枪状剪刀；4. 上鼻甲

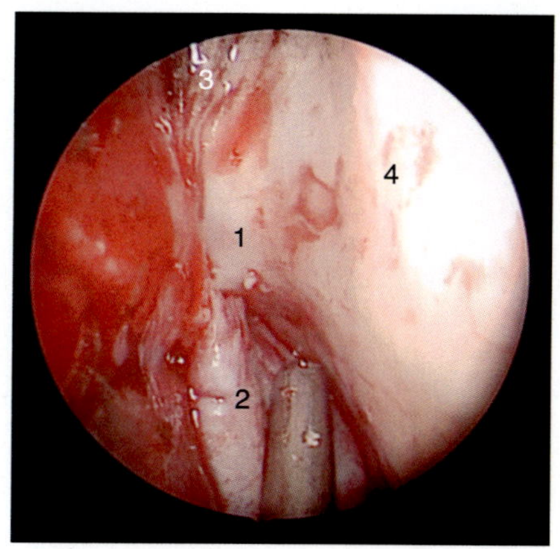

图 7-7-29 将黏膜瓣掀向下方，显露蝶窦前下壁

1. 蝶窦前下壁骨质；2. 黏膜瓣；3. 蝶窦开口；4. 鼻中隔

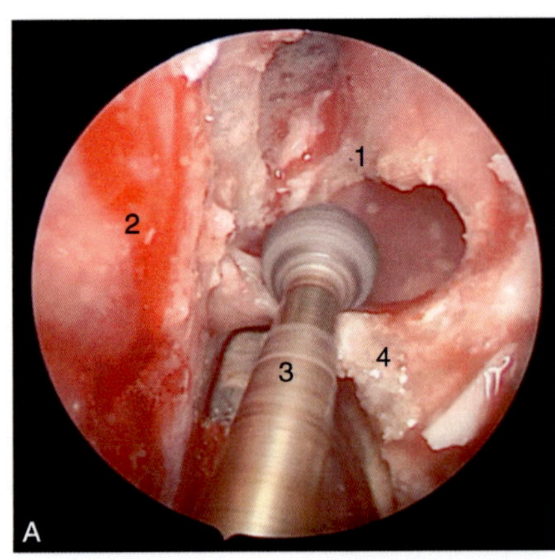

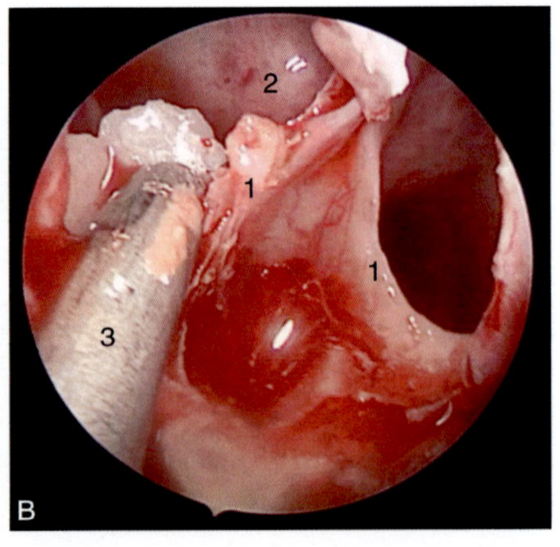

图 7-7-30　用微型磨钻磨除蝶窦前壁骨质，显露蝶窦腔和蝶窦间隔

A. 内镜下显示：1. 蝶窦间隔；2. 上鼻甲；3. 磨钻；4. 犁状骨；

B. 内镜下显示：1. 蝶窦分隔；2. 鞍底；3. 吸引器

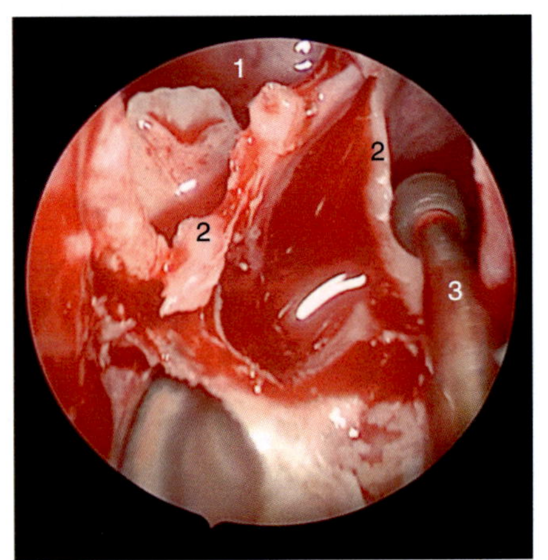

图 7-7-31　用磨钻磨除蝶窦间隔

1. 蝶窦腔；2. 蝶窦间隔；3. 磨钻

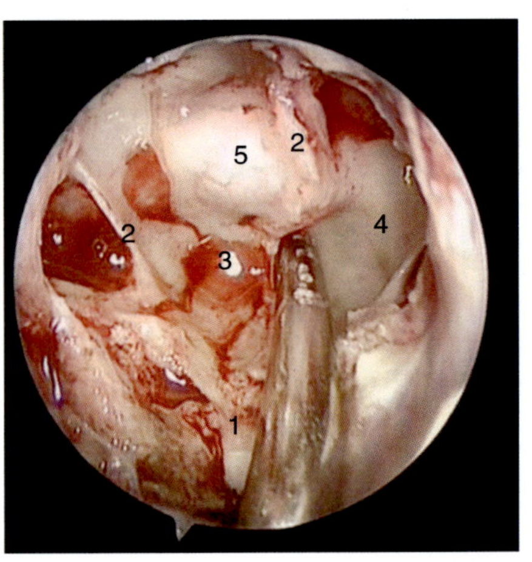

图 7-7-32　开放蝶窦腔后，需判断蝶窦间隔位置，并根据残余犁骨来定位中线，避免鞍底定位偏斜

1. 残余犁骨；2. 蝶窦间隔；3. 鞍底－斜坡隐窝；4. 颈内动脉隆起；5. 鞍底

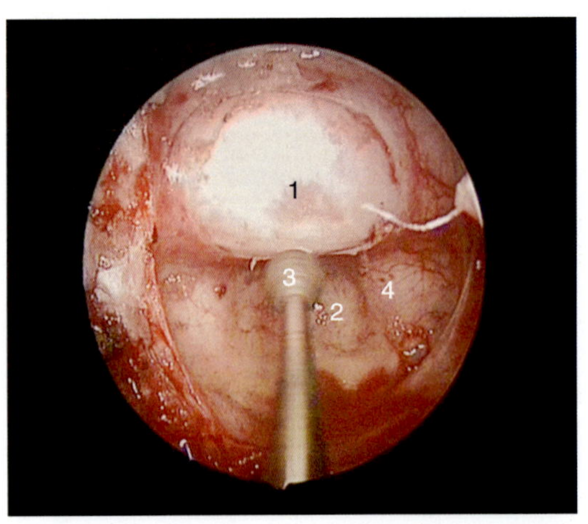

图 7-7-33　磨钻磨除鞍底骨质，显露鞍底硬膜

1. 鞍底硬膜；2. 鞍底－斜坡隐窝；3. 磨钻；4. 颈内动脉隆突

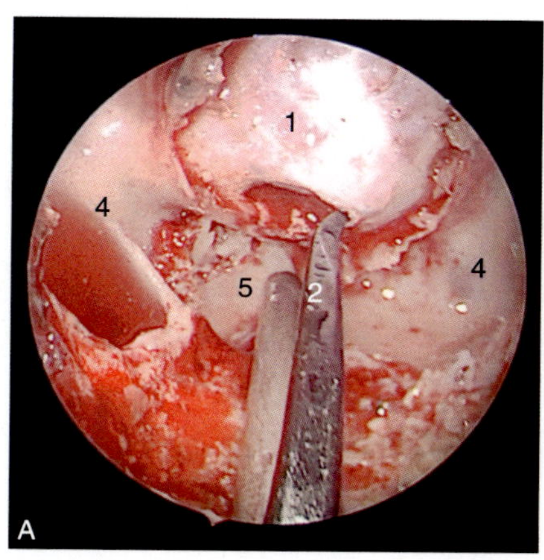

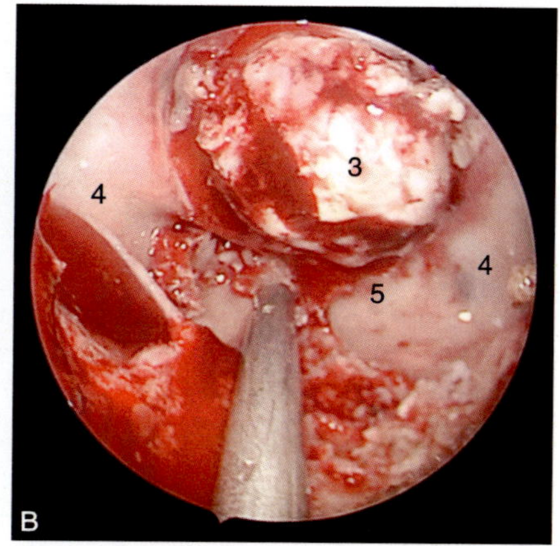

图 7-7-34　用镰状刀切开鞍底硬膜，显露肿瘤

1. 鞍底硬膜；2. 镰状刀；3. 溢出的肿瘤组织；4. 颈内动脉管；5. 鞍底斜坡凹陷

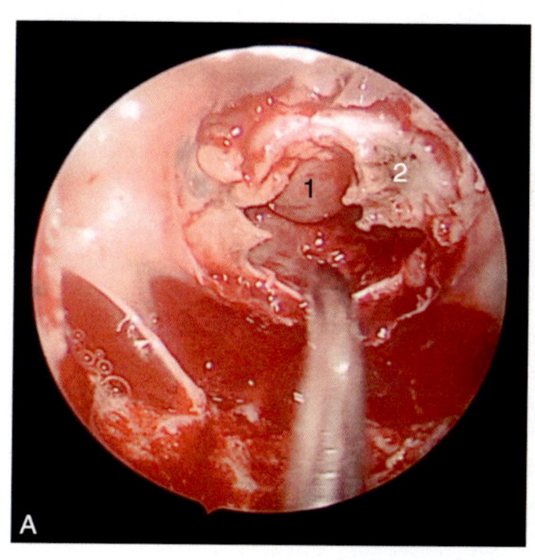

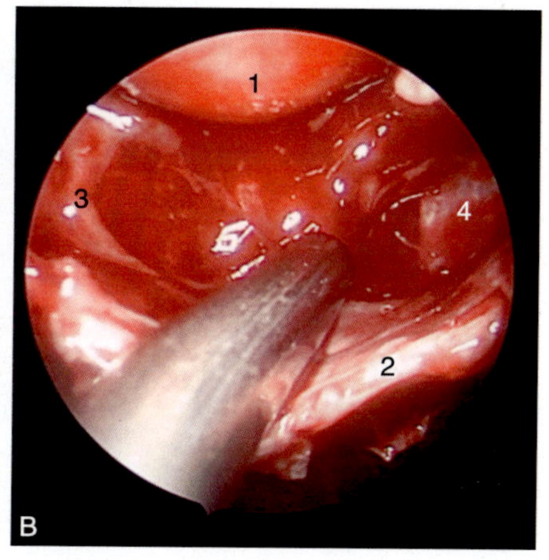

图 7-7-35　吸引器吸除鞍内肿瘤，注意保护鞍内正常结构

1. 鞍膈；2. 鞍底硬膜；3. 正常垂体；4. 海绵窦侧壁

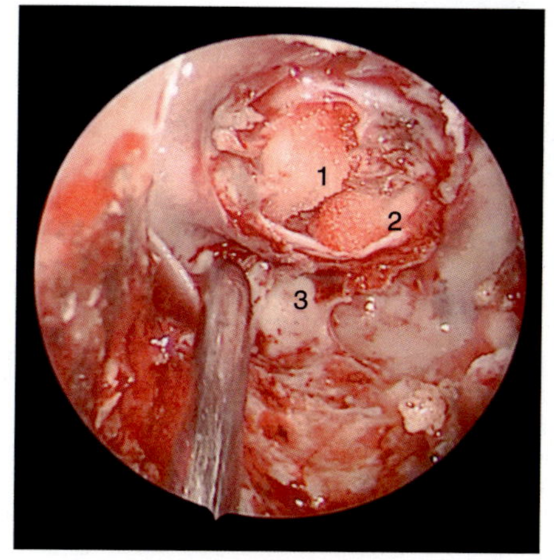

图 7-7-36　用明胶海绵填塞于鞍内止血

1. 明胶海绵；2. 鞍底硬膜；
3. 鞍底 – 斜坡隐窝

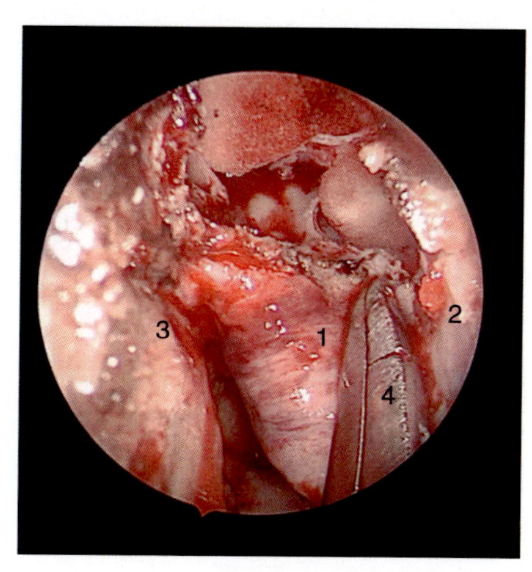

图 7-7-37　将蝶窦前壁黏膜瓣复位

1. 蝶窦前壁黏膜瓣；2. 鼻中隔；
3. 中鼻甲；4. 标本钳

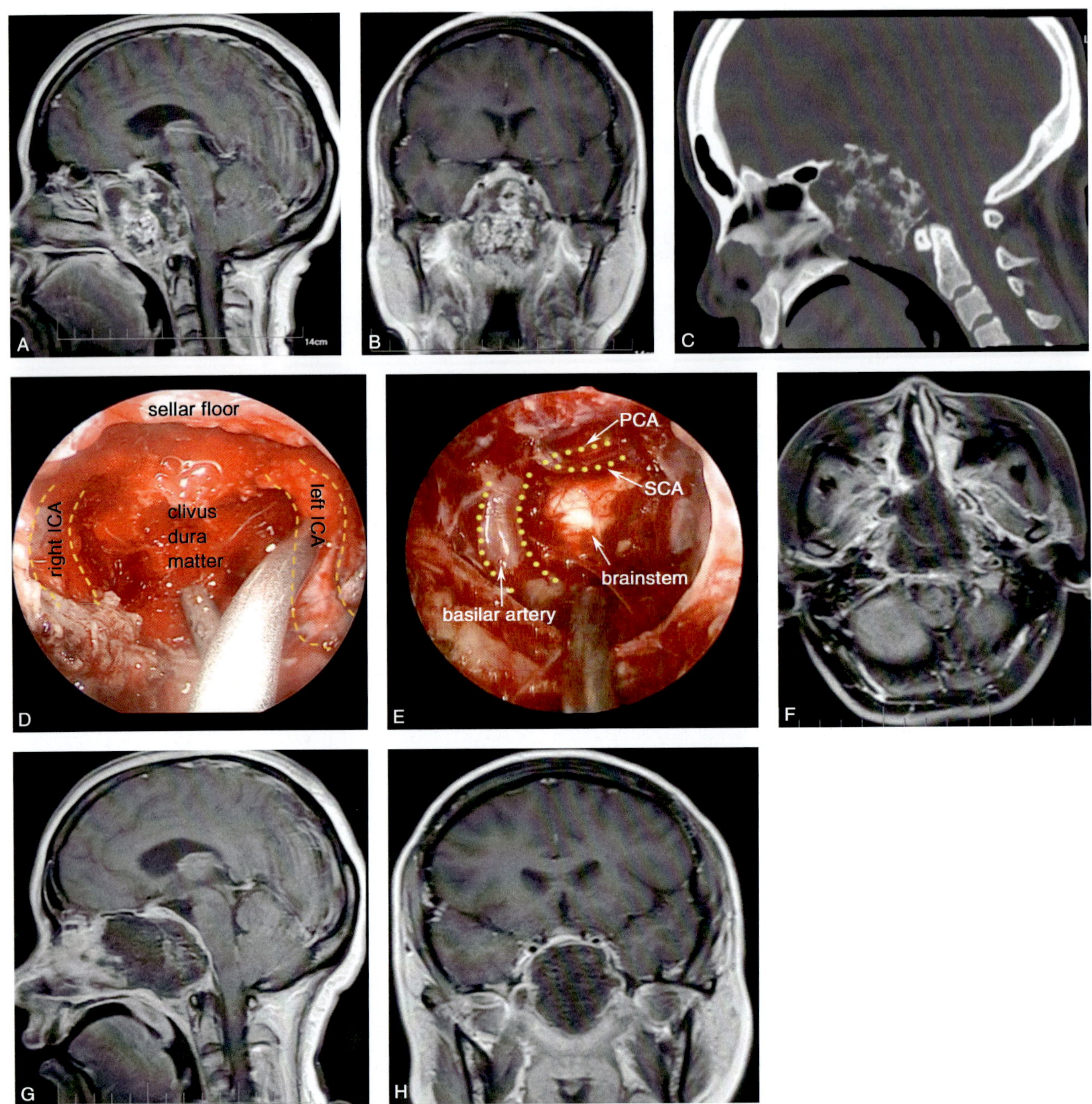

图 7-7-38　上中斜坡脊索瘤内镜经鼻切除方法

A~C. 术前头颅 MRI 增强扫描像显示肿瘤位于全斜坡；D. 肿瘤大部切除后，磨除肿瘤侵蚀的鞍底、斜坡、斜坡旁颈内动脉管表面骨质，显露斜坡硬脑膜、斜坡旁颈内动脉表面硬脑膜以及鞍底硬脑膜；E. 切除受累硬脑膜，清晰显示后方的基底动脉、大脑后动脉、小脑上动脉以及脑干；F~H. 术后头颅 MRI 增强扫描像显示肿瘤全部切除，鼻中隔黏膜瓣颅底重建。sellar floor：鞍底；right ICA：右侧劲内动脉；left ICA：左侧颈内动脉；clivus dura matter：斜坡硬脑膜；PCA：大脑后动脉；SCA：小脑上动脉；basilar artery：基底动脉；brainstem：脑干

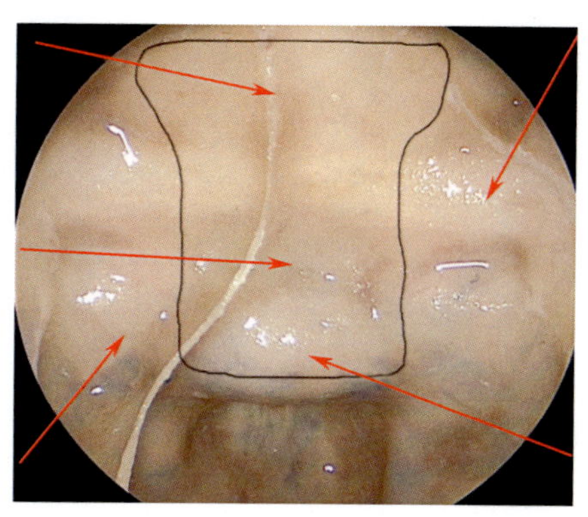

图 7-7-39 磨除鞍底、鞍结节、MOCR 和蝶骨平台

黑线内区域为骨质磨除范围。右侧上方箭头指向为视神经管；右侧下方箭头指向为鞍底；左侧上方箭头指向为蝶骨平台；左侧中间箭头指向为鞍结节；左侧下方箭头指向为鞍旁颈内动脉管

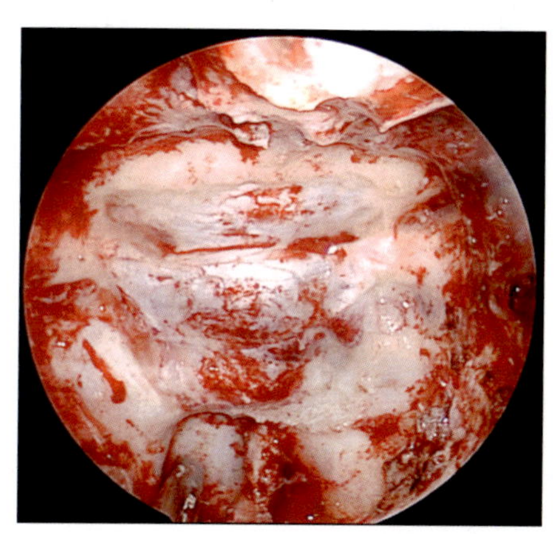

图 7-7-40 硬脑膜显露范围

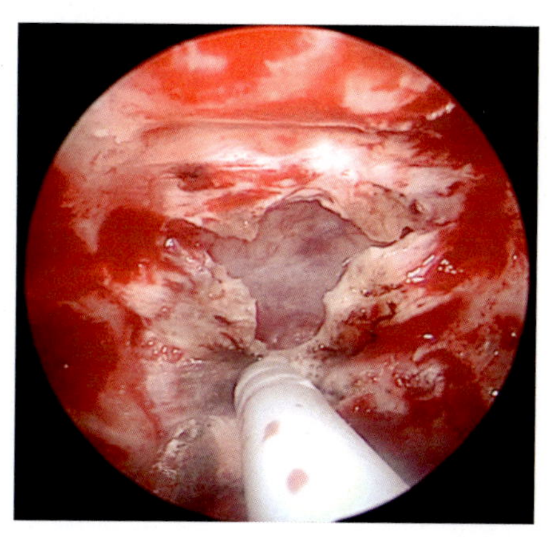

图 7-7-41 鞍结节区域硬脑膜已经被剪除

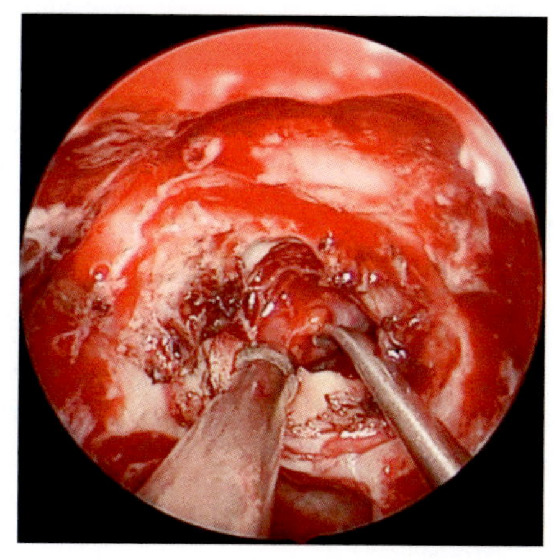

图 7-7-42 切开蛛网膜显露肿瘤

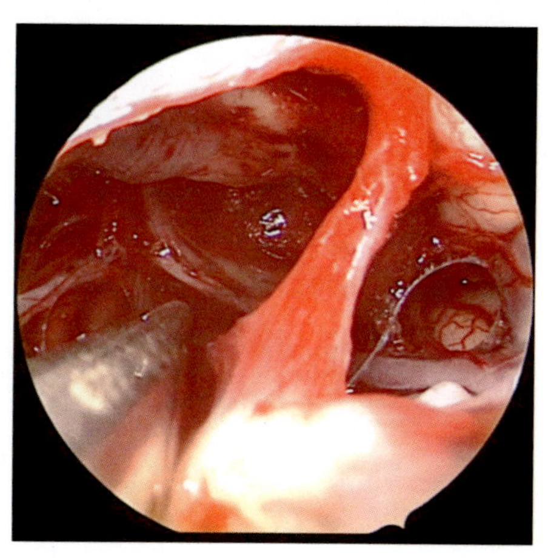

图 7-7-43 显露垂体柄

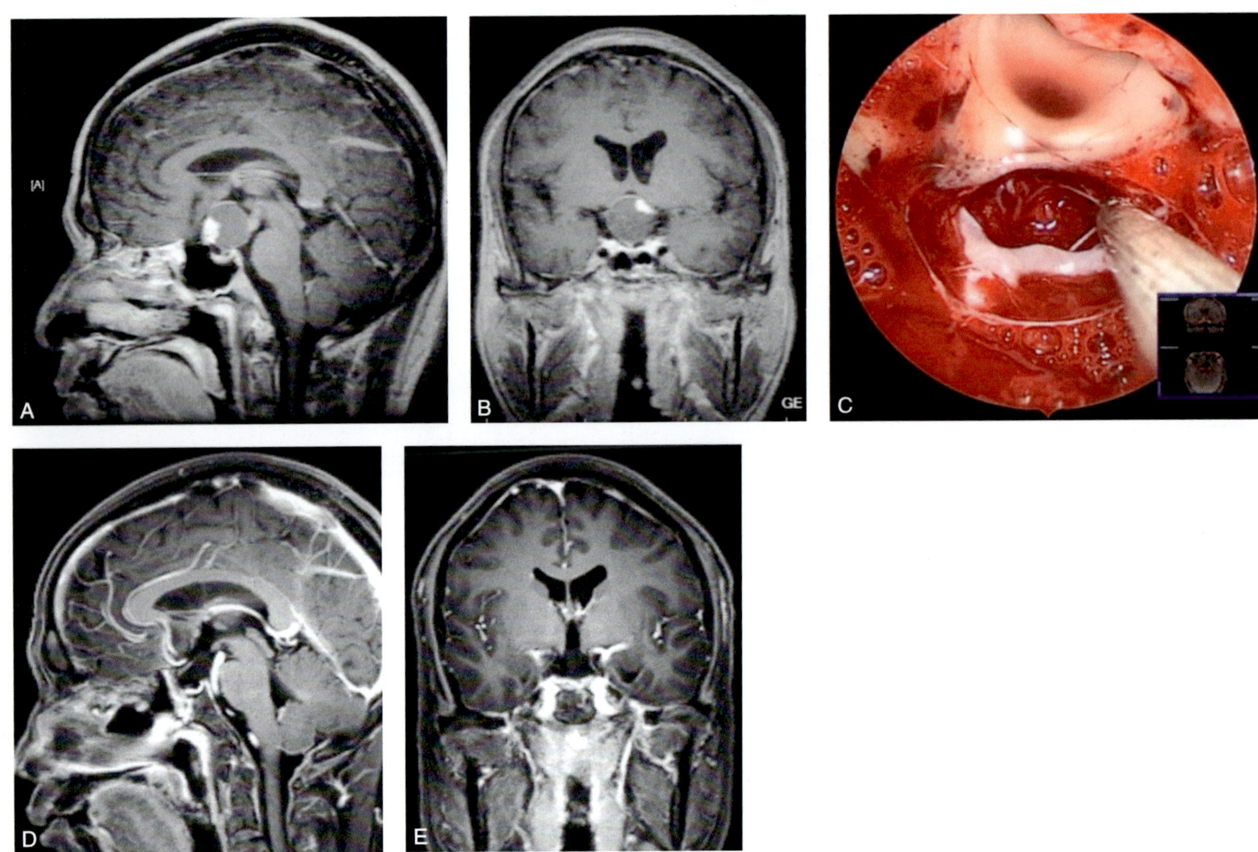

图 7-7-44 鞍上颅咽管瘤术后(一)

A、B. 术前头颅 MRI 增强扫描像显示鞍上型颅咽管瘤;C. 肿瘤全部切除后,清晰显示后方的基底动脉、大脑后动脉、中脑导水管上口以及脑干;D、E. 术后头颅 MRI 增强扫描像显示肿瘤全部切除,鼻中隔黏膜瓣颅底重建

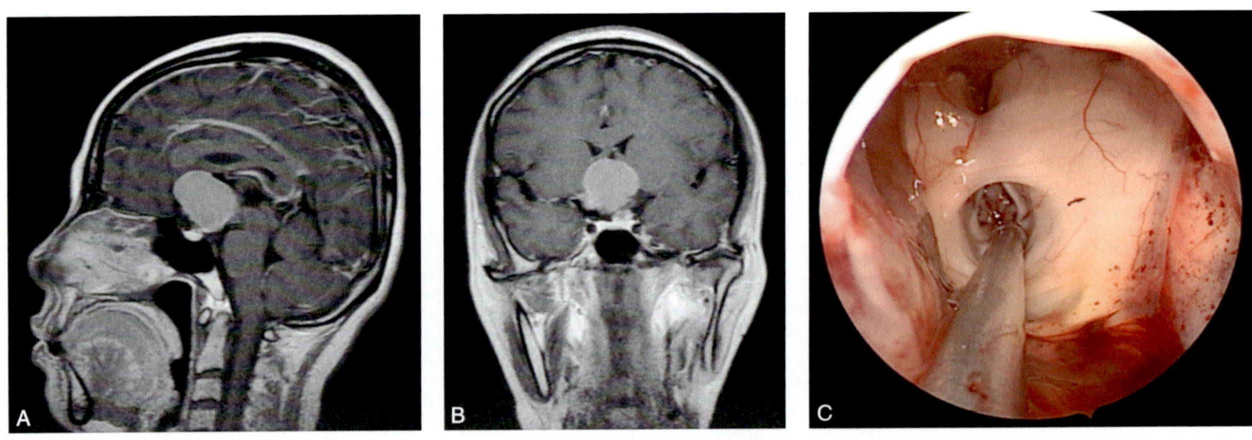

图 7-7-45 鞍上颅咽管瘤术后(二)

A、B. 术前头颅 MRI 增强扫描像显示鞍上型颅咽管瘤;C. 肿瘤全部切除后,清晰显示后方的中脑导水管上口、四脑室内脉络丛以及第三脑室内脉络丛

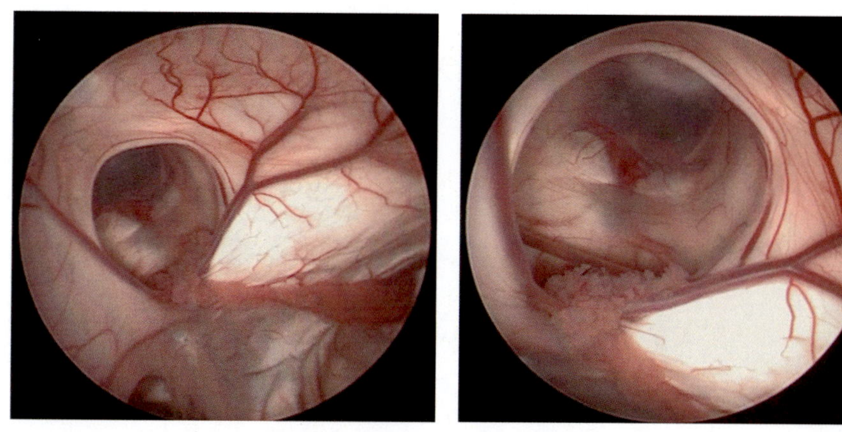

图 7-7-46　内镜下可见室间孔周围结构（脉络丛、丘纹静脉和膈静脉）

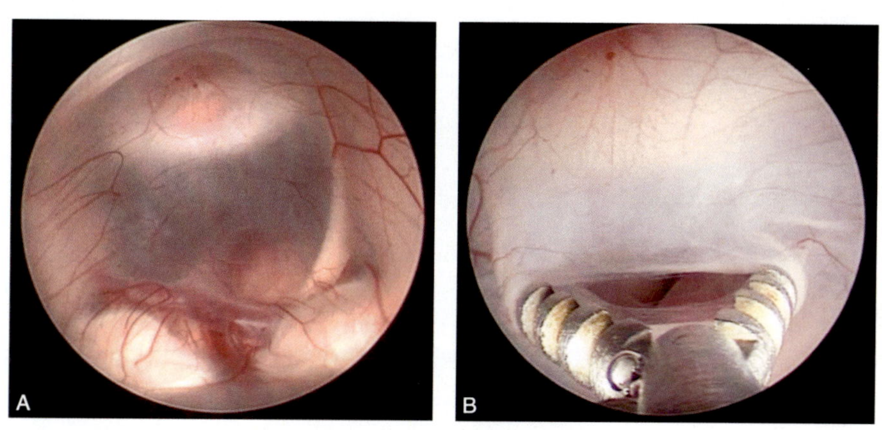

图 7-7-47　内镜下三脑室

A. 第三脑室底部（可见两侧乳头体和基底动脉）；B. 造瘘（瘘口下方可见基底动脉）

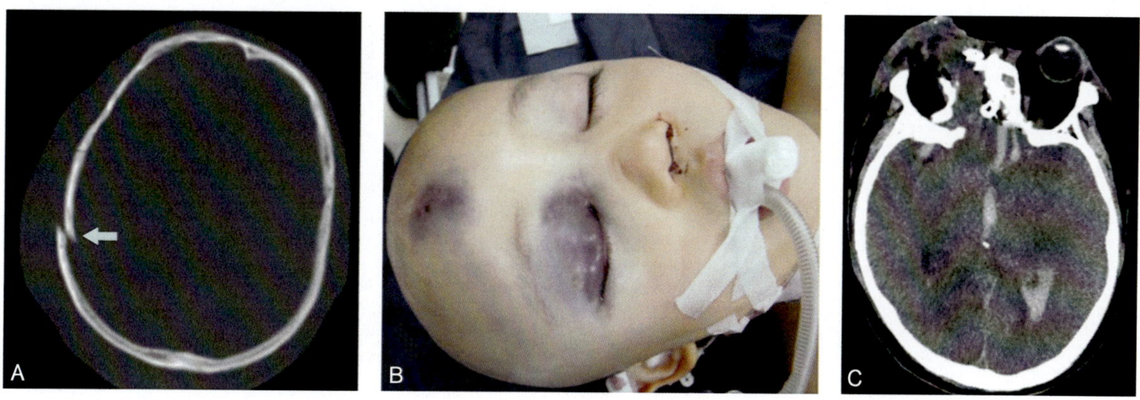

图 11-2-1　颅骨骨折表现

A. 颅脑 CT 示左侧颞骨骨折；B. 前颅底骨折所致“熊猫眼”征；C. 颅脑 CT 示右侧前颅底骨折

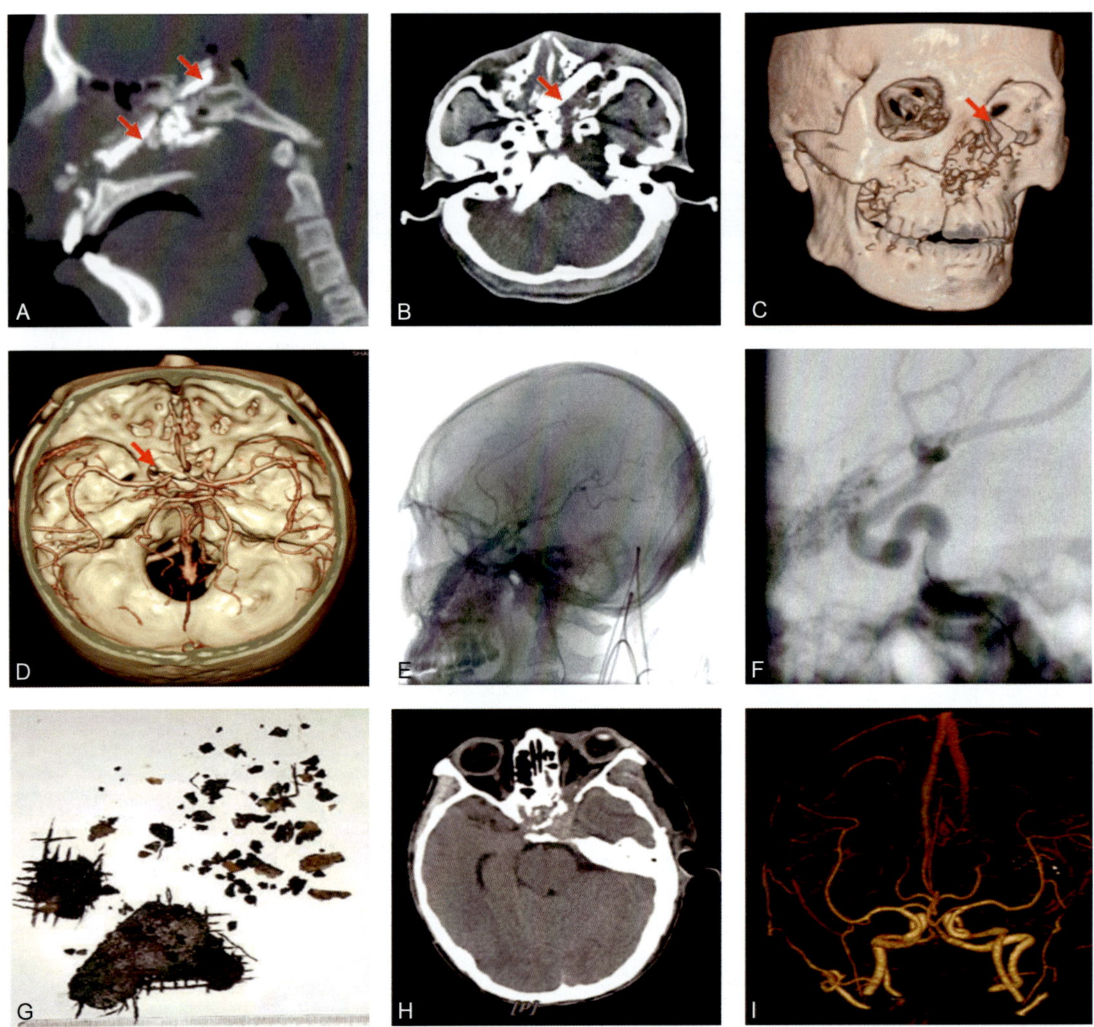

图 11-3-2　开放性颅脑损伤

颅内异物存留（A~C），异物紧邻颅内大血管（D~F），术后取出异物（G），复查 CT（H）和 CTA（I）

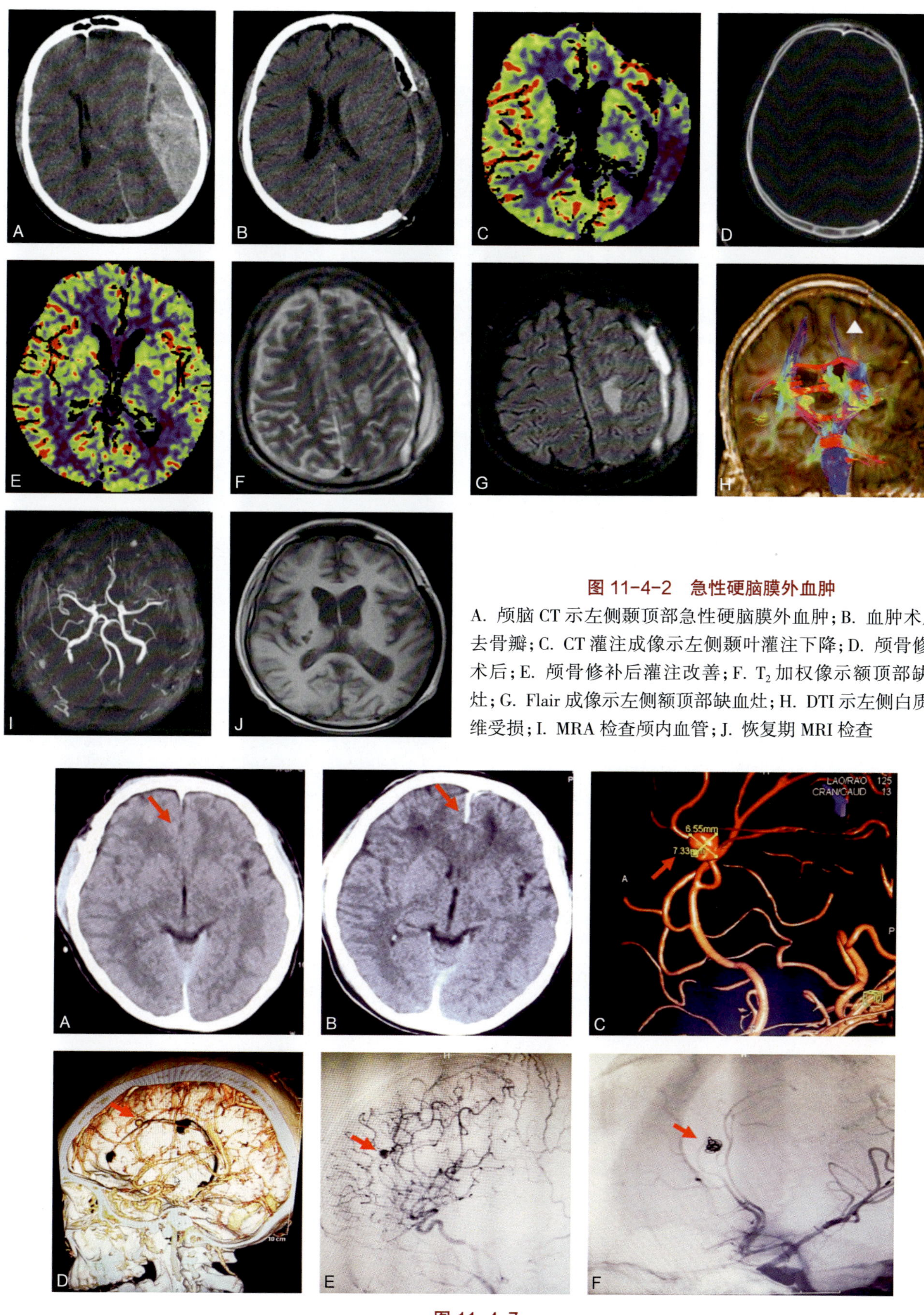

图 11-4-2　急性硬脑膜外血肿

A. 颅脑 CT 示左侧颞顶部急性硬脑膜外血肿；B. 血肿术后，去骨瓣；C. CT 灌注成像示左侧颞叶灌注下降；D. 颅骨修补术后；E. 颅骨修补后灌注改善；F. T_2 加权像示额顶部缺血灶；G. Flair 成像示左侧额顶部缺血灶；H. DTI 示左侧白质纤维受损；I. MRA 检查颅内血管；J. 恢复期 MRI 检查

图 11-4-7

A. 伤后 1 天未见蛛网膜下腔出血；B. 伤后 12 天出现蛛网膜下腔出血；C、D. CTA 检查示胼周血管动脉瘤；E、F. 介入栓塞治疗

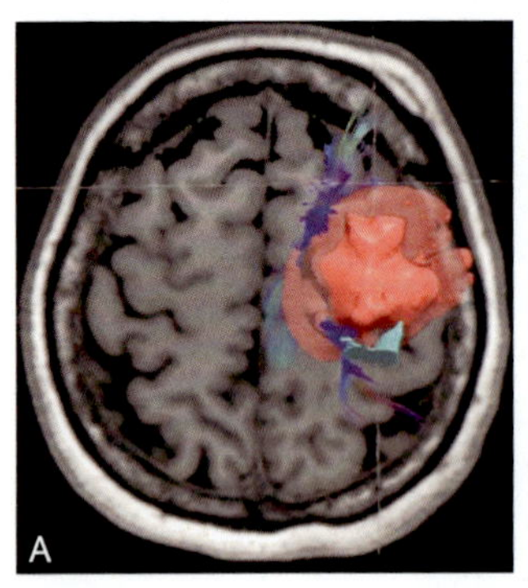

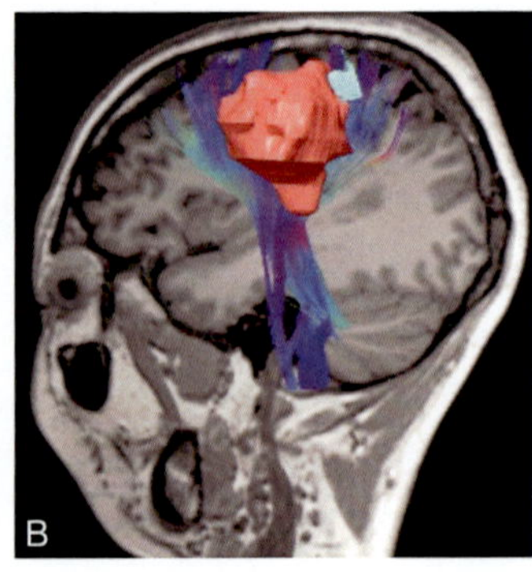

图 15-2-4　术前 BOLD-fMRI 结合 DTT 在功能区胶质瘤中的应用

红色表示右中央叶肿瘤，深蓝色表示皮质脊髓束，浅蓝色为手运动激活区

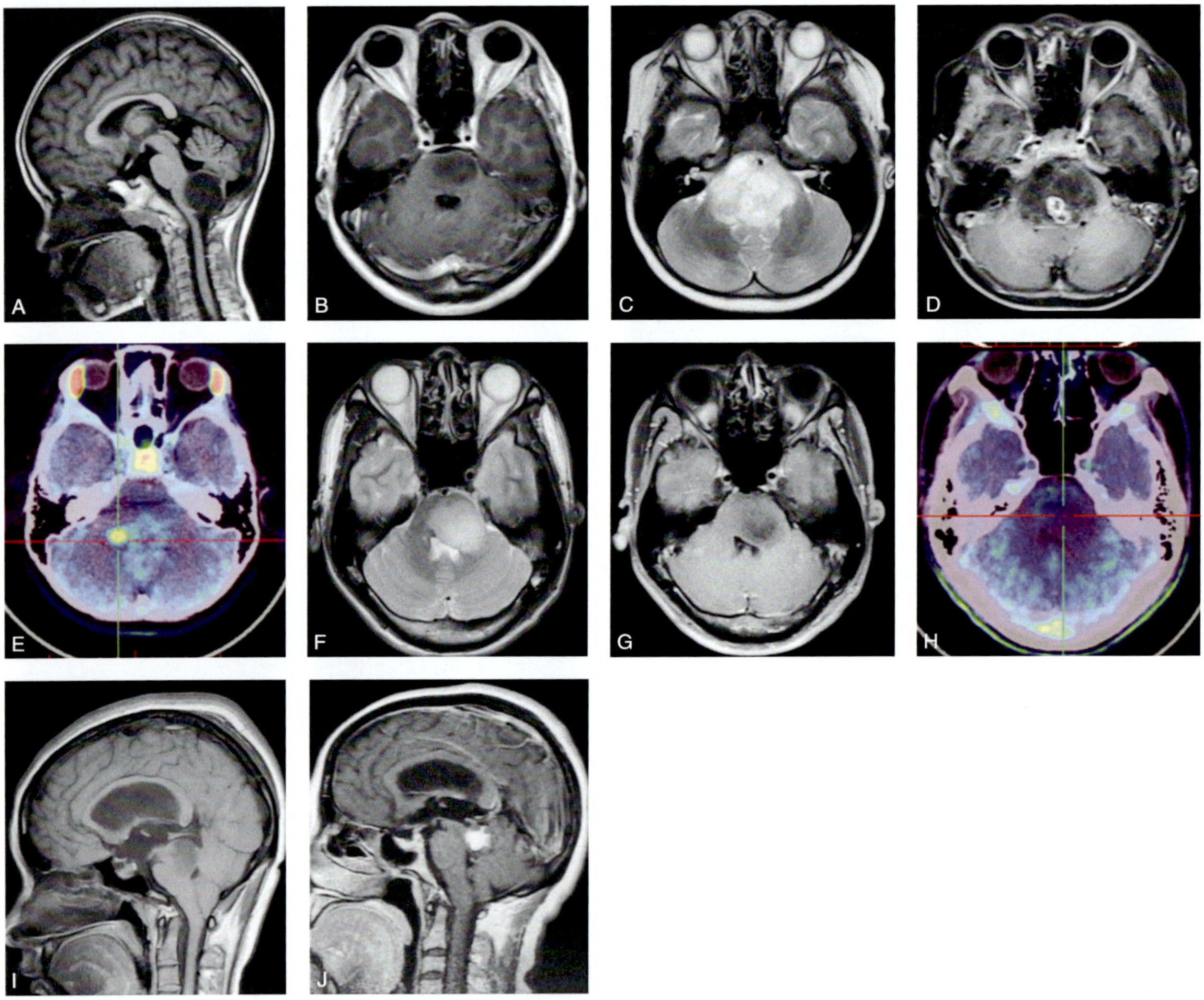

图 20-3-1　基于 MRI 的脑干胶质瘤分型

A. 外生型；B. 局灶内生型；C~E. 弥散内生型脑干胶质瘤伴有局灶强化和高代谢；F~H. 弥散内生型脑干胶质瘤无局灶强化和高代谢；E、H 为 ^{11}C-MET PET-CT 显像；I. 顶盖胶质瘤；J. 导水管胶质瘤

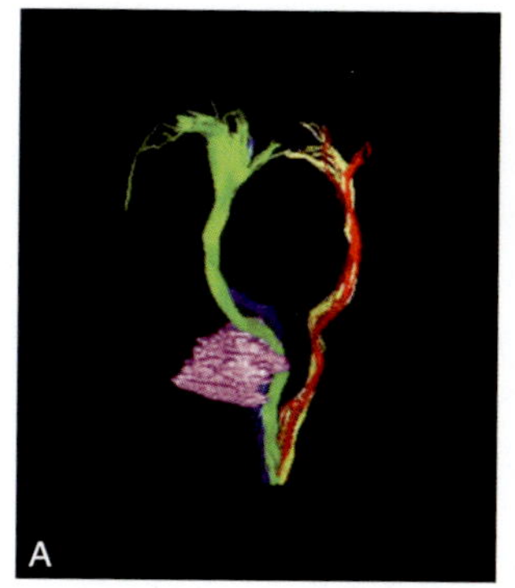
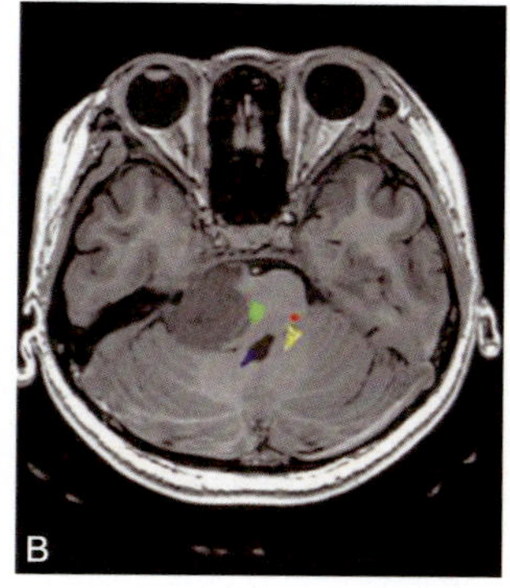
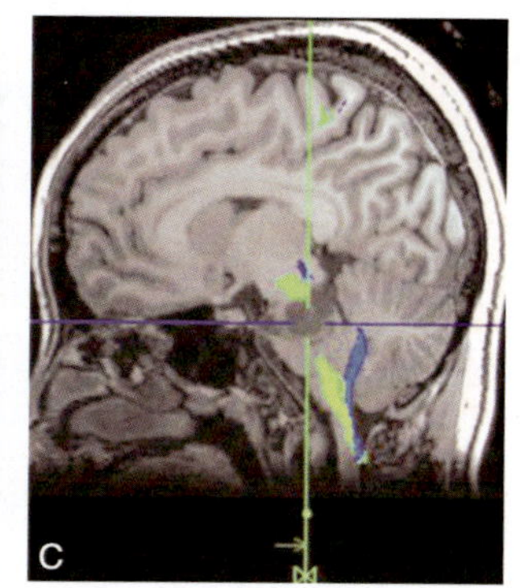
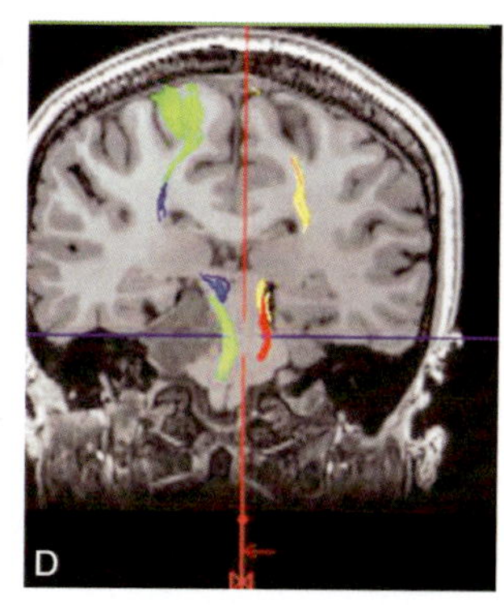

图 20-3-2 DTI 分型 A 型：肿瘤单纯推挤皮质脊髓束（推挤型）

A. 纤维束和肿瘤的三维重建结果，绿色所标注为右侧的皮质脊髓束，肿瘤将皮质脊髓束推向左侧，患者的左侧肢体肌力Ⅴ－级；B~D. 分别为磁共振 T_1WI 轴位、矢状位和冠状位与纤维束的融合图像，绿色为右侧的皮质脊髓束，红色为左侧的皮质脊髓束

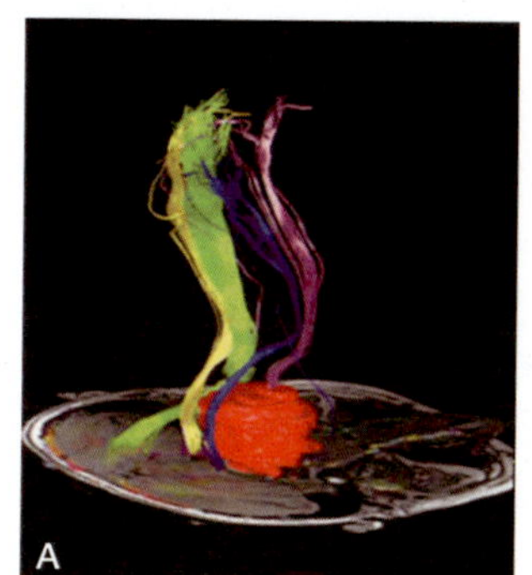
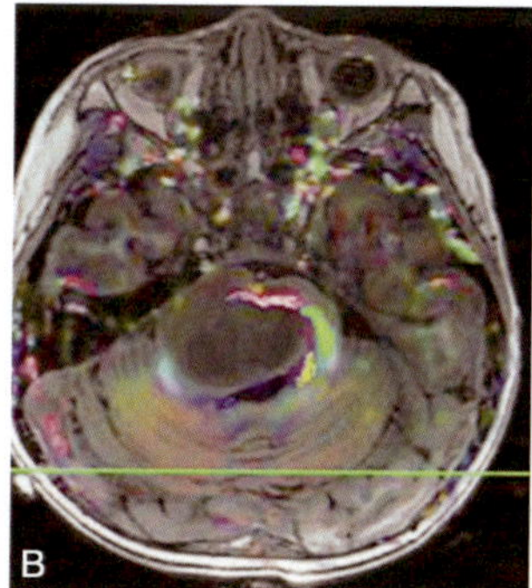
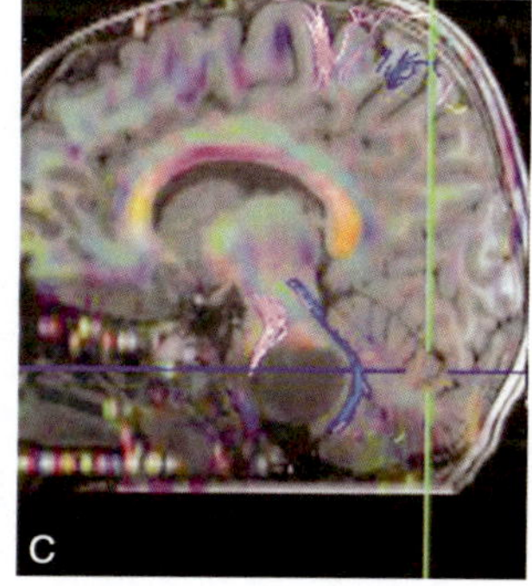
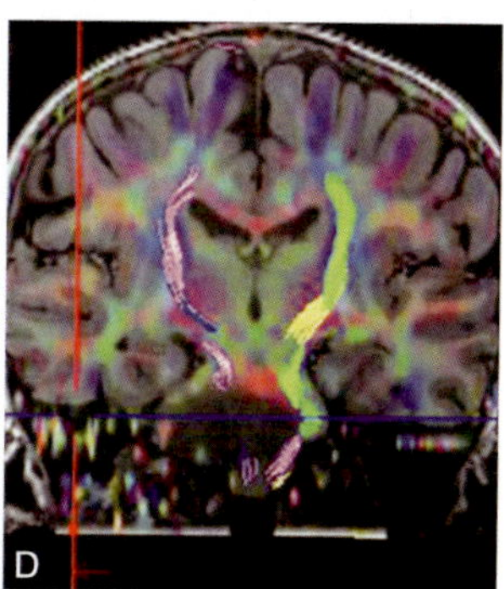

图 20-3-3 DTI 分型 B 型：肿瘤推挤并破坏 CST（推挤＋破坏型）

A. 纤维束和肿瘤的三维重建结果，粉红色所标注为右侧的 CST，可见 CST 明显受到肿瘤明显推挤发生移位，同时患者左侧肢体肌力Ⅲ级；B~D. 分别为磁共振 T_1WI 轴位、矢状位和冠状位与纤维束的融合图 20- 像，粉红色为右侧的 CST

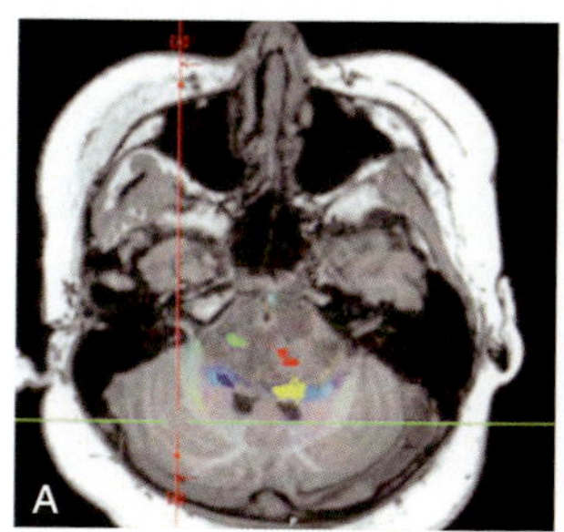
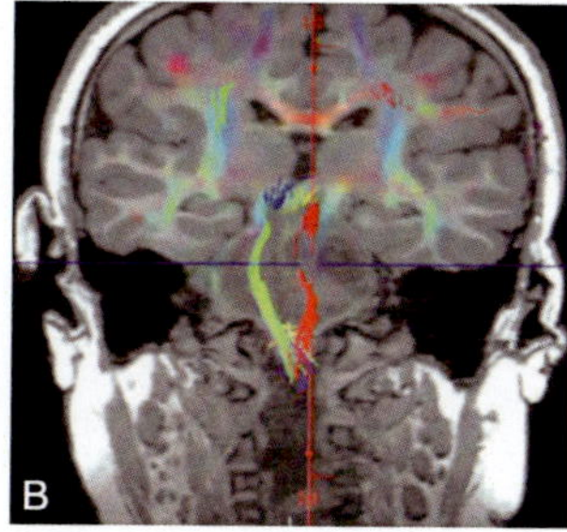
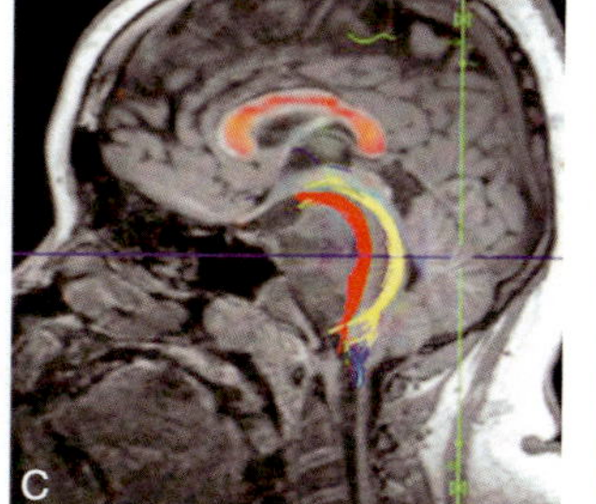
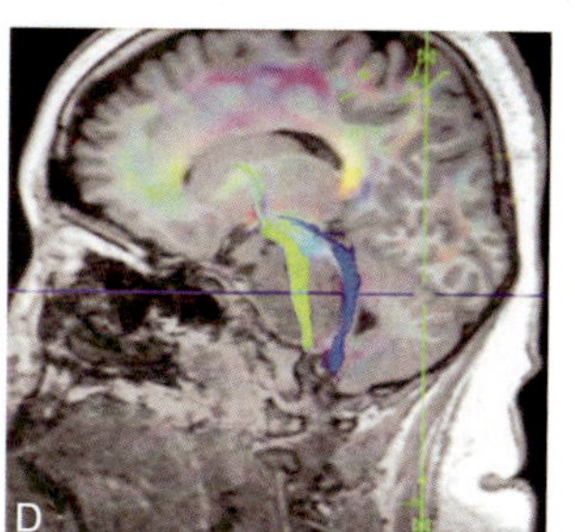

图 20-3-4 DTI 分型 C 型，CST 穿过肿瘤（穿过型）

A、B. 分别为磁共振 T_1WI 轴位和冠状位，显示双侧 CST 均从肿瘤内部穿过；C、D. 磁共振 T_1WI 矢状位，分别显示在肿瘤内部穿行的左侧和右侧的 CST（红色和绿色分别表示左侧和右侧 CST）

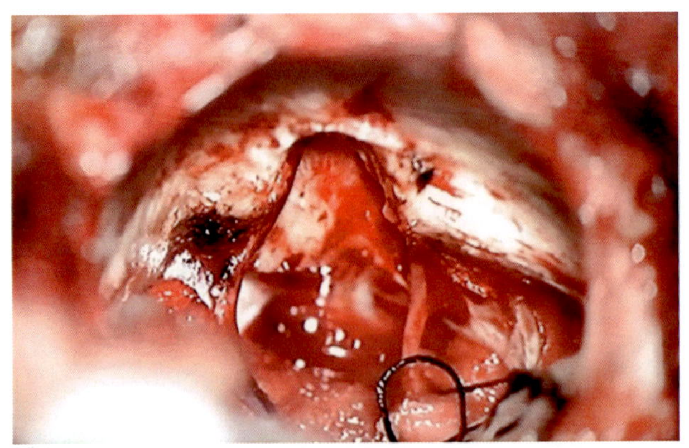

图 21-1-3 磨除内听道后壁后全切肿瘤

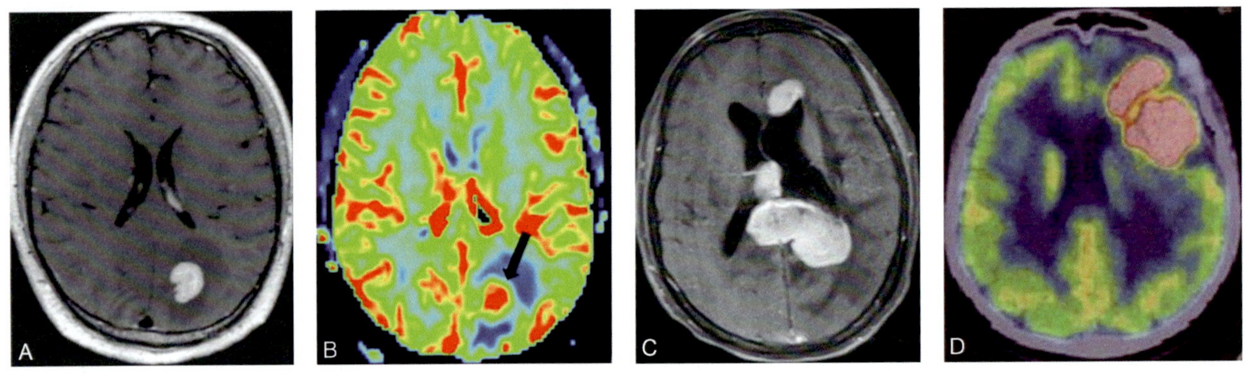

图 23-1-1

（A-D）典型 PCNSL 呈均匀一致的强化（A），rCBV 轻度增高（B），多位于脑室附近、基底节、胼胝体等大脑深部，可呈多中心病灶（C），18F-FDG 摄入明显增高（D，SUVmax=65）

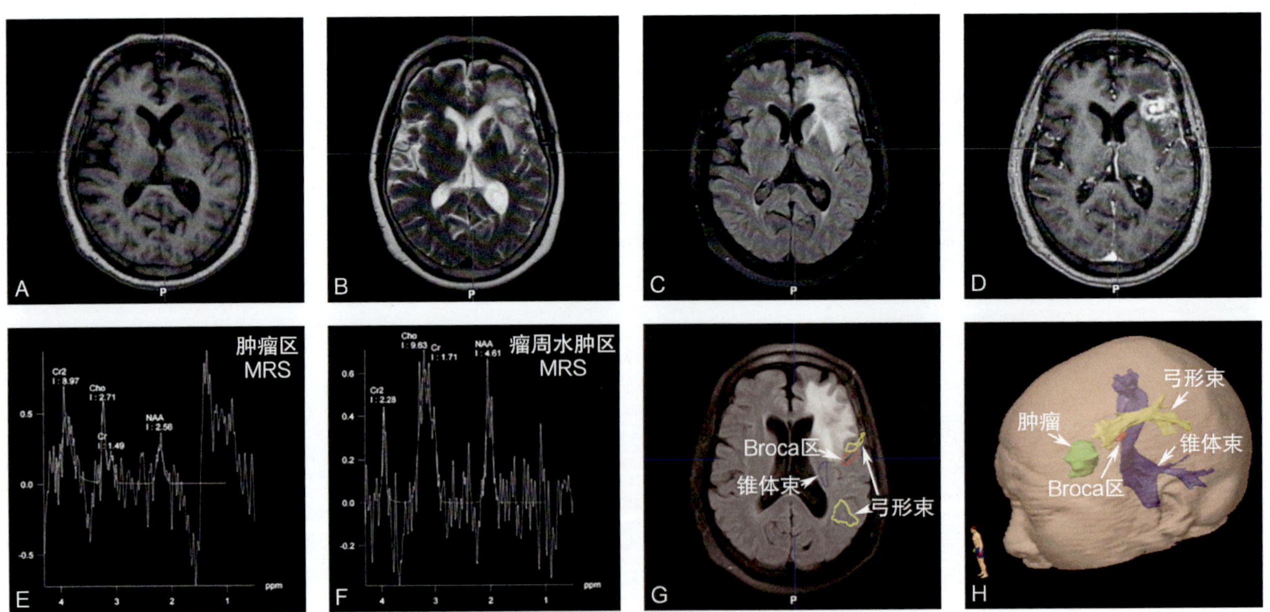

图 24-0-2 肺癌脑转移

A~F. 肺癌脑转移瘤影像学资料；G、H. 术前 MRI 显示肿瘤周边的功能区及功能传导束

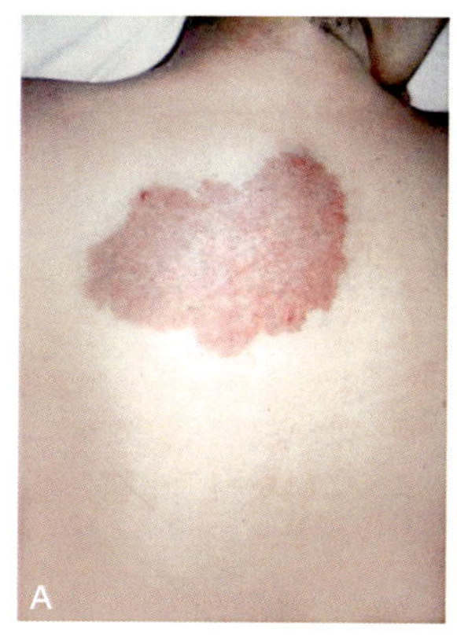

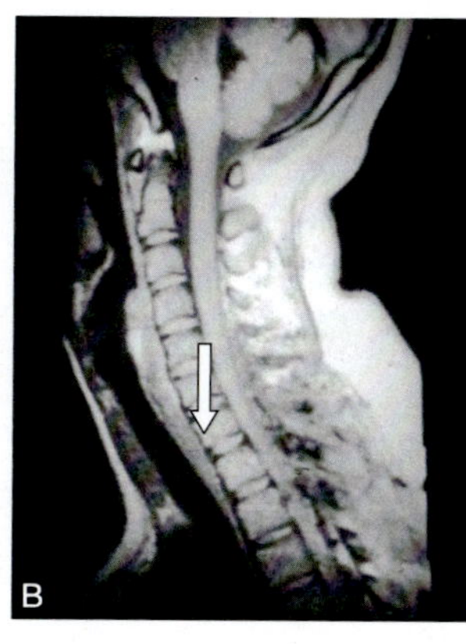

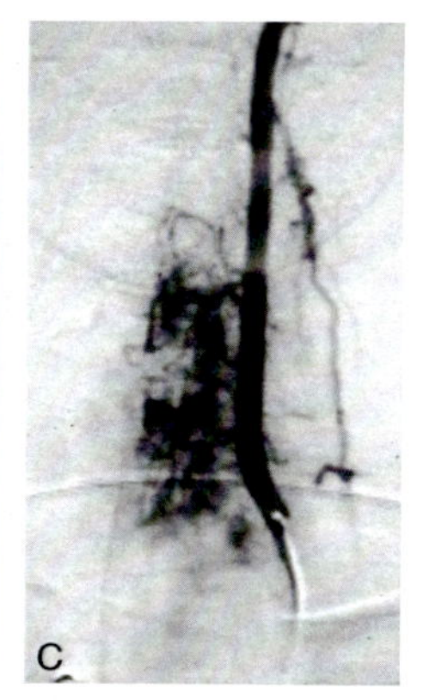

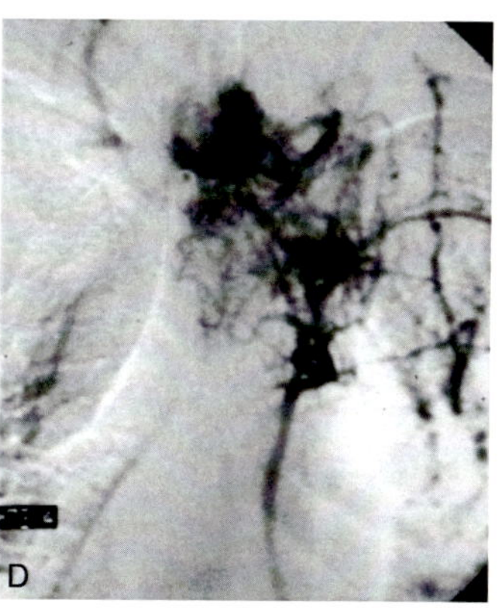

图 35-2-7 Cobb 综合征

A. 颈胸交界处的背部皮肤上可见血管瘤；B. MRI 显示颈胸交界处的椎旁软组织、椎体附件和脊髓都有血管畸形（箭头）；C. 左椎动脉造影；D. 左胸 3、4 肋间动脉造影显示椎旁及脊髓动静脉畸形

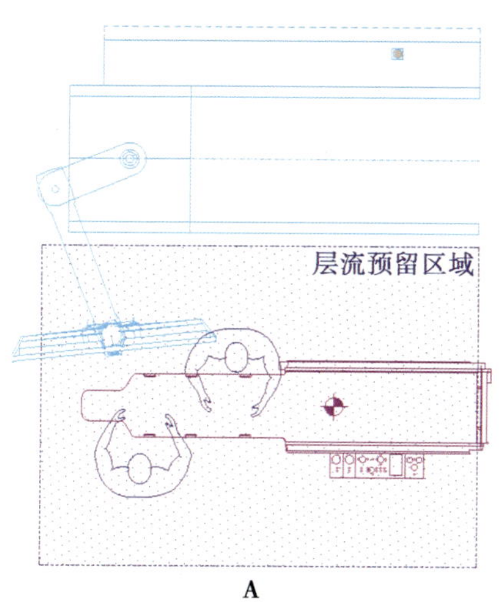

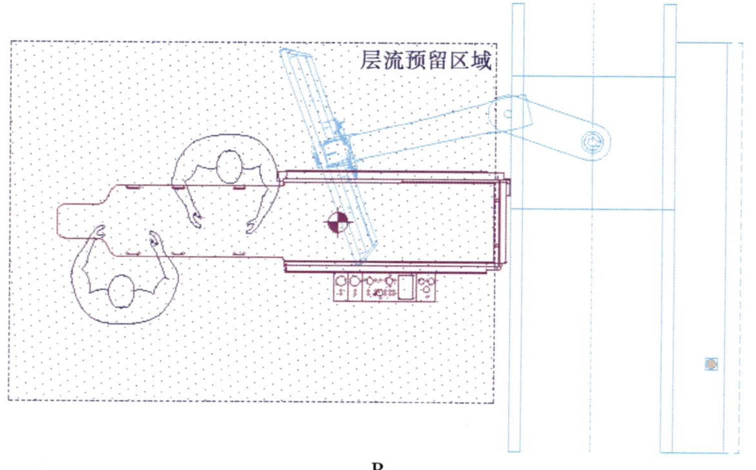

图 36-1-4 悬吊显示屏布局

示悬吊显示屏布置于手术床左侧、悬吊显示屏垂直于手术床

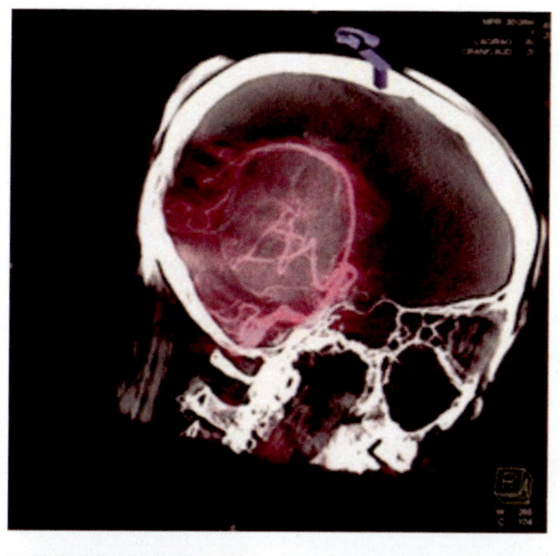
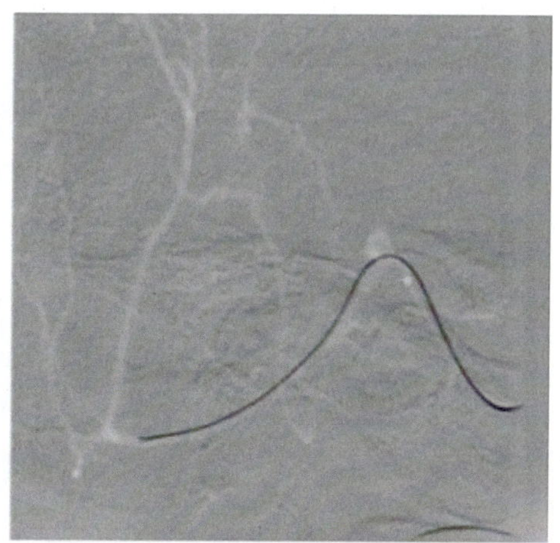
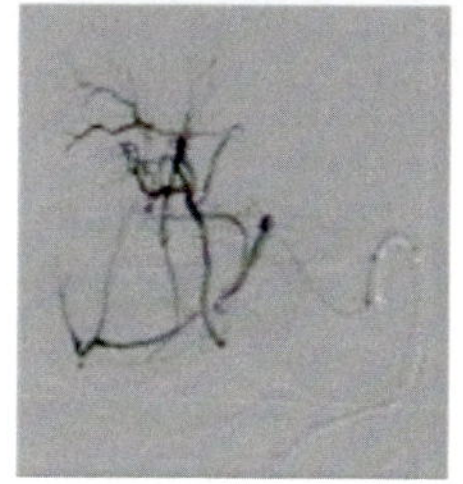
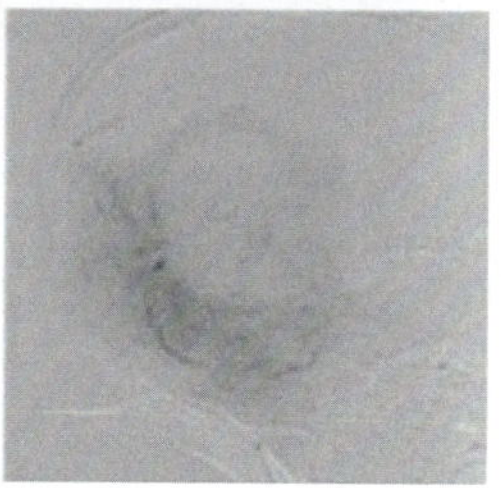
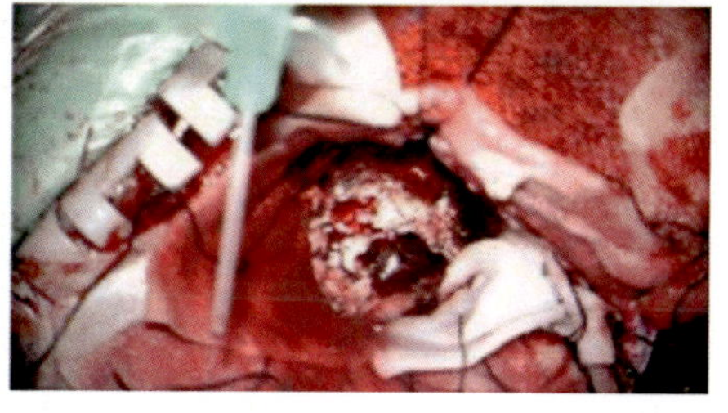

图 36-1-7 复杂脑血管病复合手术

神经血管复合手术室内治疗富血供脑膜瘤

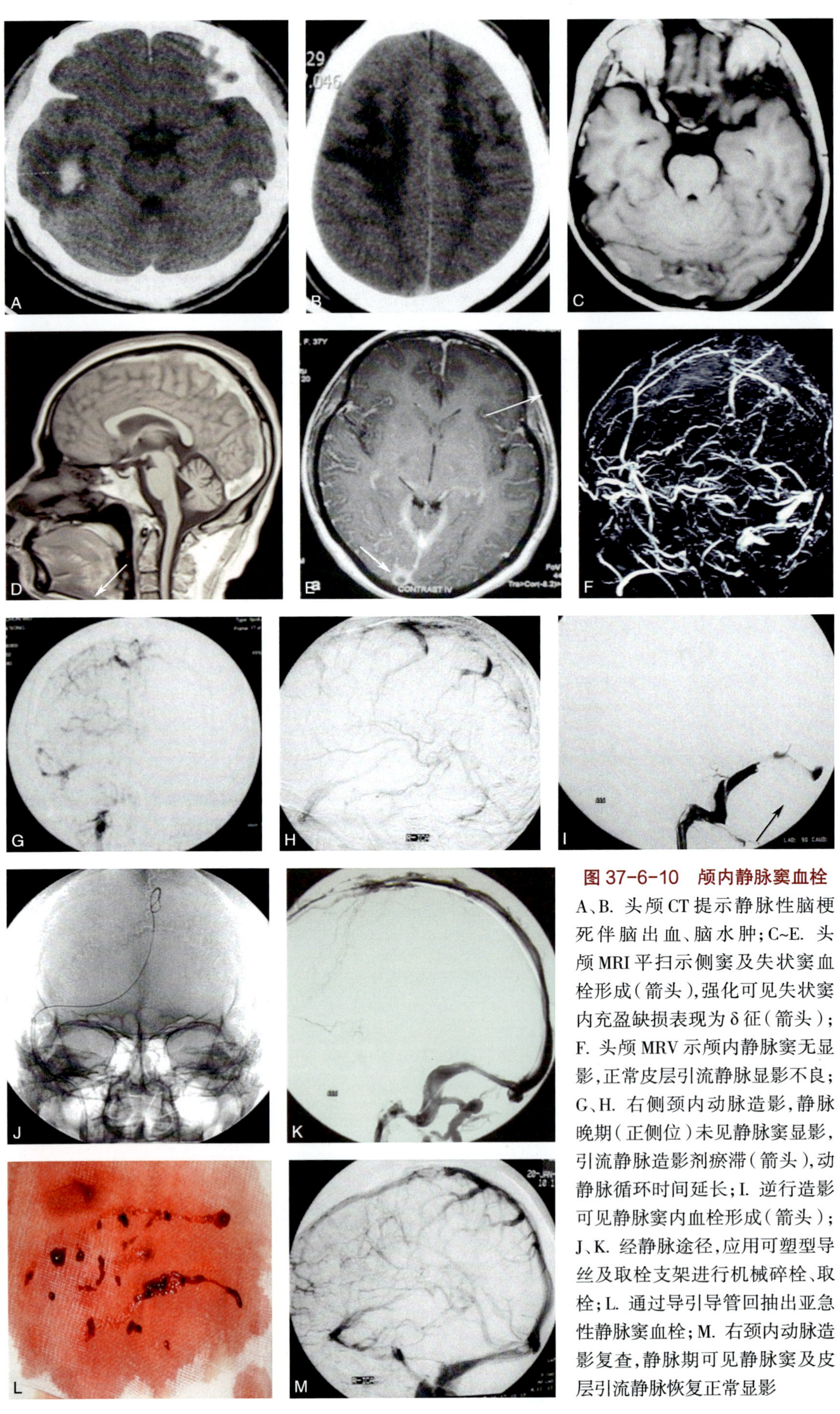

图 37-6-10 颅内静脉窦血栓

A、B. 头颅CT提示静脉性脑梗死伴脑出血、脑水肿；C~E. 头颅MRI平扫示侧窦及失状窦血栓形成（箭头），强化可见失状窦内充盈缺损表现为δ征（箭头）；F. 头颅MRV示颅内静脉窦无显影，正常皮层引流静脉显影不良；G、H. 右侧颈内动脉造影，静脉晚期（正侧位）未见静脉窦显影，引流静脉造影剂瘀滞（箭头），动静脉循环时间延长；I. 逆行造影可见静脉窦内血栓形成（箭头）；J、K. 经静脉途径，应用可塑型导丝及取栓支架进行机械碎栓、取栓；L. 通过导引导管回抽出亚急性静脉窦血栓；M. 右颈内动脉造影复查，静脉期可见静脉窦及皮层引流静脉恢复正常显影

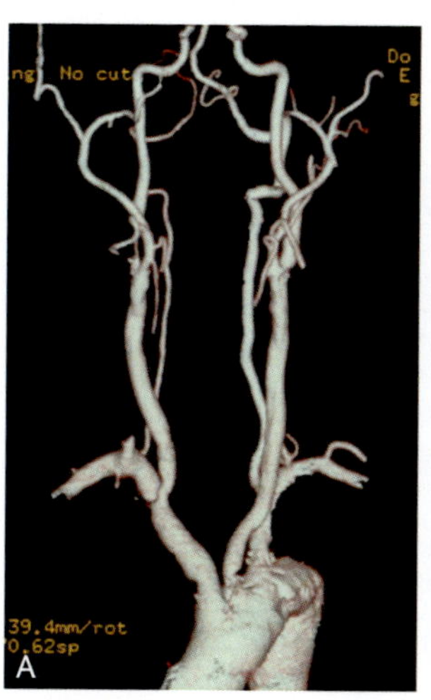

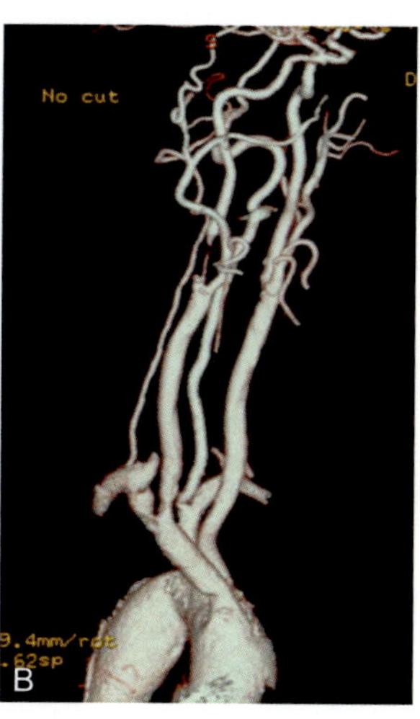

图 38-0-1　颈动脉 CTA 正侧位图

A 为正位图，B 为侧位图；右侧颈动脉分叉处及颈内动脉重度狭窄，颈内动脉血流纤细呈线状

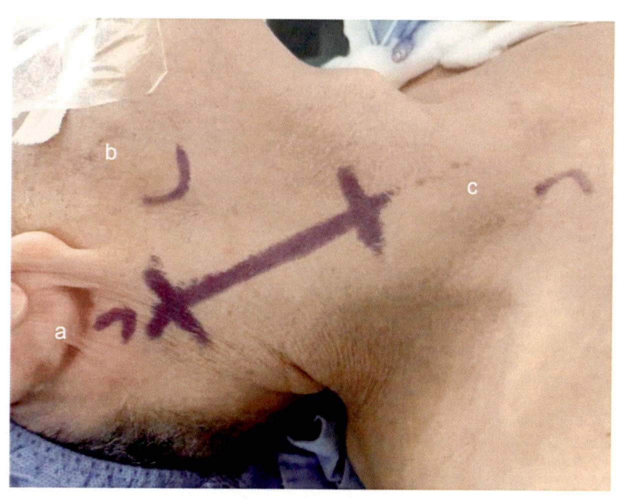

图 38-0-5　纵行切口

纵行切口为沿胸锁乳突肌前缘走行的斜切口。a. 乳突；b. 下颌角；c. 胸锁关节

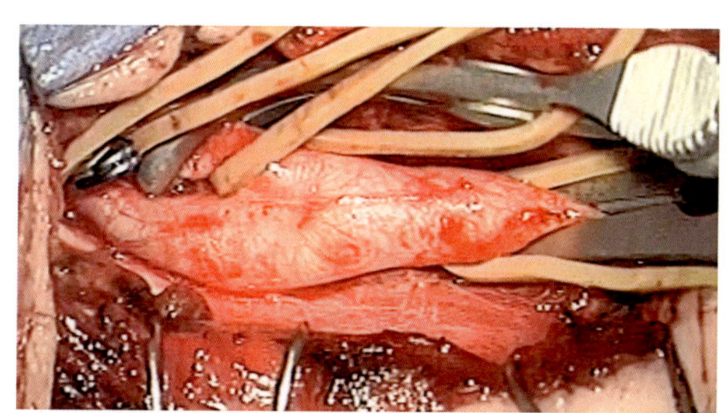

图 38-0-6　术中颈动脉暴露及阻断

充分暴露颈动脉狭窄段，并按颈内动脉、颈总动脉、颈外动脉及甲状腺上动脉的顺序阻断血流

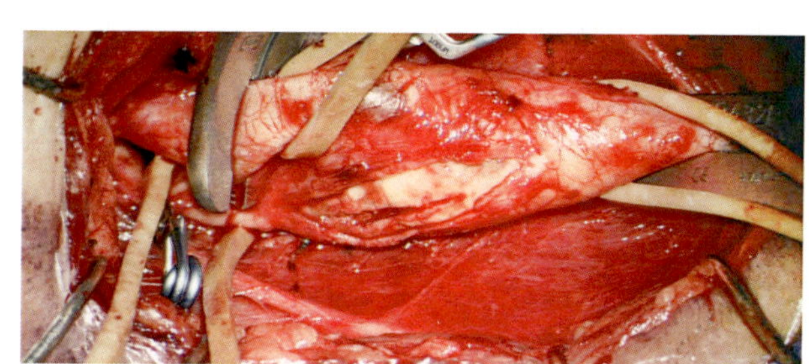

图 38-0-7　切开颈动脉管壁暴露斑块

沿血管壁长轴切开，充分暴露斑块

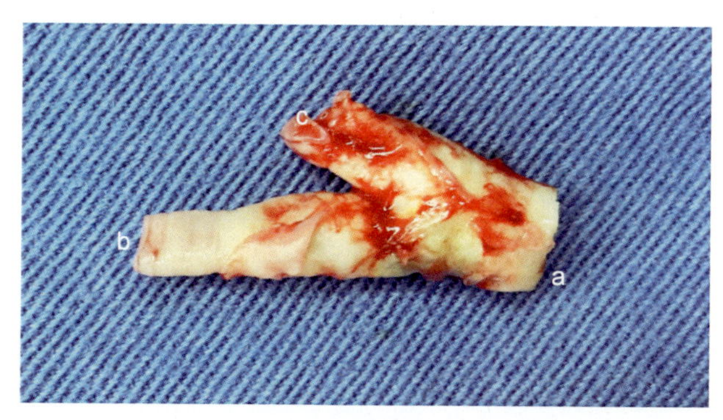

图 38-0-8　术中切除的斑块标本

a. 颈总动脉端；b. 颈内动脉端；c. 颈外动脉端

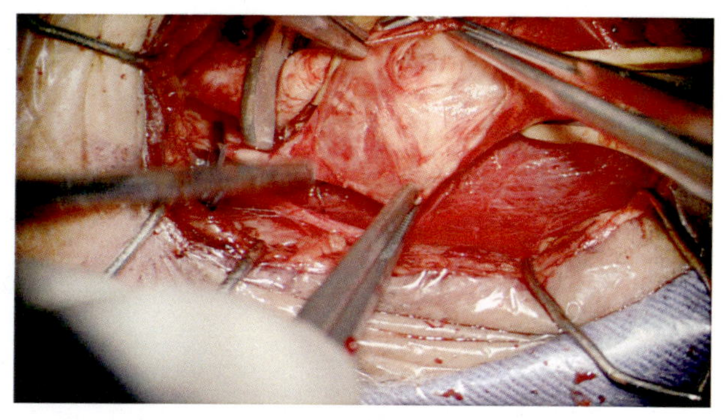

图 38-0-9　剔除残留斑片，使管腔壁光滑

斑块切除后，仔细检查有无残留斑片；如有，必须剔除，使管腔光滑

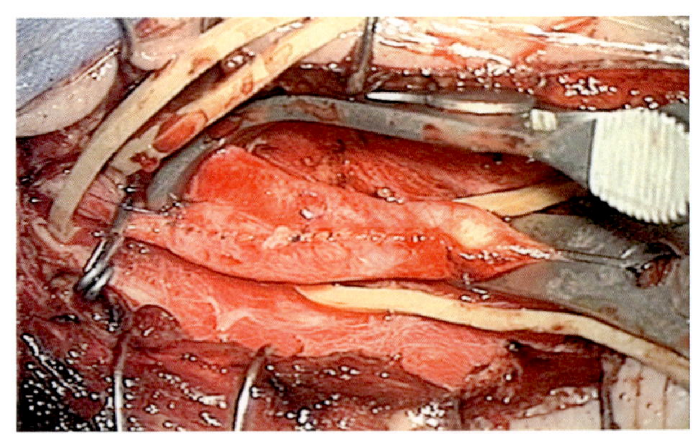

图 38-0-10 严密缝合管壁，撤去阻断

严密缝合管壁后，按颈外动脉及其分支、颈总动脉、颈内动脉的顺序撤去阻断

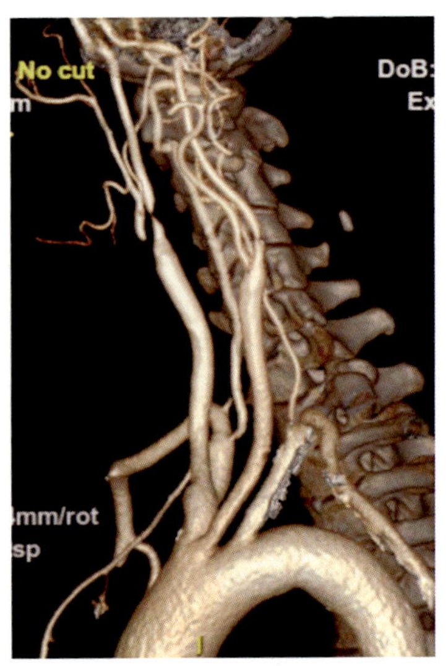

图 38-0-11 CTA 颈动脉 + 透明骨相

骨性标志有助于术前评估颈动脉斑块的高度及长度

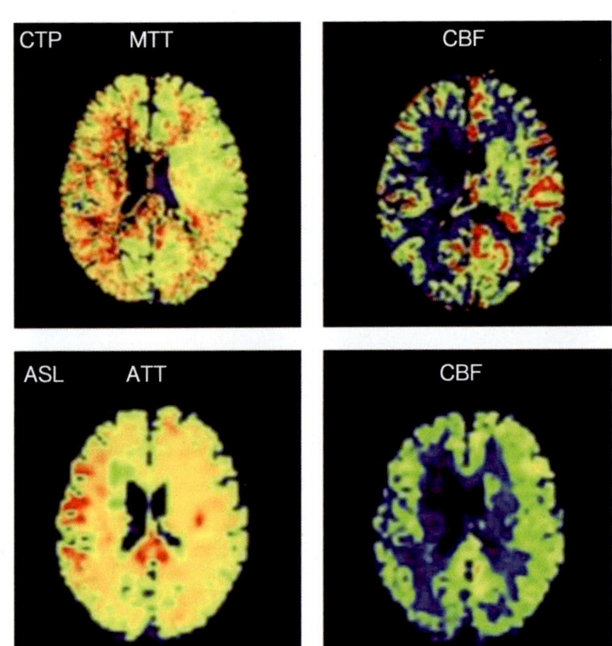

图 39-0-3 CTP 灌注成像和 ASL 成像对比

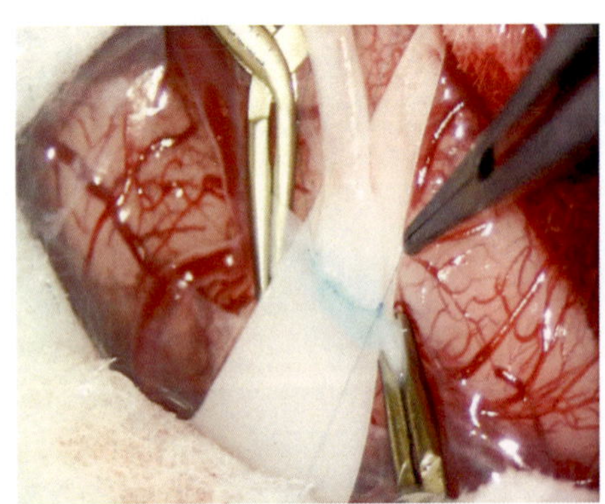

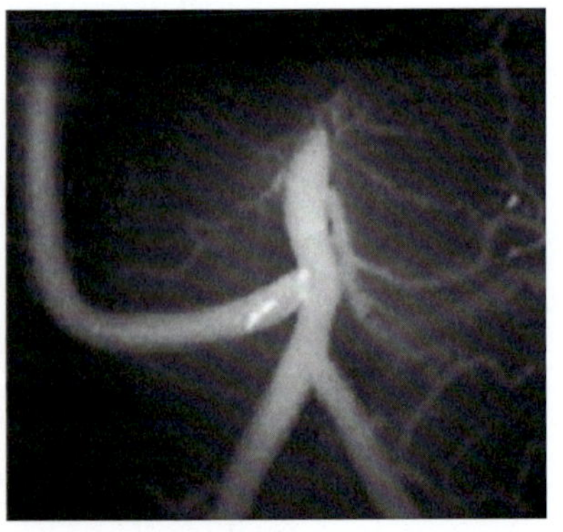

图 39-0-4 STA-MCA 吻合术及术中荧光造影

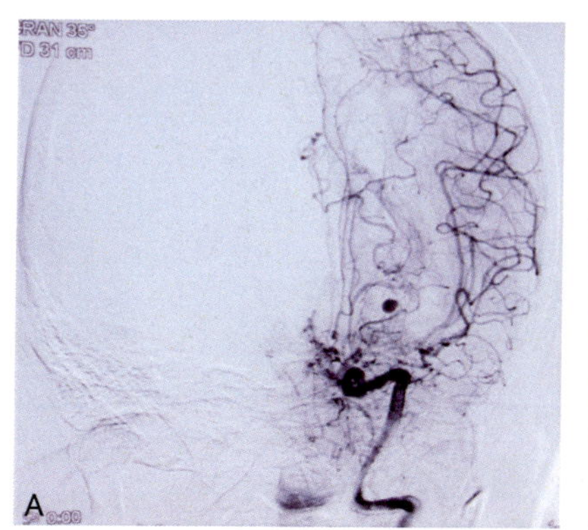
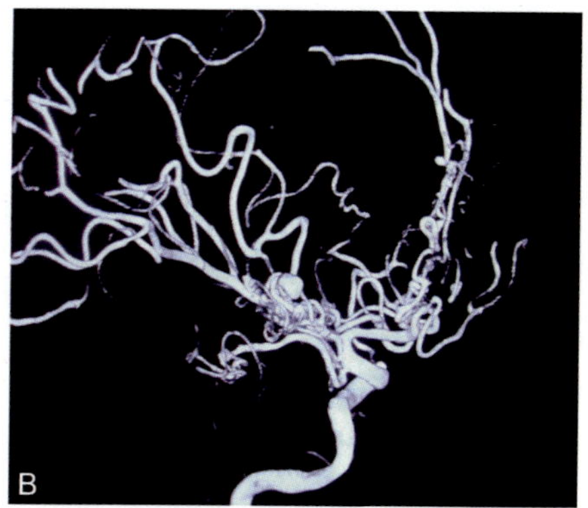

图 39-0-6 烟雾病合并周围型动脉瘤

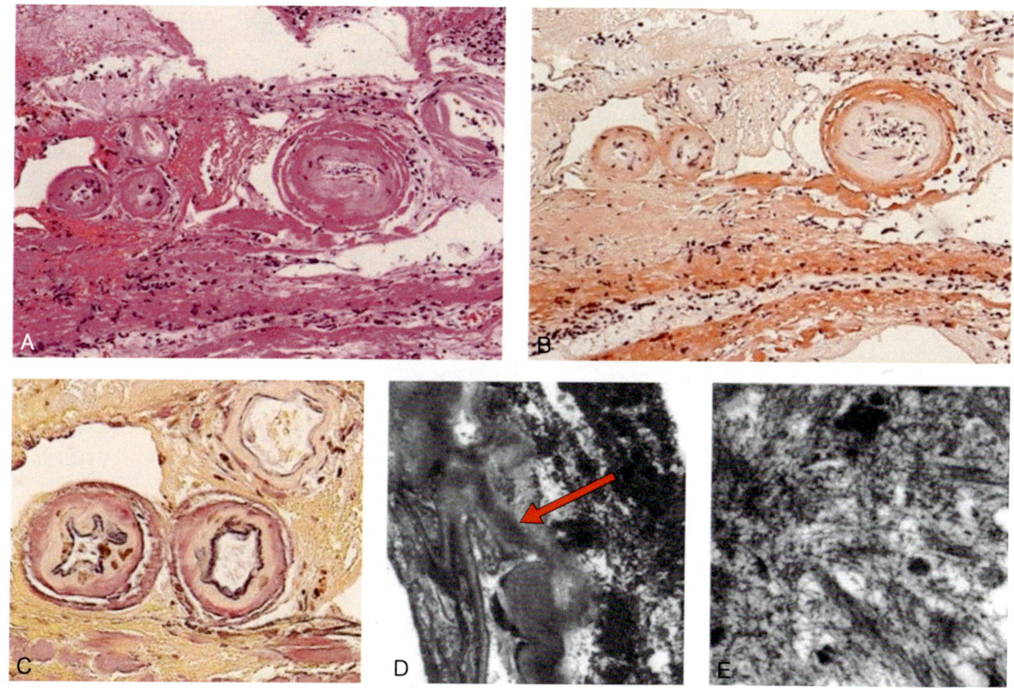

图 40-2-1 脑淀粉样血管病病理

32 岁男性患者组织学检查示中膜水肿型增厚，外膜有嗜酸性环形染色部分（A、B），该外膜嗜酸性沉积物与中膜的外侧部分的 DFS 染色阳性（C）。电镜下检查以确认诊断，电镜示中膜直径 10nm 的微纤维沉积（D、F），电镜所示确认了脑淀粉样血管病的诊断

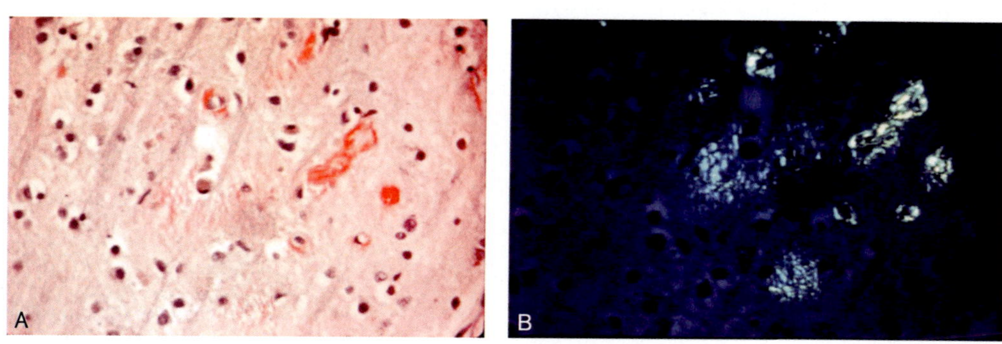

图 40-2-2 皮层脑组织的刚果红染色

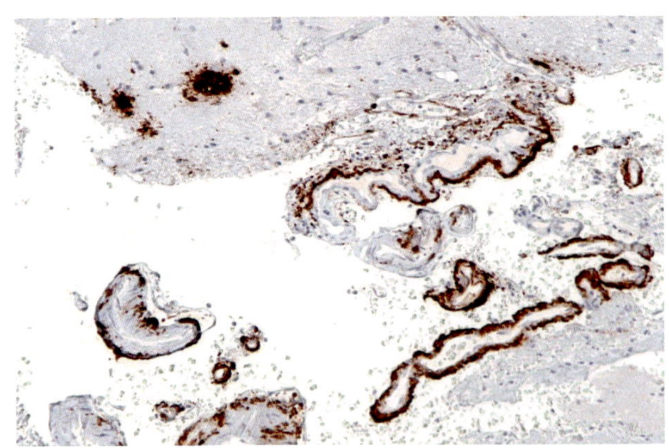

图 40-2-3　脑淀粉样血管病相关脑出血患者的脑组织的 Aβ 免疫组化染色

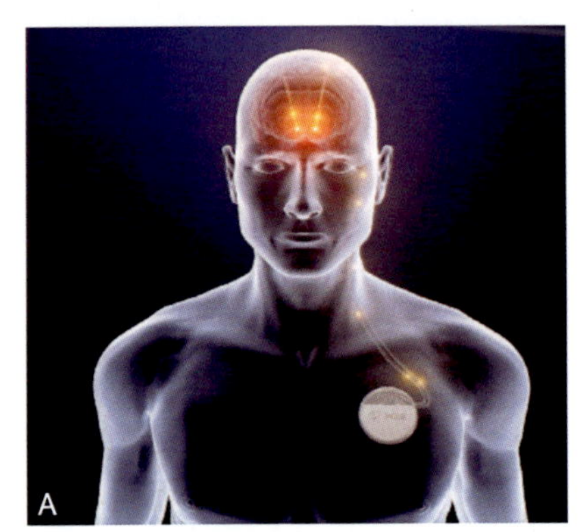

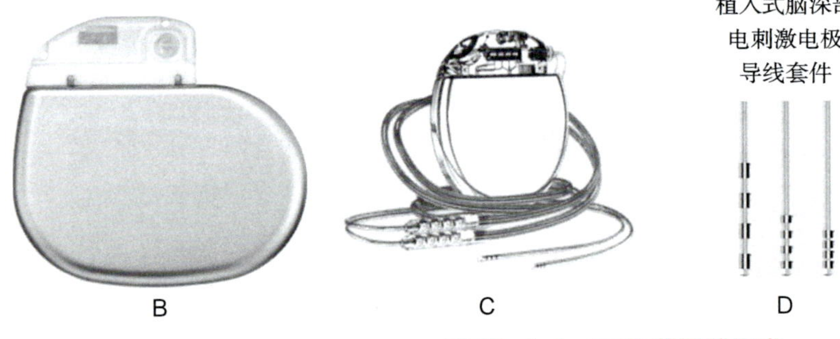

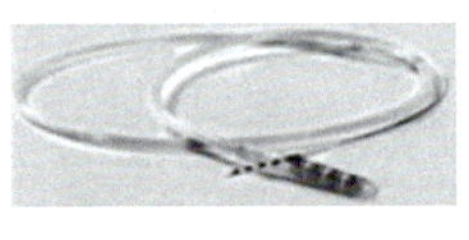

图 50-1-4　DBS 装置的组成

A. 总体观；B. 进口刺激器；C. 国产刺激器；D. 脑内刺激电极；E. 延长导线

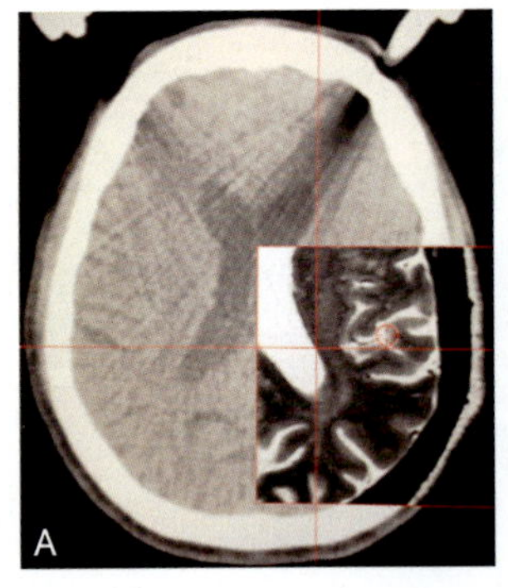

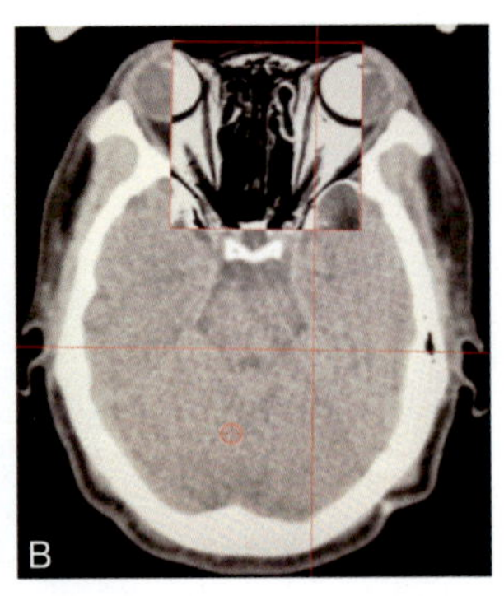

图 50-1-6　CT 与 MR 融合后验证融合边界

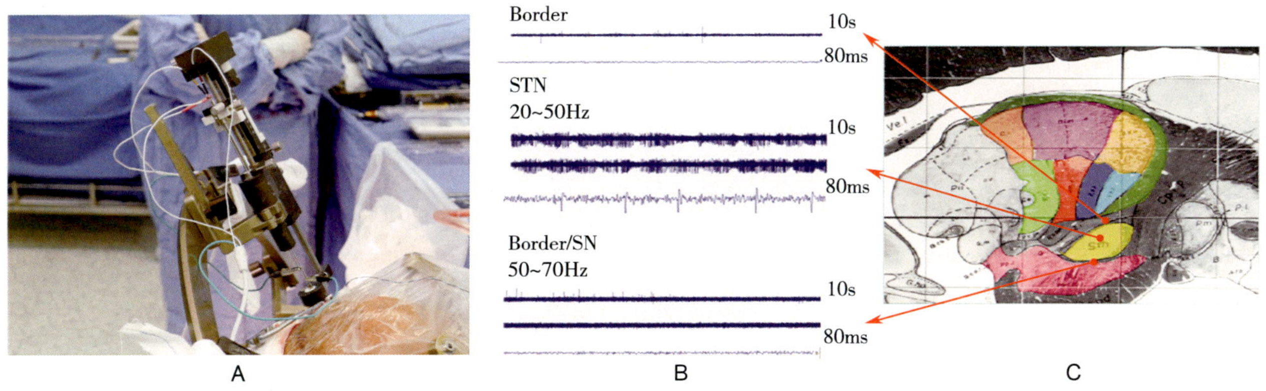

图 50-1-8 术中 MER

A. MER 设备；B. 典型 STN 信号；C. STN 核团示意图

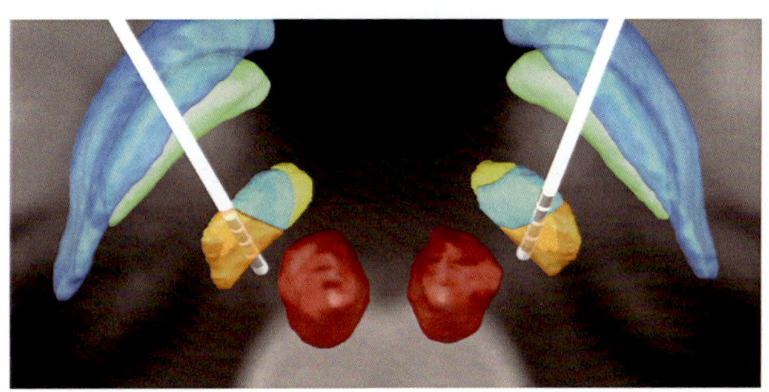

图 50-1-11 DBS-lead 重建电极与基底节、STN、红核等结构